Clinical Neurosurgery

第 3 版

临床神经外科学

主　审　吴承远　杨树源
主　编　刘玉光　孟凡刚
副主编　孙　涛　毛更生　胡永生

U0291600

人民卫生出版社
·北 京·

版权所有，侵权必究！

图书在版编目（CIP）数据

临床神经外科学/刘玉光，孟凡刚主编. —3 版
. —北京：人民卫生出版社，2023.6
　ISBN 978-7-117-33468-6

　Ⅰ.①临…　Ⅱ.①刘…②孟…　Ⅲ.①神经外科学
Ⅳ.①R651

中国版本图书馆 CIP 数据核字（2022）第 155750 号

| 人卫智网 | www.ipmph.com | 医学教育、学术、考试、健康，购书智慧智能综合服务平台 |
| 人卫官网 | www.pmph.com | 人卫官方资讯发布平台 |

临床神经外科学

Linchuang Shenjing Waikexue

第 3 版

主　　编：刘玉光　孟凡刚
出版发行：人民卫生出版社（中继线 010-59780011）
地　　址：北京市朝阳区潘家园南里 19 号
邮　　编：100021
E-mail：pmph @ pmph.com
购书热线：010-59787592　010-59787584　010-65264830
印　　刷：人卫印务（北京）有限公司
经　　销：新华书店
开　　本：889×1194　1/16　　印张：51　　插页：20
字　　数：1652 千字
版　　次：2001 年 3 月第 1 版　　2023 年 6 月第 3 版
印　　次：2023 年 6 月第 1 次印刷
标准书号：ISBN 978-7-117-33468-6
定　　价：238.00 元

打击盗版举报电话：010-59787491　E-mail：WQ @ pmph.com
质量问题联系电话：010-59787234　E-mail：zhiliang @ pmph.com
数字融合服务电话：4001118166　　E-mail：zengzhi @ pmph.com

学术顾问（以姓氏笔画为序）

于炎冰	中日友好医院	张力伟	首都医科大学附属北京天坛医院
王 硕	首都医科大学附属北京天坛医院	张玉琪	清华大学玉泉医院
朱树干	山东大学齐鲁医院	张亚卓	北京市神经外科研究所
刘如恩	北京大学人民医院	张建国	首都医科大学附属北京天坛医院
刘承基	中国人民解放军东部战区总医院	张俊廷	首都医科大学附属北京天坛医院
江 涛	北京市神经外科研究所	林元相	福建医科大学附属第一医院
江澄川	上海复旦大学附属华山医院	周良辅	复旦大学附属华山医院
李 良	北京大学第一医院	周定标	中国人民解放军总医院
李新钢	山东大学齐鲁医院	赵继宗	首都医科大学附属北京天坛医院
杨 军	北京大学第三医院	赵雅度	北京市神经外科研究所
吴中学	北京市神经外科研究所	贾 旺	首都医科大学附属北京天坛医院
何理盛	福建医科大学附属第一医院	凌 锋	首都医科大学宣武医院
余化霖	昆明医科大学第一附属医院	谭启富	中国人民解放军东部战区总医院
汪业汉	中国科学技术大学附属第一医院		

编 者（以姓氏笔画为序）

于炎冰	马 宁	马凌燕	马翔宇	王 宁	王 乔	王 青	王 峰	王 潞	王开亮	王永志	王传伟
王会志	王宏伟	王嘉嘉	毛更生	仇汉诚	邓 林	艾 林	石 林	石志勇	冯 涛	吕 明	朱冠宇
乔 真	乔 慧	任倩薇	伊志强	刘 冲	刘 松	刘 垒	刘 斌	刘玉光	刘志国	刘祈成	刘焕光
江 涛	江玉泉	孙 勇	孙 涛	苏万东	杜汉强	李 良	李 昊	李 俊	李 峰	李义召	李志保
李佑祥	李德志	杨 艺	杨 杨	杨岸超	肖以磊	吴 彬	吴 震	吴承远	何江弘	宋 涛	迟令懿
张 东	张 华	张 凯	张 峰	张 黎	张亚卓	张聿浩	张良文	张泽立	张建国	张树葆	张轶群
张墨轩	陈 宁	陈 谦	陈希恒	周思宇	宗 睿	孟凡刚	赵 澎	赵学敏	赵雅度	胡 威	胡文瀚
胡永生	胡晨浩	姜 政	姜 鹏	宫 杰	宫 剑	倪石磊	徐淑军	郭宇鹏	黄立超	黄光翔	黄红云
曹 勇	崔志强	章文斌	梁军潮	隋云鹏	韩 博	韩利章	韩春雷	舒 凯	鲁润春	曾庆师	解自行
谭启富	潘海鹏	潘隆盛									

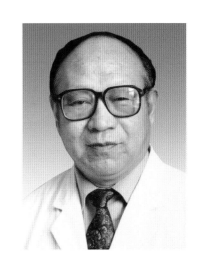

吴承远

吴承远教授,1941年6月出生于济南市,1965年毕业于山东医学院医疗系并分配到山东医学院附属医院工作。历任山东大学齐鲁医院神经外科主任、主任医师、教授、博士生导师,兼任《中华神经外科杂志》《中华实验外科杂志》《中华神经医学杂志》等期刊编委,《中华器官移植杂志》常务编委,世界神经外科联合会和国际疼痛研究会会员,中华医学会疼痛学分会常委,中华医学会器官移植学分会常委,中华神经外科学会立体定向和功能性神经外科专业委员会委员,山东省疼痛研究会理事长。

1979年考取解放军总医院研究生,师从段国升教授,1995年遴选为博士生导师,从事神经外科专业工作55年,实施开颅和脊髓手术多达数千例;数十年中走遍山东省县市级医院和部队驻军医院进行会诊和咨询,解决医疗疑难问题;多次应邀赴北京、西安、上海、江苏、福建、河南、河北、东北三省、云南、深圳、新疆等外省市会诊。1990年9月在美国佐治亚州医学院J. Smith教授帮助下率先在山东省开展癫痫外科治疗。在山东省率先开展的手术还包括"小脑移植""选择性脊髓后根切断治疗脑瘫""CT定位卵圆孔选择性热凝治疗三叉神经痛"等手术,并参加了"脑室碘油造影""脑立体定向手术""颅内外动脉搭桥""快速钻颅研制及应用""动脉瘤术中破裂应急处理"及"猴的脑内移植免疫耐受模型"等多项临床与科研工作,尤其擅长射频热凝治疗三叉神经痛。

主编《临床神经外科学》,国内首部《脑内移植》,合作主编《脑组织移植》《颈椎病》《癫痫外科学》和《立体定向神经外科手术学》,参加全国高等医药院校规划教材《外科学》(第5、6、7版)及《黄家驷外科学》(第7、8版)的编写工作。

曾承担国家自然科学基金及省重点科研攻关项目"神经细胞移植研究"。获省部级科学技术进步奖二等奖7项,2002年度获评"山东省十大科技成果"。发表论文207篇,21篇SCI收录。指导博士研究生18名、硕士生10名、博士后1名。

1982—1984年受山东省卫生厅委派参加中国援助坦桑尼亚医疗队,赴坦桑尼亚援建神经外科;1987—1989年在美国犹他州立大学及佐治亚州医学院做访问学者;1988年获"卫生部有突出贡献中青年专家"称号;1991年获"国务院政府特殊津贴";1993—1997年连续两届获得"山东省专业技术拔尖人才"称号;2001年获"全国五一劳动奖章";2003年获"山东省先进工作者"称号;2004年被山东大学齐鲁医院评为"著名专家""科教兴鲁先进工作者";2005年获"山东省廉洁行医标兵"称号;2018年获由中国神经外科医师分会颁发的王忠诚中国神经外科医师"终身荣誉奖"。

主审简介

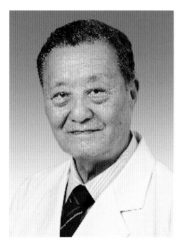

杨树源

出生于 1934 年，北京人，1957 年毕业于天津医科大学（原天津医学院）医疗系，1979 年被国家高教部选派为第一批公派出国研修人员，以访问学者身份赴新西兰、澳大利亚研修神经外科两年。系中华医学会天津分会神经外科学会主任委员、世界神经外科联合会会员、神经创伤委员会委员、亚澳神经创伤学会顾问、日本《神经外科》杂志英文版（*Neurologia Medico-Chirurgica*）顾问及评议员。历任天津市神经病学研究所所长，天津市神经科学学会副理事长，欧亚神经外科学会主席，国际外科学会会员，国家自然科学基金委员会同行专家评委，《中国神经精神疾病杂志》《中华神经外科研究杂志》《美中国际创伤杂志》《中国现代神经疾病杂志》副主编，《中华神经外科杂志》《中华创伤杂志》（英文版）等 12 种国内杂志编委。

1982 年归国后，在天津市率先开展了经股动脉插管全脑血管造影，并积极倡导和推动了显微外科技术，在国内率先开展了经筛蝶窦入路脑垂体腺瘤切除术，大大提高了脑垂体腺瘤手术治疗水平。1986 年担任天津医科大学总医院神经外科主任和学术带头人。在 60 余年的医疗实践中，在脑肿瘤、脊髓髓内肿瘤、神经修复与再生、颅脑外伤、脑脓肿、脑囊虫病等疾病的诊断与治疗方面积累了丰富的经验，为神经外科疾病诊治作出了卓越的贡献，受到了业内人士的一致尊重和爱戴。积极引进了神经外科专用显微镜、激光手术刀、超声吸引器、神经导航仪、立体定向仪、脑室镜等一大批先进的医疗设备，为脑深部核团毁损术、脊柱微创手术、经鼻垂体腺瘤切除、小骨窗颅底手术的开展奠定了坚实的基础，并对神经干细胞，蛋白组学进行了深入研究。

参加"八五""九五"国家医学攻关项目"脑卒中 CT 导向血肿排空和血管内手术治疗的应用研究"和"缺血性脑血管病外科治疗的研究"等项目。在国内外共发表论文 230 余篇。主编《神经外科学》《实用神经外科手术技巧》《最新神经内外科诊疗手册》《神经科感染性疾病诊疗常规》等专著，参加《黄家驷外科学》第 6、7、8 版及国内 11 部专著部分章节的编写工作，并参加多部英文专著部分章节的编写工作。

先后共获天津市科学技术进步奖一等奖 1 次、二等奖 6 次、三等奖 3 次，北京市科学技术进步奖二等奖 1 次，国家卫生健康委科学技术进步奖三等奖 2 次。1991 年被授予天津市政府授衔神经外科专家称号，并享受国务院政府特殊津贴，并获得了天津市"九五"劳动奖章、天津市优秀科技工作者等光荣称号。2019 年获中华医学会神经外科学分会终身成就奖，2010 年获王忠诚中国神经外科医师终身荣誉奖，2010 年获中国医师协会神经外科医师分会终身成就奖，2011 年获世界神经创伤学会 Graham Teasdale Award 奖。在国际神经外科界具有较高的知名度，与亚洲、欧洲的许多神经外科专家结下了深厚的友谊，极大地促进了我国的神经外科专业和国际先进水平的交流和融合，吸引一些高水平的学术组织先后来华访问，并多次出国讲学及参加国际学术会议。先后培养硕士研究生 35 名，博士研究生 34 名，包括来自新西兰、乌干达、亚美尼亚等国的留学生，多次获评优秀教师、先进教育工作者、"十五"师资建设工作"伯乐奖"等。

1965年出生，现任山东大学齐鲁医院外科中心副主任、主任医师，山东大学教授、博士生导师，山东大学校务委员会委员。兼任山东省政协第十二届委员会常务委员及主席团成员，山东省社会组织联合会常务副会长，山东省疼痛医学会理事长兼会长及神经外科专业委员会主任委员，山东省医师协会神经外科医师分会副主任委员，首批山东省智库高端人才及山东省科协国家级思想库建设决策咨询专家，第九届山东省科协常务委员。曾任中华医学会器官移植学分会第五届委员会委员、中华医学会疼痛学分会第五届委员会委员，山东省科协第七届和第八届委员、山东省政协委员会第十届委员、第十一届常务委员。

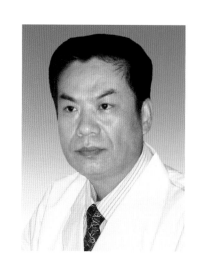

刘玉光

1981年考入山东医科大学，1986年毕业留校在山东医科大学附属医院神经外科任住院医师；1988年考取山东医科大学神经外科专业研究生，师从山东省神经外科创始人张成教授；1991年获医学硕士学位，在山东医科大学附属医院神经外科任住院总医师，1993年晋升为主治医师；1996年破格晋升为副主任医师、副教授，1997年遴选为硕士生导师；2000年师从吴承远教授在职攻读博士学位，2001年任神经外科副主任，同年晋升为主任医师、教授；2004年遴选为博士生导师。2008年公派到美国HARTFORD医院做访问学者。

1991年，在国内外首先提出"自发性脑室内出血的分级与最佳治疗方案"，使患者的病死率大为下降，英国Sengupta教授及香港大学Wales王子医院Keith教授分别撰文评论，给予了高度评价，该研究成果于1993年获山东省科学技术进步奖二等奖，主要内容被《王忠诚神经外科学》收入。1996年，在院内首先开展"神经内镜下治疗桥小脑角病变"新技术，于2000年获医院重大新技术二等奖，2006年获山东省科学技术进步奖三等奖。1996年，主刀完成院内首例"脑干血管畸形切除及血肿清除术"，获医院重大新技术二等奖。1997年主刀完成"一期手术切除不同部位、不同性质的颅内外、颈椎管内4个肿瘤"。先后获医院重大新技术二等奖3项，危重病抢救二等奖、三等奖6项，获国家专利1项。

1997—2018年，刘玉光教授作为研究生导师已招收、培养博士研究生32名、硕士研究生59名。主编出版了《自发性脑室内出血》《先天性颅脑疾病》《临床神经外科学》《简明神经外科学》《神经外科速查》，先后参编《颅脑巨微解剖手术学》《神经外科学》《血管神经外科学》《颅脑创伤临床救治指南》《临床技术操作规范·疼痛学分册》等29部学术专著。

截至2020年，先后发表论文133篇，60篇被SCI收录。曾获国家科学技术进步奖二等奖、山东省科学技术进步奖一等奖、山东省十大科技成果。承担国家自然科学基金、国家卫生健康委科研基金、山东省优秀中青年科学家基金、山东省自然科学基金、山东省重点研发计划等各级科研项目16项。

2012年被中国科协授予"全国优秀科技工作者"称号。

主编简介

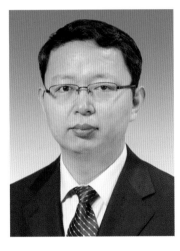

孟凡刚

医学博士，主任医师，教授，博士研究生导师，首都医科大学附属北京天坛医院功能神经外科病区副主任、北京市神经外科研究所神经功能室副主任，北京脑科学与类脑研究中心双聘研究员。兼任北京科技人才研究会副理事长，中国神经调控联盟秘书长，首都医科大学神经外科学院院务委员会委员，世界立体定向与功能神经外科协会会员，世界华人神经外科协会功能神经外科专业委员会委员，国家卫生应急处置指导专家库专家，中国医师协会神经调控专业委员会委员，北京抗癫痫协会理事，北京医师协会神经修复学意识障碍学组副主任委员，北京医学会第八届神经外科学分会功能神经外科学组委员，神经外科手术机器人应用示范项目专家指导委员会委员，《中华实验外科杂志》《临床神经外科杂志》《立体定向和功能性神经外科杂志》编委，《中华神经医学杂志》通信编委。

主持多项国家自然科学基金课题、北京市自然科学基金课题、北京市教委重点课题、北京市首都特色课题、国家博士后课题、北京市优秀人才课题和北京市医管局临床医学发展专项课题，参加国家自然科学基金重点课题和多项国家科技支撑计划课题。以第一申请人获国家专利十余项，以第一作者或通信作者在SCI杂志及国内核心期刊发表论文100余篇，参与多项专家共识的制定与修订。联合主编国内首部《神经调控技术与应用》《迷走神经刺激术》，主译《牛津神经外科学》等学术专著，副主编、参编书籍30余部。

为全国优秀科技工作者，北脑学者，中国科学技术协会第十次全国代表大会代表，北京市科学技术协会第十次代表大会代表，第五届人民名医，获茅以升科学技术奖、北京青年科技奖、王忠诚中国神经外科医师奖等奖励，为北京市卫生系统高层次人才，北京市"十百千"卫生人才。参与多项国产神经调控设备的研发，打破国外垄断。其中国产迷走神经刺激器研究的临床论文获2017年度百篇中华医学优秀论文和第二届中国科协优秀科技论文奖励。创新多种功能神经外科手术方式，开展国际合作。作为主要完成人获国家科学技术进步奖一等奖、北京市科学技术奖一等奖、华夏医学科技奖一等奖、教育部科学技术进步奖、中华医学科技奖、山东省医学科技奖等奖励。

第 3 版 序一

由山东大学齐鲁医院吴承远教授和刘玉光教授主编的《临床神经外科学》第 1 版于 2001 年、第 2 版于 2007 年由人民卫生出版社出版,颇受读者好评。近十余年来,随着医学科学技术的发展,神经外科学各专业突飞猛进,神经外科各亚专业分工更加明确,取得了较大发展。本书第 3 版由刘玉光教授和孟凡刚教授主编、吴承远教授和杨树源教授主审,邀请了国内神经外科相关各专业专家以及解剖学、病理学、神经影像学、放射医学、神经电生理监测等相关领域的近百位专家、学者进行修订,使之既保留神经外科的基本内容,又增加了实用的新理论、新方法和新技术,如神经血管外科复合手术,烟雾病和烟雾综合征手术治疗,WHO 关于中枢神经系统肿瘤新的分类与分级,胶质瘤的分子靶向治疗,运动障碍疾病、微意识状态和癫痫的神经调控治疗,机器人辅助手术、神经监测新技术等,展示了近年神经外科领域的进展。本书分为 26 章,100 余万字,500 余幅图片,包括世界和我国的神经外科发展简史、神经外科解剖学基础、神经系统定位诊断、神经病理、神经影像以及颅脑外伤、颅脑肿瘤、脑血管病、颅骨疾病、脑神经疾病、先天性发育畸形、脑积水、药物难治性癫痫、顽固性疼痛、运动障碍疾病、微意识状态、脊柱脊髓疾病等内容,还介绍了神经介入、神经内镜、神经导航以及神经放射治疗、电生理监测、PET 以及神经外科常用药物等相关知识。正如裘法祖院士的题词,本书是神经外科"临床实践的总结,实验研究的结晶",是一部内容丰富、技术实用的神经外科参考书。相信本书的再版,对于提升我国广大神经外科工作者,尤其是中青年医师的知识水平,将起到重要作用。

赵继宗

中国科学院院士
国家神经系统疾病临床研究中心主任
首都医科大学神经外科学院院长,教授、主任医师
2022 年 4 月

第3版 序二

《临床神经外科学》第1版、第2版的出版对于提升我国广大神经外科工作者,尤其是中青年医师的知识水平,对于神经外科的学科发展起到了较好的作用,获得全国神经外科同道的认可和好评。近年来,随着医学科学的发展,计算机技术、医学影像技术、医学生物工程及信息科学的进步,科技创新和学科交叉使神经外科这一学科取得了突飞猛进的发展,越来越多的新技术、新项目应用于神经外科的临床医疗,国内也迫切需要一部系统介绍神经外科知识的专业书籍。

为适应神经外科学科发展的需要,本次进行了第3版修订。邀请了国内知名专家担任学术顾问,由国内相关专业、有丰富经验的专家共同撰写。本书内容分为26章,100余万字,500余幅图片,系统地介绍了神经外科的临床知识,如脑肿瘤、脑外伤、脑血管病、脑功能性疾病、先天性疾病、颅骨疾病、感染性疾病以及脊柱脊髓疾病等内容。对近年来神经外科中各个领域的新技术、新进展如更新的WHO中枢神经系统肿瘤的分类与分级、脑肿瘤的分子靶向治疗、神经介入、神经内镜、神经调控、电生理监测、机器人辅助神经外科手术等,也专门予以了介绍。本书亦涵盖了神经外科基础知识如神经解剖、神经系统定位诊断、神经病理和分子病理、神经放射治疗、神经细胞移植等,对世界和中国神经外科的发展简史也做了介绍。本书可作为神经外科的系统的工具书,相信本书的出版,对我国神经外科的医教研将起到积极的推动作用,促进我国神经外科的学科发展。

中国工程院院士
复旦大学附属华山医院教授
2022年4月

第 3 版 序三

由吴承远、刘玉光教授主编的《临床神经外科学》第 1 版和第 2 版分别于 2001 年和 2007 年由人民卫生出版社出版，出版后颇受神经外科同道欢迎，并予以高度评价。近年来，随着计算机技术、医学影像技术、医学生物工程及信息科学的进步，科技创新和学科交叉使神经外科取得了突飞猛进的发展，越来越多的新技术、新项目应用于神经外科的临床医疗。为适应神经外科新形势和新进展，本版再次邀请了国内相关专业、有丰富经验的专家共同参与，在系统介绍神经外科基本内容的基础上，将近年来神经外科中各个领域的新技术、新进展设专门章节予以阐述，特别是对分子生物学、分子靶向治疗、神经介入、神经内镜、神经导航、微意识状态、神经调控、电生理监测等发展趋势以及自发性脑出血等诸多热点问题均做了详细介绍，使读者不但学习了知识、开阔了眼界，还了解到这一学科今后的发展方向。本书的出版无疑大大丰富了我国临床神经外科内容，是神经外科工作者一本很实用的参考书，对我国神经外科的发展将会起到积极的推动作用。

赵雅度

北京市神经外科研究所教授

2022 年 5 月

第 3 版 前言

　　21 世纪是脑研究迅速发展的世纪。神经外科是学术气氛十分活跃和飞速发展的临床学科之一。越来越多的高新技术应用到本专业领域,使之发生了巨大的变化与发展。现代计算机技术、医学影像技术、显微神经外科、分子神经外科、放射神经外科及微侵袭神经外科等深入发展,引入了大量新技术、新观点与新理论。神经科学基础医学领域的发展又大大促进了临床诊断与治疗水平。脑及脊髓 CT、CTA、MRI、MRA、fMRI、SPECT、PET、DSA 等技术在临床广泛应用,显著地提高了临床医师对相关疾病的诊断水平。显微外科、立体定向、神经导航、伽马刀、射波刀、神经内镜、血管内介入、机器人等使神经外科治疗水平不断提高,过去认为无法治疗或疗效不佳的疾病目前已取得了满意疗效。

　　脑血管疾病无论是缺血性疾病,还是出血性疾病都得到了深入的研究。高血压脑出血、颅内动脉瘤、脑血管畸形及烟雾病等外科治疗及介入治疗的新技术、新观念层出不穷;脑肿瘤也不仅仅是单纯显微切除,立体定向活检、分子靶向治疗已在临床逐渐应用,一些恶性脑肿瘤的疗效逐步提高;随着神经调控技术的进步,包括帕金森病在内的运动障碍疾病、精神疾病、药物依赖性疾病、药物难治性癫痫、顽固性疼痛和微意识障碍等功能性神经外科也取得了迅速发展。小儿神经外科、周围神经疾病、工程神经外科也已成为人们关注的分支学科。现代生物学技术与神经外科技术的结合,使中枢神经功能重建和修复成为可能。多学科、多领域技术交叉和分子生物学技术成为未来神经外科发展的基础和动力,神经细胞、神经干细胞及基因工程细胞移植不仅可以纠正和弥补脑功能缺陷,还可用于脊髓损伤的修复,科学与真理将随着时间的延长和临床实践的积累,表现出令人信服的巨大潜能和力量。

　　《临床神经外科学》第 1 版自 2001 年问世以来,得到了我国医学专家和广大读者的欢迎和好评,并于 2003 年获得山东省自然科学奖。2007 年出版了本书第 2 版。近十余年,神经外科各领域取得了较大进步,为反映神经外科治疗的新技术和新方法,适应神经外科治疗的新形势,对第 2 版书进行修订、删改和补充,使之既保留神经外科的基本内容,又增加了实用的新技术、新方法和新理论。

　　《临床神经外科学》第 3 版约 100 余万字、图片逾 500 幅,汇聚了全体编者的努力,谨向参编的各位专家及对该书给予支持的各位同道致以衷心的感谢。由于编者知识有限,对于本书的不足和错误之处,望各位同仁批评指教。再次致谢!

刘玉光　孟凡刚

2022 年 3 月

第1版 序一

随着各种高新技术、先进设备的不断引进,我国神经外科经过50多年的发展,诊疗水平已得到突飞猛进的提高。神经外科诊疗范围也突破了传统意义上的疾病,许多新的分支已经建立,并且走向成熟,如功能与立体定向神经外科,放射神经外科、血管神经外科等。手术指征进一步扩大,疗效不断提高,病死率及致残率已降至历史最低水平。我国神经外科医师队伍日益壮大,许多县级医院已成立了神经外科专业组。我国某些神经外科领域的综合水平已达到国际先进水平,如颅内动脉瘤、动静脉畸形、脑干肿瘤及髓内肿瘤的显微手术治疗,无论数量上,还是质量上都达到了国际先进水平。为跟上当今神经外科发展的步伐,进一步普及和提高我国神经外科专业知识水平,吴承远、刘玉光教授邀请部分国内相关专业的有经验的专家,共同编写了这本《临床神经外科学》,并由人民卫生出版社出版,这是一件值得庆贺的事,这将对我国神经外科专业水平的提高,起到一定的推动作用。

本书作者均为长期工作在神经外科临床第一线的医务人员,具有丰富的经验。书中既介绍了基础理论,又介绍了临床经验,图文并茂,是一部适合于神经外科、放射神经外科等相关专业人员的高级参考书。

中国工程院院士
北京市神经外科研究所所长
北京神经外科学院院长
1999 年 11 月 7 日

第1版 序二

20世纪末,生命科学取得了令人瞩目的成就,神经科学的发展也是日新月异。科学界以至全社会越来越重视神经科学的发展。正是由于基础神经科学和边缘学科的迅猛发展,促进了临床神经科学的进步,使本来涉及领域广泛、病种繁多的临床神经外科学更显纷繁复杂;加之近年来新技术不断涌现和广泛应用,使临床医师始终面临着新知识的挑战。如何从浩如烟海的文献中积累广博的知识,如何在辛勤的临床工作中积累丰富的经验,是每一位神经外科医师所面临的问题。

我国神经外科的发展史比国外发达国家要短得多,但是,自从新中国成立以来,尤其是改革开放后,大量的高新技术、先进设备引入我国,使我国神经外科临床诊疗水平,以较高的起点迅速发展起来。到目前为止,我国神经外科在临床治疗的病种、例数以及开展的各类手术水平、临床疗效等方面已达到国际先进水平。但是对于基层医院临床神经外科医师来讲,新技术和新进展尚不能及时了解。提高这部分临床医师水平是提高我国神经外科整体水平的关键。鉴于此,吴承远教授等邀请国内有关专业的专家共同编写了这本《临床神经外科学》,系统地介绍了这一领域的基本知识和最新进展,以求推动中国神经外科学的发展。该书既涉及了相关的基础知识和基本理论,又有丰富的资料阐述临床问题,还有许多专家的临床经验总结,同时吸收了国内外先进的研究成果,对各种神经外科疾病进行了系统的介绍。该书的出版,将丰富我国临床神经外科学的内容,是神经外科医师临床工作中一本非常实用的参考书,尤其对年轻神经外科医师的临床工作具有很大的指导意义,我郑重推荐此书。

复旦大学附属华山医院神经外科终身教授

2000年9月21日

第1版 序三

20世纪70年代以来，随着电子计算机断层扫描（CT）、磁共振成像（MRI，MRA）、数字减影血管造影（DSA）、单光子发射计算机断层扫描（SPECT）、正电子发射断层扫描（PET）、脑电地形图及诱发电位等广泛应用，使神经系统疾病的定位和定性诊断水平得到了很大提高，临床治疗技术也在不断发展，显微外科技术、脑立体定向技术、电子计算机导航技术、介入神经放射技术、神经内镜技术、伽马刀及X刀等的应用，显著地提高了专科疾病的治愈率，降低了手术的致残率和病死率。当前。国际神经外科正以很高的速度向前发展。我国广大神经外科工作者，尤其是青年医师，肩负我国神经外科发展的重任，必须不断更新知识，提高专业技术水平，积极参与国际学术交流，使我国神经外科早日跻身于世界先进之林。为此迫切需要内容丰富、技术实用的神经外科参考书。

我国神经外科虽然只有五十多年的发展史，但是，在几代神经外科工作者的共同努力下，已取得长足进步，缩小了与发达国家的差距。其间，曾出版过几部神经外科学大型参考书，对我国神经外科的发展起到了很大的促进作用。为了进一步满足广大专业人员的需要，吴承远教授等邀请国内相关领域的许多专家，各施所长撰写了这本《临床神经外科学》，实在值得庆贺。该书既有理论知识和丰富的临床资料，又有各位专家的经验总结和切身体会，并吸取了国际先进的研究成果，作者们绝大多数是在临床第一线工作的知名专家，对各种神经外科疾病进行了系统的介绍，反映了当前国内神经外科的发展水平。该书的出版，必将更加丰富我国神经外科学的内容，这不仅对我国广大年轻神经外科医师的临床工作具有指导意义，并对从事专科多年及与神经外科有关学科的医师们具有参考价值。

段国升

全军神经外科学会名誉主任委员
中国人民解放军总医院神经病学研究所名誉所长
中国人民解放军总医院神经外科主任医师
2000年2月于北京

第 2 版 序一

　　由吴承远、刘玉光教授主编的《临床神经外科学》(第 1 版)一书出版后,颇受同道欢迎,并予以高度评价。本版再次邀请了国内相关专业、有丰富经验的专家共同参与,在系统介绍神经外科基本内容的基础上,将近年来神经外科中各个领域的新技术、新进展,设专门章节予以阐述,特别是对分子生物学、脑组织及神经细胞移植这些前沿研究内容、微侵袭神经外科这一当前发展趋势以及自发性脑出血等诸多热点问题都做了详尽介绍,使读者不但学习了知识、开阔了眼界,还了解到这一学科今后的发展方向。该书的出版无疑大大丰富了我国临床神经外科内容,是神经外科工作者一本很实用的参考书,对我国神经外科的发展将会起到积极的推动作用。

赵雅度

北京市神经外科研究所教授

2007 年 8 月

第 2 版 序二

　　由吴承远、刘玉光教授主编的《临床神经外科学》(第1版)于2001年3月由人民卫生出版社出版。历经6年时间,神经外科的专业内容不断更新,技术水平也有显著提高,本版在第1版的基础上修订补充了新技术、新方法、新理论,并再度由国内近百位著名神经外科专家根据各自的多年临床实践经验,结合目前新近大量国内外文献撰写而成。该书首先对神经外科发展历史做了简介,特别是对我国神经外科先驱赵以成等教授对我国神经外科事业发展的贡献做了介绍。作者对脑室内出血、分子生物学在神经外科的应用、脑移植等专题结合作者多年的经验进行撰写,有其独到之处,值得研读。迄今我国神经外科专著较少,故该书的出版必将补充这方面的不足,是神经外科医师及医学生的良好参考书,对我国神经外科的普及和推广将起到促进作用。

杨树源

天津医科大学总医院神经外科教授

天津神经病学研究所所长

2007 年 8 月

目　录

第一章　神经外科发展简史

第一节　古代神经外科发展简史

神经外科是一门最年轻的医学学科之一，其真正发展的历史也就一百多年。但是，神经外科的标志性手术——颅骨环钻术却出现在 Neolithic 时期（新石器时代，以使用磨制石器为标志的人类物质文化发展阶段，距今 5 000～10 000 年）。根据历史时间推算，古代神经外科发展经历了史前新石器时代（公元前 5 000—前 3 000）、古埃及时代（公元前 3 000—前 500）、古希腊时代（公元前 500—公元 500）、中世纪时代（公元 500—公元 1 500）四个时期。

一、史前新石器时代

由于在新石器时代没有文献记载，颅骨钻孔手术的目的仍不清楚。在这个时期，地球上尚无人类社会，仅有散在分布的人类部落，还谈不上医学，可能只是出于对神灵的崇拜、迷信。因此，对这种颅骨钻孔的意义，最古老的传说可能是一种宗教仪式：即为了灵魂超脱！传说，史前部落的人认为颅骨限制了人类大脑与神灵的交流，为寻求与神灵沟通的途径，在颅骨上开凿打孔。这种颅骨钻孔术被认为是最古老的神经外科手术，目前在非洲的某些部落仍然存在。

现有考古学证据表明，颅骨环钻术作为人类历史上第一个神经外科手术，最早可以追溯到公元前 10 000 年。早在 10 000 多年前人类就能进行颅骨环钻术实在是一个奇迹！但更让人惊奇的是手术后居然有很多受术者能够存活。现已证实钻孔的颅骨有骨缘愈合和不能移动的颅骨片，说明当时受术者手术后存活。Julio（胡里奥）对 400 个秘鲁出土的实施过环

钻术的颅骨研究发现，250 个颅骨钻孔边缘有新生骨生成的证据，超过 50% 的受术者术后存活了相当长的时间。在活人头上进行颅骨环钻术操作或许是一种治疗手段，推测可能是由于受术者发生头痛或精神变化等已达到难以忍受的程度，才不得不采用这种治疗方法。

中国大汶口文化遗址也考古发现了 5 000 年前的颅骨钻孔化石。在法国考古发现新石器时代的个别颅骨上有生前钻孔的佐证，即在颅孔周围出现骨质增生。此后，在墨西哥、玻利维亚、赤道非洲、英国、德国、瑞士、瑞典均有散在考古发现类似情况，特别是在秘鲁发现了印卡文化时期的大量钻孔头颅。印卡人改进了颅骨钻孔的技术，采用一种称为"Tumi"的青铜刀或一种黑曜岩石片，将颅骨逐步刮薄。有些颅骨上可见到圆形钻孔，有些则似乎有用钻头钻的。印卡人所做的开颅术，似乎用于颅脑外伤、精神障碍、头痛、癫痫或用于驱魔等。最早发现的环钻颅骨标本是在美国秘鲁人海岸南部的墓穴里，考古专家认为该环钻的颅骨标本是大约公元前 500 年以前的颅骨。从墓穴发现的工具推断，环钻以木制的把手固定黑曜岩，形似三角刀。黑曜岩制成长片状，末端呈尖形，可能是迅速旋转把柄钻孔用的，所钻之孔形成一个环形，用来切割中间大骨片。在 Walker（沃克）主编的《神经外科的历史》一书的序言中提到，曾搜集到巴尔干半岛、印度、北非、太平洋岛屿上有过一些治疗性颅骨钻孔的佐证，而且钻孔技术日益改进。

二、古埃及时代

古埃及文明进步的标志之一就是医学，古埃及的医学并不是像原始部落的巫师混合着魔法、植物治疗

及邪恶的宗教信仰。

古埃及时期的 Imhotep（伊姆霍特普，公元前 2 600）是埃及第三王朝的宰相，据说是他设计建造了 Djoser（左塞尔）的阶梯式金字塔，同时，他也设计了祭祀用的礼仪，他还开创了将死者内脏掏出后再制作木乃伊的先河。他是祭祀、作家、医生、天文家及建筑家。因此，他被称为埃及医圣。

木乃伊的制作，除了心脏以外，其他器官都会被取出，大脑是从鼻孔拿出来的，是用一种黑曜石做成的钩子和锥子作为工具，先从尸体的鼻孔插入锥子，一直插到大脑并将它捣碎，再拿钩子钩出来。Imhotep 的经鼻取脑的技术即是现代经鼻蝶手术的雏形。

有着 4 000 年历史的书写在纸草上的古埃及医学文献——*Edwin Smith Papyrus*（《爱德文·史密斯卷轴》）是迄今为止人类史上第一部医学著作，也是人类保存时间最长的医书。这部最古老的医学文献写在莎草纸上，约抄写于公元前 1 700 年，是一位不知名的古埃及医生的作品。这部古医学文献中记载了公元前 3 000 年的 48 例头、颈、脊柱损伤病例。文献中不仅史上第一次提到"脑"这个器官，而且还提及脑膜、脊髓及脑脊液等，并记载了降低颅内压的开颅手术，还讲述了最古老的治愈脑外伤的办法。这也是最古老的神经外科医学文献。

这部古文献中还记载着在患者的伤口表面，涂上由蜂蜜和柳树皮（蜂蜜是一种天然的杀菌材料，柳树皮含阿司匹林）调和在一起的混合物，可以加快伤口的愈合过程。还记载着古埃及人将一些腐败的面包屑涂在伤口上也可使伤口快速愈合，后来的抗生素青霉素似乎就是在这个原理上得以发明的。

制作木乃伊的整个过程也让古埃及人对大脑解剖有了初步认识。这部医学文献中清楚地记载着如果伤及一侧大脑，那么与之相对的那一侧身体将会出现瘫痪，还建议医生可以将手指伸入受伤的人的头部以感受头骨的破坏程度和大脑的受损程度。

三、古希腊时代

Hippocrates（希波克拉底，公元前 460—前 377）（图 1-1-1）生活在古希腊文明最辉煌的时期，对包括环钻术在内的人类医学起到了革命性推动作用，被西方誉为"医学之父"，是西方医学的奠基人。

古希腊医学受到宗教迷信的禁锢，巫师们只会用念咒文、施魔法、进行祈祷的办法为人治病。Hippocrates 是第一个将医学和神学、巫术区分开的人，他一生中写下了大量医学文献，后人将他的这些文献收集整

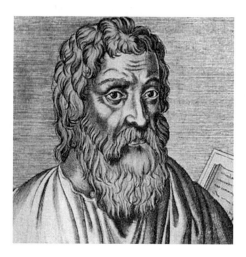

图 1-1-1　Hippocrates（希波克拉底，公元前 460—前 377）

理成为一部医学巨著——《Hippocrates 文集》，其中《希波克拉底誓言》（*Hippocratic Oath*）是当时希波克拉底警诫人类的古希腊职业道德的圣典，迄今仍是现代医生的必修课。

Hippocrates 对人类神经外科发展的贡献是他于公元前 400 年前后写成的《头外伤》一书，书中第一次将头外伤分为 6 类，即线形骨折、颅骨挫伤、凹陷性骨折、凹痕骨折、远处骨折和颅缝处损伤。书中详细描述了头颅损伤和裂缝等病例，提出了施行手术的方法。他提倡对头外伤使用环钻术进行治疗，用环钻术处理颅缝处骨折时要避开颅缝，不能在颅缝上钻孔，并认为颅缝处损伤预后较差。

Hippocrates 时代的环钻术手术器械主要有 4 种——普通钻、带锯齿的钻、探条和骨刮匙。普通钻用于钻孔，带锯齿的钻可锯除颅骨，探条用来探察钻孔的深度和钻孔底部骨质的活动度，骨刮匙用于探察伤口和刮除挫伤的颅骨。在那个时代环钻术与新石器时代末期相比，手术技术已有了长足的进步。Hippocrates 还提倡钻孔时要不时地用水降温。

Hippocrates 对神经外科头外伤的认识从颅骨深入到了硬脑膜和脑组织，并认为硬脑膜是保护大脑的重要组织屏障。他不仅最早应用环钻术治疗颅脑外伤，而且对癫痫、先天性脊髓畸形伴肺结核脊髓减压的效果、减轻脊柱脱位的方法、持续性和暂时性面瘫、复合性头痛、视力障碍、呕吐、坐骨神经痛、失语、瞳孔不等大和昏迷等也进行了论述。Hippocrates 提出了"癫痫"这个病名，并指出是大脑出了问题，并不是什么"神"病，他的癫痫病因被现代医学认为是正确的，癫痫这个病名，也一直沿用至今。他还发现人在 40~60 岁最容易发生脑卒中，这也与现在的观点一致。

他还仔细观察了不同脑功能失调伴随的不同体征,如失语、昏迷、呼吸不规则和心律失常、摸索动作、瞳孔不等大、眼肌麻痹等。他认识到头的一侧受打击伴随对侧肢体的抽动或瘫痪,认识到头外伤引起硬脑膜裂伤的患者预后差。他的这些观察曾作为一种理论,指导外科医生工作长达 2 000 多年。

克拉迪亚斯·盖伦(Claudius Galen,129—199)(图 1-1-2)是希腊人,出生在古罗马鼎盛时代的安东尼王朝。

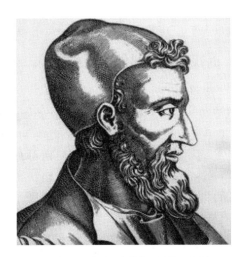

图 1-1-2　Galen(盖伦,129—199)

这位著名古罗马的希腊医生是人类医学史上的另一个里程碑式人物,是古罗马时期最著名、最有影响的医学家,他被认为是仅次于 Hippocrates 的第二个医学权威。他一生撰写了超过 500 部医学文献。他不仅是一名著名的医学家,也是著名的解剖学家。他首次描述了胼胝体、脑室、中脑导水管、穹窿、顶盖、松果体、垂体和脑神经,还发现了周围神经与脊髓的关系、神经和肌肉活动的关系及部分脑神经的功能。他不仅对大脑、脑神经、脊髓、脑积水和颅脑外伤进行了研究,还对大脑的血管系统进行了详细阐述。因此,大脑大静脉以他的名字命名为 Galen 静脉。

四、中世纪时代

在中世纪欧亚大陆的几次大规模战争中,头部外伤及其高死亡率促进了神经外科的发展。

Paul(保罗,625—690)(图 1-1-3)是古罗马拜占庭时代的医生,是希波克拉底的信徒。他最早研究小儿神经内科并创立了脊髓神经外科。

他写了 7 卷 519 章"医学大百科全书",包罗了当时所有的古希腊医学知识,该书流传数百年,直接影响了后来西医的发展。因此,他被誉为"早期医书之

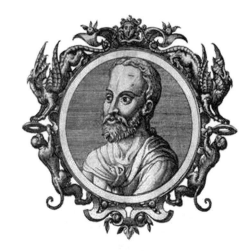

图 1-1-3　Paul(保罗,625—690)

父"。他不仅继承了古希腊的医学,同时也接触和学习了当时已经很发达的阿拉伯医学,搭起古希腊医学转化入阿拉伯医学的桥梁。他把 Hippocrates 和 Galen 的古希腊医学引入更现代的阿拉伯医学,对后来的现代西医的前身——阿拉伯医学影响很大。

他不仅撰写专著对颅脑外伤及钻孔术进行描述,而且还研制出钻孔及脊髓手术工具。他对神经外科贡献很多,包括周围神经损伤、脑外伤、脊髓损伤和脑积水。Paul 创立了椎板切除术(脊髓减压手术)首次治疗脊髓损伤。所以,人们称 Paul 是"脊髓手术之父"。

Rogerius(罗杰,1140—1195)(图 1-1-4)是意大利医生,著有《外科的实施》著作,为现代外科手术奠定了基础。

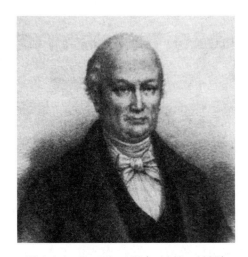

图 1-1-4　Rogerius(罗杰,1140—1195)

他让患者咳嗽或憋气(Valsava 动作)来检测是否有外伤性脑脊液鼻漏,他还应用钻颅来治疗癫痫患者。被称为外科之父的法国医生 Guyde Chauliac

（盖·肖力克，1300—1368）（图 1-1-5）根据受伤的部位和严重程度最早将颅脑外伤分为颅伤和脑伤。

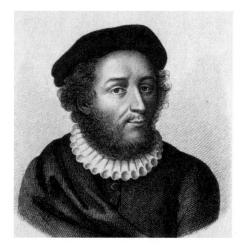

图 1-1-5　Guyde Chauliac（盖·肖力克，1300—1368）

古代神经外科时期，由于科学理论不足与科学技术发展缓慢，因此，这一时期还算不上真正的神经外科。

（刘玉光）

第二节　近代神经外科发展简史

近代神经外科主要是指 16—19 世纪这段时期。15—16 世纪欧洲文艺复兴解放了人们的思想，17 世纪欧洲从封建社会过渡到资本主义社会，经济和科学的发展推动了医学的进步。因此，在这段历史时期中，神经外科有了很大的发展，尤其是 19 世纪出现了麻醉术、无菌术、脑功能定位理论以后进入了快速发展时期。因此，神经外科的真正历史开始于 19 世纪末。公认的近代外科之父——法国外科医生 Paré（巴累，1510—1590）不仅为普通外科工作做出了许多重大贡献，而且也擅长脑外伤的治疗。他曾为法王二世治过脑外伤，并且根据症状正确地诊断出是脑皮质静脉撕破导致的颅内出血，最后得到尸检证实。

近代神经外科出现的标志是开颅手术工具的发明，对大脑的认识从解剖结构向功能转变及神经外科专业化形成。意大利解剖学家 Leonardo Botallo（莱昂那多·保塔罗，1530—1588）发明了开颅钻，采取骨瓣开颅，手术后将骨瓣回纳，从而避免了术后的颅骨缺损。Long（郎）、Wells（韦尔斯）和 Morton（莫顿）被认为是麻醉术的创始人，1846 年麻醉术被公布于世。1861 年 36 岁的法国普通外科医生 Broca（布罗卡）提出人脑的语言中枢在额下回后部，开启了脑功能定位

的新纪元。1867 年 Lister（利斯特）提出了抗菌术，1870 年 Fritsch（弗里奇）和 Hitzig（希齐格）创立脑功能定位学说，Batholow（巴塞洛）将这学说应用于人类，于是建立了系统的临床神经系统检查法，为脑部病变定位诊断提供了理论基础。1886 年 Bergmann（伯格曼）发明了蒸汽灭菌术——无菌术。这些理论技术的创立，使神经系统疾病的外科治疗成为可能。早期神经外科的手术由普通外科医生进行，主要是颅脑外伤手术。1919 年 10 月美国外科医师学院（American College of Surgeons）成立，宣布神经外科成为一门独立的外科专业。

一、近代神经外科的发展分期

（一）按照神经外科发展历程分期

按照神经外科的发展历程，大致可分为萌芽诞生期、成长期与成熟期三个时期。萌芽诞生期，一些热衷于神经系统疾病外科治疗的普外科医师作为先驱者进行了一些开拓性尝试工作，散在地获得一些发展；成长期，世界大多数国家均在该期开展了神经外科工作，但是，开始时间与发展水平也大不相同；成熟期，神经外科工作各方面都有了重大发展，发展迅速，神经外科理论、诊断技术与手术技术逐步成熟。

1. 萌芽诞生期（1880—1889）　此期主要由先驱者为神经外科的诞生做了一些开拓性工作，因此，该期也称为先驱期。著名神经外科专家加拿大的 Penfield（彭菲尔德，1891—1975）曾宣称："神经外科诞生于英国 1870—1900 年。"无疑，解剖学、神经病学和生理学的建立对推动神经外科的诞生至关重要。1664 年，英国医学家 Willis（威利斯，1621—1675）的《脑的解剖》与法国解剖学家 Bichat（比沙，1771—1802）的解剖学巨著对神经外科的启蒙起着开拓性作用。Soemmering（苏美林）于 1778 年正确分出了 12 对脑神经。1825 年，法国生理学家 Magendie（马让迪，1783—1855）首先对脑脊液与脊神经根进行了详细研究，证明了脊髓的前神经根是运动神经，后神经根是感觉神经，明确了脑脊液的成分和循环。Claude Bernard（克劳德·伯纳德，1813—1878）作为现代实验生理学的创始人，奠定了生理学基础。随后，德国病理学家 Virchow（菲尔绍，1821—1902）的病理解剖学、法国解剖病理学家及神经内科医师 Cruveilhier（克吕韦耶，1791—1874）的病理生理学图谱、英国外科学家 Hunter（亨特，1728—1793）的实验外科学、1774 年 Petit（珀蒂）对颅脑创伤提出了脑震荡、脑挫伤和脑受压三个基本类型的临床研究、Jackson（杰克逊）的颅内压增高

综合征及 Craft(克拉夫特)的相应眼症描述等均对神经外科的发展做出了奠基性贡献。1879 年,William MacEwen(威廉·麦克尤恩)在英国格拉斯哥成功施行了首次开颅切除左前颅窝扁平状脑膜瘤。1884 年,意大利的外科医生 Durante(杜兰特)在罗马也施行 1 例脑膜瘤开颅手术摘除并获得成功。1889 年 Horsley(霍斯利)开创了半月神经节后神经根切断术治疗三叉神经痛,并首次经额施行垂体瘤摘除术。

2. **成长期(1890—1910)**　本期也是神经外科初建期。在此过渡期内,神经外科工作困难重重,许多问题亟待解决。手术器械缺乏、手术技术操作经验不足、全身麻醉导致脑水肿及颅内压增高、围手术期监测不足等导致手术病死率居高不下。例如,1888 年,Starr(斯塔尔)报道的 84 例脑瘤手术中,其中大脑肿瘤病死率 50%、小脑肿瘤病死率 80%。1886 年,Auvray(奥夫拉伊)报道的 86 例脑瘤中,47 例仅做减压术。Agnem(阿格尼丝)报道的 18 例脑脓肿手术全部死亡。1891 年,Charles(查尔斯)最早尝试手术切除听神经瘤,患者术后 12 天死亡。1894 年,Balance(巴兰塞)成功地完成首例听神经瘤手术,但手术结果非常差。因此,1898 年,Ferrier(费里尔)认为,这是一段充满忧伤的历史时期。

鉴于神经外科手术病死率高,1905—1910 年,许多神经外科医师,包括 Frazier(弗雷泽)和 Cushing(库欣),都致力于姑息性外科手术,用减压术治疗一些功能性障碍和椎管内疾病。这段时期,虽有 MacEwen 和 Horsley 的开创性工作在前,并且手术技术也有所改进,例如,Wagner 骨瓣成形开颅法、Doyen 球形钻头、Leonardo 线锯、Meidenhaim 连续缝合头皮止血法、Kredel 止血片等,但是,手术病死率仍高达 65%。

随着许多学者和医师不屈不挠的努力,神经外科手术类型范围在逐步扩大。1891 年,Abbe(阿贝)进行了 31 例脊髓空洞症手术。自 1889 年起,Jabouray(詹保瑞)先后进行了硬脑膜下血肿清除、脑胶质瘤切除、脊髓压迫、癫痫、脑积水等手术,并于 1902 年出版了《中枢神经系外科学》一书。1910 年 Frazier 率先报道了 1 例胸髓后索切开术。

3. **成熟期(1911—1950)**　近代神经外科诞生于英国,发展与成熟是在 20 世纪初的美国。在 20 世纪初期,神经外科手术仍然病残率高,生存质量不理想,因此,人们将神经外科与"死亡学科"等同起来看待,是美国外科医师 Cushing 和 Dandy 给神经外科带来了生机,最终将其发展成了一个有活力的独立的外科分支。由于他们的贡献,20 世纪初神经外科从"死亡学

科"中逐渐走出并发展起来。经过他们的不懈努力,不仅使神经外科病死率大大降低,而且患者的术后病残率也大幅度下降,并能顺利和安全地切除人们以前认为不能切除的脑肿瘤。1915 年,Cushing 的脑瘤手术病死率已下降至 7.3%~8.4%,而同时期外科医师的手术病死率为 37%~50%。1919 年 10 月美国外科医师学院成立,宣布神经外科作为一门独立的外科专业。1920 年 3 月 19 日,在美国的波士顿 Peter Bent Brigham(彼得·本特·布里格姆)医院,成立了世界上最早的也是规模最大的神经外科机构,即神经外科医师学会,这是世界上第一个神经外科中心,Cushing 长期担任主任,各国神经外科医师慕名前来进修并成为一代泰斗,可以说这里是近代神经外科医师的摇篮。在这段漫长的神经外科发展历程中,还有另外一位杰出的神经外科巨匠—Dandy,他是 Cushing 的学生。1918 年,他发明了"脑室空气造影术",大大提高了脑部病变的定位诊断,使手术成功率倍增,致死致残率大为下降,对神经外科的诊断技术做出了巨大贡献。但是,在长达 50 年的生涯中,Dandy 一直与 Cushing 及 Frazier 关系紧张,从未进行过技术合作,在神经外科史上留下了永远遗憾与令人不解的一页。尽管如此,Dandy 与 Cushing 仍被公认为近代神经外科的创始人和杰出的技术革新家。

Cushing 时代,同时也涌出了许多杰出的神经外科人物。例如,美国纽约的 Charles(查尔斯)确立了诊断和治疗脊髓肿瘤的方法;Frazier 首创了三叉神经节前纤维切断治疗原发性三叉神经痛;德国的神经科医师 Foerster(福斯特)证实了不同脊神经根在大脑皮质的定位和感觉分布情况;De Martel(德·马特尔)在法国开创了神经外科,并且对神经外科技术进行了多项革新;Bailey(贝利)成功地进行了胶质细胞瘤的分级;Penfield(彭菲尔德)创建了蒙特利尔神经病学研究所,进一步发展了 Foerster 有关癫痫和脑定位方面的理论,美国及世界各国的许多神经外科医师先后到蒙特利尔神经病学研究进修学习,并成为一代学科带头人。

(二) 按照手术操作的发展历程分期

按照手术操作的发展历程,神经外科的发展大致可分为大体(经典)神经外科时期、显微神经外科时期和微侵袭(微创)神经外科时期。

1. **大体(经典)神经外科时期**　神经外科手术在肉眼下进行是该期的特点。在大体神经外科时期初期,由于辅助诊断技术与手术器械落后,手术技术不成熟、手术理念原始、麻醉安全度差及缺乏有效控制脑水肿和控制颅内感染的措施,因此,手术病死率很

高。在这一时期,以美国的 Cushing、Dandy 为代表。其他杰出的神经外科医师有英国的 MacEwen(麦克尤恩)和 Horsley(霍斯利),美国的 Frazier、Bailey、Adson(爱德生)和 Peet(皮特),加拿大的 Penfield(彭菲尔德),德国的 Krause(克劳斯),苏联的 Burdenko(布尔登科),法国的 De Martel(德马特尔)和 David(大卫),以及葡萄牙的 Moniz(莫尼斯)等。

2. 显微神经外科时期　20 世纪 60 年代初,手术显微镜引入神经外科,20 世纪 80 年代世界神经外科领域普及了显微神经外科技术。人们通常将 20 世纪 70~90 年代称为显微神经外科时代。以应用手术显微镜或眼镜式放大镜为标志的显微神经外科学成为近代神经外科发展史的一座里程碑,显微技术将神经外科学带入一个崭新的时期。然而,不能简单片面地将显微神经外科学理解为只要手术中使用手术显微镜就是显微神经外科手术。显微神经外科学是指以近代影像学为诊断基础,以一整套与显微手术相匹配的手术设备及显微神经外科手术器械为保证,以显微外科理论为观念,以颅内病灶为中心的手术。借助显微镜良好的照明与清晰度,术野内病变组织和邻近结构被放大,配合双极电凝器、显微手术器械,使手术的精确度和准确性大大提高,手术治疗效果显著提高,手术并发症和手术致死致残率也明显降低,显微手术理念也发生了变化。1957 年美国的 Kurze(克鲁泽)在显微镜下成功切除了一例 5 岁儿童的听神经瘤,成为第一个应用手术显微镜的神经外科医师。1958 年 Donaghy(多纳吉)在美国建立了世界上第一个显微外科研究训练室,培养了许多包括 Yasargil(亚萨吉尔)在内的杰出显微神经外科人才。1960 年,Jacobson(雅各布森)和 Suarez(苏亚雷斯)在显微镜下成功地完成了直径不到 1mm 的小血管吻合的动物实验,为开启显微神经外科打下了基础。真正将显微神经外科技术发展起来的是瑞士的 Yasargil 教授。1966 年,他在美国完成学习后返回瑞士,成功地进行了世界首例人类颞浅动脉-大脑中动脉皮质支吻合手术。Yasargil 完成手术后不到 24 小时,他的老师 Donaghy 也在美国成功地完成了同样的手术。从此,Yasargil 作为显微神经外科导师,带领神经外科医师进入显微神经外科时期,将原来的脑干肿瘤、脊髓髓内肿瘤等手术禁区逐步打破,给整个神经外科界带来了一场全新的技术革命浪潮。他对手术显微镜和显微器械的不断改进与创新为这场革命浪潮持续地提供动力。美国的 Rhoton(罗顿)、Drake(德雷克)、日本的 Suzeki(铃木)和德国的 Samii(萨米)等都为显微神经外科做出了突出贡献。

3. 微侵袭(微创)神经外科时期　1992 年,德国学者 Hellwig(黑尔维希)和 Bauer(鲍尔)提出微侵袭(微创)神经外科概念,这种微创手术概念就是以最小的创伤,达到最大的治疗效果。微创首先是对脑的微创,其次是颅骨的微创,最后才是头皮的微创。1995 年 Gerazten(杰拉森)等提出微侵袭神经外科手术必须满足 5 个独特的标准:①必须比现行的技术创伤小,同时又安全;②其疗效要类似或优于标准技术;③康复时间(包括住院时间与恢复日常生活工作的时间)更短;④必须成本效益较高;⑤该技术必须对多数外科医师切实可行(包括需要的手术技能水平及新设备能负担得起)。因此,20 世纪 90 年代以后被称为微侵袭神经外科时代。微侵袭(微创)神经外科主要包括显微神经外科、立体定向神经外科、血管内神经外科、神经内镜神经外科、立体定向放射神经外科、导航神经外科与锁孔神经外科。1967 年世界上第一台 γ 刀问世,使患者在无痛、无血、无创下治疗某些小型颅内肿瘤、血管畸形和功能性疾病成为可能。Wilson(威尔逊)最早于 1971 年提出"锁孔外科"概念并首先应用于临床。但是,直到 20 世纪 90 年代才真正被接受。神经外科"锁孔入路"的目的不是开颅范围的大小,更重要的是最大限度地减少牵拉脑组织。因此,小骨窗开颅不是"锁孔入路"的目的,而是微侵袭神经外科理念的结果。20 世纪 70 年代,神经内镜随着现代光学及光导纤维的发展再次获得兴起。1986 年,美国 Roberts(罗伯茨)发明了首台"神经导航系统"。从历史发展的角度来看,显微神经外科是微侵袭神经外科的基础,而神经内镜神经外科的发展与沿革才是微侵袭神经外科的起源。目前,显微神经外科技术仍然是神经外科手术的基础,在神经外科治疗技术中仍占主导地位。立体定向仪、术中 CT、术中 MRI、DSA(数字减影血管造影)、血管栓塞材料、γ 刀、神经内镜、神经导航、手术机器人等一系列先进设备的先后问世与临床应用,与"以最小的创伤,获得最大的治疗效果"手术理念的建立,成就了当今的微侵袭(微创)神经外科。

二、近代神经外科先驱与巨人简介

(一)英国

1. William MacEwen(威廉·麦克尤恩,1848—1924)(图 1-2-1)

(1)生涯:苏格兰外科医师,1848 年 6 月 22 日出生于苏格兰西部,1872 年毕业于格拉斯哥大学,终其一生任格拉斯哥大学教授,致力于无菌技术、创伤学、

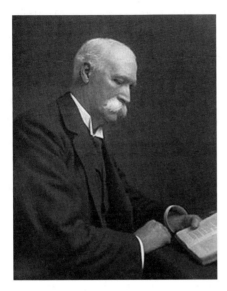

图 1-2-1 William MacEwen（威廉·麦克尤恩，1848—1924）

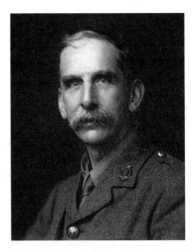

图 1-2-2 Victor Horsley（维克托·霍斯利，1857—1916）

外伤性昏迷的研究。1902 年被授予爵士，1922 年任英国医学会主席，1924 年 3 月 22 日去世。

（2）对神经外科的主要贡献：1876 年，MacEwen 通过物理查体精确定位一个男孩的额叶脓肿，患者死后经尸检证实。世界上首例真正成功的开颅手术是由 MacEwen 完成的，他于 1879 年在英国格拉斯哥进行了左颅前窝扁平状脑膜瘤摘除术并获得成功，这也是最早的颅底手术。1881 年，他进行了 1 例脑脓肿切开引流术，为最早的 2 例神经外科手术。1888 年，MacEwen 又发表了他在 1883 年成功施行 2 例慢性硬脑膜下血肿清除术和首例截瘫椎板切除减压术的报道。此后又报道了 21 例开颅术和 6 例椎板切除术。脑积水的破罐音即以他的名字命名为 MacEwen 征。他的另一个重要贡献是 1880 年他提出的气管内插管麻醉技术，沿用至今。

（3）历史地位与评价：世界神经外科元老，真正的神经外科先驱。世界上真正开颅手术第一人，神经外科开颅术和椎板切除术的先驱者。

2. Victor Horsley（维克托·霍斯利，1857—1916）（图 1-2-2）

（1）生涯：英国外科学家，1857 年出生于伦敦，1875 年进入伦敦大学医学院学习，1881 年获得学士学位及外科学士学位，毕业后受聘于伦敦大学医学院医院和布朗研究中心。在第一次世界大战爆发时，他要求去前线野战医院，1915 年他作为上校带领一支英国医疗队前往埃及战场，第二年他到了伊拉克的阿马拉，在那里，他于 1916 年 7 月 16 日因中暑高热死亡，享年 59 岁。

（2）对神经外科的主要贡献：1886 年，他报道了 3 例开颅术，其中 2 例癫痫灶切除术，1 例脑结核瘤摘除术，均获成功。1887 年，他完成了世界首例脊髓肿瘤切除术，术后患者完全恢复。1889 年他又开创了半月神经节后神经根切断术治疗三叉神经痛及实施了首例经额垂体瘤切除术。他一生中开发了很多实用的神经外科技术，包括骨蜡止血、头皮瓣开颅、结扎颈动脉治疗颅内动脉瘤及立体定向装置等。

（3）历史地位与评价：近代神经外科三大创始人之一。

3. 其他人

（1）Cains（凯恩斯，1896—1952）：创建英国第一个神经外科专业，后赴牛津大学任神经外科教授，蜚声国际。

（2）Jefferson（杰弗逊，1886—1961）：英国神经外科协会创建人之一，是曼彻斯特神经外科首任主任。专长颅脑损伤、脊髓损伤，并从事垂体腺瘤、颅内动脉瘤、神经放射学、第四脑室形态等研究，发表《颅脑弹伤》等两部专著。

（3）Dott（多特，1897—1973）：曾任英国神经外科协会主席，首先在英国采用脑血管造影诊断脑血管畸形，于 1933 年在英国实施首例颅内动脉瘤手术。

（二）美国

1. Harvey William Cushing（哈维·威廉·库欣，1869—1939）（图 1-2-3）

（1）生涯：1869 年 4 月 8 日出生于俄亥俄州克利夫兰市（Cleveland，Ohio）的一个内科医生家庭。这是一个富裕的家族，三代行医。兄弟姐妹共 10 人，他最小。1891 年毕业于耶鲁大学，1895 年毕业于哈佛大学，获医学博士学位；1895—1902 年在克利夫兰医学

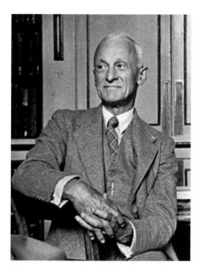

图 1-2-3　Harvey William Cushing（哈维·
威廉·库欣，1869—1939）

中心任外科医师；1902—1912 年在约翰·霍普金斯大
学任外科学副教授；1912—1932 年任哈佛大学外科学
教授和波士顿的 Peter Bent Brigham（彼得·本特·布
里格姆）医院外科主任；1914 年，他当选为美国艺术与
科学院院士；第一次世界大战期间，他在美国军队卫
生部服役，1918 年任美国远征军主任顾问医师，军衔
至上校；1932 年 9 月 1 日，他从 Peter Bent Brigham 医
院和哈佛大学退休；1933—1937 年又任耶鲁大学神经
系主任、教授，1937—1939 年任医学史研究系主任。

1939 年，他在搬运一堆沉重的 16 世纪手绘人体
解剖书时心脏病发作，于 10 月 7 日在康涅狄格州的纽
黑文死于心肌梗死，终年 70 岁，埋葬在克利夫兰的湖
景公墓。

（2）传奇：1887 年，他进入耶鲁大学学习，在耶鲁
大学他"主刀"了人生中的第一次手术，手术对象是一
条流浪犬，他在实施麻醉后手术取出了犬的大脑。
1891 年毕业于耶鲁大学，毕业后考入哈佛大学医学
院；1893 年，他在麻省总医院担任麻醉师，一次为患者
实施麻醉时，在全班同学的围观下，患者因吸入过量
乙醚死在手术台上。Cushing 为此事负疚于心，差点放
弃学医。后来他和 Amory Codman（艾莫里·科德曼）
开发了一个系统，用于在整个手术过程中连续记录体
温、脉搏和呼吸，这使得麻醉师和外科医师对患者的
状况一目了然。*Neurosurgery* 期刊的一篇文章中将该
系统称为 Cushing 对医学界的第一次重大贡献。这一
套规程使 Cushing 的职业生涯定位在"手术"上，从此
未再改变。1895 年，Cushing 毕业后，到马萨诸塞州立
医院任住院医师，成了一名外科医师，而后在麻省总
医院实习。

1896 年，他到约翰·霍金斯医院跟随"现代医学
之父"——William（威廉）教授工作。由于 Cushing 表
现出色，在接下来的两年被任命为外科手术督导员。之
后，他又到英国生理学家 Charles Sherrington（查理·
谢林顿，1857—1952）的实验室里学习了 1 年。在那
里，他做了一些试验，测定各个脑区所控制的身体特
定部位，找出了所有脊髓神经到皮肤的各个分支，并
把每个有关部位的功能都绘制成图。这样，医师只要
发现患者的身体哪个部位不适，就能知道中枢神经系
统的什么部位可能有肿瘤。在这些研究基础上，他最
先提出了颅内肿瘤的诊断、分级和分类方法。

Cushing 首先将 X 线诊断技术引入约翰·霍普金
斯医院，立志于脑部疾病的治疗。

他是首先将血压计引入美洲的第一人。Cushing
在旅欧期间，在意大利帕维亚城的一所医院里发现了
一个精巧的血压记录器（Riva-Rocci 气动血压记录
仪）。当时大多数医师对血压并不重视，也不知道有
测量血压的实用器械。但他在手术过程中发现，当颅
内脑脊髓液压力增加时，动脉血压也会随之升高，一
旦动脉血压不能达到颅内压力之上，血液对脑的供应
就会中断，患者就会死亡。他把 Riva-Rocci 气动血压
记录仪模型带回美国，并推广血压计在外科手术中的
应用。同时他修改了血压记录表，这个血压记录表就
是我们今天所见到的麻醉记录单的雏形。

Cushing 不是内分泌科医师，但内分泌科医师也知
道他。Cushing 病和 Cushing 综合征都是以他命名的。
担任 Cushing 秘书多年的 Madeline Stanton（马德琳·
斯坦顿）说："垂体是老爷子的初恋，也是他唯一的真
爱！"他发明了经鼻窦入路垂体瘤手术，发现并确认了
Cushing 综合征及其他垂体激素分泌异常所引起的疾
病，解释了垂体腺和其他内分泌腺的巨大作用。鉴于
他对垂体、甲状腺与垂体瘤的研究贡献，Cushing 也被
认为是内分泌学的先驱。

Cushing 同时又是一名作家，撰写的《威廉·奥斯
勒爵士（Sir William Osler）传记》，1925 年由牛津大学
出版社出版，1926 年获得了普利策奖（Pulitzer Prize，
是美国最著名的文学奖项之一），该书至今仍然是美
国医学传记的经典之作。

Cushing 也是一位画家，他在医学期刊上发表了许
多医学插图，而且也绘制了一些水彩画。

（3）对神经外科的主要贡献：1917 年他首先提出
了神经外科手术操作原则，首先提出术毕缝合硬膜与
帽状腱膜，从而减少创口渗漏和继发感染，使脑手术
病死率大幅度降低，在神经外科发展初期做出了巨大

成就。这已成为现代神经外科手术操作必须遵循的原则。

他作为一名美国外科医师，专长丁脑外科，对脑外科手术的技术进行了改进，并在神经系统、血压、垂体和甲状腺领域都有重大发现。他发明了钻颅锥、开颅锯、银夹、电刀等开颅设备。因此，Cushing 被称为"近代开颅手术之父"。

1900—1901 年，他先后到达英国、法国、瑞士、意大利参观学习。此后，他在实验研究中首次揭示了颅内压增高对呼吸、脉搏、血压的影响。1905 年，Cushing 报道世界上首例髓内肿瘤切除术。1910 年，他成功地为 Wood 将军切除了脑膜瘤，Wood 将军是美国总统罗斯福的朋友和医生。1904 年，40 多岁的 Wood 将军左腿抽搐，几年后癫痫大发作；1910 年，Cushing 为他诊断并成功地开颅摘取了脑部肿瘤，这个手术在当时的医学史上是一次很大的突破。

《Cushing 传》的作者、医学史教授 Michael Bliss（迈克尔·布利斯）说："无效的神经外科有很多父亲，但是有效的神经外科之父只有一个，那就是 Harvey Cushing！"这句话的意思是：在 Cushing 之前，神经外科手术的病死率高达 50% ~ 60%，Cushing 在他的神经外科生涯中，进行了大量的手术革新与技术发明，使手术病死率大大降低，开创了在 2 000 个病例中将病死率由原来的近 100% 降低到低于 10% 的先例，而且并发症的发生率也大大降低，使神经外科从"死亡学科"中逐渐走出并发展起来。

Cushing 设计空气止血带制止头皮出血，以后改用小夹子住帽状腱膜外翻止血；他首创银夹钳闭血管，并设计银夹钳、银夹台；1920 年 3 月 12 日他在美国波士顿的 Peter Bent Brigham 医院成立了世界上最早、最大的神经外科组织——"Harvey Cushing 学会"，后更名为美国神经外科医师学会（American Association of Neurological Surgeons，AANS），Cushing 长期担任主席，世界各国神经外科医师慕名前往进修学习，并且很多人成为一代泰斗，可以说这里是现代神经外科医师的摇篮，为培养全世界神经外科医师做出了贡献。1929 年，Cushing 与物理学家 Bovie（博维）发明了术中止血的电凝器，开创高频电刀电凝和切割止血获得成功。

Cushing 长期从事垂体生理学、病理学、外科学的研究。1912 年，他撰写了《垂体及其疾病》一书；1917 年，他发表了听神经鞘瘤的文章；1927 年，他报道了300 例经鼻蝶窦入路垂体瘤切除术，手术病死率仅4%；1929 年后改用经额开颅入路手术。他一生完成脑瘤手术 2 000 余台。

他不仅从事外科技术革新，而且著书立说丰富。许多病征都是以他的名字命名的，如 Cushing 综合征、Cushing 病、Cushing 溃疡、Cushing 反应等。他被提名诺贝尔医学奖至少 38 次。

Cushing 对医学发展的其他贡献还包括：发明了"Cushing 溶液"，即现在仍在使用的代替纯氯化钠的生理平衡液，率先应用了现在普遍使用的正压气管麻醉剂。

他还积极推进神经外科的专科化，培养了一批"Cushing 系"的优秀神经外科医师。例如，Dandy（小儿神经外科创始人）、Penfield（加拿大蒙特利尔神经病学研究所创始人）、Davidoff（爱因斯坦医学院神经外科创始人）等大量神经外科巨人都是他的学生，还有比利时、加拿大、罗马尼亚和英国的不少神经外科医师，他们大都成了本国神经外科的带头人。美国神经外科创始人 Cushing 在神经外科方面的贡献伟大，但其心胸却不宽广，他并不愿意看到自己被后辈超越。因此，就有了与 Dandy 的矛盾。

Cushing 一生中对医学的发展贡献无数，但他在其遗嘱中要求在他的墓志铭中刻上："第一个做帽状腱膜缝合术者长眠于此"，并引以为豪。

Cushing 去世后，给他的母校耶鲁大学留下了 1 万多张珍贵的患者照片、7 000 多册医学书籍和 500 个大脑及肿瘤标本。在此基础上，耶鲁大学建立了耶鲁医学院图书馆，在耶鲁医学院图书馆的地下室有一个以"Harvey Cushing"为主题的展览室。

（4）历史地位与评价：Cushing 是美国神经外科的创始人，也是最著名、最伟大的近代神经外科创始人与近代开颅手术之父，他在神经外科中的地位与贡献迄今几乎无人超越。

他不仅是一位神经外科医师，也是神经生理学家、病理学家、内分泌学家、作家、画家及摄影家，他是内分泌学、颅底外科与经蝶垂体手术的先驱。

1988 年，美国邮政发行了一枚邮票来纪念 Cushing，这是"美国伟人"系列邮票之一。

2016 年，Medscape（美国医景医药搜索引擎，是美国著名的专业医学搜索引擎网站）评选的医学史上有影响力的 50 位医生中，Cushing 位居第 16 位。

2. Charles Harrison Frazier（查尔斯·哈里森·弗雷泽，1870—1936）（图 1-2-4）

（1）生涯：1870 年 4 月 19 日出生在美国费城，1936 年 7 月 26 日去世，享年 66 岁。1892 年，他毕业于美国宾夕法尼亚州立大学。大学期间，他与神经科医师 Spiller（斯皮勒）是同学。1895 年，他去德国柏林

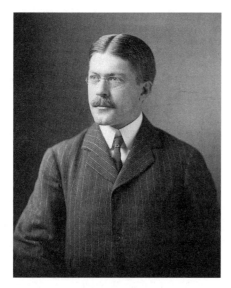

图 1-2-4   Charles Harrison Frazier（查尔斯·哈里森·弗雷泽，1870—1936）

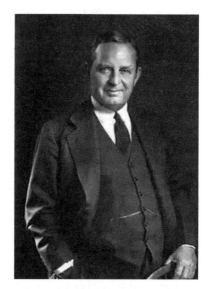

图 1-2-5   Walter Edward Dandy（沃尔特·爱德华·丹迪，1886—1945）

深造 1 年，师从著名的外科医师 Bergmann（柏格曼）。1896 年返回美国，就职于宾夕法尼亚州立大学，任外科讲师。1901 年，任外科教授及大学医学院的系主任。1905 年，他加入美国神经科学学会，1928—1929 年任学会主席。第一次世界大战期间，任美军外科医师中心的神经外科医师顾问。1925 年，被宾夕法尼亚州立大学授予荣誉博士学位。

（2）对神经外科的主要贡献：Frazier 原是一名普外科医师，因与神经科医师 Spiller（斯皮勒）交往甚密，遂致力于功能神经外科学的研究。他主要从事疼痛、癫痫、眩晕的治疗，培训了大批学生。他的成名之作是颞下硬膜外入路三叉神经后根切断术（1901 年世界首次），以后报道 700 例手术经验，后人称为 Frazier 氏三叉神经后根切断术。Frazier 一生中发表了论文 200 余篇，出版了两部专著。他对神经外科的杰出贡献是发明了脊髓外侧切断术治疗疼痛。

（3）历史地位与评价：Frazier 氏三叉神经后根切断术与脊髓外侧切断术发明人。

3. Walter Edward Dandy（沃尔特·爱德华·丹迪，1886—1945）（图 1-2-5）

（1）生涯：1886 年生于美国密苏里州的塞得利亚，父母是英格兰移民。1907 年毕业于密苏里大学医学院，获硕士学位。毕业后在约翰·霍普金斯医学院继续学习，1910 年毕业，获博士学位。学习期间，得到外科主任 Halsted（哈斯特，外科橡皮手套的发明人）教授的偏爱，毕业后被 Halsted 教授留在自己的实验室工作。

对 Dandy 的才干 Halsted 早有耳闻，因此，待 Halsted 回归霍普金斯大学医院后，直接将其招至麾下，继续支持他的神经外科实验研究。Dandy 出色地完成了脑积水的实验研究，确认了脑积水的病因和分型，这让 Halsted 大为赏识。脑积水的研究仅是 Dandy 一生中重大的学术贡献之一。

1912 年 Cushing 离开霍普金斯大学医院后，Dandy 在 George Heuer（Cushing 的第一个学生）的指导下继续他的外科训练。当 Heuer 在 1922 年离开后，Dandy 成了霍普金斯医院唯一的神经外科医师，直到 1946 年。Dandy 在 60 岁时死于心脏病。

（2）对神经外科的主要贡献：Dandy 对神经外科的创新与发明可以说是数不胜数。他手很巧，手术很快，在他的高峰时期平均每年做 1 000 例手术。

1913 年，27 岁的 Dandy 在做住院医师时就发表了脑脊液循环，提出了梗阻性和交通性脑积水的分类和脑积水手术，手术方式沿用至今。1916 年，Dandy 又开展了松果体切除的研究，证明了实验动物在切除松果体后不会出现性早熟。

1921 年，Dandy 报道了 1 例第四脑室阻塞造成的脑积水；1944 年，Walker 也报道了 1 例类似患者。因此，这种先天性第四脑室孔闭锁造成的脑积水被称为 Dandy-Walker 畸形。Dandy 长期从事脑积水的研究，倡行脉络丛切除术和脑室造口术，并第一次阐述了脑积水的解剖和病因。因此，他被认为是第一位小儿神经外科医师。

1916 年，他首先证明听神经瘤可以完全切除，1925 年他提出磨除内听道切除肿瘤，将以前认为不可能的听神经鞘瘤全切术变成了标准的神经外科手术；因此，他也被称为颅后底外科的先驱。

1917 年,Dandy 多次观察到颅脑损伤后产生颅内积气的现象,产生了将空气直接注入脑室进行诊断的联想。1918 年他发明了"脑室空气造影术",即向人的侧脑室或蛛网膜下隙注入气体,可使脑室系统在 X 线中显示出来,从而大大提高了脑部病变的定位诊断,使手术成功率倍增,致死致残率大为下降。这一年,他在住院医师规范化培训结束后,在 *Ann Surg* 期刊上发表了脑室空气造影术的论文,名噪一时。Cushing 的助手 Horrax(霍拉克斯)对 Dandy 的这一贡献非常赞赏,他说:"这种诊断方法不仅能对目前不能定位的脑肿瘤做出明确诊断,还能对许多位置不明确的颅内新生物精确定位,从而给病人带来治疗机会。"Dandy 发明的脑室空气造影术及随后不久又发明的气脑造影技术,这两项技术对于脑瘤的诊断和定位具有极其重要的意义,于 1933 年获诺贝尔医学提名奖。

Dandy 还创建了第一个 ICU。在 40 年的行医生涯中,他开创了许多神经外科手术。除了前面说过的一些手术,他首先实施的手术还有:1922 年,内镜下治疗脑积水;1925 年,颅后窝入路三叉神经起始部和舌咽神经切断术;1928 年,第Ⅷ对脑神经切断治疗梅尼埃病;1929 年,椎间盘切除术;1930 年,手术治疗痉挛性斜颈;1933 年,切除大脑半球治疗恶性肿瘤及切除脑室内肿瘤;1935 年治疗颈内动脉海绵窦瘘;1937 年 3 月 23 日,Dandy 在无手术显微镜未做脑血管造影的情况下,用 V 形银夹夹闭了一个颈内动脉后交通动脉瘤,成为第一个夹闭颅内动脉瘤的人。这是一个划时代的创举,宣告脑血管疾病从此可以用手术治疗。Dandy 创建了脑血管外科的概念。1941 年,首先开展经颅切除眶内肿瘤。

Dandy 一生中出版了 5 部专著,发表了 160 篇论文,其中最有名的是 *Lewis' Practice of Surgery* 一书中的 *The Brain* 一节。在此书中他写的有关脑外科内容,至今仍被看作神经外科的"圣经"。

Dandy 准确的诊断能力与精确的钻孔定位让他的同事感到吃惊。他几乎不与同事合作,也不参加讨论。当有人问他这一切是如何做到的?他回答道:"亲爱的同事,肯定是上帝偷偷在我耳旁告诉我的。"

(3)历史地位与评价:Dandy、Horsley 和 Cushing 被称为现代神经外科的三大创始人。他是第一位小儿神经外科医师、第一个夹闭颅内动脉瘤的人、第一个听神经瘤成功全切除的人,是小儿神经外科、颅底外科与颅内血管外科的先驱。

1941 年 2 月 22 日,在霍普金斯大学 65 周年的纪念大会上,Dandy 被授予肖像荣誉奖,当一位同道将其画像送上大会主席台时,是这样深情地回顾 Dandy 在专业生涯中的辉煌成就的:"Dandy 是一位独立的干将,对所有现代知识都心存疑虑,并在这种强烈的求知欲望下不断对事物提出新观点,他敢于挑战困难,百战百胜。他的想象力是如此活跃、丰富,其成功的秘诀是勤于思考。每当灵感出现于脑海,他就凭着执着的信念和百倍的努力去付诸实践,他在神经外科技术方面的贡献,至今令人难以望其项背,他具有的创新思维和天赋,给我们大学平添了不少光彩。主席先生,请允许我代表一群仰慕 Dandy 的好友,向霍普金斯大学献上他的肖像,这是一幅伟大富有个性色彩的肖像。"这一年,Dandy 56 岁。

4. Percival Bailey(珀西瓦尔·贝利,1892—1973)(图 1-2-6)

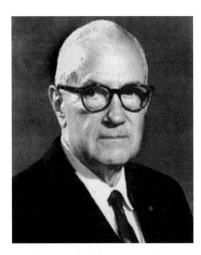

图 1-2-6 Percival Bailey(珀西瓦尔·贝利,1892—1973)

(1)生涯:1918 年,Bailey 毕业于美国埃文斯顿的西北大学。1919 年给 Cushing 当助手,1928 年任芝加哥大学神经外科主任,1939 年任伊利诺斯州立大学神经病学院神经外科学教授,1951 年任伊利诺斯州精神病学研究所所长。

(2)对神经外科的主要贡献:1925 年,他与 Cushing 首先报道儿童髓母细胞瘤。以后,他与 Paul Bucy 发现了少突神经胶质瘤是一种特殊类型的胶质瘤。

目前神经外科通用的命名法诸如星形细胞瘤、多形性胶质母细胞瘤、髓母细胞瘤、室管膜瘤等都来自 Bailey 的分类法。他的主要论著有《胶质瘤分类法》《颅内肿瘤》《小儿颅内肿瘤》《人脑的立体图谱》《精神病学大革命》等。Bailey 桃李满天下,培养的学生有 Bucy、Sweet、Cloward、Walker 等著名神经外科专家,以及法国医师 Vincent、Wertheimer 等。

（3）历史地位与评价：Bailey 是近代神经外科的奠基人之一。他既是神经外科权威，也是神经解剖学家、神经精神病学家、神经生理学家、神经病理学家。在这些领域中，他都是学科带头人。

5. 其他人

（1）Adson（爱德生，1867—1951）：创建了 Mayo 医院神经外科，致力于交感神经手术治疗闭塞性脉管炎、雷诺病、高血压等，对三叉神经痛的治疗亦有深入研究。

（2）Peet（皮特，1885—1949）：被公认为三叉神经感觉根切断术的大师，对内脏神经切断术治疗高血压造诣很深，曾报道 2 000 例以上。

（3）Ingraham（英格勒厄姆，1898—1965）：是小儿神经外科的先驱者和奠基人，与 Matson（马特森）合著《小儿神经外科学》。

（4）Davidoff（大卫杜夫，1898—1975）：是美国神经放射学创始人。论著涉及神经放射学和神经病理学，涉及脑瘤放疗、肢端肥大症、脑电图等多方面。先后与 Dyke（迪克）及 Epstein（爱泼斯坦）合著《部分性气脑造影术》。

（5）Bucy（布西，1904—1972）：曾任国际神经外科协会主席、*J Neurosurgery* 主编，并创立 *Surgical Neurology* 期刊。他的研究涉及脑瘤、椎管内肿瘤、皮质运动区与颞叶的联系、脊髓损伤病理解剖变化、中枢神经系统畸形、运动异常、精神外科等，出版包括《颞叶的主要行为功能》等多部论著，发表论文 300 余篇。

（6）Rhoton（罗顿，1932—2016）：是世界著名的显微神经外科先驱，曾任神经外科协会、神经外科医生大会、神经外科医师协会、北美颅底协会、国际颅面和颅底外科大会、佛罗里达神经外科学会和国际神经外科技术与仪器发明协会主席。1998 年，获得美国神经外科医师协会颁发的 Cushing 奖，这是美国两大神经外科协会所颁发的最高奖励。2001 年，获世界神经外科学会联合会荣誉奖。2008 年，获世界神经外科医师协会 Golden Neuron Award。其经典大作《RHOTON 颅脑解剖与手术入路》可谓是神经外科医师的经典读物。

美国其他著名神经外科专家还有：Walker（沃克），毕生致力于神经解剖学、神经病理学、神经生理学、脑电图等的研究。对丘脑、中脑解剖深有造诣，从事脊髓丘脑束切断术治疗顽痛、大脑脚切开术治疗单侧投掷症等。Sweet（斯威特），创建了脑同位素扫描实验室，从脑脊液产生和吸收机制、脑瘤细胞培养等基础研究到垂体茎切断术治疗糖尿病视网膜病变、低温在脑血管手术中的应用、颅咽管瘤根治等临床课题研究均有建树。Sweet 对疼痛外科的治疗有特殊贡献，

先后著有《疼痛及其机制和神经外科控制》（1955）、《疼痛与神经外科医师——40 年经验》（1969，与其老师 White 合作）、《人类疼痛的暂时性阻断》（1967，与 Wall 合作）。Sweet 与工程师合作成功研制射频仪，用射频热电凝疗法治疗原发性三叉神经痛，开创了选择性破坏痛觉纤维而保留触觉的新疗法。White（怀特）是交感神经手术的先驱者，擅长血管病和疼痛的治疗，致力于研究内脏神经生理学，探求缓解自主神经系疼痛的镇痛方法，对疼痛治疗卓有贡献。

（三）加拿大

Wilder Graves Penfield（威尔德·格瑞夫斯·彭菲尔德，1891—1976）（图 1-2-7）

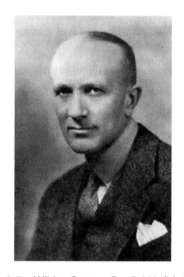

图 1-2-7　Wilder Graves Penfield（威尔德·格瑞夫斯·彭菲尔德，1891—1976）

Penfield 原籍美国，1891 年 1 月 26 日出生于美国华盛顿州斯波坎，1913 年毕业于普林斯顿大学，毕业后他还短暂地当过一段时间足球教练，后来到法国巴黎郊区的一个军队医院做过外科手术助手；1918 年，他从约翰·霍普金斯医学院毕业，获博士学位；在跟随着 Cushing 学习后，1928 年应聘至加拿大蒙特利尔维多利亚医院工作。1932 年建立神经病学研究所，终生任所长。1934 年加入加拿大籍，成为加拿大公民。1950 年，Penfield 当选为美国艺术与科学院外籍荣誉院士，1953 年被授予首届英联邦新年荣誉勋章，1960 年退休，1976 年 4 月 5 日去世。

他长期从事癫痫外科治疗，对脑瘤、软脑膜的循环、记忆机制等深有研究，同时进行生理学和病理学的实验和临床研究。著有《癫痫和脑定位》（1941）和《癫痫及人脑的解剖功能》两部专著。

Penfield 是世界著名的神经内、外科教授，加拿大

神经内、外科创始人之一。

1961 年被英格兰皇家外科医师学院授予利斯特勋章，1967 年获加拿大总督功勋奖章，1994 年被授予加拿大医学奖。

（四）法国

1. Thierry De Martel（**蒂里·德马特尔**，1876—1940）（图 1-2-8）

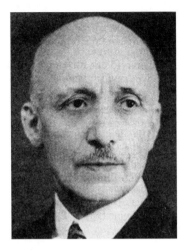

图 1-2-8　Thierry De Martel（蒂里·德马特尔，1876—1940）

De Martel 是法国神经外科创始人之一，1909 年他在法国成功切除第 1 例脑瘤，1911 年脊膜瘤切除顺利，1916 年 De Martel 倡议神经外科坐位手术并设计特制座椅并倡行开颅用局部麻醉，1917 年开创颅脑伤急症手术。他为颅内压增高患者设计了脑室持续引流装置及自动脑压板沿用至今。

2. Clovis Vincent（**克洛维斯·文森特**，1879—1947）（图 1-2-9）

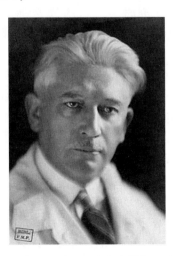

图 1-2-9　Clovis Vincent（克洛维斯·文森特，1879—1947）

Clovis Vincent 是法国神经外科的导师，与 De Martel 同是法国神经外科创始人，肿瘤神经外科先驱。他 48 岁时从神经内科医师转为神经外科医师，于 1938 年荣任法国第一位神经外科教授，其突出贡献就是颞叶切除术与脑脓肿手术。

3. Puech（**普埃奇**，1897—1950）　Puech 是 Vincent 的学生和得力助手，1927 年与 David（大卫）一起随 Vincent 赴美观摩时，在芝加哥被称为"法国三剑客"。1939 年在巴黎另辟神经外科第二中心，名噪一时，专长精神外科。

4. Guillaume（**纪尧姆**，1903—1959）　Guillaume 是 De Martel 的助手，擅长疼痛外科和脑出血手术等。

5. Petit-Dutaillis（**佩蒂-迪塔伊**，1889—1969）作为外科病理学教授，Petit-Dutaillis 是腰椎间盘突出手术治疗的先驱者，著有《颅脑外伤水电解质紊乱及其治疗》和《γ-脑造影在神外科的应用》。

6. Marcel David（**马塞尔·大卫**，1898—1986）（图 1-2-10）

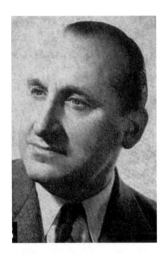

图 1-2-10　Marcel David（马塞尔·大卫，1898—1986）

David 是法国神经外科奠基人之一，在巴黎 Ste Anne（安妮）医院创建神经外科和功能神经外科，致力于大脑皮质和脑叶的功能研究，研制立体定向仪，开创深部脑瘤活检、基底节结构兴奋和破坏、放射性同位素植入、癫痫灶切除术。与 Planiol（普拉尼奥尔）合作进行 γ-脑扫描诊断脑瘤等，从而形成 Ste Anne 学派。1961 年任法国神经科学会主席，创建欧洲法语神经外科学会。1973 年任国际法语神经外科学会名誉会长。

（五）德国

1. Ernt von Bergmann（**埃尔顿·冯·伯格曼**，1836—1907）（图 1-2-11）

Bergmann 是德国第一位从事中枢神经系统外科

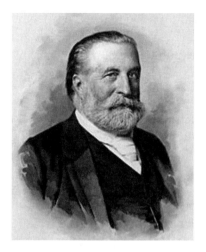

图 1-2-11　Ernt von Bergmann(埃尔顿·冯·伯格曼,1836—1907)

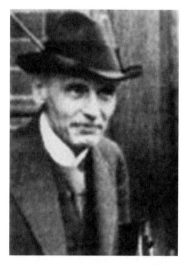

图 1-2-13　Otfrid Foerster(奥特弗里德·福斯特,1873—1941)

的普外科医师,著有《颅脑外伤的治疗》一书。1886年,他首先采用了热蒸汽消毒手术器械和敷料,奠定了无菌外科观念。

2. Fedor Krause(费多尔·克劳斯,1857—1937)(图 1-2-12)

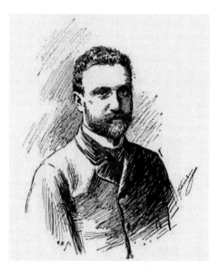

图 1-2-12　Fedor Krause(费多尔·克劳斯,1857—1937)

Krause 与 Foerster 一起,是德国神经外科奠基人,被称为德国神经外科之父。1892 年,他首创硬膜外入路半月神经节探查和周围支 V₂、V₃ 切除术;1935 年,首创腰椎间盘突出手术。1901—1911 年出版《脑和脊髓外科学》巨著三卷。德国神经外科学会设立了 Fedor Krause 勋章以表彰对神经外科做出突出贡献者。

3. Otfrid Foerster(奥特弗里德·福斯特,1873—1941)(图 1-2-13)

Otfrid Foerster 是一名内科医师,却对外科有卓有贡献。他对德国神经外科初期起着主导作用。他的

关于人肢体感觉皮节分布的研究成果,为外科应用奠定了基础。他曾为列宁诊治过脑血管意外,并参与列宁的尸体解剖。

(六)日本

1. Makoto Saito(斋藤,1889—1950)　是日本神经外科学会奠基人,曾于 1920 年赴维也纳、柏林、巴黎学习神经外科 3 年,将气脑造影、脑室造影、脑血管造影引入日本。

2. Mizuho Nakata(中岛瑞穗,1893—1975)　曾跟随 Cushing、Dandy、Frazier 学习,归国后 1957 年创建脑研究所。

3. Chisato Araki(松崎,1901—1976)　于 1936年赴美拜 Bailey 和 Bucy 为师,归国后 1948 年任神经外科教授,是日本神经外科学会奠基人之一,培育了大批神经外科医师。

(七)拉丁美洲

1. Balado(巴拉多,1897—1942)　是阿根廷神经外科先驱者,以碘油脑室造影闻名于世。

2. Iniguez(伊尼格斯,1909—1977)　是乌拉圭神经外科奠基人,主要从事神经系统寄生虫研究等,1955年创办拉美神经科杂志。

3. **其他人**　1945 年,巴西的 Paglioli(帕廖利)、阿根廷的 Carillo(卡里洛)和 Babbini(巴比尼)、乌拉圭的 Schroeder(施罗德),以及智利的 Asenjo(阿森霍)创建南美神经外科学会。

(八)西班牙、葡萄牙

1. Santiago Ramón y Cajal(桑地牙哥·拉蒙·卡扎尔,1852—1934)(图 1-2-14)

伊比里亚半岛的神经外科起始于 Cajal 的神经解

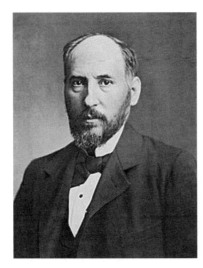

图 1-2-14 Santiago Ramón y Cajal(桑地牙哥·拉蒙·卡扎尔,1852—1934)

剖学研究,Cajal 在西班牙马德里以《神经系统组织学》巨著闻名,他于 1906 年获得诺贝尔生理学或医学奖。

2. António Egas Moniz(安东尼奥·埃加斯·莫尼斯,1874—1955)(图 1-2-15)

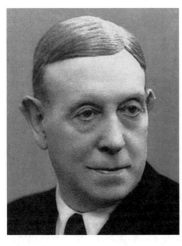

图 1-2-15 António Egas Moniz(安东尼奥·埃加斯·莫尼斯,1874—1955)

(1)生涯:1874 年 11 月 29 日出生于阿万萨,在科英布拉大学学医,1902 年任该校教授,1911 年就任里斯本大学第一位神经学教授。曾长期在法国巴黎跟随著名神经病学家 Babinski(巴宾斯基)学习神经内科,1911 年回国从政,1917 年任外交部部长,后弃政从医。1955 年 12 月 13 日在里斯本去世。

(2)对神经外科的主要贡献:1927 年,经犬实验和尸体实践发现颈动脉内注射溴化锶能在 X 线下显示脑动脉系统,遂于数月后开始临床应用。1927 年 7 月在巴黎神经科年会上发表《脑动脉造影及其在脑瘤定位上的重要性》一文,引起轰动。1935 年 Moniz 首

次采取额前叶白质切除术治疗精神病,开辟了一个新的医学分支学科——精神外科学。因此,获得 1949 年度诺贝尔生理学或医学奖,成为第一位获得诺贝尔奖的葡萄牙人。1 年后,由于这种手术后引起的严重后遗症而遭到全世界神经外科学界的抵制,最后废弃。正是这些悲剧铺就了通往现代神经外科医学的血泪之路。

(3)历史地位与评价:著名的葡萄牙神经外科专家,脑血管造影术的发明者,是迄今为止唯一获得诺贝尔生理学或医学奖的神经外科医师。

3. Ley(莱伊,1908—1955) 曾随 Bailey 学习神经外科,在西班牙巴塞罗那创建神经外科学院。1948 年,Ley 与葡萄牙的 Lima(利马)和西班牙的 Obrador(奥夫拉多尔)等创建葡-西神经外科学会。

4. Obrador(奥夫拉多尔,1911—1978) 曾赴英国和美国学习,归国后在西班牙马德里先后在 5 个医院创建神经外科。他知识面广,涉及神经外科各领域,以癫痫和精神外科为主。

(九)北欧

1. Torkildsen(托基尔德森,1899—1968) 是挪威第一位神经外科专业医师,1947 年倡行脑室脑池分流术,因而得名。

2. Olivecrona(乌利韦克罗纳) 是瑞典神经外科权威,他的主要论著有《脑瘤》(1927)、《矢状窦旁脑膜瘤》(1934)、《颅内动脉瘤和动静脉血管瘤》(1936)等。他的学生中知名者有 Norlen(诺伦)和 Leksell(莱克塞尔)。

3. Snelmann(泽尔曼,1893—1964) 是芬兰神经外科代表人物,1947 年任赫尔辛基大学神经外科教授。

4. Gazi Yasargil(加齐·亚萨吉尔,1925—)(图 1-2-16)

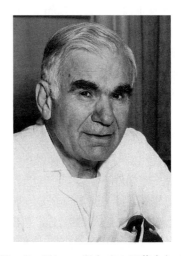

图 1-2-16 Gazi Yasargil(加齐·亚萨吉尔,1925—)

（1）生涯：1925 年 7 月 6 日出生在土耳其东部 Lice 小村，1949 年毕业于瑞士巴塞尔学校，1967 年从美国学习神经外科回到瑞士苏黎世工作。当时的神经外科医师在大脑里切除肿瘤是用手指去掏的，Yasargil 敏锐地意识到显微镜所提供的光源和放大作用大大提高了可见度和处理效果。于是他于 1968 年，率先将显微镜引入神经外科。从此，Yasargil 带领世界神经外科进入一个新时代。

（2）对神经外科的主要贡献：Yasargil 不仅首先将显微镜引入神经外科，改进了手术显微镜，发明了一系列显微神经外科手术器械，例如，Yasargil 神经剥离器、Yasargil 神经刀、Yasargil 显微探针、Yasargil 动脉瘤夹等，而且创立了新的颅内动脉瘤、血管畸形和肿瘤的手术标准和方法，极大改善了神经外科的理论、教学及手术技巧。鉴于他对显微神经外科手术理论和器械做出的卓越贡献，被称为"显微神经外科之父"。

Yasargil 对神经外科所做出的具有纪念碑意义的贡献主要有三个。第一个贡献是他于 1968 年率先开展了在显微镜下进行神经外科手术，打破了一个又一个手术禁区，将神经外科带入一个全新的显微手术时代。第二个贡献是对脑蛛网膜池的显微解剖进行了深入研究，详细描述了蛛网膜下隙手术，认为绝大多数颅内手术可以在不伤及软脑膜的情况下处理。他不仅强调神经外科医师应掌握显微神经外科基本技术和配合，改良并倡导翼点入路，而且自己动手设计并改进了一套装备齐全的显微手术器械。1967 年和 1969 年他出版的《显微血管手术学》和《神经外科显微手术学》两本著作不仅详细介绍了显微镜技术在神经外科的应用，而且极大推动和普及了世界范围内显微神经外科工作的开展。从此，世界神经外科中心由 Cushing 所在地美国波士顿布瑞哥汉姆医院转移到 Yasargil 所在的瑞士苏黎世大学医院。Yasargil 的第三个贡献是大大提高了双侧丘脑切开治疗帕金森病及震颤和痉挛的疗效。

当今许多国家建立了以 Yasargil 命名的显微神经外科培训中心。他出版的《显微神经外科学遗产》《脑池的手术解剖》及《显微神经外科学》（四卷）被翻译成多国语言发行。他撰写的《显微神经外科学》（四卷）被称为当今显微神经外科学领域中的"圣经"。

（3）历史地位与评价：Yasargil 是瑞士苏黎世大学医学院神经外科主任，长期担任世界神经外科学会主席，被称为"显微神经外科之父"。

Yasargil 于 1999 年被世界神经外科学会授予 50 年一次的世界神经外科历史上的第二位"世纪人"。这一年，Yasargil 以"世纪人"登上 Neurosurgery 期刊封面。

美国俄亥俄州辛辛那提大学医学院神经外科 John（约翰）教授称 Yasargil 是"一个有着 Cushing 一样强烈意志，Dandy 一样耐心和外科技术，Kruse 一样气魄的神经外科医师"。

他被称为 Cushing 的继承者，在神经外科中的地位几乎与 Cushing 并驾齐驱。

（十）前苏联

Nikolai Nilovich Burdenko（尼古拉·尼洛维奇·布尔坚科，1876—1946）（图 1-2-17）

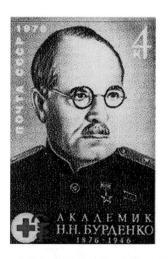

图 1-2-17　Nikolai Nilovich Burdenko（尼古拉·尼洛维奇·布尔坚科，1876—1946）

Burdenko 1876 年 6 月 3 日出生于前苏联的堪察加，1891 年进入神学院，1897 年到托木斯克国立大学学习，1906 年毕业于塔尔图大学，1910 年任塔尔图大学教授，1918 年任沃罗涅日大学的教授，1923 年任莫斯科国立大学医学部教授，1924 年创建神经外科，1929 年兼任神经外科诊所主任，1934 年筹建 Burdenko 神经外科研究所，组织神经内外科、神经病理、神经解剖、神经眼科、耳鼻喉科和神经放射科等专家共同工作，建立了世界上第一个神经外科研究所。1937 年创办了世界上第一个神经外科专业期刊——《神经外科问题》，1937—1946 年任红军外科主任，1939 年任前苏联科学院院长，1944—1946 年任前苏联医学科学院首任院长。曾三次获得列宁奖章，1941 年获斯大林奖章，1943 年获社会主义劳动英雄称号。Burdenko 1946 年 11 月 11 日去世，安葬在莫斯科新圣女公墓。

Burdenko 是前苏联第一位对中枢和外周神经系统进行临床实践手术者，他在肿瘤和自主神经系统、脑血管循环等领域做出了突出贡献。他的成就主宰着前苏联神经外科的发展，尤其是对中枢和外周神经系统锐器伤的诊疗做出了巨大成绩，他提出的脑手术时应遵循"解剖上可达、生理上允许、技术上可能"三条著名原则，至今为世人遵循。

Burdenko 被称为世界杰出的神经外科医师和前苏联神经外科的创始人和开拓者。

（十一）中国

1949 前，我国神经外科几乎一片空白。1949 年后，全国各地相继建立了神经外科。赵以成、史玉泉、王忠诚、段国升、关颂涛、涂通今、冯传宜等教授是我国第一代神经外科专家。中国神经外科发展简史详见本章第四节。

（刘玉光）

第三节　现代神经外科技术发展简史

20 世纪后，随着各项先进科学技术与新理念、新理论与新概念在医学中的应用，神经外科也进入飞速发展的新时期。各种先进的神经外科诊断技术与治疗和辅助技术不断发展成熟并广泛应用于临床应用。

一、神经外科诊断技术发展简史

（一）脑血管造影术

1895 年，Rntongen（伦琴）发现了 X 线，这一发现为血管造影术的诞生奠定了基础条件。最早的血管造影术是 Hasher（哈舍）和 Morton（莫顿）在 1898 年尝试用石膏做造影剂实施的。1910 年，Franck（弗兰克）和 Alwens（阿尔文斯）在动物身上进行了血管造影实验。1923 年，Berberic（波波瑞克）使用溴化锶进行人体血管造影。同年，Sicard（西卡尔）和 Forestier（福雷斯蒂尔）采用溴罂子油做静脉造影并获得成功。1924 年，Brook（布鲁克）应用 50% 碘化钠进行人体股动脉造影。1928 年，Dossantos（多桑托斯）完成了首例经皮穿刺动脉造影，该技术避免了皮肤切开，是血管介入史上的一项重要突破。1929 年，Forsmann（福斯曼）第一个成功地经自己的上臂静脉将导管插入右心房，首创心导管造影术，并因此获得了诺贝尔奖。1941 年，Farinas（法里纳斯）首先完成股动脉切开插管进行腹主动脉造影。1951 年，Bierman（比尔曼）通过手术切开皮肤暴露颈总动脉和肱动脉做选择性内脏动脉造影。1953 年，瑞典放射学家 Seldinger（塞尔丁格）首创了经皮血管穿刺术，成为血管介入放射学的基本操作技术，获得了诺贝尔奖提名。

脑血管造影术最早是由葡萄牙医学家 Moniz 发明的，他同时也发明了脑血管造影术用的造影剂。1927 年，他在完成了动物和尸体实验后，对一名 20 岁的患者实施了脑血管造影，并向世人展示了颅内的血管影像。1932 年，Norman（诺曼）拍摄了世界上第一张颅内动脉瘤的影像图片。1943 年，Olivecrona 介绍了鞍旁脑膜瘤的血管造影经验。1953 年，Seldinger（塞尔丁格）提出用导管技术替代动脉直接穿刺，避免了切开暴露血管的缺点，称为经典 Seldinger 术，血管造影进入一个新的阶段。1970 年，法国的 Djindjian（丁金津）首先实施了颈外动脉和脊髓动脉选择性插管造影术。1974 年，Driscoll（德理斯卡尔）提出改良 Seldinger 术，即用不带针芯的穿刺针直接经皮穿刺血管，避免了血管后壁的损伤，该术一直沿用至今。1975 年，Djindjin 在 Seldinger 术的基础上，发展出超选血管造影术。1980 年，美国威斯康星大学的 Mistretta 小组与亚利桑那大学 Nadelman 小组，首先将计算机技术与 X 线血管造影技术相结合，创立了数字减影血管造影（digital subtraction angiography，DSA）并应用于临床，使得一种侵袭小、简便安全、影像清晰的血管造影方法得以实现。同年，Ovitt（奥维特）和 Meaney（米尼）相继将 DSA 技术应用于临床。1981 年，在布鲁塞尔国际放射学会上 DSA 被认为是继 CT 之后医学影像学又一重大突破。20 世纪 80 年代德国西门子生产出首台 DSA 系统，并投入临床使用。20 世纪 90 年代发展出从三个互相垂直的方向获取投影进行三维重建，三维数字减影血管造影（3D-DSA）问世。DSA 技术的开发与应用被认为是 1895 年发现 X 线以来，与 CT 和 MRI 同为现代医学影像学的三大主要发明。

（二）颅内压监测技术

自从 1866 年德国人 Leydene（莱丁）提出颅内压测量以来，颅内压监测技术不断发展和进步。目前，一般将颅内压监测技术分为有创和无创两种。

1. **有创颅内压监测技术**　1897 年，Quincke（昆克）最先报道通过腰椎穿刺法测量脑脊液压力来估测颅内压。1951 年，Guillaume（纪尧姆）和 Janny（詹妮）首次在实验室里通过侧脑室导管穿刺将微型传感器置入脑室，进行了颅内压的测量。1960 年，Lundberg（伦德伯格）首先将有创性颅内压监测技术用于颅脑创伤救治中，开创了现代颅脑创伤救治的新纪元。1961 年，Lundberg 实现了连续性颅内压监测。20 世纪 90 年代，美国加州圣地亚哥 Camino 研究所研制的光纤颅压监护仪成为临床最常用的颅压监护仪。由于脑室内压监测法准确性最高，被认为是颅内压监测的

"金标准"。1962 年,Gilland(伊兰)报道了蛛网膜下隙法监测颅内压。1965 年,Hobbenstein(霍本斯坦)首先报道硬膜下颅内压监测方法。20 世纪 60 年代末,研究发现硬膜外压力与脑脊液压力具有显著的相关性与一致性,提出通过监测硬膜外压力来间接反映脑脊液压力。1972 年,颅内压监测硬脑膜外法开始实验于临床应用,成为最安全和应用较多的监测方法。1986 年,Albert(艾伯特)公布了最早的有关遥测颅内压的测压仪器。1994 年,Itkis(伊特基斯)报道了脑电阻抗法监测颅内压。2002 年,Vassilyadi(瓦西利亚迪)报道了神经内镜监测颅内压的方法。2012 年,Welschehold(威尔斯霍尔德)第一次报道了有创遥测颅内压监测技术在临床中的应用。

2. 无创颅内压检测技术　有创颅内压监测技术的创伤性及并发症,使得人们一直在探索无创颅内压检测技术,但是这些技术均不够成熟。

最早在 1959 年,Davidoff 利用改良的眼压计来测量前囟门压以测出颅内压,以后人们用各种压力感受器来监测婴儿前囟门的压力。1978 年,Kemp(肯普)首先提出诱发耳声发射法监测颅内压,即利用标准声刺激对受试者进行诱发耳声发射监测颅内压。1982 年,Asslid(阿斯利)第一个报道了经颅多普勒超声监测颅内压技术并进行了理论探讨。1984 年 York 发现了闪光视觉诱发电位法可以监测颅内压,2001 年 Desch(德施)对闪光视觉诱发电位监测颅内压进行了证实。1998 年,Samuel(塞缪尔)报道了鼓膜移位法监测颅内压,准确率 80%,特异性 100%。2000 年,Alperin(阿尔珀林)利用 MRI 成像作为一种无创性监测手段监测颅内压。2000 年,Firsching(菲尔兴)利用吸杯负压式视网膜血管血压测定法测定视网膜静脉压来间接判断颅内压。2008 年,Geeraerts(吉亚尔特)采用 B 超测量视神经鞘的直径来间接判断颅内压。2012 年,中国人民解放军第三军医大学研究小组提出利用磁感应技术对颅内压进行监测。

(三)　CT

1967 年,英国 EMI 公司工程师 Hounsfield(亨斯菲尔德)初步发明了 CT 设备的基本组成部分,处理图像的时间需要 1 天,他仅对脑标本进行了扫描。1970 年,他正式发明了 CT,并于 1972 年应用于临床,成为神经放射学上的一项划时代的发明,这种非创性检查诊断技术使神经外科诊断和治疗水平提高到前所未有的高度。美国的物理学家 Cormack(科马克)解决了 CT 图像重建的数学问题,1979 年,他们二人被授予诺贝尔生理学或医学奖,成为非医师而获诺贝尔生理学

或医学奖的第一人。

1971 年 9 月,世界首台 CT 原型仪器在英国的 Atkinson Moreley 医院安装。1971 年 10 月 4 日,检查了第一位受试者。1972 年 4 月,英国放射学研究年会上宣告 CT 扫描机诞生。1972 年 11 月,在芝加哥北美放射学会年会上向全世界宣布 CT 诞生。1972 年成功应用于临床,1973 年英国放射学期刊正式报道第一张脑 CT 片子。1974 年,德国西门子公司研发成功世界首台医用 CT。1981 年,世界第一台 0.5mm 分辨率 CT 面世。1985 年滑轮技术问世,此后推出了新型 CT 几乎无一例外地都采用这一技术。1987 年,发明了世界上第一个固体探测器。1989 年,随着单层螺旋 CT 的问世,计算机体层摄影血管造影(computed tomography angiography,CTA)开始应用于临床,重建技术使 3D-CTA 诞生。1992 年出现了 2 层螺旋 CT。1995 年,世界第一台亚秒螺旋 CT 出现。1998 年,首台 4 层螺旋 CT 的问世,CTA 成为其亮点,使 CT 在扫描速度、图像质量、扫描范围等方面获得新突破,是 CT 技术进入新阶段的标志。2000 年 8 层螺旋 CT 问世,2001 年推出 16 层螺旋 CT,2003 年出现 64 层螺旋 CT,这是多排 CT 发展的里程碑;2005 年出现 128 层 CT 概念,2007 年推出 320 层螺旋 CT,以后,东芝公司研发成功 640 层 CT。多层 CT 几乎每隔 2~3 年以 4 倍的速度增长。2005 年,西门子公司推出了双源 CT。2008 年 GE 公司推出了世界首台宝石能谱 CT,突破了 CT 发展与应用的极限,号称显微 CT(开创了能谱成像的新纪元,可发现常规 CT 发现不了的病灶,早期肿瘤发现率提高了 30%)、病理 CT(进入了分子能谱成像领域)与绿色 CT(X 线剂量下降 50%~90%,成为全球最安全的 CT)。2013 年,推出业界最宽、最快、剂量最低、图像最清晰的全新超高端 CT——Revolution CT,Revolution CT 被称为 CT 的再次发明。

通常,按照 CT 机的 X 线球管和探测器的关系、探测器的数目、排列方式及两者之间的运动方式将 CT 分为 5 代。

第一代 CT 采取旋转/平移方式进行扫描和收集信息,只有 1~2 个探测器,仅能应用于脑部检查。CT 问世后,最初生产的 CT 都属于这一代。

第二代 CT 机是在第一代 CT 的基础上发展而来。首台二代 CT 样机由俄亥俄核子公司于 1974 年 12 月推出,它有 6 个探测器。1975 年 3 月,EMI 公司推出 30 个探测器的 CT 扫描机,使扫描速度几乎提高了 10 倍。1974 年 2 月 14 日,由 Robert Ledley(罗伯特·雷德利)博士设计并制造的全身 CT 扫描机原型成功地

为第一位受试者做了检查。第一代和第二代 CT 机由于扫描速度慢,仅被应用于神经科的颅脑与脊柱检查。此后,发展起来的第二代快速 CT 扫描机并始用作全身检查。

第三代 CT 扫描机是 1974 年由 Artronix 公司首次生产的脑 CT 扫描机。第三代 CT 扫描机将 300~1 000 个探测器依次排列在一个扇形区域内,旋转 1 周需要 1.9~5 秒。1977 年,飞利浦公司研制出第三代 CT 机的改进型。迄今,第三代 CT 扫描机是临床上应用最广泛的机型。

第四代 CT 扫描机是在第三代基础上发展起来的,其特点是探测器高达 1 000~2 400 个,呈环状排列且固定不动,只有 X 线管围绕患者旋转,即旋转/固定式。这种结构消除了探测器故障引起的环形伪影。由于探测器太多,在扫描时不能充分发挥它们的作用,因此,第四代 CT 机未被推广。

第五代 CT 是美国 Douglas(道格拉斯)博士于 1983 年研发成功的。第五代 CT 的主要结构是一个电子枪,又称电子束 CT,所产生的电子束射向一个环形钨靶,环形排列的探测器收集信息。其特点是扫描时间缩短到 50 毫秒,也称超高速 CT,解决了心脏扫描的难题。

总之,CT 的发展历程大致可分为 5 个阶段。1969—1978 年,主要是实验室研发及头部成像阶段;1979—1988 年,是非螺旋 CT 及体部成像阶段;1989—1998 年,是螺旋 CT 及血管成像阶段;1999—2008 年,是多排螺旋 CT 及 CT 成像阶段;2009 年至今,是功能 CT 及能谱成像阶段。

在 CT 的发展过程中,经历了两次大的革命性进步,一次是 1985 年滑环技术和连续进床扫描技术问世,另一次是 1998 年多层螺旋 CT 的问世,这两次革命性进步在 CT 发展史中具有重要的里程碑意义。早期的术中 CT 仅仅是对诊断用的固定式 CT 进行了改造,将检查床改造成可用于神经外科手术的手术床,具有代表性的是哈佛大学麻省总医院神经外科使用的 Philips 公司生产的 Tomoscan M 型可移动式 CT。

术中应用 CT 是在 CT 临床应用 6 年之后。1978 年,Shalit(沙利特)第一次报道了术中应用 CT 的情况,他在肿瘤切除后立即进行 CT 扫描,检查有无残余肿瘤。1984 年,他在手术室应用了 CT,是第一个把无菌巾单铺在 CT 扫描器上的医生。1987 年,他与 Kyoshima(京岛)等报道了移动 CT 在脊柱外科的应用。

20 世纪 90 年代中期,随着 CT 硬件设备的技术革新,扫描设备的体积大大缩小,其机动性得到了显著提高,在此基础上诞生了真正的可移动式 CT 或称便携式 CT。1997 年,Koos(库斯)报道了术中 CT 结合传统的无框架神经导航技术用于颅底脑膜瘤及颅咽管瘤的手术。1998 年,Kubota(久保田)报道了 156 例术中 CT 辅助下的颅内肿瘤切除术。同年,Butler(巴特勒)、Piaggio(皮亚焦)和 Constaninou(康斯坦尼努)等报道了移动 CT 在危重医学中的应用,显示了移动 CT 的实用价值。

(四) MRI

MRI 是继 CT 以后又一项革命性诊断技术发明。1983 年 MRI 进入市场,它不仅能三维扫描,而且无骨伪影。因此,对诊断颅后窝病变尤其是脑干病变和脊髓病变比 CT 更具优势。

1973 年,美国的物理学家 Paul Lauterbur(保罗·劳特伯尔)开发出了基于磁共振现象的成像技术,并在 *Nature* 上发表了 MRI 设备空间定位法。1974 年,英国的 Peter Mansfield(彼得·曼斯菲尔德)首创脉冲梯度选择成像断层的方法。1975 年,Ernst(恩斯特)研究出相位编码成像方法。1976 年,Mansfield 首次成功地对活体进行了手指的磁共振成像。1977 年,Edelstein 等发明自选扭曲成像法。1980 年,利用二维傅里叶变换对图像进行重建成像方法问世,从此,医用 MRI 设备均采用该算法。

1978 年底,第一套 MRI 系统在德国西门子研究基地的一个小木屋中诞生。1979 年底,该系统可以工作时,场强仅有 0.2T。1980 年,首台商业 MRI 系统推出。1980 年 3 月,获得第一张人脑影像。同年,第一台全身 MRI 在 Fonar 公司诞生。1981 年,首台超导 MRI 在飞利浦公司研发成功,1983 年超导 MRI 进入市场。1983 年,西门子在德国汉诺威医学院成功安装了第一台临床磁共振成像设备并应用于临床。1984 年,美国第一台医用 MRI 获得美国食品药品监督管理局(Food and Drug Administration,FDA)认证。从此以后,MRI 走过了从理论到实践、从形态到功能、从二维到四维和从宏观到微观的发展历史。1991 年,Davies(戴维斯)教授领导来自以色列-英国的工程小组制造出了世界上首台 2.0T 超导磁体,从此,高场强 MRI 的概念突破了 1.5T 的范围迈入了超高场强的领域。

尽管 Mansfield 在 1977 年就提出了 EPI(回波平面成像)这种超高速成像技术,并且目前已成为当前功能磁共振成像(fMRI)研究的主选方法。但是,直到 1991 年春,美国麻省总医院的磁共振研究中心才利用磁共振成像进行脑功能研究。1993 年,Ogawa(小川)教授使用 EPI 序列开展研究,发表了著名的 fMRI 应用的论文,开拓了神经功能研究。

1993 年,西门子推出全球第一台开放式磁共振成像系统。1995 年,美国的匈牙利后裔 Ferenc Jolesz(费伦克·乔列斯)发明了全 360° 开放的术中超导磁共振,被人们称为双面包圈磁共振之父。1996 荷兰的 Kai Yiu Ho(凯耀豪)成功地在 MRI 扫描仪上进行了持续自动移床的扫描。1999 年,垂直开放的超导 0.7T 磁体出现了。1999 年 5 月,飞利浦利用了该项技术并将其命名为跟踪移床扫描;同年,西门子也推出可自动进床的磁共振成像系统。目前,该技术已被作为外周血管增强磁共振造影的最佳手段,并被广泛应用于全身扫描检查。2001 年,飞利浦推出业内首款紧凑型 3.0T 的 MRI。同年,美国 GE 公司推出波谱成像序列。2002 年,多通道高速相控阵射频平台与高密度靶向性线圈两项革命性技术的问世,使 MRI 图像的分辨率、扫描速度与对比度有了前所未有的质的飞跃。2004 年,第一台全身应用型的开放式超导 1.0T 的磁共振被正式推向市场;此后,用于脑功能研究的垂直开放超导 3.0T 的 MRI 也面世了,患者可以站着或坐着接受检查。目前,7.0T、10.0T 的 MRI 已经进入临床前期研究。

磁共振血管成像技术(MRA)由 Edelman 于 1985 年首先应用于临床并报道。目前,常用的 MRA 技术包括时间飞跃法、相位对比法、黑血法等,其中时间飞跃法最常用。20 世纪末该项技术迅速发展起来,在许多方面大有取代创伤性血管造影之势。

鉴于 Paul Lauterbur 和 Peter Mansfield 对磁共振成像技术做出的开创性贡献,2003 年被授予诺贝尔生理学或医学奖,因此,他俩也被称为"磁共振之父"。

(五) PET

PET(positron emission tomography)的中文名称为正电子发射断层成像,经过 30 多年的发展历程,期间历经了从正电子预言到正电子发现、从局部显像到全身 PET 成像、从二维 PET 到三维 PET、从三维 PET 到"飞行时间"PET 等数次重大的突破,成就了当今最先进的医疗检查手段。

1930 年,Dirac(迪拉克)提出了"空穴"理论,从理论上预言了正电子的存在。1932 年,27 岁的物理学家 Anderson(安德森)发现了正电子,开创了现代物理的新纪元。1951 年,美国麻省总医院的 Sweet(斯威特)首先报道了正电子在医学上的应用,对脑肿瘤进行了定位。1973 年,华盛顿大学的 Phelps(菲尔普斯)发明了第一台 PET 扫描仪 PET Ⅰ,但其无法获得真正意义上的横断面影像。1974 年,Phelps 和 Hoffman(霍夫曼)等研究制造了 PET Ⅱ,成为第一个真正意义上的 PET

扫描仪。1976 年,第一台商业化 PET 扫描仪面世,其商品名为 ECAT Ⅱ,成为世界范围内 PET 研究计划建立的标志。1992 年全身 PET 应用于临床。1997 年美国 FDA 批准 ^{18}F-FDG 临床应用。1998 年,GE 公司将单层螺旋 CT 安装在核医学影像设备上,实现了 PET 图像与 CT 图像的同机融合,成为融合显像的里程碑。但是,真正开启有临床实用价值的融合显像的是紧随其后的专用 PET/CT 的问世,即 Townsend(汤森德)等经过 3 年的研究,于 1998 年发明了专用 PET 和螺旋 CT 组合为一体的 PET/CT,并将世界上第一台专用 PET/CT 的原型机安装在匹兹堡大学医学中心。2000 年,该专用 PET/CT 被美国《时代周刊》评为 3 项年度风云发明之一。2000 年 10 月,美国 FDA 批准由 Siemens 公司和 CTI 公司推出商业化 PET/CT。以后,在此基础上不断发展,逐渐形成一个 PET/CT 系列。2000 年 12 月,GE 公司推出 DiscoveryLS 系列。2001 年,首台商业专用 PET/CT 安装在瑞士苏黎世大学医院正式使用。2002 年推出 16 层 CT 的 PET/CT,2003 年 16 层 CT 的 PET/CT 商业化。2002 年,GE 公司又推出新的 DiscoveryST 系列。2003 年,Philips 公司发明了独具特色的 Gemini 型 PET/CT,2006 年又推出了世界首台商业化基于飞行时间技术(TOF)的 PET/CT。至此,PET/CT 三大生产商形成。以后,三大 PET/CT 生产公司不断完善和发展各自的产品系列,形成了目前的 PET/CT 市场。2017 年,由上海联影医疗科技有限公司和美国顶尖分子影像科研团队"探索者"联盟共同打造的,号称"史上最强"的世界首台全景动态扫描 PET/CT uExplorer 亮相第 77 届中国国际医疗器械博览会,全身扫描时间缩短到 15~30 秒,灵敏度提升 40 倍,辐射降低 40 倍,孕妇和婴幼儿也能安全接受全身扫描,并且首次实现了全身多组织器官的 4D 高清动态成像。

1997 年,Siemens 最早尝试将 MR 图像与 PET 图像进行异机融合;2004 年,采取 MR 与 PET 分体式轮换扫描,然后进行图像融合;2006 年,实现 MR 与 PET 头颅同时扫描、同机融合,但仅限于颅脑检查,不能应用于全身;2010 年 Siemens 推出全球首款一体化 MR-PET——Biograph mMR 系统,将最好的 PET 和最先进的 3T 磁共振整合为一体,实现了全身同时扫描、同机高度精准融合,达到了功能研究高度相关的目标。2014 年,GE 公司推出了 TOF 一体化同步扫描的 PET-MR 系统。2017 年,上海联影医疗科技有限公司发布了业界首台"时、空一体"的超清 TOF PET-MR。

二、神经外科治疗与辅助技术发展简史

（一）止血术

1. **头皮止血**　最早对于手术中的头皮出血，人们尝试过很多方法。例如，Weir（韦尔）曾用一橡皮管预先压迫切口两旁。Keen（基恩）、Kocher（克歇尔）、Cushing 曾用过不同类型止血带。Heidenhain（海登汉）在切口两侧做缝合术后维持 8~10 天。Cushing 设计空气止血带制止头皮出血，后来他又用止血钳分别夹住帽状腱膜后外翻止血，血管钳用橡皮筋扎在一起，最后他改用小夹夹住帽状腱膜外翻止血，成为现在头皮夹的雏形。Vincent（文森特）、Bailey 用皮肤止血夹代替止血钳。

Cushing 对头皮止血的贡献有：①切皮前先用普鲁卡因-肾上腺素（0.5%）溶液局部注射浸润头皮及皮下、帽状腱膜下层；②用止血钳夹住帽状腱膜并外翻止血，直至术毕才取下；③切头皮时先用手指压迫预定切口的两侧以利止血；④肌层动脉用结扎或电凝止血；⑤术毕仔细单独缝合帽状腱膜层，减少渗出；⑥悬吊硬脑膜止血。

2. **颅骨止血**　1886 年，外科医师 Horsley 发明了蜂蜡（蜂蜡、水杨酸和杏仁油的混合物），经过历代人改进，成为现代的骨蜡（消毒的蜂蜡和凡士林 7∶3 的混合物）。

3. **颅内止血**

（1）结扎与夹闭血管：颅内血管细脆深在，不能用普外科方法丝线结扎止血。只有大血管干、动脉瘤基底部或硬膜静脉窦才可以结扎。因此，人们发明了适合不同情况下的止血技术。例如，19 世纪初，Cushing 曾用无损伤缝针以丝线或尼龙线结扎皮质血管，1911 年起他又用特制细银丝结扎止血，后改用钽丝呈 V 形夹闭血管止血，最后，Cushing 和他的学生 Kenneth（肯尼思）共同发明了用于脑部血管止血的银夹、银夹钳、银夹台。

（2）局部压迫止血：最早，Horsley 主张用一个海绵块轻压出血处，并用轻粉或热盐水冲洗止血。Cushing 在 Horsley 海绵块的启发下改用湿棉片敷贴法局部压迫止血并沿用至今。

（3）电凝止血：在电凝器未发明之前，Bennet（本尼特）与 Godlee（戈德利）曾于 1884 年大胆创始用直流电电灼止血。Roberts（罗伯茨）曾用烧红的针止血。Cushing 与他的哈佛同学物理学家 Bovie（博威）合作设计了首台电凝器，1926 年首次成功地将高频电刀电凝和切割止血用于一例颅顶骨髓瘤的切除。1929 年

改进成 Bovie 手术电刀，可用于颅内手术止血，亦可用电刀切割止血。该电凝止血技术从发明沿用至今，称为单极电凝器。可以说，电凝止血技术才是神经外科止血技术中起决定性的关键措施。1950 年 Malis（马利斯）发明双极电凝器，并于 1965 年用于神经外科手术中。以后几经改进，发展出滴水双极镊、不沾双极镊及一次性双极镊等品种。

（4）局部止血材料：人们先后尝试过各种各样的止血剂，例如，碘附纱条填塞（McKgage）、陈旧血块、肌肉块（Horsley，Borhardt）或动物（鸽、兔）肌肉块（De Martel）等。Cushing 曾用 Zenker 液，Putnam（帕特南）、Ingraham（英格拉哈姆）、Bailey 用 H_2O_2 液、单纯凝血酶、赛璐珞片或纤维素浸以凝血酶等止血。1942 年研制出氧化纤维素，1945 年研制出明胶海绵，1960 年研制出氧化再生纤维素（速即纱，surgicel）。自从发明了明胶海绵与氧化再生纤维素，局部止血材料达到了一个新水平。

（二）显微神经外科技术

"显微神经外科"一词早在 1892 年就已经出现，但是，直到 20 世纪 50 年代以后，随着手术理念、手术显微镜及手术显微器械、显微手术解剖学的不断发展，显微神经外科技术才逐步发展起来，并成为近代神经外科史上一个最重要的阶段。

1590 年，荷兰人发明了世界上第一台放大装置，即将两片凸透镜安装在一个细长的圆筒内，这就是最初的显微镜。1876 年，德国医生 Saemisch（萨米什）用眼镜式放大镜做了世界上首台显微手术。1893 年，蔡司公司发明了双目显微镜。1921 年，德国的解剖生理学家 Meier（迈耶）和 Lion（莱昂）用一个单眼直筒显微镜进行了动物的中耳和迷路解剖实验。同年，这种显微镜就被耳科医师 Nylen（尼伦）拿来给患者做了慢性中耳炎手术，这是真正意义上的第一台显微手术。1922 年，Holmgren（霍姆格伦）引入蔡司公司生产的双目显微镜进行手术。1953 年，蔡司公司生产出耳科专用的系列手术显微镜。此后，眼科医师也采用显微镜进行诊断与手术。显微手术起源于耳科，而神经外科手术应用显微镜是从耳科借来的。

1946 年，Perrit（佩里特）首先将手术显微镜引入美国，为神经外科医师使用手术显微镜打下基础。1955 年，美国神经外科医师 Malis（马里斯）使用双目手术显微镜进行了动物脑部手术实验。1957 年，Kruze（克鲁泽）首先使用手术显微镜做了听神经瘤切除术，完成了世界上第一台神经外科显微手术。随后，他发表了《神经外科手术的显微技术》论文。1958

年,Donaghy(多纳吉)在伯灵顿建立了世界上第一个显微外科研究和培训实验室。1960年,Donaghy在显微镜下成功完成了一例脑动脉切开取栓术。同年,Jacobson(雅各布森)设计并应用双人双目显微镜成功地在动物身上完成了直径不到1mm的小血管吻合术,从此开启了显微神经外科新纪元。他还先后设计了显微剪刀、显微持针器及显微器械手柄等。1961年,Kruze建立了世界上第一个显微颅底神经外科实验室。1964年,Adam(亚当)首先报道应用显微技术处理颅内动脉瘤。1967年,Rhoton(罗顿)进行了脑部显微手术解剖研究,为以后显微神经外科发展做出了巨大贡献。1968年,Robert(罗伯特)和Peter(皮特)发表了论著《显微神经外科学:脑肿瘤、颅内动脉瘤、脊髓疾病以及神经重建手术中双目手术显微镜的应用》,这篇论著为手术显微镜在神经外科领域的应用起到了重要的推动作用。

显微神经外科能得以蓬勃发展,应归功于被称为显微神经外科之父的Yasargil。1967年,他报道了第一例颞浅动脉-大脑中动脉吻合术,为颅内外血管吻合术奠定了基础,并阐述了显微镜在脑肿瘤、动脉瘤和血管畸形手术中的使用技术。几乎同时,Jannetta(詹尼塔)也报道了手术显微镜在脑神经显微血管减压术中的优势。Yasargil先后出版的《显微神经外科学》(四卷)成为当代显微神经外科医师成长的必读经典书籍,Yasargil所在的瑞士苏黎世大学医院也成为世界显微神经外科中心。1971年,Hardy(哈代)完成首例显微镜下经蝶垂体瘤切除术。

随着手术显微镜的应用,与之相配套的显微手术器械,尤其双极电凝的发明和使用,使显微神经外科技术得到了长足发展。目前,显微神经外科技术已广泛应用于颅脑、脊髓和周围神经疾病的外科治疗中,成为现代神经外科手术的必备技术。

(三)立体定向技术与神经导航技术

立体定向技术经历了从有框架定向仪到无框架神经导航的发展历程。最早提出"立体定向"构思的是15世纪末意大利科学家Leonardo(列奥纳多),但是,直到1873年前后,德国神经生理学家Dittmar(迪特马尔)才介绍了有框架立体定向仪的原理并进行了动物实验。1889年,俄国外科医师Zernov(谢诺夫)首先研制出立体定向装置——脑测量仪。1891年,他将脑测量仪用于临床,对一例脑脓肿进行定位穿刺抽吸,完成了人类最早的立体定向手术。1906年,英国的Horsley(霍斯利)和Clarke(克拉克)研制出三维笛卡尔坐标立体定向仪,并用于动物实验研究,开创了

人类历史上真正的立体定向技术,以后不同类型的立体定向仪研制几乎均在此基础上改进。

1941年,Spiegel(施皮格尔)和Wycis(威西斯)发明了人类有框架立体定向仪。1947年Spiegel和Wycis首先将立体定向技术用于人类,利用脑室造影定位技术,以脑室标志为基础获得人类三维立体定向图谱,通过毁损苍白球治疗帕金森病。他们的该项研究成果发表在1947年的*Science*上,并首次提出"立体定向技术"概念。1952年,他们出版了《人脑立体定向图谱和方法学》,成为立体定向技术的经典著作,也奠定了他们在立体定向技术领域的先驱地位。1949年,Leksell(莱克塞尔)将头架改良为立方体支架,直角坐标,导向器呈半弧形,取球面坐标,并形成系列产品,成为广泛应用的立体定向仪之一。利用脑室造影导向的定向手术属于立体定向技术的早期阶段。1961年,国际立体定向脑手术研究会在美国成立,1973年更名为世界立体定向及功能神经外科学会。

随着CT、MRI的发明与临床应用,与CT或MRI导向相配合,立体定向技术进入现代阶段。1979年,Brown(布朗)将立体定向仪与CT定位配合,使手术靶点误差率降低至0.3~0.5mm。1985年,人们开始利用MRI导向进行立体定向手术。从此,立体定向技术的定位准确性达到了一个新的高度。显微神经外科技术的出现是现代神经外科里程碑式的进展,而神经导航系统的临床应用则成为神经外科医师手术定位的有力武器。

无框架立体定位系统,即神经导航系统,是美国Stanford医学院的Roberts(罗伯茨)于1986年首先设计和制作并最早应用于神经外科临床手术。他将影像学技术、立体定向技术、计算机技术显微镜技术及航天-航海的导航技术和神经外科手术相结合,产生了影像导向的神经外科导航系统。他将首台神经导航安装在手术显微镜上,运用超声定位进行手术。几乎与此同时,德国的Schlondorff(施隆多夫)和日本的Wanatabe(瓦纳塔贝)发明了关节臂定位系统,并首次将其命名为"神经导航系统"。1987年,法国的Alim-Louis(阿利姆-路易斯)完成首例MRI导航下的立体定向活检术。为了解决对手术野实时监测的功能,1988年,Kelly(凯莉)将立体定向架固定在患者头部,并与手术显微镜连接,启动计算机,实现了实时导航。与此同时,Watanabe发明了一种不用侵袭性头架的立体定位系统,来解决手术中的实时空间监测问题,称为神经导航仪,又称立体定向电脑探针或观察棒。1991年,法国和美国相继报道应用神经导航机器人完成脑

瘤手术。1991 年,Kato(加藤)报道了电磁数字化仪导航。1992 年,美国将红外线数字化仪导航应用于临床。1998 年,美国 Martin(马丁)完成首例 MRI 导航下胶质瘤切除术。

1985 年,Kuoh(库奥)率先将 PUMA260 机器人与有框架立体定向仪联合应用于颅内穿刺活检术。1987 年,Benabid(贝纳比德)首次报道应用 ROSA 机器人进行脑深部电极植入术。1994 年,美国 FDA 批准 AESOP 手术机器人用于手术。2000 年,又批准达·芬奇手术机器人用于临床。此后,各种类型的手术机器人相继与立体定向仪配合用于神经外科手术。

近 30 年来,神经导航系统得到了迅速发展,已由最初简单的导向关节或探头发展为手术显微镜导航和神经内镜辅助导航,由关节臂装置发展为主动或被动红外线定位装置,手术显微镜导航由单纯定位发展为动态定位和导航,由原来单纯解剖定位发展为解剖与功能定位。近年来,电磁导航系统、磁共振导航、超声导航、脑磁图导航、多影像融合技术等实现了术中实时导航。计算机远程导航及智能机器人也已经应用于神经外科手术。

(四) 神经内镜技术

内镜技术是一项古老的技术,早在 1795 年德国医师 Bozzine(博齐尼)就提出了内镜的设想,并于 1806 年发明了内镜。早期由于内镜结构简单、功能有限、照明不足,观察、止血及操作均存在困难,临床应用范围受到限制,并且并发症多,疗效欠佳,以至于人们对这项技术产生了怀疑。1952 年,Fourestier(富雷斯捷)发明了光学传导系统,解决了体外光源的传导。1960 年,物理学家 Hopkins(霍普金斯)发明了硬质内镜和软质内镜,使内镜成像清晰度和操作灵活性得到了提高。1963 年,Hischowitz(希肖维茨)和 Karl(卡尔)发明了冷光源,解决了照明问题。从此,内镜技术的硬件问题基本得到解决。

20 世纪 70 年代以后,随着现代光学及光导纤维的发展,激光、双极电凝器临床应用及各种显微手术器械的不断更新,尤其是 CT 定位技术、立体定向技术、计算机技术、神经导航技术、超声吸引技术、智能机器人、电视技术与内镜技术结合起来,使内镜技术在神经外科学又获得了新生并进入了一个新时期,并且逐步发展成为一门新的神经外科分支——神经内镜神经外科。

内镜技术在神经外科的应用已有很长的历史。1909 年,第 16 届国际医学代表大会上已有关于应用内镜进行三叉神经根切断的报道,1910 年,美国的泌尿外科医师 L'Espinasse(乐伊思平拉斯)最早尝试应用硬性膀胱镜对 2 例患有脑积水的患儿施行侧脑室脉络丛烧灼术,成为内镜在神经外科应用的先驱者。1917 年,法国外科医师 Doyen(杜瓦扬)首先描述了经枕下入路内镜下脑桥小脑三角选择性三叉神经后根切断术治疗三叉神经痛。1922 年,Dandy 应用内镜进行脉络丛烧灼术治疗脑积水,首次提出"脑室镜"概念,因此,他被誉为"神经内镜之父"。1923 年,Fay(费伊)和 Grant(格兰特)也应用膀胱镜对儿童脑积水进行脑室内照相,并获得成功。同年,美国麻省总医院的 Mixter(米克斯特)首次报道在内镜下行第三脑室底造瘘治疗梗阻性脑积水。1934 年,Putnam(帕特南)发明了柱状的硬质内镜,通过内置的双极电凝烧灼脉络丛治疗脑积水。1957 年,美国的 Hischowitz 研制了光导纤维内镜。1960 年,英国雷丁大学的物理学 Hopkins 教授研发了 Hopkins 柱状透镜系统并结合光纤技术,大大提高了内镜的清晰度和分辨率,奠定了现代硬性内镜的基础。1967 年,Machida 公司采用外部冷光源,使内镜亮度大大提高。1975 年,Griffith(格里菲思)应用新型内镜进行第三脑室底造瘘术和脉络丛烧灼,手术疗效显著提高。1977 年,Apuzzo(阿普佐)首先在开颅显微手术的同时,应用神经内镜辅助照明和观察,相互弥补两者的不足,提高了诊断与治疗效果。1978 年,Fukushima(福岛)最先对 10 具尸头的 Meckel 囊、枕大池及脑桥小脑三角等结构进行了内镜研究并报道应用软性内镜处理多种神经外科疾病。1978 年,Bushe(布希)首先发表了鼻内镜下切除垂体腺瘤的方法。1983 年,Welch Allyn 公司研制成功了电子内镜,使图像更加清晰、逼真。1986 年,Griffith 总结了神经外科内镜应用经验,并正式提出内镜神经外科学概念。1988 年,Auer(奥尔)正式将内镜在神经外科的应用命名为内镜神经外科(endoneuro surgery)。1992 年,Jankowski(扬科夫斯基)首先报道了 3 例鼻内镜下经蝶入路垂体瘤切除术,开创了内镜下经蝶入路治疗垂体瘤的先河。1993 年,McKennan(麦肯南)最先用内镜辅助手术全切除内听道口内的听神经瘤组织并保留面神经。1994 年,德国 Mainz 大学的 Pemeczky(佩梅茨基)出版了世界上第一部《神经内镜解剖学》,为神经内镜的发展奠定了基础。1995 年,他又提出了"内镜辅助显微神经外科概念"。1994 年,阿拉巴马大学 Guthrie(格思里)教授声称:"电视内镜——21 世纪的神经外科",指明了内镜的发展前景。1998 年,Hopf(霍普夫)根据内镜设备的应用情况与手术操作途径,将内镜神经外科技术分为三类:①内镜神经外科,即单纯应用神经内镜,经过内镜工作通道完成观察与各种手术操作;②内镜辅助显微神经外科,即在传统显微神经外科手术的基础上同时应用内镜技术,辅助完成手术;③内镜控制的显微神经外科,在内镜图像的引导下应用常规显微神经外科手术器械进行显微手术操作。1999 年,德国的 Magnan(马格南)教授等编写出版了世界上第一部 *Endoscpoy in Neuro-Otology* 图谱,介绍了脑桥小脑三角神经内镜的历史、解剖,并展示了各种脑桥小脑三角疾病的内镜手术病例。

进入 21 世纪,正如 Guthrie 教授所预言的那样,神经内镜神经外科的发展日新月异,神经内镜的手术适应证由原来的脑室内转为脑组织内,从囊性病变扩大到实质性病变,由颅内发展到椎管内,并且扩大了神经内镜手术的诊断与治疗的领域,充分发挥了神经内镜神经外科的微侵袭优势。神经内镜神经外科技术作为微侵袭神经外科领域的重要分支已被国内外学者发扬光大。

(五)血管内介入治疗技术

血管内介入治疗技术的发展历史可以追溯到 20 世纪初。1904 年,Dawbran(道布朗)首先用石蜡和凡士林混合做成栓塞物,注入颈外动脉行脑胶质瘤术中栓塞。1930 年,Brook(布鲁克)应用肌肉组织作为栓塞物栓塞颈内动脉进行颈动脉海绵窦治疗。1951 年,Bierman(比尔曼)进行了首次动脉灌注化疗。血管内介入治疗技术是在 20 世纪 60 年代以后发展并成熟起来的。1960 年,Luessenhop(卢森霍普)经动脉注入有金属芯的硅胶球栓塞治疗脑动静脉畸形。1964 年,Dotter(多特)和 Judkins(贾金斯)首创经皮同轴导管血管成形术,鉴于 Dotter(多特)的开创性贡献,现代医学界一般将其誉为血管介入放射学的奠基人。同轴导管成形术的成功,被认为是血管介入医学发展史上的一个重要里程碑。1965 年,Sano(佐野)用导管成功地栓塞了脑动静脉畸形。1968 年,Dotter(多特)报道了首例经皮血管成形术。同年,他完成了不锈钢圈置入犬动脉实验,这一实验的成功标志着血管内支架研究向前迈出了重要的第一步。1971 年,Serbinenko(谢尔比年科)首创可脱性球囊技术治疗外伤性颈内动脉海绵窦瘘并获得成功。1972 年,Zanetti(扎内蒂)首先报道使用液体栓塞剂异丁基-2-氰基丙烯酸酯(IBCA)以及后来合成的正丁基-2-氰基丙烯酸酯(NBCA)栓塞脑、脊髓动静脉畸形和动静脉瘘取得初步成功。1974 年,Cruntzig(克朗兹克)发明了双腔球囊成形术,成为血管成形术开始的标志,并逐步应用于治疗闭塞性脑血管疾病,随后又有了支架成形术。1975 年,Debrun

(德布兰)应用同轴导管,使球囊的解脱更为方便和安全。同年,栓塞用弹簧圈研制成功并应用于临床。1976 年,Kerber(克贝尔)采用开孔性球囊导管,注入 IBCA 治疗脑动静脉畸形。1980 年,美国 Tracker 和法国 Magic 系列微导管及与其匹配的微导丝的研制成功,丰富和完善了颅内、椎管内血管的超选择性插管技术。1983 年,Dotter 又提出了"温度成形"概念,首创镍钛记忆合金螺旋管状支架。1984 年,Zubkov(祖布科夫)使用球囊扩张技术解除血管痉挛。1985 年,Wright(赖特)和 Palmaz(帕尔马斯)分别报道了不锈钢 Z 形自涨式和球囊扩张式支架。此后一些新型支架相继问世进一步拓宽了血管内治疗的范围,而以后颈动脉保护装置的临床应用,显著降低了脑栓塞并发症的发生率。1991 年,Guglielmi(古列尔米)设计了电解可脱弹簧圈,使颅内动脉瘤的介入治疗进入一个快速发展阶段。1992 年,Moret(莫雷特)发明了机械解脱弹簧圈,被认为是一项革命性改进和另一个里程碑,使神经介入医学发展真正达到了可控阶段。相继出现了水压解脱铂金弹簧圈、随时可解脱的镍钛合金弹簧圈、膨胀弹簧圈、3D 弹簧圈以及可降解的生物性弹簧圈。支架及密网支架在颅内动脉瘤的应用更是让此项技术得到更广泛的应用。

ONYX 是美国 MTI 公司生产的一种新型栓塞材料,ONYX 的临床应用不仅丰富了动脉瘤的栓塞治疗,而且也大大提高介入治疗在脑动静脉畸形综合治疗中的地位。1998 年,Murayama(村山)首先进行了 ONYX 栓塞治疗脑动静脉畸形的动物实验,详细评估了其血管毒性及治疗脑动静脉畸形的可行性。1999 年,他报道首先应用 ONYX 栓塞治疗 15 例脑动静脉畸形患者,获得满意效果。

近年来面世的一系列性能独特的微导管、微导丝及各种改进的 3D 弹簧圈,为神经介入注入了新血液。

(六)伽马刀

1951 年,瑞典的 Leksell 教授首先提出立体定向放射外科的设想,并设计了第一台立体定向放射治疗设备,为一例三叉神经痛患者进行治疗,开创了立体定向放射外科治疗的先河。1967 年,Leksell 研制成功第一台伽马刀,安装在瑞典的乌普撒拉大学。1970 年,他首次用伽马刀治疗人脑动静脉畸形获得成功。1974 年,第二台伽马刀安装在瑞典 Karolinska 医院。1984 年,第三台安装在阿根廷的 Buenos Aries 医院。1985 年,第四台在英国的 Shiffield 医院安装。1987 年,第五台伽马刀在美国的 Pittsburg 大学医学院安装。1994 年,在中国深圳诞生了世界上第一台旋转式伽马刀。

1997年,中国深圳澳沃国际科技发展有限公司开发研制出世界上首台全身伽马刀,1999年正式投入临床应用。1999年,Leksell C形伽马刀诞生,成为放射外科的金标准。第一台C形伽马刀于2000年安装在美国Pittsburg大学。2003年以后,头部伽马刀剂量分割治疗作为一种新的治疗方式,带来了质的飞跃。

从1967年第一台伽马刀问世,到目前的第六代伽马刀问世,经历了39年的发展历程。1967年,Leksell设计制造了世界上第一台伽马刀。第一代伽马刀由179个钴-60源和两个准直器组成。1975年,Leksell设计成功了第二代伽马刀,由201个钴-60放射源和3个不同直径准直器组成。第一、二代均为头部伽马刀。1984年,瑞典医科达(ELEKTA)公司设计制造出第三代伽马刀,为体部伽马刀,分为U型和B型两种,仍是201个钴-60放射源,可采用CT、MRI或DSA进行照射靶点三维坐标定位。1998年,第四代伽马刀研究成功,为头体合一超级伽马刀。1999年,医科达公司对B型伽马刀进行改进,推出了智能化第四代C型伽马刀。此后,医科达公司经过对系统完善、升级,研制出第五代伽马刀——4C伽马刀。2006年,第六代伽马刀研究成功,这是瑞典医科达公司推出的具有革命性创新意义的第六代伽马刀——Leksell Gamma Knife Perfexion™,使用192个钴-60放射源,治疗的全过程自动完成。第一台第六代伽马刀安装在法国马赛,第二台安装在美国芝加哥,第三台将安装在英国伦敦。

我国在伽马刀研制走在了国际前列。1996年,深圳奥沃公司研制出第二代机型——头部旋转式聚焦伽马刀。1998年,又研制出体部旋转式聚焦伽马刀。1999年,深圳玛西普医学科技发展有限公司推出简易型伽马刀。2004年,武汉康桥医学新技术有限公司推出开放式体部伽马刀。这些机型均属于二代伽马刀。2002年,深圳市海博科技有限公司开发出全球第一台头-体三代超级伽马刀。2003年,深圳一体医疗设备有限公司研制成功世界上第一台真正意义上的开放式伽马刀,属于第四代产品。2008年,上海伽玛神经节苷脂星科技发展有限公司的陀螺刀伽马射线立体定向放射治疗外科系统问世,首次实现了真正意义上的"三次聚焦",属于第五代伽马刀机型。目前,全世界生产伽马刀的国家依然只有瑞典和中国。

(刘玉光)

第四节　我国神经外科发展简史

我国是世界四大文明古国之一,在5 000余年历史的长河中,人民的保健及民族的繁衍,中医学的贡献是不可磨灭的,但是有关颅脑手术治疗却未见有记载。三国时期(公元前280—公元前222年),华佗欲为曹操开颅治其"首疾",因无据可查,只是传说。值得注意的是,2001年,在山东省大汶口发现了史前完整的颅骨圆形钻孔化石,这显然提示先人们曾试探过该类手术。根据文献记载,近代神经外科源于英语国家,20世纪30年代传入我国后,它从无到有、从小到大,发展至今,诊疗水平正迈向世界前列。

一、历史回顾(1930—1949年)

新中国成立前,我国没有独立的神经外科,只有几个医院的个别外科医师兼做脑部手术,如:北平协和医院(现北京协和医院,PUMCH)外科关颂韬医师于1930年赴美留学归国后率先开展治疗脑外伤、三叉神经痛等手术;1940年,赵以成医师留学加拿大归来,二人共同工作,当时治疗的病种虽包括脑肿瘤,但大都效果欠佳。此后,随着二人的不断钻研与实践,治疗病种渐多,如行交感神经切除治疗灼性神经痛、血栓闭塞性脉管炎,手术切除脊髓瘤等。1942年太平洋战争爆发,PUMCH被日军占领,关颂韬等转至北平中和医院(现北京大学人民医院)继续工作,直至1949年前后移居美国。赵以成则于1943年迁居天津开业行医,一直留在国内。另一位是冯传宜,1943年毕业于北京大学医学院,即在北平中和医院学习与工作,师从关颂韬,1949年7月转入PUMCH,继续从事外科及神经外科工作。20世纪30年代,奉天医学院(现中国医科大学)外科张查理曾留学英国,在向关颂韬医生学习后,即开展了脑部手术,并发表了 *Neurofibroma of the gasserian ganglion*[Chin Med J(Engl),1935,49:412-421.]等文章。

此外,在西北医学院(今西安医科大学)外科工作的张同和(1902—1966)1928年毕业于北平协和医学院(现北京协和医学院,PUMC),1946年赴美专攻胸脑外科,次年回国后即开展了脊髓肿瘤手术。后与万福恩热衷于精神外科及治疗三叉神经痛等。曾撰写《大脑额叶切开治疗精神分裂症104例》,出版译著《脑瘤的诊断与治疗》,为1931年美国Sachs出版的原著。

通过上述,可以想象在当时人们(包括医务人员)对脑部手术毫无认识与理解的情况下,加之设备条件所限,能够不畏艰辛,勇于开展神经外科手术需要多么大的勇气和毅力。

二、新中国神经外科简史

1949 年新中国成立初期百废待兴，医学也不例外，其中外科中的分支——神经外科医师仍限于前述的数人，这远远满足不了人民的就医需求。有鉴于此，党和政府特别是主管部门国家卫生部给予了很大的关注，在改善人民物质、文化生活优先的前提下，对医疗保健事业不断增加投入。有关国内神经外科的发展，笔者体会，大体上可分为创建与普及、停滞与再生、壮大与发展和迈向更高水平四个阶段。

（一）创建与普及（1950—1966 年）

如何较快地发展神经外科？首先，要从国内已有一定基础的科室开始，根据当时情况分析，以首选京、津、沪等地为宜，使之尽早培训骨干，以充实并扩大专业队伍。其次，可邀请前苏联专家来华讲学，同时也选派医师赴前苏联学习作为后备力量。

1. 天津　鉴于上述，赵以成（1908—1974）（图 1-4-1）在津行医多年，且在加拿大师从世界知名神经外科大师 Wilder Penfield（1891—1976），故于 1952 年受政府特聘，在天津总医院（现天津医科大学总医院）成立神经外科，设床位 60 张，建专用手术室，购置进口手术器械（瑞典 STILL）和头颅 X 线机等设备。由于条件改善，加之赵以成的知名度，患者及治疗的病种日渐增加。建科仅 2 年，即收治神经外科患者近 800 例，大小手术平均每日 2 台，为培养专科人才创造了良好条件。故于 1953 年 3 月开办神经外科进修班，学员来自全国各地，均为有良好外科基础的医师共 22 名（表 1-4-1），其中半年班重点学习颅脑外伤的诊治，一年制多掌握一些较大的手术治疗原则。这批医师学成后在当地积极开展工作，业务上不断成熟，逐渐扩大手术

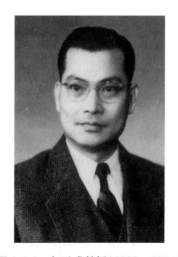

图 1-4-1　赵以成教授（1908—1974）

治疗病种，多被称作当地神经外科的"开创人"，并且培养了不少专科医师。

表 1-4-1　1953 年国家卫生部选派天津第一期神经外科进修班学员名单

姓名	派出单位	学习期限
戈治理	西安医学院	1 年
韩哲生	兰州医学院	1 年
曹美鸿	长沙湖南医学院	1 年
曾广义	南京第五军医大学	1 年
丘提光	成都四川医学院	1 年
蒋先惠	武汉同济医学院	1 年
尹昭炎	北京协和医学院	1 年
李通	北京医学院	1 年
李明泉	天津铁路中心医院	1 年
侯金镐	南京江苏医学院	1 年
赵仰胜	大连医学院	14 个月
李秉权	昆明云南医学院	18 个月
郭增璠	太原山西医学院	18 个月
吴乐白	南京鼓楼人民医院	半年
易声禹	西安第四军医大学	半年
褟湘荣	广东省立人民医院	半年
孙文海	兰州军区总医院	半年
左铁镛	沈阳东北军区第一陆军医学院	半年
翟允昌	沈阳医学院第一附属医学院	半年
王以诚	武汉湖北医学院	半年
熊德佐	重庆西南医学院	半年
张政威	西安市第二人民医院	半年
冯传宜	北京协和医院	旁听
刘明铎	广州军区总医院	旁听
段国升	沈阳军区总医院	参观学习
蔡纪辕	广州中山医院	参观学习

赵以成对神经外科各类疾病的诊治有深厚的造诣，但他更为关注对颅脑外伤的救治，国内第一部专著《急性颅脑损伤的诊断和治疗》即是在他指导下于 1960 年问世。1963 年又将京、津两地积累的 4 070 例颅脑外伤病例，按损伤机制、血肿发生部位的规律及如何提高救治水平等，分别总结成 4 篇论著发表，提出的观点至今仍在适用，在当时已达到国际先进水平。1962 年 9 月，赵以成的老师 Penfield 受邀访华，并与

赵医师一同被邀登上天安门参加国庆观礼，受到了毛泽东主席的亲切接见与交谈，这充分说明了国家对神经外科工作的重视。

1954 年 12 月赵以成受国家卫生部邀请，承担了在北京与前苏联专家共同培训中国医师的任务，开始了往返于京、津两地的工作。天津的培训任务和科内的工作则部分交由薛庆澄（1922—1991）负责，薛庆澄1946 年于北京医学院毕业后即在天津总医院外科工作，1952 年师从赵以成从事神经外科工作。他协助赵以成做了大量工作，成绩斐然，使天津总医院神经外科团队不断壮大与发展。赵以成辞世后，薛庆澄接任主任，先后培养了 21 名硕士、8 名博士和 100 余名神经外科高级人才，主编出版了《神经外科学》和参与编写了多部著作，是颇受尊重的神经外科开拓者之一，他为我国神经外科事业做出了重大贡献。

2. 北京　1954 年 10 月国家卫生部邀请前苏联基辅神经外科研究所所长阿鲁秋诺夫来华，在现北京大学第一医院培训中国神经外科医师，同时也请赵以成医师任教，并成立神经外科专业组。学员来自北京医学院的有柴万兴、陈炳桓、赵雅度、白广明、詹名抒、蔡振通，来自上海医学院的有蒋大介、杨德泰、俞少华三名医师（图 1-4-2）。专业组采取边培训学习边工作的方式。1955 年 2 月该专业组迁至同仁医院，成立神经外科，设病床 60 张，4 月王忠诚由天津调入。1955年 7 月 1 日前苏联专家回国。赵以成由于在天津任职，仍继续每周来科一次进行教学、查房及手术，兼管两地工作。当时国内对神经外科疾病的诊断主要借

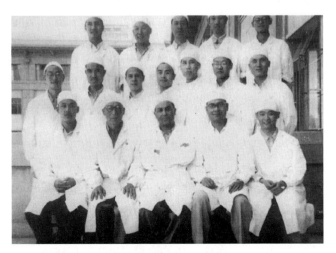

图 1-4-2　1955 年前苏联专家和赵以成授课的神经外科学习班照片

第一排左起：王忠诚、张同和、阿鲁秋诺夫、赵以成、蒋大介；
第二排左起：俞少华、詹名抒、蔡振通、陈炳桓、赵雅度、陈裕信、杨德泰。

助脑室或气脑造影，国外采用的经皮穿刺颈动脉脑血管造影在我国尚未开展。1956 年王忠诚与科内几位医师开展了脑血管造影，使诊断技术向前跨了一大步。

1958 年 9 月首都医科大学宣武医院落成，全科迁至首都医科大学宣武医院，病床增加至 120 张，并成为重点科室，赵以成正式担任主任。为了加快学科的发展，开展临床、基础科学研究，在赵以成倡议下，于1960 年 3 月 9 日成立了我国第一个神经外科研究所。北京市政府委任赵以成任所长，王忠诚任副所长，下设细胞培养、神经病理、神经生化、电生理实验室；还附有神经耳科、神经眼科及神经放射科；病房组长白广明、赵雅度、詹名抒均为所内成员，所与科实为一体，基础紧密结合临床进行科学研究。1962 年 6 月为了进一步发展临床工作，又将临床分为 4 个组，即脑瘤组、小儿神经外科组、脑外伤、脑血管病及癫痫组，脊髓、疼痛组。此后，所与科共同完成了许多国内领先的工作，如脑胶质瘤株 G422 的建立、脑水肿模型的建立、经眶脑室穿刺、大脑半球切除术、颞叶癫痫外科手术、颈间盘前路手术、颅内动脉瘤开颅银夹夹闭瘤蒂、高血压脑出血手术治疗、外伤性颅内多发血肿的诊治等，并出版了《急性颅脑损伤的诊断和治疗》《脑血管造影术》《脑水肿》等专著。

神经外科的建立使大量患者得到了治疗，但也发现当时的规模远不能满足患者的需求。因此，自 1957年首都医科大学宣武医院神经外科经国家卫生部指定面向全国招收进修生，每期 8~10 名，学习期限 1年，至 1966 年前共培养了 120 余名专科医师，为普及和发展我国神经外科事业奠定了基础。这一期间，除了由冯传宜领导的 PUMCH 神经外科，还有经过该科培训的部队医院医师也在开展工作，为普及和推广神经外科做出了贡献。

此外，1958 年 9 月北京市中苏友好医院（现首都医科大学附属北京友谊医院）为了接待莫斯科 Burdenko 神经外科研究所术后病房主任 Salaski 来华工作，调柴万兴、宋遵武到该院成立神经外科，设床位 30张，除收治患者外还培训该科医师及少数进修医师。1960 年 Salaski 回国，但该科一直存在至今。

3. 上海　史玉泉（1919—2022）于 1944 年在上海医学院毕业，是我国神经外科的主要开拓者和奠基者之一。1950 年上海中山医院沈克非主刀，史玉泉作为助手，成功切除了一例额叶脑肿瘤，从此开始了史玉泉的神经外科事业。1952 年史玉泉成为神经外科专科医师，并同朱桢卿（1956 年调往重庆医学院，创建神经外科）、蒋大介和杨德泰在上海医学院内科医院（现复

旦大学附属华山医院)创建神经外科,设床位 8 张。早期开颅手术多需神经内科留学英国的张沅昌教授会诊,虽条件所限,但多无误诊,疗效甚佳。此后,史玉泉两次参加朝鲜战争医疗队,开展了腰交感神经封闭和切除术,治愈了百余例残肢痛伤员,并主持颅脑火器伤治疗工作。1954 年将床位增至 20 余张后,开始招收进修医师,主要学习颅脑外伤的救治。同年该科被国家卫生部指定为神经外科进修单位,每年均招收学员,直至 1966 年被暂停。20 世纪 50 年代末开始招收研究生,其中臧人和、唐镇生、冯祖荫等后来均成为国内神经外科骨干。史玉泉知识渊博,勇于创新,1951 年即研制成功用于脑手术的止血剂——明胶海绵,在国内率先开展大脑半球切除治疗婴儿脑瘫(1955)、颅内动脉瘤结扎手术(1956)、颞叶癫痫手术治疗(1956)及三叉神经痛立体定向封闭治疗等。此外,史玉泉对脑动静脉畸形形态的研究及提出的分类法,受到了国际上的重视。史玉泉对国内神经外科的建设和发展做出了不可磨灭的贡献。

1954 年科内蒋大介、杨德泰赴京参加前苏联专家神经外科培训,先后于 1955 年、1956 年回科,蒋大介(1926—2013)在 20 世纪 60 年代自行研制的立体定向仪定位准确,一直用了 20 多年,并对一些手术器械进行了改进,开展了许多高难度手术,无愧是享誉国内的神经外科先驱之一。杨德泰则重点致力于垂体瘤的微创手术,他经验丰富,制订了一系列规范化的诊治策略。他们把毕生的精力都奉献给了这一崇高的事业。1960 年陈公白留学前苏联归来,无疑更加增强了这一神经外科基地的实力。

4. 沈阳　段国升(1919—2012)是我国和军队神经外科创建者之一。1942 年毕业于辽宁医专(盛京医科大学和辽宁医学院前身)后即从事外科工作,1949 年转入沈阳军区总医院外科,自 1950 年开始诊治颅脑外伤患者,同年冬朝鲜战争爆发后,陆续收治颅脑火器伤员及灼性神经痛患者,经行颅脑手术及胸交感神经切除大多治愈。由于伤员渐多,1952 年成立神经外科,床位 30 张,赵崇智由普外科调入。期间,段国升曾赴长春治疗头部外伤患者百余名,回沈阳后又先后收治 180 余例,经治疗仅死亡 3 例,疗效居国际先进水平。段国升在颅脑战伤治疗方面经验丰富,他所在的科室是全军野战外科重点单位,1958 年任全军神经外科专业组组长。段国升技术全面,在神经外科疾病方面,1955 年在国内首先开展第三脑室肿瘤切除,不久又开展了大脑半球切除治疗恶性胶质瘤等一系列手术。为了学习国际经验,1964 年段国升主译了智利

Asenjo 所著的《神经外科技术》。20 世纪 50~60 年代举办了多次进修班,为部队培养和输送了许多专业人才。

1969 年段国升调入解放军总医院,任神经外科主任。他带领该科率先在国内开展脊柱外科手术、脊髓髓内肿瘤切除术、脊髓外伤前路减压术等。1975 年在国内较早应用显微外科技术进行颅内动脉瘤、脑血管畸形和脑深部肿瘤等手术,并与曾广义共同编写了《实用神经外科学》(1978 年出版),该书被国内同行公认为经典著作。在段国升的领导下,该科逐渐扩大,人才辈出,如周定标、许百男、余新光等,临床诊疗水平居国内先进行列。

5. 西安　1951 年国家派涂通今(1914—)赴前苏联莫斯科 Burdenko 神经外科研究所学习,师从Egolov,获博士学位于 1956 年回国。同年夏,涂通今与赵以成在京会面,商谈共建中国神经外科研究所事宜,但其后涂通今被派赴西安第四军医大学附属第一医院(现西京医院)组建神经外科,并确定以 PUMCH冯传宜、王茂山、尹昭炎和第四军医大学曾广义为基本力量,再调易声禹(南京)、刘明铎(广州)等 10 多名医师组成神经外科,神经内科、神经眼科、神经耳科和放射科医师专门配合该科的临床工作。初期仅设病床 10 张,半年后扩至 40 张,手术从每周 2 台渐增至 4台。涂通今特别重视查房制度并及时总结诊治经验,手术疗效不断提高,收治患者也逐渐增多,仅 1956—1959 年即手术治疗颅内肿瘤 100 例。涂通今在国内首先报道了三叉神经脊髓束切除术(1961 年)、经幕上切除听神经瘤(1961 年)及第三脑室后部肿瘤外科治疗(1963 年)等高难度手术。其后,张纪、王毅留学前苏联归来,为科室又增添了力量。在培训专科医师方面,他们采取"边建科、边办班"的方法,尽早招收进修生,开始时仅为部队培养人才,后也有地方医院的医师参加。时至今日,仍是国内神经外科重点培训基地之一。

综上,截至 20 世纪 60 年代,国内各省及一些大城市都有了神经外科医师,有些还建立了独立科室,初步达到了普及神经外科的目的。但除前述的几个中心外,所治疗的病种主要是颅脑外伤,少数单位可做浅表脑瘤手术以及清除自发性脑出血等,基本上满足了患者的需求。在这一初始阶段,1960 年在河南省郑州市召开了中华医学会第七次外科学术会议,神经外科主要参加人员有赵以成、涂通今、史玉泉、段国升、薛庆澄、王忠诚等。会议制订并通过了"颅脑损伤的分类标准"。1965 年在北京颅脑损伤专题会议上又根

据伤后昏迷时间、阳性体征及生命体征表现,分为轻、中、重三型,后又从重型中分出特重型。上述均有助于对颅脑损伤的认识及制订相应的处置措施,提高诊疗水平。

(二) 停滞与再生 (1966—1978 年)

1966—1978 年我国医疗事业处于停滞阶段。神经外科是风险很高的专业,所以此时期的临床工作大部分是应付颅脑外伤及安全系数较高的病种,科研方面只是推行针刺麻醉在颅脑手术中的应用,研究镇痛机制及优选穴位。1972 年在日本庆应大学脑神经外科工作多年的杜子威医生回到苏州医学院,他带来了手术显微镜、脑动脉瘤夹(Scoville clip)、双极电凝器等国内从未见过的实物,同时还捐赠了一整套先进的科研设备,并到京、沪等地做神经外科学术报告,为国内后来开展显微外科手术、研制国产显微手术器械起到极大的推动作用。

(三) 壮大与发展 (1978—2000 年)

1978 年推行改革开放后,大大促进了神经外科的不断壮大,体现在专科医师数量的增加和高素质人才的持续涌现。1966 年以前,全国神经外科医师据统计仅数百人;2006 年和 2011 年统计表明,主治医师及以上医师为 6 400 ~ 8 600 名。20 世纪 80 年代,许多单位招收硕士、博士研究生,他们不但有很强的专业知识,还具备一定的科研能力。此外,不少医师出国留学,带回了国外的先进理念和技术。这一切,无疑有助于神经外科的壮大。目前这些医师大多已成为学科骨干或带头人。1966 年以前,有独立神经外科的医院仅 38 家;2013 年对国内部分三甲医院的调查表明已增至 108 家,神经外科床位超过 400 张的有 2 家,超过 300 张的 4 家,超过 200 张的 12 家,超过 100 张的 43 家。神经外科研究所也由 1 家增至 13 家。其中,北京市神经外科研究所重新恢复后,连同临床部分于 1982 年 5 月由首都医科大学宣武医院迁至天坛医院,王忠诚(1925—2012)任院长兼所长,神经外科按不同专业分为 13 个病区,总床位超过 400 张。1983 年,研究所大楼落成,初设 12 个实验室,后又增至 16 个,科研仪器先进,基本满足了高起点的科研工作的要求,如同其他研究所一样,承担着不同级别的科研项目。

神经外科发展虽较快,但尚无独立的专科期刊。为此,在王忠诚、史玉泉、段国升等的积极呼吁和申请下,1985 年中华医学会同意创办《中华神经外科杂志》,时任国家卫生部部长崔月犁写了创刊词,以示祝贺。次年(1986 年)又成立了中华医学会神经外科学分会,涂通今任名誉主任委员,冯传宜任名誉顾问,

王忠诚任主任委员,史玉泉、段国升、薛庆澄任副主任委员,设常务委员 11 人,秘书 2 人,学会的成立扩大了该专业在国内外的影响。

自改革开放以来,国外同行不断来华访问,其中不乏国际知名大家。如 Yasargil、Drake、Hardy、Cloward、Samii、佐野圭司、铃木二郎、杉田虔一郎等;他们不仅介绍了学科领域的最新国际动态,同时也了解了中国神经外科的快速发展,为增进相互合作奠定了基础。中华医学会神经外科学分会的成立也促成世界神经外科学会联合会(World Federation of Neurosurgical Societies,WFNS)的委员 Walder 两次来华到中华医学会商谈中国加入该联合会事宜,我国终于在 1989 年加入了 WFNS。同年在印度新德里召开的第 9 届 WFNS 大会,朱剑虹获得了青年医师学术奖,这是我国神经外科医师获得的首枚国际奖。神经外科学会自加入 WFNS 后,每 4 年一次的大会在不同国家召开,我国均派人组团参加,且人数渐增。此后,又参与了欧洲国家、美国、日本等国举办的年会或国际会议,参加人数也渐增多,有些文章被选为会议发言、海报(poster)等。由于我们病例多、疗效佳、选题好,每每受到国外同行好评,不但促进了相互了解,而且扩大了影响。

世界卫生组织(World Health Organization,WHO)精神卫生处(Division of Mental Health)自 1979 年即每年组织国外专家[如加拿大蒙特利尔神经病学研究所(MNI)所长 Feindel、美国加利福尼亚大学圣迭戈分校(UCSD)Shoenberg 教授等]来华考察国内相关的学科,并举办学术讲座。最终于 1982 年确定:北京市神经外科研究所和复旦大学附属华山医院神经外科为"WHO 神经科学研究与培训合作中心"。史玉泉和赵雅度作为咨询委员分别被邀于 1981—1984 年(4 次)和 1982 年、1995—1996 年(4 次)赴 WHO 总部参加研讨,内容包括 GM1 临床应用、神经可塑性、颅脑外伤、脑血管疾病、神经疾病磷代谢等,与会专家来自各国,人数多在 10 人左右,均由 WHO 负责邀请,会后印制通信或单行本供参阅。

学科的发展与壮大,关键是在专业上要有所建树。为了紧跟国际上神经外科的最新进展,20 世纪 70 年代末,手术用显微镜即被引入国内。1978 年华山医院自日本购进国内第一台 CT,1985 年广州南方医院引进国内首台磁共振成像(品名为 Bruker,系超低磁场机)。此后,各地先后配备了这些设备,为开展新手术、扩大诊治病种创造了条件。在巩固原已取得成绩的基础上,这一时期又新开展了一些工作。

1978 年 PUMCH 医师尹昭炎赴美,在 UCSF 参观

学习 Wilson 医生经口鼻蝶入路在手术显微镜下切除垂体腺瘤。回国后,自制手术器械,最早在国内开展该项手术。张纪(北京)、杨德泰(上海)等医师来京学习后,渐渐一起推广。此后几经改革,优化了入路,目前只经单鼻孔入路,在镜下或用神经内镜行肿瘤切除。这是国内最早开展的微创手术。

20 世纪 80 年代末,王忠诚通过对脑干进行深入研究并参阅文献,开始对脑干占位性病变采取手术治疗,至 2001 年该团队共手术 612 例,积累的例数及手术疗效位居世界前列。2004 年出版了《脑干肿物及其治疗》。这一治疗理念大大改变了对脑干的传统看法,该术式在国内现已推广。

颅底肿瘤位置深在,解剖关系复杂,既往多被视为难治或不治之症。20 世纪 80 年代后,随着国内显微解剖学研究的深入、神经影像学辅助手段的发展、手术器械的改进,特别是显微操作水平不断提高,各大中心开始尝试攻克这一课题。其间,周定标等出版了《颅底肿瘤手术学》,天坛医院更是积累了大量病例,不断介绍经验。以上实践均大大促进了这一专科的发展。目前,对一些病种如岩斜脑膜瘤的治疗已达国际先进水平。

颅内动脉瘤国人患病率低于西方国家,而脑血管畸形患病率较高,20 世纪 50—60 年代,国内曾一度认为二者比例为 1:(5~6)。改革开放后,国内医疗水平提高,人民就医条件改善,这一比例已改写为 1:1。手术治疗方面,由于有了不同类型的动脉瘤夹,且在显微镜下操作,成功率大为提高,但对难治型、巨大型及多发性颅内动脉瘤的治疗仍存在很大难度。1979 年,周良辅首先报道巨大大脑中动脉(middle cerebral artery,MCA)瘤切除后,将 MCA 断端行端端吻合成功;1981 年又对巨大动脉瘤行孤立术并行颅外-颅内动脉吻合术(extra-intracranial artery anastomosis)成功。1983 年王忠诚一次开颅成功夹闭 4 个动脉瘤;1984 年周良辅对双侧多发(5 个)动脉瘤行一侧开颅手术,夹闭成功。这些均为高难度手术治疗开了先河。刘承基于 1987 年出版了《脑血管外科学》,对推动和发展该领域起到了很大作用。目前,国内开展动脉瘤手术已较普遍,其中沈建康、许百男、赵继宗等许多医师也都做出了贡献。

1976 年 3 月,臧人和在国内率先为一例闭塞性脑血管患者行颞浅动脉(superficial temporal artery,STA)-MCA 吻合治疗成功。一时间国内兴起了颅外-颅内动脉吻合术高潮。据不完全统计,国内共做了 2 000 余例。但 1985 年"国际性随机研究"否定了该

术式对缺血性脑卒中的疗效,后渐停止采用。虽如此,却使国内许多神经外科医师学习并掌握了小血管吻合技术。此后,临床研究结果显示 EIAB 并不能偏废,它有一定适应证,可重建脑血流,防止或减少脑缺血的发生。20 世纪 80 年代,以刘景芳(河北医学院)、邹雄伟(徐州医学院)为代表的部分学者曾推崇"大网膜颅内移植术"治疗脑缺血患者。该手术分为带蒂大网膜和游离大网膜移植,后者需与颞浅或枕动静脉吻合;期间,曾请该术式创始人 Goldsmith 来华做报告,但是终因疗效不确定未能推广。

脑缺血发作与颈动脉粥样硬化造成动脉管腔狭窄及其所致的斑块脱落形成栓子密切相关,过去国内神经外科医师很少处理,而国外同行却每年采用颈动脉内膜切除术(carotid endarterectomy,CEA)治疗大量这类病例。周定标自美国留学归来后,即于 1987 年开展了 CEA,由于选择病例严谨,手术均收到了优良效果,并出版了《颈动脉内膜切除》专著,带动了国内神经外科医师参与到这一领域中。目前,一些三甲医院已经开展了 CEA 手术。

功能性神经外科治疗包括锥体外系疾病[如帕金森病(PD)、扭转痉挛、痉挛性斜颈等]、癫痫、疼痛(如癌痛、幻肢痛等)、精神疾病等多个病种。治疗手段多采用立体定向技术。20 世纪 50—60 年代虽有开展,但仅限于对 PD、癫痫等,且病例数有限。改革开放后,先进设备和技术不断引进,国际交流日益扩大,这一专业迅速发展,例如,开展神经组织移植治疗 PD,即是受到了瑞典 Backlund 的启示。1986 年北京张瓦城、丁育基和上海江澄川分别在国内率先实施了自体肾上腺髓质、胎脑黑质行脑内尾状核移植,至 1994 年全国共治疗了 1 500 余例。但由于疗效不肯定,且受制于移植组织来源及伦理道德问题,故已停止。1983 年安徽省脑立体定向神经外科研究所成立,许建平、汪业汉先后负责。次年成立了协会,两年后又创办了《立体定向和功能性神经外科杂志》,还相继研制了"许氏 XZI-V 型立体定向仪",带动了国内这一领域的发展。首都医科大学宣武医院李勇杰在美国学成后,将世界前沿水平的治疗理念和技术带回,不断拓展治疗领域,涉及病种面广,手术治疗已逾万例,有效率高达 98%。1997 年唐都医院建立 PD 治疗中心后,已治疗 5 200 多例,成为世界上手术治疗例数最多的中心。高国栋还在世界上首次成功开展了定向手术毁损双侧伏隔核戒断毒瘾。1997 年海军总医院的田增民与航空航天大学合作研制成功第一代机器人辅助脑立体定向无框架手术系统,临床应用效果满意,现已发

展至第五代。2005 年采用该系统，通过互联网，成功完成北京至延安的远程遥控操作立体定向手术 10 例，充分展示了其独特的优点。在癫痫外科治疗方面，谭启富造诣颇深，在国内首先开展了胼胝体切开术、功能性大脑半球切除术，成功研制皮质电极和深部电极，并与李龄、吴承远编著《癫痫外科学》，在国内起到了很大的推动作用。近年来，脑深部刺激器（DBS）已经由清华大学和天坛医院研制成功，并已通过国家药品监督管理局验证，用于临床，效果优良，无疑将大大造福于患者。

1983 年凌锋赴法学习后即在国内率先开展了血管内介入治疗，其后不久又有马廉亭、吴中学等参与。初始时多用来治疗颈内动脉海绵窦瘘（carotid-cavernous fistula，CCF）及脑动静脉畸形，此后由于介入材料和器械不断改进，渐渐扩大到对颅内动脉瘤、颅外动脉及脑动脉狭窄，以及某些颅内肿瘤行术前栓塞等治疗，均收到了良好效果。同时还对一些介入材料进行研制，使之国产化，生产了弹簧圈（coil）、血管内支架（Apollo）及血流分流装置（flow diversion device，FDD，Tubridge）等。既往对脊髓血管畸形知之甚少，该病虽患病率低，但其危害性不可低估。凌锋在 20 世纪 80 年代即开展了超选择性脊髓血管造影，对该病进行诊断和治疗，据统计 1986—2003 年共诊治 549 例。她提出的分类和治疗个体化，得到了国际上的重视和认同。近年来，神经外科一些手术与血管内介入治疗同期进行（即 hybrid operation）已开始实行，充分表明这一专业具有广阔发展前景。

20 世纪 90 年代初，首都医科大学附属北京天坛医院、复旦大学附属华山医院先后引进瑞典 Leksell 伽马刀。由于其无须开颅手术，属微侵袭治疗，且治疗病种多，如颅底脑膜瘤、听神经瘤、脑转移瘤、脑血管畸形及功能性神经外科疾病（如 PD、癫痫、三叉神经痛）等，故颇受欢迎。因此，国内争相购进此类治疗机，包括国产伽马刀（奥沃公司）。随着科技发展，治疗机不断升级，故又有 X 刀、Cyber 刀、Perfexion 等新一代进口设备，此外，国内还进口为数不多的质子束治疗仪（proton beam therapy）。据统计，国内治疗病例数及拥有的该类治疗机的总和居世界之冠。但是，正如潘力、刘阿力等专家反复强调的：一是要严格遵守治疗适应证，二是要有完整的随访资料，评定其近期和远期疗效。上述原则已引起注意并遵照执行。

神经内镜自 20 世纪 90 年代引入国内后，由于内镜治疗为微创手术，故甚受重视。最初仅限用于囊性病变吸除、第三脑室造瘘或辅助开颅手术观察病变深处结构。随着内镜的改进、操作熟练程度的提高及对镜下解剖的深入了解，现已开展经单鼻孔入路行垂体瘤、颅底脊索瘤、颅咽管瘤切除，还有脑室内肿瘤切除、修补脑脊液漏等高难度手术。目前国内一些大的中心均不同程度地开展了内镜治疗。其中，张亚卓手术病例最多，发表许多相关文章，出版了《神经内镜手术技术》《内镜神经外科学》专著，并多次举办学习班，促进了该专业的发展。

由于国内神经外科起步大大晚于骨科，且主要收治脑部疾病患者，故传统上，对与脊柱相关的疾病一直延续着由骨科医师处理的惯例。在国外许多神经外科中心，脊柱手术占总手术量的 1/3 以上。美国神经外科医师协会期刊 J Neurosurg，自 1999 年起专门出版了脊柱分册 J Neurosurg：Spine。这些信息无疑启示着国内同行要与国际接轨。可喜的是，近年来，国内一些神经外科正在或已经开展了这一专业。其中解放军总医院在段国升的带领下，颇具远见，最早开始行颈椎病前路减压、前路减压治疗外伤性截瘫、枕颈脱位及畸形等手术。首都医科大学宣武医院菅凤增在意大利留学归国后，于 2004 年建立了脊柱神经外科，到 2011 年手术量已达 600 例，且效果良好。由于神经外科医师对神经解剖及显微手术具有独特的优势，在学习和掌握了骨科固定技术后，脊柱神经外科将会有很大的发展空间，并将获得大力推广。

颅脑创伤的救治，虽不属新开展业务，但是多年来在江基尧、张赛等的倡导和推动下，已经做了以前从未做过的工作；如组织专家研讨后发表亚低温、颅内压监测、标准大骨瓣手术指征、肠内营养、对一些药物（如尼莫地平、神经节苷脂、纳洛酮、白蛋白等）的应用等多个专家共识，并制订了《颅脑创伤手术指南》《脑保护药物治疗指南》等。天津医科大学总医院、上海交通大学医学院附属仁济医院等已建立了颅脑创伤数据库。这一切均有助于理顺国内各级医院处理颅脑创伤的理念和策略，不断提高救治水平。

多年来，科研工作虽被重视，但相比临床工作的进展尚有差距。一方面，专职科研人员较少；另一方面，研究内容又多为难以攻克的课题，如对脑胶质瘤的研究。但是经过多年不懈的努力，还是做出了不少成绩。天津浦佩玉团队，在近 40 年的工作中总结出规范化及个体化胶质瘤治疗方案，提高了疗效。苏州黄强通过多年研究，明确了 19 个基因与胶质瘤发生相关，近年来重点研究神经干细胞和脑肿瘤干细胞的相关性，并在国际上首报。广东陈忠平则致力于胶质瘤化疗耐药分子机制等研究,并已在临床上指导用药。近年来为了强化科研工作,中华医学会神经外科学分会组织了几个专业组(表1-4-2),选出国内知名专家任正、副组长,并制订出规划,共同攻关。

表1-4-2　中华医学会神经外科学分会第六届委员会各专业学组名单

学组	名誉组长	组长	副组长
神经肿瘤学组	卢亦成	张俊廷	王任直、江涛、余新光、袁贤瑞
脑血管病学组	王硕	毛颖	张建民、洪涛、岳树源、游潮
脊柱脊髓病学组	徐启武	鲍圣德	王贵怀、车晓明、张远征、菅凤增
神经创伤学组	徐如祥	江基尧	冯华、李京生、张赛、费舟
功能神经外科学组	孙涛	傅先明	于炎冰、李勇杰、张建国、潘力
神经介入学组	高国栋	刘建民	王大明、李宝民、李佑祥、张鸿祺
神经生理监测学组	吴逊	刘献增	冯艺、乔慧、贺晓生
小儿神经外科学组	漆松涛	马杰	王振宇、张荣、梁平、林志雄

1978年后,国内学术交流气氛日趋活跃,神经外科各种学术会议日渐增多,学习氛围浓厚。一些较大型会议,如历届全国神经外科学术会议,以及由我国主办的国际会议,如国际神经创伤大会、上海国际神经外科大会、欧亚神经外科学会及中日、中法医学交流会等,均有国内外众多知名专家做学术报告。由于参会者以国内医生为主,因此可使我们学习很多新知识,收获颇多,同时国外同行也加深了对中国的了解。近10年,由王忠诚、高明见(中国台湾)、高武图(英籍华人)等医生倡导的"世界华人神经外科协会"于2004年成立,至今已举办了6次学术大会,均取得了极大成功,达到了相互交流与学习、增强团结的目的,并扩大了华人学者在国际神经外科领域的影响。

20世纪70年代前,国内几乎没有一本综合性神经外科专著。据不完全统计,改革开放后,至今已有7~8部备受重视的综合性著作问世(表1-4-3)。专题著作除本文前述外,已有数十本之多,如《神经病学新理论新技术》(史玉泉主编)、《脑脊髓血管外科学》(刘承基、凌锋主编)、《神经外科基础与临床》(张天锡主编)、《垂体瘤》(惠国桢主编)、《现代颅脑损伤学》(朱诚、江基尧主编)、《功能性及立体定向神经外科学》(陈炳桓主编)。其中由中华医学会编著的《临床

指南——神经外科学分册》第1版已于2006年出版,在此基础上经过补充后,2013年版已问世。这些均在业内产生了很好的影响。相关期刊也有10余种(表1-4-4)。中华医学会神经外科学分会和中国医师协会神经外科医师分会组织专家对一些疾病讨论后得出的共识或指南(表1-4-5),均不定期地在相关期刊刊出,指导临床工作。此外,国内医生不时有文章发表在国外期刊,如 *J Neurosurg*、*Neurosurgery*、*Surgical Neurology*、*J Trauma* 等。无疑,上述种种对神经外科的发展起到了很大推动作用,在国际上也有一定影响。

表1-4-3　已出版的部分综合性神经外科专著

出版年	主编	书名
1978	段国升、曾广义	实用神经外科学
1984	史玉泉	中国医学百科全书·神经外科学
1990	薛庆澄	神经外科学
1994	段国升、朱诚	手术学全集·神经外科卷
1998	王忠诚	神经外科学
2001	周良辅	现代神经外科学
2001	吴承远、刘玉光	临床神经外科学
2008	杨树源、只达石	神经外科学

表1-4-4　国内已发行的与神经外科相关的期刊

创刊年	杂志名称	主办	总编辑	发行
1951	中华外科杂志	中华医学会	赵玉沛	月刊
1985	中华神经外科杂志	中华医学会	王忠诚	月刊
1986	立体定向和功能神经外科杂志	安徽省立体定向神经外科研究所	汪业汉	双月刊
1996	中国临床神经外科杂志	广州军区武汉总医院	马廉亭	月刊

续表

创刊年	杂志名称	主办	总编辑	发行
1996	中国微侵袭神经外科杂志	广州军区广州总医院	王伟民	月刊
2001	中华神经外科疾病研究杂志	第四军医大学第一附属医院	章翔	双月刊
2001	中国现代神经疾病杂志	中国医师协会	只达石	月刊
2002	中华神经医学杂志	中华医学会	徐如祥	月刊
2003	中国神经肿瘤杂志	广东中山医科大学	陈忠平	季刊
2004	临床神经外科杂志	南京医科大学附属脑科医院	常义	双月刊
2004	中国脑血管病杂志	中国医师协会	刘承基、凌锋	月刊
2011	医学参考报　神经外科频道	国家卫生和计划生育委员会	周良辅	月刊

表 1-4-5　国内神经外科相关指南及专家共识

发起组织	内容	出处
中华医学会神经外科学分会	脑血管痉挛防治神经外科专家共识	中华医学杂志,2008,88(31):2161-2165
	中国中枢神经系统恶性胶质瘤诊断和治疗共识（简化版）	中华医学杂志,2009,89(43):3028-3030
	颅内肿瘤周围水肿药物治疗专家共识(第1版)	中华医学杂志,2010,90(1):5-9
	神经外科围手术期出血防治的专家共识	中华医学杂志,2010,90(15):1011-1015
	高催乳素血症诊疗共识	中华医学杂志,2011,91(3):147-154
	中国中枢神经系统胶质瘤诊断和治疗指南(2012)	中华医学杂志,2013,93(31):2418-2449
	中国肢端肥大症诊治指南(2013)	中华神经外科杂志,2013,29(10):975-979
	神经外科重症管理专家共识(2013版)	中华医学杂志,2013,93(23):1765-1779
	中国脑胶质瘤分子诊疗指南	中华神经外科杂志,2014,30(5):435-444
	颅脑创伤后脑积水诊治中国专家共识	中华神经外科杂志,2014,30(8):840-843
中国医师协会神经外科医师分会	中国颅脑创伤病人脑保护药物治疗指南	中华神经外科杂志,2008,24(10):723-724
	中国颅脑创伤外科手术指南	中华神经外科杂志,2009,25(2):100-101
	神经外科危重昏迷患者肠内营养专家共识	中华创伤杂志,2010,26(12):1057-1059
	中国颅脑创伤颅内压监测专家共识	中华神经外科杂志,2011,27(10):1073-1074
	尼莫地平治疗外伤性蛛网膜下腔出血专家共识	中华创伤杂志,2010,27(1):8-10
	单唾液酸四己糖神经节苷脂钠盐注射液——治疗脑、脊髓损伤患者的专家共识	中华创伤杂志,2010,26(1):6-8
	药物成瘾外科治疗专家共识	中华神经外科杂志,2012,28(11):1176-1178
	中国帕金森病脑深部电刺激疗法专家共识	中华神经科杂志,2012,45(7):541-543
中国抗癫痫协会	颅脑疾病手术后抗癫痫药物应用的专家共识（试行）	中华神经外科杂志,2012,28(7):751-754

（四）迈向更高水平（2000年至今）

我国神经外科在最近20年中,通过不懈的努力和追求,已经取得了很多成绩,满怀激情地步入了21世纪。由于国力日益增强,许多中心陆续装备了一些先进的医疗器械,如神经导航、术中磁共振、三维数字减影血管造影、PET/CT、移动式CT及各种手术器械、分析和监测仪等,使医疗和科研水平不断提高。目前,神经外科手术已经朝向精准外科方向发展,迈向更高水平,正在逐渐进入世界前列。

过去的 20 年,国内不少神经外科团组曾荣获过众多科技奖项。进入 21 世纪后,2001 年 9 月 WFNS 将"The medal of honour of the WFNS"授予了王忠诚,2008 年他又获国家最高科学技术奖。2012 年周良辅被 WFNS 会刊"World Neurosurgery"评为 2012 年度神经外科人物。这些得来不易的荣誉,不仅是表彰他们出色的工作成绩,同时也表明了国内和国际对中国神经外科的认同与赞扬,这将激励着我们加倍努力工作,做出更多贡献,造福于患者。

(五)结束语

回顾历史的时刻,我们还应清醒地认识到:我国神经外科尚少创新之举,其发展水平也不平衡,高素质专科医师培训远未普及,科学研究更需加大力度。这些均应深思予以解决。中国人口众多,神经外科资源丰富,相信遵循转化医学理念,发现问题,解决问题,有所创新,我国神经外科定将走向世界前列。

（赵雅度）

参考文献

［1］王翔.世界神经外科发展史［J］.中华医史杂志,2017,47(3):161-164.

［2］吴承远,刘玉光.临床神经外科学［M］.2 版.北京:人民卫生出版社,2007:1-16.

［3］史玉泉.颅内压监护［J］.国外医学参考资料:神经病学神经外科学分册,1978,2:67-73.

［4］张亚卓,桂松柏.内镜神经外科—过去、现在和未来［J］.中华神经外科杂志,2013,29(7):649-650.

［5］王龙,宋志斌,高建伟,等.神经内镜外科简史［J］.中华医史杂志,2013,43(6):356-359.

［6］汪业汉.立体定向技术发展史［J］.中国现代神经疾病杂志,2015,15(9):696-702.

［7］王子轩,陈峰.介入医学的历史回顾［J］.中华医史杂志,2009,39(2):100-103.

［8］赵雅度.我国神经外科发展简史［J］.中华外科杂志,2015,53(1):33-41.

［9］赵雅度.忆尊师—赵以成教授［J］.中华神经外科杂志,2008,24(2):83-84.

［10］史玉泉.史玉泉医学生涯［M］.上海:上海科技教育出版社,2007:22-45.

［11］复旦大学神经外科研究所.沉痛悼念蒋大介教授［J］.中国临床神经科学,2013,21(4):484.

［12］涂通今.涂通今医学文集［M］.北京:人民军医出版社,2001:93-165.

［13］张玉琪,薛超强,毛颖,等.中国神经外科医师队伍的现状和发展［J］.中华神经外科杂志,2011,27(3):217-219.

［14］周定标.颅底外科的历史、现状与未来［J］.中华神经外科杂志,2007,23(4):241-242.

［15］周良辅.现代神经外科学［M］.上海:复旦大学出版社,2001:1216-1222.

［16］周定标.重视脊髓脊柱外科的发展［J］.中华神经外科杂志,2006,22(1):3-4.

［17］菅凤增.脊柱退行性疾病的神经外科治疗［J］.中华神经外科杂志,2012,28(6):541-543.

［18］江基尧,高国一.中国颅脑创伤十年［J］.中华神经外科杂志,2013,29(2):109-111.

［19］MISSIOS S. Hippocrates, Galen, and the uses of trepanation in the ancient classical world［J］. Neurosurg Focus,2007,23(1):E11.

［20］MAGNAN J, CHAYS A, LEPETRE C, et al. Surgical perspectives of endoscopy of the cerebellopontine angle［J］. Am J Otol,1994,15(3):366-370.

［21］ZHAO Y D, ZHAO Y. Neurosurgery in the People's Republic of China: a century's review［J］. Neurosurgery, 2002,51(2):468-477.

第二章 神经外科学解剖学基础

第一节 头皮与颅骨

一、头皮

头皮（scalp）按位置可分为额、颞、顶、枕部，由外向里可分为皮肤、皮下组织、帽状腱膜、帽状腱膜下层及骨膜五层（图 2-1-1），而颞部无帽状腱膜及帽状腱膜下层，为颞浅、深筋膜及颞肌。

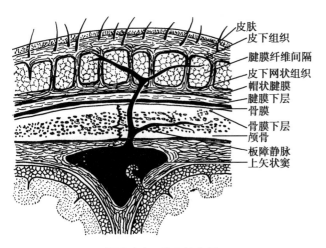

图 2-1-1 头皮的分层

（右侧标注由上至下）：
皮肤
皮下组织
腱膜纤维间隔
皮下网状组织
帽状腱膜
腱膜下层
骨膜
骨膜下层
颅骨
板障静脉
上矢状窦

（一）皮肤

头皮皮肤厚而致密，含有毛囊、汗腺和皮脂腺，丰富的血管，创伤或手术切开时易出血，但创口愈合快。

（二）皮下组织

皮下组织位于真皮下方，与真皮无明显界线，解剖学上称为浅筋膜，由结缔组织和脂肪组织构成。其内含有结缔组织小梁，使皮肤和帽状腱膜紧密相连，将脂肪分隔成无数小格，内有血管和神经穿行。其内血管多被纤维结缔组织固定，损伤时断端往往不易收缩闭合，故常需主动压迫或缝合止血。

（三）帽状腱膜

帽状腱膜前后分别与额肌和枕肌相连，两侧逐渐变薄与颞浅筋膜相连，以纤维束与皮肤紧密相连。

（四）帽状腱膜下层

帽状腱膜下层位于帽状腱膜下，为疏松的结缔组织，其下为骨膜。前达额上缘，后至上项线。头皮借此与骨膜疏松相连，移动性大，故头皮撕脱伤多沿自此层分离。当发生帽状腱膜下血肿时，血液向各方向发展，血肿量多时可充满整个帽状腱膜下层。

（五）骨膜

骨膜位于颅骨表面，于颅缝处与颅骨结合紧密，故骨膜下血肿常局限，一般不超过一块颅骨。

（六）头皮的重要血管、神经与淋巴

1. **血管** 眶上动脉、滑车上动脉为眼动脉分支，来自颈内动脉。颞浅动脉、枕动脉、耳后动脉则为颈外动脉的分支。导静脉位于帽状腱膜下层，与颅内静脉窦相通，导静脉无瓣膜，故颅外感染亦可经导静脉引起颅内感染。

2. **神经** 眶上神经与眶上血管伴行，分布于额部皮肤。滑车上神经为眼神经分支，分布于额下部及上睑皮肤和结合膜。耳颞神经为下颌神经分支，分布于颞部皮肤。面神经额支走行在颞浅筋膜及颞深筋膜浅层之间。枕大神经为第二颈神经后支分支，与枕血管分布于头后部皮肤。

3. **淋巴** 头皮内有大量淋巴管，但大多无淋巴结，一般均汇流至头颈交界处的淋巴结。

二、颅骨

颅骨共有 8 块，即额骨、筛骨、蝶骨、枕骨各一块及

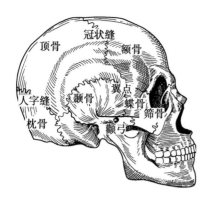

图 2-1-2 颅骨的组成

颞骨、顶骨各一对组成(图 2-1-2)。

(一)颅底内面

颅底内面凹凸不平,从前往后依次分为颅前窝、颅中窝和颅后窝(图 2-1-3)。

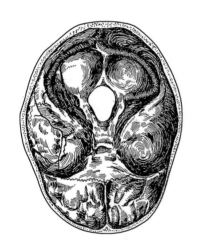

图 2-1-3 颅底内面

1. **颅前窝** 由筛骨筛板、额骨眶部、蝶骨体上面前部和蝶骨小翼构成。筛板正中有鸡冠,两侧有多个筛孔,嗅神经丝由此入颅。

2. **颅中窝** 由蝶骨体、蝶骨大翼、颞骨岩部前面和颞骨鳞部构成。其中间部由蝶鞍构成,中部是垂体窝,窝的前方为鞍结节,鞍前有横行的交叉前沟,其两侧为视神经孔。垂体窝后方的骨板称为鞍背。颞骨岩部前面有弓状隆起,外侧为鼓室盖。岩部近尖端处有三叉神经压迹。颅中窝有很多孔、裂,有许多重要的神经血管穿过。眼血管、动眼神经、滑车神经、三叉神经第一支和展神经经此裂出入眶。三叉神经第二支通过圆孔、第三支通过卵圆孔、脑膜中动脉通过棘孔出入颅。视神经通过视神经管由眶入颅。

3. **颅后窝** 由枕骨、蝶骨体和颞骨的一部分构成。窝的中央有枕骨大孔,其前为斜坡,后方有枕内嵴。枕内隆起位于其后方。两侧为横窦沟,延续为乙

状窦沟,止于颈静脉孔。枕骨大孔两侧有舌下神经管。颞骨岩部后有内耳门,向外入内耳道,有面神经和前庭蜗神经通过。舌咽神经、迷走神经、副神经和颈内静脉通过颈静脉孔,舌下神经经舌下神经管出颅。

(二)颅外面观

颅盖骨两侧顶骨结合处为矢状缝,两顶骨与额骨结合处为冠状缝,顶骨后缘与枕骨结合处为人字缝。冠状缝与矢状缝相交处为前囟点,矢状缝与人字缝相交处为人字点。额、颞、蝶、顶骨相交于翼点,此处骨质菲薄,其颅内面有脑膜中动脉前支通过,若骨折线通过此处,易致损伤出血。颅后枕外隆凸两侧为上项线(图 2-1-2)。

第二节 脑

脑(brain)位于颅腔内,平均重量约 1 400g,分为端脑、间脑、脑干和小脑。中脑、脑桥和延髓合称脑干,延髓向下在枕骨大孔处与脊髓相连续。脑桥、延髓和小脑之间为宽而浅的第四脑室。第四脑室向下与脊髓中央管相连,向上经中脑导水管与第三脑室相通。第三脑室经室间孔与侧脑室相通。在脑桥、延髓之间有延髓脑桥沟。由后连合至乳头体后缘的连线为中脑与间脑的分界线。室间孔至视交叉前部的连线为间脑和端脑的分界线(图 2-2-1)。

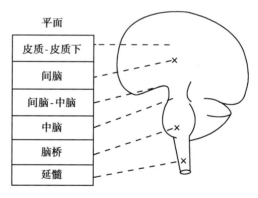

图 2-2-1 脑组成示意图

一、脑干

脑干由中脑、脑桥和延髓组成。脑干腹侧面伏于枕骨大孔前方的斜坡上。

(一)延髓

延髓下与脊髓相连,与脊髓无明显边界。上与脑桥之间以延髓脑桥沟分界。延髓呈锥体形,前正中裂两侧为锥体,有锥体交叉,锥体外侧的卵圆形隆起为橄榄(olive),其内为下橄榄核。上端因中央管扩大而

成为第四脑室底下部。延髓背侧每侧有两个明显隆起,称为薄束结节和楔束结节。延髓通过一对小脑下脚与小脑相连。位于延髓的脑神经共有 4 对,舌咽神经、迷走神经、副神经根丝自上而下依次由橄榄后方的沟内出入脑干,舌下神经由锥体与橄榄之间的沟内出入脑干。

(二)脑桥

脑桥下与延髓相续,上连中脑。脑桥腹侧面正中线有一纵行浅沟,称为基底沟,基底动脉通行其内。脑桥两侧逐渐形成一对小脑中脚与小脑相连。脑桥背侧面构成第四脑室底上部。位于脑桥的脑神经共有 4 对,三叉神经自脑桥与小脑之间出入脑干,展神经、面神经、前庭蜗神经自内向外由延髓脑桥沟出入脑干。

(三)中脑

中脑下连脑桥,上接间脑。中脑腹侧面两侧的明显柱状隆起称为大脑脚。大脑脚之间为脚间窝,窝底有许多穿动脉穿过,称为后穿质。中脑背侧成为顶盖,有上丘、下丘各一对。上丘发出上丘臂连于外侧膝状体,下丘发出下丘臂与内侧膝状体相连。中脑共有两对脑神经附着,动眼神经自大脑脚内侧穿出,滑车神经则自上髓帆系带两侧穿出,是唯一自脑干背侧出脑的脑神经。

(四)第四脑室

第四脑室位于延髓、脑桥及小脑之间。向下连于脊髓中央管,向上通中脑导水管,向两侧扩展称为第四脑室外侧隐窝。第四脑室底由延髓及脑桥背侧面构成,顶由上髓帆和下髓帆构成,向后上深入小脑。菱形窝即第四脑室底,因其似菱形而名。其上界为小脑上脚,下界为薄束结节、楔束结节和小脑下脚。两个侧角为外侧隐窝。横行的髓纹可作为延髓与脑桥在脑干背侧的分界线。菱形窝纵行的正中沟将其分为两半。每侧的界沟又将一侧分为内侧区和外侧区。脑干的运动性脑神经核团一般位于内侧区,而感觉性核团则位于外侧区。内侧区有面神经丘、舌下神经三角和迷走神经三角,其深面分别为展神经核、舌下神经核和迷走神经背核。外侧区的听结节深面含有蜗神经核。

下髓帆是由室管膜上皮、软脑膜和少许白质组成的薄膜,向上入小脑,向下终于第四脑室脉络组织。第四脑室脉络组织由室管膜上皮及富含血管的软脑膜组成,其深入脑室内,产生脑脊液。下髓帆上有正中孔和一对侧孔。第四脑室借此孔与蛛网膜下隙相通。

(五)脑干网状结构

脑干网状结构是指脑干内神经元细胞体与纤维相互混杂的部分。它不似灰质、白质那样边界清楚。几乎所有来自外周的传入纤维,都有终支和侧支进入网状结构,而网状结构又直接或间接与中枢神经系保持密切联系,影响中枢神经的各方面活动。

1. **核团** 网状结构内含有的核团分类尚无统一意见,大致可分为以下三类核群。

(1)中缝及附近的核群:主要为中缝核及附近的旁正中网状核、被盖网状核、被盖胸核和被盖腹核等。其功能尚不十分清楚。

(2)内侧核群:位于正中区的两侧,它们接受来自脊髓、脑神经感觉核和大脑皮质的信息,发出上行、下行纤维,广泛地投射至大脑、间脑、小脑、脑干,并有一部分止于脊髓。

(3)外侧核群:主要为小细胞网状核,它接受长的感觉纤维束的侧支,并将冲动传给内侧核群。

2. **功能** 脑干网状结构有以下功能。

(1)对躯体运动的影响:脑干网状结构内存在一易化区和一抑制区,易化区和抑制区共同维持机体的肌紧张平衡。

(2)对自主神经和内分泌活动的影响:如心血管的初级中枢位于延髓网状结构内,在失去较高的中枢影响后,仍能维持正常的血压。

(3)对感觉冲动中枢传导的影响。

(4)对睡眠、觉醒和意识的影响:在脑干中有一网状上行激活系统(ascending reticular activating system,ARAS)和网状上行抑制系统。中脑和间脑的尾侧区是 ARAS 的关键部位。如此部位损伤可引起昏睡或昏迷。网状结构的上行影响,使皮质维持一定的觉醒程度,而网状结构的活动又受大脑皮质的影响。

二、小脑

小脑位于颅后窝内,脑桥与延髓的背面,借小脑幕与大脑枕叶相隔,借小脑上脚、小脑中脚和小脑下脚与延髓、脑桥和中脑相连。小脑上面平坦,下面中部凹陷称为小脑谷,两侧隆起为小脑半球,中间狭细部为小脑蚓(vermis),小脑谷两侧的半球状突起称为小脑扁桃体。小脑表面有大量的横行平行窄沟,被分为若干小叶。按照先后的发生顺序可将小脑分为绒球小结叶(古小脑)、旧小脑和小脑后叶(新小脑)。古小脑即绒球小结叶,又称前庭小脑,主要接收前庭的纤维,维持身体的平衡。旧小脑即前叶蚓部、蚓锥体和蚓垂,又称脊髓小脑,主要接收来自脊髓的纤维,控制肌张力和肌协调。新小脑为其余大部,又称大脑小脑,主要接收大脑皮质的投射,控制随意运动的协调性和力量、方向和范围的准确性。

三、间脑

间脑位于中脑与大脑半球之间,背侧面借大脑横裂与大脑半球分割,外侧面与大脑半球的实质愈合。间脑的脑室为第三脑室。间脑可分为五个部分:背侧丘脑、后丘脑、上丘脑、下丘脑和底丘脑。

(一)背侧丘脑

背侧丘脑又称丘脑,为一对椭圆形的灰质团块,两侧丘脑之间借丘脑间连合相连。从背侧观察,丘脑前端狭窄隆凸,称为丘脑前结节。丘脑后端粗大,伸向后外方,为丘脑枕。

(二)后丘脑

后丘脑在枕的下方,由两个小丘状的内、外侧膝状体组成。外侧膝状体表面呈椭圆形,连接视束,内侧膝状体连接下丘脑。

(三)上丘脑

上丘脑位于第三脑室顶部周围,包括丘脑髓纹、缰三角、松果体和后连合。

(四)下丘脑

下丘脑位于下丘脑沟以下,构成第三脑室的侧壁和下壁。从脑底面看,下丘脑的前界为视交叉,后界为乳头体的后缘。下丘脑包括视交叉、漏斗、灰结节和乳头体。

(五)底丘脑

底丘脑位于背侧丘脑的腹侧部和下丘脑外侧之间的一个移行区域。它的背侧为丘脑,内侧为下丘脑,外侧为内囊。

(六)第三脑室

第三脑室位于两侧背侧丘脑和下丘脑之间,正中矢状位,呈一狭窄腔隙。前壁为前连合与终板,后壁的上部为缰连合、松果体和后连合,下部为大脑脚的前端,上壁为第三脑室顶,下壁主要由下丘脑组成,侧壁为背侧丘脑和下丘脑。

四、端脑

端脑主要包括两侧大脑半球。大脑半球表面被覆大脑灰质,灰质的深面为白质。白质内的灰质核团为基底核。大脑半球内的腔室为侧脑室。半球的前端为额极,后端为枕极,颞叶的前端为颞极。皮质表面布满深浅不等的沟,称大脑沟。沟与沟之间的隆起部分称大脑回。

大脑半球分为三面、五叶,表面有许多不等的沟回。大脑的分叶为人为区分,各叶之间并非有严格分界。三面包括宽阔膨隆的外侧面,较平坦的内侧面和凹凸不平的底面。

外侧裂和中央沟最为显著。外侧裂在脑底面以一深裂起于前穿质的外侧斜向后上终于顶叶的缘上回。外侧裂的上方为额、顶二叶,下方为颞叶。外侧裂深部埋藏有三角形的岛叶。额叶、顶叶和颞叶掩盖岛叶的部分,为岛盖。中央沟分隔额叶与顶叶。

(一)大脑半球背外侧面

1. **额叶**　前至额极,后界以中央沟与枕叶分割,下界以外侧裂与颞叶分割。在中央沟的前方有大致与其平行的中央前沟。中央沟与中央前沟之间为中央前回。自中央沟水平向前发出额上、下沟。额上沟和额下沟分出额上回、额中回和额下回。外侧裂的前支和升支将额下回分为三部:眶部、三角部和岛盖部。额叶有许多重要的皮质功能区:①第一躯体运动区,位于中央前回与中央旁小叶前部(4、6区);②第二躯体运动区,位于大脑外侧裂对中央前后回处上壁的皮质和邻近岛叶;③补充运动区,位于大脑半球内侧面的额内侧面皮质;④布罗卡(Broca)区,位于额下回后部皮质(44区),为运动性语言中枢;⑤书写中枢,位于额中回的后部,若受损,可引起失写症。

2. **顶叶**　前至中央沟,后界为顶枕沟,顶枕沟上端与枕前切迹连线的中点与外侧裂末端的连线为下界。中央沟的后方有与之大致平行的中央后沟,其与中央沟之间为中央后回。顶内沟与半球上缘平行,起自中央沟,延向后方。顶内沟把顶叶分为顶上小叶和顶下小叶。顶下小叶又分为缘上回和角回。顶叶的主要功能区有:①第一躯体感觉区,位于中央后回和中央旁小叶后部(3、1、2区);②第二躯体感觉区,位于中央后回最下部;③韦尼克(Wernicke)区,位于顶叶及颞叶,包括角回,缘上回,颞上、中回的后部,为感觉性语言中枢。

3. **颞叶**　上界为外侧裂,后方以顶枕沟和枕前切迹的连线与枕叶分界。颞叶的前端称为颞极。颞上沟、颞下沟将颞叶分为颞上回、颞中回和颞下回。颞上回的上面有数个自前外斜向后内的短,称颞横回。颞叶的底面,靠外侧的为枕颞外侧回,靠内侧的为枕颞内侧回。颞叶的主要功能区有:①听觉区,位于颞横回(41、42区),为听觉中枢;②Wernicke区,见顶叶部分。

4. **枕叶**　在外侧面自顶枕沟上端至枕前切迹连线为前界后方,在内侧面以顶枕沟为界。视觉中枢即位于枕叶内侧面距状裂两侧的皮质(17 区)。

5. **岛叶**　借岛环状沟与额、顶和颞叶分界,岛中央沟将岛叶分为前、后两部,与 Rolando 中央沟平行,前方有三四个岛短回,后有岛长回。岛叶可能与内脏感觉有关。

(二) 大脑半球的内侧面和底面

大脑半球内侧面和底面最显著的结构为连接左右大脑半球的新皮质的胼胝体。由前至后分为胼胝体嘴部、膝部、干部和压部。胼胝体沟环绕于胼胝体外周。扣带沟则平行于胼胝体沟,位于其外周。扣带回位于胼胝体沟与扣带沟之间。自胼胝体中部向上发出的沟为中央旁沟。距状裂自胼胝体后方向枕极上方走行。中央旁小叶为中央前、后回向大脑半球内侧面的延伸。顶枕沟与距状裂之间为楔叶。

大脑半球的底面有枕极伸向颞极的脑回,后部为舌叶,前部为海马旁回。海马旁回前端向内侧钩绕为钩。额叶的底面有许多短小的眶沟,分隔为若干眶回。内侧为嗅束,嗅束前端为嗅球,后端为嗅三角。三角后方为前穿质,有许多血管穿行。海马旁回和扣带回围绕胼胝体几近一环。

(三) 基底核

基底核又称为基底神经节,为大脑半球内的灰质核团,包括尾状核、豆状核、屏状核和杏仁体。豆状核和尾状核合称为纹状体。豆状核被内囊分为内侧的苍白球和外侧的壳。在种系发生上苍白球较早,称为旧纹状体。尾状核和壳称为新纹状体。尾状核位于岛叶深面,与豆状核之间以外囊分隔。杏仁体位于海马旁回沟内,与尾状核尾相续。

(四) 大脑半球白质

大脑半球白质由起联系作用的纤维束构成,可分为 3 种纤维:联络纤维、连合纤维和投射纤维。

1. **联络纤维**　是连接一侧大脑半球内不同部位皮质的纤维,可分为长、短纤维两种。长纤维位置较深,联合成束。短纤维位置浅,联系邻近的脑回。主要有:①钩束,联系额叶与颞叶前部的纤维;②上纵束,联系额、顶、枕、颞叶的纤维;③下纵束,联系枕、颞叶的纤维;④扣带,联系穹窿回各部及该回与邻近颞叶的纤维束。

2. **连合纤维**　是连接两侧大脑半球的纤维,包括胼胝体、前连合和穹窿联合。胼胝体在大脑纵裂底,是连接两侧大脑半球新皮质的纤维。穹窿是嗅脑的连合纤维,也是嗅脑的投射纤维。

3. **投射纤维**　是连接大脑皮质和皮质下结构的纤维。其于皮质下方呈扇形放射,称为辐射冠。向下聚成一宽厚致密的白质层,通过基底核与背侧丘脑之间,称为内囊。

内囊位于尾状核、豆状核和背侧丘脑之间,在水平切面上呈"<"形,开口向外侧。内囊可分为三部分:①内囊前肢,位于尾状核头部及豆状核之间,有额桥束及丘脑前放射通过;②内囊后肢,位于豆状核与背侧丘脑之间,内囊后肢分为丘脑豆状核部、豆状核后部和豆状核下部三部分;皮质脊髓束和丘脑上放射通过丘脑豆状核部,视放射和顶枕桥束通过豆状核后部,枕颞桥束和听辐射通过豆状核下部;③内囊膝位于前后肢之间,有皮质核束通过;如果内囊后肢受到损害,如内囊出血,可出现三偏综合征,即对侧偏瘫、对侧偏身感觉障碍、双眼对侧偏盲。

4. **侧脑室**　侧脑室位于大脑半球内,左右各一,腔内衬以室管膜上皮,分为前角、后角、下角和体部,中央部位于顶叶,前、后和下角分别伸入额、枕和颞叶。

(五) 嗅脑和边缘系统

嗅脑是指大脑半球中接受与整合嗅觉冲动的皮质部分,主要包括嗅球、嗅束、前嗅核、嗅结节、嗅纹、部分杏仁体及梨状区皮质等结构。

边缘叶包括扣带回、海马旁回、海马结构、隔区和梨状叶等。边缘叶再加上与其功能和联系上较为密切的一些皮质下结构(杏仁体、下丘脑、上丘脑、隔核、丘脑前核和中脑被盖等)共同构成边缘系统。因为边缘系统与内脏联系密切,又称为内脏脑。边缘系统与嗅觉、内脏活动、情绪行为、性活动和记忆等有关。

第三节　脊　　髓

一、脊髓的位置与外形

脊髓(spinal cord)位于椎管内,大致呈圆柱形,约占中枢神经系全重的 2%。其上达枕骨大孔处,与延髓相延续,下达第 1 腰椎下缘平面。脊髓下端迅速变细,形似圆锥,成为脊髓圆锥。向下延续为细丝,成为终丝,由软脊膜构成而无脊髓。脊髓共分 31 节,其中颈髓 8 节、胸髓 12 节、腰髓 5 节、骶髓 5 节、尾髓 1 节。每一节都与一对脊神经相连,颈髓第 4 节至胸髓第 1 节、腰髓第 2 节至骶髓第 3 节较其他节段膨大,分别称为颈膨大和腰膨大。

成人脊髓的长度,男性为 43~45cm,女性为 40~42cm。胚胎早期脊髓与椎管等长,脊神经成直角从脊髓发出。胚胎 4 个月起,脊髓的生长速度比脊柱缓慢,且其上端与脑相连处固定于枕骨大孔处,因此脊髓下端逐渐相对上移。出生时脊髓下端位于第3腰椎，成人时则位于第1腰椎下缘。上颈髓平相应的同序数椎骨，下颈髓与上胸髓则平同序数的上一节椎骨，中胸髓平上两节椎骨，下胸髓平上三节椎骨，腰髓平第10、11胸椎，腰髓和骶髓平第12胸椎和第1腰椎。故临床上腰椎穿刺常取第3、4或第4、5腰椎间隙作为穿刺点以避免伤及脊髓。

二、脊髓的内部结构

脊髓是由灰质、白质构成。在横断面上，灰质呈"H"形，位于中央，由神经元细胞体组成，白质位于灰质周围，由神经纤维组成。

（一）灰质

在脊髓横断面上，其前方、后方的突起分别称为前角和后角，两者之间称为中间带。连接两侧中间带的灰质称为灰质连合。在胸髓及第1~3腰髓的中间带可见外侧的侧角。灰质中央的狭小腔隙为中央管，其纵贯脊髓全长，内含脑脊液。

Rexed于1952年提出板层构筑学，将脊髓灰质分为10个板层：第Ⅰ层相当于后角边缘区；第Ⅱ层相当于胶状质；第Ⅲ、Ⅳ层大致相当于后角固有核的位置；第Ⅴ层相当于后角颈；第Ⅵ层相当于后角基底部；第Ⅶ层相当于中间带；第Ⅷ层相当于前角基底部；第Ⅸ层内有前角运动元核群；第Ⅹ层相当于中央管周围。

（二）白质

白质主要由神经纤维组成。脊髓白质内上、下纵行纤维束各占一个特定区域，一般具有共同的起止和走行路径，称为传导束。

1. **薄束和楔束** 两者位于后索，楔束位于薄束外侧，出现在第4胸髓节段以上的后索。它们传导身体同侧的意识性本体感觉和精细触觉，经过两次换元，将冲动传至对侧大脑皮质。第一级神经元为脊神经节内的假单极细胞，周围突至肌、腱、关节、皮肤等处的感受器，中枢突经后根入后索，在同侧后索内上行，至薄束核、楔束核换元，发出纤维交叉至对侧，上行终于丘脑腹后外侧核，再由此发出纤维至感觉中枢。

2. **脊髓小脑后束** 起自胸及上腰髓的胸核，发出纤维在同侧上行，经小脑下脚入小脑，传导下肢、躯干单肌肌梭的感觉冲动。

3. **脊髓丘脑束** 位于侧索和前索内，传导痛、温觉及粗触觉的冲动。其纤维束有明确的定位，由外向内依次为骶、腰、胸、颈。因此，当有脊髓外肿瘤或病变压迫脊髓时，首先出现骶腰部的痛、温觉障碍。第一级神经元为脊神经节内，周围突至躯干、四肢的皮肤。中枢突经后根入后外侧束，上升1~2个脊髓节，然后进入后角换元，发出纤维交叉至对侧侧索和前索而上行，形成脊髓丘脑束。向上终于丘脑腹后外侧核，再换元后发出纤维投射到大脑皮质感觉中枢。

4. **皮质脊髓束** 也称为锥体束，起自大脑皮质锥体细胞，经内囊、大脑脚底、脑桥基底部，在其入延髓锥体后进行部分交叉下行入脊髓。其功能为控制骨骼肌的随意运动。

5. **红核脊髓束** 起自中脑红核，发出后即进行交叉，在对侧下行入脊髓。其主要功能为控制屈肌的肌张力。

6. **其他** 还有顶盖脊髓束、前庭脊髓束、网状脊髓束等。

第四节 脑与脊髓的血液供应、被膜及脑脊液循环

一、脑的血液循环

脑的代谢十分活跃，故血液供应很丰富。虽然人脑不到体重的3%，但其血流量却达全身血流量总和的20%。因为，脑几乎无供能物质储存，故如果脑血液循环完全阻断，5秒钟即可致意识丧失，5分钟即可致不可逆的损害。

（一）脑的动脉系统

脑动脉系统可分为颈内动脉系统和椎-基底动脉系统。

1. **颈内动脉** 颈内动脉起自颈总动脉，上行至颅底，经颈动脉管及破裂孔入颅，经过海绵窦，然后分为大脑前动脉和大脑中动脉。其可分为颈部、岩部、海绵窦部和床突上部。海绵窦部和床突上部常合称为虹吸部，走行迂曲。在海绵窦段，先沿颈动脉沟向前，至前床突内侧时弯向后上。颈内动脉与动眼神经、滑车神经、三叉神经第Ⅰ、Ⅱ支及展神经在海绵窦内相邻。颈内动脉颅内段有以下分支。

（1）脑膜垂体干、海绵窦下动脉和垂体被膜动脉：三者皆为颈内动脉自海绵窦段发出的分支。其中脑膜垂体干分为小脑幕动脉、脑膜背侧动脉和垂体下动脉。

（2）眼动脉：颈内动脉进入蛛网膜下隙时发出，沿视神经外下方，经视神经管入眶。

（3）垂体上动脉：在眼动脉起始部上方发出。

（4）后交通动脉：向后发出与大脑后动脉吻合。

（5）脉络丛前动脉：自后交通动脉起始部稍上方

发出,入侧脑室脉络丛。

(6)大脑前动脉:自视交叉外侧发出。大脑前动脉自发出后向前走行,至视交叉上方入大脑纵裂,绕胼胝体膝,沿胼胝体沟向后走行达胼胝体压部稍前方,斜向后上延续为终支。大脑前动脉的中央支于近侧段发出前穿动脉,穿前穿质入脑实质。其中一条称为Heubner返动脉,自大脑前动脉外侧壁发出,返向后外,穿前穿质入脑。皮质支由前至后依次发出眶动脉、额极动脉、胼缘动脉(额前动脉、额中动脉、额后动脉、旁中央动脉)、胼周动脉、楔前动脉。

(7)大脑中动脉:为颈内动脉最大的分支,即其延续的部分。先水平向外侧走行,再入外侧裂弯向后方,沿外侧裂向后上方走行,沿途发出中央支与皮质支。中央支:于大脑中动脉近侧段近乎直角向上发出豆纹动脉,穿前穿质入脑,分布至壳核、尾状核、内囊前、后脚和膝部的上2/3及外囊屏状核等。豆纹动脉可分为内、外侧两组。皮质支包括眶额动脉、中央前沟动脉、中央沟动脉、中央后沟动脉、顶后动脉、角回动脉、颞前动脉、颞中间动脉、颞后动脉等,它分布于大脑半球的外侧面的大部和额叶眶面外侧部。

2.**椎-基底动脉**　两侧椎动脉起自锁骨下动脉,上行穿横突孔,经椎动脉沟、枕骨大孔入颅。入颅后至延髓脑桥沟合并为一条基底动脉。基底动脉沿基底沟内继续上行,达脑桥上缘时分为左、右大脑后动脉。椎-基底动脉主要有以下分支。

(1)脊髓前动脉、脊髓后动脉。

(2)小脑下后动脉:自椎动脉发出,分布于小脑半球下后部和脊髓。

(3)小脑下前动脉:自基底动脉起始段发出,分布于小脑半球下前部。迷路动脉常起自小脑下前动脉襻,有少部分则起自基底动脉。

(4)脑桥动脉:自基底动脉发出,入脑桥。

(5)小脑上动脉:自基底动脉上端发出。其与大脑后动脉之间有动眼神经通过,故如发生小脑幕切迹疝,则动眼神经受压而引起相应症状。

(6)大脑后动脉:为基底动脉最后的分支,常以后交通动脉为界分为近、远侧段。中央支:后内侧中央动脉,自大脑后动脉近侧端发出,穿后穿质入脑,其中一部分成为丘脑穿动脉;后外侧中央动脉,即丘脑膝状体动脉自远侧段发出,分布于丘脑后部及外侧膝状体;四叠体动脉;脉络丛后动脉。皮质支:依次发出颞下前、中、后动脉,距状裂动脉及顶枕动脉。

3.**大脑动脉环**　又称为Willis环,位于脑底面,由前交通动脉、两侧大脑前动脉起始段、两侧颈内动脉末端、两侧后交通动脉和两侧大脑后动脉起始段构成。此环内围有视交叉、灰结节、漏斗和乳头体。此环也可发生一定变异,如一侧后交通动脉狭细,甚至缺如而不成完整的环。应予注意与动脉狭窄闭塞鉴别。

(二)脑的静脉系统

脑的静脉回流并不与动脉伴行。脑的静脉回流系统分为深、浅静脉系统(图2-4-1)。两者通过一定的侧支发生吻合,如某一静脉系统回流受阻,这些吻合便可提供回流的侧副循环途径。

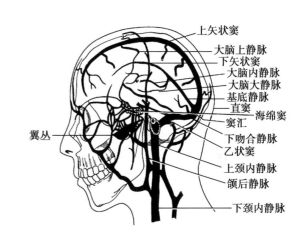

图2-4-1　脑的静脉系统

1.**大脑浅静脉**　主要引流大脑皮质和皮质下髓质的静脉血,分为三组。

(1)大脑上静脉:回流大脑半球上外侧面和内侧面上部的静脉血,每侧半球为8~10条。由前至后可分为额叶静脉、Rolando静脉、顶叶静脉和枕叶静脉。它们由下向上走行,注入上矢状窦。大脑上静脉位于硬膜下的部分称为脑桥静脉,其长1~1.5cm。可使脑组织在颅内有一定的位移。

(2)大脑中浅静脉:又称为Sylvius浅静脉。起于大脑背外侧面,沿大脑外侧裂行向前下注入海绵窦。它与大脑上静脉有许多吻合,其中有两条比较明显的吻合静脉:上吻合静脉(Troland静脉),在中央沟或中央后沟附近向后上方与上矢状窦相吻合;下吻合静脉(Labbé静脉),在颞叶外面向后下与横窦吻合。

(3)大脑下静脉:回流大脑半球下外侧面的静脉血,注入横窦或岩上窦。

2.**大脑深静脉**　主要引流大脑半球深部结构、脑室脉络丛、枕叶、丘脑、基底核等处的静脉血。分为三组。

(1)大脑内静脉:此静脉左、右各一,于室间孔后方由隔静脉与丘脑纹状体静脉汇合而成。

（2）基底静脉：又称为 Rosenthal 静脉，于前穿质由大脑前静脉和 Sylvius 静脉汇合而成。

（3）大脑大静脉：又称为 Galen 静脉，较短，约 1cm 长，向后注入直窦。主要引流大脑内静脉及基底静脉的静脉血。

二、脊髓的血液循环

（一）脊髓的动脉

脊髓的动脉供血来源主要有脊髓前动脉、脊髓后动脉和节段动脉。

1. 脊髓前动脉　自左、右椎动脉末段发出一对，向前下走行降入椎管，两支脊髓前动脉合为一支，沿前正中裂下降，沿途分布至脊髓。

2. 脊髓后动脉　自椎动脉或小脑下后动脉发出，向下沿脊髓后外侧沟走行，沿途发支分布于脊髓。

3. 节段动脉　自椎动脉、颈深动脉、颈升动脉、肋间动脉、腰动脉、髂腰动脉和骶外侧动脉发出脊支，经椎间孔入椎管，再发出根动脉入脊髓。

（二）脊髓的静脉

脊髓实质的静脉血回流至脊髓表面的软膜静脉丛和静脉干，经脊髓前、后静脉引流到椎静脉丛和节段静脉。表面有 6 条静脉，即脊髓前、后正中静脉，脊髓前、后外侧静脉。它们的血液引流至椎静脉丛。

三、脑与脊髓的被膜

脑与脊髓的表面有三层被膜包绕，由外向内依次为硬膜、蛛网膜、软膜。

（一）脑膜

1. 硬脑膜　为一坚韧的双层膜，其组成的重要结构有大脑镰、小脑镰、小脑幕、鞍膈及静脉窦。主要的静脉窦为上矢状窦、下矢状窦、直窦、横窦、乙状窦、枕窦、岩上窦、岩下窦、海绵窦、海绵间窦等。

2. 蛛网膜　为一菲薄的结缔组织构成。其与硬脑膜之间为潜在的硬脑膜下腔。蛛网膜与软脑膜之间为蛛网膜下隙，充满脑脊液。在有些部位其明显扩大加深，则称为脑池。手术中常需打开脑池放出脑脊液以降低脑压，有利于显示术野。

3. 软脑膜　紧贴于脑表面。

（二）脊膜

1. 硬脊膜　在枕骨大孔处与硬脑膜相移行，其只有一层。硬脊膜包绕脊髓和脊神经根，与椎骨内膜和黄韧带之间的间隙称为硬膜外腔，但并不与硬脑膜外腔相通。

2. 蛛网膜　位于脊髓表面，在枕骨大孔处与脑蛛网膜相移行，向下达第 2 骶椎，其蛛网膜下隙与颅内蛛网膜下隙相通。

3. 软脊膜　紧贴于脊髓表面，并深入其沟裂。

四、脑脊液循环

脑脊液位于脑室系统和蛛网膜下隙内，总量约 150ml，其主要由脑室内的脉络丛分泌，最后由蛛网膜颗粒所吸收。其循环途径为：侧脑室脉络丛分泌，经室间孔至第三脑室，与第三脑室脉络丛分泌的脑脊液汇合，通过中脑导水管入第四脑室，再与其内的脉络丛分泌的脑脊液汇合，经正中孔与侧孔进入蛛网膜下隙，而浸润在脑与脊髓周围，最后经蛛网膜颗粒吸收入上矢状窦，进入血液循环中。

第五节　颅脑局部解剖

一、颅前窝

颅前窝容纳大脑半球额叶，正中部凹陷，由筛骨筛板构成鼻腔顶，前外侧部形成额窦和眶的顶部。颅前窝整体呈漏斗状，最低处为筛板，筛板下方为筛窦，筛板正中是鸡冠。筛板上有数十个小孔称筛孔，嗅丝通过筛孔连于筛板上方的嗅球。筛板薄而多孔，易骨折，颅前窝骨折涉及筛板时，常伴有脑膜和鼻腔顶部黏膜撕裂，可引起鼻出血和脑脊液鼻漏，并伤及嗅神经导致嗅觉丧失；骨折线经过额骨眶板时，可见结膜下出血的典型症状，此外，额窦亦常受累。额骨眶板位于筛板两侧，眶板骨质较薄。眶板高低不平，在颅脑外伤时常发生额叶眶面脑组织挫裂伤。眶板骨折时，出血渗入眶内，球结膜下及眼睑淤血，称为"熊猫眼"征。

蝶骨平台为一较宽阔的骨面，位于蝶骨体的上面，前方接筛板，后方为视交叉沟，外侧移行为蝶骨小翼。蝶骨小翼内侧端以两支连于蝶骨体前上部，两支之间为视神经管。后缘内侧端突向内后方形成前床突，小脑幕游离缘附着于此。在翼点入路中，宜尽可能多而深地咬除蝶骨小翼后缘，使手术视野宽而短。在经额部入路行鞍区手术时，为了满足拓宽手术视野的需要，蝶骨体上部及前床突均可切除，可打开蝶窦和后筛窦，将窦内黏膜完整下推或刮除，小心保护前床突下方的视神经及颈内静脉。

二、颅中窝

颅中窝呈蝶形，可区分为较小的中央部和两个较大而凹陷的外侧部。较颅前窝深且大。前界是蝶骨小翼后缘、前床突和交叉沟，后界是颞骨岩部上缘和蝶骨鞍背，外侧界是颞骨鳞部、顶骨和蝶骨大翼。中央部较窄，由蝶骨体形成。蝶骨体的上面向下凹陷容纳脑垂体。视神经管位于蝶骨小翼根和内侧的蝶骨体之间，容纳视神经、眼动脉和硬脑膜。视神经管上壁后缘由硬脑膜反折形成的镰状皱襞替代骨质覆盖视神经管的近端，皱襞质地坚韧，边缘锐利。在颅脑外伤时，该皱襞可使压迫剪切视神经而产生视神经损伤。

蝶鞍位于颅中窝底的中部，形似马鞍形，其前部正中有鞍结节，鞍结节后方为垂体窝。其后方为鞍背，鞍背的两侧上外侧角为后床突。颈动脉沟位于蝶鞍的两侧，为颈动脉管的延续。颈动脉管位于颞骨岩部前壁内。垂体位于蝶鞍中央的垂体窝内，借漏斗穿过鞍膈与第三脑室底的灰结节相连。

颅中窝外侧部容纳大脑半球的颞叶。颅中窝外侧，由前内向后外，有圆孔、卵圆孔和棘孔，各孔内分别有上颌神经、下颌神经及脑膜中动脉通过。在颞骨岩部尖端处有三叉神经压迹，三叉神经节在此处位于硬脑膜形成的间隙内。颅中窝由于孔、裂和腔较多，为颅底骨折的好发部位，多发生于蝶骨中部和颞骨岩部。蝶骨中部骨折时，如伤及脑膜和蝶窦黏膜而使蝶窦与蛛网膜下隙相通，血性脑脊液经鼻腔流出；如伤及颈内静脉和海绵窦，可形成颈内动静脉瘘，而引起搏动性突眼、球结膜充血等症状。

三、颅后窝

颅后窝前界为鞍背和枕骨基底部，后界为枕鳞下部，外侧界为颞骨岩部。颅后窝容纳小脑、脑桥和延髓。枕骨大孔位于颅后窝中央，枕骨大孔前缘两侧有舌下神经管的开口。内耳道开口于颞骨岩部。颈静脉孔位于枕骨与颞骨岩部交界处。乙状窦沟位于颅后窝内面，向后上与横窦沟相延续。后者延伸至枕内隆起。枕内嵴自枕内隆起向下至枕骨大孔。斜坡由蝶骨体和枕骨基底部构成。展神经和滑车神经在后颅窝走行于硬脑膜内。展神经在斜坡中部穿过硬脑膜，滑车神经则沿斜坡上缘，小脑幕附着处走行。

四、鞍区

鞍区前界为前床突、交叉沟前缘；后界为后床突、鞍背；两侧界为颈动脉沟。包括蝶鞍、鞍膈、垂体、海绵窦、鞍上池、鞍上血管和下丘脑。

蝶鞍位于颅中窝正中形似马鞍，包括垂体窝、鞍结节、视神经管、前床突、鞍背和后床突等结构。鞍底

即垂体窝的底。

鞍膈位于垂体窝上方，为颅底硬脑膜水平反折形成。鞍膈中央的小孔称膈孔，漏斗经膈孔与垂体相连。如蛛网膜下隙异常扩张并经膈孔突入鞍内，鞍内充满脑脊液，垂体受压于鞍底，则称为空蝶鞍。鞍膈的前上方有视交叉和经视神经管入颅的视神经。如垂体前叶的肿瘤体积较大，可将鞍膈的前部推向上方，压迫视交叉，出现视野缺损。鞍底为一薄层骨壁与蝶窦相邻。垂体病变时，可使垂体窝的深度增加，甚至侵及蝶窦。

海绵窦为一对重要的硬脑膜静脉窦，位于蝶鞍两侧，是位于蝶鞍两侧硬脑膜两层间不规则有分隔的血液腔隙，包含颈内动脉、展神经、结缔组织和脂肪。在窦的外侧壁内，自上而下排列有动眼神经、滑车神经、眼神经与上颌神经。海绵窦一旦发生病变，可出现海绵窦综合征，表现为上述的神经麻痹与神经痛、结膜充血及水肿等症状。覆有内皮的结缔组织条索分布于窦内，将窦腔分隔成许多小的腔隙，窦中血流缓慢，感染时易形成栓塞。两侧海绵窦经鞍膈前、后的海绵间窦相交通，故一侧海绵窦的感染可蔓延到对侧。

窦的前端与眼静脉、翼丛、面静脉和鼻腔的静脉相交通，面部的化脓性感染可借上述通道扩散至海绵窦，引起海绵窦炎与血栓形成。窦的后端在颞骨岩部尖处，分别与岩上、下窦相连。岩上窦汇入横窦或乙状窦，岩下窦经颈静脉孔汇入颈内静脉。窦的后端与位于岩部尖处的三叉神经节靠近，在三叉神经节手术中，注意勿伤及海绵窦。海绵窦向后还与枕骨斜坡上的基底静脉丛相连，后者向下续于椎内静脉丛。椎内静脉丛又与体壁的静脉相通，故腹膜后隙的感染，可经基底静脉丛蔓延至颅内。窦的内侧壁上部与垂体相邻，垂体肿瘤可压迫窦内的动眼神经和展神经等，以致引起眼球运动障碍、眼睑下垂、瞳孔开大及眼球突出等。窦的内侧壁下部借薄的骨壁与蝶窦相邻，故蝶窦炎亦可引起海绵窦血栓形成。

五、脑桥小脑角区

脑桥小脑角区位于脑桥和小脑之间。前外侧界为颞骨岩骨内侧壁，后界为脑桥和小脑半球前面，内侧界为脑桥及延髓上部，为一蛛网膜下隙间隙。脑桥小脑角池，池内上段有面神经、前庭蜗神经及小脑下前动脉穿行，下方有舌咽神经、迷走神经、副神经，并有小脑下后动脉分支伴行。

面神经、前庭蜗神经在脑干端距离最大，自脑干发出后逐步接近，于内听道口一并进入内耳道内。在

内听道内,前庭上神经位于后上方,前庭上神经位于后下方,面神经位于前上方,耳蜗神经位于前下方。小脑下前动脉于基底动脉发出,绕脑桥行向内听道。其1~2个分支在脑桥小脑角池段与面神经关系密切,走行于面听神经腹侧或背侧或穿行于两神经之间,多迂曲成袢状。迷路动脉多由下前动脉发出,伴听神经入内耳道。内耳道口位于颞骨岩部内侧面,面听神经及迷路动静脉经此入内耳道。

岩静脉由来自脑桥、延髓、小脑等诸多静脉回流汇集而成,在三叉神经的外下方,内耳道口的上方回流至岩上窦。

六、斜坡及枕骨大孔

斜坡上界为鞍背,下界为枕骨大孔前缘,两侧毗邻破裂孔、岩枕裂、颈静脉孔、舌下神经管内口等结构。在鞍背和斜坡上部有海绵间窦,连接两侧海绵窦的后部,下方与基底丛相交通。

枕骨大孔是颅底后区正中有一孔为枕骨大孔,脊髓上端在此与延髓相连。枕骨大孔形状不一,中国人卵圆形者多见。大孔后方可看见称为横沟的浅沟,横沟前方是容纳小脑的小脑窝。横沟与另一条起自枕骨大孔的纵沟相交汇,交汇处形成称为枕内隆起的十字形隆起,横沟向上延续与颅顶内面的上矢状窦沟连接,向下通枕内嵴连接,两侧续于横窦沟后又转向前下方同乙状沟相连,止于枕骨大孔外侧的颈静脉孔。颈静脉孔为岩枕裂后端的扩大部,位于下斜坡的外侧,形态及大小多变,舌咽神经、迷走神经和副神经、岩下窦、颈内静脉、脑膜后动脉穿经颈静脉孔。孔的前方外侧有供舌下神经通过的舌下神经管内口。

七、松果体区

松果体区均由神经结构组成;后方延伸至小脑幕尖,下方延伸至小脑中脑裂。胼胝体压部下表面、穹窿脚末端、海马联合构成其顶部,小脑蚓部的山顶、中央小叶、小脑半球的方小叶等结构构成下界。前界为缰联合、松果体、后连合、四叠体、小脑蚓、小脑上脚等。外界为丘脑枕(穹窿脚、海马旁回和齿状回)等结构。

该区域的主要脑池为四叠体池,主要动脉包括大脑后动脉、小脑上动脉及其各分支。静脉系统的解剖在该区域有极为重要的外科学意义。浅层静脉位于小脑上间隙浅部,进入幕窦、横窦或窦汇。深部静脉包括大脑大静脉(Galen静脉)及其属支系统,其中最重要的属支为基底静脉和大脑内静脉。大脑大静脉和下矢状窦汇入直窦。

(王宏伟)

参考文献

[1] CAMPERO A,TRÓCCOLI G,MARTINS C,et al. Microsurgical approaches to the medial temporal region:an anatomical study[J]. Neurosurgery,2006,59(4 Suppl 2):ONS79-308.

[2] KAWASHIMA M,LI X,RHOTON A L JR,et al. Surgical approaches to the atrium of the lateral ventricle:microsurgical anatomy[J]. Surg Neurol,2006,65(5):436-445.

[3] RHOTON A L JR. The cavernous sinus,the cavernous venous plexus,and the carotid collar[J]. Neurosurgery,2002,51(4 Suppl):S375-410.

[4] MATSUSHIMA T,MATSUSHIMA K,KOBAYASHI S,et al. The microneurosurgical anatomy legacy of Albert L. Rhoton Jr.,MD:an analysis of transition and evolution over 50 years[J]. J Neurosurg,2018,129(5):1331-1341.

[5] RIBAS E C,YAĞMURLU K,DE OLIVEIRA E,et al. Microsurgical anatomy of the central core of the brain[J]. J Neurosurg,2018,129(3):752-769.

第三章　神经系统疾病的定位诊断

第一节　大脑皮质病变的定位诊断

大脑皮质是覆盖于大脑半球表面的一层灰质,小部分位于外表,大部分折进脑沟内。每个大脑半球可分为背外侧面、内侧面、底面三部分。在外侧面上可见到四个脑叶:额叶、顶叶、颞叶和枕叶。岛叶藏于外侧裂的深部,为额、颞、顶三叶所覆盖。大脑皮质含三种神经成分:传入纤维、传出神经元、联络神经元;三种细胞:锥体细胞、颗粒细胞和梭状细胞。其中颗粒细胞又称星形细胞,可分为篮细胞、神经胶质样细胞、水平细胞(小梭形细胞)、马丁诺蒂细胞(Martinotti cell)、双刷细胞、吊灯样细胞、多形细胞和抓状细胞。

皮质构造的基本形式有六层:①分子层(molecular layer),又称丛状层,约占皮质全厚的10%,主要是一些细胞树突和轴突末梢及传入纤维的终末分支,仅含有少量的水平细胞和颗粒细胞;②外颗粒层(external granular layer),主要由大量的颗粒细胞及小锥体细胞密集而成,约占皮质厚度的9%,此层有髓纤维很少,故又称为无纤维层;③外锥体细胞层(external pyramidal layer),亦称锥体细胞层,约占皮质厚度的1/3,主要为典型的锥体细胞和散在的非锥体细胞,分深浅两个亚层,浅层以小型锥体细胞为主,深层以中、大型锥体细胞为主;④内颗粒层(inner granular layer),约占皮质厚度的10%,主要为颗粒细胞的胞体密集而成,也有一些小锥体细胞,在视区有大星形细胞;⑤内锥体细胞层(internal pyramidal layer),亦称节细胞层,主要为中型和大型锥体细胞,其间有星形细胞和马氏细胞,在中央前回和旁中央小叶还含有巨大锥体细胞,又名贝兹细胞(Betz cell);⑥多形层,又名梭状细胞层,约占皮质厚度的20%,此层含有多种类型的细胞,其中主要为梭形细胞,并间有星形细胞和马丁诺蒂细胞。

一、额叶病变的定位诊断

在各个脑叶中,额叶的范围最大,约占半球表面的1/3,位于大脑的前部,其所包括的范围,由额极到中央沟,以外侧裂后下界分为上外侧面(背侧面)、下面(底面)和内侧面。上外侧面在中央沟以前,外侧裂以上,有中央前沟及额上、下沟,而分出中央前回及额上、中、下回;下面亦即额叶眶面,包括外侧裂起始处以前的部分,有嗅沟、直回和眶回,内侧面在扣带回以上,中央沟延线以前的部分;有额内侧回和旁中央小叶的前部。作为额叶岛盖的额下回又被外侧裂的水平支和前升支分为眶部、三角部和盖部,在优势半球上的三角部和盖部合称为Broca区,通常认为这是皮质的运动性言语中枢。

(一)额叶底面病变的定位诊断

1. **额叶底面的解剖生理**　额叶底面也叫眶面,嗅沟把额叶底面分成内侧部狭窄的直回,外侧部宽大的眶回。直回是嗅脑的一部分;眶回的沟把眶回分成前部和后部,内侧部和外侧部。额叶底部和中枢神经系统有广泛的联系,自眶回发出的纤维有:至下丘脑的纤维、至丘脑背内侧核的纤维、至下丘脑后方核团的纤维、至中脑和脑桥网状结构的纤维。眶回的传入纤维有:来自同侧尾状核和壳核的纤维、来自同侧额极的纤维。此外,额叶与扣带回还有纤维联系,这在控制自主神经功能与精神有关的反应方面有非常重要的意义。重要的纤维联系有2个,一个是向扣带回投射的纤维,起于乳头体,经乳头丘脑束至丘脑前核,再投射至扣带回;另一个是向眶额部各回投射的纤维,起于下丘脑,至丘脑背内侧核,再至眶额部各回,同时自眶额部各回及扣带回发出纤维至神经系统下级中枢。

2. 额叶底面病变的临床表现

(1) 精神、智力障碍:额叶底面病变的主要表现有智力障碍、智力低下、幼稚、性格改变、近记忆减退或丧失,并常有精神症状,如无动性缄默、情感障碍、极度兴奋和欣快、强哭强笑,有时表现为狂怒发作,如毛发竖立、血压上升、瞳孔散大及攻击行为。

(2) 癫痫发作:额叶底部肿瘤可有不同类型的癫痫发作,但与额叶其他部位比较,癫痫发作相对少些,如幻嗅、自动症或幻觉状态,多为额叶病变的特征,但有时见于额叶底面或扣带回的病变。

(3) 运动障碍:为非主要症状,可有以下表现。

1) 运动减少:如合并有基底核或皮质下白质病变时可出现运动减少,如无动缄默症、帕金森病。

2) 额叶性共济失调:不如小脑病变时明显,因伴有额叶症状,可与小脑病变相鉴别。

(4) 下丘脑症状:因与下丘脑有广泛联系,额叶底部病变时常表现有自主神经功能障碍,如食欲亢进、胃肠蠕动增强、多饮多尿、高热、排汗增多、皮肤血管扩张等。

(5) 脑神经损害症状

1) 嗅觉障碍:系额叶底部病变最常见的症状,如嗅沟部脑膜瘤、蝶骨嵴肿瘤等,压迫嗅神经或其传导通路,很容易造成一侧或双侧嗅觉障碍。

2) 眼部症状:病变侧常有视力减退或丧失、眼肌麻痹及眼球突出。早期先有视野改变,如中心暗点或中心旁暗点,晚期则出现视神经萎缩。额叶底面肿瘤如发生在颅前窝,除产生嗅觉障碍外,还可造成视神经损害,侵犯眶尖部时,则出现眶尖综合征:视力减退或丧失,三叉、滑车、展神经麻痹,三叉神经第一支分布区感觉障碍,角膜感觉丧失性角膜炎。由于静脉回流受阻,出现病变侧眼球突出。蝶骨嵴肿瘤按其存在部位有不同的表现,外 1/3 的肿瘤有视神经损害、眼球突出、颞骨隆起或破坏;中 1/3 的肿瘤亦有视神经损害及眼球突出,但缺少颞骨侵犯;内 1/3 的肿瘤则表现为福-肯综合征(Foster-Kennedy syndrome):病灶侧视神经萎缩,病灶对侧出现视盘水肿。颅脑外伤如发生颅底或前床突骨折,可出现前床突综合征,表现与眶尖综合征相同。如视神经有鞘内出血或视神经管有骨折,可引起视神经萎缩及视网膜脱离,出现视力障碍。

3. 定位诊断和鉴别诊断 临床上出现嗅神经的损害表现,应首先考虑额叶底部的病变,出现眶尖综

合征也要考虑到额叶底部病变的可能。出现智力障碍和精神症状,以及自主神经功能障碍的表现都应想到是否与额叶底部病变有关。

(二) 额极病变的定位诊断

1. 额极的解剖生理 额极位于额叶的最前部,与中枢神经系统各部有密切的联系。传入纤维:有来自同侧顶叶、颞叶后部、枕叶、丘脑背内侧核等处的长联合纤维;来自同侧额叶运动区、运动前区及额叶底部的短联合纤维;来自同侧颞极的钩束;来自对侧额叶、顶叶、枕叶通过胼胝体的纤维。传出纤维:有至丘脑背内侧核及外侧核的纤维;至大脑各叶的联合纤维,经外囊至壳核及苍白球的纤维,经内囊至红核、黑质、中脑被盖部和脑桥与小脑的纤维。其血液供应有起自大脑前动脉的额极动脉,分布于额极前部和内侧部;起自大脑中动脉的眶额动脉,分布于额极的外侧面与眶额部。

额极有时称为前额区或前额叶,既有运动前区的功能,又有前额叶的功能。有学者认为前额区与眶回应作为一个整体,称为眶额皮质,其生理功能与额叶底部一致,主要调节人体的运动。额极是高级精神活动的中枢,与自主神经功能调节有重要关系。

2. 额极病变的临床表现 额极病变突出的临床表现为精神症状,而无定位体征。非优势半球的损害,临床上可无任何症状,或仅有轻度精神症状,因此又把额极称为额叶的静区。额极病变时可有以下表现。

(1) 精神症状:是最常见的症状,也是最早的症状。早期只有记忆力减退、生活懒散,易被忽略,随着病情的加重逐渐明显。精神症状的产生与病变的部位和性质有密切关系,双侧额极或优势半球额极的明显病变容易出现精神症状,非优势半球占位性病变如伴有颅内压增高,也可出现精神症状,脑外肿瘤引起的压迫影响双侧额极也可出现精神症状。急性颅内压增高、急性脑缺氧、急性脑水肿、侧脑室额角急性扩大时也易引起精神症状。额极病变时患者注意力不集中,甚至对周围事物丧失注意力。近记忆力减退,最终完全丧失,出现定向力障碍,尤其是对时间和地点的定向力出现明显的障碍,严重者出现科萨科夫综合征(Korsakoff syndrome):近记忆力丧失、定向力丧失、虚构。可出现额叶性视觉失认症。计算力明显障碍,有时表现为失算症,患者逐渐变为痴呆。

(2) 发作性症状

1) 发作性强迫症状:如发作性强迫性思维,或为发作性口吃。发作性强迫性思维往往是癫痫发作的

先兆。

2）癫痫发作：发作时多有意识丧失，头与眼转向病灶对侧，病灶对侧上下肢抽搐。有时呈精神运动性发作，与颞叶海马回、钩回的发作表现基本相同，不同的是海马回、钩回发作的幻嗅多为难闻的气味，而额极病变的幻嗅多为好闻的气味。这种情况在伴有扣带回前部受损时更为突出。

（3）运动障碍：额极病变不引起瘫痪，但可出现精巧的复杂的运动障碍，表现为动作笨拙不协调，言语与动作不一致，病灶对侧手有时出现震颤，下肢有轻度共济失调，病变对侧可出现锥体束征，同侧出现强直性跖反射。这种现象常为额极病变的早期表现。

（4）强握反射：是额极病变一个重要体征，如合并有精神症状，则额极病变更有可能，如为额叶上部病变，则在病灶对侧出现强直性跖反射。强握反射亦常见于病变对侧。

（5）脑神经症状：额极病变如向额叶底部发展，可引起嗅神经和视神经损害的表现。如为占位性病变，引起颅内压增高时，可出现一侧或双侧展神经麻痹，还可出现视盘水肿及视神经萎缩。脑疝形成时出现动眼神经麻痹及去大脑强直现象。

3. 定位诊断及鉴别诊断　额极病变最主要的症状是注意力丧失、近记忆障碍、定向力障碍、计算力损害，甚至痴呆。表现这些障碍的患者，都要考虑额极病变的可能。当伴有强握反射时，则额极病变比较明确；当伴有额极性幻嗅时，对额极病变的定位也很有意义；如伴有嗅神经、视神经的损害，或肢体运动障碍及运动性失语，都要考虑额极损害的可能，同时要注意额叶底部有无病变。

（三）额叶背侧部病变的定位诊断

1. 额叶背侧部的解剖生理

（1）中央前回：位于中央沟的前方，为随意运动的皮质中枢，结构上属无颗粒型，在节细胞层中含有Betz巨型锥体细胞，皮质脊髓束与皮质桥延束主要起源于此区，也有更多细小纤维可能起源于运动前区（6区）或其他皮质区。此区发出的运动冲动支配对侧半身骨骼肌的运动，同时又接收骨骼肌、关节运动时的感觉，以调整更完善的随意运动。中央前回对身体各部运动的支配似一倒置的人体投影。旁中央小叶支配下肢肌肉的运动与肛门及膀胱外括约肌的运动，额叶背面支配躯干、上肢与手指的运动，额叶外侧面支配颅面、吞咽及发音肌肉的运动功能。

（2）运动前区（6区）：在运动区的前方，位于额叶背侧面，上缘宽，下端狭窄，内侧直至扣带回。此区

细胞成分与运动区相似，主要为大锥体细胞，没有Betz细胞。

（3）眼球运动区：在运动前区的前方（8区）。有颗粒层，其中段为额中回的后部，为额叶眼球运动区。

额叶背侧部的传出纤维主要是皮质脊髓束，还有皮质桥延束。传入纤维包括接受丘脑腹外侧的特异性冲动及丘脑的非特异性冲动，还有来自丘脑腹前核的神经冲动。此外，还有来自同侧额极、顶叶、颞叶的联合纤维。

额叶背侧部由大脑前动脉和大脑中动脉供血，大脑前动脉的胼缘支供应半球内侧面的运动皮质，主要是下肢的运动区和感觉区，大脑中动脉的额升支供应运动区、运动前区及眼球运动区，豆纹动脉供应内囊后肢的前2/3。

2. 额叶背侧部病变的临床表现

（1）运动区病变的临床表现

1）麻痹：根据病变的部位不同和范围大小，临床上可有不同的麻痹表现。当病变位于中央前回中下部时，表现为病变对侧上肢的单瘫，以上肢远端如腕及手指的运动障碍最突出，出现类似桡神经麻痹的表现；当病变位于中央前回内侧面时，表现为对侧下肢的单瘫，亦为远端即足与小腿运动障碍最明显，与腓神经麻痹相类似。当病变位于背侧面及内侧面时，出现病变对侧上、下肢瘫，但程度不等，半卵圆中心病变引起的偏瘫的不等程度尤为明显。病变位于中央前回背外侧下部时，出现病变对侧上肢及颜面下部的麻痹；病变位于中央前回下部、岛盖部、额极、额叶底面或颞极时，出现病变对侧中枢性面瘫，如为优势半球病变，常伴有运动性失语。如病变损害双侧旁中央小叶，表现为双下肢瘫痪，以远端为著，并伴有排便排尿障碍，有时还伴有一侧上肢的瘫痪。

2）反射异常：病变对侧浅反射减低或丧失，深反射亢进，如为急性病变，早期深反射减低或消失。深反射亢进的同时常伴有踝阵挛、髌阵挛及腕阵挛。上肢可出现Hoffmann征，下肢可有Babinski征和Rossolimo征。

3）癫痫发作：此为中央前回的代表性症状，多表现为病灶对侧的部分性运动性发作，亦可发展为全身性发作。首先开始出现抽搐的部位与病灶位置直接有关，癫痫发作后抽搐的肢体可有一段时期的瘫痪，称为Todd麻痹，如在癫痫发作前已有瘫痪，癫痫发作可使瘫痪暂时加重。

（2）运动前区病变的临床表现

1）运动障碍：运动前区病变可使对侧上、下肢出

现麻痹,此种麻痹可能为一过性的,伴有精细运动障碍,粗糙运动尚保存,运动前区病变的特点为瘫痪呈痉挛性。慢性进行性病变往往先出现肌张力增高,以后才逐渐出现瘫痪,同时伴有运动性失用为其特征。同时有协调运动障碍,或出现病理性联合运动。

2)异常反射:运动前区病变时出现强直性反射,在上肢表现为强握反射,于病变对侧手中放置物品,患者立即紧握该物,长时间不放,称为触觉性强握反射。当患者眼前出现一物体,尚未接触其手掌,患者即不自主地伸手去抓握,称为视觉性强握反射。强握反射见于额叶病变,尤其见于运动前区病变。足的强直性反射表现为强直性跖反射,多见于病变对侧,偶见于病变的同侧。额叶或运动前区病变时可出现吸吮反射或噘嘴反射,即当叩击患者上、下唇时出现吸吮或噘嘴动作,额叶运动前区病变时突出表现为屈曲性病理反射,如于病灶对侧出现 Hoffmann 征、Rossolimo 征、Bechterew 征等,并可出现 Mayer 征及 Leri 征。

3)癫痫发作:运动前区病变引起癫痫发作的特征性表现为先出现头与眼球及躯干向病灶对侧扭转,以后才出现意识障碍。

4)眼球运动症状:额中回后部损坏性病变出现两眼向病灶侧注视,刺激性病变两眼向病灶对侧注视,同时眼与头还可向病灶对侧扭转,并出现抽搐性眼震;双侧额叶病变时出现眼球浮动性运动,患者对视觉注意力低下,以及视觉性共济失调。

3. 定位诊断与鉴别诊断 额叶背侧部主要包括运动区及运动前区,当出现肢体瘫痪时,尤其是一侧部分肢体瘫痪时都要考虑此区的病变,部分性运动性癫痫发作对此区病变的诊断有很大支持,根据癫痫发作表现的部位及运动障碍的部位,能更具体地提示病变的位置。如先有肌张力增高,后有肢体瘫痪,提示病变在运动前区;癫痫发作表现为向一侧扭转,也提示为运动前区病变引起。

二、顶叶病变的定位诊断

(一)顶叶的解剖生理

顶叶位于枕叶之前,额叶之后,颞叶之上,在半球的外侧面上,顶叶的前界为中央沟,界线较清楚,后界为自顶枕裂上端向下至枕前切迹的连线,下界为外侧裂向后至顶枕线的延线。后界与下界均为人为的界线,实际上顶叶向后逐渐移行为枕叶,向下移行为颞叶。顶叶有中央后沟和顶间沟两条彼此垂直的主要沟。中央后沟为中央后回的后界。顶间沟把顶叶除中央后回以外的部分划分为顶上小叶和顶下小叶。

顶下小叶主要包括缘上回和角回,缘上回围绕外侧裂的末端,角回围绕颞上沟的末端。还有在颞中沟的末端有一顶后回。中央前回和中央后回向大脑内侧延续,构成旁中央小叶。

中央后回接受丘脑腹后内侧核及腹后外侧核来的纤维,顶上小叶还接收来自丘脑枕的纤维。顶叶与额叶、颞叶、枕叶、Rolando 运动区、扣带回发生联系,通过胼胝体与对侧顶叶发生联系。顶叶还发出纤维至丘脑的腹后内侧核、腹后外侧核、丘脑外侧核及丘脑枕。

顶叶接受大脑前、中、后 3 条血管的血液供应,大脑中动脉发出顶前支供应中央后回,顶后支供应顶上小叶和缘上回,角回支供应角回。大脑前动脉的胼缘动脉发出旁中央支供应旁中央小叶。大脑后动脉发出顶枕支供应顶枕沟附近的半球内侧面,发出后内侧中央动脉供应内囊后肢的后 1/3。

中央后回接受来自对侧身体的深、浅感觉冲动,为皮质感觉中枢,其上部及旁中央小叶的后半部,司下肢的感觉,中部司躯干及上肢的感觉,下部司头面部的感觉。顶上小叶为实体觉的分析区,缘上回为运用中枢,角回在优势半球为阅读中枢。旁中央小叶还是管理膀胱和直肠的中枢。皮质的感觉区在功能上尚有一定的划分,中央后回的最前部主要是识别空间的区域,中央后回的中部主要是识别物体异同的区域,顶上小叶及缘上回主要是识别刺激强度的区域。

(二)顶叶病变的临床表现

1. 感觉障碍 顶叶病变时出现对侧偏身深、浅感觉障碍。

(1)两点识别觉障碍:在病变早期即可出现,手部障碍较为突出。

(2)定位觉障碍:不能正确判断刺激的部位。

(3)触觉滞留:当触觉刺激去除后仍有触觉刺激的感觉。

(4)触觉失认:即实体觉障碍,患者在闭眼情况下不能辨别手中物体的形状、大小、重量等,不能识别为何种物体。

顶叶病变时的感觉障碍常是不完全型偏身感觉障碍,感觉障碍区与健康侧分界不明显,而是逐步移行,肢体的远端感觉障碍较明显,上肢重于下肢,躯干腹侧重于背侧,口、眼及肛门周围常无感觉障碍。顶叶病变时尚可有对侧肢体的自发性疼痛,称为假性丘脑综合征。

2. 体像障碍 可有以下一些表现形式。

(1)偏瘫失注症:虽有偏瘫,但不关心、不注意,似与自己无关。

（2）偏瘫不识症：否认自己有偏瘫，甚至否认瘫痪的肢体是自己的肢体。

（3）幻肢现象：认为瘫痪的肢体已经丢失，或感到多了一个或数个肢体。

（4）偏身失存症：感到失去偏身，可伴有或不伴有偏瘫。

（5）手指失认症。

（6）左右分辨不能症。

（7）自体遗忘症：对有或无瘫痪的肢体不能认识，遗忘。

（8）躯体妄想痴呆：对有或无瘫痪的肢体发生错觉、妄想、曲解、虚构。

3. 格斯特曼综合征（Gerstmann syndrome） 包括手指失认症，左右分辨不能症、失写症、失算症。病变部位主要涉及优势半球缘上回、角回及至枕叶的移行部位。

4. 结构性失用 系指对物体的空间结构失去进行组合排列的能力，缺乏立体关系的概念。在非优势半球病变时比较明显。

5. 顶叶性肌萎缩 顶叶病变时对侧肢体可见肌萎缩，多见于上肢的近端，偶见于上肢的远端，常伴有手的青紫、皮肤变薄、局部发凉、排汗障碍、骨关节病变等，可能因顶叶病变而继发营养障碍所致。

6. 运动障碍 顶叶病变时常出现对侧偏瘫或单瘫，此为中央前回或锥体束受损所致。

7. 前庭症状与共济失调 顶叶可能是前庭中枢的一部分，顶叶病变时可出现步态蹒跚、共济失调，可能与深感觉障碍有关，有时表现为小脑性共济失调。

8. 发作性症状 可见感觉性部分性癫痫发作，往往继发部分性运动性发作，发作后常有一过性感觉障碍。

9. 视觉障碍 顶叶病变如累及视觉通路，可出现视物变形、视觉滞留、视觉失认、色彩失认、对侧下 1/4 象限性盲等。

（三）定位诊断和鉴别诊断

顶叶病变的诊断主要根据顶叶病变时的一些临床特征表现，其中最重要的是一些感觉障碍，如两点识别觉、定位觉、实体觉、体像的障碍通常提示顶叶皮质的病变；癫痫的感觉性部分性发作则提示为皮质感觉区的刺激性病变所致；出现 Gerstmann 综合征、失读、失用及命名性失语等提示为缘上回、角回及顶叶移行至颞、枕叶部的病变；结构性失用的出现亦说明为顶叶的损害；如先有偏侧运动障碍，以后出现感觉障碍，表明病变由运动区向感觉区发展；如先有感觉障碍，以后出现运动障碍，表明病变由感觉区向运动区发展，此常提示为占位性病变；癫痫由感觉性部分性发作扩展为运动性发作，说明病灶在皮质感觉区；如由运动性部分性发作扩展为感觉性发作，说明病灶在皮质运动区；如出现视野的同向性下 1/4 盲，病变可能在顶叶的下部；如出现视物变形、视觉失认等，病变可能在顶叶的视觉通路；偏身感觉障碍可能为顶叶病变所致，亦需注意丘脑或内囊后肢病变的可能。

三、颞叶病变的定位诊断

（一）颞叶的解剖生理

颞叶位于外侧裂之下，颅中窝和小脑幕之上。以两条假想线与顶叶和枕叶为界，前端为颞极。其前上方为额叶，后上方为顶叶，后方为枕叶。背外侧面借颞上沟及颞下沟将颞叶分为颞上回、颞中回和颞下回，颞上回的尾端有一斜行卷入外侧裂的颞横回、颞下沟位于颞叶底面，在与其相平的侧副裂之间为梭状回，侧副裂和海马裂之间为海马回，海马裂在颞叶下部内侧面。海马回钩位于小脑幕之上，靠近小脑幕切迹的边缘。

颞上回的 41、42 区及颞横回为听觉皮质区。颞上回的后部在优势半球为听觉言语中枢，称为韦尼克区（Wernicke area），此区还包括颞中回后部及顶下小叶的缘上回及角回，此区也称为言语区。海马回钩为嗅、味觉中枢。颞叶的前部为新皮质，称为精神皮质，人类的情绪和精神活动不仅与眶额皮质有关，与颞叶也很有关系，尤其海马回与记忆有关。颞叶的新皮质与额、顶、枕叶的新皮质有纤维相联系，海马与基底核和边缘系统有联系，前联合的纤维联系两侧颞叶。皮质听觉区接受来自内侧膝状体的冲动，通过胼胝体接受来自对侧颞叶的冲动。钩束绕过外侧裂联系颞极与额极。扣带束有纤维至海马回，扣带束前部与钩束相连，同时也接受来自丘脑前核及背侧核、脑干网状核来的冲动。颞叶的传出纤维有皮质膝状体束和皮质中脑顶盖束。

颞叶的血液供应主要有 3 支，大脑中动脉的颞前支供应颞极外侧面，颞中支供应颞叶外侧面中央部，颞后支供应颞叶后部。大脑后动脉发出颞前支供应钩回、海马回及梭状回的前部。脉络膜前动脉供应颞极、海马回与钩回。

（二）颞叶病变的临床表现

1. 颞叶癫痫 颞叶病变常出现癫痫发作，多表现为精神运动性发作，可有意识朦胧、言语错乱、精神运动性兴奋、定向障碍、情绪紊乱、幻觉、错觉、记忆缺损等,记忆障碍常为发作的基本症状,可有远记忆力、近记忆力及现记忆力障碍,时间及地点的记忆缺损明显,还可出现视物变形、变大、变小等。可有听到各种声音的幻觉,或呈发作性耳鸣。自动症也是颞叶癫痫的一种常见表现,发作时其活动非为意识所支配,可有毁物、伤人、冲动、自伤、裸体、惊恐、发怒等精神兴奋表现,或出现反复咀嚼、吞咽、努嘴、摸索、走动等无目的性动作。患者常伴有梦幻觉,颞叶癫痫常有各种先兆,其中以嗅觉先兆最常见,闻到一些极其难受的气味。此在海马回的钩回病变时最常出现,故称为"钩回发作",还可出现幻味,为发作性,口内有怪味,也是钩回发作的一种表现。

2. 记忆障碍　颞叶海马回破坏时可出现记忆障碍,通常要双侧损害时才出现,仅一侧损害时则无记忆障碍。记忆障碍可伴有定向障碍。

3. 听觉与平衡障碍　一侧听觉皮质区损害时仅有轻度双侧听力障碍,但不易判断声音的来源,双侧破坏时可导致皮质性全聋。颞上回一带也是前庭的皮质中枢。颞叶病变时可有眩晕与平衡障碍,还可出现一种所谓的"眩晕性癫痫"。

4. 言语障碍　优势半球颞上回后部听觉言语中枢损害时可出现感觉性失语,患者能听到讲话的声音,但不能理解其意义,自己的言语亦不能听懂,常常语无伦次或跑题,使听者不能理解其意义,称为谵语性失语症。优势半球颞上回后部与顶叶缘上回的移行区损害时,还可出现命名性失语。

5. 视野缺损　颞叶病变常出现同向性上 1/4 象限性盲,但视野缺损两侧不对称,颞叶后部病变的视野缺损两侧则较对称。颞叶肿瘤先为上 1/4 象限盲,以后渐出现同向性偏盲。外伤或血管性病变亦可出现象限性或同向偏盲。

6. 眼球运动与瞳孔改变　颞叶性癫痫表现为精神运动性发作时,常出现瞳孔散大,对光反射丧失。颞叶内占位性病变较大脑半球其他部位更容易引起小脑幕切迹疝,而出现动眼神经麻痹。

7. 运动障碍　颞叶病变侵及额叶运动区时,可出现对侧面瘫、上肢瘫或偏瘫。若优势半球病变,特别是颞极病变更易牵涉 Broca 区,而引起运动性失语。

（三）定位诊断和鉴别诊断

颞叶被称为脑的哑区,常不产生明显的局灶症状,如出现有精神症状、记忆及定向障碍,要想到有颞叶病变的可能。有癫痫的精神运动性发作、视物变形、大视、小视、自幻症、幻嗅、幻味等则支持为颞叶的

病变,有感觉性失语则充分提示颞叶 Wernicke 区的病变。出现上 1/4 盲应首先考虑到颞叶的病变;不太对称的偏盲亦提示为颞叶病变引起,由上 1/4 盲逐渐发展为偏盲提示颞叶肿瘤。钩回发作常见钩回附近的肿瘤。

第二节　大脑后部病变的定位诊断

一、大脑后部的解剖生理

大脑后部包括顶叶后部、颞叶后部、外侧裂后部区域,枕叶、侧脑室三角区等处,顶叶、颞叶和枕叶在解剖学上没有明显的边界,在生理上和临床上也是密切相关的。枕叶在大脑半球的后端,位于小脑幕上方,是大脑后部的主要组成部分。内侧面借顶枕裂与顶叶分界,距状裂由前向后水平走至枕极,枕极为枕叶最后之尖端。距状裂的上方为楔叶,下方为舌回。枕叶在半球外侧面所占面积较小。

视觉有三级中枢,一级视觉中枢在距状裂两侧的楔叶和舌回,接受来自外侧膝状体的视放射纤维。视放射纤维先向前行进入颞叶,再弯向后行到达距状裂两侧。后枕部接受来自额叶、顶叶、颞叶和内囊的纤维,投射至二级视觉中枢,即旁纹状视觉皮质。三级视觉皮质中枢即枕叶前视觉皮质,接受顶叶后部与颞叶后部来的纤维。枕叶还接受对侧视觉中枢经胼胝体来的联合纤维;由额叶眼球运动中枢来的纤维至对侧眼球运动皮质;顶叶视觉皮质与顶、颞叶和角回有纤维联系。枕叶传出纤维有自距状裂一级视觉中枢至二级视觉中枢的纤维。自二级视觉皮质发出的纤维至顶叶前部与角回视觉皮质中枢,并至额、顶、颞及岛叶皮质,发出皮质中脑顶盖束、皮质中脑束至中脑顶盖核,发出皮质束由角回至顶颞部皮质及眼球运动皮质。

一级视觉中枢(纹状皮质)为黄斑在枕叶后部的投射区,司中心视力,此区相当大;视网膜周缘部纤维投射至距状裂的前方,司周边视力。视网膜下部的纤维至距状裂下唇,视网膜上部纤维至距状裂上唇。二级及三级视觉中枢病变时出现视觉失认及反射性眼球运动,表现对物体追索。角回、Wernicke 区及顶、颞叶皮质是阅读、感觉性言语中枢,为复杂的视觉、听觉的理解分析区。

大脑后部接受大脑中动脉及大脑后动脉的血液供应,大脑中动脉的顶枕支供应角回、顶叶前部及后部。顶颞支供应 Wernicke 区和顶、颞叶皮质。大脑后

动脉的距状裂支供应枕叶内侧面视觉中枢。颞后支供应内侧面颞枕叶皮质。后外侧中央支供应外侧膝状体及内囊后部的视放射。

二、大脑后部病变的临床表现

（一）中枢性偏盲

大脑后部病变时产生中枢性同向偏盲，中枢性偏盲有黄斑回避现象，即黄斑部的视力不受损。

（二）识别障碍

大脑半球后部损害时出现识别功能障碍；优势半球损害时出现感觉性失语、失读、失写、失算、失用及各种失认症，如视觉失认及两侧空间失认等，Gerstmann 综合征即此区的病变所致。非优势半球病变时此类症状即不明显。

（三）视觉发作

大脑半球后部发生刺激性病变时引起视觉发作，有时为癫痫的先兆，表现为在病灶对侧视野出现单纯性幻视。枕叶或顶枕叶病变引起不成形幻视，如闪光、亮点、火花等，即光与色的幻觉，影像不具体。颞叶和颞枕部病变时引起成形性幻视，即在视野范围内出现具体景象、人物等。如出现视物变大或变小，并伴有自动症时为一侧颞叶病变。视物变形即变视症，亦为颞叶病变时的视觉发作症状，视觉滞留见于顶枕叶病变。

三、定位诊断和鉴别诊断

如出现感觉性失语、失读、失写、失算、失用及各种失认症，则病变应在优势半球后部颞、顶、枕叶移行区。如出现中枢性偏盲，病变应在外侧膝状体至枕叶视觉皮质区。中枢性偏盲有黄斑回避现象，瞳孔对光反射正常，无视神经萎缩，这有别于视束病变引起的同向偏盲。枕叶病变引起的偏盲两侧是对称的，这亦有别于颞叶靠前的病变引起的偏盲，枕叶及顶叶引起的象限盲多在下 1/4，颞叶病变的象限性盲则多在上 1/4。关于刺激性病变引起的为视觉发作性症状，枕叶病变引起的为单纯性幻觉，影像不成形；颞叶病变引起的为成形性幻觉，如出现视物变形，尤其合并自动症，则提示为颞叶的病变。出现视觉滞留则意味枕叶病变。

第三节　大脑深部病变的定位诊断

一、大脑深部的解剖生理

大脑深部包括基底核、内囊、丘脑、胼胝体等区，丘脑因属间脑范围，则另行叙述。基底核包括尾状核、豆状核、杏仁核和屏状核。豆状核又包括壳核和苍白球两部分。

（一）纹状体

纹状体包括尾状核和豆状核。尾状核是细长的马蹄铁形的灰质团块，紧靠侧脑室前角下缘，头部膨大位于丘脑前方，与豆状核相连，尾端较细长，沿丘脑背外侧缘向后到达丘脑后端、抵达侧脑室颞角顶端之前的杏仁核。豆状核位于岛叶、尾状核及丘脑之间，呈楔形，底部凸向外侧，尖端指向内侧；借内囊与尾状核及丘脑相隔。外髓板将之分为外侧较大的部分名为壳核，内侧较小的部分名为苍白球；壳核外侧面紧贴外囊。苍白球因有许多有髓纤维横行穿过呈苍白色而得名，从发生学上，苍白球属于较古老的部分，称为旧纹状体；尾状核及壳核属于较晚的部分，称为新纹状体，现时多不用此划分的名称，而是将尾状核和壳核合称为纹状体，将苍白球包括在内合称为纹状体苍白球系统，这是锥体外系的主要组成部分。此外，大脑基底部还有黑质、红核、底丘脑核及小脑，亦属于锥体外系的重要组成部分，而且还包括丘脑的一部分。尾状核和壳核主要由小型和中型细胞组成，是接受冲动的部分。苍白球主要由大型细胞组成，其轴突为传出纤维。壳核和苍白球有密切联系，尾状核和壳核的传入纤维主要来自额叶的运动前区和运动区的皮质，丘脑的背内侧核、腹外侧核、中间内侧核及黑质、尾状核和壳核的传出纤维多数进入苍白球，仅有少数进入黑质。苍白球还有来自运动前区皮质、丘脑及黑质的纤维，而主要来自尾状核及壳核。苍白球发出的纤维至丘脑的腹前核及腹外侧核，有纤维经内囊至脑干被盖部。中央被盖束为苍白球与下橄榄核、被盖与下橄榄核、红核与下橄榄核的联系纤维。还有纤维至底丘脑、下丘脑、脑干网状结构散在的核及某些脑神经运动核。皮质运动区经锥体束来完成目的性精细运动，而运动前区、运动区及其他皮质区的锥体外系中枢发出冲动管理姿势调节、粗大随意运动及调节自主性功能。

（二）杏仁核

杏仁核为小的球形核团，位于颞叶深部背内侧，与尾状核尾端相连，盖以一层原始皮质。后方连接海马沟，内侧为嗅区，外侧为屏状核，背侧为豆状核。杏仁核接受外侧嗅纹的纤维，发出的纤维为终纹，终纹中部分纤维通过前联合联系两侧杏仁核。

（三）屏状核

屏状核为一片状灰质，在岛叶皮质和豆状核之间,其内侧是外囊,外侧是最外囊。其纤维联系和功能尚不清楚。

（四）内囊

内囊为一片白质区,在横切面呈横置的 V 字形,尖端指向内侧。其外侧为豆状核,内侧为尾状核头部及丘脑。内囊是大脑皮质与下级中枢许多重要纤维所经之通道。内囊分为前肢、膝部和后肢三部分,前肢的纤维组成包括丘脑皮质和皮质丘脑纤维,丘脑外侧核借此与额叶皮质联系。额桥束是额叶至脑桥核的纤维,还有尾状核至壳核的纤维。膝部为皮质桥延束的纤维,支配脑干各运动脑神经核。后肢分为三部,前 2/3 为皮质脊髓束,为皮质运动区至脊髓前角纤维,后 1/3 为丘脑外侧核至中央后回的感觉纤维,在豆状核的下方称豆状核底部,有发自颞叶和枕叶的颞桥和枕桥束,终止于脑桥核。有听放射,为内侧膝状体至颞叶听觉皮质的纤维;有视放射,为外侧膝状体至枕叶距状裂皮质的纤维。

（五）大脑深部的血液供应

来自大脑中动脉的豆纹动脉供应尾状核的头部、壳核与苍白球的外侧部,来自大脑前动脉的内侧纹状动脉发出分支供应内囊前肢、尾状核头部、壳核前部、豆状核的前外侧部及外囊。脉络膜前动脉供应苍白球的内侧部及尾状核尾部。大脑后动脉的后内侧中央支供应苍白球尾侧部。内囊前肢主要由大脑前动脉的返回动脉及大脑中动脉供应。膝部亦主要由大脑前动脉的返回动脉供应。颈内动脉有分支供应膝部下方。大脑中动脉的中央支供应内囊后肢的上 3/5。脉络膜前动脉供应内囊后下 2/5,亦即内囊后肢的背侧部相当于皮质脊髓束通过处,由大脑中动脉的中央支供应,内囊后肢腹侧部相当于丘脑皮质束及视放射通过处由脉络膜前动脉供应。

二、大脑深部病变的临床表现

（一）肌张力增高

1. 慢性肌张力增高　呈慢性进行性加重。

（1）折刀样肌张力增高:又称痉挛性肌张力增高,表现为上肢屈肌及下肢伸肌张力增高。在被动伸屈肢体时仅在某一阶段张力增高,如同拉开折刀一样,在偏瘫患者常有此表现,属锥体束征。

（2）铅管样肌张力增高:在做肢体被动运动时伸肌和屈肌张力均同等增高,犹如弯铅管一样,常见于帕金森病患者。

（3）齿轮样肌张力增高:在既有伸屈肌张力同时增高又合并有震颤时,在做肢体被动运动的过程中有

转动齿轮的感觉,此亦见于帕金森病的某些患者。

（4）屈肌张力增高:表现为颈部、躯干及四肢的屈肌张力均增高,整个身体屈曲,呈强迫体位,此见于帕金森病的晚期。

（5）扭转性肌张力障碍:以躯干及四肢的纵轴为中心,相互拮抗的两组肌肉出现交替性的肌肉张力时高时低,出现扭转样运动,肢体近端明显,并合并有姿势异常,此见于扭转痉挛的患者。

（6）脑神经支配肌群的张力增高:在帕金森病患者有瞬目及眼球运动减少、面部表情呆板、语音低沉不清、吞咽困难、流涎等,这些均与有关肌肉张力增高有关。

2. 急性肌张力增高　起病急剧,常伴有意识障碍。

（1）去皮质强直:全身肌张力增高,上肢屈曲,下肢伸直,双下肢出现病理反射。

（2）去大脑强直:全身肌张力增高,四肢伸直。

（3）角弓反张颈肌强直:颈肌张力增高,颈向后仰,四肢伸直,脊柱伸肌张力增高而后弯。

（4）颈项肌张力增高:见于脑膜刺激性病变,颅后窝及枕骨大孔附近肿瘤及小脑扁桃体下疝。

（二）运动增多

1. 节律性运动增多　如静止性震颤、姿势性震颤、意向性震颤、肌阵挛等。

2. 非节律性运动增多　如投掷运动、舞蹈症、扭转痉挛、手足徐动症、痉挛性斜颈等。

（三）肌张力减低

在舞蹈症、投掷运动患者伴有肌张力减低。

（四）运动减少

在帕金森病患者的肌张力增高的同时,伴有动作缓慢、运动减少。

（五）内囊综合征

临床上常出现偏瘫、偏身感觉障碍、偏盲等“三偏”征,有时单引起偏瘫,引起单肢瘫极为少见,也不引起癫痫发作。急性内囊病变,如脑血管病开始多有锥体束休克,反射消失,肌张力减低,病理反射出现较早,随后逐渐出现腱反射亢进及折刀样肌张力增高。早期常伴有眼球向偏瘫侧注视麻痹,多在数日内逐渐恢复。如果偏瘫程度轻,上、下肢瘫痪程度相差明显,提示为内囊高位损害。

（六）胼胝体综合征

胼胝体的功能研究尚不充分,故其临床意义了解还不多。其前 1/3 损害时引起左手失用症,因前 1/3 接近运动性言语中枢,损害时可出现言语障碍,中 1/3

接连共济运动及运用中枢,损害时可出现共济失调症状,后 1/3 纤维连接两侧视与听区。胼胝体肿瘤,尤其是胼胝体前部肿瘤常引起精神障碍,患者注意力不集中、记忆力减退、思维困难、理解迟钝、定向障碍、人格改变、淡漠或激怒。

(七) 大脑深部缺血性病变的临床表现

1. 大脑中动脉起始部闭塞 大脑中动脉起始段发出很多条细小中央支,在 1cm 内发出者称为内侧纹状动脉,在 1~2cm 处发出者称外侧纹状动脉,中央支主要供应壳核、尾状核、内囊膝部、内囊前肢、内囊后肢背侧部。大体上内囊上 3/5 由大脑中动脉中央支供应,下 2/5 由脉络膜前动脉供应。中央支还供应外囊和屏状核。大脑中动脉起始段闭塞的主要症状为病灶对侧三偏征,优势半球病变还伴有失语。

2. 大脑中动脉中央支闭塞 中央支中最重要的一支为豆纹动脉,它供应内囊的上 3/5 及大部分壳核。闭塞后仅出现偏瘫。

3. 脉络膜前动脉闭塞 脉络膜前动脉多在后交通动脉起始处外侧 1.5~4.5mm 处由颈内动脉发出,主要供应脉络丛、视束的大部分,外侧膝状体的外侧部,内囊后肢下 2/5 高度的后 2/3(即相当于丘脑皮质束、视放射及听放射纤维通过处),大脑脚底的中 1/3(锥体束通过处)及苍白球的大部分。闭塞后的临床表现如下。

(1) 对侧偏瘫:为大脑脚底中 1/3 软化所致。

(2) 对侧偏身感觉障碍与偏盲:为内囊下 2/5 软化所致,此"三偏"征是恒久还是短暂取决于侧支吻合的情况。其中偏盲多恒定。

4. Heubner 回返动脉闭塞

(1) 对侧偏瘫:以下肢为重,或仅有下肢瘫痪,可伴有额叶性共济失调。

(2) 对侧下肢感觉障碍。

(3) 有时有排尿障碍。

(4) 精神症状。

三、大脑深部病变的定位诊断和鉴别诊断

临床上出现各种不自主的多动、肌张力障碍,通常意味着病变在基底核。根据表现的具体类型,可进一步分析病变的具体部位,再进一步确定引起的原因。出现偏瘫、偏身感觉障碍、偏盲等"三偏"征多数为内囊部位的病变,并可根据"三偏"征中的某些临床表现,来分析病变的详细部位;胼胝体病变的临床表现虽无明显的特征,当患者以精神智力障碍为主要表现时应想到胼胝体病变的可能。胼胝体肿瘤常波及

两侧大脑半球,出现两侧肢体瘫痪。如两侧瘫痪程度不等,或有先后,提示肿瘤偏于一侧。

第四节 间脑病变的定位诊断

间脑位于大脑和中脑之间,第三脑室位于其中央,其两侧壁即间脑之内壁,丘脑下沟将间脑分为上方的丘脑部和下方的下丘脑。间脑系由许多不同的灰质块所组成。间脑包括丘脑部、下丘脑和第三脑室。

一、丘脑病变的定位诊断

(一) 丘脑的解剖生理

丘脑为一卵圆形的灰质核团块,两侧之间有一灰质横桥,称为中间块。其背面是侧脑室,外侧为尾状核和内囊,下侧通过丘脑底部与中脑相连接。丘脑后部有一隆起,称为丘脑枕,内藏枕核,其下方为内侧膝状体和外侧膝状体。在丘脑后部的后方有缰三角、后连合及松果体,合称丘脑上部。

丘脑在水平断面上被 V 形白质纤维板(名为内髓板)分隔成 3 个核团,即前核、外侧核及内侧核。

1. 前核 位于丘脑前方的背部,主要与嗅觉通路有关,嗅觉路径先和下丘脑的乳头体产生联系,再由乳头丘脑束与前核联系;然后由前核发出纤维至大脑半球的扣带回,管理内脏活动。

2. 外侧核 分为背腹两部,背部向后与丘脑枕连接,腹部向后与内、外侧膝状体连接。腹部又分为腹前核、腹外侧核、腹后核三部分,腹前核接受来自苍白球的纤维。腹外侧核接受由小脑经小脑上脚来的纤维;再发出纤维至大脑皮质运动区,与维持姿势有关。腹后核又分为腹后外侧核及腹后内侧核,腹后外侧核接受脊髓丘脑束及内侧丘系的纤维,腹后内侧核接受三叉丘系的纤维,由此二核再发出纤维至中央后回皮质感觉区。外侧核的背部又分为背外侧核及后外侧核,此二核接受上述各丘脑核发出的纤维,并与顶叶后部的顶上小叶及楔前叶发生联系。

3. 内侧核 又分背内侧核及中央核,发出一小部分纤维至下丘脑,大部分接受其他丘脑核来的纤维,再发出纤维与额叶发生联系。

丘脑各核之间、丘脑与端脑(嗅脑、基底核、大脑皮质)之间以及与皮质下结构之间,均有复杂的纤维联系。从进化程序上看,丘脑的核团可分为古、旧、新三部分,各有其特殊的纤维联系。

(1) 古丘脑:丘脑的中线核、内髓板核、背内侧核的大细胞部(内侧部)、腹前核及网状核等是丘脑进化

上较古老的部分,有学者认为无直接进入大脑皮质的向心纤维,但与嗅脑、纹状体、丘脑下部、网状结构等都有往返的联系。有学者认为它们接受来自网状结构的非特异性冲动的上行纤维,再发出纤维至大脑皮质的广泛区域。古丘脑又称"丘脑网织系统",其功能似与完成躯体与内脏间复杂反射的整合作用有关。

(2) 旧丘脑:在进化上较新,接受脊髓和脑干发出的外部感受和本体感受的冲动,它们又发出纤维经内囊至大脑皮质的特定区域,故丘脑各核团又称"驿站核",包括以下诸核。

1) 腹后外侧核:接受内侧丘系和脊髓丘系的上行纤维,投射到中央后回一般感觉区的腿区和臂区。

2) 腹后内侧核:接受三叉丘系的纤维,投射到中央后回一般感觉的面区。

3) 外侧膝状体核:接受视束的纤维,发出纤维投射到枕叶皮质的视区。

4) 内侧膝状体核:接受外侧丘系的听觉纤维,发出纤维至颞叶皮质的听区。

5) 腹外侧核:接受小脑上脚来的纤维,发出纤维至大脑皮质中央前回运动区。

(3) 新丘脑:是丘脑进化上最新的部分,与古、旧丘脑核均有联系,发出纤维投射到大脑运动皮质及感觉皮质以外的皮质区域,这些核团又称"联络核"。

1) 外侧核背侧组核团:接受丘脑其他核团的纤维,发出纤维投射到顶上小叶。

2) 枕核:接受内、外侧膝状体的纤维,发出纤维至顶下小叶、枕叶和颞叶后部皮质。

3) 背内侧核小细胞部:接受丘脑其他核团的纤维,发出纤维至额叶前部皮质。

4) 丘脑前核:接受乳头体来的纤维,发出纤维至扣带回皮质。

综上所述,丘脑有交替及传导痛、温、触觉冲动的功能,大脑皮质接受精细的感觉。

4. 丘脑的血液供应　丘脑接受颈内动脉系统和椎-基底动脉系统的血液供应,其中绝大部分来自椎-基底动脉系统。

(1) 颈内动脉系统:脉络膜前动脉的丘脑支和枕支,大脑前动脉的丘脑前动脉,大脑中动脉的豆状核丘脑动脉,后交通动脉的丘脑结节动脉。

(2) 椎-基底动脉系统:大脑后动脉的丘脑膝状动脉及丘脑穿动脉。

(3) 丘脑各部的血液供应

1) 丘脑外侧核:由丘脑膝状动脉、丘脑穿动脉和豆状核丘脑动脉供应。

2) 丘脑内侧核:由丘脑穿动脉、脉络膜前动脉的丘脑支供应。

3) 丘脑前核:由豆状核丘脑动脉、丘脑前动脉供应。

4) 丘脑枕核:由脉络膜前动脉枕支、丘脑膝状动脉供应。

5) 内髓板核:主要由丘脑穿动脉供应。

(二) 丘脑病变的临床表现

1. 丘脑综合征

(1) 对侧半身感觉障碍:其特征如下。①对侧半身感觉缺失:各种感觉均缺失,是丘脑外侧核,特别是腹后核的损害;②感觉障碍程度不一致:上肢比下肢重,肢体远端比近端重;③深感觉和触觉障碍比痛、温觉重:可出现深感觉障碍性共济失调;④实体感觉障碍:出现肢体的感觉性失认。

(2) 对侧半身自发性剧痛:为内髓板核和中央核受累所致,病灶对侧上、下肢出现剧烈的、难以忍受和形容的自发性疼痛,呈持续性,常因某些刺激而加剧,常伴感觉过敏和过度。疼痛部位弥散,难以定出准确位置,情感激动时加重。

(3) 对侧半身感觉过敏和过度:是丘脑病变的常见典型症状,尤其感觉过度更是丘脑病变的特征,患者对任何刺激均极为恐怖,还可出现感觉倒错。

(4) 丘脑性疼痛伴有自主神经症状:如心跳加快、血压升高、出汗增多、血糖增高等。

(5) 对侧面部表情运动障碍:为丘脑至基底核联系中断所致,病灶对侧面部表情运动丧失,但并无面瘫。

(6) 对侧肢体运动障碍:在急性病变时出现瞬息的对侧偏瘫,亦可出现对侧肢体的轻度不自主运动。

2. 丘脑内侧综合征　病变位于丘脑内侧核群,为穿通动脉闭塞引起。

(1) 痴呆及精神症状:为丘脑投射至边缘系的纤维中断所致。

(2) 睡眠障碍:为上行网状激活系统经丘脑前核及内侧核向大脑皮质投射路径中断所致。

(3) 自主神经功能障碍:出现体温调节障碍、心血管运动障碍、胃肠运动失调等。

(4) 自发性疼痛:为内髓板核及中央核受损所致。

3. 丘脑红核综合征　病变部位在丘脑外侧核群的前半部,多为丘脑穿动脉闭塞所致。

(1) 小脑性共济失调:为腹外侧核病变,小脑发出的小脑上脚纤维在此处中断,不能投射到大脑皮质中央前回运动区,使小脑失去了大脑皮质的支配所致。

（2）意向性震颤:发生机制同上。

（3）舞蹈徐动样运动:为腹前核受损所致,多为短暂性。

（三）丘脑病变的定位诊断和鉴别诊断

丘脑是皮质下感觉中枢,损害时感觉障碍是其最主要、最突出的症状,尤其在其外侧核受损时更为明显,一切感觉均受损,故当发现患者有偏身感觉障碍时总应想到是否有丘脑的病变,当发现有偏盲、偏身感觉性共济失调及偏身感觉障碍等"三偏"征时为丘脑病变的特征,有偏身自发性疼痛亦提示丘脑病变的可能,偏身感觉过度及过敏亦是丘脑病变的典型症状。因感觉障碍出现于偏身者可以是器质性的,也可以是功能性的,病变的部位也不单是在丘脑,因此根据一些感觉障碍特征在考虑丘脑病变的同时,总得排除其他部位的病变,甚至功能性疾病引起的偏身感觉障碍。如偏身感觉障碍,尤其是深感觉及实体觉障碍明显,仅伴有轻度的偏身运动障碍,则提示病变在丘脑的可能性最大,但也要排除顶叶的病变。内分泌及自主神经功能障碍通常为丘脑下部的病变所引起,也要注意是否为丘脑病变的影响。至于嗜睡、痴呆、精神症状等引起的病变部位很多,单凭这些症状不能确定病变的部位在丘脑,如合并一些感觉症状,则丘脑引起的可能性很大。丘脑与基底核及中脑有密切联系,部位接近,当出现中脑及基底核症状时也要注意是否也有丘脑的病变。

二、下丘脑病变的定位诊断

（一）下丘脑的解剖生理

1. **外形** 下丘脑为间脑在丘脑下沟以下的结构,分为3个部分。

（1）丘脑下视部:为下丘脑的前部,包括灰结节、漏斗、垂体、视交叉等。

（2）丘脑下乳头部:主要为两个乳头体,呈半球形,在灰结节后方。

（3）丘脑底部:为大脑脚和中脑被盖向前的延续,腹侧与丘脑下视部连接,其中有丘脑底核（路易体,Lewy body）、红核前核及红核和黑质的延伸。

2. **内部结构及功能**

（1）核团:分4个区,从前向后如下。

1）视前区:为第三脑室最前部的中央灰质,内有视前核。

2）视上区:在视交叉上方,内有视上核、室旁核及前核。

3）灰结节:在漏斗后方,内有腹内侧核、背内侧核。

4）乳头体区:在乳头体部,内有乳头体核、后核。

垂体主要分前叶和后叶,前叶为腺垂体部,是甲状腺、胰腺、肾上腺、生殖腺等靶腺的促成激素的分泌腺体。后叶是神经垂体部,为神经组织。在前叶与后叶之间有一中间叶。

（2）纤维联系

1）传入纤维:海马有纤维至穹窿,由穹窿来的纤维终止于乳头体。额叶皮质、苍白球及脑干网状结构等均有纤维止于下丘脑。

2）传出纤维:自乳头体发出乳头丘脑束,止于丘脑前核。自下丘脑发出下行纤维至中脑被盖部,还有一些下行纤维止于脑干内脏运动核团。

3）与垂体的联系:视上核和室旁核分泌的垂体后叶素（包括抗利尿激素及催乳素）经下丘脑垂体束输送到垂体后叶;根据生理需要再释放入血液。下丘脑还有七种释放激素,刺激垂体前叶腺细胞分泌相应的激素,它们分别是促甲状腺激素释放激素、促肾上腺皮质素释放激素、生长激素释放激素、促滤泡素释放激素、促黄体化素释放激素、促泌乳素释放及抑制激素、黑色素细胞扩张素释放激素等。下丘脑与垂体前叶之间没有直接的神经纤维联系,而是通过垂体门静脉系统进行沟通。

（3）下丘脑的功能:下丘脑是人体较高级的内分泌及自主神经系统整合中枢,控制交感神经和副交感神经系统的活动。

1）水分平衡:视上核和室旁核根据生理需要分泌抗利尿激素,控制肾对水分的排出与再吸收;损害下丘脑与垂体后叶的系统可引起尿崩症。

2）调节自主神经:丘脑下部前区和内侧区与副交感神经系统有关,丘脑下部后区和外侧区与交感神经系统有关,通过丘脑下部以调节交感和副交感神经的功能。

3）调节睡眠与糖的代谢:下丘脑视前区损害后出现失眠,下丘脑后方损害后出现睡眠过度,下丘脑对血糖的高低有调节作用。

4）调节进食功能:下丘脑腹内侧核的内侧部有一饱足中枢,腹内侧核的外侧部有一嗜食中枢,通过这两个中枢调节进食功能。腹内侧核损害时出现肥胖症。

5）调节体温:下丘脑通过使散热和产热取得平衡而保持体温相对恒定,散热中枢位于下丘脑的前部,产热中枢位于下丘脑后部。

6）调节消化功能:下丘脑与胃肠功能有密切关系,下丘脑损害后可引起消化道出血。

7）调节内分泌功能:下丘脑能产生多种促垂体素释放激素,下丘脑能直接调节垂体的一些内分泌功能。

（二）下丘脑病变的临床表现

下丘脑解剖结构复杂,生理功能又极为重要,其重量虽只有4g左右,但其核团却多至32对,此处的病变不可能只表现单一的症状,而是多种多样。

1. 内分泌及代谢障碍

（1）肥胖症:下丘脑两侧腹内侧核破坏时,可引起肥胖症,破坏室旁核也可引起肥胖,而且下丘脑前部、背侧部、视交叉上部、视束前部都与肥胖的产生有关。引起肥胖的机制可能与3个方面有关:进食量异常增加;运动减少,脂肪沉积;基础代谢降低。

（2）水代谢障碍:视上核与室旁核病变时尿量显著增加,产生尿崩症,此部分功能亢进时出现少尿症。

（3）盐类代谢异常:破坏腹内侧核可引起高钠血症,破坏室旁核时尿中排钠增多,并伴有多尿。

（4）性功能异常:可表现为性早熟及性功能不全。下丘脑结节漏斗核与性功能有关,此核发出结节漏斗束,影响垂体性腺激素的排出量。

1）性早熟:临床上按性早熟的程度分为3种,即外观上类似性早熟、不完全性早熟、完全性早熟等。外观上类似性早熟表现为新生儿或儿童期乳房发育和子宫出血,早期生长阴毛;完全性早熟应有睾丸或卵巢发育成熟,有成熟的精子或卵胞,有月经排卵,有早熟妊娠,性激素达到成人水平。性早熟女性多于男性。

下丘脑病变引起的性早熟主要为损伤了第三脑室底部及下丘脑的后部,除性早熟表现外尚有精神异常、智力低下、行为异常、情绪不稳、自主神经症状等。松果体病变尤其是肿瘤常引起性早熟,是由于压迫了下丘脑所致。

奥尔布赖特综合征（Albright syndrome）:病因不明,临床上有以下4个特点。①弥漫性纤维性骨炎:多为偏侧性,有骨质脱钙、骨纤维变性及囊肿形成;②皮肤色素沉着:在骨质变化的皮肤上出现色素沉着;③性早熟:多呈完全型,主要见于女性;④可合并甲状腺功能亢进、神经系统有锥体束征、先天性动静脉瘘、大动脉狭窄及肾萎缩等。

2）性功能发育不全:系指青春期生殖系统不发育或发育不完善而言,分为下丘脑性、垂体性、性腺性三种。

下丘脑病变的性功能发育不全,伴有肥胖症,有两个综合征。①弗勒赫利希综合征（Frohlich syndrome）:临床症状有性功能低下,生殖系统发育不良,男性多见,伴有智力低下、肥胖、生长发育迟滞、多尿、其他发育畸形、头痛等;②劳-穆-比综合征（Laurence-Moon-Biedl syndrome）:表现有肥胖、外生殖器发育不良、生长障碍、尿崩症、智力障碍、视网膜色素变性及多指症,或指愈合畸形等,此症状可呈完全型或不全型。

垂体病变的性功能发育不全:表现为侏儒症、性功能发育不全、垂体功能失调等,男女皆可发生。垂体促性腺激素特异性缺乏:为促性腺激素不足所致,男性阴毛稀疏,类似女性,第二性征不明显,睾丸与外生殖器很小,无精子,此为肾上腺雄性激素分泌明显不足引起;在女性如雌性激素分泌明显不足时,表现乳头、乳晕、乳房、外阴、子宫等发育不良,呈女童型,阴毛发育正常。

性腺病变的性功能发育不全:表现为第二性征缺乏、先天畸形等。

（5）糖代谢异常:动物实验刺激室旁核、丘脑前核、腹内侧核、后核时,血糖增高,丘脑下部肿瘤常有血糖升高,视交叉水平或视束前区损害时血糖降低。

2. 自主神经症状

（1）间脑性癫痫:其诊断依据主要为有发作性的自主神经症状,可伴有意识障碍;病史中或发作间歇期有某些丘脑下部症状;临床上有客观证据提示有丘脑下部损害,脑电图提示有癫痫表现。

（2）间脑病:包括下列4个方面。

1）代谢障碍:糖代谢障碍可出现糖尿、糖耐量试验和胰岛素敏感试验异常．脂肪代谢异常可出现肥胖、消瘦、血中脂肪酸增高。水代谢异常表现为口渴、多饮、多尿、少尿、水肿等。

2）内分泌障碍:表现为性功能障碍、肾上腺功能障碍、甲状腺功能障碍等。此与代谢障碍有密切关系。

3）自主神经功能障碍:表现为体温调节障碍,心血管运动障碍,胃肠功能障碍,尿便排泄障碍,汗液、唾液、泪液、皮脂等分泌障碍。

4）精神与神经障碍:精神障碍可表现为情绪不稳、易激动、抑郁、恐惧、异常性冲动、梦样状态、神经官能症状态等。神经症状的出现均为下丘脑附近脑组织损害引起。

（3）体温调节障碍:下丘脑后区为产热中枢,前区为散热中枢,前区损害时产生持久高热,后外侧区损害时引起体温过低,下丘脑病变引起的体温调节障碍,可表现为中枢性高热、发作性高热、中枢性低温、体温不稳等四种类型。

（4）循环调节障碍:下丘脑前部损害时血压升高;后部破坏时血压下降,两处均损害或损害不均时血压不稳。

（5）呼吸调节障碍:刺激视前区的前部可使呼吸受到抑制,引起呼吸减慢及呼吸幅度变小,刺激下丘脑中间部亦可出现呼吸抑制,甚至呼吸暂停。

（6）瞳孔改变:刺激下丘脑后部时瞳孔散大,刺激下丘脑前部时瞳孔缩小。

（7）消化道症状:可引起胃及十二指肠病变,主要表现为胃肠道出血。

（三）下丘脑病变的定位诊断和鉴别诊断

下丘脑是一个内分泌及自主神经系统的中枢,下丘脑损害的诊断依据主要有代谢、内分泌及自主神经功能障碍的存在。仅有其中某些临床症状,难以确定是下丘脑病变引起;如这几方面的症状均有一些,同时又有精神意识障碍及一些神经系统的有关局灶体征,则诊断比较容易肯定。病变有些是原发于下丘脑的,有些可能是原发于附近脑组织的,以后蔓延到下丘脑的,也可能是下丘脑未受到直接侵犯,仅在功能上受到一定影响。这要根据临床症状出现的顺序、严重程度及可能的病因来判断。如其他定位症状出现早,而且很突出,而内分泌自主神经症状出现较晚较轻,病情是逐渐加重的,则病灶原发于下丘脑的可能性不大,而是由附近脑组织扩展而来的,病因很可能是肿瘤;如伴有颅内压增高,则肿瘤的可能性更大。反之,如内分泌自主神经症状出现很早很突出,而其他症状是次要的,则首先要考虑原发于下丘脑的病变,如下丘脑症状和其他脑症状同时出现,常提示两者同时受到侵犯,尤其在一些急性病变,如血管病、炎症、外伤等,患者常有昏迷、局灶体征及明显的丘脑下部症状,此种情况提示病情非常严重。对单有内分泌自主神经症状的患者可进行一些脑部的辅助检查,以明确有无下丘脑或垂体的病变。还可做一些内分泌功能的检查,以明确障碍的严重程度,同时还要进行有关靶腺的检查,以明确内分泌代谢障碍引起的部位。对下丘脑的病变,还要根据其临床表现来判断病变的主要部位,因为下丘脑病变本身无明确定位体征,它与整个神经系统及全身都有广泛而密切的联系,因此在诊断下丘脑有无病变时应进行综合考虑。

第五节　脑干病变的定位诊断

一、脑干的解剖生理

（一）脑干的外形

脑干位于颅后窝,在小脑的腹侧,上端与间脑相接,下端在枕骨大孔处延续为脊髓,脑干由上而下分为中脑、脑桥和延髓三部分。

1. **中脑**　位于脑桥上方,腹侧为一对大脑脚底,内行锥体束,两脚底间为脚间窝,动眼神经由此出脑,背侧有一对上丘及一对下丘,上丘为皮质下视觉反射中枢,下丘为皮质下听觉反射中枢,滑车神经在下丘下方出脑,中脑全长有中脑导水管通过,此管上通第三脑室,下通第四脑室。

2. **脑桥**　位于中脑的下方,腹侧为宽阔的横行隆起,称为脑桥基底部,其向两侧渐趋狭细,称为小脑中脚,向背方伸入小脑。三叉神经由小脑中脚出脑,基底部下缘以横沟与延髓分界,沟内从中线向外依次有展神经、面神经和听神经走出,基底正中有纵行的基底沟。脑桥和延髓的背面为一菱形窝,是第四脑室的底,底面上可见由菱形窝外侧角至中线的髓纹,此为脑桥和延髓在背面的分界线,底面正中线为一深凹的正中沟,其外侧有纵行的与之平行的外界沟。

3. **延髓**　位于脑桥的下方,腹侧面有纵行正中沟,两侧为锥体,其内为下行的锥体束纤维,大部分锥体束纤维在锥体下方交叉至对侧,构成锥体交叉。锥体的外侧为橄榄体,在锥体的外侧有舌下神经发出,在舌下神经的背外侧,从上到下依次有舌咽神经、迷走神经及副神经发出。

（二）脑干的内部结构

脑干和脊髓的分界标志为第一对颈神经根,但彼此之间无论从外形上或是从内部结构上都不是截然可分的。既相互延续,又有所变化。在脑干的横切面上,可发现脑干内的灰质已不似脊髓的蝶形,也不是那样集中和延续,而是分散为很多灰质核团,脑干的传导束则分布在灰质核团之间,很多传导束在脑干不同部位的内侧或周边向上、向下走行,脑干的核团或传导束都有一定的分布规律,脑干网状结构在脑干内分布较广阔。

1. **脑干核团**　按其功能可分为脑神经核团和中继核团,脑神经核团发出根丝组成各自的脑神经,中继核团为中枢神经系统之间联系的中转站。

（1）12对脑神经中除嗅、视两对脑神经外,其余

10对脑神经的核团均分布在脑干之内,脑神经核团分别发出四种纤维。

1）躯体感觉性核团:接受头面部皮肤、黏膜、关节、肌腱的感觉。

2）内脏感觉性核团:接受各个内脏的感觉。

3）躯体运动性核团:支配头面部及颈部的随意肌活动。

4）内脏运动性核团:支配内脏平滑肌的活动及腺体的分泌。

（2）感觉性和运动性脑神经核团的分布关系:以第四脑室底界沟为界,内侧为运动性核团区,外侧为感觉性核团区,其中沿界沟两岸分布的,分别为内脏运动核团区和内脏感觉核团区。靠近中线旁和第四脑室底外侧角的,分别为躯体运动核团和躯体感觉核团。

（3）脑干内功能相同的核团多排成一列,上下延续为断续的细胞柱。

1）躯体运动柱分布:动眼神经核（中脑上丘）、滑车神经核（中脑下丘）、展神经核（脑桥中下部）、舌下神经核（延髓橄榄中下部）等为一列细胞柱。

三叉神经运动核（脑桥中部）、面神经核（脑桥中下部）、疑核（延髓橄榄上部至锥体交叉）等为位于网状结构中的一列细胞柱。

2）躯体感觉柱:三叉神经感觉主核及三叉神经脊髓束核（脑桥及延髓）为一列细胞柱。

耳蜗神经核及前庭神经核（脑桥中部至延髓中下部）为一列细胞柱。

3）内脏运动柱:缩瞳核（中脑上丘）、上涎核（脑桥中下部）、下涎核（延髓橄榄上部）、迷走神经背核（橄榄中下部）等为一列细胞柱。

4）内脏感觉柱:孤束核（脑桥中下部至延髓橄榄中下部）为一列细胞柱。

（4）脑干脑神经核团组成的脑神经、纤维联系及功能

1）动眼核:组成动眼神经,支配上睑提肌、上直肌、内直肌、下直肌、下斜肌,司提上睑、眼球上视、内视、下视及外上斜视。

2）缩瞳核:组成动眼神经之一部分,支配瞳孔括约肌,司瞳孔缩小。

3）滑车神经核:组成滑车神经,支配上斜肌,司眼球外下斜视。

4）三叉神经运动核:组成三叉神经下颌支的运动支,支配咀嚼肌,司下颌骨上提及前、后及侧方运动。

5）三叉神经感觉主核及三叉神经脊髓束核:组成三叉神经眼支、上颌支、下颌支,接受头面部皮肤、黏膜、牙齿等部位传来的触觉、痛温觉。

6）展神经核:组成展神经,支配外直肌,司眼球外展。

7）面神经核:组成面神经,支配面部表情肌,司仰眉、蹙额、闭目、改变口形、吸吮及鼓腮。

8）孤束核（上部）:组成面神经味觉支,接受舌前2/3味觉。

9）上涎核:组成面神经之一部分,支配泪腺、下颌下腺、舌下腺,司泪液及唾液之分泌。

10）前庭核:组成前庭蜗神经前庭纤维,接受内耳前庭及半规管的位置及平衡觉。

11）耳蜗核:组成前庭蜗神经耳蜗纤维,接受内耳螺旋器的听觉。

12）下涎核:组成舌咽神经之一部分,支配腮腺,司唾液分泌。

13）孤束核（中部）:组成舌咽神经的感觉纤维,接受舌后1/3感觉（痛、温、味）、咽部感觉。

14）疑核（上部）:组成舌咽神经的运动纤维,支配茎突咽肌,司提咽。

15）孤束核（下部）:组成迷走神经的感觉纤维,接受胸腹腔脏器的内脏感觉。

16）迷走神经背核:组成迷走神经的内脏运动纤维,支配胸腹腔脏器的平滑肌、心肌、腺体及血管,司内脏运动和腺体分泌。

17）疑核（中部）:组成迷走神经的运动纤维,支配咽、喉肌,司软腭上提、吞咽动作和声带发音。

18）三叉脊髓束核:组成迷走神经的感觉纤维,接受外耳道及脑膜的痛、温、触觉。

19）疑核（下部）:组成副神经内支,支配咽喉肌,司缩咽。

20）舌下神经核:组成舌下神经,支配舌内肌和舌外肌,司舌运动。

（5）脑干中继核团

1）薄束核和楔束核:位于延髓锥体交叉水平的延髓背侧,中继脊髓上升的薄束和楔束,发出纤维组成内侧丘系。

2）下橄榄核:位于橄榄深部,呈多皱囊袋形。

3）脑桥核:位于脑桥基底部,分散于横行纤维之间,中继大脑发出的皮质脑桥纤维,发出纤维组成小脑中脚进入小脑。

4）下丘核:位于中脑下丘深部,为皮质下听觉反射中枢。

5）上丘核:位于中脑上丘深部,为皮质下视觉反

射中枢。

6）红核、黑质：位于中脑上丘水平，属于锥体外系统，存在于中脑的大脑脚底和被盖部之间。

2. 脑干的传导束　脑干内重要的传导束主要有1个锥体束及4个丘系。

（1）锥体束：为来自额叶中央前回运动区下行的传导束，纤维行于脑干腹侧面，经中脑的大脑脚、脑桥基底部到达延髓锥体，锥体束分为皮质脑干束和皮质脊髓束两部分。皮质脑干束在下行过程中依次止于脑干各个水平双侧的脑神经躯体运动核团，唯有面神经核的下半部（其发出的纤维支配面的下半部表情肌）和舌下神经核只接受对侧皮质脑干束的支配，因此一侧皮质脑干束的损害只引起对侧面神经核下半部和舌下神经核所支配肌肉的瘫痪。皮质脊髓束一直下行至锥体下端，大部分纤维交叉至对侧，形成锥体交叉，在脊髓侧索中继续下行称为皮质脊髓侧束，相继止于脊髓各个节段的前角细胞，有一小部分纤维在锥体下端并不交叉，而是直接下行至脊髓前索，称为皮质脊髓前束，在相应的脊髓节段交叉至对侧，止于前角细胞。若在脑干内损伤了皮质脊髓束，则出现对侧肢体的中枢性瘫痪。

（2）脊髓丘系：即脊髓丘脑束通过脑干的部分，传导痛觉及温觉等。此束起自脊髓后角细胞，纤维越至对侧侧索上行，在脑干始终靠近周边，止于丘脑的腹后外侧核。

（3）内侧丘系：起于薄束核及楔束核，发出的纤维随即越至对侧上行，位于锥体束的背侧，在延髓和脑桥内靠近中线两旁，至中脑则走向周边，止于丘脑的腹后外侧核，传导躯干及肢体的深感觉。

（4）三叉丘系：三叉神经感觉主核及脊髓束核发出的纤维越至对侧组成三叉丘系，在脑干内伴脊髓丘系上行，止于丘脑的腹后内侧核，传导面部的浅感觉。

（5）外侧丘系：起自耳蜗神经核，大部分纤维在脑桥阶段越至对侧上行，组成外侧丘系。小部分在同侧上行加入本侧外侧丘系，传导听觉。

3. 脑干网状结构　脑干网状结构位于脑干中轴部位，是灰质和白质相互交杂的地区。网状结构与中枢神经系统其他各个部分联系十分广泛，有多种重要的功能。

（1）构成生命中枢：在延髓的网状结构内有呼吸中枢及心血管运动中枢。延髓呼吸中枢受脑桥外侧网状结构中的长吸中枢控制。

（2）网状上行激动系统：延髓、脑桥和中脑网状结构所接受的非特异性冲动，再发出轴突组成脑干网状上行激动系统，纤维主要到达丘脑（中线核、板内核、网状核、腹前核）。经多次神经元交替，到达大脑皮质，维持醒觉状态。

（3）对躯体运动的调节：网状脊髓束主要由脑桥和延髓的网状结构内2/3区的大、小细胞发出，大概很少数起自中脑，起自脑桥的网状脊髓束在脊髓前索内下降，称为网状脊髓内侧束；延髓网状脊髓束又称网状脊髓外侧束，其纤维有些交叉，有些不交叉，在脊髓的前外侧索内下降。网状脊髓束的纤维并不直接止于脊髓前角运动神经细胞，主要止于灰质的七、八层及其邻区。据认为，内侧束主要止于第八层，外侧束主要止于第七层，它们调节身体的肌张力。

（4）媒介各种反射：网状结构接受很多传入纤维的侧支，并与脑干很多结构发生联系，构成了很多反射弧的中间神经元。

（三）脑干的血液供应

脑干主要接受椎-基底动脉系统的血液供应。

1. 延髓和脑桥的血液供应

（1）脊髓前动脉和椎动脉延髓支：供应延髓内部结构，包括锥体、锥体交叉、内侧纵束、顶盖脊髓束、舌下神经核、孤束和孤束核、迷走背核等。

（2）脊髓后动脉：供应薄束、楔束及其核团。

（3）小脑后下动脉：供应橄榄后区，包括脊髓丘系、三叉神经脊束核、三叉丘系、疑核、绳状体、前庭外侧核等。

（4）基底动脉桥支：分为三个组。

1）旁中央动脉：供应脑桥内侧部结构，包括脑桥核、锥体束。

2）短旋动脉：供应脑桥前外侧面的一个楔形区，包括小脑中脚、三叉神经核及其纤维、面神经核及其纤维。

3）长旋动脉：供应被盖区的大部分，包括三叉神经核、展神经核、面神经核、前庭蜗神经、内侧丘系、脊髓丘系、绳状体、小脑中脚、网状结构等。

2. 中脑的血液供应　与脑桥相似，亦分为三个组。

（1）旁中央动脉：来自后交通动脉、基底动脉分叉处和大脑后动脉近端，在脚间窝形成血管丛，供应脚间窝底，包括动眼核、滑车核、红核、脚底内侧部等。

（2）短旋动脉：来自脚间丛、大脑后动脉及小脑上动脉，供应大脑脚部、黑质及被盖的外侧部。

（3）长旋动脉：来自大脑后动脉，主要供应上丘和下丘。

二、脑干病变的临床表现

（一）中脑病变的综合征

1. 大脑脚底综合征（韦伯综合征，Weber syndrome）　中脑腹侧部的病变损害了同侧位于脚底中部 3/5 的锥体束及动眼神经，因而发生同侧动眼神经麻痹及对侧偏瘫，动眼神经麻痹完全性者居多，表现为同侧上睑完全下垂、瞳孔散大、对光反射消失，眼球处于外下斜位，眼球向上、内收及向下运动麻痹。对侧中枢性面瘫、舌肌瘫及上下肢瘫痪。

2. 中脑红核综合征（贝内迪克特综合征，Benedikt syndrome）　病变损害了一侧红核，引起同侧动眼神经麻痹，对侧不完全性偏瘫，伴有不全瘫侧上下肢震颤或舞蹈、手足徐动样运动。因动眼神经的髓内根丝只有一部分由红核内穿过，大部分由红核后侧向内侧迂回而行，故动眼神经麻痹多呈不完全性。

3. 红核下部综合征（克洛德综合征，Claude syndrome）　中脑背侧部中脑导水管附近的病变，损害了同侧动眼神经及小脑上脚，表现为同侧动眼神经麻痹及对侧肢体共济失调，无肢体瘫痪。

4. 红核上部综合征　红核上部的病变，引起对侧肢体的意向性震颤，病变侧瞳孔缩小。

5. 诺特纳格尔综合征（Nothnagel syndrome）　病变位于中脑背侧部，并涉及四叠体部，出现病变侧动眼神经麻痹，一侧或双侧小脑性共济失调。

6. 四叠体综合征　四叠体病变以上丘为主时，出现瞳孔散大、对光反射丧失、眼球运动障碍；以垂直运动障碍为主，主要为上视麻痹。

7. 帕里诺综合征（Parinaud syndrome）　属于四叠体综合征的一部分，可表现为三种类型，即上视麻痹、上下视皆麻痹、下视麻痹。以上视麻痹最常见，伴有会聚障碍及瞳孔散大，对光反射丧失。实际上当病变侵犯两侧顶盖前区、中脑被盖背侧和后连合时才出现上视麻痹，侵及双侧中脑被盖部腹侧时才出现下视麻痹。

8. 中脑导水管综合征　病变位于导水管周围时，出现垂直注视麻痹、回缩性眼震或垂直性眼震、会聚障碍、瞳孔散大、眼外肌麻痹等，回缩性眼震是当眼球向不同方向注视时，出现向后收缩性跳动。

9. 内侧纵束综合征　亦称核间性眼肌麻痹，是由于两眼共同偏视的诸中枢至动眼、滑车及展神经等脑神经核的纤维损害引起，表现为单眼或双眼的外展肌或内收肌的分离性麻痹，大多数有分离性水平位眼球震颤，此种眼球震颤可以是单侧性的或双侧性的。临床上分为上型（前型）和下型（后型）。因为病变位于动眼神经核和展神经核之间的内侧纵束，故称为核间性眼肌麻痹，与核性或核上性麻痹有所不同，有重要的定位意义。

上型核间性眼肌麻痹的特点是内直肌在做眼球同向注视时功能丧失，但在做会聚运动时仍可正常活动，直视时没有或仅有轻度的眼球外斜，没有动眼神经其他体征。一般不出现复视。支配内直肌的周围神经并无损害，同时出现分离性眼球震颤，即在外展的一眼出现单眼眼震。核间性眼肌麻痹时出现单一的内直肌麻痹，乃属于上型，病变位于比展神经核平面高一些的内侧纵束的部位。

下型核间性眼肌麻痹为出现外直肌麻痹，外直肌在做两眼同向侧视时不能外展，并无复视，并出现分离性眼震，下型的病变位置意见尚不一致。

10. 中脑网状结构病变综合征　中脑被盖部网状结构病变时，临床上出现幻觉症状，其特点为在黄昏时患者出现幻视及感觉性幻觉，如看到活动的动物、人体，美丽的景色，多彩的场面，并以此为乐，而无自知力，可伴有嗜睡、动眼神经麻痹、感觉障碍、小脑病征等。

（二）脑桥病变的综合征

脑桥病变时也会出现脑神经病征、运动麻痹、感觉障碍、小脑征等。

脑神经病征：三叉神经髓内根丝损害时，出现病灶侧面部感觉障碍、角膜反射减弱或丧失，三叉神经运动核损害时，病灶侧咀嚼肌无力并萎缩，张口时下颌偏向患侧，病变侧展神经麻痹和周围性面神经麻痹等几乎是经常见到的。

运动麻痹：常在病灶对侧出现偏瘫，脑桥下部的病变出现同侧展神经及面神经麻痹，而在病灶对侧出现包括舌肌的偏瘫。

感觉障碍：在病灶对侧常出现偏身感觉障碍，因脊髓丘系与内侧丘系在脑桥内有一定距离，有时呈现感觉分离现象，大多为痛、温觉障碍。三叉神经脊髓束核损害时，在病灶侧面部有痛温觉障碍。

小脑征：这是脑桥病变时很重要的表现之一，因为小脑中脚（脑桥臂）占据脑桥的一大部分，小脑上脚（结合臂）位于脑桥的上部，小脑下脚（绳状体）位于小脑的下部后外侧，所以脑桥与小脑的关系颇为密切，在脑桥有病变时，病灶同侧常出现共济失调及小脑病变的其他症状和体征。

1. 脑桥腹侧正中综合征　常由脑桥旁正中动脉闭塞引起，出现两侧锥体束损害及小脑损害的症状和体征,出现脑桥型四肢瘫痪,因有小脑症状,故不同于大脑病变引起的双侧偏瘫。患者出现假性延髓性麻痹,与大脑半球病变引起的假性延髓性麻痹相同。

2. **脑桥腹外侧部综合征(米亚尔-居布勒综合征,Millard-Gubler syndrome)**　病变位于脑桥腹外侧部,是脑桥常见的病变部位,病变接近于延髓,引起展神经和面神经的核或其根丝的损害,并伴有锥体束的损害,表现为病变同侧展神经麻痹和周围性面神经麻痹,对侧偏瘫。

3. **脑桥旁正中综合征(福维尔综合征,Foville syndrome)**　病变比较接近脑桥中线,损害了展神经与内侧纵束,表现为两眼向病灶对侧持久性注视,病灶对侧偏瘫,同时伴有上型内侧纵束综合征的表现。

4. **脑桥被盖部综合征(雷蒙-塞斯综合征,Raymond-Cestan syndrome)**　病变位于脑桥被盖部,损害了内侧丘系、内侧纵束、脊髓丘系、小脑上脚。病变同侧有展神经与面神经麻痹,小脑性共济失调,对侧肢体出现深感觉障碍,两眼持久性转向病灶对侧。

5. **小脑上动脉综合征**　小脑上动脉闭塞后损害了脑桥外侧的结合臂、脊髓丘系、外侧丘系、小脑半球的上部、齿状核。临床表现如下。

(1) 静止时病灶同侧肢体出现不随意运动,包括头部、肩部、三角肌、肘关节及手指出现一种伸屈性划圈性徐动样运动。

(2) 病灶同侧小脑症状。

(3) 病灶对侧偏身分离性感觉障碍,以温度觉障碍明显。

(三) 延髓病变的综合征

1. **延髓旁正中综合征(延髓前部综合征)**　病变位于旁正中动脉支配区,损害了锥体束、内侧丘系、舌下神经核及其根丝,出现舌下神经周围性瘫及四肢中枢性瘫,可伴有肢体深感觉障碍。

2. **杰克逊综合征(Jackson syndrome)**　病变位于延髓下部腹侧,损害了一侧锥体束及舌下神经根,出现病变同侧舌肌麻痹及萎缩,伸舌偏向病变侧,对侧偏瘫。

3. **延髓背外侧综合征(瓦伦贝格综合征,Wallenberg syndrome)**　亦称橄榄体后部综合征,是延髓病变最常见的综合征,病变位于延髓的外侧部,主要是由于小脑后下动脉或椎动脉闭塞引起,临床上出现五组症状和体征。

(1) 病变侧软腭麻痹、声带麻痹、声音嘶哑、构音不佳、吞咽困难、饮水呛咳,为疑核损害引起。

(2) 病变侧面部痛觉与温度觉减退,触觉正常,呈核性洋葱皮样分布,对侧偏身或颈部以下痛觉及温度觉减退,感觉障碍范围时有变异,为三叉神经脊束核及脊髓丘系损害引起。

(3) 病变同侧小脑性共济失调,为绳状体及部分小脑损害引起。

(4) 出现眩晕、恶心、呕吐、眼球震颤,为前庭神经核损害引起。

(5) 同侧出现 Horner 征,为延髓交感神经下行纤维损害引起。

有时伴有病变侧展神经或面神经轻瘫,如由于椎动脉闭塞引起,对侧可出现锥体束征。

4. **延髓背外侧综合征**　病变损害了绳状体和网状结构,病变侧出现 Horner 征及小脑性共济失调,故亦称小脑交感神经综合征。

5. **阿韦利斯综合征(Avellis syndrome)**　病变损害了延髓的疑核和孤束核及脊髓丘系,出现病变侧软腭麻痹、声带麻痹、声音嘶哑、吞咽障碍、咽喉部感觉丧失、舌后 1/3 味觉丧失、对侧头部以下偏身痛、温觉障碍、深感觉正常。

6. **巴宾斯基-纳若特综合征(Babinski-Nageotte syndrome)**　病变损害了疑核、孤束核、舌下神经核、三叉神经脊髓束、绳状体和网状结构,临床上表现为同侧咽喉肌和舌肌麻痹,同侧舌后 1/3 味觉丧失,同侧面部痛温觉丧失,同侧共济失调,同侧 Horner 征,对侧偏瘫及痛温觉丧失,深感觉正常。

三、脑干病变的定位诊断

脑干结构相当复杂,脑干受损后所产生的症状和体征多种多样,这决定于病变的水平、部位、范围、性质等因素,故定位诊断有时比较困难,必须根据脑干的解剖生理为基础,结合不同部位损害产生的临床综合征的特征,以神经系统疾病定位诊断的原则为指导,来确定病变的部位,其要点如下。

1. **脑干病变的确定**　第Ⅲ～Ⅻ对脑神经核位于脑干,并由脑干发出其纤维,这些脑神经核的分布都比较接近,脑干内的传导束也比较密集。脑干内的病变常损害一个或一个以上的脑神经核或其根丝,一个或一个以上的传导束,因此在病变的一侧出现脑神经受损的症状和体征,病变的对侧出现传导束型感觉障碍或偏瘫,即所谓交叉性瘫痪或交叉性感觉障碍,交叉性症状和体征是脑干病变的特征表现,据此可确定为脑干的病变。有时脑干病变为双侧性的,即产生双侧性的交叉症状和体征,但此时则要排除脑干以上的广泛性病变。

2. 脑干病变水平的确定　脑神经核分布在脑干的不同水平，第Ⅲ~Ⅳ对脑神经的核位于中脑，第Ⅴ~Ⅷ对脑神经的核主要在脑桥，第Ⅸ~Ⅻ对脑神经的核在延髓。根据脑神经核或脑神经受损的情况即可判断脑干内病变的水平。一侧动眼神经麻痹、对侧偏瘫，提示病变在中脑的大脑脚水平；一侧面神经周围性麻痹及展神经麻痹，对侧偏瘫，提示病变在脑桥下段水平，一侧舌下神经周围性麻痹，对侧偏瘫，提示病变在延髓水平。但是脑干的病变有时比较弥散，或病灶较大，不是单纯地侵犯一个水平或一侧，而是侵及几个水平，两侧的水平也不尽一致，此时即需根据临床具体表现做出判断。

3. 脑干病变范围的确定　确定病变的水平为纵向的定位诊断，确定病变的范围为横向的定位诊断，即判断病变在水平面分布的位置。延髓的体积较小，小的病变即可造成双侧显著的功能障碍，脑桥和中脑体积较大，同时出现两侧功能障碍的情况即相对少些。整个脑干分为腹侧的基底部和背侧的被盖部，中脑在后方还有顶盖部，被盖部主要为脑神经核的位置，基底部主要为传导束通过之处，脑神经核发出的根丝基本上是通过基底部由腹侧出脑。被盖部的病变以脑神经症状和体征为主，基底部的病变则以传导束的症状和体征为主，如累及脑神经根丝，则伴有脑神经受损的表现，综合以上情况判断不同的脑干病变病灶范围的大小。总的来看，脑神经的侵犯对病灶范围的反映最有意义，但有些脑神经核如三叉神经核及前庭神经核较长，根据这些核受损来判断病变的准确部位即比较困难，常需要通过其他核的受损情况来帮助定位。同样因一些传导束通过脑干全长，单凭传导束受损表现亦难以确定病变的准确部位，也得靠脑神经受损情况来帮助定位。

4. 脑干内、外病变的鉴别　在确定了脑干病变的部位以后，需进一步明确病变位于脑干内或脑干外，这对确定治疗有重要价值。脑干内病变通常应以内科治疗为主，脑干外病变多数为肿瘤，为脑干受压所致，故常需手术治疗。脑干内、外病变的鉴别要点如下：①脑干内病变交叉征比较明显，而脑干外病变交叉征常不明显，有时不存在交叉征，相反，有时小脑征或颅内压增高征更明显。②脑干内病变脑神经和传导束损害常同时发生或相隔不久，而脑干外病变脑神经受损的发生时间往往要早得多，对侧如有偏瘫则出现较晚，程度较轻，而且常常是逐渐出现的。如脑干血管性病变，脑神经和传导束同时受损，脑干炎症脑神经和传导束受损时间相隔不会过久。如为脑桥小

脑角的听神经瘤，前庭蜗神经受损表现可存在很久，然后才逐渐出现对侧轻偏瘫。③注意有无纯属脑干内结构损害的表现，如内侧纵束综合征、眼球同向注视麻痹、垂直性眼球震颤等。这些对脑干内病变诊断很有帮助。④鉴别脑神经是核性损害，还是周围性损害，例如动眼神经核组在脑干内比较分散，脑干内病变很少损害整个核组，故脑干内动眼神经核病变表现为部分性动眼神经麻痹，而脑干外动眼神经病变多表现为动眼神经完全性麻痹。前庭神经核的病变，眩晕可不显著，而眼球震颤可持续很久，前庭功能检查多属正常；而前庭神经周围性病变眩晕显著，眼球震颤不会长期存在，前庭功能检查常有明显减弱或丧失。

第六节　小脑病变的定位诊断

小脑位于颅后窝内，约为大脑重量的1/8，在脑干的脑桥、延髓之上，构成第四脑室顶壁，主要是运动协调器官，病变时主要表现为共济失调及肌张力低下。

一、小脑的解剖生理

（一）大体观察

上面：较平坦，紧位于小脑幕之下，中间凸起，称为上蚓。自前向后，上蚓又分五部：最前端是小脑小舌，其次为中央叶，最高处称山顶，下降处为山坡，最后为蚓叶。在此上蚓部的后1/3有伸向外前方，略呈弓形的深沟，称原裂。原裂之前两侧为小脑前叶，中间为山顶。原裂之后的两侧为小脑半球的两侧部。

下面：两侧呈球形，为小脑两半球，中间凹陷如谷，谷底有下蚓部。下蚓部自后向前分四部：蚓结节、蚓锥、蚓垂和小结。蚓垂两侧为小脑扁桃体。

小结是下蚓的最前部，它的两侧以后髓帆与绒球相连，共称绒球小结叶。在绒球之内前方，紧邻桥臂。双侧桥臂之间，稍向前有小脑上脚及前髓帆。

总观上下两面，中间为蚓部，两侧为半球。从进化上看，蚓部为旧小脑而半球为新小脑，前面介于上下两面之间的桥臂稍后之绒球小结叶为古小脑。

（二）内部结构

小脑皮质结构各处基本一致，镜下分为三层，由外向内为：①分子层，细胞较少，表浅部含小星形神经细胞，较深层为较大的篮状细胞（basket cell）。它们的轴突均与浦肯野（Purkinje）细胞接触，其纤维为切线形走行。某些纤维负责联系小脑两半球。②浦肯野细胞层，主要由这层细胞执行小脑功能。这个层次很明显，细胞很大。其粗树突走向分子层，呈切线位，像

鹿角样向上广泛伸延;其轴突穿过颗粒层,走向小脑核群。浦肯野细胞接受脑桥与前庭来的冲动。③颗粒层,为大片深染的圆形小神经细胞,本层接受脊髓和橄榄体来的冲动。

在小脑髓质内有四个核,均成对。在额切面上用肉眼即可看到,由外向内依次是:①齿状核,呈马蹄形,细胞群呈迂曲条带状,向内后方开口,称核门。此核接受新小脑的纤维,将冲动经小脑上脚及红核,并经丘脑传至大脑皮质。②栓状核,形状像一个塞子,位于齿状核"门"之前,它接受新小脑与古小脑的纤维之后,也发出纤维到对侧红核。③球状核,接受古小脑的纤维,之后也发出纤维到对侧红核。④顶核,接受蚓部与古小脑来的冲动,发出纤维到前庭核与网状结构。

(三) 小脑的联系通路

小脑与脑干有三个连结臂或称脚,在横切面上很易辨认,从下向上说,这三个臂是:①绳状体,称小脑下脚,连系小脑与延髓;②桥臂,称小脑中脚,连系脑桥与小脑;③结合臂,称小脑上脚,连系小脑与中脑。小脑的这三个臂(或脚)是向小脑与离小脑的纤维。

在绳状体内有:①背侧脊髓小脑束,起于脊髓的后柱核,不经交叉,终止于蚓部的前端;传递本体感受冲动。②橄榄小脑束,起于延髓橄榄体,经交叉,终止于小脑皮质。橄榄体之冲动可能来自苍白球。③弓状小脑束,由同侧楔核的外弓状纤维形成,其中还有三叉脊髓感觉核来的纤维。④网状小脑束,起自盖部网状核。此束含有起自小脑的小脑网状束。⑤前庭小脑束,在绳状体内侧部行走,一部终止于顶核,一部终止于绒球小结叶。也有顶核与前庭核联系的小脑前庭束。

在桥臂内几乎全部为脑桥小脑纤维。脑桥纤维为水平方向行走,起自桥核细胞。后者是额桥小脑束与颞桥小脑束的中转站。桥小脑纤维大部分终止于对侧小脑半球。

小脑上脚有离小脑的纤维。小脑红核丘脑束起自齿状核与栓核,有交叉(Wernicke 交叉);部分止于对侧红核(从红核再起红核脊髓束),部分直接到达对侧丘脑的腹外侧部。在小脑上脚内也有走向小脑的束。腹侧脊髓小脑束与背侧脊髓小脑束一样也起自脊髓后柱核。不交叉,终止于小脑蚓部。

可将小脑的主要联络概括如下:小脑接受脑桥的纤维(大部分到达小脑半球),通过桥核细胞接受来自大脑皮质的冲动;接受脊髓的纤维(到达蚓部),从脊髓接受本体感受刺激,接受前庭核的纤维,向绒球小

结叶传递前庭冲动,接受下橄榄体的纤维,到达小脑的整个皮质,这组纤维可能传递来自纹状体的冲动。纹状体经丘脑与下橄榄体联系。这个通路称为丘脑橄榄束;最后,小脑还广泛地接受网状结构的纤维,以保证运动的协调。

小脑的离心纤维有到前庭核的,有到红核的和有到脊髓的,还有经过丘脑到大脑两半球皮质和纹状体的传导通路。

凡小脑发出纤维所要到达的部位,均有纤维再向心地走向小脑。

(四) 小脑的功能区分

1. 基底部　第四脑室顶壁的下部,包括蚓结节、蚓垂、蚓锥、绒球及顶核。功能是维持平衡,为小脑的前庭代表区。

2. 中部　两半球上面的中间部,中线稍向两侧、原裂前方,前叶之后部区域。此区主要是通过内侧膝状体和外侧膝状体,与听和视功能有联系。病变时发生何种症状尚不清楚。

3. 前部　为小脑上面的前上区域,主要是前叶,在中部以前。此部主要是控制姿势反射和行走的协同动作。

4. 外侧部　小脑上下面的后外侧两半球,主要功能是控制同侧肢体的技巧性随意动作。

由此可见,小脑的功能定位,如 Bolk 曾指出的,身体不分开两侧的部分(躯干)由小脑之不分开两侧的部分(蚓部)支配,蚓部前端支配头部肌肉,后部支配颈部和躯干的肌肉。肢体的肌群则由同侧小脑半球支配,前肢在上面,后肢在下面。这个定位原则虽较简单,但目前临床上,还只能大体如此定位。小脑的某些部位如蚓部外侧与半球之间的某些部位,病变时无定位体征,仅在病程发展到一定阶段时发生颅内压增高,应予注意。

二、小脑病变的临床表现

(一) 小脑功能丧失症状

1. 共济失调　由于小脑调节作用缺失,患者站立不稳、摇晃,步态不稳、为醉酒步态,行走时两腿远分,左右摇摆,双上肢屈曲前伸如将跌倒之状。

患者并足直立困难,一般不能用一足站立,但睁眼或闭眼对站立的稳定性影响不大。

检查共济失调的方法主要是指鼻试验与跟膝胫试验。做这种动作时常发现患者不能缓慢而稳定地进行,而是断续性冲撞动作。

笔迹异常亦是臂、手共济失调的一种表现,字迹

不规则,笔画震颤。小脑共济失调一般写字过大,而帕金森病多为写字过小。

2. 暴发性语言　为小脑语言障碍的特点,表现为言语缓慢,发音冲撞、单调、鼻音。有些类似"延髓病变的语言",但后者更加奇特而粗笨,且客观检查常有声带或软腭麻痹,而小脑性言语为共济运动障碍,并无麻痹。

3. 辨距不良或尺度障碍　令患者以两指拾取针线等细小物品,患者两指张展奇阔,与欲取之物品体积极不相称。此征或称辨距过远。如令患者两手伸展前伸手心向上迅速旋掌向下,小脑病变的一侧则有旋转过度。

4. 轮替动作障碍　指上肢旋前旋后动作不能转换自如,或腕部伸屈动作不能转换自如。检查轮替动作障碍,当然要在没有麻痹或肌张力过高的情况下,才有小脑病变的诊断意义。

5. 协同障碍　如令正常人后仰,其下肢必屈曲,以资调节,免于跌倒。小脑疾病患者,胸部后仰时其下肢伸直,不做协同性屈曲运动,故易于倾倒。又如令患者平卧,两臂紧抱胸前,试行坐起。正常人必挺直下肢,支持臀股才能坐起;但小脑患者缺乏下肢协同伸直动作,试行坐起时,往往下肢上举,呈"两头跷"状态。

6. 反击征　令患者用全力屈曲其肘,检查者在前臂给予阻力,尽力向外拉其前臂,然后突然放松。正常人在外拉力突然放松时,其前臂屈曲即行停止,不致反击到患者自己的胸壁,在小脑病变时,则屈曲不能停止,拉力猛止,则患肢可能反击至患者的胸部或面部。因而检查者应置一左手于被检查肢体与患者胸壁之间,加以保护。

7. 眼球震颤　许多人认为它并非小脑体征,而是小脑肿瘤或脓肿时压迫脑干所致。可能是小脑前庭核间的联系受累所致。

（二）肌张力变化

小脑病变时肌张力变化较难估计。张力调节在人类有很大变异,而且还因病变部位与病变时期而有所不同,但有如下临床事实可供参考。

1. 一侧小脑病变(外伤、肿瘤)　发生典型的同侧半身肌张力降低,表现为肌肉松弛无力,被动运动时关节运动过度,腱反射减弱。如令患者上肢下垂,医生固定其上臂,在患者完全放松肌肉的情况下,击动其下垂的前臂使其被动摇摆,可见患侧摇摆幅度比健侧为大。所谓膝腱摇摆反射也是张力低的表现。

2. 两侧对称性小脑病变者,一般无明显的肌张力改变。

3. 在某些小脑萎缩的病例(皮质与橄榄、脑桥、小脑型)　可见渐进性全身肌张力增高,可出现类似震颤麻痹的情况。但在尸检时,发现病灶限于小脑。许多观察证明,在小脑核(特别是齿状核)和所谓张力中枢(红核和苍白球)之间有密切的功能联系。

（三）小脑体征的定位意义

1. 小脑病变时体征在病变同侧的肢体,表现为共济失调、辨距不良、轮替动作障碍、反击征等,并可能出现同侧肢体肌张力低下,腱反射减弱等。

2. 如病变限于蚓部,症状多为躯干共济失调与言语障碍。肢体异常较少,张力也正常。但目前有一值得注意的事实,即大部分(慢性)弥散性小脑萎缩的病例,蚓部与半球的退行性病变的程度相等,而临床上主要是躯干共济失调与言语障碍,肢体异常较轻。这说明大脑通过大量投射联系对新小脑发生了代偿。如病变呈急性病程,代偿作用则很少发生。

3. 如病变仅限于齿状核(特别是齿状核合并下橄榄),最常见的症状是运动过多,节律性运动失常(肌阵挛)。偶尔也可见肌张力过高。孤立性齿状核病变(或合并一侧小脑上脚)一般是发生同侧性典型动作震颤(或称意向震颤)。

4. 关于暴发性语言的定位意义　需两侧病变或中间的蚓部病变才导致此类言语障碍,特别是蚓部与两半球前部病变时,有报道个别局限性小脑萎缩病例仅有蚓部前部及半球的邻近部分病变,临床上即有严重的暴发性语言。

第七节　脊髓病变的定位诊断

一、脊髓的解剖生理

（一）脊髓外形

脊髓位于椎管内,上端在相当于寰椎的上缘于枕骨大孔处与延髓相连,下端为圆锥,抵第1腰椎下缘。在胚胎期的前3个月,脊髓与脊椎的全长相等,即下端达骶骨下缘。自第4个月开始脊椎增长加快,脊髓乃逐渐较脊椎为短,第5个月时脊髓末端至骶椎上缘。新生儿时脊髓下端至第3腰椎下缘,成人则至第1腰椎下缘。偶有变异,脊髓下端可高至第12胸椎,或抵达第3腰椎。在女性脊髓下端通常稍低。脊髓全长40~47cm,相当于身长的28%,男性平均为45cm,女性平均为43cm,而脊椎全长平均为70cm。

脊髓略呈扁圆柱形，横径较前后径为大，上下粗细不匀，有颈膨大和腰膨大两个梭形膨大部分。颈膨大相当于 C_4～T_1 范围，在 C_7 处最宽，为上肢诸神经的进出处。腰膨大相当于 L_1～S_1 范围，在 L_4 处最宽，为下肢诸神经的进出处，腰膨大以下脊髓迅速变细，末端成为脊髓圆锥，圆锥以下为细长终丝，于第 2 骶椎下缘止于硬膜囊底。终丝为软脑膜的延续，终丝于硬膜囊底穿出硬膜，外包硬膜突起，延续形成硬膜终丝。终丝的上 3/4 由马尾围绕，称为内终丝；下 1/4 由硬膜紧包，称为外终丝，末端止于尾骨后面的骨膜。终丝周围的腰、骶、尾神经根称为马尾。

脊髓共计 31 节，包括 8 个颈节、12 个胸节、5 个腰节、5 个骶节、1 个尾节，每节发出 1 对脊神经，因脊髓较脊柱为短，故脊神经自脊髓起点至出椎间孔的距离逐渐延长。脊髓表面有 6 条纵行的沟，前正中裂位于脊髓腹侧，较深而宽；后正中沟位于脊髓背侧，较浅而窄；前外侧沟位于脊髓腹外侧，较浅，脊神经前根由此发出；后外侧沟位于脊髓背外侧，窄而深，是脊神经后根进入脊髓之处。

（二）脊髓的内部结构

脊髓在横切面上可见中央呈 H 形的灰质，在其四周为白质。灰质中主要含有神经细胞、树突和神经末梢，并富于血管，故外观呈灰红色。白质主要由密集的有髓鞘纤维组成，故外观呈白色。自灰质连合向后延伸为后角（后柱），其顶端有呈半月状透明的神经组织，内含神经细胞，称为 Rolando 胶状质，灰质连合向前延伸为前角（前柱），内含发出前根的神经细胞，在胸髓和上腰髓有灰质向外侧突出形成侧角（侧柱），内含交感神经细胞。在前角与后角之间，小部分灰质伸入白质内，被纵行纤维细束穿行，形成网状结构，此在颈段最明显。

在灰质周围由神经纤维和神经胶质网组成，白质内含有联系脊髓内部的固有束及与脑联系的上、下纵行排列的纤维束，每侧白质以前、后外侧为界，分为 3 个白质纵柱，即前索、侧索和后索，各索内又有若干纤维束。在灰质前连合的前方有横行纤维为白质前连合，白质内多数为有髓鞘纤维，粗细不一，白质内还含有支持性的胶质细胞，主要是纤维性的星形细胞。

脊髓灰质连合中央有细长的中央管，纵贯脊髓全长，内含脑脊液，管壁衬以室管膜上皮，中央管在脊髓圆锥下部呈梭形膨大，称为终室，在成人中央管常有阻塞。

脊髓在颈、胸、腰、骶各节段的结构及灰、白质的相对量均有差异，如颈膨大及腰骶膨大灰质量显著增大，其上、下行纤维的数量越至脊髓上段越增多，以第 1 颈节的纤维为最多。在颈膨大部含有多量的灰质和白质，横径大，外形呈卵圆状，特别是第 7、8 颈节。后索被后中间隔分为内侧的薄束和外侧的楔束，网状结构较发达，至上颈节灰质量虽减少，但白质量增加，故其横切面仍较大。胸髓的灰质量少，前、后角皆细小，但有发达的侧角，并有 Clarke 柱，此在第 12 胸节最粗大，后索的有髓鞘纤维发出旁支止于 Clarke 柱，胸髓白质较多。腰髓第 4、5 节横切面也很大，灰质肥厚，前角向外侧凸出。第 3 骶节灰质量多，胶状质粗大，灰连合狭小，白质甚少，横切面也小。

1. 后角（后柱）　在横切面上后角自后向前分为尖、胶状质（Rolando）、头、颈和基部。基部连接中间带，颈部较细，位于后角中部，头部在背侧，较膨大，胶状质呈新月形，冠于头部后方，尖部为一薄带，是胶状质背侧的弧形区，位于后角的表面，借白质的背外侧束（Lissauer 束）与脊髓表面分开。后角内的神经细胞属感觉性，接受经后根传入脊髓的体表、体内和本体的各种感觉纤维。后角有如下主要核团。

（1）后角边缘核：为一薄层，含大、中、小 3 型细胞，呈弧形排列于后角尖部，此核占脊髓全长。细胞的轴突参加对侧脊髓丘脑束。

（2）胶状质：含大量密集的小卵圆形及多角形细胞，占脊髓全长，在第 1 颈节与三叉神经脊束核相连，在第 1 颈节与腰、骶节最大，胶状质是传入冲动在后角的主要联合站，或是触觉、温度觉与某些触觉的中继站。

（3）后角固有核：位于后角头和颈的中央部，内有中等量大梭形细胞及少量大多角形细胞。此核占脊髓全长，在腰、骶节细胞最多，由此处的细胞发出脊髓丘脑束和脊髓顶盖束。

（4）Clarke 背核（胸核）：位于后角基部内侧区，为大多极或圆形细胞，此核占胸节及上腰节（第 1～2 腰节），在第 10～12 胸节最发达，此为脊髓小脑后束的起始核。

（5）后角连合核：位于后角基部内侧缘，Clarke 背核的后内侧，为中、小型细胞，呈多角形或梭形，占脊髓全长。

（6）脊髓网状核：位于后角固有核的外侧，为中、小型细胞，形成网状质，占脊髓全长，在上颈节最清楚。此核有一特殊的颈外侧核，向外延伸，位于第 1～2 颈节侧索内，在后角的前外侧，为多极细胞。

2. 中间带

（1）中间内侧核：为一群小型及中型细胞，呈三角形,位于中间带内侧部,中央管的外侧,占脊髓全长,此柱可能接受内脏传入纤维,并传递至内脏神经元。

(2)中间外侧核:位于中间带外侧的尖端,占据侧角(柱),为中等大多极细胞,呈梭形或卵圆形,此核起第8颈节,下抵第2~3腰节,属交感神经节前神经元,其轴突经前根、白交通支,终于交感神经节。在第2~4骶节前角基部的外侧面也有类似但较为分散的细胞发出轴突经前根至盆腔的副交感神经节,称骶副交感核。

3. **前角(前柱)** 前角含有大、中、小型神经元,占脊髓全长,各型细胞混合存在,其中大、中型细胞多为α和γ运动神经元,前者占2/3,后者占1/3,发出轴突经前根至骨骼肌。小型细胞为中间神经元,其中包括闰绍细胞(Renshaw cell)。

(1)α运动神经元:是支配骨骼肌的主要运动神经元,是大多极细胞,是脊髓中最大的细胞,发出α纤维经前根至骨骼肌的梭外肌,传送运动冲动,使肌肉保持紧张和产生运动,属下运动神经元。从生理上,α运动神经元分为两型:紧张型,其轴突传导速度较慢,支配红肌纤维维持肌紧张;位相型,其轴突传导速度较快,支配白肌纤维,能使肌肉快速收缩,对腱反射起作用。

(2)γ运动神经元:散在于大型前角细胞之间,为中型神经元,发出γ纤维经前根(占30%)至骨骼肌的梭内肌,与维持肌张力和腱反射有关。它与肌梭内的感觉神经共同组成肌肉张力的监控系统,平稳执行正常反射和随意运动。从生理上,γ运动神经元亦分两型;静力型:支配肌梭内核链纤维(γ_1传出纤维),其感受装置对缓慢维持牵拉比较敏感;动力型:支配肌梭内核袋纤维(γ_2传出纤维),其感受装置对快速牵拉比较敏感。

(3)Renshaw细胞:位于前角腹内侧部,为一种短轴突的具有抑制功能的小型神经元,具有反馈抑制α运动神经元活动的作用,从而保持肌肉活动的稳定性和准确性。

此外,在脊髓个别节段的前角内还见到下列细胞群:副神经核脊髓部位于C_{1-5}前角内,居前角的外侧部。膈神经核为中型细胞,居C_{3-5}前角内侧群的最内侧部,支配膈肌。前角连合核位于前角内侧,见于脊髓全长。

4. **脊髓的传导束** 在脊髓白质内,上、下纵行的纤维束各占一特定的区域,分为脑与脊髓之间长距离的上行(感觉性)、下行(运动性)传导束和脊髓内短距离联络性的固有束。各束之间无轮廓明显的分界,脊髓白质由神经纤维和神经胶质网组成,形成3个白质柱。

(1)前索:位于前正中裂和前外侧沟之间,前索内下降的纤维。

1)皮质脊髓前束:为非交叉的锥体束,位于前正中裂的两侧,来自大脑皮质运动区,通过颈节,一般只到中胸节。其纤维终止前陆续在白质前连合处交叉,终止于对侧前角细胞,主要支配上肢和颈肌。

2)前庭脊髓内侧束:起自前庭内侧核,纤维交叉伴随内侧纵束下行,位于脊髓前索的前内侧部,止于颈节和上胸节,生理研究认为,此束是单突触直接通路,抑制上颈节运动神经元。

3)顶盖脊髓束:起自上丘的深层,在内侧纵束的前方,两侧纤维交叉,即被盖背交叉,交叉后的纤维下行于内侧纵束的前方,在脊髓内位于前索,近前正中裂,大部分纤维只至上4个颈节,少量纤维至下4个颈节,此束通过中间神经元影响前角运动神经元,刺激上丘,头及眼转向对侧,这可能由此束作为媒介。

4)网状脊髓内侧束(脑桥网状脊髓束):起自脑桥被盖内侧部的细胞,此束几乎全部不交叉,下行于脊髓前索内侧部,见于脊髓全长,其中有少量纤维在脊髓白质前连合交叉,此束可能还有部分纤维起自中脑网状结构。

5)内侧纵束:此束起自脑干的许多核团,如中脑的Cajal中介核(中介脊髓)、网状结构、前庭神经核、达克谢维奇核(Darkschewitsch nucleus)及后连合核。内侧纵束的脑干部含上、下行纤维。脊髓部则主要为下行纤维。此束下行于脊髓前索的内侧部靠近前正中裂。其中,前庭纤维起自前庭内侧核,终止于前角及部分中间带,此束只见于上颈节。前索内上行的纤维有脊髓丘脑前束,位于前索边缘部,起自对侧后角中央细胞柱,经白质前连合交叉后上行,终止于丘脑。

(2)侧索:位于前外侧沟和后外侧沟之间。

1)在侧索内下行的纤维如下。

①皮质脊髓侧束:即锥体束,位于脊髓小脑束和固有束之间,起自对侧大脑皮质中央前回的大锥体细胞,在延髓交叉。交叉后下行终止于前角,占脊髓全长。纤维排列是支配上肢的纤维位于最内侧,支配下肢的纤维在最外侧。据统计,锥体束纤维终止于颈髓者占55%,终止于胸髓者占20%,终止于腰、骶髓者占25%。锥体束生髓在近出生时才开始,至2岁时尚未全部完成。它支配四肢肌肉的随意运动,特别是肢端的运动,尤其是手的精细动作。

②网状脊髓外侧束(延髓网状脊髓束):起自延髓网状结构的内侧2/3,此束内含交叉和不交叉的两种纤维,下行于脊髓侧索的前部,占脊髓全长。网状脊髓束对脊髓 α 和 γ 运动神经元有易化和抑制性影响。延髓网状脊髓束有抑制作用,脑桥网状脊髓束有易化作用,网状脊髓束除影响运动神经元外,还影响感觉冲动向中枢的传导。

③红核脊髓束:起自对侧的红核,在中线交叉后下行,在脊髓内位于皮质脊髓侧束的前方,终止于前角,迄今对人类红核脊髓束的作用所知较少。刺激动物的红核时,致使对侧肢体屈肌紧张,很可能是红核脊髓束经多突触联系,易化屈肌运动神经元和抑制伸肌运动神经元。

④前庭脊髓外侧索:起自前庭外侧核,纤维不交叉,下行于同侧脊髓侧索的前部,纵贯脊髓全长,此束可增强同侧肢体的伸肌紧张。电刺激前庭外侧核,易化伸肌神经元,抑制屈肌神经元。

⑤橄榄脊髓束:起自延髓的下橄榄核,位于前根的外侧,终止于脊髓颈节的前角。

⑥下行自主性通路:此通路直接和间接与下丘脑相关联,下丘脑是调节内脏活动的高级中枢,它除接受低级脑部的影响外,也接受大脑皮质某些区域的影响,下行自主通路是多突触的,弥散分布于脊髓的侧索和前索,与侧固有束和网状脊髓束密切关联,终止于中间外侧核。

2)在侧索内上行的纤维如下。

①脊髓小脑后束:或称 Flechsig 束,由 Clarke 核发出纤维向外至同侧侧索后部周缘上行,经小脑下脚止于小脑的下肢代表区(蚓部)。

②脊髓小脑前束:或称 Gower 束,位于侧索的周边,在脊髓小脑后束的前方,其纤维数量较少,主要为交叉纤维,起自对侧与同侧后角中央细胞,此束上行至延髓即与脊髓小脑后束分离,经小脑上脚的背侧面进入小脑蚓部。

③脊髓丘脑束:位于脊髓小脑前束之内侧前方,过去认为纤维起自对侧 Rolando 胶状质细胞,现认为起于对侧后角边缘核、后角颈部、中间带和部分前角,纤维经白质前连合交叉至对侧,上行终止于丘脑。纤维排列自外向内依次为骶、腰、胸、颈各部。当病变从外向内进展时,痛、温觉障碍则自身体下部向上扩展。当脊髓丘脑束一侧受损时,对侧痛、温觉障碍的水平较受损的相应水平低1~2个髓节。

④脊髓顶盖束:传导躯体感觉到与视、听有关的中脑顶盖区,此束甚少,其起始细胞与脊髓丘脑束相

似,与脊髓丘脑束伴行,其功能推测为传导损伤性刺激冲动,多数学者认为此束只是脊髓丘脑束的一个侧副通路。

⑤脊髓前庭束:此束中一部分纤维是脊髓小脑后束的侧支,另一部分起自其他后角神经元,在同侧脊髓上行,止于前庭外侧核的尾侧部。

⑥脊髓网状束:属于脊髓-网状-丘脑系统,占脊髓全长,起始于脊髓后角的神经元,于脊髓前外侧索上行,止于延髓网状结构的纤维主要是不交叉的,至脑桥的纤维分布于两侧,多数终于脑桥尾部网状核,少数至中脑网状结构。此束对保持意识和觉醒起重要作用,故属上行网状激活系统。

⑦内脏感觉传导束:其第一级神经元是脊神经节细胞,其周围支起自胸腹腔内脏的痛觉和牵张感觉的感受器,第二级神经元在脊髓灰质内的部位及其纤维的走向尚欠明了,传导内脏感觉的纤维可能靠近脊髓丘脑束上行,其中一部分可能是短链性纤维,经过多个中继站而至丘脑。也有学者认为膀胱、尿道及下部输尿管的痛觉纤维均位于脊髓丘脑侧束内,传导触、压或牵张感觉的上行纤维在后索内。

(3)后索:在后正中沟与后外侧沟之间,在后索下降的纤维束有束间束与隔缘束,上行纤维束有以下几种。

1)薄束(Goll 束):位于后正中沟的两侧,系由来自下肢及下胸段的本体感觉精细触觉的纤维所组成,终止于延髓的薄束核。

2)楔束(Burbach 束):在薄束的外侧,系来自上胸、上肢与颈部的本体感觉和精细触觉的纤维,终止于延髓的楔束核。脊神经节细胞的周围起自肌、腱、骨膜、关节、皮肤和皮下组织的各种感觉神经末梢,其中枢突经后根内侧部在后角尖的内侧进入脊髓后索,分为长的升支和短的降支,其中一部分后根纤维或其侧支可直接或间接止于前角运动神经元,形成单突触或多突触反射联系。后根纤维的升支在后索组成薄束和楔束。

(4)固有束:为联系脊髓不同节段短距离的纤维束,对脊髓的反射活动起重要作用,是脊髓固有反射的基础。脊髓内最简单的反射为单突触反射,为节段内反射,反射弧只有两个神经元(脊神经节细胞和前角细胞),这种反射只占少数,如骨膜反射和肌腱反射。绝大多数反射弧至少还有一中间神经元,它们除发出轴突至同节段的运动神经元外,还可升、降数节脊髓,形成节段间反射弧。此升、降纤维交叉或不交叉,起始或终止均位于脊髓内,组成脊髓内的固有束,

它们均位于灰质的邻近,分别称为前、侧及后固有束。

（三）脊髓的血液供应

1. 动脉　脊髓的动脉供应有以下来源。

（1）脊前动脉:起自椎动脉的颅内段即将合并为基底动脉处,纵行于脊髓的前正中裂内,在颈髓段接受椎动脉的颈椎部分的分支和经过椎间孔而来的甲状腺下动脉的分支,在胸椎、腰椎及骶椎各水平,又接受来自肋间动脉入腰动脉、髂腰动脉及骶外侧动脉的分支。

（2）脊后动脉:亦起自椎动脉颅内段,脊后动脉有两支,走行于脊髓后外侧沟,即沿后根的内侧缘下行,脊后动脉在脊髓各段接受其他动脉的分支情况与脊前动脉相同。

在每一脊髓节水平位,来自肋间动脉及上述其他动脉的分支均经过椎间孔,构成根动脉,在穿入硬膜后分为前根动脉和后根动脉,成人脊髓是由 6~8 个前根动脉和 5~8 个后根动脉所供应。前根动脉行至前正中裂与脊前动脉和冠状动脉连接,后根动脉沿后根走行,与两个脊后动脉连接。冠状动脉系围绕脊髓吻合而成的动脉环,能把血液均匀地分配给脊髓的不同水平。

脊前动脉分出沟连合动脉供应脊髓前角、侧角、中间灰质、Clarke 柱、前索与侧索的大部分,包括皮质脊髓侧束和皮质脊髓前束,冠状动脉供应前索与侧束的周边部,脊后动脉供应后角与后索。脊髓血液供应的薄弱区为 T_4 及 L_1,特别是 T_4 最易发生供血不全的损害,在横切面上脊髓有 3 个供血薄弱区,即中央管区、皮质脊髓侧束区、脊髓前角区。

2. 静脉　脊髓的静脉沿前根和后根向外,引流至巨大的脊髓脊椎静脉丛中,后者上伸至颅腔内。在胸和 L_1、L_2 水平,脊髓脊椎静脉丛引流至奇静脉中,脊髓脊椎静脉丛与胸腔、腹腔和盆腔静脉之间有很多的吻合。在肺与脊椎奇静脉系统之间有直接的静脉连接。脊椎静脉丛的压力很低,其血流依躯干的活动而改变,如腹压增高、打喷嚏、举重等均可促进静脉血流动。脊椎静脉丛为肿瘤细胞和其他各种栓子进入颅内的一个方便通道。

二、脊髓病变的临床表现

脊髓病变产生的临床表现与四个因素有关。①脊髓病变的部位:病变部位越高,造成的运动、感觉及自主神经功能障碍的范围也越广泛;②病变在脊髓横断面上扩展的程度:脊髓整个横断面的结构损害,则引起脊髓横贯性损害的临床表现,如只是损害某些部分结构,如某些传导束或中央灰质,则仅引起相应的脊髓部分性损害表现;③脊髓病变在长轴上蔓延的程度:根据不同性质的病变,在脊髓可以只侵犯少数节段,也可以侵犯若干节段,甚至蔓延脊髓全长,病变可以是分散的,也可以是连续的;④脊髓病变发生的速度及过程:是急性起病抑或隐袭起病,病情发展迅速和/或徐缓。上述四种因素对判断脊髓病变的部位和性质都非常重要,必不可少。

脊髓各段之病变综合征:当脊髓与高级中枢离断时,在急性期,首先出现脊髓休克现象,表现为横断面以下的脊髓所支配的骨骼肌肌张力降低,甚至消失,外周血管扩张、发汗反射不出现、直肠与膀胱粪尿积聚,牵张反射与保护性反射全部消失。在脊髓休克解除后,才能更清楚地判定各节段损伤的综合征。

1. 高颈段（C_{1-4}）病变综合征　四肢上运动元瘫痪,病灶水平以下全部感觉丧失,高张力型（上运动元型）膀胱功能障碍（尿失禁）,可能有神经根痛。如病变在 C_{2-3},根痛在枕部或耳后;如病变涉及 C_4,则有膈肌麻痹（呼吸困难）或刺激现象（呃逆）,如病变较高而涉及枕大孔区,则更可能出现颅后窝症状,如眩晕、眼球震颤、颈项强硬、强迫头位等;病变涉及三叉神经脊髓束,则有同侧面部感觉障碍;累及副神经则有同侧胸锁乳突肌与斜方肌萎缩。

当然,在急性横贯性损伤时,首先出现脊髓休克;休克解除后,才能陆续表现出上运动元瘫痪的特征。

2. 颈膨大（$C_5 \sim T_2$）综合征　上肢为下运动元瘫痪,下肢为上运动元瘫痪。各种感觉丧失,膀胱功能障碍则尿失禁。可有向上肢放散的神经根痛,常有霍纳（Horner）征。

3. 胸脊髓（T_{3-12}）综合征　上肢不受影响,下肢有上运动元瘫痪和尿失禁,病灶水平以下全部感觉丧失,此时神经根痛可为束带样箍痛。

4. 腰膨大（$L_1 \sim S_2$）综合征　下肢为下运动元瘫痪,下肢及会阴部感觉丧失,排尿障碍。

5. 脊髓圆锥（S_{3-5}）综合征　四肢均无麻痹,会阴部（马鞍区）感觉丧失,低张力型膀胱功能障碍（尿潴留）。

6. 马尾综合征　下肢可有下运动元瘫痪。排尿障碍为尿潴留,有阳痿,下肢及会阴部感觉丧失。病初,患者常有剧烈的神经根痛,多不对称,以一侧下肢为重,可类似坐骨神经痛,膝反射、肛门反射往往消失。有时,需与椎间盘突出等病症造成的根病变综合征相鉴别。

三、脊髓病变的定位诊断步骤

一旦确定病变位于脊髓(或椎管之内),在定位诊断方面,希望尽可能地达到下列要求:判定病灶的上界和下界;决定病变在脊髓内还是脊髓外,如在髓内应决定在髓内何部,如在髓外,还应决定在硬膜内还是在硬膜外。

(一) 确定脊髓病变的上界

在判定脊髓病变的上界时,神经根痛有重大意义。神经根痛为感觉后根直接受刺激的表现,性质为钝痛、窜痛,沿神经根放射。放射区域大致与病变根分布区相一致,往往伴有脑脊液冲击征(即咳嗽、打喷嚏、用力时疼痛加剧)。这种疼痛与病灶水平以下区域的灼性弥散性束痛不同,与椎骨病变引起的局限性、有叩痛点的疼痛也不相同,应注意鉴别。

确定各种感觉丧失的上界,也是确定病灶上界的重要根据。但需注意,每一个皮肤节段至少受三个脊髓节段的支配(除相应的节段外,还有邻近的上一节段与下一节段),脊髓与脊柱之长度不同。因此,按感觉缺失水平的上界判断病灶上界时,尤其进行手术治疗时,必须向上推 1~3 节。

在脊髓休克解除后,还可利用反射决定病灶水平,即反射消失的最高节段,可能是病灶存在的节段。

(二) 确定脊髓病变的下界

在判定脊髓病灶水平之下界时,首先是根据反射变化,以反射亢进的最高节段常可推断病变下界。例如患者有膈肌麻痹(C_4)但肱二头肌反射亢进,则可表示病变累及 C_4,尚未累及 $C_{5~6}$。

发汗试验有时有确定下界的意义。

立毛反射:分为脑立毛反射与脊髓立毛反射。脑立毛反射是用锐物或冷物(冰块)刺激颈后三角,正常人同侧半身出现立毛反应;脊髓横贯病变时,脑立毛反射不能扩布到病灶水平以下,因而能确定病灶上界。脊髓立毛反射是刺激患者足底、足背的皮肤,立毛反应由下向上扩布到脊髓病灶水平以下,因而,可作为判定病灶下界的参考。

反射性皮肤划纹症:是以尖锐刺激用适当的力量,刺划皮肤(注意刺划范围应自病灶以上数节段至病灶以下数节段),经过 5~30 秒,在划过的部位两侧 1~6cm 的范围内出现不整齐的花边样红色或白色皮肤反应,持续 30 秒到 10 分钟。反射性皮肤划纹症是脊髓反射经后根、脊髓自主神经中枢、自主神经传出纤维构成节段性反射通路。因此,在横贯性脊髓病变、神经根病变及周围神经病变时,均可破坏其反射通路,使反射消失。在脊髓横贯病灶水平以下,此种反射往往过强。故亦可作为定位诊断之参考。

某些内脏功能变化亦有定位诊断价值。如必要时进行膀胱测压,认真观察分析霍纳(Horner)征,均有一定意义。

在用这些临床方法判定病灶下界有困难时,可考虑脊髓碘油造影或气造影,以判断病灶范围。但应尽可能根据物理体征,过细地进行检查。对于病灶广泛而散在的病例减免不必要的造影检查。随着 MRI 的广泛应用,脊髓病变的定位诊断准确率越来越高。

(三) 髓内与髓外病变的鉴别

髓内病变多起始于脊髓断面的中央部位,较常见的是室管膜瘤、胶质瘤、脊髓空洞症,在发病后相当长的时间内,症状和体征仅限于病变的节段范围内,呈节段型感觉障碍。由于痛、温觉(部分触觉)纤维在脊髓灰质前联合内交叉,部分触觉纤维直接入后索,故病变早期多有痛、温觉丧失,触觉存在的感觉分离现象。由于病变起于脊髓断面的中央部位,不直接刺激神经根,因而很少发生剧烈的根痛现象,也不出现脑脊液冲击征(咳嗽、打喷嚏时沿神经根放射的窜痛),如有自觉的感觉异常,可能在病变节段范围内产生自发性冷、灼感觉,如病灶邻近的节段(病灶以上)痛觉传导细胞受刺激,可产生深部钝痛感。在病程的绝大部分时间内(除非到极晚期),其病变节段范围内的体征为下运动元损伤特点,有反射消失及肌萎缩,下运动元损伤体征比较广泛。肛门周围及鞍区的痛温觉纤维因紧靠脊髓断面的外缘,因而会阴部的痛、温觉多不减退或丧失。锥体束征如出现也较晚。腰穿时,椎管内阻塞的现象不如髓外病变时明显。

脊髓髓外病变与髓内病变的体征有很大区别。早期症状可以仅限于受累神经根分布范围内,表现为条带样(根型)窜痛,多伴随脑脊液冲击征,如髓外病灶刺激脊髓丘脑束、可在病灶对侧身体某部出现传导性痛、温觉异常。在这一阶段,如不做细致的感觉检查,往往误诊。病变进一步发展时,根痛更加明显,病灶同侧锥体束受损,出现上运动元瘫痪,如后索受损,出现深感觉障碍,对侧出现传导型痛、温觉丧失,构成完全或不完全的脊髓半切综合征(布朗-塞卡综合征,Brown-Sequard syndrome)。诊断已比较容易明确。

病变晚期,病变节段的脊髓扭曲受压,形成横贯损伤,根痛仍然可以存在。病变节段以下的感觉、运动功能均已丧失,膀胱直肠功能已在中期出现障碍,肛门周围皮肤感觉障碍也早已存在,痛、温觉障碍自下而上的发展呈传导型分布。但此时,如认真断定脊髓病变的下界,则常可发现,髓外病灶的范围多只限于脊髓的一二个节段。因而,病变节段少,为髓外病变的特点。腰穿时椎管内阻塞现象,在髓外病变时早期出现。

（四）脊髓髓内病变的定位诊断

脊髓髓内病变:在进行性病变的较早阶段,在某些特殊的变性病,病变可限于脊髓断面的某一部位,表现出特殊的定位体征。

1. 前角病变　主要表现是病变前角支配的肌肉萎缩,下运动元性瘫痪,反射消失,肌电图上出现巨大综合电位,无感觉障碍和病理反射。最常见的疾病是脊髓灰质前角炎,进行性脊髓性肌萎缩等。

2. 后角病变　主要表现是痛、温觉消失,触觉、深感觉存在,感觉障碍在病灶侧呈节段型分布,可伴发反射消失,营养障碍。最常见的疾病是脊髓空洞症,髓内胶质瘤(早期)等。

3. 灰质前联合病变　主要表现是双侧节段型痛、温觉消失,触觉和深感觉存在,可伴发反射消失,营养障碍。最常见的疾病是脊髓空洞症,脊髓中央管积水、出血等。

4. 中间侧柱(侧角)细胞变性　主要表现是"特发性直立性低血压",一般中年发病,伴泌汗障碍、阳痿、括约肌功能障碍,直立时收缩压下降 20mmHg 以上、对 Valsalva 动作的反应消失。有时伴发多系统变性如橄榄脑桥小脑萎缩和类似帕金森病的体征(称夏伊-德拉格综合征,Shy-Drager syndrome)。

5. 侧索病变　如主要病变限于皮质脊髓束(锥体束),表现为同侧肢体上运动元瘫痪或不全瘫痪,肌张力增强,肌腱反射亢进,出现巴宾斯基征(Babinski sign)。可见于原发性侧索硬化。如病变主要限于脊髓小脑束,表现为肢体共济失调,多为双侧。可见于弗里德赖希共济失调(Friedreich ataxia)。

6. 后索病变　主要表现为深感觉障碍,肌肉关节位置觉消失,音叉振动觉消失,因而有感觉性共济失调。可见于脊髓结核、黄韧带肥厚、后侧索联合变性等。

7. 后索和侧索联合变性　除表现为深感觉障碍外,同时表现有侧索病变的体征。

（五）硬膜下与硬膜外病变(以肿瘤为例)的鉴别

1. 硬膜外肿瘤患病率(20%)较硬膜下肿瘤患病率(65%)为低。

2. 硬膜下多为较良性的神经纤维瘤、脊膜瘤等,而硬膜外多为恶性的肉瘤、转移癌。

3. 硬膜下肿瘤病程较慢,根痛症状存在时间较久,硬膜外肿瘤发病较急,早期亦可有根痛症状,且很快出现瘫痪。

4. 脊椎棘突叩击痛(椎痛)主要见于硬膜外肿瘤或病变,而脑脊液冲击征在硬膜下肿瘤时出现得早,且比较明显。

5. 疼痛随体位变化时多为硬膜下肿瘤,硬膜外时少见。

6. 硬膜外病变时 X 线片常有椎体破坏、椎旁阴影等明显变化,硬膜下病变时或无明显变化,或仅有椎间孔增大。

第八节　颅底及脑底结构及其病变综合征

一、颅底、脑底结构

颅底内面分前、中、后三个颅窝,分别称为颅前窝、颅中窝和颅后窝。底面为骨性结构,脑面为脑底。各颅窝及其内容物均有结构特征,病变时发生各不相同的综合征,临床意义重大。

（一）颅前窝

颅前窝主要由额骨的眶板和筛骨的筛板构成,骨质薄而脆弱,易因外伤骨折。内容脑底的前部,额叶底面,在两半球间裂两侧,各有嗅球及嗅束,附于额叶底面。

（二）颅中窝

颅中窝由蝶骨和颞骨构成,前界为蝶骨嵴,后界为岩骨嵴,中部高起,形成蝶鞍,鞍前有前床突,鞍后有后床突,蝶鞍深部称鞍底,蝶鞍窝内容脑下垂体,鞍的两侧为海绵窦,窦旁有第 III、IV、V、VI 对脑神经和颈内动脉通过。蝶鞍两侧为宽大的凹陷,内容大脑颞叶。此窝内有许多孔和裂。自前而后有:①眶上裂,有第 III、IV、VI 对脑神经和第 V 对脑神经的眼神经通过,裂中尚有眼静脉入颅;②圆孔,有第 V 对脑神经的上颌神经通过;③卵圆孔,有第 V 对脑神经的下颌神经通过;④棘孔,脑膜中动脉通过;⑤破裂孔,为颈内动脉入颅处。

在蝶鞍之上,稍前方有视交叉,视交叉后方正中处有灰结节,此结节向下的部分形成锥形,称漏斗,正对蝶鞍上口,下与垂体相连。灰结节稍后,有一对圆形突起,为乳头体。灰结节与乳头体属间脑的下丘脑。乳头体两侧为大脑脚,左右大脑脚之间称脚间窝,脚间窝侧壁有动眼神经出脑,大脑脚两侧有背侧绕过来的滑车神经。

（三）颅后窝

颅后窝主要由枕骨和颞骨构成,内容脑干和小脑。前面中央部为鞍背和枕骨斜坡,脑桥、延髓交界处出脑的展神经和基底动脉均沿斜坡而上,脑桥和延髓均俯于斜坡,外侧为岩骨后面,有内耳孔,为面神经、前庭蜗神经之出入颅腔处,孔内有内听动脉通过。颅后窝底中央为枕骨大孔,卵圆形,前部较窄,恰位于第2颈椎(枢椎)齿状突之上,后部较宽,通向椎管,为延髓与脊髓相接处。副神经和椎动脉经枕骨大孔入颅,孔的前外侧缘有舌下神经孔内口,舌下神经由此出颅。

二、病变综合征

（一）颅前窝病变（主要是肿瘤）综合征

颅前窝肿瘤的主要特征是视神经萎缩、嗅觉丧失和精神障碍。

1. **视神经萎缩**　视神经的入颅处在眶尖的视神经孔,本不在颅前窝底,但它在颅前窝后缘入颅中窝,与嗅束入脑部位邻近。因而肿瘤如发生于此部,则可造成视神经的原发性萎缩。如颅内压升高,对侧发生视盘水肿,则构成所谓福-肯综合征(Foster-Kennedy syndrome)。曾认为这是额底脑膜瘤的特殊综合征。但此种典型的综合征并不多见。额底肿瘤时的眼底所见常常是双侧视盘水肿或水肿后继发性视盘萎缩。如肿瘤较大,可有视力改变,但视野多呈向心性缩小,有时呈中心盲点扩大。

2. **嗅觉丧失**　颅前窝肿瘤时,理论上应先有一侧嗅觉丧失,但这个症状往往长期不被患者注意。或者发病后不久即为双侧嗅觉丧失,因两个嗅束的实际距离仅1cm多。也可能是由于额叶病变的患者精神反应迟钝,常不表现嗅觉缺陷。

3. **精神障碍**　额叶底部病变时精神障碍的程度变异颇大,可能与肿瘤的大小有关。轻者只有轻微的行为异常、智力减退、欣快、记忆障碍等,重症可有严重痴呆、定向障碍、记忆消失或严重减退、注意力严重涣散,可有情感冲动、行为粗暴、不礼貌,以致完全失去生活自理的能力,有的甚至被送入精神病院治疗。

（二）颅中窝脑底病变综合征

1. **提示颅中窝病变的症状和体征**

（1）垂体(或间脑):病变所致的内分泌与代谢异常。

（2）视交叉病变的体征。

（3）动眼、滑车与展神经联合病变的体征。

（4）海绵窦病变的体征。

（5）颞叶癫痫和/或象限性偏盲。

（6）嗅觉异常,嗅幻觉,钩回发作等。

（7）蝶鞍、岩骨尖、颅中窝、颅底等部位X线片显示骨质破坏。

2. **鞍区病变体征**

（1）鞍内病变:主要是垂体腺瘤。其中,嗜酸性细胞瘤早期多功能亢进,青春发育期前发病形成巨人症,成人表现为肢端肥大症。肿瘤长至鞍外者少,但可见蝶鞍骨质增生;嫌染性细胞瘤,常可生长到鞍外,顶压鞍隔而造成严重双颞部头痛,容易向上破坏视交叉及其他脑组织,引起视野变化(典型病例为双鼻侧偏盲)及其他脑症状,由于肿瘤的挤压而破坏垂体腺,造成垂体功能低下。多有蝶鞍骨质破坏,球形扩大;嗜碱性细胞瘤相当少见,一般不大,故蝶鞍骨质变化及视野变化少见。近年来,随亚微结构的研究进展,垂体腺瘤又分出许多亚型,与定位诊断关系尚不明了。

（2）鞍上病变:包括原发于鞍上第三脑室的肿瘤、颅咽管瘤及鞍内肿瘤向上破坏鞍隔的肿瘤。可影响第三脑室的脑脊液通路而引起颅内压升高。肿瘤自上而下地影响视交叉,可先出现双鼻侧的下象限盲。向上向前可压迫额叶底部,出现颅前窝症状,向上向侧方可压迫颞叶,可合并颞叶癫痫及眼运动神经损伤,向上向后可压迫大脑脚而造成双侧锥体束征及动眼神经麻痹。欲确定病灶的原发部位,必须获得细致的病史,确切掌握各症状出现的时间顺序。

（3）鞍旁病变:病灶(如肿瘤)如起始于鞍旁,将首先累及海绵窦,第Ⅲ、Ⅳ、Ⅵ对脑神经,三叉神经眼支,有时累及三叉神经半月节。主要体征是眼球运动麻痹,患侧面部感觉障碍,角膜反射消失及眼球淤血、突出等症状。可无内分泌症状,或发生较晚。

3. **颅中窝两侧颞叶底面病变**　常见原因为肿瘤,以脑膜瘤、胶质瘤居多。此部除颞叶皮质外,有第Ⅲ、Ⅳ、Ⅵ对脑神经,三叉神经通过,颞叶深处有视束通过。因此,本部病变时可发生眼外肌麻痹、颞叶癫痫、象限盲、命名性或感觉性失语、记忆障碍及听、嗅、味、视不同形式的幻觉,如病变向中线累及下丘脑(第三脑室侧壁)亦可出现内分泌障碍的症状。如肿瘤偏外侧,可见到颞骨膨隆。

4. **颅中窝病变的其他综合征**

（1）眶上裂综合征:第Ⅲ、Ⅳ、Ⅵ对脑神经及三叉神经眼支均经海绵窦向前进入眶上裂而达眶内。眶上裂病变(外伤、炎症、肿瘤)时产生这些神经损害的症状。各神经往往同时病变或几乎同时病变,X线片可见眶上裂骨质破坏或增生。

（2）海绵窦综合征：有第Ⅲ、Ⅳ、Ⅵ对脑神经完全性损伤，三叉神经眼支损伤。病变的原因以血栓形成最为常见。因而常伴有患侧眼球突出、眼睑及结膜水肿，视网膜静脉怒张或出血及视盘水肿。

（3）岩骨尖综合征：此处病变损伤展神经及三叉神经眼支，患侧外直肌麻痹。前额颞部疼痛或感觉减退，角膜反射减弱或消失，X线片可见颞骨岩尖部骨质破坏。

（三）颅后窝病变综合征

1. 颅后窝病变的症状和体征

（1）症状

1）头痛：最常见，头痛的程度和性质与病变部位和病程缓急有关。中脑导水管未完全阻塞或暂时性阻塞时，头痛往往为发作性，多在清晨较重，间歇期可不痛，发作高峰可伴呕吐，这类头痛多甚严重，且常与体位和头位有关，有时放射至枕或上颈部。

2）呕吐：多在头痛严重时伴发，但个别病例可因第四脑室底下部病变而单独出现呕吐或首发呕吐。

3）眩晕：多为真性眩晕，视物旋转。或为发作性，发作时伴面色苍白、多汗、恶心、呕吐、缓脉、呼吸异常，甚至昏迷（布伦斯综合征，Bruns syndrome），多伴发头痛。

（2）体征

1）眼底：颅后窝肿瘤时，绝大多数病例早期出现视盘水肿，但脑干髓内肿瘤时视盘水肿出现很晚或不出现。

2）眼震：指眼球自发性或诱发性的左、右或上、下，或转动性的比较规律性的摆动，为颅后窝病变的重要指征。

3）强迫头位：为颅后窝病变时有特殊意义的体征。常因脑组织或某神经根被病变压迫或被病变压挤而移位（如慢性小脑扁桃体疝），造成固定的头位。

4）脑神经：颅后窝病变时可以出现各组脑神经损伤的体征。以后组脑神经及脑桥小脑角脑神经损伤最为常见。眼运动组脑神经在颅后窝病变时较少见，但可因颅内压升高而出现双侧展神经麻痹，或由于外展核及脑桥凝视中枢病变而出现向病灶侧凝视麻痹及患侧眼外直肌麻痹。

后组脑神经损伤应视为颅后窝病变的特点，第四脑室病变、延髓病变均可直接累及后组脑神经。小脑肿瘤、脑桥小脑角病变亦可累及后组脑神经。如为一侧病变，则表现为软腭麻痹、胸锁乳突肌及斜方肌力弱、萎缩，以及伸舌偏向患侧，患侧舌肌萎缩等，如为两侧病变则形成延髓性麻痹综合征。

脑桥小脑角的三叉神经根部受累，多表现为患侧角膜反射消失，患侧面部感觉减退，面神经损伤时出现周围性面瘫，较少情况下出现面肌抽搐，偶尔二者合并存在，前庭蜗神经损伤产生眩晕和/或听力障碍。

5）自主神经体征：颅后窝病变时可出现各种各样的自主（内脏）神经失常的体征，可见心率过缓或过速、血压不稳、呼吸节律失常，甚至出现陈-施呼吸，有时出现内脏疼痛，体温升高（常为终期现象），还有代谢异常等。

6）小脑幕综合征：眼痛、畏光、眼睑痉挛和流泪。于小脑上蚓部、半球上部病变时最为常见，尤其易见于小脑附近的髓外肿瘤、小脑结核瘤。此征的发生是由于小脑幕上有三叉神经的返回支，当它受刺激时，三叉神经的眼支受到反射性影响，大概脑底血管之受牵拉也可能有部分作用。

7）强直发作：颅后窝病变的强直发作称 Jackson 小脑发作或幕下强直发作，儿童比较常见，多突然发作，类似去大脑强直，发作时意识丧失或混浊，角弓反张状、四肢强直、瞳孔散大、对光反应消失，面色潮红或发紫，心率过速或过缓，大汗淋漓等，常伴尿便失禁。一般每次只发作几分钟，但有时可间断地发作数小时，甚至发作致死。

8）小脑体征：颅后窝肿瘤生长于小脑中线部位者居多，也常影响两侧的小脑半球及其前方的第四脑室。因而，颅后窝肿瘤时常有小脑体征及其附近的脑干体征。

颅后窝病变时的小脑体征可有：①小脑性肌张力低下，可为全身型或半身型或仅限于某肢体，以蚓部及半球病变时多见；②小脑性共济失调，见于半球病变的同侧半身或一肢，中间蚓部病变时常有静态共济失调，直立和坐位不稳，步态蹒跚。

9）脑干及第四脑室体征：参阅脑干、脑室病变章节。

2. 颅后窝中线病变与两侧病变的鉴别　小脑中线部主要指小脑蚓部，第四脑室壁病变时早期常表现为躯干共济失调（坐位、直立不稳、摆动）。因病变常可侵及第四脑室及其邻近的脑干，亦常常发生脑脊液循环障碍（颅内压升高）。呕吐与头痛亦常为早期临床症状，头痛可放射到后枕部，引起颈项强直。一般深反射多减弱，肌张力多减低，但少数患者因脑干受累可致反射亢进。小脑中线部位常见的肿瘤是髓母细胞瘤（儿童），也可以是星形细胞瘤（成年），偶尔也见室管膜瘤、血管母细胞瘤等。

（1）小脑半球肿瘤：可破坏小脑半球功能，阻塞脑脊液循环,偶亦可压迫脑干。主要的特征性体征是病灶同侧肢体共济失调、肌张力低、眼球震颤及动作震颤,如进展缓慢,症状较轻,患者可能要拖到颅内压增高就诊。因而就诊时大多数(90%)患者已有呕吐、头痛与视盘水肿。小脑半球的肿瘤与中线肿瘤相比,较易压迫脑干一侧的长束及脑神经。小脑半球肿瘤以星形细胞瘤为最常见。有时也发生血管母细胞瘤、肉芽肿或转移癌。

(2)斜坡肿瘤:早期压迫脑干,产生多发性脑神经损伤及长束(运动、感觉)体征。脑神经损伤以第Ⅵ～Ⅻ对为主,常为双侧性损伤。有时可见斜坡骨质破坏。此部位以脊索瘤、脊索母细胞瘤为最常见,也可以因鼻咽部癌侵入颅内形成这种综合征。本部位也可发生脑膜瘤。

(3)枕骨大孔区畸形:包括扁平颅底、颅底陷入、环枕融合、先天性短颈综合征(克利佩尔-费尔综合征,Klippel-Feil syndrome)、寰枢椎脱位、小脑扁桃体下疝畸形(阿-基二氏畸形,Arnold-Chiari malformation),以上几种畸形可单独存在,亦可两种以上同时存在。

症状和体征:可见颈神经根受刺激现象,如颈项部慢性疼痛,感觉减退,一侧或双侧上肢麻木、酸痛、肌萎缩、反射减退等,单侧或双侧后组脑神经核和/或核下损伤体征,如声嘶、吞咽困难、舌肌萎缩等,颈脊髓和延髓受压症状,如尿便潴留、四肢轻瘫、锥体束征、感觉障碍、吞咽及呼吸困难等,由于小脑扁桃体前压、脑压突然增高(如咳嗽、喷嚏、排便用力)时,脑脊液压力不能通畅地传入椎管,而传入脊髓中央管,若干患者有颈脊髓空洞症体征,如单侧或双侧上肢和胸部呈节段型痛、温觉消失而触觉存在,深感觉正常,小脑体征,眼震常见。多为水平型,亦可为垂直型,据称向下视时出现垂直眼震具有特征性。可有小脑共济失调步态、指鼻及跟膝胫试验不稳;椎-基底动脉供血不足症状,如眩晕、呕吐或颈源性眩晕、复视、四肢无力及球部损伤体征,颅内压增高症状与体征,如头痛、呕吐、视盘水肿,甚至发生脑疝。

辅助检查:主要靠头颅包括上颈椎的 X 线侧位片。用各种方法测量齿状突高度、枕骨大孔前后缘与斜坡的角度、外耳孔高度等。环枕区断层照相,小量定向气脑造影,MRI 以发现小脑扁桃体下疝。

诊断枕骨大孔畸形的参考体征:注意身体其他部位,尤其是头部的发育缺陷,如头颈偏斜、面部不对称、颈项粗短、后发际低、颈部活动不灵、颈胸椎侧弯或后突、肢体不对称、骶骨裂、椎管内容物膨出等,这些均有参考价值。

不过,存在枕骨大孔区畸形者,未必都发生脊髓空洞症,对存在脊髓空洞症的患者应详查有无枕骨大孔区畸形或该区其他病变。但是,不存在枕骨大孔区畸形或其他病变的脊髓空洞症也是存在的。文献中曾有报道枕骨大孔区脑膜瘤伴有脊髓空洞症、慢性颅后窝粘连(慢性结核性脑膜炎)伴发脊髓空洞症的,但慢性小脑下疝不伴脊髓空洞症者,更屡见不鲜。

第九节 脑室系统占位病变的定位诊断

脑室系统发生占位病变时,其定位体征取决于:①脑室系统本身的生理解剖特点,有空间,有脑脊液在其中循环,有室管膜及脉络膜组织存在等;②脑室附近的结构,侧室前角在额叶,体部在中央叶及顶叶,后角在枕叶,下角在颞叶,三脑室内有下丘脑神经内分泌结构,接近视交叉等,第四脑室之前有脑干、后有小脑等。脑室系统占位病变体征的发生多与这两大特点有关。

(一)侧脑室占位病变

侧脑室占位病变比较少见。侧脑室肿瘤大多数为神经外胚叶型,如脉络丛乳头状瘤、室管膜瘤、星形细胞瘤、脑膜瘤等,也偶见结核瘤、胆质瘤、脑囊虫。据称,侧脑室前部胶质瘤较多,后部则脑膜瘤较多。

侧脑室肿瘤可见于任何年龄,但 20 岁以前者较多。左侧似较右侧稍多。

侧脑室占位病变的最早症状是颅内压增高现象。头痛最为突出,常为发作性头痛,在室间孔突然阻塞时头痛开始发作,因脑室急剧扩张,头痛可达到难以耐受的程度,甚者引起昏迷及突然死亡。如因某种体位使室间孔突然开放,则剧烈的头痛可骤然停止。如此种头痛多次发作,可能迫使患者取特殊体位,如俯卧位或屈膝俯卧位,以谋取室间孔不被闭塞。偶有患者因撞击前额而缓解头痛,故每于头痛发作时屈膝俯卧并以前额撞地。患者为减少头痛发作,常取俯卧姿势睡眠。

头痛剧烈发作时,常伴严重呕吐,甚者伴意识障碍及脑干压迫现象或因脑疝致死,而头痛发作间期,由于侧脑室尤其是三角区内有较大的空隙,如肿瘤尚未侵及周围脑组织,在没有阻塞室间孔的情况下可以不发生症状。

在颅内压增高发作时或肿瘤侵及周围脑组织时,可根据其病变的部位产生各种脑损害症状与体征:如前部病变可产生偏身型或单肢型感觉及运动障碍,后部病变可产生同侧偏盲,如侵及左颞、顶、枕交界处,则可能发生失用、失语、失认等症状。这些脑室周围脑组织受累的症状常常程度较轻,在颅内压严重升高时比较明显,颅内压暂时缓解时又可暂时消失或减轻。

侧脑室肿瘤时,因颅内压增高,常有些一般性精神症状,如软弱无力、萎靡不振、记忆力减退、反应迟钝等。

体格检查,早期除可见程度不同的视盘水肿外,一般无定位体征。肿瘤侵犯脑室周围脑组织时可出现定位指征,因侵犯部位不同而异。

脑脊液检查除发现颅内压升高外,可见蛋白含量异常(增高),如为结核或寄生虫,也可有细胞数增多。

脑电图可见局灶性慢波或 α 节律减少或消失,但不恒定。

脑超声波检查可见中线波移位,此法无损伤而意义较大,应定期随诊。

放射线头颅 X 线片只可见一般颅内压增高征,无定位价值。CT 对侧脑室之占位病变可提供重要诊断依据,因之可改变侧脑室肿瘤诊断困难的局面。脑室穿刺 Conray 造影可提供精确的定位诊断依据,一般在开颅手术之前进行。

(二) 第三脑室占位病变

第三脑室肿瘤也比较少见。原发于第三脑室的肿瘤有室管膜瘤、脉络丛乳头状瘤,但也可以发生脑膜瘤、颅咽管瘤、上皮样瘤。继发的第三脑室肿瘤主要有胶质瘤等。

症状与体征:与侧脑室肿瘤的共同特征是病初可长时间无症状,或在相当长的时间内只有颅内压增高的症状与体征,主要表现为头痛、呕吐与视盘水肿。由于可随着脑脊液循环是否通畅而呈发作性头痛,亦可造成患者的强迫头位及强迫体位。

侵及三脑室邻近神经组织的体征可因其初发部位及生长方向不同而有差异。但总起来说,三脑室只是一个狭窄的腔隙,丘脑、下丘脑、基底核及中脑均在周围,很容易因这些组织受累而发生定位体征。

病灶起自底部时发生视交叉受累征象:视力减退、视野缺损及视盘萎缩或水肿伴发萎缩。如病变范围较大,则可累及动眼神经及其他颅中窝脑神经。

病灶如自三脑室侧壁起始,则可首先出现丘脑受累体征:半身感觉减退或痛觉过度(hyperpathia),丘脑疼痛,如累及底节则会表现出锥体外系体征。

第三脑室本身比较特殊的体征是内分泌与代谢功能失调。常常作为三脑室肿瘤的主要症状而存在。常有性腺功能低下:性欲缺如、阳痿、闭经、第二性征

不全,亦偶有性早熟现象。有时表现为肥胖性生殖不能营养不良综合征。有时出现尿崩症、高钠血症等水盐代谢障碍。下丘脑前部的食欲中枢病变时可发生厌食或偶尔食欲亢进。某些患者在病程中可出现病理性睡眠障碍(嗜睡)或阵发性昏迷。在脑脊液通路阻塞发作的高峰时,亦常有低热。亦可有中枢性血压波动,偏高者多。

随着病灶的扩延,可向后侵及中脑,出现上视困难,核性动眼神经障碍合并听力下降或消失,此乃四叠体损伤的体征。

第三脑室肿瘤时,脑脊液压力升高,蛋白含量可明显升高,脑脊液钠含量升高是很值得重视的一个指征。如为感染或寄生虫可见细胞数增多,但应病理涂片,注意与肿瘤细胞相鉴别。

第三脑室肿瘤时脑电图无特殊指征,可有脑压升高之一般改变,有时因中线受累而出现阵发性 5~7 波/s 高幅慢波,有参考意义。

X 线平片仅可见颅内压升高现象。CT 可提供有重要意义的诊断依据。亦可术前进行脑室 Conray 造影,以确定病变范围。

(三) 第四脑室占位病变

真正生长于第四脑室的肿瘤主要是脉络丛乳头状瘤,其他肿瘤均系生长于第四脑室壁向脑室、脑干或小脑延伸。其中最常见的是室管膜瘤及血管母细胞瘤。生长于第四脑室顶壁的肿瘤主要是小脑蚓部的髓母细胞瘤。第四脑室内亦可有寄生虫(脑囊虫)漂浮生长。

第四脑室内肿瘤的原始症状主要是由于脑脊液循环梗阻而引起。其颅内压升高所致的头痛、呕吐亦多间断发作。第四脑室内占位病变多在早期引起颈项强直,过伸或过屈型强迫头位。可因脑干或小脑疝入枕骨大孔,压迫循环呼吸中枢而突然死亡,特别容易发生于腰穿后。细致地收集病史,临床检查及观察病程经过,可根据病变侵入周围组织的表现获得关于病变起始部位、发展过程及病变范围和性质的重要参考资料。

1. 第四脑室底病变综合征

(1) 菱形窝上三角综合征:此部以室管膜瘤多见。成年居多。病程平均 1~2 年。主要症状是前庭刺激,发病不久即发生眩晕发作。同时出现眼震、强迫头位,但听力丧失较轻,较晚,前庭功能试验为双侧刺激现象。以后陆续出现一侧三叉神经、展神经及面神经受损的体征。颅内压升高可以在较长时间内不出现。晚期出现凝视麻痹("展旁核"受损)及颅内压

升高。小脑症状较轻或不出现。

（2）菱形窝下三角综合征：病程一般在2年以上，可较长时间无症状。首发症状常是呕吐、呃逆（迷走神经核受损）及内脏危象。相当一段时间后出现吞咽困难等球麻痹现象。心血管及呼吸障碍可随时发生，尤其在眩晕或头痛严重发作的顶峰或头位、体位变化时容易出现。颅内压升高、视盘水肿出现较早。随着病程的进展，也可出现展神经、前庭神经体征，凝视麻痹及轻度共济运动障碍。如肿瘤侵及小脑延髓池则可产生颈项部根痛及强迫头位。

2. 第四脑室顶壁综合征　第四脑室顶壁是小脑蚓部及上、下髓帆，此部最常发生的肿瘤是髓母细胞瘤（儿童）与星形细胞瘤（成人）。

初发症状以躯干共济失调为多见（60%~70%）。病灶严格在中线者，肢体共济失调不多（5%~10%）。这种躯干共济失调与肢体共济失调的分离现象是蚓部肿瘤的特殊指征。颅内压增高亦出现较早。在患者初次就诊时，多已有视盘水肿的存在，偶已继发视盘萎缩及视力减退。病程的2~6个月时出现强迫头位。病变向前发展，侵及菱形窝上三角时出现眼震、听力障碍、前庭功能试验异常、复视、外展及面神经同时麻痹。由于压迫脑干可出现强直发作（去脑强直发作），在头痛发作高峰时尤其容易出现。顶壁前部病变时眩晕、听神经体征出现较早，外展、三叉及面神经较早累及。亦常有上视困难。顶壁后部病变时则早期症状为呕吐及延髓性麻痹，而面丘（展神经、面神经）症状较少。脑脊液检查多有轻度蛋白增高而细胞数不高。

3. 第四脑室脉络丛病变综合征　第四脑室脉络丛乳头状瘤一般发展缓慢，可有较长时间的缓解，病程可达数年以上。临床特点是在长时间无症状期之后突然发病。有的病例以突然头痛、呕吐发作起病，在发作高峰时出现个别脑神经刺激现象；有的病例以突然眩晕发作起病，有的病例则以突然呕吐和呃逆发病。此类发作常与体位和头位变化有关。发作的频度与程度各异，可间以较长时间的缓解期。症状的严重发作与不稳定、较晚出现脑干背盖与小脑受累指征为突出特点。除早期表现出Bruns综合征外，亦可有强直发作，发作中可突然死亡。共济失调一般轻微或仅在晚期出现。第四脑室之漂浮病变除带蒂之脉络丛乳头状瘤外，亦可为血管母细胞瘤、脑囊虫等。

（迟令懿　李义召　刘斌）

│参考文献

[1] 张葆樽,安得仲. 神经系疾病定位诊断[M].北京:人民卫生出版社,2006.

[2] 丁铭臣. 神经系统疾病诊断学[M].太原:山西科学技术出版社,1995.

[3] 葛茂振,杨子超. 临床神经病诊断学[M].哈尔滨:黑龙江人民出版社,1992.

[4] 蒋文华. 神经解剖学[M].上海:复旦大学出版社,2002.

[5] PETER DUUS. 神经系统疾病定位诊断学——解剖、生理、临床[M].刘宗惠,胡威夷,译.北京:海洋出版社,2005.

[6] 李振平,刘树伟. 临床中枢神经解剖学[M].2版.北京:科学出版社,2009.

第四章　中枢神经系统影像学

自威廉·康拉德·伦琴（Wilhelm Conrad Rontgen，1845—1923，德国实验物理学家）1895 年发现 X 线后，X 线就被用于人体检查和疾病诊断，逐渐形成了一门新的学科——放射诊断学（diagnostic radiology），奠定了医学影像学（medical imageology）的基础。目前，放射诊断学应用非常普遍，仍是医学影像学中的重要组成部分。20 世纪 50~60 年代，临床开始利用超声与核素扫描进行人体检查，出现了超声成像（ultrasonography，USG）和 γ 闪烁成像（γ-scintigraphy）。20 世纪 70 年代和 80 年代又相继出现了多种新的成像技术，如 X 射线计算机体层摄影（X-ray computed tomography，X-ray CT 或 CT）、磁共振成像（magnetic resonance imaging，MRI）和发射计算机断层显像（emission computed tomography，ECT），后者包括单光子发射计算机断层成像（singlephoton emission computed tomography，SPECT）与正电子发射体层摄影（positron emission tomography，PET）。这样，仅 100 多年的时间就形成了包括 X 线诊断学在内的影像诊断学（diagnostic imageology）。虽然各种成像技术的成像原理与方法不同，诊断价值与限度亦各异，但是，这些检查方法都是使人体内部结构和器官形成影像，从而评价人体解剖、生理功能及病理变化的状况，以达到临床诊断目的，都属于活体器官的视诊范畴，是特殊无创性或微创性的临床诊断方法。介入放射学（interventional radiology）是 20 世纪 70 年代后期迅速发展起来的一门边缘性学科，由 Margulis 于 1967 年首次提出，它是在医学影像设备的引导下，以影像诊断学和临床诊断学为基础，结合临床治疗学原理，利用导管、导丝等器材对各种疾病进行诊断及治疗的一系列技术。这样，就扩展了本学科的临床和研究内容，并成为医疗工作中的重要部分。

1949 年新中国成立以来，我国医学影像学有了很大发展。专业队伍不断壮大，现代影像设备，除了常规的 X 线诊断设备外，USG、CT、SPECT 乃至 MRI 及 PET/CT 等先进设备已在较大的医疗单位应用，并积累了丰富的临床经验。医学影像学专业的书籍、期刊种类很多，在医学、教学、科研、培养专业人才和学术交流等方面发挥了积极作用。

学习医学影像学的目的在于了解这些成像技术的基本成像原理、方法和图像特点，掌握图像的观察、分析与诊断方法，以及不同成像在疾病诊断中的价值与限度，以便于能够准确选用，并能理解医学影像学的检查结果。本章将介绍 X 线检查、CT 检查、MRI 检查及血管造影检查，尤其是重点介绍 CT 和 MRI 检查在颅脑中的应用。

第一节　颅脑影像学

一、颅脑 X 线片检查

颅脑 X 线片检查简单、经济，是最基本的影像学检查方法，主要用于显示颅骨先天性畸形、骨折、肿瘤及其他颅骨病变，但是，对于脑内病变可提示病变的存在可能，绝大多数不能够作出明确诊断。

（一）X 线成像的基本原理

1. X 线的产生及特性

（1）X 线的产生：1895 年，德国科学家伦琴发现了具有高能量，肉眼不可见，但能穿透不同物质，能使荧光物质发光的射线。因为当时对这种射线的性质还不了解，因此称为 X 射线。为纪念发现者，后来也称为伦琴射线,简称 X 线(X-ray)。

1895 年 11 月 8 日傍晚,伦琴研究阴极射线时,为了防止外界光线对放电管的影响,也为了不使管内的可见光漏出管外,把房间布置为漆黑状态,还用黑色硬纸给放电管做了个封套。可是当切断电源后,却意外地发现 1m 以外的小工作台上有闪光,闪光是从一块荧光屏上发出的。他非常惊奇,因为阴极射线只能在空气中行进几厘米,这是别人和他自己的实验早已证实的结论。于是他全神贯注地重复刚才的实验,把屏逐渐移远,直到 2m 以外仍可见到屏上有荧光,伦琴确信这不是阴极射线。

伦琴的治学态度非常严谨认真,经过反复实验,确信这是尚未为人所知的新射线,便取名为 X 射线。他发现 X 射线可穿透千页书、2~3cm 厚的木板、几厘米厚的硬橡皮、15mm 厚的铝板等,可是 1.5mm 的铅板几乎就完全把 X 射线挡住了。他偶然发现 X 射线可以穿透肌肉照出手骨轮廓,于是他夫人到实验室来看他时,他请夫人把手放在用黑纸包严的照相底片上,然后用 X 射线对准照射 15 分钟,底片上清晰地呈现出夫人的手骨像,手指上的结婚戒指也很清楚。这是一张具有历史意义的照片,它表明了人类可借助 X 射线,隔着皮肤肌肉透视骨骼。1895 年 12 月 28 日伦琴向维尔茨堡物理医学学会递交了第一篇 X 射线的论文《一种新射线——初步报告》,报告中叙述了实验的装置、步骤,以及初步发现的 X 射线性质等。这个报告成了轰动一时的新闻,并且传遍了全世界。X 射线的发现,又很快导致了一项新发现——放射性的发现。可以说 X 射线的发现揭开了 20 世纪物理学革命的序幕。

(2)X 线的特性:X 线是一种波长很短的电磁波,波长范围为 0.000 6~50nm。目前 X 线诊断常用的 X 线波长范围为 0.008~0.031nm(相当于 40~150kV 时)。在电磁辐射谱中,居 γ 射线与紫外线之间,比可见光的波长要短得多,肉眼看不见。

除上述一般物理性质外,X 线还具有以下几方面与 X 线成像相关的特性。

1)穿透性:X 线波长很短,具有很强的穿透力,能穿透一般可见光不能穿透的各种不同密度的物质,并在穿透过程中受到一定程度的吸收即衰减。X 线的穿透力与 X 线管电压密切相关,电压越高,所产生的 X 线的波长越短,穿透力也越强;反之,电压低,所产生的 X 线波长越长,其穿透力也弱。另一方面,X 线的穿透力还与被照体的密度和厚度相关。X 线穿透性是 X 线成像的基础。

2)荧光效应:X 线能激发荧光物质(如硫化锌镉及钨酸钙等),产生肉眼可见的荧光。即 X 线作用于荧光物质,使波长短的 X 线转换成波长长的荧光,这种转换叫荧光效应。这个特性是进行透视检查的基础。

3)摄影效应:涂有溴化银的胶片,经 X 线照射后,可以感光,产生潜影,经显、定影处理,感光的溴化银中的银离子(Ag$^+$)被还原成金属银(Ag),并沉淀于胶片的胶膜内。此金属银的微粒,在胶片上呈黑色。而未感光的溴化银,在定影及冲洗过程中,从 X 线胶片上被洗掉,从而显示出胶片片基的透明本色。依金属银沉淀的多少,便产生了黑和白的影像。所以,摄影效应是 X 线成像的基础。

4)电离效应:X 线通过任何物质都可产生电离效应。空气的电离程度与空气所吸收 X 线的量成正比,因而通过测量空气电离的程度可计算出 X 线的量。X 线进入人体,也产生电离作用,使人体产生生物学方面的改变,即生物效应。它是放射防护学和放射治疗学的基础。

2. X 线成像的基本原理 X 线之所以能使人体在荧光屏上或胶片上形成影像,一方面是基于 X 线的特性,即其穿透性、荧光效应和摄影效应;另一方面是基于人体组织有密度和厚度的差别。由于存在这种差别,当 X 线透过人体各种不同组织结构时,它被吸收的程度不同,所以到达荧屏或胶片上的 X 线量即有差异。这样,在荧屏或 X 线上就形成黑白对比不同的影像。

因此,X 线影像的形成,应具备以下三个基本条件:①X 线应具有一定的穿透力,这样才能穿透照射的组织结构;②被穿透的组织结构,必须存在密度和厚度的差异,这样,在穿透过程中被吸收后剩余下来的 X 线量,才会是有差别的;③这个有差别的剩余 X 线,仍是不可见的,还必须经过显像这一过程,如经 X 线片、荧光屏或电视屏幕显示才能获得具有黑白对比、层次差异的 X 线影像。

人体组织结构,是由不同元素所组成的,依各种组织单位体积内各元素量总和的大小而有不同的密度。人体组织结构的密度可归纳为三类:属于高密度的有骨组织和钙化灶等;属于中等密度的有软骨、肌肉、神经、实质器官、结缔组织及体内液体等;属于低密度的有脂肪组织及存在于呼吸道、胃肠道、鼻窦和乳突内的气体等。

当强度均匀的 X 线穿透厚度相等的不同密度组织结构时,由于吸收程度不同,因此将出现如图 4-1-1

所示的情况。在 X 线片上或荧屏上显出具有黑白(或明暗)对比、层次差异的 X 线影像。X 线穿透低密度组织时,被吸收少,剩余 X 线多,使 X 线胶片感光多,经光化学反应还原的金属银也多,故 X 线胶片呈黑影;使荧光屏所生荧光多,故荧光屏上也就明亮。高密度组织则恰相反。

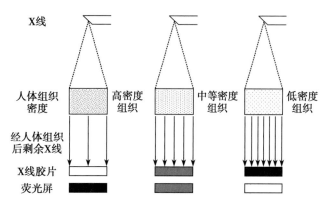

图 4-1-1　不同密度组织(厚度相同)与 X 线成像的关系

病理变化也可使人体组织密度发生改变。例如,脑肿瘤中的钙化灶可在等密度的脑组织及肿瘤组织内显示高密度的钙化灶。因此,不同组织密度的病理变化可产生相应的病理 X 线影像。

人体组织结构和器官形态不同,厚度也不一致。其厚与薄的部分,或分界明确,或逐渐移行。厚的部分,吸收 X 线多,透过的 X 线少,薄的部分则相反,因此,在 X 线片和荧光屏上显示出的黑白对比和明暗差别,以及由黑到白和由明到暗,其界线呈比较分明或渐次移行,都与它们厚度间的差异相关。图 4-1-2 中的几种情况,在正常结构和病理改变中都有这种例子。

由此可见,密度和厚度的差别是产生影像对比的基础,是 X 线成像的基本条件。应当指出,密度与厚度在成像中所起的作用要看哪一个占优势。需要指出,人体组织结构的密度与 X 线片上的影像密度是两个不同的概念。前者是指人体组织中单位体积内物质的质量,而后者则指 X 线片上所示影像的黑白。但是物质密度与其本身的比重成正比,物质的密度高,比重大,吸收的 X 线量多,影像在照片上呈白影。反之,物质的密度低,比重小,吸收的 X 线量少,影像在照片上呈黑影。因此,照片上的白影与黑影,虽然也与物体的厚度有关,但却可反映物质密度的高低。在术语中,通常用密度的高与低表达影像的白与黑。例如用高密度、中等密度和低密度分别表达白影、灰影和黑影,并表示物质密度。人体组织密度发生改变时,则用密度增高或密度减低来表达影像的白影与

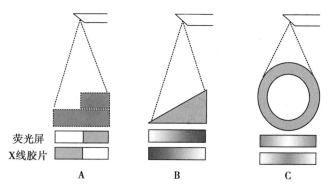

图 4-1-2　不同厚度组织(密度相同)与 X 线成像的关系

A. X 线透过梯形体时,厚的部分,X 线吸收多,透过得少,照片上呈白影,薄的部分相反,呈黑影。白影与黑影间界线分明。荧光屏上,则恰好相反。B. X 线透过三角形体时,其吸收及成影与梯形体情况相似,但黑白影是逐步过渡的,无清楚界线。荧光屏所见相反。C. X 线透过管状体时,其外周部分,X 线吸收多,透过得少,呈白影,其中间部分呈黑影,白影与黑影间分界较为清楚。荧光屏所见相反。

黑影。

(二) 颅脑 X 线投照位置

1. 颅脑正侧位片　为常规位置,可以显示颅骨和颅腔全貌,明确病变的位置,观察颅底和蝶鞍的情况,可提示病变存在,但往往不能确诊。

2. 切线位片　可帮助确定病变与颅板的关系。额顶位(颅底位)用于观察颅底结构,特别适合显示颅中窝。

(三) 正常颅脑 X 线表现

1. 颅板　儿童较薄,成人较厚。成人颅骨分内板、外板及板障三层(图 4-1-3)。内板、外板为致密骨,呈高密度线状影,板障居中为骨松质,密度较低。

2. 颅缝　主要指冠状缝、矢状缝及人字缝,呈锯齿状线状透明影。儿童期颅骨较薄,冠状缝、矢状缝及人字缝较清楚,呈锯齿状线状透明影(图 4-1-4)。后囟与人字缝间有时可见多余骨块,为缝间骨,数目不定。缝间骨无病理意义,但不可误认为骨折。

3. 颅骨压迹　主要指脑回压迹、板障静脉压迹、脑膜中动脉压迹、蛛网膜颗粒压迹,压迹本身无病理意义,但应同骨质破坏相鉴别。

(1) 脑回压迹:是大脑脑回压迫内板而形成的局限变薄区。X 线表现为圆形或卵圆形的透明阴影。2 岁前和成人不明显。囟门闭合后,脑发育较快,压迹较明显。

(2) 脑膜中动脉压迹:是脑膜中动脉对内板压迫所致,侧位上呈条状透明影,分前后两支。前支清楚,居冠状缝稍后;后支细小,不易显示。

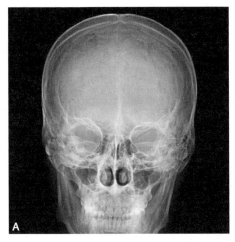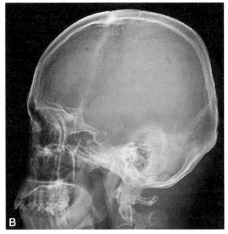

图 4-1-3 成人颅骨 X 线平片
A. 正位片；B. 侧位片。

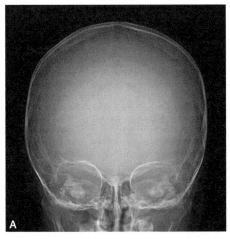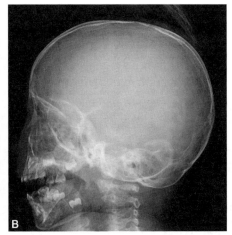

图 4-1-4 儿童颅骨 X 线平片
A. 正位片；B. 侧位片。

（3）板障静脉压迹：粗细不均呈网状排列，多见于顶骨。其粗细、多少及分布有明显差别。

（4）蛛网膜颗粒压迹：表现为边缘清楚而不规则的低密度区，居额顶骨中线两侧。多位于颅骨内板，有时形成薄的外突骨壳，甚至造成骨缺损。

4. 蝶鞍 侧位可观察蝶鞍大小、形状及结构。正常蝶鞍前后径 7～16mm，平均 11.5mm；上下径 7～14mm，平均 9.5mm。形状分椭圆形、扁平形和圆形。正位上可观察鞍底，呈一平台。

5. 颅内生理性钙化

（1）松果体钙化：侧位居岩骨上后方，后前位居中线。大小、形状及密度变异较大，成人显影率约 40%。其位置较恒定，可根据其移位方向，判断肿瘤或血肿的大致位置。

（2）大脑镰钙化：后前位呈三角形或带状致密影，位于中线，显影率约 10%。

（3）床突间韧带骨化：侧位上呈带状致密影居蝶鞍前后床突之间，使蝶鞍呈"桥形"，显影率为 4%。

（4）侧脑室脉络膜丛钙化：正位位于眼眶上方，中线两旁各约 25mm；侧位居松果体的后下方 10～15mm，显影率<1%。

（四）颅脑病变的 X 线平片表现

1. 颅骨病变

（1）狭颅畸形：系颅缝早期闭合引起的颅骨发育障碍和头颅畸形。尖头畸形：因冠状缝过早闭合所致。X 线片上头颅呈塔形或短头畸形，颅底诸颅窝深而短，蝶鞍常扩大，脑回压迹增多。舟状头畸形：因矢状缝过早闭合所致。头长而窄，颅底与上颌骨狭小，矢状缝结合处向上突出。偏头畸形：一侧颅缝过早闭合，另一侧发生代偿性过度发育，头颅两侧不对称。小头畸形:所有颅缝过早闭合,常伴颅内压增高征。

(2)颅底凹陷症:X线平片显示环枕部及颈椎畸形,枕骨大孔变窄,斜坡上升。测量腭枕线是X线诊断颅底凹陷症的重要方法。腭枕线系在颅骨侧位片上由硬腭后端至枕骨大孔后唇的连线,正常此线位于齿状突尖端的上面,若齿状突尖端超过此线3mm以上则应考虑颅底凹陷症。

(3)颅骨胆脂瘤:X线平片可显示颅骨破坏区围以锐利硬化边缘。切线位病变局限于板障内,相应内外板膨胀变薄。

(4)脑膜膨出与脑膜脑膨出:多见于眉间和枕部,X线平片显示颅骨局部骨质缺损,缺损边缘整齐清晰,其外侧见软组织影。

2. 颅内病变

(1)脑积水:颅腔增大,常呈球形,颅骨变薄,颅缝增宽,严重者颅底变平。

(2)颅内压增高:颅缝增宽,宽度超过2mm;蝶鞍的骨质吸收和扩大;脑回压迹增多;颅骨吸收变薄;板障静脉及蛛网膜颗粒压迹扩大。

(3)颅内肿瘤:X线平片可发现以下征象。

1)肿瘤钙化:颅咽管瘤钙化最常见,位于鞍内或鞍上,钙化呈弧形、环形或斑块状。脑膜瘤钙化形态多种多样。

2)生理性钙化灶移位:颅内占位性病变可推挤生理性钙化灶向病变对侧移位。正位片,松果体钙斑偏过中线2mm以上可认为有侧移位。侧位片,额部病变使松果体钙斑向后移位,顶部病变使松果体钙斑向下移位。

3)蝶鞍改变:蝶鞍形态和骨质变化,可指示病变的位置。鞍内肿瘤:蝶鞍球形扩大,鞍底下陷,前床突上翘,鞍背竖起后移;有时鞍底呈"双边"征。鞍上肿瘤:蝶鞍开口部前后径加大,蝶鞍呈扁平形,鞍背变短变薄。鞍旁肿瘤:病变侧前床突变尖并向上抬高,鞍底一侧受压下陷可出现双底现象。

4)颅骨改变:颅内肿瘤可引起局部骨质变薄、吸收、骨质增生和骨质破坏。

5)脉管压迹的改变:颅内肿瘤伴有局部血供增加时,可引起血管压迹的增粗和增多,以脑膜瘤多见。

二、气脑和脑室造影检查

(一)检查方法简介

气脑造影是经腰椎穿刺,将气体注入脑脊液通路,显示脑室及颅内蛛网膜下隙。脑室造影是经颅骨钻孔,将气体或碘液注入脑室以显示脑室系统,前者称脑室气体造影,后者称脑室碘液造影。随着CT、MRI的广泛应用,气脑与脑室造影已很少应用。

(二)正常造影表现

1. **侧脑室**　侧位片能显示侧脑室全部,它以室间孔与第三脑室相通,室间孔前方为前角,后方为体部,体后部为三角区。三角区后方为后角,其下为下角。前后位片,前角和体部构成不同层次的长圆形影,两侧对称。前角淡而大,体部靠近中线呈三角形。两侧下角前端呈逗点状,对称位于眼眶内。后前位片,两侧侧脑室枕角、三角区、后角和下角构成"八"字形,三角区居中线两旁,后角轴位呈圆点状,有时尖端向内延伸,两侧下角向外下伸展。

2. **第三脑室**　前后位,第三脑室居中,位于透明隔下方,宽约5mm。后前位,呈三角形,较前后位圆而大。侧位,居于侧脑室所包绕的圈内,呈不规则四边形,上缘呈凸面向上的圆弧形,室间孔位于上缘前方,前下方有两突出部,分别为视隐窝和漏斗隐窝,后上缘也有两突出部,上为松果体上隐窝,下为松果体隐窝;下缘呈光滑内凹的弧形。

3. **中脑导水管**　连结第三、四脑室,侧位呈凹面向前的弧形走向,长10~20mm,宽1~2mm。

4. **第四脑室**　侧位片呈底向前、顶向后的三角形。后前位片呈菱形或伞状,居于中线。

5. **蛛网膜下隙**　脑沟均匀分布于大脑表面,宽1~3mm。小脑延髓池位于后颅窝后下方,小脑和延髓的背侧。侧位呈三角形,紧贴颅内板,长30~40mm,宽10~20mm,下端可延伸至枕大孔以下。后前位呈斑点状或片状。桥池中央部在脑桥之前,侧突部向两侧延伸至岩椎后方。侧位见中央部呈带状,位于鞍背之后,宽4~8mm。侧突部呈散在斑点状或翼状,布于内听道周围。脚间池位于大脑脚之间,由桥池向上延伸,居鞍背后上方。交叉池位鞍结节及前床突上方呈零星点状,充气多时其内可见条状视神经影。环池包绕脑干背侧,翼部呈两个凹面向前的弧形,位第三脑室后方,向下连脚间池,向后上通四叠体池。

(三)颅内病变的造影表现

1. **占位性病变**　可表现为脑室狭窄、变形和闭塞;脑室移位;脑室扩大;脑池充盈缺损或闭塞。

2. **脑萎缩**　脑皮质萎缩表现为脑沟增宽,可超过5mm。脑白质萎缩表现为脑室扩大。脑萎缩可呈广泛性也可局限于脑的一部分。

3. **脑积水**　显示脑室扩大,梗阻性脑积水可显示梗阻部位。

三、颅脑 CT/MRI 检查

（一）颅脑 CT 检查

CT 与传统 X 线成像相比,图像清晰、密度分辨率高、无断面以外组织结构干扰,提高了病变的检出率和诊断准确率,促进了医学影像学的发展。

1. CT 检查的工作原理

（1）CT 的诞生:1914 年,俄国学者 K. Maenep 根据运动产生模糊的理论,首先提出体层摄影的理论。1930 年意大利的 Vallebona 将体层摄影的相关理论和方法应用于临床并取得了较好的临床效果。1947 年,随着机械工业的发展,Vallebona 率先获取了以人体为模型的横断面影像,这种技术后来发展为人体横断面体层技术。1961 年美国神经内科医师 Oldendor 提出了电子计算机 X 线体层技术的理论,1968 年英国工程师 Hounsfield 与神经放射学家 Ambrose 共同协作设计,于 1972 由英国 EMI 公司成功制造了用于头部扫描的电子计算机 X 线体层装置并在英国放射学会学术会议上公诸于世,称 EMI 扫描仪。这种影像学检查技术与传统 X 线摄影相比,图像无重叠、密度分辨力高、解剖关系清楚,病变检出率和诊断准确率均较高而又安全、迅速、简便、无创性,是医学影像学的一项重大革新,促进了医学影像诊断学的发展。1974 年在蒙特利尔(Montreal)召开的第一次国际专题讨论会上正式将这种检查方法称作电子计算机体层摄影(computed tomography,CT)。

英国工程师亨斯菲尔德（Godfrey Newbold Hounsfield）爵士在 CT 的发明过程中起到了关键作用。1958 年,他领导的一个研制小组建造了英国第一台完全由晶体管构成的计算机,完成这项工作后,他到 EMI 的中心研究实验室工作,主要研究项目是自动模式识别技术。1967 年,他勾画出了计算机断层图像的概念,1968 年为了实现这种技术,设计了一整套系统并申请专利,4 年后专利被批准,这就是 CT 的诞生。1972 年,采用这种 CT 技术获得患者的检查图像震惊了医学界。1979 年他与另外一名南非物理学家 Allan Cormack 获得诺贝尔生理学或医学奖。Allan Cormack 于 1998 年去世,Cormack 是因发表了 CT 技术可行性的论文而与亨斯菲尔德同获该年度的医学奖的,两人各自独立开展或完成了自己的工作。

2004 年 8 月 12 日著名科学家、诺贝尔生理学或医学奖获得者、CT 发明人 Godfrey N. Hounsfield 爵士辞世,享年 84 岁。

（2）CT 工作原理:CT 由扫描部分、计算机部分、操作台、显示与记录系统等组成。

尽管 CT 发展迅速,每代 CT 都有其各自的特点,但最基本的工作原理大致相同,如图 4-1-5 所示。在计算机的控制下,高压发生器产生供 X 线管的高压,使 X 线管产生 X 线,经准直器准直(调准、集中、缩小)后透射人体,经遮光板(也称后准直器)调整后到达探测器。

当 X 线穿透人体时,因光电吸收和康普顿散射等原因会产生衰减,其衰减程度受组织密度(原子序数)及厚度等因素影响。对同一厚度而言,则衰减只受被扫描体密度(即原子系数)影响。也就是说,X 线经人体衰减(调制)后,携带了人体的密度信息,密度大、衰减多,反之则衰减少。衰减后的 X 线照射到探测器,再由探测器转变为电信号,信号强弱与 X 线能量成正比,即能量大,信号强;能量小,信号弱。因此,电信号的变化,记录了人体密度的变化。再将该信号经 A/D 转换器转变为数字信号。但是这样变化是一种综合密度效应,并不能反映体内每一点的相对密度值,所以 CT 机必须从人体不同角度,采集大量的数据,经阵列计算机(AP)运算、求解出每一点相对密度值,再将此值经 D/V 转换器转换后,输出至荧光屏用灰阶表示而形成一幅图像。

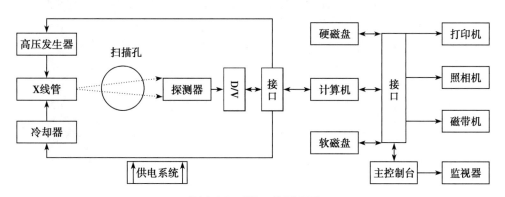

图 4-1-5　CT 工作原理图

2. CT 成像新技术的发展

（1）双源 CT 技术：双源 CT 技术于 2005 年在北美放射学会（radiological Society of north America，RSNA）年会上推出，展示了 CT 在技术与临床应用领域的革命性创新，重新定义和诠释了 CT 的概念，全面拓展了 CT 的临床应用，将影像诊断领域推向了一个令人惊喜的高度。双源计算机体层成像系统（dual source computed tomography，DSCT）改变了目前常规使用的一个 X 射线源和一套探测器的 CT 成像系统。通过两个 X 射线源和两套探测器来采集数据，无论患者的自身状况和心率如何，该系统都能提供高质量图像。另外，通过双源在不同能量下的数据采集，即两个 X 射线源以不同的能量设置来工作，DSCT 拓展了新型临床应用的范围。该技术可应用于大量的临床实践，如肿瘤、神经系统疾病、心血管疾病和各类急症的诊疗等。

（2）大孔径 CT 技术：其成像采集视野 FOV 达到 70cm 或更大，仍能保持优异的图像质量。目前正在研究将 FOV 提高到 85cm，并已装机使用。采用 256 排探测器采集的心脏图像已进入临床应用阶段。大孔径 CT 孔径 80cm，承重 295kg，100kW 发生器，最大输出管电流 800mA，扫描速度 0.5s/圈，不但可用于放射治疗计划，还可用于肥胖患者及介入检查。

（3）纳米板（nano panel）技术和双能量探头技术：作为未来 CT 新技术的发展，基于纳米板技术的用于容积扫描新型探头平台，其最大覆盖范围达 16cm，具有 256 列探测单元，只需一次旋转即可获得整个器官的图像，如心脏和头部等。

双能量探头技术是可以同时采集高能和低能数据的双能量探头，该新型探头由多层探测器和滤线层组成，能够同时探测低能（软射线）和高能（硬射线）X 射线。两种射线同时成像可大大改进组织特征区分，可用于软组织的判别和诊断，并可简化 CT 血管造影的骨质和钙斑消除流程，此技术已应用于临床试验中。

多（双）能技术主要可分为两种：一种是利用球管来进行能量的分离，另一种是利用探测器来进行能量的分离。这两种方法的区别在于：前者容易控制能量（KV），但会增加辐射剂量，而后者不会增加辐射剂量且可用于冠状动脉等动态物体，但需要重新对探测器设计和研发。利用球管来进行能量分离的又可分成单源探测器系统和双源双探测器系统，已在 2005 年 RSNA 上推出了双源双探测器系统，而在 2006 年 Stanford 多排 CT 研讨会上推出的双能 VCT 技术利用的是单源系统，现仍处在研发阶段的利用探测器来进行能量分离的技术也可分成双层探测器系统和多能量探测器系统。

（4）移动 CT：可移动的无线传输图像的头部专用 8 层 CT 机，该机安装在 4 个轮子上，可推到抢救患者床边进行头部 CT 检查，可用于急诊室/ICU/导管室/手术室等场所。该机没有检查床，由电池驱动，通过其设计的专利蜈蚣脚系统移动主机来扫描，扫描图像可通过网络传输到工作站。

3. CT 检查的价值与限度
CT 诊断的价值是肯定的。由于 CT 的高分辨力，可使器官和结构清楚显影，在逼真而又清楚的解剖影像背景上，能清楚显示出病变，因此，在确定病变的存在，乃至定位诊断与定量诊断都比较容易而且可靠，但是在定性诊断上虽不及定位与定量诊断那样可靠，但较之过去的 X 线诊断则有很大提高。

在临床上，神经系统 CT 诊断应用早、有效而且经验丰富（图 4-1-6）。对脑瘤、脑外伤、脑血管意外、脑

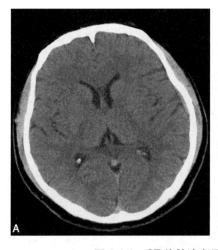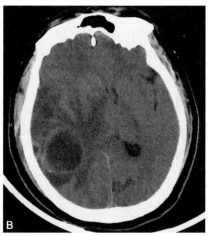

图 4-1-6 CT 能够清晰显示颅脑正常结构及病变
A. 正常颅脑 CT；B. 脑脓肿 CT。

的炎症与寄生虫病、脑先天畸形和脑实质病变等诊断价值大。CT平扫对含有钙化、骨化的颅脑病变显示有优势,对于颅骨骨折、颅脑外伤、脑出血、急性蛛网膜下腔出血、脑梗死、脑积水等疾病可明确诊断。增强CT能够帮助确定病变的性质,有利于评价颅内病变BBB破坏程度及颅脑肿瘤血供情况,常被用于平扫显示不清、怀疑等密度病变或病变定性困难者,对于颅脑肿瘤、血管畸形、炎症等病变大多数需要进行增强扫描。

当然,和其他影像学诊断手段一样,CT也有一定限度,例如,在没有发生形态学改变以前或早期、较小的病变,或者病变的密度和邻近组织的密度没有差别时,则不能被CT所发现。

4. CT检查的常用术语

(1) 层厚:指CT断层图像所代表的实际解剖厚度,即等于X线束的厚度。针对不同的病变,应选择适当的层厚,以利于病灶的最佳显示。常规采用5、10mm层厚。

(2) 间距:指断层CT扫描中,上一层面的上缘与下一层面的上缘的距离。扫描时如果间距与层厚相等,相邻上下两层间无遗漏,称连续扫描;间距大于层厚,相邻层面间有一定间隔,称间断扫描。间距小于层厚,扫描时相邻两层面间有部分重叠透过X线束,称重叠扫描。应根据病灶的大小选择不同的扫描间距。

(3) CT值:CT值在组织密度的定性分析上有很大的价值。根据CT成像的原理可知,在X线穿透人体的物理过程中,物质的相对密度是用衰减系数μ数值表示的,也就是说,在研究CT图像时,人们关心的是各组织结构的密度差异,即相对密度,而不是密度的绝对值。人体的大部分是肌肉、脂肪及碳水化合物组成的软组织。另外,骨骼、肺和消化道内的空气及其他气体。在软组织中75%的成分是水,所以$\mu_{软组织}$接近于$\mu_水$,肌肉的μ值比$\mu_水$高约5%,脂肪组织的μ值比$\mu_水$低10%,脑白质、灰质的μ值相差0.5%左右,而它们与$\mu_水$相差3.5%,骨的μ值约是$\mu_水$的2倍。在医学研究中,这种比较和计算方法十分不便,于是Hounsfield以水的μ值作为标准,定义了一个新的μ值标度,即通常所说的CT值(CT number),单位为Hu(Hounsfield unit),它是将高密度的骨皮质和空气衰减系数作为上下限划分为2 000个单位,然后与水的μ值做比照,得到各种组织结构的CT位。计算公式为:

$$CT值 = \frac{\mu_{组织} - \mu_水}{\mu_水} \times 1\,000$$

式中,1 000为分度系数。

如果知道人体各组织的衰减系数($\mu_{组织}$),根据CT值的计算公式,很容易得到各组织CT值。

显然,组织密度越大,CT值越高。如果某一组织发生病变而致密度改变,则会影响到CT值的改变,这对CT诊断有很大价值。另外,若发现某器官有病变,可以利用测量CT值的方法,大体估计其结构情况。但是,CT值并不是恒定的,它会因X线硬化、电源状况、扫描参数、温度及邻近组织等因素发生改变,因此,在诊断中CT值只能作为参考,而不能作为诊断依据。

(4) 窗宽和窗位:人体各种组织的CT值不同,对拟重点观察的组织,需选择相当于该组织的CT值,即窗位。窗宽就是以窗位为中心CT值的显示范围。超出显示范围的CT值,其密度与显示的最大或最小CT值的密度相同。如窗位为35,窗宽为100,就是以35Hu为中心,上下加减50,显示CT值范围为-15~+85Hu的CT值,而CT值小于-15Hu和大于+85Hu者分别显示为黑色和白色。

(5) 部分容积效应:CT扫描的层面有一定的厚度,即层厚,同一层厚内包含与层面平行的两个相邻但同密度不同的组织,所测得的CT值不能真实反映其中任何一种组织的CT值,称部分容积效应。

(6) 周边间隙现象:在同一层厚内,包含有与层面垂直的两个相邻但同密度不同的组织时,该组织边缘的CT值亦不能准确测得,使交界处的图像不能清除分辨,称周边间隙现象。

(7) 伪影:是指被扫描体中并不存在而图像中却显示的各种不同类型的影像。扫描时患者的移动可产生移动性伪影,呈条状低密度影,与扫描方向一致。高密度物质如术后银夹、枕骨内粗隆和前颅窝鸡冠等亦可产生伪影,呈放射状或条状高密度影。低密度物质周围可发生低密度暗带,如鼻窦周围。机器故障时可出现环形或同心圆状低密度伪影。

(8) 空间分辨率与密度分辨率:空间分辨率是CT对物体空间大小的鉴别能力,密度分辨率是CT对物体密度的鉴别能力,两者关系密切。CT的空间分辨率是指密度分辨率>10%时能显示的最小细节,与像素大小有密切关系。CT的密度分辨率受噪声和显示物的大小所制约,噪声越小和显示物越大,密度分辨率越高。

5. 颅脑CT检查方法

(1) 平扫:即对头颅的一般扫描。

1) 横断面扫描:也称轴位扫描,最常应用。一般应用于拟诊脑血管病、脑萎缩、脑外伤、先天性发育异常、颅内肿瘤的诊断及随访。扫描所用基线多为耳眦线或眶耳线(简称 OM 线),即由外眦至外耳道的连线,扫描范围自基线向上至颅顶包括整个颅脑。根据不同的装置及需要,可采用不同的扫描层厚及间距,可采用层厚 10mm、间距 10mm,病灶小时可采用层厚 5mm 甚至 1mm 连续扫描,或做重叠扫描。

2) 冠状面扫描:冠状面扫描时,患者取头部过伸仰卧位或俯卧位,扫描基线与 OM 线垂直,层厚和间距与横断面扫描相同。冠状面扫描常用于垂体病变的诊断,可显示垂体、垂体柄、垂体肿瘤和鞍底及海绵窦的关系。大脑凸面的病变,冠状切面能显示病灶与颅骨的关系。病变位于小脑幕附近,不易鉴别幕上或幕下时,冠状位扫描有利于显示病变与小脑幕的关系,有助于病变的定位诊断。

(2) 增强检查:当病变组织与正常脑组织的 X 线吸收系数没有差别或差别较小,而在 CT 图像上难以显示或显示不清时,可经静脉给予水溶性碘造影剂后行增强扫描,使病变组织与邻近正常脑组织对 X 线吸收的差别增加,增强病灶与周围正常组织的密度对比,从而提高病灶的显示率和病变的检出率。临床拟诊下列几种情况可选用增强检查:脑血管畸形;脑瘤;颅内感染;肿瘤术后复查等。鉴于增强检查有可能引起不良反应和并发症,增加检查时间和患者的经济负担,所以对于急性脑外伤、急性脑卒中可只作平扫,不行增强检查。

(3) 特殊检查

1) 重叠扫描:在依次进行断层扫描时,层面间距小于层厚时即为重叠扫描。如层厚 5mm,间距 3mm,则层面有部分重叠。这种方法可减少部分容积效应的影响,从而减少病灶漏诊的机会。

2) 脑池造影 CT 扫描:脑桥小脑角、脑干及颅底区域的病变不易诊断时,可辅以脑池造影 CT 扫描。造影剂分为阳性非离子型造影剂(Omnipaque,Isovisit 等)及阴性造影剂(空气)。经腰椎穿刺注入蛛网膜下隙后,变换体位将造影剂置于受检部位处。阳性造影剂 CT 扫描主要观察脑池及鞍区病变,而阴性造影剂 CT 扫描则以观察脑桥小脑角病变特别是内听道开口内的小听神经瘤为主。

6. 颅脑 CT 正常表现

(1) CT 图像分析:分析 CT 图像应注意观察组织密度,病灶密度可以高于、低于或等于正常该组织密度或呈混合密度,应注意病灶的大小、形态、位置、边缘、数目及钙化等,辨认正常脑结构的生理性钙化。颅脑 CT 显示颅脑正常的生理性钙化时,较 X 线平片清晰,钙化表现为高密度(图 4-1-7)。行造影剂增强检查则需注意病灶及邻近组织或结构的改变,如有无结构的移位、变形,脑室的充盈缺损,骨质的改变,有无病灶周围的水肿、脑积水等。通过这些观察和分析不仅可确定病变的有无、位置及大小,同时多数病变还可判断其性质。有时需行冠状面及矢状面图像的重建,以确定病灶的准确位置。

(2) 颅脑 CT 正常表现:平扫 CT 图像上能够清晰显示颅脑正常结构,脑灰质的密度较脑白质高,颅骨内、外板的密度最高(图 4-1-8),脑灰质的密度较脑白质高,灰质的 CT 值为 +32 ~ +40Hu,白质的 CT 值为 +28 ~ +32Hu,两者密度均高于脑脊液,脑脊液 CT 值为 0 ~ +20Hu。头皮等富含脂肪组织的密度较脑脊液的密度为低,乳突气房和鼻窦密度最低。未钙化的硬脑膜、动脉、静脉和肌肉的密度与脑灰质相近。颅骨内、

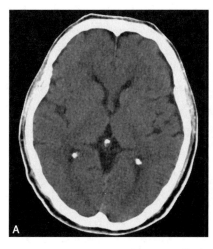
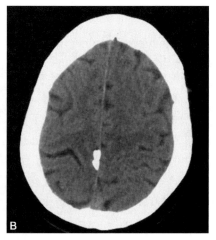

图 4-1-7　颅脑正常的生理性钙化
A.脉络丛的钙化及松果体的钙化;B.大脑镰的钙化。

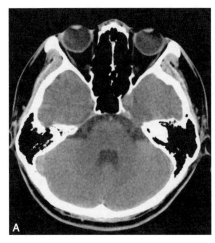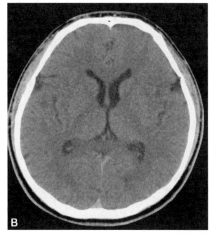

图 4-1-8　颅脑正常 CT
A. 颅底层面 CT；B. 基底节层面 CT。

外板的密度最高,钙化组织的密度次之。增强后,脑灰质、脑白质、硬脑膜和肌肉等软组织均有不同程度的强化,脑内血管强化最明显,呈高密度影。

（二）颅脑磁共振成像检查

核磁共振成像（nuclear magnetic resonance imaging,NMRI）,现称为磁共振成像（magnetic resonance imaging,MRI）,它使医学界能够从三维空间上多方位地观察人体的正常解剖和病变。1924 年,Pauli 发现电子除绕行原子核外,还高速自旋,有角动量和磁矩。1946 年美国哈佛大学的 Purcell 及斯坦福大学的 Bloch 分别独立地发现磁共振现象并接收到核子自旋的电信号,同时,将该原理最早用于生物实验,在物理、化学方面做出了较大贡献,1952 年,荣获诺贝尔物理学奖。磁共振成像的设想出自 Damadian,1971 年他发现了人体组织的良、恶性组织的 MR 信号有所不同。随后,MRI 技术在此基础上飞速发展,从 20 世纪 80 年代开始 MRI 进入了临床应用阶段。

1. MRI 检查技术的工作原理

（1）磁共振成像的物质基础:要想理解 MRI 的基本原理,首先必须知道 MRI 的物质基础是什么,即 MRI 图像是由什么物质产生的。

1）原子的结构:原子非常小,其直径约为 1/10 000 000mm。虽然原子很小,但它却是由位于原子中心的原子核和一些微小的电子组成的,这些电子绕着原子核的中心运动。电子带有负电荷,原子核由中子和质子构成,中子不带电荷,质子带有正电荷（图 4-1-9）。

2）原子核的自旋和核磁:任何原子核都有一个特性,就是总以一定的频率绕着自己的轴进行高速旋转,原子核的这一特性称为自旋（spin）。由于原子核

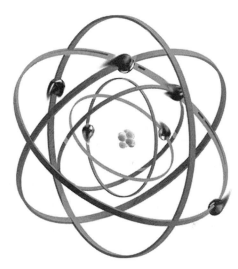

图 4-1-9　原子的结构示意图

带有正电荷,原子核的自旋就形成电流环路,从而产生具有一定大小和方向的磁化矢量（图 4-1-10）。这种由带有正电荷的原子核自旋产生的磁场称为核磁。因此以前也把磁共振成像（magnetic resonance imaging,MRI）称为核磁共振成像（nuclear magnetic resonance imaging,NMRI）。

3）磁性和非磁性原子核:并非所有原子核的自

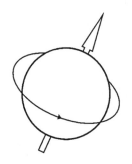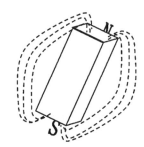

图 4-1-10　原子核的自旋和核磁

旋运动均能产生核磁,根据原子核内中子和质子的数目不同,不同的原子核产生不同的核磁效应。如果原子核内的质子数和中子数均为偶数,则这种原子核的自旋并不产生核磁,称这种原子核为非磁性原子核。反之,把自旋运动能够产生核磁的原子核称为磁性原子核。磁性原子核需要符合以下条件:①中子和质子均为奇数;②中子为奇数,质子为偶数;③中子为偶数,质子为奇数。表4-1-1所列的为人体内常见的磁性原子核。

表4-1-1 人体内常见的磁性原子核

磁性原子核	平均摩尔浓度/ $mol \cdot L^{-1}$	相对磁化率(与原子磁化率的比率)
^1H	99.0	1.0
^{14}N	1.6	0.083
^{31}P	0.35	0.066
^{13}C	0.1	0.016
^{23}Na	0.078	0.093
^{39}K	0.045	0.000 5
^{17}O	0.031	0.029
^2H	0.015	0.096
^{19}F	0.006 6	0.83

4)用于人体磁共振成像的原子:实际上人体内有许多种磁性原子核。用于人体磁共振成像的原子核为质子(^1H),选择^1H的理由有:①^1H是人体中最多的原子核,约占人体中总原子核数的2/3以上;②^1H的磁化率在人体磁性原子核中是最高的。从表4-1-1中可以看出,氢原子核在人体中的摩尔浓度最高,达到99.0,而处于第二位的是^{14}N,摩尔浓度为1.6,约为^1H的1/62,且^{14}N的相对磁化率仅为0.083。表4-1-1还显示^1H的磁化率是最高的,以^1H的相对磁化率为1,相对磁化率处于第二位的是^{19}F,为0.83,但^{19}F的摩尔浓度仅为0.006 6,仅为^1H的1/15 000。

^1H是氢原子核,仅有一个质子而没有中子,由于人体MR图像一般采用^1H作为成像对象,因此除非特殊说明,一般所指的MR图像即为^1H的磁共振图像。

(2)MR图像产生的过程:从人体进入强大的外磁场(B_0)到获得清晰的磁共振图像,人体组织与受检部位内的每一氢质子都经历了一系列复杂的变化。①氢质子群体的平时状态:在无外磁场的作用下,平常人体内的氢质子杂乱无章地排列着,磁矩方向不一,相互抵消。②在外加磁场中的氢质子状态:人体进入强大均匀的外加磁场中,体内所有自旋的混乱的氢质子,其磁矩将重新定向,按量子力学规律纷纷从杂乱无章的状态变为顺着外加磁场磁力线的方向排列,其中多数与外加磁场磁力线的方向相同(处于低能级),少数与外加磁场磁力线的方向相反(处于高能级),最后达到动态平衡,而且以一种特定的方式绕磁场方向旋转,这种旋转动作称为进动(precession)。③通过线圈从与外加磁场磁力线垂直的方向上施加射频磁场(RF脉冲),受检部位的氢质子从中吸收了能量并向另一平面上偏转,这就是磁共振成像的激励过程。④射频磁场(RF脉冲)中断后氢质子放出其吸收的能量并回到外加磁场磁力线的方向上自旋,这就是磁共振成像的弛豫过程,其中弛豫时间有两种,即T_1弛豫时间(又称纵向弛豫时间)、T_2弛豫时间(又称横向弛豫时间)。⑤释放的电磁能转化为MR信号,在梯度磁场的辅助下,通过数学转化,MR信号转化为MR图像。

(3)磁共振加权成像:不同的组织存在质子含量(质子密度)的差别、T_1值差别及T_2值的差别,这正是常规MRI能够显示正常解剖结构及病变的基础。

所谓加权即"突出重点"的意思,也即重点突出某方面特性。之所以要加权是因为在一般的成像过程中,组织的各方面特性(如质子密度、T_1值、T_2值)均对MR信号有贡献,几乎不可能得到仅纯粹反映组织一个特性的MR图像,可以利用成像参数的调整,使图像主要反映组织某方面特性,而尽量抑制组织其他特性对MR信号的影响,这就是"加权"。T_1加权成像(T_1 weighted imaging,T_1WI)是指这种成像方法重点突出组织纵向弛豫差别,而尽量减少组织其他特性,如横向弛豫等对图像的影响;T_2加权成像(T_2 weighted imaging,T_2WI)重点突出组织的横向弛豫差别;质子密度(proton density,PD)图像则主要反映组织的质子含量差别。

另外,磁共振成像液体抑制反转恢复序列(fluid attenuated inversion recovery sequence,FLAIR sequence)也是颅脑常用的扫描序列,属于反转恢复序列,在T_2WI中可抑制脑脊液的高信号,使邻近脑脊液、具有高信号(长T_2)的病变得以显示清楚。

2. 磁共振成像技术的进展 自MRI应用于临床以来,其发展速度异常迅速,技术上不断改进,软件相继开发,其发展方兴未艾。

(1)磁共振血管造影:磁共振血管造影具有无创伤性,成像时间短,可在三维空间或更多方位上显影,既能同时显示动脉、毛细血管与静脉,又能分别显示动脉期、毛细血管期、静脉期,显示微细血管结构的清晰度已堪与血管造影相媲美。

1)磁共振血管造影(MR angiography,MRA):是利用MR特殊的流动效应而不同于动脉或静脉内注射对比剂再进行血管造影,它是一种完全非损伤性血管造影的新技术。目前,MRA 至少可以显示大血管及各主要脏器的一、二级分支血管。

MRA 的基本原理是液体的流速效应,即常规 SE 序列与 GRE 序列中的流空效应和流入性增强效应。加快扫描速度,变快速流空现象为相对慢速增强,利用相位效应改善血流与静止组织的对比度,抑制无关的噪声与伪影,即可获得一个断层明亮的血管影像,将许多断层血管叠加就可重建成清晰完整的血管图像。

①时间飞跃效应:一般流动血液的激励与检测不发生于同一层面,故产生快速流空效应。而快速脉冲使静止组织反复被激励而处于饱和状态,扫描层之外的氢质子处于完全磁化状态,其血管内磁化的氢质子在射频脉冲之间进入扫描层面,取代饱和的氢质子,因产生高信号,并与周围的组织形成鲜明的对比度,所以,采用快速扫描序列,使血流的激励与检测在同一层面发生,并获得该层面的血管信号,称为时间飞跃效应。脑 MRA 能够清晰显示脑动脉及分支动脉的情况(图 4-1-11)。

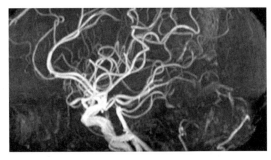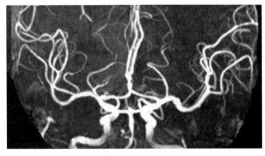

图 4-1-11　磁共振血管造影

②相位效应:血流中的氢质子流过梯度磁场时失去相位一致性而使信号减弱乃至消失,静止组织中的氢质子相位仍保持一致而使信号较强,于是血管与静止组织也可形成对比度。

2) 有关 MRA 的新进展:①利用磁化传递脉冲来进一步减少背景信号,从而改善血管与固定组织的对比度。另外还有一种方法,称为倾斜反转角法,即在整个三维容积采集中增加反转角度数值,以取得更好的对比;②多层面重叠薄层采集法,是利用 3D 薄层的重叠,将高分辨力的 3D TOF(time-of-flight)与覆盖范围较好的 2D 图像采集相结合的混合技术。

3) MRA 的临床应用:MRA 在临床应用中已取得良好的效果,显示头颈部血管尤为清晰。①可以显示大血管的正常解剖,如可同时显示头臂双侧血管结构及脑底动脉环,比 DSA 或多普勒超声优越;②可显示动脉粥样硬化所致的血管狭窄或闭塞;③显示动脉瘤有一定的优势,直径在 4mm 左右的瘤体即可显影;④对动静脉畸形的供血动脉、畸形血管团及引流静脉的显示均较清晰。

(2) 磁共振波谱:磁共振波谱(magnetic resonance spectroscopy,MRS)是测定人体内化学物质的唯一一种非损伤性技术,是利用化学位移现象,使某一标本中每一种化学成分不同的原子核都会以略有差异的频率发生共振,从而产生不同的 MR 波峰。

1) MRS 原理技术:MRS 原理同 MRI 一样是基于磁共振原理,MRS 检查可用很多核,如 ^1H、^{13}C、^{15}N、^{19}F、^{23}Na,只有活体中 ^{31}P 和 ^1H 浓度足够高,且 ^1H 由于其在组织中自然含量丰富和高的核磁敏感性,常用于 MRS 的临床评价。临床 MRS 随着快速、简便和自动化技术的发展,这些技术与常规 MRI 检查结合,使 MRS 成为临床可行的检查方法。具体过程如下。

第一步:要获取诊断数据以确保磁场均匀性,接着要调整,其是自动过程,但偶尔必须是人工操作,抑制水信号是必要的步骤,由抑制水脉冲来完成,常用化学位移选择饱和技术(chemical-shift selective saturation,CHESS)。

第二步:应用静态和/或脉冲梯度来空间定位。临床质子 MRS 常用的定位方法有:深度分辨表面线圈波谱(DRESS)、点分辨表面线圈波谱(PRESS)、空间分辨波谱(SPARS)和激励回波采集模式(STEAM)。

第三步:根据临床问题,选择合适的 MRS 技术,包括测量参数如 TR、TE,因为共振强度依 TE、TR 和定列不同而不同。短 TE(20～35 毫秒)用来探测短弛豫时间的代谢物,如谷氨酸胺、谷氨酰、肌醇和某些氨基酸。长 TE(135～270 毫秒)可用来探测主要的代谢物,如 NAA、Cho、Cr 和 Lac/Lip。在决定 MRS 研究分析前需要了解临床所要解决的问题。

常用 MRS 技术有单体素磁共振波谱成像(single voxel MR spectroscopy,SV-MRS)、多体素磁共振波谱成像(multivoxel magnetic resonance spectroscopy,MV-

MRS),它们各自特点为:单体素波谱其空间分辨率为 1~8cm³,是一种简化的 MRS 技术,减少设置时间,自动提供线上处理和显示数据,像素可定位于感兴趣区内,缩小无关组织的污染,这种技术的易行和准确是区分肿瘤级别的有用工具;多体素磁共振波谱成像,也称化学位移成像(chemical shift imaging,CSI)或磁共振波谱成像(magnetic resonance spectroscopic imaging,MRSI),其可得出代谢图。SV-MRS 评价小体积组织,节省时间、可得到定量数据,可自动生成几个代谢物共振峰信号强度值。CSI 可检查更大体积的组织,在检查体积内用多个更小的像素来评价。2D-CSI 或 MRSI 需更长获取数据和后处理时间,2D-CSI MRS 检查需进一步后处理过程来获得信号强度值、定量代谢物含量、计算不同代谢物比率。这些计算用手工或用自动计算程序如线性联合模型(LC-模型)或磁共振使用界面(magnetic resonance user interface,MRUI)。最近发展了 3D-MRSI 技术(包括 3D 相位编码 CSI 或多层面CSI),显示脑组织大体积内波谱图和代谢物图像。

第四步:根据检查部位不同,选择合适的波谱技术并联合采用其他技术方法,如后颅凹和幕上邻近脑

室附近、颅顶骨难以用 2D-CSI 来评价,上述这些部位可用 SV-MRS,不易产生易感性伪影。近来用 2D-CSI 研究表明,可使用外层容积抑制层面和在 FOV 内用饱和带抑制骨结构、头皮脂肪、邻近感兴趣区内的气体。

除技术问题外,MRS 还有其他局限性:与脑组织内/邻近的组织,两者磁敏感性差别很大,如骨、空气、脂肪和出血,由于这些结构产生伪影,难以获得均一的磁场强度,而均一的磁场强度是获得一个好的 MRS 研究所必需的,因此,高质量的波谱难以在近颅底、颅顶骨、鼻旁窦、乳突气房等部位获得。

2)临床应用

①氢质子 MRS(proton magnetic resonance spectroscopy,¹H-MRS):MRS 结果是以沿 X 轴分布的波谱,标度为每百万分之几(ppm),共振强度在 y 轴上用任意标度标出。脑内 ¹H-MRS 感兴趣区的代谢物为:N-乙酰天门冬氨酸(N-acetyl-aspartate,NAA)、含胆碱的化合物(choline-containing compounds,Cho)、肌酸(creatine and phosphocreatine,Cr)、肌醇(myo-inositol,MI)、乳酸(lactate,Lac)、脂类(lipids,Lip)、谷氨酸盐(Glx)、氨基酸组成(图 4-1-12)。

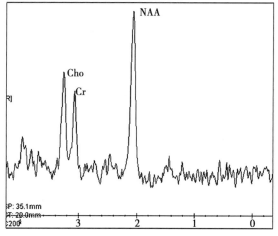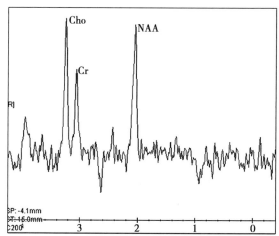

图 4-1-12   脑氢质子 MRS,正常(左图)及异常 MRS(右图)

主要代谢物的波谱位置及其病理生理意义如下。

A. NAA 在 2.02ppm 处,是最高的波峰,仅见神经组织中,是神经元和轴突完整的标记物,确切的生理作用不清楚。神经元丧失、损害时 NAA 降低,见于脑部大多数病变时,NAA 不出现在中枢神经系统以外的肿瘤;NAA 生理性逐渐和迅猛增加见于婴儿脑发育和成熟,卡纳万病(Canavan disease)时 NAA 升高。

B. Cho 在 3.2ppm 处,代表含胆碱复合物成分,即甘油磷酸胆碱、磷酸胆碱和磷脂酰胆碱,代表细胞膜磷脂代谢要素,是膜更新的标记物,Cho 升高见于细胞

数目增加,膜合成增加,细胞快速分裂、崩解时。肿瘤和脱髓鞘病变时 Cho 升高。

C. Cr 在 3.03ppm 和 3.94ppm 处,主要为肌酸和磷酸肌酸,是脑能量代谢标记物,代表能量贮存复合物,在代谢疾病时其保持相对稳定,故常用作参考值。当组织坏死或死亡时,Cr 同其他代谢物一起逐渐丧失,在颅脑损伤的高渗性反应和少见的先天性 Cr 缺乏疾病中,其 Cr 缺如。

D. Lac 在 1.32ppm 处呈双峰。可通过改变 TE 值来实现,当 TE 为短 TE(20~35 毫秒)或长 TE(270~

288 毫秒)时,Lac 峰直立;当 TE 为中等(135~144 毫秒)时,Lac 倒置在基线的下方。不见于正常脑组织,当出现时表示厌氧代谢和氧化磷酸化障碍,见于线粒体疾病、缺血、炎症、肿瘤。

E. Lip 在 0.9~1.5ppm 处,不见于正常脑组织除非在很短的 TE 时,代表膜崩解产物,在坏死肿瘤、急性炎症时 Lip 升高。要仔细放置感兴趣区,避免头皮下、颅底脂肪污染。

F. MI 当用短 TE 时在 3.56ppm 处可见,是激素敏感神经受体代谢物,可能是葡萄糖醛酸的前体,在阿尔茨海默病(Alzheimer's disease,AD)、额颞叶痴呆和 HIV 感染时升高,中枢神经系统以外组织中 mI 显著升高见于头颈部肿瘤。

G. 谷氨酸盐(glutamate,Glu)和谷氨酰胺(glutamine,Gln)在 2.1ppm 和 2.4ppm 处的多个波峰,谷氨酰胺(Gln)是一种兴奋性神经递质,在线粒体代谢中起作用,而谷氨酸盐(Glu)在解毒和调节神经递质活动中起作用,见于肝性脑病高血氨时和其他原因导致的高血氨。

H. 丙氨酸(alanine,Ala)在 1.3ppm 和 1.4ppm 处,乳酸出现时其常掩盖掉,丙氨酸类似乳酸,当 TE 为 136~272 毫秒时,其发生倒置,是非必需氨基酸,其功能尚不清楚。

②^{31}P 磁共振波谱分析可判定磷的代谢产物,如三磷酸腺苷(ATP)、二磷酸腺苷(ADP)、磷酸肌苷(PCr)、无机磷等的浓度,根据无机磷波谱的位置,还可测定 pH,这些在研究生理功能和对病变的诊断上有重要意义。

③^{13}C 的波谱分析对酶缺乏疾病的诊断有价值。

④^{19}F 波谱分析对 5-氟尿嘧啶治疗的代谢研究可能有较大的作用。

⑤^{23}Na 波谱分析近年很引人注目,因为钠在病变区易于积聚,如缺血区、梗死区与肿瘤,且生长快的肿瘤内钠含量高。

(3)磁共振灌注成像:灌注加权成像(perfusion weighted imaging,PWI)是用来反映组织微血管分布及血流灌注情况的一类磁共振检查技术,可以提供血流动力学方面的信息,近年来受到了广泛的重视。根据成像原理可将其分为三种类型,即对比剂首过灌注加权成像、动脉血质子自旋标记及血氧水平依赖对比增强技术。现就其原理及方法、后处理及分析方法及在肿瘤诊断中的应用进行阐述。

1)PWI 检查技术

①对比剂首过灌注加权成像:属于动态增强磁共振成像(dynamic contrast enhanced MRI,DCE-MRI)范畴,是经静脉团注对比剂后,当对比剂首次通过受检组织时,采用快速扫描序列成像,从而获得一系列动态图像的检查方法,是目前最常用的灌注成像方法。其基本原理是,当顺磁性对比剂进入毛细血管床时,组织血管腔内的磁敏感性增加,引起局部磁场的变化,进而引起邻近氢质子共振频率的改变,后者引起质子自旋失相,导致 T_1 和 T_2 或 T_2^* 的值缩短,反映在磁共振影像上则是在 T_1WI 上信号强度增加,而在 T_2 或 T_2^* 上信号强度降低。对比剂首过期间,主要存在于血管内,血管外极少,血管内外浓度梯度最大,信号的变化受弥散因素的影响很小,故能反映组织血液灌注的情况,间接反映组织的微血管分布情况。

本法涉及两个关键性技术问题,第一是扫描序列,由于要求高时间分辨率,所以必须采用快速扫描序列。关于时间分辨率,目前尚无统一的标准,从理论上讲,一方面,时间分辨率越高,在一个成像间期内对比剂从血管内弥散到血管外的量就越少,信号强度的改变受弥散因素的影响也就越小,就更能接近组织血流灌注的真实情况;另一方面,时间分辨率越高,信号强度-时间曲线的形态越接近组织信号改变的实际情况,由此计算出的各种分析指标就越能真实地反映组织血液灌注的情况,故大多数方案为 1~3 秒。第二是对比剂团注,只有保证对比剂团注,才能确保其在最短的时间内首次通过受检组织,此时对比剂在血管内、外的浓度梯度最大,由含对比剂的血液逐渐替代无对比剂的血液而引起的局部信号强度的变化与组织灌注的相关性才能更好。一般要求注射速度为 3~5ml/s,4~5 秒注射完毕,所以要选择好的静脉入路,一般采用 18 号针头于肘静脉处注射;使用自动注射器,以保证相同的注射速度。

本技术应用于肿瘤诊断的研究虽已取得了一些成果,但仍处于探索阶段。常用的后处理及分析方法有如下几种。

时间-信号强度曲线(time-signal intensity curve,TIC)的最大斜率和最大斜率图(图 4-1-13)。根据公式利用计算机计算每一像素 TIC 曲线的最大斜率,这个最大斜率等于最大强化速率,也被称为首过斜率(first-pass slope)或首过强化速率,再用所得的值组成一个新的数字矩阵,并将其用相应的灰度显示出来,得到一幅新的图像,称为最大斜率图或首过斜率图(first-pass imaging,FP-imaging)。可以通过在 FP-imaging 上划定感兴趣区(region of interesting,ROI)并求平均值的方法获得 ROI 的最大斜率,也可利用 TIC 曲线直接计算获得。ROI 的选择需注意避开大的坏死区,坏死区内没有血液供应,因而不具有代表性。

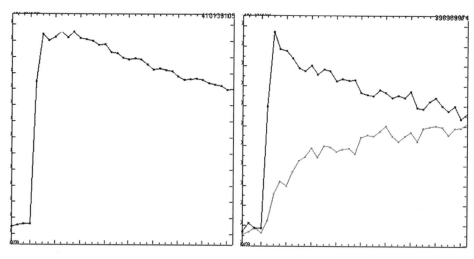

图 4-1-13　时间-信号强度曲线,能够反映不同组织的灌注情况

首过斜率可以提供描述组织血液灌注的定量信息,与组织血管分布程度之间也存在良好的相关关系。

相对脑血容量(relative cerebral blood volume,rCBV)和相对脑血容量图(relative cerebral blood volume map,rCBV-Map):这种分析方法以往多用于脑缺血性疾病的诊断。利用动态扫描所获得的原始数据,依据公式计算出每一个像素的 T_2 弛豫率 $\Delta R2$,实验和理论资料表明,$\Delta R2$ 与组织内对比剂聚集量之间存在大致的线性关系,称为相对聚集量(relative concentration)。再将对比剂首过过程中的 $\Delta R2$ 积分,得到其对应体素的相对脑血容量值,由此形成一个新的数字矩阵,再将其以相应的灰度显示出来,即得到相对血容量图。某一局部区域的相对脑血容量同样也可以通过划定 ROI 的方式在 rCBV-Map 上求平均值获得。

②动脉自旋标记(arterial spin labeling,ASL)技术:是采用反转脉冲标记动脉血中的氢质子,并将标记前后采集的图像进行对比,从而获得能够反映组织血流灌注情况的检查方法。大多采用减影的方法分析标记前后信号的差别,首先在成像层面供血动脉的流入侧施加反转脉冲,使血中的质子的磁化矢量发生反转,经过一定时间的延迟(反转时间,inversion time,TI),当标记的血液流入成像层面时从而得到标记后的图像,然后在其他参数都相同的情况下不施加反转脉冲再对相同层面成像,得到未标记的图像,用标记后的图像减未标记的图像即可得到灌注图像。根据采用的 TI 不同,可以显示自大动脉直至毛细血管水平的灌注情况。

根据标记的方式不同,ASL 可分为连续 ASL(continuous ASL)和脉冲 ASL(pulse ASL),连续 ASL 和脉冲 ASL 都存在一个重要的系统误差,这个误差是由于 TI 的不同所致,不同的 TI 造成不同程度的纵向弛豫,从而严重影响了分布到成像层面的标记血液的量,对采集到的灌注信息产生明显影响,所以它们都不能用以定量分析。为了解决这一问题,对上述方法进行了改造,发明了两种可用以定量分析的 ASL 方法——QUIPSS(quantitative imaging of perfusion using a single subtraction)和 QUIPSS Ⅱ。两种方法都是通过施加饱和脉冲的方法,降低层面选择性反转脉冲对成像层面静止组织的影响,但二者又有所不同,QUIPSS Ⅱ 是在反转脉冲之后数据采集之前施加一饱和脉冲于成像层面,以去除在数据采集之前到达成像层面的标记血液的影响;QUIPSS Ⅱ 则是在数据采集的同时向反转层面施加一饱和脉冲,以保证只有在 TI 间期内流出反转层面的血液才对成像起作用。

③血氧水平依赖(blood oxygen level dependent,BOLD)对比增强技术:是以脱氧血红蛋白的磁敏感性为基础的磁共振成像技术。其基本原理是:一方面,脱氧血红蛋白中含有顺磁性的铁,而氧合血红蛋白中的铁则是反磁性的,脱氧血红蛋白会引起微小范围的磁场不均匀性,当血液中含氧血红蛋白减少、脱氧血红蛋白的含量增加时,会引起血管及其周围磁场的不均匀性增加,导致质子自旋失相,进而引起 T_2 或 T_2^* 时间的缩短,在 T_2 或 T_2^* WI 上则表现为信号降低。反之。则表现为信号增加;另一方面,一般来讲,当大脑皮质的某一区域受到刺激后。供应该区域的动脉血管扩张,血流量增加,但耗氧量仅有轻微的增加,导致脑血流量和脑氧代谢率之间的不平衡,从而使血液中氧合血红蛋白含量增加。脱氧血红蛋白含量减少,在 T_2 或 T_2^* WI 上表现为信号增强。造成这种不平衡的原因目前尚不清楚。可能的解释是:脑血流的增加不是靠毛细血管开放而是靠毛细血管内血液流速的加快来实现的,但是,血流速度的加快会导致血液在毛细血管内通过时间的缩短,进而造成毛细血管内的

氧进入组织间隙的比率减少。这样就使毛细血管及毛细血管后静脉内血液含氧量增加,脱氧血红蛋白含量减少。在对大脑皮质某一区域刺激前后分别成像,然后对比图像信号强度的变化,即可得到反映该区域血流灌注改变情况的灌注图像。这种对比通常采用减影的方法实现。

BOLD 对比灌注成像可以采用多种成像序列。BOLD 效应引起磁共振信号改变的过程十分短暂。多数实验资料表明,整个过程仅十几秒。同时为了克服各种生理(如脑搏动)造成的伪影,需要采用快速扫描序列。BOLD 灌注成像面临信噪比低的问题。这一问题可以应用多次平均的方法加以解决,但这同时又带来两个问题。一方面由于 TR 过短,成像层面内的质子得不到充分弛豫;另一方面,反复刺激后脑对刺激的敏感性可能会下降,这些都会降低检查的敏感性。EPI 序列由于其 TR 较长,信噪比优于其他序列,应用最多。采用的序列不同,对不同血管水平的 BOLD 效应的敏感性也不同。实验表明,GRE 序列最敏感,且对毛细血管后小静脉尤其敏感,而 SE 序列敏感性稍差,但对毛细血管水平的 BOLD 效应更具特异性。

2)临床应用:PWI 是建立在流动效应基础上成像方法,与磁共振血管成像不同的是,它观察的不是血液流动的宏观流动,而是分子的微观运动。利用影像学技术进行灌注成像可测量局部组织血液灌注,了解其血流动力学及功能变化,对临床诊断及治疗均有重要参考价值。

在神经系统方面已应用于脑血管疾病的研究。另外,灌注成像脑血流定位图可用于脑组织活检和放射治疗的随访。

3)灌注成像的新进展

①灌注成像评价肿瘤乏氧的研究:肿瘤微环境中很重要的一点就是肿瘤的灌注,通过灌注,氧和葡萄糖才能运输到肿瘤组织,所以通过对肿瘤灌注状态的评价也可间接地对其乏氧程度进行判断,肿瘤中不充分的灌注及混乱血管网会导致肿瘤慢性弥散障碍性乏氧。而肿瘤乏氧还可以是急性的周期性现象,因为有些血管会定期开放和关闭,在这个过程中,往往也会产生所谓的急性灌注异常肿瘤乏氧。肿瘤组织的供氧水平与微血管密度直接相关,分析表明肿瘤组织的微血管密度与放射治疗后生存时间成正相关。

②灌注成像评价抗肿瘤血管生成药物疗效的研究:目前用的顺磁性对比剂 Gd-DTPA 是血管外对比剂,到达毛细血管后即通过毛细血管壁渗透到周围组织间隙。在对比剂首次通过毛细血管池后,约有 50%

对比剂快速进入血管外间隙,因此难以定量计算肿瘤的局部血容量和对比剂平均通过时间。随着血管内对比剂的开发,定量计算肿瘤局部血容量和对比剂平均通过时间有望得到解决。这样,T_2^*-首过灌注 MRI 不仅可用于良、恶性肿瘤的鉴别,还可用来评价临床抗肿瘤血管药物的疗效。

(4)MR 弥散加权成像和弥散张量成像:弥散加权成像(diffusion-weighted imaging,DWI)是建立在流动效应基础上的成像方法,是现今唯一活体中在细胞及微血管水平上非创伤性的分子运动研究方法。弥散张量成像(diffusion tensor imaging,DTI)是在弥散加权成像基础上发展起来的一种 MR 脑功能成像技术,是利用人体内水分子在不同方向上其自由运动不同所造成的信号改变进行成像的,它是一项显示组织内微观结构的成像技术。目前 DTI 主要用于脑部尤其对白质束的观察、追踪、脑发育和脑认知功能的研究、脑疾病的病理变化,以及脑部手术的术前计划和术后评估。

1)基本原理

①磁共振弥散加权成像:DWI 是建立在人体组织微观流动效应基础之上,利用人体内不同情况下水分子弥散程度的不同所造成的信号改变进行磁共振成像。目前在活体中主要是测量水分子的运动,其图像对比度主要关系于水分子的位移运动并非水的内容物,它通常是在标准磁共振成像序列上再加上对弥散敏感的梯度脉冲来获得,可以无创性提供更多常规 MRI,不能提供如人体组织微观组织结构、走向、膜渗透性及温度等方面的信息。

研究证明,水分子具有随机自由运动的特性,即所谓布朗运动,也称热运动、弥散运动,这种运动在空间任意方向上都有运动轨迹,且受分子结构及温度的影响。物质的弥散特性一般用弥散系数(diffusion co-effecient,D)表示,即一个水分子单位时间内自由随机弥散运动的平均范围,单位为 mm^2/s。在人体内,由于受到肢体运动、动脉搏动、微循环和温度等因素的影响,通常选用表观弥散系数(apparent diffusion coeffecient,ADC)代替弥散系数 D 来表示弥散运动程度。

弥散加权成像是在自旋回波序列中 180°脉冲的前后分别施加一对对称性强梯度磁场(也即弥散梯度),对于弥散运动正常或较强的水分子,第一个梯度脉冲所致的质子自旋去相位后离开了原来的位置,不能被第二个梯度脉冲再聚焦,信号降低;而对于弥散较低的水分子(如脑梗死所导致的细胞内水分增多,弥散运动受限),第一个梯度脉冲所致的质子自旋去相位会被第二个梯度脉冲再聚焦,信号不降低,因此,在图像上病变区并无信号降低表现,也就是说,与其他正常组织的低信号相比呈高信号。在 DWI 上,弥散速度较快的组织信号下降明显,表现为低信号;而弥散较慢的组织信号下降幅度较低,与弥散速度较快的部分比较,表现为相对的高信号。

②弥散的各向同性和各向异性:在生物体内,水分子在不断地进行着弥散运动。在人体生理条件下,水分子向三维空间各个方向的弥散运动不仅受细胞本身特征的影响,而且受阻碍水自由运动的细胞结构的影响,因此一个方向比另一个方向的弥散可能受到更多的限制。这种有很强的方向依赖性的弥散就是弥散的各向异性(anisotropic diffusion,AF)。

在中枢,弥散主要受局部环境的结构特性所影响,神经纤维组织内的水分子由于受到髓鞘和细胞内结构的影响,在垂直于神经纤维这个方向的弥散运动受到了限制,而在平行于神经纤维方向上弥散运动无明显受阻,水分子通常更倾向于沿着神经纤维束走行的方向进行弥散。脑组织内各向异性的机制还不是完全清楚,但多项研究表明,轴突及其周围的髓鞘是一个重要的因素,髓鞘是水分子弥散的组织屏障。其他因素,如组织的水化程度、纤维束直径、循环血流、轴浆流动、脉搏搏动、细胞密度及细胞内、外液体的流动也可以影响弥散的各向异性,但这些因素能有多大的作用还有待研究。

③磁共振弥散张量成像基础:弥散张量是指"水分子弥散的各向异性、不均匀性组织弥散特征",而 ADC 指一个方向分子的位移。水分子弥散的各向异性可以用来追踪纤维走行,评估组织结构完整性和连通性。DTI 成像方法要求至少在 6 个非共线方向上(多则可达 65 个甚至上百个方向)连续应用弥散敏感梯度磁场并采集数据,最常用的扫描序列是超快速单次激发自旋回波技术。

用来定量分析各向异性的参数很多,最常用的是各向异性分数(fractional anisotropy,FA)。FA 值的范围为 0~1,0 代表最大各向同性的弥散,1 代表假想状况下最大各向异性的弥散。

为了显示和说明临床图像,弥散张量的示踪(trace)或平均弥散图需要联合应用相应的示踪 ADC 和 FA 图进行评价。在 ADC 图中,信号强度与 ADC 值成正相关,如脑脊液为高信号而脑实质为低信号。在 FA 图中,FA 图的像素值取决于 FA 的值,即取决于体素中水分子弥散时各向异性的程度。各向异性程度越高,FA 值越大,图像越亮。人体组织内的弥散都是各向异性的,在白质中,由于髓鞘的阻挡,水分子的弥散在垂直于纤维走行的方向必然小于与纤维走行一致的方向,具有较高的各向异性。脑白质内主要的传导纤维大都聚合成束,并且走行基本一致,在 FA 图中具有相似的高 FA 值,因此,FA 图可以清楚地勾画出白质内纤维束的走行、组织的生化特性(黏滞性和温度)、组织结构(大分子、膜和细胞内的细胞器等)能够从根本上影响水的弥散能力,因此组织纤维结构的病理状态既影响水的弥散性,又影响水的各向异性弥散特征。

2)临床应用:弥散加权成像使 MRI 对人体的研究深入到细胞水平的微观世界,反映人体组织的微观世界几何结构,以及细胞内、外水分子的转运等变化,对临床诊断及治疗均有重要的参考价值。

在神经系统中,由于脑组织成分均匀,比其他部位发生的运动伪影少,因而 DWI 首先在脑部应用。弥散成像已用于脑梗死、脑肿瘤、多发性动脉硬化症及其他病理变化的研究中。

3)DTI 成像的新进展:DTI 为组织的显微结构和病理状态提供了有价值的信息和有益的描述各向异性弥散特征的方法,是对传统 MRI T_1WI、T_2WI 及其他 fMRI 的有力补充。弥散成像是显示组织微观物理特性(如细胞大小和形状等)真正的定量方法。尽管 DTI 的原理和实验方法上还有很多工作要做,但目前 DTI 是唯一的一种可以无创地跟踪脑内白质纤维并反映其解剖连通性的有效方法,可以显示活动的皮质区并提供可能的功能连接的线索,DTI 如与可测定皮质功能的磁共振功能成像相结合就可能搞清楚大脑神经网络及功能联系的细节,是今后 MRI 研究的主要方向之一。相信随着 DTI 技术(如代谢弥散波谱、q 空间成像)的不断提高,新的研究成果会不断涌现出来,尽管 DTI 的参数测量及其图像目前并不能作为临床诊断的可靠标准,对某些器官的检查受到客观条件的制约,随着扫描技术和数学方法的改进,DTI 必将在科研和临床中展示更多特殊的应用,其应用前景十分广阔,值得关注。

3. MRI 的优缺点及适应证

(1)MRI 检查的优点

1)高比度:CT 和 X 线片只有一个成像参数,即 X 线吸收系数。MRI 则至少有四个成像系数,即 T_1、T_2、N(H)和流速 F(V)。MRI 成像还与脉冲序列及其参数有关,如 TR、TE、TI(反转时间,inversion time)、激励角(用梯度回波快速成像时)等。MRI 可充分利用上述参数,使其组织对比度明显高于 CT 和 X 线平片,如能很好地区分脑灰质、白质和脑神经核团。

2)分子生物学和组织学诊断的提高:不同 MRI 成像技术在诊断上重要性依次为 N(H)、T_1WI、T_2WI。由于 T_1WI、T_2WI 可反映质子群周围分子生物学和组织学,其诊断意义比单纯反映质子数量的 N(H)WI 更大。在质子图像上对特定感兴趣区域再进行波谱分析,可不同程度地反映出正常和病变区的分子生物学和组织学特征,使影像学诊断向分子生物学和组织学方向发展迈出了一大步。T_1WI 对正常解剖结构显示较好,T_2WI 对病变区域显示较为敏感。各期血肿在 MRI 上表现为不同强度的信号,含铁血黄素在各种序列上表现为不同强度的信号,使用化学位移成像技术可在各个器官或组织分别形成水和脂肪的质子图像。这些都是 CT 和传统 X 线所不能及的。

3)无骨性伪影:CT 检查骨的边缘,如岩骨、枕内隆起、枕骨髁和下颌角等处可出现骨性伪影,而 MRI 则无骨性伪影,其诊断价值优于 CT。

4)任意方向断层:CT 主要为横轴位断层扫描,冠状位和矢状位断层比较困难,有的部位无法进行。MRI 可在患者体位不变的情况下,通过变换频率和相位编码梯度的方向,行横、矢、冠或斜位断层,对于显示病变和立体观察病变很有帮助。

5)无损伤性:高能量的 X 线对人体有辐射损伤。CT 为短的电磁波,波长为 $0.01 \sim 10nm$,而 MRI 用的射频脉冲波波长数米,MRI 的射频能量只有 CT 的 $1/10$。

(2)MRI 检查的缺点

1)成像速度慢:第四代 CT 一幅图像的成像时间为 $1 \sim 3$ 秒,而 MRI 一幅 T_1WI 的成像时间约为 30 秒,一幅 T_2WI 的成像时间约 80 秒。随着 MRI 新技术的不断开发应用,这方面的问题将不断得到解决。

2)定性诊断困难:尽管 MRI 图像能反映分子生物学和组织学特征,对某些病变的病理组织学改变,如多发性硬化、脂肪瘤、亚急性和慢性血肿等的定性诊断有所帮助,但某些病变的定性诊断仍很困难。

3)运动伪影:由于 MRI 检查时间长,患者自主或不自主的活动可导致运动伪影,靠近大血管或胸廓的病灶易受脉搏搏动和呼吸伪影的影响,这些因素使图像质量下降。

4)对钙化病灶显示差:钙化病灶在 T_1 和 T_2 加权图像上均表现为低信号,特征性不强,比较难以肯定。这对于某些含有特征性钙化表现的病变诊断增加了难度。

5)禁忌证:装有心脏起搏器、疑有眼球内金属异物者,检查部位体内有金属异物者应禁止做 MRI 检查。危重患者也不易做 MRI 检查。

(3)中枢神经系统 MRI 检查的适应证:中枢神经系统位置固定,不受呼吸、心脏搏动、胃肠蠕动的影响,又无骨性伪影的干扰,所以 MRI 对脑及脊髓病变的效果最佳。在头顶部、颅后窝和颅底部等靠近骨壁的脑组织时,因无骨的干扰,明显优于 CT。

1)脑血管病

①脑缺血性病变:如动脉粥样硬化性脑梗死、腔隙性梗死、分水岭性脑梗死等,在缺血后几小时或更短的时间,即可通过 MRI 检查发现病变,因此,CT 不如 MRI 敏感;MR 对显示出血性梗死有独特的价值。

②脑出血:如大灶性脑出血、小灶性脑出血、蛛网膜下腔出血、硬膜下出血、硬膜外出血。在 $24 \sim 48$ 小时的急性出血,不易为 MRI 所发现,然而 CT 则可以诊断;对于亚急性出血的诊断则相反,MRI 优于 CT;因此,这两种成像方法可以互为补充。在高磁场条件下,MR 能显示出血内含氧血红蛋白、脱氧血红蛋白、正铁血红蛋白、含铁血黄素等生化改变,能将出血进行准确地分期诊断。

③双重脑卒中:既有脑梗死又有脑出血,在 MRI 上显示得最清晰。

④动静脉畸形、动脉瘤:表现为流空血管影,MRI 甚至能够检出未被血管造影所发现的一些隐性血管畸形,如海绵状血管瘤。静脉窦血栓形成在 MRI 上可以确诊。

2)感染:MRI 可以发现脑炎、脑脓肿。各种细菌、病毒、真菌性脑炎、脑膜炎在 MRI 上均可显示,注射 Gd-DTPA 后对定性诊断有价值。

3)脑退行性病变及脑白质病:MRI 显示皮质性、髓质性、弥漫性脑萎缩时优于 CT,MRI 能够诊断原发性小脑萎缩与橄榄脑桥小脑萎缩。MRI 被认为是诊断多发性硬化症的最好、最敏感的方法。MRI 可确诊肾上腺脑白质营养不良等髓鞘病变。在发现头部放疗后的损伤方面,MRI 也优于 CT。

4)颅脑外伤:脑挫裂伤内的软化坏死与出血灶在 MRI 上能清晰辨别。外伤性脑出血、蛛网膜下腔出血、硬膜外或硬膜下出血在 MRI 上显示清晰。但是在外伤的 $1 \sim 3$ 天,用 CT 检查较好,因为不仅扫描时间短,而且急性出血易为 CT 所发现。

5)颅脑先天性发育畸形:MRI 是显示发育畸形最敏感而准确的方法,如大脑、小脑发育不良、灰质移位、胼胝体发育不良等。

6)脑肿瘤

①对于幕上胶质瘤及转移瘤,CT 与 MRI 都有用而且同样有效,然而 MRI 因其具有多方位成像,可提供更多的解剖信息。

②对于脑膜瘤的诊断,CT 和 MRI 同样有效,但观察骨质增生或破坏和病理钙化,CT 优于 MRI。

③对于听神经瘤,MRI 可发现较小的内听道管内肿瘤,而 CT 则需做小剂量气脑造影为辅助。

④对垂体瘤、鞍上及鞍旁肿瘤的诊断,CT、MRI 二者均有效。但 MRI 则因具有多方位扫描,对病变扩展

的精确范围及对邻近器官的影响能提供更多的信息。

4. MRI 成像技术的常用术语

（1）磁共振成像：即核磁共振成像，是近年来一种新型的高科技影像学检查方法，它是利用一定频率的射频脉冲在一外加静磁场中，对人体的任何层面，产生高质量的成像方法，具有无电离辐射性（放射线）损害、无骨性伪影、能多方位（横断、冠状、矢状切面等）和多参数成像、高度的软组织分辨能力、无须使用对比剂即可显示血管结构等独特的优点。

（2）进动：氢原子核在绕着自身轴旋转的同时，又沿主磁场方向做圆周运动，将质子磁矩的这种运动，称为进动。

（3）弛豫：在磁共振成像过程中，被射频脉冲激励的质子群发生共振，宏观磁化矢量离开平衡状态，当射频脉冲停止后，宏观磁化矢量自发地回复到平衡状态，这个过程称为核磁弛豫。弛豫过程可用两个时间值描述，即纵向弛豫时间、横向弛豫时间。

（4）纵向弛豫、纵向弛豫时间：射频脉冲停止后，纵向磁化开始恢复，质子释放能量，并趋向最大值，这一过程称为纵向弛豫，纵向磁化的恢复率是以纵向弛豫时间（T_1）来表示，即磁化矢量从零增长到 $1-1/e$ 所需要的时间，也就是从零到其最大值63%所需要的时间。

（5）横向弛豫、横向弛豫时间：射频脉冲停止后，由于外加静磁场的不均匀等原因，从而使一个体素内质子的进动频率发生变化，而失去相位一致性，最后质子间的相位一致性丧失殆尽，这一过程称为横向弛豫。横向弛豫时间（T_2）为横向磁化矢量从最大值递减至 $1/e$ 所需要的时间，也就是从最大值到达37%所需要的时间。

T_1 和 T_2 是组织在一定时间间隔内接受一系列脉冲后的物理变化特性，不同组织有不同的 T_1 和 T_2，它取决于组织内氢质子对磁场施加的射频脉冲的反应。通过设定 MRI 的成像参数（TR 和 TE，TR 是重复时间即射频脉冲的间隔时间，TE 是回波时间即从施加射频脉冲到接受到信号的时间），可以做出分别代表组织 T_1 或 T_2 特性的图像（T_1 加权像或 T_2 加权像）；通过成像参数的设定也可以做出既有 T_1 特性又有 T_2 特性的图像，称为质子密度加权像。

（6）信号强度：表示某种组织所产生信号的亮度，亮（白）的组织为高信号，而暗的组织为低信号，两者之间为等信号，常用于判断病变组织信号与其周围结构信号间的关系（如一个肿块较周围组织为高信号）。注意 MRI 用的是强度而不是密度，密度的概念是用在 CT 和 X 线平片上。

（7）怎样区分 T_1 加权像和 T_2 加权像：观察图像

的 TE 和 TR 值，一般 TE 短可为 20 毫秒，长可为 80 毫秒，TR 短可为 600 毫秒，长可为 3 000 毫秒。短 TE 短 TR 为 T_1 加权像，而 TE、TR 均长的 T_2 加权像，短 TE 长 TR 者为质子密度加权像。

了解水和脂肪的信号特征有助于区分 T_1 加权像和 T_2 加权像，特别是在图像没有显示特征性的 TE 和 TR 值时更有价值。观察液体结构，如脑室、膀胱或脑脊液，若液体是亮的，很可能为 T_2 加权像；若液体是暗的，则可能为 T_1 加权像。若液体是亮的，而其他结构不像是 T_2 加权像，且 TR 和 TE 均短，则可能是梯度回波图像。

（8）流空效应：正常流速（$>10cm/s$）的血流不产生或产生很低的信号，与静止的组织间有非常好的对比，此为流空效应。另外，涡流也是产生流空效应的原因之一。

5. 颅脑 MRI 检查方法

（1）一般扫描方法：患者取仰卧位，下颌略内收，两内眦连线对准表面线圈中心。表面线圈选用头表面线圈。扫描序列一般只做 T_1 及 T_2 加权扫描即可。T_2 加权采用双回波序列，即在一个脉冲周期内获得一张质子密度 N（H）加权像，用 N（H）加权像代替 T_1 加权像。轴位扫描为头部扫描的基本方位，根据病变部位和病情需要可加扫冠状位和矢状位。在多方位扫描时，无须每个方位都进行 T_1、T_2 加权扫描，但至少要有一个方位应做 T_1 及 T_2 加权扫描。常规采用的扫描参数为：T_1 加权 TR 400~800 毫秒，TE 15~30 毫秒；T_2 加权 TR 2 000~5 000 毫秒；质子密度加权 TR 2 000~5 000 毫秒，TE 15~30 毫秒；层厚及层距5~10mm。

（2）磁共振增强扫描：常用的造影剂是一种顺磁性物质，金属钆的赘生物 Gd-DTPA，普遍采用的剂量为 0.1mmol/kg。该造影剂安全、副作用小。增强扫描用 T_1 加权像脉冲序列。增强检查可发现平扫未显示的病变，显示肿瘤内部结构，鉴别水肿与病变组织，有利于病变的定位和定性诊断。

（3）水/脂肪抑制：此技术可清楚显示脂肪包裹或与脂肪关系密切的病变。还可用于鉴别病变是否含脂肪组织。

6. 颅脑 MRI 的正常表现

在 T_1 加权像上，脑灰质的信号强度低于脑白质。在 T_2 加权像上，脑灰质的信号强度高于脑白质。在质子密度加权像时，灰质和白质的信号强度非常接近。脑内一些铁质沉积比较多的结构，如苍白球、红核、黑质和齿状核等在 T_2 加权像上可呈低信号区。脑脊液在 T_1 和 T_2 加权像上分别呈低信号区和高信号区。头皮含大量脂肪组织，在所有程序成像时均呈高信号区。颅骨板障内所含脂肪也较多,并且内部血流缓慢,故也显示为高信号区。乳突气房和含气的鼻窦腔在 T_1 和 T_2 加权像上均为无信号区或信号其低区。肌肉在 T_1 加权像上信号强度中等呈灰色,在 T_2 加权像上信号强度相对高些。脑垂体的信号强度,一般高于脑白质。动脉内血流迅速,造成流空现象,常显示为无信号区。静脉血流虽较慢,但常显示流空现象,有时亦可呈高信号区。(图 4-1-14)

在 T_1 加权像上,颅脑信号强度由高到低排列为:脂肪>髓质>白质>灰质>脑脊液>脑膜>骨皮质。T_2 加权像信号强度由高到低排列顺序为:脑脊液>脂肪>髓质>灰质>白质>脑膜>骨皮质。以上信号强度是在常规自旋回波序列中的表现,应用不同的扫描技术和扫描参数,上述顺序会发生变化。

(三) 颅脑病变的 CT/MRI 表现

1. 颅内肿瘤

(1) 颅内肿瘤的基本征象

1) 肿瘤部位:脑外肿瘤常有以下表现,①肿瘤宽基底贴于颅骨内面或硬膜组织;②邻近蛛网膜下隙增宽,或在脑池、脑沟内有异常信号/密度;③脑室缘附近有裂隙状脑脊液,系脑池或脑沟向脑室方向移位所致;④肿瘤邻近脑白质受压向脑室方向移位;⑤颅骨增生或破坏;冠状位对确定头顶部、脑底部及天幕附近占位性病变与脑组织的关系有帮助。

2) 肿瘤信号/密度:肿瘤组织常呈异常信号/密度,与正常脑组织比较可分为高、低、等和混杂信号/密度。多数良性肿瘤信号/密度均匀,恶性肿瘤信号/密度强度明显不均匀。肿瘤若发生囊变、坏死、出血或钙化,其原有信号/密度可发生变化。某些肿瘤其信号/密度不同于其他绝大多数肿瘤,结合病灶部位,可望得到定性诊断。

3) 肿瘤边缘:良性肿瘤往往边缘光整,如脑膜瘤、垂体瘤;恶性肿瘤边缘不清,不规整,如恶性胶质瘤。某些肿瘤具有假包膜,对肿瘤定性诊断有一定帮助。

4) 肿瘤的增强:常规 MRI/CT 检查后行增强扫描,可提高肿瘤的显示率,不同性质的肿瘤有不同的增强特点,借此有助于肿瘤的定性诊断。

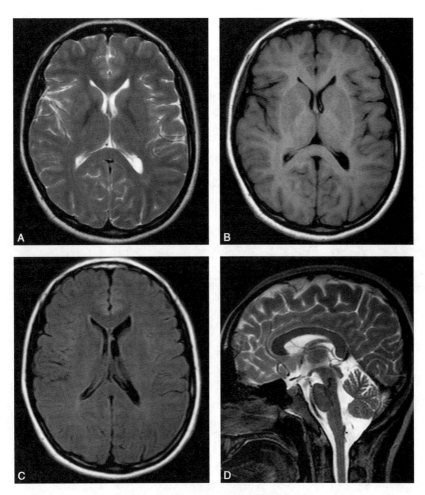

图 4-1-14　正常颅脑的 MRI 表现

A. 横轴位 T_2WI;B. 横轴位 T_1WI;C. 横轴位 T_2 FLAIR;D. 矢状位 T_2WI。在 T_1WI 上,脑灰质的信号强度低于脑白质,在 T_2WI 上,脑灰质的信号强度高于脑白质。脑脊液在 T_1WI 和 T_2WI 上分别呈低信号区和高信号区。

5）脑水肿：MRI T₁ 加权像呈略低或等信号，T₂ 加权像呈高信号，CT 呈低密度，有时不易与肿瘤区别，强化有助于鉴别。

6）颅内正常结构移位：肿瘤组织引起的邻近组织移位，是肿瘤定位、定性的重要依据。

7）脑积水：表现为梗阻部位以上脑室扩大。

（2）颅内肿瘤的 CT/MRI 表现：颅内肿瘤约占全身肿瘤的 2%，包括原发性和继发性肿瘤两大类，可发生于任何年龄。肿瘤的病理性质与发病部位、发病年龄有一定关系。颅内肿瘤的诊断主要包括三个方面：有无肿瘤、肿瘤的部位、肿瘤的病理性质。CT/MRI，尤其是 MRI 因有较高的密度分辨力及空间分辨力，已成为颅内肿瘤的主要检查方法之一。

1）胶质瘤（glioma）：胶质瘤或胶质细胞瘤为起源于神经上皮组织的肿瘤，它包括星形细胞瘤、少突胶质细胞瘤、室管膜瘤、脉络丛乳头状瘤、髓母细胞瘤、多形胶质母细胞瘤等。胶质瘤的患病率约占颅内肿瘤的 40%。

①CT 表现：大脑与脑干胶质瘤多表现为边界不清、形态不规则的低密度灶或以低密度为主的混合密度灶，不强化或呈不规则环状强化或不均匀强化，少数于强化环内缘出现强化的结节，瘤周常伴水肿带。根据这些表现常可做出诊断，诊断的定性准确率约 85%，但进一步判断胶质瘤的组织类型较困难，也不可靠。

低级别星形细胞瘤，多呈均匀低密度，偶尔呈混合密度，肿瘤无强化或轻微强化，无或轻微瘤周水肿。病灶中出现条状或斑块状钙化，多考虑为少突胶质细胞瘤。如果肿瘤边缘不清，呈混合密度、不规则强化，瘤周水肿严重，则多考虑为多形胶质母细胞瘤。室管膜瘤和脉络丛乳头状瘤一般位于脑室。脑室内肿瘤如出现钙化或囊变，实体部分有强化，可考虑为室管膜瘤。小脑髓母细胞瘤表现为后颅凹中线区边缘清楚、类圆形较高密度灶，呈均一中度强化，很少钙化，常伴第四脑室受压变窄、前移及幕上脑室扩大。

②MRI 表现：低级别星形细胞瘤多表现为 T₁ 加权像低信号，T₂ 加权像高信号，边界不清，肿瘤信号强度均匀一致（图 4-1-15）。肿瘤伴坏死、囊变、出血或钙化时，信号强度不均匀，多见于恶性程度较高的肿瘤

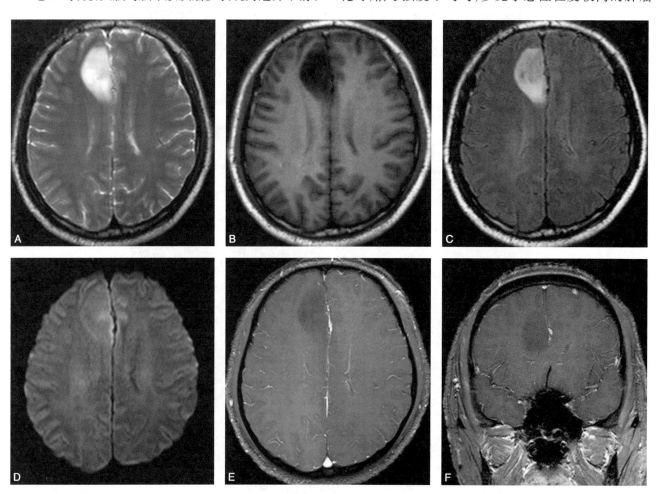

图 4-1-15　低级别脑胶质瘤的 MRI 表现

A. 横轴位 T₂WI；B. 横轴位 T₁WI；C. 横轴位 T₂ FLAIR；D. 横轴位 DWI；E. 增强横轴位 T₁WI；F. 冠状位 T₁WI。右侧额叶脑胶质瘤表现为 T₁WI 低信号，T₂WI 高信号，边界不清，信号强度较均匀。

（图 4-1-16）。恶性程度较低的肿瘤周围水肿轻，多数无强化。恶性程度高的肿瘤出现强化，瘤周水肿较重。室管膜瘤：儿童多发于第四脑室，T_1 加权像为低或等信号，T_2 加权像为高信号；肿瘤伴囊变、钙化时，信号不均匀；成人多发生于大脑半球，一般紧邻脑室，瘤体信号均匀；注药后肿瘤实质部分强化，可分清肿瘤边缘与周围水肿带，而囊性部分不强化。少突胶质细胞瘤：T_1 加权像为混杂信号，T_2 加权像为高信号；大片钙化在 T_1 加权像和 T_2 加权像上均为低信号区。髓母细胞瘤：发生于后颅窝中线区，儿童多见。肿瘤在 MRI 信号强度上无明显特点，较特征性表现是肿瘤的部位。

2）脑膜瘤（meningioma）：肿瘤好发于上矢状窦旁、大脑镰旁、大脑凸面、幕切迹、颅底和脑桥小脑角区，脑室内也可发生。肿瘤多为单发，也可多发。

①CT 平扫：肿瘤以广基同颅骨内板或脑膜相连。肿瘤为圆形或椭圆形高密度影。少量肿瘤中混有低密度区，多为肿瘤囊变、坏死区，偶为胶原纤维化、陈旧出血或含有较多的脂肪沉积所致。肿瘤钙化率约

15%。肿瘤较大时，邻近脑实质常有明显水肿。邻近骨质可见骨质增生或破坏（图 4-1-17）。增强后，多数肿瘤明显强化，CT 值可增高 30Hu 以上，坏死区不强化。约 95% 的病例有上述典型表现。约 3% 的脑膜瘤呈囊性，增强扫描无或仅边缘增强。大脑凸面和颅底脑膜瘤加做冠状面扫描常有助于诊断。

②MRI：平扫多数脑膜瘤的信号与脑灰质相似，T_1 加权像为等信号，少数为低信号；T_2 加权像为等信号，少数为高或低信号。脑膜瘤的 MRI 信号均匀性与肿瘤的大小有关。小的肿瘤，其信号强度往往均匀。若肿瘤长大，尤其是肿瘤内发生囊变、坏死时，信号常不均匀。肿瘤内的囊变坏死部分产生长 T_1 长 T_2 信号；纤维化、钙化部分引起低信号；富血管部分呈典型流空现象（图 4-1-18）。

脑膜瘤可引起颅骨附着处的骨质增生或骨质破坏。脑膜瘤附近的脑灰质和脑白质向内移位，局部蛛网膜下隙增宽，称皮质叩压征，提示肿瘤位于脑外。脑膜瘤与脑组织之间，经常见到一层包膜相隔，呈不连续线状低信号影，是由肿瘤周围的小血管、薄层脑脊液、神经胶质

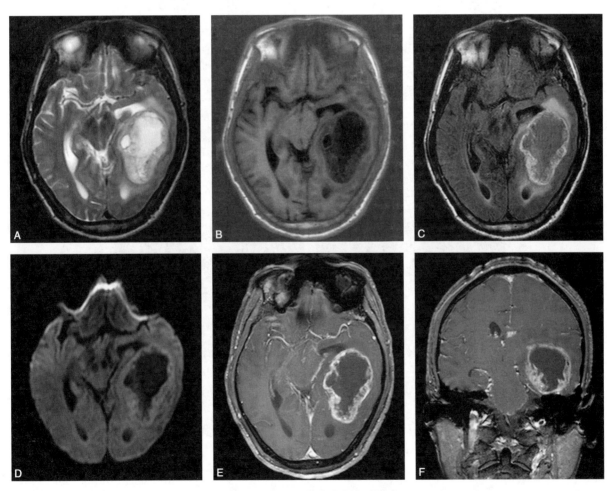

图 4-1-16　高级别脑胶质瘤的 MRI 表现

A. 横轴位 T_2WI；B. 横轴位 T_1WI；C. 横轴位 T_2 FLAIR；D. 横轴位 DWI；E. 增强横轴位 T_1WI；F. 冠状位 T_1WI。左侧颞叶脑胶质瘤表现为 T_1WI 低信号，T_2WI 高信号，边界不清，肿瘤信号强度欠均匀，占位效应较明显。

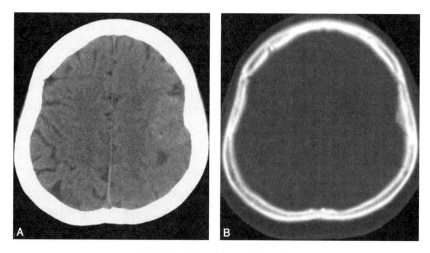

图 4-1-17　脑膜瘤的平扫 CT 表现
A. 横轴位 CT 脑组织窗；B. 横轴位 CT 骨窗。左侧额部大脑凸面脑膜瘤,呈椭圆形高密度影,以广基同颅骨内板相连,邻近骨质可见骨质增生。

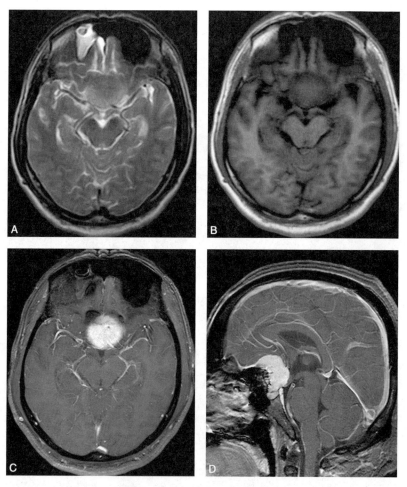

图 4-1-18　脑膜瘤的 MRI 表现
A. 横轴位 T_2WI；B. 横轴位 T_1WI；C、D. 增强 T_1WI。鞍结节脑膜瘤平扫 MRI 显示肿瘤的信号与脑灰质相似,增强扫描肿瘤明显均匀强化。

增生带等所构成的假包膜,注药后肿瘤明显均匀强化。

3) 转移瘤(metastatic tumor):老年人多见,病灶多位于大脑皮质及皮质下,常为多发。

CT 平扫显示颅内多发结节或环形影,常伴有明显的瘤周水肿(图 4-1-19)。MRI 平扫表现为 T_1 加权像为低信号,T_2 加权像为高信号。瘤灶小而瘤周水肿广泛(图 4-1-20)。增强扫描可见肿瘤呈结节样或环形强化,并能发现平扫未发现的新病灶。

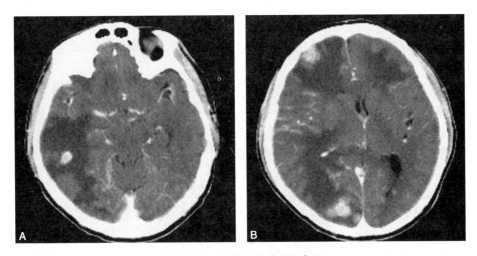

图 4-1-19　脑转移瘤的 CT 表现

胃癌脑转移表现为颅内多发结节状强化影,伴有明显的瘤周水肿(A、B 为横轴位 CT 增强扫描)。

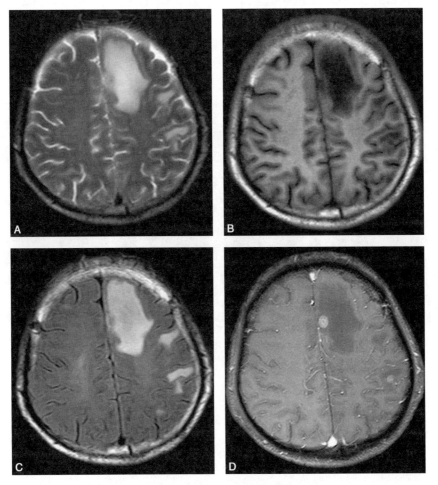

图 4-1-20　脑转移瘤的 MRI 表现

A. 横轴位 T_2WI;B. 横轴位 T_1WI;C. 横轴位 T_2 Flair;D. 横轴位增强 T_1WI。肺癌脑转移瘤表现为 T_1WI 低信号,T_2WI 高信号,瘤灶小而瘤周水肿广泛。

4）神经鞘瘤（neurilemmoma）：多见于听神经，亦可发生于三叉神经、面神经、舌咽神经等。

听神经瘤位于桥小脑角区，CT平扫显示瘤体为均匀等密度或混合密度。肿瘤边界不清，均匀或不均匀强化，亦可为单环或多环状强化，常伴有内听道口扩大、破坏。三叉神经鞘瘤位于颅中窝或颅后窝或骑跨颅中、后窝，可造成岩骨破坏或卵圆孔扩大。CT平扫

及强化特点与听神经瘤相仿。

听神经瘤MRI T_1加权像呈低信号或等信号，T_2加权像为高信号，囊变、坏死区在T_1加权像呈更低、T_2加权像更高的信号，使肿瘤总体信号不均匀。注药后肿瘤明显强化（图4-1-21）。三叉神经鞘瘤好发于岩骨尖，其信号强度无特征，T_1加权像呈低信号，T_2加权像为高信号，常跨越颅中、后窝（图4-1-22）。

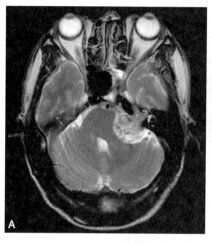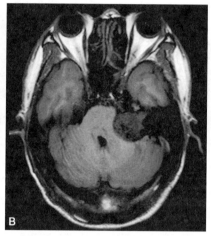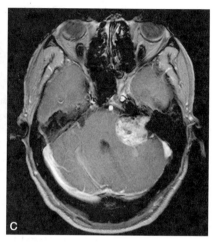

图4-1-21　听神经瘤的MRI表现

A.横轴位T_2WI；B.横轴位T_1WI；C.横轴位增强T_1WI。左侧听神经瘤位于桥小脑角区T_1WI呈低信号，T_2WI为高信号，内有囊变、坏死区，肿瘤呈不均匀强化。

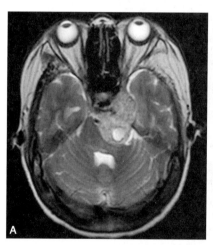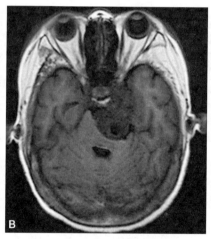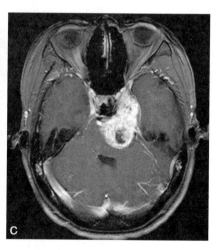

图4-1-22　三叉神经鞘瘤的MRI表现

A.横轴位T_2WI；B.横轴位T_1WI；C.横轴位增强T_1WI。左侧三叉神经鞘瘤跨越颅中、后窝，呈T_1WI呈低信号，T_2WI为高信号，内有囊变、坏死区，肿瘤呈不均匀强化。

5）垂体腺瘤（pituitary tumor）：影像学上将直径<10mm的垂体肿瘤，称为垂体微腺瘤；>10mm者，称为垂体大腺瘤。

垂体微腺瘤在CT轴位扫描时，往往无阳性发现。一般都直接行冠状面增强后薄层（层厚3mm以下）扫描。CT表现为垂体高度>9mm，垂体柄移位，垂体内异

常密度影或垂体上缘局限性隆凸等征象。垂体大腺瘤，通常CT平扫即可诊断；CT扫描发现蝶鞍扩大，鞍内及鞍上池内等密度或略高密度影，边缘清晰，肿瘤内部可见低密度囊变、坏死区。增强扫描后，除囊变、坏死区外，病灶呈不同程度强化。

垂体微腺瘤在MRI T_1加权像为低信号，质子密度

加权像为等信号,而在 T_2 加权像为高或等信号。常见鞍膈向上不对称膨隆,垂体柄偏移,鞍底倾斜。垂体大腺瘤(图 4-1-23), T_1 加权像呈等或略高信号, T_2 加权像呈高信号,肿瘤明显增强。当肿瘤内出血、坏死、囊变时,肿瘤信号不均。

6)颅咽管瘤(craniopharyngioma):源于颅咽管残留的鳞状细胞,多见于儿童。肿瘤多发生于鞍上,其次为鞍内,80%为囊性或囊实性,20%为实性。

囊性颅咽管瘤 CT 平扫见鞍上囊性低密度影,囊内密度均匀,CT 值 0～20Hu。周边可见弧形或斑片状钙化(图 4-1-24),增强后实性部分及囊壁强化,病灶可为单囊或多囊,有时病灶无强化。实性颅咽管瘤 CT 平扫为均匀性等或略高密度影,边缘光滑清晰,呈均匀或非均匀性强化。

由于肿瘤内成分不同及常发生钙化,MRI 表现多种多样(图 4-1-25), T_1 加权像信号可高可低, T_2 加权像为高信号。

7)血管网状细胞瘤(hemangioblastoma):好发于幕下,80%为囊性,囊壁上有圆形结节,20%为实性,是成人常见的小脑肿瘤之一。

CT 平扫囊性血管网状细胞瘤呈低密度病灶,边缘清晰,常见等密度瘤结节向囊内突出。实性肿瘤呈等密度或等低混合密度,低密度部分常较小。增强后,囊性肿瘤的壁结节及实性肿瘤明显均匀性强化。

囊性血管网状细胞瘤 MRI T_1 加权像呈低信号, T_2 加权像为高信号。壁结节或实性病灶 T_1 加权像呈等信号, T_2 加权像为高信号。肿瘤血管位于病灶中心或周围一侧,呈蛇形迂曲条状无信号区。注药后结节及实性肿瘤显著强化。

8)松果体瘤(pinealoma):CT 表现为三脑室后等密度或略高密度影,呈均一强化。可见松果体本身的生理钙化灶后移,梗阻部位以上脑室扩大。

MRI T_1 加权像呈等低或略低信号, T_2 加权像呈高或等信号。钙化为无信号区。

9)生殖细胞类肿瘤:包括皮样囊肿、表皮样囊肿、畸胎瘤和生殖细胞瘤。

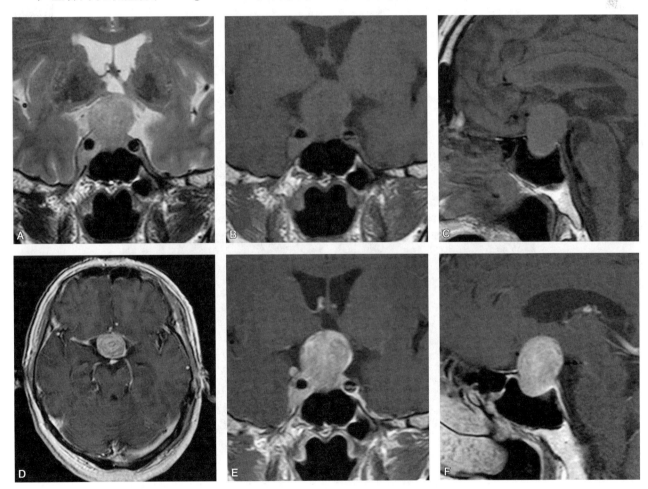

图 4-1-23　垂体大腺瘤的 MRI 表现

A. 冠状位 T_2WI ;B. 冠状位 T_1WI ;C. 矢状位 T_1WI ;D、E、F. 增强横轴位、冠状位、矢状位 T_1WI 。为蝶鞍扩大,鞍内及鞍上池内见 T_1WI 为略低信号、 T_2WI 为等信号的肿块。

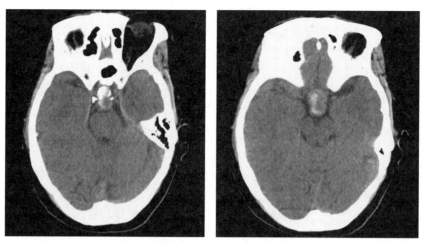

图 4-1-24　颅咽管瘤的 CT 表现
鞍上囊性低密度影,囊内密度均匀,周边可见弧形钙化(横轴位图像)。

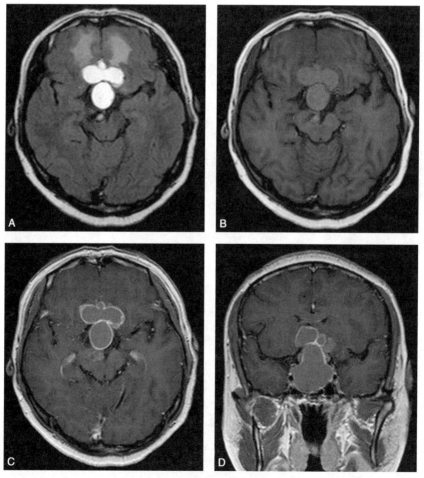

图 4-1-25　颅咽管瘤的 MRI 表现
A.横轴位 T_2 FLAIR;B.横轴位 T_1WI;C、D.增强横轴位、冠状位 T_1WI。颅咽管瘤表现为鞍上信号较均匀的囊性病灶,增强扫描囊壁强化。

表皮样囊肿（epidermoid cyst）：好发于桥小脑角区、鞍上池、四叠体池及大脑外侧裂等，具有"见缝钻"的特点，沿蛛网膜下隙蔓延生长。表皮样囊肿 CT 表现为密度常低于脑脊液，不强化。表皮样囊肿 MRI 表现为 T_1 加权像为低信号，T_2 加权像为高信号，形态不规则，信号不均匀，尤以 T_2 FLAIR 及 DWI 为著，沿蛛网膜下隙生长（图 4-1-26）。

皮样囊肿表现为 T_1 及 T_2 加权像高信号，好发于中线。畸胎瘤在 T_1、T_2 加权像均呈混杂信号，同时可见脂肪、骨质信号，实性部分明显强化。生殖细胞瘤 T_1 加权像为等信号，T_2 加权像为略高信号，好发于松果体区和鞍区。

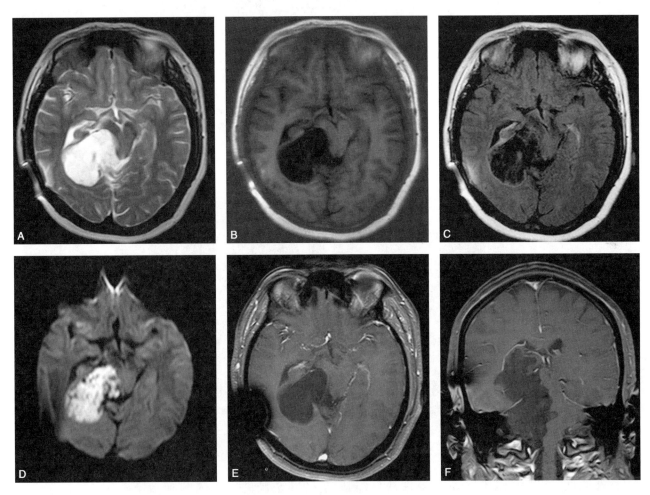

图 4-1-26　表皮样囊肿的 MRI 表现

A. 横轴位 T_2WI；B. 横轴位 T_1WI；C. 横轴位 T_2 FLAIR；D. 横轴位 DWI；E、F. 横轴位及冠状位增强 T_1WI。右侧脑桥小脑角区表皮样囊肿表现为 T_1WI 为低信号，T_2WI 为高信号，形态不规则，信号不均匀，尤以 T_2 FLAIR 及 DWI 为著，沿蛛网膜下隙生长。

10）蛛网膜囊肿（arachnoid cyst）：位于脑外，边界清晰，边缘光滑，密度/信号相当于脑脊液，不强化，邻近颅骨受压变薄。蛛网膜囊肿 T_1、T_2 加权像信号特点与脑脊液相同（图 4-1-27）。

2. 脑血管病

（1）脑梗死（cerebral infarction）：是指因血管阻塞而造成的脑组织的缺血性坏死或软化，多发生于基底节区、大脑皮质区。

CT 平扫见脑组织低密度灶，病灶部位、范围与闭塞动脉供血区相吻合（图 4-1-28）。上述表现一般发病后 24 小时出现，随时间推移密度逐渐减低；2~3 周时病灶表现为模糊效应，即密度基本正常，而后密度逐渐减低；4 周后，梗死灶密度与脑脊液相似，边缘锐利，常伴邻近脑室扩大和脑沟增宽。出血性脑梗死，表现为低密度梗死区内出现高密度斑点。腔隙性梗死好发于基底节区、脑干、丘脑，平均 5~15mm 大小，常常多发。增强扫描示，梗死后 1~3 周病灶周围和病灶内出现脑回状、线状、团块状和环状强化，2~3 周强化明显。皮质下动脉硬化性脑病，是一种血管源性的脱髓鞘改变。CT 显示两侧脑室旁的白质密

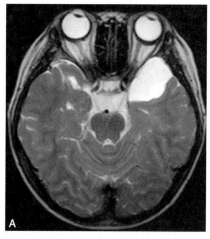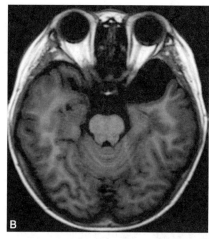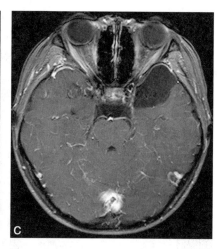

图 4-1-27　蛛网膜囊肿的 MRI 表现

A. 横轴位 T_2WI；B. 横轴位 T_1WI；C. 横轴位增强 T_1WI。左侧颞极蛛网膜囊肿，T_1、T_2WI 信号特点与脑脊液相同，邻近脑实质受压，未见明显强化。

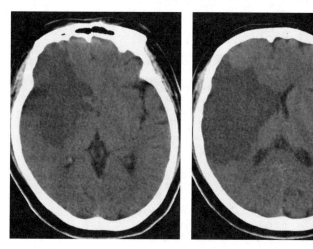

图 4-1-28　脑梗死的 CT 表现

右侧额颞叶及基底节区脑梗死，呈三角形低密度（横轴位 CT）。

度对称性减低，不强化，常伴小的腔隙性梗死和脑室、脑沟扩大。

MRI 表现主要取决于梗死的时间及侧支循环的建立。在梗死 6 小时内，由于细胞毒性水肿，表现为脑沟变窄或消失，灰白质分界不清，梗死灶在 T_1 加权像呈现低信号，在 T_2 加权像呈高信号（图 4-1-29）。随着病变发展，T_1 逐渐变短，可见病变动脉变窄，流空效应减弱或消失。发病 24 小时后注药，病灶可出现强化。几个月后，部分小梗死灶仅有遗留性改变，主要表现局部脑萎缩，另一部分病灶形成软化灶，T_1 和 T_2 值延长，甚至接近脑脊液。出血性梗死的 MRI 表现以梗死为主，出血在 T_1 加权像为分散斑点状高信号，在 T_2 加权像中被梗死造成的高信号掩盖而不能显示。皮质下动脉硬化性脑病表现为脑室旁半卵圆区白质内不规则小片状 T_1 加权像呈低信号、T_2 加权像呈高信号

区，并伴脑室扩大，脑沟、脑池增宽。

（2）脑出血（cerebral hemorrhage）：是指脑实质内的出血。新鲜血肿 CT 表现为密度均匀的高密度区，CT 值为 50~80Hu（图 4-1-30）。2~3 天后高密度灶周围出现低密度水肿带。直径小于 20mm 的血肿在 1~2 天变成等密度，而大的血肿于 4~6 周成为等或低密度区。这种演变过程从血肿周边向中心发展，表现为血肿周围低密度环影逐渐扩大，同时中心密度逐渐降低。2 个月后病灶成为低密度囊腔，边缘光滑锐利，CT 值近于脑脊液。CT 增强检查，在出血后 3 天至 6 个月，病灶周边环形强化。高血压性脑内血肿好发于基底核和丘脑区，约 25% 的血肿破入同侧侧脑室，并可流入其他脑室，表现为脑室积血，密度增高。动静脉畸形、烟雾病、动脉瘤所引起的出血，多位于脑叶、脑室、脑干或小脑等，可累及脑沟、脑裂。

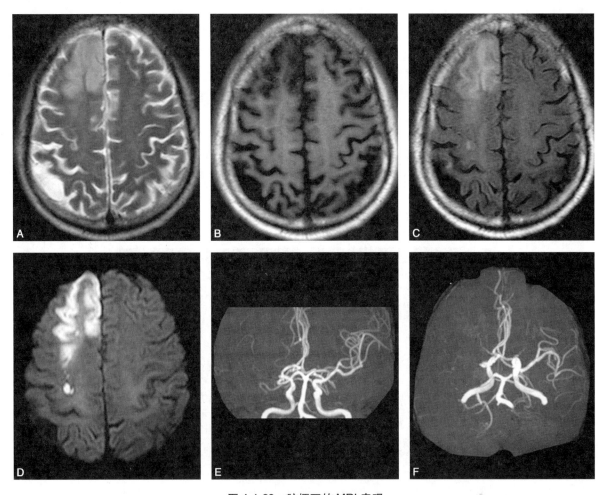

图 4-1-29 脑梗死的 MRI 表现

A. 横轴位 T₂WI；B. 横轴位 T₁WI；C. 横轴位 T₂ FLAIR；D. 横轴位 DWI；E、F. 脑动脉 MRA。右侧额叶急性脑梗死，表现为脑沟变窄，灰、白质分界不清，梗死灶呈三角形在 T₁WI 呈现低信号，在 T₂WI、T₂ FLAIR、DWI 呈现高信号，病灶部位、范围与闭塞动脉供血区相吻合。

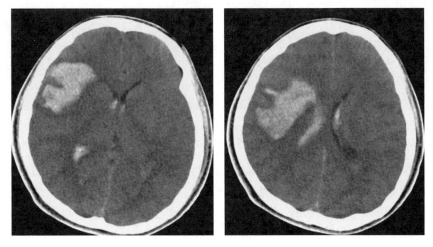

图 4-1-30 脑出血的 CT 表现

右侧大脑出血并破入脑室（横轴位 CT）。

根据出血时间不同,病灶的 MRI 信号强度发生变化(图 4-1-31)。超急性期:<24 小时,T_1 加权像和 T_2 加权像都为等信号,动脉内流空消失;急性期:1~3 天,血肿在 T_1 加权像上为等信号,T_2 加权像为低信号;亚急性早期:4~7 天,T_1 加权像血肿边缘呈高信号,T_2 加权像仍呈低信号;亚急性晚期:8~14 天,T_1、T_2 加权像均呈高信号;慢性早期:2~3 周,T_1、T_2 加权像血肿中心呈高信号,周围为等信号;慢性期:>3 周,形成囊腔,信号强度与脑脊液相近。硬膜下血肿呈新月形,MRI 信号强度的演变可与脑内血肿近似,也可不一样,有时呈混杂信号。硬膜外血肿常呈梭形,急性期 T_1 加权像呈等信号,T_2 加权像呈低信号;亚急性期和慢性期,T_1 和 T_2 加权像均呈高信号。

(3) 动脉瘤(aneurysm):直径<10mm、无钙化的动脉瘤不易被 CT 所发现。大的动脉瘤可表现为圆形高密度影,明显强化,常合并瘤内血栓和钙化。动脉瘤破裂出血时,CT 可了解血液在蛛网膜下隙、脑内或脑室内的分布情况。动脉瘤的确诊必须通过血管造影证实。

动脉瘤在 MRI 上由于存在流空效应,表现为边界清楚的血流信号,并与动脉相连。动脉瘤的血栓呈长 T_1、长 T_2 信号,残留管腔为低信号。MRA 有助于显示动脉瘤的位置、大小、形态,以及与邻近血管的关系(图 4-1-32)。

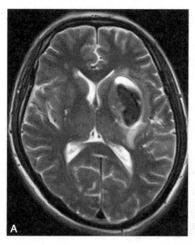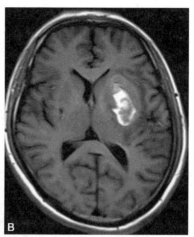

图 4-1-31　脑出血的 MRI 表现
A. 横轴位 T_2WI;B. 横轴位 T_1WI。左侧基底核亚急性期脑出血,表现 T_1WI 血肿边缘呈高信号,T_2WI 仍呈低信号。

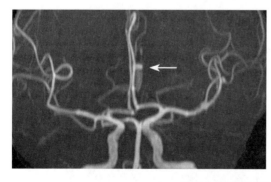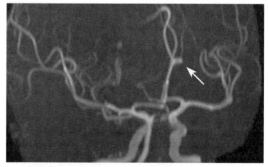

图 4-1-32　颅内动脉瘤的 MRA 表现
大脑前动脉瘤表现为动脉局限性囊袋状突起(脑动脉 MRA,动脉瘤为箭头所指)。

(4) 脑血管畸形(cerebrovascular malformation):CT 平扫为稍高或等密度的不规则肿块,有时可见斑点样钙化,如无出血则无占位效应及脑水肿。增强扫描,可见供血动脉及迂曲粗大的导出静脉。

动静脉畸形的 MRI 可显示较大供应动脉、引流静脉呈条状、弧形的血管流空影(图 4-1-33),无占位表现,并发出血时,可引起不同信号改变,急性出血区 T_2 加权像为低信号,亚急性出血 T_1 和 T_2 加权像都出现高信号。

(5) 静脉窦栓塞:静脉窦流空现象消失,窦腔内出现异常高信号,经该窦引流的静脉增粗,可伴有脑水肿(图 4-1-34)。

(6) 烟雾病:双侧大脑中动脉主干的流空影变弱或消失,两侧基底核可见增粗的穿支动脉(图 4-1-35)。另外,脑实质可见多发梗死灶。

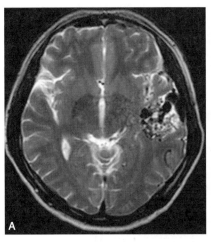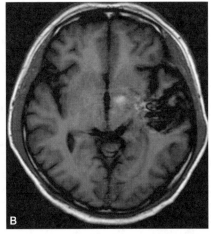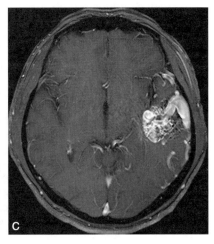

图 4-1-33 脑动静脉畸形的 MRI 表现

A. 横轴位 T_2WI；B. 横轴位 T_1WI；C. 横轴位增强 T_1WI。左侧颞叶动静脉畸形，显示较大供应动脉、引流静脉呈条状、弧形的血管流空影。

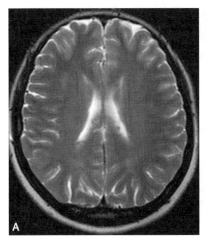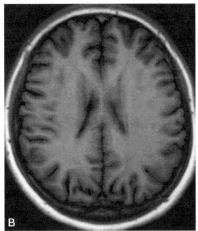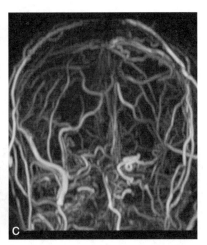

图 4-1-34 脑静脉窦栓塞的 MRI 表现

A. 横轴位 T_2WI；B. 横轴位 T_1WI；C. MRV。上矢状窦流空现象消失，窦腔内出现异常高信号。

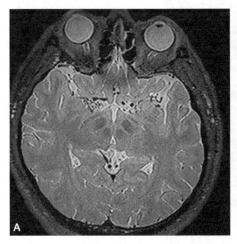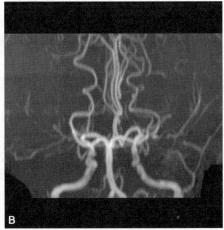

图 4-1-35 烟雾病的 MRI 表现

A. 横轴位 T_2WI；B. 脑动脉 MRA。烟雾病表现为双侧大脑中动脉主干的流空影消失，两侧基底核可见增粗的穿支动脉。

3. 颅内感染和寄生虫病

（1）脑脓肿（cerebral abscess）：脑炎期，病灶呈边界模糊的长 T_1 长 T_2 信号或低密度区，增强扫描呈斑片状或环形强化。

脓肿形成期，在 CT 上病灶边缘密度稍高，代表肉芽组织，中间低密度区代表坏死组织及脓液。增强检查，可见完整的壁和厚度不一的明显环状强化（图 4-1-36）。CT 能确定脓肿的位置、大小、数目。产气菌感染的脓肿内可出现气体及液平面。

脑脓肿 MRI T_1 加权像为边界清晰的低信号区，T_2 加权像为等或中度的高信号区，周围可见明显水肿。注药后可见脓肿壁呈环形强化（图 4-1-37）。

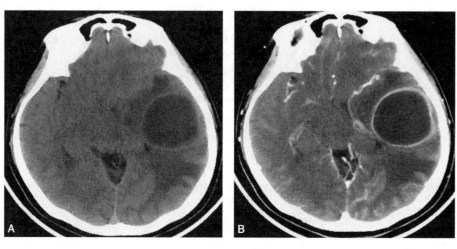

图 4-1-36   脑脓肿的 CT 表现
A. 横轴位平扫 CT；B. 增强 CT。左侧颞叶见边缘密度稍高的环形影，中间为低密度区，增强扫描可见完整的壁呈环状强化。

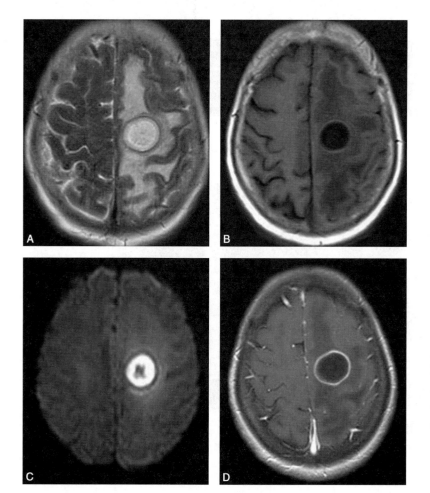

图 4-1-37   脑脓肿的 MRI 表现
A. 横轴位 T_2WI；B. 横轴位 T_1WI；C. 横轴位 DWI；D. 横轴位增强 T_1WI。左侧额叶脑脓肿，T_1WI 为边界清晰的低信号区，T_2WI 为高信号区，DWI 为高信号，周围可见明显水肿，脓肿壁为等信号，注药后可见脓肿壁呈环形强化。

（2）硬膜外和硬膜下脓肿（epidural and subdual abscess）：CT表现为颅板内侧边缘清楚的脑外低密度区，增强后可见脓肿内缘的强化。硬膜外脓肿病灶局限，呈梭形，内缘强化带显著。硬膜下脓肿病变广泛，呈新月形，内缘强化带纤细。

（3）脑膜炎（meningitis）：早期CT无异常发现。随病情发展，基底池及脑沟显影模糊，可见局部软膜、蛛网膜线形强化。

MRI表现为脑膜及脑表面呈较弥漫的长 T_2 信号，邻近脑组织肿胀，脑沟、脑池增宽。

（4）结核球（tuberculoma）：为等或略高密度灶，有时伴钙化，周围有低密度水肿带，增强扫描呈环形或结节状强化。MRI上病灶中心短 T_2 信号代表干酪样坏，有一定特征性，伴或不伴轻度水肿

带，MR增强表现环型强化和小结节状强化（图4-1-38）。

（5）脑囊虫病（cerebral cysticercosis）：CT表现依囊虫位置及病期而异。脑实质型，于急性期CT可出现两侧脑白质片状低密度影，无强化；单发或多发囊性低密度区，囊内有小结节状致密囊虫头节影，不强化或呈环状增强，周围可有水肿；脑实质内大片低密度影，中间见结节状或环状强化。于慢性期CT显示双侧大脑半球多发性点状钙化（图4-1-39），钙化可发生于囊虫壁或囊内容物。周围无水肿，病灶不强化。脑室型，CT表现脑室内类圆形囊状影，CT值近似脑脊液，无强化，伴脑室扩大。脑膜型，CT显示脑外低密度病灶，脑池闭塞并显示脑积水。混合型，可兼有上述几种类型表现。

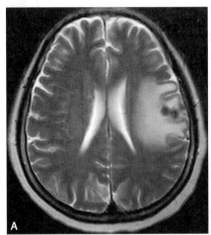
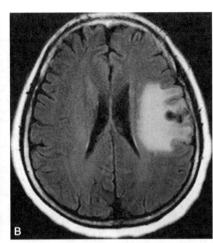
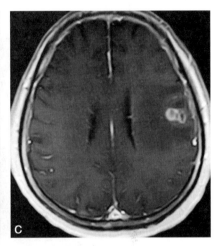

图 4-1-38　脑结核球的 MRI 表现

A. 横轴位 T_2WI；B. 横轴位 T_2 FLAIR；C. 横轴位增强 T_1WI。左侧额颞叶脑结核球，T_1WI 为边界清晰的低信号区，T_2WI 为高信号区，周围可见明显水肿，增强扫描可见壁呈环形强化。

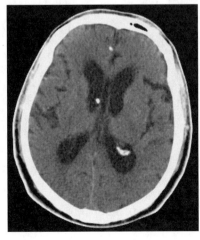
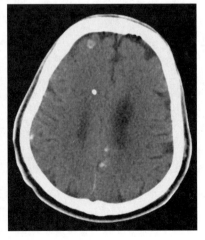

图 4-1-39　脑囊虫病慢性期的 CT 表现

脑实质内多发钙化灶。

MRI 表现与 CT 相似(图 4-1-40),但是,较 CT 显示清晰。

4. 脑萎缩(brain atrophy)及白质脑病(leukoencephalopathy) 脑萎缩的 CT/MRI 表现是脑实质体积变小,脑室扩大,脑沟增宽(图 4-1-41)。

白质脑病的 CT/MRI 表现是大脑半球白质内低密度区长 T_1 长 T_2 信号(图 4-1-42),可伴脑室扩大。

5. 脑先天性发育异常

(1)胼胝体发育不全(dysplasia of corpus callosum):显示两侧脑室扩大、分离,三脑室抬高(图 4-1-43),常并发中线区脂肪瘤。

(2)脑膜膨出和脑膜脑膨出(meningocele and meningoencephalocele):颅骨缺损和由此向外膨出的具有脑脊液密度的囊性肿物(图 4-1-44),可伴有脑组织的膨出。

(3)先天性导水管狭窄(congenital aqueduct stenosis):第三脑室及侧脑室扩大,第四脑室正常或缩小(图 4-1-45)。

(4)第四脑室正中孔、侧孔闭锁(丹迪-沃克综合征,Dandy-Walker syndrome):第四脑室囊样扩大,脑干与小脑变小,受压前移。第三脑室与两侧脑室扩大(图 4-1-46)。

(5)结节性硬化症(tuberous sclerosis):室管膜下多发钙化影及未钙化结节,可向脑室内突入(图 4-1-47)。钙化结节均不被强化,而未钙化结节则可被强化。

此外,小脑扁桃延髓联合畸形、神经皮肤综合征等在 CT/MRI 上均有所表现,并能做出诊断。

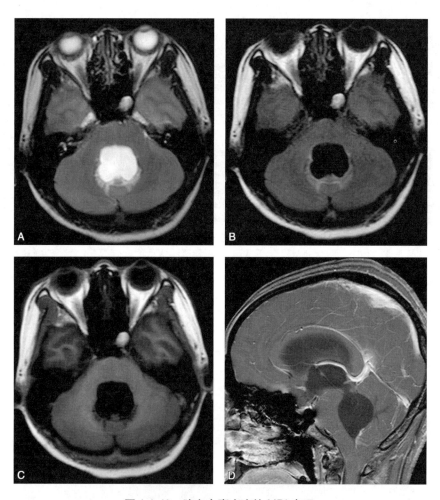

图 4-1-40   脑室内囊虫病的 MRI 表现

A. 横轴位 T_2WI;B. 横轴位 T_2 FLAIR;C. 横轴位 T_1WI;D. 矢状位增强 T_1WI。第四脑室内脑囊虫病表现为第四脑室内类圆形囊状影,信号近似脑脊液,无强化,伴脑室扩大。

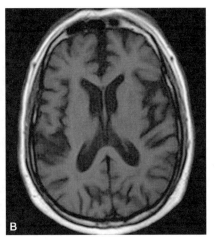

图 4-1-41 脑萎缩的 MRI 表现

A.横轴位 T_2WI；B.横轴位 T_1WI。脑实质体积变小，脑室扩大，脑沟增宽。

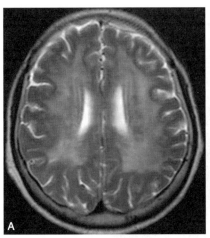
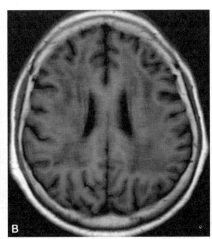
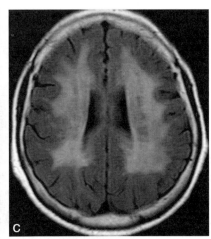

图 4-1-42 白质脑病的 MRI 表现

A.横轴位 T_2WI；B.横轴位 T_1WI；C.横轴位 T_2 FLAIR。白质脑病表现为大脑半球白质内片状长 T_1 长 T_2 信号。

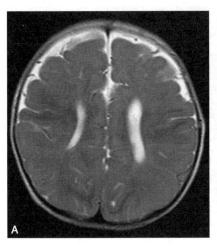
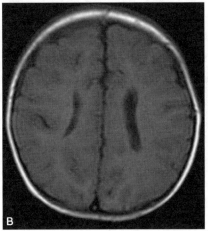
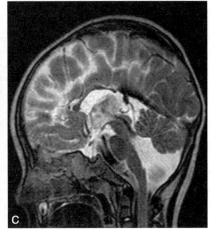

图 4-1-43 胼胝体发育不全的 MRI 表现

A.横轴位 T_2WI；B.横轴位 T_1WI；C.矢状位 T_2WI。胼胝体较小，部分缺如，两侧脑室扩大、分离，三脑室抬高。

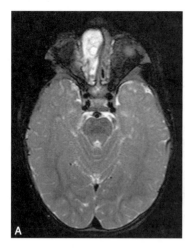
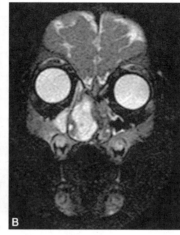
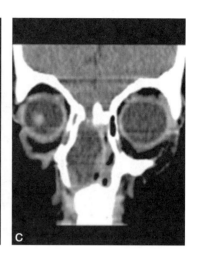

图 4-1-44 脑膜膨出的 MRI 表现

A.横轴位 T₂WI;B.冠状位 T₂WI;C.冠状位 CT。筛骨局限性骨质缺损,右侧鼻腔见由筛骨缺损处向外膨出的具有脑脊液的囊性肿物。

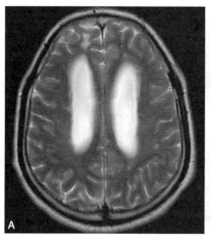
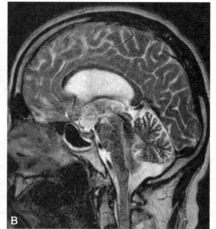

图 4-1-45 先天性导水管狭窄的 MRI 表现

A.横轴位 T₂WI;B.矢状位 T₂WI。先天性导水管变窄,侧脑室扩大,第四脑室正常。

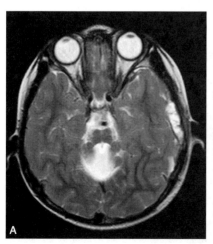
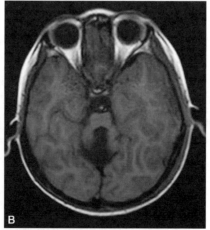
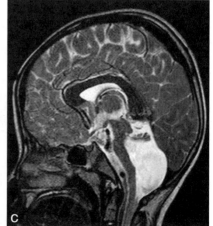

图 4-1-46 丹迪-沃克综合征的 MRI 表现

A.横轴位 T₂WI;B.横轴位 T₁WI;C.矢状位 T₂WI。小脑变小,第四脑室囊样扩大。

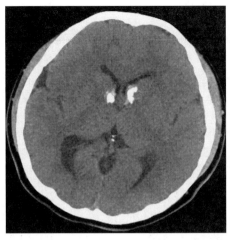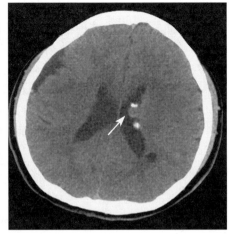

图 4-1-47　结节性硬化症的 CT 表现
室管膜下多发钙化影及未钙化结节(箭头),向脑室内突入。

四、颅脑数字减影血管造影

(一) 数字减影血管造影的基本原理及其应用

1. **基本原理**　数字减影血管造影(digital subtraction angiography,DSA)的基本原理是获取在视野内发生改变之前和之后的影像,把这两个影像减影,以便突出这些改变。一般的 DSA 机是将检测到的 X 线信息输入计算机,经模拟/数字转换成数字化;也有直接用数字采集到影像,直接输入到计算机内,这样对图像信号丢失较少。造影剂到达兴趣区前所取得的无血管影像称为"蒙片",而到达兴趣区后所取得的含血管影像称为显影影像,亦称为"被减影片"。将蒙片与被减影片数据经相减处理,即得到血管影像数据,再经过数/模转换使其图像化,以显示出有血管像的图像,即所谓减影片。所有图像均可以数据形式储存,并可随时显示。

2. **适应证**　颅内血管性病变,颅内占位性病变,原因不明的脑内和蛛网膜下腔出血。

3. **禁忌证**　有严重出血倾向者,严重心肾疾病,麻醉药或对比剂过敏者。

4. **造影方法**

(1) 股动脉导管法:经股动脉插入导管进行造影,导管插入长度可在透视下直视确定。当判定导管位置后,即可注入造影剂。经股动脉插管,可分别施行颈内、颈外或椎动脉及这些血管分支的选择性或超选择性血管造影,三维成像技术不仅可显示细小的异常血管,而且可避免其他血管的相互重叠。

(2) 经皮穿刺法颈动脉造影:对一侧头面部病变明确者,或经股动脉插管困难者,可经颈动脉穿刺,选择性插入颈内、颈外动脉或椎动脉。

(二) 正常脑血管 DSA 表现

1. 颈总动脉造影

(1) 动脉期(图 4-1-48)

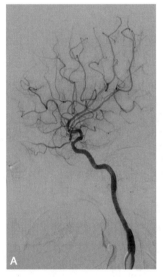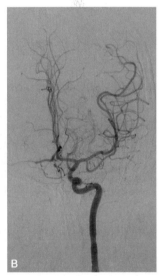

图 4-1-48　颈总动脉的 DSA 表现
A. 侧位像;B. 正位像。

1) 颈内动脉:侧位,颈内动脉通过岩锥的动脉管内口进入颅腔后,穿过硬膜外层上行至鞍底后部,继续顺鞍底向前行至前床突下方或海绵窦段;然后拐向上行,在前床突下穿过硬膜内层,并突然折向后上进入蛛网膜下隙,直达后床突附近,然后转上行一小段后即分为大脑前、中动脉。颈内动脉在鞍旁的弯曲称虹吸部,自上而下被分成 $C_1 \sim C_5$ 五个部分。虹吸部见眼动脉、脉络膜前动脉和后交通动脉由其分出。前后位,虹吸部于眼眶内侧显示为迂曲的血管截面影,虹吸向上为颈内动脉的分支点,在此位置,颈内动脉末段、大脑前动脉和大脑中动脉三者形成 T 形。

2）大脑前动脉：侧位，大脑前动脉由颈内动脉分出后，于两侧大脑半球之间上行，先于升部（垂直部）向前分出额极动脉，然后围绕胼胝体膝部并顺胼胝体向后呈水平走行，此水平段称为胼周动脉；于胼胝体膝部发出的分支为胼缘动脉，此支在胼周动脉之上并与之平行。前后位，大脑前动脉水平段主支行向内，多与分支点在一个水平上，亦可低于分支部，大脑前动脉的余段及其分支向上行居颅中线。

3）大脑中动脉：侧位，大脑中动脉由颈内动脉分支部向外走行的一段即水平段在侧位上近轴位，当其向后转行时分出额顶升动脉，呈蜡台样或音叉状垂直上行，然后大脑中动脉在外侧裂中分成顶后动脉、角回动脉及颞后动脉，其走行向后上呈对角线方向。前后位，大脑中动脉水平段在前后位与分支点处于相同水平或稍低，额顶升动脉起于大脑中动脉向后转折处，三个终支迂曲重合成网状。

4）眼动脉：90%可显影，自 C_3 段发出，经视神经孔入眶沿眶顶前行。

5）后交通动脉：自颈内动脉的床突上段发出，弯曲向后与大脑后动脉联合，联合处多向上成角。

6）脉络膜前动脉：起于 C_1 段，先向下行 5mm，后上行形成凹面向上的弯曲。

（2）静脉与静脉窦期

1）浅静脉：侧位显示大脑上静脉分布于半球的内外两面，引流入上矢状窦。大脑中静脉，循大脑外侧裂斜向前下方，借上吻合静脉与上矢状窦相连，又借后下方走行的下吻合静脉与横窦相连。

2）深静脉：于侧位片观察较好。丘纹静脉起自侧脑室底部向前内行，在室间孔后与透明隔静脉汇合成锐角转入大脑内静脉，此角称静脉角。两侧大脑内静脉于松果体后方汇合成大脑大静脉。大脑大静脉极短，向后上行与下矢状窦相连。

3）静脉窦：侧位片，上矢状窦呈镰状凸向上几乎与颅顶内板平行，与大脑大静脉汇合入直窦。前后位易显示横窦。

2. 椎动脉造影

（1）动脉期（图 4-1-49）

1）椎动脉：椎动脉经枕骨大孔入颅，在脑桥下缘中线外与对侧椎动脉合为基底动脉，每侧椎动脉远段各发出一小脑后下动脉。

2）基底动脉：基底动脉沿斜坡后方上行至鞍背后上方，分成两个终支，即大脑后动脉。基底动脉的第一分支为小脑前下动脉，最后一个分支为小脑上动脉。

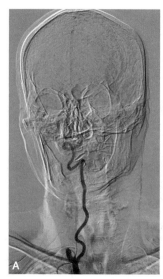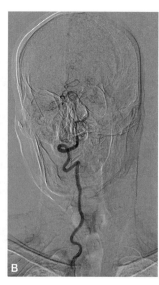

图 4-1-49　椎动脉 DSA 的表现
A、B 为正位像。

3）大脑后动脉：大脑后动脉起点后 3~4cm 分出脉络膜后动脉。

（2）静脉期：幕上脑浅静脉与上矢状窦后端和大脑大静脉相连；幕下静脉由小脑上静脉注入大脑大静脉、直窦、横窦和岩上窦，而小脑下静脉引入横窦和岩下窦内。

（三）颅内常见病变的 DSA 表现

1. 脑血管病

（1）动脉瘤：颅内动脉瘤好发于颈内动脉的海绵窦段和脑底动脉环及其分支，造影可显示动脉瘤的大小、部位、形状（图 4-1-50）。动脉瘤一般不引起附近血管移位。

（2）脑血管畸形：典型表现为一堆相互纠集的网状阴影，近端有粗大的动脉支引入，远端有粗大迂曲的静脉引出，并可出现动静脉短路，使静脉过早显影。除非伴有血肿，一般不引起相邻血管移位（图 4-1-51）。

（3）烟雾病：造影表现为颈内动脉虹吸段或大脑前、中动脉干狭窄或闭塞，近颈内动脉末端有较多的毛细血管网，呈扇形分布（图 4-1-52）。

（4）海绵窦静脉瘘：表现为造影剂由颈内动脉直接流入海绵窦，使海绵窦、眼静脉和岩上窦等与颈内动脉几乎同时显影（图 4-1-53）。

2. 颅内占位性病变的定位诊断　颅内占位性病变占据一定的空间位置，势必引起相应部位脑血管的移位、伸直、分散或聚集等。

（1）额区：正位示大脑前动脉向对侧移位并呈弧形。侧位片，占位病变居内侧面时，大脑前动脉膝下

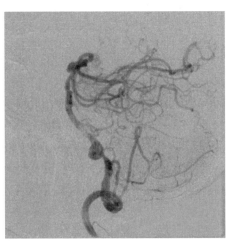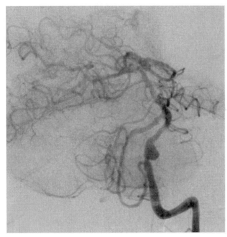

图 4-1-50　动脉瘤的 DSA 表现

显示动脉瘤呈囊袋状突起。

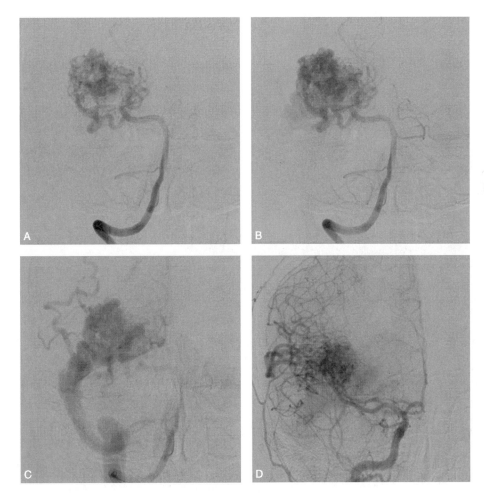

图 4-1-51　脑血管畸形的 DSA 表现

显示一堆呈网状阴影的畸形血管团,以及粗大的动脉支引入及粗大迂曲的静脉引出
(A~D. 不同时相的图像)。

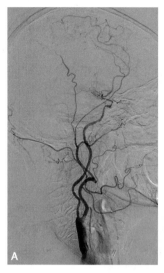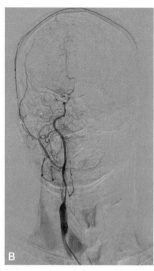

图 4-1-52 烟雾病的 DSA 表现
显示大脑中动脉干闭塞,末端有较多的毛细血管网(A.侧位像;B.正位像)。

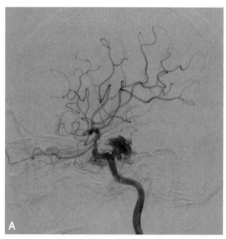

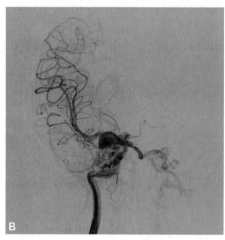

图 4-1-53 海绵窦静脉瘘的 DSA 表现
显示造影剂由颈内动脉直接流入海绵窦(A、B.正位像)。

段竖直,甚至向后弯曲而凹入。占位病变偏外侧面者,额顶升支常分散、并拢或移位。额深部病变,可使静脉角连同大脑内静脉一起弯曲后移。

(2)顶区:正位示大脑前动脉侧移位,且以后部明显。侧位片,占位病变居外侧面者示大脑中动脉凸面分支后段分散撑开或聚集下移;居内侧面时示胼周动脉和胼缘动脉下移或分散、伸直。大而深的病变,居前顶部者可使静脉角变尖;后顶者略示撑开,大脑内静脉的弧度低平及大脑大静脉的曲度变浅。

3. 颅内肿瘤的定性诊断 定性分析主要观察下列几个方面:肿瘤血管的形态、分布范围、循环速度和供养动脉的来源。

(1)脑膜瘤:脑膜瘤常致邻近血管受压、弧形移位,而且病理血管出现的阳性率很高,表现为小动脉网位于瘤区的中央,微血管显影呈密度均匀、边界清楚的肿块影,造影剂滞留时间长,其外围有粗大的静脉环绕勾画出肿瘤的轮廓。大脑凸面脑膜瘤可见脑膜中动脉供血,供血血管提前充盈、增粗、迂曲。

(2)胶质瘤:低度恶性胶质瘤可见新生的网状小动脉,范围局限,位于移位血管的中心或偏居一侧,由脑动脉个别分支供血,局部循环无加速征象。恶性程度高者血管弥散而不规则、粗细不均,血管轮廓模糊。肿瘤周围无血管包绕。由于血流短路,局部循环加快,供应动脉粗大,引流静脉过早显示并迂回增粗。

(3)转移瘤:显示密度均匀的棉团状影,直径一般不超过 3cm,多发生在脑动脉末梢处,居脑表面或皮质下。肿瘤可因中心坏死而密度不均。如病灶示多发,则更有诊断意义。

磁共振成像与胶质瘤分子标志物之间的联系

胶质瘤分级可提供预后信息,并可用于指导患者术后放化疗。然而,对于Ⅱ级、Ⅲ级胶质瘤的诊断,组织病理学评估可由于不同观察者间的差异而导致分级结果不同。越来越多的研究及前瞻性介入试验表明,相同形态学的肿瘤预后各异。分子标志物可对形态学相同的肿瘤分型,有助于提供个体化治疗方案。基因组学的发展研究了胶质瘤基因组改变,并且提出了新的分子分型。目前,与胶质瘤预后有关的分子标志物除了 MCM2,还有染色体 1p/19q 共缺失(1p19q codeletion)、异柠檬酸脱氢酶(isocitrate dehydrogenase mutation,IDH)突变及甲基鸟嘌呤甲基转移酶启动子甲基化(methylation of the methylguanine ethyltransferase,MGMT)等。磁共振成像技术可作为无创性方法检测肿瘤基因型,并可提供重要的诊断及预后信息。同时,放射组学的发展可使 MR 成像特点与基因表达谱联系起来。常用的 MRS、PWI、DWI、DTI 及氨基质子转移加权（amide proton transfer weighted，APTw）等，现就几年来常规 MRI 及磁共振功能成像在预测分子标志物中的应用进行总结。

1. **染色体 1p/19q 共缺失** 染色体 1p 短臂及染色体 19q 长臂均包含抑癌基因，1p 伴或不伴 19q 缺失为少突胶质细胞瘤的特点。无论采用哪种治疗方案，WHO Ⅱ、Ⅲ级胶质瘤染色体 1p/19q 共缺失者与染色体 1p/19q 无缺失者相比预后更好。

（1）常规 MRI 特点：染色体 1p/19q 共缺失者肿瘤更容易发生在额叶、顶叶或枕叶，而无缺失者更容易发生在颞叶、岛叶或颞下区。染色体 1p/19q 共缺失者肿瘤边界欠清，T_1WI 及 T_2WI 信号不均，并且更容易发生钙化。肿瘤组织有无对比剂强化不是鉴别染色体 1p/19q 是否缺失的特点。几乎所有染色体 1p/19q 共缺失者肿瘤边界不清，然而也有一部分染色体无缺失者表现为肿瘤边界不清，因此，肿瘤边界不清这一影像学表现并不能用于区别染色体 1p/19q 有无缺失，但是当肿瘤边界清晰时，则肿瘤基因型更有可能为染色体无缺失。尽管染色体 1p/19q 共缺失者肿瘤更易发生钙化及出血，但也有一部分染色体无缺失者也可发生，因此，钙化及出血特点作为判断染色体 1p/19q 有无缺失目前还存在一定的争议。

纹理分析可量化信号强度。建立在早期主观视觉信号强度评估的基础上，对低级别少突胶质细胞瘤及混合少突星形胶质细胞瘤患者进行 S-变换纹理分析，并将纹理分析结果与视觉评估做对比。在 T_2 FLAIR 序列上纹理分析并不存在显著性差异，仅在 T_1WI 强化图像上发现细微差别。T_2WI 图像的中频域可将染色体缺失者与无缺失者鉴别开来，准确度为 93%，灵敏度及特异度分别为 93%、92%。

（2）功能磁共振成像：虽然解剖成像可捕捉到潜在肿瘤组织的特定生物学特性，但是功能成像可为研究这些组织的生物学行为提供更多的信息。动态磁敏感对比增强 MRI（dynamic susceptibility contrast-enhanced，DSC-MRI）为磁共振灌注成像的一种，通过静脉团注外源性顺磁性对比剂的首过效应引起局部组织信号强度瞬时改变，获得时间-信号强度曲线，进一步分析、运算得到灌注参数。常用的灌注参数包括脑血容量（CBV）、脑血流量（CBF）、平均通过时间（MTT）及达峰时间（TTP）。相对脑血容量（rCBV）是评价脑肿瘤最常用的参数。联合 DSC 及 ^{1}H-MRS 可测得肿瘤最大 rCBV 区的代谢物比值，因此提高了判断

染色体 1p/19q 有无缺失的准确性。其中 Cho/Cr 比值诊断效能最高，当与最大 rCBV 联合时准确度为 69%。通过对少突胶质细胞瘤及混合少突星形胶质细胞瘤的弥散加权成像 DWI、DSC 及 ^{1}H-MRS 研究，发现表观弥散系数（apparent diffusion coefficients，ADCs）、rCBV、代谢物比值在染色体 1p/19q 共缺失者及无缺失者中无明显差异。多参数评估稍优于单纯常规 MRI，但是错误率仍然很高（48%）。当选择 rCBV>1.6 时预示着为染色体 1p/19q 缺失者，其灵敏度及特异度分别为 92%、76%。

DWI 对水分子的随机运动（布朗运动）非常敏感，布朗运动的存在导致在 DWI 成像中信号丢失，在运动受限的区域表现为高信号。ADC 反映了水分子布朗运动的量级，运动受限时表现为 ADC 值的减小。基于 DWI 的技术可以提供对微观组织环境（包括细胞内和细胞外）的了解，血管源性水肿时细胞外水分增加，ADC 值升高，由于缺氧或其他原因导致细胞肿胀出现细胞毒性水肿时，ADC 值降低。

2. **IDH 突变** IDH 突变与胶质瘤发生有关，且存在于大多数Ⅱ~Ⅲ级胶质瘤及继发性胶质母细胞瘤中。IDH 突变型胶质瘤患者与 IDH 野生型患者相比预后更好。IDH 是柠檬酸循环中的关键酶，并且可能在细胞防御氧化应激中发挥重要作用。IDH1、IDH2 突变均可产生 2-羟基戊二酸（2-HG），2-HG 为一种代谢产物，并且可能作为评估肿瘤进展及治疗反应的指标。2-HG 在正常情况下由于浓度太低不能被检测到，然而当 IDH 发生突变时，2-HG 浓度逐渐升高，甚至可达到正常值的 100 倍以上。

（1）常规 MRI：对于Ⅱ~Ⅲ级星形胶质细胞瘤，IDH 突变型肿瘤更常发生于单个脑叶。低级别 IDH-1 突变型肿瘤更常见于额叶，尤其是位于侧脑室及左侧海马周围的区域。IDH 野生型Ⅱ~Ⅲ级胶质瘤常发生于多个脑叶，发生于额叶、颞叶及岛叶者约占所有发病部位的 86%。IDH 突变型胶质母细胞瘤通常最常发生于额叶，尤其是侧脑室周围区域。特定的发病部位验证了 IDH 突变型胶质瘤起源于室管膜下区域不同前体细胞的假设，室管膜下区域为脑中最大的生发区，联系侧脑室及海马。

对于胶质母细胞瘤，肿瘤非强化区的存在与 IDH1 突变有关。联合肿瘤无强化、额叶发病部位、肿瘤体积较大、囊性及卫星病灶的特点可将 IDH 突变型与 IDH 野生型区分开来。另外，IDH 突变型胶质瘤较少发生对比剂强化。除此之外，边界清晰、信号均匀更常见于 IDH 突变型肿瘤。IDH 突变型及 IDH 野生型

患者之间瘤周水肿不存在显著性差异。对于 IDH 野生型低级别胶质瘤,肿瘤多表现为边界不清,且肿瘤直径多大于 6cm。IDH 野生型及 IDH 突变型肿瘤生长速度无明显差异,但是后者肿瘤生长更为弥漫。纹理分析参数分析低级别胶质瘤,发现均匀性参数可以鉴别 IDH 突变型及 IDH 野生型肿瘤患者。

(2)功能磁共振成像:MRS 在预测 IDH 突变型肿瘤中具有重要价值。高分辨力魔角旋转(high resolution magic angle spin,HR-MAS)磁共振技术已经用于 2-HG 的检测。通过 HR-MAS 测得的样本 2-HG 与组织分析结果高度一致(84%~96.7%)。体外 ^{1}H-MRS 无须通过组织切除或活检,可无创性探测脑内各种代谢物情况,可对经药物治疗的 IDH 突变型肿瘤进行随访。IDH 突变型患者 2-HG 水平较 IDH 野生型患者明显升高。MRS 可以检测到所有 IDH1 突变型肿瘤产生的 2-HG,灵敏度高达 100%,但是由于 2-HG 的结构与谷氨酰胺(Gln)、葡萄糖胺(Glu)相似,导致各种代谢物之间的波谱存在一定的重叠,因此特异性相对较低。2D-MRS 可降低系统噪声,将 2-HG 从相邻代谢产物谱线中分离出来,从而较准确地反映 2-HG 的真实水平。同时,IDH 突变型患者 Cho 水平较 IDH 野生型患者高,谷胱甘肽(GSH)较 IDH 野生型患者低。少突胶质细胞瘤 IDH1 及 IDH2 突变者 Cho 衍生物水平升高。Cho 是细胞膜的标志物,在多种病理状态下其浓度增加。当 LGG 恶变为 HGG 时,与无进展肿瘤相比 Cho 浓度升高。Cho 浓度与细胞密度有关,因此 IDH1 突变体中 Cho 的升高可以反映由 IDH1 突变介导的细胞增殖活性的增加。

IDH 突变型及 IDH 野生型患者 rCBV 存在显著性差异。对于 Ⅱ~Ⅲ级星型胶质细胞瘤 DWI、DSC-PWI,IDH 突变型患者最小 ADC 值及相对 ADC 值明显高于 IDH 野生型患者。当最小 ADC 值 ≥ 1.01×10^{-3} mm^2 预测 IDH 突变型的灵敏度、特异度、阳性预测值及阴性预测值分别为 76.9%、82.6%、91.2% 和 60.5%。最大 rCBV 取 2.35 时预测 IDH 突变型的灵敏度、特异度、阳性预测值及阴性预测值分别为 100.0%、60.9%、85.6% 和 100.0%。同时联合 DWI、DSC-PWI 及常规 MRI 预测 IDH 突变型的灵敏度、特异度、阳性预测值及阴性预测值分别为 92.3%、91.3%、96.1% 和 83.6%。另外,IDH 突变型 WHO Ⅲ级胶质瘤中位 ADC 值明显高于 IDH 野生型,rCBV 明显低于 IDH 野生型。

DWI 也可用于预测 IDH 基因是否发生突变。IDH 野生型肿瘤患者具有发病年龄大、多发、脑干受累、囊变少见及 ADC 值较低的特点。多因素回归分析显示最小 ADC 值、平均 ADC 值及最大 ADC 值均与 IDH 突变相关。

APTW 是在蛋白质水平上的分子磁共振成像技术,可反映体内游离蛋白质、多肽的酰胺质子与水质子的交换特征,间接反应内源性蛋白质及多肽的含量。APTW 信号的高低主要取决于氨基质子与水质子交换速率,这种交换速率与蛋白质含量、pH、温度等因素有关。其他条件一定的情况下,pH 越低,氨基质子与水质子交换速率越慢,ATPW 信号强度越低。蛋白质浓度越高,交换速率越快,则 ATPW 信号越高。IDH 野生型患者最大 ATPW 值、最小 ATPW 值明显高于 IDH 突变型患者。

3. MGMT 甲基化　MGMT 为一种 DNA 修复酶,基因定位于 10q26。MGMT DNA 修复酶通过启动子甲基化发生表观遗传沉默导致 DNA 损伤和细胞死亡,从而增加了突变肿瘤对烷化剂药物的敏感性。约 50% 的胶质母细胞瘤患者可发生 MGMT 甲基化。一般来说,IDH 突变型肿瘤常表现为 MGMT 启动子甲基化。MGMT 启动子甲基化状态与预后有关,且 MGMT 启动子甲基化者对替莫唑胺反应更好。

(1)常规 MRI:MGMT 启动子甲基化肿瘤更好发于左侧大脑半球,MGMT 启动子非甲基化肿瘤更好发于右侧大脑半球。另外,MGMT 启动子甲基化肿瘤好发于顶叶和枕叶,而 MGMT 启动子非甲基化肿瘤好发于颞叶。但也有学者认为 MGMT 启动子甲基化状态与肿瘤的好发部位没有联系。造成上述差异的原因可能是由于研究对象及样本量不同导致的。

MGMT 启动子甲基化及非甲基化肿瘤影像学表现特点有一部分重叠,因此通过常规成像方法不易区分两者。虽然影像学表现对于预测 MGMT 启动子甲基化状态准确性较低,仅为 66%,但常规影像学表现对于判断 MGMT 启动子甲基化状态有一定价值。混合结节样强化形式更常见于 MGMT 启动子甲基化胶质母细胞瘤患者,而边缘强化形式更常见于 MGMT 启动子非甲基化者,另外,MGMT 启动子甲基化胶质母细胞瘤患者 T$_2$ 信号异常区体积更低。

(2)功能磁共振成像:DCE 是磁共振灌注成像的一种方法,基于钆剂对 T$_1$ 弛豫时间的影响,传统的对比增强磁共振技术仅能实现脑肿瘤强化特征的定性、静态描述,而 DCE-PWI 可对造影剂的渗透作用进行量化,从而反映组织血流灌注、血管渗透等血流动力学信息。确定动脉输入函数(AIF),通过拟合药代动力学模型可产生容积转运常数(K$_{tranc}$)、速率常数

（K_{ep}）、血管外细胞外容积分数（V_e）、血浆容积分数（V_p）。K_{tranc} 可反映微血管的通透性、血流量和血管表面积，是脑肿瘤研究中最常用的指标。胶质母细胞瘤的 MGMT 启动子甲基化肿瘤平均 K_{tranc} 为 $0.091min^{-1}$，MGMT 启动子非甲基化肿瘤平均 K_{tranc} 为 $0.053min^{-1}$，MGMT 启动子甲基化肿瘤 K_{tranc} 明显高于 MGMT 启动子非甲基化肿瘤，当 $K_{tranc}>0.086min^{-1}$ 判断 MGMT 启动子甲基化的曲线下面积为 0.756，灵敏度及特异度分别为 56.3%、85.2%。然而，目前对于 DSC 判断 MGMT 启动子甲基化状态还存在一定争议。

对于胶质母细胞瘤患者，MGMT 启动子甲基化者最小 ADC 值明显高于 MGMT 启动子非甲基化者，当最小 ADC 值取 $0.8×10^{-3}mm^2/s$ 时，区别 MGMT 启动子甲基化肿瘤与 MGMT 启动子非甲基化肿瘤的灵敏度为 84%，特异度为 91%。然而，MGMT 启动子甲基化肿瘤平均 ADC 值可能更低。研究对象及样本量的不同可能是导致上述差异的原因。

DTI 在弥散加权成像技术的基础上进行改进，以三维立体角度分解，对水分子的弥散各向异性进行成像，量化了弥散各向异性的信号数据，使组织微结构显示更清晰，可无创性追踪脑白质纤维束走行并反映其解剖连贯性。常用的参数有 MD 值（平均弥散率）、相对各向异性（RA）、部分各向异性（FA）等。对于高级别胶质瘤患者，MGMT 启动子甲基化者 ADC 值有较非甲基化者升高的趋势。MGMT 启动子甲基化者 ADC 比值（病变区 ADC 值与对侧正常脑实质 ADC 值相比）较非甲基化者明显升高，FA 值及 FA 比值（病变区 FA 值与对侧正常脑实质 FA 值相比）较非甲基化者明显降低。

APTW 对于预测 MGMT 启动子甲基化状态也有重要价值。对于胶质母细胞瘤患者，MGMT 启动子非甲基化肿瘤 APTW 信号的平均值、方差、第 50 百分位数、第 90 百分位数及 APTW$_{10~90}$ 宽度明显高于 MGMT 启动子甲基化肿瘤。

无创性评估肿瘤分子分型具有重要临床意义，尤其是当患者身体情况较差不能耐受手术、肿瘤位于重要功能区及估计肿瘤可能长期稳定时，是否需要手术切除及手术时机的选择，是否需要进行辅助化疗是临床面临的问题。综上所述，各种功能磁共振成像技术及放射组学的迅速发展可实现图像特征的量化及多参数、多模态评估，有助于无创性评估胶质瘤的分子特征，从而指导临床选择个体化治疗方案，改善患者预后。

第二节　脊柱脊髓影像学

一、脊柱 X 线平片检查

（一）投照位置
通常摄正侧位片，可显示椎体及附件的形态和结构。对疑有关节突及峡部病变时，可加摄左右斜位片。

（二）正常脊柱 X 线表现
1. **正位片**　椎体呈方形或长方形，边缘光滑致密。椎弓根与椎体相重，两侧对称排列，呈圆形或卵圆形。棘突呈长圆形重叠于椎体中央。横突位于椎体两侧。椎弓根上、下方见上、下关节突。两椎体之间为椎间隙（图 4-2-1）。

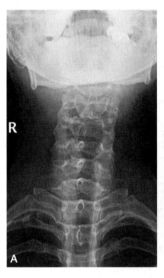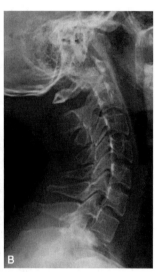

图 4-2-1　颈椎正侧位 X 线平片
A. 正位像；B. 侧位像。

2. **侧位片**　椎体前后缘略内凹，上下相邻椎体大小相仿，以腰椎体最大（图 4-2-2）。两侧的椎板和椎间孔相重，向后与上下关节突相续，棘突呈片状伸向软组织内。

3. **斜位片**　显示椎间孔呈卵圆形。

（三）脊柱病变的 X 线表现
1. **椎管内肿瘤**　约 50% 伴椎骨改变，显示椎管扩大，椎弓根间距增宽，椎体后缘前凹，椎间孔扩大，骨质破坏，偶尔伴椎管内钙化。

2. **脊柱骨折和脱位**　椎体压缩可呈楔形改变，椎体边缘皮质中断，椎体密度增高，骨小梁排列紊乱，脊柱脱位表现为上椎体前移，椎体后缘连续线中断。

3. **脊柱结核**　表现为椎体溶骨性破坏，椎体边缘模糊，可有小死骨，椎间隙狭窄。椎旁可见脓肿阴影，

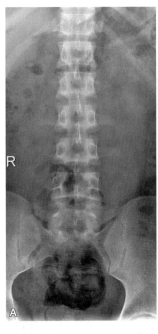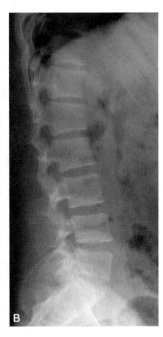

图 4-2-2 腰椎正侧位 X 线平片
A.正位像;B.侧位像。

脓肿常呈梭形。

4. **脊柱退行性骨关节病** 多见于腰椎和下胸椎,表现为椎体唇样骨质增生,椎体边缘密度增高,椎间隙变窄,还可见椎体及附件骨质增生,小关节面模糊,关节间隙变窄。

二、脊髓造影

(一) 适应证
1. 由肿瘤或蛛网膜粘连引起的阻塞性病变。
2. 椎间盘后突或椎管内韧带肥厚。

(二) 禁忌证
1. 蛛网膜下腔出血。
2. 穿刺部位炎症。
3. 碘过敏者。

(三) 造影剂
造影剂分为两种,即油溶性碘剂和水溶性碘剂,前者常用药为碘油。由于碘油注入椎管内不易吸收及易出现并发症,现已少使用。后者选用非离子型造影剂,如 Omnipaque、Metrizamide,其优点是易弥散,可以更好地显示神经根,能完全吸收,无残余异物的作用。

(四) 造影方法简介
一般采用腰椎穿刺,每次用药量 10ml,缓慢注入蛛网膜下隙。调整患者体位(头低足高位),使造影剂流入待检部位,在透视下对病变区点片摄影。

(五) 正常脊髓造影表现
正位片示造影剂呈柱状,脊髓位于中央呈透明带状

影,造影剂两侧与椎弓根保持等距。神经鞘突出影,见于椎间隙水平,呈小刺状。侧位片,椎间盘压迫影位于椎间隙后方,呈波状凹陷,一般不应超过 2mm。脊髓圆锥终止于第 1 腰椎下缘水平,其下方造影剂密度均匀。

(六) 脊柱脊髓病变的造影表现
1. **脊髓内肿瘤** 造影见中央透亮的脊髓呈梭形膨大,重者完全梗阻,造影剂呈杯口状充盈缺损。这种杯口状缺损,无论在正位或侧位所见皆同,脊髓不向任何方向移位是其特点。

2. **髓外硬膜下肿瘤** 梗阻面呈浅杯口状,其宽度不一,脊髓多受压变细且向对侧移位。

3. **髓外硬膜外肿瘤** 完全性梗阻时,梗阻面呈梳齿状。肿瘤侧蛛网膜下隙变窄、内移,其外缘平直。如梗阻不完全,则造影剂柱在肿瘤侧出现光滑规整的压迹。

4. **椎间盘突出** 轻度突出者,椎间隙水平造影剂柱出现浅凹陷,深度在 2mm 以上。重度突出凹陷可达柱中心。

5. **蛛网膜粘连** 造影剂在病变区流动缓慢,呈点滴状或分节状。变换体位,其位置及形态固定不变,具有诊断意义。

三、脊柱 CT/MRI 检查

(一) 脊柱 CT 检查
1. CT 检查方法
(1) 平扫:常规做轴位扫描。取仰卧位,扫描前做 CT 定位片,根据病情需要确定扫描范围。检查椎间盘时,扫描线需与椎间隙平行。扫描颈、胸椎间盘用 1~3mm 层厚,腰椎间盘用 3~5mm 层厚。其他病变,用 5mm 层厚连续扫描。脊柱和脊髓病变的 CT 检查,一般平扫即可,但要鉴别椎管内占位病变时,可做静脉增强扫描。

(2) CT 脊髓造影(CT myelography,CTM):当疑有脊髓或椎管内病变时,可向硬膜囊内注射造影剂后行 CT 扫描,称 CT 脊髓造影。所用造影剂为水溶性非离子型造影剂,常用浓度为 240mg/ml,经腰椎穿刺向蛛网膜下隙内注入 4~6ml。变动体位,使造影剂到达所需检查的层面,间隔 2~6 小时后做 CT 扫描。如欲显示脊髓空洞症的空洞,可于注射造影剂后 24 小时做延迟扫描。

2. 正常脊柱与椎管结构的 CT 表现(图 4-2-3)
(1) 脊柱:在横断面上椎体呈卵圆形或肾形,其后缘略平直或凹陷。CT 骨窗可清楚地显示椎体周缘致密的骨皮质及椎体内的骨小梁结构。CT 图像上椎间盘的周缘密度通常比中央高,主要是因为周缘含有

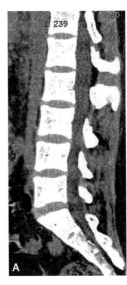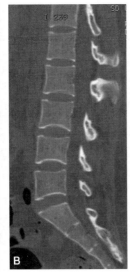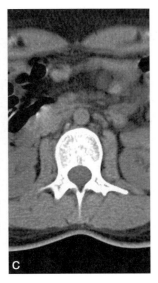

图 4-2-3　正常脊柱的 CT 表现

A.矢状位软组织窗;B.矢状位骨窗;C.横轴位软组织窗。

大量纤维组织及邻近椎板的部分容积效应所致。小关节突光滑,皮质厚度一致,关节间隙宽度 2～4mm。

（2）硬膜外间隙:硬膜外间隙为骨性椎管与硬脊膜间的腔隙,其间含有脂肪、神经、血管和少量结缔组织。脂肪组织呈低密度,在颈段硬膜外间隙仅有少量脂肪组织,向下逐渐增多。腰骶段神经根在脂肪组织对比下得以显示。大部分韧带不能显示,但可见黄韧带位于椎管内的后部,其密度与肌肉相似。

（3）蛛网膜下隙和脊髓:CT 扫描图像上,蛛网膜下隙内脑脊液的密度低于脊髓,易于分辨。脊髓呈均一密度,不能区分灰质和白质。CT 脊髓造影图像上,蛛网膜下隙内的造影剂为高密度,可清楚勾画出低密度的脊髓、神经根和终丝的形态。

（二）脊柱 MRI 检查

脊柱 MRI 检查能够直接观察脊髓、蛛网膜下隙、脊椎椎体、椎间盘等结构,MRI 是目前检查脊柱、脊髓的最好手段。

1. **检查方法**　MRI 扫描时,以矢状位及轴位为基本方位,必要时辅以冠状位。常规用自旋回波脉冲序列扫描矢状面 T_1 加权像、T_2 加权像,横断面 T_2 加权像,冠状面 T_1 加权像,能够有效地显示病变与周围组织的关系。增强扫描需做矢状、冠状及横轴三个方位自旋回波脉冲序列 T_1 加权像扫描。延迟扫描应在注射造影剂后 40 分钟以后进行。

2. **适应证**　MRI 适合于脊柱任何病变的检查,如肿瘤、外伤、感染、血管病变、白质病变、退行性变及先天性发育畸形等。

（1）脊柱肿瘤:MRI 可区分髓内实质性或囊性病变,对急性脊髓压迫和硬膜内、外肿瘤的诊断也是有效的方法。

（2）脊髓空洞症:MRI 对此病的诊断明显优于 CT。

（3）椎间盘变性:CT 和 MRI 的效果大致相仿,但 MRI 对软组织的分辨力较好,可行多方位扫描,提供的信息量更多。

3. **禁忌证**　装有心脏起搏器者;受检部位内有金属异物或术后金属板存留者;检查不配合而使用镇静药仍无效的患者。

4. **正常脊柱的 MRI 表现**（图 4-2-4）

（1）脊髓:与脑脊液相比,脊髓在 T_1 加权像呈较高的信号,在 T_2 加权像呈较低的信号。脊髓末端成人约在 L_2 上缘水平,在颈段和圆锥可稍膨大。脊髓由灰质和白质组成。脊髓的灰质位于白质的包围中,呈 H 形,中央管位于灰质中央。轴面 MRI 像在某些脉冲序列中可以分辨脊髓的灰质与白质。

（2）蛛网膜下隙:蛛网膜下隙的脑脊液,在 T_1 加权图像呈低信号,在 T_2 加权像呈高信号。由硬膜和蛛网膜组成的鞘膜在 T_1 加权像不易显示,T_2 加权像为较低信号。

（3）硬膜外间隙:硬膜外间隙中的脂肪组织在 T_1 加权像呈很亮的高信号,易于同其他组织区别。大部分韧带为胶原组织,在 T_1、T_2 加权像上均表现为低信号,常不能同骨皮质相区别。黄韧带因含有大量的弹力纤维,常在 T_1、T_2 加权像上呈中等信号。静脉和静脉丛在多数常规回波序列成像上其信号强度甚低。神经根的信号也较低。

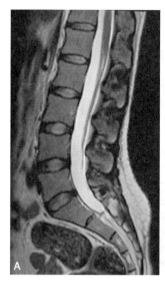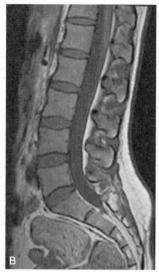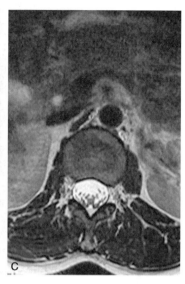

图 4-2-4　正常脊柱的 MRI 表现
A. 矢状位 T_2WI；B. 矢状位 T_1WI；C. 横轴位 T_2WI。

（4）椎间盘：椎间盘由纤维环和髓核组成，两者的含水成分有较大的差别，分别约 75% 和 90%，故在 T_2 加权像上呈现中心部分信号高、周围部分信号低征象，形成明显对比。在 T_1 加权像椎间盘呈低信号，分不清髓核和纤维环。

（5）骨性脊柱：椎体的 MRI 影像主要取决于骨髓的信号，椎体骨髓内的脂肪、椎弓根与小关节在 T_1 加权像上呈中等信号，致密的皮质区无信号。在 T_2 加权像上椎骨信号变低，影像模糊。

（三）脊柱病变的 CT/MRI 表现

1. 椎管内肿瘤

（1）髓内肿瘤：绝大多数为胶质瘤，以室管膜细胞瘤和星形细胞瘤多见，约 90% 脊髓肿瘤为室管膜瘤与星形细胞瘤。血管母细胞瘤少见。

CT 平扫较难诊断，肿瘤可呈低、等或略高密度。增强扫描肿瘤可强化，血管母细胞瘤强化明显。CTM 见蛛网膜下隙变窄或闭塞，脊髓轮廓增大。

室管膜瘤成人多见，MRI 表现为脊髓、圆锥或终丝局限性增粗或肿块，T_1 加权像呈等或略低信号，其内有时可见低信号囊变区，T_2 加权像呈高信号，增强后肿瘤组织呈明显强化，囊变区不强化（图 4-2-5）。星形细胞瘤儿童多见，瘤体于 T_1 加权像上呈等信号或略高信号，T_2 加权像呈高信号。增强后呈不同程度强化，为斑片状或环状，即使也如此，这点与脑内 Ⅰ~Ⅱ

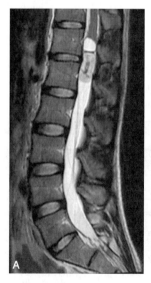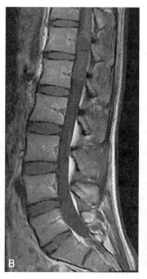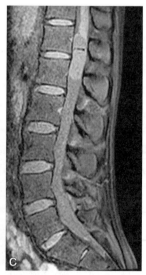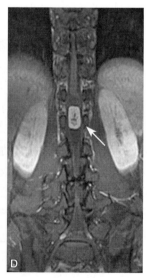

图 4-2-5　脊髓室管膜瘤的 MRI 表现
A. 矢状位 T_2WI；B. 矢状位 T_1WI；C、D. 矢状位及冠状位增强 T_1WI。显示为脊髓局限性肿块，T_1WI 呈略低信号，T_2WI 呈高信号，增强后肿瘤组织呈明显强化，囊变区不强化。

级星形细胞瘤有所不同。血管母细胞瘤多见于 30 岁左右的成年人,好发于颈段,60% 有囊变。MRI 显示颈髓局限性增粗,长圆形,信号不均。囊变区呈长 T_1 与长 T_2 异常信号,增强后肿瘤实体部分明显强化,囊变区不强化,瘤内或瘤周可见畸形血管的流空影。髓内脂肪瘤在 T_1 加权像和 T_2 加权像上均呈明显高信号影。

(2) 髓外硬膜下肿瘤:以神经鞘瘤、神经纤维瘤和脊膜瘤最多见。肿瘤呈类圆形,也可通过椎间孔长到椎管外呈哑铃形。瘤内可出现钙化。CT 脊髓造影(CTM)可显示肿瘤与脊髓的分界及脊髓移位情况,肿瘤上下方的蛛网膜下隙常扩大。

神经鞘瘤在 T_1 加权像上呈略高于或等于脊髓的信号,脊髓受压变扁,同侧上下方蛛网膜下隙扩大。在 T_2 加权像上肿瘤信号常高于邻近脊髓组织。在冠状或横断面上,可显示肿瘤穿过神经孔呈哑铃状,相应神经孔扩大,增强后肿瘤明显强化。神经纤维瘤常呈多发,在 T_1 加权像上呈低或等信号,在 T_2 加权像上呈高信号,增强后肿瘤明显强化,信号强度提高 1~4 倍。脊膜瘤常发生于胸段,女性多见,在 T_1 加权像上呈等信号,T_2 加权像上信号轻度增高,肿瘤持久均一强化。

(3) 髓外硬膜外肿瘤:髓外硬膜外肿瘤以转移瘤最常见,其次为脂肪瘤。CT 示椎管内偏侧软组织块影,硬膜外脂肪受压消失,常伴骨质破坏。CTM 示蛛网膜下隙受压变窄、内移。

转移瘤表现为硬膜外软组织肿块,在 T_1 加权像上肿瘤信号常与椎旁软组织信号相仿,邻近椎体大多受累,信号减低,椎间盘大多正常。肿瘤在 T_2 加权像上信号增高,与邻近肌肉组织分界明显。受累骨质在 T_2 加权像上可有多种信号改变。脂肪瘤在 T_1、T_2 加权像上均显示椎管内异常增多的高信号区,呈纵向生长。

2. **脊髓空洞症** 脊髓空洞 T_1 加权像呈低信号,T_2 加权像呈高信号(图 4-2-6)。空洞有时呈多房性或腊肠状,无强化。空洞相应节段的脊髓均匀膨大。

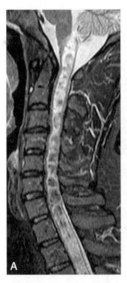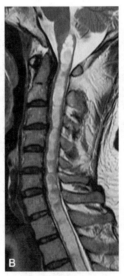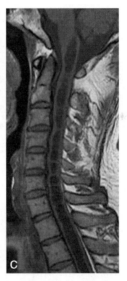

图 4-2-6 脊髓空洞的 MRI 表现
A. 矢状位压脂 T_2WI;B. 矢状位 T_2WI;C. 矢状位 T_1WI。呈局限性 T_1WI 呈低信号,T_2WI 呈高信号。

3. **脊髓外伤** CT 可显示椎管的完整性、脊椎各部分复杂的骨折及创伤性椎间盘突出(图 4-2-7)。出血表现为椎管内高密度影。脊髓挫伤表现为脊髓外形膨大,局部蛛网膜下隙变窄。

急性脊髓挫裂伤在 MRI 图像上信号不均,脊髓外形常膨大(图 4-2-8)。伴有出血者,在不同时期信号可发生变化。慢性脊髓损伤常伴脊髓空洞形成。

4. **脊髓血管畸形** 脊髓血管畸形具有典型的 MRI 表现,表现为脊髓背外侧或髓内蛇形、团状无信号黑影,可见蚯蚓状粗大的引流静脉(图 4-2-9)。

5. **脊膜膨出和脊髓脊膜膨出** T_1 加权像上可清晰显示脊髓后膨出的囊袋样结构,其信号与脑脊液相同并与蛛网膜下隙相通,其内的脊髓组织在 T_1 加权像呈较高信号,T_2 加权像呈较低信号(图 4-2-10)。

6. **脊柱结核** 脊柱结核常发生在邻近的椎体和椎间盘,CT 可显示椎体及附件的溶骨性破坏,死骨呈

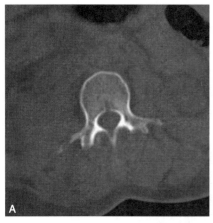
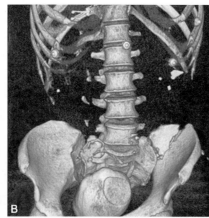
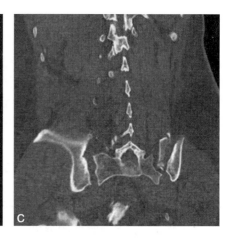

图 4-2-7　脊柱外伤的 CT 表现
A. 横轴位图像；B. 三维重建图像；C. 冠状位图像。显示腰椎横突及骶骨的多发骨折。

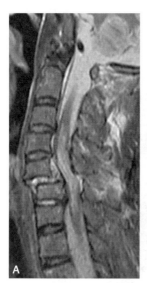
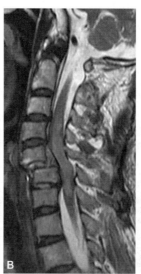
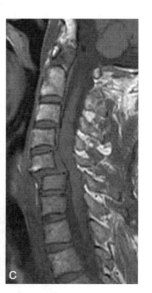

图 4-2-8　脊柱外伤 MRI 的表现
A. 矢状位 T_2WI；B. 矢状位压脂 T_2WI；C. 矢状位 T_1WI。显示颈椎骨折伴有颈髓损伤。

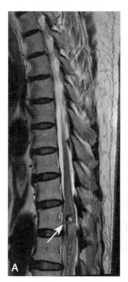
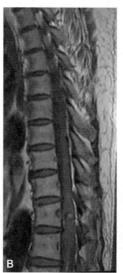
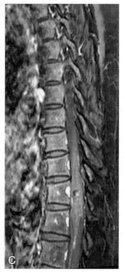

图 4-2-9　脊髓血管畸形的 MRI 表现
A. 矢状位 T_2WI；B. 矢状位 T_1WI；C. 矢状位增强 T_1WI。显示脊髓内外见迂曲、团状无信号影。

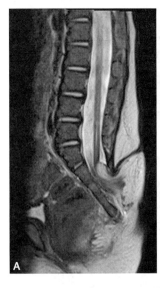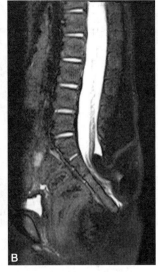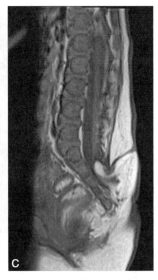

图 4-2-10　脊膜膨出的 MRI 表现

A. 矢状位 T_2WI；B. 矢状位压脂 T_2WI；C. 矢状位 T_1WI。显示腰骶部囊袋样结构，其信号与脑脊液相同并与蛛网膜下隙相通。

点状或不规则形，受累椎间盘密度减低，轮廓增大。椎旁脓肿表现为椎体周围近软组织密度影，其长度大于受累椎体的长度，其内常伴有钙化，椎旁肌肉间脂肪间隙模糊（图 4-2-11）。

溶骨性破坏的椎体及受累椎间盘，表现为 T_1 加权像低信号，T_2 加权像高信号，常见椎旁软组织肿胀。病变侵入椎管者，可见脊髓受压。

7. 脊髓蛛网膜炎　MRI 表现为髓腔内粘连肥厚的软组织影，T_1 加权像呈低信号，稍高于脑脊液信号，T_2 加权像呈高信号，但略不均匀。有时伴脊髓移位，

形态不规则。

8. 椎间盘退行性变　椎间盘膨出表现为对称、均匀一致的外出于椎体边缘的软组织密度影。椎间盘突出表现为椎间盘的局部外出（图 4-2-12）。硬膜外脂肪消失，硬膜囊受压变形，椎间孔前后径变小。有时可见椎间盘"真空现象"和髓核钙化。

9. 脊柱小关节退行性变　显示关节突肥大、骨赘形成、关节软骨及软骨下骨质碎裂、关节腔内积气等。

10. 韧带退行性变　黄韧带可由正常的 2～4mm 超过 5mm，可显示黄韧带、前纵韧带、后纵韧带的钙化

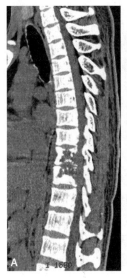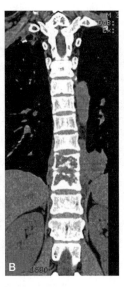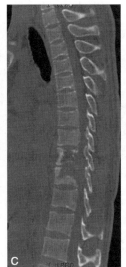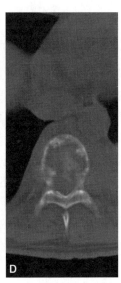

图 4-2-11　脊柱结核的 CT 表现

A. 矢状位软组织窗；B. 冠状位软组织窗；C. 矢状位骨窗；D. 横轴位骨窗。显示椎体呈溶骨性破坏，椎间隙变窄及椎旁脓肿。

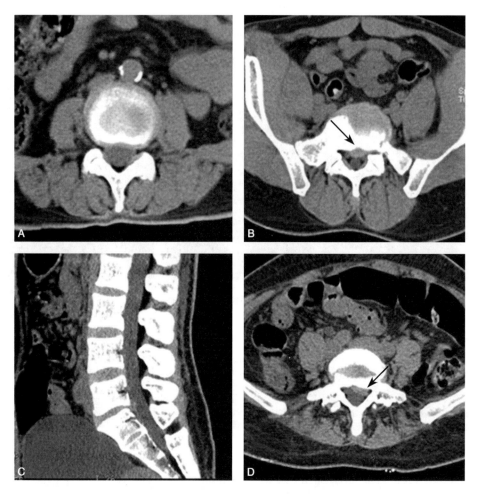

图 4-2-12　椎间盘退行性变的 CT 表现

A. 椎间盘膨出；B. 椎间盘突出；C、D. 椎间盘脱出。显示椎间盘膨出表现为对称、均匀一致的外出于椎体边缘的软组织密度影。椎间盘突出表现为椎间盘的局部外出。

或骨化。

四、脊髓血管造影

（一）适应证

1. 脊髓血管畸形。
2. 脊髓缺血性疾病。
3. 了解脊髓肿瘤与血管的关系。

（二）造影方法简介

脊髓血管造影分为主动脉造影和选择性脊动脉造影。为显示颈段脊动脉，要行椎动脉、肋颈干及颈升动脉选择性造影。胸腰段可行主动脉造影或选择性肋间动脉和腰动脉造影，后者效果较好。造影剂选用浓度为 170mg/ml 甲泛葡胺，快速注射 3~6ml，连续摄前后位、左右斜位或侧位片。

（三）脊动脉造影的正常表现

1. **颈段**　脊髓前动脉起自双侧椎动脉汇合处，向内侧斜行，在 $C_{2~3}$ 水平双侧汇合沿中线向下，各形

成向上和向下的分支，下降支较粗大，与颈深动脉发出的颈膨大动脉相接。椎动脉、肋颈干、颈升动脉都有脊支分布于脊膜和脊髓。侧位片上，脊髓前动脉紧贴椎体后缘。脊髓后动脉在正位片上位于中线旁，起始于椎动脉和颈深动脉，常很细小，不易看到。

2. **中胸段**　在 $T_4 \sim T_8$ 水平，脊髓前动脉较细小，是脊髓的主要供应血管。

3. **胸腰段**　脊髓前动脉由 Adamkiewicz 动脉发出。脊髓后动脉比脊髓前动脉细得多，正位像位于中线旁，侧位像在脊髓的后方。

（四）脊髓病变的血管造影表现

1. **脊髓血管畸形**　血管造影显示一支或几支供血动脉导入一簇血管团及导出静脉。

2. **脊髓缺血性疾病**　造影显示病变动脉闭塞或呈念珠状狭窄，侧支动脉增大、迂曲，并压迫脊髓。

3. **脊髓肿瘤**　造影主要用于血管网状细胞瘤的

诊断,呈结节状肿瘤染色,可伴有血管移位。

（曾庆师）

参考文献

[1] VAN DEN BENT M J. Interobserver variation of the histopathological diagnosis in clinical trials on glioma: a clinician's perspective [J]. Acta Neuropathol, 2010, 120 (3): 297-304.

[2] ECKEL-PASSOW J E, LACHANCE D H, MOLINARO A M, et al. Glioma Groups Based on 1p/19q, IDH, and TERT Promoter Mutations in Tumors [J]. N Engl J Med, 2015, 372 (26): 2499-2508.

[3] SHERMAN J H, PREVEDELLO D M, SHAH L, et al. MR imaging characteristics of oligodendroglial tumors with assessment of 1p/19q deletion status [J]. Acta Neurochir (Wien), 2010, 152 (11): 1827-1834.

[4] KIM J W, PARK C K, PARK S H, et al. Relationship between radiological characteristics and combined 1p and 19q deletion in World Health Organization grade Ⅲ oligodendroglial tumours [J]. J Neurol Neurosurg Psychiatry, 2011, 82 (2): 224-227.

[5] FELLAH S, CAUDAL D, DE PAULA A M, et al. Multimodal MR imaging (diffusion, perfusion, and spectroscopy): is it possible to distinguish oligodendroglial tumor grade and 1p/19q codeletion in the pretherapeutic diagnosis? [J]. AJNR Am J Neuroradiol, 2013, 34 (7): 1326-1333.

[6] JENKINSON M D, DU PLESSIS D G, SMITH T S, et al. Histological growth patterns and genotype in oligodendroglial tumours: correlation with MRI features [J]. Brain, 2006, 129 (Pt 7): 1884-1891.

[7] CHAWLA S, KREJZA J, VOSSOUGH A, et al. Differentiation between oligodendroglioma genotypes using dynamic susceptibility contrast perfusion-weighted imaging and proton MR spectroscopy [J]. AJNR Am J Neuroradiol, 2013, 34 (8): 1542-1549.

[8] LAW M, BRODSKY J E, BABB J, et al. High cerebral blood volume in human gliomas predicts deletion of chromosome 1p: Preliminary results of molecular studies in gliomas with elevated perfusion [J]. J Magn Reson Imaging, 2007, 25 (6): 1113-1119.

[9] KAPOOR G S, GOCKE T A, CHAWLA S, et al. Magnetic resonance perfusion-weighted imaging defines angiogenic subtypes of oligodendroglioma according to 1p19q and EGFR status [J]. J Neurooncol, 2009, 92 (3): 373-386.

[10] WHITMORE R G, KREJZA J, KAPOOR G S, et al. Prediction of oligodendroglial tumor subtype and grade using perfusion weighted magnetic resonance imaging [J]. J Neurosurg, 2007, 107 (3): 600-609.

[11] YAN H, PARSONS D W, JIN G, et al. IDH1 and IDH2 mutations in gliomas [J]. N Engl J Med, 2009, 360 (8): 765-773.

[12] CAIRNCROSS J G, WANG M, JENKINS R B, et al. Benefit from procarbazine, lomustine, and vincristine in oligodendroglial tumors is associated with mutation of IDH [J]. J Clin Oncol, 2014, 32 (8): 783-790.

第五章　神经外科病理学与分子病理学

第一节　先天性畸形

一、胚胎发育过程中的脑发育

胚胎发育的早期，外胚层在原始脊索等的诱导下分化出神经外胚层，先是形成神经板、神经沟和神经管等几个阶段，再由神经管衍生出中枢、周围神经系统。

神经管最早的形态是脑泡。脑泡在延长的过程中出现前、中、后三个脑泡。神经管的组成细胞是神经上皮细胞，不断分裂增殖，特性分化成原始成神经细胞和成胶质细胞（相当于胶质细胞的前体细胞），前者又衍生出各种类型的神经元，后者又衍生为星形细胞和少突胶质细胞。在神经上皮细胞衍生、增殖分化过程中相当一部分迁移到外围成新的细胞层，即套层。种系发生上大致可以分为3个阶段，即原皮质、旧皮质、新皮质。原始神经上皮细胞的一部分后来变为室管膜层。

起源于后脑翼板背侧的菱唇的小脑，左右菱唇中线融合形成小脑板，然后演变成小脑半球和小脑蚓。小脑的绒球小结叶又称原小脑，与前庭系统有联系。

二、病因和发病学

中枢神经系统先天性畸形的病因主要有遗传因素和环境因素的影响。在遗传因素中重要的有突变基因的遗传、功能性突变的缺失和增强，以及染色体变异。某些环境因素也能引起畸形。另外，某些化学物质，如一些药物也易引起胚胎发育畸形。中枢神经系统的先天性畸形是遗传因素和环境因素共同影响

的结果。

三、神经管闭合障碍的畸形

（一）神经管闭合不全

神经管闭合不全是神经系统中最常见的畸形病变。胎儿期间神经沟发育成神经管的过程中若是闭合发生缺陷就会产生中枢神经系统的畸形，而且常伴有其周围组织（脑脊膜、颅骨、脊椎、神经根和皮肤等）的缺陷。各个国家的患病率一般是1%左右。

（二）颅裂畸形

颅裂畸形是颅骨先天性发育障碍造成的颅骨闭合不全，是胚胎期神经管闭合缺陷，颅裂的脑膨出多发生于中线，膨出囊内可见萎缩、软化、出血的脑组织和部分脑室及脉络层，颅裂偶尔伴发脊柱裂。

（三）颅脑畸形

颅脑畸形指脑的突起部分先于脑的变性。膨出的囊内可见萎缩、软化或出血的脑组织和部分脑室及脉络丛。

（四）无脑畸形

无脑畸形是比较常见的先天性缺陷。神经沟发育过程中前端闭合障碍，显微镜下，未发育的脑组织呈蜂窝状，能找到分化不全的神经细胞。

（五）脑膜膨出裂

脑膜膨出裂分为隐性颅裂和囊性颅裂两种，颅腔皮肤窦道是一种隐性颅腔闭合不全，是来源于颅腔内的残留皮肤组织的持久存在，并与皮肤交通，多见于枕外隆凸下方，留有一皮肤窦道，在皮肤窦道的一端或两端可长有皮样囊肿，有时皮肤窦道终端的皮样肿瘤可出现颅内肿块的症状，这一类病例常见反复发生的脑膜炎。囊性裂常伴有脑或脑膜膨出，依据膨出的

内容分五型,分别为脑膜膨出、脑膜脑膨出或脑-脑膜膨出、脑膨出、积水性脑膨出、积水性脑膜膨出。

(六) 脊柱裂畸形(spina bifida)

脊柱裂畸形是椎管闭合不全引起的先天畸形,多伴有脊髓、脊膜或神经通过脊柱的骨缺损向外疝出,可伴有脊髓的发育障碍,如脊髓发育不全。造成脊柱裂畸形的原因很多,如羊膜破裂、高温和病毒感染。脊柱裂畸形有两种:①隐性脊柱裂,最常见于腰骶段,大多没有临床症状,有些患者到了一定年龄会出现遗尿、肛门括约肌松弛、双下肢无力、肌肉萎缩和腰骶部痛等症状。②囊性脊柱裂,依据其囊内容物的不同又可以分为几个亚型,如脊膜膨出、脊髓脊膜膨出、开放型脊柱裂。神经管缺如、椎弓缺如,脊柱裂畸形常伴皮肤窦道,出现藏毛窦病变,多见于腰骶部。此外,还可见一种较少见的脊髓肠源性囊肿,它是胚胎内胚层和外胚层之间的持久存在的通道,常出现在颈髓或上胸段的脊髓前方。通过椎体的缺损部位可与呼吸或消化器官沟通,椎管内脊髓肠源性囊肿多位于脊髓硬膜内、髓外,囊肿常与脊髓粘连。一般体积较小,囊壁薄,囊内容清亮黏稠液体。光镜下囊肿壁被覆单层分泌黏液的柱状上皮,也有的被覆假复层纤毛柱状上皮,类似胚胎发育过程中前肠衍化的支气管黏膜上皮。

(七) 脊髓积水和脊髓空洞症

脊髓积水和脊髓空洞症是脊髓的囊性扩张的进行性疾病,累及脊髓或延髓,病理特点是脊髓中央出现一个或数个空洞,病因主要有两个:①脊髓中央管原发性扩张导致的脊髓空洞症为脊髓积水;②可以继发于脊蛛网膜炎、外伤和肿瘤出现脊髓空洞症。组织学特点是退变的神经胶质形成的空洞壁,周围有胶质增生及肥大星形胶质细胞。

四、脑发育不全畸形

脑发育不全畸形是指脑实质本身全部或部分的发育不良,临床上见头部形状异常,还伴有程度不等的精神缺陷或智力缺陷。

(一) 多小脑回畸形(microgyria)

多小脑回畸形是脑回畸形中最常见的一种,约占智力缺陷尸检的5%。主要发生在大脑,也可见于小脑皮质的某些区域。常为对称性分布,脑沟增多,薄而小的脑回排列不规则,常集簇存在。扣带回、海马、岛叶常不受累。显微镜下见皮质不分层或仅有 1~5 层。脑回小,常伴脊椎裂、阿诺德-基亚里综合征、小头畸形、神经元异位等。

(二) 无脑回畸形(lissencephaly)

无脑回畸形常与巨脑回并存,主要是大脑皮质沟纹简单,脑沟少面浅,脑回宽而平。显微镜下大脑皮质内的神经细胞排列紊乱,分层不全,甚至不分层,并有神经元迁移障碍。

(三) 大脑发育不全(cerebral dysgenesis)

1. **脑小畸形**　脑重小于正常,已经发育到成年的脑重低于900g,多同时伴有头围小。

2. **巨脑畸形**　脑重超过1 800g,多同时伴有头围增大。

3. **单眼畸形**　又称并脑畸形,脑不能发育成两个大脑半球,只有一个共同的脑室,表现为一只眼,位于额正中。

4. **脑穿通畸形**　又称穿孔脑,是由于前脑泡局部发育不良形成孔洞,使脑室经过孔洞与蛛网膜下隙相通,可同时伴有脑回畸形等病变。显微镜下可见空洞周围皮质结构异常、神经细胞不成熟。

5. **水脑畸形**　由于胎儿期血液循环障碍,特别是颈内动脉供血障碍的结果,一侧或两侧大脑半球不发育、代之以薄层组织,内容脑脊液。

6. **儿童脑性瘫痪、脑性瘫痪**　先天或围生期性中枢神经系统损坏并伴发脑积水和脑穿通畸形。

(四) 嗅脑发育不全(olfactory aphasia)

嗅脑发育不全是终脑泡的前端严重发育障碍导致双侧大脑半球前部有不同程度的融合的病变。本畸形属于典型的 13,15 三染色体症。

(五) 小脑发育不全(cerebellar agenesis)

小脑发育不全按发育不全的程度和部位可分为:①小脑完全缺如;②旧小脑发育不全;③脑桥-新小脑发育不全;④小脑的脑回小畸形。

(六) Dandy-Walker 综合征

Dandy-Walker 综合征是蚓部后部变小或发育不良,多伴第四脑室扩大,使小脑两半球间距加宽。

(七) 连合结构发育障碍

连合结构发育障碍可见中隔缺如和中隔囊肿,后者又称双中隔或第五脑室。

五、神经元迁移障碍

已经明确遗传学异常是神经元迁移障碍的一个发病因素。临床病理上较为常见的类型有:①脑裂畸形;②脑回畸形;③灰质异位。其临床病理类型有代表性的是:①脑室周围或结节型;②板型;③带型。较大的病灶会使脑室受压或阻塞导水管发生脑积水。此外,还有微小的发育缺陷、皮质结构不良、软脑膜的胶质神经元异位,以及结节状皮质结构不良。

六、颅缝早闭的畸形病变

颅缝早闭,又称颅缝先天骨化或颅狭小畸形,是常染色体隐性遗传家族病,可能与胚胎期中胚叶发育障碍有关,是先天性发育畸形。依颅缝早闭的部位不同,产生不同头形和相应的临床症状,有舟状头畸形、短头畸形、斜头畸形和尖头畸形。大多数原发性颅缝早闭在出生前就已经存在。影像学可显示头颅畸形的状态和骨缝情况。

七、颅-椎畸形病变

颅-椎畸形病变,是指颅底、枕骨大孔区和上段颈椎的畸形。临床上常见的有扁平颅底、颅底凹陷症、寰椎和枕骨并联、先天性短颈综合征。

1. **扁平颅底**　病理表现颅前窝、颅中窝和颅后窝的颅底部,特别是鞍背到枕骨大孔前缘处向颅腔内上凸,使颅底扁平,结果使蝶骨体长轴和枕骨斜坡构成的底角度变大。诊断要点是在头颅侧 X 线平片上自鼻根向蝶鞍中心点连线与自蝶鞍中心点向枕前缘的连线之间的夹角称为基底角,正常值是 125°～143°,超过 145°就是扁平颅底。

2. **颅底凹陷症**　又称颅底压迹,分为原发性和继发性病变,大多数是原发性病变,是先天发育异常所致。病理表现为颅底骨组织向腔内陷,枢椎的齿状突上移,进入枕骨大孔,使大孔狭窄,颅后窝变小,压迫延髓,牵拉神经根出现神经系统症状。常在 10 岁以后或青壮年期发病,症状缓慢进展或因突然的外力使症状加重,晚期可出现颅内压增高,表现为恶心、呕吐、头痛和眼底视盘水肿。头颅侧位 X 线平片上画硬腭枕大孔连线,若是齿状突的最高点高于此线 3mm 者即可诊断为颅底凹陷症,CT 发现脑室扩大和脑积水等异常。

3. **寰椎和枕骨并联**　实际上是寰椎弓前缘和枕骨大孔前缘融合。单纯的寰枕融合一般不引起临床症状,有时并发脊柱裂。

4. **先天性短颈综合征(克利佩尔-费尔综合征,Klippel-Feil syndrome)**　是椎体数目减少和融合(多发性颈椎融合),以 C2、C3 椎体为好发部位,典型的临床表现有短颈、发际偏低及颈部活动受限。

八、Chiari 畸形

Chiari 畸形的特点是小脑扁桃体、小脑疝入枕大孔及椎管内,延髓被拉长,也可部分向椎管内移位。

畸形发生在胚胎期,按严重程度分为 I～IV型。这四型 Chiari 畸形在临床上都可以有延髓、上颈髓受压的症状,后组脑神经受累,小脑的症状和颅内压增高。

九、染色体异常病变

1. **21 三体综合征**　又称唐氏综合征(Down syndrome)、先天愚型,是以精神发育迟缓和颅面部畸形为特征的染色体异常病变。

2. **13 三体综合征**　又称帕托综合征(Patau syndrome),全前脑型缺损伴有前脑、嗅脑和眼神经发育不全,有严重的智力发育障碍。

3. **18 三体综合征**　又称爱德华综合征(Edward syndrome),有明显的智力缺陷,大多数病例还伴有先天性心脏病和肾发育畸形。

4. **脆性 X 综合征**　主要有智力低下、颅面部异常和巨睾(青春期后)。

十、遗传性脑神经病

任何脑神经都可以受累,单发或多发,单侧或双侧。真正的原因不明,不少病例与遗传因素或基因突变有关。①遗传性眼睑下垂:多为肌源性,常染色体显性遗传。②颌动瞬目综合征:表现为先天性上睑下垂和其他脑神经支配的肌肉有异常连带运动的现象。③默比乌斯综合征:主要表现为先天性面肌双瘫和眼外肌的麻痹,常染色体显性遗传,有少数是散发病例。本病被认为是先天性面神经和展神经的运动核发育不良所致。④Duane 综合征:主要特点是眼球运动受限,向外注视时内收的眼球回缩并眼裂狭窄,大多是散发病例,病因还不清楚。

第二节　脑血管病

脑血管病(cerebral vascular disease)是神经科疾病中最常见而且又最具危害性的疾病,主要包括以下几种。

(一)动脉粥样硬化(atherosclerosis)

1. **概述**　动脉粥样硬化是全身性疾病,累及心脏和周身供血动脉。脑动脉是最常侵犯的部位之一,常侵犯颈内动脉、椎-基底动脉、脑底动脉环和它们分支的近端。糖尿病、高血压和吸烟等是重要的危险因素。大体标本动脉内膜上有白色或淡黄色突起,切面上表层的纤维帽为白色坚韧组织,纤维帽下方的脂质沉积则呈黄色或黄白色,质软。

2. **诊断要点**　镜下病理表现可以分为三期。

①脂纹期:为血管内膜的条状脂质浸润,镜下为吞噬类脂质的巨噬细胞聚集在内膜下,这些早期病变为可逆性。②粥样斑块期:若危险因素持续存在,这些条状浸润可演变为粥样化斑块。③晚期:在病变部位可有钙盐沉积,内膜发生坏死、破裂、出血、血栓形成。

(二)　淀粉样血管病(amyloid angiopathy)

淀粉样血管病是指淀粉样物质沉积于脑实质及脑膜中小血管的病理现象,主要表现为脑内和脑膜的中小动脉,以及部分静脉壁的中层和外膜内出现淀粉样前体物质。HE染色下呈均一无结构的嗜伊红组织,刚果红染色偏光显微镜下呈苹果绿双折光,广泛分布于脑膜和皮质,偶可累及白质。常使得受侵犯的血管节段性变性或坏死,甚至是节段性血管扩张或微小动脉瘤形成。

(三)　脑血管畸形(vascular malformation)

脑血管畸形本质上属于错构性病变,传统上分为四种类型。

1. 动静脉畸形(arteriovenous malformation)　又称动静脉性血管瘤。动静脉畸形是颅内自发性出血的一个常见原因。大脑中动脉供血区最为多见。病理学改变大体观察可见,脑表面的血管迂曲成团,血管扩张、增粗,蔓状的动静脉袢呈球囊状或管筒状。脑切面可见直径不等、管壁厚薄不均的异常血管缠绕成团并伴陈旧性出血或新鲜出血。光镜下血管壁发育不全。肌纤维和弹性纤维缺如,代之以增生的胶原纤维,部分管壁上结节状增厚,并可见有钙化。

2. 海绵状血管瘤(cavernous hemangioma)　较少见,多见于20～40岁,常多见于外侧裂、颞叶和颅中窝内,大多是单发,呈界线比较清楚的分叶状血管团。

3. 静脉畸形(venous malformation)　脊髓的静脉畸形较多见。病理上,畸形血管结构呈管径大小不一、高度扩张的静脉曲管,大多分布在脑脊膜内,并可见有出血、压迫性萎缩和胶质增生。

4. 毛细血管扩张(telangiectasis)　很少见,病灶小,病灶多在脑桥或大脑实质内,呈紫红色点灶状病变。光镜下在脑组织内散在多数高度扩张的毛细血管。

(四)　动脉瘤(aneurysm)

1. 概述　动脉瘤系指颅内动脉局部扩张膨大,膨大部分的管壁组织有明显病变,可以发生在动脉系统的任何位置。动脉瘤可分为囊性动脉瘤、动脉粥样硬化动脉瘤、感染性动脉瘤和夹层动脉瘤。

2. 诊断要点　囊性动脉瘤一般都出现在Willis动脉环和动脉分支处,多为单个,直径常为0.5～2.0cm。动脉瘤呈薄壁囊状结构,在基底部通过细颈与动脉分支连接,呈球形、椭圆形或分叶状。在镜检时,可发现动脉瘤囊壁由纤维胶原组织构成,动脉瘤囊腔内有血栓形成,囊壁有纤维性钙化。动脉瘤基底部弹性纤维和平滑肌脱失,表现为纤维玻璃样胶原变性。瘤腔内可见分层性血栓。

3. 临床特点　动脉瘤有时少量出血可以引起偏头痛。若是动脉瘤破裂,动脉远端缺血可引起脑梗死,出血量多,这就是所谓的原发性蛛网膜下腔出血。

(五)　颅内静脉窦和静脉血栓

引起静脉窦血栓形成的原因很多,主要有感染、血液凝固性改变,如脱水和血液疾病,以及药物反应,如避孕药等。静脉窦本身的病变比较简单,即腔内有血栓形成,若有感染则窦或静脉壁有多形核粒细胞或单核细胞浸润。分为海绵窦血栓(大多是细菌性感染引起)、大脑深静脉血栓形成和矢状窦血栓形成。

(六)　脑缺血和脑梗死

1. 概述　脑内动脉供应极为丰富,侧支循环亦好,脑组织需氧极高,动脉受阻必然导致供应区域的软化,脑软化亦即其他器官的梗死。软化依其大小和属于哪些动脉的供血范畴分为大软化和小软化,大者皆属大脑大动脉,如颈内动脉供血领域的病灶,多在大脑半球的皮质及其白质,而小者则由于小动脉,如大脑中动脉或椎-基底动脉的穿通支闭塞,多分布在视丘、基底核及脑干上部,有些学者称大者为软化,称小者为腔隙。引起软化及腔隙状态的原因有很多种,如栓塞、动脉血栓形成、动脉痉挛、循环功能不全等。

2. 诊断要点　软化可分为贫血性及出血性两种,动脉阻塞多造成贫血性软化,亦可为血性软化,而静脉阻塞则几乎完全为出血性软化。贫血性软化的病变过程在大体上可分为三期:坏死期、软化期、修复期。

(1) 坏死期:从脑表面观察与正常不易区别,坏死部分可略有肿胀,脑膜血管高度充血。切面略显隆起,可能较正常稍硬。

(2) 软化期:数天后,病变区明显变软,切面淡黄色,灰质与白质界限不清。

(3) 恢复期:病变区往往呈凹陷状,较大者常为囊肿样,囊壁可能光滑,含清亮或混浊液体,亦可能为纵横、粗细不一的纤维囊束横跨形成多房状。小者则为腔隙状。更小者可能为较硬的瘢痕组织。

3. 临床特点　软化引起的临床表现要视软化坏死的位置而定,由于一过性缺血引起的,可出现偏瘫、失语、语言行为障碍等,2小时内可恢复。若出现脑梗死,可出现痴呆,这是脑软化疾病最可怕的后遗症。

（七）脑出血（intracerebral hemorrhage）

1. 概述　脑出血最常见的原因是高血压（近80%）。高血压脑出血的部位在基底核,出血块在豆状核处即所谓的外侧型,在豆状核-内囊部位即所谓的内侧型,容易破入侧脑室,多缘于豆纹动脉破裂。

2. 诊断要点　大脑半球的出血最常见于基底核和视丘,其次为脑干和小脑。光镜下大致可以分为三期:①出血期,可见大片出血. 红细胞大多完整,出血灶边缘出现脑组织的软化和水肿,出血动脉提示有微小动脉瘤改变,局部细小动脉的动脉壁变性、膨出,构成粟粒状动脉瘤病变。②吸收期,出血后24~36小时即可出现胶质细胞增生,尤其是小胶及部分来自血管外膜的细胞形成格子细胞。除吞噬脂质外,少数格子细胞存积含铁血黄素,常聚集成片或聚于血管周围。星形胶质细胞亦有增生及肥胖变性。③恢复期,血液及受损组织逐渐被清除后,缺损部分由胶质细胞、胶质纤维及胶原纤维代替,形成瘢痕。出血较少可完全修复,若出血较多常遗留囊腔。这与软化结局相同,唯一特点是血红蛋白代谢产物长久残存于瘢痕组织中,使该组织呈现棕黄色。

第三节　脱髓鞘病

脱髓鞘病指中枢神经系统内片状髓鞘脱失而轴索相对完好的一类疾病,不包括继发性脱髓鞘病。

（一）多发性硬化（multiple sclerosis）

1. 概述　主要发生于青壮年人,发病年龄高峰为20~40岁,女性更常见。病变分布广泛,可累及大脑、小脑、脊髓、视神经等,故临床表现多种多样,视病变部位而定,病情发作和缓解可交替进行,持续多年。多数学者认为是免疫介导的变态反应性疾病,全球发病的地区多分布在亚热带和温带,环境影响也可能是一个发病因素,也有学者认为是病毒感染。大体标本可见多个数毫米至数厘米的硬化斑,呈圆形或不整形,新鲜病灶呈淡粉色,陈旧病灶灰白,质地较硬,多位于脑室旁白质。

2. 诊断要点　吞噬细胞浸润、髓鞘丢失、淋巴细胞围管性浸润和反应性胶质细胞增生,并可见颗粒性核分裂和 Creutzfeldt 细胞。在活动性脱髓鞘过程中,病灶以吞噬细胞为主。周围血管淋巴细胞浸润见于急性和亚急性脱髓鞘病变。慢性病灶大量星形细胞增生。

3. 鉴别诊断　与浸润性胶质瘤相鉴别,星形细胞

瘤和少突胶质瘤的边界通常不清,背景为正常脑组织,而脱髓鞘病边界相对清楚,斑块由片状的吞噬细胞组成,并与正常脑组织分界较清楚。少突胶质瘤微囊形成很常见,但在脱髓鞘病没有。脱髓鞘病在血管周聚集吞噬细胞,胶质瘤却没有。细胞学上,少突胶质瘤细胞与吞噬细胞不同,后者胞界清楚,胞质稍呈颗粒状或泡沫状,而前者出现透明细胞改变,胞界总的来说是不清楚的。星形细胞瘤的构成成分是肿瘤性细胞,不会被炎症细胞和吞噬细胞遮盖。

（二）视神经脊髓炎（optical neuromyelitis）

视神经脊髓炎又称德维克病（Devic disease）。病变主要在脊髓和视神经,以亚洲人多见。患者出现急性严重的脊髓症状。光镜下组织坏死,斑点状或是融合成大片,髓鞘脱失,坏死部分神经元和轴索都已经看不到,出现中性多形核白细胞浸润和淋巴细胞套,严重病例中出现小腔,间质成分增生,上行纤维和下行纤维的 Wallerian 变性,视神经的病变侵犯一侧或两侧视神经,亦表现为炎细胞浸润、脱髓鞘病变、坏死和囊状形成。

（三）同心圆性硬化（concentric sclerosis）

同心圆性硬化又名巴洛病（Balo disease）,亚急性或慢性起病,就诊前长时间首发淡漠少语、反应迟钝,易被忽视。影像学表现为大病灶或多发病灶,且呈开环型（open-ring sign）强化,而易被误诊为脑肿瘤。光镜下同心圆性硬化病变的髓鞘带是保留髓鞘,在髓鞘带间的分解层内则是髓鞘脱失尚存剩余髓鞘的髓球。此外,还有星形细胞的增生和肥胖变,以及少突胶质细胞的改变。

（四）瘤样炎性脱髓鞘病（tumor-like inflammatory demyelinating disease）

1. 概述　又称炎性假瘤（demyelinating psedutumor）,位于大脑半球白质和脊髓,病变实质是单灶性脱髓鞘。由于病变在影像学检查中常表现为占位性"肿瘤",因而个别病例被误认为是侵袭性胶质肿瘤或脓肿,一些多病灶的病例被认为是转移瘤,而囊肿性病灶被认为是寄生虫病。大体标本可见炎性假瘤病灶与邻近未受侵犯的白质之间有明显界线。

2. 诊断要点　含有大量含类脂的泡沫状巨噬细胞,呈弥漫分布,伴不同程度的反应性星形细胞增生、血管周围小淋巴细胞（大多数是 T 淋巴细胞）和少数浆细胞聚集,以及中性粒细胞（图5-3-1,彩图见书末）。

3. 鉴别诊断　炎性假瘤不是真性肿瘤,有时大量增生的星形胶质细胞呈不典型性,一些则见散在的核分裂象,因而误诊为胶质瘤。开颅手术取样的炎性假

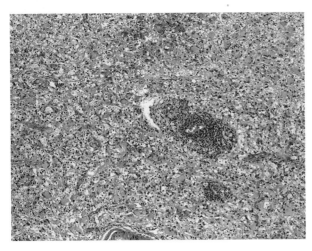

图 5-3-1　炎性假瘤（HE×10）

瘤,不一定都能见到血管周围淋巴细胞浸润,当增生肥大的星形细胞分布有序时,应该考虑是脱髓鞘反应性病变而不是肿瘤。病灶中还可见大量的巨噬细胞,吞噬髓鞘后变成泡沫细胞。而未经治疗的胶质瘤中不可能出现如此弥漫浸润的巨噬细胞。

（五）急性播散性脑脊髓炎（acute disseminated encephalomyelitis）

1. **概述**　发生于感染或疫苗接种后,出现发热、头痛及脑脊髓受损的症状,发病机制多认为是过敏反应,故又称"超敏反应性脑脊髓炎"。大体标本可见脑组织除充血、水肿外无明显改变。极严重者可见片状出血性坏死。

2. **诊断要点**　脑和脊髓的小静脉周围脱髓鞘伴单核淋巴细胞浸润、格子细胞聚集,偶有出血、软化,病变主要在白质。此外,轴索也可有不同程度的改变,同时见有胶质增生。

3. **鉴别诊断**　与病毒性脑脊髓炎鉴别,两者临床表现十分相似,但病理改变很易鉴别。前者主要为神经细胞坏死及继发改变,后者为脱髓鞘病变。

（六）急性出血性白质脑炎（acute haemorrhagic leukoencephalitis）

1. **概述**　发病急骤常伴发热,很快进入昏迷,几天内死亡,发病过程中并无感染或注射疫苗的病史,估计是过度过敏所致,即超急性病变。大体标本可见病变主要分布在脑白质内,布满多数点状出血,对称性分布,有时融合,脑组织充血,水肿。

2. **诊断要点**　小血管壁坏死,伴有出血和纤维蛋白渗出,或可见有中性多形核白细胞和单核细胞浸润。

（七）髓鞘形成障碍的髓鞘病

髓鞘形成障碍的髓鞘病大多是常染色体隐性遗传或酶缺乏,从一开始髓鞘就不能正常形成,主要包括:异染性白质脑病、亚历山大病、肾上腺脑白质营养不良,还有球形细胞脑白质营养不良,常染色体隐性遗传的海绵状白质脑病（卡纳万病,Canavan disease）、科凯恩（Cockayn）综合征。

第四节　中枢神经系统感染性疾病

一、细菌感染性疾病

常见的颅内细菌性感染为脑膜炎（meningitis）和脑脓肿（brain abscess）。

（一）化脓性脑膜炎

1. **概述**　多由细菌经血液循环到脑膜引起,青年人和成年人中比较常见的是脑膜炎双球菌和肺炎球菌,其他还有链球菌和葡萄球菌。脑膜炎双球菌感染引起的脑脊髓膜的急性化脓性炎症多为散发性,在冬春季可引起流行,因此称为流行性脑膜炎（流脑）。临床上可出现发热、头痛、呕吐、皮肤瘀点（瘀斑）和脑膜刺激症状,严重者可出现中毒性休克。下面以流行性脑脊髓膜炎为例叙述急性化脓性脑膜炎。

2. **诊断要点**　①上呼吸道感染期:主要病理改变为黏膜充血、水肿、少量中性粒细胞浸润和分泌物增多。②败血症期。③脑膜炎症期:此期的特征性改变是脑膜的化脓性炎症。镜下见蛛网膜血管高度扩张充血,蛛网膜下隙增宽,其中见大量中性粒细胞、浆液及纤维素渗出和少量淋巴细胞、单核细胞浸润（图 5-4-1,彩图见书末）。

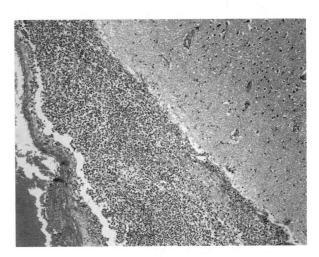

图 5-4-1　化脓性脑膜炎（HE×10）

（二）脑脓肿

1. **概述**　脑脓肿是局部组织的化脓。致病菌多为葡萄球菌、链球菌等需氧菌。脑脓肿的发病部位和数目与感染途径有关。血源性感染常为多发性,局部感染灶直接蔓延所致者常为单个。

2. **诊断要点**　脑脓肿的病理变化与颅外器官的脓肿相似。

二、结核性脑膜炎

1. **概述**　结核性脑膜炎是结核分枝杆菌在脑脊髓膜播散所引起。儿童的结核性脑膜炎常是全身血源性粟粒性结核病的一部分,成人结核性脑膜炎合并粟粒性结核病比较少见。结核杆菌侵入血液循环在脑脊膜上播散,先是在脑皮质或软脑膜上形成结核灶,另有学者主张先侵及脉络丛,以后在脑室壁和蛛网膜下隙播散。患者抵抗力降低和发生变态反应是造成结核性脑膜炎的重要条件。

2. **诊断要点**　大体上,结核性脑膜炎的主要变化在软脑膜上,常伴有轻重程度不一的脑实质炎症或结核病灶。镜下结核性脑膜炎的病理变化与颅外器官的结核病变相似。

三、梅毒性脑脊髓膜炎

1. **概述**　见于 0.3% ~ 2.4% 的梅毒病例,切面上脑室系统对称性扩大,脑室壁上颗粒性室管膜炎。

2. **诊断要点**　镜下软脑膜组织内多量淋巴细胞、浆细胞和单核细胞浸润,纤维结缔组织增生。

四、真菌感染性疾病

中枢神经系统的真菌病是继发于身体其他部位的感染。多数情况下原发灶在肺,侵犯中枢神经系统常见的真菌有新型隐球菌、白念珠菌、曲菌、毛霉菌和放线菌等。真菌病的诊断主要依据在小脓肿或肉芽肿内发现孢子或菌丝。一般情况下,需要特殊染色,如 PAS、银染等予以证实诊断。以下简介中枢神经系统隐球菌病(cryptococcosis of CNS)。

1. **概述**　新型隐球菌广泛存在于自然界,在免疫缺陷或人体抵抗力低下时致病,是中枢神经系统常见的真菌感染。隐球菌菌体直径 2 ~ 15μm,有一层厚的多糖类包膜,呈圆形、卵圆形,以发芽方式繁殖。病菌主要经呼吸道侵入人体,临床上 80% 的隐球菌病是中枢神经系统隐球菌病,其余是肺、皮肤和骨骼内侵犯。

2. **诊断要点**　镜下早期可见大量隐球菌在病灶的腔隙内,巨噬细胞和异物巨细胞中亦可见部分菌体(图 5-4-2,彩图见书末)。肉芽肿性炎见于晚期病变,坏死很少见。腰椎穿刺脑脊液检查到隐球菌病原体具有诊断价值。

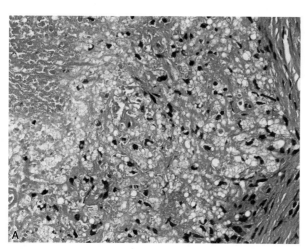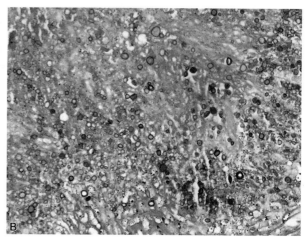

图 5-4-2　隐球菌
A. HE×40;B. PAS×40。

五、原虫感染性疾病

(一) 弓形虫病(toxoplasmosis)

1. **概述**　中枢神经系统的弓形虫病分为先天性和获得性两类。先天性者原虫侵入脑实质内,后侵入脑室系统,感染室管膜细胞和室管膜下组织,在局部出现巨噬细胞、单核细胞和淋巴细胞浸润,室管膜层可伴有小溃疡和小脓肿形成。获得性者弓形虫原虫侵入肠黏膜,激活巨噬细胞,出现寄生出血症,进而侵犯多个器官,包括脑炎病变。HIV 感染常并发中枢神经系统的弓形虫病。

2. **诊断要点**　先天性弓形虫病软脑膜内淋巴细胞浸润,皮质内坏死灶,见原虫和包囊,周围胶质细胞增生结节及散在钙化灶。获得性弓形虫病为急性弓形虫脑炎,较重的病例在脑灰质和白质内出现炎症细胞浸润和坏死,还可见到原虫和包囊。

(二) 阿米巴原虫感染

1. **概述** 溶组织阿米巴经小肠血行播散到脑引起脑的阿米巴脓肿,阿米巴滋养体直接侵犯中枢神经系统,引起原发性阿米巴性脑脊膜炎,可分为两种类型,一种是急性原发性阿米巴脑脊膜炎,多见于儿童和青少年。另一种是肉芽肿性阿米巴脑炎,可见于任何年龄。

2. **诊断要点** 镜下周围为多量单核细胞、淋巴细胞和浆细胞浸润,中央为无结构的坏死部分,内有阿米巴原虫。

六、寄生虫病

(一) 脑囊虫病(cysticercosis)

1. **概述** 文献报道脑囊虫病的患病率约占囊虫病的80%。脑囊虫病的感染方式一种是因吞食被猪带绦虫虫卵污染的食物感染,另一种是猪带绦虫病患者的自身感染。脑囊虫病在临床上可分为癫痫型、脑膜脑炎型和脑瘤型三种,囊尾蚴进入蛛网膜下隙,除引起颅内压增高外,常出现脑膜脑炎的症状。

2. **诊断要点** 镜下约13%的病例可见透明囊泡,其内可见未死的囊尾蚴,周围仅见少量淋巴细胞浸润。已死的囊尾蚴引起周围组织明显的炎症反应,浸润的炎症细胞主要是淋巴细胞和嗜酸性粒细胞,中央为坏死组织,最外层可见反应性胶质细胞增生。

(二) 脑型肺吸虫病

脑型肺吸虫病因生食被肺吸虫污染的蟹或蝲蛄致感染,肺吸虫的蚴虫侵入肺实质内,长成成虫,即致肺吸虫病。有一部分蚴虫到达颅内,侵入脑实质,进而造成局部脑组织破坏,即致脑型肺吸虫病。镜下可见出血坏死并多形性炎症细胞浸润。

(三) 脑型血吸虫病

脑型血吸虫病的成虫寄生在肝门静脉系统内,雌虫产生大量虫卵,引起肝脏病变。部分虫卵经血液循环到脑内形成肉芽肿性病变。

七、病毒感染性疾病

引起中枢神经系统病毒性疾病的病毒种类繁多,如疱疹病毒、虫媒病毒、肠源型病毒和人类免疫缺陷病毒等,可分为急性、亚急性和慢性病毒性脑炎。

(一) 急性病毒性脑炎

1. **虫媒病毒性脑炎** 国内常见的是流行性乙型脑炎,本病是嗜神经性乙型脑炎病毒引起的急性传染病,传播媒介是蚊虫,起病急,病情重,病死率高。临床表现为高热、嗜睡、抽搐、昏迷等。50%~70%的乙型脑炎患者为10岁以下儿童。

镜下可见脑实质血管高度扩张,以变性坏死的神经元为中心的慢性炎细胞浸润或围绕血管周围间隙形成淋巴细胞套、神经细胞变性坏死、筛状软化灶形成对本病的诊断具有一定的特征性意义;胶质细胞增生形成小胶质细胞结节。

2. **单纯疱疹病毒性脑炎** 单纯疱疹病毒性脑炎一般由1型疱疹病毒引起。在人体抵抗力差或免疫机制失调时,则易致病。

3. **狂犬病毒性脑炎** 狂犬病毒性脑炎一般由狂犬咬伤而致,人被咬伤后病毒经伤口沿周围神经或神经周围的淋巴到脊神经节,再经脊髓到脑引起病变。病死率很高。

4. **肠道病毒脑炎** 最常见的是脊髓灰质炎病毒。常侵犯脊髓的腰骶膨大和颈膨大,典型的临床症状是发热、身体不适伴肢体瘫痪。

(二) 亚急性病毒性脑炎

1. **亚急性硬化性全脑炎** 多发生在麻疹病毒感染之后,一段时间后才出现脑炎症状,表现为弥漫的增殖性脑炎。

2. **进行性多灶性白质脑病** 此病可能是多瘤病毒感染所致,常因应用大量免疫抑制剂发病,发病缓慢,症状多样。

3. **HIV 脑炎** 40%~50%的成年人和儿童的艾滋病患者有中枢神经系统的各种病变。

八、慢病毒感染和海绵状脑病

海绵状脑病属于慢病毒感染性疾病,是一组由变异朊蛋白引起的可传递的神经系统变性疾病,以中枢神经系统慢性海绵状退行性变为特征。包括克-雅病(Creutzfeldt-Jakob disease,CJD)、库鲁病(Kuru disease)、致死性家族型失眠症(fatal familial insomnia,FFI)及动物的疯牛病等。

本病主要累及大脑皮质和深部灰质,镜下神经细胞变性和脱失,神经元胞质内及神经毡出现大量大小不一的空泡,呈海绵状变性,但无炎症反应。

"疯牛病"其实是一种新型克-雅病,一般表现为发病年龄早,精神异常和共济失调常为首发症状,记忆障碍很突出。皮质内广泛的朊蛋白沉积,以丘脑和基底核病理改变最明显。

第五节　癫　痫

一、癫痫的神经病理改变

癫痫(epilepsy)患病率约5%,统计资料显示国内癫痫的患病率约为7%,是神经系统的常见疾病。癫痫是由于先天或后天不同原因,导致大脑内某些神经细胞突然过度高频放电所引起的具有各种临床表现的反复发作。临床上表现为慢性脑功能失调所引起的一系列综合征。癫痫分为特发性癫痫和继发性癫痫两种类型,前者原因尚不明确,后者为继发于颅内疾病或某些全身性疾病,两者除表现为生理和生化改变引起的脑功能失调外,还有一定的病理形态学基础。

癫痫的神经病理改变包括致病灶和脑内一般性病理改变。肿瘤、脑血管畸形和外伤性瘢痕等致病灶大多数可以在神经影像学检查中显示。少数致病灶只能在显微镜下发现。镜下表现为因缺氧造成的神经细胞缺血性改变、水肿和胶质细胞增生等。

二、局灶性皮质发育不良

局灶性皮质发育不良占癫痫病例的46.5%,是由于神经元迁移障碍中形成的发育缺陷,它引起的癫痫常因病灶中电活动十分活跃,药物较难控制,是临床上比较常见的难治性癫痫。

病理改变以额叶最为常见,主要是脑回形态异常,皮质增厚。镜下皮质的外层可见异常巨大的神经元、星形细胞和气球样细胞。皮质内神经元结构紊乱,可见异常走向的轴突和树突。

三、癫痫相关的脑肿瘤

脑肿瘤约占癫痫病例的35%,尤以星形细胞瘤和少突胶质细胞瘤新发癫痫者多见。大脑半球的肿瘤引发癫痫者占45%,病变侵及大脑皮质是其重要特征。其中以颞叶肿瘤的引发率最高,其次是额、顶叶。

(一) 胚胎发育不良性神经上皮肿瘤
详见本章第六节。

(二) 神经节细胞肿瘤
详见本章第六节。

(三) 颞叶癫痫和海马硬化
1. **概述**　颞叶癫痫有海马病变者占50%~83%,常有较特殊的嗅觉异常、意识障碍和梦醉状表现。脑肿瘤、外伤、血管畸形和局灶皮质发育不良也是颞叶癫痫的致病灶。

2. **诊断要点**　镜下为广泛的神经元缺失及致密的胶质细胞增生。海马硬化依据海马锥体细胞丢失的部位和程度分为经典型、全硬化型和终极硬化型。

(四) 拉斯马森综合征(Rasmussen syndrome)
1. **概述**　Rasmussen综合征表现为严重的癫痫发作及进行性肢体功能障碍,儿童患者多发。绝大多数患儿累及一侧大脑半球。

2. **诊断要点**　镜下表现为弥漫的非特异性慢性脑炎,皮质内可见小胶质细胞结节,小血管周围淋巴细胞套和神经毡内淋巴细胞浸润。慢性病例萎缩的皮质呈海绵状,神经细胞严重缺失,胶质细胞和血管增生,以及弥漫的炎细胞浸润。

第六节　中枢神经系统肿瘤组织病理

一、浸润性星形细胞和少突胶质细胞肿瘤

(一) 弥漫性星形细胞瘤(WHO Ⅱ级)
1. **概述**　星形细胞瘤(astrocytoma)是指伴星形胞分化的浸润性胶质瘤,《2016版世界卫生组织(WHO)中枢神经系统(CNS)肿瘤分类》根据分子遗传学和分子生物学改变将弥漫性星形细胞瘤分为IDH突变型、IDH野生型和非特殊型。

2. **诊断要点**　①大体观:肿瘤界限不清,灰红色,可有囊变。②组织学:星形细胞瘤有多种组织学亚型,其中纤维型较为常见,但不再作为独立亚型,仅把肥胖细胞型星形细胞瘤作为弥漫性星形细胞瘤IDH突变型的一个特殊亚型予以保留。星形细胞不均匀分布于胶质纤维网,轻度至中度增多,常伴水肿、微囊结构,细胞质多少不等,核分裂极为少见(图5-6-1,彩图见书末)。肥胖型星形细胞瘤细胞具有多边形、嗜

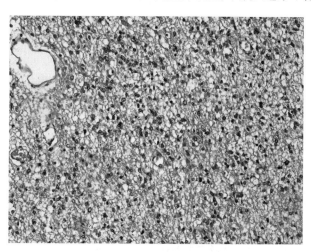

图 5-6-1　弥漫性星形细胞瘤(HE×20)

伊红胞质,核常偏位,并常见血管周围淋巴细胞浸润,核分裂较少或无。③免疫组化:肿瘤细胞少突胶质细胞转录因子2(oligodendrocyte transcription factor 2, Olig2)和神经胶质细胞原纤维酸性蛋白(glial fibrillary acidic protein, GFAP)阳性,Ki-67指数常小于4%。IDH突变型弥漫性星形细胞瘤IDH1(R132H)呈阳性,多数同时伴有核ATRX缺失。值得注意的是,多数儿童胶质瘤伴*H3F3A*基因突变及H3F3A K27M免疫标记阳性(即使组织学呈低级别),发生于年轻人的位于脑干、丘脑及脊髓的胶质瘤可显示H3K27M免疫标记阳性,表现为高级别胶质瘤的生物学行为。

3. **鉴别诊断**　弥漫性星形细胞瘤需要与正常脑组织及非特异性胶质细胞增生相鉴别,后两者具有病变细胞量少、无微囊形成、细胞无不典型性特点,免疫组化IDH1及p53阴性,Ki-67标记指数低。脱髓鞘病具有较多反应性星形细胞,可与星形细胞瘤混淆,但其边界清楚,有大量巨噬细胞,血管周围淋巴细胞浸润。少突胶质细胞瘤细胞分布均匀一致,细胞形态较单一,核周可见空晕("煎蛋"样),诊断困难病例结合1p/19q共同缺失可与星形细胞瘤鉴别。

(二) 间变性星形细胞瘤(anaplastic astrocytoma)(WHO Ⅲ级)

组织学改变与弥漫性星形细胞瘤(WHO Ⅱ级)相似,但细胞中度至重度增多,核分裂活跃,属于WHO Ⅲ级(图5-6-2,彩图见书末)。可以是在星形细胞瘤基础上发生或新形成的肿瘤。免疫表型与弥漫性星形细胞瘤相同。与胶质母细胞瘤鉴别点为缺乏肿瘤性坏死及显著的微血管增生。另外,还需与间变性少突胶质细胞瘤相鉴别,后者表现为圆形一致的细胞均匀分布,常可见Ⅱ级经典少突胶质细胞瘤,多数可见1p/19q共丢失。

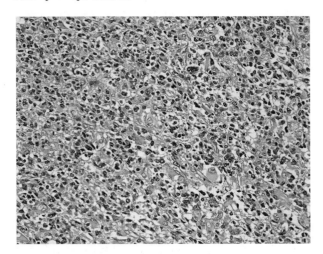

图5-6-2　间变性星形细胞瘤(HE×20)

(三) 胶质母细胞瘤(glioblastoma, GBM)

1. **概述**　GBM是以星形细胞分化为主的高级别胶质瘤,属于WHO Ⅳ级。依据IDH突变状态可以分为IDH突变型、IDH野生型和非特殊型。原发性胶质母细胞瘤占所有胶质母细胞瘤的90%,症状持续<3个月,多数为IDH野生型;继发性胶质母细胞瘤占10%,之前存在相对低级别的星形细胞瘤,多数为IDH突变型。

2. **诊断要点**　①大体观:多数呈广泛浸润脑组织,灰红灰白色,可见坏死。②组织学:以伴或无假栅栏状凝固性坏死及肾小球样血管增生为特点,核分裂象多见(图5-6-3,彩图见书末)。《2016版世界卫生组织(WHO)中枢神经系统(CNS)肿瘤分类》在保留巨细胞亚型和胶质肉瘤亚型的基础上,新增了上皮样型GBM。上皮样型GBM的组织学特征为具有较大的上皮样细胞,该类细胞富含嗜酸性胞质、泡状核染色质和明显的核仁,并见多样的横纹肌样细胞。其好发于大脑皮质或间脑,并常有*BRAF V600E*的突变。③免疫组化:GFAP和Olig2阳性、AE1/AE3及CAM5.2阴性。上皮化生的肿瘤EMA及AE1/AE3阳性。IDH1(R132H)及p53在继发性胶质母细胞瘤中多呈阳性,在原发性胶母多呈阴性。

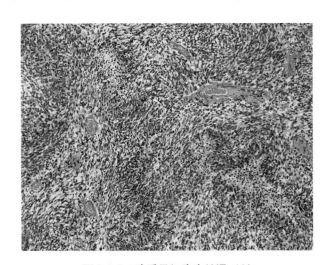

图5-6-3　胶质母细胞瘤(HE×10)

3. **鉴别诊断**　依据有无肿瘤性坏死及肾小球样毛细血管增生可与WHO Ⅲ级的星形细胞瘤或少突胶质细胞瘤鉴别。胶质母细胞瘤与间变性室管膜瘤的区别为后者形态单一,血管周围假菊形团,真正菊形团不常见,免疫表型出现微管点状EMA阳性,菊形团表面EMA阳性。另外,胶质母细胞瘤还需与淋巴瘤、髓母细胞瘤、原始神经外胚叶肿瘤(primitive neuroectodermal tumor, PNET)及转移性肿瘤相鉴别。

（四）少突胶质细胞瘤（oligodendroglioma）（WHO Ⅱ级）

1. 概述　少突胶质细胞瘤是一种伴少突胶质细胞特点的浸润性胶质瘤,临床常表现为头痛和癫痫症状,多位于大脑半球（额叶多见）。CT 检查显示为低密度或混杂密度病灶,常见有钙化。分子改变上除了常具有 IDH 突变外,还具有 1p/19q 共缺失。

2. 诊断要点　①大体观:浸润性生长,灰红色,瘤周常有钙化,并可见有囊变、出血。②组织学:肿瘤向脑实质浸润性生长,细胞中等密度,形态较为一致。细胞质透明或呈核周空晕,"煎蛋"样（图 5-6-4,彩图见书末）。毛细血管丛状增生,鸡爪样。可见散在微小钙化灶。③免疫组化:Olig2 阳性,GFAP 也可阳性。IDH 突变型病例中 IDH1（R132H）阳性。无 p53 强阳性或 ATRX 核缺失。

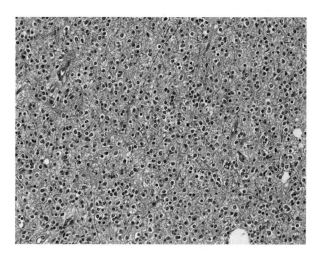

图 5-6-4　少突胶质细胞瘤（HE×20）

3. 鉴别诊断　主要与星形细胞瘤（WHO Ⅱ级）、透明细胞性室管膜瘤、中枢神经细胞瘤及胚胎发育不良性神经上皮肿瘤鉴别,以上肿瘤均无 IDH 突变和 1p/19q 联合性缺失。

（五）间变性少突胶质细胞瘤（anaplastic oligodendroglioma）

间变性少突胶质细胞瘤是伴少突胶质细胞特点的高级别胶质瘤,属于 WHO Ⅲ级。与 Ⅱ级少突胶质细胞瘤比较,密度较高,核分裂活跃,可见内皮细胞肥大和/或增生,部分病例可见少量坏死（非栅栏状）。需要与胶质母细胞瘤相鉴别,后者通常无少突胶质细胞样形态特点及无 1p/19q 共缺失。

二、其他星形细胞起源的肿瘤

（一）毛细胞型星形细胞瘤（pilocytic astrocytoma）（WHO Ⅰ级）

1. 概述　毛细胞型星形细胞瘤是一种伴纤维样毛状细胞及纤维较少的海绵状结构的典型双相分化的界线清楚的低级别肿瘤,常发生于小脑、视神经、视交叉/下丘脑、脑干等部位,多见于儿童。临床可见小脑功能障碍、眼突出及视觉丧失、下丘脑功能障碍及间脑综合征等。

2. 诊断要点　①大体观:界线清楚,灰红质软,常见囊性变,偶见出血。②组织学:肿瘤基本上界线清楚,部分病例可见浸润性生长,具有双相模式,即致密区和稀疏区,致密区由单极或双极成胶质细胞构成,可见罗森塔尔纤维（Rosenthal fiber）,稀疏区伴黏液变,可见嗜酸性颗粒小体,成人肿瘤中常见退行性胞核的不典型性,核呈簇状或多核。③免疫组化:GFAP 和 Olig2 阳性,p16 常呈弥漫性核阳性,而 p16 阴性与预后差有关。Ki-67 指数通常小于 5%。毛细胞黏液样星形细胞瘤作为毛细胞型星形细胞瘤的亚型,常发生于幼儿,表现为单形性小的双极细胞,常见显著血管周围类似室管膜瘤的假菊形团（血管中心模式）,显著的黏液样背景,无嗜酸性颗粒小体或 Rosenthal 纤维,《2016 版世界卫生组织（WHO）中枢神经系统（CNS）肿瘤分类》认为其分级尚不明确。

3. 鉴别诊断　毛细胞型星形细胞瘤还需要与毛样神经胶质增生、弥漫性星形细胞瘤、少突胶质细胞瘤、室管膜瘤等相鉴别,依据临床特点、组织学改变及分子改变可以明确诊断。

（二）多形性黄色瘤型星形细胞瘤（pleomorphic xanthoastrocytoma）（WHO Ⅱ级）和间变性多形性黄色瘤型星形细胞瘤（WHO Ⅲ级）

1. 概述　发生于儿童及年轻人,临床常见癫痫。通常位于大脑半球,以颞叶多见,位置表浅。为 WHO Ⅱ级星形细胞瘤,与弥漫性胶质瘤相比预后相对较好。

2. 诊断要点　①大体观:肿瘤沿软脑膜生长,可出现囊性变。②组织学:肿瘤实体成分通常位于蛛网膜下隙,细胞具有多形性,可见巨细胞及大的脂质细胞,核分裂象少见,可见血管周淋巴细胞浸润,部分病例可见钙化。间变性病例出现细胞丰富、多形性减少、核分裂增多（≥5 个/10HPF）及血管增殖及坏死。③免疫组化:GFAP 呈阳性,还可呈 CD34 阳性。Ki-67 增殖指数较低,一般<1%,间变性病例增高。

3. 鉴别诊断　多形性黄色瘤型星形细胞瘤常与胶质母细胞瘤混淆,后者具有典型的肿瘤性栅栏状坏死及肾小球样毛细血管增生,核分裂象活跃,浸润性生长。毛细胞型星形细胞瘤伴退行性不典型性亦需要与多形性黄色瘤型星形细胞瘤相鉴别,前者呈双相结构,多形性不显著,可见多核细胞,纤维性明显,可见 Rosenthal 纤维。另还需与神经节细胞肿瘤相鉴别。

（三）　室管膜下巨细胞型星形细胞瘤（subependymal giant cell astrocytoma）

室管膜下巨细胞型星形细胞瘤是一种发生于室间孔附近的梭形至大上皮样细胞组成的神经胶质肿瘤。常发生在 20 岁之前，临床可见脑脊液流出梗阻的症状。病变周围界线清楚，大细胞（非真正巨细胞）类似星形细胞和/或神经节细胞，簇状结构伴梭形细胞（不常见），常见纤维性背景，核分裂少见，部分病例可见钙化及慢性炎症，可见肥大细胞及坏死。免疫组化肿瘤细胞 GFAP 阳性，TTF1 可呈阳性，Ki-67 阳性指数较低。本瘤需与神经节细胞肿瘤、肥胖型星形细胞瘤和第三脑室的脊索样胶质瘤鉴别。神经节细胞肿瘤具有显著神经节细胞分化，血管周围淋巴细胞浸润，多数细胞 Syn 阳性。肥胖型星形细胞瘤呈浸润性生长，肿瘤细胞小而且均匀一致，血管周围可见淋巴细胞浸润，肿瘤细胞无神经元免疫标记，不限于侧脑室壁，更易见于脑实质内部。第三脑室的脊索样胶质瘤常见于成人，位于第三脑室而非侧脑室，脊索样结构，细胞偏小及更均匀一致，血管外无假菊形团，免疫标记 GFAP、NFP、CD34 及 TTF1 均阳性。

三、室管膜分化谱系的肿瘤

（一）　室管膜下室管膜瘤（subependymoma）

1. 概述　室管膜下室管膜瘤是一种生长缓慢的良性肿瘤，多数发生于脑室内（侧脑室及第四脑室多见）。常累及中年人，儿童罕见。临床可见梗阻性脑积水、与病变部位相关的疼痛、运动及感觉功能缺陷，其他可见癫痫或出血。

2. 诊断要点　①大体观：界线清楚，叶状，质硬，钙化时出现沙砾感。②组织学：在致密的胶质细胞突起的纤维基质中，分布着形态一致的簇状分布细胞核，细胞核形态一致、温和。常有微囊形成，可有钙化、出血。无血管周围假菊形团结构。位于其他部位如髓质、脊髓等，可见显著的核聚集，微囊较少，轻微假菊形团形成，钙化常见，少数可见室管膜成分。③免疫组化：GFAP 弥漫阳性，部分病例可见 EMA 点状阳性。Ki-67 增殖指数<1%。

3. 鉴别诊断　室管膜下室管膜瘤形态学改变特征较为明显，诊断较为容易，但有时需与室管膜瘤、室管膜下巨细胞型星形细胞瘤、毛细胞型星形细胞瘤、中枢神经细胞瘤相鉴别。

（二）　黏液乳头状型室管膜瘤（myxopapillary ependymoma）（WHO Ⅱ级）

1. 概述　黏液乳头状型室管膜瘤多数发生于成人，儿童罕见。常位于脊髓远端（终丝），是一种低级别、富于黏液的室管膜肿瘤，属于 WHO Ⅰ级。典型症状为背痛。

2. 诊断要点　①大体：界线清楚，部分有包膜，分叶状，质软，灰红灰白色。②组织学：血管周围的上皮样细胞及梭形细胞乳头放射状排列，呈假乳头状、缎带及条索状，位于黏液样背景中。部分病例乳头状结构很少，代之以长梭形细胞，类似伸长细胞型室管膜瘤，但常伴血管周围黏液样物质。可见微囊结构。部分可见致密纤维化或梗死，无散在网状蛋白。③免疫组化：GFAP 阳性，S100 局灶阳性，EMA 及 D2-40 点状或局灶表面阳性，Ki-67 常小于 2%。

3. 鉴别诊断　①神经鞘瘤：神经根起源而不是终丝，Antoni A 及 B 区域，Verocay 小体，散在网状纤维，无上皮特征，黏液亚型的黏液基质呈弥漫性而非血管周围，S100 及 SOX10 弥漫阳性，GFAP 阴性或灶阳。②副神经节瘤：巢状结构（球状），无黏液样背景，部分病例可见 CgA 阳性，支持细胞 S100 阳性，部分病例 CK 阳性。

（三）　室管膜瘤（ependymoma）（WHO Ⅱ级）

1. 概述　室管膜瘤一种伴室管膜分化的界线清楚的肿瘤，常发生于脊髓、颅后窝及幕上。脊髓受累常见疼痛及神经功能缺陷等，颅后窝受累可见阻塞性脑积水的症状及体征，幕上受累可见占位效应、局灶神经功能缺陷及癫痫（不常见）。

2. 诊断要点　①大体：界线清楚，可呈囊性，樱桃红色外观。②组织学：肿瘤绝大多数边界清晰。经典室管膜瘤可见血管周围假菊形团及中间空心的真菊形团为特点，细胞丰富、片状增生，并见富于纤维丝状区域，常见坏死，尤其是位于颅后窝的病例，并不提示间变。部分病例可见钙化。透明细胞亚型常位于幕上，边界清楚，细胞圆形至多边形，胞质透明，可见核沟及核裂，血管周围假菊形团可能不明显，无真正的菊形团。乳头状亚型可见伴纤维血管轴心的乳头，多余的柱状或立方上皮及圆形至卵圆形胞核，纤维丝状组织较少。伸长细胞型可见丛状结构，细长型细胞，血管周围假菊形团不明显，无真正菊形团。《2016 版世界卫生组织（WHO）中枢神经系统（CNS）肿瘤分类》中删除了富于细胞亚型，新增了 *RELA* 融合基因阳性室管膜瘤。③免疫组化：血管周围假菊形团 GFAP 阳性，菊形团中空腔及乳头表面的 EMA 点状阳性，CD56、D2-40、S100 阳性，CAM5.2 局灶阳性，Olig2 及 IDH-1（R132H）常阴性。

3. 鉴别诊断　弥漫性星形细胞瘤呈浸润性生长，

无血管周围假菊形团形成,无 EMA 点状阳性,可与室管膜瘤相鉴别。毛细胞黏液型星形细胞瘤具有室管膜瘤样血管周围假菊形团,但具有较为显著的黏液样背景。神经鞘瘤常位于髓外,S100 弥漫广泛阳性(包括核),GFAP 无弥漫强阳性。脑膜瘤 EMA 阳性,S-100 也可阳性,但其位于髓外,组织学具有旋涡状结构及沙砾体,GFAP 阴性。血管中心胶质瘤与皮质室管膜瘤有交叉,呈浸润性生长方式,血管周围细胞纵向及放射状排列,软膜下垂直栅栏状排列,缺乏 EMA 点状阳性。另外,室管膜瘤还需与血管母细胞瘤、神经细胞瘤和少突胶质细胞瘤(尤其与透明细胞型室管膜瘤)相鉴别。

(四) 间变性室管膜瘤(anaplastic ependymoma)(WHO Ⅲ级)

1. 概述 间变性室管膜瘤是一种伴室管膜分化、核分裂活跃、微血管增生及假栅栏状坏死的恶性胶质瘤,属于 WHO Ⅲ级。尤其在儿童患者,生长速度很快,预后很差。

2. 诊断要点 ①与Ⅱ级室管膜瘤比较,细胞密度明显增高,可见细胞不典型性,核分裂象活跃。常伴微血管增生及假栅栏状坏死。需要注意的是,在缺乏血管增生、高核分裂活性的情况下,单纯出现非栅栏状坏死(尤其位于颅后窝肿瘤)并不是恶性肿瘤的特征。②免疫组化:血管周围假菊形团 GFAP 阳性,EMA 阳性(微管点状阳性),Syn 局灶阳性,Olig2 多数肿瘤胞核呈阴性。Ki-67 增殖指数较高。

3. 鉴别诊断 髓母细胞瘤可见 Homer Wright 菊形团,血管周围假菊形团类似室管膜瘤,但 Syn 弥漫阳性。胶质母细胞瘤弥漫性浸润生长,细胞多形性,具有栅栏状坏死,缺乏菊形团或血管周假菊形团结构。脉络丛癌具有乳头状结构,可与室管膜瘤混淆,但其无微血管增生,CK 强阳性,无 EMA 微管阳性,GFAP 弱阳性。间变性室管膜瘤还需与星形母细胞瘤相鉴别,后者虽具有放射乳头状或缎带状结构,但血管壁玻璃样变及血管周围细胞伴短状突起,纤维丝状基质不明显。

(五) 第三脑室脊索瘤样胶质瘤(chordoid glioma of the third ventricle)

第三脑室脊索瘤样胶质瘤是一种生长缓慢,位于成年人第三脑室的胶质瘤。组织学呈脊索样结构伴黏液样背景,肿瘤细胞上皮样,嗜伊红,圆形至卵圆形胞核,常具有淋巴浆细胞浸润伴拉塞尔小体(Russell body),少数可见软骨样分化,肿瘤周围毛样胶质细胞增生。免疫组化 GFAP、CD34 阳性,部分病例的 EMA 及角蛋白局灶阳性,TTF1 核阳性。本瘤依据特征性的脊索样形态可与发生于该部位的毛细胞型星形细胞瘤和室管膜瘤鉴别。脊索瘤样胶质瘤与脊索瘤样脑膜瘤形态学很相似,但后者具有典型的与硬脑膜相连特点,免疫组化 GFAP 阴性、EMA 阳性。

(六) 血管中心型胶质瘤(angiocentric glioma)

血管中心型胶质瘤是一种同时具有浸润性胶质瘤及室管膜瘤的特点的肿瘤,发生在儿童及年轻人,临床可见癫痫。大体上界限不清,组织上呈浸润性表现,特征为以皮质血管为中心的单形性单层或多层双极细胞,沿血管轴排列形成室管膜瘤样放射状假菊形团。有些病例见含致密纤维成分的实性生长区,细胞梭形,类似于神经鞘瘤改变。免疫组化肿瘤细胞 GFAP、S-100 阳性,可见 EMA 局灶点状阳性。本瘤需与室管膜瘤、浸润性星形细胞瘤、星形母细胞瘤等相鉴别。血管中心型胶质瘤多位于皮质,浸润性生长,与室管膜瘤显著不同。浸润性星形细胞瘤无血管周围假菊形团,多数 IDH1 阳性,部分 ATRX 缺失。星形母细胞瘤呈实性及非浸润性生长,血管周围假菊形团由伴肥胖突起的上皮细胞组成,致密血管硬化。

(七) 星形母细胞瘤(astroblastoma)

星形母细胞瘤是一种罕见肿瘤,好发于儿童、青少年,通常位于大脑半球。CT 和 MRI 显示边界清楚,无钙化,结节状或分叶状包块,常有囊变。组织学检查示界线清楚,不含弥漫性星形细胞瘤、肥胖细胞型星形细胞瘤和室管膜瘤成分,特征性表现为 GFAP 阳性的肿瘤细胞突起放射状围绕纤维血管轴心,血管常伴显著硬化。高级别肿瘤可出现核分裂、坏死及血管增殖。本瘤需与室管膜瘤、乳头状脑膜瘤相鉴别。室管膜瘤血管周围假菊形团的纤维丝状更明显,胞核偏小,多形性及上皮样均不如星形母细胞瘤明显,部分可见菊形团或中空,硬化不明显。乳头状脑膜瘤多数位于硬脑膜,脑膜瘤模式可同时伴乳头状结构,多数可见脑部浸润(不如星形母细胞瘤的界线清楚),SSTR2A 阳性,GFAP 阴性,无 EMA 点状阳性。

四、脉络丛肿瘤

1. 概述 脉络丛肿瘤为发生于侧脑室或第三脑室(儿童)、第四脑室或小脑脑桥角(成人)的脉络丛上皮的乳头状肿瘤,占所有脑肿瘤的 0.3%～0.6%。乳头状瘤为 WHO Ⅰ级,不典型脉络丛乳头状瘤为 WHO Ⅱ级,脉络丛癌为 WHO Ⅲ级。脉络丛肿瘤易阻塞脑脊液循环,引起巨颅症和颅内压增高症状。

2. 诊断要点 大体观:脉络丛乳头状瘤常呈菜花

状,可与脑室粘连,与脑组织界线清楚。脉络丛癌则与脑组织界限不清,实性,有出血、坏死。脉络丛乳头状瘤组织上常呈复杂程度不同的乳头状结构,表面上皮扁平、立方或柱状,单层或假复层排列,局灶伴胶质分化,无鹅卵石样改变。可见肿瘤与正常的脉络丛组织的过渡。不典型脉络丛乳头状瘤定义为脉络丛乳头状瘤伴活跃的核分裂象,有研究认为,每10HPF有2个以上核分裂象就可以诊断为不典型脉络丛乳头状瘤。脉络丛癌组织学显示恶性特征,以下5项特征中出现4项可认为是显著恶性特征:①核分裂象多见(>5个/10HPF);②细胞密度增高;③核多形性;④模糊的乳头状结构伴肿瘤细胞结构不清;⑤坏死。免疫组化:CK7阳性,CK20阴性,EMA阴性,部分病例GFAP阳性。

3. 鉴别诊断 ①正常脉络丛:简单乳头状结构无假复层及细胞不典型,表面鹅卵石样细胞,间质深部钙化(而非乳头瘤的周围钙化),无核分裂,血管增厚。②转移癌:常位于脑内,脑皮质灰白交界或小脑附近,CK及EMA阳性,多数常位于成年人,而脉络丛癌常限于儿童。③乳头状室管膜瘤:乳头偏少、纤维性及胶质细胞特点,部分病例微腔EMA阳性。④不典型畸胎样或横纹肌样瘤:需与脉络丛癌鉴别,乳头状结构不明显,多数可见横纹肌样细胞,肿瘤细胞的INI1核表达缺失。⑤松果体乳头状肿瘤:具有相似的形态学及免疫表型,松果体位置不是脉络丛肿瘤特征性位置,细胞多形性及核分裂不显著。

五、胶质神经元肿瘤

(一) 胚胎发育不良性神经上皮肿瘤(dysembryoplastic neuroepithelial tumor,DNT)

1. 概述 大多数DNT病例肿瘤位于颞叶,一般情况下,是由于难治性、抗药性癫痫手术治疗证实。有少数病例肿瘤位于尾状核和小脑内。WHO分类将胚胎发育不良性神经上皮肿瘤归入"神经元和混合性神经元胶质肿瘤",相当于WHO Ⅰ级,此肿瘤引起的癫痫在临床上多表现为长期的难治性癫痫发作。此类病变与大脑皮质发育异常有关,是局灶性皮质发育不良和胚胎发育障碍神经上皮瘤的病谱中的一部分,常带有错构瘤的性质。

2. 诊断要点 病理上肿瘤结节多位于皮质内,也可侵犯皮质下白质。镜下表现为特异性胶质神经元结构,明显的多形性,有星形细胞、少突胶质细胞和不规则的神经元。瘤细胞间有分支状的血管,结节内可见微囊性变,黏液样基质,其中漂浮单个神经细胞(图

5-6-5,彩图见书末)。常发生于儿童及年轻人。临床可见慢性癫痫,梗阻性脑积水伴透明隔病变。发病部位多位于大脑皮质(特别是颞叶内侧)。DNT在影像上没有占位效应和瘤周水肿,这是与胶质瘤鉴别的重要依据。大体上位于皮质内结节,皮质表面局灶隆起、呈"水泡"样。组织学以形成"特殊的胶质神经元成分"为特点,即具有与皮质表面垂直的柱状结构,该结构由少突胶质细胞沿着轴突束排列所组成,在这些柱状结构之间,正常形态的神经元漂浮于淡嗜酸性的间隙中。部分DNT中见到多个胶质结节,胶质结节内细胞构成多样,表现为星形细胞、少突胶质细胞和神经元成分,不同病例中这些细胞的比例各不相同。免疫组化呈S-100、Olig2阳性,GFAP及NeuN不同程度阳性,Ki-67标记指数较低。该瘤需与少突胶质细胞瘤、毛细胞型星形细胞瘤、神经节神经胶质瘤、脑室外神经细胞瘤及血管中心型胶质瘤等多种肿瘤相鉴别。

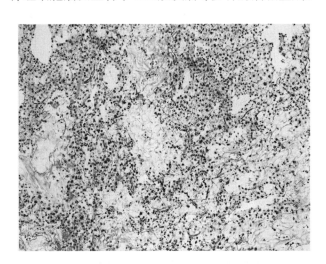

图5-6-5 胚胎发育不良性神经上皮肿瘤(HE×10)

(二) 节细胞瘤(ganglion cell tumors)和节细胞胶质瘤

1. 概述 节细胞瘤是主要由大的成熟神经元组成的高分化肿瘤。发生率较低,不足脑部肿瘤的2%,所有年龄均可受累,但多数为儿童或年轻人。仅有神经节细胞组成的称节细胞瘤(gangliocytoma),神经节细胞与胶质成分混合的称节细胞胶质瘤(ganglioglioma),两者均为WHO Ⅰ级。多数位于幕上,亦见于小脑、视神经、脑干、松果体及脊髓,神经垂体罕见。

2. 诊断要点 ①大体观:呈囊实性,有时伴钙化。②节细胞瘤组织学:由不规则的、大的发育异常神经元组成,间质由非肿瘤性胶质纤维网和围绕在血管周围的网织纤维组成。③节细胞胶质瘤:以混合性神经元和胶质细胞成分为特征,呈致密的生长方式。神经

元的 2 种存在模式:致密结节或散在单个肿瘤性神经节细胞。胶质可见星形细胞性、毛细胞性或纤维性,富于微囊的模式。其他特征包括钙化、血管周围或肿瘤内较大淋巴细胞浸润、明显毛细血管网。④间变性节细胞胶质瘤的恶性改变主要与胶质细胞成分密切相关。⑤免疫组化:Syn、NeuN 等可标记神经元成分。GFAP 胶质成分阳性。部分肿瘤细胞同时标记神经元及胶质标记。胶质及部分神经元细胞 S100 阳性。CD34 在 70%~80% 的节细胞神经瘤中的神经细胞表达。

3. 鉴别诊断 节细胞胶质瘤需与正常脑组织相鉴别,后者组织排列有序,层状皮质结构,顶端树突指向皮质表面,但灰质深部无层次感(基底核及丘脑)。浸润性胶质瘤伴内陷的正常神经元时,与节细胞胶质瘤形态有部分重叠,但前者为正常的皮质神经元,顶端树突指向软膜表面,大小的变化程度不如节细胞胶质瘤,神经细胞周围有"卫星"胶质细胞,浸润性胶质瘤具有 IDH1/IDH2 突变。节细胞瘤和节细胞胶质瘤还要注意与发育不良性小脑神经节细胞瘤、婴儿促纤维增生型神经节细胞胶质瘤、神经细胞肿瘤伴神经节细胞成分、胚胎发育不良性神经上皮瘤及胚胎性肿瘤伴神经节细胞分化等相鉴别。

(三) 中枢神经细胞瘤(central neurocytoma)

1. 概述 中枢神经细胞瘤是由形态一致伴神经元分化的圆形细胞构成的肿瘤,位于侧脑室的室间孔区。发生率占所有颅内肿瘤的 0.25%~0.5%。大多数患者出现颅内压增高症状,通常病史短(平均 3.2 个月)。CT 表现为均匀的等密度或稍高密度影。WHO Ⅱ 级。

2. 诊断要点 ①大体观:肿瘤位于脑室内,灰红灰白色,质脆,有不同程度的钙化。②组织学:均匀一致的细胞片状或叶状分布,可具有多种组织结构,人为的核周空晕呈少突胶质细胞瘤样改变;室管膜样血管周围假菊形团样无核的区域及或大片神经纤维网。毛细血管样的血管常呈分支状。肿瘤细胞形态单一,核圆形或卵圆形,染色质细腻,偶见核仁。常见微小钙化,周围少量间质中纤细的血管,少数可见神经节细胞分化。③以上形态可发生于脑实质内,称为脑室外中枢神经细胞瘤。④免疫组化:神经元及血管周围假菊形团样大片神经纤维网区域 Syn 呈阳性,NeuN 阳性或阴性,Chromogranin-A 阴性。Ki-67 阳性指数>2% 或 3% 提示不典型神经细胞瘤,其中核分裂增多(常 ≥ 3 个/10HPF),轻度不典型性,部分病例可见微血管增殖及坏死。

3. 鉴别诊断 脑室外中枢神经细胞瘤需与少突胶质细胞瘤相鉴别。后者呈浸润性生长方式,常见微囊,具有 1p/19q 共缺失和 IDH 突变。透明细胞亚型室管膜瘤与中枢神经细胞瘤都具有透亮胞质,但室管膜瘤发生在幕上时往往位于脑室旁,而不是在脑室内,肿瘤细胞核常有核裂或分叶核,细胞呈非单形性,血管周围假菊形团突起较经典型粗糙,GFAP 和 EMA 阳性(核周点状微腔)。松果体细胞瘤与中枢神经细胞瘤形态相似,但发生部位不同,松果体细胞瘤呈形成大的松果体瘤菊形团。原始神经外胚层肿瘤富于细胞,恶性细胞学特点,核分裂活跃及 Ki-67 阳性指数较高,与神经细胞瘤鉴别较为容易。

(四) 小脑发育不良性神经节细胞瘤(莱尔米特-杜克洛病,Lhermitte-Duclos disease)

小脑发育不良性神经节细胞瘤是小脑叶片增厚及内颗粒层被异常神经节细胞取代的错构瘤性病变,属于 WHO Ⅰ 级。多数为年轻人,偶发于儿童。临床可见头痛、共济失调,或占位效应及阻塞。组织学见正常的内颗粒层被小至大的神经节细胞取代,神经元杂乱排列,部分慢性病例可见钙化。

(五) 婴儿促纤维增生性星形细胞瘤/节细胞胶质瘤(desmoplastic infantile astrocytoma and ganglioglioma,DIA)

DIA 是发生于婴儿的大囊性肿瘤,与周围脑组织分界清晰,常与硬脑膜相连,术后预后较好。组织学表现为明显的纤维增生性间质伴神经上皮成分,后者主要有梭形神经胶质细胞、肥胖星形细胞伴玻璃样胞质、神经节细胞单个或小簇状分布。无神经节细胞的肿瘤被称为婴儿促纤维增生性星形细胞瘤,需要与节细胞胶质瘤、脑膜瘤、毛细胞型星形细胞瘤等相鉴别。

其他一些少见神经元和混合性神经元-胶质肿瘤还有伴菊形团形成的胶质神经元肿瘤、弥漫性软脑膜胶质神经元肿瘤、小脑脂肪神经细胞瘤、乳头状胶质神经元肿瘤、脊髓副神经节瘤等。

六、松果体区肿瘤

1. 概述 松果体区肿瘤临床上较为罕见,占所有颅内肿瘤的<1%。主要类型包括松果体细胞瘤、中分化松果体实质瘤、松果体母细胞瘤和松果体乳头状肿瘤。松果体细胞瘤是一种好发于成年人的松果体主质细胞肿瘤。

2. 诊断要点 组织学以分化良好、大小一致的成熟松果体样细胞片状、分叶状排列为特征,可见大的松果体细胞瘤性菊形团,中心由丰富、纤细的肿瘤细胞突起构成。中分化松果体实质瘤是一种中度恶性松果体主质细胞肿瘤,表现为瘤细胞弥漫片状或大分叶状分布,细胞形态单一,核轻-中度非典型性改变,核分裂少到中度。松果体母细胞瘤则是一种高度恶性肿瘤,发生于儿童,由原始的松果体主质细胞构成,细胞密集、小,核浆比高,不定形片状排列,无松果体菊形团,可见 Homer-Wright 菊形团和 Flexner-Wintersteiner 菊形团。松果体乳头状肿瘤极为罕见,好发于成人,瘤细胞具有乳头状结构和上皮细胞的细胞学特征。

七、胚胎性肿瘤

(一) 髓母细胞瘤(medulloblastoma)

1. 概述　髓母细胞瘤是一种常见于儿童小脑的恶性肿瘤,主要表现为神经元分化。至少75%的儿童髓母细胞瘤起源于蚓部并突入第四脑室。患者常出现共济失调、步态不稳。

2. 诊断要点

(1) 大体观:粉色或灰色的肿物,小的坏死灶明显,但广泛坏死少见。

(2) 组织学:肿瘤细胞丰富,细胞核圆形、卵圆形或雪茄烟样,染色质多,胞质不明显,核多形性和核分裂活性明显,部分患者可见 Homer-Wright 菊形团。组织学上可见促纤维增生/结节型髓母细胞瘤(特征为结节状、无网织纤维区围以致密、高度增生的细胞)、伴有广泛结节的髓母细胞瘤(具体大量的结节状结构)、间变型髓母细胞瘤、大细胞髓母细胞瘤等。

(3) 基因分型:4种基因亚型,即 WNT 活化型、SHH 活化型、非 WNT/非 SHH(组3)、非 WNT/非 SHH(组4)。

(4) 免疫组化:Syn、NSE 阳性,至少局部表达。未分化细胞可见 GFAP 阳性。INI-1 核阳性。

3. 鉴别诊断　儿童髓母细胞瘤在临床和影像学上最重要的鉴别诊断为发生于第四脑室的室管膜瘤,但组织学的区别较为明显。组织学上,非典型胚胎样/横纹肌样肿瘤需要与髓母细胞瘤进行鉴别,前者常常具有 PNET 样的成分,但在免疫表型上常常具有多向分化特征,包括上皮、平滑肌、神经等,并且 INI-1 表达缺失是其特征性改变。成人病例需要与小细胞癌相鉴别,依靠免疫组化及临床特征可以区分。

(二) 非典型畸胎样/横纹肌样肿瘤(atypical teratoid/rhabdoid tumor,AT/RT)

AT/RT 是一种高度恶性的中枢神经系统肿瘤,常发生于3岁以下儿童,在6岁以上儿童中很少见到。AT/RT 是一类具有异质性的病变,许多病例中最明显的特征是具有典型的横纹肌样特点,即含有泡状染色质的细胞核偏于细胞一侧,胞质丰富并含有嗜酸性胞质包涵体。免疫表型辅助,常表达上皮、神经内分泌、肌源性等标记物,INI-1 蛋白表达缺失是 AT/RT 的敏感和特异性指标。

八、脑膜肿瘤

(一) 脑膜瘤(meningioma)

1. 概述　脑膜瘤是来自脑膜上皮细胞的肿瘤,常位于硬脑膜的内表面,可分为 WHO Ⅰ、Ⅱ(不典型)或Ⅲ(间变型)级。好发于中年以上的患者,儿童也可发病。颅内最常见于大脑镰部、大脑凸面、嗅沟、蝶骨嵴、鞍结节及蝶鞍旁区,亦可见于脑室内、松果体区、颅后窝及椎管内等。

2. 诊断要点

(1) 大体特点:多数边界清楚,具有薄层包膜,或呈分叶哑铃状,不典型及间变型常黏附于脑部组织(微囊型除外),纤维型表面光滑。微囊型常黏附于水肿脑组织,有时可被包埋其中。邻近颅骨常增厚伴或无肿瘤浸润,矢状窦旁肿瘤可伴上矢状窦的浸润。

(2) 组织学特点。①脑膜上皮亚型:细胞叶状分布,胞质丰富及胞界不清(合胞体样),核内假包涵体,胞核均匀浅灰色(图5-6-6A,彩图见书末);②纤维型:梭形细胞簇状分布,不定程度的胶原及网状蛋白成分,线状间质钙化;③过渡型:可见混合性脑膜上皮及纤维性结构,常见漩涡状及沙砾体;④沙砾体型:可见大量沙砾体,部分出现少量脑膜上皮细胞(图5-6-6B,彩图见书末);⑤血管瘤型:可见大量血管,大的厚壁血管类似血管畸形,小血管类似血管母细胞瘤;⑥微囊型:常见与脑组织黏附,细胞之间质地疏松,局灶或经典脑膜瘤样区域,可见泡沫细胞,核多形性及散在细胞,类似血管母细胞瘤,出现增厚血管玻璃样变;⑦分泌型:脑膜上皮细胞中可见假沙砾体,小的嗜酸性球体,有时单细胞中可见多个;⑧富于淋巴浆细胞型:伴大量慢性炎症,可见浆细胞伴 Russell 小体;⑨化生型:无单一组织学类型,可见脂肪瘤样、黄色瘤样、软骨样、黏液样或骨样,脂肪瘤样类似正常脂肪组织;⑩脊索瘤型(WHO Ⅱ级):上皮样、脊索瘤样形成,脊索瘤样比例要求没有统一的定论,常与普通脑膜瘤相关;⑪透明细胞型(WHO Ⅱ级):细胞呈单形性,胞质透亮、PAS 阳性及富于糖原,少数或见旋涡状,无沙砾小体或核包涵体;⑫横纹肌样型(WHO Ⅲ级):可见偏心性胞核及显著核仁,嗜酸性胞质核旁旋涡状,Ki-67 标记指数偏高,常与普通脑膜瘤相关,无不典型性及核分裂;⑬乳头状型(WHO Ⅲ级):可见血管周围假菊形团形

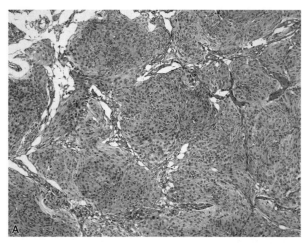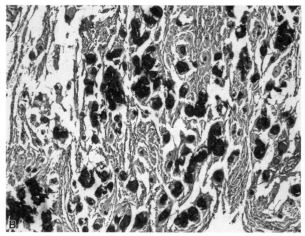

图 5-6-6　脑膜瘤
A. 脑膜上皮亚型（HE×10）；B. 沙砾体型（HE×10）。

成,常与不典型脑膜成分相关,有时与横纹肌样结构相关;⑭少数组织学类型可见嗜酸细胞型(颗粒状胞质、富于线粒体)、脑膜瘤伴脑膜血管瘤病、上皮样(索状或小叶状结构类似腺样分化,分泌性亚型)。

（二）非典型性脑膜瘤

可以诊断的依据为下列 5 条中满足 3 条标准:自发性坏死,片状而不是分叶状生长,核仁明显,高密度细胞和小细胞。同时,单独核分裂象>4 个/10HPF 或脑侵犯作为组织学特征可以单独诊断 WHO Ⅱ级非典型性脑膜瘤。

（三）间变性脑膜瘤

WHO Ⅲ级,核分裂数≥20 个/10HPF,细胞明显分化不良,可见大片坏死,Ki-67 增殖指数>20%。

免疫组化:EMA 胞膜常阳性,局灶或弱阳性。PR 不同比例阳性,阴性亦不能排除脑膜瘤,间变型仅少数阳性。ER 常阴性。S-100 胞质胞核阳性。SSTR2α 胞质胞膜阳性。

需要与以下肿瘤鉴别诊断。①神经鞘瘤:出现致密区和疏松区,可见血管壁玻璃样变性,S-100、EMA 及 SSTR2α 为阴性。②脊索瘤:中线分布,可见骨破坏及空泡细胞,CK 和 EMA 阳性。③血管母细胞瘤:毛细血管网丰富,无旋涡状结构及沙砾体,免疫组化 In-hibin-α 阳性,少数 EMA 阳性。④孤立性纤维性肿瘤/血管外皮瘤(SFT/HPC):SFT 表现为 CD34 弥漫阳性,而 HPC 阳性或阴性,EMA 阴性,STAT 6 核阳性。⑤转移性癌:结合临床病史、影像学检查及 CK 强阳性可鉴别。⑥胶质瘤:可见 GFAP 阳性,EMA、PR 阴性。

九、孤立性纤维性肿瘤/血管外皮瘤

1. 概述　孤立性纤维性肿瘤/血管外皮瘤(solita-ry fibrous tumour/hemangiopericytoma)是一种不常见的脑膜部位肿瘤,伴血管外皮瘤样血管的成纤维细胞性分化,多数可见 *NAB2/STAT6* 融合,平均发病年龄约 50 岁,常见于大脑镰、小脑幕、大脑、小脑、小脑脑桥角、脊髓及脑室内。

2. 诊断要点

（1）大体观:表面较光滑,无明显包膜,切面白色至黄褐色,实性质韧,可见出血,少数可见囊性变。

（2）组织学上可见两种主要组织类型。①SFT 型:肿瘤细胞梭形,呈无结构排列的模式生长,肿瘤细胞间见条带状嗜酸性胶原,少数可见瘢痕样或石棉样纤维,可见双相的少细胞玻璃样区域及细胞丰富区域,血管为纤细薄壁血管或厚壁的玻璃样变血管,局灶可见血管外皮瘤样改变。②HPC 型:富于细胞,圆形至卵圆形胞核,显著血管外皮瘤样鹿角样血管,局灶可见胶原束。

3. 分级　Ⅰ级胶原成分丰富,相应较低的细胞密度,有之前类似孤立性纤维性肿瘤的梭形细胞;Ⅱ级出现较多的细胞,较少的胶原,肥大的细胞和"鹿角"样血管,类似之前诊断的血管外皮细胞瘤;Ⅲ级,更多地出现之前间变型血管外皮细胞瘤的特征,每 10HPF 下大于 5 个的核分裂象。

4. 免疫组化　STAT6 核阳性,SFT 的 CD34 弥漫阳性,而 HPC 的 CD34 仅局灶阳性,BCL-2 不定阳性,CD99 阳性。多数 Ki-67 标记指数为 1%~4%,而恶性或间变型 Ki-67>10%。

5. 分子标记　具有 *NAB2/STAT6* 融合。

6. 鉴别诊断　本瘤需要与纤维性脑膜瘤、神经鞘瘤、胶质肉瘤等进行鉴别,借助免疫组化和特异性的分子标记可以明确诊断。

十、外周神经及其他肿瘤

中枢神经系统可以发生神经鞘瘤、神经纤维瘤、恶性外周神经鞘膜瘤等外周神经肿瘤，也可发生生殖细胞肿瘤，如生殖细胞瘤、畸胎瘤、卵黄囊瘤等。淋巴造血系统肿瘤在颅内也可原发，以原发性弥漫性大 B 细胞淋巴瘤最为常见。以上肿瘤的形态学表现及免疫表型与发生于颅外典型部位的相同。

第七节　中枢神经系统肿瘤分子病理

近年来研究表明，基于肿瘤遗传学水平的分子病理分型能够更准确地评估临床预后及指导临床治疗。《2016 版世界卫生组织（WHO）中枢神经系统（CNS）肿瘤分类》首次基于组织学基础上引入分子亚型，更加客观精准地定义肿瘤类型，从而有利于病理诊断，具有更好的一致性和重复性，便于临床个体化治疗，预后判断及流行病学的调查研究。

《2016 版世界卫生组织（WHO）中枢神经系统（CNS）肿瘤分类》按照分子遗传学特征相似性的原则对 CNS 肿瘤重新分类，并对一些肿瘤诊断命名采用组织学分型+分子亚分型，提出"分层化"诊断理念，综合 WHO 组织学分类和分级及分子检测结果进行整合诊断。组织学分型与分子分型不一致的情况下，分子分型胜过组织学分型，如弥漫型胶质瘤组织学表现为星形细胞瘤，但具有 IDH 突变和 1p/19q 联合缺失，应"整合"诊断为"少突胶质细胞瘤，IDH 突变和 1p/19q 联合缺失型"，但强调组织学表型依旧为基础，弥漫型胶质瘤的诊断及分级仍依赖于组织学分类，尤其部分肿瘤不具备条件或不能完全符合明确整合诊断分类时，仍采用原有的组织学分型。整合诊断时代的到来给病理检测和报告带来了巨大挑战，包括相关分子检测平台的建立和质控、分子检测方法的选择、整合诊断格式的标准化。随着《2016 版世界卫生组织（WHO）中枢神经系统（CNS）肿瘤分类》整合诊断理念的推行和普及，CNS 肿瘤的分子检测已经得到了较大进展，随着更多的异常分子遗传学的发现，相信在不久将来，未明确分型的肿瘤会越来越多地被精准定义出来。

一、浸润性星形细胞和少突胶质细胞肿瘤

新分类中对弥漫浸润性胶质瘤的诊断除了基于生长方式，更基于将 IDH 基因突变相关的星形细胞肿瘤和少突胶质细胞肿瘤分为一类，其他具有局限生长方式的，缺乏 IDH 基因突变及频繁伴随 BRAF 突变（毛细胞型星形细胞瘤，多形性黄色瘤型星形细胞瘤）或 TSC1/TSC2 突变（室管膜下巨细胞型星形细胞瘤）归为一类。

（一）弥漫性星形细胞瘤和间变性星形细胞瘤

WHO Ⅱ级弥漫性星形细胞瘤和 WHO Ⅲ级间变性星形细胞瘤均分为 IDH 突变型、IDH 野生型和非特指（NOS）三类。异柠檬酸脱氢酶（isocitrate dehydrogenase，IDH）突变作为最典型的分子特征，是肿瘤发生的早期事件。发生于 85% 成人弥漫性星形细胞瘤中，以 IDH1 突变为主，超过 90% 的 IDH1 基因突变类型为 R132 位点突变，而 IDH2 突变少见，占 3%~5%，主要突变类型为 R172 位点突变。IDH 突变型患者的预后较好，具有更好的总生存期（OS）及无瘤进展生存期，甚至文献报道 IDH 突变状态对胶质瘤预后的影响要优于组织学分级；此外，IDH 突变胶质瘤对替莫唑胺（TMZ）治疗方案更加敏感；IDH 突变状态还可辅助诊断胶质瘤，目前针对 IDH1 R132H 突变蛋白的单克隆抗体对突变型肿瘤细胞具有高度敏感性和特异性（定位于肿瘤细胞质），而反应性增生的胶质细胞为阴性。对于好发部位及年龄的胶质瘤，若免疫组化 IDH1 R132H 检测阴性不能完全除外 IDH 突变，需行 IDH 基因测序（焦磷酸测序和 Sanger 测序）以检测其他少见的突变类型。

弥漫型星形细胞肿瘤多同时伴有 ATRX 失活突变和 TP53 基因突变，两者与 1p/19q 共缺失及 TERT 启动子突变互斥。因此，ATRX 失活突变和 TP53 基因突变检测可用于星形细胞起源肿瘤的辅助诊断。常用的检测方法为免疫组织化学，ATRX 失活突变表现为肿瘤细胞核阴性（表达缺失），而血管内皮细胞或周围脑组织染色阳性可作为内对照；此外，ATRX 失活突变还可应用测序方法进行检测。p53 免疫组织化学检查显示在肿瘤细胞核呈强阳性表达，大于 10% 时高度提示 TP53 基因突变。

儿童弥漫型星形细胞肿瘤分子病理学改变不同于成人，罕见 IDH1/2 突变，可伴有 ATRX 突变，更多见的是 H3F3A 突变。

（二）胶质母细胞瘤

《2016 版世界卫生组织（WHO）中枢神经系统（CNS）肿瘤分类》将胶质母细胞瘤分为 IDH 野生型（90%）、IDH 突变型（10%）及 NOS。其中，IDH 突变型多具有较低级别弥漫型胶质瘤病史且常见于相对年轻患者，类似于临床定义的继发性胶质母细胞瘤。

1. 成人胶质母细胞瘤　主要分子改变包括：①表皮生长因子受体（*EGFR*）基因扩增和 *EGFR* 截断突变（EGFRⅧ重排）。*EGFR* 扩增是指 *EGFR* 基因局部高水平拷贝数增加，其对胶质瘤的侵袭性临床特征具有极好的特异性，其他惰性临床过程的胶质瘤亚型中不存在，可见于约 40% 原发性胶质母细胞瘤中，而在小细胞亚型胶质母细胞瘤中可达 80%，罕见于巨细胞亚型。*EGFR* 截断突变在胶质母细胞瘤患者的发生率为 20%~30%。约 50% 的含有 *EGFR* 扩增的 GBM 同时含有编码 EGFRⅧ的突变。*EGFR* 扩增的检测可通过免疫组织化学和 FISH 方法进行检测。EGFR 免疫组织化学染色阳性主要位于肿瘤细胞膜和细胞质。*EGFR* 截断突变检测可应用免疫组织化学、逆转录聚合酶链反应（RT-PCR）及 FISH 等方法。②*IDH* 突变约占胶质母细胞瘤的 10%，为继发性胶质母细胞瘤的分子特征。③O6-甲基鸟嘌呤-DNA-甲基转移酶（MGMT）启动子甲基化：可见于约 30% 胶质母细胞瘤中，提示对替莫唑胺化疗敏感。MGMT 启动子甲基化检测：免疫组织化学检测 MGMT 表达从而推测 MGMT 启动子区甲基化状态存在争议。目前推荐焦磷酸测序和甲基化特异性 PCR。④TP53/MDM2/MDM4/p14ARF 信号通路改变可见于 50% 原发性胶质母细胞瘤和 70% 继发性胶质母细胞瘤中。⑤常见的染色体改变为 7 号染色体的获得和 10 号染色体的缺失，特别是 10q。PTEN 定位于 10q23.3，PTEN 的改变包括 *PTEN* 基因突变和缺失，主要发生于原发性胶质母细胞瘤中。

《2016 版世界卫生组织（WHO）中枢神经系统（CNS）肿瘤分类》定义了胶质母细胞瘤三个亚型。①巨细胞胶质母细胞瘤：IDH 野生型胶质母细胞瘤的一种亚型，具有高频 *TP53* 突变（75%~90%）和 AURKB 的表达，同时约 30% PTEN 的改变，但缺乏 *EGFR* 扩增和 *CDKN2A* 缺失。②胶质肉瘤：除了无 *EGFR* 扩增的改变，其余分子特征同原发性胶质母细胞瘤。③上皮样胶质母细胞瘤：常常缺乏传统 IDH 野生型胶质母细胞瘤的典型分子特征，如 *EGFR* 扩增和 10 号染色体缺失，而 50% 以上有 *BRAFV600E* 突变，且常伴有 ODZ3 半合子的缺失。

2. 儿童胶质母细胞瘤　不同于成人胶质母细胞瘤分子基因的改变，在儿童 GBM 中 30% 的小儿胶质母细胞瘤、大部分弥漫中线胶质瘤发生 K27M 突变；而大脑半球，如顶骨、枕骨、颞叶等部位的高级别胶质瘤主要为 *G34R/V* 突变，常伴有 *TP53* 基因突变、*ATRX* 失活突变和/或 *ACVR1* 突变等。发生 H3K27M 突变的弥漫中线胶质瘤中，由 *H3F3A* 基因编码的组蛋白 H3.3

突变率为 75%，其余主要为 *HISTIH3B/C* 基因编码的组蛋白 H3.1 突变，其主要累及脑干、丘脑和脊髓等中线部位，虽然形态学可表现为不同级别胶质瘤的不同特征，但该类型肿瘤预后很差，2 年生存率不超过 10%，因此 WHO 分级为Ⅳ级。H3K27M 抗体标记肿瘤细胞核弥漫强阳性，肿瘤组织内血管内皮细胞为阴性，如果对免疫组织化学结果存在疑惑时可以行测序检测。

（三）少突胶质细胞瘤和间变性少突胶质细胞瘤

1p/19q 联合性缺失和 IDH 突变为少突胶质起源肿瘤的诊断性的分子特征，高度提示预后好，而且应用烷化剂类化疗或联合放化疗均会延长患者无进展生存期。当未检测或基因结果不确切时应诊断为 NOS。1p/19q 共缺失的少突胶质细胞瘤患者与 *ATRX* 失活突变及 *TP53* 突变是相互独立发生的，同 TERT 启动子突变是相互关联的。目前优先推荐 FISH 技术检测 1p/19q 共缺失。1p 或 19q 的单独缺失不是少突胶质细胞瘤典型的分子遗传学特征，预后较 1p/19q 共缺失者差。

TERT 启动子突变多见于少突胶质细胞瘤和 IDH 野生型胶质母细胞瘤中，与 1p/19q 高度关联，而与 *ATRX* 失活突变互斥，因此有助于胶质瘤的分型诊断。单独 TERT 启动子突变的胶质瘤预后较差，IDH 突变型的胶质瘤伴有 TERT 启动子突变预后较好。目前检测 TERT 启动子突变主要用测序及 real-time PCR 技术。

（四）少突-星形细胞瘤和间变性少突-星形细胞瘤

星形细胞肿瘤区域 *IDH*、*ATRX* 突变，可同时伴有 *p53* 突变，而少突胶质细胞肿瘤区域 *IDH* 突变及 1p/19q 共缺失。

二、其他星形细胞起源的肿瘤

（一）毛细胞型星形细胞瘤

毛细胞型星形细胞瘤主要的分子改变为 MAPK 通路的激活，最常见的为 *BRAF* 的融合突变，95% 是 7q34 串联重复而形成 *KIAAl549-BRAF* 融合，可发生于 PA（70%），因此有重要的鉴别诊断意义。*KIAAl549-BRAF* 融合最好发的部位见于小脑，而在幕上相对较少。约 5% 的毛细胞型星形细胞瘤可发生 *BRAF V600E* 错义突变，同部位有一定相关性，如幕上毛细胞型星形细胞瘤突变率要高于小脑。还有罕见情况下毛细胞型星形细胞瘤可发生 *NF1* 突变和 *FGFR1* 的点突变。

毛细胞黏液型星形细胞瘤作为毛细胞型星形细胞瘤的亚型,66%可发生 *KIAAl549-BRAF* 融合突变,个别情况可发生 *NF1* 和 *RAS* 基因突变。

（二）多形性黄色瘤型星形细胞瘤和间变性多形性黄色瘤型星形细胞瘤

BRAF V600E 突变可发生于60%~80%多形性黄色瘤型星形细胞瘤,50%间变性多形性黄色瘤型星形细胞瘤,是两者特征性的分子改变。少数病例可伴有 *TP53* 突变。

（三）室管膜下巨细胞型星形细胞瘤

大多数室管膜下巨细胞型星形细胞瘤发生于结节性硬化综合征患者,是该综合征中最常见的 CNS 肿瘤,因此常发生 *TSC1/TSC2* 基因突变/缺失。

三、室管膜分化谱系的肿瘤

（一）室管膜肿瘤

室管膜肿瘤分子遗传学研究进展迅猛,最近研究结合解剖部位和肿瘤 DNA 甲基化谱系特征,可以将室管膜肿瘤分为9种分子亚型。其中,黏液乳头型室管膜瘤(WHO Ⅰ级)和室管膜下瘤(WHO Ⅰ级)区别于其他亚型,但目前进行室管膜肿瘤分子分型诊断尚不完全明晰,唯一作为《2016版世界卫生组织(WHO)中枢神经系统(CNS)肿瘤分类》独特分子亚型的为 *RELA* 融合基因阳性室管膜瘤。该组肿瘤发生在幕上(占儿童幕上室管膜瘤的70%以上),多见于儿童和青少年,也可见于成人,预后较差。主要原因是染色体11q13.1碎裂后重排形成 *C11orf95-RELA* 融合基因,当 *RELA* 与 *C11orf95* 融合后可持续激活 NF-κβ 信号通路,并且导致 L1CAM(the neural cell adhesion molecule L1) 和 CCDN1 蛋白表达增高。因此,检测 *RELA* 融合可首先使用 L1CAM 抗体行免疫组织化学染色,L1CAM 表达于肿瘤细胞膜。但需注意的是,L1CAM 在其他肿瘤如神经鞘瘤、神经母细胞瘤、副节瘤中均可呈阳性表达。因此,应用 L1CAM 免疫组织化学染色对 *RELA* 融合阳性室管膜瘤的诊断的前提是组织学为室管膜肿瘤。另外,尚可应用 FISH 方法进行 *RELA* 融合基因观察。

（二）星形母细胞瘤

由于病例少见,分子病理进展较缓慢。

（三）第三脑室脊索样胶质瘤

目前尚无明确分子病理学特征。

（四）血管中心型胶质瘤

目前研究发现,血管中心型胶质瘤中可出现 *MYB* 基因重排,而 *MYB*∶*QKI* 融合基因是 *MYB* 最普遍的重排类型,*QKI* 编码一种有着抑癌和抗炎双重功能的 RNA 结合蛋白,有趣的是,在重排后融合基因异常高表达 *MYB*,却丢失了 *QKI* 的部分功能。据研究发现,这种功能的改变可能是因为 *MYB* "劫持"了 *QKI* 的增强子,在促进融合基因表达的同时丢失了 *QKI* 抑制肿瘤生长的功能,从而进一步促进了肿瘤的形成和生长。

四、脉络丛肿瘤

（一）脉络丛乳头状瘤和不典型脉络丛乳头状瘤

脉络丛乳头状肿瘤经常伴有染色体的获得,而染色体缺失相对少见;*TP53* 突变少见。

（二）脉络丛癌

50%脉络丛癌中有 *TP53* 突变,伴有 *TP53* 基因改变显示预后更差;Notch 信号通路的激活可以诱导脉络丛肿瘤的发生;脉络丛癌常伴有染色体不稳定性(不同于 CPP 的遗传改变),但目前尚没有大数据样本的测序研究。

五、胶质神经元肿瘤

（一）节细胞瘤和节细胞胶质瘤

节细胞肿瘤中可发生 MAPK 信号通路的激活,20%~25%的病例可见到 *BRAFV600E* 突变,但 *BRAF* 融合基因突变罕见。

（二）促纤维增生型星形细胞瘤/节细胞胶质瘤

无明确的分子病理特征,少数病例可发生 *BRAFV600E* 突变。

（三）小脑发育不良性神经节细胞瘤

小脑发育不良性神经节细胞瘤又称为莱尔米特-杜克洛病(Lhermitte-Duclos disease),是多发性错构瘤综合征(考登综合征,Cowden syndrome)的一种,因此,分子特征表现为 AKT/mTOR 信号通路的激活,大多数患者有胚系 *PTEN* 基因突变。

（四）中枢神经细胞瘤,脑室外中枢神经细胞瘤和小脑脂肪神经细胞瘤

在中枢神经细胞瘤和脑室外中枢神经细胞瘤中均可见到1p或19q的杂合性缺失,但不会发生二者共缺失。

小脑脂肪神经细胞瘤的分子改变同中枢神经细胞瘤,另20%小脑脂肪神经细胞瘤可发生 *TP53* 突变。

（五）胚胎发育不良性神经上皮肿瘤

目前尚无稳定的分子病理学特征,有报道少数病例中可见到 *BRAFV600E* 突变。

（六）伴菊形团形成的胶质神经元肿瘤

据报道可见到 *PIK3CA* 和 *FGFR1* 基因突变,但无

BRAF 基因改变。

（七）乳头状胶质神经元肿瘤

目前最新研究发现，乳头状胶质神经元肿瘤中 *SLC44A1-PRKCA* 基因融合有较高的发生率。

（八）弥漫型软脑膜胶质神经元肿瘤

可高频发生 *KIAA1549-BRAF* 融合基因突变和 1p 缺失（或 1p/19q 共缺失）同时基因改变。

（九）副神经节瘤

约 50% 成人和 80% 儿童的嗜铬细胞瘤/副神经节瘤具有遗传性。已报道的易感基因有 *RET*、*VHL*、*NF1*、*SDHD/C/B/A*、*SDH5/SDHAF2*、*EGLN1/PND2*、*KIF1*、*TMEM27* 和 *MAX* 等。发生于脊髓马尾的副神经节瘤大多数是非家族性的。

六、松果体实质肿瘤

1. **松果体细胞瘤** 尚无明确的分子病理学特征。

2. **中分化的松果体实质肿瘤** 尚无明确的分子病理学特征。

3. **松果体母细胞瘤** 目前松果体母细胞瘤的分子特征研究有限，有研究表明，松果体母细胞瘤的分子特征不同于髓母细胞瘤及 CNS 原始神经外胚层肿瘤。松果体母细胞瘤可发生于 *RB1* 基因异常的病例，并且预后更差，但散发性松果体母细胞瘤与 *RB1* 基因的关系并不明确；其还可发生于 *DICER1* 胚系突变的患者中。

4. **松果体区乳头状肿瘤** 病例数相对较少，少数病例可见到 *PTEN* 基因的缺失和突变。

七、胚胎性肿瘤

（一）髓母细胞瘤（medulloblastoma，MB）

《2016 版世界卫生组织（WHO）中枢神经系统（CNS）肿瘤分类》将 MB 根据基因改变分为 4 个亚型：*WNT* 激活型、*SHH* 激活型（包含 *p53* 突变型和 *p53* 野生型）、非 *WNT/SHH* 的 Group3 型、非 *WNT/SHH* 的 Group4 型。*WNT* 亚型预后最好，Group3 亚型预后最差，*SHH* 亚型预后和 Group4 亚型的 MB 相似，预后在 *WNT* 亚型和 Group3 亚型之间。

WNT 激活型对应组织学类型几乎均为经典型 MB，主要为拷贝数改变为第 6 号染色体单体，提示预后好；常见的基因突变为 *CTNNB1*、*DDX3X*、*TP53* 及 *APC* 的种系突变。*SHH* 活化/*TP53* 突变型绝大多数为大细胞/间变性 MB，主要拷贝数改变为 *MYCN* 和 *GLI2* 扩增及 17p 丢失，常见的基因突变为 *TP53*。*SHH* 活化/*TP53* 野生型大多数为促纤维增生/结节型 MB，其他类型少见，常见拷贝数改变为 *PTCH1* 缺失及 10q 丢失，最常见的为 *PTCH1* 突变（95%），其他少见的基因突变为 *SMO*、*SUFU*、*TERT* 启动子突变。非 *WNT/SHH* 的 Group3 型常见于经典型和大细胞/间变性 MB，主要为 *MYC* 扩增及 17q 等臂染色体改变；非 *WNT/SHH* 的 Group4 型几乎所有病例均为经典型，主要为 *NMYC* 扩增及 17q 等臂染色体改变。

（二）有多层菊形团的胚胎性肿瘤，*C19MC* 变异型

《2016 版世界卫生组织（WHO）中枢神经系统（CNS）肿瘤分类》定义的"*ETMR*、*C19MC* 变异型"包括 95% 富含神经毡和真菊形团的胚胎性肿瘤、90% 室管膜母细胞瘤及 75% 髓上皮瘤，共同的分子特征为染色体 19q13.42 的 *C19MC* 基因座扩增或融合，LIN28A 免疫组化弥漫而强的胞质表达是 ETMR 重要的参考指标。

（三）非典型畸胎样/横纹肌样肿瘤（atypical teratoid/rhabdoid tumor，AT/RT）

绝大多数 AT/RT 表现为 *SMARCB1* 突变，极少见情况下可见 *SMARCA4* 突变。*SMARCB1*（*INI*）或 *SMARCA4*（*BRG1*）位于染色体 22q11.23，可以应用免疫组织化学方法检测 *INI1* 或 *BRG1* 的表达情况（肿瘤组织内血管内皮细胞核阳性表达可作为内对照），两者具有诊断性价值。此外，可以应用 FISH 检测 22q 缺失情况。如果无 *INI1* 或 *BRG1* 突变，则归类为"有横纹肌样特征的 CNS 胚胎性肿瘤"。

（四）其他 CNS 胚胎性肿瘤

髓上皮瘤、CNS 神经母细胞瘤、CNS 节细胞神经母细胞瘤及 CNS 胚胎性肿瘤目前无明确分子特征，以组织学形态为主要诊断标准。

八、脑膜瘤

22q 染色体杂合子丢失是良性脑膜瘤发生最常见、最早期的等位基因丢失事件，位于 22q12.2 染色体的 *NF2* 基因失活可发生于绝大多数 II 型神经纤维瘤病相关的脑膜瘤，以及 60% 散发性脑膜瘤。在 WHO I 级脑膜瘤各亚型中，*NF2* 基因失活频率不同，更多见于纤维型、过渡型和沙砾体型脑膜瘤（约 80%），而仅发生于 25% 脑膜内皮细胞型脑膜瘤。

在 *NF2* 基因野生型的脑膜瘤中可见到 *TRAF7*、*KLF4*、*AKT1*、*SMO* 基因的突变。13% 脑膜瘤（主要是脑膜内皮细胞型和过渡型）可观察到 *AKT1* 基因的热点突变；*TRAF7* 和 *KLF4* 基因的共同突变是分泌型脑膜瘤的特征；*SMO* 基因突变可发生于 4%~5% 脑膜瘤

中,尤其是位于内侧前颅底的脑膜瘤。

血管瘤型脑膜瘤具有明显的遗传特征,具有多个染色体多核糖体,尤其是染色体5、13、20。

SMARCE1 的种系突变被认为在多发性透明细胞型脑膜瘤的发生中起到重要作用。*SMARCB1* 突变与占5%神经鞘瘤病中的脑膜瘤的发生相关。

TERT 启动子的突变及 *CDKN2A/B* 的缺失与脑膜瘤的恶性进展相关。

九、间叶源性的非脑膜内皮细胞起源的肿瘤

1. 孤立性纤维性肿瘤/血管外皮瘤(SFT/HPC) 新近有研究发现 *NAB2-STAT6* 融合基因是 SFT/HPC 的一个重要驱动基因,现位于第 12 号染色体上的 *NAB2* 基因的 3′端与 *STAT6* 基因的 5′端发生了倒位融合,产生了 *NAB2-STAT6* 融合基因,并证实 SFT/HPC 中存在高频 *NAB2-STAT6* 基因融合变异。*STAT6* 融合基因检测方法包括免疫组织化学、RT-PCR 及 FISH 等。*STAT6* 抗体免疫组织化学染色阳性可高度提示存在 *NAB2-STAT6* 基因融合。

2. 其他间叶源性肿瘤 请参考新版 WHO 软组织肿瘤分类。

十、黑色素细胞肿瘤

中枢神经系统黑色素肿瘤包括脑膜弥漫型黑色素细胞增多症、脑膜黑色素瘤病、脑膜黑色素细胞瘤、脑膜恶性黑色素瘤。在儿童 CNS 黑色素瘤和皮肤神经黑变病病例中,证实与 *NRAS* 突变有密切联系,主要为密码子 61 的突变。*GNAQ/11* 突变常见于原发软脑膜黑色素细胞病变,尤其是黑色素细胞瘤。而通常见于皮肤或肢端黑色素瘤中的基因突变,如 *TERT* 启动子、*NRAS*、*BRAF* 和 *KIT*,在成人原发性 CNS 黑色素细胞肿瘤中是罕见的,并且当遇到时应怀疑转移的可能。

十一、家族性肿瘤综合征

神经纤维瘤病 1 型中 *NF1* 基因突变、神经纤维瘤病 2 型中 *NF2* 基因突变、神经鞘瘤病中 *NF2* 基因和 *SMARCB1*(*INI1*)突变、脑视网膜血管瘤病(冯希佩尔-林道综合征,Von Hippel-Lindau syndrome)中 VHL 基因突变、结节硬化综合征中 *TSC1* 和 *TSC2* 基因突变、利-弗劳梅尼综合征(Li-Fraumeni syndrome)中 *TP53* 基因突变及多发性错构瘤综合征(考登综合征,Cowden syndrome)中 *PTEN* 基因突变等建议行测序检测。

十二、组织细胞起源的肿瘤

约 50% 埃德海姆-切斯特病(Erdheim-Chester disease,ECD)的病例可有 *BRAFV600E* 突变,另外一些病例具有 *MAPK* 和 *PI3K* 通路相关基因的突变(如 *NRAS*、*PIK3CA*)。

朗格汉斯细胞组织细胞增生症 38%~58% 病例可伴有 *BRAFV600E* 突变,在 *BRAF* 野生型病例中,33%~50% 具有 *MAP2K1* 的突变。

罗萨伊-多尔夫曼病(Rosai-Dorfman disease,RDD)、幼年性黄色肉芽肿及播散性黄瘤均未见特征性分子病理改变。

十三、颅脑和椎旁神经鞘类肿瘤

1. 神经鞘瘤 大部分为 *NF2* 基因改变,少见情况下可见 *SMARCB1* 或 *LZTR1* 的种系突变。

2. 黑色素性神经鞘瘤 基于甲基化和基因表达谱的研究发现黑色素性神经鞘瘤既不同于神经鞘瘤,也不同于黑色素细胞瘤和黑色素瘤。绝大多数病例无 *GNAQ* 或 *GNA11* 基因突变。常见染色体改变包括 22q 缺失和(Ch4-9)整条染色体的获得。50% 沙砾体型黑色素性神经鞘瘤患者伴卡尼综合征(Carney complex),经常伴有抑癌基因 *PRKAR1A* 的种系突变。

3. 神经纤维瘤 主要为 *NF1* 基因的改变。

4. 神经束膜瘤 主要改变为 22q11 染色体的缺失。

5. 混杂性神经鞘肿瘤 尚无明确分子病理学特征。

6. 恶性外周神经鞘瘤 *NF1*、*CDKN2A* 和 *PRC2* 基因的联合失活对 MPNST 的发生发展起到了重要作用。大多数病例中常见到 *EED* 或 *SUZ12* 基因的缺失或突变导致 *PRC2* 功能的丧失,从而降低 *H3K27me3* 的表达,增加 *H3K27ac* 的表达。

十四、生殖细胞肿瘤,淋巴瘤及转移性肿瘤

中枢神经系统生殖细胞肿瘤的基因组改变与非中枢神经系统生殖细胞肿瘤无法区分。

十五、淋巴瘤及转移性肿瘤

淋巴瘤及转移性肿瘤建议参照各系统肿瘤分子遗传学改变。

(韩　博)

参考文献

[1] 中华医学会病理学分会脑神经病理学组. 2016 WHO 中枢神经系统肿瘤分类第 4 版修订版概述及胶质瘤部分介绍[J]. 中华病理学杂志,2016,45(11):745-747.

[2] 中华医学会病理学分会脑神经病理学组. 2016 世界卫生组织中枢神经系统肿瘤分类中相关分子标志物及其检测方法概述[J]. 中华病理学杂志,2016,46(7):452-458.

[3] SAHM F, REUSS D E, GIANNINI C. WHO 2016 classification: changes and advancements in the diagnosis of miscellaneous primary CNS tumours[J]. Neuropathology and applied neurobiology,2018,44(2):163-171.

[4] B K KLEINSCHMIDT-DEMASTERS, FAUSTO J RODRÍGUEZ, TARIK TIHAN. Diagnostic Pathology: Neuropathology[M]. 2nd ed. Salt Lake City,UT:Elsevier InC.,2016:1-860.

[5] LOUIS D N, PERRY A, WESSELING P, et al. The 2021 WHO classification of Tumors of the Central Nervous System: A summary[J]. Neuro Oncol,2021,23(8):1231-1251.

第六章 颅脑损伤

第一节 概　述

颅脑损伤(head injury)占全身损伤的 10%~15%，是仅次于四肢骨折的常见损伤。颅脑损伤国外发病率一般在(150~250)/(10 万·年)，国内发病率为(100~200)/(10 万·年)。和平时期，颅脑损伤多见于交通、建筑、工矿等意外事故及自然灾害、各种锐钝器对头部的打击；在城市以交通事故最多，约占总数的 32%，其次为打击伤，约占 24%，坠落伤占 22%；在农村坠落伤最多，占 41%，摔跌伤占 17%，交通事故占16%；战争时期则以火器伤为多见。

颅脑损伤死亡占创伤死亡的 85%，其中重度颅脑创伤病死率约为 30%，颅脑损伤已是发达国家青少年死亡的首位原因。2001 年 WHO 宣称全世界每分钟有2 人死于交通事故。我国近 40 年交通事故发生率上升了 40 倍，死亡人数增加了 70 倍。随着机动车剧增与相应措施滞后，我国交通事故的发生率急剧上升。因此，目前我国 60% 的颅脑损伤是由交通事故引起的。

颅脑损伤的发病有三个年龄高峰：3~5 岁、15~25岁及 35~45 岁。男女的患病率比为(1.7~2.5)∶1。颅脑损伤具有患病率高、病情较急、变化快、需急症手术多、重型者医治和护理任务繁重等特点，并常有身体其他部位存在复合伤，因此，颅脑损伤在神经外科学及创伤外科学中均占重要地位。

一、分类

(一) 按颅脑解剖结构及损伤病理形态改变分类
具体分类见表 6-1-1。

表 6-1-1　颅脑损伤的分类

颅脑损伤	开放性颅脑损伤	非火器伤	开放性头皮损伤	擦伤 挫伤 裂伤 撕脱伤
			开放性颅骨损伤	头皮及颅骨开放硬脑膜完整
			开放性脑损伤	头皮及颅骨开放硬脑膜破裂
				颅底骨折并脑脊液漏、气颅伴脑损伤
		火器伤	头皮伤	
			颅脑非穿透伤	
			颅脑穿透伤	非贯通伤 贯通伤 切线伤 反跳伤
	闭合性颅脑损伤	头皮血肿	头皮下血肿 帽状腱膜下血肿 骨膜下血肿	
		颅骨骨折	单纯线形骨折 凹陷骨折 粉碎骨折 无内开放颅底骨折	
		闭合性脑损伤	原发性脑损伤	脑震荡 脑挫裂伤 弥漫性轴索损伤 原发性脑受压(单纯凹陷或乒乓球样骨折)
			继发性脑损伤	脑水肿 颅内出血 血肿形成

151

颅脑损伤一般分为开放性与闭合性两大类。开放性颅脑损伤是颅脑各层组织开放伤的总称,所谓的开放是指伤处与外界相通,包括头皮挫裂伤、撕脱伤、开放性颅骨骨折及开放性颅脑损伤。闭合性颅脑损伤包括各类头皮血肿及颅骨骨折。颅底骨折因多伴有硬脑膜撕裂而使脑组织与外界相通,因而属于开放性颅脑损伤范畴,称为内开放性颅脑损伤。区别开放性或闭合性颅脑损伤的关键在于是否有硬脑膜破裂。硬脑膜破裂者为开放性颅脑损伤,多伴有脑脊液漏、破碎脑组织流出、颅内积气等。硬脑膜未破裂者称为闭合性颅脑损伤。

开放性颅脑损伤又因致伤原因不同而分为火器伤与非火器伤两类。

根据颅脑损伤机制及病理改变,临床上又将颅脑损伤分为原发性颅脑损伤和继发性颅脑损伤两类。前者是指外力作用于头部时立即产生的脑组织损害,包括脑震荡、脑挫裂伤、原发性脑干损伤等。后者是在原发损伤的基础上,经过一定时间而发生的病理病变,包括脑水肿、颅内出血和血肿形成等。

（二）按病情轻重分类

我国以往修订的急性闭合性颅脑损伤的临床轻重分型标准,已得到大家认可。

1. **轻型**　指单纯性脑震荡伴有或无颅骨骨折。表现为:①昏迷0~30分钟;②仅有轻度头痛、头晕等自觉症状;③神经系统和脑脊液检查无明显改变。

2. **中型**　指轻度脑挫裂伤伴有或无颅骨骨折及蛛网膜下腔出血,无脑受压症状。表现为:①昏迷在12小时以内;②有轻度神经系统阳性体征;③体温、呼吸、脉搏、血压有轻度改变。

3. **重型**　主要指广泛颅骨骨折、广泛脑挫裂伤、脑干损伤或颅内血肿。表现为:①深昏迷在12小时以上,意识障碍逐渐加重或清醒后再次出现昏迷;②有明显的神经系统阳性体征;③生命体征明显改变。

4. **特重型**　表现为:①原发性脑损伤重,伤后处于深昏迷,去大脑强直,或伴有身体其他脏器伤、休克等;②已有晚期脑疝,包括双侧瞳孔散大,生命体征严重紊乱或呼吸已近停止。

（三）按昏迷程度分类

英国Teasdale和Jennett于1974—1976年提出脑外伤格拉斯哥昏迷量表(Glasgow coma scale,GCS),已为国际上广泛采用(表6-1-2)。检查时按照患者睁眼、言语和运动三项反应进行记分,以总分表示意识状态的级别,总分3~15分。总分越低,表示意识障碍越重,总分在8分以下为昏迷。

表6-1-2　格拉斯哥昏迷分级计分表

睁眼反应	记分	言语反应	记分	运动反应	记分
自动睁眼	4	回答正确	5	按吩咐动作	6
呼唤睁眼	3	回答有误	4	刺痛定位	5
刺痛睁眼	2	语无伦次	3	刺痛躲避	4
刺痛无睁眼	1	只能发声	2	刺痛肢屈	3
		无发声	1	刺痛体伸	2
				刺痛无活动	1

按照总分的多少和伤后原发性昏迷时间的长短,将颅脑损伤分为轻、中、重三型。①轻型:GCS 13~15分,伤后意识障碍在20分钟以内;②中型:GCS 9~12分,伤后意识障碍在20分钟至6小时;③重型:GCS 3~8分,伤后昏迷或再昏迷在6小时以上或在伤后24小时内意识恶化再次昏迷6小时以上者。有学者将GCS计分3~5分者列为特重型。

1975年Jennett和Bond提出了颅脑损伤患者格拉斯哥治疗结果分级(Glasgow outcome scale,GOS),用于确定患者伤后半年至一年的恢复情况。

Ⅰ级:死亡。

Ⅱ级:植物生存,长期昏迷,呈去皮质或去大脑强直状态。

Ⅲ级:重残,需他人照顾。

Ⅳ级:中残,生活能自理。

Ⅴ级:良好,成人能工作,学生能就学。

目前,此治疗结果分级已在国际上普遍采用。

（四）按病理学分类

从病理学角度可将颅脑损伤分为局限性与弥漫性两大类。

1. **局限性颅脑创伤**　包括局限性脑挫裂伤、颅内血肿、相应的继发性脑损伤等。

2. **弥漫性颅脑创伤**　包括弥漫性轴索损伤(又分为非断离型与断离型)、弥漫性脑肿胀、弥漫性缺血性脑损伤、弥漫性脑血管损伤等。

（五）按 CT 表现分型

1992 年美国 Marshall 等根据颅脑 CT 表现将颅脑损伤分为四型。

Ⅰ型：CT 正常。

Ⅱ型：脑池存在，中线移位 0~5mm，血肿 25ml，颅内可有异物、骨碎片。

Ⅲ型：环池受压或消失，其余征象同Ⅱ型。

Ⅳ型：中线移位大于 5mm。

脑池消失，中线移位超过 5mm，提示病情严重。

二、临床表现

（一）意识障碍

因损伤的部位、轻重程度、病理性质的不同，颅脑损伤的意识障碍可有多种表现。意识障碍的不同表现有其重要的临床意义。原发性意识障碍代表有原发性脑损伤，迟发性意识障碍则为颅内血肿、脑水肿或颅内压增高导致。意识障碍程度与颅脑损伤轻重相一致，昏迷程度越深、持续时间越长，表明脑损伤越重，如脑干、下丘脑损伤、弥漫性轴索损伤及广泛性脑挫裂伤等。伤后昏迷—清醒—再昏迷常见于颅内血肿，尤以急性硬脑膜外血肿为典型。

（二）呕吐、头痛

急性颅内压增高时常出现呕吐，颅后窝或迷路受损时，呕吐更为频繁。有时小儿因不能表达其感受，呕吐往往成为唯一的客观症状。头皮挫裂伤及颅骨骨折可有伤处局部疼痛，颅内压增高引起头部持续性胀痛，多伴有频繁的喷射性呕吐。

（三）生命体征的变化

体温、呼吸、脉搏、血压、心率是急性颅脑损伤中重要的观察指标，可以反映颅脑损伤的程度，生命体征正常或轻微变化多表示伤情轻；生命体征较大波动多提示病情危重。生命体征的变化也有助于鉴别颅脑损伤的类型，出现库欣反应（Cushing's reaction，呼吸深慢、脉压增大、心率减慢，血压升高）表明有急性颅内压增高，最常见于外伤性颅内血肿；脉搏和呼吸加快，多见于脑挫裂伤；呼吸节律的紊乱提示有脑疝的可能，呼吸骤停提示枕骨大孔疝发生。若患者神志淡漠，无明显的神经系统的症状、体征，而血压低、心率快、呼吸困难时，应特别注意是否合并休克及其他部位合并伤。

（四）瞳孔变化

对于有意识障碍的颅脑损伤患者，应注意观察瞳孔变化，以便客观地了解病情。若伤后双侧瞳孔立即散大、对光反射消失，或伴有眼球外斜，多为动眼神经直接受损而致，即外伤性散瞳；伤后两侧瞳孔不等大，对光反射存在，瞳孔小的一侧眼裂变窄，眼球内陷，同侧面部潮红、少汗，系颈交感神经节或其传导通路受损所致，即霍纳综合征（Horner syndrome）。若双侧瞳孔时大时小，对光反射消失，眼球凝视麻痹，多提示中脑受损；若双侧瞳孔极度缩小，对光反射消失，提示脑桥受损；若一侧瞳孔散大，对光反射消失，应考虑小脑幕裂孔疝；双侧瞳孔散大、固定，对光反射消失，患者已处于脑疝晚期。

（五）神经系统局灶症状与体征

不同部位的脑损伤有其特有的症状和体征，临床上有定位意义。

1. **额叶损伤**　中央沟前运动区受累可出现对侧肢体中枢性瘫痪；额中回后部受到刺激时，出现双眼向对侧斜视，若受损时出现同侧斜视及书写不能；额下回后部受损可出现运动性失语等。

2. **颞叶损伤**　颞上回后部受损出现感觉性失语，颞中回、下回受损可出现命名性失语。尚可出现颞叶癫痫。

3. **顶叶损伤**　中央沟后躯体感觉中枢受损可出现对侧躯体麻木、感觉减退。缘上回、角回区域受累可出现运用不能、认识不能、失读等表现。

4. **枕叶损伤**　一侧视觉中枢受损可出现对侧同向偏盲，两侧受损可出现全皮质盲。有时可引起以视幻觉为先兆的癫痫发作。

5. **内囊与基底核损伤**　内囊损伤可出现对侧的偏瘫、偏身感觉障碍与偏盲。基底核损伤时，对侧肢体尚出现锥体外系运动障碍、震颤、肌张力失调。

6. **下丘脑损伤**　出现尿崩症、高血糖、水盐代谢紊乱、高热、应激性溃疡、神经源性肺水肿等表现。

7. **脑干损伤**　深昏迷、去大脑强直、瞳孔缩小或散大、对光反射消失、眼球固定等，另有明显的生命体征异常、脑干反射消失、交叉性瘫痪等。

8. **小脑损伤**　主要表现同侧共济失调、肌张力下降、眼球震颤等。

9. **脑神经损伤**　损伤后出现脑神经麻痹症状，以嗅神经、面神经、视神经、动眼神经损伤多见。

三、辅助检查

（一）X 线片

X 线片主要用于诊断颅骨骨折、颅内金属异物等，也可显示额窦、蝶窦内有无积液以证实颅底骨折。由于不能确定是否有颅内损伤，现在临床上已经很少单独应用。

（二）计算机体层成像

计算机体层成像（computed tomography，CT）是颅脑损伤的首选辅助检查。CT 不仅能显示颅脑损伤的部位、程度，血肿的位置、大小、形态、毗邻、数量及脑室、脑池形态和中线结构移位情况，而且还可以明确脑水肿的范围、颅骨骨折、脑挫裂伤、脑干损伤及各种颅脑损伤的合并症与后遗症。由于其具有快速、正确、无创、可反复进行动态观察等优势，决定了 CT 检查在颅脑损伤的诊断中不可替代的作用。

（三）磁共振成像

颅脑损伤急性期一般不采用磁共振成像（magnetic resonance imaging，MRI）检查，只有在 CT 不能清楚地显示某些等密度的硬脑膜下血肿、小的脑挫裂伤、灶性出血、脑干损伤、颅底、颅顶处小病灶及颅脑损伤合并症与后遗症时，才考虑进行 MRI 检查。

（四）腰椎穿刺

在颅脑损伤急性期很少进行腰椎穿刺。腰椎穿刺的目的是测定颅内压，化验脑脊液，了解有无颅内压增高及程度，有无颅内感染、出血等。椎管内注入抗生素治疗颅内感染及腰椎穿刺释放血性脑脊液具有治疗作用。

四、诊疗方案

颅脑损伤的诊断应从病史、全身及神经系统检查、辅助检查几方面综合分析。病史包括受伤史、既往史。受伤史包括受伤的时间、致伤物与致伤方式、外力的大小与作用部位、受伤当时及伤后的处理经过、伤后有无昏迷及昏迷的时间、有无中间清醒期、有无恶心呕吐及抽搐等。对危重颅脑损伤患者，要重点检查呼吸、生命体征、意识状态及瞳孔的变化，紧急抢救后，在患者病情暂时无生命危险时再进一步全面查体。在详细询问病史、全身及神经系统查体与辅助检查的基础上做出正确的全面临床诊断。最好根据初步检查给予 GCS 评分。

轻型颅脑损伤患者应急诊室留观 24 小时，并对症处理，必要时行颅脑 CT 复查；中型颅脑损伤者应在急诊室观察或住院治疗，密切观察病情变化，及时行 CT 复查并做好随时手术的准备工作；重型者颅脑损伤患者，尽快进行 ABC 救治，A（airway）——保持气道通畅，B（breathing）——维持正常呼吸，C（circulation）——维持有效循环，然后重点抢救脑疝，有手术指征者，尽早手术。

颅脑损伤的治疗一般可分为三个阶段：急性期（伤后 1 周内）、过渡期（伤后 1~3 周和康复期（伤后 3 周至半年）。急性期治疗的首要目的是挽救患者的生命，减轻或避免继发性颅脑损伤，以提高患者的生存质量。过渡期应注意迟发性颅内血肿及各种并发症，并加强全身支持治疗；康复期则主要是针对颅脑损伤的并发症与后遗症的康复治疗。

（一）急性期诊疗方案

1. **现场诊疗**　现场初步检查包括：①头部伤情（有无头皮血肿、裂伤、出血、脑脊液漏等）；②呼吸状况（有无呼吸急促、呼吸停止、窒息、发绀等）；③循环状况（有无脉搏细数、皮肤苍白、发凉、休克等）；④其他伤情（有无危及生命的其他严重的合并伤）。

现场初步抢救措施包括：①立即压迫止血与包扎伤口；②迅速呼吸循环的复苏支持；③及时转运至有急救条件的医院等。

2. **急救中心（或急症室）的诊疗**　急救中心的初步检查包括：①记录受伤的时间、伤因与经过；②检查头部伤情、五官与瞳孔等；③测量呼吸、脉搏及血压；④检查意识状况，进行 GCS 计分记录；⑤神经系统及全身简要检查；⑥检查是否有其他合并伤；⑦进行颅骨 X 线片检查；⑧进行颅脑 CT 扫描。

急救中心（或急症室）的紧急处理应包括：①止血；②保持呼吸道通畅，头偏后仰、吸痰、置呼吸通道、气管插管、气管切开、辅助呼吸等；③循环复苏，迅速建立静脉通道、快速输液、维持平均动脉压在 80mmHg 以上。

急救中心（或急症室）的初步诊断应包括：①颅脑损伤的类型与程度，闭合性或开放性，轻、中、重、特重（包括头皮、颅骨、脑实质、颅内出血等）；②有无合并伤及休克；③有无急症手术指征。

急救中心（或急症室）的处理决策应包括：①明确有无颅脑紧急手术指征；②明确有无合并伤紧急手术指征；③向患者家属说明病情、术前谈话及签字；④不具备救治条件者及时转诊，若患者处于休克、呼吸衰竭及脑疝晚期，则不宜转诊；⑤及时转入神经外科专科处理。

3. **神经外科专科处理**　包括：①复核伤情、评估诊断、纠正误诊、补充漏诊等；②术前准备；③不需手术者，送入神经外科重症监护病房。

（1）神经外科重症监护病房监护措施：①24 小时监测生命指征；②意识、瞳孔、肢体活动变化的监测；③有条件者，应行颅内压监护，维持颅内压在 20mmHg 以下，大于此值预后不良；④必要时复查 CT，了解有无迟发性颅内血肿、脑肿胀、脑水肿及血肿增大等；⑤血氧饱和度监测,血氧饱和度维持在 90% 以上;⑥血生化及血气监测。

(2) 手术治疗适应证:①颅内血肿,幕上>30ml,幕下>10ml 或中线结构移位>1cm;②凹陷性骨折,骨片塌陷达 1cm 以上,或凹陷骨折位于中央区时;③有脑脊液鼻漏或耳漏经 1 个月观察不愈者;④广泛性脑挫裂伤颅内压监测持续在 270mmH₂O 以上者;⑤开放性颅脑损伤。

常用的手术类型有开颅血肿清除术、凹陷骨折整复术、去颅瓣减压术或内减压术、开放性颅脑损伤清创术和脑脊液漏修补术等。

(3) 药物治疗:用药原则基本同颅内压增高的治疗。有关脑细胞保护药物种类繁多,临床上常应用的脑细胞保护药物大致包括钙通道阻滞药、阿片受体拮抗药、抗氧化剂、兴奋性氨基酸阻断药、抗炎性反应药等,其中包括纳洛酮、神经节苷脂-1(GM₁)、尼莫地平、甲泼尼龙、胞二磷胆碱、ATP、维生素 C、维生素 E 等。

有关糖皮质激素在重度颅脑损伤中的应用存在争议,《美国重度颅脑损伤诊治指南》建议在重度颅脑损伤患者中不常规应用糖皮质激素。

(4) 并发症治疗:重度颅脑损伤急性期的常见并发症有肺部感染,神经源性肺水肿,应激性溃疡,高血糖,泌尿系统感染,水、电解质、酸碱平衡紊乱等。可在相关专业科室的协助下进行相应的防治。

(5) 营养支持治疗:重度颅脑损伤患者应进行必要的静脉营养,静脉输入一定量的葡萄糖、乳化脂肪、氨基酸、水解蛋白以及特殊配制的静脉营养液,以保证每日 1 500~2 000cal 的热量供应。提倡早期进行肠内营养。

(6) 对症处理:对于出现高热、躁动、癫痫、尿崩的患者采取降温、镇静、抗癫痫、抗尿崩等对症治疗。

(二) 过渡期诊疗方案

颅脑损伤过渡期可能存在以下病情:①迟发性颅内血肿与慢性血肿;②脑梗死与脑萎缩;③外伤性脑积水;④脑脊液漏;⑤感染(伤口感染、颅内感染、肺部感染、泌尿系感染等);⑥器官功能紊乱(肾功能紊乱、胃肠功能紊乱、内分泌功能紊乱等);⑦全身消耗与衰竭等。因此,需要采取相应的诊疗措施。首先要复查CT 以明确颅内变化,针对迟发性或慢性血肿、外伤性脑积水、脑脊液漏等采取手术治疗,对有异物、死骨、炎性组织的感染伤口行清创术,同时加强支持治疗与对症治疗等。

(三) 康复期诊疗方案

颅脑损伤康复期可能存在的情况有:①智能、语言、运动的障碍;②脑积水、脑穿通畸形;③颅骨缺损;④外伤性癫痫;⑤植物生存(持续昏迷 1 年以上为标准);⑥全身衰竭等。

主要治疗措施包括:①手术治疗脑积水、颅骨缺损及难治性癫痫;②康复疗法(药物、理疗、体疗、中医等)治疗智能、语言、运动的障碍等。

五、诊疗过程中的经验与注意事项

(一) 意识状况比瞳孔更重要

颅脑损伤的意识状况直接反映颅内情况。瞳孔大的不一定重,瞳孔不大的不一定轻。但是,意识不好的肯定重,意识好的多数轻。要特别注意那种瞳孔不大,而强刺激都没有反应的颅脑损伤患者,有时死亡可以在几分钟到几小时内发生。

(二) 血压正常不一定正常

颅脑损伤的患者,一般在应激情况下血压不应该正常。颅脑损伤患者,若血压正常,有以下几种情况:太轻,休克,心力衰竭(中枢性和或心源性)。

(三) 颅脑损伤患者躁动只有在排除新情况后才可用镇静药

安静的颅脑损伤患者突然出现躁动,应考虑以下原因:尿憋(不要相信放置了导尿管就不会发生尿潴留,有时候会有导尿管脱出与不通)及便秘、新出血或水肿加重(颅内压增高)、缺氧(呼吸道不通畅)、疼痛、应激状态、休克前兆(低血容量)、口渴、体位不适、惊吓及刺激性因素(导尿管、气管插管等)等,当然,也可能是昏迷的患者要醒了。因此,颅脑损伤患者出现躁动,一要看意识状况,二要看瞳孔,三要看膀胱,有无尿潴留,四要复查 CT。在排除上述情况后方可应用镇静药。

(四) 诊治颅脑损伤时一定要牢记以下几点

1. 保持昏迷患者的呼吸道通畅是抢救的第一个措施。

2. 时间就是生命,必须争分夺秒! 要在最短只要病情会变化就不会有轻病。所以,有人说怕轻的不怕重的,这里是指"表面看轻,实际上重的患者"。

3. 颅脑损伤一般不会引起休克。发生休克的颅脑损伤患者,很可能合并复合伤和多发伤,注意排除胸腹脏器等损伤。

4. 警惕迟发性颅内血肿! 当拿不准是否需要复查 CT 及何时复查 CT 时,除了请示上级医师外,一般情况下复查 CT 没有错。

5. 颅骨线状骨折不可怕,可怕的是硬脑膜外血肿。有颅骨线状骨折者一定要警惕硬脑膜外血肿,及时复查 CT 可以尽早发现迟发性硬脑膜外血肿。

6. 额叶脑挫裂伤能保则保,颞叶脑挫裂伤能做则做。额叶脑挫裂伤离脑干较远,压力传导过去就降低了;颞叶脑挫裂伤离脑干近,容易发生脑疝。等发生脑疝再手术,手术效果可能不佳。

7. 良好的营养是抢救治疗的基础。对于重度颅脑损伤患者来说,早期合理的营养治疗不仅可增加患者的能量和氮摄入量,促进蛋白质合成,恢复氮平衡,而且可以降低感染率,促进神经功能恢复,降低病死率和致残率,提高生存质量。因此,重度颅脑损伤患者的救治过程中一定要重视营养支持治疗。

(刘玉光　吴承远)

第二节　头皮损伤

头皮损伤(scalp injury)属于原发性颅脑损伤中的一种,是头部直接受暴力作用而产生的头皮损伤。头皮损伤可能单发,或合并颅骨、颅内损伤,由于头皮血供丰富,单纯的头皮损伤若处理不及时甚至可能引发休克。根据暴力作用大小、速度、方向的不同,头皮损伤可分为头皮擦伤、头皮挫伤、头皮裂伤、头皮血肿及头皮撕脱伤等。

一、头皮应用解剖

颅盖区软组织分为额顶枕区与两侧颞区。额顶枕区软组织自浅至深分为 5 层:皮肤、浅筋膜、枕额肌与帽状腱膜、腱膜下组织、颅骨外膜,深面为颅骨。皮肤厚而致密,外背毛发,内含大量毛囊、汗腺、皮脂腺,并富含血管淋巴管,外伤后易出血,但伤后愈合快。浅筋膜由致密结缔组织构成,连接皮质和帽状腱膜,此三层不易分开,形成许多小的间隙,内有血管、神经,头皮裂伤时,血管壁受结缔组织小梁牵拉而不易收缩,出血较多,需压迫或缝合才能止血,发生血肿、感染时,血肿及红肿相对局限,但因压迫神经严重而疼痛明显。枕额肌与帽状腱膜,前起自眉、鼻根部及皮肤与皮下组织,后附于枕外隆凸及上项线,两侧帽状腱膜与颞浅筋膜浅层相连续,若外伤深达此层时,由于枕额肌收缩牵拉,伤口多裂开较宽,须将此层缝合,以减轻张力。腱膜下组织为一薄层疏松结缔组织,其结构疏松,外伤时头皮易从此剥脱,此层有出血积脓时易扩散到整个额顶枕区皮下,此层中有许多与颅内静脉窦相通的导血管,颅外感染时,感染可顺导血管而形成颅内感染。颅骨外膜薄而致密,附于颅骨,在骨缝处与颅骨连接紧密,余处黏附较松,易剥脱

形成血肿,局限于一块颅骨范围之内。颞区软组织分为 7 层:皮肤、浅筋膜、颞浅筋膜、颞深筋膜、颞深筋膜下脂肪组织、颞肌及骨膜,其深层为颞骨。

颅盖区血管与神经可分为前、后与外侧三组。前组为外侧的眶上动、静脉与眶上神经,内侧的滑车上动、静脉与滑车上神经,后组为枕动、静脉与枕大、枕小神经,外侧组为耳前的颞浅动、静脉耳颞神经,耳后的耳后动、静脉与耳大神经。颅内外静脉之间借导血管板障静脉形成交通,颅内外感染因而可以相互蔓延。头皮的淋巴回流:额颞顶前部的淋巴汇入耳前及下颌下淋巴结,顶后汇入耳后淋巴结,枕部汇入枕淋巴结,以上各淋巴结的输出管都注入颈浅深淋巴结。

二、头皮损伤的机制

(一)打击与冲撞

打击伤及冲撞伤可因致伤物的速度与大小不同,造成不同的损伤。如致伤物体积大、速度慢,常造成头皮挫伤和血肿;体积大、速度快则造成头皮挫裂伤;体积小而速度快者则常致头皮小裂伤,严重时如子弹常伴有穿通性颅脑损伤。

(二)切割与穿戳

切割伤可造成边缘整齐的头皮裂伤。穿戳往往造成规则或不规则的头皮裂伤,且常伴开放性颅脑外伤。

(三)摩擦和牵扯

摩擦和牵扯常可造成头皮擦伤及挫伤,重者可引起部分头皮撕脱伤。典型病例如机器缠绕头发可造成大片头皮或全头皮的严重撕脱伤。

(四)挤压

常见于楼板挤压和产伤,可造成头皮挫伤及血肿,或合并颅骨骨折或脑外伤,严重程度取决于挤压力度和速度。

三、临床表现与诊断

头皮损伤因为外在表现明显,不同亚类之间的鉴别诊断较简单,但需注意可能合并颅内损伤,尤其是看似受伤力度不大的患者,必要时行颅脑 CT 检查排除颅内病变。具体亚类如下。

(一)头皮擦伤

头皮擦伤的损伤表浅,局部感到轻微疼痛,擦伤创面多不规则,可有血渗出及点状出血。

(二)头皮挫伤

头皮挫伤属于闭合性损伤,常因头部受钝器伤或

因头部碰撞外伤所致,伤后头皮肿胀压痛,皮下淤血,扪之坚实,可出现局部头皮坏死。

(三) 头皮裂伤

头皮裂伤属于开放性损伤,可因锐器伤、钝器伤而致,如切割伤或砍伤、高速尖器投射伤、头部撞击伤等。由于头皮血管丰富,血管破裂后不易自行闭合,即使伤口不大出血也较多。在创口内常夹杂毛发、泥沙、污物,如处理不当,易继发感染,感染可经导静脉进入颅内而致颅内感染。

(四) 头皮血肿

头皮血肿属于闭合性损伤,常与头皮挫伤并存或是深面颅骨骨折的一种间接征象,由于头皮内富含血管,闭合性损伤可导致血肿。具体又可分为三类。

1. 头皮下血肿　血肿位于表层头皮与帽状腱膜之间,因皮下组织与皮肤和帽状腱膜之间连接紧密,故在此层内的血肿较局限。血肿周围的组织肿胀增厚,中心触之有凹陷感,可误诊为凹陷性骨折,有时需拍X线片除外凹陷性骨折。临床上通过按压较硬的边缘使水肿消散,有助于鉴别诊断。

2. 帽状腱膜下血肿　血肿位于帽状腱膜与骨膜之间,由小动脉或导静脉破裂引起。出血弥漫在帽状腱膜下间隙,不易局限而广泛蔓延,血肿范围广,严重时遍及整个头颅穹窿部,血肿边界与帽状腱膜附着边缘相一致,触诊有明显波动感,在婴幼儿,出血多时可并发休克。

3. 骨膜下血肿　多见于钝性损伤时头颅发生明显变形之后,血肿位于骨膜与颅骨外板之间,血肿不超过颅缝,出血来源多系颅骨骨折处板障静脉损伤以及骨膜剥离处的骨膜渗血所致。各类头皮血肿CT典型图像见图6-2-1。

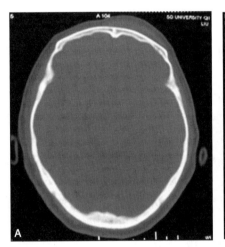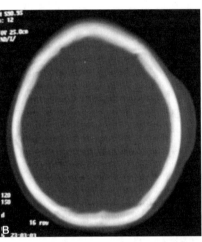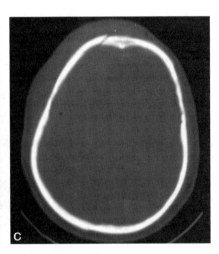

图6-2-1　各类头皮血肿的CT表现
A.皮下血肿;B.帽状腱膜下血肿;C.骨膜下血肿。

各类头皮血肿的鉴别要点见表6-2-1。

表6-2-1　各类头皮血肿的鉴别要点

血肿类型	软硬程度	血肿范围
皮下血肿	较硬、波动感不明显	局限于头皮挫伤中心
帽状腱膜下血肿	软,有明显波动	蔓延至整个头皮,不受颅缝限制
骨膜下血肿	张力大,有波动感	血肿边缘不超过颅缝

四、救治原则与措施

(一) 头皮撕脱伤

头皮撕脱伤属于开放性损伤,是一种严重的头皮损伤。头皮多从帽状腱膜下或骨膜下撕脱。全头皮撕脱的边界与帽状腱膜附着边缘相同,前至眼睑及鼻根,后至上项线及发迹,双侧至颞部,由于创面大,出血多,极易发生休克。应首先积极采取止血、镇痛、抗休克等措施。用无菌敷料覆盖创面加压包扎止血,并保留撕脱的头皮备用,争取在12小时内送往有条件的医院清创。撕脱头皮不严重者,可试行头皮血管吻合与头皮再植,或将撕脱的头皮做中厚皮片再植。大面积头皮缺损,伴颅骨与硬脑膜缺损者,清创时需修补硬脑膜与头皮。尚有用带血管的大网膜覆盖创面,同时一期植皮或待肉芽生长后再植皮。头皮缺损大,又未及时处理,或因伤口污染或植皮失败致使颅骨裸露,可在骨面每隔1cm做深达板障的多处钻孔或将外板凿除,待肉芽组织形成后再植皮。

（二）头皮血肿

头皮下血肿多在数日后自行吸收，无须特殊处理，早期可冷敷以减少出血及减轻疼痛，24～48 小时后改为热敷以促进血肿吸收。帽状腱膜下血肿可早期冷敷，24～48 小时后热敷，并加压包扎待其吸收。对于大的血肿可在消毒后局部麻醉下穿刺抽吸后加压包扎。血肿不消失或继续增大者，在排除颅骨骨折及颅内损伤后，可经套管针置入引流管引流数日，也可切开清除血肿并止血，严密缝合伤口，加压包扎，并应用抗生素预防感染。血肿合并感染者应切开引流。婴幼儿的帽状腱膜下血肿可导致全身有效循环血量不足，应注意补充液体甚至输血。骨膜下血肿较小时可采用先冷敷后热敷待其自行吸收的办法，但忌用加压包扎，防止积血自颅缝进入颅内形成硬脑膜外血肿，较大者可在严格备皮消毒的情况下空针穿刺，抽吸积血，然后加压包扎。婴幼儿的骨膜下血肿宜及时穿刺抽吸，然后加压包扎，以防钙盐沉积使血肿形成骨性包壳而难以吸收。

（三）头皮挫裂伤

在不具备外科手术条件时，如外伤现场的应急处理，可用无菌敷料或洁净衣物将伤口简单加压包扎止血后立刻送医。于医院急诊室或手术室，可行清创缝合术。将伤口周围至少 8cm 的毛发剃光备皮。肥皂水冲洗创伤周围，再以大量生理盐水反复冲洗伤口，将创口内及周围的破碎毛发、泥土等异物尽可能冲洗干净。用消毒纱布擦干伤口周围，碘酒、乙醇或碘附消毒伤口周围皮肤。0.5% 利多卡因局部浸润麻醉，然后用过氧化氢液（双氧水）和生理盐水反复冲洗伤口内部，并仔细检查，清除伤口内头发、坏死组织及其他异物等，头皮伤口创缘修整至可见新鲜组织后缝合。帽状腱膜和皮肤两层间断缝合，若皮肤缺损不能分层缝合，可用全层头皮垂直褥式缝合。若伤口对合困难，可潜行分离伤口两侧帽状腱膜下层 3～4cm，使伤口处头皮松弛，再减张缝合。若存在头皮缺损，可用 S 形减张切口或皮瓣转移等方法缝合伤口。伤口较大且污染明显者，缝合后应做低位戳口置引流条，并于 24 小时后拔除。伤后 2～3 天者也可一期清创缝合或部分缝合加引流。术后抗菌治疗并预防性肌内注射 TAT 1 500U（皮试阴性后）。

（四）头皮擦伤和挫伤

头皮擦伤和挫伤是一种较轻类型头皮损伤。一般可以局部消毒，擦伤区以碘附或碘酒消毒后以无菌敷料包扎，定期换药，靠近眼睑附近注意避免消毒液对眼角膜造成伤害。

（王传伟　刘玉光）

第三节　颅骨骨折

颅骨骨折（fracture of skull）是因为暴力作用于头颅产生反作用力导致，在闭合性颅脑损伤中约占 1%，在重度颅脑损伤中约占 70%。其临床意义主要在于同时发生的脑膜、血管、脑及脑神经损伤。颅骨骨折的部位和类型有利于对受伤机制及病情的判断。

一、颅骨解剖学基础

颅骨由额、枕、蝶、筛骨各 1 块和顶、颞骨各 2 块构成，具有保护脑的作用，可分为颅盖及颅底两部分，分界线为眉弓、颧弓、外耳道上缘、乳突、上项线及枕外隆凸的连线。

（一）颅盖

颅盖是由额骨鳞部、顶骨、颞骨鳞部和枕骨鳞部上半所组成，各骨块之间形成骨缝，有冠状缝、矢状缝、人字缝。颅盖骨均为扁骨，其厚度不一，枕外隆凸处最厚，可达 1cm，枕、颞骨鳞部较薄，仅 1～2mm，在不同部位颅骨钻孔时应注意此特点。颅盖骨一般由外板、板障、内板三层组成，在颅骨较薄的地方，板障不明显。外板较厚 1～2mm，内板较薄约 0.5mm，因此，外伤时颅骨内板易发生骨折，骨折后可及深面的硬脑膜、血管、脑组织而形成颅内血肿及脑损伤。板障内含板障静脉，构成颅内、外静脉的交通。

（二）颅底

颅底由额骨眶部、蝶骨体及蝶骨大小翼、筛骨筛板、颞骨岩部和鳞部、乳突部内面、枕骨下部构成，由前到后被蝶骨嵴与岩骨嵴分成颅前窝、颅中窝、颅后窝。

1. 颅前窝　主要由额骨的眶部及筛骨筛板构成。颅前窝中央最前方为盲孔，盲孔后方为突出的鸡冠，为大脑镰前部的附着点。鸡冠两侧为筛板，其上有许多筛孔，嗅丝由此通过，颅前窝两侧为不平滑的眶部。颅前窝骨板较薄易发生骨折，损伤嗅丝，可致嗅觉减退乃至丧失。由于颅底与硬脑膜愈着紧密，骨折时易撕裂硬脑膜而引起脑脊液鼻漏。颅脑损伤，尤其枕部着力时，额叶底部在骨嵴上摩擦而引起额极与额叶底面的脑挫裂伤和血肿。

2. 颅中窝　主要由蝶骨体、蝶骨、蝶骨大翼、颞岩部前面及部分颞鳞部构成，分为中间部的蝶鞍与对称的两侧部。蝶鞍中央为垂体窝,容纳垂体。前方为鞍结节、视交叉沟及向两侧连通的视神经管,内行视神经与眼动脉,后方为鞍背,两侧有前床突、中床突、后床突三个骨性突起,再往外为纵行颈动脉沟及海绵窦,内行颈内动脉。颅中窝骨折伤及海绵窦时可出现致命性鼻腔大出血和海绵窦综合征。蝶鞍下方为蝶窦,蝶骨体骨折伤及蝶窦时可出现脑脊液鼻漏。侧部容纳颞叶,有许多裂孔自前至后分布其上,眶上裂位于前内方,通向眶腔,动眼神经、滑车神经、展神经、三叉神经第一支及眼静脉通过眶上裂,此处骨折可出现眶上裂综合征。其后为圆孔、卵圆孔、棘孔、破裂孔,圆孔内走行上颌神经、卵圆孔内走行下颌神经及通海绵窦导血管棘孔有脑膜中动脉及棘孔神经通过,脑膜中动脉损伤时,有时需堵塞棘孔才能止血。破裂孔上为软骨封闭,其上有颈内动脉横过,内穿行发自面神经的岩浅大神经及导血管。颞骨岩尖部有三叉神经压迹,为三叉神经半月节存在部位,其上有展神经、滑车神经经过,此处损伤可致岩尖综合征。颞骨岩部后方为鼓室盖,将鼓室与颅中窝分隔,此处骨折可出现脑脊液鼻漏及面神经麻痹、失听。颅中窝外侧有脑膜中动脉沟,此处骨折可出现硬脑膜外血肿,为硬脑膜外血肿好发部位。

3. **颅后窝** 由颞骨岩部后面和枕骨各部组成。其中央为枕骨大孔,有延髓与脊髓相连,另有椎动脉、副神经脊髓根通过。枕骨大孔两侧有舌下神经管,舌下神经由此出颅。前上方为斜坡,承托脑桥及延髓,斜坡下为咽后壁,因此枕骨大孔骨折时,可伤及舌下神经及延髓,斜坡骨折时可出现咽后壁血肿。颅后窝两侧部上缘为岩上窦,颞岩部后面有内耳门,内有面听神经及迷路动、静脉通过,内耳门后下方颈静脉孔,内行颈内静脉及舌咽神经、迷走神经、副神经三对脑神经,骨折通过颈静脉孔可出现颈静脉孔综合征。颈静脉孔连于乙状窦,乙状窦向两侧连通于横窦。颅后窝后壁的中部为呈“十”字形的枕内隆凸。

二、颅骨的生物力学性质

颅骨共由8块骨组成,骨间有骨缝紧密相连,具有分散暴力和保护脑组织的作用。颅骨的各种力学性能中最主要的是强度和刚度两种。颅骨的内、外板均有较高的刚度与强度,能以变弯和受压的形式承受外力的静态力与冲击力。板障在头部受外力时能阻止内外板的接近并承受剪应力,还可通过自身的压缩变

形以吸收部分冲击能量。随年龄的增长,板障增厚,到老年时期可能占整个骨厚的一半以上,使颅盖骨强度下降,脆性增大,容易骨折。

三、颅骨损伤机制

（一）颅骨骨折主要的两种形式

1. **局部弯曲变形引起骨折** 当外力打击颅骨时,先是着力点局部内陷,而作用力停止时颅骨又迅速弹回而复位,当外力较大使颅骨变形超过其弹性限度,则首先在作用点的中央发生内板断裂继而周边外板折断,最后中央部的外板及周边部的内板亦发生断裂。颅骨破损后形状大体上呈向内的喇叭形,一般仍有局部地方相连。

2. **普遍弯曲变形引起的骨折** 头颅的骨质结构及形状近似一个具有弹性的球体,颅骨被挤压在两个以上的力量之间,可引起头颅的整个变形。当颅骨的变形超过其弹性限度则发生骨折。当暴力为左右方向时,骨折线往往垂直于矢状线,常通过颞部及颅底。当暴力为前后方向时,骨折线为纵行,与矢状线平行,并往往伸延到枕骨鳞部。当暴力为上下方向时,可由脊柱的对抗力而造成颅底的环形骨折。

（二）影响颅骨损伤的各种因素

影响颅骨损伤严重程度的主要因素为外力的大小、作用面积大小、打击延续时间的长短、打击的动量、受击时头部运动状态、打击点的位置以及颅骨自身的几何力学特性。外力作用于头的部位与骨折的关系:由于颅骨几何形态很复杂,各部分结构形式、厚度及材料性质均不相同,所以外力作用在不同点处对颅骨损伤的程度及骨折线的走向均有影响,根据临床统计,大体有以下规律。

1. 当额部前方受撞击时,多产生额骨垂直部和颅前窝前后纵向骨折,其次是前后的斜行骨折。如作用点在前额的外侧,亦可产生左右横行的线形骨折,并可越过中线达对侧颅前窝底。

2. 当顶骨前方或额骨后部受冲撞时,骨折常向颞前区伸延,在冲击力较大的情况下,也可能同时向各个方向扩展。在顶骨上方撞击时,骨折多发生在颅盖的一侧,亦可发生横过中线的双侧性骨折,经过颅顶中线的骨折可损伤上矢状窦。有时骨折延伸到颅中窝底,经蝶骨向颅底发展,也可经过颞骨岩部向颅中窝的内侧和颅后窝发展。偶见由于脊柱的对抗作用产生枕骨大孔周围的环形骨折。

3. 暴力作用于颞部,以左右方向的横行骨折为多

见,骨折线可经颞骨鳞部延伸到颅中窝底,亦可经过蝶骨到达对侧颅中窝底,其次为左右走行的斜行骨折亦较多,而前后纵行骨折则少见。

4. 在枕骨范围内受撞击时,如着力点在一侧枕部多见前后方向的纵行骨折或斜行骨折。骨折线由着力点向颅后窝底延伸,也可经颞骨岩部,延伸到颅中窝,有时可见枕乳突缝或人字缝下部的颅缝分离。

5. 当来自下方的撞击由脊柱传到枕骨大孔时,骨折从枕骨大孔向前或向侧方扩展。

6. 暴力冲击点越接近颅底水平,颅盖和颅底联合骨折的发生率越高。

(三) 颅骨骨折的分类

1. 按骨折的形状分类

(1) 线形骨折:骨折呈线条形,单一线形骨折常见,分支状、放射状和多发线形骨折少见。线形骨线占颅盖骨折的2/3以上,颅底骨折几乎都是线形骨折。外伤性颅缝分离,亦属于线形骨折范畴,以人字缝分离多见,矢状缝和冠状缝分离少见。颅骨生长性骨折是特殊类型的线形骨折,当婴幼儿颅盖部线形骨的骨折线中间有骨膜或蛛网膜等间隔时,不仅阻止骨折愈合,而且骨折的缝隙不断受到蛛网膜下隙、膨出的脑组织或形成的囊肿的冲击,骨折缘逐渐被侵蚀和吸收,一般多在数月出现搏动性膨出的肿块,而且肿块不断增大,称颅骨生长性骨折。

(2) 凹陷性骨折:为致伤物直接冲击颅盖所致,婴幼儿多为乒乓球样凹陷性骨折。凹陷性骨折约占颅盖骨折的1/3,常见于额、颞部或顶部,枕部很少见。凹陷性骨折病情可轻可重,轻者仅颅骨凹陷,脑内无损伤;重者骨折片常刺破硬脑膜和损伤脑实质,造成局部脑挫裂伤,常合并各种类型颅内血肿,尤其是脑内血肿。

(3) 粉碎性骨折:为暴力直接作用于颅盖所致。一般暴力较大,与头部接触面积广,形成多条骨折线,分隔成若干骨碎块,有些骨片互相重叠,有些轻度陷入。局部脑膜撕裂和脑组织常有广泛的挫裂伤,可合并各种类型的颅内血肿。

2. 按骨折部位分类

(1) 颅盖骨折:为暴力直接冲击颅盖部所致,骨折多位于颅盖范围内,也常延伸到颅底。颅盖骨折发生率较颅底骨折多1~2倍。骨折的形态依次为线形骨折、凹陷性骨折和粉碎性骨折。

(2) 颅底骨折:多为内开放性线形骨折,大多数

颅底骨折系颅盖骨折向颅底伸延的联合骨折,单纯发生在颅底的骨折少见。骨折线有横行、纵行及环形三种。骨折线可累及一个或两个颅窝,累及三个颅窝者很少。由于硬脑膜与颅底粘连紧密,该部位不易形成硬脑膜外血肿,而易合并硬脑膜撕裂造成内开放,产生脑脊液漏。进出颅腔的大血管和脑神经都经颅底,故颅底骨折常造成脑神经损伤和颈内动脉海绵窦瘘等并发症。颅后窝骨折可伴有原发性脑干损伤。

3. 按创伤的性质分类

(1) 闭合性骨折:骨折部位的头皮非全层裂伤,骨膜未裂开,因而颅骨与外界不相通。

(2) 开放性骨折:指骨折部位头皮全层裂开,颅骨与外界连通。

四、临床表现

(一) 颅盖骨折

颅盖骨折有多种形式,除开放性及某些凹陷性颅盖骨折,在临床上可能显示骨折的直接征象外,闭合性骨折往往只显示骨折的间接征象。

1. 闭合性颅盖骨折　骨折处头皮肿胀,患者自觉疼痛,并有压痛。线形骨折的表面,常出现头皮挫伤和头皮血肿。颞肌范围的明显肿胀、张力增高和压痛,常是颞骨线形骨折合并颞肌下淤血的征象。外伤性颅缝裂开在小儿比较常见,早期可出现沿颅缝走行的条状头皮血肿。骨膜下血肿或迅速形成巨大的帽状腱膜下血肿常暗示深面有颅盖骨折。凹陷性骨折多发生于额部及顶部,受伤部位多伴有头皮挫伤和血肿。触诊时常可摸及骨质下陷,可出现骨片浮动感或骨擦音。但切忌反复,粗暴操作。在单纯头皮血肿触诊时,常有中央凹入感,易误诊为凹陷性骨折,此时需拍颅骨切线位片加以鉴别。凹陷性骨折在皮质功能区可出现相应的刺激或损害症状。凹陷性骨折在静脉窦上可引起致命性大出血,或压迫静脉窦引起颅内压增高。广泛的凹陷性骨折由于减小了颅腔的容积亦可引起颅内压增高。

2. 开放性颅盖骨折　多发生于锐器直接损伤,少数为火器伤。受伤局部的头皮呈全层裂开,其下可有各种类型的颅骨骨折。伤口内可有各种异物,如头发、碎骨片、泥土及布屑等。此种骨折如硬脑膜完整称为"开放性颅骨骨折";当硬脑膜也有破裂时则称为"开放性颅脑损伤"。累及大静脉窦的粉碎骨折,可引起致命性大出血。

（二）颅底骨折

颅底骨折因骨折线常通向鼻窦或岩骨乳突气房，由此分别与鼻腔或外耳道连通，亦称为内开放性骨折。其临床表现常是骨折的间接征象。颅底骨折依其发生部位不同，分为颅前窝骨折、颅中窝骨折和颅后窝骨折。

1. 颅前窝骨折　前额部皮肤有挫伤和肿胀，可合并口鼻颌面出血。如颅前窝底部骨折撕裂颅底部脑膜及鼻腔黏膜时，出现脑脊液鼻漏，呈淡红色，因含糖可用尿糖试纸测试，但该方法的灵敏度和特异度有待商榷。脑脊液漏可因呛咳、挣扎等因素而加剧。气体可经骨折线进入颅腔内，称为"外伤性颅内积气"。脑脊液鼻漏轻者一般于伤后数日能自行停止，重者需要生命体征稳定后手术修补，控制不良会导致颅内感染或局限性脓肿。伤后逐渐出现眼睑的皮下瘀斑，俗称"熊猫眼"征。出血因受眶筋膜限制，而较少扩展至眶缘以外，且常为双侧性，应与眼眶部直接软组织挫伤鉴别。眶顶骨折后，眶内出血，还可使眼球突出，如出血在球结膜之下由后向前延伸，血斑常呈扇形分布，其基底位于内、外眦，后界不明，而尖端指向角膜及瞳孔，亦常为双侧性，检查时，瘀斑不随之移动。这一特征可与直接眼部挫伤所致球结合膜触动球结合膜内片状出血相区别。骨折线累及筛板，撕裂嗅神经导致嗅觉丧失，当骨折线经过视神经孔时，可因损伤或压迫视神经而导致视力减退或丧失。斜侧方冲击力带来神经管骨折进而损伤视力的可能性及严重性要大于正前方冲击力。颅前窝骨折也可伴有额极及额叶底面的脑挫裂伤以及各种类型的颅内血肿。

2. 颅中窝骨折　临床上常见到颞部软组织肿胀，骨折线多限于一侧颅中窝底，亦有时经蝶骨体达到对侧颅中窝底。当骨折线累及颞骨岩部时，往往损伤面神经和听神经，出现周围性面瘫、听力丧失、眩晕或平衡障碍等。如骨折线经过中耳和伴有鼓膜破裂时，多出现耳出血和脑脊液耳漏，偶尔骨折线宽大，外耳道可见有液化脑组织溢出。临床上应仔细检查，以除外外耳道壁裂伤出血或因面颌部出血流入外耳道所造成的假象。如岩部骨折鼓膜尚保持完整时，耳部检查可发现鼓膜呈蓝紫色，血液或脑脊液可经耳咽管流向鼻腔或口腔，需注意与筛窦或蝶窦骨折伴发的脑脊液漏相鉴别。骨折线经过蝶骨，可损伤颈内动脉产生颈内动脉海绵窦瘘，表现为头部或眶部连续性杂音，搏动性眼球突出，眼球运动受限和视力进行性减退等，颈内动脉损伤亦可形成海绵窦段颈内动脉瘤，动脉瘤破裂后又形成颈内动脉海绵窦瘘。有时颈内动脉损伤或外伤性颈内动脉瘤突然破裂，大量出血经骨折缝隙和蝶窦涌向鼻腔，发生致死性鼻腔大出血，如不能果断、迅速地控制和结扎颈总动脉，患者将死于出血性休克。当眶上裂骨折时，可损伤眼、滑车和展神经，以及三叉神经第一支，出现眼球运动障碍和前额部感觉障碍，即为眶上裂综合征。

3. 颅后窝骨折　常有枕部直接承受暴力的外伤史，除着力点的头皮伤外，数小时后可在枕下或乳突部出现皮下淤血，骨折线经过枕骨鳞部和基底部，亦可经过颞骨岩部向前达颅中窝。骨折线累及斜坡时，可于咽后壁见到黏膜下淤血，如骨折经过颈内静脉孔或舌下神经孔，可分别出现下咽困难、声音嘶哑或舌肌瘫痪。骨折累及枕骨大孔，可出现延髓损伤的症状，严重时，伤后立即出现深昏迷、四肢弛缓、呼吸困难，甚至死亡。

五、辅助检查

（一）X 线片

颅骨 X 线检查可以确定有无骨折和其类型，亦可根据骨折线的走行判断颅内结构的损伤情况，以及合并颅内血肿的可能性，便于进一步检查和治疗。

颅骨摄片时，一般应摄常规的前后位和侧位片，有凹陷性骨折时，为了解其凹陷的深度应摄以骨折部位为中心的切线位片。当怀疑枕骨骨折和人字缝分离时，需摄额枕半轴位片或汤氏（Towne）位片；如前额部着力，伤后一侧视力障碍时，应摄视神经孔位片；眼眶部骨折拍柯氏位片，疑诊颅底骨折时，如病情许可，应摄颏顶位片。

颅盖骨折经颅骨 X 线检查确诊率为 95%～100%。骨折线在 X 线平片上需与颅骨血管沟、颅骨缝相鉴别。骨折线较黑，走行直且细，分支少；血管沟灰度浅，常弯曲且分支多，宽度大；正常骨缝常位于固定位置，灰度浅，与其他骨缝相连，且较宽，呈锯齿状。当骨折线经过脑膜中动脉主干及其分支、横窦沟或矢状中线时，应警惕合并硬脑膜外血肿。线形骨折也要与颅缝区别，颅缝有特定部位，呈锯齿状，内板缝的投影亦不如骨折线清晰锐利。颅缝分离较骨折少见，常见于儿童及青少年，多发生于人字缝、矢状窦和冠状缝，表现为颅缝明显增宽，或有颅缝错位或重叠，两侧颅缝宽度相差 1mm 以上或宽度超过 1.5mm 即可诊颅缝分离。

　　颅底骨折经 X 线检查确诊率仅为 50% 左右。诊断时必须结合临床表现。即使颅骨 X 线平片未发现骨折线,如临床表现符合,亦应确定为颅底骨折。当骨折线经过额窦、筛窦、蝶窦和岩骨时,应注意是否伴发脑脊液漏,并警惕这类内开放性颅骨骨折有并发颅内感染的可能。另外,阅片时还要注意颅底骨折的间接征象,如颅底骨折脑脊液漏可出现鼻窦和/或乳突积液表现,窦腔混浊,密度增高。鼻窦或乳突损伤,可于颅骨周围或颅内出现气体。

(二) 颅脑 CT 与 MRI 检查

　　1. CT 检查　采用观察软组织和骨质的两种窗位,有利于发现颅骨 X 线平片不能发现的骨折,尤其是颅底骨折。CT 扫描可显示骨折缝隙的大小、走行方向、陷入颅内的深度,同时可显示有无颅内血肿及颅内积气。对于颅底骨折导致脑脊液漏的病例,CT 扫描三维重建及碘剂脑池造影能较好地显示出脑脊液漏出部位。CT 三维重建对判断鼻旁窦、中耳及乳突等骨性结构是否骨折有重要作用。

　　不同类型的颅盖骨折 CT 表现见图 6-3-1。

　　颅底骨折的 CT 表现见图 6-3-2。

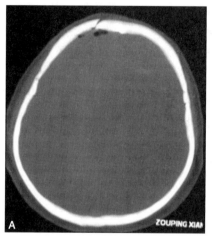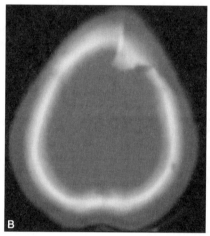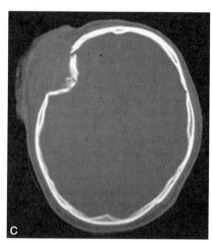

图 6-3-1　不同类型的颅盖骨折 CT 表现

A. 线形骨折;B. 凹陷性骨折;C. 粉碎性骨折。

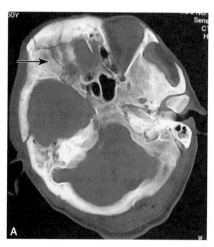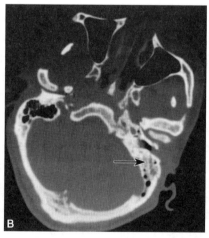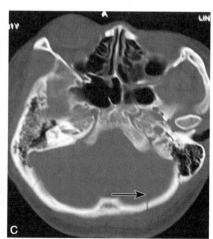

图 6-3-2　颅底骨折的 CT 表现

A. 颅前窝骨折;B. 颅中窝骨折;C. 颅后窝骨折。

　　开放性颅脑损伤可以导致颅内积气,尤其容易发生在颅底骨折伴脑脊液漏的病例中,CT 检查可以明显显示颅内积气的情况(图 6-3-3)。

　　2. MRI 检查　由于 MRI 对颅骨骨折显示不敏

感,一般早期不用于颅脑外伤检查。但是,高分辨率 MRI 在 T_2 冠状位像上有利于判断脑脊液漏的漏口位置(图 6-3-4)。

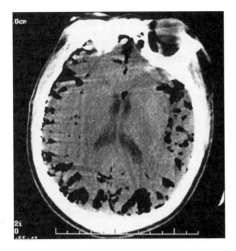

图 6-3-3　外伤性颅内积气的 CT 表现

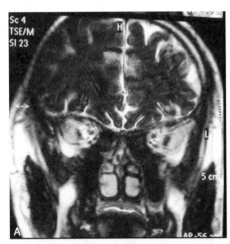

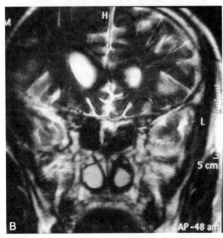

图 6-3-4　MRI T$_2$ 冠状位像脑脊液漏的表现
A. 该层面未见明显脑脊液漏;B. 该层面可见明显脑脊液漏。

六、诊断

　　一般情况下,根据头部外伤史、临床查体及影像检查(包括 X 线平片和 CT 扫描)不难做出诊断,对于颅骨骨折,因其有典型的临床征象,在没有特殊检查的情况下,可依临床征象做出诊断。

七、治疗原则与措施

(一)颅盖部线形骨折

　　闭合性颅盖部单纯线形骨折,如无颅内血肿等情况,不需手术治疗。但应观察注意颅内迟发性血肿的发生。开放性线形骨折,如骨折线宽且有异物者可钻孔后清除污物,咬除污染的颅骨,以防术后感染,如有颅内血肿按血肿处理。

(二)凹陷性骨折

　　凹陷性骨折的手术指征:①骨折片下陷压迫脑中央区附近或其他重要功能区,或有相应的神经功能障碍者;②骨折片下陷超过 1cm(小儿 0.5cm)或因大块骨片下陷引起颅内压增高者;③骨折片尖锐刺入脑内或有颅内血肿者;④额窦开放明显,甚至合并感染者;⑤没有血肿但有脑膜穿通造成脑脊液漏或颅内积气者;⑥开放性凹陷粉碎骨折,不论是否伴有硬脑膜与脑损伤均应早期手术。位于静脉窦区的凹陷性骨折应视为手术禁忌证,以防复位手术引起大量出血。

　　1. 闭合性凹陷性骨折　根据骨折的部位、大小、颅内有无血肿,治疗策略不同:对范围较小且远离静脉窦者,充分显露骨折区域,在骨折凹陷裂纹旁钻孔,用骨撬将陷入的骨片掀起;对凹陷范围较大的骨折片或伴颅内血肿者,可采用取骨瓣法,用加压或锤击法整复,并相应处理颅内血肿。对于小儿的颅骨骨折,尤其年龄小且骨折不严重者,由于其颅骨可塑性强,在生长发育过程中会自行矫正;若发生硬脑膜穿透,有美容方面缺陷及局灶性神经功能缺陷。为避免影响脑的发育,应积极采用手术复位。对新生儿的颅骨骨折应尽可能采用非手术复位方法,最简单适用的方法是应用胎头吸引复位。只有当胎头吸引器复位失败或有颅内血肿或头皮下有脑脊液潴留时,才采用手术复位。

　　2. 开放性凹陷性骨折　必须彻底清创,用生理盐水反复冲洗伤口,清除血块与异物,切除无活力的头皮、骨片、脑膜与脑组织等,必要时可延长切口,充分暴露骨折处。对难以取出的骨片,不可强行拉出,须在直视下观察清楚其与下方脑膜或脑组织及血管结构的关系,缓慢分离,必要时显微镜下探查。若存在颅内血肿及脑组织挫裂伤,则需扩大骨窗,清除血肿及破碎的脑组织,最后缝合修补硬脑膜。硬脑膜未破裂者,一般不切开,但若高度怀疑硬脑膜下出血则需打开硬脑膜,但开放硬脑膜后颅内感染概率增加,后期治疗需注意。

(三)颅底骨折

　　对于颅底骨折,原则上采用非手术对症治疗。颅骨骨折本身无特殊处理,为防治感染,需应用抗生素。以下情况可能需要手术处理:保守治疗无效的单纯性脑脊液漏、伴或不伴有脑脊液漏的颅内脓肿或脑膜炎、外伤性颅内动脉瘤、外伤性颈内动脉海绵窦瘘、复杂骨折造成颅颌面畸形、骨折造成重要脑神经受压等。伴有脑脊液耳鼻漏者,应保持局部清洁,头高位卧床休息,禁止堵塞鼻孔、外耳道,禁行腰椎穿刺及用力擤鼻,并应用大剂量抗生素预防感染,大多数瘘口在伤后 $1\sim2$ 周愈合,1 个月以上不愈者,开颅修补硬脑膜裂孔。伴有脑神经损伤者,轻者可注射维生素 B_1、维生素 B_6、维生素 B_{12} 和激素、血管扩张药,但激素治疗意见尚不统一,神经营养药物治疗效果也不肯定。重者如视神经受骨折或血肿压迫导致视力下降,或面神经麻痹可行急症视神经减压术或面神经减压术,但总体有效率并不乐观。对伤后出现致命性大量鼻出血患者,需立即气管插管,排除气道内积血,使呼吸通畅,随即填塞鼻腔,压迫伤侧颈总动脉并迅速输液、输血,必要时手术以抢救患者生命,颅后窝骨折伴延髓有受压损伤患者,应尽早行气管切开、呼吸机辅助呼吸、颅骨牵引,必要时进行枕肌下减压术。

(王传伟　刘玉光)

第四节　原发性脑损伤

一、脑震荡

脑震荡(concussion of brain)是指头颅遭受暴力作用后,大脑功能发生一过性功能障碍,出现的以短暂性意识障碍、近事遗忘为特征的临床综合征。脑震荡是脑损伤中最常见、最轻型的原发性脑损伤。

(一)损伤机制与病理

脑震荡致伤机制目前尚不明确,现有的各种学说都不能全面解释所有与脑震荡有关的问题。对脑震荡所表现的伤后短暂性意识障碍有多种不同的解释,可能与暴力所致的脑循环障碍、脑室系统内脑脊液冲击、脑中间神经元受损及脑细胞生理代谢紊乱所致的异常放电等因素有关。近年来,认为脑干网状结构上行激活系统受损才是引起意识丧失的关键因素。过去曾认为脑震荡仅是脑的一过性功能性紊乱,在组织学上并无器质性改变,但近年来的临床及实验研究表明,脑震荡也可伴有组织学改变。实验研究认为,伤后数分钟后脑血流量可以显著减少,半小时后脑血流开始恢复正常,颅内压在着力后的瞬间立即升高,数分钟后颅内压即趋下降。标本研究发现,光镜下仅能见到轻度变化,如毛细血管充血、神经元胞体肿大等变化。电镜下观察,在着力部位见到神经元的线粒体明显肿胀、轴突肿胀,白质部位有细胞外水肿的改变,提示血-脑屏障通透性增加。这些改变在伤后半小时可出现,1 小时后最明显,并多在 24 小时内自然消失。这种病理变化可解释伤后的短暂性脑干症状。

(二)诊断

1. **意识障碍**　有明确的头部外伤史及轻度意识障碍,外伤作用于头部后立即发生意识障碍,表现为神志不清或完全昏迷,持续时间一般不超过半小时。患者可同时伴有自主神经功能紊乱、各种生理反射迟钝或消失等表现。

2. **逆行性遗忘**　患者清醒后不能回忆受伤当时乃至伤前一段时间内的情况,但对往事能够忆起,这是典型的脑震荡的症状。

3. **其他症状**　头痛、头晕、乏力、恶心、呕吐、畏光、耳鸣、失眠、心悸、烦躁、思维和记忆力减退等。一般持续数日、数周症状多可消失,有的症状持续数月或数年,称为脑震荡后综合征。

4. **神经系统查体**　无阳性体征发现。

5. **辅助检查**　颅脑 CT 扫描及腰椎穿刺查脑脊液为正常表现。

(三)治疗

一般无须特殊治疗,伤后可在急症室观察 $24\sim72$ 小时,注意生命体征、意识、瞳孔、肢体活动的变化。告知其不除外迟发性颅内出血的可能并签字,若患者不愿留院观察,告知其若症状加重即应来院检查。建议卧床休息 $1\sim2$ 周,减少外界刺激,若头痛明显且脑 CT 无异常发现者,可给予镇痛药。对于烦躁、忧虑、失眠者给予镇静催眠药、改善自主神经功能药物、神经营养药物及钙通道阻滞药尼莫地平等。

心理疏导亦非常重要。告知患者及其家属无明显器质性病变,使其能够尽快回归正常生活。作为神经外科医师,对于脑震荡患者还需注意其为求得关注或争取肇事方补偿而带来的假性症状加重的情况,有时会出现病情矛盾现象,即根据客观检查伤情不重但患者主诉频率高及痛苦大,有时需要精神科或心理科医师介入,使用量表来定性患者病情。

二、脑挫裂伤

脑挫裂伤(cerebral contusion and laceration)是指头颅受到暴力打击而致脑组织发生的器质性损伤、脑组织挫伤或结构断裂,是一种常见的原发性脑损伤。

（一）损伤机制与病理

暴力作用于头部，在冲击点和对冲部位均可引起脑挫裂伤。脑挫裂伤多发生在脑表面的皮质，呈点片状出血，如脑皮质和软脑膜仍保持完整，即为脑挫伤，如脑实质破损、断裂，软脑膜亦撕裂，即为脑挫裂伤。严重时合并脑深部结构的损伤。脑挫裂伤灶周围常伴局限性脑水肿，包括细胞毒性水肿和血管源性水肿，前者神经元胞体增大，主要发生在灰质，伤后多立即出现，后者为血-脑屏障的破坏，血管通透性增加，细胞外液增加，主要发生在白质，伤后 2~3 天最明显。

（二）诊断

1. 意识障碍　脑挫裂伤患者多伤后立即昏迷，一般意识障碍的时间较长，轻者数十分钟或数小时，重者数日、数周或更长时间，有的持续性昏迷直至死亡。意识障碍与受伤程度往往成正比。

2. 生命体征改变　患者伤后除立即出现意识障碍外，可先出现迷走神经兴奋症状，表现为面色苍白、冷汗、血压下降、脉搏缓慢、呼吸深慢。以后转为交感神经兴奋症状。如出现血压下降或休克，应注意是否合并胸腹脏器损伤或肢体骨盆骨折等。

3. 局灶性症状　依据脑损伤部位不同，可能出现偏瘫、失语、偏侧感觉障碍，同向偏盲和局灶性癫痫等。癫痫表现形式可为癫痫大发作或局限性发作。昏迷患者可出现不同程度的脑干反应障碍。脑干反应障碍的平面越低，提示病情越严重。若合并外伤性蛛网膜下腔出血可引起脑膜刺激征。

4. 非特异性症状　患者清醒后，有头痛、头晕、恶心、呕吐、记忆力减退和定向障碍，严重时智力减退。需警惕反复剧烈呕吐伴头痛者，可能伴有继发性颅内出血。

5. 腰椎穿刺　可发现血性脑脊液，但颅内压明显增高是腰椎穿刺禁忌证，可能诱发脑疝。

6. 影像学检查　CT 扫描为第一检查手段，脑挫裂伤区可见点片状高密度区，或高密度与低密度互相混杂。同时脑室可因脑水肿受压变形。弥漫性脑肿胀可见于一侧或两侧大脑半球，侧脑室受压缩小或消失，中线结构向对侧移位。并发蛛网膜下腔出血时，纵裂池呈纵形宽带状高密度影。脑挫裂伤区脑组织坏死液化后，表现为 CT 值近脑脊液的低密度区，可长期存在（图 6-4-1）。

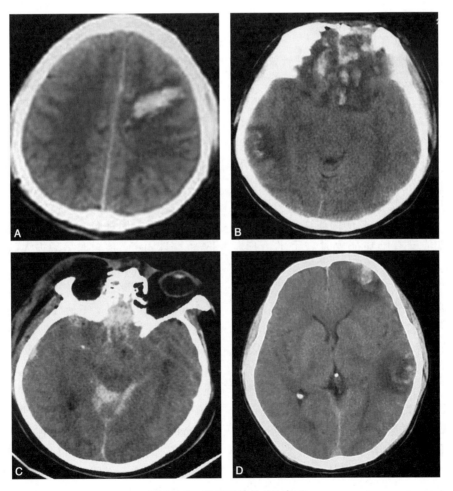

图 6-4-1　脑挫裂伤的 CT 表现
A. 轻度脑挫伤；B. 重度脑挫裂伤；C. 脑挫裂伤伴蛛网膜下腔出血；D. 脑挫裂伤吸收期。

MRI 一般极少用于急性脑挫裂伤患者诊断,因为其成像较慢且限制金属物质带入,但 MRI 对小的出血灶、早期脑水肿、脑神经及颅后窝结构显示较清楚,其敏感性强于 CT,脑挫裂伤可呈长 T_1 长 T_2 信号,出血吸收期也呈混杂信号。

(三) 治疗

1. 非手术治疗　同颅脑损伤的一般处理。

(1) 严密观察病情变化:重症患者建议住 ICU 观察,密切监测生命体征、意识、瞳孔改变。有条件的可钻孔放置颅内压监护。及时复查 CT,排除颅内继发性改变。予以营养神经治疗,甘露醇脱水降颅内压(必要时加用呋塞米及白蛋白),维持水、电解质平衡,营养及热量支持治疗,有时需要预防性抗癫痫治疗,尤其在额颞叶挫裂伤较重者。

(2) 保持呼吸道通畅:及时清理呼吸道内的分泌物,必要时给予敏感抗生素防治肺部感染。昏迷时间长,或合并颌面骨折、胸部外伤、呼吸不畅者,或肺部感染较重者,或合并误吸者,应早行气管切开,必要时行呼吸机辅助呼吸。

(3) 对症处理:对症处理高热、躁动、尿潴留,防治肺部、泌尿系统感染,治疗上消化道溃疡或出血,改善微循环,扩容保持有效血容量等。

(4) 腰椎穿刺:对于脑挫裂伤合并外伤性蛛网膜下腔出血的患者,伤后数日内脑膜刺激症状明显者,可反复腰椎穿刺,将有助于改善脑脊液循环,促进脑脊液吸收,减轻症状;释放血性脑脊液,有助于减少其对脑血管的刺激,防治脑血管痉挛,改善微循环,减轻脑组织缺血、缺氧程度,从而减轻继发性脑损害;另可应用尼莫地平配合治疗效果更佳。颅内压明显增高或中线移位明显的患者为腰椎穿刺禁忌。

2. 手术治疗　脑挫裂伤引起颅内压增高、药物等保守治疗控制不良或已有脑疝征象时需手术治疗。手术采取骨瓣开颅,清除失活脑组织,若脑压仍高,可行颞极和/或额极切除的内减压手术,若局部无脑肿胀,可考虑缝合硬脑膜并骨瓣复位,若肿胀明显或脑搏动不明显,需敞开硬脑膜行去骨瓣减压术。目前国内比较统一的意见是标准外伤大骨瓣减压术,减压窗若不足够,可能带来减压效果不理想或切口疝等危害。双侧脑挫裂伤、脑水肿严重时可考虑两侧去骨瓣减压。脑挫裂伤后期并发脑积水者可行脑室引流、分流术。传统上提倡术后颅骨缺损者 3 个月后行颅骨修补,但现在国际上仍有争论,有学者提出只要没有炎症及感染,去骨瓣减压术后恢复较好的,早期(1~2 个月)即可行颅骨修补术。

3. 其他治疗　可行康复治疗、针灸治疗、高压氧疗法等。

三、脑干损伤

脑干损伤(brain stem injury)包括中脑、脑桥和延髓单发或合并损伤。原发性脑干损伤占颅脑损伤的 2%~5%,因造成原发性脑干损伤的暴力常较重,脑干损伤常与脑挫裂伤同时存在,其伤情也较一般脑挫裂伤严重。

(一) 损伤机制与病理

1. 直接外力作用所致脑干损伤　颅骨骨折刺入脑干的直接伤害,或脑干与小脑幕游离缘、斜坡和枕骨大孔缘相撞击而致伤,或暴力作用后颅内压增高而形成对脑干的冲击伤,坠落或剧烈扭动导致挥鞭样损伤或轴索损伤。

2. 继发性伤害　如颞叶钩回疝时脑干受挤压导致脑干缺血或嵌顿伤。轻者可表现为脑干震荡,临床有脑干损伤的症状和体征,光镜和电镜特点同脑震荡。重者可有脑干挫裂伤,表现为脑干表面的挫裂及内部的点片状出血。继发性脑干损伤如脑疝时,脑干常扭曲变形,内部有出血和软化。

(二) 诊断

1. 意识障碍　昏迷多见,伤后常立即发生,且多为持续性,时间多较长,很少出现中间清醒或中间好转期。还可能有上消化道出血、顽固性呃逆、神经源性肺水肿等。

2. 体征改变　常见的包括生命体征改变、瞳孔改变、颅内压增高体征、神经定位体征等。各种体征又有不同变化,与脑干损伤的平面有关。生命体征改变常包括呼吸功能紊乱、心血管功能紊乱、体温变化紊乱等。

中脑损伤时,初期两侧瞳孔不等大,伤侧瞳孔散大,对光反射消失,眼球向下外倾斜;两侧损伤时,两侧瞳孔散大,眼球固定。严重时呈现去大脑强直状态,头部后仰,两上肢过伸和内旋,两下肢过伸,躯体呈角弓反张状态,开始可为间断性发作,轻微刺激即可诱发,以后逐渐转为持续状态,常见于中脑红核水平损伤。生命体征方面,当中脑下端和脑桥上端的呼吸调节中枢受损时,出现呼吸节律的紊乱,如陈-施呼吸;当脑桥中下部的长吸中枢受损时,可出现抽泣样呼吸。中脑腹侧损伤可出现韦伯综合征(Weber syndrome,同侧动眼神经麻痹及对侧肢体偏瘫),被盖损伤可出现贝内迪克特综合征(Benedikt syndrome,同侧动眼神经麻痹、同侧眼肌麻痹及对侧肢体偏瘫),四叠体损伤可出现帕里诺综合征(Parinaud syndrome,眼球协调运动不能,上视不能)。

脑桥损伤时,可出现两瞳孔极度缩小,两侧眼球内斜,同向偏斜或两侧眼球分离等征象。脑桥下部腹侧损伤可出现米亚尔-居布勒综合征（Millard-Gubler syndrome）或福维尔综合征（Foville syndrome，同侧展神经麻痹、面神经麻痹及对侧肢体偏瘫），脑桥下段广泛的损害可出现雷蒙-塞斯唐综合征（Raymond-Cestan syndrome，四肢瘫伴感觉障碍及眼震）。

延髓损伤时，心搏、呼吸障碍可能迅速出现，甚至瞳孔尚未出现明显异常变化时呼吸、心搏障碍已经出现。当延髓的吸气和呼气中枢受损时，则发生呼吸停止。在脑干继发性损害的初期，如小脑幕裂孔疝形成时，先出现呼吸节律紊乱，如陈-施呼吸；在脑疝晚期颅内压继续升高压迫延髓，或枕骨大孔疝出现，直接压迫延髓，呼吸即先停止。延髓损伤可导致上行网状激活系统受损，出现意识障碍，通常昏迷较重。延髓损伤典型的综合征，如瓦伦贝格综合征（Wallenberg syndrome，延髓背外侧综合征），表现为同侧舌、咽喉肌麻痹，同侧舌后 1/3 味觉缺失，同侧霍纳综合征（Horner syndrome），同侧面部痛温觉消失，同侧共济失调。

无论损伤在哪个层面，锥体束征是脑干损伤的重要体征之一，包括肢体瘫痪、肌张力增高、腱反射亢进和病理反射出现等。在脑干损伤早期，由于多种因素的影响，锥体束征的出现常不恒定。判断脑干损伤平面，还可以借助各项脑干反射，可出现相应平面生理反射的消失与病理反射的出现。常见的生理反射有睫脊反射、额眼轮匝肌反射、垂直性眼前庭反射或头眼垂直反射、瞳孔对光反射、角膜反射、咀嚼肌反射、眼心反射、头眼水平反射或水平眼前庭反射等；病理反射有掌颏反射、角膜下颌反射。

3. **辅助检查**　主要指颅脑 CT、MRI 扫描。原发性脑干损伤的 CT 表现为脑干肿大，有点片状密度增高区、脚间池、桥池、四叠体池及第四脑室受压或闭塞。继发性脑疝的脑干损伤除显示继发性病变的征象外，还可见脑干受压扭曲向对侧移位（图 6-4-2）。

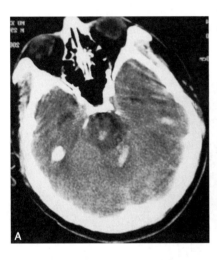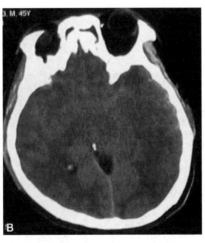

图 6-4-2　脑干损伤的 CT 表现
A. 脑干出血；B. 脑干继发性损伤。

MRI 可显示脑干内小出血灶与挫裂伤，由于不受骨性伪影影响，显示较 CT 清楚。

腰椎穿刺适合于部分患者，脑脊液压力正常或轻度增高，多呈血性，禁用于脑干损伤伴有颅内压明显增高患者。

脑干听觉诱发电位（brain stem auditory evoked potential，BAEP），可以反映脑干损伤的平面与程度。

4. **颅内压监测**　有助于鉴别原发性或继发性脑干损伤，继发者可有颅内压明显升高，原发者升高不明显。

（三）治疗

原发性脑干损伤病情危重，病死率高，损伤较轻的小儿及青年可以恢复良好，一般治疗措施同重型颅脑损伤。昏迷患者应尽早气管切开，控制肺部感染并及时吸痰，使用敏感抗生素。有学者提倡亚低温疗法有利于降低脑代谢、保护脑功能，但也有学者认为亚低温并没有显著改善患者预后。原发性脑干损伤一般不采用手术治疗，继发性脑干损伤着重于及时解除颅内血肿、脑水肿等引起急性脑受压的因素，包括手术及减轻脑水肿的综合治疗。

四、弥漫性轴索损伤

弥漫性轴索损伤（diffuse axonal injury，DAI）是在特殊的生物力学机制作用下，脑内发生以神经轴索肿胀、断裂、轴缩球形为特征的一系列病理生理变化，临床表现以意识障碍为主要特点的综合征，占重型颅脑损伤的 28%~42%，病死率高达 50%，恢复良好者不及 25%。常见于交通事故、坠落、打击伤等。

（一）损伤机制与病理

弥漫性轴索损伤的致伤机制不甚明确，通过对动物 DAI 模型的力学分析，认为瞬间旋转作用及弥漫施力所产生的脑内剪应力是形成 DAI 的关键因素。典型的动物模型有：Gennarelli 等制备的狒狒瞬间旋转负荷 DAI 模型,使狒狒头颅分别于矢状面、冠状面、水平面 10~22 毫秒内旋转 60°,观察到动物大脑 DAI 病理学变化;Marmarou 与 Foda 等制作了弥漫打击负荷 DAI 动物模型,其方法是将大鼠置于海绵垫上,颅骨表面置一铁盘,于 2m 高处放落 450g 物体打击铁盘,从而制备了该动物模型。

DAI 好发于脑干上端背外侧、基底核、内囊、胼胝体、脑白质等神经轴索集聚区。大体观可见上述区域有点状出血灶,偶见脑干上端背外侧呈组织疏松或空泡状,以后可演变为棕色颗粒状结构及瘢痕形成。光镜下可观察到 DAI 轴缩球,为 DAI 光镜下典型改变,HE 染色呈粉红色的类圆形小体,平均直径 5~20μm,轴缩球是轴索断裂后近断端轴浆溢出膨大而成。电镜下最早可发现神经纤维结构紊乱,轴索节段性肿胀,数周后,可出现轴索及髓鞘多节段断裂,常发生于郎飞节处,吞噬细胞侵入,小胶质细胞群出现。数月后轴索远端沃勒变性(Wallerian degeneration)、胶质增生、瘢痕形成。

(二)诊断

DAI 临床表现似脑干损伤及重型脑挫裂伤,较明显的特点如下。

1. **意识障碍** 患者多伤后即刻昏迷,昏迷程度深,持续时间较长,极少有清醒期,此为 DAI 的典型临床特点。

2. **体征** 可出现单侧或双侧瞳孔扩大,广泛 DAI 患者双眼向病变对侧偏斜和强迫下视。

3. **辅助检查** CT 扫描示:大脑皮质与白质之间、灰质核团与白质交界区、脑室周围、胼胝体、脑干背外侧及脑内散在的小出血灶,不伴水肿,无占位效应,有时伴蛛网膜下腔出血、脑室内出血及弥漫性肿胀。MRI 对脑实质内小出血灶与挫裂伤显示更为清楚,若 CT 扫描未见明显异常但患者症状较重,如深昏迷,行脑 MRI 检查可能发现 DAI。

4. **鉴别诊断** DAI 需与原发性脑干损伤、广泛性脑挫裂伤相鉴别。原发性脑干损伤应属于 DAI 较重的一类;广泛脑挫裂伤有时亦出现长时间昏迷、植物生存状态,但 DAI 患者脑水肿、颅内压增高不明显,而且 CT 上无明显占位效应,是散在小出血灶,甚至 CT 表现阴性而需 MRI 确诊(图 6-4-3)。

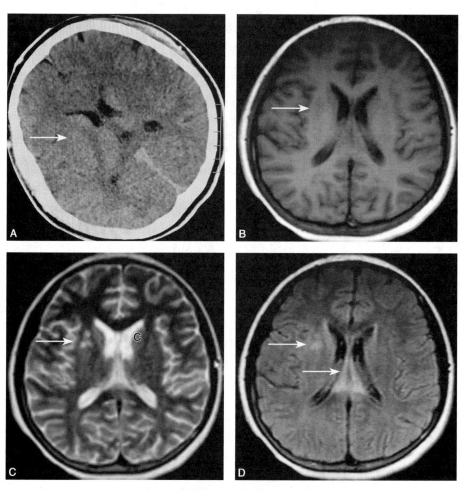

图 6-4-3 弥漫性轴索损伤的 CT 及 MRI 表现
A. CT 表现;B. MRI T$_1$ 像;C. MRI T$_2$ 像;D. MRI 压水像。

（三）救治原则与措施

患者需重症监护，一般可采用过度换气、吸氧、脱水、巴比妥类药物治疗，冬眠、亚低温治疗措施亦可应用。还可应用脑细胞功能恢复药物系统治疗，但应早期应用。现临床中已开始应用尼莫地平、自由基清除剂、兴奋性氨基酸阻滞剂等，目前疗效仍难以确定。此外，需加强并发症治疗，防治感染。

五、下丘脑损伤

下丘脑损伤（hypothalamus injury）系指颅脑损伤过程中，由于颅底骨折或头颅受暴力打击，直接伤及下丘脑，而出现的特殊的临床综合征。

（一）损伤机制与病理

下丘脑深藏于颅底蝶鞍上方，因此暴力作用方向直接或间接经过下丘脑者，皆可能导致局部损伤。此外，小脑幕切迹下疝时亦可累及此区域。下丘脑损伤时，常出现点、灶状出血，局部水肿软化，以及神经细胞的坏死，亦有表现为缺血性变化，常可累及垂体柄及垂体，构成严重神经内分泌紊乱的病理基础。

（二）诊断

1. **意识及睡眠障碍**　下丘脑后外侧区与中脑被盖部均属上行网状激动系统，维持人体生理觉醒状态，因而急性下丘脑损伤时，患者多呈嗜睡、浅昏迷或深昏迷状态。

2. **体温调节障碍**　下丘脑具有体温调节功能，当下丘脑前部损害时，机体散热功能障碍，可出现中枢性高热；其后部损伤出现产热和保温作用失灵而引起体温过低；如合并结节部损伤，可出现机体代谢障碍，体温将更进一步降低；如下丘脑广泛损伤，则体温随环境温度相应升降。

3. **内分泌代谢功能紊乱**　下丘脑视上核、室旁核受损或垂体柄视上核垂体束受累，致抗利尿激素合成释放障碍，引起中枢性尿崩。下丘脑-垂体-靶腺轴的功能失调，可出现糖、脂肪代谢失调，尤其是糖代谢紊乱，表现为高血糖，常与水代谢紊乱并存，可出现高渗高糖非酮性昏迷，患者极易死亡。

4. **自主神经功能紊乱**　下丘脑的自主神经中枢受损，可出现血压波动，或高或低，以低血压多见。血压不升伴低体温常是预后不良征兆。呼吸功能紊乱表现为呼吸浅快或减慢。视前区损害可发生急性神经源性肺水肿。消化系统主要表现为急性胃黏膜病变，引起上消化道出血，重者可出现胃十二指肠穿孔。

5. **局部神经体征**　主要是鞍区附近的脑神经受累体征，并非下丘脑本身损伤体征，包括视神经、视束、动眼神经、滑车神经及展神经等，引起视力减退、视野缺损，或复视。

6. **辅助检查**　颅骨 X 线片可见颅底骨折，骨折线常经过蝶骨翼、筛窦、蝶鞍等部位。颅脑 CT 扫描可显示下丘脑不规则的低密度、低信号的病变区，鞍上池消失或有蛛网膜下腔出血，三脑室前部受压消失，另外还可见颅底骨折及额颞底面脑挫裂伤征象（图 6-4-4）。三维 CT 重建及骨窗可较好地显示颅底骨折情况。颅脑 MRI 尤其薄层 MRI 扫描可显示 CT 显影不清的脑损伤信号。

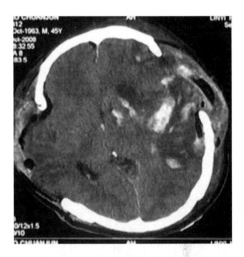

图 6-4-4　下丘脑损伤的 CT 表现

（三）救治原则与措施

急性下丘脑原发性损伤是严重的脑损伤之一，治疗上按重型颅脑损伤的治疗原则进行。早期应注意采用强有力的措施控制高热和脑水肿。控制自主神经症状的发生、发展也是十分重要的。中枢性尿崩可采用激素替代疗法，如氢化可的松、泼尼松等，监测血清皮质醇、血生化。动态复查脑 CT 或 MRI。

（王传伟　刘玉光）

第五节　外伤性颅内血肿

一、概述

（一）外伤性颅内血肿的分类

外伤性颅内血肿（traumatic hematomas）在闭合性颅脑损伤中占 10% 左右，在重型颅脑损伤中占 40%～50%。

1. 按血肿症状出现的时间分类

（1）特急性血肿：3 小时以内出现血肿症状者。

（2）急性血肿：伤后 3 日内出现血肿症状者。

（3）亚急性血肿：伤后 3 日至 3 周出现血肿症状者。

（4）慢性血肿：伤后 3 周以上出现血肿症状者。

2. 按血肿在颅腔内部位不同分类

（1）硬脑膜外血肿：血肿位于颅骨和硬脑膜之间。

（2）硬脑膜下血肿：血肿位于硬脑膜和蛛网膜之间。

（3）脑内血肿：血肿位于脑实质内。

（4）特殊部位血肿：脑室内出血，出血在脑室系统内；颅后窝血肿，血肿位于颅后窝；脑干血肿，血肿位于脑干。

3. 按血肿数目多少分类

（1）单发性血肿：颅内出现单一血肿。

（2）多发性血肿：两个以上同部位不同类型的血肿或不同部位的血肿。

4. 按血肿是否伴脑挫裂伤分类

（1）单纯性血肿：不伴有脑挫裂伤的血肿。

（2）复合性血肿：血肿部位伴脑挫裂伤。

此外，CT 扫描的出现又出现以下两种概念：①迟发性外伤性颅内血肿，即伤后首次 CT 扫描未发现血肿，再次 CT 检查发现了血肿。早期发现迟发性颅内血肿取决于是否及时复查 CT。复查 CT 应考虑到以下几点：急性颅脑损伤患者应 3 天内常规复查 CT；脑挫裂伤及蛛网膜下腔出血患者应 24 小时内复查 CT；继发性癫痫患者应立即复查 CT；颅内血肿清除术后意识无好转或恶化，骨窗压力增高，应立即复查 CT；伤后立即 CT 扫描的头外伤患者，应在 6 ~ 7 小时后常规复查CT。②隐匿性外伤性颅内血肿，即伤后病情稳定，无明显症状，经 CT 扫描发现了颅内血肿。

（二）病理生理

正常时，颅腔的容积是脑的体积、颅内血容量和颅内脑脊液量三者之和。外伤后颅内形成血肿，早期机体出于自我保护机制，颅内血管的反射性收缩使颅内血容量减少，一部分脑脊液受压力转移到椎管内，同时脑脊液分泌减少，吸收速度增加，进而达到代偿来维持正常颅内压的目的。但这种代偿十分有限。脑脊液可代偿的容量约占颅腔总量的 5%，即相当于 70ml，血容量可供代偿约 25ml。而且颅内血肿大多都伴有脑挫裂伤及脑水肿，少量血肿即可产生急性

脑受压及失代偿的表现。一般认为，急性幕上血肿超过 30ml，幕下超过 10ml，即可产生症状而需手术处理。

机体失代偿后可经以下环节形成恶性循环。①脑血液循环障碍：颅内压增高，脑静脉回流受阻，脑血流淤滞，引起脑缺氧和毛细血管通透性增强，产生脑水肿和颅内压增高。②脑脊液循环障碍：脑血循环的淤滞，导致脑脊液吸收量减少，而脑水肿加重又闭塞了脑池和蛛网膜下腔，特别是环池和枕大池，致使颅内压进一步增高。③脑疝形成：当血肿体积不断增大，压迫同侧大脑半球，导致颞叶钩回疝，压迫中脑致使导水管处脑脊液循环障碍。幕上颅内压急剧增高，压力向下传达到颅后窝，促使小脑扁桃体经枕骨大孔下疝，延髓受压，生命中枢衰竭，导致患者死亡。

（三）临床表现

1. 颅内压增高三主征　头痛、恶心呕吐、视盘水肿为头外伤的早期常见症状，如在急性期或亚急性期并发血肿者，头痛加剧，恶心、呕吐频繁。慢性血肿则不明显，尤其是老年人由于不经意因素导致的慢性硬脑膜下血肿，颅内压增高表现不典型，待表现典型时往往血肿已较大。

2. 生命体征改变　急性颅内血肿引起的颅内压增高，可导致 Cushing 征，表现为血压升高、脉压增大、脉搏和呼吸减慢。

3. 意识障碍　颅内血肿患者的意识障碍变化多样，可有"中间清醒期"或"中间好转期"，即患者伤后出现原发性昏迷，当患者意识障碍有好转时，由于颅内血肿不断增大，颅内压增高或脑疝形成，再次出现昏迷。有些则没有明显的中间清醒期，表现为持续性昏迷。某些颅内血肿伴严重脑挫裂伤，如原发昏迷程度加重，应考虑到有脑水肿或多发颅内血肿的可能。患者可伴有躁动，为颅内压急剧增高或脑疝发生前的临床表现。

4. 局灶症状　颅内血肿的局灶体征是伤后逐渐出现的，这与脑挫裂伤后立即出现的局灶症状有所不同。依据不同颅脑受伤部位而不同，具体可参考解剖部分及原发性颅脑损伤部分。

5. 脑疝症状　幕上血肿造成小脑幕裂孔疝，表现为意识丧失、血肿同侧瞳孔散大、对光反射迟钝或消失、对侧偏瘫等。少数患者由于脑干被推向对侧，致使对侧的大脑脚与小脑幕游离缘相挤压，出现颠倒症状，这在血肿定侧时应予以注意。当出现双侧瞳

孔散大、固定和去大脑强直，则提示脑疝晚期；出现病理性呼吸，提示已发生枕骨大孔疝，最终呼吸、心搏停止。

（四）辅助检查

1. **颅骨 X 线片**　了解有无颅骨骨折，骨折线的走行和其与脑膜外血肿的关系，对判断头部着力部位、出血来源和血肿的位置、类型有帮助。钙化松果体的移位，对幕上血肿的定侧有帮助。

2. **CT 扫描**　在外伤性颅内血肿的检查中，CT 扫描是目前最为理想的方法。它可以准确地判断血肿的类型、大小、位置和数目，以及同时伴有的颅骨、脑组织损伤的情况，便于同时处理。

3. **MRI**　由于检查时间长及对金属物的限制，往往不适合脑外伤后急症检查。

（五）诊断与鉴别诊断

根据患者的头外伤史，进行性颅内压增高的症状、体征及局灶体征，及时行 CT 扫描，将有利于颅内血肿的早期诊断。当在野外紧急情况下不具备 CT 检查条件而已脑疝形成时，应根据查体定位抓紧时间消毒后直接进行钻孔探查。在临床上，外伤性颅内血肿应与以下疾病进行鉴别。

1. **脑挫裂伤**　局灶神经体征伤后立即出现，颅内压增高症状多不明显，但是也有原发性脑损伤较重者影响继发性颅内出血的判断。鉴别手段主要靠 CT 扫描。

2. **脑血管意外**　发病时患者突然感到剧烈头痛、头晕，然后意识丧失而昏倒。因病种不同可有不同的病史和临床特点，多半无外伤史，但有时合并轻度头外伤时，在临床上难以鉴别。经 CT 扫描了解血肿的部位和类型将有助于鉴别诊断，必要时加做 CTA 或 DSA。

3. **脂肪栓塞**　常伴有四肢长骨骨折，伤后患者情况良好，但数小时或数月后，出现头痛、躁动、癫痫发作和意识障碍，全身皮肤可有散在小出血点。

（六）治疗

患者伤后无意识障碍及颅内压增高，CT 示血肿量小、中线结构移位不明显、脑室系统无明显受压，无局灶性神经系统体征可行保守疗法，余者多需手术治疗，清除血肿。手术指征为：①意识障碍逐渐加重；②颅内压增高，颅内压监测 ICP>12.7kPa，并呈进行性升高；③有局灶性神经系统体征；④CT 示幕上血肿量>30ml，幕下>10ml，中线结构移位>1cm，脑池、脑室受压明显；⑤在脱水、利尿保守治疗中病情恶化者；⑥硬脑膜外血肿不易吸收，指征需放宽；⑦颞叶、颅后窝血肿易致脑疝，需密切观察病情变化，在脑疝出现前及早手术。

二、外伤性硬脑膜外血肿

外伤性硬脑膜外血肿（traumatic epidural hematoma，EDH）位于颅骨内板与硬脑膜之间，约占外伤性颅内血肿的30%，约为硬脑膜下血肿发病数量的一半，在闭合性颅脑损伤中其发生率为2%~3%。外伤性硬脑膜外血肿以急性多见，慢性者少见。多为单发，多发者少见，但可合并其他类型血肿，构成复合型血肿，其中以外伤着力点硬脑膜外血肿合并对冲部位硬脑膜下血肿较为常见，男性较女性多见，可见于任何年龄，以青壮年较为多见，小儿及老年人少见，原因可能为创伤多见于青壮年，以及老年人及小儿硬脑膜与颅骨内板粘连紧密。

（一）损伤机制与病理

急性外伤性硬脑膜外血肿的常见原因是颅骨骨折致脑膜中动脉或其分支撕裂出血，于颅骨内板和硬脑膜之间形成血肿，以额颞部及颞顶部最为常见。脑膜中动脉出血凶猛，血肿可迅速增大，数小时内产生脑疝。前额部外伤或颅前窝骨折，可损伤筛前动脉及其分支，于额极部或额底部形成硬脑膜外血肿，此处血肿形成较慢且临床少见，易于漏诊。其他出血来源有脑膜中静脉或颅骨板障破裂，因出血缓慢，血肿多为亚急性或慢性，临床少见。矢状窦、横窦可因相应部位骨折使其撕裂出血造成矢状窦旁血肿、颅后窝血肿或骑跨静脉窦的硬脑膜外血肿。有时头部外伤后，并无骨折，但外力可使硬脑膜与颅骨分离，致微小血管撕裂形成硬脑膜外血肿，多位于外伤着力点处，形成缓慢且血肿较小。

血肿的大小、出血速度是影响患者病情的两大因素，出血速度快、血肿迅速形成者，即使血肿量较小，因颅内压增高来不及代偿，早期即出现脑受压及颅内压增高症状。大脑半球凸面急性血肿，向下向内挤压脑组织，形成颞叶钩回疝，产生临床危象。亚急性与慢性血肿可因颅内血液与脑脊液的减少，以代偿颅内压的缓慢增高，即使血肿较大，仍可无脑疝形成，但若病情进展，突破代偿极限仍会导致脑疝。老年人与儿童需谨慎，因为老年人存在脑萎缩的可能，儿童尤其婴幼儿颅骨质软且骨缝未完全闭合，加之脑发育尚不完善，颅内可代偿容积较大，反而导致血肿早期症状不明显，需注意症状与病情不相符的情况。

（二）诊断

1. **意识障碍**　典型症状为"中间清醒期"，即外伤带来原发性伤害，如脑震荡或脑挫裂伤导致短暂意识丧失，随后可出现数十分钟至数小时的清醒，随着血肿形成并逐渐增大，颅内压增高及脑疝形成，出现再昏迷。但出现典型"中间清醒期"的病例只占 10%～30%。血肿量小且原发脑损伤轻的患者可以无意识障碍。部分患者无原发昏迷者伤后 3 天内出现继发昏迷，易漏诊；原发脑损伤严重，伤后持续昏迷或仅表现意识好转后进行性加重，无典型中间清醒期，颅内血肿征象被原发脑干损伤或脑挫裂伤掩盖，易漏诊。

2. **颅内压增高症状**　轻度到重度头痛、恶心、呕吐、躁动不安，血压升高、脉压差增大、心搏及呼吸缓慢等表现。

3. **神经系统体征**　幕上硬脑膜外血肿压迫运动区、语言中枢、感觉区，可出现中枢性面瘫、偏瘫、运动性失语、感觉性失语、混合性失语、肢体麻木等，矢状窦旁血肿可单纯表现为下肢瘫。小脑幕裂孔疝形成后，出现昏迷、患侧瞳孔散大、对光反射消失、对侧肢体瘫痪、肌张力增高、腱反射亢进、病理反射阳性等韦伯综合征表现。有时可见对侧瞳孔散大、同侧肢体瘫痪的假性定位体征，为幕上血肿推挤脑干向对侧移位使大脑脚嵌压于对侧小脑幕，易误诊。脑疝形成后可短期内进入脑疝晚期，出现双瞳孔散大、病理性呼吸、去大脑强直等。若不迅速手术清除血肿减压，将因严重脑干继发损害，致生命中枢衰竭而死亡。幕下血肿出现共济失调、眼球震颤、颈项强直等，因颅后窝体积狭小，其下内侧为延髓和枕骨大孔，血肿继续增大或救治不及时，可因枕骨大孔疝形成突然出现呼吸、心搏停止而死亡。

4. **辅助检查**　颅骨 X 线片可显示颅骨骨折缝，多为线形骨折，但目前已较少应用。CT 扫描的典型表现为受伤侧颅骨内板下双凸透镜形高密度影，边界锐利，骨窗位可显示血肿部位及骨折线，脑挫裂伤没有或较轻，蛛网膜下腔出血少见，同侧脑室系统受压，中线结构向对侧移位（图 6-5-1）。少数不典型的可见单凸透镜影，甚至类似于硬脑膜下血肿的新月形影，但因为没有脑脊液稀释，一般密度高且均匀，偶可见等密度或略高密度者。MRI 多不用于急性期检查，慢性期可用来鉴别硬脑膜外血肿内形成的间隔或机化。典型形态与 CT 表现相似，呈梭形，边界锐利，T_1 加权像为等信号，其内缘可见低信号的硬脑膜，T_2 加权像

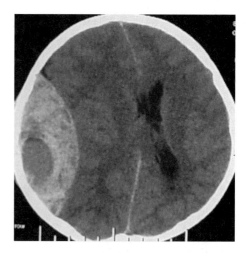

图 6-5-1　硬脑膜外血肿的 CT 表现

为低信号。

（三）鉴别诊断

1. **硬脑膜下血肿及脑内血肿**　与硬脑膜外血肿比较，受伤暴力较重，顶枕及颞后部着力对冲性损伤多见，中间清醒期少见，意识障碍进行性加重多见，颅骨骨折较少见，CT 显示硬脑膜下新月形或脑内不规则的高密度影。

2. **局限性脑水肿及弥漫性脑肿胀**　与各种血肿比较，受伤暴力更重，亦多见于对冲性损伤，原发损伤重，原发脑干损伤多见，伤后昏迷时间长，水肿及肿胀以一侧为主者，临床表现与血肿相似。CT 见病变区脑组织呈低密度影及散在点片状高密度出血灶，脑室、脑池变小。多数患者对脱水、激素治疗有效，重症者 24～48 小时严重恶化，脱水、激素治疗及手术效果均不理想，预后差。

（四）治疗

外伤性硬脑膜外血肿总体病死率为 20%～55%。有手术指征的及时手术可将病死率降低到 5%。有中间清醒期的患者较无中间清醒期的预后更好。接诊时已有脑疝征象但单侧瞳孔散大的患者较双侧散大的预后更好。已有呼吸抑制的患者即使积极治疗也预后极差。

1. **保守治疗**　意识清楚，无明显神经系统定位体征，仅有头痛、头晕等轻度表现，CT 扫描血肿较小（血肿量<30ml 或中线移位<5mm 或厚度<1.5cm）的患者，可住院保守治疗，给予防治脑水肿、激素、止血药、吸氧、卧床休息等方案。血肿可于 15～45 天吸收，但相比硬脑膜下血肿，硬脑膜外血肿自行吸收更困难或难以吸收，最终机化或钙化，甚至被迫手术。保守治疗期间，密切关注患者生命体征、瞳孔、意识

等,动态复查 CT,急性期血肿量一旦超过 30ml 应尽早转为开颅手术治疗;在亚急性及慢性期内血肿液化,可行穿刺抽吸治疗,但一旦机化或分隔则难以抽吸干净。

2. **手术治疗**　意识不清,或有中间清醒期后再次意识障碍,或有明显神经功能缺陷,或颅内压较高有脑疝前期征象,或 CT 扫描发现血肿较大(血肿量>30ml 或中线移位>5mm 或厚度>1.5cm)的患者即使意识清楚,原则上也应手术治疗。对于血肿量处于临界值者,应根据具体情况分析,但总体上相比单纯性硬脑膜下血肿,更应该积极手术。手术原则为充分减压,止血及预防再出血。一般采用游离骨瓣开颅硬脑膜外血肿清除术,充分减压,彻底止血,术后骨瓣复位,避免二次颅骨修补手术;但若合并硬脑膜下血肿尤其合并脑挫裂伤患者,往往需要去骨瓣减压。若患者已出现双侧瞳孔散大、病理性呼吸等晚期脑疝表现,为了迅速减压,可先行血肿穿刺放出血肿的液体部分,达到部分减压的目的,再进行其他术前准备及麻醉。骨窗应足够大,同时行颞肌下减压。血肿清除应自血肿周边逐渐剥离,遇有破裂的脑膜动、静脉即电凝或缝扎止血;骨窗边缘硬脑膜悬吊止血,反复应用生理盐水冲洗创面。硬脑膜外血肿清除后,若硬脑膜张力高或硬脑膜下发蓝,疑有硬脑膜下血肿时,应切开硬脑膜探查,避免遗漏血肿。清除血肿后放置硬脑膜外引流管,根据情况术后 1~3 天拔除引流管。对于慢性期硬脑膜外血肿,若液化良好,可局部麻醉下消毒穿刺抽吸治疗。若抽吸困难可血肿腔内注射入尿激酶液化血肿并置管引流,每日注射 1~3 次。慢性期穿刺抽吸失败或保守治疗无效的可择期开颅手术。

(五) 特殊类型硬脑膜外血肿

1. **迟发性外伤性硬脑膜外血肿**　外伤后首次 CT 检查未发现但后续 CT 检查发现的硬脑膜外血肿称为迟发性外伤性硬脑膜外血肿(delayed traumatic epidural hematomas),约占外伤性硬脑膜外血肿的 10%。发生机制可能为外伤后硬脑膜外有出血源,多是微小动脉或静脉或板障,但因冲击力导致颅内压较高,造成填塞效应压迫出血源未出血,后期因为自发性颅内压缓解或医源性处理,如脱水药的使用,致使颅内压下降后,压迫作用消失,出血开始出现;或者首次 CT 检查时离外伤时间较近,而出血源较小较慢,CT 本身也有一定的灵敏度及特异度,检查结果为阴性。这种出血多数发生在伤后 3 天内,也有少数可

在十余天后发生。对于伤后意识清楚、一般状况良好、首次 CT 结果阴性的患者,需注意迟发性硬脑膜外血肿的可能,一旦出现症状加重或查体异常,立即复查颅脑 CT,尤其对于症状轻微但受伤力度重的患者更应小心。一旦确诊,处理原则同急性硬脑膜外血肿。

2. **亚急性外伤性硬脑膜外血肿**　外伤 3 天后至 3 周内出现临床症状及体征的硬脑膜外血肿为亚急性外伤性硬脑膜外血肿(subacute traumatic epidural hematomas),CT 应用以后亚急性外伤性硬脑膜外血肿的发现率明显增加,约占外伤性硬脑膜外血肿的 10.5%,但应与迟发性外伤性硬脑膜外血肿的概念结合起来进行理解。亚急性外伤性硬脑膜外血肿外伤暴力多较轻,着力点处轻微线形骨折,致局部轻微渗血,逐渐形成血肿;亦可无骨折,颅骨与硬脑膜剥离,致颅骨内面与硬脑膜表面微小血管损伤出血,形成血肿并逐渐增大。存在颅底骨折脑脊液漏者,因颅内压明显低于正常,亦是血肿变大的因素之一。本病多见于青壮年男性,因其从事生产劳动及其他户外活动多,且其硬脑膜与颅骨连接没有女性、儿童及老年人紧密,好发于额、顶、颞后及枕部。因颅内压增高缓慢,可长时间处于颅内压慢性增高状态,头痛、头晕、恶心、呕吐等逐渐加重,易误诊。增强 CT 扫描可有血肿内缘的包膜强化,有助于等密度血肿的诊断。硬脑膜外血肿亚急性期与慢性期 MRI T_1、T_2 加权像均为高信号。治疗原则和方案类似急性硬脑膜外血肿,包括开骨瓣清血肿减压、穿刺抽吸,或保守治疗。

3. **慢性外伤性硬脑膜外血肿**　文献报道中,慢性外伤性硬脑膜外血肿(chronic traumatic epidural hematomas)的发生率悬殊很大。慢性外伤性硬脑膜外血肿占外伤性硬脑膜外血肿的 3.9%~30%。慢性外伤性硬脑膜外血肿的发生机制目前尚不明确,但与慢性外伤性硬脑膜下血肿发生机制不同。多数学者用出血速度来解释血肿形成过程。Gallagher(1968)提出"静脉出血"观点,他认为脑膜中静脉的解剖位置比脑膜中动脉更易受损。但 Ford 认为静脉出血不能造成硬脑膜剥离,故他不同意"静脉出血"的观点。Clavel(1982)认为用"出血源"来解释慢性硬脑膜外血肿的发生是不全面的,因为在相当一部分慢性硬脑膜外血肿患者,术中未发现有明确的出血源。Mclaurin 及 Duffner(1993)认为血肿的部位、血肿大小、颅腔容积的代偿作用、颅骨骨折及个体耐受差异是慢性硬脑膜

外血肿形成的主要因素,而出血源则是次要的。因为52%～67%的慢性硬脑膜外血肿位于额顶部,此部位的出血源多为静脉窦、板障静脉出血,缓慢出血过程所致的颅内压增高可因脑脊液的排出而代偿,此处膜粘连紧密,不易迅速形成血肿。另外,硬脑膜外出血可通过颅骨骨折缝透入骨膜下或帽状腱膜下而减少或吸收。颅骨骨折发生的同时造成硬脑膜剥离而发生的渗血,形成慢性硬脑膜外血肿,可解释部分病例术中找不到出血源的原因。另外,有学者提出外伤性假性脑膜中动脉瘤破裂也是发生慢性硬脑膜外血肿的原因之一。

慢性外伤性硬脑膜外血肿可以无症状或中间清醒期长达数月、数年,甚至数十年。幕上慢性硬脑膜外血肿常表现为头痛、恶心呕吐,轻度嗜睡,动眼神经、滑车神经麻痹、视盘水肿,以及偏瘫、行为障碍等。幕下者则以颈部疼痛和后组脑神经、小脑受累为主要表现。多数学者认为,以头部外伤12～14天以上诊断为慢性硬脑膜外血肿最为合理,因为此时显微镜下才能发现有血肿机化或钙化。CT表现也多为梭形高密度影,但由于机化及钙化,密度可以不均。MRI对小而薄的慢性硬脑膜外血肿发现率比CT要高,典型病例均表现为T_1及T_2加权像上硬脑膜外高信号。慢性硬脑膜外血肿可以自行机化、吸收,一般认为慢性硬脑膜外血肿液化形成包膜的时间约为5周。对已液化的慢性硬脑膜外血肿可行钻孔引流术,但多数情况下,为了清除机化的血凝块或寻找出血源应行开颅清除血肿。如果处理得当,大多数患者预后良好。

三、外伤性硬脑膜下血肿

外伤性硬脑膜下血肿(traumatic subdural hematomas)为颅内出血积聚于硬脑膜下腔,约占外伤性颅内血肿的40%,是最常见的继发性外伤性颅脑损伤。临床上多分为复合型硬脑膜下血肿和单纯型硬脑膜下血肿,前者与脑挫裂伤、脑内血肿或硬脑膜外血肿合并存在。脑皮质动、静脉出血,血液积聚在硬脑膜和脑皮质之间,这类硬脑膜下血肿多因减速性损伤所致,即头部在运动中损伤,尤其是对冲性损伤所致的硬脑膜下血肿,一般原发性脑损伤较重,病情恶化迅速,伤后多持续昏迷,并且昏迷程度逐渐加深,少部分有中间清醒期或中间好转期,但多数开始即出现意识不清或昏迷,当血肿增大到一定程度时,可出现脑疝形成瞳孔散大,并迅速恶化,预后不良,病死率

较高。单纯型硬脑膜下血肿系桥静脉损伤所致,受伤暴力轻,合并轻微脑损伤或无原发脑损伤,血液积聚于硬脑膜和蛛网膜之间,出血缓慢,多呈亚急性或慢性表现。临床上典型的为急性硬脑膜下血肿,其他特殊类型包括迟发性硬脑膜下血肿、慢性硬脑膜下血肿、儿童硬脑膜下血肿、自发性硬脑膜下血肿等。

(一)损伤机制与病理

减速性损伤所引起的对冲性脑挫裂伤,血肿常在受伤的对侧,为临床最常见者;加速性损伤所致的脑挫裂伤,血肿多在同侧。一侧枕部着力,因大脑在颅腔内相对运动,凸凹不平的颅前、中窝底可致对侧额颞部脑挫裂伤及血管撕裂发生复合性外伤性硬脑膜下血肿;枕部中线着力易致双侧额叶、颞极部血肿;头部侧方着力时,同侧多为复合性外伤性硬脑膜下血肿或硬脑膜外血肿,对侧可致复合性或单纯性硬脑膜下血肿;前额部损伤,青年人受伤暴力大可形成复合性血肿,单纯性外伤性硬脑膜下血肿少见,因枕叶靠近光滑的小脑幕,极少出现对冲性损伤及对冲部位的硬脑膜下血肿,而老年人因存在一定程度的脑萎缩且血管脆性增加,额部着力外伤易发生硬脑膜下血肿。

(二)诊断

1. 意识障碍　急性硬脑膜下血肿多合并较重脑挫伤,临床分类大多数为重型颅脑损伤,伤后原发昏迷多较深且较早出现,中间清醒期少见,多表现为意识障碍进行性加重。在脑挫伤的基础上随着血肿形成出现脑疝进入深昏迷。

2. 颅内压增高症状　头痛、呕吐、躁动比较常见;查体可见视盘水肿。生命体征发生变化,血压升高、脉压增大、呼吸及脉搏缓慢、体温升高等明显。

3. 神经系统体征　伤后早期可因脑功能区损伤和血肿的压迫产生相应的神经系统体征,如:中枢性面舌瘫及偏瘫、失语、癫痫等;出现小脑幕裂孔疝时出现同侧瞳孔散大、眼球固定,对侧肢体瘫痪,治疗不及时或无效可迅速恶化出现双侧瞳孔散大、去大脑强直及病理性呼吸,进入濒危状态。

4. 辅助检查　颅骨X线片见颅骨骨折的发生率较硬脑膜外血肿低,约为50%。血肿的位置与骨折线常不一致。颅脑CT扫描表现为脑表面的新月形高密度影,内侧皮质内可伴有或不伴有点片状出血灶,脑水肿明显,同侧侧脑室受压变形,中线向对侧移位(图6-5-2)。颅脑MRI多不应用于急性期颅脑

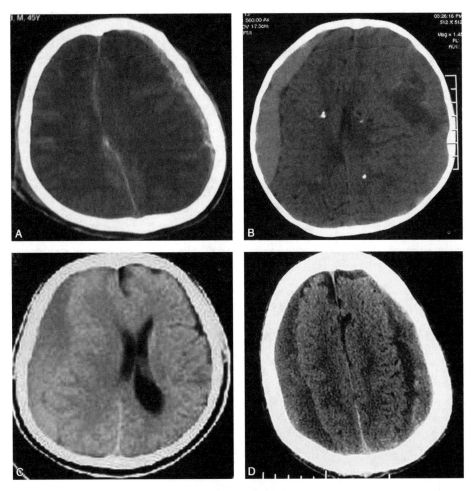

图 6-5-2 不同时期硬脑膜下血肿的 CT 表现

A. 急性；B. 亚急性；C. 慢性；D. 双侧慢性。

损伤患者，但可清晰显示血肿及合并损伤的范围和程度（图 6-5-3）。

（三）鉴别诊断

1. 急性硬脑膜外血肿 典型硬脑膜外血肿的特点是原发性脑损伤较轻，有短暂的意识障碍，中间清醒期比较明显，继发性昏迷出现时间的早晚与血管损伤的程度和损伤血管的直径有关。病情发展过程中出现剧烈的头痛、呕吐、躁动不安等；并有血压升高、脉搏和呼吸缓慢等颅内压增高的表现。CT 扫描原发性脑损伤少见，颅骨内板下表现为双凸形高密度区。

2. 脑内血肿 急性硬脑膜下血肿与脑内血肿受伤机制、临床表现均极为相似，脑内血肿相对少见，病情进展较缓慢，CT、MRI 均可对两者进行鉴别和诊断。

3. 弥漫性脑肿胀 伤后短暂昏迷，数小时后再昏迷并迅速加重，且多见于顶枕部着力减速性对冲伤，单纯依据受伤机制和临床表现难以进行鉴别，CT 扫描显示一个或多个脑叶肿胀、散在点片状出血灶，发展迅速或治疗不及时预后均极差。

（四）治疗

急性硬脑膜下血肿患者，病情发展迅速，确诊后应尽快手术治疗，迅速解除脑受压和减轻脑缺氧，是提高手术成功率和患者生存质量的关键。手术指征：对于血肿厚度>1cm 或中线移位>5mm 者，无论 GCS 评分多少均应当手术治疗；对于血肿厚度<1cm，中线移位<5mm 且存在以下情况者需高度谨慎，很可能需要手术治疗：GCS 入院后下降超过 2 分并持续下降，或一侧瞳孔固定、散大，或颅内压>20mmHg。

1. 非手术治疗 急性硬脑膜下血肿就诊后应立即给予止血、脱水、吸氧、保持呼吸道通畅等抢救治疗。下列情况可在密切观察病情变化、动态 CT 监测下采用非手术治疗：①意识清楚，病情稳定，无局限性脑受压致神经功能受损，生命体征平稳；②CT 扫描示血肿<30ml，血肿厚度<1cm，中线移位<5mm，脑室、脑池无显著受压；③颅内压<20mmHg；④高龄、严重的心肺功能障碍、脑疝晚期双侧瞳孔散大、自主呼吸已停者。

2. 手术治疗 多采用骨窗或骨瓣开颅血肿清除

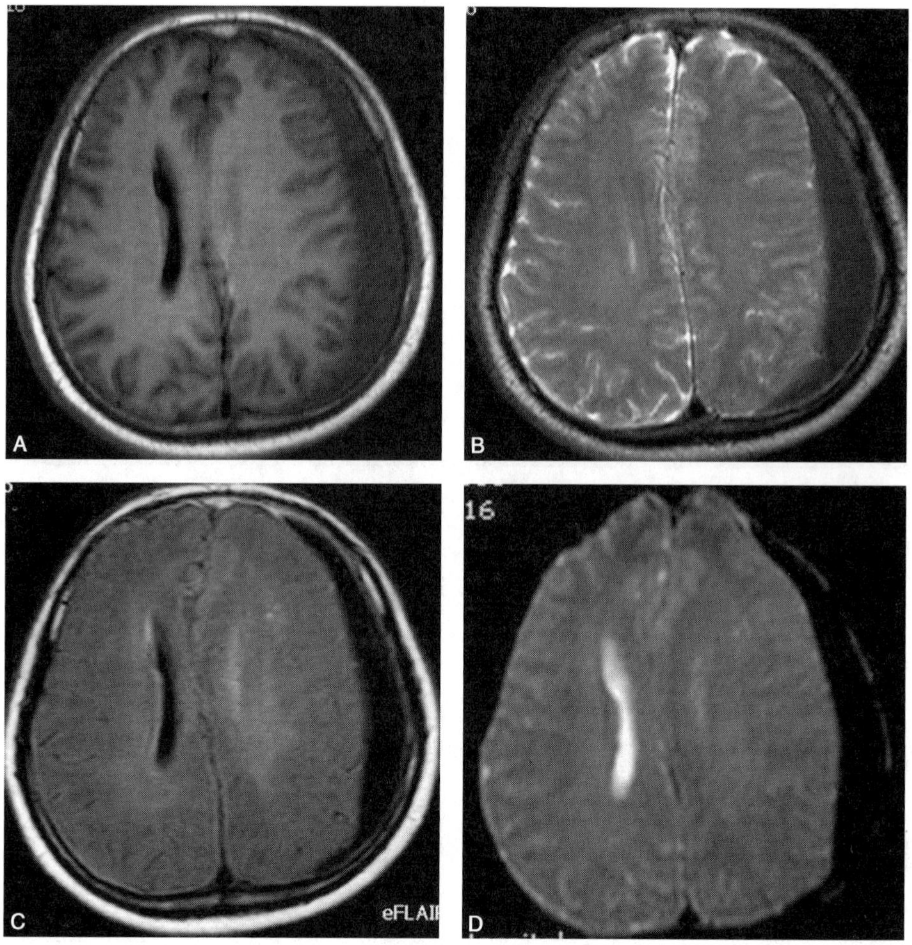

图 6-5-3　急性硬脑膜下血肿的 MRI 表现
A. T$_1$; B. T$_2$; C. FLAIR; D. DWI。

术,是治疗急性硬脑膜下血肿最常用的手术方式,适用于病情发展快、血肿定位明确、血肿以血凝块为主、钻孔探查难以排出或钻孔冲洗引流过程中有新鲜血液不断流出者,手术应暴露充分,清除血肿及挫碎坏死的脑组织,仔细止血;若颅内压仍不能缓解,脑搏动不良者,常需切除颞极或额极,作为内减压措施。清除血肿后脑肿胀明显者应脑内穿刺,发现脑内血肿同时清除,血肿蔓延至颅底者,应仔细冲洗基底池。术中出现颅内压增高及脑膨出,有存在颅内多发血肿或开颅过程中继发远隔部位血肿的可能,应结合受伤机制对额、颞及脑深部进行探查,或行术中 B 超或术中 CT 协助诊断,发现其他血肿随之予以清除。一般急性硬脑膜下血肿清除后,需行去骨瓣减压,减压充分者行硬脑膜缝合下置管引流 24~48 小时,脑肿胀较重者行硬脑膜减张缝合;必要时行颞肌下减压,放射状剪开硬脑膜达骨窗边缘,敞开硬脑膜不缝合,止血后间断缝合颞肌,颞肌筋膜不予缝合,以充分减压。一般多行单侧减压,必要时可行双侧颞肌下减压。合并脑室内出血者同时行脑室穿刺引流,术后脑疝无缓解者

可行小脑幕切开术。

去骨瓣减压术的要点及注意事项:去除骨瓣,敞开硬脑膜,仅将头皮缝合,以便减压,通常根据手术情况,决定是否行去骨瓣减压,并将骨窗加大,向下达颧弓向前达额骨眶突,使颞叶和部分额叶向外凸出减轻对脑干及侧裂血管的压迫。大骨瓣去除后,由于脑膨出导致的脑移位、变形和脑脊液流向紊乱,早期可致局部水肿加重,脑结构变形,增加神经缺损,晚期可导致脑软化、积液、穿通畸形及癫痫等并发症,应严格掌握指征。

大骨瓣减压的指征:特重型颅脑损伤,急性硬脑膜下血肿,伴有严重的脑挫裂伤、脑水肿肿胀,清除血肿后颅内压仍很高;急性硬脑膜下血肿时间较长,术前已形成脑疝,清除血肿后减压不满意者;弥漫性脑损伤,严重的脑水肿,脑疝形成,CT 扫描硬脑膜下薄层血肿或无血肿;术前双侧瞳孔散大,对光反射消失,去大脑强直。

(五) 特殊类型硬脑膜下血肿

1. 迟发性急性硬脑膜下血肿　迟发性急性硬脑膜下血肿(delayed acute subdural hematomas)占手术治疗急性硬脑膜下血肿的 5%。为首次 CT 或 MRI 检查

时未出现而随后复查出现的急性硬脑膜下血肿。临床表现及治疗与急性硬脑膜下血肿相同。所以,对于首次 CT 未发现血肿的患者,医师需要注意动态观察,必要时随时复查脑 CT。

2. **亚急性硬脑膜下血肿** 亚急性硬脑膜下血肿(subacute subdural hematomas)为伤后第 4 天到 3 周内出现症状者,在硬脑膜下血肿中约占 5%。出血来源与急性硬脑膜下血肿相似,所不同的是损伤的血管较小,多为静脉性出血,原发性脑损伤也较轻,伤后很快清醒,主诉头痛,伴有恶心、呕吐,第 4 天后上述症状加重,可出现偏瘫、失语等局灶性神经受损的症状体征,眼底检查可见视盘水肿。CT 显示血肿呈略高密度或等密度,由于红细胞溶解后高铁血红蛋白释放,MRI 检查 T_1、T_2 均显示高信号(图 6-5-4,图 6-5-5)。亚急性硬脑膜下血肿的治疗可采用手术治疗和非手术治疗,方法类似急性硬脑膜下血肿。

3. **慢性硬脑膜下血肿** 慢性硬脑膜下血肿(chronic subdural hematomas)为头部外伤 3 周以后出现症状者,血肿位于硬脑膜与蛛网膜之间。慢性硬脑膜下

血肿的出血来源多认为与轻微的头部外伤有关。老年人由于脑萎缩,脑组织在颅腔内的移动度较大,轻微外力即有可能导致该类型血肿。外力撕破汇入上矢状窦的桥静脉,导致慢性硬脑膜下血肿,血肿大部分位于额颞顶部的表面,位于硬脑膜与蛛网膜之间,血肿的包膜多在发病后 5~7 天开始出现,到 2~3 周基本形成,为黄褐色或灰色的结缔组织包膜。电镜观察,血肿内侧膜为胶原纤维,没有血管,外侧膜含有大量毛细血管网,其内皮血管的裂隙较大,基膜结构不清,通透性增强,内皮细胞间隙可见红细胞碎片、血浆蛋白、血小板,提示有渗血现象,导致血肿不断扩大。研究发现,血肿外膜中有大量嗜酸性粒细胞浸润,并在细胞分裂时有脱颗粒现象,这些颗粒基底内含有纤维蛋白溶解酶原,激活纤维蛋白溶解酶而促进纤维蛋白溶解,抑制血小板凝集,诱发慢性出血。小儿慢性硬脑膜下血肿较为常见,多因产伤引起,其次为摔伤,小儿出生时头部变形,导致大脑表面汇入矢状窦的桥静脉破裂;小儿平衡功能发育不完善,头部摔伤常见。小儿以双侧慢性硬脑膜下血肿居多,6 个月以内的小

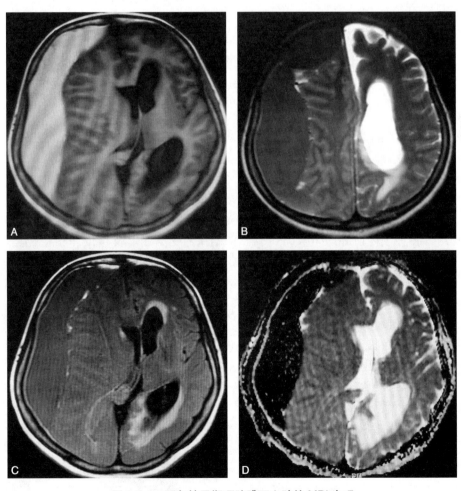

图 6-5-4 亚急性早期硬脑膜下血肿的 MRI 表现
A. T_1;B. T_2;C. FLAIR;D. DWI。

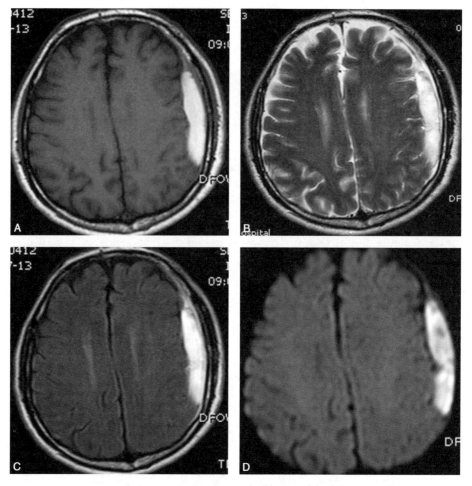

图 6-5-5 亚急性晚期硬脑膜下血肿的 MRI 表现
A. T_1；B. T_2；C. FLAIR；D. DWI。

儿发生率高，之后逐渐减少。除了外伤，出血性疾病、营养不良、颅内炎症、脑积水分流术后等亦是产生小儿硬脑膜下血肿的原因。

（1）发生年龄：常见于老年人及小儿，以老年男性多见。

（2）患病率：约占各种颅内血肿的 10%，占硬脑膜下血肿的 25%，双侧血肿发生率约为 10%。

（3）病史：一半以上有头部外伤轻微，部分缺乏外伤史。

（4）症状体征：起病缓慢，临床表现早期症状轻微或无，血肿达到一定量后症状迅速加重，可出现头痛、恶心呕吐、复视、记忆力减退、理解力差、反应迟钝、烦躁不安、精神失常、癫痫、偏瘫、失语、同向偏盲、偏侧肢体麻木、眼底视盘水肿等；幼儿常有嗜睡、头颅增大，囟门突出、抽搐、视网膜出血等；病情发展到晚期可出现嗜睡或昏迷、四肢瘫痪、去大脑强直发作、癫痫大发作及一侧或双侧巴宾斯基征（Babinski sign）阳性。

（5）诊断：主要依赖颅脑 CT 及 MRI 辅助检查。因为临床症状早期常不明显，若不进行辅助检查常延

误诊断。若出现头痛、头晕、性格改变、记忆力下降、轻度偏瘫、失语、精神障碍及眼底水肿等症状应及早行辅助检查。CT 扫描多表现为颅骨内板下方新月形、半月形或双凸透镜形低密度区，也可为高密度、等密度或混杂密度（图 6-5-6）。单侧等密度血肿应注意侧脑室的受压变形及移位，同侧脑沟消失，以及蛛网膜

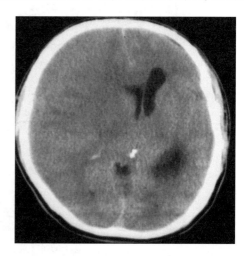

图 6-5-6 慢性硬脑膜下血肿的 CT 表现

下腔内移或消失等间接征象。增强扫描可显示出血肿包膜。MRI 扫描对于慢性硬脑膜下血肿的诊断比CT 扫描具有优势。MRI 的 T_1 加权像呈短于脑脊液的高信号。由于反复出血,血肿信号可不一致(图 6-5-7)。

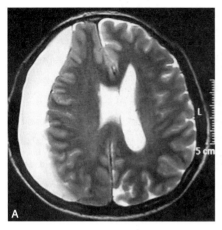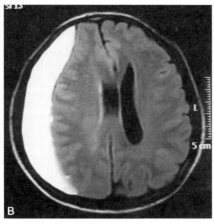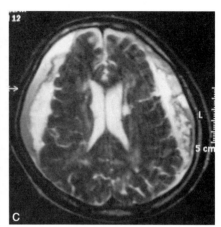

图 6-5-7　慢性硬脑膜下血肿的 MRI 表现
A. T_1;B. T_2;C. 双侧。

(6)治疗:慢性硬脑膜下血肿的诊断明确后,传统观念认为均应采取手术治疗,绝大多数疗效比较好,尤其是血肿量较大的慢性硬脑膜下血肿患者均应采取手术治疗。主要包括以下方式。

1)钻孔血肿冲洗引流术:是治疗慢性硬脑膜下血肿的首选方式,方法简单、损伤小,局部麻醉下进行,采用细孔钻颅,可于病房床边进行,于血肿较厚的部位或顶结节处钻孔,引流并冲洗血肿腔,为冲洗引流彻底,可前后各钻一孔,冲洗完毕后接引流袋闭式引流,引流 48~72 小时。

2)骨瓣开颅血肿清除术:适用于血肿内分隔、血肿引流不能治愈者、穿刺治疗术后复发者及血肿壁厚或已钙化的慢性硬脑膜下血肿患者。手术打开骨瓣后,可见硬脑膜肥厚,硬脑膜下发蓝,硬脑膜上切一小口,缓慢放出积血,减压太快有诱发远隔部位血肿的可能,然后剪开硬脑膜,血肿外侧壁与硬脑膜粘在一起翻开,血肿内膜贴在蛛网膜上,易于剥离,仔细剥离,在内外膜交界处剪断,严格止血。术毕,缝合硬脑膜,骨瓣复位,分层缝合帽状腱膜及皮肤各层,血肿腔内置橡皮管引流 2~4 天。

3)前囟侧角硬脑膜下穿刺术:小儿慢性硬脑膜下血肿,前囟未闭者,可经前囟硬脑膜下穿刺抽吸血肿,经前囟外侧角采用 45°斜行穿向额或顶硬脑膜下,进针 0.5~1cm 即有棕褐色液体抽出,每次抽出 15~20ml,若为双侧应左右交替反复穿刺,抽出血肿亦逐渐变淡,CT 随访,血肿多逐渐减少。穿刺有鲜血抽出或经多次穿刺血肿无明显减少甚至增大者,应该行骨瓣开颅血肿清除术。

由于老年患者有程度不同的脑萎缩,慢性硬脑膜下血肿长时间压迫脑组织,术后脑膨起困难,血肿壁厚硬脑膜下腔不能闭合,慢性出血等原因可导致血肿复发,术后应采用头低位,卧向患侧,多饮水,并动态进行 CT 监测,若临床症状明显好转,即使脑不能完全复位,硬脑膜下仍有少量积液,可出院随诊,大部分患者硬脑膜下积液可完全消失。

现在多中心随机多盲前瞻性临床试验研究证实,口服阿托伐他汀可有效治疗慢性硬脑膜下血肿,尤其适用于少量血肿患者,或没有明显颅内压增高的血肿患者或身体条件较差、手术风险较大的患者;可每日口服一次阿托伐他汀 20mg 或加强剂量 40mg,保守治疗期间需密切随诊,若病情加重尽快手术治疗。

4. **自发性硬脑膜下血肿**　患者无明显外伤史,但可能出现头痛、恶心及呕吐、癫痫、嗜睡或局灶性症状,如偏瘫等,往往需要通过 CT 或 MRI 发现并确诊。发病因素据文献报道,可能为高血压、动静脉畸形、蛛网膜囊肿、动脉瘤、凝血机制障碍、药物(如抗凝血药的使用)、感染、肿瘤、颅内低压状态(如腰椎穿刺放液或术中释放脑脊液过度,或脑肿瘤及脑出血手术术中减压过快导致对侧出血)。治疗原则大体同急性硬脑膜下血肿方案,出血较多、病情较重的需要做开骨瓣手术,甚至去骨瓣减压,出血较多、病情较轻的可行钻孔置管冲洗引流,出血较少、病情较轻的可保守治疗。

5. **外伤性硬脑膜下水瘤**　外伤性硬脑膜下水瘤(traumatic subdural hydroma)又称硬脑膜下积液,由Mayo 于 1894 年首先报道,是指头外伤时蛛网膜撕破,脑脊液在硬脑膜下腔积聚。一般将硬脑膜下积液分为急性与慢性两型,急性型常发生在伤后 72 小时内,无包膜形成;慢性型多在伤后数月形成,有包膜包裹。外伤性硬脑膜下积液占颅脑外伤的 0.5%～10%,占外伤性颅内血肿的 10%。

(1) 发病机制:尚未完全清楚,有以下几种学说。①蛛网膜破裂学说:头外伤时外侧裂、视交叉区与蝶骨嵴紧密粘连的蛛网膜撕裂,导致脑脊液流出积聚在硬脑膜下腔,这可以解释硬脑膜下积液好发于颞额部的原因;②蛛网膜活瓣形成学说:颅脑损伤造成脑表面的蛛网膜损伤,形成单向活瓣,使脑脊液经蛛网膜损伤的单向活瓣流向硬脑膜下腔,积液逐渐增多;③血-脑屏障破坏学说:颅脑损伤后血-脑屏障受到破坏,毛细血管通透性增加,血浆成分渗出,积聚在硬脑膜下腔,因积液蛋白含量高,渗透压也升高,使周围脑组织、蛛网膜下隙的水分渗入积液内,积液逐渐增多;④脑萎缩学说:正常情况下,硬脑膜下腔为一潜在的腔隙,脑萎缩发生后,硬脑膜下腔增大。颅脑损伤时蛛网膜破裂使脑脊液积聚在硬脑膜下腔内,这可解释为什么外伤性硬脑膜下积液易发生在老年人的双侧额部。

(2) 临床表现与分型:可发生于任何年龄,但以老年人最多见。好发于幕上大脑半球表面的额顶颞部,约 50% 的患者为双侧,颅后窝极少见。绝大多数发生在伤后 72 小时或 1 周内。主要表现为颅内压升高、精神障碍与脑受压的局限性体征,意识障碍少见。部分单纯外伤性硬脑膜下积液患者可无明显临床症状。根据临床表现及动态 CT 观察结果,将外伤性硬脑膜下积液分为:①进展型,CT 动态观察积液逐渐增多,且出现脑受压或相应的临床症状;②稳定型,CT 动态观察积液无增多或减少,脑受压或相应的临床症状无明显变化;③消退型,CT 动态观察积液逐渐减少,临床症状好转;④演变型,硬脑膜下积液演变为硬脑膜下血肿。

(3) CT/MRI 检查:颅脑 CT 检查表现为新月形低密度影,CT 值 7Hu 左右,近于脑脊液密度,有轻、中度占位效应(图 6-5-8)。无论急性或慢性硬脑膜下积液,在 MRI 上均呈新月形长 T_1 与长 T_2 信号,信号强度接近于脑脊液。

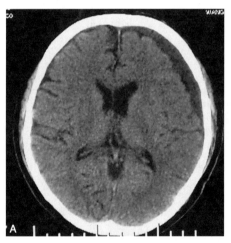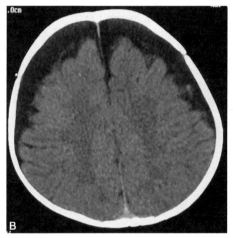

图 6-5-8　外伤性硬脑膜下积液的 CT 表现
A. 单侧;B. 双侧。

(4) 诊断:根据轻度头外伤后继而出现的颅内压增高、脑受压征象及脑 CT 扫描或 MRI 的特征性表现,一般不难做出定位、定性诊断。外伤性硬脑膜下积液的诊断标准包括:①积液出现在伤后;②硬脑膜下腔有与脑脊液类似的均匀的低密度区;③病变区 CT 值<20Hu;④没有硬脑膜的强化。

(5) 治疗与预后:进展型需手术引流或分流治疗;稳定型若脑受压或相应的临床症状明显者应手术治疗,否则非手术治疗;消退型无须手术治疗;演变型可手术钻孔引流。

本病预后一般良好。合并脑实质损伤者,病死率可达 12%～25%。

6. 外伤性硬脑膜下积液演变为慢性硬脑膜下血肿 1979 年 Yamada 首先报道 3 例硬脑膜下积液转变为慢性硬脑膜下血肿(evolution of traumatic subdural hydroma into chronic subdural hematoma),此后此类报道逐渐增多。外伤性硬脑膜下积液演变为慢性硬脑膜下血肿的概率一般为 11.6%～58%,平均 16.7%。随着 CT 扫描在头外伤诊断中的广泛应用,硬脑膜下积液演变为慢性硬脑膜下血肿的报道逐渐增多(图 6-5-9)。

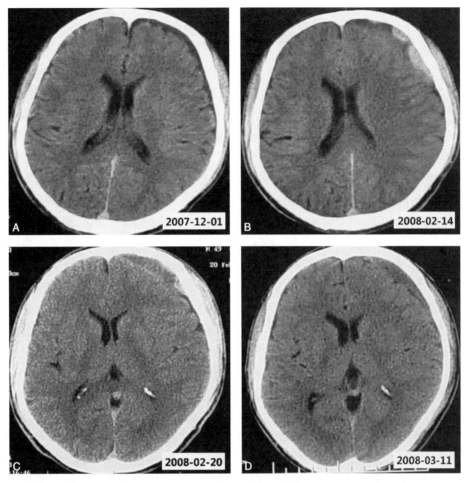

图 6-5-9　外伤性硬脑膜下积液演变为慢性硬脑膜下血肿的动态 CT 表现
A. 2007 年 12 月 1 日 CT 表现为低密度积液；B. 2008 年 2 月 14 日 CT 表现为高密度血肿；
C. 2008 年 2 月 20 日 CT 表现为混杂密度血肿；D. 2008 年 3 月 11 日 CT 表现为低密度血肿。

（1）演变机制：目前有以下几种观点，①硬脑膜下积液是慢性硬脑膜下血肿来源，这是因为硬脑膜下长期积液形成包膜并且积液逐渐增多，导致桥静脉断裂或包膜壁出血，并且积液中纤维蛋白溶解亢进，出现凝血功能障碍，使出血不止而形成慢性血肿，这也可以解释外伤性硬脑膜下积液演变为慢性硬脑膜下血肿常发生在积液 1 个月以后（包膜形成后）的原因；②慢性硬脑膜下血肿由急性硬脑膜下出血转变而来，其理由是仅根据 CT 表现的低密度不能完全排除急性硬脑膜下出血而诊断为硬脑膜下积液，从而误认为慢性硬脑膜下血肿是由硬脑膜下积液演变而来，但这不能解释发生外伤性硬脑膜下积液与急性硬脑膜下血肿变为低密度区时间上的差异，因为硬脑膜下积液常发生伤后 1 周之内，而急性硬脑膜下血肿变为低密度灶慢性血肿往往需要 2 周以上；③硬脑膜下积液发生性状改变，其蛋白质含量高或混有血液成分，易导致外伤性硬脑膜下积液演变为慢性硬脑膜下血肿；④再次头外伤导致积液内出血，发展为慢性硬脑膜下血肿。

（2）临床特点：外伤性硬脑膜下积液演变为慢性硬脑膜下血肿的病例具有以下临床特点，①发病年龄两极化，常发生在 10 岁以下儿童或 60 岁以上老年人。这可能与儿童、老年人的硬脑膜下腔较大有关。②常发生在积液量少、保守治疗的慢性病例中，这是因为在少量积液的保守治疗过程中，积液可转变为水瘤，包膜形成后发生包膜出血而导致慢性血肿；而早期手术打断了积液转变为水瘤及包膜形成的过程，故外伤性硬脑膜下积液演变为慢性硬脑膜下血肿不易发生在手术治疗的病例中。③致病方式常为减速损伤。④合并的颅脑损伤常常很轻微。

（3）治疗与预后：从临床恢复过程来讲，多主张早期手术钻颅引流治疗。对于症状不明显的少量慢性硬脑膜下血肿可在 CT 动态观察下保守治疗。只要及早正确治疗，一般预后良好。

四、外伤性脑内血肿

外伤后在脑实质内形成血肿为外伤性脑内血肿

(traumatic intracerebral hematoma)，可发生于脑组织的任何部位，常见于对冲性闭合性颅脑损伤患者，少数见于凹陷性骨折及颅脑火器伤患者。脑内血肿多以最大径3cm以上，血肿量超过20ml为标准。发生率为1.1%~13%。在闭合性颅脑损伤中，脑内血肿多位于额叶及颞叶前部，约占脑内血肿总数的80%，其余分别位于脑基底核区、顶叶、枕叶、小脑、脑干等处。典型的急性脑内血肿特点如下。

（一）损伤机制与病理

急性外伤性脑内血肿（acute traumatic intracerebral hematoma）即伤后3天内血肿形成并产生临床症状及体征，以额叶及颞叶前部和底侧最为常见，约占脑内血肿总数的80%，多与脑挫裂伤及硬脑膜下血肿并存，系因顶后及枕部着力外伤致额极、颞极和额颞叶底面严重脑挫裂伤，皮质下动、静脉撕裂出血所致。因着力点处直接打击所致冲击伤或凹陷性骨折所致脑内血肿较少见，约占10%，可见于额叶、顶叶、颞叶、小脑等处。因脑受力变形或因剪力作用致脑深部血管撕裂出血所致基底核区、脑干及脑深部血肿罕见。急性脑内血肿在血肿形成初期为一血凝块，形状多不规则，或与挫伤、坏死脑组织混杂；位于脑深部、脑干、小脑的血肿形状多相对规则，周围为受压水肿、坏死脑组织包绕。脑深部血肿可破入脑室使临床症状加重。

（二）诊断

1. **临床表现**　与血肿的部位及合并损伤的程度相关。额叶、颞叶血肿多因合并严重脑挫伤或硬脑膜下血肿，表现为颅内压增高症状及意识障碍，而缺少定位症状与体征。脑叶血肿及挫伤累及主要功能区或基底核区血肿可表现偏瘫、偏身感觉障碍、失语等，

小脑血肿表现同侧肢体共济及平衡功能障碍，脑干血肿表现严重意识障碍及中枢性瘫痪。顶枕及颞后着力的对冲性颅脑损伤所致脑内血肿患者，伤后意识障碍较重且进行性加重，部分有中间意识好转期或清醒期，病情恶化迅速，易形成小脑幕裂孔疝。颅骨凹陷性骨折及冲击伤所致脑内血肿，脑挫伤相对局限，意识障碍少见且多较轻。

2. **辅助检查**　脑超声波检查较其他类型的血肿更有意义，多有明显的中线波向对侧移位，有时可见血肿波。CT扫描表现为圆形或不规则形均一高密度肿块，CT值为50~90Hu，周围有低密度水肿带，伴有脑室池受压，中线结构移位等占位效应，常伴有脑挫裂伤、硬脑膜下血肿及蛛网膜下腔出血（图6-5-10）。MRI多不用于急性期脑内血肿的检查。多表现为T_1等信号，T_2低信号，以T_2低信号更易显示病变。若外伤较轻、脑内出血明显且为年轻人，一定要小心外伤合并脑内血管畸形的可能，可行脑血管CTA检查，必要时行脑DSA检查。若误诊而直接开刀手术，可能造成致命性大出血。

（三）鉴别诊断

急性外伤性脑内血肿主要与脑挫伤、局限性脑水肿肿胀、硬脑膜下血肿等相鉴别，受伤机制、伤后临床表现、超声波检查等可做出初步定位，CT扫描为鉴别诊断的关键手段，诊断性穿刺、手术探查是确诊和治疗的方法。

（四）治疗

急性脑内血肿以手术为主，尤其是已经有脑疝征象或脑疝高危因素者，多采用骨瓣或骨窗开颅，合并硬脑膜下血肿时先予清除，后探查清除脑内血肿和坏死脑组织，保护主要功能区脑组织，血肿腔止血要彻

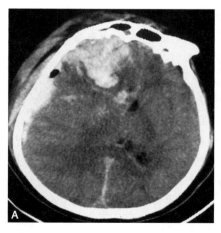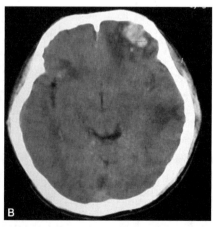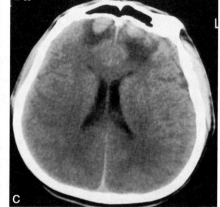

图6-5-10　外伤性脑内血肿的CT表现
A. 急性期；B. 亚急性期；C. 慢性期。

底,内减压充分者骨瓣保留,脑组织肿胀明显者去骨瓣减压。血肿破入脑室者,术后保留脑室引流。急性脑内血肿经 CT 确诊,患者表现为颅内压增高症状,神志清楚,无早期脑疝表现,可采用 CT 定位血肿穿刺引流治疗或神经导航下立体定向血肿穿刺引流术,有条件的可术中放置颅内压监护探头,术后应密切观察病情变化并动态 CT 随访,个别患者若症状体征加重或 CT 显示局部占位效应加重,应及时改行开颅血肿清除术。脑内血肿量大或合并损伤严重者,病情恶化迅速,病死率高达 50%;单纯性血肿、病情进展较慢者,及时手术或穿刺治疗,预后多较好。血肿量低于 30ml,临床症状轻,位于非主要功能区,无神经系统体征,意识清楚,颅内压监测低于 25mmHg 者可采用非手术治疗。

(五) 特殊类型脑内血肿

1. 亚急性脑内血肿 亚急性脑内血肿(subacute intracerebral hematoma)指外伤后 3 天至 3 周出现临床症状及体征的脑内血肿。因其原发伤多较轻且不合并硬脑膜下血肿,位于脑叶者预后好,位于基底核者因与内囊关系密切,偏瘫、失语等后遗症可能较重。造成亚急性脑内血肿的外伤暴力相对较轻,对冲性及冲击性损伤时脑组织各部分相对运动产生的剪力作用损伤脑深部小血管,致其撕裂,出血缓慢,形成血肿并逐渐增大,于亚急性期内出现临床症状。脑内血肿形成 4~5 天以后,开始出现液化,血肿逐渐变为酱油样或棕褐色陈旧液体,周围为胶质增生带;2~3 周后血肿变为黄褐色囊性病变,表面有包膜形成,周围脑组织内有含铁血黄素沉着,皮质下血肿局部脑回增宽、平软。老年人更常见,因其血管脆性增加,易破裂出血形成血肿。

亚急性脑内血肿伤后多有短暂意识障碍,伤后立刻 CT 扫描多为正常,后逐渐表现头痛、头晕、恶心、呕吐、视盘水肿、血压升高、脉搏与呼吸缓慢等颅内压增高表现;基底核区血肿早期出现偏瘫、失语,额颞叶皮质下血肿可出现癫痫大发作。辅助检查 CT 扫描开始表现为高密度,随血肿内血红蛋白分解,血肿密度逐渐降低,边界欠清,3 周左右为等密度,2~3 个月后为低密度。MRI 扫描 T_1、T_2 加权像多均为高信号,周围有 T_1 加权像低信号水肿带相衬,显示清楚。

亚急性脑内血肿确诊后,因其多不并发严重脑挫伤,脑内血肿单独存在,且已有程度不同的液化,采用穿刺抽吸或立体定向穿刺血肿排空治疗,临床疗效极佳,前者依据 CT 简易定位,局部麻醉下进行,穿刺血肿中心抽出大部分血肿后注入尿激酶液化引流 3 天内可清除全部血肿,本方法迅速有效;神经导航下立体定向穿刺血肿引流术,定位精确。CT 显示血肿量低于 30ml,临床症状轻微,可采用非手术治疗。极少数慢性脑内血肿,已完全囊变,无占位效应,颅内压正常,除合并难治性癫痫外,一般不做特殊处理。

2. 迟发性外伤性脑内血肿 迟发性外伤性脑内血肿(delayed traumatic intracerebral hematoma)在文献中虽早有报道,但自 CT 扫描应用以后,才较多地被发现,并引起人们重视。目前认为迟发性外伤性血肿的形成与以下几种因素有关:①脑损伤局部二氧化碳蓄积,引起局部脑血管扩张,进一步产生血管周围出血;②血管痉挛引起脑局部缺血,脑组织坏死,血管破裂多次出血;③脑损伤区释放酶的代谢产物,损伤脑血管壁引起出血;④与外伤后弥散性血管内凝血和纤维蛋白溶解有关。此外,治疗过程中控制性过度换气、过度脱水致颅内压过低,均可加重出血。

大部分迟发性外伤性脑内血肿患者的原发伤不重,患者经过一阶段好转或稳定期,数日或数周后又逐渐或突然出现意识障碍,出现局灶性神经体征或原有症状体征加重,部分患者的原发伤可以很重,伤后意识障碍亦可一直无改善或加重。复查 CT 才证实为迟发性外伤性脑内血肿。

迟发性外伤性脑内血肿的诊断主要依靠反复的 CT 检查。其诊断要满足以下四点:①无脑血管病或脑血管病高危因素;②有明确头外伤史;③伤后第一次 CT 扫描无脑内血肿;④经过一段时间复查 CT 发现脑内血肿。

迟发性脑内血肿原则上应手术治疗。对于血肿占位效应不明显、血肿<35ml、中线结构移位<1cm 且患者清醒者,可保守治疗,但必须严密观察病情变化及 CT 动态观察,有条件者应行颅内压监护。对于占位效应明显的迟发性外伤性脑内血肿,幕上血肿量>35ml 或颅后窝血肿、中线结构移位>1cm,应积极手术治疗。

五、特殊部位血肿

(一) 外伤性脑室内出血

外伤性脑室内出血(traumatic intraventricular hemorrhage)并非少见,而且常出现在非危重的患者中,这是由于邻近脑室的脑内血肿破入脑室或脑穿透伤经过脑室系统,伤道的血流入脑室,或来自脑室壁的出血所致。

1. 机制 外伤性脑室内出血大多伴有广泛性脑挫裂伤及脑内血肿,脑室邻近的血肿穿破脑室壁进入脑室。部分患者为单纯脑室内出血伴轻度脑挫裂伤。这是由于外伤时脑室瞬间扩张,造成室膜下静脉撕裂出血。脉络丛的损伤出血极为少见。脑室内的少量血液,可被脑脊液稀释而不引起脑室系统梗阻;大量者可形成血肿,形成脑室铸型、堵塞室间孔、第三脑室、导水管或第四脑室,引起脑室内脑脊液循环梗阻,严重时引起脑积水,甚至出现脑疝。

2. 诊断　患者伤后大多意识丧失,昏迷程度重,持续时间长,有些患者意识障碍可较轻。多缺乏局部体征,患者可有剧烈头痛、呕吐、高热及脑膜刺激症状。极少数患者可呈濒死状态。有些时候脑内出血破入脑室,脑内压力得到暂时缓解,症状反而可能减轻,但若血肿继续增大,症状会再次加重。CT 表现为脑室内高密度出血(图 6-5-11)。如果脑内血肿破入脑室,可见半球内的血肿腔。当血肿较大造成脑室梗阻时,可见双侧脑室扩大。MRI 较少应用于急性脑室内出血,但若慢性期脑积水形成,MRI 脑脊液电影成像可用于判断是梗阻性还是交通性脑积水。

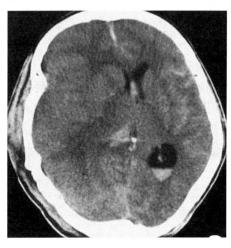

图 6-5-11　外伤性脑室内出血的 CT 表现

3. 治疗　治疗措施主要是先进行脑室持续外引流,以清除血性脑脊液和小的血块。当患者意识情况好转,脑脊液循环仍不通畅,脑室引流拔除困难时,及时进行造瘘术或分流手术。对于单侧脑室内大血肿和并发硬脑膜外、硬脑膜下或脑内血肿者,应手术清除。

(二) 外伤性颅后窝血肿

外伤性颅后窝血肿(traumatic hematoma of posterior cranial fossa)较为少见,但由于其易引起颅内压急骤升高而引起小脑扁桃体疝,直接或间接压迫延髓而出现中枢性呼吸、循环衰竭,因此病情多急而险恶,应及早行手术以清除血肿,抢救脑疝,挽救患者生命。

1. 机制　颅后窝血肿主要见于枕部着力伤,常因枕骨骨折损伤静脉窦或导静脉而致,以硬脑膜外血肿多见,血肿多位于骨折侧,少数可越过中线累及对侧,或向幕上发展,形成骑跨性硬脑膜外血肿,当小脑皮质血管或小脑表面注入横窦的导静脉撕裂时,可形成硬脑膜下血肿,发病急骤,更易形成脑疝。小脑内血肿为小脑半球脑挫裂伤、小脑内血管损伤而形成的血肿,常合并硬脑膜下血肿,预后差。颅后窝血肿可直接或间接压迫脑脊液循环通路使颅内压升高而形成脑疝,或直接压迫脑干,从而使患者呼吸循环衰竭,危及患者生命。颅后窝血肿多因枕部着力的冲击伤而致,在对冲部位额极、额底、颞极与颞底等部位易发生对冲性脑挫裂伤及硬脑膜下血肿或脑内血肿。

2. 诊断　多见于枕部着力伤着力点处皮肤挫裂伤或形成头皮血肿,数小时后可发现枕下部或乳突部皮下淤血。急性颅内压增高症状如前述,但常不典型,因为颅后窝血肿可以较快地引起脑疝,可迅速出现意识障碍,且意识障碍时间较长,程度较重。局灶性神经系统体征:小脑受累可出现眼球震颤、共济失调、伤侧肌张力减低等;脑干受累可出现交叉瘫痪、锥体束征、去大脑强直等。颈项强直,一侧颈肌肿胀,强迫头位,为其特征性表现。对于严重的颅后窝血肿,脑疝征象出现较早,生命体征紊乱,呼吸骤停,瞳孔可两侧大小不等,伴小脑幕裂孔疝时可有瞳孔散大、对光反射消失等。CT 扫描可显示高密度血肿,骨窗可显示骨折(图 6-5-12)。MRI 扫描较少应用,但 CT 扫描因颅后窝骨性伪影可影响病变显示,需 MRI 检查,符合血肿 MRI 各期表现(图 6-5-12)。

3. 治疗　诊断一旦明确或高度怀疑颅后窝血肿并造成急性脑受压症状者,应行手术清除血肿或钻孔探查术。钻孔探查术可根据枕部皮肤挫裂伤部位采取枕部旁正中切口或枕后正中直切口钻孔探查,X 线显示有枕骨骨折者可于骨折线附近钻孔探查,CT 显示血肿者,可按血肿所在部位标出切口位置,于血肿处或骨折线附近钻孔,发现血肿后,按血肿范围扩大骨窗,上界不超过横窦,下界可达枕骨大孔附近,清除血肿及碎裂失活脑组织,若颅内压仍高,可咬开枕骨大孔后缘及寰椎后弓,敞开硬脑膜,行枕肌下减压术。对于骑跨横窦的硬脑膜外血肿,需向幕上扩大骨窗,保留横窦处一骨桥,然后清除血肿,为了减少出血,应先清除横窦远处血肿,后清除其附近血肿,若横窦损伤所致血肿,可用明胶海绵附于横窦破孔处止血。颅后窝血肿可伴有额、颞部脑挫裂伤或硬脑膜下血肿,必要时可开颅清除碎裂组织及血肿。

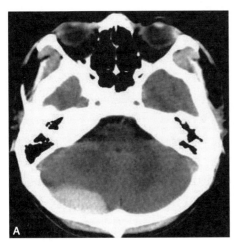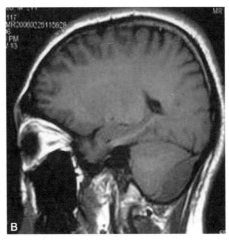

图 6-5-12 外伤性颅后窝硬脑膜外血肿的 CT(A)及 MRI(B)表现

(三)外伤性脑干血肿

外伤性脑干血肿(traumatic hematoma in the brain stem)的诊断一般需 CT 及 MRI 检查。CT 扫描可显示脑干内高密度出血灶,但因颅骨伪影的原因,常常显示病变欠佳(图 6-5-13)。MRI 可较清楚地显示脑干血肿,急性期 T_2 呈低信号,较易识别。MRI 信号随血肿内血红蛋白的变化而变化,进入亚急性期,T_1 呈高信号,T_2 亦从低信号到高信号转变。

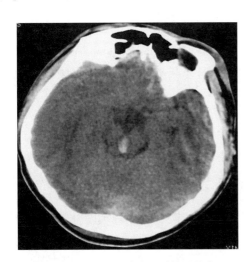

图 6-5-13 外伤性脑干血肿的 CT 表现

脑干血肿多不需手术治疗,治疗措施同脑干损伤。当急性期过后,若血肿量大且压迫效应明显,可开颅后,用空针穿刺吸除血肿或选择脑干血肿最为表浅部切小口,排出血肿。

(王传伟 刘玉光)

第六节 开放性颅脑损伤

开放性颅脑损伤(open craniocerebral injury)是各种外因造成的颅脑从头皮到脑组织不同程度开放伤的总称,包括头皮裂伤、开放性颅骨骨折及开放性脑损伤。开放性脑损伤是最重的一类开放性颅脑损伤,它与闭合性脑损伤的区别在于是否存在硬脑膜破裂。因此,合并开放性颅骨骨折的闭合性脑损伤亦属于开放性颅脑损伤。

根据造成开放性颅脑损伤的原因分类,大致分为两大类,即非火器性颅脑损伤与火器性颅脑损伤。

一、非火器性颅脑损伤

非火器颅脑损伤(non-missile craniocerebral injury),顾名思义是由火器之外的原因造成的颅脑损伤,包括交通、建筑、工矿等意外事故及自然灾害、各种锐钝器对头部的打击等原因造成的头皮、颅骨及硬脑膜的破裂而引起的开放性颅脑损伤。有资料表明,开放性颅脑损伤约占颅脑损伤的 16.8%,其中非火器伤占大部分。

(一)临床表现

1. 创伤的局部表现 损伤的严重程度往往取决于开放性颅脑损伤的致伤原因、暴力大小及致伤部位等。伤口多半位于额、顶、颞部,伤口如在发迹内,或伤口已被血痂封闭,不仔细检查可被遗漏。有的伤口边缘整齐,有的则挫裂严重,甚至头皮缺损或撕脱,可见骨质、硬脑膜和脑组织外露,伤口出血多,伤口内可有头发、泥土等。因头皮血供丰富,往往伴随出血较多。当静脉窦附近的颅脑损伤合并大量出血时,需考虑不除外静脉窦破裂。

2. 意识状态 意识改变与脑组织损害的范围和程度密切相关,意识障碍程度以格拉斯哥昏迷评分评估。当损伤程度与患者症状不一致时,需注意是否合并多发伤。

3. 颅内压改变　创口较大的开放性脑损伤,颅骨缺损伴有硬脑膜撕裂时,因血液、脑脊液及破碎的脑组织从伤口外溢,起到一定的减压作用,可不出现颅内压增高的表现。但伤口不大,脑水肿严重或颅内出血时,可出现颅内压增高和脑疝,表现为意识障碍进行性加重,伤侧瞳孔散大,对侧出现锥体束征或偏瘫。

4. 全身症状　严重开放性颅脑损伤因有头皮广泛损伤、颅骨骨折、静脉窦或血管损伤,常有大量出血,甚至出现烦躁、面色苍白、血压下降等休克表现。

（二）辅助检查

1. X 线片　主要用于诊断颅骨骨折、颅内金属异物等,也可显示额窦、蝶窦内有无积液以证实颅底骨折。现在已较少做此检查。

2. 颅脑 CT 扫描　CT 扫描是颅脑损伤的首选辅助检查。CT 不仅能显示颅脑损伤的部位、程度,血肿的位置、大小、形态、毗邻、数量及脑室、脑池形态和中线结构移位情况,而且还可以明确脑水肿的范围、颅骨骨折、脑挫裂伤、脑干损伤等。

（三）诊断

根据头部受伤机制,发现颅骨骨折片嵌入颅内、伤者有脑脊液和脑组织外溢,开放性颅脑创伤的诊断并不困难。X 线片及 CT 扫描更有利于伤情的诊断。少数情况下,硬脑膜裂口很小,可无脑脊液漏,初诊时难以确定是否为开放性脑损伤,而往往手术探查时才能明确。

（四）治疗

1. 现场急救　昏迷伤者应首先保持呼吸道通畅,及时清除呼吸道异物,呼吸障碍明显者,置入口咽通气道,必要时进行气管插管;如伤口有活动性出血,应立即加压包扎,及时输液,纠正低血压和休克;一旦条件允许,尽快送有条件的医院行手术处理。

2. 院内处理　开放性颅脑创伤患者入院后,应立即建立良好的输液、输血通道,注射破伤风抗毒血清,验血、备血。处理活动性出血,积极做好术前准备。呼吸、循环不稳定者,应立即吸氧、输液、输血,补充血容量,纠正低氧和休克。结合损伤情况,制订手术方案,尽早手术治疗。

3. 手术原则

（1）早期清创:应在伤后 6 小时内进行手术。在有力的抗生素防治感染的条件下,可延长时限至伤后48 小时。

（2）彻底清创手术的要求:早期彻底清除术,应一期缝合脑膜,将开放性脑损伤转为闭合性,经清创手术,脑水肿仍严重者,则不宜缝合硬脑膜,而需进行

减压术,避免发生脑疝。

（3）合并伤处理:应在输血保证下,迅速处理内脏伤,第二步行脑清创术。这时如有颅内血肿,脑受压危险,伤情特别急,需有良好的麻醉处理,输血、输液稳定血压,迅速应用简捷的方法,制止内出血,解除脑受压。

4. 手术方法

（1）头皮清创:头皮伤口周围用肥皂水刷洗,伤口内用无菌生理盐水冲洗,清除泥沙、头发等异物,消毒铺巾,手术切口视情况而定

（2）颅骨处理:颅骨呈洞状骨折者,因损伤范围小,可在其四周钻孔,做游离骨瓣开颅;颅骨凹陷性粉碎性骨折,尽量保留大的骨折片,以减少骨缺损范围。

（3）硬脑膜清创:硬脑膜污染一般较轻,将不规则边缘略修剪后,呈放射状剪开。

（4）脑伤道的处理:先冲除表面和伤道外口血块及液化脑组织,皮质表浅血管以双极电凝止血。整个清创过程应按照由外及内、由浅部及深部的顺序进行。

（5）关闭颅腔:硬脑膜缝合要严密,防止脑脊液漏。硬脑膜如有缺损,面积小者可取伤口附近骨膜、颞筋膜修补,大面积则用人工脑膜修补。

二、火器性颅脑损伤

火器性颅脑损伤(missile craniocerebral injuries)是一种严重战伤,尤其是火器性颅脑穿透伤,处理复杂,死亡率高。

（一）分类

目前按硬脑膜是否破裂将火器性颅脑损伤简化分为非穿透伤和穿透伤两类。

1. 非穿透伤　此类多为轻、中型伤,少数可为重型。

2. 穿透伤　属头皮、颅骨和硬脑膜均被穿破的开放性火器性颅脑损伤,其致伤形式有三种情况。

（1）非贯通伤:为动能较小的飞射物所致,仅有射入口,无射出口,在颅内入口附近常有碎骨片与异物,金属异物存留在颅内,多位于伤道的最远端,局部脑挫裂伤较严重。偶尔因金属致伤物撞击在颅腔内面骨壁上发生反弹,造成多处脑损伤。

（2）贯通伤:多为高速枪伤所致,是颅脑火器伤中最严重的一种,既有射入口,又有射出口,创道内常有碎骨片残留,金属异物多已穿出颅外,创道周围脑挫裂伤严重,且出口端尤甚于入口端,故远侧创道半数以上继发脑内血肿或硬脑膜下血肿。

（3）切线伤:射入口与射出口相近,头发、颅骨、

硬脑膜和脑组织均呈沟槽状损伤,常有碎骨片刺入脑内,局部较易引起脑内血肿,但多无金属异物残留。

(二) 损伤机制与病理

火器性颅脑损伤的病理改变与非火器伤有所不同,伤道脑的病理改变分为三个区域。

1. **原发伤道区** 即飞射物穿过脑组织时造成的原发伤道,壁不规则,内含毁损液化的脑组织,与出血和血块交融,杂有颅骨碎片、头发、布片、泥沙,以及弹片或枪弹等。伤道的近侧可由于碎骨片造成支道,间接增加脑组织损伤范围,远侧则形成贯通伤、盲管或反跳伤。脑膜与脑的出血容易在伤道内聚积形成硬脑膜外、硬脑膜下、脑内或脑室内血肿。

2. **挫裂伤区** 在原发伤道的周围,是冲击波和压力波的瞬时空腔效应造成的损害,脑组织挫伤、出血或缺血。

3. **震荡区** 位于脑挫裂区周围,是空腔作用的间接损害,伤后数小时逐渐出现血循环障碍、充血、淤血、外渗及水肿等,但尚为可逆性。

脑部的病理变化可随创伤类型、伤后时间、初期外科处理及后期治疗情况而有所不同。脑组织的血液循环与脑脊液循环障碍,颅内继发性出血与血肿形成,急性脑水肿,并发感染等,皆可使病理改变复杂化。

(三) 临床表现

1. **意识障碍** 伤后意识水平是判断火器性颅脑损伤轻重的最重要指标,是手术指征和预后估计的主要依据。意识障碍程度与颅脑创伤范围和部位有直接关系,大多有不同程度的意识障碍。但颅脑穿透伤有时局部有较重的脑损伤,可不出现昏迷。应强调连续观察神志变化过程,如伤员在伤后出现中间清醒期或好转期,或受伤当时无昏迷随后转入昏迷,或意识障碍呈进行性加重,都反映伤员存在急性脑受压征象。在急性期,应警惕创道或创道邻近的血肿,慢性期的变化可能为脓肿。

2. **生命体征的变化** 高速飞射物的强大冲击波与压力波在脑内形成瞬时空腔效应,对循环、呼吸产生强力干扰,伤后多数立即出现呼吸暂停、脉搏细数、血压下降等脑休克表现。

3. **神经缺失体征** 主要表现有瘫痪、感觉障碍、失语、视野缺损和脑神经功能损害表现。

4. **颅内压增高** 火器性颅脑穿透伤尤其是头部枪伤,并发颅内压增高十分常见。主要原因是急性颅内血肿,尤以脑内血肿多见。

5. **脑膜刺激症状** 穿透伤的初期处理不彻底或过迟,易引起颅内感染。主要表现为高热、颈项强直、脑膜刺激征。

6. **癫痫发作** 有局限性或全身性发作。火器性颅脑穿透伤的外伤后癫痫发生率远较闭合性颅脑外伤高。

(四) 辅助检查

1. **颅骨 X 线片** 所有火器性颅脑创伤均需进行头颅 X 线检查,一般要摄正侧位。X 线片可以明确是非贯通伤还是贯通伤,颅内是否留有异物,并了解确切位置,对指导清创手术有重要作用。

2. **经颅多普勒超声(TCD)** 为无创检查,适用于外伤性脑血管痉挛、动静脉瘘、外伤性脑动脉梗死的初步定性。

3. **脑血管造影** 疑有外伤性颅内血管病变,脑血管造影有很大价值,还可以提供血肿的部位和大小的信息。

4. **CT 扫描** 颅脑 CT 扫描对颅骨碎片、弹片、创道、颅内积气、颅内血肿、弥漫性脑水肿和脑室扩大等情况的诊断,既正确又迅速,对内科疗效的监护也有特殊价值。

(五) 诊断

作战时,因伤员多,检查要求简捷扼要,迅速明确颅脑损伤性质和有无其他部位合并伤。可根据具体情况选择诊断检查方法,包括脑超声波、脑血管造影及 CT 扫描等。

(六) 救治原则与措施

不论在战时或平时,颅脑火器伤急救和后送的原则是:①控制伤口出血和防止感染;②消除呼吸道阻塞、保持呼吸道通畅;③迅速撤离现场,安全、快速后送到有条件进行早期彻底清创的医疗机构。

1. **急救**

(1) 保持呼吸道通畅、抢救休克是治疗这类伤员的两大原则:现场抢救只做伤口简单包扎,以减少出血。有脑组织膨出时,要用敷料覆盖,保护脑组织免受污染和增加损伤。对于短时间内出现单侧瞳孔散大或很快双瞳变化,又没有时间进一步检查或转院者,应迅速扩大穿透伤入口,使创道浅层血肿涌出而颅内压下降,赢得时间转送。

(2) 创伤包扎:现场抢救只做伤口简单包扎,以减少出血,有脑膨出时,用敷料绕其周围,保护脑组织以免污染和增加损伤。强调直接送专科处理,但已出现休克或已有中枢衰竭征象者,应就地急救,不宜转送。尽早开始大剂量抗生素治疗,应用 TAT。

2. **优先手术次序** 大量伤员到达时,伤员手术的顺序大致如下。

（1）伤道有活动性出血者,优先手术。

（2）有颅内血肿等脑受压征象者,及早手术。

（3）颅脑穿透伤先于非穿透伤手术。

（4）脑室伤有大量脑脊液漏及颅后窝伤也应尽早处理。

（5）危及生命的胸、腹伤优先处理,然后再处理颅脑伤;如同时已有脑疝征象,伤情极重,应在纠正休克的同时,两方面手术同时进行。

3. 颅脑清创术的时机和目的

（1）清创时机:原则与非火器性颅脑开放伤清创术相同。清创越早,越彻底,创伤愈合越快,感染率越低。①早期处理:一般认为,伤后6小时是早期清创的界限,在应用广谱抗生素条件下,伤后48～72小时,行彻底清创术后,伤口可一期缝合。②延期处理:指伤后72小时至7天手术。此时,伤口有轻度炎症,在应用广谱抗生素情况下,仍可进行彻底清创,伤口可部分缝合或不缝合。③晚期处理:伤后7天以上。伤口感染较重或已化脓,为防止炎症扩散,不允许行彻底清创术,仅限于清除伤口浅部异物,扩大伤口和骨折孔,使分泌物引流通畅。同时全身给予广谱抗生素和脱水治疗,待感染控制、脑水肿和颅内高压改善,争取伤口尽快愈合,再行晚期手术。

（2）早期清创术的目的:早期彻底清创术是第一次手术,也应是最后一次彻底手术。即清创伤道内血肿,挫碎脑组织、碎骨片和其他异物,严密止血,把一个污染的、开放的脑伤道变成清洁的、闭合的脑伤道,并严密缝合硬脑膜和头皮。

（七）清创术的原则与方法

麻醉、术前准备、一般清创原则基本上与平时开放性颅脑损伤的处理相同,开颅可用骨窗法和骨瓣法,彻底的颅脑清创术要求修整严重污染或已失活的头皮、肌肉及硬脑膜,摘尽碎骨片,确实止血。对位置过深难以达到的金属异物不强求在一期清创中摘除。清创术后,颅内压下降,脑组织下塌,脑搏动良好,冲净伤口,缝合修补硬脑膜,缝合头皮,硬脑膜外可置引流1～2天。

下列情况需行减压术,硬脑膜可不予缝合修补:①清创不彻底;②脑挫裂伤严重,清创后脑组织仍肿胀或膨出;③已化脓的创伤,清创后仍需伤道引流;④止血不彻底。

（八）术后处理

脑穿透伤清创术后,有条件者应入重症监护室观察,观察生命体征、意识、瞳孔及颅内压的变化等。加强抗脑水肿、抗感染、抗休克治疗。昏迷患者要保持呼吸道通畅,必要时及早气管切开。

（九）颅内异物存留

摘除金属异物的手术指征为:①直径>1cm的金属异物因易诱发颅内感染而需手术;②位于非功能区、易于取出且手术创伤及危险性小;③出现颅内感染征象或顽固性癫痫及其他较严重的临床症状者;④合并有外伤性动脉瘤者;⑤脑室穿透伤,异物进入脑室时,由于极易引起脑室内出血及感染,且异物在脑室内移动可以损伤脑室壁,常需手术清除异物。手术方法可分为骨窗或骨瓣开颅直接手术取除异物,以及采用立体定向技术用磁性导针或异物钳取除异物。

（张树葆　吴承远　刘玉光）

第七节　颅内压增高与急性脑疝

一、颅内压增高

（一）概念

1. 颅内压　颅腔内容纳脑组织、脑脊液和血液三种内容物,成人的颅腔容积固定不变。脑组织、脑脊液和血液与颅腔相适应,使颅腔内保持一定的压力,称为颅内压(intracranial pressure,ICP)。颅内压正常值成人为70～200mmH$_2$O(5～15mmHg),儿童为50～100mmH$_2$O(4～7.5mmHg)。

2. 颅内压增高　当颅内容物体积增加或颅腔容积缩小,导致颅内压持续在200mmH$_2$O(15mmHg)以上,即称为颅内压增高(increased intracranial pressure)。颅内压增高是神经外科最常见的临床病理表现,是颅内肿瘤、颅脑损伤、颅内出血、颅内炎症等常见神经外科疾病共有的临床征象。因此,熟练掌握颅内压增高的病理与临床表现是学习与了解神经外科疾病的关键。

（二）颅内压的调节与代偿

颅内压可有小范围的波动,与血压和呼吸关系密切,收缩期颅内压略有增高,舒张期颅内压稍下降;呼气时压力略增,吸气时压力稍降。颅内压的调节除部分依靠颅内的静脉血被排挤到颅外血液循环外,主要通过脑脊液分泌和吸收的增减来调节。当颅内压高于正常颅内压范围时,脑脊液的分泌逐渐减少,而吸收增加,使颅内脑脊液量减少,以抵消增加的颅内压。相反,当颅内压低于正常范围时,脑脊液的分泌增多而吸收减少,使颅内脑脊液量减少,以维持颅内压不变。另外,当颅内压增高时,有一部分脑脊液被挤入脊髓蛛网膜下隙,也起到一定的调节颅内压的作用。

脑脊液的总量占颅腔总容积的 10%，血液则依据血流量的不同占总容积的 2%~11%，所以，一般而言允许颅内增加的临界容积约为 5%，超过此范围，颅内压开始增高，当颅腔内容物体积增大或颅腔容量缩减超过颅腔容积的 8%~10%，则会产生严重的颅内压增高。

（三）病理生理

1. 影响颅内压增高的因素

（1）年龄：婴幼儿及小儿的颅缝未闭合或尚未牢固融合，颅内压增高可使颅缝裂开而相应地增加颅腔容积，从而缓和或延长了病情的进展。老年人由于脑萎缩使颅内的代偿空间增多，故病程亦较长。

（2）病变的扩张速度：颅内压力与体积之间的关系不是线性关系而是类似指数关系。当颅内占位性病变体积缓慢增长，可以长期不出现颅内压增高症状，一旦颅内压代偿功能失调，则病情将迅速发展，往往在短期内即出现颅内高压危象或脑疝。如原有的颅内压增高已超过临界点，释放少量脑脊液即可使颅内压明显下降，若颅内压增高处于代偿的范围之内（临界点以下），释放少量脑脊液仅引起微小的压力下降，这一现象称为体积压力反应（volume pressure response，VPR）。

（3）病变部位：在颅脑中线或颅后窝的占位性病变，由于病变容易阻塞脑脊液循环通路而发生梗阻性脑积水，故颅内压增高症状可早期出现而且严重。颅内大静脉窦附近的占位性病变，也可早期即压迫静脉窦，引起颅内静脉血液的回流或脑脊液的吸收障碍，使颅内压增高症状亦可早期出现。

（4）伴发脑水肿的程度：脑寄生虫病、脑脓肿、脑结核瘤、恶性肿瘤等常伴有明显的脑水肿，故早期即可出现颅内压增高症状。

（5）全身系统性疾病：尿毒症、肝性脑病、毒血症、肺部感染、酸碱平衡失调等都可引起继发性脑水肿而致颅内压增高。高热往往会加重颅内压增高的程度。

2. 颅内压增高的后果

若颅内压持续增高导致颅内压代偿功能失调，可发生以下后果。

（1）脑血流量的降低：正常成人每分钟约有 1 200ml 血液进入颅内，通过脑血管的自动调节功能进行调节。

脑血流量的公式为：脑血流量（CBF）=［平均动脉压（MAP）-颅内压（ICP）］/脑血管阻力（CVR）。公式中的分子部分（平均动脉压-颅内压）又称为脑的灌注压（CPP），因此，该公式又可改写为：脑血流量（CBF）=脑灌注压（CPP）/脑血管阻力（CVR）。

正常的脑灌注压为 70~90mmHg（9.3~12kPa），脑血管阻力为 1.2~2.5mmHg。若因颅内压增高引起的脑灌注压下降，则可通过血管扩张，以降低血管阻力的自动调节反应使上述公式的比值不变，从而保证了脑血流量的稳定。如果颅内压不断增高使脑灌注压低于 40mmHg（5.3kPa）时，脑血管自动调节功能失效，这时脑血管不能再做相应的进一步扩张以减少血管阻力，公式的比值就变小，脑血流量随之急剧下降，就会造成脑缺血。当颅内压升至接近平均动脉压水平时，颅内血流几乎完全停止，患者就会处于严重的脑缺血状态，甚至出现脑死亡。

（2）脑移位和脑疝：见本节二、急性脑疝。

（3）脑水肿：颅内压增高可直接影响脑的代谢和血流量从而产生脑水肿，使脑的体积增大，进而加重颅内压的增高。脑水肿时液体的积聚可在细胞外间隙，也可在细胞内。前者称为血管源性脑水肿，后者称为细胞中毒性脑水肿。血管源性脑水肿多见于颅脑损伤、脑肿瘤等病变的初期，主要是由于毛细血管的通透性增加，导致水分在神经细胞和胶质细胞间隙潴留，促使脑体积增加所致。细胞毒性脑水肿可能是由于某些毒素直接作用于脑细胞而产生代谢功能障碍，使钠离子和水分子潴留在神经和胶质细胞内所致，但没有血管通透性的改变，常见于脑缺血、脑缺氧的初期。在颅内压增高时，由于上述两种因素可同时或先后存在，故出现的脑水肿多数为混合性，或先有血管源性脑水肿以后转化为细胞中毒性脑水肿。

（4）库欣（Cushing）反应：当颅内压急剧增高时，患者出现血压升高、心跳和脉搏缓慢、呼吸节律紊乱及体温升高等各项生命体征发生变化，这种变化是 Cushing 于 1900 年首先实验发现的，故称为 Cushing 反应。Cushing 反应多见于急性颅内压增高病例，慢性者不明显。

（5）胃肠功能紊乱及消化道出血：颅内压增高可引起下丘脑自主神经中枢缺血，从而刺激副交感或抑制交感神经系统，使胃酸分泌增多、胃黏膜缺血、胃黏膜屏障受损，导致患者出现胃肠道功能的紊乱，甚至胃及十二指肠出血及溃疡和穿孔等。

（6）神经源性肺水肿：5%~10%的急性颅内压增高患者可发生神经源性肺水肿。Nothnagel（诺特纳格尔）于 1874 年首次报道颅内压增高可以引发急性肺水肿。临床表现为呼吸困难，伴有大量血性泡沫痰，两肺湿啰音及血压升高。其机制可能是颅内压增高引起交感神经系统兴奋，释放大量儿茶酚胺，引起肺循环超载和肺血管收缩。α1 受体介导了肺血管通透性增加,液体外渗,也是引起急性肺水肿机制之一。

(四)原因

1. 颅内容物体积增加　脑水肿、脑积水、恶性高血压、颅内静脉回流受阻及高血流量的血管畸形等均可导致颅内容物体积增加。

2. 颅腔容积变小　颅底凹陷症、狭颅症、大面积凹陷性颅骨骨折引起颅腔容积绝对变小。

3. 颅内占位性病变　颅内肿瘤、颅内血肿、脑脓肿等占位性病变使颅腔容积相对变小。

(五)病因

1. 颅脑损伤　严重脑挫裂伤与外伤性颅内出血、脑水肿是最常见的外伤性急性颅内压增高的病因。外伤性蛛网膜下腔出血引起的脑脊液循环障碍是外伤性迟发性颅内压增高的常见原因。

2. 颅内肿瘤　颅内肿瘤几乎早晚都出现颅内压增高。颅内压增高的程度及出现的早晚与颅内肿瘤的生长速度、大小、部位、性质及患者的年龄等有关。

3. 颅内感染　脑脓肿、化脓性脑膜炎及结核性脑膜炎均可引起明显的颅内压增高。

4. 脑血管疾病　高血压性脑出血引起的占位效应可导致明显的颅内压增高。颅内动脉瘤和脑动静脉畸形破裂出血,可因继发脑缺血或脑积水,而发生颅内压增高。颈内动脉血栓形成和脑血栓引起的脑梗死,导致缺血性脑水肿,也可引起颅内压增高。

5. 脑寄生虫病　脑囊虫病引起的弥散性脑水肿、梗阻性脑积水与粘连性蛛网膜炎是导致颅内压增高的主要原因。

6. 颅脑先天性疾病　先天性中脑导水管狭窄、颅底凹陷症和小脑扁桃体下疝畸形引起的梗阻性脑积水均可出现颅内压增高。狭颅症可因颅缝过早闭合,限制了脑的正常发育,引起颅内压增高。

7. 良性颅内压增高　又称假脑瘤综合征,主要表现为颅内压增高。原发疾病以脑蛛网膜炎、颅内静脉窦(上矢状窦或横窦)血栓形成和中毒性脑病等多见。颅内压增高的症状可随原发疾病的好转而逐渐消失。

8. 脑缺氧　呼吸、心搏骤停或呼吸道梗阻发生的严重脑缺氧,以及癫痫持续状态和肺性脑病导致的严重脑缺氧和继发性脑水肿,均可引起颅内压增高。

(六)分类

1. 按病因分类　按病因分为:①弥漫性颅内压增高,因脑实质的体积增大或颅腔容积变小引起,其特点是颅腔内各部及各分腔之间压力均匀升高,不存在明显的压力差,脑组织无明显移位。临床上常见的疾病有弥漫性脑膜脑炎、弥漫性脑水肿、交通性脑积水

等。②局灶性颅内压增高,因颅内局部扩张性病变引起。其特点是颅腔内各部及各分腔之间压力非均匀性升高,病变部位压力首先增高,并把压力传向远处,造成颅内各腔隙间的压力差,导致脑室、脑干及中线结构移位。临床常见的疾病有颅脑损伤、颅内血肿、局限性脑水肿、严重局限性脑挫裂伤等。

2. 按病变发展的速度分类　一般分为:①急性颅内压增高,常见于急性颅脑损伤、高血压性脑出血等。其特点是病情发展迅速,出现明显的颅内压增高症状和体征。②亚急性颅内压增高,多见于发展较快的颅内恶性肿瘤、转移瘤及各种颅内炎症等。③慢性颅内压增高,病情发展缓慢,可长期无颅内压增高的症状和体征。多见于生长缓慢的良性肿瘤、慢性硬脑膜下血肿等。

3. 按颅内压增高的程度分类　可分为:①轻度颅内压增高,颅内压 200~270mmH$_2$O(15~20mmHg);②中度颅内压增高,颅内压 270~530mmH$_2$O(20~40mmHg);③重度颅内压增高,颅内压超过 530mmH$_2$O(40mmHg 以上)。

(七)临床表现

1. 头痛　是颅内压增高最常见的症状之一。特点为持续性胀痛和撕裂痛,以早晨或晚间较重,部位多在额部及两颞,用力、咳嗽、弯腰或低头活动时头痛加重。头痛是颅内压增高刺激及牵扯脑膜血管和神经所致。

2. 恶心、呕吐　恶心、呕吐常伴头痛出现。呕吐多呈喷射性,呕吐后头痛可有所缓解。恶心、呕吐是刺激了迷走神经及其核团所致。

3. 视盘水肿　早期轻度颅内压增高眼底可以正常(图 6-7-1,彩图见书末)。颅内压增高时,压力传至视神经管,压迫视神经,眼底静脉回流受阻,引起视盘

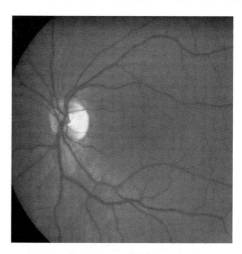

图 6-7-1　正常眼底表现

水肿。视盘水肿是颅内压增高的重要客观体征之一,表现为视盘充血,视盘边缘模糊不清,中央凹陷消失,静脉怒张,动脉曲张扭曲(图6-7-2,彩图见书末)。若视盘水肿长期存在,则视盘颜色苍白,视力减退,视野向心缩小,称为视神经继发性萎缩(图6-7-3,彩图见书末)。

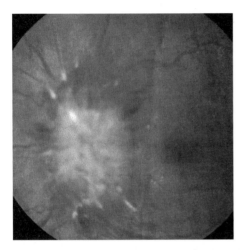

图6-7-2 视盘水肿表现为视盘充血伴片状出血,视盘边缘模糊不清,中央凹陷消失,静脉怒张,动脉曲张扭曲

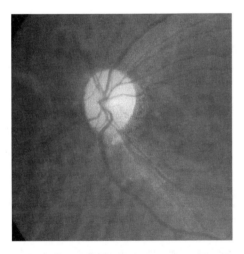

图6-7-3 继发性视神经萎缩表现为视盘颜色苍白,边界清楚

4. 意识障碍及生命体征变化 可出现嗜睡、反应迟钝。严重时出现昏睡、昏迷,伴有瞳孔散大、对光反射消失,发生脑疝,去大脑强直。生命体征变化为血压升高、脉搏徐缓、呼吸不规则、体温升高等病危状态,甚至呼吸停止,最终呼吸循环衰竭死亡。

5. 其他症状和体征 头晕、猝倒、复视、癫痫发作、一过性黑矇、精神淡漠。小儿患者可表现为头颅增大、颅缝增宽或分裂、前囟饱满隆起、头皮静脉怒张等。

头痛、呕吐及视盘水肿是颅内压增高的典型表

现,也称为颅内压增高的"三主征"。

(八)诊断

根据病史和神经系统检查,发现有头痛、呕吐及视盘水肿三主征时,则颅内压增高的诊断大致可以确立。但应注意与偏头痛、视神经炎等相鉴别。前者常表现为发作性头痛、呕吐,间歇期没有症状,不伴有视盘水肿;后者多表现为突然一侧或双侧严重视力障碍。

(九)辅助检查

1. 腰椎穿刺 腰椎穿刺测压可明确有无颅内压增高及其程度,并有助于诊断颅内出血及炎症等。但是,当有明显的颅内压增高时,腰椎穿刺有一定的危险性,可诱发脑疝,应慎重进行。

2. CT CT是诊断颅内占位性病变的首选辅助检查,具有无创伤、快捷、安全、准确等特点,可对绝大多数颅内占位性病变做出定位与定性诊断。

3. MRI MRI具有高比度、无X线辐射、三维成像、无颅骨伪影及强化扫描不需要做药物皮试等优点,对不同神经组织和结构的分辨率远胜于CT。可在CT不能确诊的情况下,进一步采取MRI检查。

4. 数字减影血管造影(digital subtraction angiography,DSA) 脑血管造影主要用于疑有动脉瘤或脑血管畸形出血的病因检查。DSA可提高安全性及阳性率。

(十)颅内压监测

颅内压监测可以动态实时观察患者颅内压的变化,有利于准确判断患者治疗效果及估计预后。

1. 颅内压监测的指征 ①CT异常者;②格拉斯哥昏迷计分3~8分者;③颅脑创伤后低氧血症。

2. 颅内压监测的意义 ①早期发现颅内血肿、脑水肿;②早期发现继发性或迟发性颅内出血;③指导治疗,判断预后。

3. 颅内压监测的方法 一般分脑室内、脑实质内、硬脑膜下、硬脑膜外和蛛网膜下隙五种方法。

4. 颅内压监护仪的标准 美国颅内压监护仪的标准为:压力范围为0~100mmHg(1mmHg=13.3mmH$_2$O);精确度为0~20mmHg,误差2mmHg;在20~100mmHg范围,误差不超过10%。

5. 颅内压阈值及其意义 ①颅内压值5~15mmHg为正常;②颅内压20~25mmHg是判断患者预后的理想阈值;③当颅内压高于20~25mmHg时,应降压治疗;④颅内压稳定在20mmHg以下提示无须手术治疗;⑤颅内压进行性增高时,提示有颅内血肿的可能,需手术治疗;⑥颅内压持续高于40mmHg时,提示预后不良;⑦颅内压绝对数值与脑疝形成是最相关

的因素,该值在不同患者及不同治疗过程中是不同的。

（十一）治疗原则

1. 一般处理　密切观察神志、瞳孔、血压、呼吸、脉搏及体温的变化。有条件时可做颅内压监护。频繁呕吐者应暂禁食,以防吸入性肺炎。不能进食的患者应予补液,补液量应维持出入液量的平衡。对昏迷患者要保持呼吸道通畅,必要时做气管切开。氧气吸入有助于降低颅内压。

2. 病因治疗　去除病因是治疗颅内压增高的根本措施。对于颅内占位性病变应及早做病变切除术,不能切除的病变,可行开颅减压术,有脑积水者可行脑脊液分流术。发生急性脑疝时,应分秒必争进行紧急抢救或手术处理。

3. 脱水治疗　在暂时尚未查明病因或病因虽已查明但仍需要非手术治疗或手术治疗前后的病例应适当应用脱水药物治疗。意识清醒、轻度颅内压增高的病例,先选用口服脱水药物治疗;有意识障碍或中重度颅内压增高的病例,宜选用静脉或肌内注射脱水药物。

常用口服的药物有:①氢氯噻嗪 25~50mg,3 次/d;②氨苯蝶啶 50mg,3 次/d;③呋塞米 20~40mg,3 次/d;④50%甘油盐水溶液 60ml,2~4 次/d。

常用的注射制剂有:①20%甘露醇 250ml,快速静脉滴注,2~4 次/d;②呋塞米 20~40mg,肌内或静脉注射,1~2 次/d;③复方甘油注射液 500ml,静脉滴注,2 次/d;④20%人血清白蛋白 10~20g,静脉注射,1~2 次/d。

4. 激素　地塞米松 5~10mg 静脉或肌内注射,1~2 次/d;氢化可的松 100mg 静脉注射,1~2 次/d;泼尼松 5~10mg 口服,1~3 次/d,可减轻脑水肿,有助于缓解颅内压增高。严重脑水肿导致的颅内压增高,可静脉注射甲泼尼龙,40~80mg,1~2 次/d。

5. 亚低温疗法　对于弥漫性重度脑水肿引起的颅内压增高或持续高热患者可采取亚低温治疗,有利于降低脑的新陈代谢率,减少脑组织的氧耗量,防止脑水肿的发生与发展,对降低颅内压亦起一定作用。

6. 脑脊液体外引流　为迅速降低颅内压增高,缓解颅内压增高危象,常采取侧脑室穿刺脑脊液体外引流,尤其是对于并发脑积水的患者,可迅速缓解颅内压增高的症状,为进一步检查或治疗赢得时间。

7. 巴比妥治疗　大剂量戊巴比妥钠或硫喷妥钠注射可降低脑的代谢,减少氧耗及增加脑对缺氧的耐受力,使颅内压降低,但是,临床上不作为常规降颅内压的措施。

8. 辅助过度换气　通过排出体内 CO_2,收缩脑血管,降低脑血流量,使颅内压相应下降。由于持续过度换气可加重脑缺血,仅作为暂时性降颅内压的措施。

9. 抗生素治疗　根据药敏试验选用适当的抗生素控制颅内感染及防止感染。预防性用药应选择广谱抗生素,术前、术中和术后应用。

10. 对症治疗　疼痛者可给予镇痛药,但应禁忌应用吗啡和哌替啶等强效镇痛药物,以防抑制呼吸,导致患者死亡。有癫痫发作者,应给予抗癫痫药物治疗。烦躁患者给予镇静药。

二、急性脑疝

（一）概念

颅内某分腔占位性病变或弥漫性脑肿胀,使颅内局部或整体压力增高,形成压力差,造成脑组织移位、嵌顿,导致脑组织、血管及脑神经受压,产生一系列危急的临床综合征,称为脑疝(brain hernia)。

（二）分类

按照颅脑的解剖间隙及孔道,临床上多见的脑疝有四类。

1. 小脑幕裂孔疝　以小脑幕孔下疝最常见,是由于小脑幕上压力高于幕下压力所致。多见于幕上占位性病变。靠近幕孔区的幕上结构(海马回、钩回等)随大脑、脑干下移而被挤入小脑幕孔。

根据疝出的脑组织不同,小脑幕孔下疝又分为三种:①脚间池疝(颞叶钩回疝);②环池疝(海马回疝);③四叠体池(大脑大静脉池)疝,以颞叶钩回疝较多见。

2. 枕骨大孔疝　小脑扁桃体被挤入枕骨大孔及椎管内,故又称为小脑扁桃体下疝,多见于颅后窝占位性病变。

3. 大脑镰下疝　扣带回被挤入大脑镰下的间隙内,又称为扣带回疝。

4. 蝶骨嵴疝　额叶后下部被推挤进入颅中窝,甚至挤入眶上裂、突入眶内。

（三）分期

根据脑疝发展的规律,临床上将之分为以下三期。

1. 脑疝前驱期(初期)　指脑疝即将形成前的阶段。主要表现为患者突然出现或逐渐发生意识障碍、剧烈头痛、烦躁不安、频繁呕吐,以及轻度呼吸深快、脉搏增快、血压增高、体温上升等。这些症状是由于颅内压增高使脑缺氧程度突然加重所致。

2. 脑疝代偿期(中期)　指脑疝已经形成,脑干受到压迫,但机体尚能通过一系列调节作用代偿,勉强维持生命的阶段。此期表现为意识障碍加重、呼吸深慢、脉搏缓慢、血压体温升高等。局灶性体征可有一侧瞳孔散大、偏瘫或锥体束征阳性等。

3. **脑疝衰竭期(晚期)**　此期代偿功能失调,脑干功能衰竭。主要表现深度昏迷、呼吸不规律、血压下降、两侧瞳孔散大固定,体温下降,四肢肌张力消失。

(四) 临床表现

1. 小脑幕孔下疝的临床表现

(1) 意识障碍:小脑幕裂孔疝较早出现意识障碍,表现为在颅压增高症状和体征的基础上,突然出现烦躁不安、频繁呕吐、头痛加重、呼吸深快、血压升高等,以后意识模糊,逐渐昏迷。但也可突然昏迷,昏迷程度逐渐加深。脑疝出现意识障碍是由于中脑部位的网状结构受到压迫,尤其中脑背盖部缺氧、出血,使中脑-间脑上行性网状结构受到损害所致。

(2) 生命体征的变化:在脑疝的不同时期,生命体征的变化有所不同。①脑疝前驱期:呼吸深快,脉搏频数,血压升高;②脑疝代偿期:呼吸深慢,脉搏缓慢,血压升高;③脑疝衰竭期:呼吸抑制、不规则,脉搏细弱,血压急速波动至衰竭。脑疝时体温升高主要是由于位于视丘下部的体温调节中枢受损害所致。

(3) 眼部症状:首先是脑疝侧瞳孔缩小,然后再出现瞳孔逐渐散大,对光反射减弱,表现为两侧瞳孔不等大现象;最后出现双侧瞳孔散大,对光反射消失。病变侧瞳孔散大并对光反射消失是小脑幕孔下疝的特征性表现。

(4) 对侧肢体瘫痪或锥体束损伤:颞叶钩回疝时,同侧大脑脚受到压迫,损伤了支配对侧肢体的锥体束,所以,可出现不同程度的对侧肢体肌力下降或锥体束征阳性。

(5) 去大脑强直:脑疝衰竭期,患者表现为深昏迷、两侧瞳孔极度散大、四肢强直、呼吸不规则、高热等。去大脑强直是脑疝时脑干红核及前庭核之间形成横贯性损伤,损害了脑干网状结构下行性抑制系统的结果。

2. 枕骨大孔疝的临床表现

(1) 枕颈部疼痛及颈肌强直:慢性枕骨大孔疝时,上颈脊神经根受到压迫和刺激,引起枕颈部疼痛及颈肌强直,甚至强迫头位。

(2) 呼吸抑制现象:小脑扁桃体急性压迫延髓呼吸中枢,可引起呼吸抑制。患者往往表现为在神志清楚的情况下,突然呼吸停止。

(3) 瞳孔变化:初期常为对称性瞳孔缩小,继而散大,对光反射消失,是急性脑缺氧损害动眼神经核

的结果。

(4) 锥体束征:枕骨大孔疝时,因延髓受压,而出现双侧锥体束征,有时小脑同时受累,表现为四肢肌张力减低。

(5) 生命体征的变化:大致与小脑幕孔下疝相似,早期呼吸骤停是枕骨大孔疝的特征性表现。

(五) 诊断

颅内压增高的患者突然出现昏迷或两侧瞳孔不等大,应考虑为小脑幕孔下疝。颅内压增高的患者呼吸突然停止或腰椎穿刺后出现呼吸停止,应考虑为枕骨大孔疝。患者用力或腰椎穿刺可诱发脑疝。

放射影像学检查有助于判断是否发生脑疝。幕上占位性病变容易发生小脑幕孔下疝,幕下占位性病变容易发生枕骨大孔疝。CT 检查时,小脑幕孔下疝表现为中线明显移位,基底池、环池、四叠体池消失。MRI 检查可观察到脑池消失,颞叶钩回、海马回、间脑、脑干及小脑扁桃体的变形、移位等。

(六) 治疗

1. 急救措施

(1) 脱水治疗:脑水肿是脑疝恶性病理循环的一个重要环节,控制脑水肿发生和发展是降低颅内压的关键之一。颅内占位性病变引起的脑疝,也应首先应用脱水药物降低颅内压,为开颅手术治疗争取一定时间。因此,在发生脑疝的紧急情况下,应首选强力脱水药静脉快速滴入。

临床上,一般将 20% 甘露醇作为首选药物,快速静脉滴注 250ml,必要时可重复应用一次。

(2) 脑脊液体外引流术:对于枕骨大孔疝或存在幕上脑积水的脑疝患者,应立即行快速细孔钻颅脑室穿刺脑脊液体外引流术。婴幼儿患者,也可以行前囟穿刺脑室脑脊液体外引流术。

2. 病因治疗　及时去除病因是治疗脑疝的最根本的方法。在经过上述急救处理后,应积极进行病因治疗。对于颅内巨大囊性病变、巨大脑脓肿引起的脑疝,可先行快速细孔钻颅病变穿刺引流术,待患者情况稳定后再行进一步开颅手术。

在脑疝代偿期或前驱期,清除原发病灶后,脑疝大多可以自行复位。但在脑疝衰竭期,若清除原发病灶后,脑疝不能自行还纳,采取以下措施有助于脑疝的还纳。

(1) 小脑幕裂孔疝:切开小脑幕游离缘,使幕孔扩大,以解除"绞窄"或直接将疝出脑组织还纳复位。

(2) 枕骨大孔疝:将枕骨大孔后缘及第 1 颈椎后弓椎板一并切除,并剪开环枕筋膜,以充分减压,解除

绞窄疝下的脑组织,将疝出的小脑扁桃体还纳。

（3）椎管内加压注射生理盐水:对于颅后窝或中线部位占位性病变引起的枕骨大孔疝,在人工呼吸、快速细孔钻颅脑室体外引流、脱水降颅内压治疗及注射呼吸兴奋药物后,若患者呼吸仍不恢复,可做腰椎穿刺椎管内快速注射生理盐水 50~100ml,使椎管压力升高,将疝出的小脑扁桃体推回颅内使脑疝解除。

3. 减压手术　对原发病变不可能一举切除或原发病灶切除后仍有严重脑水肿的患者,可行内外减压术。

4. 其他治疗　包括保持呼吸道通畅、吸氧、支持治疗、应用促进中枢神经系统代谢药物、抗感染、纠正水电解质紊乱及对症治疗等。

（刘玉光　吴承远　吴彬）

第八节　亚低温疗法治疗重型颅脑损伤

一、概述与回顾

20 世纪 40 年代,有学者将诱导低温应用于颅脑损伤的治疗。随后,低温疗法用于心血管外科手术及颅内动脉瘤的围手术期处理。但当时多使用深低温,常会出现心律失常、血压下降、凝血机制障碍等副作用,限制了低温的应用。直到 20 世纪 80 年代中后期,人们才证实亚低温(subhypothermia)对实验性脑缺血具有显著的脑保护作用。20 世纪 90 年代,前瞻性临床研究证实 32~35℃亚低温具有脑保护和降低颅内压力的作用,能明显降低重型颅脑损伤患者的病死率,显著改善患者的神经功能预后,并且严重并发症的发生率也明显降低,说明亚低温对颅脑损伤患者安全有效,亚低温逐渐得到了广泛的认可和重视。

二、体温调节机制

体温是人体重要的稳态之一,核心温度维持在 (37.0±0.4)℃,1 天内可有轻度的变化,通常体温在下午 6 时最高。核心温度的"金标准"是动脉血温,可通过肺动脉导管或 PiCCO(pluse indicator continuous cardiac output)获得,临床上通常采用间接测量体腔温度获得,膀胱温度、食管温度、鼻咽温度、直肠温度等统称核心温度。正常情况下,外周温度低于核心温度 2~4℃,而在冷或热的环境下,这种差异可能增加或缩小,因此,体表温度不能准确反映核心温度,其反映的是体表局部的血流动力学状态。

体温的调节中枢位于下丘脑,体温调节的基本方式包括自主性调节和行为性调节,前者是指在体温调节中枢的作用下,通过对产热和散热过程进行调节,从而维持体温的相对恒定,为恒温动物所特有;后者是指机体有意识地通过改变行为活动而调节产热和散热的方式。生理状态下,当环境寒冷时,外周的冷觉感受器通过传入神经纤维传导至下丘脑的冷敏神经元,通过传出神经纤维使皮肤血管收缩、减少或停止排汗、立毛肌收缩等使散热减少,如果仍无法维持体温恒定,机体可通过骨骼肌不自主收缩,提高甲状腺激素和肾上腺素水平增强代谢,使产热量增加,维持体温恒定。当环境炎热时,外周的温觉感受器通过传入神经纤维传导至下丘脑的热敏神经元,通过传出神经纤维使皮肤血管舒张、汗液分泌增加,热量通过辐射、蒸发、对流和接触传导等方式传导至周围环境,从而维持体温恒定。

在重型颅脑损伤等病理状态下,机体在致热源的作用下使体温调节中枢的调定点上移而引起的调节性体温升高,或体温调节系统失去调控或发生调节障碍而引起被动性体温升高,均存在加重继发性脑损害的可能,需要给予亚低温治疗。

三、低温疗法的分类

目前,国际临床医学将低温划分为轻度低温 33~35℃、中度低温 28~32℃、深度低温 17~27℃和超深低温 16℃以下,将 28~35℃轻中度低温定义为亚低温。鉴于 32℃以下低温在临床上可能带来如低血压、心律失常、电解质紊乱、肺部感染等并发症,因此,目前国际上推荐临床患者降低温度至 33~35℃,既可发挥亚低温的脑保护作用,又可以最大限度地降低并发症的发生概率。

四、亚低温治疗作用机制

亚低温治疗对脑保护的确切作用机制仍处于探索阶段,其保护机制与以下几个方面有关:①减少脑耗氧量,降低脑能量代谢,减少脑组织乳酸堆积,减轻酸中毒,降低颅内压力;脑温每降低 1℃,耗氧量减少 6.7%,当脑温降至 30℃时,脑代谢可降低 50%;脑代谢降低可通过代谢血流耦联使脑血流量降低,继而引起脑血容量降低,起到降低颅内压力的作用;②保护血-脑屏障,防止脑水肿的发生与发展,改善缺血后低灌注及防止过度灌注损伤;③抑制颅脑损伤或缺血后内源性有害因子的生成和释放,如兴奋性氨基酸、自由基、一氧化氮、乙酰胆碱、儿茶酚胺等,减少对脑组织的损害;④减少 Ca^{2+} 内流,阻断钙对神经元的毒性作用;⑤减少脑细胞结构蛋白破坏,促进脑细胞结构和功能修复;⑥减轻弥漫性轴索损伤。

五、亚低温治疗的适应证

亚低温治疗的适应证比较明确,主要包括:①重型(GCS 6~8 分)和特重型(GCS 3~5 分)颅脑损伤、广泛性脑挫裂伤、脑水肿导致难以控制的颅内压增高;②原发性和继发性脑干伤;③重型和特重型颅脑损伤患者出现常规处理无效的中枢性高热;④各种原因所致的心搏骤停,如电击伤、溺水、一氧化碳中毒所致的急性脑缺血、缺氧性脑损伤患者。

六、亚低温治疗的时机及时程

一般认为,对有亚低温治疗应用指征的患者,治疗越早,效果越好,一般在伤后 12 小时内开始,但对于严重脑挫伤、充血性脑水肿、恶性颅内压增高的患者,尽管伤后时间>24 小时,加用亚低温治疗仍有较好的控制颅内高压、改善预后的作用。

亚低温治疗的时程目前国际上存在一定的争议。欧美国家基本采用 24~48 小时短时程亚低温治疗,理由是短时程亚低温可减少肺部并发症的发生。日本学者建议一律采用 7~14 天长时程亚低温治疗重型颅脑损伤患者。但是,目前国内外多数学者认为,亚低温治疗应采用个体化的不同治疗时程,一般为 3~14 天。时程长短取决于患者脑水肿和脑挫裂伤程度、下丘脑损伤程度和颅内压增高的持续时间等。对于严重脑水肿和重度颅内高压的患者,亚低温时间要长,以避免复温过早造成的颅内压反跳现象;而对于脑水肿和颅内高压不十分严重的患者,亚低温时间要相对缩短,以避免长时程亚低温治疗可能导致的并发症。

七、亚低温治疗的方法

亚低温治疗中,核心内容是通过降低脑温来达到脑保护的作用。因此,通过手术方法安置有创的脑温探头十分必要,因为靶向脑组织温度优于脑室温度。在没有条件行脑温监测的情况下,可参考核心温度,建议应用连续电子体温监测核心温度,反映核心温度的准确性依次为:血温>膀胱温>食管温>鼻咽温>直肠温>腋温>体表温度,临床上可根据实际情况选择监测方法。

根据脑温降低的同时,是否存在中心体温的降低,可将低温治疗方法分为全身性低温和选择性脑低温疗法。

(一)全身性体表降温

体表降温是目前临床应用最多的方法,通常以降温毯物理降温为主,同时辅以冰帽、降温药物、在体表大血管部位加用冰袋和控制室内温度等方法。该方法简单易行,降温设备获得容易,但因多数采用躯干部位的背部降温,降温速度相对较慢,体表降温不均一,有时效果不确切。目前临床采用的新型包裹式降温毯,体表接触面积明显增多,因此可在相对较短的时间内达到目标温度,并可通过连续电子温度监测进行反馈调节,使温度持续、精确地稳定在治疗要求的范围内。

(二)血管内低温导管降温

将低温导管置入血管内,通常选择股静脉,导管连接亚低温治疗仪后,导管上的球囊内循环流动通常为 4℃ 的冰盐水,利用热交换原理进行反馈性的降温。该方法需要有创的血管内置管,成本较高,但具有降温速率快、控制体温精确等优点,是一种可以选择的精确降温方法。

(三)头部局部体表降温

通过冰帽等降温方法选择性降低脑温,保持了全身相对正常的体温,多数应用在婴幼儿患者中。成人患者中,单纯采用头部的体表物理降温,难以获得理想的降低脑温效果。

(四)鼻腔内降温系统

RhinoChill 鼻腔内降温系统是通过鼻腔导管降低颅内温度的装置,主要应用于心搏骤停、卒中和颅脑损伤后的脑保护。该系统通过无创的鼻腔导管向鼻腔内喷射迅速挥发的冷却液,当冷却液挥发时,颅内的热量直接通过颅底和周围组织的传导和间接通过血流的对流被清除。休克动物实验结果显示,该系统可在 15 分钟内达到低温治疗的作用(≤35℃),复苏后生存率和神经功能预后得到明显改善。欧洲的临床试验结果显示,院前急救人员在接触心搏骤停患者后立即应用降温系统,直至到达医院,与未应用降温系统的患者相比,可明显改善患者的预后。目前,该降温方法还未得到广泛应用。

由于患者在接受亚低温治疗和复温过程中可能会发生寒战,故实施亚低温治疗时,在常规使用镇痛、镇静药物的同时,应使用适当剂量肌肉松弛药和冬眠合剂,以防寒战。常用的剂量和方法为:①静脉注射阿曲库铵 25mg;②生理盐水 50ml+阿曲库铵 200~400mg+氯丙嗪 100mg,持续静脉注射 2~4ml/h;③生理盐水 50ml 和氯丙嗪 200mg+异丙嗪 200mg+哌替啶 100mg,持续静脉注射 2~10ml/h。肌肉松弛药和镇静药的速度和用量取决于患者的体温、血压、脉搏和肌肉松弛程度。若患者的体温已降至亚低温水平,血压和脉搏平稳,肌肉松弛状况良好,肌肉松弛药和镇静药的注射速度和用量可减少。若患者的体温难以降至亚低温水平,患者躁动不安,应加大肌肉松弛药、镇痛药、镇静药或冬眠合剂的注射速度和用量。特别注意的是,对于使用亚低温治疗的患者,必须使用呼吸机,以防药物所致的呼吸肌麻痹。

八、亚低温治疗的并发症

(一) 寒战

低温后机体可出现反应性寒战,导致机体耗氧增加 40%~100%,这也是亚低温治疗时体温和脑温无法达到目标温度的主要原因,严重时可加重继发性脑损害。为避免寒战发生,亚低温治疗时需要合理应用冬眠合剂、镇痛镇静药、肌肉松弛药物和机械通气。

(二) 呼吸道感染

在亚低温治疗过程中持续应用的镇痛镇静药或肌肉松弛药抑制咳嗽反射,加之患者卧床,且因担心增高颅内压力而使部分肺部护理方法无法实施,导致呼吸道感染的发生率增加。因此,亚低温治疗的同时应重视患者的肺部管理。

(三) 电解质紊乱

亚低温治疗可导致细胞外钾离子向细胞内转移,且尿中钾离子明显增加,导致难以纠正的低钾血症,有时会低于 2.0mmol/L,故需要定时监测血钾变化并积极补钾。复温过程中,应提防可能出现的高钾血症,有时会高于 7.0mmol/L。同时,亚低温治疗过程中也可能导致低钙、低镁、低磷血症,应在亚低温实施前和实施过程中积极补充。

(四) 血流动力学紊乱

亚低温治疗时,低血压的发生率为 10.0%~23.8%。亚低温治疗过程中应用的镇痛镇静药、肌肉松弛药和低体温均可能导致外周血管扩张,血液重新分布引起有效循环血容量相对不足,继而导致低血压的发生,因此在实施亚低温治疗前应充分评估患者的容量状态,避免低血压的发生。一旦发生低血压,应在排除心源性休克和梗阻性休克的前提下,积极补充有效循环血容量,必要时联合应用小剂量血管活性药物纠正低血压。

在复温阶段,由于体温升高,外周血管扩张亦可导致有效循环血容量不足,血压下降,发生复温休克,故尽量控制复温速度在每小时不超过 0.1℃。此类患者经儿茶酚胺治疗后可好转。

(五) 多尿

亚低温治疗引起多尿的发生机制包括几个方面:首先,重型颅脑损伤患者在亚低温治疗前一般经过甘露醇或高渗性盐水等渗透性治疗,诱发渗透性多尿;其次,亚低温状态下,由于髓袢升支重吸收减少可引起多尿;最后,重型颅脑损伤患者常因下丘脑-垂体功能受损发生抗利尿激素分泌不适当综合征,引起多尿。

(六) 血小板及凝血功能异常

文献报道,亚低温治疗重型颅脑损伤过程中,血小板减少的发生率为 30% 左右,明显高于常温治疗组的 5%。另外,出血时间延长、凝血酶原时间延长等凝血功能异常亦可发生。

(七) 复温性高颅内压

复温时机过早、复温过快可导致高颅内压的发生,因此应评估复温时机,并控制复温速度尽量在每小时不超过 0.1℃。

(八) 心律失常

心动过缓是亚低温治疗最为常见的心律失常并发症,另外,心动过速、室性期前收缩、心房颤动、PR 间期延长、QRS 波增宽、QT 间期延长等亦可发生。

(九) 消化系统并发症

低钾血症、低体温和应用镇痛药物可导致胃肠蠕动功能障碍,引起腹胀或肠梗阻,是常见的亚低温治疗并发症。血清淀粉酶、脂肪酶升高偶可发生。

(十) 其他并发症

亚低温治疗可导致免疫功能抑制、白细胞减少,由于卧床,容易出现深静脉血栓、肺栓塞、泌尿系统感染等并发症,亦应引起注意。

(张泽立)

第九节 颅脑损伤合并症和后遗症

一、头皮感染

头皮有头发及头皮垢,污染严重或伤后如处理不当可发生头皮感染(scalp infection)。

(一) 临床表现

头皮感染最常见于头皮裂伤,表现为局部红肿、疼痛、创面有脓性分泌物,常伴头面部肿胀或局部压痛,头皮所属淋巴结肿大及压痛。感染重时伴全身症状,如体温增高、头痛不适、血白细胞升高。感染如未能控制可通过导血管侵入颅骨或颅内。

(二) 治疗

头皮感染初期应予以伤口局部清创、消毒后换药,辅以理疗。全身应用抗生素及其他对症治疗。已化脓者应拆除缝线或切开引流,继续应用全身抗感染治疗1~2周,定期更换敷料,必要时彻底清创后放置真空辅助闭合(vacuum assisted closure,VAC)或负压封闭引流(vacuum sealing drainage,VSD)装置,感染控制并创面新鲜后待其自行愈合或缝合伤口,皮肤缺损严重者行皮瓣转移或植皮手术。

二、颅骨感染

颅骨感染(skull infection)多见于开放性颅骨骨折(包括火器伤),常因处理不及时或不彻底致使颅骨直接感染所致。亦可由于头皮缺损、颅骨长期暴露、头皮、骨膜下血肿感染扩展引起。

(一) 临床表现

急性期局部头皮呈红、肿、热、痛等炎症反应,远处头皮可有水肿,邻近淋巴结肿大,可伴发热、倦怠、寒战等全身症状。外周血中白细胞可增高。如治疗不及时或炎症未能控制,感染可超过骨缝侵及多个颅骨,亦可向颅内或颅外扩展,向外形成骨膜下脓肿,向颅内可形成硬脑膜外脓肿、脑膜炎、脑脓肿或感染性静脉窦栓塞等。

颅骨感染迁延未愈可形成慢性骨髓炎,局部表现可有头皮下积脓或破溃成窦道,窦道有时闭合,有时破溃流脓,脓液中可杂有坏死的小骨块,当排脓不畅时,局部及全身症状增剧。

(二) 辅助检查

1. **颅骨 X 线片**　一般在颅骨感染后 2~3 周才能在 X 线上呈现改变。90%表现为地图样骨质破坏,界线较模糊,或为虫蚀样骨密度减低,慢性者在骨破坏区周边可有骨硬化带,界线较清晰,半数有游离死骨,死骨形态不整,大小不一,病灶可为单一的,也可为多发的或较弥漫的。

2. **颅脑 CT 和 MRI 扫描**　有助于颅内脓肿的诊断。合并硬脑膜外或硬脑膜下脓肿时表现为颅骨内板下方脑外出现菱形低密度区,增强检查内缘有均一明显带状强化,同时伴有邻近脑组织水肿。

(三) 诊断

根据头部局部表现及颅骨 X 线片、CT 所见,一般不难做出诊断。由于头皮感染、颅骨骨髓炎和颅内脓肿三者往往紧密相关,对疑有颅内脓肿者应行磁共振成像或强化 CT 扫描。

(四) 治疗

1. **急性期**　应用大剂量广谱抗生素治疗。已形成头皮下或骨膜脓肿则应早期拆除伤口缝线或切开引流,并注意伤口深处有无污物,同时将游离感染之骨片取出,行脓液培养检查并针对性应用抗生素。

2. **慢性期**　行手术清创,切除窦道,刮尽感染性肉芽组织,摘除死骨,咬除炎性骨质,直至正常颅骨为止,术中予以抗生素溶液冲洗。缝合头皮伤口或大部缝合,皮下引流,或行 VAC 或 VSD 负压吸引,待感染控制并创面新鲜后缝合伤口或待其自行愈合,术后抗生素治疗。若合并硬脑膜下脓肿应同时清创引流处理。

三、脑膜炎

颅脑损伤所引起的脑膜炎(meningitis)多见于颅底骨折伴脑脊液漏的患者,或因颅脑穿透性开放伤引起。细菌进入蛛网膜下隙的途径除经由开放的伤口之外,亦可从血液、呼吸道、鼻旁窦、中耳及乳突区,甚至开放的蝶鞍进入。病原菌常为葡萄球菌、链球菌、大肠埃希菌及铜绿假单胞菌等。但经额窦、筛窦导入颅内的化脓性脑膜炎则以肺炎双球菌为多。

(一) 临床表现

伤后初期,常有创伤反应所致发热,一般 3~4 天体温恢复正常,脑膜炎时患者体温不降反而升高,或下降后再次升高,伴有头痛、恶心、呕吐、全身畏寒、脉速,甚至出现意识障碍、谵妄及抽搐。检查有脑膜刺激征,表现为颈项强硬、克尼格征(Kernig sign)及布鲁津斯基征(Brudzinski sign)阳性。但也有少数脑膜炎患者发病隐匿,如脑脊液漏所致复发性颅内感染,在患病后 1~2 天尚无明显不适。

(二) 辅助检查

1. **血常规**　可显示外周血白细胞明显增高。

2. **腰椎穿刺**　脑脊液压力正常或稍高,外观混浊,白细胞数显著增多,多为多核细胞,糖定量降低,蛋白含量增高,细胞学检查色氨酸试验和乳酸测定可协助诊断,细菌培养可为阳性。

3. **颅脑 CT、MRI 扫描**　平扫可显示脑组织不同程度的肿胀,脑池边界模糊或消失,增强扫描可见软膜增强。另外可了解有无脑内异物、颅底骨折、脑脓肿等情况。

(三) 诊断

根据头外伤史、临床表现及脑脊液检查结果即可明确诊断,颅脑 CT 扫描有助于明确感染的原因,以利进一步确定治疗方案。

(四) 治疗

1. **抗生素治疗**　在应用抗生素前应留取脑脊液培养及进行药敏试验。可按病情选择广谱且易通过血-脑屏障的抗生素,为了提高抗生素在脑脊液中的浓度,可同时鞘内给药,但应避免药物过量,以免引起刺激、粘连和癫痫发作。治疗过程中应根据细菌培养及药敏结果及时调整抗生素种类。

2. 腰椎穿刺　引流炎性脑脊液,根据病情可每天1~2次,或腰大池置管持续引流,因腰大池引流时间较长,建议引流管自皮下隧道引出。静脉用药效果不理想或脑膜炎严重时可考虑行鞘内给药。

3. 去除病因　根据不同的致病原因进行相应的手术治疗。如系颅底骨折脑脊液漏所致,可于感染控制后行脑脊液漏修补手术;如系颅内异物所致,可于抗炎治疗后行异物摘除;如系开放性伤道感染,可行伤道病灶清除等。

四、脑室炎

外伤后的脑室炎(ventriculitis)均为细菌性炎症,主要见于脑穿透性损伤,特别是脑室穿透伤早期清创不彻底的患者,也可继发于脑膜炎、脑脓肿,有时甚至是因脑室外引流过久或行脑室腹腔分流术而引起的医源性感染。脑室炎预后极差,常见的致病菌为葡萄球菌、革兰氏阴性杆菌、铜绿假单胞菌和厌氧菌。

(一)临床表现

轻度的脑室炎临床上可无特殊表现,其症状与脑膜炎相似,早期常被忽略。因此,凡脑膜炎患者经常规治疗之后临床症状和实验室检查均无相应的好转,尤其是病情重又伴有明显的颅内压增高时,即应考虑有脑室炎的可能。严重的脑室炎临床症状常较单纯脑膜炎严重,起病急促,常有高热、谵妄、意识障碍及生命体征改变等,甚至引发脑疝。如脑脓肿突然破溃,大量脓液进入脑室系统,可引起强烈的自主神经反应、高热、昏迷、双侧瞳孔散大、血压下降,后立即出现呼吸、循环衰竭,病死率高。

(二)辅助检查

脑脊液检查同脑膜炎所见。CT扫描增强检查可显示脑室壁线形强化,脑室壁粘连则出现脑室变形和扩大。

(三)救治原则与措施

处理原则与脑膜炎相似,除全身应用大剂量抗生素外,还可行脑室体外引流及向脑室内注射抗生素。当脑室系统存在粘连梗阻时,脑室炎转化为脑室积脓,可行脑室引流或双管引流,抗生素生理盐水冲洗,亦可考虑应用脑室镜冲洗清除积脓,必要时行三脑室底造瘘缓解梗阻性脑积水。

五、脑脓肿

(一)病因与致病菌

外伤性脑脓肿(traumatic brain abscess)约占脑脓肿的11.2%,战时可达30%,多见于开放性颅脑损伤及颅脑火器伤,战时火器性穿透伤脑脓肿的发生率为9%。正常脑组织抵抗细菌感染的能力较强,即使是开放性颅脑损伤,只要做到及时彻底的清创,并发脑脓肿的机会也不多,因此脑脓肿的发生与伤口处理是否及时、彻底有密切关系。颅脑损伤后脑脓肿多与碎骨片和异物存留有关,在异物碎骨片进入颅内的同时,可将细菌带入颅内,如不及时彻底清除可形成脓肿。另外,颅腔与感染区或污染区(如鼻窦、中耳)沟通,以及脑膨出直接感染也是外伤性脑脓肿的发病原因。

外伤性脑脓肿的致病菌以金黄色葡萄球菌为主,溶血性链球菌及厌氧链球菌次之,也可有变形杆菌、产气夹膜杆菌、大肠埃希菌和铜绿假单胞菌以及混合性感染。

(二)脑脓肿的形成

细菌入脑后形成脑脓肿是一个连续的过程,经过急性脑炎期、化脓期,最后到脓肿包膜形成期。脓肿的发生多在伤后2周至3个月,尤以1个月内多见。3个月以后逐渐减少,少数可达数年甚至数十年。感染早期2周前后处于化脓性脑膜炎及脑炎阶段,此时脑组织坏死、软化,炎症细胞浸润、充血、水肿较明显,脓壁尚未形成。4~8周脓肿形成,周围有肉芽组织、纤维组织、网状内皮细胞及胶质细胞增生,构成完整的包膜。外伤性脑脓肿多为单发,但也可有多房脓肿,脓壁的厚度取决于感染的时间。

脓肿部位与细菌侵入颅内途径有关,开放性脑外伤的脓肿多发生在脑损伤灶或其附近,而火器伤则多沿伤道或其附近发展。污染的异物进入脑内时,则脓肿多以异物为中心,或在其附近形成。

(三)临床表现

多在原有颅脑损伤症状恢复期或后遗症期,神经系统症状又加重或出现新的症状。

1. 全身感染症状　在细菌侵入颅内阶段大多数患者有全身不适、发疹、发热、头痛、呕吐等急性脑炎或脑膜炎表现。一般2~3周症状减轻,少数可持续2~3个月。当脓肿包膜形成后,患者体温大多正常或低热,而颅内压增高或占位效应的症状可能逐渐加重。脑脓肿进入局限阶段,临床上可出现潜伏期,此期可由数天到数月甚至数年。在潜伏期内患者可有头痛、消瘦、疲倦、记忆力减退,表情淡漠或反应迟钝等症状。广泛使用大剂量抗生素,使早期的全身感染症状消失加快,潜伏期延长。

2. 颅内压增高症状 随着脑脓肿包膜形成和增大,又出现颅内压增高,患者再度伴有不同程度的头痛,可为持续性并阵发性加剧,多清晨较重或用力时加重。可出现呕吐,尤其是小脑脓肿患者多呈喷射性呕吐。患者可伴有不同程度的精神和意识障碍,反映出病情严重。昏迷多见于晚期危重患者。约半数患者存在视盘水肿,颅内压增高常引起生命体征的改变,呈库欣反应。

3. 脑局灶定位症状和体征 常在外伤所致的脑功能障碍的基础上,使已有的症状逐渐加重或出现新的症状和体征。如果脓肿位于重要功能区,则常有局部神经功能缺损体征,可有助于定位。

4. 脑疝或脓肿破溃 是脑脓肿患者两大严重危象。前者与其他颅内占位性病变所致的脑疝相似;后者为脓肿接近脑表面或脑室时,由于脓肿内压力骤然改变而致脓肿突然破溃,脓液流入蛛网膜下隙或脑室内引起急性化脓性脑膜炎或脑室炎,患者突然出现高热、昏迷、抽搐、外周血白细胞剧增,脑脊液常呈脓性,如抢救不及时,常致患者死亡。

(四) 辅助检查

1. 腰椎穿刺术 一般认为腰椎穿刺对脑脓肿的诊断价值不大,相反可能存在诱发脑疝和脑脓肿破裂的危险,故仅在鉴别诊断很必要或明显脑膜炎时才小心进行。脑脓肿早期的颅内压常稍高,脑脊液中白细胞数可增多,若伴有化脓性脑膜炎者升高明显。当脓肿形成后,颅内压增高,脑脊液中的细胞数正常或以淋巴细胞增多为主。

2. X线片检查 可显示颅内碎骨片和异物存留,已逐步被 CT 扫描取代。

3. 颅脑 CT 扫描 是诊断脑脓肿最准确、快速的检查方法,可显示脓肿的大小、部位、数目,有无分隔、积气及其与周围重要组织的关系。同时还可以通过强化扫描来了解脓壁的厚度,从而估计脓肿的形成时间,以便选择适合的治疗方法。

脑脓肿的 CT 表现依脓肿发展阶段而异。急性化脓性脑炎阶段,病灶表现为边界模糊的低密度区,不强化。化脓与脓肿壁形成期,在低密度区周围可显示等密度脓肿壁,脓肿壁可轻度强化,强化厚度多不均匀,脓肿较小时,可呈结节状强化,强化厚度多不均匀,脓肿较小可呈结节状强化,脓肿周围有不规则脑水肿带,多较显著。

4. 颅脑 MRI 扫描 MRI 检查在诊断脑脓肿时存在较大的优势,不仅在脓肿形成期于 T_2 加权像上能显示坏死区周围特征性的低信号带,而且在脑炎期也能根据 T_1 和 T_2 弛豫时间的变化做出早期诊断,即在 T_1 加权像上可见白质内不规则的略低信号区,在 T_2 加权像上呈明显的高信号,脑炎中心区为稍低信号,并有占位效应。若采用 Gd-DTPA 增强,则在 T_2 加权像上看到不规则的弥漫性强化。

(五) 诊断

根据患者的头外伤史,伤后急性化脓性脑炎的发作史,以及目前的颅内压表现和脑局限性症状、体征,结合各项检查结果,不难做出诊断。CT 和 MRI 扫描不仅使大部患者在术前能够明确诊断,而且可帮助选择治疗方法和手术时机。

(六) 治疗

外伤性脑脓肿的治疗原则与耳源性和血源性脑脓肿相同,一般在脓肿尚未形成的化脓性脑炎阶段,可以采用非手术方法,给予大剂量的强效抗生素治疗。对已有包壁形成的脓肿,应及时手术治疗。

1. 穿刺引流术 简单安全,是各部位单发脓肿的首选手术方式,特别对深部或位于运动区、语言中枢等重要功能部位或年老体弱、病情危重不能耐受开颅手术者适用,但疗程长,对多房或脓肿腔有异物残留者不适用。根据脓肿的定位选择近病灶的非功能区,在局部麻醉或全身麻醉下行颅骨钻孔,使用脑穿针穿刺脓肿进入脓腔时常有明显的落空感,将脑穿针再稍深入 $1\sim1.5\,cm$,以防脱出,然后用空针缓缓抽吸,确认有脓液排出后拔出脑穿针并同方向置入引流管,继续抽吸脓液,待 2/3 的脓液排出后即可以适量的抗生素盐水反复冲洗脓腔,直至冲洗液转清,固定引流管,术后持续脓腔引流,必要时用抗生素生理盐水冲洗。全身继续抗菌治疗,定期复查 CT,待脓肿闭合即可拔管。深部脓肿或小脓肿穿刺存在困难,反复穿刺存在导致脓肿破裂、感染扩散引起病情急剧加重的风险,因此建议脑脓肿穿刺术常规使用神经导航引导,提高穿刺成功率的同时,可将引流管放置于最佳位置。

2. 脓肿切除术 经抽脓失败者、多房性或脓肿腔有异物残留者均应行脓肿切除术,当脓肿溃破或脑疝时经脱水及穿刺抽脓未见明显好转时,应急诊行脓肿切除术。全身麻醉下在病变区行骨瓣开颅弧形切开硬脑膜,选择近病灶的非功能区,颅内压不高时,可直接通过脑皮质切口分离至脓肿壁,完整将其摘除才能避免脓液外溢造成污染。若颅内压增高明显或脓肿巨大时,则需用空针先行穿刺排空脓腔,再注入庆大霉素 4 万~8 万 U 并用双极电凝封闭穿刺孔之后,紧靠脓壁周围的水肿组织钝性分离摘除脓肿,脑部创腔需用抗生素生理盐水反复冲洗。术后继续抗菌治疗,直至体温正常且脑脊液检查正常后1~2周为止。

六、脑脊液漏

外伤性脑脊液漏(traumatic cerebrospinal fluid leakage)是由于开放性颅脑损伤所致。因颅盖部开放性颅脑损伤能够及时清创处理,修补缝合硬脑膜,故颅盖部脑脊液漏少见。颅底部硬脑膜与颅底粘连紧密,颅底硬脑膜和蛛网膜之间又多纤维性粘连,骨折常伴有硬脑膜及蛛网膜撕裂,发生脑脊液漏,故脑脊液漏多发生于颅底骨折。

(一) 分类

颅底部脑脊液漏可分为鼻漏、耳漏、眼漏三种,以前二者多见。

1. **鼻漏**　多由于筛板骨折、额窦后壁骨折引起,少数由于蝶窦骨折引起,伴随黏膜、硬脑膜和蛛网膜的损伤,脑脊液蓄积在窦腔,并经相应的孔道引流至鼻腔。偶有岩骨骨折,鼓膜未破裂,脑脊液经耳咽管流入鼻腔,称为脑脊液假鼻漏,常误诊为前颅窝骨折所致的脑脊液鼻漏。

2. **耳漏**　多由于岩骨鼓室盖部骨折所致。硬脑膜裂口可在颅中窝底或颅后窝,前者多见。多伴鼓膜破裂,脑脊液经中耳自外耳道流出。

3. **眼漏**　见于眶顶的穿透伤或眶顶粉碎骨折刺破硬脑膜伴有眶内及眼睑裂伤者,临床上少见。

(二) 临床表现

1. **漏脑脊液**　多于伤后立即发生,属急性期脑脊液漏,也可在伤后数周、数月,甚至数年后才出现,属延迟性脑脊液漏,其原因可能为急性期创口局部出血、血凝块或挫伤脑组织堵塞脑脊液破口,肿胀的脑组织压迫漏口,待血凝块溶解、吸收,脑水肿消退之后,因某些突然升高颅内压的因素,如用力咳嗽、擤鼻等,使破口发生漏液。个别情况下漏液早期可自行愈合,数月至数年后又复出现,属复发性脑脊液漏。延迟性或复发性脑脊液漏一旦出现常迁延不愈,时漏时停,往往导致颅内继发感染。某些患者于一定体位方出现漏液,仰卧位患者,漏液可向咽后壁流淌,表现隐匿。急性期流出的脑脊液常带血色,稍久则变黄色,慢性期则转为清亮水样。

2. **头痛、头晕**　由于脑脊液流失所致。漏液多时可引起低颅压综合征。

3. **脑神经损害**　筛板骨折引起的脑脊液鼻漏可伴有一侧或双侧嗅觉丧失,个别蝶窦骨折或眼漏患者,可伴有视神经或眼运动神经功能障碍。耳漏患者常有听神经、面神经的损害症状。

4. **颅内感染**　脑脊液漏的最大危害是引起脑膜炎,可呈反复多次发作,致病菌多为金黄色葡萄球菌、肺炎双球菌。

(三) 辅助检查

1. **漏出液检查**　对怀疑脑脊液漏,意识清楚者,可嘱俯卧位或坐起低头位,利于积存在鼻窦内的脑脊液流出,收集液体行生化检查,证实液体含糖,利于明确诊断。也可在耳鼻喉科医师内镜协助下留取标本。脑脊液为水样,非黏液性液体,当葡萄糖含量>30mg/dl 时,高度提示脑脊液漏。但是,颅脑损伤急性期常合并耳、鼻外伤,漏出液内常掺杂血液,且正常鼻腔分泌物经血糖试纸检测也可呈阳性反应,故糖定性检查不可靠。蛋白电泳联合对碘氧基苯甲醚免疫固定转铁蛋白有助于鉴别脑脊液。

2. **颅骨 X 线片**　鼻漏者多可发现额骨、额窦、眶顶、筛板或蝶骨骨折,有时鼻窦内可见液平面,耳漏者可见岩骨骨折、乳突气房模糊。

3. **放射性核素检查**　用^{131}I-RISA、^{99m}TC 等核素进行腰蛛网膜下隙注射,再行 ECT 扫描或 γ 照相,有时可显示出漏口位置。

4. **CT 脑池造影**　腰椎穿刺后将水溶性造影剂注入蛛网膜下隙,俯卧头低位使造影剂进入颅底脑池,行 CT 薄层扫描以发现漏口部位。但在间断性脑脊液漏中,该检查可能无异常。

5. **螺旋 CT 三维成像**　可清楚显示颅底骨折线,以指导脑脊液漏修补手术。

6. **MRI**　冠状面和矢状面的 T_2WI 扫描可显示脑脊液渗漏途径。

7. **鼻内镜检查**　坐位行鼻内镜检查,压迫同侧颈内静脉,可观察到缺损部位脑脊液搏动性溢出,有时还可以看到漏口周围黏膜被浸泡后呈苍白色。

(四) 治疗

1. **非手术治疗**　宜取卧床头高位 30°,鼻漏与耳漏都不可填塞或冲洗鼻腔与耳道,局部消毒后,用无菌棉球或纱布覆盖,浸湿后立即更换,同时嘱患者不要用力、咳嗽、擤鼻,以防逆行感染,或造成颅内积气,不利于破口粘连与愈合。

成人可限制液体入量,并可应用乙酰唑胺以抑制脑脊液分泌,可用甘露醇、呋塞米降低颅内压。若 3 天内漏出不停止,可考虑行腰大池持续引流,引流袋高度位于肩部水平,不能引流过快,可调整引流高度,使脑脊液漏出停止。尽管持续腰大池引流可使一些脑脊液漏得以封闭,但也导致漏出的脑脊液回流或病原体进入颅内,增加感染机会,故临床上慎用。经过上述处理约80%的脑脊液耳漏在1周内停止漏出,几乎所有的脑脊液鼻漏患者在1周内自行停止。

全身性应用抗生素预防颅内感染在脑脊液耳漏或鼻漏治疗中仍存在争议。

2. 手术疗法适应证　①脑脊液漏经10～14天不能自愈;②曾并发脑膜炎者,感染控制后;③颅底骨折线较宽,超过3mm者;④迟发性脑脊液漏或复发者;⑤并发鼻窦炎及张力性气颅,或碎骨片及异物嵌入脑内者。因开放型颅脑损伤和颅内血肿合并脑脊液漏者,可根据病情一期手术修复。

3. 手术方法　手术入路分颅外、颅内两种。颅外入路分为经鼻显微镜下修补方法(神经外科常采用)和经鼻内镜修补方法(耳鼻喉科常采用)。颅内入路可根据骨折走行及脑脊液漏口情况而定。鼻漏可采用单侧额瓣或冠状切口,于颅前窝找到破口,严密缝合硬脑膜,缝合困难时可用筋膜修补,后采用肌肉、带蒂颞肌或筋膜进一步覆盖修补加固。岩骨骨折所致耳漏,根据骨折线及破口部位,可经颞部或颅后窝手术。尚可用生物胶封堵漏口。

无论颅内或颅外修补均有失败的可能,常见的原因有:①漏口部位判断不准确;②漏口大、多发或深在;修补材料不适当或移植物未存活;③并发感染;④并发自发性或医源性脑脊液漏。如术后感染一时难以控制,或又不能排除漏口为感染源,应当去除修补材料,重新开放漏口引流,待炎症控制后再行修补手术。

七、脑神经损伤

颅脑损伤所致的脑神经损伤(cranial nerve injuries)从神经核团到周围末梢均可发生,可表现为部分性或完全性损伤。其原因很多,大多见于颅底骨折或开放性的直接损伤,此外,脑在颅内移动时可牵拉或撕裂脑神经,也可因损伤其营养血管引起神经缺血。这类损伤多采用保守治疗,只有少数病例适合选择性手术治疗。

(一)嗅神经损伤

多由于筛板骨折或额底脑挫裂伤引起,而使一侧或两侧嗅神经或嗅球撕裂致伤,伤后发生一侧或两侧嗅觉减退或消失。目前对嗅神经损伤尚无特殊的治疗方法,采用保守治疗,可给予维生素类药物治疗。临床上,50%以上患者的嗅觉损伤是一过性的。不全性嗅觉损伤患者中嗅觉往往可以得到完全恢复,恢复高峰发生在伤后2～3个月,原因可能与血肿、水肿的

吸收消退有关。如2个月后无恢复迹象,则可能为永久性嗅觉丧失。

(二)视神经损伤

1. 损伤机制　视神经损伤常因颅前窝骨折累及视神经管或眶尖部,致使视神经扭曲、牵拉、挫裂、出血、水肿。当视神经管无骨折时,视神经也可因牵拉、冲击产生神经实质性出血,水肿使视神经在视神经管段受挤压、绞窄,从而影响神经的血供。也可因视神经周围损伤,瘢痕粘连而间接使视神经受累。

2. 临床表现及诊断　视神经损伤的突出症状为伤后视力下降,甚至失明,大多数在伤后立即出现,少数在数日后视力呈进行性减退。瞳孔直接对光反射迟钝或消失,如无动眼神经损伤,间接对光反射存在。颅脑损伤早期患者昏迷时视神经损伤常不易被发现。眼底早期正常,偶有水肿,伤后1～2周出现视盘苍白、原发视神经萎缩。X线片或CT可显示视神经管的骨折,眼眶MRI扫描可发现视神经挫伤伴水肿增粗,视神经、视交叉受压及神经鞘内出血等,视觉诱发电位检查有助于清醒配合患者的视神经损伤诊断。

3. 治疗

(1)非手术治疗:应用脱水药、大剂量激素治疗,同时给予血管扩张药和神经营养药物,也可球后注射血管扩张药。

(2)手术指征:伤后曾存在视力,视力障碍进行性加重,并伴有视神经管骨折变形、狭窄、周围血肿压迫者;伤后立即失明,神经鞘膜外观完整,手术减压可防止纤维化,对视力恢复可能存在帮助。对视神经部分或完全断裂者,手术减压多无效。

(3)手术时机:减压手术应在视神经外伤后24小时内进行,手术越早效果越好。如行保守治疗无效,一旦有手术指征,亦应尽早手术。伤后超过7天者,不宜手术治疗。

(4)手术方法及要点:去除视神经管周骨壁周径的50%;减压的纵深要达到骨管的全长;切开视神经鞘膜及其全段的总腱环。

手术方法包括经额入路和经鼻内筛窦入路。经额入路:行双额冠状切口,患者额部骨瓣开颅,骨窗的前缘尽量接近眶上缘,于前颅底将硬脑膜剥离,沿蝶骨嵴显露至视神经管上壁,磨除上壁,剪开视神经管入口的镰状韧带,对视神经进行充分减压。如视神经肿胀明显,则需将视神经鞘进一步切开减压。视神经损伤合并颅内血肿或挫伤需行开颅手术者,尤其适合此入路。经鼻内筛窦入路:随着鼻内镜外科技术的不断进步,该入路手术时间短,损伤小,应用逐渐增多。

（三）动眼神经、滑车神经和外展神经损伤

颅底骨折可引起上述三条脑神经同时受累或只有一条神经损伤。其中以一侧动眼神经损伤较多见，临床表现为伤后立即出现瞳孔散大，眼睑下垂，眼球运动障碍，直接与间接对光反射迟钝或消失。此点可与脑受压脑疝引起的进行性瞳孔散大相鉴别。两侧外展神经在颅底骨折中可能同时损伤。斜视、复视是这类神经损伤常见症状。

上述神经损伤大多采用激素、血管扩张药物和营养神经药物治疗，配合理疗、针灸治疗。保守治疗未见好转，存在眼睑下垂患者可行整形手术，存在斜视、复试患者可行斜视矫正手术。

（四）三叉神经、面神经和听神经损伤

岩骨骨折常合并上述神经损伤，而产生相应的神经症状。

面神经损伤可表现为完全性面瘫和不全性面瘫，可在伤后立即出现早发性面瘫，提示面神经挫伤，多为完全性面瘫，也可在伤后 5～7 天出现迟发性面瘫，提示面神经受压或周围水肿，预后通常好于早发性面瘫。外伤性面瘫的患者约有 75% 可完全康复，15% 可部分恢复，其余患者为永久性面瘫。在可恢复的患者中，恢复一般在 3 周内开始，超过 6～8 周仍未有恢复迹象者，则往往不可能恢复。迟发性面瘫的预后较好，一般均能康复。因此，早期处理应以非手术治疗为主。面瘫手术指征和时机至今仍有争议，一般建议先行保守治疗 2～3 个月，保守期间应提防暴露性角膜炎的发生，后仍无恢复迹象者可考虑手术治疗。可采用乳突探查术和颅中窝探查术，术中发现面神经断裂者需行端端吻合，如无法直接吻合可行神经移植。对于面神经未断裂，只是受压或缺血时可行面神经减压术。对于面神经损伤在茎乳孔远端者，可行舌下-面神经、副-面神经吻合术，部分患者可行面部整形手术。

听神经由耳蜗神经和前庭神经组成，因此，听神经损伤除听力障碍外，还可能出现耳鸣、眩晕和头晕等前庭功能障碍症状。对于存在听力障碍的患者，应行耳科检查，去除外耳道内异物和血块等，如确诊为神经性耳聋，可应用血管扩张剂和改善血供的药物，还可考虑行高压氧治疗。除神经断裂者外，一般可在伤后 2～8 周逐渐部分或完全恢复。

（五）舌咽神经、迷走神经、副神经和舌下神经损伤

颅后窝骨折常引起上述脑神经不同程度的损伤和裂伤。可单独伤及某一神经，但一般多见一侧后组脑神经同时受累，出现相应的脑神经周围性麻痹症状与体征，重症患者可因吞咽障碍误吸并发肺炎。多采用保守治疗，患者需长期依靠胃管鼻饲和气管切开，维持呼吸道通畅，防治肺炎，可通过吞咽功能康复训练促进其功能康复。

八、外伤性颈内动脉海绵窦瘘

外伤性颈内动脉海绵窦瘘（traumatic carotid-cavernous fistula，TCCF）可见于多种颅脑损伤，其中以颅底骨折最多见。TCCF 占全部 CCF 的 75%。颅底骨折可造成颈内动脉海绵窦段或其分支损伤，或火器伤、锐器伤直接伤及动脉，或外伤时海绵窦内段颈内动脉壁受到剧烈动荡血流的冲击而破裂。上述诸因素也可造成动脉壁的点状出血或局限性损伤，后期因血压的剧烈波动造成海绵窦段破裂。

（一）临床表现

TCCF 的临床表现与瘘口的大小、部位、静脉引流的方式、动脉及静脉的侧支循环、病程的长短有关。发生 TCCF 后，海绵窦内的压力升高，动静脉间的高速血流及与海绵窦相通的静脉压力升高等，是 TCCF 临床表现的原因。

1. 局部症状、体征　由于颈内动脉血流直接流入海绵窦，海绵窦内压力增高引起。

（1）搏动性眼突：TCCF 后海绵窦内压力增高，眼静脉回流受阻后导致眼球突出，病侧眼球具有与心律一致的搏动，球结膜血管怒张、充血、水肿或有瘀斑，额颞头皮静脉怒张。

（2）震颤与杂音：触诊眼球有震颤，听诊于眼球、额眶部及颞部可闻及杂音，心脏收缩期杂音变大，杂音与脉搏一致。压迫同侧颈总动脉可使杂音减弱或消失。

（3）视力障碍：73%～89% 的 TCCF 患者存在视力减退，严重者甚至失明。因眼静脉压升高，视网膜水肿、出血，视盘水肿，或因扩大的海绵窦压迫视神经而发生原发性视神经萎缩，造成视力障碍。短期内视力急剧下降者应急诊行手术治疗挽救视力。

（4）海绵窦与眶上裂综合征：二者常同时出现，表现为眼球运动神经麻痹，导致眼球固定，三叉神经第一支受累出现额部与眶上感觉和角膜感觉减退。

2. 全脑症状　TCCF 时，动脉与海绵窦之间形成短路血液循环，影响瘘口远侧大脑中动脉及大脑前动脉血流灌注，相应的分布区发生脑供血不足，长期的脑缺血引起脑的功能损害。海绵窦内压力增高导致皮质静脉逆向引流和高压时，可导致脑组织静脉性梗死、出血水肿或蛛网膜下腔出血，后果严重，应尽早手术治疗。

3. **鼻出血** 如果颈动脉破裂与蝶窦相通,可造成致命性的鼻出血,可出现于伤后早期或数天以后。

（二）辅助检查

颅脑 DSA 是诊断 TCCF 的"金标准",MRI、CT 有助于评估脑损害程度,CTA、MRA 有助于 CCF 的筛选。

血管造影可显示颈内动脉漏口位置和大小,是否存在假性动脉瘤及颈外动脉分支供血,以及海绵窦的静脉回流方式,颅内血管代偿情况等。

（三）治疗

TCCF 很少有自然愈合的机会,如果任其发展,将有 5%～10% 的病例发生颅内出血和大量鼻出血,甚至

威胁生命。另外,颅内杂音可使患者难以忍受。大量的盗血可使脑及视网膜缺血而引起脑功能及视力障碍,可因继发性青光眼和视神经萎缩而失明,因此应积极治疗。

1. **经动脉可脱球囊栓塞术** 可脱性球囊堵塞颈内动脉瘘口是最简单、经济的方法,堵塞后患者立感血管杂音消失,眼球肿胀缓解,数小时后结膜充血水肿逐渐好转,眼球突出和视力逐渐恢复。此方法存在球囊早脱引起颈内动脉远端梗死,瘘口过小球囊导管不能进入,海绵窦内骨折片频繁刺破球囊造成栓塞失败,球囊泄漏引起 TCCF 复发的可能(图 6-9-1)。

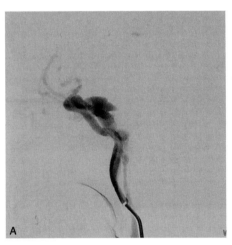
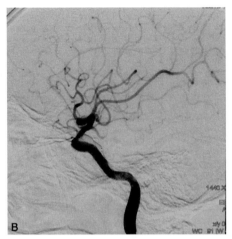

图 6-9-1 TCCF 的 DSA 表现
A. 栓塞术前;B. 可脱球囊栓塞术后。

2. **动脉或静脉入路栓塞术** 可根据情况经颈内动脉入路或经岩下窦入路填塞弹簧圈,岩上窦、眼上静脉等其他静脉途径也偶尔被采用。液体栓塞剂如 NBCA 或 Onyx 可配合弹簧圈使用。

3. **覆膜支架** 目前主要采用球囊扩张覆膜支架,将支架覆盖颈内动脉瘘口部位,可在保留颈内动脉通畅的情况下阻断瘘口。

九、外伤性动脉性鼻出血

颈内动脉海绵窦段破裂可引起严重致命性鼻出血,颈外动脉供血鼻腔的颌内动脉分支破裂亦可引起持续性的鼻出血,均称为外伤性动脉性鼻出血(traumatic arterial epistaxis)。

（一）病因与损伤机制

颅底骨折及颌面部骨折是引起动脉破裂的直接原因。颅中窝骨折累及蝶窦,同时伤及动脉时,动脉血由裂口外溢,经蝶窦与鼻腔流出。动脉壁破裂口较小,出血较轻微者,因出血为脑膜及蝶窦壁所限,可能

自动停止。随后在蝶窦内形成假性动脉瘤。由于瘤内局部压力作用于蝶窦壁可使其受到侵蚀,到一定时期,假性动脉瘤破裂,又继发大量鼻出血,如此,患者可反复多次出现严重鼻出血。

（二）临床表现

鼻出血可在伤后立即出现,或在数日后突然发生来势汹涌的大量动脉性出血,每次出血多至数百或数千毫升,常引起患者失血性休克或死亡。紧急处理采用鼻腔填塞,出血多能暂时停止,或血压降低后,出血的动脉开口因血凝块阻塞而暂时封闭。但间隔数小时或数日,因用力、咳嗽等因素又重复发生类似的出血。

（三）诊断

鼻部常规检查通常不能发现鼻出血原因,但临床上根据头外伤史、颅底骨折的症状、体征及动脉性鼻出血这三大特征,可以做出诊断。确诊主要依靠颈内、颈外动脉造影,可见到颈内动脉或颌内动脉分支造影剂外渗的征象,提示动脉裂口位置所在(图 6-9-2)。

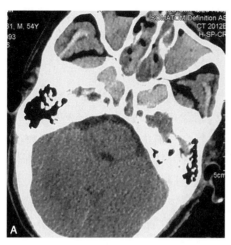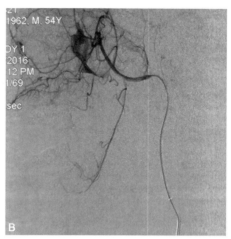

图 6-9-2　外伤性动脉性鼻出血的影像学表现
A. CT 显示鼻窦及鼻腔积血；B. 颈外动脉造影显示颌内动脉末端分支造影剂外渗。

（四）治疗

患者伤后出现大量鼻出血或继发出血时，可暂时采用鼻腔填塞和压迫颈动脉止血，有失血性休克或潜在休克时，应立即予以静脉输液、输血，补充血容量纠正休克。

介入手术治疗是这类患者的主要治疗方法。对颈内动脉破裂引起的鼻出血，可采用支架辅助的弹簧圈栓塞，或球囊扩张覆膜支架治疗。对颌内动脉分支破裂引起的鼻出血，可介入栓塞责任血管（图 6-9-3）。其他方法如颈内动脉假性动脉瘤孤立术、蝶窦充填术、颈内或颈外动脉结扎术因并发症较多或操作复杂，临床已少用。

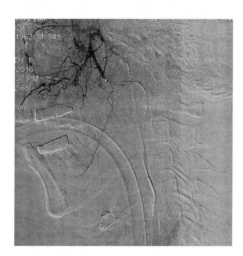

图 6-9-3　颈外动脉造影显示明胶海绵颗粒栓塞后可见造影剂外渗消失

十、外伤后癫痫

颅脑损伤可引起急性症状性癫痫发作，是颅脑损伤的严重并发症之一。外伤后癫痫发作（post-traumat-ic seizure，PTS）可分为两种类型：创伤后 7 天内发作称为早发型，其又分为 24 小时内的即刻发作和 1～7 天的延迟发作，7 天以后发作称为晚发型。

有关外伤后癫痫（post-traumatic epilepsy，PTE）的定义曾存在一些争议，争论焦点在于 1 次或以上还是 2 次或 2 次以上迟发型无原因的 PTS。近年来，国内外学者们逐渐接受了 2 次或以上的 PTS 来定义 PTE。最初，PTE 是指颅脑损伤发生后 7 天以上出现的反复的 PTS，是慢性的神经系统疾病，而并非单次的 PTS。但该定义排除了在第一次癫痫发作后用药物控制而未再有发作的患者。因此 PTS 和 PTE 是不同的概念，在有过 1 次晚期 PTS 的患者，约有 20% 不再发作，因此并非所有 PTS 的患者均发展为 PTE。

PTE 占所有癫痫患者的 5%，占症状性癫痫的 20% 以上。研究表明，颅脑损伤后 PTE 的发生率为 1.9%～30%，发生率因损伤严重程度和随访时间长短而异。重型颅脑损伤患者发生 PTS 的比例高达 12%，而亚临床癫痫发作的患者用脑电图检出的比例高达 20%～25%。

（一）危险因素

早发型、晚发型 PTS 和 PTE 的危险因素有所不同，这与其发病机制不同有关。

早发型 PTS 与急性脑损伤有关，多与脑挫伤、脑水肿、脑血管急性痉挛、蛛网膜下腔出血、凹陷性骨折、脑内血肿等有关。危险因素包括穿透性颅脑损伤、颅内血肿、脑挫裂伤、皮质撕裂、线性或凹陷性颅骨骨折、昏迷 24 小时、局灶神经症状和 5 岁以下儿童。

晚发型 PTS 多与脑膜-脑瘢痕、脑内异物、陈旧性凹陷性骨折、慢性硬脑膜下血肿等引起，多数脑内已有固定的癫痫灶，主要危险因素包括穿透性颅脑损伤、颅内血肿、脑挫裂伤、皮质撕裂、线性或凹陷性颅骨骨折、昏迷 24 小时、早发型 PTS 等。

PTE 的危险因素主要包括遗传因素、损伤的严重程度和种类、存在早发型 PTS 等，现详述如下。

1. **遗传因素**　研究表明，携带 *ApoE-ε4* 或结合珠蛋白 *Hp2-2* 等位基因的患者具有更高的发生 PTE 的风险。但大多数研究表明，存在癫痫家族史的患者 PTE 发病风险并未增高，说明遗传因素并非 PTE 的强危险因素。

2. **外伤严重程度**　颅脑损伤越严重，发生 PTE 的风险越高。有证据表明，颅脑损伤患者 PTE 患病率为 5%，轻度颅脑损伤患者 PTE 患病率为 2.1%、中度为 4.2%、重度为 15%~35%。

3. **颅脑损伤方式**　凹陷性颅骨骨折、穿透性颅脑损伤、早期 PTS、脑内或硬脑膜下血肿的患者发生 PTE 的风险明显增高，具备任意一项风险因素的患者 PTE 发生率均高于 30%。穿透性颅脑损伤患者 PTE 发生率则高达 50%，特别是弹道伤和脑组织缺损的患者发生率更高。多次颅脑手术的患者 PTE 发生率更高，可能与该类患者存在更加严重的颅内血肿、脑组织肿胀或手术创伤等有关。另外，PTE 的发生率与损伤脑组织的位置有关，额叶、颞叶和顶叶单侧挫伤患者 PTE 发生率分别为 20%、19% 和 16%，而双侧同时损伤发生率分别为 26%、66% 和 31%。

4. **PTS**　发生 PTS 的患者 PTE 发生率明显增高，但并非所有 PTS 均发展为 PTE。在其他危险因素均一致的情况下，早发型 PTS 可使 PTE 发生率增高 25%，而迟发型 PTS 患者中 PTE 发生率高达 80%。发生癫痫持续状态与进展为 PTE 存在明显的相关性，其在颅脑损伤患者的患病率为 6%，42% 的患者发展为 PTE，迅速控制癫痫持续状态可降低进展为 PTE 的概率。

（二）临床表现

癫痫发作形式与受损脑区有关，与其他原因所致癫痫并无明显区别。发作类型包括癫痫大发作、癫痫小发作、局限性癫痫发作和精神运动性发作，其中以局限运动性发作和全身痉挛性发作最为常见。额极癫痫常引起无先兆的大发作；额顶中央区病灶常引起对侧肢体运动或感觉性局限性发作；颞叶病灶常引起精神运动性发作，枕叶病灶多有视觉先兆。

早发型 PTS 的症状既可出现于受伤当时，也可出现于受伤后 1 周内的任何时间，但发病的高峰时间在受伤后的 24 小时内。值得注意的是，5 岁以下儿童特别容易发生早发型 PTS，其具有两个特点：即使轻微的颅脑损伤也可诱发癫痫发作；即使原发性脑损伤不重，也容易发生癫痫持续状态。

PTE 患者一般存在至少 1 次全身性发作，但局限性发作一般是主要的发作类型，其与全身性发作的发生率比例为 3:1，全身性发作一般继发于局限性发作。与全身性发作相比，局限性发作更容易复发。多数 PTE 患者癫痫发作类型较固定，少数可改变，间歇期长短不一。

（三）诊断

诊断 PTE 的前提是患者存在明确的头部外伤史，且伤前无癫痫发作史。而且，诊断 PTE 必须排除其他原因引起的癫痫发作，如水电解质紊乱、低氧血症、脑缺血和乙醇戒断等。存在明确的癫痫发作是诊断 PTE 最直接有效的方法。

脑电图（EEG）是诊断癫痫最主要的辅助工具，对任何怀疑有外伤后癫痫的患者，均应进行该检查，不仅对定位诊断具有重要价值，而且可提供致痫灶定位、严重程度以及停用抗癫痫药物后的癫痫复发风险等信息。但其亦存在一定的局限性。诊断 PTE 的患者中，很大一部分 EEG 未发现异常癫痫波。有研究表明，伤后 3 个月 EEG 表现正常的患者中，约有 20% 后来发展成为 PTE。

CT、MRI 扫描可发现有脑挫裂伤、颅内血肿、颅骨骨折、异物、脑脓肿、局限性或弥漫性脑萎缩、脑穿透畸形等一种或多种改变，但其无法提供确定的致痫灶信息。

（四）预防与治疗

1. **药物预防**　颅脑损伤后是否采用预防性抗癫痫药物存在一定争议。多个研究发现，抗癫痫药物可显著降低颅脑损伤后早发型 PTS 的发生率，但对晚发型 PTS 及 PTE 的发生率无作用。因此，推荐颅脑损伤后 1 周内应用抗癫痫药物预防早发型 PTS，特别是对于高风险患者，但不推荐常规采用抗癫痫药物预防晚发型 PTS。

2. **预防性治疗措施**　①开放性颅脑损伤应争取尽早彻底的清除术，清除血肿、失活脑组织、异物、碎片，凹陷性骨折的骨片予以整复或去除，缝合破裂的硬脑膜，预防性应用抗生素以防颅内感染；②闭合性颅脑损伤有手术指征者，及早手术，以减少脑缺血缺氧而出现脑退行性变的机会，术中应尽量减少对周围脑组织的损伤。

3. **药物治疗**　与一般抗癫痫的药物治疗类似。

4. **手术治疗**　经系统的抗癫痫药物治疗，大多数患者可停止发作或发作次数明显减少，系统药物治疗

2~3 年仍发作频繁者,或癫痫引起精神症状或智力减退,影响生活或工作者,可考虑手术治疗。术前根据 EEG、CT、MRI 扫描等确定致痫灶部位,术中用皮质电极进一步精确定位,切除脑膜、脑瘢痕及致痫灶,病灶在额极者可行额极切除术。异物、碎骨片、脑脓肿亦可采取开颅手术或立体定向术以清除或切除。

十一、外伤后颅内低压综合征

外伤后颅内低压综合征(post-traumatic intracranial hypotension syndrome)是指外伤患者侧卧腰椎穿刺测脑脊液压力<7.84kPa(80mmH$_2$O),由低颅内压引起的以直立性头痛、恶心、呕吐、眩晕为主要临床表现的综合征。其临床症状与颅内压增高相类似,但处理方法不同,必须慎重鉴别。

(一)病因

外伤后颅内低压综合征的发病机制尚未阐明,脑脊液的产生减少或吸收流出过多可能与外伤后颅内低压综合征的发生有密切关系。常见于以下情况:外伤后脑血管痉挛、休克、严重脱水、低血钠、过度换气等,使脉络丛分泌脑脊液功能受抑制,脑脊液产生过少;外伤性脑脊液漏、腰椎穿刺释放脑脊液或脑脊液自针孔流出蛛网膜下隙,可使脑室系统及蛛网膜下隙的脑脊液量减少。当颅内压为 100~200mmH$_2$O 时,自腰穿针孔漏入硬脊膜外间隙的脑脊液可达每日 240ml,而正常情况下脑脊液总量为 100~160ml,分泌速率约为 0.3ml/min,每天可产生 400~500ml,因此健康人一次快速放出脑脊液 20ml 即可引起头痛。

(二)临床表现

1. **头痛** 其特点是平卧头低位时头痛减轻或消失,直立时加重,常见于前额及后枕部,严重时可遍及全头并向颈、背、肩、下肢放射。

2. **恶心、呕吐、眩晕** 常发生于头位变动、剧烈头痛之后,严重时可出现意识障碍。

3. **自主神经功能紊乱** 可有脉搏细速、血压偏低等生命体征改变,面颈部皮肤可有阵发性潮红、厌食、乏力等表现。

4. **神经系统查体** 多无阳性体征,有个别患者可出现瞳孔不等大及展神经麻痹,注意与颅内压升高相鉴别。

(三)诊断

颅脑损伤后出现直立性头痛及站立时恶心、呕吐、眩晕,卧位时症状缓解,侧卧位腰椎穿刺测压 ICP<80mmH$_2$O 时,即可确诊,鞘内注入生理盐水使颅内压升高时症状缓解。若压力低于 40mmH$_2$O,则属重度低

颅压,常合并严重失水或电解质紊乱。

(四)治疗

1. 卧床休息,可采取平卧或头高足低位。

2. 增加液体输入量,每日可给予超过正常需要量 1~2L 的液体。

3. 扩血管及促进脉络丛分泌脑脊液药物治疗。可吸入含 5%CO$_2$ 的氧气,每小时吸 5~10min,CO$_2$ 具有扩张脑血管、促进脑脊液分泌的作用;可静脉滴注低渗盐水(0.5%的低渗盐水 500~1 000ml/d),亦有促进脉络丛分泌脑脊液的作用。其他可刺激脑脊液分泌的药物有:罂粟碱、麻黄碱、肾上腺素、咖啡因、皮质类固醇、毛果芸香碱、右旋硫酸苯异丙胺等,但效果均不肯定。

4. 腰穿鞘内注入过滤的空气或生理盐水,每次 30ml,其作用一方面可使颅内压升高,另一方面也可刺激脑脊液分泌。

5. 病因明确者,针对病因及时处理,如脑脊液漏修补术,低血钠脱水患者及时补充血容量及钠盐。

十二、外伤性脑积水

外伤性脑积水(traumatic hydrocephalus)是颅脑损伤引起的脑脊液分泌过多、循环受阻或吸收障碍而导致脑脊液在脑室系统内和/或蛛网膜下隙过多蓄积,进而脑室扩大,脑组织相对减少,可伴有颅内压增高。多见于重型颅脑损伤尤其是伴脑挫裂伤、SAH 的患者,是造成重型脑损伤昏迷患者高病死率的重要因素之一。

(一)发生机制

外伤性脑积水可分为急性、慢性两种,急性脑积水是指伤后 2 周内发生的脑积水,迅速者可在颅脑损伤 3 天,甚至 3 小时内出现,原因主要包括:①血块直接阻塞脑脊液循环通路或因蛛网膜颗粒被红细胞阻塞而影响脑脊液吸收;②脑水肿、颅内血肿、脑疝、脑膨出或突出亦可压迫脑池和脑表面的蛛网膜下隙,影响脑脊液的循环与吸收;③脑室内出血、脑室穿透伤、积血可阻塞室间孔、导水管、第四脑室正中孔,使脑脊液不能回流到蛛网膜下隙。慢性脑积水是指伤后 3 周乃至 6 个月以上发生的脑积水,原因可能为蛛网膜下腔出血刺激脑膜,引起无菌性炎症反应形成粘连,阻塞蛛网膜下隙及蛛网膜颗粒而影响脑脊液的吸收与回流,以脑脊液吸收障碍为主,病理切片可见蛛网膜增厚纤维变性、室管膜破坏及脑室周围脱髓鞘改变。多呈正常压力性脑积水,其机制在于慢性积水的早期有一个颅内压增高的阶段,当升高的压力使脑室系统

扩张后,压力可下降,扩大的脑室系统与颅内压形成动态平衡而呈正常压力性脑积水。

（二）临床表现

颅脑损伤后脑积水的临床表现常常被原发性颅脑损伤症状所掩盖,当两者同时存在时,临床表现可相互重叠,需要仔细鉴别。除原有脑挫裂伤、SAH、颅内血肿等临床表现外,还可存在以下症状或体征。

1. **急性外伤性脑积水**　呈进行性颅内压增高,虽经手术清除血肿、挫裂伤脑组织及脱水治疗,颅内压力一度好转后再次升高,减压窗可出现脑膨隆。

2. **慢性外伤性脑积水**　患者主要表现为精神症状、运动障碍及尿失禁,可出现淡漠、情绪不稳、痴呆、步态不稳、共济失调、下肢僵硬、震颤性麻痹等临床表现。

（三）辅助检查

1. **CT、MRI 检查**　显示脑室系统扩大,扩大的脑室旁白质内出现间质性水肿,特别是侧脑室前角和后角,CT 示不规则的低密度带,MRI T_1 加权像为低信号,T_2 加权像为高信号。MRI 脑脊液电影检查可明确中脑导水管通畅程度。

2. **腰椎穿刺**　急性外伤性脑积水,多伴颅内压增高,不宜腰穿;慢性者可为正常压力性、高压性或负压性脑积水,脑脊液蛋白含量可升高或正常。

3. **放射性核素脑池造影**　可有核素自脑池到脑室反流,最常见的为核素自第四脑室正中孔反流回脑室,脑室系统显影而蛛网膜下隙不显影,说明脑脊液的循环与吸收发生障碍。

（四）诊断

重型颅脑损伤患者,特别是脑挫裂伤伴 SAH 者,在经过降颅内压措施（包括手术减压）后,颅内压仍增高的患者,需及时行头部 CT 扫描,确定有无急性脑积水。脑外伤后长时间出现痴呆、行动障碍、尿失禁者,应行 CT 或 MRI 检查,若发现脑室系统扩大,核素脑池造影发现异常反流,即可考虑慢性外伤性脑积水的诊断。

脑积水需与脑萎缩进行鉴别,脑萎缩是由于各种原因所引起的脑组织减少而继发脑室和蛛网膜下隙扩大,由于脑组织减少,颅内脑脊液比例相对增大,其在影像学上无明显的脑室周围间质性水肿,双侧脑室顶的夹角常呈钝角,甚至 >140°,脑沟、脑池往往增宽,而脑积水时双侧脑室顶的夹角常呈锐角,脑沟变浅或消失,脑池不宽。

（五）预防与治疗

1. **预防**　有研究表明,颅脑损伤后脑积水的危险因素包括年龄、严重伤情、去骨瓣减压和弥漫性蛛网膜下腔出血,而腰椎穿刺释放血性脑脊液是发生外伤性脑积水的保护因素。去骨瓣减压是发生脑积水的主要危险因素之一,尤其是骨窗距离中线太近者（<25mm）。因此,合适的去骨瓣减压手术方案和脑室出血、蛛网膜下腔出血的尽早廓清,可减少脑积水的发生率。

2. **治疗**　外伤性脑积水一旦发生,急性者可采取颅骨钻孔脑室体外引流术,多可缓解症状,拔管后又出现脑积水,宜采取脑脊液分流术。梗阻性脑积水可行脑室镜下三脑室底造瘘术。慢性者可直接采取脑脊液分流术。

十三、外伤性颅内积气

外伤性颅内积气（traumatic pneumocephalus）又称外伤性气颅,发生率约为颅脑损伤的 9.7%。

（一）原因

外伤后颅内积气大多由开放性颅底骨折时气体从鼻窦或乳突气房进入颅内而致。气体可积聚于硬脑膜外、硬脑膜下、蛛网膜下隙、脑内或脑室内,往往伴有脑脊液鼻漏或耳漏。另可见于其他开放性颅脑损伤时,气体由伤道直接进入颅内,形成硬脑膜下、脑内及脑室内积气。还见于颅脑损伤手术中排气不彻底,术后引流量过多、颅内压降低继而气体进入,或拔除引流管时气体进入颅内。其动力学机制为：①当擤鼻、咳嗽、打喷嚏时,受损窦腔内气体压力骤然升高,气体通过骨折缝进入颅内;②脑脊液流出使颅内压偏低,气体进入颅内。

（二）临床表现

1. **损伤本身所致的临床表现**　同脑脊液鼻漏或耳漏。

2. **脑膜、脑受刺激表现**　主要表现为恶心、呕吐、头痛、出汗,见于少量颅内积气。

3. **张力性气颅**　表现为头痛明显、恶心、呕吐等颅内压增高症状,颅内大量积气时,脑受压可出现局灶性神经系统症状与体征,严重时可以出现脑疝,偶可出现弥漫性脑缺血,甚至癫痫发作。

（三）辅助检查

X 线片与 CT 扫描均可显示呈低密度的颅内积气,CT 值为 -1 000Hu。

（四）诊断

早期易漏诊,当脑脊液漏患者头痛、恶心、呕吐迁延不愈,特别是张力性气颅表现时,应及时行 CT 扫描,即可确诊（图 6-9-4）。

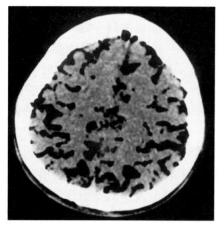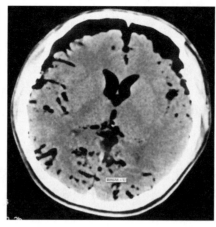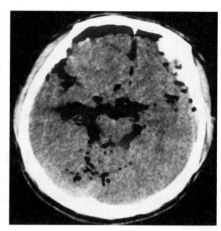

图 6-9-4 张力性气颅的 CT 表现

（五）治疗

1. 颅脑损伤手术时，特别是伴有颅内积气者，应排空积气、缝合硬脑膜，术腔放置引流管者缝皮前需用生理盐水冲灌以排出气体。术后应避免过度引流，并提防拔除引流管时气体逆行颅内。

2. 少量颅内积气时，无须特殊处理，治疗主要针对脑脊液漏，一般数日可自行吸收。大量颅内积气，特别是有张力气颅表现时，应及时钻孔排气，以防患者突发脑疝致死。

3. 反复发作的颅内积气，在排除颅内感染的情况下，可考虑行脑脊液漏修补手术。

十四、创伤性颅内动脉瘤

创伤性颅内动脉瘤（traumatic intracranial aneurysm）是由于外伤导致血管损伤，出现动脉断裂、夹层动脉瘤或假性动脉瘤，其发生率占全部颅内动脉瘤的 1%。

（一）发生机制

颅脑损伤导致的颅内动脉瘤的机制包括：①颅底骨折或额颞部骨折延伸至颅底导致颈内动脉海绵窦段、脑膜中动脉、基底动脉等损害；②脑组织移位牵拉导致颈内动脉床突上段或椎动脉颅内段血管损害；③血管撞击质地较硬的颅内结构，如大脑前动脉、胼周动脉撞击大脑镰，大脑中动脉撞击蝶骨嵴，大脑后动脉撞击小脑幕孔等；④血管内操作或经鼻手术损伤颈内动脉所致，属于医源性损伤。

创伤性颅内动脉瘤绝大多数为假性动脉瘤。动脉管壁分为内膜、中膜和外膜三层结构，颅脑损伤时三层结构常同时损伤破裂，并伴有周围血肿，当血肿腔内出现与原血管腔相通的空腔，即形成了假性动脉瘤，该动脉瘤无真正的囊性动脉瘤壁，不具备血管壁

的正常结构，是一层血肿形成的结缔组织膜，在动脉的搏动冲击下，假性动脉瘤瘤体可逐渐增大，最后导致破裂出血。

（二）临床表现

临床表现主要分为出血性症状和局灶性症状。

1. **出血性症状** 迟发性颅内出血是最显著的临床表现。颅脑损伤后经过一段时间后表现出出血症状，一般为数周，有时长达数月甚至数年。其他表现还有反复发作的鼻腔大出血、剧烈头痛、脑神经麻痹等，鼻腔出血常反复发作，出血量每次数百甚至上千毫升，甚至出现休克情况导致生命危险。

2. **局灶性症状** 创伤性颅内动脉瘤破裂后，蛛网膜下腔出血或血肿压迫脑组织或神经可出现相应症状。颈内动脉海绵窦段假性动脉瘤可引起同侧第Ⅲ、Ⅳ、Ⅴ、Ⅵ脑神经损伤的表现；大脑中动脉和大脑前动脉假性动脉瘤可出现意识障碍、偏瘫、失语、癫痫发作等症状；脑膜中动脉假性动脉瘤较小时症状不明显，破裂出血后可出现瞳孔散大及偏瘫征象。

（三）诊断

诊断依据主要包括：颅脑损伤病史或手术史；颅脑 CT 可见颅底骨折线，颅内迟发性出血者出血部位在颅脑损伤时即存在出血征象；反复发作的动脉性鼻出血；CTA 和 MRA 可显示大部分创伤性颅内动脉瘤，但全脑血管造影仍是诊断的"金标准"。脑血管造影常无法确切地显示动脉瘤颈，瘤体形态不规则，常存在造影剂滞留情况，反复造影可见动脉瘤体短期内进行性增大。

（四）治疗

创伤性颅内动脉瘤常反复出血引起症状反复，甚至危及生命，因此需要积极行开颅手术或介入治疗。

对于鼻腔出血患者，可压迫同侧颈总动脉并前后鼻孔填塞油纱条止血，积极纠正休克，防止误吸，最终需要手术或介入治疗。开颅手术自接夹闭动脉瘤颈可能性很小，术中应充分暴露动脉瘤的远近端，在可靠的保护措施下处理动脉瘤，动脉瘤孤立术、旁路移植术后孤立、动脉裂口缝合术是主要的方法。血管内

介入治疗时，单纯栓塞动脉瘤可能性小，且存在术后出血的风险；栓塞假性动脉瘤的同时闭塞载瘤动脉是确切的治疗方法，但存在载瘤动脉远端缺血梗死的风险，因此应充分评估代偿能力；支架辅助动脉瘤栓塞在栓塞动脉瘤的同时，保护载瘤动脉，是目前最理想的手术治疗措施（图6-9-5）。

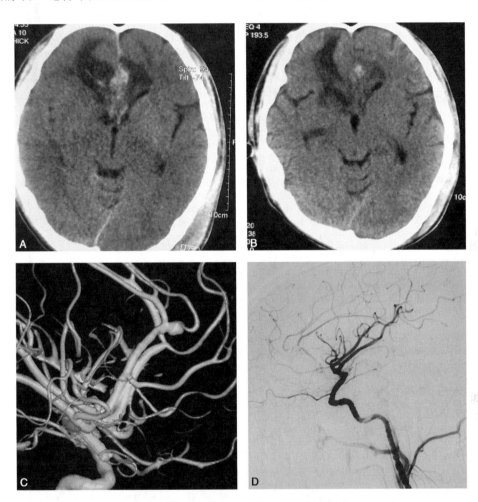

图6-9-5　创伤性颅内动脉瘤的影像学表现
A.CT显示胼胝体膝部纵裂内出血；B.2周后CT显示原出血部位再次出血；C.脑血管造影显示右侧胼周动脉假性动脉瘤；D.弹簧圈栓塞后可见动脉瘤不再显影，载瘤动脉通畅。

十五、外伤性颈内、椎动脉闭塞

（一）病因与损伤机制

外伤性颈内动脉闭塞（traumatic internal carotid artery occlusion）和外伤性椎动脉闭塞（traumatic vertebral artery occlusion）是头颈部外伤导致的颈内动脉、椎动脉损伤，可引起严重的神经功能障碍。既往认为颈部的血管损伤绝大多数是由穿透伤直接引起，但新近治疗表明，其中1/3可能是闭合性损伤引起，颈部的过伸、屈曲、旋转等动作均可能导致动脉的损伤。颈内动脉或椎动脉损伤后，特别是其内膜损伤后，在此基础上发生炎症及渗血，进而局部形成血栓，并向远端蔓延，最终导致动脉闭塞。

（二）临床表现

外伤性颈内、椎动脉闭塞的临床表现主要取决于损伤血管的部位及血栓蔓延的范围。临床表现主要分为动脉损伤直接症状和动脉闭塞引起的脑梗死症状。

外伤性颈内、椎动脉闭塞的患者在外伤后可有颈部、项部及头部疼痛，除局部直接外伤引起的疼痛外，亦可能是动脉夹层、血管壁内血肿引起，因此存在该类疼痛的患者应警惕外伤性血管损伤。

从外伤到动脉闭塞引起临床症状的时间不一,闭塞发展的速度、受累血管的大小及周围血管的代偿能力则关系到脑梗死病情的轻重缓急。立即闭塞是罕见的,临床症状通常于外伤后 10 小时左右出现,23%~50%的患者在外伤后 1 天才出现神经系统症状。另有研究表明,从外伤到动脉闭塞的时间间隔平均为 58 小时。神经系统症状取决于受累血管和侧支循环代偿能力,前交通动脉发育不良可显著增加脑梗死的发生概率。单侧外伤性颈内动脉闭塞患者,如前交通动脉或皮质支等侧支循环代偿良好的患者可没有临床症状,亦可意识状态正常但存在对侧肢体的感觉和运动障碍,优势半球可存在失语;如侧支循环不良,往往引起同侧大脑半球的大面积脑梗死。外伤性椎动脉闭塞在对侧代偿良好的情况下可无明显的临床症状,或仅表现为间歇性椎-基底动脉供血不足,代偿不良时可引起小脑、脑干、脊髓的缺血症状。

(三) 辅助检查

CT 扫描可在发病后 24 小时显示梗死区低密度影,MRI 扫描可比 CT 扫描提前显示梗死范围,CTA 或 MRA 可显示动脉闭塞及代偿情况。DSA 仍是诊断的"金标准"。

(四) 治疗

治疗的主要目的是通过控制血栓形成和栓塞事件的发生,避免神经系统症状的进一步发展,主要包括临床观察、抗凝治疗、外科手术治疗和介入治疗。

1. 临床观察及抗凝治疗 对于无临床症状的外伤性颈内、椎动脉闭塞可采取临床观察,但应警惕血栓蔓延或栓塞的可能性。因此,在观察过程中,可行抗凝治疗,有研究表明,对于轻微或严重的神经功能障碍的患者,全量肝素化抗凝均有助于改善患者的预后,早期发现病变即开始抗凝治疗更有意义。但抗凝治疗对外伤患者存在诱发颅内、消化道等部位出血的可能性,因此急性期抗凝治疗应权衡利弊。

2. 外科手术治疗 对早期确诊的病例,可行颈动脉血栓摘除术,有脑疝者可行减压术,对这类患者行颅外-颅内动脉吻合术亦有一定效果。对椎动脉血栓形成,早期极少采用外科手术治疗。

3. 介入治疗 对于动脉闭塞、外伤性动脉夹层或假性动脉瘤,支架置入或支架辅助的动脉瘤栓塞是理想的治疗方式。术后需辅以抗凝和抗血小板药物治疗。

十六、外伤性大面积脑梗死

外伤性大面积脑梗死是指发生于颅脑损伤后的梗死灶>4cm 或超过大脑半球平均面积 2/3 的梗死,可位于 1 个或多个脑叶,也有学者认为这类梗死灶累及基底节才够诊断标准,是颅脑损伤严重的并发症之一,是颅脑损伤导致局部脑血流供应改变所引起的脑组织缺血性损害及神经功能障碍。

(一) 发生机制

对外伤性脑梗死的发病机制目前尚无统一的认识。一般认为脑损伤后血流动力学常发生异常变化,并且与脑水肿的发生发展密切相关。这种变化在伤后 24 小时最为显著,表现为全血黏度、HCT、红细胞聚集指数、血浆纤维蛋白含量升高,导致微循环障碍。另外,颅脑损伤后,血管内皮细胞受损,内皮胶原纤维暴露,凝血因子被激活,从而激活内源性凝血途径;受损的血管内膜又可激活外源性凝血系统,促使血栓形成。脑疝引起脑干受压、移位,对周围血管压迫也是造成继发性血管闭塞的主要原因。

从解剖上看,基底核-内囊区血供来自豆纹动脉、穿支动脉及脉络膜前动脉,这些血管远离大动脉主干,走行长而迂曲,对血流动力学变化特别敏感,易受缺血影响。小儿大面积脑梗死还可能与脑血管纤细、自主神经功能发育不健全、血管壁的弹力纤维发育不完善、对缺血缺氧耐受性差等有关。

外伤后低血压休克、低钠血症和损伤累及脑深部和中线基底部是引起继发性脑梗死的主要危险因素。自由基引起的生物反应也是外伤性脑梗死的一个重要因素。

(二) 临床表现

创伤性大面积脑梗死多具有以下特点:由于创伤性大面积脑梗死多是在重型颅脑损伤的基础上发生的,两者表现相互掩盖、相互混淆,容易漏诊、误诊,早期诊断更显重要。从该病的发展看,外伤距脑梗死症状的出现常有一定时间的间隔期。外伤后合并失血性休克、缺氧、强力脱水可促进该病发生。虽然有个别病例是在入院后首次 CT 检查即发现梗死,但绝大多数患者是在原发伤已得到有效处理,而病情仍未得到好转,意识障碍无改善或出现瞳孔变化的情况下行 CT 检查发现脑内大面积低密度区而确诊。

(三) 辅助检查

CT 和 MRI 对明确本病的诊断、估计病变程度和判断预后存在重要的价值。CT 表现为大面积低密度灶,但 CT 改变及占位效应的时间一般在起病后 24~48 小时才能显示。而 MRI 对此极其敏感,梗死灶出现后的几小时内即可显示。磁共振波谱分析发现颅脑损伤后 3 小时伤区脑组织即呈缺血性改变。

（四）治疗

本病的治疗与缺血性脑血管病的治疗原则有相同之处,但疗效较差,病死率和致残率高。对外伤性颅内血肿应采取积极有效的治疗措施,尤其是尽可能在发生脑疝前清除血肿;对重型、特重型颅脑损伤,在血肿清除后,可行天幕切开术,以减轻对附近血管的压迫。手术操作要仔细,尽量避免过分牵拉血管。对合并蛛网膜下腔出血者,术中尽量冲洗,以减少其对颅内血管的刺激,以缓解脑血管痉挛。在发现大面积梗死后,可考虑开颅减压以改善颅内高压。

在常规外科处理的基础上,实施镇痛镇静、亚低温疗法可有效降低脑组织代谢,起到神经保护作用,同时保障胶体渗透压及有效循环血量,改善脑血流灌注,能显著减少继发性脑梗死的发生。可联合使用脑保护药物、抗自由基药物、神经营养药物及钙通道阻滞剂。外伤性大面积脑梗死一般不适于溶栓治疗。

创伤性大面积脑梗死的临床特点和诊断治疗有其特殊性及复杂性,对于这类病例,仍应积极探索行之有效的治疗方法。笔者认为,对本病加以重视,采取积极的预防措施,并力求尽早诊断、尽早治疗是改善患者预后、提高患者生存率和生活质量的关键。

十七、外伤性颅骨缺损

外伤性颅骨缺损(traumatic skull defect)是颅脑损伤患者伤后及术后较常见的后遗症。由于脑组织失去了正常颅骨的屏障作用而易受伤,且颅骨缺损能引起各种症状和影响外观,常需行颅骨修补成形术。

（一）原因

颅骨缺损可见于:①开放性颅脑损伤,尤其是火器伤做清创术后,颅骨本身即有骨折、碎裂,伤口为有菌性开放伤口,易感染,骨瓣不能复位;②闭合性颅脑损伤或其他疾病,在清除血肿、挫裂失活脑组织后颅内压仍高,而行去骨瓣减压术;③颅骨骨髓炎、骨瘤等病骨切除后,侵蚀颅骨的肿瘤切除术后;④儿童颅骨生长性骨折。颅骨属膜性骨,再生能力差,新生骨主要来自内层骨膜。直径小于1cm者可以骨性愈合,直径2~3cm以上者,难以修复,从而遗留颅骨缺损。

（二）临床表现

1. **颅骨缺损局部表现** 缺损边缘疼痛,不能忍受的脑搏动,缺损部高位时头皮向颅内陷入;缺损部低位时,头皮甚至合并部分脑组织、脑室向外膨出。

2. **颅骨缺损综合征** 主要表现为头痛、头晕、焦躁不安、忧虑、恐惧、注意力不集中等。因缺乏稳定的颅内压力,患者可出现脑脊液循环动力障碍引起的轻度脑积水,颅骨缺损同侧、对侧、纵裂、小脑幕区的硬脑膜下积液、大脑半球血流量减少等情况。

3. 长期颅骨缺损有脑膨出或突出时,脑组织可萎缩及囊变。小儿颅骨缺损随脑组织发育而变大,影响正常脑发育而出现智力偏低;成年人可出现反应迟钝、记忆力下降,甚至局灶性神经系统症状、体征。脑膜脑瘢痕形成时可伴癫痫。

（三）手术适应证与禁忌证

1. **适应证** ①颅骨缺损直径在3cm以上;②局部症状体征明显或引起头痛、恐惧等颅骨缺损综合征;③缺损部位有碍美观;④存在因颅内压力不稳定引起的脑积水、硬脑膜下积液等;⑤明确导致癫痫的颅骨缺损。

2. **禁忌证** ①头皮、颅骨或颅内有炎症者;②创伤部有感染或创伤感染痊愈不久;③脑内清创不彻底,有碎骨片存留;④有颅内压增高者;⑤缺损处头皮广泛瘢痕或血液供应不良者;⑥合并全身其他部位严重感染,免疫力及营养状况低下者。

（四）手术时机

1. 闭合性颅骨骨折,头皮完整及损伤较轻,脑损伤不重者,可在凹陷性、粉碎性骨折清除的同时行一期颅骨成形术。

2. 一般无感染伤口在伤后3~6个月行颅骨成形术,有感染者在感染控制后至少6个月行颅骨成形术。有学者提出,术后早期,甚至半个月内行颅骨成形术,效果良好,但该修补时间窗的利弊有待于进一步研究证实。

3. 存在严重颅骨缺损综合征,或因颅内压力不稳定引起的脑积水、硬脑膜下积液等情况时,可考虑将手术时机提前至术后1.5~2个月。

4. 如果颅骨缺损部位有广泛头皮瘢痕,手术亦分期进行。

（五）治疗

1. **修补材料** 目前临床所用的修补材料有以下四类。

（1）自体颅骨:未感染或污染的自体颅骨在去骨瓣减压后体外保存或埋藏于腹部皮下保存,应用自体颅骨费用低,但存在感染、吸收发生率高、强度降低的特点,临床应用逐渐减少。

（2）自体骨和异体骨:自体骨常取自肋骨或髂骨,小缺损也可用颅外板,其优点为组织反应小,但还需在供骨区手术取骨,增加了患者的痛苦,并且塑形不理想。异体骨多经骨库长期保存,因此导致感染或异物反应机会较多。此类方法临床上已基本被弃用。

（3）金属代用品：钛合金网及钛合金板均有较好的组织相应性，且有比较强的抗压性能，可塑形，但存在塑形不理想、无法与缺损周围颅骨良好贴合，且边缘锐利可能穿破头皮等缺点。根据患者颅骨CT扫描数据通过3D打印技术个体化定制的钛网修补材料临床应用广泛，该修补材料存在可以与缺损边缘颅骨良好贴合、固定牢固、感染率低等优点，但亦存在导热快、遇较大外力碰撞时凹陷、覆盖式修补对头皮刺激较大、X线检查时存在金属伪影等缺点。

（4）新型颅骨修补材料：随着计算机技术、3D打印技术和材料学的发展，聚醚醚酮等新型颅骨修补材料已逐步应用于临床。该类材料具有比自体颅骨更强的牢固程度，嵌入式成形与缺损边缘贴合度良好，隔热能力强，可透过射线不形成伪影等优点，但费用相对较高。颅骨肿瘤、凹陷性骨折、粉碎性骨折等需行病变颅骨切除的患者，可设计颅骨去除及修补方案，一期行病变颅骨切除及颅骨成形手术，减少了患者的痛苦。

2. 手术方法　颅骨缺损修补成形术时，皮瓣切口应尽量利用原手术切口，另行切口时需考虑到原手术切口瘢痕对皮瓣血供的影响，以防血供差而延缓刀口愈合。剥离皮肌瓣时，避免头皮过薄出现血供不足而坏死，同时也尽量不要损伤硬脑膜，以免增加术后刀口脑脊液外漏的机会。手术可分为覆盖法和镶嵌法两种术式。

（六）颅骨成形术的并发症

颅骨成形术存在以下并发症。①感染：局部感染，未有效控制时可蔓延导致颅内感染，常需取出植入物方可控制感染；②颅骨外露：局部感染、头皮菲薄、头皮缺血、慢性炎症或排异反应、头皮受压坏死均可导致植入物外露，一旦出现，需将植入物取出，彻底清除后帽状腱膜瓣及皮瓣转移治疗；③颅骨吸收、松动：最常见于自体颅骨成形术，骨质吸收变薄多见，如出现颅骨内板外板同时吸收可引起颅骨松动，常需再次行颅骨成形术；④硬脑膜外积液、血肿：常由手术前骨窗塌陷明显，术后硬脑膜无法与颅骨贴合导致，严重者需再次行手术治疗，围手术期采用卧床或头低足高位、应用颈围增加颈静脉回流阻力等方法有利于促进减压窗膨隆，可降低硬脑膜外积液和血肿的发生率；⑤颅内出血：手术中剥离头皮及硬脑膜过程中，因拉扯导致颅内血管破裂出血所致，术中硬脑膜张力逐渐增高是颅内出血的征象，常需行血肿清除手术；⑥急性脑肿胀：Gill E Sviri报道4例颅骨修补术后急性脑肿胀患者，术后均数小时内出现双侧瞳孔散大，CT提示急性大面积弥漫性脑肿胀，尽管立即行去骨瓣减压，但最终仍死亡。国内亦有类似的病例报道。术前存在减压窗凹陷，术中放置密闭的皮下负压吸引装置，术后引流量多是导致该类患者的共同特点，因此，负压吸引的应用需要特别警惕。

十八、创伤后脑综合征

创伤后脑综合征（post-traumatic brain syndrome）是指颅脑损伤患者经过治疗后，仍然有头痛、头晕、记忆力减退、注意力不集中、烦躁易怒、恐惧、抑郁、癔病样发作等一系列躯体、情感和认知方面的症状，但神经系统检查无确切的阳性体征，甚至CT、MRI检查也无异常发现。一般认为上述症状持续3个月以上，即可诊断为创伤后脑综合征。既往曾称为脑震荡后综合征或脑损伤后神经官能症。

（一）发病机制

创伤后脑综合征的发生可能有颅脑器质性病变的病理基础，尽管有的病理改变难以查出，同时也与个人素质和社会环境的影响有关。创伤后脑综合征与原发脑损伤的轻重程度并无相关关系。

脑损伤及其所致的脑水肿、脑血管痉挛及微循环改变，可导致脑组织内点灶状出血，脑缺血、缺氧、轴突断裂、髓鞘崩解形成的软化灶及退行性病变，脑膜脑粘连及瘢痕形成，可影响皮质和皮质下自主神经中枢的功能。脑损伤时脑组织发生移动，由于剪应力作用，可造成间脑与脑干结构受损，使自主神经功能失调。颅脑损伤时常伴有蛛网膜下腔出血，继而发生蛛网膜粘连，刺激脑膜及神经根，出现相应的症状，蛛网膜下腔出血亦可引起蛛网膜颗粒封闭、脑脊液循环通路受阻，可引起外伤性脑积水，有的尽管CT表现不明显，但由于其打破了脑脊液的吸收与分泌的平衡，从而引起相应的症状。头外伤产生的脑损伤可引起血-脑屏障的改变，导致神经递质的释放及流向的紊乱，增加了相关受体反常的相互影响，且广泛的神经元兴奋性异常使神经细胞的信息传导途径或功能紊乱，导致暂时或长期的功能障碍。另外，创伤后脑综合征多发生于轻型颅脑损伤，且症状与脑损伤严重程度不一致，患者常有明显的精神症状和癔病样反应，该类患者常涉及伤情鉴定、赔偿及诉讼等诸多社会因素，这些情况均说明心理因素、个体的心理素质在创伤后脑综合征的成因中起着重要作用。

（二）临床表现

其特点为主观症状较重而客观体征缺如或轻微。

1. 自主神经功能紊乱　头痛较为常见，以弥漫性头部胀痛及搏动性头痛为主,持久而严重,闻声、用力、被注意后加重。头晕亦多见,有昏晕感,感到思维混乱。其他表现有眩晕、乏力、性功能减退、记忆力下降、注意力不集中、多汗、耳鸣、便秘、腹泻等。

2. 癔病样反应　患者情绪多波动、易激惹、发怒,有时可有肌痉挛性发作、视力下降、听力下降、闭目不语和不由自主地哭笑,甚至发生癔病性瘫痪,重者呈不动不食不语的木僵状态。

3. 认知功能障碍　神经心理学测试表明,创伤后脑综合征患者在语言的流利与思维速度、认知速度与智力的灵活性、记忆力、注意力与集中力、学习能力等方面,与正常人存在显著的差异。

4. 体征　神经系统查体多无确切的阳性体征,但仔细查体常发现轻微的不恒定的体征,如癔病步态、头部、眼睑或四肢的轻微节律性震颤,瞳孔不等大或对光反射迟钝,角膜反射迟钝,眼球震颤,视力减退,共济失调,平衡障碍及前庭功能轻度异常等。自主神经功能失调体征还包括心动过速、血压波动、多汗、阳痿、皮肤温度异常等。

（三）辅助检查

1. 脑脊液检查　大多属正常范围之内,少数患者压力可稍高或稍低,蛋白定量可稍增高。有时由于对腰椎穿刺的顾虑或疼痛,患者常难以接受。

2. 影像学检查　CT 扫描能明确显示有无脑萎缩、脑积水或局限性病灶,排除慢性硬脑膜下血肿和硬脑膜下积液等。MRI 扫描能检出微小的脑损伤,局限性的脑挫伤、渗出、水肿、脑梗死和小的血肿。SPECT 可测定脑损伤区域有无缺血及脑脊液循环受阻。

3. 前庭功能试验和神经心理学测试　前庭功能试验可用于头晕、眩晕和眼震的患者,以鉴别功能性或器质性疾病,并且有助于判断损伤的部位。神经心理学测试可以评定认知功能障碍的程度,并指导心理治疗。

4. 神经电生理学检查　脑电图(EEG)在颅脑损伤后的变化是非特异性的,虽然其变化与颅脑损伤程度并不完全一致,但不能否认其对创伤后脑综合征的诊断意义。如 EEG 异常随症状的好转而进行性改善,则提示预后良好;如 EEG 异常长期不恢复,则表示有器质性损伤的存在;在轻型颅脑损伤的患者,如检查发现低波幅脑电图或伴 α 波减少、β 波增多,且随访过程中该改变持续存在,应提防创伤后脑综合征的发生,及时诊断和治疗。

（四）诊断

诊断创伤后脑综合征首先要排除脑内器质性病变,另外还需排除全身的其他慢性病变,这要求详细询问病史,了解伤后有无情感变化、认知障碍、行为异常等,明确症状出现的时间及演变,全面查体,行脑脊液、CT 与 MRI、脑电图及其他必要的检查。只有在排除了以上两类情况,经系统治疗 3 个月以上,仍有上述症状者,才适于诊为创伤后脑综合征。

（五）治疗

1. 心理及行为疗法　关心病情,悉心开导,解除患者对"脑震荡后遗症不能医治"的误解,为患者创造一个良好的医疗生活环境,避免外界的各种不良刺激。鼓励患者下床活动,多参加户外活动,锻炼身体,参与社会交际及娱乐活动,使其从身体、心理、社会等多方面康复。医务人员和家人应避免态度生硬,认为患者存在故作病态、小题大做和夸大病情的情况,以免加重病情。

2. 对症处理　头痛可给予镇痛药,如罗痛定、萘普生;头晕可给予苯海拉明;自主神经功能失调可给予谷维素、异丙嗪等;兴奋患者可给予奋乃静、地西泮等;抑郁患者可给予谷氨酸、γ-氨基丁酸。此外还可以采用中医中药治疗、理疗、针灸等措施。

3. 生物反馈疗法　该疗法又称生物回授疗法,是利用现代生理科学仪器,通过人体内生理或病理信息的自身反馈,使患者经过特殊训练后,进行有意识的意念控制和心理训练,从而消除病理过程、恢复身心健康的新型心理治疗方法。此疗法无任何痛苦和副作用,训练目的明确、直观有效、指标精确,因而能有效地缓解紧张、焦虑的心理状态,对有神经症倾向的创伤后脑综合征患者效果理想。

十九、颅脑损伤后意识障碍

（一）概念

意识主要包含觉醒和知晓两层含义,觉醒代表意识的状态,可表现为机警、睡眠、恍惚和昏迷等不同的水平,而知晓则代表了意识的内容。正常情况下,觉醒即能知晓,但两者并不完全同步,存在觉醒的患者可能无意识内容。

重型颅脑损伤患者初期的治疗以控制颅内病理生理过程、降低病死率为主要目标,在颅内情况趋于平稳后,后期的目标是意识状态和神经功能的恢复。意识障碍是颅脑损伤,特别是重型颅脑损伤患者常见的临床表现之一,可分为多种类型,主要包括昏迷、植物状态和微意识状态。如果患者意识障碍超过 1 个月可判定其陷入长期昏迷,重型颅脑损伤患者中长期昏迷的发生率约为 10%。颅脑损伤患者长期昏迷的危险因素包括:高龄、GCS 评分、颅内血肿、颅内高压、下丘脑损害、中枢性高热、阵发性交感神经兴奋、脑干损伤、呼吸功能障碍、多发伤、癫痫和脑积水等。

据统计,长期昏迷分类的误诊率为 37% ~ 43%,因此,正确诊断患者的意识状态,特别是鉴别诊断植物状态和微意识状态,仍然是目前临床工作的挑战。意识障碍患者的分类可直接影响医患沟通和患者的治疗方案,因此准确的临床诊断至关重要。

(二) 分类及诊断

1. **昏迷**　昏迷一般指在停用任何镇痛镇静等影响意识的药物情况下,无觉醒、无睡眠觉醒周期和无自主睁眼迹象的意识状态,即觉醒和知晓均消失。结合 GCS 评分,如果患者评分≤8 分,即可被判定为昏迷状态。

2. **植物状态**　植物状态的诊断标准是由美国神经病学会多学科特别工作小组(MSTF)制订的。植物状态的特征为:完全缺失自我意识和环境意识的行为学证据,残留自发性或刺激诱导的唤醒反应,即患者存在觉醒的意识状态,但无意识的内容,因此植物状态又称为醒状昏迷或睁眼昏迷,该状态持续 1 个月以上称为持续植物状态,持续 12 个月以上称为永久性植物状态。必须符合以下所有标准才能确立植物状态的诊断。

(1) 无证据提示患者存在自我意识或环境意识。

(2) 无证据提示患者对视觉、听觉、触觉或伤害性刺激有持续的、可重现的、目的性的或自主的行为反应。

(3) 无证据提示患者存在对语言的理解力或表达力。

(4) 出现睡眠-觉醒周期提示间歇性觉醒(如周期性睁眼)。

(5) 保留有足够的自主功能,在充分的医疗护理下可继续存活。

(6) 大小便失禁。

(7) 保留有不同程度的脑神经反应和脊髓反应。

建立比较可靠的植物状态的诊断需要详细的床旁神经系统检查,神经影像学及实验室检查都不足以明确植物状态的诊断。在植物状态患者中可能会出现眼球转动的现象,有时会被误认为是视觉跟踪。对疼痛的全身性生理反应,如出汗、异常体位及呼吸急促等在植物状态患者中保存完好,但不会出现逃避性或局限性的运动反应。在植物状态患者中也可能观察到头部和四肢的运动,但这些行为绝不是目的性

的。复杂的运动形式,如发声和情绪反应(如哭、笑)在生存时间超过 3 个月的植物状态患者中有时会出现,但这些行为并不是因特定的环境事件而激发。

3. **微意识状态**　Aspen 工作组将微意识状态定义为意识状态的一种严重障碍,但仍可表现出微弱且明确的行为证据,提示存在自我或环境意识。微意识状态与植物状态诊断的区别在于,至少存在一个明确的行为意识征象,并且这一诊断强调了患者至少保留部分认知能力。与诊断植物状态的标准不同,只有具有明确的证据提示患者存在一个或多个以下行为时才能诊断为微意识状态。

(1) 简单的指令性行为。

(2) 手势或语言回答是或否。

(3) 语言能够被人理解。

(4) 在相关环境刺激下,出现以下任意一种短暂的运动或情感行为反应,且与反射性活动无关:①对情绪性的,但非中立性的话题或刺激以语言或视觉的形式进行表达后,患者出现哭笑反应;②对评论或问题的语言内容产生直接反应,表现为发声或手势;③伸手取物,且取物的方向与物体的位置有明确的相关性;④触摸或握住物体,且接触方式符合该物体的大小和形状;⑤对移动或突显的刺激产生直接反应,表现为眼球跟踪运动或持续凝视。

微意识状态与植物状态不同,微意识状态患者存在前后不一致的,但可明显区分的、提示意识的行为证据,可能会表现出间断的行为片段,如简单的发声或恰当的手势,或持续的凝视。与植物状态相比较,微意识状态治疗的预后较好。

目前,修订的昏迷恢复量表(revised coma recovery scale,CRS-R)是唯一标准化的神经心理学评估量表,是区分植物状态、微意识状态和脱离微意识状态的金标准。CRS-R 分为听觉功能、视觉功能、运动功能、口部运动/语言功能、沟通功能和觉醒功能评分 6 个子量表,总分 0(昏迷程度最深) ~ 23 分(清醒且完整的交流能力),可每周 1 次动态评估患者的意识障碍状态。该量表使临床医师更易进行鉴别诊断,明确预后,制订有效的治疗计划及精确评估患者对治疗的反应。此外,该量表可以作为预后判断的预测指标、临床研究中的结果测量指标,也可以作为神经影像诊断学和电生理学有效性研究的参考。

在诊断颅脑损伤后长期昏迷之前,应注意排除以下情况:①存在需要手术治疗的情况,如脑积水和颅内占位性病变等,该类患者经手术治疗后意识障碍可能好转,因此应在术后意识障碍趋于平稳时方可作出

诊断;②应注意与可能导致意识状态或意识内容障碍的疾病相鉴别,如闭锁综合征、失用症、精神分裂症、缄默、抑郁等。

定量脑电图(qEEG)、功能磁共振成像(fMRI)、正电子发射计算机断层扫描(PET)和事件相关电位(event-related potential,ERP)等电生理监测方法可用来监测残余脑功能是否存在、分度和定位信息,可用来辅助诊断颅脑损伤患者的意识障碍。以 CRS-R 为金标准,qEEG 诊断微意识状态的特异度和灵敏度最高,分别为80%和90%,fMRI 和 ERP 技术的灵敏度分别为44%和59%。

（三）治疗

目前,临床上采用的治疗长期昏迷的方法主要分为并发症防治、药物和电刺激治疗等。

1. **并发症防治**　颅脑损伤后长期昏迷的患者,预防和治疗并发症是重要的治疗措施,其可维持患者的状况平稳,为进一步催醒创造条件。主要防治的并发症包括:呼吸道感染、营养不良、深静脉血栓形成、胃瘫、肠梗阻、便秘、腹泻、菌群失调等肠道并发症、压疮、应激性溃疡、泌尿系感染或结石、肌张力增高引起的挛缩和永久性畸形残疾等。

2. **药物治疗**　目前可用的促醒药物包括:三环类抗抑郁药物,左旋多巴、金刚烷胺、溴隐亭等多巴胺能药物,哌甲酯、右旋型苯丙胺等精神兴奋剂,纳洛酮等非特异性阿片受体拮抗剂等。

3. **电刺激治疗**　主要包括脑深部电刺激(DBS)、脊髓电刺激和经皮电刺激。使用合适的神经生理学标准筛选患者,通过立体定向将电极置入颅内特定的神经核团,或将电极置入高颈髓位置,对其发放高频电刺激,对植物状态患者苏醒有一定的效果。右侧正中神经电刺激通过增加脑血流量、激活脑干上行网状系统、增加脑脊液中多巴胺和乙酰胆碱含量等机制起到促醒的作用,目前已被多项临床研究证实其有效性。

4. **其他方法**　高压氧疗法是目前对长期昏迷患者常用的促醒方法;存在交通性脑积水(包括脑外脑积水)的患者应积极手术治疗;针灸疗法、音乐疗法、视听触味嗅五个感觉通路刺激等亦为可以尝试的促醒方法。

（张泽立　杨杨）

参考文献

[1] 刘玉光,张良文,刘福生,等.慢性扩张性脑内血肿(附21例报告及文献复习)[J].中华神经外科杂志,2004,20(3):257-259.

[2] 刘玉光,朱树干,江玉泉,等.外伤性硬膜下积液演变的慢性硬膜下血肿[J].中华外科杂志,2002,40(5):360-362.

[3] 朱文昱,黄强,兰青.脑弥漫性轴索损伤影像与预后临床分析[J].中华外科杂志,2006,44(10):696-697.

[4] JOHNSON V E,WEBER M T,XIAO R,et al. Mechanical disruption of the blood-brain barrier following experimental concussion[J]. Acta Neuropathol,2018,135(5):711-726.

[5] RAMACHANDRAN R,HEGDE T. Chronic subdural hematomas--causes of morbidity and mortality[J]. Surg Neurol,2007,67(4):367-372.

[6] LIU Y,WANG Y,SONG T,et al. Chronic epidural hematoma:a report of 10 cases and review of the literature[J]. J of Clinical Neuroscience,1999,6(5):412-416.

[7] BONILHA L,MATTOS J P,BORGES W A,et al. Chronic epidural hematoma of the vertex[J]. Clin Neurol Neurosurg,2003,106(1):69-73.

[8] CREMER O L,MOONS K G,VAN DIJK G W,et al. Prognosis following severe head injury:Development and validation of a model for prediction of death,disability,and functional recovery[J]. J Trauma,2006,61(6):1484-1491.

[9] BENDER A,JOX R J,GRILL E,et al. Persistent vegetative state and minimally conscious state:a systematic review and meta-analysis of diagnostic procedures[J]. Deutsches Ärzteblatt International,2015,112(14):235-242.

第七章　颅　内　肿　瘤

第一节　概　述

颅内肿瘤（intracranial tumor）分为原发性肿瘤和继发性肿瘤两大类。原发性颅内肿瘤是指发生于脑组织、脑膜、脑神经、垂体、血管及残余胚胎组织的肿瘤；继发性颅内肿瘤则是指身体其他部位恶性肿瘤转移或侵入颅内的肿瘤。

原发性颅内肿瘤的患病率一般在（8~10）/10万，约占全身肿瘤的5%，占儿童肿瘤的70%，小儿颅内肿瘤占小儿肿瘤的第二位。颅内肿瘤可发生于任何年龄，20~50岁为高发年龄段。中青年好发胶质细胞瘤、脑膜瘤、垂体瘤及听神经瘤等，儿童、少年以髓母细胞瘤、颅咽管瘤及松果体区肿瘤多见，老年人则以胶质细胞瘤及脑转移瘤为主。15岁以下小儿颅内肿瘤占全年龄组颅内肿瘤的15%。原发性颅内肿瘤的男女比例为（1.12~1.52）：1，幕上、下比例约为2：1。

一、病因

颅内肿瘤的发病原因目前尚不完全清楚。内因是细胞染色体上存在着癌基因，外因包括遗传因素、物理、化学因素及生物因素等，内因在外因的作用下发生肿瘤。

二、分类与分级

目前，2021年发布的世界卫生组织（World Health Organization，WHO）中枢神经系统肿瘤分类为最新版本。经过中枢神经系统肿瘤分子信息与分类实践联盟-WHO官方组织（cIMPACT-NOW）的第五次更新，2021年WHO中枢神经系统肿瘤分类对比2016年版在胶质瘤、胶质神经元肿瘤和神经元肿瘤、胚胎性肿瘤中更广泛地采用联合组织学表型和分子特征的整合性命名。2021年WHO中枢神经系统肿瘤分类见表7-1-1。

表7-1-1　2021年WHO中枢神经系统肿瘤分类（第五版）

胶质瘤、胶质神经元肿瘤和神经元肿瘤　Glioma, glioneuronal tumor and neuronal tumor
成人型弥漫性胶质瘤　adult type diffuse glioma
星形细胞瘤，IDH 突变型　astrocytoma, IDH-mutant
少突胶质细胞瘤，IDH 突变和 1p/19q 共缺失型　Oligodendroglioma, IDH-mutant, and 1p/19q-codeleted
胶质母细胞瘤，IDH 野生型　glioblastoma, IDH-wildtype
儿童型弥漫性低级别胶质瘤　pediatric-type diffuse low-grade glioma
弥漫性星形细胞瘤，*MYB* 或 *MYBL1* 变异型　Diffuse astrocytoma, *MYB*-or *MYBL1*-altered
血管中心型胶质瘤　angiocentric glioma
青年人多形性低级别神经上皮肿瘤　polymorphous low-grade neuroepithelia tumor of the young
弥漫性低级别胶质瘤，MAPK 通路变异型　diffuse low-grade glioma, MAPK pathway altered
儿童型弥漫性高级别胶质瘤　pediatric-type diffuse high-grade glioma
弥漫性中线胶质瘤，H3 K27 变异型　diffuse midline glioma, H3 K27-altered

续表

　　　　弥漫性半球胶质瘤,H3 G34 突变型　diffuse hemispheric glioma,H3 G34-mutant

　　　　弥漫性儿童型高级别胶质瘤,H3 野生和 IDH 野生型　diffuse pediatric-type high-grade glioma,H3-wildtype and IDH-wildtype

　　　　婴儿型半球胶质瘤　infant-type hemispheric glioma

　　局限性星形细胞胶质瘤　circumscribed astrocytic glioma

　　　　毛细胞型星形细胞瘤　pilocytic astrocytoma

　　　　有毛细胞样特征的高级别星形细胞瘤　high-grade astrocytoma with piloid features

　　　　多形性黄色瘤型星形细胞瘤　pleomorphic xanthoastrocytoma

　　　　室管膜下巨细胞型星形细胞瘤　subependymal giant cell astrocytoma

　　　　脊索样胶质瘤　chordoid glioma

　　　　星形母细胞瘤,MN1 变异型　astroblastoma,MN1-altered

　　胶质神经元和神经元肿瘤　glioneuronal and neuronal tumor

　　　　神经节细胞胶质瘤　ganglioglioma

　　　　婴儿促纤维增生性神经节细胞胶质瘤/婴儿促纤维增生性星形细胞瘤　desmoplastic infantile ganglioglioma/desmoplastic infantile astrocytoma

　　　　胚胎发育不良性神经上皮肿瘤　dysembryoplastic neuroepithelial tumor

　　　　有少突胶质细胞瘤样特征和核簇的弥漫性胶质神经元肿瘤　diffuse glioneuronal tumor with oligodendroglioma-like features and nuclear cluster

　　　　乳头状胶质神经元肿瘤　papillay glioneuronal tumor

　　　　形成菊形团的胶质神经元肿瘤　rosette-forming glioneuronal tumor

　　　　黏液样胶质神经元肿瘤　myxoid glioneuronal tumor

　　　　弥漫性软脑膜胶质神经元肿瘤　diffuse leptomeningeal glioneuronal tumor

　　　　神经节细胞瘤　gangliocytoma

　　　　多结节和空泡状神经元肿瘤　multinodular and vacuolating neuronal tumor

　　　　小脑发育不良性神经节细胞瘤(Lhermitte-Duclo 病)　dysplastic cerebellar gangliocytoma(Lhermitte-Duclos disease)

　　　　中枢神经细胞瘤　central neurocytoma

　　　　脑室外神经细胞瘤　extraventricular neurocytoma

　　　　小脑脂肪神经细胞瘤　crebellar liponeurocytoma

　　室管膜肿瘤　ependymal tumors

　　　　幕上室管膜瘤　supratentorial ependymoma

　　　　幕上室管膜瘤,ZFTA 融合阳性型　supratentorial ependymoma,ZFTA fusion-positive

　　　　幕上室管膜瘤,YAP1 融合阳性型　supratentorial ependymoma,YAP1 fusion-positive

　　　　后颅窝室管膜瘤　posterior fossa ependymoma

　　　　后颅窝室管膜瘤,PFA 组　posterior fossa ependymoma,group PFA

　　　　后颅窝室管膜瘤,PFB 组　posterior fossa ependymoma,group PFB

　　　　脊髓室管膜瘤　spinal ependymoma

　　　　脊髓室管膜瘤,MYCN 扩增型　spinal ependymoma,MYCN-amplified

　　　　黏液乳头状型室管膜瘤　myxopapillary ependymoma

　　　　室管膜下室管膜瘤　subependymoma

脉络丛肿瘤　choroid plexus tumors

　　脉络丛乳头状瘤　choroid plexus papilloma

　　非典型性脉络丛乳头状瘤　atypical choroid plexus papilloma

　　脉络丛癌　choroid plexus carcinoma

胚胎瘤　embryonal tumor

　　髓母细胞瘤　medulloblastoma

　　　　髓母细胞瘤分子分型　medulloblastomas,molecularly defined

　　　　　　髓母细胞瘤,WNT 活化型　medulloblastoma,WNT-activated

　　　　　　髓母细胞瘤,SHH 活化和 TP53 野生型　medulloblastoma,SHH-activated and TP53-wildtype

髓母细胞瘤,SHH 活化和 TP53 突变型   medulloblastoma,SHH-activated and TP53-mutant

髓母细胞瘤,非 WNT/非 SHH 活化型   medulloblastoma,non-WNT/non-SHH

髓母细胞瘤组织学分型   medulloblastomas histologically defined

其他中枢神经系统胚胎性肿瘤   other CNS embryonal tumors

非典型性畸胎样/横纹肌样肿瘤   atypical teratoid/rhabdoid tumor

筛状神经上皮肿瘤

有多层菊形团的胚胎性肿瘤   embryonal tumor with multilayered rosettes

中枢神经系统神经母细胞瘤,FDXR2 活化型   CNS neuroblastoma,FDX2-activated

有 BCOR 内部串联重复的中枢神经系统肿瘤   CNS tumor with BCOR internal tandem duplication

中枢神经系统胚胎性肿瘤   CNS embryonal tumor

松果体肿瘤 pineal tumor

松果体细胞瘤   pineocytoma

中分化的松果体实质性肿瘤   pineal parenchymal tumor of intermediate differentiation

松果体母细胞瘤   pineoblastoma

松果体区乳头状肿瘤   papillary tumor of the pineal region

松果体区促纤维增生性黏液样肿瘤,SMARCB1 突变型   Desmoplastic myxoid tumor of the pineal region,SMARCB1-mutant

脑神经和椎旁神经肿瘤 cranial and paraspinal nerve tumor

神经鞘瘤   Schwannoma

神经纤维瘤   neurofibroma

神经束膜瘤   perineurioma

杂合性神经鞘膜瘤   hybrid nerve sheath tumor

恶性黑色素性神经鞘膜瘤   malignant melanotic nerve sheath tumor

恶性周围神经鞘膜瘤   malignant peripheral nerve

副神经节瘤   Paraganglioma

脑膜瘤 meningioma

脑膜瘤   meningioma

间叶性非脑膜皮肿瘤 mesenchymal,non-meningothelial tumor

软组织肿瘤   soft tissue tumor

成纤维细胞/肌纤维母细胞肿瘤   fibroblastic/myofibroblastic tumor

孤立性纤维性肿瘤   solitary fibrous tumor

血管性肿瘤   vascular tumors

血管瘤和血管畸形   hemangiomas and vascular malformations

血管母细胞瘤   hemangioblastoma

骨骼肌肿瘤   skeletal muscle tumors

横纹肌肉瘤   rhabdomyosarcoma

未确定分化的肿瘤   uncertain differentiation

颅内间叶性肿瘤 FET-CREB 融合阳性型   intracranial mesenchymal tumor,FET-CREB fusion-positive

CIC 重排肉瘤   CIC-rearranged sarcoma

原发性颅内肉瘤,DICER1 突变型   primary intracranial sarcoma,DRCER1-mutant

尤因肉瘤   Ewing sarcoma

软骨及骨肿瘤   chondro-osseous tumor

软骨源性肿瘤   chondrogenic tumor

间叶性软骨肉瘤   mesenchymal chondrosarcoma

软骨肉瘤   chondrosarcoma

脊索肿瘤   notochordal tumors

脊索瘤(包括低分化脊索瘤)   chordoma(including poorly differentiated chordoma)

黑色素细胞肿瘤 melanocytic tumor

弥漫性脑膜黑色素细胞肿瘤   diffuse meningeal melanocytic neoplasms

续表

脑膜黑色素细胞增生症和脑膜黑色素瘤病 meningeal melanocytosis and meningeal melanomatosis

局限性脑膜黑色素细胞肿瘤 circumscribed meningeal melanocytic neoplasms

脑膜黑色素细胞瘤和脑膜黑色素瘤 meningeal melanocytoma and meningeal melanoma

血液和淋巴肿瘤 hematolymphoid tumors

淋巴瘤 lymphomas

中枢神经系统淋巴瘤 CNS lymphomas

原发性弥漫性大 B 细胞淋巴瘤 primary diffuse large B-cell lymphoma of the CNS

免疫缺陷相关的中枢神经系统淋巴瘤 immunodeficiency—associated CNS lymphoma

淋巴瘤样肉芽肿 lymphomatoid granulomatosis

血管内大 B 细胞淋巴瘤 intravascular large B-cell lymphoma

其他中枢神经系统罕见淋巴瘤 miscellaneous rare lymphomas in the CNS

硬膜 MALT 淋巴瘤 MALT lymphoma of the dura

其他中枢神经系统低级别 B 细胞淋巴瘤 other low-grade B-cell lymphomas of the CNS

间变性大细胞淋巴瘤(ALK+/ALK-) anaplastic large cell lymphoma(ALK+/ALK-)

T 细胞和 NK/T 细胞淋巴瘤 T-cell and NK/T-cell lymphomas

组织细胞肿瘤 histiocytic tumors

Erdheim-Chester 病 Erdheim-Chester disease

Rosai-Dorfman 病 Rosai-Dorfman disease

幼年性黄色肉芽肿 juvenile xanthogranuloma

朗格汉斯细胞组织细胞增生症 langerhans cell histiocytosis

组织细胞肉瘤 histiocytic sarcoma

生殖细胞肿瘤 gem cell tumon

成熟性畸胎瘤 mature teratoma

未成熟性畸胎瘤 immature teratoma

有体细胞型恶变的畸胎瘤 teratoma with somatic-type malignancy

生殖细胞瘤 geminoma

胚胎性癌 embryonal carcinoma

卵黄囊瘤 yolk sac tumor

绒毛膜癌 choriocarcinoma

混合性生殖细胞肿瘤 mixed germ cell tumor

鞍区肿瘤 tumor of the sellar region

牙釉质细胞瘤型颅咽管瘤 adamantinomatous craniopharyngioma

乳头状型颅咽管瘤 papillary craniopharyngioma

垂体细胞瘤,鞍区颗粒细胞瘤和梭形细胞嗜酸细胞瘤 pituicytoma,granular cell tumor of sellar region and spindle cell oncocytoma

垂体腺瘤,垂体神经内分泌肿瘤 pituitary adenoma/pitnet

垂体母细胞瘤 pituitary blastoma

中枢神经系统转移性肿瘤 metastases to the CNS

脑和脊髓实质转移性肿瘤 metastases to the brain and spinal cord parenchyma

脑膜转移性肿瘤 metastases to the meninges

Italics:provisional tumor entities,暂定的实体肿瘤以斜字体表示;IDH:isocitrate dehydrogenase,异柠檬酸脱氢酶;MAPK:mitogen-activated protein kinase,丝裂原激活蛋白激酶;SHH:sonic hedgehog,音猬因子;CNS:cenlral nervous system,中枢神经系统;NK:natural killer,自然杀伤细胞;PitNET:pituitary neuroendocrine tumor,垂体神经内分泌肿瘤。

三、发生部位

(一) 颅内肿瘤的好发部位顺序

大脑半球最常见,其次依次为蝶鞍、鞍区周围、脑桥小脑角、小脑、脑室及脑干。

(二) 各种肿瘤的好发部位

1. 胶质细胞瘤 星形细胞瘤、少突胶质细胞瘤、多形性胶质母细胞瘤好发于大脑半球的皮质下白质内;室管膜瘤好发于脑室壁;髓母细胞瘤好发于小脑蚓部。

2. **脑膜瘤**　好发于蛛网膜颗粒的主要分布部位，如静脉窦的壁及静脉分支处、颅底的嗅沟、鞍区、斜坡上部，以及第Ⅲ～Ⅻ对脑神经穿出颅腔的骨孔附近。

3. **垂体腺瘤**　鞍内。

4. **神经鞘瘤**　好发于脑桥小脑角。

5. **血管母细胞瘤**　好发于小脑半球。

6. **颅咽管瘤**　好发于鞍上区。

7. **脊索瘤**　好发于颅底、鞍背及斜坡。

8. **颅内转移性肿瘤**　好发于大脑半球及小脑半球皮质下。

9. **多发性肿瘤**　转移性肿瘤、脑膜瘤及胶质细胞瘤等可在颅内多个部位发生，形成 2 个以上互不相连的多发性肿瘤。

四、临床表现

（一）慢性颅内压增高

主要表现为头痛、恶心、呕吐及视盘水肿，称为颅内压增高的"三主征"。除"三主征"外，还可出现视力减退、黑矇、复视、头晕、猝倒、淡漠、意识障碍、大小便失禁、脉搏徐缓及血压增高等征象。一般呈进行性加重。当肿瘤发生囊性变或卒中时，可出现急性颅内压增高症状。

（二）局灶性症状、体征

一般将局灶性症状分为刺激性症状（如癫痫、疼痛、肌肉抽动等）和麻痹性症状（如偏瘫、失语、感觉障碍等）两大类。不同部位的颅内肿瘤具有不同的特征性临床表现。

1. 大脑半球肿瘤

（1）精神症状：常见于额叶肿瘤，表现为认知功能障碍和个性改变。

（2）癫痫发作：额叶、颞叶、顶叶肿瘤多见，多为大发作或局限性发作。

（3）感觉障碍：顶叶肿瘤的常见症状，表现为两点辨别觉、实体觉及对侧肢体的位置觉障碍。

（4）运动障碍：表现为对侧肢体不同程度的硬瘫。

（5）失语症：见于优势大脑半球肿瘤，分为运动性失语、感觉性失语、混合性失语和命名性失语等。

（6）视野损害：枕叶或颞叶深部肿瘤累及视辐射，引起对侧同象限性视野缺损或对侧同向性偏盲。

2. 鞍区肿瘤

（1）内分泌功能紊乱：表现为女性停经、泌乳和不育，男性阳痿；肢端肥大症、巨人症及库欣综合征。另外，还有尿崩、肥胖、性早熟或发育迟缓等。

（2）视力、视野障碍：主要表现为双颞侧视野缺损、视力下降及原发性视神经萎缩。

（3）颅内压增高症状：晚期肿瘤阻塞第三脑室或室间孔引起脑积水，可以出现颅内压增高症状。

3. 松果体区肿瘤

（1）颅内压增高：肿瘤压迫中脑导水管引起脑积水，故多早期出现。

（2）帕里诺综合征（Parinaud syndrome）：表现为上视不能、瞳孔对光反射和调节反应障碍等。

（3）内分泌症状：表现为性早熟、巨生殖器、尿崩症、嗜睡、肥胖、发育障碍等。

4. 颅后窝肿瘤

（1）小脑半球肿瘤：主要表现为患侧肢体协调动作障碍、爆破性语言、眼球震颤、同侧肌张力减低、腱反射迟钝、易向患侧倾倒等。

（2）小脑蚓部肿瘤：主要表现为步态不稳、行走不能、站立时向后倾倒及颅内压增高表现。

（3）脑桥小脑角肿瘤：主要表现为脑桥小脑角综合征，即眩晕、患侧耳鸣、耳聋及第Ⅴ、Ⅶ对脑神经麻痹和小脑体征，晚期出现后组脑神经麻痹及颅内压增高症状。

五、诊断与辅助检查

（一）诊断

颅内肿瘤的诊断首先要详细询问病史，全面和有重点地进行神经系统查体，得出初步印象后，进行必要的辅助检查，以做出定位、定性诊断。

（二）辅助检查

1. **CT**　CT 是目前最常用的诊断颅内肿瘤的辅助检查。CT 诊断颅内肿瘤主要通过直接征象（肿瘤组织形成的异常密度区）及间接征象来判断。静脉滴注造影剂后可以增强分辨力，使图像更清晰，能大大提高 CT 的诊断率。直接征象包括肿瘤密度改变（高、等、低、混杂）、大小、边界、形态、结构、基底、部位、多少、病变部位颅骨改变及强化情况；间接征象包括正常结构移位、正常结构变形、脑积水、脑水肿、颅骨改变及颅内压增高征象等。

2. **MRI/MRA**　可对肿瘤进行定位与定性诊断，也是根据 MRI 影像上肿瘤的直接与间接征象来判断的。肿瘤常呈异常信号，与正常脑组织对比，肿瘤可分为高信号、低信号、等信号和混杂信号。

多数肿瘤 MRI 上表现为 T_1 加权像低信号，T_2 加权像高信号。脑水肿表现为 T_1 加权像呈略低或等信号，T_2 加权像呈高信号。肿瘤信号特点可提示肿瘤的性质。多数良性肿瘤信号强度均匀,恶性肿瘤信号强度明显不均匀。肿瘤若发生囊变、坏死、出血或钙化,其原有信号强度可发生变化。某些肿瘤其信号强度不同于其他绝大多数肿瘤,结合病灶部位,可望得到定性诊断。

磁共振血管成像(magnetic resonance angiography,MRA)可以清楚地显示颅内血管及肿瘤血管,为手术提供更多的资料。

3. **正电子发射体层摄影(positron emission tomography,PET)**　PET对于判断肿瘤的性质、恶性程度,评估手术、放疗、化疗的效果,以及动态观察肿瘤的恶变与复发有重要的临床价值。

六、鉴别诊断

(一)脑脓肿

脑脓肿常有各种原发感染灶病史,病程相对较短,起病时常有发热、脑膜刺激征阳性、周围血常规白细胞增多等感染表现。CT/MRI图像显示皮质下单个或多个低密度/信号病灶,伴周围明显水肿;增强扫描可见完整、厚度均一的"环状"强化,周围有明显不规则的脑水肿和占位效应。

(二)脑结核球

脑结核球常有肺或身体其他部位的结核病灶,可伴有低热、盗汗等结核病表现,CT平扫显示病变呈圆形、椭圆形或分叶状等密度或稍高密度病灶,周围有脑水肿带;强化CT可呈均质增强或周边环形增强或混合性增强;串珠状强化是本病的特征之一,中心如有钙化灶则称为"靶征",也是结核球的典型特征。

(三)脑寄生虫病

与脑寄生虫病鉴别的主要依据是疫区生活史、病史及检查证实有寄生虫感染、嗜酸性粒细胞增多、脑脊液补体结合试验阳性以及CT及MRI发现。CT及MRI可显示脑寄生虫病的影像学特征,可资鉴别。

(四)慢性硬脑膜下血肿

慢性硬脑膜下血肿多见于老年人,以亚急性或慢性颅内压增高为主要临床表现,应用颅脑CT扫描很容易鉴别。

(五)高血压性脑出血

高血压性脑出血起病前多有高血压病史、无神经系统体征,突然发病,常有明显诱因,表现为剧烈头痛、呕吐、肢体瘫痪、失语,严重者出现不同程度的意识障碍。CT扫描可明确诊断,强化CT或MRI有助于鉴别肿瘤卒中与高血压脑出血。

(六)良性颅内压增高

良性颅内压增高除表现为颅内压增高外,多无其他神经系统阳性体征。CT/MRI检查排除颅内占位性病变,有利于本病的诊断。

七、治疗

(一)对症治疗

详见第六章第七节一、颅内压增高(十一)治疗原则。

(二)手术治疗

手术切除肿瘤的原则是在保护神经、血管功能的基础上,尽可能彻底切除肿瘤。手术方法包括肿瘤切除术、内减压术、外减压术和脑脊液分流术。

1. **肿瘤切除术**　根据肿瘤切除的范围又分为肿瘤全切除术(肿瘤及累及组织100%切除)、次全切除术(90%以上)、大部切除术(60%以上)和部分切除术(60%以下)。

2. **内减压术**　当肿瘤不能完全切除时,可将肿瘤周围的非功能区脑组织切除,使颅内留出空间,降低颅内压,延长生命。

3. **外减压术**　通过切除颅骨、敞开硬脑膜,扩大颅腔容积,降低颅内压。常与内减压术联合应用,尤其常用于大脑深部不能切除的肿瘤或仅行活检的脑深部肿瘤放疗前。常用术式有颞肌下减压术、枕肌下减压术和去骨瓣减压术。

4. **脑脊液分流术**　为解除脑积水,根据病情分别采用侧脑室-枕大池分流术、终板造瘘术、第三脑室底部造瘘术及侧脑室-腹腔分流术。

(三)放射治疗

1. **适应证**　①手术未彻底切除的某些良性肿瘤或术后易复发的恶性肿瘤;②部位深在,不易手术的肿瘤,或因肿瘤侵及重要功能区而无法手术的患者;③患者全身状况不允许手术,且肿瘤对放疗敏感者可作为首选治疗方法;④术后复发不宜再手术者;⑤单纯活检术后某些对放疗敏感的肿瘤。

2. **禁忌证**　①患者极度衰竭;②手术伤口尚未愈合或有感染者;③严重骨髓抑制者;④曾接受过放疗治疗,头皮或其他组织不允许再次放疗者;⑤肿瘤足量照射后短期内复发者;⑥有严重颅内压增高且未采取减压措施者。

3. **放射治疗的方法**

(1)内照射法:又称间质内放疗,即将放射性核素置入肿瘤组织内进行放疗,以减少对正常脑组织的损伤。多通过Ommaya囊经皮下穿刺将放射性核素钇-90、金-198、铱-192 等适量直接注入瘤腔或术中置入肿瘤实质内。

（2）外照射法

1）普通放射治疗：常用 X 线机、⁶⁰Co 和加速器，多用于术后辅助治疗，通常在术后 2~4 周进行。

2）调强适形放射治疗：基本目标是提高放疗的治疗增益比，即最大限度地将射线的剂量集中到病变（靶区）内，杀灭肿瘤细胞，而使周围正常组织和器官少受或免受不必要的照射。调强适形放射治疗要求必须达到照射野的形状，必须与病变的形状一致，以及靶区内及表面的剂量处处相等。物理补偿器可作为射野挡块的一部分，是目前应用最广泛的调强方式，其安全、可靠、易于验证，但需较多的模具，摆位时间长。

3）质子、负 π 介子及重离子治疗：这些带电粒子具有特殊的剂量学分布优势——布拉格峰（Bragg peak），射线的大部分剂量丢失在峰区，峰区的位置和宽度可以调节，可以杀死对射线抗拒的乏氧肿瘤细胞，产生较高的生物学效应，而对周围组织损伤很小。

4）立体定向放射治疗：包括伽马刀、X 刀、射波刀等。

4. 不良反应及其处理　不良反应分急性期反应（1 周内）、亚急性反应（1 周至 6 个月）、慢性反应（6 个月以上）。

1）急性期反应：主要表现为头痛、恶心、呕吐或不适反应，大多数 24 小时内消失。急性期反应与病变的部位有一定的关系，如靠近脑干和鞍区下丘脑的肿瘤在急性期反应较重。

2）亚急性反应：主要表现为放射性脑水肿引起的一系列症状。

3）慢性反应：由脑水肿、脑坏死或脑神经损伤引起的症状。

亚急性期脑水肿不严重者，可给予糖皮质激素、脑血管扩张药、脑组织营养药物，配合钙通道阻滞药等，有助于减轻脑损伤。有明显脑水肿者，可应用甘露醇、利尿药、白蛋白等；放射性脑坏死并严重颅内高压者可行减压术、坏死灶清除术。

（四）化学治疗

1. 选择药物原则　①选用能通过血-脑屏障、对中枢神经系统无毒性、在血液及脑脊液中能维持长时间的高浓度的药物；②选择脂溶性高、分子量小、非离子化的药物；③对脑转移癌患者，可参考原发肿瘤的病理类型选择药物。

2. 常用药物　对良性颅内肿瘤目前尚无有效化疗药物，恶性胶质瘤、转移瘤等恶性颅内肿瘤手术后

常需要化疗。①替莫唑胺是目前化学治疗多形性胶质母细胞瘤或间变性星形细胞瘤等恶性胶质瘤最常用、最主要的口服药物；②卡莫司汀（BCNU）与洛莫司汀（CCNU）是替莫唑胺临床应用之前，恶性胶质瘤化疗的常用药。

（五）免疫治疗

肿瘤的免疫治疗就是通过重启并维持肿瘤-免疫循环，恢复机体正常的抗肿瘤免疫反应，从而达到控制与清除肿瘤的一种治疗方法。目前，免疫治疗方法主要包括单克隆抗体类免疫检查点抑制剂、治疗性抗体、癌症疫苗、细胞治疗和小分子抑制剂等。无论是特异性免疫治疗还是非特异性免疫治疗只能作为颅内肿瘤综合治疗的一部分，且对某些少见颅内肿瘤（如黑色素瘤、淋巴瘤）免疫治疗有特效。

（六）基因治疗

理论上基因治疗可以治愈各种肿瘤，但是，现在肿瘤的基因治疗技术多是处于基础研究阶段与少量临床试验应用阶段，离真正的临床应用尚有一定的距离。肿瘤的基因治疗的研究重点多集中在联合基因治疗、增强肿瘤的免疫反应、修复细胞周期中因肿瘤抑制基因丧失或癌基因激活而造成的细胞 DNA 损伤以及自杀基因治疗等。

（刘玉光　王会志）

第二节　脑胶质瘤

脑胶质瘤（glioma）指起源于脑胶质细胞的肿瘤，也称为神经上皮性肿瘤，是最常见的原发性颅内肿瘤。

一、概述

（一）分类

最新的胶质瘤分类见 WHO 中枢神经系统肿瘤分类（2021）（见表 7-1-1），在该分类中根据临床及分子病理学特征表现，首次将主要发生于成人和儿童的弥漫性胶质瘤分为成人型和儿童型弥漫性胶质瘤两大类。使用"主要"一词是因儿童型弥漫性胶质瘤亦有可能发生于成人，尤其是青年，而成人型弥漫性胶质瘤较少发生于儿童。此外，将"局限性（circumscribed）"一词用于具有局限性生长特性的星形细胞胶质瘤的分类，至此，"弥漫性（diffuse）"和"局限性"这种定义生长方式的描述应用于胶质瘤的命名。

向新版肿瘤分类的过渡阶段，cIMPACT-NOW 以多次更新的形式发布以下提议：①与其他非中枢神经系统肿瘤的术语一致，采用肿瘤"类型/亚型（type/

subtype)"对应替代既往各版肿瘤分类中的"实体/变型";②与其他非中枢神经系统肿瘤一致,在肿瘤类型内进行 WHO 分级,并用阿拉伯数字(WHO 1~4 级)替代罗马字母(WHO Ⅰ~Ⅳ 级);③未行辅助分子检测或结果无法解释,导致仍基于组织学形态诊断时,标识"NOS";进行分子检测,但肿瘤类型、组织学形态、免疫表型和基因型与 WHO 标准肿瘤类型不匹配,而仅做描述性诊断时,标识"NEC";④IDH 野生型和 IDH 突变型弥漫性胶质瘤是不同的疾病,具有不同的分子特征谱,临床预后亦不同,胶质母细胞瘤不再用于 IDH 突变型肿瘤的诊断;启用弥漫性星形细胞瘤,IDH 野生

型,具有胶质母细胞瘤分子特征,CNS WHO 4 级和星形细胞瘤,IDH 突变型,CNS WHO 4 级的诊断;⑤H3 突变型弥漫性胶质瘤体现出表观遗传学在肿瘤分类中的作用,弥漫性中线胶质瘤,H3 K27M 突变型的诊断须符合弥漫性生长、位于中线部位、胶质瘤组织学形态和 H3 K27M 突变的全部特征,并建议新实体——弥漫性胶质瘤,H3.3 G34 突变型;⑥儿童型胶质瘤/胶质神经元肿瘤的分类建议采用矩阵匹配模式,即在矩阵表格中分别列出组织学信息和基因型信息,通过组织学信息与基因型信息的整合定义肿瘤类型,同时根据其他分层信息进行诊断(表 7-2-1)。

表 7-2-1　各种胶质瘤的 WHO 分级

WHO 分级	各种胶质瘤的名称
1	毛细胞型星形细胞瘤、室管膜下巨细胞型星形细胞瘤、室管膜下室管膜瘤、黏液乳头状型室管膜瘤、血管中心型胶质瘤、脉络丛乳头状瘤、胚胎发育不良性神经上皮肿瘤、神经节细胞瘤、神经节细胞胶质瘤、小脑发育不良性神经节细胞瘤、促纤维增生性婴儿星形细胞瘤和神经节胶质细胞瘤、乳头状型胶质神经元肿瘤、菊形团形成型胶质神经元肿瘤、松果体细胞瘤等
2	弥漫性星形细胞瘤、少突胶质细胞瘤、少突星形细胞瘤、多形性黄色瘤型星形细胞瘤、室管膜瘤(乳头状型室管膜瘤、透明细胞型室管膜瘤、伸长细胞型室管膜瘤、室管膜瘤 *RELA* 融合阳性型)、第三脑室的脊索瘤样胶质瘤、非典型性脉络丛乳头状瘤、中枢神经细胞瘤、脑室外神经细胞瘤、小脑脂肪神经细胞瘤、中等分化的松果体实质肿瘤、松果体区乳头状肿瘤
3	间变性星形细胞瘤、间变性少突胶质细胞瘤、间变性多形性黄色瘤型星形细胞瘤、室管膜瘤 *RELA* 融合阳性型、间变性室管膜瘤、脉络丛癌、间变性神经节细胞胶质瘤、松果体区乳头状肿瘤
4	胶质母细胞瘤(巨细胞型胶质母细胞瘤、胶质肉瘤、上皮样胶质母细胞瘤)、胶质母细胞瘤 *IDH* 突变型、胶质母细胞瘤未另行说明、弥漫性中线胶质瘤,*H3K27M* 突变型、髓母细胞瘤、胚胎性肿瘤伴多层菊形团、其他中枢神经系统胚胎性肿瘤(髓上皮瘤、中枢神经系统神经母细胞瘤、中枢神经系统神经节神经母细胞瘤、非典型性畸胎瘤/横纹肌样肿瘤和中枢神经系统胚胎性肿瘤伴横纹肌样特点)

(二) 发生率

脑胶质瘤的患病率一般在(4~6)/10 万。中国脑胶质瘤年发病率为(3~6)/10 万。中国报道颅内神经胶质瘤占颅内肿瘤的 35%~55%,欧洲报道占颅内肿瘤的 36.0%~50.1%,日本报道占颅内肿瘤的 22.2%~34.9%。恶性神经胶质瘤占原发性恶性脑肿瘤的 70%~80%。脑胶质瘤中,WHO 1~2 级占 22.5%,WHO 3 级占 27.5%,WHO 4 级占 50%。

(三) 临床表现

1. **性别、年龄**　男性稍多于女性。年龄多在 20~50 岁,以 30~40 岁为高峰年龄,儿童 5~10 岁多见。

2. **病程**　因其病理类型和所在部位不同导致病程长短不一,一般多在数周至数月。如肿瘤卒中或囊变,病程可加快,有的甚至类似脑血管病的发病过程。

3. **症状、体征**

(1) 颅内压增高及其伴发症状:如头痛、呕吐、视盘水肿、视力减退、复视、癫痫发作和精神症状等。

(2) 局灶定位体征:依胶质瘤所在部位产生相应

的体征,呈进行性加重。脑室内胶质瘤或位于非重要功能区的胶质瘤早期可无局灶定位体征。脑干等重要功能部位的胶质瘤早期即出现局灶定位体征。

(四) 辅助检查

1. **CT**　CT 扫描是目前诊断脑胶质瘤最常用的辅助检查,其定位准确度几乎是 100%。强化扫描可清楚显示肿瘤的部位、范围、形状、周围水肿等,根据强化情况定性诊断正确率可达 90% 以上。一般 CT 平扫显示神经胶质瘤为低密度影,根据胶质瘤的病理类型不同呈不同程度的强化,往往恶性程度越高,强化越明显。低级别胶质瘤通常表现为边界不清、不强化或稍有强化的低密度病灶,少突胶质细胞瘤可有高密度钙化灶。建议手术后 72 小时内复查强化 CT,以判断肿瘤切除程度。

2. **MRI**　MRI 对于诊断 LGG 及脑干胶质瘤比 CT 更有优势,其定位、定性诊断率均高于 CT,强化扫描可发现 CT 所不能显示的小肿瘤。一般情况下,胶质瘤 MRI 平扫的 T_1 加权像一般呈低信号,T_2 加权像呈高

信号。依据病理类型不同,呈不同程度的强化。WHO 2 级胶质瘤,例如,弥漫性星形胶质细胞瘤,MRI 信号相对均匀,T_1 加权像呈低信号,T_2 加权像和 FLAIR 像呈高信号,周围脑水肿多不明显,多无强化。少突胶质细胞瘤 MRI 表现为弥漫性、信号不均匀的病变,常有钙化。若肿瘤出现明显强化,常提示为 HGG。胶质母细胞瘤 MRI 的主要特征为不规则形周边强化和中央大量坏死,强化外可见严重脑水肿。胶质肉瘤可表现为实性不均匀强化肿块或胶质母细胞瘤。室管膜瘤位于脑室内,边界清楚,信号混杂,出血、坏死、囊变和钙化可并存,瘤体常明显强化。

MRI 检查在胶质瘤的随访中的作用也是十分重要的。一般情况下,为了判断肿瘤的切除程度,建议在术后 24~72 小时复查 MRI。强烈推荐以强化 MRI 检查为主的定期随访,即在手术放疗后 2~6 周开始行 MRI 检查,LGG 术后任何时间至 12 周,查 T_2 加权像/FLAIR 像,以后 2~3 年每 2~4 个月行 MRI 检查一次,3 年后每 3~6 个月行 MRI 检查一次。

(五) 诊断

根据病史及神经系统查体阳性发现,选择辅助检查,以做出定位及定性诊断。定性诊断应根据肿瘤的生物学特征、年龄、性别、好发部位及临床过程等进行综合分析,并判断其大致的病理类型。组织病理学与分子病理检查与分类有利于精确诊断。

近年来,胶质瘤的分子病理学发展迅速,发现了一些能够预测胶质瘤患者预后及治疗反应的分子标志物。目前临床上常用的胶质瘤分子病理检测项目及其临床意义见表 7-2-2。

依据胶质瘤的组织学分级,推荐检测相关的分子生物学标志,见表 7-2-3。

表 7-2-2　常用的胶质瘤分子病理检测项目及其临床意义

检测项目	诊断价值	预测价值
IDH 1/2 突变	1. 鉴别胶质瘤与胶质细胞增生 2. 突变是诊断 LGG 的特征性标志	1. 突变型胶质瘤(尤其是高级别)预后好于野生型 2. 野生型伴 MGMT 启动子甲基化 TMZ 化疗效果好
MGMT 启动子甲基化		1. 高级别星形胶质瘤伴 MGMT 甲基化预后好 2. *IDH* 野生型伴 MGMT 甲基化的老年患者预后好 3. 70 岁以上 GBM 伴有 MGMT 甲基化患者,TMZ 化疗效果更好 4. 无 MGMT 甲基化的老年患者不建议辅助化疗
染色体 1p/19q 联合性缺失	是诊断少突胶质细胞瘤的分子标志物	1. 联合性缺失患者预后好 2. 联合性缺失的少突胶质细胞瘤对化疗敏感,建议早期 TMZ 化疗或联合放化疗
EGFR 扩增和 EGFRvⅢ重排	1. 鉴别诊断小细胞 GBM 与高级别的少突胶质细胞瘤 2. 辅助判定活检组织的病理结果	1. 60 岁的 CBM 患者伴随 EGFR 扩增提示预后不良 2. 伴有 EGFRvⅢ扩增者预后差 3. EGFRvⅢ重排是潜在靶向或免疫治疗的药物靶点
Ki-67	对鉴别肿瘤良恶性、确定分级具有参考价值	1. 阳性标记指数越高,预后越差 2. 是低级别弥漫性胶质瘤一个预测预后的可靠指标 3. 是间变性少突胶质细胞瘤的单因素预后指标
miR-18ld		1. 高表达的 GBM 预后好 2. 高表达者,对 TMZ 化疗效果更好
TERT 启动子区突变	辅助诊断 GBM 和少突胶质细胞瘤	潜在靶向治疗的药物靶点
ATRX 缺失或突变	1. 是诊断星形细胞胶质瘤分子标志物 2. 鉴别毛细胞型和弥漫性星形细胞瘤	*ATRX* 缺失或突变预后好
PTEN 突变		*PTEN* 突变的间变性星形细胞瘤患者预后较差
TP53 突变	*TP53* 突变过表达提示 2 级星形胶质细胞瘤复发恶性进展	1. 弥漫性胶质瘤 *TP53* 突变,提示生存率降低 2. 低级别胶质瘤 *TP53* 突变,提示预后较差 3. 对 GBM 没有预测价值
BRAF 融合和点突变	*BRAF* 融合是诊断毛细胞型星形细胞瘤分子标志物	*BRAF* 点突变是靶向治疗的潜在药物靶点

IDH. 异柠檬酸脱氢酶;LGG. 低级别胶质瘤;MGMT. O^6-甲基鸟嘌呤-DNA-甲基转移酶;TMZ. 替莫唑胺;GBM. 胶质母细胞瘤;EGFR. 表皮生长因子受体;TERT. 端粒酶逆转录酶;ATRX. α-珠蛋白生成障碍性贫血/智力缺陷综合征 X 染色体连锁基因;PTEN. 磷酸酯酶与张力蛋白同源物;BRAF. 丝/苏氨酸特异性激酶。

表 7-2-3　依据胶质瘤的组织学分级推荐检测相关的分子生物学标志

级别	IDH 1/2	MGMT	1p/19q	EGFRvⅢ	Ki-67	miR-8ld	TERT	ATRX	PTEN	TP53	BRAF
1								推荐		推荐	推荐
2	推荐		推荐（少突）		推荐		推荐（少突）	推荐	推荐		
3	推荐	推荐	推荐		推荐		推荐		推荐	推荐	
4	推荐	推荐	推荐	推荐	推荐	推荐	推荐			推荐	推荐

IDH. 异柠檬酸脱氢酶；MGMT. O^6-甲基鸟嘌呤-DNA-甲基转移酶；EGFR. 表皮生长因子受体；TERT. 端粒酶逆转录酶；ATRX. α-珠蛋白生成障碍性贫血/智力缺陷综合征 X 染色体连锁基因；PTEN. 磷酸酯酶与张力蛋白同源物；BRAF. 丝/苏氨酸特异性激酶。

（六）治疗

1. 总体治疗原则　对脑胶质瘤的治疗一般主张采取以手术治疗为主，术后辅以放化疗、免疫治疗、基因治疗等综合治疗。

目前，脑胶质瘤的治疗流程图见图 7-2-1。

（1）手术治疗：手术切除是脑胶质瘤最基本、最有效的治疗方法。对于胶质瘤患者是否实施手术治疗要考虑患者年龄、身体状况、肿瘤数目和部位、新发或复发肿瘤、复发距离前次手术时间、是否存在其他非肿瘤性疾病、手术与非手术的利弊及预计生存期等因素。

手术方式包括：①胶质瘤根治术，根治术是指手术切除的范围，并非指通过手术切除达到根治效果。根治术切除的范围应包括肿瘤及一切可能引起复发的肿瘤侵及部位。由于切除范围比较广泛，为避免发生术后严重神经功能障碍，此术式只能在切除非重要功能区的胶质瘤时，才能实施。②胶质瘤切除术，包括次全切除术（90% 以上）、大部切除术（60% 以上）、部分切除术（60% 以下）和活检术。③内减压术、外减压术和脑脊液分流术。

手术的目的是获取病理诊断和分子诊断标本，切除肿瘤减少肿瘤负荷，降低颅内高压，打通脑脊液循环，改善临床症状，实现局部化疗与内放疗等。

手术要遵循两个"最大"原则，即最大限度地切除肿瘤与最大安全范围切除肿瘤。前者适用于非功能区胶质瘤，要达到肿瘤全切除与根治性切除；后者适

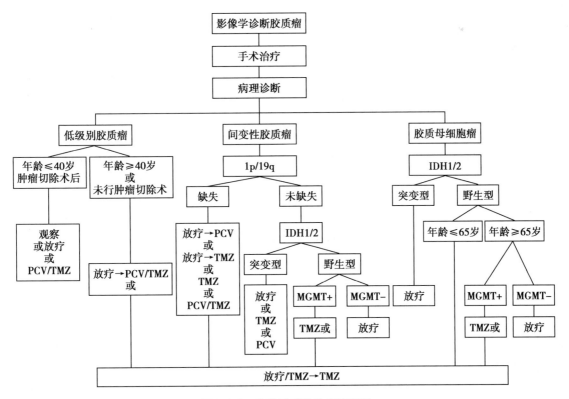

图 7-2-1　脑胶质瘤的治疗流程图

PCV. 丙卡巴肼＋洛莫司汀＋长春新碱；IDH. 异柠檬酸脱氢酶；TMZ. 替莫唑胺；MGMT. O^6-甲基鸟嘌呤-DNA-甲基转移酶。

用于累及功能区的胶质瘤,要求在尽量切除肿瘤的同时,最大限度地保全患者神经功能。术前、术中应用各种先进的辅助手术与监测技术,如功能磁共振成像(fMRI)、磁共振波谱成像(MRS)、血氧水平依赖功能磁共振成像(BOLD fMRI)、脑磁图、神经导航、术中超声、术中MRI、荧光显微镜、术中皮质电刺激功能定位等,可最大限度地实现上述两个"最大"原则。

一般情况下,手术方案有常规全身麻醉下开颅手术切除肿瘤和术中唤醒状态下手术切除肿瘤。对功能区胶质瘤患者采用术中唤醒配合术中皮质电刺激进行功能区定位被认为是判断脑功能区的"金标准"。

常规全身麻醉下开颅手术的适应证包括:①未累及脑功能区的胶质瘤患者;②有明确癫痫发作史;③自愿接受手术治疗;④胶质瘤累及功能区,但存在唤醒手术禁忌的患者(如小儿、合并精神病或精神症状等);⑤胶质瘤累及功能区的患者,但不具备开展唤醒手术条件(医院无术中唤醒的麻醉监护与手术经验)。禁忌证包括:①患者存在严重的心、肺、肝、肾功能障碍,不能耐受手术;②其他不适合接受神经外科开颅手术的禁忌证。

术中唤醒状态下功能区定位手术,一种是术中唤醒麻醉开颅脑功能区肿瘤切除术,另一种是麻醉监护下全程清醒开颅脑功能区肿瘤切除术。术中唤醒麻醉手术是一种对麻醉要求较高的手术,目前多使用睡眠-清醒-睡眠(AAA)的麻醉模式,即一种麻醉深度接近于全身麻醉的技术,此种技术需要喉罩、带套囊口咽气道等辅助气道工具来保持患者的气道通畅。在监护麻醉下进行的全程清醒开颅脑功能区肿瘤切除术是一种使患者处于适度镇静的清醒状态下的肿瘤切除术。与术中唤醒麻醉相比,其优势在于手术过程中患者一直处于自主呼吸状态,无须进行喉罩等辅助通气设备,可避免术中唤醒后因去除喉罩而诱发患者的颅内压增高。术中唤醒状态下功能区定位手术的适应证包括:①累及脑功能区的胶质瘤患者;②年龄≥14岁(取决于患者的认知与自控能力);③无明确的精神病史或严重的精神症状;④患者意识清醒,认知功能基本正常,术前能配合完成指定任务;⑤自愿接受唤醒麻醉手术者。其禁忌证除常规全身麻醉下开颅手术禁忌证外还应包括:①患者术前出现严重的颅内高压症状或已存在脑疝;②存在意识障碍或认知障碍;③明确的精神病史;④沟通交流障碍,例如,术前存在严重失语或耳聋,难以配合完成指定术中检测任务;⑤麻醉医师和手术医师无唤醒手术经验;⑥患者拒绝接受唤醒麻醉手术;⑦年龄<14岁(相对禁忌),

心理发育迟滞;⑧患者不能长时间耐受固定体位。

(2) 放射治疗:一般认为肿瘤恶性程度越高,对放疗越敏感。胶质瘤对放射治疗的敏感性依次为髓母细胞瘤、少突胶质细胞瘤、室管膜瘤、星形细胞瘤及胶质母细胞瘤。对髓母细胞瘤及室管膜瘤,因易随脑脊液播散,其放疗范围应包括全椎管。

放射治疗分为术前放疗、术中放疗和术后放疗。术前放疗多用于杀肿瘤周围的亚临床病灶,适用于肿瘤位置深在诊断明确而又不能手术全切除的胶质瘤。术中放疗是对病变区域进行的一次性放射治疗。术后放疗一般于术后3周左右即可开始。放射治疗是为了杀灭或抑制残留肿瘤细胞,延长患者生存期,分割外放射治疗已经成为HGG的标准放射疗法,局部放疗与全脑放疗的疗效相当,前者放射性神经毒副作用明显降低,建议照射总剂量≤60Gy。

脑胶质瘤的放射治疗适应证包括:①手术未能彻底切除肿瘤;②单纯活检,已明确诊断而不适合外科手术者;③手术后,但恶性程度较高者;④瘤位置深或位于脑干区等重要功能区域不适宜手术切除者,虽无病理诊断证实,但临床诊断明确者;⑤手术后复发而不宜再手术者。

禁忌证包括:①肿瘤在足量照射后短期内复发者;②肿瘤伴有顽固性颅内压增高,而未采取有效减压措施时;③WHO 1级胶质瘤一般术后不必放疗;④<3岁幼儿不行全中枢神经系统放疗。

(3) 化学治疗:胶质瘤化疗的适应证有①手术或放疗后的辅助治疗;②失去手术机会的胶质瘤;③复发性恶性胶质瘤;④对化疗敏感的某些胶质瘤。禁忌证有①严重颅内压增高者;②一般情况差,不能耐受化疗者;③估计生存期不超过2个月者。

胶质瘤的化疗一般采取单药或多种药物联合应用的方案。目前治疗脑胶质瘤的化疗药物主要有卡莫司汀(卡氮芥,BCNU)、尼莫司汀(嘧啶亚硝脲,ACNU)、卡铂、顺铂、氨甲蝶呤(MTX)、环磷酰胺、VP216、VM226、替莫唑胺(TMZ)等。除单独应用BCNU或ACNU外,还可采用PCV方案(洛莫司汀+丙卡巴肼+长春新碱),MTX+CTX+丙卡巴肼,亚硝基类+卡铂或顺铂+VP216及VM226+卡铂或顺铂等联合方案。化疗主要用于高级别的恶性胶质瘤。PCV方案(洛莫司汀+丙卡巴肼+长春新碱)及单药TMZ是胶质瘤化疗中最常用的方案。

替莫唑胺(Temozolomide,TMZ)是一种新型的口服二代烷化剂——咪唑四嗪类衍生物,可透过血-脑屏障,进入脑脊液,在中枢神经系统达到有效的药物浓度。在体内不需经过肝脏代谢即可分解为药物活性物质。1999年口服剂型上市,2009年注射剂上市。现已被美国与欧洲医学界评定为治疗恶性胶质瘤的"金标准",替莫唑胺已成为治疗恶性胶质瘤的一线药物。常规治疗方案为:每28天1个疗程,最初剂量为按体表面积口服每次150mg/m²,1次/d,在1个疗程内连续服用5天。最常见的不良反应为恶心(10%)、呕吐(6%),其他有骨髓抑制、疲惫、便秘、头痛、眩晕、呼吸短促、脱发、贫血、发热等。TMZ有效率为25%~73%,2年生存率由10%提高到26%。对儿童脑胶质瘤的安全性和有效性尚未确定。

卡莫司汀(BCNU)脂溶性高,易穿透血-脑屏障。用量为每天80~100mg/m²,或每他2.5~3mg/m²,溶于5%~10%葡萄糖或生理盐水250~500ml中静脉滴注,连续13天。每6~8周重复治疗。有效率为42%~51%,缓解期6个月。经颈动脉注射可提高疗效。

尼莫司汀(ACNU)为水溶性,经动脉注射刺激性小,毒副反应较BCNU低。用量为100~200mg/m²静脉或颈动脉注射,每6~8周一次。有效率达50%。

(4)免疫治疗:目前仍以非特异性免疫治疗为主。常用免疫制剂有卡介苗、云芝多糖、左旋咪唑、干扰素等。该类药物与手术、放疗和化疗联合应用可提高疗效。

(5)胶质瘤分子靶向治疗:近年来,神经上皮性肿瘤的临床治疗已经取得了明显进步,但是高度恶性的肿瘤,如胶质母细胞瘤患者的平均生存期的改善甚微,因此迫切需要科学家们不断探索新型有效的治疗策略。随着肿瘤分子生物学研究进展迅速,极大地促进了人们对分子遗传学变异在肿瘤细胞生长、侵袭、血管生成及转移过程中作用机制的理解。肿瘤分子靶向治疗是针对肿瘤某些生物学事件进行分子水平的干预与调控,以肿瘤组织或细胞所具有的特异性分子为靶点,利用能与这些靶点结合的抗体、配体抑制瘤细胞中失调的细胞信号转导途径,达到抑制肿瘤生长的目的。

癌症基因组图谱(The Cancer Genome Atlas,TCGA)是美国国家癌症研究所(National Cancer Institute,NCI)和美国国家人类基因组研究所(National Human Genome Research Institute,NHGRI)合作的研究项目,该成果确定了胶质母细胞瘤的三个关键途径:视网膜母细胞瘤(RB)肿瘤抑制途径、p53肿瘤抑制途径和受体酪氨酸激酶(RTKs)信号通路。在具有测序数据的胶质母细胞瘤患者中,这三种途径在体细胞中改变的频率分别为78%,87%和88%。受体酪氨酸激酶

(RTKs)具有高亲和力的细胞表面受体和信号转导的主要介质。迄今为止,RTKs信号转导途径是恶性胶质瘤中研究最广泛的信号通路之一,目前已分辨出20种不同的RTK类别,该家族的成员包括血管内皮生长因子受体(VEGFR)、表皮生长因子受体(EGFR)、血小板衍生生长因子受体(PDGFR)和肝细胞生长因子受体(MET)等。

目前,大量以肿瘤细胞表达分子为靶点的新型抗肿瘤药物不断问世,并不断走向临床,主要包括细胞信号转导通路抑制剂、抗血管生成抑制剂、肿瘤细胞表面抗原单克隆抗体、肿瘤耐药逆转剂、细胞代谢抑制剂、免疫检查点抑制剂等。以细胞信号转导通路抑制剂为例,所选靶点包括EGFR、PDGFR和VEGFR等及其相关信号转导通路。研究表明,许多小分子蛋白激酶抑制剂,能够调控受体型酪氨酸激酶(RTK)及相关信号通路的活性。大量临床研究表明,以EGFR为代表的RTK或相关下游信号通路上的效应分子,可能成为可供恶性胶质瘤靶向治疗方案选择的良好靶点,针对RTK信号通路上的关键靶点进行抑制,或联合应用细胞毒性化疗药物,或放射治疗等所进行的靶向治疗方案蓬勃兴起。

1)抗血管生成抑制剂:恶性胶质瘤一般具有丰富的血管,因此探索如何抑制肿瘤血管生成或血液供给一直是当前的研究热点。研究的焦点主要集中于靶向抑制肿瘤血管生成因子及调节内源性血管生成抑制剂表达等方面,通过小分子抑制剂或特异性抗体等抑制在肿瘤新生血管形成不同阶段的血管生成因子,或应用可溶性内源性血管生成抑制剂来实现,其中可供选择的血管生成因子有VEGF/VEGFR、bEGF、PDGFR等。贝伐单抗(Bevacizumab;Avastin)是一种重组人源性IgG₁单克隆抗体,能够特异性地与VEGF结合(主要与VFGF-A结合),减弱或阻止VEGF与血管内皮细胞表面的VEGFR-1、VEGFR-2结合,并阻断VEGFR介导的下游信号转导通路,抑制肿瘤新生血管的形成,使肿瘤生长受限。贝伐单抗是目前在恶性胶质瘤领域研究最为广泛且疗效最为肯定的抗血管生成抑制剂。

2007年完成的一项Ⅱ期临床试验(BRAIN),首先报道了联合应用贝伐单抗和化疗药物依立替康(Irinotecan)治疗复发性胶质母细胞瘤,结果表明该联合用药方案是安全的,总体药物有效率为37.8%,6个月无进展生存率达50.3%。2009年,来自美国国家癌症研究所(NCI)的另一项Ⅱ期临床试验表明,贝伐单抗治疗复发胶质母细胞瘤的总体药物有效率为35%,6个

月无进展生存率为 29%。根据上述两项研究，美国 FDA 批准将贝伐单抗列为复发高级别胶质瘤的单一辅助治疗方案，但由于贝伐单抗对患者总生存期改善不明显，而且治疗后影像学评价很难界定，造成该药物的临床应用仍然存在争议，目前仍未被欧洲 EMA 批准。在贝伐单抗治疗新诊断胶质母细胞瘤领域，RTOG-0825 和 AVAglio 两项Ⅲ期临床试验均证实，贝伐单抗联合替莫唑胺标准放化疗能够显著延长患者无进展生存期，但不能延长患者总生存期。新近一项Ⅲ期临床试验，评估了贝伐单抗联合洛莫司汀治疗进展性胶质母细胞瘤的临床疗效，结果显示贝伐单抗联合治疗组患者的总生存期（9.1 个月）较洛莫司汀单药组（8.6 个月）无明显获益，而无进展生存期显著延长 2.7 个月。

目前更多的临床研究也正在进行中，一些针对 VEGFR-2 的小分子酪氨酸激酶抑制剂亦可阻断相关 RTK，如 PDGFR、EGFR 等，包括 Semaxanib、SU6668、Vatalanib、ZD6474（ZactimaTM）等。而且，抗血管生成抑制剂与细胞毒性药物联合应用，有望提高联合治疗方案的总体有效率。

2）EGFR 抑制剂：EGFR 基因扩增、过度表达及突变，常见于多数包括神经上皮性肿瘤在内的实体肿瘤，靶向抑制在恶性肿瘤中异常表达及突变的 EGFR 一直是肿瘤研究的热点。抑制剂包括单克隆抗体制剂，其干扰配体与受体结合，从而抑制活化信号从细胞表面向细胞内转导；小分子 EGFR 酪氨酸激酶抑制剂能抑制受体磷酸化，进而阻断后续的 EGFR 介导信号通路的活化；以及反义寡核苷酸等特异性基因阻断剂可作用于具有 EGFR 活性的核内作用位点，从基因水平干扰 EGFR 信号通路的活化及转导等。

很多小分子量的 EGFR 酪氨酸激酶抑制剂是喹啉类的 ATP 竞争抑制剂，其中吉非替尼（Gefitinib；Iressa；ZD1839）是研究较多的一种，已经获得美国食品药品监督管理局（FDA）的批准用于治疗化疗无效并发生进展性转移的非小细胞肺癌。另一种针对 EGFR 及突变型 EGFR，即 EGFRvⅢ的 RTK 抑制剂，埃罗替尼（Erlotinib；Tarceva；OSI-774），与吉非替尼相比，与 EGFR 结合具有更高的亲和力。在对脑胶质瘤的临床研究中，吉非替尼仅显示出低到中度的抗肿瘤活性，在应用吉非替尼治疗恶性复发性 GBM 的Ⅱ期临床研究中，6 个月无进展生存率为 13%，但总生存期没有延长。在一些临床研究中显示，埃罗替尼较吉非替尼的抗肿瘤活性强。尼妥珠单抗（Nimotuzumab）是全球第一个以 EGFR 为靶点的单抗类药物，中国第一个治疗

恶性肿瘤的人源化单克隆抗体。一项Ⅲ期临床试验探究了尼妥珠单抗治疗新诊断胶质母细胞瘤的临床疗效，研究结果显示，尼妥珠单抗联合标准放化疗组患者的总生存期与无进展生存期较单独标准放化疗组相比未见显著差别，进一步亚组分析表明，针对伴有 EGFR 扩增且 MGMT 启动子非甲基化的患者，联合尼妥珠单抗组患者的总生存期（23.8 个月）较标准放化疗组（13.8 个月）显著延长。

目前，其他多种 EGFR 小分子抑制剂也正处于不同的临床研究阶段，包括 GW-572016（EGFR 和 ErbB-2 抑制剂）、AEE788（EGFR 与 VEGFR 抑制剂）、CI1033（EGFR 抑制剂同时抑制 EGFRvⅢ磷酸化）等。由于表达 EGFR 的肿瘤对放射治疗更容易产生耐受，并且许多实验研究证实，EGFR 抑制剂可以增加肿瘤对放射治疗的敏感性。因此，目前人们对放射治疗联合应用 EGFR 抑制剂治疗复发恶性脑胶质瘤产生极大兴趣。

3）多靶点抑制剂：酪氨酸激酶通过一个复杂的细胞内网络通路控制细胞增殖、生存、细胞凋亡、血管生成、侵袭和转移。肿瘤组织最初可能对单一 RTK 抑制剂有反应，但可以通过多种机制（包括自分泌或旁分泌、产生配体、受体突变、激活下游信号通路、启用代偿信号等途径）获得拮抗能力，肿瘤存在这种逃逸机制是多靶点治疗必要性的基础。

舒尼替尼（Sunitinib；Sutent）是一种口服多靶点酪氨酸激酶抑制剂，同时具有抗肿瘤和抑制肿瘤血管生成的作用，它选择性阻断 VEGFRs、PDGFRA、PDGFRB、KIT、FLT3、CSF1R 和 RET。目前，美国和欧洲已经批准舒尼替尼用于肾透明细胞癌患者，而在中枢神经系统恶性肿瘤中的疗效还有待临床试验的进一步证实。

4）异柠檬酸脱氢酶抑制剂：在恶性神经上皮性肿瘤中，异柠檬酸脱氢酶（IDH）基因突变是一个常见而重要的分子事件。IDH 基因突变后所编码的新型酶可以催化 α-酮戊二酸（α-KG）转变为 2-羟戊二酸（2-HG）。早期的临床前研究发现，2-HG 在细胞中不断累积，过量的 2-HG 可以干扰细胞内的部分酶类发挥作用，抑制细胞的分化，并对组蛋白和 DNA 甲基化过程产生影响，被认为是潜在的致癌物质之一，甚至在 IDH 突变的胶质瘤患者的血清中都能发现 2-HG 的升高。因此，对 IDH 突变进行分子靶向干预成为许多研究团队的方向之一。

关于 IDH 抑制剂的临床研究始于 2013 年，其作用靶点包括 IDH1[R132] 和 IDH2，药物主要通过减少 2-HG 的生成和累积，改善其对细胞正常代谢的干扰而

发挥作用。目前,已有数种小分子 IDH 抑制剂进入Ⅰ期或Ⅱ期临床研究。其中 AG-221(Enasidenib)与 AG-120(Ivosidenib)是研究较为深入的两种。AG-221 主要应用于存在 *IDH2* 突变的胶质瘤患者,据报道也应用于部分白血病、胆管癌患者中,目前已进入Ⅱ期临床试验。AG-120 则主要针对 *IDH1* 突变的患者,研究人员发现其在非造影剂增强的胶质瘤患者中耐受良好,现已完成Ⅰ期临床试验。此外,研究人员在动物实验中发现另一种 IDH1 抑制剂 BAY1436032,该药物可以显著减少颅内肿瘤 2-HG 的表达量,并延长了实验组动物的生存期,目前该药物已进入Ⅰ期临床试验。其他一些类似药物,如 AG-881、IDH305 等也正在进行相关临床研究中。

目前研究发现,单独使用 IDH1 抑制剂的效果并不理想,究其原因,*IDH1* 基因突变后,还有一系列的原癌基因发生激活或突变,从而造成肿瘤不断增长,这可能是导致 IDH1 靶向治疗失败的原因之一。研究人员提出,除了抑制 IDH1 这一条肿瘤代谢通路,还要抑制后续激活的如 NAD 肿瘤代谢通路,有可能获得更好的疗效。此外,有研究发现联合使用化疗药物和 IDH 抑制剂可能使患者获益更多,IDH 抑制剂联合免疫治疗亦是目前的研究热点之一。

5)免疫检测点抑制剂:PD-1(程序性死亡受体 1)是一种重要的免疫抑制分子,为 CD28 超家族成员,主要存在于 T 细胞膜表面上。PD-L1(程序性死亡受体-配体 1)作为跨膜蛋白,存在于正常组织,以及部分肿瘤细胞上。T 细胞被激活后同时表达 PD-1,当 PD-1 与其受体结合,就会抑制免疫反应,使得正常组织免受攻击。正基于此,有些肿瘤细胞在与免疫系统反复接触的过程中,通过大量表达 PD-L1 伪装自己,实现免疫逃逸。研究人员发现,通过使用抗 PD-1 或抗 PD-L1 单抗,可以通过阻断 PD-1 与其受体结合,重新激活免疫系统来攻击肿瘤细胞,以达到治疗肿瘤的目的。

最早的 PD-1 抑制剂临床试验始于 2006 年,PD-1 抗体于 2014 年作为抗肿瘤药物正式上市,被科学界认为是肿瘤治疗领域的重大进展。截至目前,至少已有 5 种 PD-1 相关药物获得美国 FDA 批准成功上市,用于治疗包括黑色素瘤在内的多种肿瘤,PD-1 抑制剂在未经选择的实体瘤患者中,总体有效率为 10%~30%。2018 年 8 月,以默沙东公司的帕博利珠单抗(Keytruda)和施贵宝公司的纳武单抗(Opdivo)为代表的"PD-1/PD-L1 免疫治疗药物"正式进入中国。

由于血-脑屏障的存在,人们过去认为大脑是一个免疫豁免器官,针对大脑的免疫治疗通常是无效的。后来研究人员发现在胶质瘤病灶中,有相当数量的肿瘤浸润淋巴细胞,而且与低级别胶质瘤相比,胶质母细胞瘤中的 PD-L1 表达量明显升高,这成为在胶质瘤领域进行抗 PD-1/PD-L1 治疗的重要基础。目前,在胶质母细胞瘤中仅针对 PD-1 的临床试验就已超过 20 种,大多处于Ⅰ/Ⅱ期临床试验阶段。两项已完成的临床研究分别使用贝伐单抗/洛莫司汀与纳武单抗进行联合治疗,但是研究成果暂未公开,而另一项针对复发脑胶质瘤的临床研究表明,使用纳武单抗的疗效并不优贝伐单抗。此外,还有数项研究已进入Ⅲ期临床试验。目前胶质瘤领域暂无已上市的抗 PD-1 药物,研究人员发现单独使用抗 PD-1 相关药物治疗恶性胶质瘤效果欠佳,而使用该药物联合化疗、抗血管生成抑制剂或其他分子靶向药物成为主要研究方向,相信随着研究进展,抗 PD-1 相关药物将会在胶质瘤领域取得突破,成为治疗胶质瘤的重要手段之一。

6)融合基因与靶向治疗:融合基因是指两个基因的全部或一部分序列相互融合而形成的新基因,是染色体易位、插入、中间缺失或倒置的结果,融合基因能够通过改变基因的转录活性、产生新的嵌合体蛋白等方式促进肿瘤的发生和发展。使用融合基因作为肿瘤的分子标志物和治疗靶标由来已久,最具代表性的是慢性粒细胞白血病中的 *BCR-ABL* 融合基因,针对其开发的分子靶向药物伊马替尼目前已成功应用于临床。

在脑胶质瘤领域,来自中国的研究团队通过对 272 例脑胶质瘤样本进行全转录组测序分析,于 2014 年首次构建包含 214 个融合基因的全级别脑胶质瘤融合基因图谱,发现 *PTPRZ1-MET*(*ZM*)融合基因是继发性胶质母细胞瘤恶性进展的关键驱动因子。MET 通路异常激活被认为与多种肿瘤起源和恶性进展相关。在 *ZM* 融合基因中,*MET* 基因被完整保留,并与 *PTPRZ1* 部分序列相融合,使得 *MET* 在高表达的同时出现了与原基因不同的分子特征,促进了继发性胶质母细胞瘤的恶性进展。融合基因作为肿瘤分子标志物,能够更为方便地通过特异性临床检测方法所发现,具有高效、简便等优点。此外,研究人员发现 *ZM* 融合基因主要存在于继发性胶质母细胞瘤患者,其发生率约为 14%,并针对 *ZM* 融合基因自主研发了小分子靶向药物 PLB-1001(伯瑞替尼),通过早期体内、外试验证实 PLB-1001 能够显著抑制肿瘤细胞的增殖,并能有效延长小鼠的中位生存期。随后针对 *ZM* 融合基因阳性的复发高级别脑胶质瘤患者开展 PLB-1001 的Ⅰ期临床试验,结果提示该药物具有较高的安全性,而且部分患者接受 PLB-1001 治疗后肿瘤出现缩小,症状也有所缓解。目前 PLB-1001 已完成Ⅰ期临床试验,进入Ⅱ期临床试验,有望为继发性高级别脑胶质瘤患者提供全新的治疗方案。

7) 问题与展望:大规模基因表达研究对胶质母细胞瘤中不同分子和遗传改变进行深入描述。然而,即使尝试多种药物多种途径,靶向治疗仍未能改善胶质母细胞瘤患者的总体生存预后。因胶质瘤内存在基因高度的异质性,即使表达一种基因的肿瘤细胞被消除,或一种信号转导通路被抑制,其他肿瘤细胞可继续增殖或通过其他信号转导通路增殖,这也是靶向药物存在耐药性的原因。在研发出更好的具有抗肿瘤活性的抑制剂之前,联合治疗是可行的,靶向抑制剂与传统的细胞毒性药物和/或放射治疗联合应用。肿瘤精准医学时代,要求为每位患者制订基于其肿瘤独特基因表达特征的个体化治疗方案,这需要仔细分析确定肿瘤的分子特征,应用现阶段成熟的高通量技术分析及其生物信息学方法将是十分重要的。美国癌症基因组图谱计划(TCGA)于 2006 年正式启动,选择胶质母细胞瘤、肺癌和卵巢癌为突破口,利用高通量测序技术,寻找诱发癌症的基因突变。随着 TCGA 等数据库引领生物信息学的兴起,中国脑胶质瘤基因组图谱计划(Chinese Glioma Genome Atlas,CGGA)启动,并于 2014 年发布了中国脑胶质瘤分子指南,详细描述了多种分子标志物的背景及临床检测方法,为下一步设计靶向治疗提供了坚实的基础。因此,分子靶向治疗真正推动了肿瘤的个体化诊疗,我们应不断探索、揭示药物作用机制,寻找有效的分子标记物,不断探索克服耐药的治疗新策略,真正实现脑胶质瘤患者的精准医疗。

2. LGG 的治疗

(1) 治疗方案:对于 LGG 患者的处理存在争议,有些患者活检确诊后仅行密切随访,有些患者仅行手术切除,而有些患者在手术切除后,还行辅助放疗或化疗,到底哪种方案最优,目前尚无确切数据。

《LGG 治疗指南(2014 版)》中指出:①关于 LGG 患者最适合的治疗方案仍有很多不确定性存在;②大部分 LGG 最终演变为致命的肿瘤;③手术、放疗、化疗在特定患者肯定是有效果的;④对于大的肿瘤或有广泛的神经系统症状的患者,手术是普遍需要的;⑤对于症状短暂、肿瘤较小,没有引起占位效应的肿瘤,建议手术切除;对于此类患者,仔细的随访也是一个选择;⑥如果一旦有证据表明肿瘤加速生长或演变为高级别胶质瘤,则应立即手术切除。

鉴于上述观点,WHO Ⅰ级一般不主张术后放疗(除术后复查有复发迹象,可以考虑放射治疗外),WHO Ⅱ级建议常规行术后放射治疗。LGG 患者的年龄、全身情况及肿瘤情况(大小、部位、病理性质),以及是初发还是复发,是影响治疗方案制订的主要因素。绝大多数神经外科医师认为对于 LGG,只要无明确手术禁忌证,均可以考虑手术治疗,达到明确诊断及切除肿瘤的双重目的。

无论对 LGG 手术治疗有多大争议,手术治疗仍是目前 LGG 的主要治疗手段。手术者要在术前对手术结果有一个恰当的评估,给患者一个合理的预期。一般认为:①手术切除肿瘤后可很好地控制Ⅰ级胶质瘤患者癫痫发作,术后 67% 患者癫痫停止发作;②大多数(2/3 以上)Ⅱ级胶质瘤通过手术能够达到全切除或大部分切除;③脑干、下丘脑、岛叶及运动、语言等重要功能区 LGG,手术风险较大,术后会出现或加重神经功能损害,手术前要与患者加强沟通。

(2) 手术时机:在影像学资料和临床资料诊断为 LGG 的情况下,是采用延迟手术并进行动态观察还是早期手术,仍存在争议。一般认为具有以下情况的 LGG 患者,可进行观察,即采取"wait and see"策略:①年龄<40 岁,肿瘤最大直径<3cm,影像学上肿瘤无强化,无神经功能损害或仅有癫痫发作且药物能够有效控制的患者;②肿瘤位于重要功能区,没有明显颅内压增高症状或相应神经功能损害体征,手术可能引起永久性神经功能损害者;③拒绝接受手术治疗者;④有经济能力进行 MRI 定期随访者;⑤合并其他脏器严重疾病者;⑥1 年内影像学随访显示病灶明显增大,则应停止随访,建议采取手术治疗。

若不具备"wait and see"策略的条件的患者,应采取早期手术治疗。

(3) 手术方式:采取何种手术方式也是 LGG 手术时存在争议的问题,是直接开颅手术切除肿瘤,还是活检定性后随访观察,或行放化疗应参考以下三点:①直接开颅手术切除适用于临床影像学检查 LGG 诊断明确者;②肿瘤活检术适用于要求延迟手术治疗及需明确诊断的患者或影像学不能确定是否为弥漫性低级别胶质瘤或怀疑其他疾病时;③对于偶然发现的肿瘤或肿瘤占位效应不明显,以癫痫为唯一症状且药物控制良好的患者,或年龄大、全身情况不良及肿瘤位置深在的患者,可以考虑手术病理活检确诊后,密切临床观察随访,每 3~6 个月复查 MRI。

(4) 术后附加治疗:对于 LGG,仅仅依靠手术治疗往往是不够的,术后附加治疗(放化疗)对患者还是必要的。

《LGG 治疗指南(2014 版)》中指出:①术后附加治疗最合适的时间安排目前尚无定论;②术后必须立即给予附加治疗的因素包括术后出现肿瘤相关症状、年龄>40 岁、术前肿瘤>5cm、肿瘤未全切除、星形细胞瘤成分、上升的 Ki-67 指数、1p/19q 的联合缺失、*IDH*(异柠檬酸脱氢酶)突变的缺失;③年龄≤40 岁的患者,肿瘤全切并且分子生物学上不存在危险因素,建议术后给予随访;④对于术后有肿瘤残留,有一个或多个不利的分子生物学特点的老年患者,建议术后立即给予附加治疗;⑤术后复发的患者,建议再次手术、放疗和化疗;⑥有高危因素(年龄>40 岁、肿瘤>3cm、有强化和神经功能损害症状)的 LGG 患者,建议术后给予放化疗;⑦鉴于 PCV 方案已被证明能提高 LGG 的生存期,建议给予 PCV 化疗方案。

对于 WHO 2 级的患者,最佳放疗时机尚不确定。放疗剂量为 54~56Gy/28~30 个分割,放射靶区一般不超过肿瘤边缘外 2cm。若选择术后立即放疗,建议同时接受化疗。

对于 LGG 具备以下 3 条或以上者,应进行化疗:①年龄>40 岁;②年龄<40 岁,但肿瘤切除不彻底;③进展或复发的患者;④肿瘤大小超过 6cm 或肿瘤过中线的;⑤以星形细胞为主的。

一般认为,纯少突胶质细胞瘤化疗最敏感,少突星形细胞瘤次之,星形细胞瘤最差。在前两者中,若肿瘤染色体具有 1p/19q 杂合性缺失,则对放、化疗更加敏感。

PCV 方案及单药 TMZ 是 LGG 化疗中的常用方案。

3. HGG 的治疗

(1) WHO 3 级胶质瘤的治疗,包括间变性星形细胞瘤、混合型间变性少突星形细胞瘤和间变性少突胶质细胞瘤,其治疗建议为:①标准化治疗方案为术后放疗,但同步和/或维持 TMZ 化疗尚未被前瞻性研究证实;②分割外照射是标准放疗方案;③PCV 方案辅助 TMZ 化疗可以延长 1p/19q 杂合性缺失的间变性少突胶质细胞瘤和间变性少突星形细胞瘤患者的生存期。

(2) WHO 4 级胶质瘤(GBM)的治疗:①术后 TMZ 同步放疗是新诊断的 GBM 的标准治疗方案;②术后 2~4 周尽快开始放疗,采用常规分割 X 线外照射,推荐的标准放疗总剂量为 54~60Gy,分割 30~33 次;③不推荐 X 刀或 γ 刀作为术后首选的放射治疗方法;④MGMT 启动子甲基化者采用 TMZ 化疗;⑤MGMT 启动子未甲基化,仅行放疗;⑥对大多数 GBM 患者仍推荐 TMZ/放疗或 TMZ 作为标准治疗方案;⑦贝伐单抗的化疗效果还存在争议。

HGG 化疗的基本原则为:①尽早原则;②放疗同步化疗原则;③联合化疗原则;④最大耐受量化疗剂量原则;⑤合理化疗疗程原则。

TMZ 同步放疗联合辅助化疗方案(即 STUPP 方案):①放疗的整个疗程应同步化疗,口服 TMZ 75mg/m^2,疗程 42 天;②放疗结束后 4 周,辅助 TMZ 治疗,150mg/m^2,连续用药 5 天,28 天为 1 个疗程;③若耐受良好,则在以后化疗疗程中增量至 200mg/m^2,推荐辅助 MTZ 化疗 6 个疗程。STUPP 方案已被国际上公认为新诊断的 GBM 的标准治疗方案。

4. 复发性胶质瘤的治疗　胶质瘤复发或进展是指在治疗过程临床症状加重和/或出现新的症状、体征,影像学表现为原有残留病灶增大和/或出现新的肿瘤病灶。在做出胶质瘤复发诊断之前,一定要与假性进展相鉴别。假性进展是指胶质瘤在放疗后较快(多在 3 个月内)出现原有影像学增强病灶体积变大现象。一般认为发生假性进展者预示预后较好。

弥漫性 LGG 如果复发后仍为 LGG,治疗方案参照 LGG 治疗,如果复发后进展为 HGG,治疗方案参照 HGG 治疗。复发性胶质瘤治疗较为复杂,需要神经外科、神经放射科、放疗科、肿瘤科、病理科和神经康复科多学科参与,建议采用多学科诊疗模式(MDT)。

复发性胶质瘤的具体治疗方案为:①对于耐受良好(KPS>70),局部复发者,推荐再次手术,但对于 HGG 复发再次手术是否能使患者获益尚缺乏强力证据;②占位效应明显,减压效果良好者,也推荐再次手术;③复发与放射性坏死或假性进展不能鉴别时,慎重手术,占位效应明显时推荐手术;④弥漫或多灶复发推荐化疗或靶向治疗,放化疗均失败者尚无既定的有效化疗方案;⑤晚期患者推荐支持治疗;⑥目前缺乏二次放疗的临床试验,其疗效存在争议;⑦先前未接受过化疗且机体功能良好的复发性 HGG 患者可以采取 TMZ 同步放化疗及辅助化疗方案(STUPP 方案);⑧在复发性 HGG 患者挽救治疗无效的情况下,可以尝试电场治疗、免疫治疗和靶向治疗;⑨推荐 TMZ 作为复发性或进展性 HGG 的二线治疗药物;⑩复发性或进展性 LGG 患者,可以不进行放疗,仅给予单药 TMZ 方案的化疗可作为首选治疗方案。

5. 儿童胶质瘤的治疗　儿童胶质瘤包括 LGG(如毛细胞黏液型星形细胞瘤、室管膜下巨细胞型星形细胞瘤、多形性黄色瘤型星形细胞瘤和弥漫性星形细胞瘤)和 HGG(如间变性少突胶质细胞瘤、间变性少突星形细胞瘤、弥漫性内生型脑干胶质瘤)。

手术切除是大部分儿童胶质瘤的首选治疗方法,对位置深在如脑干胶质瘤及不能全切的肿瘤,辅助放化疗有重要作用。鉴于对3岁以下婴幼儿不能进行放射治疗(影响其生长、认知及内分泌功能),化疗就显得更为重要。

对于儿童LGG,首先应争取在安全前提下最大限度地手术切除。若手术全切则不行其他辅助治疗,若出现复发则行放化疗。如果肿瘤未能全切,则需要进行放疗或化疗。对于儿童HGG,也应争取在安全前提下最大限度地手术切除,无论切除程度如何术后都应行放化疗。3岁以上者,可直接行放化疗;3岁以下者,建议先行化疗,待3岁后再行放疗。目前,对小儿HGG,不但没有标准的化疗方案,而且化疗效果还不理想。儿童脑干胶质瘤,一般不采用手术治疗,放化疗及其他治疗均可尝试,但效果不确定。

文献报道,TMZ对儿童胶质瘤的疗效不一,与成人胶质瘤相比,总体疗效不佳。儿童LGG,可尝试TMZ、长春新碱、卡铂、顺铂等联合化疗,有一定疗效。儿童HGG,可采用PCV化疗方案。儿童脑干胶质瘤,可采用TMZ+沙利度胺化疗方案。

6. **脑干胶质瘤的治疗** 是一组起源于中脑、脑桥和延髓的胶质瘤的总称。儿童脑干胶质瘤的患病率约为0.6/10万,占儿童颅内肿瘤的10%~20%;成人脑干胶质瘤占成人颅内肿瘤的2%~4%。常见于5~10岁的儿童或30~50岁成人。最常发生于脑桥、延髓的胶质瘤,以星形细胞瘤和胶质母细胞常见,神经节细胞瘤和室管膜瘤次之。

MRI检查是诊断脑干胶质瘤的主要辅助检查。为了指导手术选择,根据肿瘤的生长方式(外生或内生、局灶或弥漫)和起源部位,将脑干胶质瘤进行分型(表7-2-4)。

表 7-2-4 脑干胶质瘤进行 MRI 分型与手术选择

分型	肿瘤表现	手术选择
Ⅰ型(外生型)	肿瘤向外生长,主体位于脑干外部	是
Ⅱ型(内生型)	肿瘤向内生长,主体位于脑干内部	
Ⅱa型(局灶内生型)	肿瘤呈局灶性生长	是
Ⅱb型(弥漫内生型)	肿瘤呈弥漫性生长(有或无局灶强化)	是(有局灶强化者)
Ⅲ型(特殊类型)		
Ⅲa型(顶盖型)	肿瘤位于中脑顶盖	
Ⅲb型(导水管型)	肿瘤位于中脑导水管	
Ⅲc型(NF1型)	为NF1相关的脑干肿瘤,可以位于脑干的任何部位,表现为各种生长方式与影像学特点	

NF1. Ⅰ型神经纤维瘤病。

脑干胶质瘤的治疗措施与一般部位的胶质瘤一样,包括手术、放化疗及靶向治疗和免疫治疗等。由于位置重要,其预后更差。手术原则是在保护脑干功能的前提下,最大限度地切除肿瘤,以延长患者生存期。对于外生型、局灶内生型或伴有局灶强化的内生型脑干胶质瘤可考虑手术切除。弥漫型累及整个脑干的胶质瘤、有转移播散种植的胶质瘤、一般状态较差不能耐受手术者均为手术禁忌证。术中电生理监测在手术切除脑干胶质瘤时十分重要。术后要加强对脑干水肿、呼吸功能障碍、后组脑神经功能障碍及肺部与消化道并发症的处理。

放射治疗是弥漫性内生型脑干胶质瘤的标准治疗方案,虽能减轻症状,但不能延长总生存期。高级别的脑干胶质瘤手术后,应选择放化疗;低级别的脑干胶质瘤,若全切除可观察,若未全切除应选择放疗。对于Ⅲ型脑干胶质瘤,一般首选观察,若有进展

可选择手术或活检后放化疗。

目前,各种化疗方案尚无确切证据表明能明显改善脑干胶质瘤的预后。

(七)预后

脑胶质瘤的总体预后不良。术后放化疗等综合治疗可延长生命,但不能治愈。

1. 预后因素

(1)病理分级:恶性程度越高,患者的预后越差。

(2)手术切除程度:肿瘤切除程度是胶质瘤的独立预后因素之一。肿瘤切除越彻底,患者的生存时间越长。

(3)肿瘤的部位:脑干、丘脑等重要部位的胶质瘤预后差,小脑星形细胞瘤如能手术彻底摘除,结合放疗,预后满意。

(4)患者的年龄及身体素质:青壮年患者的预后好于年老体弱者。

(5)术后放疗和化疗:放疗和化疗可以延长患者

的生存时间。髓母细胞瘤对放疗及化疗较敏感,虽然恶性程度较高,术后结合放疗与化疗也能在一定程度上延长生命。松果体瘤虽不易全部切除,但对放疗却很敏感,术后放疗可改善患者预后。

2. **生存情况**　一般 LGG 手术后的平均生存时间为 6~8 年,而 HGG 单纯手术切除的平均生存时间为 17 周。手术、化疗和放疗等综合治疗后,平均生存时间为 50 周。有学者报道,WHO 2~4 级胶质瘤中位生存期分别为 78.1 个月、37.6 个月和 14.4 个月。WHO 2~4 级胶质瘤生存率见表 7-2-5。

表 7-2-5　WHO 2~4 级胶质瘤生存率

分级	年生存率			
	0.5 年	1 年	3 年	5 年
WHO 2 级	99%	94%	79%	67%
WHO 3 级	88%	75%	51%	36%
WHO 4 级	87%	61%	15%	9%

二、星形细胞瘤

星形细胞瘤(astrocytoma)是最常见的脑胶质瘤,占全部脑胶质瘤的 40% 以上,男性多于女性。星形细胞瘤多见于壮年,幕上者约占 3/4,幕下者约占 1/4。成人患者多见于幕上的颞顶叶,儿童则常发生于小脑半球、蚓部、脑干、丘脑、视神经、脑室旁等部位。浸润性生长的星形细胞瘤难以手术完全切除,但术后复发较慢;边界完整的星形细胞瘤手术可完全切除,全切除后可望治愈。

(一) 临床表现

1. **大脑半球星形细胞瘤**(图 7-2-2)　占全部星形细胞瘤的 70% 以上。

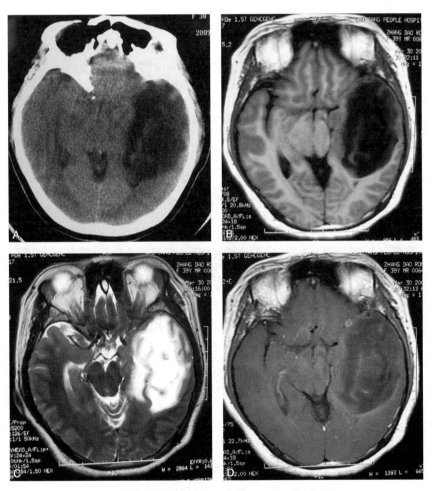

图 7-2-2　大脑半球星形细胞瘤的 CT/MRI 表现
A. 平扫 CT 表现;B. MRI T₁ 像;C. MRI T₂ 像;D. MRI 强化像。

（1）性别、年龄：性别分布大致相等，年龄以 20~50 岁多见。

（2）部位：病变部位以额叶为多见，其次是颞叶、顶叶，枕叶最少，常累及多个脑叶。

（3）病程：多在 2~4 年。

（4）症状、体征

1）癫痫：多为局限性发作、沟回发作或精神运动性发作。

2）精神症状：常表现为淡漠、迟钝、注意力不集中、记忆力减退、性格改变、不知整洁、欣快感等。

3）局灶性体征：依肿瘤所在部位可出现相应的局部体征，包括偏瘫、失语、感觉障碍、失读、失算、失用、幻视或视野缺损和偏盲；约 20% 患者无局灶性体征，多为肿瘤位于额叶或颞叶前部"静区"者。

4）颅内压增高：随着肿瘤的发展最终都会出现颅内压增高。

2. **丘脑星形细胞瘤（图 7-2-3）**   占全部星形细胞瘤的 3%。

（1）丘脑性"三偏"症状：肿瘤对侧感觉障碍、轻偏瘫与同向偏盲。

（2）共济失调：患侧肢体共济失调。

（3）精神症状及癫痫发作：60% 的丘脑肿瘤时常出现精神症状，表现为淡漠、注意力不集中、幼稚、欣快、激动或谵妄等。33% 的患者出现癫痫。

（4）颅内压增高：67% 的患者早期可因肿瘤侵犯第三脑室影响脑脊液循环引起脑积水，而出现颅内压增高症状。

（5）其他：肿瘤累及下丘脑可出现内分泌障碍；累及四叠体可出现瞳孔不等大、眼球上视障碍、听力障碍或耳鸣等症状；累及基底节会出现不自主运动。

3. **小脑星形细胞瘤（图 7-2-4）**   占全部星形细胞瘤的 20%。

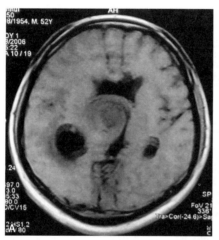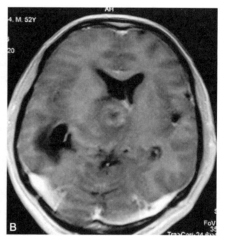

图 7-2-3   丘脑星形细胞瘤的 MRI 表现
A. 平扫像；B. 强化像。

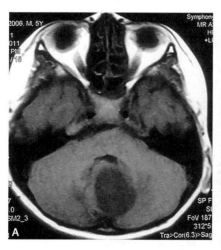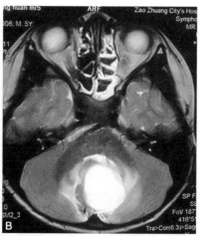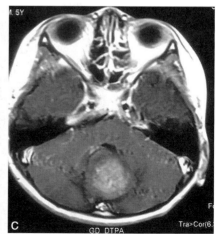

图 7-2-4   小脑星形细胞瘤的 MRI 表现
A. T_1 像；B. T_2 像；C. 强化像。

（1）性别、年龄:男女之比为 2:1。儿童或青少年多见,平均年龄 14 岁。

（2）部位:60%位于小脑蚓部和第四脑室,40%位于小脑半球。

（3）病程:蚓部和第四脑室的星形细胞瘤,平均病程 7 个月;小脑半球星形细胞瘤平均病程 1.5 年。

（4）症状、体征

1）颅内压增高:最常见且早期出现。

2）小脑症状:位于小脑半球者表现患侧肢体共济运动失调,并有眼球震颤,肌张力降低、腱反射减弱等,位于蚓部者主要表现为身体平衡障碍,走路及站立不稳,可伴有构音障碍及暴发性语言。

3）其他症状:包括颈部抵抗、强迫头位和强直性发作等。

4. 脑干星形细胞瘤（图 7-2-5）　占星形细胞瘤的 2%。

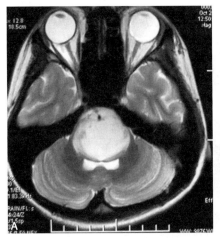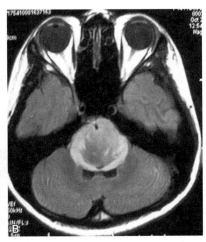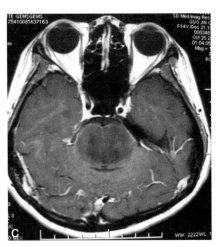

图 7-2-5　脑干星形细胞瘤的 MRI 表现

A. T_2;B. 压水像;C. 强化像。

（1）性别、年龄:男女之比为 3:2。70%的患者年龄在 20 岁以下。

（2）部位:病变多位于脑桥,常侵及两侧脑干。

（3）病程:病程较短,一般在半年之内。

（4）症状、体征:主要包括交叉性瘫痪、后组脑神经症状与颅内压增高。

5. 视神经星形细胞瘤（图 7-2-6）

（1）性别、年龄:男性多见;常发生于儿童,亦见于成人。

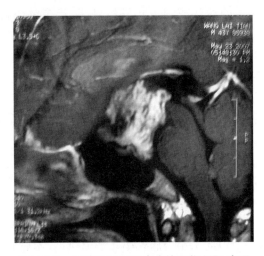

图 7-2-6　视神经星形细胞瘤的强化 MRI 表现

于成人。

（2）部位:发生于眶内或颅内,亦可同时受累,肿瘤呈哑铃形。

（3）病程:病程较短,多在数月之内。

（4）症状、体征:主要为视力、视野障碍,患侧眼球突出,大多向外向下,原发性视神经萎缩;晚期可出现垂体下丘脑功能障碍。

（二）辅助检查

1. CT 扫描　平扫 CT 大多显示为低密度影像,少数为等密度或高密度影像,边缘不规则,如有囊肿形成则瘤内有低密度区,周围常有脑水肿带,但较轻,脑室受压移位,亦多较轻。平扫 CT 上,一般 WHO 1 级星形细胞瘤为低密度病灶,与脑组织分界清楚,占位效应常不显著;WHO 2~3 级星形细胞瘤多表现为略高密度、混杂密度病灶或囊性肿块,可有点状钙化或肿瘤内出血。WHO 4 级星形细胞瘤显示略高或混杂密度病灶,病灶周围水肿相当明显,边界不清。强化扫描呈不同程度的增强,WHO 1 级星形细胞瘤无或轻度强化,WHO 2~4 级星形细胞瘤中度到重度强化,呈形态密度不一的不规则或环状强化。

2. MRI　平扫一般呈 T_1 加权像为低信号、T_2 高信号,信号强度均匀,伴不同程度的占位效应,增强扫描依据肿瘤的级别增加而逐渐从无到明显强化。若T₁加权像呈混杂信号,T₂加权像高信号,提示瘤内坏死或出血。

（三）治疗

星形细胞瘤多采取以手术切除为主的综合治疗。多数星形细胞瘤难以做到全部切除,术后应依据手术切除的情况与病理结果,给予化学治疗及放射治疗,可延长生存及复发时间。

（四）预后

星形细胞瘤的平均复发时间为 2.5 年,复发者如一般情况良好,可再次手术。但肿瘤生长常加快,有的肿瘤逐渐发生恶性变,再次复发时间亦缩短。

单纯手术多于 1~2 年复发,术后平均生存 3 年左右,2 年生存率 50%,5 年生存率为 14%~31%;幕下者较幕上者疗效为好,儿童小脑星形细胞瘤部分切除后加放疗的 5 年生存率可达 49%~93%,10 年生存率达 26%~70%。如能完全切除肿瘤,可恢复劳动能力并长期生存,个别病例术后生存已达 20 年。经手术与放射综合治疗的患者,5 年生存率 35%~60%。间变性星形细胞瘤属于 WHO Ⅲ级,从诊断到术后死亡平均生存期为 32 个月,根治性切除 5 年生存率为 44%,部分性切除为 22%。

三、胶质母细胞瘤

胶质母细胞瘤(glioblastoma,GBM)可起源于各种胶质细胞,按 WHO 分级属于胶质瘤 4 级,是恶性程度最高的胶质瘤,约占脑胶质瘤的 46%,患病率为 3.2/10 万,并且随着年龄增长而增加。其特点是病程较短,肿瘤呈浸润性生长,生长迅速,手术切除肿瘤后极易迅速复发,是脑胶质瘤中预后最差的。

（一）临床表现

1. **性别、年龄**　男女比例为 3:2。85% 患者为 40~70 岁,中位年龄 64 岁。

2. **部位**　成人胶质母细胞瘤多位于额、顶、颞叶,枕叶少见,儿童多位于脑干。

3. **病程**　常在 1 年以内,其中 1 个月内者占 30%,3 个月内者占 60%,6 个月内者占 70%,超过 2 年者仅占 7%。

4. **症状、体征**

（1）颅内压增高:因肿瘤增长迅速并有广泛脑水肿,颅内压增高症状明显。

（2）癫痫:25%~30% 患者有癫痫发作。

（3）精神症状:肿瘤多位于额叶,故常有精神症

状,表现为淡漠、迟钝、智力减退,甚至痴呆等。

（4）脑局灶症状:50% 患者有不同程度的偏瘫,亦常有偏侧感觉障碍、失语、偏盲等;儿童胶质母细胞瘤常发生在脑干,早期症状为多条脑神经麻痹和长束征症状,颅内压增高症状出现于晚期;个别瘤内出血可表现为卒中样发病。

（二）辅助检查

1. **CT 扫描**　CT 平扫显示为形状不规则、边缘不整齐的混杂密度影,周围脑水肿广泛,中线及脑室系统移位明显,强化扫描呈结节状或环状增强（图 7-2-7）。

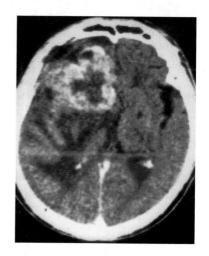

图 7-2-7　胶质母细胞瘤的强化 CT 表现

2. **MRI**　平扫 T₁ 加权像上多呈以低信号为主的混杂信号,间以更低信号或高信号,反映了瘤内坏死或出血;在 T₂ 加权像上,肿瘤内部坏死区的信号强度近乎周围水肿信号强度,瘤体信号强度相对减低;强化扫描呈界线清楚的结节状或环状增强,且常位于大脑半球深部（图 7-2-8）。有时可在 T₂ 加权像上显示有许多曲线状或圆点状低信号区,代表肿瘤血管;在 FLAIR 像（压水像）上,肿瘤内部坏死液化区信号呈脑脊液样信号,肿瘤周围水肿的高信号仍然存在（图 7-2-9）。

（三）治疗

手术切除辅以术后 TMZ 同步放疗是新诊断的 GBM 的标准治疗方案。

（四）预后

GBM 的预后在脑胶质瘤中最差。术后症状复发的时间一般不超过 8 个月,生存时间大多不超过 1 年。术后同步放疗及化疗可延长生存期。单纯手术 6 个月病死率达 50%,1 年内病死率几乎 100%。术后放疗的生存期为 12~14 个月,2 年生存率为 22%。近年来,

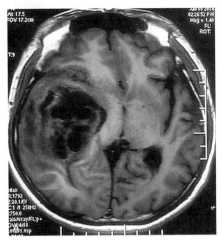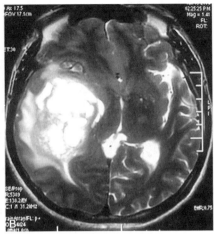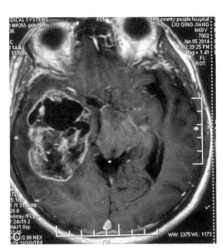

图 7-2-8 胶质母细胞瘤的 MRI 表现
A. T₁ 像；B. T₂ 像；C. 强化像。

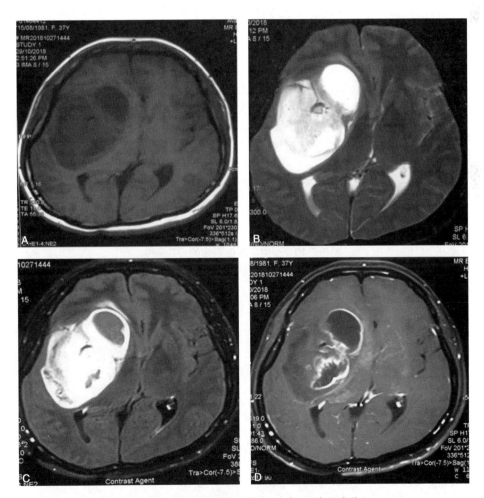

图 7-2-9 胶质母细胞瘤的 MRI 表现（含压水像）
A. T₁ 像；B. T₂ 像；C. 压水像；D. 强化像。

经手术、术后同步放化疗等综合治疗,其平均生存时间已经达到 16 个月,1 年、2 年和 3 年的生存率分别达到 67%、40% 和 26%。

四、少突胶质细胞瘤

少突胶质细胞瘤(oligodendroglioma)占脑胶质瘤的 4%~12.4%,占颅内肿瘤的 5%,由少突胶质细胞形成。肿瘤生长缓慢,病程较长。肿瘤钙化率达 50%~80%,呈浸润性生长,边界相对清楚,切除后复发较慢,复发后可再切除,仍能获较好效果。

(一) 临床表现

1. **性别、年龄**   男女之比为 3:2。好发年龄为 20~50 岁,平均 40 岁。

2. **部位**   幕上、下之比为 9:1。50% 位于额叶,10% 位于丘脑,突入侧脑室或第三脑室。

3. **病程**   生长很慢,病程较长,平均 2~3 年。

4. **症状、体征**

(1) 癫痫:为最常见(52%~79%)的症状,常为首发症状。

(2) 精神症状:常见,以情感异常和痴呆为主。

(3) 偏瘫和偏侧感觉障碍:较常见,约占 1/3。

(4) 颅内压增高症状:多在晚期出现。

(二) 辅助检查

1. **CT 扫描**   平扫多显示为低密度影,50%~80% 可见钙化,呈条状、斑点状或大而不规则,其中弯曲条带状钙化具有特征性。50% 有轻度周围脑水肿,占位效应轻。强化扫描多数有不规则的影像增强(图 7-2-10)。不典型病例可表现为皮质低密度,类似脑梗死灶。

2. **MRI**   平扫多显示 T_1 低信号、T_2 高信号,瘤内钙化,呈低信号(图 7-2-11);呈不同程度的强化,间变或恶性少突胶质细胞瘤可有明显增强。

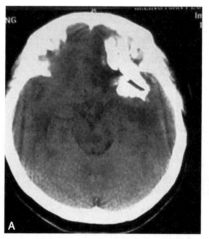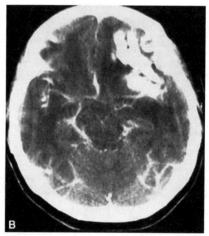

图 7-2-10   少突胶质细胞瘤的 CT 表现
A. 平扫像;B. 强化像。

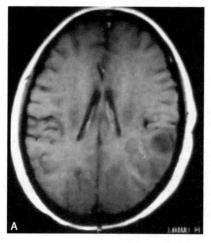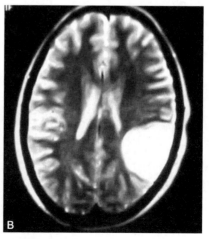

图 7-2-11   少突胶质细胞瘤的 MRI 表现
A. T_1 像;B. T_2 像。

（三）治疗

以外科手术切除为主,术后根据组织病理分级及分子病理情况进行放疗和化疗等综合治疗。

（四）预后

由于肿瘤呈浸润性生长,术后几乎都要复发,但间隔时间较长。复发后再手术,仍能获得较满意的效果。术后患者生存期平均为 7.5 年,术后放疗的 5 年生存率在 60%~90%,10 年生存率为 24%。

五、室管膜瘤

室管膜瘤(ependymoma)是来源于脑室的室管膜上皮,占脑胶质瘤的 5%~18%,占颅内肿瘤的 2%~9%,分为良性室管膜细胞瘤与恶性室管膜母细胞瘤。

2016 年 WHO 将室管膜肿瘤分为:①室管膜下室管膜瘤(1 级),主要为室管膜下胶质细胞构成肿瘤;②黏液乳头状型室管膜瘤(1 级),肿瘤呈乳头状排列,常有黏液样变;③室管膜瘤(2 级),有乳头型、透明细胞型和伸长细胞型三种亚型;④室管膜瘤,*RELA* 融合阳性,属于 2 级或 3 级;⑤间变性室管膜瘤(3 级),肿瘤细胞致密成片排列,可有坏死灶,细胞形态各异。

（一）临床表现

1. 性别、年龄　男多于女。儿童及青年多见,50% 发生在 5 岁以下。

2. 部位　幕上、下比例为 1:3。幕下以良性多见。肿瘤大多位于脑室系统内,少数瘤主体在脑组织内,偶见多发者。幕上者多见于侧脑室,可位于侧脑室各部分,常向脑组织内浸润,少数瘤体位于脑组织内,发生于第三脑室者少见。幕下者基本发生在第四脑室内,个别可发生于脑桥小脑角。

3. 病程　平均 1 年左右,幕上肿瘤病程可长达 4~5 年。

4. 症状、体征

（1）第四脑室内室管膜瘤

1）颅内压增高症状:特点为早期出现,呈波动性,可因头位或体位改变而诱发或加重。变换体位可出现剧烈头痛、眩晕、呕吐,甚至意识丧失(Bruns 征),发作性颅内压增高对诊断有一定意义,为有活动度的肿瘤突然阻塞正中孔或导水管引起脑脊液循环急性梗阻所致;常见视盘水肿、视力减退,肿瘤累及上颈段时可有颈后部疼痛及颈部抵抗,在幼儿可致头颅增大,出现麦克尤恩征(MacEwen sign,破罐音)。

2）小脑症状:主要表现为身体平衡障碍、走路不稳、共济运动失调、眼球震颤、肌张力降低。

3）脑干及脑神经症状:肿瘤侵入脑干或在髓外压迫脑神经者,可产生 V、Ⅵ、Ⅶ、Ⅸ 及后组脑神经症状。

（2）侧脑室内室管膜瘤:①早期症状不明显,只有肿瘤生长到足以引起脑脊液循环受阻时,才出现头痛、呕吐、视盘水肿等颅内压增高的表现;②依其所在部位产生相应的大脑半球症状,如轻偏瘫、偏侧感觉障碍、偏盲等。

（3）第三脑室内室管膜瘤:①极少见,多位于第三脑室后部;②早期出现颅内压增高症状,并呈进行性加重;③位于第三脑室前部者可出现视神经压迫症状及垂体下丘脑症状;④位于第三脑室后部者可出现两眼上视障碍等松果体区症状。

（4）大脑半球室管膜瘤:①多见于额叶和顶叶内,常位于大脑深部邻近脑室,也有显露于脑表面者;②多为良性,引起的局灶症状较轻,术前难以确诊;③根据位置不同,引起相应的临床体征。

（二）辅助检查

1. CT 扫描　平扫显示为不均匀的稍高密度影像,瘤内可见钙化或囊性变,周围无明显水肿,强化扫描多呈不均匀强化,强化后肿瘤边界清楚(图 7-2-12)。

2. MRI　平扫 MRI 在 T_1 加权像上呈低或等信号,在 T_2 加权像上呈明显的高信号,有时可清晰显示其内蜿蜒走向的血管流空信号,呈圆形边界清晰的明显强化,有的病例可发生脑室内种植转移(图 7-2-13)。

（三）治疗

室管膜瘤的治疗原则是手术治疗加放射治疗。室管膜瘤对放疗中度敏感,术后放疗对改善患者的预后有一定帮助。原则上,不论颅后窝室管膜瘤是否全切除肿瘤均应进行放疗,没有中枢神经系统播散者仅行局部放疗即可,有脊髓播散者,应行全脑全脊髓照射。化疗对室管膜瘤的疗效尚缺乏确切可靠的数据。对于间变性室管膜瘤,在手术及放疗后,可以考虑以铂类为主的联合化疗。

（四）预后

单纯手术 5 年生存率为 20%,术后放疗 5 年生存率可达 58%。术后复发平均在 20 个月后。

儿童比成人复发快,间变性室管膜瘤复发快。幕下室管膜瘤的预后较幕上差,儿童较成人差。侧脑室内室管膜瘤预后最好,第四脑室内者次之,第三脑室内者最差。颅后窝室管膜瘤的 5 年生存率成人可达 40%,儿童仅为 19.1%,小于 5 岁者为 0。颅后窝室管膜瘤手术加术后放疗者 1 年存活率可达 67%~81%,2 年存活率可达 44%~71%,3 年存活率为 17.2%~50%,5 年存活率可达 10%~25%。

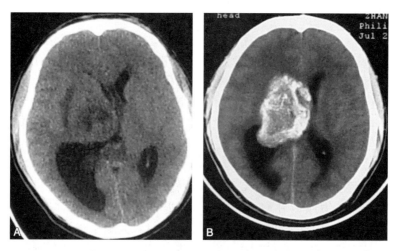

图 7-2-12　室管膜瘤的 CT 表现
A. 平扫像；B. 强化像。

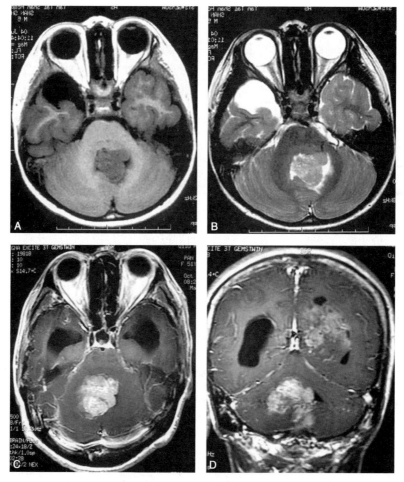

图 7-2-13　室管膜瘤的 MRI 表现
A. T₁ 像；B. T₂ 像；C. 强化像；D. 种植转移。

六、脉络丛乳头状瘤

脉络丛乳头状瘤(choroid plexus papilloma)是起源于脉络丛上皮的肿瘤,占脑胶质瘤的1.7%~2%,占颅内肿瘤的0.1%~1%,好发于儿童,占儿童颅内肿瘤的1.8%~3%。脉络丛肿瘤分为脉络丛乳头状瘤(WHO 1级)、非典型性脉络丛乳头状瘤(WHO 2级)和脉络丛癌(WHO 3级)。

(一) 临床表现

1. **性别、年龄**　男性明显多于女性,男女之比为1.6∶1。儿童、青年及成年均可发生。年龄一般在50岁以下,10岁以下儿童约占1/3,20岁以下者占总数的35%~45%。

2. **部位**　侧脑室者占43%,第四脑室者占39%,第三脑室者占10%,脑桥小脑角者占9%。儿童期肿瘤多位于侧脑室(60%~70%),成人多位于第三、四脑室。肿瘤在侧脑室者多在三角区,亦可发生在颞角、额角或体部,脑桥小脑角者系肿瘤原发于第四脑室外侧隐窝或第四脑室内经外侧孔突向脑桥小脑角所致。

3. **病程**　肿瘤生长缓慢,病程长短不一,平均1.5年。

4. **症状、体征**　①早期无明显症状、体征,随着病情的发展出现梗阻性或交通性脑积水,表现为颅内压增高;②侧脑室肿瘤半数有对侧锥体束征,位于第四脑室内者表现为走路不稳、眼球震颤及共济运动障碍等,位于第三脑室后部者表现为双眼上视困难;③肿瘤多半游离状态存在脑室内,可因头部位置变化而出现头痛突然加剧或缓解。

(二) 辅助检查

1. **脑脊液检查**　除压力增高外,脑脊液蛋白显著增高是本病的特点之一,但是蛋白的增高不能作为诊断依据。

2. **头颅X线片**　大多显示颅内压增高征。侧脑室脉络丛乳头状瘤常出现钙化,并且比正常脉络丛钙化大且为单侧。

3. **脑血管造影**　表现为:①脑室因不对称性扩大而中线向健侧移位;②侧脑室三角区内有肿瘤不规则染色;③脉络膜前动脉或脉络膜后动脉扩张并向肿瘤供血;④肿瘤表面可有动静脉畸形样或静脉性血管瘤样改变等。

4. **CT扫描**　CT平扫为脑室内分叶状或球形等或稍高密度,边界清楚,可有点状钙化;常伴有明显脑积水,增强检查呈均匀强化(图7-2-14)。恶性脉络丛乳头状癌可呈不规则构型,伴有水肿和中线结构移位。侧脑室三角区的脉络丛乳头状瘤常伴有与其大小不相称的脑积水为其特征性表现。

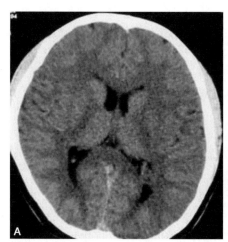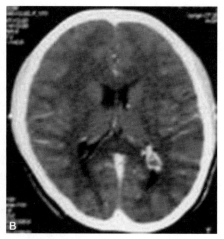

图7-2-14　脉络丛乳头状瘤的CT表现
A.平扫像;B.强化像。

5. **MRI**　平扫MRI表现为在T_1加权像中呈低信号,较脑实质信号低但较脑脊液信号高,在T_2加权像中呈高信号,与脑脊液分界清楚,肿瘤轮廓不规则,钙化灶在T_1和T_2加权像上均为低信号,多显著强化(图7-2-15)。

(三) 治疗

以手术切除为主要治疗方法,应争取全部切除。不能全部切除或恶性者,术后应放射治疗,对术后预防肿瘤复发、减缓恶性脉络丛乳头状瘤的发展、延长患者的生存时间均有一定作用。

(四) 预后

目前,手术病死率已经降至2%以下。良性脉络丛乳头状瘤,若能全切,可以根治,预后良好。全切

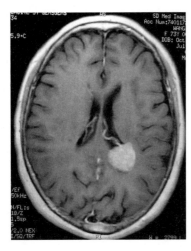

图 7-2-15　脉络丛乳头状瘤的强化 MRI 表现

除术后 5 年无复发存活率已达 100%,肿瘤次全切除后复发率为 0~7%。恶性脉络丛乳头状瘤,预后较差,5 年生存率只有 50%。第三、四脑室内脉络丛乳头状瘤预后比侧脑室者差。

七、髓母细胞瘤

髓母细胞瘤(medulloblastoma)属于原始神经上皮性肿瘤,因其细胞形态很像胚胎期的髓母细胞而得此名,归类于胶质瘤的胚胎型肿瘤范畴,是儿童最常见的恶性胶质瘤,占颅内肿瘤 2%~7.6%,占神经胶质瘤的 6.5%~10%。主要发生于小儿,是儿童第二位常见肿瘤,占儿童颅内肿瘤的 15%~20%,40 岁以上罕见。其恶性程度很高,表现为生长迅速,不易全切,可沿脑脊液进行播散性种植。

(一) 病理分类

临床上,根据组织学将髓母细胞瘤分为经典型(多见于大龄儿童)、大细胞型/间变性髓母细胞瘤(多见于大龄儿童)、促纤维增生/结节型(多见于 5 岁前)和广泛结节型(只见于婴幼儿)。按照病理分子基因分型,髓母细胞瘤分为 WNT 激活型、SHH 激活和 TP53 突变型、SHH 激活和 TP53 野生型、非 WNT/非 SHH 型、组 3 型和组 4 型。

(二) 临床表现

1. **性别、年龄**　男女性别比为 2:1。主要发生于 14 岁以下儿童,12 岁以下儿童占 70%。

2. **部位**　儿童患者几乎均位于小脑蚓部,突入第四脑室,甚至充满小脑延髓池。偶见位于小脑半球。在成人亦多见于小脑,偶见于大脑半球。

3. **病程**　生长快,病程短,病程 10 天至 1 年,平均 4 个月。

4. **症状、体征**

1) 颅内压增高症状:早期容易发生脑积水,出现颅内压增高,表现为头痛(占 79%)、呕吐(占 82%)、视盘水肿(75%)等,呕吐可为早期唯一的症状,吐后患儿往往感觉症状明显减轻,一般仍可进食和上学;晚期可出现强直性发作及枕大孔疝。

2) 小脑症状及脑神经症状:表现为躯体平衡障碍、走路站立不稳、共济失调体征、眼球震颤、肌张力降低及腱反射减弱等;累及脑干者可出现脑神经症状及长传导束征,表现为复视、视力减退、展神经麻痹、面瘫等,亦可有强迫头位及颈部抵抗。

3) 转移性症状:转移性症状是本病的一个重要特点,瘤细胞脱落,可沿蛛网膜下隙产生播散性种植。常见的部位是脊髓,尤其是马尾部,少数也可转移至大脑的各个部位;也可通过血行转移到身体的其他部位,常见的部位是肺及骨骼。转移多数发生在术后 1 年内。神经系统转移占 30%~46%,中枢神经系统外转移占 9%~35%。

(三) 辅助检查

1. **脑脊液检查**　除压力增高外,蛋白含量及白细胞数可增多,有时可查见瘤细胞。检出瘤细胞者不一定代表有转移发生,只是提示放射治疗的必要性。

2. **CT 扫描**　CT 平扫见小脑蚓部均匀一致的高或等密度病灶,边界较清楚,伴梗阻性脑积水,第四脑室前移可呈弧线形变扁,肿瘤发生坏死可呈不均匀的混杂密度,增强检查多呈均匀一致强化。典型的髓母细胞瘤一般直径>3.5cm,位于小脑蚓部,无钙化(图 7-2-16)。

3. **MRI**　实质部分多表现为长 T_1 和长 T_2,一般信号强度均匀,发生坏死或囊变时,可见到比肿瘤更长 T_1、更长 T_2 的病灶区,增强扫描呈显著增强(图 7-2-17)。MRI 矢状位或冠状扫描对于发现髓母细胞瘤沿脑脊液发生播散种植更有价值,种植病灶可显著强化。

(四) 诊断

根据发病年龄、肿瘤部位、影像学发现,一般不难做出诊断。髓母细胞瘤的临床分期见表 7-2-6。

(五) 鉴别诊断

1. **第四脑室内室管膜瘤**　病程较髓母细胞瘤长,小脑的实质性损害不如髓母细胞瘤严重,部分病例甚至无明显的小脑体征,钙化与囊性变远高于髓母细胞瘤。

2. **小脑星形细胞瘤**　多发生于儿童的小脑半球,病程可以很长,主要表现为颅内压增高和一侧肢体的共济运动障碍。钙化率较髓母细胞瘤高,CT 与 MRI 检查有助于鉴别诊断。

3. **颅内炎症**　髓母细胞瘤沿蛛网膜下隙广泛种植于大脑和脊髓表面时,可出现脑膜刺激征及脑脊液白细胞增多。颅内炎症时脑脊液白细胞计数要高得多,多伴有发热,脑脊液中的糖和氯化物常降低等。CT 与 MRI 检查有助于鉴别诊断。

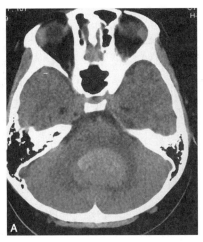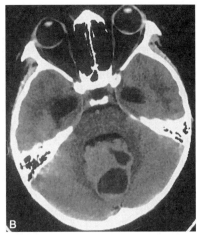

图 7-2-16 髓母细胞瘤的 CT 表现
A. 平扫像;B. 强化像。

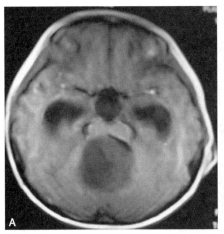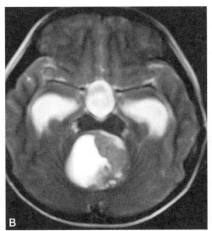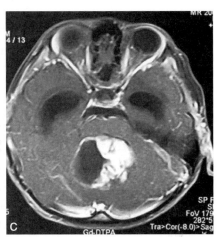

图 7-2-17 髓母细胞瘤的 MRI 表现
A. T_1 像;B. T_2 像;C. 强化像。

表 7-2-6 髓母细胞瘤的临床分期
（Langston-Chang 分期法）

分期	各期特征
T_1	肿瘤直径<3cm
T_2	肿瘤直径>3cm
T_{3a}	肿瘤直径>3cm 并向周围扩展
T_{3b}	肿瘤直径>3cm 并侵犯脑干
T_4	肿瘤直径>3cm 并向上扩展至中脑导水管或向下扩展至枕骨大孔
M_0	无蛛网膜下隙或血行转移
M_1	脑脊液内发现瘤细胞,但无影像学播散转移证据
M_2	大脑、小脑、颅内蛛网膜下隙、侧脑室内、第三脑室内有种植转移
M_3	脊髓颅内蛛网膜下隙有种植转移
M_4	中枢神经系统外转移

（六）治疗

手术切除加术后放疗、化疗是治疗髓母细胞瘤基本方法。手术切除的最低要求是打通第四脑室的脑脊液循环通路。

术后一般将髓母细胞瘤分为低危组（无扩散,全切除,>3 岁）和高危组（原发灶外扩散,未全切除,≤3岁）。

髓母细胞瘤对放疗敏感,一般强调术后早期放疗,多在手术后 1~2 周开始。低危组,行全脑全脊髓照射,剂量 36Gy,颅后窝追加剂量至 54~60Gy;或全脑全脊髓 23.4Gy,辅以化疗。高危组,给予全脑全脊髓 36Gy 照射剂量,颅后窝追加剂量至 54Gy,放疗后辅以化疗。

化疗多采用环磷酰胺、顺铂,或洛莫司汀+长春新碱+顺铂联合化疗方案,尤其是对 3 岁以下不能术后放疗的小儿患者,可先行化疗,待 3 岁以后再放疗。

（七）预后

肿瘤全切及次全切除的病死率已经降到 2% 以下。术后平均生存 0.9 年，单纯手术多在 6 个月内死亡，故预后不良。术后患者接受放疗可延长患者的生存期。所有未经术后放疗的髓母细胞瘤多在复发后 1 年内死亡。手术后放疗的 5 年生存率达 40%～60%，10 年生存率达 30%～40%。目前，髓母细胞瘤的 10 年生存率为 75%，12 年生存率达 51%。

髓母细胞瘤患者预后与多种因素有关，手术切除程度与预后密切相关，全切除可明显改善预后。高风险患者包括年龄<3 岁、术后肿瘤残留>1.5cm³、有转移灶。一般认为，较大年龄的儿童及成人的预后比低龄儿童为好，初发性髓母细胞瘤预后比复发性和有转移的髓母细胞瘤好。分子病理分型中，促纤维增生/结节型髓母细胞瘤的 5 年生存率（95%）明显好于经典型（41%），大细胞/间变性髓母细胞瘤的预后明显比其他类型差。

（刘玉光）

第三节　脑　膜　瘤

一、概述

脑膜瘤（meningioma）来源于蛛网膜的帽细胞，尤其是形成蛛网膜绒毛的细胞，可以发生在任何含有蛛网膜成分的地方，也可以发生在没有蛛网膜内皮细胞解剖部位的脑膜瘤，称为异位脑膜瘤。

（一）患病率

脑膜瘤的患病率为 2/10 万，占颅内肿瘤的 15%～20%。其中老年性脑膜瘤的患病率为 8.4/10 万。

（二）病理

1. **部位**　脑外生长的颅内肿瘤，其好发部位与蛛网膜绒毛分布情况相一致。总的可分为颅盖（大脑凸面、矢状窦旁、大脑镰旁）、颅底（嗅沟、鞍结节、蝶骨嵴、颅中窝、横窦区和脑桥小脑角）、脑室内、异位及多发。

2. **大体**　瘤体多为球形、扁平形、锥形或哑铃形，颅底部脑膜瘤多呈扁平形。有包膜，表面光滑或呈分叶状，与脑组织边界清楚。瘤体剖面呈致密的灰白色或暗红色，多呈肉样，富有血管，偶有小的软化灶，有时瘤内含有钙化颗粒。其邻近的颅骨常受侵犯表现有增生、变薄或破坏，甚至肿瘤组织侵蚀硬脑膜及颅骨，而突于皮下。

3. **病理亚型**　根据 2021 年《WHO 中枢神经系统肿瘤分类》，脑膜瘤分为 15 个病理亚型：即内皮细胞型、纤维型、过渡型、沙粒型、血管瘤型、微囊型、分泌型、富淋巴浆细胞型、化生型、脊索样型、透明细胞型、非典型性、乳头状型、横纹肌样及间变性（恶性）脑膜瘤。其中内皮细胞型、纤维型、过渡型、沙粒型、血管瘤型、微囊型、分泌型、富淋巴浆细胞型、化生型脑膜瘤属于 1 级（良性），脊索样型、透明细胞型、非典型性脑膜瘤属于 2 级（低恶度），乳头状型、横纹肌样及间变性脑膜瘤是 3 级（恶性）。

一般按镜下的组织、细胞形态的不同，将脑膜瘤简单分为 7 种亚型。

（1）**内皮型**：肿瘤由蛛网膜上皮细胞组成。细胞的大小形态变异较大，有的细胞很小呈梭形，排列紧密；有的细胞很大，胞核圆形，染色质少，可有 1～2 个核仁，胞质丰富均匀，细胞向心形排列呈团状或条索状，无胶原纤维，细胞间血管很少，是临床上最常见的类型。

（2）**成纤维细胞型**：瘤细胞呈纵形排列，由成纤维细胞和胶原纤维组成，细胞间有大量粗大的胶原纤维，常见沙粒小体。

（3）**沙粒型**：瘤组织内含有大量沙粒体，细胞排列呈漩涡状，血管内皮肿胀，呈玻璃样变性、钙化。

（4）**血管瘤型**：有丰富的血管及很多血窦，血管外壁的蛛网膜上皮细胞呈条索状排列，胶原纤维很少；肿瘤生长快时，血管内皮细胞较多，分化不成熟，常可导致血管管腔变小或闭塞，该型可发生恶性变。

（5）**混合型**：此型脑膜瘤中含有上述 4 种成分，不能确定以哪种成分为主。

（6）**恶性脑膜瘤**：可以由良性脑膜瘤恶变而来，表现为生长较快，向周围组织内生长，常有核分裂象，易恶变成肉瘤，有时发生颅外转移，多向肺转移，亦可经脑脊液在颅内种植转移。

（7）**脑膜肉瘤**：既可以是原发性的，也可以是继发而来。瘤内常有坏死出血及囊变。瘤细胞有 3 种类型，即多形细胞、纤维细胞、梭状细胞，其中以纤维型恶性程度最高。

（三）临床表现

1. **性别、年龄**　女性多见，男女之比约为 1:2；发病高峰年龄为 40～60 岁，儿童少见。

2. **病程**　多数病程进展缓慢，一般 2~4 年，平均 2.5 年。由于多数病例初期症状不明显，所以肿瘤实际存在时间可能比主诉的病程更长，甚至部分病例无临床症状，多在查体或外伤进行 CT 检查时意外发现。少数病例生长迅速，病程较短，术后易复发和发生恶变，多见于儿童。

3. **症状、体征**

（1）颅内压增高症状：头痛、呕吐、视力和眼底改变等是脑膜瘤最常见的症状，可分为阵发性、持续性、局限性和弥散性等不同类型。一般早期为阵发性头痛，随着病程的进展头痛间隔时间变短，最后演变为持续性头痛。幕上脑膜瘤，特别是大脑凸面脑膜瘤，肿瘤已长得相当大，头痛、眼底视盘水肿却很轻。

（2）局灶性症状、体征：取决于肿瘤生长部位。颅盖部脑膜瘤经常表现为癫痫、肢体运动障碍和精神症状。颅底部脑膜瘤以相应的脑神经损害为特点，如视野缺损、单侧或双侧嗅觉丧失、视盘原发萎缩，一侧眼球活动障碍，继发性三叉神经痛等。在老年人，以癫痫发作为首发症状多见。脑膜瘤极易侵犯颅骨，进而向颅外生长。

（3）头皮颅骨包块：表现为局部骨板破坏或增生，肿瘤穿破颅骨侵蚀到帽状腱膜下，局部头皮隆起。

（四）辅助检查

1. **头颅 X 线片**　局限性骨质破坏和增生同时存在、脑膜动脉沟变宽与增多，以及肿瘤钙化是脑膜瘤特征性改变，也是脑膜瘤可靠的诊断依据。

2. **脑血管造影**　对于了解脑膜瘤血管结构、血供情况，以及肿瘤与重要血管、静脉窦的关系有重要作用。

脑膜瘤的脑血管造影表现主要有：①肿瘤中心血管影，表现为动脉期瘤内出现较细的异常小血管网，位于瘤体中心。在微血管期至静脉期，肿瘤多表现为明显的染色，呈圆形或半圆形高密度肿块影，显示出肿瘤的位置、大小和范围。肿块的周围可见粗大迂曲的静脉环绕，此为肿瘤包膜的导出静脉，勾画出肿瘤的轮廓。②来源于脑外的供血，肿瘤脑外供血或脑内外双重供血是脑膜瘤的重要特征。脑内动脉供应肿瘤的外围，肿瘤的中心常由脑外动脉的分支，即颅内的脑膜动脉和颅外的颞浅动脉和枕动脉等供应。③肿瘤循环慢于脑循环，约有 50% 的脑膜瘤表现为瘤内有大量造影剂潴留，形成较长久的肿瘤染色，即为迟发染色。④邻近脑血管受压移位，肿瘤所在的部位受压被推移，邻近的血管呈弧形聚拢、包绕，勾画出肿瘤的轮廓。

3. **CT/MRI**　脑膜瘤的 CT/MRI 一般表现如下。

（1）直接征象。①密度/信号：肿瘤平扫时的 CT 值多为 45~60Hu，多数为稍高密度、少数为等密度，偶尔为混杂或低密度；有时瘤内可见大小不等的低密度区，多为肿瘤的囊变、坏死区，瘤内钙化表现为肿瘤边缘弧形或瘤内斑点状钙化。MRI 一般为 T_1 加权像呈略低或等信号，T_2 加权像呈稍高或等信号，20% 的脑膜瘤在 T_2 加权像呈低信号，富含血管时呈现血管流空信号。②大小：根据肿瘤大小将脑膜瘤分为小型（<3cm）、中型（3~5cm）、大型（5~7cm）和巨大型（>7cm）。③边界：绝大多数脑膜瘤边界清楚，少数不清楚。④形态：一般呈球形、卵圆形、桑葚状，少部分呈扁平状、结节状、不规则状。⑤结构：一般质地均匀，可以出现钙化、囊性变、出血等。⑥部位：好发部位与蛛网膜绒毛分布情况相一致，脑膜瘤的脑外发生部位具有重要的诊断价值。⑦数目：绝大多数为单发性，8.5% 为多发性。⑧病变部位颅骨改变：表现为局部增生或破坏，具有重要的诊断意义。⑨基底：多数脑膜瘤以广基底与硬脑膜相连，少数无明显基底。⑩强化情况：CT 为均匀中等以上强化，CT 值增加至 50~100Hu；MRI 强化分为高、中、轻度强化，均匀强化，不均匀强化，脑膜强化。脑膜瘤在 MRI 增强扫描时，60% 左右脑膜瘤在其附着处可见脑膜增厚强化，称为脑膜尾征，因似从脑膜瘤体上延伸的"尾巴"，故又叫"鼠尾"征，是脑膜瘤的在 MRI 上的特征性表现之一（图 7-3-1）。脑膜尾征的组织由肿瘤细胞浸润、纤维结缔组织增生和丰富的血管及血管扩张构成。

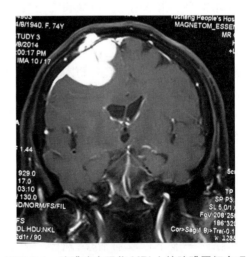

图 7-3-1　脑膜瘤在强化 MRI 上的脑膜尾征表现

（2）间接征象：①正常结构移位，表现为中线结构、脑室、脑干移位；②正常结构变形，表现为脑室、脑池变形；③脑室充盈缺损，见于脑室内脑膜瘤；④脑积水，主要为梗阻性脑积水；⑤瘤周脑水肿，轻重不一，水肿带<2cm 称为轻度水肿，>2cm 为重度水肿；⑥颅骨改变，表现为颅内压增高征象及血管压迹增多、增宽等；⑦脑池扩大，肿瘤压迫脑池，造成局部脑脊液循环受阻，脑池扩大是脑外肿瘤的表现；⑧其他征象包括皮质扣压征、黑环征或白环征、静脉窦闭塞等。脑

膜瘤向脑实质内突出，压迫脑回，使之凹陷而形成皮质扣压征，也称白质塌陷征。MRI 上在脑膜瘤周围可见一低信号环包绕，介于肿瘤与灶周水肿之间，T$_1$ 加权像呈低信号环，称为黑环征；在 T$_2$ 加权像呈高信号环，称为白环征（图 7-3-2），这些征象是脑外肿瘤的表现。瘤周小血管、薄层脑脊液、胶质增生等是黑、白环征形成的主要原因。CTA/MRA 可显示静脉窦阻塞，主要是脑膜瘤压迫、侵及邻近静脉窦，或形成血栓，使静脉窦闭塞或出现充盈缺损。

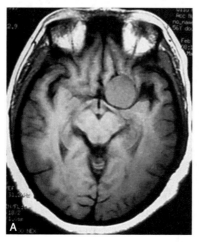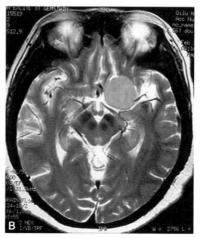

图 7-3-2　MRI 显示脑膜瘤的黑环征（A）和白环征（B）

（五）诊断

根据病史长、病程进展缓慢的特点及相关症状、体征，进行 CT/MRI 检查，基本可做出诊断。肿瘤的部位、形态、密度与信号、边界、结构、强化情况、局部颅骨改变、皮质扣压征、黑环征或白环征及脑膜尾征等是诊断脑膜瘤的重要 CT/MRI 依据。

（六）治疗

1. **手术治疗**　由于绝大多数脑膜瘤为良性肿瘤，若能全切除，可以治愈。因此，长期以来，手术切除是治疗脑膜瘤的首选治疗方法。

目前，脑膜瘤的切除标准多采用 Simpson 提出的标准。即 Ⅰ 级：肿瘤全切除并切除肿瘤累及的硬膜和颅骨；Ⅱ 级：肿瘤全切除并用激光或电灼肿瘤附着硬膜；Ⅲ 级：肿瘤全切除，肿瘤附着的硬膜没有任何处理；Ⅳ 级：部分切除肿瘤；Ⅴ 级：单纯肿瘤减压或活检。Ⅰ ~ Ⅱ 级为全切除，Ⅲ ~ Ⅴ 级为非全切除。

2. **放射治疗**　鉴于良性脑膜瘤对放疗不敏感，故普通放疗已很少用于良性脑膜瘤的治疗。良性脑膜瘤全切除后一般不行放射治疗，对于一些没有全切除的脑膜瘤或非典型性脑膜瘤，术后可以辅以放

射治疗。有适应证的脑膜瘤，也可以采取立体定向放射治疗。恶性脑膜瘤对放疗敏感，术后需要放射治疗。

（七）预后

1. **手术病死率**　脑膜瘤手术病死率已经下降到 0~9%。手术后死亡原因主要与术前患者全身状况差、未能全切除肿瘤、术中过分牵拉脑组织、结扎或损伤重要血管等有关。术后的各种并发症发生率为 39%~57%。术后颅内出血、脑水肿、癫痫、脑脊液漏、脑神经损伤等是主要手术并发症。

2. **复发率**　鉴于脑膜瘤的生长位置及生长特点，17%~50%无法达到全切，因此，脑膜瘤的复发是影响其预后的主要原因。脑膜瘤的复发时间为 5 ~ 10 年，恶性脑膜瘤可在术后几个月至 1 年内复发。脑膜瘤的复发率主要与手术切除程度、组织类型等有关。脑膜瘤全切后 5 年、10 年和 15 年复发率分别为 7%、20% 和 32%，而次全切除术后分别为 37%、55% 和 91%。良性者术后 5 年复发率为 3%~7%，非典型者复发率为 38%~52%，恶性者复发率高达 50%~84%。总之，脑膜瘤总体术后复发率为 15%~20%，

20 年的复发率为 19%。复发性脑膜瘤首选治疗方法仍然是手术治疗,术后仍不能根治者,应辅以放射治疗等措施,以延长肿瘤再次复发时间。恶性脑膜瘤术后 3 年和 5 年的复发率分别为 33%~80%与 75%~85%。

3. **生存率** 脑膜瘤术后 10 年生存率为 43%~78%。脑膜瘤的根治率取决于手术是否彻底,而手术能否达到全切除主要与肿瘤发生部位有关。良性脑膜瘤预后良好,恶性脑膜瘤预后不良。恶性脑膜瘤术后综合治疗 5 年和 10 年的生存率分别为 64.3%和 34.5%。

影响脑膜瘤预后的主要因素有肿瘤的性质、部位、大小及手术切除程度等。

二、矢状窦旁脑膜瘤

矢状窦旁脑膜瘤(parasagittal sinus meningioma)是指基底位于上矢状窦壁的脑膜瘤。肿瘤生长方式有以下几种:①肿瘤基底位于一侧矢状窦壁,向大脑凸面生长,肿瘤主体嵌入大脑半球内侧;②肿瘤同时累及大脑镰,基底沿大脑镰延伸,肿瘤主体位于一侧纵裂池内;③肿瘤由矢状窦旁向两侧生长,跨过上矢状窦并包绕之。矢状窦旁脑膜瘤常能部分或全阻塞上矢状窦腔,肿瘤常侵蚀相邻部位的硬脑膜及颅骨,使颅骨显著增生,向外隆起。

(一)患病率

矢状窦旁脑膜瘤是临床上最常见的脑膜瘤类型,占全部脑膜瘤的 22%~33%。

(二)临床表现

1. **性别、年龄** 男性略多于女性,发病高峰年龄在 30~50 岁。

2. **部位** 矢状窦旁脑膜瘤以矢状窦的前 1/3 和中 1/3 最为多见,位于上矢状窦前 1/3 的肿瘤占 46.6%,中 1/3 占 35.4%,后 1/3 占 18.0%。

3. **症状、体征** ①早期常无症状;②癫痫是最常见症状,半数以上患者以此为首发症状,位于矢状窦前 1/3 的肿瘤患者常表现为癫痫大发作,中 1/3 的肿瘤患者常表现为局灶性发作,或先局灶性发作后全身性发作,后 1/3 的肿瘤患者癫痫发生率较低,可先有视觉先兆,然后出现癫痫发作;③肿瘤位于矢状窦前 1/3 者,常可表现为精神症状,如欣快、不拘礼节、淡漠不语,甚至痴呆、性格改变等,中 1/3 者可出现对侧肢体无力、感觉障碍等,多以足部及下肢为重,上肢及面部较轻,若肿瘤呈双侧生长,可出现典型的双下肢痉挛

性瘫痪,肢体内收呈剪状,后 1/3 者可出现视野缺损或对侧同向偏盲,双侧发展者后期可导致失明;④1/4 的上矢状窦旁脑膜瘤头顶中线颅骨隆起或破坏,表现为头皮包块;⑤肿瘤体积增大、出现明显占位效应、压迫邻近脑组织或上矢状窦影响静脉回流时,逐渐出现颅内压增高。

(三)辅助诊断

1. **头颅 X 线片** 表现有局部骨质增生或内板变薄腐蚀,甚至虫蚀样破坏;血管变化可见患侧脑膜中动脉沟增深迂曲,板障静脉扩张,一些肿瘤可见钙化斑。

2. **脑血管造影术** 可见特征性肿瘤染色和抱球状供血动脉影像。动脉期可见肿瘤的供血动脉,位于矢状窦前 1/3 和中 1/3 的肿瘤主要由大脑前动脉供血,后 1/3 肿瘤主要由大脑后动脉供血,还可见脑膜中动脉及颅外血管供血。在造影的静脉期和窦期,可见相关静脉移位,有时可见上矢状窦受阻塞变细或中断,这对于术前准备及术中如何处理矢状窦有很大帮助。

3. **CT/MRI** CT 显示出上矢状窦旁圆形、等密度或高密度影,增强扫描时可见密度均匀增高,基底与矢状窦相连。MRI 扫描可清楚地显示肿瘤与矢状窦的关系,肿瘤可以跨矢状窦向两侧生长。肿瘤在 T_1 加权像上多为等信号,少数为低信号,在 T_2 加权像上则呈高信号、等信号或低信号,肿瘤内部信号可不均一,可见肿瘤明显强化。MRA 可提供肿瘤的血供与上矢状窦是否闭塞等资料(图 7-3-3)。

根据肿瘤与上矢状窦的关系,将矢状窦旁脑膜瘤分为三型:Ⅰ型,肿瘤仅附着在一侧窦壁的外层。Ⅱ型,肿瘤侵入窦壁,但窦腔未完全闭塞。Ⅲ型,肿瘤长入窦内,窦腔完全闭塞。

(四)治疗

手术切除是治疗矢状窦旁脑膜瘤的首选方法。术前行脑血管造影,了解肿瘤的供血情况及上矢状窦、回流静脉通畅与否对手术有一定的指导作用。术前行肿瘤主要供血动脉栓塞术,可减少术中出血。肿瘤累及的硬脑膜和颅骨可切除后行一期修补。

(五)预后

矢状窦旁脑膜瘤手术效果较好。术中大出血和术后严重脑水肿可导致死亡。肿瘤全切后复发者很少,但累及上矢状窦又未能全切肿瘤的患者仍可能复发,复发率随时间延长而升高,术后辅以放疗可以降低肿瘤复发的机会。

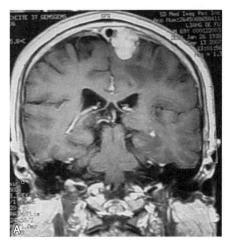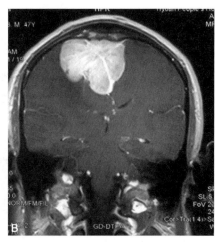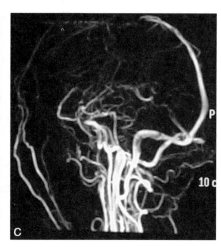

图 7-3-3　矢状窦旁脑膜瘤的 MRI 和 MRA 表现
A. 强化像；B. 双侧型；C. 上矢状窦闭塞。

三、大脑凸面脑膜瘤

大脑凸面脑膜瘤（cerebral convexity meningioma）是指大脑半球外侧面上的脑膜瘤，肿瘤基底为大脑凸面的硬脑膜，在肿瘤和矢状窦之间有正常脑组织，肿瘤基底与颅底硬脑膜或硬脑膜窦没有关系。主要包括大脑半球额、顶、枕、颞各叶的脑膜瘤和外侧裂部位脑膜瘤，是最常见的颅内脑膜瘤之一。肿瘤多呈球形，与硬脑膜有广泛的粘连，并可向外发展侵犯颅骨，使骨质发生增生、吸收和破坏等改变。

（一）患病率

大脑凸面脑膜瘤占全部脑膜瘤的 15%~25%。

（二）临床表现

1. **性别、年龄**　女性稍多于男性，为 1.17∶1；40~65 岁占多数。

2. **部位**　大脑半球前半部的发生率比后半部高。

3. **症状、体征**　因肿瘤的部位不同而异，主要有：①颅内压增高症，80% 的患者出现颅内高压症状，一般在晚期发生。②癫痫发作，以癫痫为首发症状者较多，多发生在早、中期；额顶叶及中央沟区的凸面脑膜瘤可致局限性发作，或由局限性发作转为大发作。③感觉、运动、语言、视力障碍，中晚期多见，随着肿瘤的不断生长，患者常出现对侧肢体麻木和无力，上肢常较下肢重；颞叶的凸面脑膜瘤可出现以上肢为主的中枢性瘫痪，位于优势半球者尚有运动性和感觉性失语，位于枕叶者可出现同向偏盲。④头部骨性包块，肿瘤侵犯颅骨，出现骨性包块，同时伴有头皮血管扩张。

（三）辅助诊断

1. **颅骨 X 线片**　常显示局部颅骨呈针状增生或破坏，脑膜中动脉沟增宽，颅底片可见棘孔扩大。

2. **脑血管造影术**　显示肿瘤由颈内、颈外动脉双重供血，动脉期可见颅内肿瘤区病理性血管，由于肿瘤多血供丰富，静脉期肿瘤染色清楚，呈较浓的片状影，具有定位及定性诊断的意义。

3. **CT/MRI**　CT 可见肿瘤呈圆形高密度影，多均匀明显强化，边界清楚，可见颅骨受累表现（图 7-3-4）。MRI 的 T_1 加权像为低或等信号，T_2 加权像为等或高信号，皮质扣压征、黑环征或白环征多见；明显强化，边界清楚，可见脑膜尾征（图 7-3-5）。

（四）治疗

手术切除是治疗大脑凸面脑膜瘤的首选方法，一般能做到完全切除肿瘤。肿瘤附着的硬脑膜及受侵犯的颅骨应一并切除，以防复发，可一期修补。

（五）预后

显微外科技术使手术全切率提高到 95% 以上，手术病死率低于 1%；5 年复发率为 3%，10 年复发率为 5%。肿瘤全切者，基本可以治愈。位于功能区的脑膜瘤，即使术后有神经功能障碍，也多可恢复，因此，大脑凸面脑膜瘤是预后最好的脑膜瘤。

四、蝶骨嵴脑膜瘤

蝶骨嵴脑膜瘤（sphenoid ridge meningioma）是起源于蝶骨大、小翼上的脑膜瘤，内起自前床突，外抵翼点。目前多简化分为外侧型和内侧型。肿瘤多为球形，可以向周围各个方向生长，少数为扁平状。

（一）患病率

蝶骨嵴脑膜瘤占颅内脑膜瘤的第三位，占全部脑膜瘤的 10%~12%。

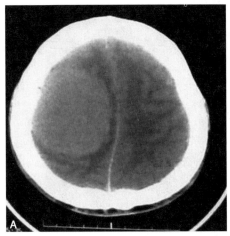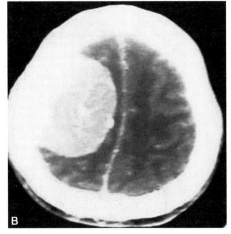

图 7-3-4　大脑凸面脑膜瘤的 CT 表现
A. 平扫像；B. 强化像。

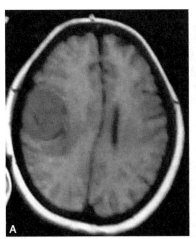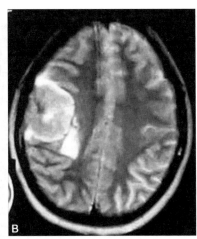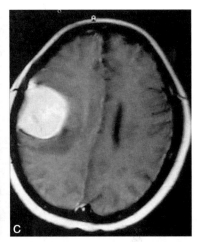

图 7-3-5　大脑凸面脑膜瘤的 MRI 表现
A. T_1 像；B. T_2 像；C. 强化像。

（二）临床表现

1. **性别、年龄**　男女发病比例为 1∶2.5；平均年龄 45 岁。

2. **部位**　内侧型占 60%，外侧型占 40%。

3. **症状、体征**

（1）内侧型：早期症状明显，可出现视神经受压，表现为视力下降、视野缺损，如肿瘤向眼眶内或眶上裂侵犯，眼静脉回流受阻，患者可以有眼球突出等症状，还可出现第Ⅱ、Ⅳ、Ⅵ对及第Ⅴ对第一支脑神经损害症状，精神症状和嗅觉障碍多见于肿瘤向前颅窝生长者，晚期可出现轻偏瘫和颅内压增高。

（2）外侧型：早期症状不明显，可仅有头痛而缺乏定位体征，部分患者可出现颞叶癫痫发作，如肿瘤侵犯颞骨可出现颧颞部骨质隆起，晚期可出现轻偏瘫和颅内压增高。

（3）扁平状蝶骨嵴脑膜瘤：女性好发，表现为缓慢、进行性一侧突眼、眼睑肿胀和增厚，无眼球搏动和血管杂音。早期视力和眼球活动多正常，随突眼发展和眶上裂及海绵窦受累，视力和眼球活动才出现障碍，局部颞骨增厚、隆起，常有癫痫发作。

（三）辅助诊断

1. **颅骨 X 线片**　可显示蝶骨嵴骨质增生或破坏。

2. **脑血管造影术**　可以提供肿瘤的供血动脉以及肿瘤与主要血管的毗邻关系。

3. **CT/MRI**　表现为以蝶骨嵴为中心的球形生长的肿瘤，边界清楚，肿瘤明显强化（图 7-3-6）。

MRI 可以显示肿瘤与蝶骨嵴和眼眶的关系、骨质破坏情况等，对内侧型的蝶骨嵴脑膜瘤，还可以显示肿瘤与颈内动脉的关系，对手术切除肿瘤有重要的参考价值（图 7-3-7）。

（四）治疗

手术切除是治疗蝶骨嵴脑膜瘤首选方法。目前

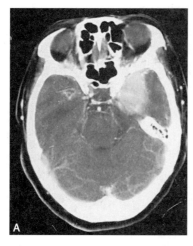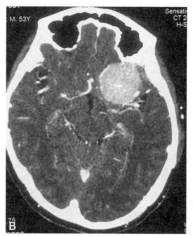

图 7-3-6　蝶骨嵴脑膜瘤的强化 CT 表现
A. 内侧型；B. 外侧型。

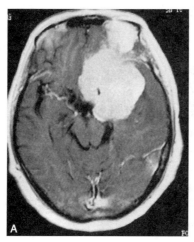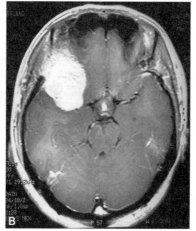

图 7-3-7　蝶骨嵴脑膜瘤的强化 MRI 表现
A. 内侧型；B. 外侧型。

多采用以翼点为中心的额颞入路。术中应注意避免损伤重要的血管和神经组织，如大脑中动脉、颈内动脉和视神经。对于侵犯海绵窦的肿瘤，分离肿瘤时应注意辨认和保护第Ⅲ、Ⅳ、Ⅵ对脑神经。对于未能全切的内侧型肿瘤，术后可辅以放疗，以延缓复发。

（五）预后

手术病死率已降至 4% 以下。外侧型蝶骨嵴脑膜瘤容易全切，术后复发和神经功能损害较少见，预后良好。内侧型脑膜瘤，尤其是巨大型，常累及大脑中动脉、颈内动脉、视神经和海绵窦，全切除多有困难，术后可出现或加重Ⅲ、Ⅳ、Ⅵ脑神经功能损害，其预后比外侧型差。肿瘤复发，可再次手术切除，但全切除更困难。

五、大脑镰脑膜瘤

大脑镰脑膜瘤（cerebral falx meningioma）是指基底位于大脑镰的脑膜瘤，常突入一侧大脑半球内，有时可向双侧发展。也有少数肿瘤呈扁平型，在大脑镰内浸润性生长。多由大脑镰脑膜动脉供血，也可由脑内动脉供血，其前部可来自眼动脉分支，后部来自枕动脉，中部可有脑膜中动脉供血。在肿瘤基底和附近的大脑镰内有多条扩张的静脉。

（一）患病率

大脑镰脑膜瘤占全部脑膜瘤的 5%~10%。

（二）临床表现

1. **性别、年龄**　女性多见，平均发病年龄为50 岁。

2. **部位**　分为前 1/3、中 1/3、后 1/3 大脑镰脑膜瘤，其中以额、顶部者多见。

3. **症状、体征**　①早期多为无症状性脑膜瘤；②癫痫发作是该部位脑膜瘤的重要的临床症状，多以对侧肢体或面部局限性发作开始，逐渐形成全身大发作;③随着肿瘤的长大,可压迫皮质中央区,出现轻偏瘫;发生在后部的巨大大脑镰脑膜瘤可压迫双侧枕叶距状裂,引起视力障碍;④向双侧发展者,可双下肢痉挛性瘫痪和排尿障碍;⑤晚期逐渐出现颅内压增高症。

(三) 辅助诊断

1. 脑血管造影术 正位片可见胼缘动脉向外移位,若肿瘤向两侧发展,则双侧胼缘动脉向两侧分开并包绕呈球形;侧位片则可见胼缘动脉下移。发生于大脑镰后部的肿瘤也可使大脑后动脉增粗并向对侧移位。

2. CT/MRI CT 扫描可见大脑镰旁等密度或高密度肿块,边界较清楚,可一侧存在,也可以两侧,有广泛基底与大脑镰相连,肿瘤钙化常见,多明显强化,瘤周常有低密度水肿带(图 7-3-8)。

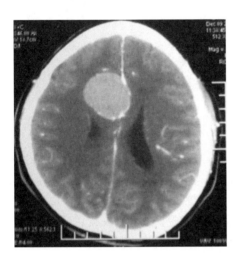

图 7-3-8 大脑镰脑膜瘤的强化 CT 表现

MRI 扫描可准确地反映肿瘤与矢状窦及重要脑皮质结构的关系,大型大脑镰脑膜瘤可同时累及大脑镰和上矢状窦,大脑镰脑膜瘤在 MRI 上的信号与其他部位脑膜瘤相同(图 7-3-9)。

(四) 治疗

大脑镰脑膜瘤首选手术切除。手术切口设计时一定要达中线,骨窗内缘也要在中线上。肿瘤累及的大脑镰要与肿瘤一块切除,以防复发。

(五) 预后

大脑镰脑膜瘤手术病死率低于 0.4%。术后主要并发症是对侧肢体偏瘫、感觉障碍、视野缺损等,多能恢复。术中避免过度牵拉脑组织,避免损伤上矢状窦、中央沟静脉、胼周动脉及枕动脉主干是减少术后并发症的关键因素。

大脑镰脑膜瘤全切术后复发率很低,预后良好。

六、鞍结节脑膜瘤

鞍结节脑膜瘤(tuberculum sellae meningioma)是起源于鞍结节周围硬膜脑膜瘤的总称,包括起源于鞍结节、前床突、鞍膈和蝶骨平台的脑膜瘤,由于上述解剖结构范围以鞍结节为中心往往不超过 3cm,故临床上对上述区域的脑膜瘤习惯上统称为鞍结节脑膜瘤。

(一) 发生率

鞍结节脑膜瘤占全部脑膜瘤的 3%~11%。

(二) 临床表现

1. 性别、年龄 女性多见,男女之比为 1∶(2~4);可发生于任何年龄,以 30~40 岁多见,儿童罕见。

2. 部位 起源于鞍结节的脑膜瘤约占 90%,起源于前床突、鞍膈和蝶骨平台的脑膜瘤仅占 10% 左右。

3. 病程 平均 3 年。

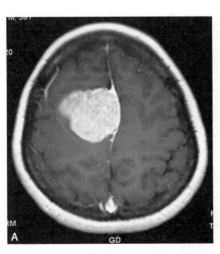
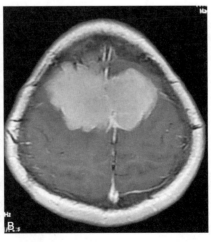

图 7-3-9 大脑镰脑膜瘤的强化 MRI 表现
A. 单侧型;B. 双侧型。

4. 症状、体征

（1）头痛：为早期常见症状，多以额部、颞部、眼眶等间歇性轻、中度疼痛为主；颅内压增高时，头痛加剧，伴有呕吐，常在晚间和清晨发作。

（2）视力、视野障碍：为鞍结节脑膜瘤最常见症状，几乎所有患者都有视力、视野的改变，80%以上的患者为首发症状，视力障碍多为缓慢、进行性减退，可持续数月或数年，早期出现一侧视力减退伴颞侧视野缺损，随后对侧视神经和视交叉受压表现为双眼视力下降或双侧视野缺损，最后可导致失明，但双侧视力或视野的改变往往不对称、不规则，80%患者眼底出现视盘原发性萎缩，晚期出现颅内压增高时，可发生继发性眼底水肿。

（3）垂体和下丘脑功能障碍：肿瘤长大压迫垂体时，可发生垂体功能减退的症状，如性欲下降、阳痿或闭经，下丘脑受累时也可出现多饮、多尿、肥胖及嗜睡等表现。

（4）颅内压增高症：晚期肿瘤突入第三脑室内阻塞室间孔导致脑脊液循环障碍，发生脑积水导致颅内压增高。

（5）其他：肿瘤长大影响嗅束时可出现一侧或两侧嗅觉减退或消失，累及额叶时可产生嗜睡、记忆力减退、焦虑等精神症状，压迫海绵窦时可引起动眼神经麻痹及眼球突出等。

（三）辅助检查

1. **颅骨 X 线片** 鞍结节及其附近的蝶骨平台骨质增生，呈结节增生特征，有时还可见鞍背骨质吸收，少数出现局部骨质破坏。蝶鞍一般不扩大。

2. **脑血管造影术** 中等以上大小肿瘤可有大脑前动脉第一段及前交通动脉向上、向后移位，动脉管腔变细，少数可引起动脉闭塞。通常眼动脉增粗并有分支向鞍结节脑膜瘤供血，有时可见鞍结节为起点向周围呈放射状的异常血管。

3. **CT** 可见鞍上等密度或高密度区，骨窗像可见鞍结节骨质增生，其前后缘呈外生性骨疣，肿瘤明显强化（图 7-3-10）；CTA 可显示肿瘤与蝶鞍、视交叉及颈内动脉的关系。

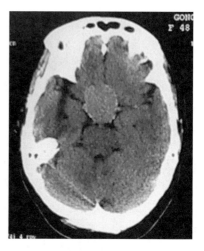

图 7-3-10 鞍结节脑膜瘤的 CT 表现

4. **MRI** 能显示肿瘤与视神经、颈内动脉的关系，并有助于鉴别动脉瘤；T_2 加权像上肿瘤信号的高低将有助于判断脑膜瘤的质地，即 T_2 加权像高信号提示肿瘤含水量较高，质地偏软；低信号或等信号则表示肿瘤纤维化和钙化成分较多，质地偏硬，不利于切除（图 7-3-11）。MRA 可以帮助了解肿瘤供血情况。

（四）诊断

凡出现进行性视力减退、单或双颞侧偏盲，伴

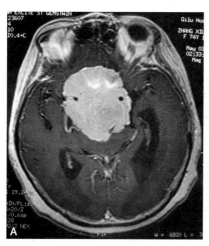
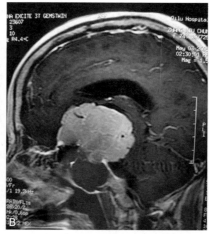
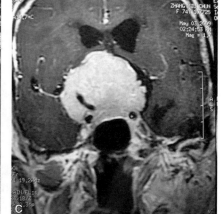

图 7-3-11 鞍结节脑膜瘤的强化 MRI 表现
A.轴位像；B.矢状位像；C.冠状位像。

有头痛,眼底有原发性视神经萎缩者,应考虑鞍结节脑膜瘤的可能,应及时行 CT/MRI 检查,以明确诊断。

(五) 鉴别诊断

1. **垂体腺瘤** 以垂体内分泌障碍为主要表现,大腺瘤伴有视力、视野障碍。颅骨 X 线片表现为蝶鞍扩大、变形或骨质破坏。CT/MRI 检查显示为鞍内肿瘤。

2. **颅咽管瘤** 儿童多见,以尿崩症、肥胖、发育迟缓等下丘脑受累为主要症状,可伴有视力、视野障碍。影像学检查可发现鞍上和/或鞍内有蛋壳样钙化,多为囊性肿瘤,环状强化。

3. **视交叉部蛛网膜炎** 视力减退缓慢,常有症状缓解期,视野改变很不规则。影像学检查蝶鞍正常,鞍结节无骨质增生及破坏,鞍区无占位性病变。

4. **球后视神经炎** 发病急,以双侧视力丧失为主要表现,无内分泌症状,多为向心性视野缩小,非手术治疗效果明显。影像学检查蝶鞍正常,鞍区无占位性病变。

5. **异位松果体瘤** 以 7~20 岁多见,多以尿崩症为首发症状,并伴有其他内分泌症状,可有原发性视神经萎缩,肿瘤钙化不常见。

(六) 治疗

1. **手术治疗** 手术切除是鞍结节脑膜瘤最有效的治疗方法。根据肿瘤的大小、发展方向及术者习惯,常采用翼点入路、纵裂入路及单侧额下入路等。翼点入路或单侧额下入路适用于肿瘤居中线,向鞍后或一侧发展者,纵裂入路主要适用于向纵裂内生长的鞍上脑膜瘤。

视神经、视交叉损伤是鞍结节脑膜瘤最常见并发症,手术直接损伤及供应视觉通路的血管损伤是术后视力减退的主要原因。预防关键在于采用显微技术操作,并提高手术技巧。垂体柄及下丘脑、动眼神经、颈内动脉及其分支损伤也是常见的手术并发症,手术中,应仔细辨认上述结构,避免误伤。术后常规应用抗癫痫药物可有效预防癫痫发作。

2. **立体定向放射外科治疗** 主要适用于:①年龄大、全身情况差、不能耐受手术治疗者;②肿瘤直径<3cm 且肿瘤与视神经间距在 2mm 以上,并不伴有颅内压增高者;③肿瘤切除术后有残留者。

(七) 预后

预后主要与肿瘤的大小、病程及手术切除程度有关。肿瘤全切率一般为 80%~90%,复发率为 3%~25%。较小的肿瘤,手术多可完全切除,病死率低,多能治愈,预后良好。较大的肿瘤,手术全切率下降,手

术危险性增加,手术病死率为 0~10%。术后视力、视野好转者占 27.8%~72.2%,但仍有 5.6%~38.9% 患者术后视力恶化,预后稍差。

七、嗅沟脑膜瘤

嗅沟脑膜瘤(olfactory groove meningioma)系指位于颅前窝底筛板及其后方的脑膜瘤。多呈球形,分为单侧或双侧,单侧较多见。

(一) 患病率

嗅沟脑膜瘤是最常见的颅前底肿瘤,占颅内脑膜瘤 2%~18%。

(二) 临床表现

1. **性别、年龄** 男:女为 1:5;高发年龄 36~68 岁,平均 45 岁。

2. **部位与病程** 单侧占 60%,双侧占 40%。病程多在 0.5~10 年,平均 2.5 年。

3. **症状、体征** ①嗅觉减退或丧失是嗅沟脑膜瘤的早期症状,有重要定位意义;②1/4 的嗅沟脑膜瘤患者出现福-肯综合征(Foster-Kennedy syndrome),肿瘤直接压迫视神经引起一侧原发性视神经萎缩,随着肿瘤的长大,引起颅内压增高而发生另一侧视盘水肿;③当肿瘤累及额叶眶回时,可出现精神症状,表现为反应迟钝、精神淡漠或欣快。

(三) 辅助诊断

1. **头颅 X 线片** 显示颅前窝底骨质破坏及筛板和眶顶骨质的增生,对嗅沟脑膜瘤的诊断有重要的参考价值。

2. **CT/MRI** 显示颅前窝一侧或双侧近中线处圆形肿瘤阴影,边界清楚,前颅底筛板骨质增生或破坏,甚至肿瘤侵入鼻窦,肿瘤呈均匀明显强化(图 7-3-12,图 7-3-13)。

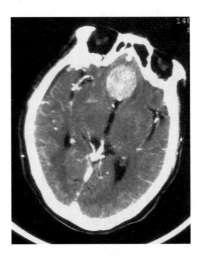

图 7-3-12 嗅沟脑膜瘤的强化 CT 表现

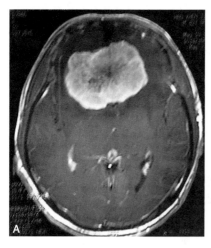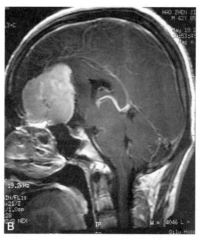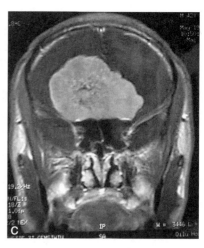

图 7-3-13   嗅沟脑膜瘤的强化 MRI 表现
A. 轴位像;B. 矢状位像;C. 冠状位像。

（四）治疗

手术切除是治疗嗅沟脑膜瘤的首选方法。将肿瘤及其侵蚀组织彻底切除是防止肿瘤复发的根本措施,避免损伤视神经、下丘脑和颈内动脉以及颅底重建是降低术后病死率和并发症发生率的关键。鉴于嗅沟脑膜瘤一般较大,不要试图完全暴露后再切除,分块肿瘤内切除是处理这类肿瘤的手术原则。切除颅底硬脑膜和增生或受侵蚀的颅骨及筛窦内的肿瘤是预防肿瘤复发的基本措施。颅底重建是防止术后脑脊液鼻漏的基本措施。

（五）预后

嗅沟脑膜瘤全切除率达到 85% ~ 100%,平均 98%;病死率降至 0 ~ 2%,术后并发症发生率平均 7.5%,主要并发症包括脑神经损伤、癫痫、脑脊液漏、颅内感染、精神异常和脑梗死等。影响肿瘤全切的主要因素是肿瘤包绕颈内动脉或累及视神经。嗅沟脑膜瘤达到 Simpson Ⅱ 级切除者,术后复发率达 19% ~ 41%,而达到 Simpson Ⅰ 级切除者,术后复发率几乎为零。因此,绝大多数嗅沟脑膜瘤预后良好。

八、小脑幕脑膜瘤

小脑幕脑膜瘤(tentorial meningioma)是指其基底附着在小脑幕的脑膜瘤,包括小脑幕切迹和窦汇的脑膜瘤。肿瘤可向幕上或幕下两个方向发展,形成骑跨型。肿瘤可发生在小脑幕的任何部位,常与窦汇、直窦、横窦等处粘连。由于其常累及静脉窦、深静脉系统、脑干和脑神经,所以,有时手术全切困难。

（一）发生率

小脑幕脑膜瘤占全部颅内脑膜瘤的 2% ~ 9%。

（二）临床表现

1. **性别、年龄**   男女比例为 1:3;好发年龄在 40 ~ 60 岁,平均 50 岁。

2. **部位与病程**   幕上型占 15%,骑跨型占 44%,幕下型 41%。病程 7 天至 15 年,平均 21 个月。

3. **症状、体征**

（1）颅内压增高症状:表现为头痛、恶心、呕吐、视盘水肿。

（2）小脑体征:表现为共济失调、眼球震颤、肌张力降低等。

（3）前庭蜗神经损害:是最多见的脑神经损害,多表现为耳鸣或听力下降,可能是由于肿瘤牵拉脑神经,或压迫脑干听觉传导通路。

（4）视野缺损:肿瘤向幕上生长者,影响大脑半球枕叶和颞叶,可引起视野改变,出现象限性视野缺损或同向偏盲。

（三）辅助诊断

1. **头颅 X 线片**   正位片可发现枕鳞部局限性骨质增生或破坏,头颅侧位片可见到颅骨内板或外板增生。

2. **脑血管造影术**   肿瘤侵犯小脑幕的重要标志是小脑幕切迹动脉显影,正常情况下该动脉不显影,但发生肿瘤供血时,管径增粗,可以显影,通往肿瘤区并分出肿瘤血管。椎动脉造影,发现病侧小脑上动脉远端呈弧形向内移位,大脑后动脉亦可移位,出现病理性血液循环。

3. **CT/MRI**   小脑幕脑膜瘤在 CT/MRI 上的密度/信号表现与其他部位的脑膜瘤一样(图 7-3-14)。CT 扫描三维重建或 MRI 扫描及血管成像,可以了解肿瘤的基底与横窦、窦汇区、脑干、邻近血管的关系以

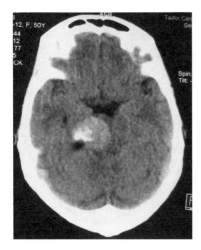

图 7-3-14　小脑幕脑膜瘤的平扫 CT 表现

及横窦、窦汇内是否有血栓形成。

4. **影像学分类**　一般将小脑幕脑膜瘤分为幕上型、幕下型、幕上下骑跨型、小脑幕切迹型及窦汇型 5 种类型(图 7-3-15)。

（四）治疗

手术切除是小脑幕脑膜瘤主要的治疗方法，尽管肿瘤可以向幕上或幕下两个方向生长，但是手术完全切除肿瘤是可能的。根据肿瘤的类型实施不同的手术入路，常采取颅后窝、颞枕部及小脑幕上、下联合开颅。肿瘤的切除方法与一般脑膜瘤手术方法相同，瘤内分块切除，将肿瘤侵犯的小脑幕一并切除，防止肿瘤复发。近横窦生长的脑膜瘤横窦并非完全闭塞，不要盲目切除，若已知横窦完全梗阻者可以结扎，连同肿瘤一并切除。小脑幕切迹处的脑膜瘤，因肿瘤深在，前方为脑干、小脑上动脉等重要结构，单纯幕下开颅难以切除肿瘤，需要幕上下联合切口，或分期手术，第二次由幕上开颅切除剩余的肿瘤组织。在幕缘的前外方要保护第Ⅳ对脑神经，后方不要伤及直窦。

（五）预后

肿瘤全切除率为 90%，病死率为 2.8%，术后并发症发生率为 29.2%。小脑幕脑膜瘤连同基底全部切除，预后良好，很少有复发；次全切除的肿瘤容易复发或再进展，5 年复发率为 4.2%。

九、岩骨后脑膜瘤

岩骨后脑膜瘤(posterior petrous meningioma)是指肿瘤基底位于岩骨后表面的硬脑膜，指岩上窦、岩下

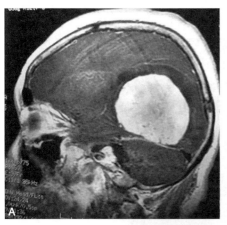
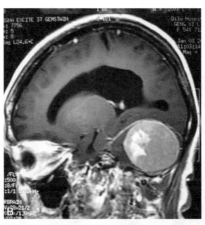
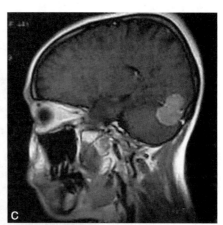
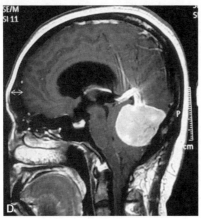
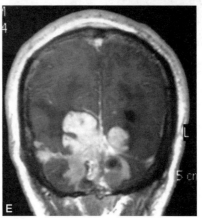

图 7-3-15　小脑幕脑膜瘤的 MRI 分型

A. 幕上型；B. 幕下型；C. 幕上下骑跨型；D. 小脑幕切迹型；E. 窦汇型。

窦、乙状窦围成的区域,不包括来源于其他部位的累及脑桥小脑角区的脑膜瘤。

（一）发生率

岩骨后脑膜瘤占全部脑膜瘤的4%,占脑桥小脑角脑膜瘤的42%。

（二）临床表现

1. 性别、年龄　男：女为1∶5;年龄34~70岁,平均51岁。

2. 症状、体征

（1）脑神经损害:以第Ⅶ、Ⅷ对脑神经损害最常见,主要有头晕、听力下降/丧失、耳鸣、面部麻木疼痛、面肌瘫痪或面肌抽搐等。

（2）小脑功能障碍:表现为眼震、共济失调等。

（3）颅内压增高:随着肿瘤的增长,压迫导水管、第四脑室,引起脑积水,出现颅内压增高。

（三）辅助诊断

1. CT　岩骨后脑膜瘤也具有脑膜瘤的一般特性,平扫为等或稍高密度,瘤内可见沙粒样钙化,增强后多呈均匀性显著强化,可见肿瘤以广基与岩骨相连,邻近脑膜明显强化,可见脑膜尾征,可伴有周围骨质增生或破坏（图7-3-16）。岩骨后脑膜瘤一般不会侵袭到内听道内,内听道一般不扩大,这一点也是鉴别听神经瘤和岩骨后脑膜瘤的重要依据。

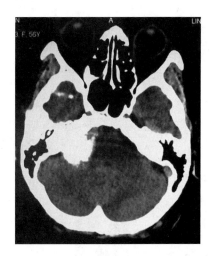

图7-3-16　岩骨后脑膜瘤的平扫CT表现（肿瘤钙化）

2. MRI　T_1加权像上为低、等信号,T_2加权像上为等、高信号,增强后多呈均匀一致,明显增强,有"脑膜尾"征（图7-3-17）。MRI上可辨认部分脑膜瘤与周围结构的关系,了解脑膜瘤的生长模式。

（四）鉴别诊断

1. 听神经瘤　听神经瘤症状多以耳鸣、听力逐渐下降为最初表现,男性多见,内听道有扩大、破

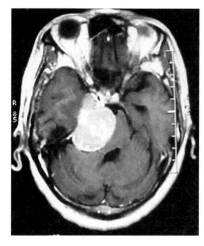

图7-3-17　岩骨后脑膜瘤的强化MRI表现

坏。CT/MRI检查则表现为圆形或分叶状的低密度灶,边界清楚,少数呈略高密度,内听道多呈锥形或漏斗形扩大,增强后多有明显强化,囊变或坏死部分有大小不等的低密度区。岩骨后脑膜瘤囊性变少见。

2. 脑桥小脑角胆脂瘤　多表现三叉神经痛或脑桥小脑角综合征,患者年龄较轻,病程较长,脑神经多有损害。X线片示内听道口不扩大;CT的典型表现为不规则低密度影,CT值可为负值,一般不强化;MRI表现在T_1加权像信号更低,在T_2加权像上信号更高,且内部信号不均匀,不强化。

3. 三叉神经鞘瘤　表现为一侧不典型的三叉神经痛或麻木,以后逐渐出现咀嚼肌无力及萎缩。CT表现为圆形或类圆形、哑铃形占位病变,呈略高密度改变,可伴囊变,骨窗位常见岩骨破坏明显,增强后均匀强化或环形强化。颞骨岩尖部在MRI T_1加权像中呈现的高信号消失是其特征性表现。

（五）治疗

手术切除是治疗岩骨后脑膜瘤的主要方法。手术入路有:①乙状窦后入路,是临床上最常用的手术入路,具有能够尽可能保留听力、及早释放脑脊液降低颅压、更好地显露后组脑神经等优点;②经乙状窦前入路,适用于肿瘤向中下斜坡及颅中窝生长,该入路能良好地暴露颅中窝底及中下斜坡,缩短到斜坡的距离,但该手术入路创伤大;③幕上下联合入路,适用于肿瘤已经穿破天幕到达中颅底估计单纯幕下入路难以全切除肿瘤时。

（六）预后

肿瘤全切率在90%以上,病死率为0~4%。面神经的功能保留率为60%~90%,听力保留率69%~82%。5年复发率在5%左右。多数预后良好。

十、岩骨斜坡脑膜瘤

岩骨斜坡脑膜瘤(petroclival meningioma)是指肿瘤基底位于斜坡-岩骨尖的脑膜瘤,主要包括斜坡脑膜瘤和岩尖脑膜瘤。岩骨斜坡脑膜瘤是指发生于上 2/3 斜坡及内听道以内的岩骨嵴脑膜瘤(包括岩尖),从而与岩骨后及枕大孔区脑膜瘤相区别。

岩骨斜坡脑膜瘤一般可分为四型:①上斜坡型,起源于上斜坡者;②海绵窦型,起源于上斜坡向海绵窦球形生长者;③小脑幕型,起源于上斜坡及岩骨后面向天幕生长者;④岩尖型,起源于岩骨尖部者。

(一) 发生率

岩骨斜坡脑膜瘤占全部脑膜瘤的 5%。

(二) 临床表现

1. **性别、年龄**　女性多于男性,发病年龄多在中年以上。

2. **病程**　病史较长,多在 2 年以上,平均为 2.5~4.5 年。

3. **症状、体征**

(1) 头痛:多限于枕顶部,也有头顶部疼痛,有时为首发症状。

(2) 颅内压增高:因肿瘤生长缓慢,晚期并发阻塞性脑积水才出现颅内压增高症状。

(3) 多组脑神经损害症状:易受累神经为动眼神经、三叉神经、面神经、听神经及展神经,常表现为上睑下垂、听力下降、面部麻木、三叉神经痛及复视等。

(4) 小脑受损症状:步态蹒跚、共济失调和眼球水平性震颤。

(5) 其他:椎动脉及基底动脉受累可表现为暂时性脑缺血发作,个别表现为海绵窦综合征和岩骨尖综合征(眼球后疼痛、展神经麻痹)。

(三) 辅助诊断

1. **CT**　主要表现为岩骨斜坡区圆形、卵圆形或不规则型高密度或略高密度占位性病变,均匀强化,以广基硬脑膜相连,局部可有骨质增生或骨质破坏,有时表现为岩尖部明显破坏(图 7-3-18)。

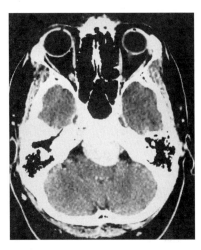

图 7-3-18　岩骨斜坡脑膜瘤的强化 CT 表现

2. **MRI**　在 T_1 加权像上多数为等信号,在 T_2 加权像上可表现为高、等、低信号,绝大部分肿瘤出现强化(图 7-3-19)。可显示肿瘤与邻近血管、脑干的关系。

(四) 鉴别诊断

1. **斜坡脊索瘤**　多位于斜坡处硬脑膜外,有时呈浸润性生长并突破硬脑膜,多呈扁平型或球形。主要表现为头痛、肢体无力、语言不清、呛咳等。X 线片的突出表现为骨质破坏,其间有不规则钙化。CT 扫描可见颅底类圆形不规则高密度影,边界较清楚,瘤内有不同程度的钙化,强化不明显或轻微增强;MRI 显示

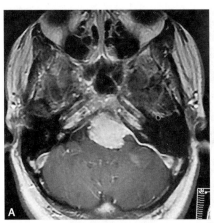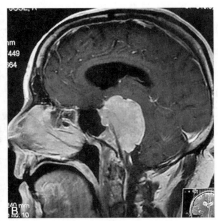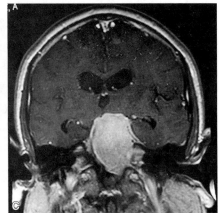

图 7-3-19　岩骨斜坡脑膜瘤的强化 MRI 表现
A. 轴位像;B. 矢状位像;C. 冠状位像。

病灶为短 T_1 长 T_2 或等 T_1 长 T_2 信号。

2. 软骨肉瘤　好发年龄为 40～50 岁,早期无明显症状,以后出现脑神经麻痹和颅内压增高。CT 检查有骨质破坏,表现为等密度或高密度,瘤内有钙化,增强扫描肿瘤不强化或轻度强化。MRI 表现为长 T_1 和长 T_2 信号,轻度强化。

3. 表皮样囊肿　见于青壮年,以三叉神经痛为主要表现。典型 CT 表现为沿脑池生长的边界清楚的不规则低密度影,无强化或边界环状强化。MRI 表现为 T_1 加权像呈略高于脑脊液的低信号,T_2 加权像呈高于脑脊液的高信号。

(五) 治疗

岩骨斜坡脑膜瘤的治疗主要包括手术治疗和放射治疗等。

手术切除是岩骨斜坡脑膜瘤最有效的治疗方法。目前岩骨斜坡脑膜瘤的手术入路主要包括翼点入路、颞下入路、枕下入路、经岩骨-小脑幕入路、幕上下联合入路、经面颅及口咽入路等。多脑神经及脑干损伤、术后脑脊液漏是术后的主要并发症。

立体定向放射治疗岩骨斜坡脑膜瘤的主要适应证包括:①年迈或其他重要器官功能障碍不能耐受手术者;②显微手术后肿瘤残余或复发;③肿瘤直径 <3cm。

(六) 预后

岩骨斜坡脑膜瘤全切率为 25%～85%,术后病死率为 9%～17%。死亡原因主要与脑干损伤有关。肿瘤全切后 5 年复发率为 2%～9.5%,10 年、15 年复发率分别为 10% 和 20%;次全切除术后 5 年复发率为 20%～37%,10 年、15 年复发率分别为 55% 和 91%。

十一、脑室内脑膜瘤

脑室内脑膜瘤(intraventricular meningioma)是指发生在脑室系统内的脑膜瘤,起源于脑室系统的脉络丛组织或脉络膜基质,其血供多来自脉络膜前动脉和脉络膜后动脉。由于侧脑室内肿瘤早期一般没有症状,所以,早期诊断困难;而第四脑室脑膜瘤由于呕吐中枢、前庭和迷走神经受到刺激,症状多出现较早。

(一) 患病率

脑室内脑膜瘤占全部脑膜瘤的 0.5%～6.3%,其中侧脑室脑膜瘤占 80%,第三脑室占 15%,第四脑室占 5%。

(二) 临床表现

1. 性别、年龄　女:男为 1:2;好发于中青年,平均年龄 42 岁。

2. 部位、病程　绝大多数发生在侧脑室三角区,第三、四脑室内少见。左侧略多于右侧。平均病程 1.5 年。

3. 症状、体征　①临床表现为头痛、恶心、呕吐、视盘水肿等颅内压增高征;当体位变动时,肿瘤会压迫室间孔,造成颅内压急剧升高,严重时会发生脑疝;②晚期出现轻微面瘫、轻度偏瘫、癫痫、情绪障碍、视力减退及同向偏盲等;③第三脑室前部肿瘤可出现下丘脑损害症状,第三脑室后部肿瘤可出现两眼上视障碍,第四脑室内脑膜瘤可引起共济失调、眼球震颤等小脑症状,压迫脑神经核团还可出现脑神经受损及脑干症状。

(三) 辅助诊断

CT/MRI 是该病诊断的最可靠方法,表现为:①脑室内均匀一致的稍高密度的无明显钙化的肿块;②边界光滑、不向脑组织内侵袭发展的中等强化的圆形肿瘤;③可见肿瘤与脉络丛相连(图 7-3-20,图 7-3-21)。

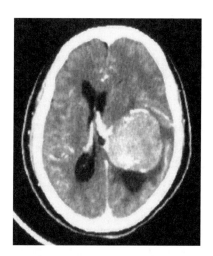

图 7-3-20　脑室内脑膜瘤的强化 CT 表现

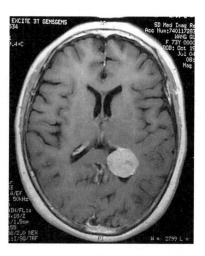

图 7-3-21　脑室内脑膜瘤的强化 MRI 表现

（四）治疗

手术切除为脑室内脑膜瘤的主要治疗方法。

侧脑室内较小的脑膜瘤一般与周围脑组织无粘连,可切断其供血动脉及脉络丛后将肿瘤整块取出。对于较大的肿瘤,尤其是肿瘤与脑室内壁粘连紧密时,不可强行分离,应先行包膜内分块切除肿瘤,然后分离和切除剩余的肿瘤组织。

（五）预后

侧脑室内脑膜瘤全切率在 95% 以上,病死率在 0~4%。全切后,预后良好,一般不会复发。第三、四脑室内脑膜瘤全切率及病死率均差于侧脑室内脑膜瘤,预后较差。未能全切除者,术后可行立体定向放射外科治疗,以降低复发率,延长生存时间。

十二、颅中窝脑膜瘤

颅中窝脑膜瘤(meningioma of middle cranial fossa)系指发生于蝶骨大翼内侧颅中窝底部的脑膜瘤。一般位于硬脑膜内,血供异常丰富。

（一）患病率

颅中窝脑膜瘤占颅内脑膜瘤的 2%~3%。

（二）临床表现

1. **性别、年龄** 男性与女性患病率相差不大,为 1∶(1.25~1.6),平均发病年龄 45 岁。

2. **病程** 平均 3 年。

3. **症状、体征** ①早期临床表现为脑神经受损的症状和体征,典型的颅中窝脑膜瘤早期多出现三叉神经痛,一侧动眼神经麻痹也是本病的早期表现之一,肿瘤较大时,向前发展影响海绵窦或眶上裂,患者可出现眼球活动障碍,眼睑下垂、复视;肿瘤影响视神经时,患者可出现视力、视野改变,部分肿瘤向后发展,Ⅶ、Ⅷ对脑神经受累时,表现为听力下降和周围性面瘫;②部分患者出现颞叶癫痫;③晚期出现颅内压升高。

（三）辅助诊断

CT/MRI 的特征表现为颅中窝底部骨质破坏,圆孔和棘孔扩大及由于血供往往异常丰富,因此,明显均匀强化(图 7-3-22)。其余表现与其他部位的脑膜瘤类似。

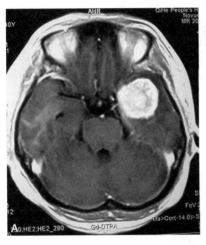
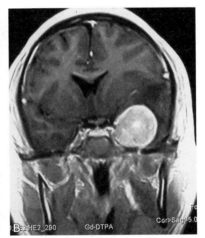

图 7-3-22 颅中窝脑膜瘤的强化 MRI 表现
A. 轴位像;B. 冠状位像。

（四）治疗

以手术切除为主。手术入路可根据肿瘤位置采取翼点入路或颞部入路。无论何种入路,手术切口均应足够低,以充分暴露颅中窝底部。肿瘤侵犯颅中窝底硬脑膜或颅中窝底骨质也应一并切除,必要时可一期颅底重建。

（五）预后

手术病死率在 4% 以下,1 年、2 年、5 年复发率分别为 7.7%、20.9%、20.9%。术后 1 年、5 年生存率均为 92.3%。因此,若能手术完全切除,预后良好。

十三、枕骨大孔脑膜瘤

枕骨大孔脑膜瘤(meningioma of foramen magnum)指发生在枕骨大孔四周的脑膜瘤,可向颅内或颈椎管内生长。因此,将枕骨大孔脑膜瘤按解剖位置分为颅-脊髓型和脊髓-颅型。颅-脊髓型起于脑干腹侧或腹外侧硬膜,基底位于下斜坡、枕大孔之上,向枕骨大孔方向生长。脊髓-颅型由颈段脊膜瘤向颅内生长,血供主要来自于椎动脉、枕动脉和咽升动脉的分支。

（一）患病率

枕骨大孔脑膜瘤占全部脑膜瘤的 0.4%～0.7%，占颅后窝脑膜瘤的 7%。

（二）临床表现

1. **性别、年龄**　男女比例 1：3；平均发病年龄 35 岁。

2. **病程**　平均病程 2.5 年。

3. **部位**　一半发生于枕骨大孔前缘。

4. **症状、体征**　①早期表现为一侧颈部疼痛，随病情发展，逐渐出现手和上肢麻木，继之累及下肢；②肿瘤压迫延髓及高颈髓，出现双上肢乏力，严重者可出现肢体肌萎缩，腱反射减弱；③累及小脑时，出现走路不稳、共济运动障碍；④晚期引起梗阻性脑积水时，出现颅内压增高症状；⑤神经系检查可发现痛觉或温度觉的减退或丧失，以及第 X 和第 XI 对脑神经的损害。

（三）辅助诊断

脊髓造影 CT 扫描可使 3/4 的病例得以确诊。MRI 是诊断颅后窝和上颈段肿瘤的最佳方法，经强化 MRI 扫描，几乎 100% 枕骨大孔区肿瘤可得以确诊（图 7-3-23）。

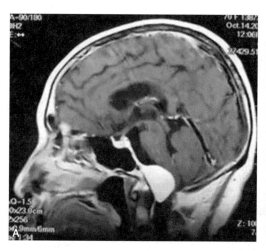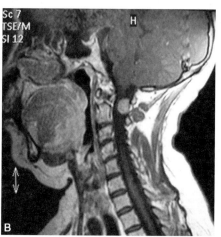

图 7-3-23　枕骨大孔区脑膜瘤的强化 MRI 表现
A. 颅-脊髓型；B. 脊髓-颅型。

（四）治疗

手术切除是治疗枕骨大孔区脑膜瘤的首选方法。一经确诊，应择期手术治疗。根据肿瘤的位置可采取后外侧枕下入路、经口腔入路和联合入路。后外侧枕下入路适合于下斜坡与枕大孔前方肿瘤，经口腔入路适合于肿瘤位于枕骨大孔前方，联合入路适用于斜坡脑膜瘤累及幕上、下者。

（五）预后

其预后与肿瘤的切除程度密切相关。早期发现，肿瘤全切除者，预后良好。手术病死率在 5% 左右。肿瘤复发者约 5% 死于术后 3～5 年。术前有严重神经功能缺失者，术后恢复较困难。60% 的患者术后可生活自理或从事轻工作。

十四、海绵窦脑膜瘤

凡是侵犯海绵窦的脑膜瘤均属于海绵窦脑膜瘤（meningioma of cavernous sinus），分原发于海绵窦内或海绵窦外向海绵窦内侵入的脑膜瘤，后者占绝大多数，真正起源于海绵窦内的脑膜瘤很少。

（一）患病率

海绵窦脑膜瘤占全部脑膜瘤的 5%。海绵窦脑膜瘤是海绵窦区最常见的肿瘤，占海绵窦区肿瘤的 54%。

（二）临床表现

1. **性别、年龄**　男女比例为 1：3；平均发病年龄 35 岁。

2. **病程**　多在 1～3 年。

3. **症状、体征**

（1）海绵窦综合征：海绵窦外侧壁受压时，逐渐出现 Ⅲ、Ⅳ、Ⅵ、Ⅴ（第 1 支）脑神经麻痹，即睑下垂，眼睑和结膜水肿，眼球突出，以及眼外肌麻痹，在三叉神经受累时，面部相应支配区有剧痛或感觉障碍。

（2）眶上裂综合征：海绵窦前部受压时，临床表现为球结膜及筋膜囊水肿（静脉回流或循环障碍）、上睑下垂、眼球运动障碍、眼球外下斜、瞳孔散大、对光反射迟钝、角膜知觉减退等。

（3）颅内压增高：表现为头痛、头晕、恶心呕吐与视盘水肿。

（三）辅助诊断

脑血管造影可了解颈内动脉与肿瘤的关系及肿瘤的血供。CT/MRI 表现为肿瘤呈高度强化，与海绵窦关系密切（图 7-3-24，图 7-3-25）。MRI 可显示肿瘤流空现象。Hirsch 根据肿瘤与颈内动脉的关系将海绵窦脑膜瘤分级如下：Ⅰ级，肿瘤接触或包绕颈内动脉；Ⅱ级，肿瘤完全包绕颈内动脉，但无管腔狭窄；Ⅲ级，颈内动脉管腔狭窄或闭塞。海绵窦脑膜瘤的影像学分级对其治疗具有重要的指导意义，不同级别的肿瘤其治疗原则亦不相同。

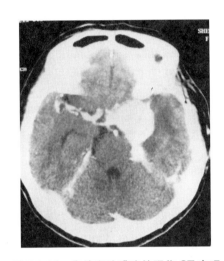

图 7-3-24 海绵窦脑膜瘤的强化 CT 表现

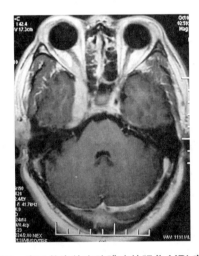

图 7-3-25 扁平状海绵窦脑膜瘤的强化 MRI 表现

根据海绵窦受累的范围与颈内动脉受累的程度将海绵窦脑膜瘤分为 5 级（Sekhar 分级法），见表 7-3-1。

（四）治疗

海绵窦脑膜瘤的治疗主要采取手术切除。手术切口多采用经翼点入路。海绵窦脑膜瘤在组织学上属良性肿瘤，全切肿瘤可达治愈的目的，但全切肿瘤

可能会影响脑神经的功能，甚至要切除部分颈内动脉或脑神经。立体定向放射外科治疗也是海绵窦脑膜瘤的可选治疗方法。

表 7-3-1 海绵窦脑膜瘤的分级

级别	海绵窦受累的范围	颈内动脉受累的程度
Ⅰ	仅局限于某一区域（前、后、内、外）	无
Ⅱ	超过一个区域	移位、未完全包裹
Ⅲ	一侧全部区域	至少一段被包裹
Ⅳ	一侧全部区域	被包裹伴管腔狭窄或闭塞或假性动脉瘤形成
Ⅴ	双侧全部区域	被包裹

（五）预后

鉴于海绵窦区解剖特殊，肿瘤全切率较低，虽然放射治疗可以控制部分肿瘤生长或延缓复发，但是，海绵窦脑膜瘤常表现出类似恶性肿瘤的生物学行为，因此，在良性脑膜瘤中，海绵窦脑膜瘤是预后较差的类型之一。

十五、颅眶沟通脑膜瘤

颅眶沟通脑膜瘤（meningioma of the cranio orbit）分眶源性和颅源性两种，前者起源于蝶骨嵴和鞍旁，沿视神经孔向眶内生长，后者发生于视神经鞘膜的间质细胞，向颅内生长。颅源性颅眶沟通脑膜瘤多来自蝶骨嵴和鞍旁脑膜瘤，沿视神经孔向眶内生长；眶源性颅眶沟通脑膜瘤多由视神经鞘膜的间质细胞分化而来，向颅内生长。

（一）患病率

颅眶沟通脑膜瘤占全部脑膜瘤的 1% 左右，眶源性和颅源性脑膜瘤之比为 1:3。

（二）临床表现

1. **性别、年龄** 女性多于男性。

2. **症状、体征** ①初期可出现轻微头痛、眼球胀、稍突出；②后期肿瘤侵犯占据整个眼眶时，引起眼球后部受压和静脉回流受阻，引起眼球突出、眼球运动障碍、球结膜水肿、视盘水肿、视力减退，甚至失明（图 7-3-26）；③若肿瘤侵犯眶上裂及眼眶深处，患者可出现眶上裂综合征及眶尖综合征。

（三）辅助诊断

1. **X 线片** 眼眶 X 线片可见视神经孔扩大伴有眶骨破坏。

2. **脑血管造影** 可见眼动脉增粗、迂曲，部分病

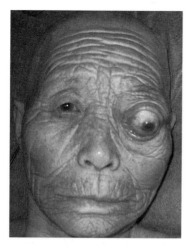

图 7-3-26　颅眶沟通脑膜瘤引起眼球突出

例可出现病理性循环。

3. CT/MRI　CT 可以早期诊断颅眶沟通脑膜瘤，增强扫描可见肿瘤明显强化，同时可显示肿瘤与视神经、眼外肌的关系（图 7-3-27）。在 MRI 上明显强化的脑膜瘤可与其他眶内肿瘤相鉴别，并能分辨与视神经的关系（图 7-3-28）。

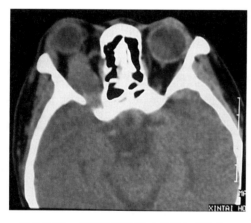

图 7-3-27　颅眶沟通脑膜瘤的平扫 CT 表现

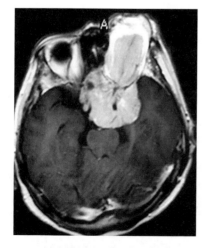

图 7-3-28　颅眶沟通脑膜瘤的强化 MRI 表现

（四）治疗

颅眶沟通脑膜瘤的主要治疗方法是手术切除。可根据肿瘤的位置、大小采用经颅或经眶侧壁入路切除肿瘤。

（五）预后

颅眶沟通脑膜瘤全切除比较困难，因此，容易复发，预后较差。若能全切，预后良好。眶内减压，可使视力恢复，眼球突出减轻或消失。

十六、多发性脑膜瘤

多发性脑膜瘤（multiple meningioma）分为狭义和广义两种概念，前者指颅内存在两个以上相互不连接的脑膜瘤，并排除其他类型。后者包括原发、继发（术后多发、放疗后多发）、合并神经纤维瘤病、脑膜瘤病、家族性、合并其他颅内肿瘤等类型。多发性脑膜瘤又分为共时性与异时性，同期发现两个以上脑膜瘤为共时性多发性脑膜瘤，先后发现两个以上脑膜瘤为异时性多发性脑膜瘤。

（一）发生率

多发性脑膜瘤占全部脑膜瘤的 1%～11%，平均为 8.5%。

（二）发生机制

1. **激素及其受体学说**　蛛网膜绒毛细胞有形成肿瘤的潜能，在激素的刺激下可形成肿瘤结节。雌激素及其受体在脑膜瘤的发生中起重要作用，这也可解释为什么脑膜瘤多见于女性。

2. **单克隆起源和多中心生长学说**　同一患者的多个脑膜瘤同克隆起源并有双亲 X 染色体失活的共性，一个祖细胞发生特异性的遗传学改变，随着子细胞沿蛛网膜下隙的迁移，不受控制的生长就产生了邻近和远处的肿瘤。过度的肿瘤结节的形成就导致了脑膜瘤病。

3. **继发于手术或放疗**　手术引起瘤细胞局部播散或通过血液和脑脊液循环播散种植。放射治疗后蛛网膜绒毛细胞突变，从而诱发多中心灶肿瘤。

4. **染色体或基因缺陷学说**　部分多发性脑膜瘤患者 22 号染色体部分缺失，其与神经纤维瘤病 II 型可能有相同的抗癌基因。

5. **顿挫学说**　多发性脑膜瘤都是神经纤维瘤病的变型，是神经纤维瘤病的顿挫型。多发性脑膜瘤-脑膜瘤病-神经纤维瘤病可能是同一疾病的不同病程阶段。

6. **多发性脑膜瘤合并其他肿瘤的多胚层起源学说**　多发性脑膜瘤可合并其他颅内肿瘤，如合并垂体瘤、胶质瘤。基因调节失控可能是导致合并肿瘤的原因。不同胚层起源的颅内多发性肿瘤的组织学起源有两种解释：①局部刺激学说，认为良性生长缓慢的肿瘤刺激诱发产生了恶性肿瘤,如脑膜瘤刺激诱发产生了胶质瘤;②原始分化学说,单个原始多能分化细胞分化为不同类型细胞进而形成不同部位的不同性质肿瘤。

7. 家族性多发性脑膜瘤 虽有报道,但极为罕见。

(三) 病理

1. 部位 多发性脑膜瘤多见于大脑凸面,分散在一个脑膜瘤周围,也可发生于颅底。有时可见多个脑膜瘤同时出现在脑室内外,或同时发生于幕上和幕下,也可见颅内脑膜瘤与听神经瘤或椎管内脊膜瘤同时存在的情况。

2. 病理类型 在组织学上,多发性脑膜瘤可以是同一病理类型,也可为不同病理类型。任何类型的脑膜瘤均可在多发性脑膜瘤中发现。但是,良性脑膜瘤与恶性脑膜瘤并存极为罕见。

(四) 临床表现

1. 性别、年龄 多发性脑膜瘤以女性占绝大多数,男女比例为 1:(8~13);发病年龄较大,平均 55 岁,有一半以上的患者为老年患者。

2. 病程 20 天至 13 年。

3. 临床分类

(1) 原发性多发性脑膜瘤:指首次同期或先后发现两个以上互不相连的脑膜瘤,并排除了其他类型。

(2) 术后多发性脑膜瘤:指首次手术只有 1 个脑膜瘤,完全切除肿瘤后再次手术发现 2 个以上互不相连的脑膜瘤。术后多发性脑膜瘤应与复发性脑膜瘤相区别,原手术部位或其相邻部位的多发性脑膜瘤为复发性脑膜瘤,若首次手术彻底,肿瘤切除达 Simpson Ⅱ 级,并且原发肿瘤与异时性多发肿瘤的间隔时间超过 5 年,特别是肿瘤直径较小时,应考虑为术后再发的多发性脑膜瘤而非复发性脑膜瘤。

(3) 多发性脑膜瘤合并神经纤维瘤病(NF):神经纤维瘤病为常染色体显性遗传性疾病,常为双侧听神经瘤或神经纤维瘤合并多发性脑(脊)膜瘤。在没有皮肤结节、其他性质肿瘤特别是听神经瘤的客观基因和生化证据的条件下,不能将原发性多发性脑膜瘤和合并神经纤维瘤病的多发性脑膜瘤相混淆。

(4) 脑膜瘤病:是小的肿瘤结节状弥散性分布疾病。

(5) 多发性脑膜瘤合并其他肿瘤:常合并垂体瘤、胶质瘤等。

4. 症状、体征 临床症状、体征与多发性脑膜瘤的部位、大小等有关。因此,临床表现变化多样。

(1) 颅内压增高症状:由于多个肿瘤总体积的增长比单个肿瘤迅速,与单发性脑膜瘤相比,多发性脑膜瘤的颅内压增高症状较为突出。常表现为头痛、头晕、恶心、呕吐、肢体乏力、癫痫、视力下降等。

(2) 定位体征:可同时出现多个肿瘤所在部位的定位体征,但常以较大肿瘤所在部位的症状较为明显。表现为轻偏瘫、精神障碍、共济失调、视力障碍、失语等。

(3) 合并其他肿瘤的症状、体征:伴有听神经瘤或椎管内脊膜瘤及垂体瘤、胶质瘤的患者可同时出现相应的症状或体征。

(五) CT/MRI 与诊断

多发性脑膜瘤的术前诊断主要依靠辅助检查。在 CT 或 MRI 应用以前,其发现率只有 1%~2%,也就是说仅依靠头颅 X 线平片、脑血管造影或脑室造影不能发现较小的多发病灶。

CT 平扫容易漏诊颅底的、体积较小的肿瘤,因此,强化 CT 扫描对于提高多发性脑膜瘤的发现率是十分必要的(图 7-3-29)。

MRI 的三维扫描成像及强化扫描,比 CT 更具有优越性,其矢状位及冠状位强化扫描,可以清楚地显示颅底部位的脑膜瘤,并能清楚地显示肿瘤基底,有助于区别分叶状肿瘤与基底相邻的多发性脑膜瘤(图 7-3-30)。多发性脑膜瘤在 CT 或 MRI 的表现与单发性脑膜瘤的特征相同。

多发性脑膜瘤的诊断与临床分类诊断应结合病史、临床表现与 CT/MRI 检查进行综合分析做出。

(六) 治疗

多发性脑膜瘤的手术指征和手术原则仍未统一。手术切除多发性脑膜瘤的争论主要在于是否有必要切除全部肿瘤,以及是一期切除还是分期切除。

多发性脑膜瘤的手术皮瓣与骨瓣的设计,需根据肿瘤的大小、数目、部位确定,应首先切除引起症状的肿瘤结节,这往往是较大的或位于重要功能区的肿瘤结节,同时应兼顾其余肿瘤结节的切除。亦可考虑在同一皮瓣下多骨窗或骨瓣开颅。

目前多发性脑膜瘤的手术切除原则倾向于先大后小、先幕上后幕下、先浅表后深在、先有症状的后无症状的。对于两侧半球或幕上、幕下肿瘤体积均较大的多发性脑膜瘤,最好争取一期手术,避免单纯切除一侧肿瘤诱发脑疝。若多发性脑膜瘤,一个肿瘤体积大而其他肿瘤体积小,且多个肿瘤相距较远时,可切除体积大的肿瘤,其他无临床症状的小结节可随访,动态观察肿瘤体积变化,或必要时行放射外科治疗。术中尽量切除肿瘤组织及受累硬脑膜,术后辅以放疗是减少肿瘤复发的有效方法。

体积较小、无症状或症状轻微、位置深在的肿瘤也可暂不手术,密切观察,或者行伽马刀等放射外科治疗。

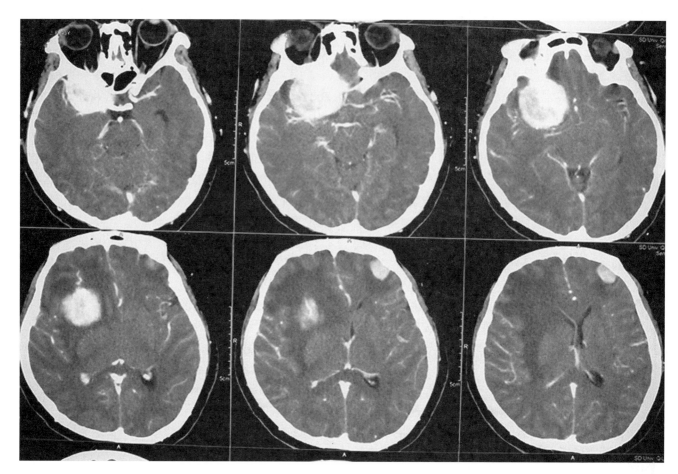

图 7-3-29 多发性脑膜瘤的强化 CT 表现

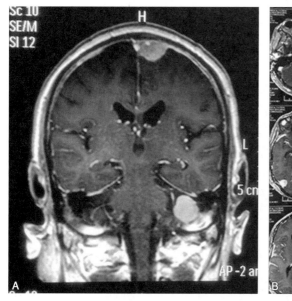
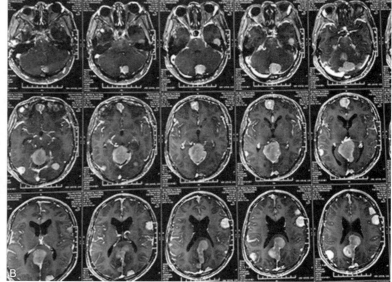

图 7-3-30 多发性脑膜瘤的强化 MRI 表现
A. 幕上下型；B. 脑膜瘤病。

（七）预后

多发性脑膜瘤的预后与其类型、病理亚型、大小、部位、患者情况及治疗措施有关。

原发性多发性脑膜瘤若能全部切除肿瘤，预后较好。但由于肿瘤常发生在不同的远隔部位，一次手术常不能全切肿瘤，多次手术会给患者的身体和心理带来沉重负担，术后并发症也相应增多，因此，预后往往不如单发性脑膜瘤。

术后多发性脑膜瘤多位于同侧大脑半球，手术能够全切肿瘤，大多预后良好。多次手术可能使肿瘤的生物学行为发生改变，趋向恶性变，因此，再次手术切除时硬脑膜的切除范围应足够大。合并神经纤维瘤病的多发性脑膜瘤病变范围广而部位相隔较远，即使分期手术，全部切除肿瘤也比较困难，而且易复发或新发肿瘤，预后欠佳。脑膜瘤病的病变弥散，手术只能切除肉眼下可见的肿瘤结节，在多数情况下这一目标也很难实现，而广泛的硬脑膜病变更难以切除，术后极易复发，预后很差。多发性脑膜瘤合并其他颅内肿瘤，应首先考虑引起症状的肿瘤和性质偏恶性肿瘤的切除，其预后与合并肿瘤有很大关系。多发性恶性脑膜瘤及合并胶质瘤者预后最差。原发性多发性脑膜瘤的手术全切率达到90%以上。

十七、特殊类型的脑膜瘤

（一）非典型性脑膜瘤

非典型性脑膜瘤（atypical meningioma）是介于良性脑膜瘤和恶性脑膜瘤之间的中间型肿瘤，《WHO中枢神经系统肿瘤分类（2016）》中将其定为Ⅱ级，属低度恶性肿瘤。

1. **发生率**　占全部脑膜瘤的4.5%~8.3%。一般初发性非典型性脑膜瘤占初发性脑膜瘤的3.3%，复发性非典型性脑膜瘤占复发性脑膜瘤的8.8%，其中多发性非典型性脑膜瘤占15.4%。

2. **病理**　非典型性脑膜瘤是一种病理学诊断，有丝分裂率是最重要的病理学特征，每10个高倍视野下至少有4个有丝分裂象，其他征象有细胞密集、核大而细胞质较少的小细胞、明显突出的核仁、片状或弥漫性生长和区域性坏死。在有丝分裂指数不增高的情况下，至少有其他5种征象中的3种才能诊断为非典型性脑膜瘤。

3. **临床表现**

（1）性别、年龄：男女之比为1∶（1~2），年龄17~66岁，平均49.5岁。

（2）病程：15天至9年，平均6个月。

（3）症状、体征：与一般良性脑膜瘤的症状、体征相似，主要为头痛、癫痫、视力下降、肢体麻木无力、言语不清、突眼、头部肿块等。

4. **CT/MRI**　非典型性脑膜瘤CT表现为混杂密度有低密度区，MRI表现为不均匀信号，CT/MRI增强扫描实质部分不均匀强化、囊性坏死部分不强化。除具有一般良性脑膜瘤的表现外，尚有一些提示非典型性脑膜瘤特征的影像学表现：①肿瘤以广基与硬膜或颅骨相连；②呈分叶状、扁平状或不规则状且边界毛糙模糊、缺乏黑环征；③肿瘤坏死腔形成及蘑菇征（表现为一个球形肿瘤沿脑表面向肿瘤周围有较厚的翳状结构伸出达2.5cm以上；④囊性变与钙化少见，局部颅骨破坏多见；⑤周围脑水肿明显；⑥不均匀强化（图7-3-31，图7-3-32）。

5. **诊断**　非典型性脑膜瘤的诊断主要依靠手术后病理检查。术前能够做出正确诊断将有助于手术计划的制订及对预后的判断，但是仅依据临床表现不能与良性或恶性脑膜瘤相鉴别。若肿瘤在CT/MRI上表现为边界毛糙模糊、缺乏黑环征、肿瘤坏死腔形成、

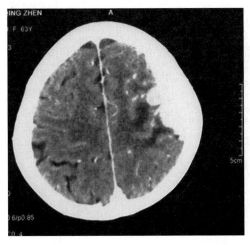
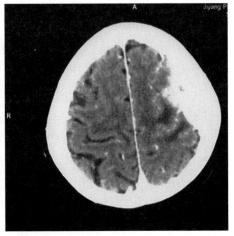

图7-3-31　非典型性脑膜瘤的强化CT表现

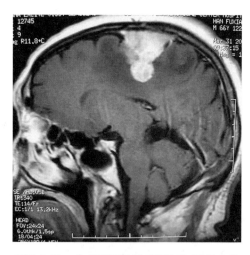

图 7-3-32   非典型性脑膜瘤的强化 MRI 表现

蘑菇征及不均匀强化等提示有可能是非典型性脑膜瘤。因此,CT 与 MRI 结合可提高诊断正确率。

6. **治疗**   手术切除配合术后放疗是主要治疗措施。Simpson Ⅰ级切除可降低复发率。

7. **预后**   非典型性脑膜瘤的预后与肿瘤切除级别密切相关,Simpson Ⅰ级切除后复发率为 10%,Simpson Ⅱ ~ Ⅲ级切除复发率为 58.33%。脑膜瘤复发后有恶性变的倾向,复发性脑膜瘤中的非典型性脑膜瘤发生率明显高于初发性脑膜瘤,因此,对于初发性脑膜瘤应力争达到 Simpson Ⅰ级切除以减少术后复发及恶性变的可能。

(二) 恶性脑膜瘤

恶性脑膜瘤(malignant meningioma)也称间变性脑膜瘤,是指既具有良性脑膜瘤的一般表现,又有生长快、侵袭性强、易复发和转移等恶性肿瘤特征的脑膜瘤,它是一种临床病理诊断。

1. **患病率**   恶性脑膜瘤的患病率为 0.17/10 万,占颅内脑膜瘤的 0.9% ~ 20%,平均 2.8%。

2. **病理**   恶性脑膜瘤的病理组织学特征性表现主要包括:有丝分裂增多(>5/高倍镜)、细胞成分增多、肿瘤固有的组织结构消失、核多形性、局灶性坏死、脑浸润和转移。肿瘤细胞的有丝分裂多少代表肿瘤的生长活跃程度,非典型的有丝分裂象是恶性脑膜瘤的标志之一,但是,由于脑膜瘤的有丝分裂象的分布很不一致,有时难以得出十分可靠的结果。

随着肿瘤恶性程度的增加,肿瘤固有的组织结构消失,表现为失去规律性的排列顺序,细胞形态怪异,并呈片状或带状,细胞核呈均一的卵圆形、核仁丰富。肿瘤内有含铁血黄素沉着和血管外皮成分并伴有明显瘤周水肿,也表明有恶性倾向,若脑膜瘤呈小灶性坏死,伴明显有丝分裂增多,多可判定为恶性脑膜瘤。脑膜瘤向周围组织浸润或发生颅内外转移是恶性肿瘤的标志之一。

3. **临床表现特点**   恶性脑膜瘤除具有一般良性脑膜瘤的临床表现外,尚具有以下特点:①其发病年龄远低于良性脑膜瘤,男女患病之比为 1∶(0.6 ~ 0.8);②病程较短,平均 2 个月;③38.5% ~ 57% 由复发性良性脑膜瘤恶变而来;④主要发生在大脑凸面、矢状窦旁和蝶骨嵴;⑤出现癫痫、肢体运动与感觉障碍等神经系统损害的发生率比良性脑膜瘤为低;⑥有时可发生肺、骨髓、肌肉、脊柱、肝、淋巴等颅外转移,也可通过脑脊液进行种植性转移。

4. **CT/MRI 检查**   尽管恶性脑膜瘤在 CT/MRI 上缺乏特征性表现,但是,当脑膜瘤出现以下影像学特点时,应高度怀疑恶性脑膜瘤:①肿瘤周围严重水肿且无钙化;②没有鼠尾征;③蘑菇状、扁平状或分叶状且边缘不清;④中心局灶性坏死;⑤不均匀性强化;⑥脑血管造影显示动静脉分流。如果 CT 显示脑膜瘤周围水肿明显且无钙化、伴有囊性变、呈非均匀性强化、边缘不规则,那么,就很可能是恶性脑膜瘤(图 7-3-33,图 7-3-34)。

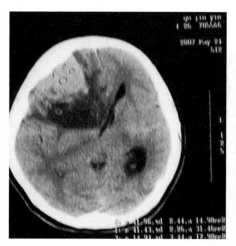
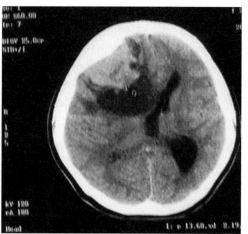

图 7-3-33   恶性脑膜瘤的平扫 CT 表现

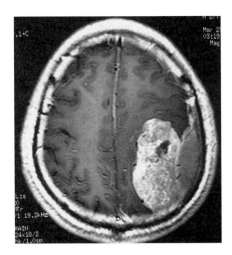

图 7-3-34 恶性脑膜瘤的强化 MRI 表现

5. **诊断** 恶性脑膜瘤主要是结合临床与病理组织学进行诊断的。有时,脑膜瘤的良性与恶性的界定界限比较模糊;临床上,脑膜瘤表现为短时间内迅速长大或发生颅外转移,肿瘤向周围软组织浸润,沿蛛网膜下隙扩散等恶性肿瘤的生物学特性,即可认为是恶性脑膜瘤,复发的良性和非典型性脑膜瘤也可恶变成恶性脑膜瘤。

WHO 提出以下 6 条标准来判定脑膜瘤的良恶性程度:①有丝分裂;②细胞成分;③结构变化;④细胞核多形性;⑤肿瘤坏死;⑥脑组织浸润。

根据上述指标改变程度进行分别计分,积分在 0~2 分为良性,3~6 分为非典型性,7~11 分为间变性(恶性),12~18 分为肉瘤性。

6. **治疗** 手术切除并术后放疗是治疗恶性脑膜瘤的主要方法。即使复发,有条件可再行手术治疗。术中对侵犯的颅骨、硬脑膜尽量切除。对于瘤周的脑组织,可尽量电凝烧灼,以减少肿瘤残余,延缓复发。

7. **预后** 恶性脑膜瘤生物学特点决定了其预后不良。恶性脑膜瘤仅进行手术全切除的平均生存时间为 2 年以内,若术后辅以放疗,平均生存时间可延长至 5 年。恶性脑膜瘤术后 3 年和 5 年的复发率分别为 33%~80% 与 75%~85%。手术切除的程度是影响术后复发与生存的主要因素,肿瘤全切除与次全切除的 5 年生存率分别为 39% 和 0;次全切除辅以放疗者,5 年生存率为 48%。恶性脑膜瘤术后综合治疗 5 年和 10 年的生存率分别为 64.3% 和 34.5%。单纯手术全切除的 5 年生存率为 28%,全切除加术后放疗的 5 年生存率为 57%,肿瘤的切除程度并不能预防肿瘤复发,术后放疗可延长生存时间。

（三）脑膜肉瘤

脑膜肉瘤(meningeal sarcoma)是一类起源于脑膜间质组织的恶性肿瘤的总称,分为原发性脑膜肉瘤和继发性脑膜肉瘤,前者起源于脑膜间叶细胞的恶性变,后者由良性脑膜瘤恶变而来,是一种罕见的颅内恶性肿瘤。术后易复发,可发生远处转移。WHO 根据组织病理学特点,将脑膜瘤分为 Ⅰ~Ⅳ 级,脑膜肉瘤属于 Ⅳ 级(积分 12~18 分)。

1. **患病率** 脑膜肉瘤占中枢神经系统肿瘤的 0.7%~3%,平均占全部脑膜瘤的 1%。

2. **病理** 脑膜肉瘤多源于硬脑膜或软脑膜,而位于脑白质内与硬脑膜无粘连的脑膜肉瘤,多源于脑内的血管周围的软脑膜组织。瘤体质脆易碎,边界不清,可向周围脑组织浸润。瘤内常有出血、坏死或囊变。镜下可见纤维形、梭形和多形的瘤细胞。瘤组织向四周浸润,致周围胶质增生。

3. **临床表现**

（1）性别、年龄:男性多于女性,男女比例为 1.3:1。多见于 10 岁以下的儿童,成人少见。

（2）病程:病史较短,多在数月之内。

（3）好发部位:好发于大脑半球凸面及矢状窦旁。

（4）症状、体征:脑膜肉瘤的症状、体征与良性脑膜瘤基本相同,常见有头痛、偏瘫、偏身感觉障碍、癫痫、眼底水肿等颅内压增高表现。若发生颅外转移(主要为肺和骨转移)可有相应的表现。

4. **辅助检查**

（1）X 线片:可见有广泛针样放射状骨质增生及不规则的颅骨破坏。病变周边不整齐,肿瘤可经破坏的颅骨向皮下生长。

（2）脑血管造影:可见颈内动脉分支向肿瘤供血,肿瘤血管局部循环加速,管径粗细不均匀。

（3）CT 及 MRI 检查:与恶性脑膜瘤表现类似。CT 可见"蘑菇样"肿瘤影,其周围水肿较脑膜瘤严重,肿瘤可深达脑实质内,颅骨可出现破坏,肿瘤内出现坏死,这是非良性脑膜瘤的特征表现之一(图 7-3-35)。MRI 上脑膜肉瘤的 T_1 和 T_2 加权像是高信号,与良性脑膜瘤不易鉴别。但脑膜肉瘤可见颈内动脉向肿瘤供血比较显著。

5. **诊断** 脑膜肉瘤的临床表现和 CT/MRI 表现与恶性脑膜瘤类似,单独依靠临床与影像学检查难以确诊。因此,最终确诊需要依靠组织病理检查。根据 WHO 提出的 6 条判定脑膜瘤的良恶性程度的标准,积分在 12~18 分者即为脑膜肉瘤。

6. **治疗**

（1）手术治疗:手术切除是治疗脑膜肉瘤的主要

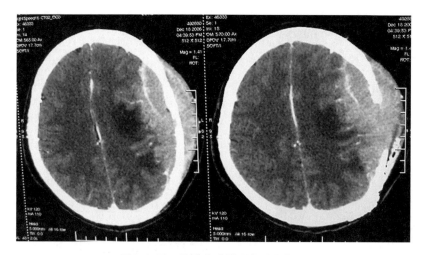

图 7-3-35　脑膜肉瘤的强化 CT 表现

措施。由于脑膜肉瘤质地软,易吸出,因此,术中容易切除。但是,应在切除肿瘤后,对肿瘤周围粘连的脑组织予以电凝,尽最大可能切除侵犯的颅骨和硬脑膜。

（2）放射治疗:单纯手术切除难免复发,术后应常规辅以放疗。放疗可抑制肿瘤生长、延长复发时间及防止肿瘤转移。

7. 预后　脑膜肉瘤预后很差,平均生存期不超过2年。肿瘤浸润周围脑组织,使手术难以真正做到彻底切除,少数病例出现颅外转移或颅内播散。脑膜肉瘤的5年复发率高达78%。

（四）儿童脑膜瘤

儿童脑膜瘤(meningiomas in children)一般是指发生在15岁以下年龄段的脑膜瘤。

1. 患病率　儿童脑膜瘤的患病率只有0.3/10万,占儿童颅内肿瘤的0.4%~4.6%,占全年龄组颅内脑膜瘤的0.9%~3.1%,占全年龄组颅内肿瘤的0.85%~7.7%。儿童脑膜瘤中,恶性或非典型脑膜瘤平均占9%,显著高于成人(2.8%)。

2. 临床表现

（1）性别、年龄:儿童脑膜瘤男女之比是2.3:1。5~14岁是儿童脑膜瘤高发年龄,平均年龄10岁。婴儿脑膜瘤罕见。

（2）病程:5天至11年,平均10.3个月。

（3）症状、体征:儿童脑膜瘤最常见的症状与体征是颅内压增高。由于儿童脑膜瘤生长速度较成人快,发生在脑室内的比例比成人高,因此容易早期影响脑脊液循环导致颅内压增高。儿童脑膜瘤的癫痫发生率(25%)比成人低,且成人以局限性发作常见,儿童以全身性发作为主。脑神经障碍以第Ⅱ、Ⅲ、Ⅳ、Ⅵ、Ⅶ和Ⅷ对脑神经常见,主要是肿瘤压迫或继发于颅内压增高所致。0~41%的儿童脑膜瘤合并多发性

神经纤维瘤病,而成人脑膜瘤合并多发性神经纤维瘤病者仅占0.35%。

3. 影像学特点

（1）部位:与成人脑膜瘤相比,儿童脑膜瘤发生在脑室内(15%)和幕下(15%)的比例比较高,但是位于第三脑室者极为罕见,而矢状窦旁(4%)和大脑镰旁(2%)的发生率明显较成人低。5%位于脑实质内,与硬脑膜和静脉窦无联系。

（2）大小:一般儿童脑膜瘤的体积多数较大。一半以上的儿童脑膜瘤直径>5cm。儿童脑膜瘤平均直径为5.8cm,这可能与儿童代偿能力强及不能及时正确表达发病情况有关。

（3）密度:钙化、囊性变和肿瘤出血发生率高是儿童脑膜瘤的特征之一。儿童脑膜瘤的囊性变发生率高达13%~50%,而成人仅有2%~4.6%。肿瘤钙化、囊性变和肿瘤出血分别占14.8%、21.3%和1.6%,均高于成人。瘤周水肿也较成人常见,但脑膜尾征少见。

4. 治疗　手术全切除是治疗儿童脑膜瘤的首选方法,对于不能达到全切除的患者可以考虑放射治疗,但不建议对3岁以下儿童行放射治疗。儿童脑膜瘤的手术全切除率在33%~100%,平均74%。影响手术全切除的主要因素包括不易早期发现、肿瘤位置深在、巨大、与重要血管神经粘连紧密,以及儿童的手术耐受性差等。

5. 围手术期病死率及预后　一般认为,儿童脑膜瘤的预后较成人为差。近年来,其围手术期病死率已降至0~8.3%,平均3.3%。

首次手术切除肿瘤的程度、肿瘤部位、病理类型及是否合并神经纤维瘤病是影响患者预后的主要因素。肿瘤全切除的10年复发率为33%,而次全切除的

10 年复发率则高达 82%。对于良性复发性儿童脑膜瘤,再次手术切除可提高生存时间;肿瘤全切除并不能预防恶性脑膜瘤的复发,术后放疗可延长生存时间。

(五) 无症状性脑膜瘤

无症状性脑膜瘤(asymptomatic meningiomas)是指尸体解剖、健康查体、颅脑外伤或非因脑膜瘤所引起的症状而进行 CT、MRI 等检查偶然发现的脑膜瘤。

1. 发生率 无症状性脑膜瘤的发现与否存在很大的偶然性。文献中无症状性脑膜瘤占同期全部脑膜瘤的比例悬殊,为 20.7% ~ 75%。尸解资料中,2.3% 偶然发现有脑膜瘤,而 60 岁以上者,高达 3%。随着神经影像学检查的广泛应用和尸解减少,无症状性脑膜瘤的影像学检查发现率逐年增加,由原来的 0.16/(10 万·年)增加到现在的 2.28/(10 万·年)。

无症状性脑膜瘤的发生率随患者年龄的增长而增加。Nakasu 等统计的尸检资料中,无症状性脑膜瘤的年龄发生率分别为:<40 岁,0 ~ 0.5%;40 ~ 60 岁,1.2% ~ 1.3%;60 ~ 70 岁,2.4%;70 ~ 80 岁,3.6%;80 岁以上,4.6%。70 岁以下和 70 岁以上的无症状性脑膜瘤分别占各年龄段的 34% 和 49%。

2. 自然史 CT、MRI 的影像学随访与临床症状相结合,可在一定时间内观察无症状性脑膜瘤的自然发展史。一般来讲,肿瘤平均年增长体积为 3.6%。2/3 无症状性脑膜瘤在数年中无生长,1/3 有生长,并且 10% 变为症状性的,而且有钙化的无症状性脑膜瘤生长速度显著低于无钙化者。66% 的肿瘤生长率 < 1cm³/年,绝对生长率是 0.03 ~ 2.62cm³/年(平均 0.796cm³/年),相对生长率是 0.48% ~ 72.8%(平均 14.6%),肿瘤体积倍增的平均时间是 21.6 年。多数无症状性脑膜瘤在一定时间内无生长或生长缓慢。

3. 临床特点 与症状性脑膜瘤相比,无症状性脑膜瘤具有以下特点:①多见于老年人,与老年人脑萎缩有关;②女性所占比例更大,达 72% ~ 91%;③肿瘤一般较小,平均 2.0cm;<30 岁的患者,肿瘤直径多在 1cm 以内,而 50 岁以上者肿瘤直径超过 3cm 的增多;④大脑凸面最常见(41.7% ~ 65.7%);⑤肿瘤钙化率增加(18% ~ 68.6%)(图 7-3-36),而肿瘤囊性变、出血及瘤周水肿少见;⑥手术全切除率高;⑦纤维型和沙粒型居多,恶性脑膜瘤少见(1%)。

4. 治疗

(1) 手术治疗:对无症状性脑膜瘤是否手术治疗存在争议。有些学者认为无症状性脑膜瘤生长缓慢,应首先进行临床随访 3 ~ 12 个月,然后决定下一步治疗方案。由于对每一例脑膜瘤的生长速度无法预测,

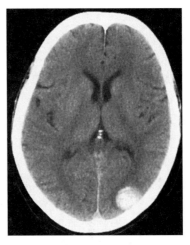

图 7-3-36 无症状性脑膜瘤的平扫 CT 表现

因此,早期要 3 ~ 6 个月复查 1 次 CT,后期 1 年 1 次。一般希望在出现症状以前进行手术,能够获得高根治率。在影像学及临床随访过程中,一旦发现以下变化应停止随访,考虑进行手术或伽马刀治疗:①肿瘤增大较快,相对生长率半年大于 25%;②MRI 的 T_2 加权像呈高信号及不均匀性强化等提示肿瘤坏死、增长活跃;③肿瘤周围严重水肿且无钙化;④肿瘤没有明显生长,但出现相关症状。

术前评估患者手术耐受性良好、能够达到全切除的无症状性脑膜瘤,应持积极手术切除的态度,依据是:①现代影像学和显微神经外科技术使手术治疗脑膜瘤的致死率、致残率大大下降,并且脑膜瘤是手术效果最好的肿瘤之一;②截至目前,文献中还未见有大样本的无症状性脑膜瘤的终身随访资料,也就无法与无症状性脑膜瘤手术治疗的结果相比较,因为在一段时间内肿瘤生长不明显或生长缓慢,并不代表肿瘤停止生长,真正静止生长的脑膜瘤是罕见的;③年轻的无症状性脑膜瘤患者,应积极手术切除,以免在日后肿瘤生长,仍难免需要手术切除,并且手术风险-疗效比增加;高龄患者,更应在能耐受手术的情况下,尽早手术,以防随着年龄的进一步增大,即使以后出现了症状也失去了手术机会。

在选择手术时机时,应考虑的因素有以下方面。①年龄:年龄相对较小者,应在肿瘤还小、易全切除时行预防性手术切除;年龄在 70 岁以上者,决定手术时要慎重,因老年人术后容易出现并发症使术后致死率、致残率升高;对于有钙化的小肿瘤高龄患者可以长期观察为主;②肿瘤位置:位于幕上(如凸面、窦旁、镰旁)和颅底(蝶骨嵴、鞍区、嗅沟、脑桥小脑角)的肿瘤应积极早期手术;③占位效应:肿瘤较大或伴有瘤周水肿有占位效应者,应建议手术治疗,因为直径为

3~4cm 的无症状性脑膜瘤绝大多数在短期内成为症状性脑膜瘤；④手术风险-疗效比：对于手术风险-疗效比高的病例，如海绵窦脑膜瘤，可暂不必手术，采取非手术治疗，如伽马刀治疗等；⑤患者意愿：凡拒绝手术者，应嘱其定期复查或建议其他治疗。

（2）伽马刀治疗：无症状性脑膜瘤的伽马刀治疗指征如下，①肿瘤直径<3.0cm；②肿瘤位置深在或位于脑重要功能区不宜手术切除者；③年老体弱或合并其他器官疾病不能耐受手术者；④术后肿瘤残留者；⑤患者拒绝手术。伽马刀治疗脑膜瘤的有效控制率为 89%~100%。放射性脑水肿是伽马刀治疗的主要并发症。5%~15% 伽马刀治疗的脑膜瘤病例出现瘤周水肿，常发生在治疗后 12 个月以内，多数为一过性的，经相应抗水肿治疗，绝大多数能缓解。

5. **预后** 理论上讲，无症状性脑膜瘤的手术预后应该良好。但是，由于无症状性脑膜瘤患者年龄偏大、合并症多，其手术效果并不比症状性脑膜瘤好多少。无症状性脑膜瘤的手术致死致残率为 5.3%，70 岁以上者术后致残率为 23.3%，而 70 岁以下者仅为 3.5%。60 岁的无症状性脑膜瘤，手术病死率为 6.6%。高龄是影响手术预后的主要因素。

（六）囊性脑膜瘤

囊性脑膜瘤（cystic meningioma）是指脑膜瘤内发生囊性变或瘤周囊肿形成。

1. **发生率** 囊性脑膜瘤发生率为 1.6%~11.7%，平均 5%。儿童脑膜瘤发生囊性变者占 10%~24%，其中 2 岁以下婴幼儿脑膜瘤囊性变高达 44%，并且新生儿更高。

2. **囊性变机制** 囊性变机制尚未完全清楚，肿瘤的缺血、变性和坏死是发生囊性变的主要原因。囊性变的机制是多方面的，因为单一的机制不能解释各种类型的囊性脑膜瘤的表现。肿瘤的出血、退行性变、小囊的融合、瘤细胞的分泌功能及瘤周脑脊液循环受阻等都可能是脑膜瘤囊性变的成因。

3. **临床表现** 女性多于男性，儿童多于成人，病程短于良性脑膜瘤，平均 1.2 年。症状、体征与良性脑膜瘤无明显差别，主要表现为头痛、恶心、抽搐、记忆力下降、精神症状、轻偏瘫等。

4. **影像学诊断与分型** 囊性脑膜瘤的影像学诊断主要是依靠 CT 和 MRI。术前 CT 诊断囊性脑膜瘤的正确率为 38%~56%，而 MRI 可达到 80%~83%。囊性脑膜瘤的 CT 主要表现为平扫呈低密度影，强化呈环状强化或结节强化，易与胶质瘤或转移瘤混淆，因此，CT 相对 MRI 来讲特异性较低。平扫 MRI 囊性脑膜瘤的实质部分与典型脑膜瘤表现一致，但是能发现 CT 上不能显示的囊性变；强化 MRI 可以提高囊性脑膜瘤的分辨率，可以分辨出是囊性、基底位于硬脑膜的脑外肿瘤，35.7%~88.9% 有鼠尾征。强化 MRI 能够明确囊性脑膜瘤的囊实性及其与周围结构的关系，并且有助于分型。

一般根据肿瘤实质部分与囊性部分的关系，将囊性脑膜瘤分为五型（图 7-3-37）：Ⅰ型，囊在瘤内中央；Ⅱ型，囊在瘤边缘；Ⅲ型，囊在瘤周；Ⅳ型，囊在瘤旁；Ⅴ型，混合型。Ⅰ、Ⅱ型为囊在瘤内，Ⅲ、Ⅳ型为囊在瘤外。

5. **治疗** 囊性脑膜瘤的治疗原则与一般良性脑膜瘤相同，即采取以手术治疗为主的综合治疗。由于囊性脑膜瘤多位于大脑凸面且存在囊性变，因此，手术切除并不比一般脑膜瘤困难。囊性脑膜瘤全切除率在 71%~100%。其手术的特殊性在于术中对囊壁的处理。对于Ⅰ型、Ⅱ型，由于囊壁由肿瘤组织细胞构成，手术不仅要将肿瘤实体部分切除，囊壁也应尽量完全切除，这样，才能防止肿瘤术后复发。Ⅲ型、Ⅳ型的肿瘤囊壁的细胞成分及是否含有肿瘤细胞不定。术中囊壁快速病理检查，有助于决定手术切除的程度。未切除的含有肿瘤细胞的囊壁是肿瘤复发的根源，所以，尽量切除全囊壁是预防复发的万全之策。值得强调的是，囊性脑膜瘤与一般脑膜瘤相比，常常与周围血管、神经或脑重要功能区粘连紧密，尤其是囊壁。因此，不应强行完全切除。

6. **预后** 囊性脑膜瘤的术后复发率为 5%~10%，比一般良性脑膜瘤的 9%~19% 复发率低。尽量将囊壁完全切除可以防止复发。

（七）异位脑膜瘤

异位脑膜瘤（ectopic meningioma）是指无脑膜覆盖的组织器官发生的或发生在没有蛛网膜内皮细胞的解剖部位、与正常位置脑膜瘤无关且具有脑膜瘤形态结构特点的肿瘤。异位脑膜瘤须结合临床表现、影像学检查及病理学检查才能确诊。手术切除是治疗异位脑膜瘤的首选措施。由于异位脑膜瘤绝大多数是良性脑膜瘤，很少是非典型性或恶性脑膜瘤，只要能全切除，绝大多数可以治愈，故预后良好。

1. **发生率** 由于异位脑膜瘤没有统一的诊断标准，因此，异位脑膜瘤占全部脑膜瘤的比例，在文献中较悬殊，一般为 1%~17%。

2. **部位** 异位脑膜瘤几乎遍及颅内外各个部位，其部位依次为眼眶内、头皮及皮下组织、颅骨、鼻窦、鼻腔、脑实质内、硬脑膜外、腮腺、胸腔、肾上腺、手指等。

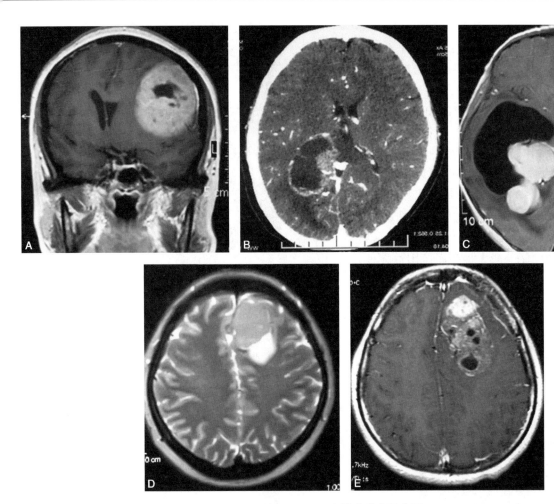

图 7-3-37 囊性脑膜瘤的分型

A. Ⅰ型;B. Ⅱ型;C. Ⅲ型;D. Ⅳ型;E. Ⅴ型。

3. **性别与年龄** 男女之比为 3:5,好发年龄为 40~60 岁。

4. **分型与临床特点** 根据肿瘤的起源与部位,将异位脑膜瘤分为颅内型与颅外型,前者是指肿瘤起源于颅内异位的蛛网膜内皮细胞的脑膜瘤,后者是指发生在颅外无脑膜覆盖的组织器官的、且具有脑膜瘤形态结构的肿瘤。按照肿瘤位置的深浅又分两亚型,即表浅型与深在型。按照该分型方案,文献中有记载的各具体部位的异位脑膜瘤分型见表 7-3-2。

表 7-3-2 各部位异位脑膜瘤的具体分型

分型		脑膜瘤的具体部位
颅内型	表浅型	硬脑膜外
	深在型	脑内(皮质下、侧裂、脑干内等)
颅外型	表浅型	头皮、颅盖骨、鼻腔、鼻根、咽部、腮腺、颈部、皮下、足部肌肉、下颌骨、四肢等
	深在型	眼眶、颅底骨、鼻窦、中耳、三叉神经半月节、肺、纵隔、肾上腺等

(1)颅内-表浅型(图 7-3-38):肿瘤位于硬膜外,多表现为头部局部隆起、CT/MRI 检查呈双凸透镜形、边界清、混杂密度/信号伴骨质破坏,多不均匀强化。其临床特点为:①以硬膜外脑膜瘤最常见,占全部脑膜瘤的 1%~2%;②男女之比为 0.7:1,平均年龄为

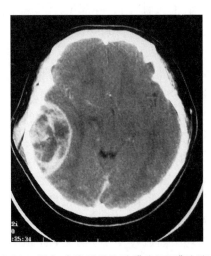

图 7-3-38 颅内-表浅型异位脑膜瘤(硬膜外脑膜瘤)

45~55 岁;③平均病程为 9.4 个月至 2.7 年;④以局部无痛性隆起及颅内压增高为主要表现;⑤手术全切除可获得良好效果;⑥上皮型、纤维型及恶性脑膜瘤是主要的病理亚型,其中约 20% 是恶性和非典型性脑膜瘤。

(2) 颅内-深在型(图 7-3-39):CT/MRI 检查示肿瘤位于脑实质内,呈类圆形,边界清,平扫稍高密度/信号,均匀强化。其临床特点为:①该型为没有硬脑膜附着的脑膜瘤,主要包括脑皮质下、侧裂内脑膜瘤等,占同期全部脑膜瘤的 0.4%~1.7%;②男女之比为 1.6:1,平均发病年龄为 14~34 岁;③平均病程 2 年左右,少数病例偶然发现;④临床症状以癫痫发作最常见,其次为头痛;小型肿瘤一般无神经系统阳性体征,大型肿瘤可出现视盘水肿和神经系统定位征;⑤手术切除为首选的治疗方法,若能全切除,预后良好;⑥病理亚型以纤维型占多数(42.8%~64.3%)。

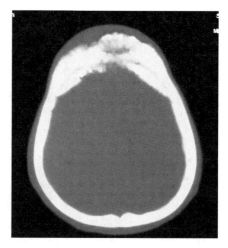

图 7-3-40 颅外-表浅型异位脑膜瘤(颅骨脑膜瘤)

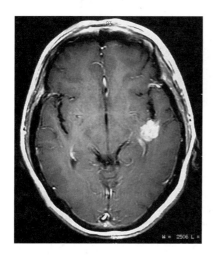

图 7-3-39 颅内-深在型异位脑膜瘤(脑实质内脑膜瘤)

(3) 颅外-表浅型(图 7-3-40):CT/MRI 表现为肿瘤位于头皮、颅盖骨、鼻腔、鼻根、咽部、腮腺、颈部、皮下、足部肌肉、下颌骨、四肢等部位;均呈类圆形,平扫可呈高、低、混杂密度/信号,边界清,多呈均匀明显强化。其临床特点为:①发生部位以头皮、颅盖骨、鼻腔、鼻根多见,其次是咽部、腮腺、颈部、皮下、足部肌肉、下颌骨、四肢等,占全部异位脑膜瘤的 21%~25%;②男女之比为 0.8:1,平均发病年龄为 34~57 岁;③平均病程 4 年左右;④临床上以缓慢生长的局部包块为主要表现,一般无明显触痛,肿瘤较大时可引起局部压迫症状;⑤术前确诊困难,确诊有赖于病理诊断;⑥由于位置表浅,手术切除可获得良好的效果;⑦病理亚型以纤维型和上皮型为主。

(4) 颅外-深在型(图 7-3-41):CT/MRI 表现为肿瘤位于眼眶、颅底骨、鼻窦、中耳、三叉神经半月节、

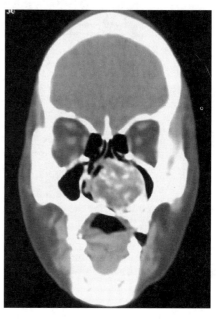

图 7-3-41 颅外-深在型异位脑膜瘤(鼻窦内脑膜瘤)

肺、纵隔、肾上腺等部位;呈类圆形或椭圆形,边界清;平扫多呈稍高或等密度/信号,多均匀强化,少数无明显强化;可伴局部骨质破坏。其临床特点为:①眼眶内最常见(双侧占 4.8%),眶内异位脑膜瘤占全部异位脑膜瘤的 36%~58%,其次为鼻窦、颅底骨(中耳),三叉神经半月节、肺、纵隔、肾上腺等部位罕见,该型占全部异位脑膜瘤的 70%~76%。②女性患病率明显高于男性(男女患病之比为 0.4:1)。③病程平均 2 年左右。④根据肿瘤位置不同,而出现相应的压迫症状与占位效应表现;例如,眶内异位脑膜瘤以突眼、复视、视力下降为主要表现,鼻窦内脑膜瘤常表现为鼻塞、头痛等症状,中耳脑膜瘤患者多主诉为耳鸣、耳聋及耳堵塞感等,三叉神经半月节脑膜瘤则表现为三叉神经痛。⑤借助 CT 等辅助检查,该型常见部位的异

位脑膜瘤定位与定性诊断多不困难,少见及罕见部位的定性诊断需要依靠病理检查。⑥文献中报道的该型于术切除的病例,几乎没有死亡发生。对于大型眶内和中耳脑膜瘤,术后视力和听力往往恢复不理想,但是,手术治疗具有确诊和治疗的双重意义。⑦病理亚型以上皮型、纤维型和沙粒体型常见。

5. **诊断标准**　异位脑膜瘤的诊断应符合以下几条:①具有典型脑膜瘤的组织学结构;②发生在没有蛛网膜内皮细胞的解剖部位或无脑膜覆盖的组织器官;③无相关的正常位置的颅内或椎管内脑膜瘤,即不是颅内脑膜瘤的颅外生长或颅外转移;④不包括脑室内及松果体区的脑膜瘤。

(八)　血管瘤型脑膜瘤

血管瘤型脑膜瘤(hemangiomatous meningioma)是脑膜瘤的一种病理亚型,常位于颅中窝底或大脑凸面。由于瘤内存在大量扩张充血的血管,壁薄或增厚伴透明变,血供极其丰富,术中出血汹涌。

1. **发生率**　血管瘤型脑膜瘤约占全部脑膜瘤的2%。

2. **病理**　病理检查显示血管瘤型脑膜瘤内具有丰富的血管基质,其中可见少量肿瘤性脑膜细胞巢,瘤组织由大量形态不规则的血管及梭形细胞构成,血管壁透明变性,内皮细胞无增生现象。瘤内血管表现为管径不一的血管瘤结构或高度扩张的薄壁海绵状血管瘤结构,但均为分化成熟的血管。肿瘤的组织学特征为可见吞噬脂质的泡沫状细胞及细胞核多形性、深染不伴活跃的核分裂象、坏死及侵袭等。

3. **临床表现**

(1)　性别、年龄:男女患病比例为1:1.4,高发年龄为30~60岁,平均45岁。

(2)　病程:1~5年,平均2年。

(3)　症状、体征:以颅内压增高及Ⅲ~Ⅵ对脑神经损害为主要症状、体征,其他包括视力减退、不完全性偏瘫、失语、病理征阳性等。

4. **影像学检查**

(1)　CT:平扫显示不均匀的略高密度占位性病变,无钙化,水肿明显;强化后肿瘤明显均一强化,边界清楚(图7-3-42)。CT值高达130~160Hu,80%出现瘤周水肿,是良性脑膜瘤各亚型中发生率最高者,可能与该型脑膜瘤血管分布丰富、血管源性水肿较重有关。坏死、囊变少见(18%)。位于颅底或大脑凸面者可发现骨质破坏或血管压迹明显增多。

(2)　MRI:平扫显示肿瘤T$_1$加权像呈等信号或略低信号,T$_2$加权像呈等信号或略高信号,均有血管流

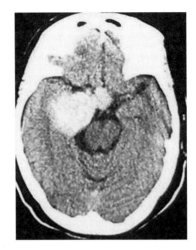

图7-3-42　血管瘤型脑膜瘤的强化CT表现

空现象(图7-3-43)。无钙化,瘤周水肿明显多见,增强扫描明显均匀强化。

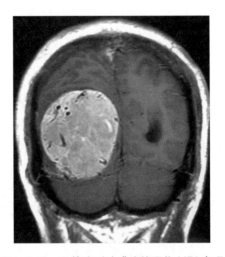

图7-3-43　血管瘤型脑膜瘤的强化MRI表现

(3)　DSA:显示肿瘤染色,局部血管紊乱增多。

5. **诊断**　由于脑膜瘤为血供丰富的肿瘤,多数病例在CT/MRI上显示明显强化,因此,单纯依靠临床表现和CT/MRI检查,术前确诊也有困难。但是,脑膜瘤出现高度均匀强化、瘤周水肿、无钙化、瘤内血管流空现象明显及肿瘤高度染色等均提示有血管瘤型脑膜瘤的可能,确诊有赖于手术与病理检查。

6. **治疗**　以手术为主的综合治疗。凡考虑为血管瘤型脑膜瘤者,术前准备应包括:①行DSA/MRA检查以了解供血动脉来源和颈内动脉及其分支受累情况;②术前行MRI及CT检查可明确肿瘤的具体位置,初步判断肿瘤基底的位置及肿瘤与血管神经的关系,了解骨质破坏或骨质增生情况,对手术方案的设计、肿瘤切除程度及手术效果的评估都有重要的指导意义;③如果骨质破坏严重,要考虑行颅底重建,若骨质增生明显,需备

磨钻磨除增生骨质;④术前最好先行肿瘤栓塞治疗或颈外动脉结扎以减少肿瘤血供,使术中出血减少到最低限度,并有利于肿瘤全切除;⑤术前备足血源。

术中应注意:①避免用粗针头穿刺肿瘤,否则出血汹涌造成术野缩小,影响手术操作;②电凝使肿瘤皱缩时,一定要适度,以防肿瘤破溃出血,只能作为术中缩小肿瘤的一种方法;③不适合分块切除肿瘤;④为减少出血,应加快肿瘤切除速度;当肿瘤接近全切除时,出血即可减少或停止。

放射治疗适用于未能全切的脑膜瘤及术后复发再手术困难或无法手术切除的肿瘤。放疗方式应以立体定向放射治疗为主。血管瘤型脑膜瘤次全切除术后辅以放射治疗可以降低复发率。

7. 预后   由于血管瘤型脑膜瘤为良性肿瘤,若能全切除,可以治愈。但是,累及重要颅内血管神经结构者,常难以全切除。血管瘤型脑膜瘤术后放疗 15 年总复发率为 12.5%,未放疗组为 88%。放射治疗可以降低复发率。血管瘤型脑膜瘤的手术病死率与并发症比一般脑膜瘤高。

(九) 钙化性脑膜瘤

钙化性脑膜瘤(calcified meningioma)是一种影像病理学诊断,是指脑膜瘤发生钙化。脑膜瘤的钙化率为 15%~20%。若 CT 平扫时病变 CT 值高于 90Hu 即可诊断为钙化。钙化性脑膜瘤的临床表现与一般非钙

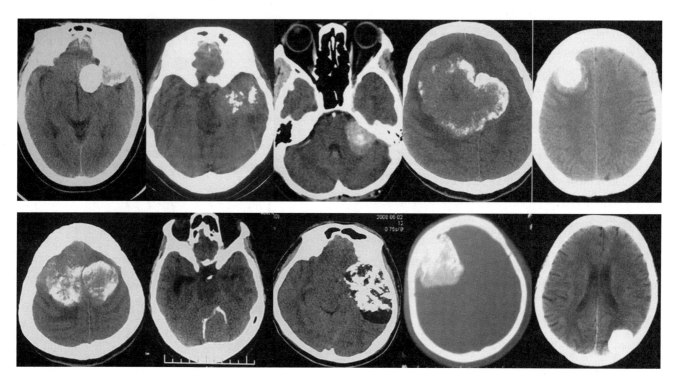

图 7-3-44   钙化性脑膜瘤不同钙化的 CT 表现

化性脑膜瘤基本一样,诊断主要依靠 CT 检查,脑膜瘤钙化在 CT 上可表现为斑点样钙化、结节样钙化、菜花样钙化、片状样钙化、团块样钙化、环形样钙化、弥漫样钙化及完全性钙化等 (图 7-3-44)。钙化在 CT 上表现为高密度影,骨窗上密度不均,一般无强化或呈不规则斑点状或斑片状强化。钙化在 MRI 上表现为 T_1 加权像以等信号和低信号较多见,T_2 加权像以低信号和极低信号多见(图 7-3-45)。CT 钙化检出率几乎100%,优于 MRI 的 85%。

钙化性脑膜瘤的临床特点包括:①儿童脑膜瘤、无症状脑膜瘤钙化最常见;②大脑镰、颅中窝脑膜瘤钙化比较常见;③脑室内、松果体区脑膜瘤钙化少见;

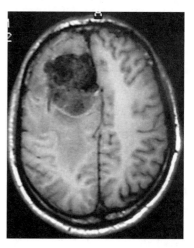

图 7-3-45   钙化性脑膜瘤的平扫 MRI 表现

④恶性脑膜瘤、不典型脑膜瘤及脑膜肉瘤一般无钙化;⑤完全钙化性脑膜瘤生长极其缓慢;⑥脑膜瘤钙化常提示其病理亚型为成纤维细胞型和过渡型。

治疗原则与非钙化性脑膜瘤相同。鉴于钙化性脑膜瘤上述特点,其预后比非钙化性脑膜瘤更好。

（刘玉光　刘志国）

第四节　垂体腺瘤

垂体腺瘤（pituitary adenomas）是发生于垂体前叶的良性肿瘤,也是颅内常见的肿瘤之一。其危害性主要表现在垂体激素分泌过量引起代谢紊乱和脏器损害,肿瘤压迫垂体造成垂体功能低下,引起相应靶腺的功能低下和压迫侵犯视交叉、视神经、海绵窦、颅底动脉、下丘脑、第三脑室,甚至累及额叶、颞叶、脑干等导致相应的功能障碍。

一、发生率

垂体腺瘤的患病率逐年增加,患病率为（1~7）/10万。尸体解剖研究发现,泌乳素腺瘤的检出率为7%~21%。尸检和影像学研究发现,20%~25%人群存在亚临床型垂体腺瘤。正常尸检中发现垂体微腺瘤发生率占27%。由于相当一部分荷瘤者处于亚临床状态,因此,垂体腺瘤只占全部颅内肿瘤的15%~20%。

二、分类

一般根据肿瘤细胞的分泌功能及免疫组化技术将垂体腺瘤分为功能性腺瘤和无功能性腺瘤两大类。功能性腺瘤占垂体腺瘤的65%~80%,无功能性腺瘤占垂体腺瘤的20%~35%。根据肿瘤细胞产生激素的不同又分为营养性激素腺瘤（60%~80%）和促激素性激素腺瘤（20%~40%）两类。营养性激素腺瘤包括泌乳素（PRL）腺瘤和生长激素（GH）腺瘤两种,促激素性激素腺瘤包括促肾上腺皮质激素（ACTH）腺瘤、促甲状腺激素（TSH）腺瘤和促性腺激素（GnH）腺瘤（促卵泡激素细胞腺瘤和黄体生成素细胞腺瘤）。

泌乳素细胞腺瘤最常见,占全部垂体腺瘤的40%~60%,生长激素细胞腺瘤次之,占20%~30%,促肾上腺皮质激素细胞腺瘤占5%~15%,促甲状腺激素细胞腺瘤占0.3%~2.8%,促卵泡激素细胞腺瘤和黄体生成素细胞腺瘤均不足1%,多功能细胞腺瘤占8.9%~24%,而恶性垂体腺瘤（垂体腺癌）占不到全部垂体腺瘤0.2%。

三、临床表现

（一）性别、年龄

女性多见,男女患病比例为1:2,好发年龄为30~40岁,儿童十分少见。垂体微腺瘤多见于21~30岁,大腺瘤高发于41~50岁。

不同类型的垂体腺瘤性别比例与高发年龄也不同,泌乳素腺瘤女性多见,男女患病比例为1:5,20~30岁为高发年龄;生长激素腺瘤男女患病比例大致相等,20~50岁发病最多;促肾上腺皮质激素腺瘤多见于女性,男女患病之比为1:（3.5~8）,以20~40岁多见;促甲状腺激素腺瘤无明显性别差异,可发生于任何年龄,但儿童十分罕见;无分泌功能的嫌色性细胞腺瘤性别差异不大,多见于中年男性和绝经后女性;促性腺激素细胞腺瘤男性多见,常见于青壮年。垂体腺癌的患病率在性别上没有显著差异,平均发病年龄为44岁。

（二）病程

一般病程较长,平均2年。若发生囊性变,病程会缩短,若发生垂体瘤卒中,则急性起病。

（三）症状、体征

1. 内分泌功能障碍

（1）泌乳素腺瘤:①早期主要表现为内分泌症状,典型临床症状为闭经、泌乳、不育三联症（Forbis-Albright 综合征）;②男性早期主要症状为性功能减退,表现为性欲减退或缺失、阳痿、精子减少。

（2）生长激素腺瘤:①肢端肥大症与巨人症。青春期以前发病表现为巨人症和肢端肥大症,青春期以后发病则只表现为肢端肥大症。②特征性外貌。长期大量分泌生长激素,使全身骨和结缔组织过度增生、组织间液增加,造成特征性外貌,表现为皮下脂肪、结缔组织增生致眶、额、颧、鼻、耳、唇、舌肥大隆突,齿列稀疏,皮肤黑糙、松垂,多汗多油脂,女性失去第二性征等（图7-4-1,彩图见书末）。③打鼾和呼吸暂停综合征。舌、咽、软腭、悬雍垂、声带肥厚可导致打鼾和呼吸暂停综合征。④性腺功能障碍。早期男性性欲亢进,晚期性欲减退、阳痿;女性月经紊乱、闭经等。⑤代谢紊乱。出现糖耐量异常与糖尿病、甲状腺功能减退和功能亢进,以及肥大性心脏病。

（3）促肾上腺皮质激素腺瘤:表现为库欣综合征,又称皮质醇增多症。①表现为典型的"向心性肥胖"、多血质、"满月脸"和"水牛背",但四肢瘦小;②高血压;③在下腹部、大腿部、乳房、臀部等部位出现紫纹;④多毛症及皮肤色素沉着,表现为眉毛浓黑、阴毛

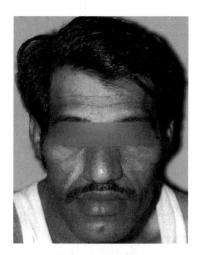

图 7-4-1   生长激素腺瘤患者的特征性外貌

增多,以及膝肘和指间关节处皮肤明显色素沉着,可伴有痤疮;⑤出现低血钾、低血氯、高血钠等;⑥糖代谢紊乱可致糖耐量异常及糖尿病;⑦其他包括性腺功能减低、腰背疼痛、肌肉无力、骨质疏松、精神症状等。

（4）促甲状腺激素腺瘤:是罕见的垂体糖蛋白激素分泌瘤,临床表现为垂体性甲状腺功能亢进症,如甲状腺肿大、皮肤潮热、体重减轻等,但是没有甲状腺相关性眼病、胫前黏液性水肿和杵状指。由于多数患者确诊前按甲亢治疗以致延误诊断,发现时 90%已经是大腺瘤。

（5）无分泌功能的腺瘤:①早期无明显内分泌症状,随着肿瘤的长大逐渐出现视力、视野障碍,因此,发现时多为大腺瘤。②中期女性可表现为月经紊乱、闭经、不孕,男性表现为阳痿、性欲减退。③晚期出现垂体功能低下,表现为无力倦怠、面色黄白等。④当促甲状腺激素分泌不足、基础代谢率降低、肾上腺皮质激素分泌减少时,出现血压降低、血糖下降、各种激素缺乏,形成垂体恶病质;严重时出现昏迷、低血压、低血糖、低体温、低血钠等垂体功能低下危象。

（6）促性腺激素细胞腺瘤:①包括卵泡刺激素、黄体生成素腺瘤;②早期多无性欲改变,缺少特异性症状;③晚期以性功减退、生殖器官萎缩等为主要临床表现。

（7）垂体腺癌:①单纯从瘤细胞形态很难区别腺瘤和腺癌,大多数垂体腺癌具有一种或多种垂体前叶激素分泌功能,故表现如同功能性垂体腺瘤;②向周围邻近组织浸润性生长,可有远处颅外转移是其特征。

（8）垂体前叶功能减退症状:①促性腺激素分泌不足,男性表现为性欲减退、阳痿、外生殖器萎缩、睾丸和前列腺萎缩、精子量减少、第二性征不明显、皮肤细腻、体毛黄软稀少和阴毛呈女性分布;在女性则主要表现为月经稀少或闭经、不孕、子宫和附件萎缩、性欲减退、阴毛和体毛稀少。②促甲状腺激素分泌不足主要表现为畏寒、疲劳乏力、精神不振、食欲减退、嗜睡。③促肾上腺皮质激素分泌不足主要表现为虚弱无力、厌食、恶心、抵抗力差、血压偏低、低血糖。④急性严重肾上腺功能不足表现为极度淡漠、无力,甚至急性腹泻水样便。⑤生长激素分泌不足儿童表现为生长发育迟缓。⑥垂体后叶激素分泌不足罕见,尿崩表现。

2. 局部压迫症状

（1）头痛:2/3 患者出现头痛,表现为间歇性发作或持续性隐痛。晚期引起脑积水,出现颅内压增高时,头痛加重,并伴有恶心、呕吐。

（2）视力、视野障碍:视力损害主要见于垂体大腺瘤。早期主要表现为视野障碍,随后出现视力减退。双颞侧偏盲为最常见的视野障碍,视力减退几乎总是从一侧开始,眼底表现为原发性视盘萎缩（图7-4-2,彩图见书末）。

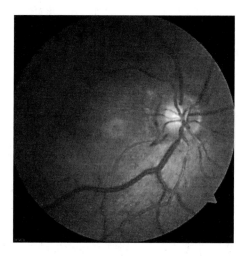

图 7-4-2   眼底原发性视盘萎缩表现

（3）邻近其他结构受压表现:肿瘤向海绵窦内发展,可以累及展神经、动眼神经,出现患侧眼球内斜或患侧上睑下垂、瞳孔散大、眼球内斜。肿瘤向鞍上发展,可以影响下丘脑出现嗜睡、多食、肥胖、行为异常等症状。肿瘤向蝶窦和鼻腔发展,可出现鼻出血、脑脊液漏。

（4）垂体瘤卒中:又称垂体卒中（pituitary apo-plexy）,发生率为 0.6%~10%,平均 5%,多见于大腺瘤,男女患病之比为 2:1,是由于垂体肿瘤内或邻近垂体组织梗死、出血或出血性梗死造成垂体肿瘤突然膨胀而产生的一系列病理改变。广义的垂体卒中包括带瘤垂体及非瘤垂体的梗死、坏死或出血,狭义的垂体卒中则仅限于垂体瘤的上述病变。其病理特点为垂体腺瘤内发生出血或坏死,压迫局部结构导致垂体功能急剧减退。按病情急缓将垂体瘤卒中分为暴发性、急性、亚急性及慢性四型。临床表现主要为突发剧烈头痛、视力急剧下降、眼肌麻痹或上睑下垂、瞳孔不等大、恶心呕吐、意识障碍、脑膜刺激征、精神异常、轻偏瘫和发热等。

四、辅助检查

(一) 内分泌学检查

内分泌学检查是诊断垂体腺瘤的重要检查,详细的内分泌学检查不仅可以为垂体腺瘤的定性诊断和判断病情提供依据,而且还可以了解手术前后的垂体功能。

1. 功能性垂体腺瘤的内分泌学检查

(1) 泌乳素(PRL):血清泌乳素检查是诊断垂体泌乳素瘤与判断其疗效重要的内分泌学指标。当血清泌乳素>200ng/ml 时,垂体泌乳素瘤的诊断基本可以确立。垂体微腺瘤患者血清泌乳素多轻度升高,一般不超过 100ng/ml;若明显升高,则提示肿瘤向海绵窦内侵袭性生长。若肿瘤发生坏死、出血、囊变,血清泌乳素可相应减低。

(2) 生长激素(GH):基础血清生长激素检查是诊断垂体生长激素腺瘤和反映肿瘤活动程度的主要内分泌学指标。当生长激素>30ng/ml 或生长激素<2ng/ml 时,可以肯定或排除活动性肢端肥大症。

(3) 促肾上腺皮质激素(ACTH):①库欣综合征的筛选试验。正常作息的正常人,血浆皮质醇有明显的变化规律,即午夜血浆皮质醇降至最低,清晨 4 时左右开始升高,6~8 时达到高峰,以后逐渐下降,晚上入睡后又逐渐降至最低水平;动态监测血浆皮质醇的变化情况,可以了解促肾上腺皮质激素的分泌是否正常,隔夜地塞米松抑制试验比血浆皮质醇的测定更有诊断价值;午夜口服地塞米松 1mg 能够抑制 90%以上的正常人清晨促肾上腺皮质激素的分泌,从而降低血浆皮质醇浓度 50%以上,几乎所有的库欣综合征患者均不能抑制到这一水平;隔夜地塞米松抑制试验对库欣综合征的灵敏度为 92%,特异度为 100%,诊断准确度为 93%,隔夜地塞米松抑制试验不能抑制的患者高度提示为库欣综合征,应进一步行库欣综合征的确诊试验。②库欣综合征的确诊试验。试验前 1~2 天收集 24 小时尿测定尿游离皮质醇/17-羟类固醇、17-酮类固醇,试验第一天上午 9 时开始口服地塞米松 0.5mg,每 6 小时 1 次,共 8 次,同时收集 24 小时尿标本,正常情况下,服药第 24~48 小时的尿游离皮质醇或皮质醇代谢产物应抑制 50%以上,如不能抑制,即可确诊为库欣综合征;当 24 小时尿游离皮质醇大于 100μg/L 时,即有诊断意义;尽管促肾上腺皮质激素腺瘤常为微腺瘤,但是,随着高分辨率的 CT/MRI 的应用,可以检测出 3mm 的垂体微腺瘤,因此,目前临床上已经较少采用上述试验来诊断促肾上腺皮质激素腺瘤了。

(4) 促甲状腺激素(TSH)和甲状腺激素:促甲状腺激素腺瘤患者在血清促甲状腺激素水平显著增高的同时,血清甲状腺激素(T_3、T_4)水平也明显升高;而格雷夫斯病(Graves disease)患者血清甲状腺激素水平升高,促甲状腺激素水平降低。

2. 垂体功能检测　正常垂体功能检测包括促肾上腺皮质激素和肾上腺功能(肾上腺皮质激素)检测、促甲状腺激素和甲状腺功能(甲状腺激素)检测、促性腺激素(黄体生成素和促卵泡激素)水平检测、生长激素水平检测和泌乳素水平检测。

(二) 影像学检查

1. 正常垂体的 CT/MRI 表现(图 7-4-3)　①垂体高度:一般正常,男性≤5mm,女性≤7mm,若垂体高度>10mm 则为异常;②垂体密度(信号):64%的正常垂体密度(信号)比较均匀,26%呈均匀一致的高密度(信号),36%可出现局部低密度(信号)区,正常情况下局部异常密度(信号)区的大小应小于垂体体积的 1/3 或直径在 3mm 以下;③垂体上缘形态:正常垂体多数上缘平坦或稍微凹陷,少数上缘膨隆;④垂体柄:绝大多数垂体柄居中或稍微偏离中线。

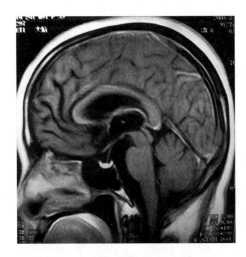

图 7-4-3　正常垂体的 MRI 表现

2. 垂体微腺瘤的 CT/MRI 表现(图 7-4-4)　①垂体内低密度(信号)区是诊断垂体微腺瘤的可靠征

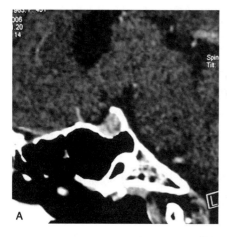
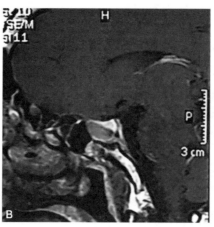
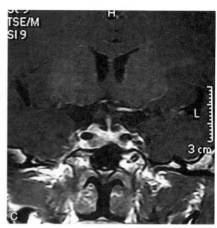

图 7-4-4 垂体微腺瘤的 CT 表现(A)及强化 MRI 矢状位(B)和冠状位(C)表现

象,低密度(信号)区在 3mm 以上或超过垂体体积的 1/3 即可诊断为垂体微腺瘤;②垂体高度超过 8mm 即提示可能存在微腺瘤;③垂体柄偏离中线 2mm 以上,常常提示微腺瘤的存在;④垂体后叶消失常常提示有微腺瘤;⑤微腺瘤可导致鞍底骨质的吸收或破坏。

　　是否存在垂体微腺瘤,应从垂体高度、上缘形态、内部密度(信号)、异常密度(信号)区的存在及其大小、密度(信号)及边界、垂体柄的移位、垂体后叶及鞍底骨质的变化等方面结合临床表现,以及内分泌检查进行综合分析。

　　3. 垂体大腺瘤的 CT/MRI 表现(图 7-4-5,图 7-4-6)　CT/MRI 检查是诊断垂体腺瘤最主要的影像学方法,不仅可以做出定性诊断,而且还可以了解肿瘤的大小、形态、质地及与周围结构之间的关系,为选择治疗方法提供依据。

　　平扫可见蝶鞍扩大,鞍底和鞍背骨质吸收变薄、

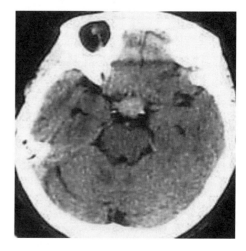

图 7-4-5 垂体大腺瘤的强化 CT 表现

倾斜;肿瘤位于脑外,由鞍内向鞍上生长,占据鞍上池、第三脑室前部,甚至达室间孔水平;肿瘤可呈实体性或囊实性,无钙化,边界清楚,呈类圆形或哑铃型(雪人征)(图 7-4-7);两侧海绵窦受肿瘤推移挤压外

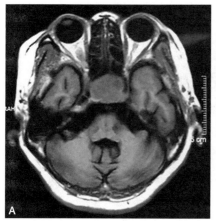
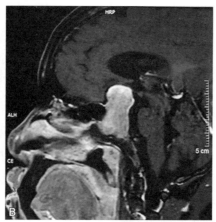
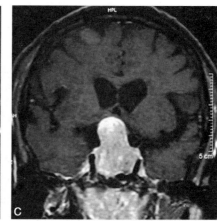

图 7-4-6 垂体大腺瘤的强化 MRI 表现
A. 轴位;B. 矢状位;C. 冠状位。

移,少数肿瘤侵袭海绵窦腔包绕颈内动脉,甚至使该侧海绵窦明显外移(图7-4-8);有时巨大垂体腺瘤可向额叶或颞叶发展,或者突入蝶窦(图7-4-9);增强扫描可见实体性肿瘤呈均一中度强化,若发生囊性变,肿瘤呈周边强化(图7-4-10),中小体积肿瘤在肿瘤周边可见残存垂体。

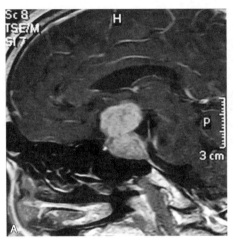
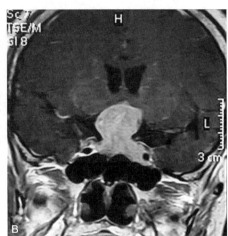

图7-4-7 垂体腺瘤的强化MRI雪人征表现
A.矢状位;B.冠状位。

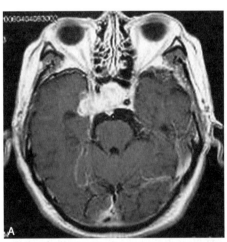
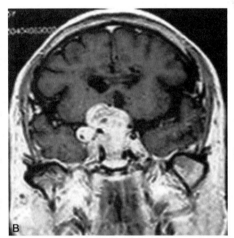

图7-4-8 垂体腺瘤侵犯海绵窦的强化MRI表现
A.轴位;B.冠状位。

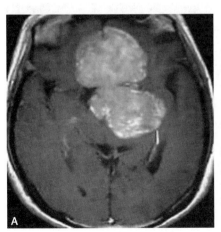
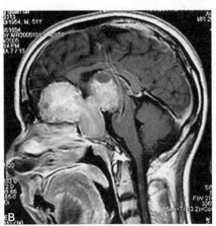
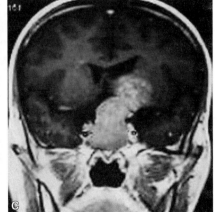

图7-4-9 巨大垂体腺瘤的强化MRI表现
A.轴位;B.矢状位;C.冠状位。

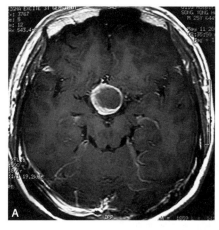
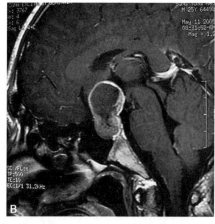
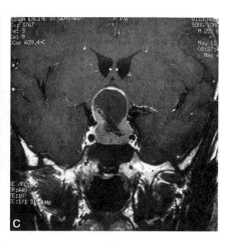

图 7-4-10　囊性垂体腺瘤的强化 MRI 表现
A. 轴位;B. 矢状位;C. 冠状位。

4. 垂体卒中 CT/MRI 表现　CT 表现为瘤内低密度影(陈旧性出血或坏死)、高密度影(出血),CT 值 62~91Hu,强化扫描肿瘤呈周边性强化。CT 扫描可明确蛛网膜下腔出血的位置。

MRI 检查诊断垂体卒中比 CT 更具准确性,可见实质垂体腺瘤在 T_1、T_2 加权像上均呈等或高信号。囊性变、坏死者,T_1 加权像为低信号,T_2 加权像为高信号,瘤内出血除急性期外为高信号(图 7-4-11)。

5. 垂体腺瘤的影像学分类

(1) 根据垂体腺瘤的大小分类微腺瘤(<10mm)、大腺瘤(10~40mm)和巨腺瘤(>40mm)。

(2) 根据垂体腺瘤蝶鞍断层表现,分为局限型和浸润型两种。

1) 局限型肿瘤限于蝶鞍硬膜的范围内,鞍底完整:①Ⅰ级肿瘤≤10mm,蝶鞍大小正常(<16mm×13mm),但可见一侧鞍底下沉或局部变薄、凹陷。肿瘤直径在 10mm 以内,即微腺瘤。②Ⅱ级蝶鞍不同程

度扩大,但鞍底完整。

2) 浸润型肿瘤破坏鞍底突入蝶窦内:①Ⅲ级蝶鞍不同程度扩大,但鞍底骨质有局限性侵蚀或破坏。②Ⅳ级鞍底骨质弥漫性侵蚀和破坏,蝶鞍诸壁轮廓不清而呈幻像蝶鞍。

(3) 根据 CT、蝶鞍断层和其他神经放射学检查及临床症状,将垂体腺瘤分为两型六级。

1) 局限型:①0 级肿瘤直径≤4mm,蝶鞍大小正常,鞍结节角正常,≥110°,CT、MRI 检查难以检出。②Ⅰ级(微腺瘤)肿瘤直径≤10mm。蝶鞍大小正常,鞍结节角减小,鞍底有局限性骨质变薄、下凹,双鞍底,病侧鞍底倾斜。CT 可以发现肿瘤,此型仅有内分泌障碍症状。③Ⅱ级(鞍内型)肿瘤直径>10mm。位于鞍内或轻度向鞍上生长,蝶鞍扩大,不对称,鞍结节角≤90°。鞍底局限性变化明显,病侧鞍底下沉呈双鞍底。CT 扫描显示肿瘤位于鞍内或扩展到鞍上池前部。临床可有内分泌症状,无视力、视野改变。

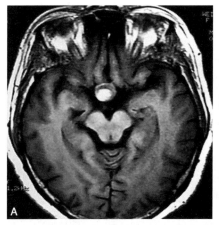
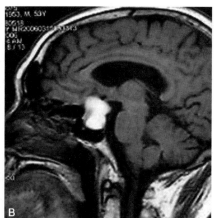
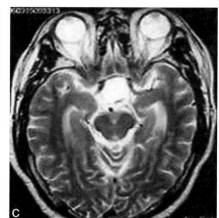

图 7-4-11　垂体卒中的平扫 MRI 表现
A. T_1 加权像轴位;B. T_1 加权像矢状位;C. T_2 加权像轴位。

2）侵蚀型：①Ⅲ级（局部侵蚀型）肿瘤直径>2cm，向鞍上生长，蝶鞍扩大较显著，鞍底骨质有局限性侵蚀、破坏。CT扫描可见肿瘤扩展至视交叉池，第三脑室轻度抬高，临床有或无明显视觉障碍。②Ⅳ级（弥漫侵蚀型）肿瘤直径达4cm左右，肿瘤向鞍上或蝶窦内生长，蝶鞍显著扩大，鞍壁骨质弥漫性破坏，呈幻像蝶鞍，第三脑室前下部明显抬高。③Ⅴ级（巨大腺瘤）肿瘤直径>5cm，肿瘤除向鞍上或蝶窦生长外，并可向前、中、后颅窝及海绵窦生长，第三脑室室间孔阻塞，有脑积水。

（4）Knosp垂体腺瘤五级分类法：根据垂体腺瘤向两侧海绵窦方向侵袭的程度，采用测量海绵窦冠状位MRI上垂体腺瘤与颈内动脉海绵窦段（C_4）及床突上段（C_2）血管管径的连线，来判断垂体腺瘤与海绵窦的关系。

0级（正常型）：海绵窦形态正常，有海绵窦静脉丛的强化，肿瘤未超过C_2~C_4血管管径的内切连线。

1级：肿瘤超过C_2~C_4血管管径的内切连线，但没有超过C_2~C_4血管管径的中心连线，海绵窦内侧部静脉丛消失。

2级：肿瘤超过C_2~C_4血管管径的中心连线，但没有超过C_2~C_4血管管径的外切连线，可致海绵窦上部或下部静脉丛消失。

3级：肿瘤超过C_2~C_4血管管径的外切连线，海绵窦内侧、上部和/或下部静脉丛消失，其外侧静脉丛也可消失。

4级：海绵窦段颈内动脉被完全包裹，导致内径狭窄，各部静脉丛消失，海绵窦的上壁和外壁呈球形向外扩展突出。

五、诊断

垂体腺瘤的诊断应结合性别、年龄、临床表现、内分泌学检查及CT/MRI表现进行综合分析。

常见垂体腺瘤的诊断要点如下。

1. 泌乳素腺瘤的诊断要点 ①女性典型的闭经、溢乳、不育三联症，男性以性欲下降和阳痿为主和/或肿瘤压迫症状；②血清泌乳素>200ng/ml；③CT/MRI提示鞍区垂体腺瘤表现。

除垂体泌乳素瘤外，某些生理因素、药物和病理过程均可影响泌乳素的分泌，造成不同程度的高泌乳素血症。妊娠、哺乳，服用精神药物（多巴胺拮抗剂）、雌激素制剂、利血平等，患有原发性甲状腺功能减退、多囊卵巢综合征、空蝶鞍综合征等，均可导致高泌乳素血症。另外，一些鞍区占位性病变引起的垂体柄效应，也可以引起泌乳素水平的轻度升高（多不超过100ng/ml），目前认为这与某些鞍区病变压迫垂体柄，影响泌乳素抑制激素释放有关。

2. 生长激素腺瘤的诊断要点 ①肢端肥大症或巨人症的临床表现；②血清生长激素>5ng/ml；③CT/MRI提示鞍区垂体腺瘤表现。

3. 促肾上腺皮质激素腺瘤的诊断要点 ①垂体促肾上腺皮质激素依赖性库欣综合征，主要表现为满月脸、多血质外貌、向心性肥胖、痤疮、紫纹、高血压、继发性糖尿病和骨质疏松等；②血清促肾上腺皮质激素升高，皮质醇水平增高或正常节律消失，24小时尿游离皮质醇>100μg/L；③CT/MRI提示鞍区垂体腺瘤表现。

促肾上腺皮质激素腺瘤需通过大、小地塞米松抑制试验与单纯性肥胖和异位ACTH增多症相鉴别，一般来说，垂体促肾上腺皮质激素腺瘤引起的皮质醇增多症，小剂量地塞米松抑制试验不能被抑制，而大剂量地塞米松抑制试验可以被抑制。对于临床上较难诊断的促肾上腺皮质激素腺瘤，可行岩下窦采血以明确诊断。

4. 垂体腺癌的诊断要点 ①原发肿瘤是垂体来源的肿瘤；②蛛网膜下隙、脑、全身其他系统出现单个或多个转移结节；③转移结节的组织结构和标记物表达与垂体原发灶吻合；④恶性肿瘤所具有的细胞核多型、有丝分裂、坏死、出血、浸润等特性并不是垂体腺癌所特有的，因为良性垂体生长激素腺瘤及促肾上腺皮质激素腺瘤也可出现这种病理学表现，所以，不能作为诊断依据。

5. 垂体瘤卒中的诊断要点 ①突发剧烈头痛、视力急剧下降、眼肌麻痹或上睑下垂、瞳孔不等大、恶心呕吐、意识障碍、脑膜刺激征和发热等；②CT表现为瘤内低密度影或高密度影，肿瘤呈周边性强化；③MRI在T_1、T_2加权像上均呈等或高信号。

六、鉴别诊断

（一）颅咽管瘤

颅咽管瘤多见于儿童，也可见于成年人。其临床表现为垂体功能低下，如发育迟滞、性征发育不良等，1/3患者有尿崩，易出现颅内压增高症状。CT/MRI检查显示蝶鞍正常或呈盆性扩大，肿瘤多发生于鞍上，向鞍上池、第三脑室和鞍内生长；2/3有鞍上蛋壳样钙化，70%~90%为囊性，壁薄呈环状强化，多有钙化。

（二）鞍结节脑膜瘤

中老年女性多见。以视力、视野障碍为主要突出表现，缺乏内分泌症状。CT显示为鞍上高密度影像，显著均匀强化。MRI检查可见肿瘤位于鞍上池内、垂体上方,基底位于鞍结节,肿瘤与垂体之间有间隙,多向鞍结节后上方发展,强化扫描可见硬膜强化,具有特征性的"燕尾"征。

(三) 拉特克囊肿

拉特克囊肿(Rathke pouch cyst)是发生于鞍区Rathke 囊袋残余组织的一种先天性非肿瘤性疾病,囊壁由单层或假复层上皮构成,鞍内或鞍上常见的囊肿,尸检阳性率为13%~33%;40%位于鞍内,60%可突入鞍上,单独位于鞍上罕见;一般位于神经垂体和腺垂体之间;无症状或对垂体、下丘脑、视神经压迫症状。影像学多表现为蝶鞍内无强化囊肿,T_1WI 高(50%)等或低信号,T_2WI 以高信号为主(70%);囊内可见小结节,一般呈短 T_1 短 T_2 信号;周围强化部分代表被压迫的垂体组织。

(四) 鞍区动脉瘤

鞍区动脉瘤临床少见,以眼球运动障碍和视力损害为主要表现,缺乏内分泌障碍症状。CT 扫描显示蝶鞍多无明显改变,病变边缘清晰,显著增强,且与颈内动脉等脑底动脉关系密切。MRI 扫描可见血管流空效应,病变与脑底动脉环相连,可有血栓形成。DSA检查可以明确诊断。

(五) 脊索瘤

脊索瘤多见于成年人,眼球运动障碍和视力损害为主要表现,也可见垂体功能低下表现。X 线片检查显示蝶鞍及邻近蝶骨体、蝶骨大翼和枕骨基底部广泛骨质破坏。CT 和 MRI 检查显示肿瘤主要位于颅底,骨质破坏范围广泛,蝶窦、蝶鞍、斜坡等部位被肿瘤侵蚀破坏,CT 呈低密度病灶,中度强化。

(六) 空蝶鞍综合征

空蝶鞍综合征(empty sella syndrome,ESS)是指鞍膈扩大或缺如,鞍上蛛网膜下隙疝入蝶鞍内,导致蝶鞍扩大、垂体受压变形而引起的临床综合征。其特点为:①多发生于中年肥胖及长期高血压的经产妇;②临床症状主要为偏头痛、视力下降、视野缺损、非创伤性脑脊液漏、垂体功能低下、尿崩等;③CT/MRI 表现为鞍内充满脑脊液信号并与鞍上池蛛网膜下隙相通、垂体对称性受压变扁并向后下方移位、紧贴于鞍底、高度<3mm、平扫及增强 MRI 扫描垂体内信号均无异常,也可仅见蝶鞍内均匀一致的长 T_1、长 T_2 脑脊液信号充填等(图 7-4-12)。

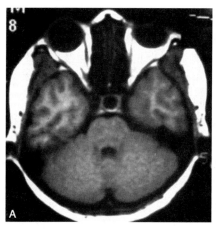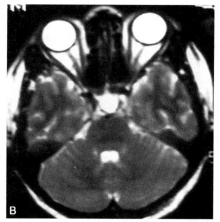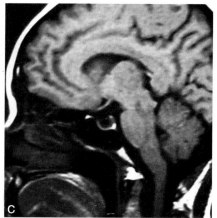

图 7-4-12 空蝶鞍综合征平扫 MRI 表现
A. T_1 加权像轴位;B. T_2 加权像轴位;C. T_1 加权像矢状位。

七、治疗

(一) 手术治疗

手术治疗为目前无功能性垂体大腺瘤、巨大腺瘤及大部分功能性垂体腺瘤的主要治疗方式,大致可分为经蝶和经颅两类手术方式。

1. 经蝶垂体腺瘤切除术 目前神经内镜下或显微镜下经鼻蝶窦垂体腺瘤切除术已经成为垂体腺瘤手术治疗的常规方式。

(1) 适应证:①功能性的垂体微腺瘤、大腺瘤,以及向鞍上或鞍后上发展,或轻度向鞍上前方及轻度向鞍上两侧发展的巨大腺瘤;②对于晚期巨大肿瘤侵入海绵窦,甚至越过海绵窦入颅中窝者,亦可行一期经蝶部分或大部切除手术,以改善视力,为二期开颅手术做准备;③视交叉前置者;④肿瘤向蝶窦生长、向后生长侵蚀鞍背、斜坡者;⑤脑脊液鼻漏;⑥影像学检查提示肿瘤质地脆软者;⑦高龄、体弱、不能耐受开颅手术者。

(2) 禁忌证:①显著向额叶或颞叶发展的垂体巨大腺瘤;②合并鼻部感染、蝶窦急性化脓性炎症的垂体腺瘤;③蝶窦发育较差、鼻中隔手术史和合并蝶窦慢性炎症者为相对禁忌证；④影像学检查提示肿瘤质地坚硬者；⑤有凝血机制障碍或其他严重疾病者。

（3）手术主要并发症：①脑脊液鼻漏是经蝶窦垂体腺瘤切除术后最为常见的并发症，发生率为1.7%~7%，多见于垂体微腺瘤；脑脊液鼻漏表现为头部位置变化时鼻孔内连续滴出无色或淡血性水样液体，少量脑脊液鼻漏在仰卧时，可仅有咽部发痒的感觉。轻度漏液，多在1~2天后自行愈合，一般无须特殊处理；严重漏液或3天后仍未减轻或停止者，应行腰椎穿刺蛛网膜下隙置管持续体外引流，经5天左右引流不消失者，应再次行经蝶窦手术修补。②尿崩是经蝶窦垂体腺瘤切除术后另一常见的并发症，发生率为10%~80%，其中，持续性尿崩仅为1%~15%；尿崩常发生在垂体微腺瘤，多在术后3小时出现，表现为尿量持续在300ml/h以上，脉搏逐渐加快、血压逐渐降低、脉压逐渐缩小、烦渴难忍，尿液呈无色水样；术后尿崩多为一过性，多在1~3天稳定，1~2周好转；轻度尿崩可给予垂体后叶素治疗，将尿量控制在4 000ml/d左右；中重度尿崩，应使用口服醋酸去氨加压素来控制尿量；应从小剂量开始，必要时可重复使用；注意纠正水、电解质紊乱。

2. 经颅垂体腺瘤切除术　手术入路又分经额下入路、翼点入路和纵裂入路等。

（1）适应证：①适用于经蝶入路具有禁忌者；②向鞍上、鞍旁发展者，尤其是明显向额颞叶发展的垂体巨大腺瘤；③蝶窦发育不良或伴发蝶窦炎症者；④不具备经蝶垂体手术条件的医疗单位。

（2）禁忌证：①不能耐受开颅手术者；②垂体微腺瘤为相对禁忌证；③有凝血机制障碍或其他严重疾病者。

（3）手术并发症：①颅内出血及颅内感染是开颅术的并发症；②下丘脑损伤多见于垂体大腺瘤，特别是累及第三脑室及下丘脑的巨大腺瘤；术中过分牵拉或间接损伤下丘脑，势必加剧原有的功能障碍而出现生命活动的紊乱，因此，手术时要注意避免损伤下丘脑及相关穿支血管；③垂体功能障碍加重是术后较为少见的并发症，垂体柄多数位于肿瘤的后方或后外方，注意避免误切，尽量做到保留垂体的选择性全切或选择性次全切除，如能保留正常垂体的1/3，即可维持一般的生理需要；④术后视力障碍加重多见于视力严重障碍者，术中应避免误伤视神经、视交叉及视束的供血血管。

（二）药物治疗

1. 溴隐亭　溴隐亭治疗适用于：①泌乳素腺瘤，特别是有生育要求的患者；②生长激素腺瘤；③促肾上腺皮质激素腺瘤；④老年垂体腺瘤不主张单纯采用溴隐亭治疗。

治疗泌乳素微腺瘤推荐起始剂量为0.625mg/d，睡前服用，一周后每日早晨加1.25mg。此后，每周增加1.25mg/d，共增加至7.5mg/d。此后，每个月复查泌乳素水平，有效剂量（恢复月经和泌乳素水平）通常为7.5mg/d；大腺瘤可增加到7.5~10mg/d。为了达到最佳疗效，溴隐亭应每日服用2次。治疗24个月以上再停药，定期监测血清泌乳素水平，如果血泌乳素再次升高，则需继续恢复使用既往药物。溴隐亭可使82%的女性微腺瘤患者泌乳素水平恢复正常，90%恢复月经和排卵。25%患者在停药后一直维持正常。妊娠早期使用溴隐亭不会增加婴儿先天缺陷的发生率。

溴隐亭对生长激素腺瘤也有一定疗效，但药量比泌乳素腺瘤所用的要大数倍。建议40~60mg/d，每天分3~4次给药。约54%患者的生长激素浓度可降低至10ng/ml以下，20%可降低至5ng/ml以下。溴隐亭不能根治生长激素腺瘤，仅极少数病例可见肿瘤体积缩小。用溴隐亭治疗生长激素腺瘤可有约20%患者的临床症状得以改善。

对垂体大腺瘤特别是垂体巨大腺瘤，可先行溴隐亭治疗数月，缩小肿瘤体积，减少血供，以利于手术切除。

老年垂体腺瘤患者多为促性腺激素腺瘤，对溴隐亭治疗不很敏感；由于老年人内分泌腺体萎缩，垂体腺瘤生长速度较快，在溴隐亭治疗过程中易发生急性卒中，因此，对老年垂体大腺瘤患者，不主张单纯采用溴隐亭治疗。

2. 卡麦角林　主要用于治疗泌乳素腺瘤和无分泌功能的腺瘤。

第一周0.25mg×1次，第二周0.25mg×2次，以后根据泌乳素的抑制水平逐渐调整，最高剂量为0.5mg/d。

男性泌乳素腺瘤经卡麦角林治疗24个月后，可使75%~80%患者泌乳素恢复正常，肿瘤直径缩小72%~73%，溢乳消失，多数患者的性激素、精液量和精子数得到恢复。卡麦角林1mg/周治疗微腺瘤48个月停药后随访2~5年，发现停药12个月左右有30%患者再次出现高泌乳素血症，但无肿瘤复发的证据，停药36个月后仍有70%患者的泌乳素水平得到控制。卡麦角林1mg/周治疗大腺瘤46个月停药后随访，36%患者在停药18个月左右再次出现高泌乳素血症，但也没有肿瘤复发的证据，停药48个月后仍有64%患者的泌乳素水平得到控制。

采用卡麦角林治疗无分泌功能的腺瘤，可使近60%的患者瘤体积缩小，对卡麦角林疗效最佳的是表

达短 D_2 受体亚型的无分泌功能的腺瘤。

3. 生长抑素类似物 目前可用于治疗生长激素瘤和促甲状腺激素腺瘤,常用药物包括奥曲肽及其长效制剂、兰瑞肽(Lanreotide)及 SOM230。

(1)奥曲肽长效制剂:肌内注射或皮下注射,每次 20mg,间隔 28 天注射一次。

(2)兰瑞肽(索马杜林):每支 40mg,最初每 14 天肌内注射 1 次,每次 1 支,如治疗反应不显著,可增至每 10 天注射 1 次。孕妇和哺乳期妇女禁用。

(3)SOM230 是一种新的生长抑素类似物,其与生长抑素受体的结合力是奥曲肽的 30~40 倍,对生长激素/泌乳素腺瘤和泌乳素细胞的抑制比奥曲肽更强。只需每 3 个月注射一针即可。

此类药物可使 50%~88% 生长激素腺瘤患者的血清生长激素恢复正常,使 30%~66% 生长激素腺瘤肿瘤体积缩小。生长抑素类药物还被用于生长激素腺瘤患者的术前用药,通过降低生长激素水平而改善生长激素腺瘤患者术前的心肺功能,使其更易于耐受手术。应用奥曲肽和兰瑞肽可以降低促甲状腺激素腺瘤患者血促甲状腺激素的水平,并使肿瘤体积缩小,但药物治疗不能根治,需要长期乃至终身用药。兰瑞肽治疗 0.5~3 年,约 52% 的患者生长激素水平降至 2.5ng/ml 以下,59%~72% 的患者的胰岛素样生长因子-1 水平降至正常,60% 患者的垂体瘤体积缩小。

4. 培维索孟(Pegvisomant) 是第一个用于临床的生长激素受体拮抗剂,已在美国和欧洲批准上市,能阻断生长激素受体二聚体的形成,从而阻止生长激素的外周作用,是目前恢复循环中胰岛素样生长因子-1 水平最有效的药物。但由于其作用于外周,对肿瘤体积没有减少作用,所以治疗后不宜用生长激素作为疗效衡量指标,而应使用胰岛素样生长因子-1 来评价。适用于对生长抑素类似物抵抗或不耐受的肢端肥大症患者,副作用轻微。

Pegvisomant 的起始皮下注射剂量为 10mg/d,根据疗效每 8 周增加 5mg/d,通常平均治疗剂量为 20mg/d(10~40mg/d)。

5. 赛庚啶 赛庚啶可用于治疗促肾上腺皮质激素腺瘤,也适用于重度患者的术前准备及术后皮质醇仍增高者。剂量为 24mg/d,分 3~4 次给予,疗程为 3~6 个月,可暂时缓解症状,但停药后皮质醇又可增高。

6. 氨鲁米特 治疗促肾上腺皮质激素腺瘤有一定效果,但是停药后又可复发,不能根治,可作为术前、术后或放疗前的辅助治疗。

(三)放射治疗

1. 常规放射治疗 目前放疗主要作为术后残留肿瘤的辅助治疗。生长激素腺瘤对放疗最为敏感,而促肾上腺皮质激素腺瘤最不敏感。由于常规放射治疗垂体腺瘤具有治愈率低、出现疗效时间长、并发症多等缺点,目前已经很少应用。

2. 立体定向放射外科 垂体腺瘤的立体定向放射外科治疗详见第十九章。

(四)垂体卒中的治疗

垂体卒中应行急症手术,经鼻蝶手术方式最常用,但对于向鞍上生长的很大的肿瘤应采取经颅手术。手术前后应给予激素替代疗法。保守治疗仅适用于少数症状、体征轻微,而且只限于稳定性脑膜炎或眼肌麻痹的患者。对于视力或动眼神经不稳定性受损、意识水平有改变的患者,一律采取急症手术减压以挽救患者生命和视力,并最大限度地恢复或保持垂体功能。

(五)随访与观察

对于查体发现的无功能的垂体微腺瘤可首选随访与观察。

八、预后

垂体腺瘤的预后与肿瘤的病理类型、大小、生长方式、术前激素水平及治疗措施等因素有关。

经颅垂体腺瘤手术病死率已下降至 4%~10%,经蝶手术病死率已下降至 0~2%。垂体腺瘤手术效果良好率为 60%~90%,复发率为 7%~35%,单纯切除者复发率可达 50%。大腺瘤疗效一般在 30%~70%,多在术后 5 年内复发。

经蝶手术治疗垂体腺瘤 3 年和 5 年的复发率分别为 5.6% 和 7.8%,大型垂体腺瘤经蝶术后的并发症发生率为 5%~17%。手术病死率为 2%。复发时间平均 3.2 年。术后临床症状好转率达 95%。经蝶手术治疗垂体腺瘤术后激素下降幅度达 50% 或正常者达 90% 以上。

生长激素微腺瘤的术后缓解率为 59%~95%,大腺瘤为 26%~68%,总缓解率为 34%~74%。侵袭性肿瘤缓解率显著低于微腺瘤。生长激素腺瘤 3 年复发率为 5%。再次手术效果明显下降,术后缓解率低于 10%。药物治疗生长激素腺瘤的总缓解率为 40%~57%,胰岛素样生长因子-1 正常化率为 40%~97%。

活动期生长激素腺瘤患者的死亡风险比一般人群增高 2~4 倍,主要与循环中生长激素和胰岛素样生长因子-1 过多分泌有关。生长激素腺瘤术后病死率是正常人群的 1~3.3 倍,经蝶手术加以适当的辅助治疗可使生长激素腺瘤过高的死亡风险降低至接近正常人群的水平。生长激素腺瘤患者容易出现慢性并发症,如糖尿病、高血压、高脂血症和心血管疾病等,平均预期寿命缩短约10年。术后80%生长激素微腺瘤和50%~60%生长激素大腺瘤患者生长激素恢复正常。因此,生长激素腺瘤并发症多,病死率高。术后早期生长激素水平与病死率有关。术后早期生长激素>2.5ng/ml的患者,病死率可降至正常水平。

泌乳素腺瘤的治疗效果除了与肿瘤大小、侵袭性有关外,还与术前泌乳素水平密切相关。经蝶手术治疗泌乳素微腺瘤的病死率>1%,长期缓解率为57%~90%。术前PRL<100ng/ml者,术后缓解率为92%,而>200g/ml者,术后缓解率仅为37%。术后早期低泌乳素水平是肿瘤长期缓解的最强有力的预测因素。泌乳素腺瘤5年复发率为7%~40%。

术前生长激素水平与肿瘤侵袭性、手术效果密切相关。术前生长激素<50ng/ml患者术后缓解率为85%,而生长激素>50ng/ml者,缓解率仅为30%。

促肾上腺皮质激素微腺瘤经蝶手术治疗的缓解率可达80%~96%,术后5年缓解率可达93%。促肾上腺皮质激素腺瘤术后5年复发率为6%~10%。术后早期促肾上腺皮质激素水平与长期疗效密切相关,术后早期促肾上腺皮质激素<4.4pmol/L(20ng/L),患者长期缓解率明显高于>4.4pmol/L者,而术后促肾上腺皮质功能低下(促肾上腺皮质激素小于2.2pmol/L)者,长期缓解率更高。

垂体卒中的预后取决于发病后做减压术的时间早晚,在发病后7天内手术者视神经功能常常可以得到恢复。对于暴发型,若治疗不及时,可发生死亡。垂体卒中的预后比单纯性垂体腺瘤要差。

垂体腺癌的预后极差,生存期数月到数年不等。

(马翔宇 刘玉光 徐淑军)

第五节 颅内神经鞘瘤

一、听神经瘤

(一)概述

听神经瘤(acoustic neuroma,AN),或者称前庭神经鞘瘤(vestibular schwannoma,VS),是一种起源于前庭蜗神经施万细胞鞘膜的良性肿瘤,是颅内最常见的神经鞘瘤,患病率约为1/(10万·年),占颅内肿瘤的8%~11%,占脑桥小脑角肿瘤的80%。好发于中年人,儿童听神经瘤罕见,多为个案报道。

听神经瘤通常发源于内听道,向脑桥小脑角(cerebello-pontine angle,CPA)生长。听神经瘤临床发展过程是非线性的,大部分生长缓慢,生长率为0.1~3cm/年,有些生长迅速,6个月至1年内体积可增大1倍。听神经瘤按生长速度分为三类:①不生长或极缓慢生长;②缓慢生长(每年直径增大约0.2cm);③快速生长(每年直径增大超过1cm)。

(二)临床表现

1. **听力障碍** 典型表现为逐渐出现进行性单侧或不对称性的高频感觉神经性听力下降,常伴有耳鸣。10%~22%的听神经瘤患者出现突发性感觉性听力丧失。

随着影像学技术的改进,尤其MRI检查的诞生,越来越多的听力正常的听神经瘤患者被发现。5%~15%的听神经瘤患者,纯音听阈是正常的。听神经瘤患者最常见的主诉为伴有耳鸣的主观性听力下降。眩晕、头晕,无任何耳蜗症状也经常遇到。听神经瘤在被确诊之前,听力丧失持续的时间约为4年。

2. **耳鸣** 发生率为53%~70%。表现为高音调、持续性、单侧或不对称性。随着听力的丧失,耳鸣也可能发生变化。耳鸣通常是轻到中度。除了局限于一只耳朵外,耳鸣不能作为潜在听神经瘤的特征。

3. **眩晕与平衡障碍** 在听神经瘤患者中真正意义的眩晕比平衡障碍少见,眩晕的发生率为18%~58%。平衡障碍多为轻到中度,前庭功能失调的发生率与肿瘤大小有关。眩晕在较小肿瘤患者中常见,而平衡障碍在较大的肿瘤患者中多见。

4. **三叉神经功能障碍** 表现为患侧面部感觉减退、感觉异常。50%~88%的患者有三叉神经功能障碍。三叉神经受累程度与肿瘤的大小成正比。

5. **头痛** 头痛的发生率也与肿瘤的大小成正比。一般情况下,肿瘤直径<1cm,患者无头痛;肿瘤直径为1~3cm,20%诉头痛;肿瘤直径>3cm,43%有头痛。

6. **面神经功能障碍** 典型表现为初始逐渐发作的面部无力,也有以面肌抽搐为首发表现的,大多位于颧支的分布区。面神经感觉纤维对压迫耐受较差,因此在早期即表现面部感觉减退。85%患者存在面部感觉减退,25%患者乳突区疼痛。

(三)辅助检查

1. **听力图** 典型的听力学表现为单侧或不对称性的感觉神经性听力丧失。53%~66%的患者表现为一种高频感觉神经性耳聋,其余患者大部分则表现为频率平浅或深凹的耳聋。U波或耳聋的低音调模式很少见到。耳聋的程度很少能对肿瘤的大小起指示作用。虽然语言辨别率总的阳性预测价值仍然很低,但是语言辨别能力的恶化与音阈损害的程度是不相称的。70%的听神经瘤患者只有不到60%的正常语言辨别能力。75%~98%的听神经瘤患者存在镫骨反向消失,听阈升高,或镫骨反向衰退。尽管听反射检查对耳蜗后疾病具有相对高的敏感性,但因缺乏特异性,所以这种检查的价值是有限的。耳蜗后疾病最具特异性的镫骨反射异常,表现为全部频率的反射消失。

2. **眼球震颤电流描记图** 眼球震颤电流描记图(electronystagmogram,ENG)是显示耳蜗后病变患者前庭性疾病的一种敏感的方法,可确定前庭下或上神经是否是听神经瘤的起源位置。这种信息在处理管内肿瘤而进行听力保存时很有用。冷热试验(Caloric test)可以显示出水平半规管和上前庭神经的功能状态。正常的冷热试验结果说明前庭下神经是肿瘤起源的部位。如ENG发现冷热试验正常,表明前庭下神经是肿瘤起源位置,有些外科医师偏爱枕下入路处理

肿瘤,而反对经颅中窝入路,因为肿瘤的位置与面神经有关系。58%的患者表现自发性眼球震颤,43%有位置性眼球震颤,88%有眼球震颤不对称。

3. **听脑干反应** 听脑干反应(auditory brainstem response,ABR)是耳蜗后病变有效的筛选工具,对耳蜗后病变是一种敏感试验,敏感度达90%~100%。ABR是识别听神经瘤的一种很好的试验手段,但是对管内肿瘤或CPA脑膜瘤的作用甚微。

4. **CPA影像学** CT扫描不仅能发现肿瘤,而且还可显示内听道扩大,表现为明显强化的脑外实性或囊性肿瘤(图7-5-1)。MRI检查有助于鉴别听神经瘤和CPA脑膜瘤。CPA脑膜瘤常偏离内听道,很少侵蚀内听道,多表现为毗邻骨质增生和有钙化区,硬脑膜尾征常见。MRI T_2 加权像可明显改善内听道和CPA的空间分辨力,这种技术已被倡导作为排除听神经瘤的首选方法,而不需增强。当 T_2 加权像可疑时,建议做增强轴位 T_1 加权(图7-5-2)。

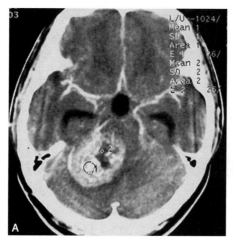
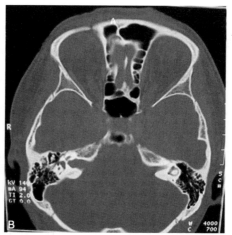

图 7-5-1 听神经瘤的强化 CT 表现(A),右侧内听道扩大(B)

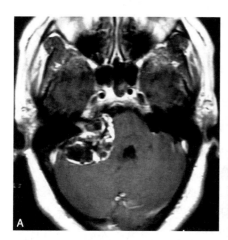
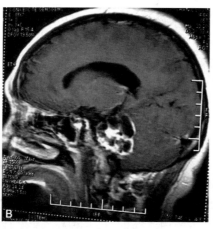
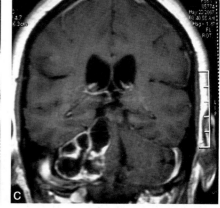

图 7-5-2 听神经瘤的强化 MRI 表现
A. 轴位;B. 矢状位;C. 冠状位。

（四）分级

根据肿瘤大小及侵袭范围，听神经瘤常见的分级方法见表7-5-1和表7-5-2。

表7-5-1 Koos 分级法

分级	肿瘤直径与位置特点
1	肿瘤局限于内听道
2	肿瘤侵犯脑桥小脑角，直径≤2cm
3	肿瘤占据脑桥小脑角池，不伴有脑干移位，直径≤3cm
4	巨大肿瘤，直径>3cm，伴有脑干移位

表7-5-2 日本听神经瘤多学科共识会议
提出的分级法（2001）

分级	肿瘤直径与位置特点
0	完全局限于内听道内
1	内听道以外 1～10mm
2	内听道以外 11～20mm
3	内听道以外 21～30mm
4	内听道以外 31～40mm
5	内听道以外 >40mm

（五）治疗

听神经瘤治疗措施包括手术切除、放射治疗、立体定向放射外科及观察。

对于高龄、寿命有限的患者或有严重的心、肺、肝、肾、血液等系统疾病的患者，可考虑连续 MRI 观察。可在诊断后 6～12 个月各进行一次 MRI 扫描，以后每年 1 次。

下列情况可以考虑伽马刀放射外科治疗：①内听道内的和中小体积未压迫脑干、无脑积水症状；②老年患者；③全身状况影响施行开颅手术；④术后复发的病例。如果患者伴有脑积水且年龄较大或身体条件不佳，除放射外科治疗外应考虑分流手术。放射外科能避免许多与听神经瘤手术有关的并发症，如 CSF 漏、伤口感染、毗连结构损伤等。10%～32%的患者发生面神经不全或完全麻痹，50%存在有用听力的患者的听力得以保持，19%～34%的患者有面部麻木，其他脑神经缺失症状不常见。3%需行脑积水分流。放疗对神经组织、血管及肿瘤的作用是缓慢渐进性的，有必要延长随访期对长期结果进行评估。

有脑干受压、颅内压增高的症状、体征且能耐受开颅手术的大型听神经瘤患者，首选手术治疗。听神经瘤的治疗目标按其重要性依次为：①全切除肿瘤（包括内听道内的肿瘤），而无严重手术并发症；②保留完好的面神经功能；③对术前仍有有效听力的患者力争保留有效听力。面神经解剖保留是获得理想功能保留的基础。术中及时、准确地判断面神经与肿瘤的病理解剖关系至关重要。面神经与肿瘤的病理解剖关系有以下几种：①腹侧方中部 58%；②背侧方 2%；③腹侧方上极 10%；④腹侧方下极 20%；⑤术中面神经被肿瘤侵蚀、破坏，无法判断其准确位置者 10%。与手术效果关系最密切的因素是听神经瘤的分级，肿瘤的体积越小，术后面神经及听觉功能的保存率就越高。尽管切除大型听神经瘤（直径>30mm）时蜗神经保留难度大，但并非不可能。

（六）手术入路的选择

听神经瘤手术入路的选择主要根据以下几方面：患耳残存听力、对侧耳听力状态、肿瘤的位置、肿瘤的大小和患者的年龄。

第一个要考虑的因素是患者听力。在选择保存听力的手术入路（颅中窝或枕下乙状窦后入路）中，常遵循50：50 法则，即纯音听阈在 50dB 以上和语言分辨率在 50% 以上。由于缺乏有用听力的统一定义标准和患者听力丧失不同水平主观评估的差异，导致了入路选择时应用有用听力定义也存在争议。以下情况不必考虑保存听力：①患者对侧耳听力良好而患侧分辨率不足 50%；②双耳听阈差别>30dB，此时患者不能保持对声音定位的能力；③听力图上"翻-转"程度，这是一种增加声音强度降低分辨的现象，多见于耳蜗以后病变。因此，如果患者听力丧失 40dB 伴 60%分辨率和听力图表现严重"翻-转"，患者将无法使用残留的听力。50：50 法则不适用于双耳听力不佳和神经纤维瘤病患者，后者常常是双侧患病。因此，这两类患者应尽量保留残存的耳蜗功能。

选择入路的第二个因素是肿瘤定位。如果肿瘤伸展到内听道外 1/3 突入 CPA 并未超过 5mm，需要进行听力保存，多选择颅中窝入路。乙状窦后入路能安全接近内听道的中 2/3 而不损伤迷路。如果肿瘤靠近内听道中部，颅中窝或乙状窦后入路均适用。伸入 CPA 超过 5mm 的肿瘤且必须保存听力的患者，可选择乙状窦后入路。伸入 CPA>10mm 的肿瘤，可选择扩大的颅中窝入路。

第三个要考虑的因素是肿瘤的大小。大的肿瘤可选择乙状窦后或经迷路入路。对有乳突腔感染、高颈静脉球或慢性中耳炎史的患者选择乙状窦后入路。乙状窦后入路也适用于明显向下扩展的大肿瘤。较小的肿瘤和不需要保留听力的患者可选择经迷路入路。>2cm 的听神经瘤能保存有用听力是罕见的。

患者的年龄也是选择手术入路需要考虑的因素。年龄超过 60 岁的患者避免颅中窝入路,因为颅中窝入路会增加老年患者颞叶损伤和术后 CSF 漏的风险。老年患者可采取经迷路入路。一般来说,除非连续的 MRI 检查显示肿瘤以一定速度明显长大,否则,老年患者不用手术或立体定向放射外科治疗。

（七）术后并发症

现代显微外科技术已使听神经瘤的手术病死率降低到 1%～2%。

1. **面瘫**　是最常见的并发症之一。随着术中面神经监护的应用,面瘫的发生率已经明显下降。

2. **脑脊液漏**　乙状窦后和经迷路入路术后脑脊液漏的发生率为 7%～21%。颅中窝入路的脑脊液漏为 4%～6%。2/3 的脑脊液漏可通过内科治疗和腰椎穿刺置管引流而停止,无须手术治疗。内科治疗包括卧床休息、床头升高 30°、使用粪便软化剂。皮瓣下脑脊液积聚的患者可用敷料加压包扎。腰椎穿刺置管引流原则上要保留 5 天。脑脊液漏持续 7～10 天者,需再次探查并封闭漏口。经迷路和乙状窦后入路发生术后持久脑脊液漏需行手术封闭的概率无差异。术中对乳突气房的严密骨蜡封闭可降低脑脊液漏的发生。

3. **头痛**　乙状窦后入路术后常会出现持久、严重的头痛。术后头痛发生在 3 个月占 23%,1 年占 16%,2 年占 9%。引起术后头痛的病理生理学因素可能是骨窗骨质的缺损使硬脑膜和肌肉之间粘连贴附于颅底。通过骨片或材料修补骨窗可使术后头痛的发生率从 17% 降低到 4%。

二、三叉神经鞘瘤

（一）概述

三叉神经鞘瘤(trigeminal schwannoma)占颅内肿瘤的 0.2%～1%,占颅内神经鞘瘤的 5% 左右。大多数为良性,恶性者少见,多生长缓慢,部分患者病程可达 10～14 年。无明显性别差异,各年龄段都可发病。神经纤维瘤病并发三叉神经鞘瘤少见,双侧发病更少见。肿瘤起源于三叉神经根、半月节或三叉神经周围支,可向颅中窝生长,表现为颅中窝底肿瘤;也可向颅后窝生长,表现为颅后窝肿瘤,易与听神经瘤相混淆。多呈哑铃形肿瘤,骑跨于岩骨尖,累及颅中、后窝。肿瘤可侵犯岩骨尖、蝶骨大翼内侧、颅中窝底、蝶鞍内

面、鞍背等,按肿瘤的生长方向、累及的范围不同可产生不同的临床表现。

（二）临床表现

①三叉神经受累的症状:最早出现的症状为三叉神经受刺激或破坏症状,表现为一侧面部发作性疼痛、麻木,角膜反射减退或消失;三叉神经痛常为不典型发作,以后逐渐出现咀嚼肌无力及萎缩。②邻近组织受累的表现:如肿瘤位于颅中窝,可累及海绵窦,常出现Ⅲ、Ⅳ、Ⅵ对脑神经受累表现,造成眼球运动障碍和复视,同侧眼球突出;波及视神经可逐渐出现视力障碍,以后可引起颞叶内侧皮质的压迫而产生幻嗅、颞叶癫痫发作;肿瘤位于颅后窝者可逐渐出现Ⅵ、Ⅶ、Ⅷ对脑神经症状,表现为复视、周围性面肌麻痹及进行性耳聋,晚期可有小脑症状、颅内压增高症状及后组脑神经(Ⅸ、Ⅹ、Ⅺ)症状。③颅内压增高的表现:如肿瘤骑跨于颅中、后窝者,则其内侧紧靠中脑大脑脚及颈内动脉,常可引起对侧轻瘫、颅内压增高及小脑症状。晚期肿瘤压迫导水管、第四脑室产生梗阻性脑积水出现颅内高压症状。

（三）诊断

诊断主要根据临床三叉神经损害的表现及影像学检查的特点。

X 线片有典型的岩尖前内部的骨质破坏,边缘清晰完整。位于颅中窝的肿瘤,可见卵圆孔及圆孔的扩大,鞍背及后床突的破坏。

根据三叉神经鞘瘤的发生部位、生长方式,影像学检查有以下特点:①肿瘤位于岩尖,Meckel 腔扩大,岩尖骨质吸收,肿瘤向前生长累及海绵窦,海绵窦受压变形;②肿瘤位于脑桥小脑角区,与三叉神经根相连,邻近三叉神经根增粗;③肿瘤位于岩尖,沿三叉神经跨颅中、后窝呈"哑铃"状生长;④颞下窝、翼腭窝肿瘤向颅中窝生长,或颅中窝肿瘤向颞下窝、翼腭窝生长,圆孔、卵圆孔扩大;⑤肿瘤位于上直肌与眼眶之间,肿瘤向颅中窝生长,或颅中窝肿瘤向眼眶生长,眶上裂增宽;⑥肿瘤边界清楚,CT 表现为圆形或类圆形、哑铃形占位病变,骨窗位常见岩骨破坏明显;MRI 检查 T_1 加权像呈不均匀等低信号,T_2 加权像呈不均匀等高信号,增强扫描不均匀明显强化(图 7-5-3)。其特征表现是颞骨岩尖部在 T_1 加权像中呈现的高信号消失,有时可见到海绵窦内 Meckel 腔扩大、变形,海绵窦内信号也发生异常。

（四）分型

1955 年 Jefferson 首次详细报道三叉神经纤维瘤,根据肿瘤位置将三叉神经鞘瘤分为 3 种类型:A 型(颅

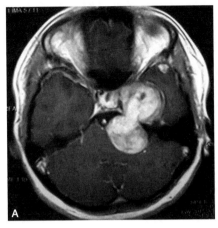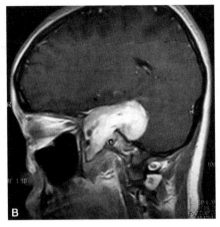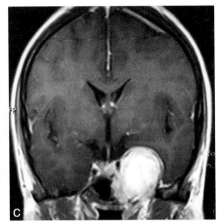

图 7-5-3　三叉神经鞘瘤的强化 MRI 表现
A. 轴位;B. 矢状位;C. 冠状位。

中窝),B 型(颅后窝),C 型(跨越颅中、后窝之间的哑铃状型)。Lesoin 等在 Jefferson 分型基础上增加 D 型(向颅外生长),Day 又增加外周型,Samii 将其称为硬膜外型,将三叉神经鞘瘤分为 4 种类型:颅中窝型、颅后窝型、哑铃状型、硬膜外型。Dolenc 根据起源将三叉神经鞘瘤分成 4 型:Ⅰ型,源自三叉神经周围支,或源自三叉神经节并向前延及周围支,位居海绵窦;Ⅱ型,源自三叉神经节和/或三叉神经根的丛状部,完全或主要位于 Meckel 腔;Ⅲ型,源自神经根,位居脑桥小脑角并累及颅中窝的 Meckel 腔;Ⅳ型,源自三叉神经的不同节段,占据海绵窦、Meckel 腔和脑桥小脑角。Gwak 等分 5 型:M 型(颅中窝)、P 型(颅后窝)、Mp 型(颅中窝肿瘤直径是颅后窝肿瘤直径的 2 倍以上)、M=P 型(肿瘤在颅中、后窝分布大体相等)、Pm 型(颅后窝肿瘤直径是颅窝肿瘤直径的 2 倍以上)。Yoshida 等将其分为 6 型:颅中窝(M)型、颅后窝(P)型、颅外(E)型、颅中后窝(MP)型、颅中窝颅外(ME)型、颅中后窝颅外(MPE)型。

国内张俊廷等根据肿瘤生长的方式、位置,以及分型与手术入路的相关性,分为 5 型。A 型:颅眶型,主要为三叉神经周围支发出的肿瘤,向眼眶生长,引起突眼、眼球运动障碍,有或无视力障碍;B 型:海绵窦型,肿瘤起源于三叉神经半月节,向前长入海绵窦,表现为三叉神经分布区疼痛、感觉异常,继而感觉丧失和/或出现咬肌、颞肌萎缩,并产生Ⅲ、Ⅳ、Ⅵ对脑神经功能障碍;C 型:颞下窝型,肿瘤起源于三叉神经周围支,主要位于颅外,可突破硬膜向颅内生长,常表现为颞部肿物;D 型:颅后窝型,肿瘤起源于三叉神经根脑干端,多位于后颅窝,除有三叉神经功能障碍外,还可存在听力下降、共济失调、后组脑神经症状、锥体束征

及脑积水;E 型:岩尖骑跨型,肿瘤可通过 Meckel 腔向前后发展,呈哑铃状生长,可兼有海绵窦型及后颅窝型的临床表现。这种分型比较符合三叉神经鞘瘤的好发部位和生长方式,但缺少三叉神经上颌神经分支发生的肿瘤。因此,胡可明等根据三叉神经鞘瘤的好发部位、沿神经生长路径及与手术径路的关系,将三叉神经鞘瘤分为如下 6 型。A 型:颅中窝型,肿瘤起源于三叉神经节,沿神经纤维向前长入海绵窦;B 型:颅后窝型,肿瘤起源于三叉神经根,沿三叉神经根生长,三叉神经根增粗;C 型:颅中、后窝型,肿瘤起源于三叉神经节,沿三叉神经纤维向前后发展,呈哑铃状跨颅中、后窝生长;D 型:颞下窝型,肿瘤起源于三叉神经下颌神经分支,可突破硬膜向颅内生长,或颅内肿瘤沿三叉神经下颌神经分支向颅外生长,肿瘤主要位于颞下窝,卵圆孔扩大;E 型:翼腭窝型,肿瘤起源于三叉神经上颌神经分支,可突破硬膜向颅内生长,或颅内肿瘤沿三叉神经上颌神经分支向颅外生长,肿瘤主要位于翼腭窝,圆孔扩大;F 型:眼眶型,肿瘤起源于三叉神经眼神经分支,可突破硬膜向颅内生长,或颅内肿瘤沿三叉神经眼神经分支向颅外生长,肿瘤主要位于上直肌与眼眶之间,眶上裂增宽。

（五）治疗

三叉神经鞘瘤的治疗主要是手术切除,手术原则大体与听神经瘤一致。先做囊内切除,然后再切除包膜以达到全切除。对于年老或有手术禁忌证的患者,次全切除仍是较好的选择,这样可以明显缓解症状。对于较小残留的肿瘤可以 γ 刀治疗,对于较大的复发肿瘤,手术治疗仍是最佳选择。恶性三叉神经鞘瘤难以完全切除,术后辅以放射治疗,在 4~5 周照射 40~50Gy。

三、颈静脉孔区神经鞘瘤

（一）概述

颈静脉孔区神经鞘瘤（jugular foramen schwannoma,JFS）起源于舌咽、迷走和副神经神经上皮及神经鞘膜的施万细胞。这些神经纤维从脑干延髓发出，集结在颈静脉孔而后出颅，肿瘤多在颈静脉孔区域发生和发展，由于颈静脉孔区解剖结构复杂，临床上往往难以区别肿瘤生长于哪一条神经，即使在显微镜下亦难以辨别肿瘤的神经来源，因而统称为颈静脉孔区神经鞘瘤。占颅内肿瘤的 0.1%～0.2%，颅内神经鞘瘤的 2.2%～4.0%，颈静脉孔区肿瘤的 50%～59%；病程平均 2.7～5.0 年；患者发病年龄为 37～43 岁；女性略多于男性。

（二）临床表现

由于颈静脉孔区神经鞘瘤的神经来源、位置、大小、生长方向和累及结构不同，其临床表现具有多样性。当病变生长时首先表现出对应的神经功能障碍，如舌后 1/3 味觉减退、上颚及咽喉部麻木、声音嘶哑、吞咽困难、饮水呛咳（舌咽、迷走神经）、转颈耸肩无力（副神经），但是由于其周围同时毗邻其他重要的神经结构，随着病变的扩大，可以累及内听道、舌下神经管、脑桥小脑角，出现耳鸣、听力下降、眩晕（前庭蜗神经），面瘫（面神经），舌肌麻痹、萎缩、伸舌一侧偏斜（舌下神经），面部麻木、咬肌无力（三叉神经），霍纳综合征（颈部及颈内动脉交感神经）等，病变继续生长可以累及脑干及其核团，出现平衡功能障碍及运动感觉障碍、颅内压增高症状等。虽然临床解剖提示症状的出现应有一定的先后顺序，但是由于颈静脉孔区较为狭小，部分神经结构可能同时受累，再者，受病变起源、性质及个体耐受程度影响，临床表现差异很大。不少学者根据上述临床症状的常见组合，命名了相应的颈静脉孔区综合征（表 7-5-3）。

表 7-5-3　颈静脉孔区综合征

综合征名称	受累神经结构
颈静脉孔（Vernet）综合征	Ⅸ,Ⅹ,Ⅺ
后破裂孔髁（Collet-Sicard）综合征	Ⅸ,Ⅹ,Ⅺ,Ⅻ
腮腺后间隙（Villaret）综合征	Ⅸ,Ⅹ,Ⅺ,Ⅻ 及颈交感神经
Avellis 综合征	Ⅹ及脊髓丘脑束
Schmidt 综合征	Ⅹ,Ⅺ
Tapia 综合征	Ⅹ,Ⅻ
Jackson 综合征	Ⅹ,Ⅺ,Ⅻ

临床表现多为偏头痛和枕颈部持续性疼痛，可因咳嗽或转颈而加重。舌咽、迷走、副神经损害，表现为声音嘶哑、吞咽困难、饮水呛咳。喉科检查可见患侧声带麻痹，患侧胸锁乳突肌和斜方肌乏力或萎缩。肿瘤压迫小脑，可出现小脑共济失调；压迫脑干时，则出现对侧的锥体束征。影响脑脊液循环时，则出现颅内压增高症状。亦可压迫高颈髓而出现高位脊髓压迫症。

（三）诊断

持续性偏头痛或枕部疼痛并伴有一侧声带麻痹、胸锁乳突肌和斜方肌乏力或萎缩，对早期诊断有较大的价值。头颅 X 线片示颈静脉孔扩大或枕骨大孔骨质破坏。神经鞘瘤在 CT 成像中与正常脑组织相比表现为等低密度，薄层颅底 CT 骨窗位扫描可提供颈静脉孔区结构破坏情况。计算机体层血管成像（CT angiography,CTA）可三维显示颅底病变、毗邻血管、骨性结构及其相互间的关系。MRI 是最主要的检查方法，可显示肿瘤位置及生长方向。颈静脉孔神经鞘瘤在 MRI 成像中常表现为 T_1 低信号 T_2 高信号。超过 25% 的颈静脉孔神经鞘瘤呈现囊变，且多见于较大肿瘤，增强扫描常不均匀强化。如果肿瘤向下生长至颅外进入颈动脉间隙，则在矢状位片上常能看到特征性的颈内动脉向前向内侧移位。

（四）分型与治疗

Kaye 于 1984 年首先提出了将颈静脉孔神经鞘瘤分为 A 型（肿瘤主体位于颅内，可有部分孔内生长）、B 型（肿瘤主体位于颈静脉孔内，可部分向颅内生长）、C 型（肿瘤主体位于颅外，可有部分孔内生长），并根据肿瘤的具体分型选择枕下入路、枕下入路联合经迷路经耳蜗入路、枕下入路联合迷路下入路切除肿瘤。Pellet 在 Kaye 肿瘤分型的基础上，增加了另一类 D 型（肿瘤呈哑铃状，沿颈静脉孔分别长至颅内、颅外），并提出了经耳蜗扩展入路切除这类肿瘤，该手术入路主要联合颞下及枕下开颅，需行乳突切除术、移位面神经，同时离断颧弓、移位下颌支，暴露虽然充分，但是手术创伤大，需牺牲面听神经功能。Bulsara 于 2008 年对 Kaye/Pellet 分型进行了简化，将颈静脉孔神经鞘瘤分为三型：A 型，肿瘤局限于颅内；B 型，肿瘤呈哑铃状，累及至颈静脉球；C 型，肿瘤呈哑铃状，累及至颈内静脉及高颈段。对于 B、C 型肿瘤其主要采用远外侧颈静脉下-经颈静脉结节入路及其扩展入路。

在注意保护后组脑神经、延髓、椎动脉的前提下，争取全切肿瘤，减少术后复发，少许残留或复发肿瘤可辅以立体定向放射治疗。影响颈静脉孔区病变手术治疗效果的关键因素是手术入路的选择,但是由于复杂的解剖结构,导致该区域手术入路繁杂。颈静脉孔区手术入路的设计则是以颈静脉孔为中心,兼顾考虑周围重要的解剖结构,以达到充分暴露切除肿瘤,同时保护周围重要的神经血管结构的目的。

四、神经纤维瘤病

(一) 概述

神经纤维瘤病(neurofibromatosis,NF),是一类常染色体显性遗传性疾病,属于神经皮肤综合征或斑痣性错构瘤病,疾病表型差异性大,以神经系统肿瘤、皮肤病变和周围神经系统病变为主,引起多发的、渐进性的损害。1882 年,德国医生 Von Recklinghausen 通过病理学研究,对其组织学特点及其与神经系统的关系做了详细阐述,故本病也称 Von Recklinghausen 病。目前一致认为本病发生于胚胎 2~4 个月神经元增殖、组织发生和分化阶段,为外胚层的组织发育异常。特征为未分化胚叶成分肿瘤、肿瘤样病灶和色素斑或起源于外胚层组织的血管畸形,主要累及皮肤、周围神经和中枢神经系统。1987 年在基因研究的基础上,美国国立卫生研究院(National Institutes of Health,NIH)提出神经纤维瘤病的 2 个不同类型:Ⅰ型神经纤维瘤病(neurofibromatosis type 1,NF1)和Ⅱ型神经纤维瘤病(neurofibromatosis type 2,NF2),即周围型神经纤维瘤病和中枢型神经纤维瘤病,分别代表不同的突变基因和不同的临床特征。其中,NF1 即为经典的 Von Recklinghausen 病,NF2 主要代表颅内神经纤维瘤病类型。近年来,研究人员发现一些患者仅有全身多发神经鞘瘤,而不伴双侧听神经瘤,他们的临床表现也不同于NF2,原来称这部分患者为多发神经鞘瘤、多发神经纤维瘤等,现在把这部分患者归类于神经鞘瘤病(schwannoma),主要包括 1 型 NF、2 型 NF 和神经鞘瘤病 3 个亚型。

(二) 神经纤维瘤病Ⅰ型

NF1 表现为周围神经多发神经纤维瘤,部分患者可发生丛状神经纤维瘤及恶性外周神经鞘瘤(malignant peripheral nerve sheath tumor,MPNST),占神经纤维瘤病的绝大多数,约有 90%,患病率为 1/2 500~1/3 000。母系遗传占 68.6%,父系遗传占 31.4%。患者年龄分布较广泛,新生儿到老年均可发病,约 1/3 病例发生在 13 岁以前。认知问题是 NF1 患者中最常见的神经并发症,通常表现为智商(IQ)低下,但 IQ 低于 70 的严重智力缺陷在 NF1 患者中罕见。NF1 基因位于 17q11.2,全长约 350kb,包含 60 个外显子,可以转录形成 11~13kb 的 mRNA,编码 2 818 个氨基酸的蛋白,称为神经纤维蛋白(neurofibromin)。神经纤维蛋白在神经系统中普遍高表达,起肿瘤抑制物的作用,其包括一段由外显子 21~27 编码的约 360 个氨基酸与 GTP 酶激活蛋白(GAP)相关的功能区(GRD)。NF1 基因表达丢失,导致神经纤维蛋白 RasGAP 功能丧失,最终导致 Ras 活性增加、细胞增生及肿瘤形成。

1. **诊断标准**　NF1 主要累及皮肤、骨及神经系统,在临床评价的基础上,诊断 NF1 至少具备以下 2 种或 2 种以上的临床表现:①6 个或 6 个以上皮肤牛奶咖啡色斑,其最大直径,青春期前患者≥5mm,青春期后患者≥15mm;②2 个或 2 个以上任何类型的神经纤维瘤或 1 个丛状神经纤维瘤;③腋窝或腹股沟区雀斑;④视神经胶质瘤或其他脑实质胶质瘤;⑤2 个或 2 个以上虹膜黑色素错构瘤(Lisch 结节);⑥特征性骨损害,包括蝶骨发育不良、假关节或长骨骨皮质变薄;⑦一级亲属(父母、子女和兄弟姐妹)患 NF1。

2. **治疗**　对症处理及手术切除肿瘤是 NF1 的主要治疗措施。完整彻底切除瘤体是取得良好疗效的关键,但神经纤维瘤病瘤体常为多发,侵及范围广,很难做到彻底切除。应根据具体情况,行瘤体部分或完全切除后局部整形。如瘤体巨大,无恶变征象,可做姑息性减症切除;怀疑恶变者,应做广泛扩大切除。

用于治疗 NF1 的分子靶向药物以针对 Ras 信号通路的药物为主,目前已进行的临床药物试验未能取得理想的疗效,而 MEK 抑制剂的动物实验研究成果为其下一步的药物临床试验奠定了基础。对 NF1 患者的认知功能损害的治疗也是当前研究的热点,洛伐他汀的药物临床试验取得一定成果,但仍需进一步的临床研究验证。

3. **预后**　大部分患者病情发展缓慢,有时呈静止状态,可长期生存,个别患者仅是在做其他影像检查时被发现;但少数患者会在原有病灶上发生恶变,恶变的发生率为 2%~29%。恶变多发生于肿瘤存在多年的患者,多数患病已 10 年或更长,年龄多在 2~50岁,且恶变多发生在腹腔、胸腔等部位,位置深,难以根治;在颈部或四肢较大的神经干的肿瘤亦较容易发生恶变,一般多恶变为 MPNST,即使施行根治性手术,其 5 年生存率也低于 20%。少数恶变为其他间叶肉瘤的,病程多短于 5 年。神经纤维瘤如突然生长迅速或出现明显疼痛应及时活检。如出现细胞较明显的异型性和较多核分裂象应考虑恶变。与正常人群相比,在 40 岁以后,NF1 患者群的存活率较低。

(三) 神经纤维瘤病Ⅱ型

过去称中枢型神经纤维瘤病或双侧听神经瘤病(图 7-5-4),发生率远较神经纤维瘤病Ⅰ型为少,患病率约为 2.50/10 万。本病多在青春期或在成年早期发病,由于存在双侧听神经瘤而出现耳鸣和听力丧失。虽然咖啡色小斑和神经纤维瘤也可在神经纤维瘤病Ⅱ型中出现,但极少见。除了听神经瘤,还可并发其他中枢神经系统肿瘤,如脑膜瘤、神经鞘瘤、室管膜瘤等(图 7-5-5)。致病责任基因 NF2 为抑癌基因,定位于染色体 22q12.2,全长约为 120kb,编码产物为 Merlin 蛋白,在细胞膜与细胞间质连接中起重要作用。NF2 基因突变造成 Merlin 蛋白缺失与失活,引起细胞失控性生长导致肿瘤形成。

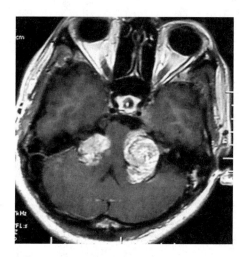

图 7-5-4 双侧听神经瘤的强化 MRI 表现

NF2 可累及多器官及多系统,包括双侧发育异常、囊肿、错构瘤、皮肤黏膜异常等非肿瘤性疾病,以及神经系统和神经系统以外的肿瘤。半数病例无家族史,为 NF2 基因新发种系突变所引起。双侧前庭神经神经鞘瘤是该病的特征性表现,NF2 所伴发的神经鞘瘤为 WHO 1 级肿瘤,与散发性神经鞘瘤相比,NF2 伴发神经鞘瘤者年龄更小,许多患者在 20 余岁即出现特征性双侧前庭神经神经鞘瘤。肿瘤细胞有较高的增殖活性,但并不能说明肿瘤侵袭性增加。多发脑膜瘤为 NF2 的第二个特征性病变,患者年龄较小,可见脑膜瘤病理任何亚型中,一般为 WHO 1 级肿瘤。非典型性或恶性脑膜瘤在 NF2 患者中并不常见。

1. **诊断标准** NF2 的特征性表现为双侧听神经瘤。然而,41% 的最终诊断为 NF2 患者,在初始发病时,并不表现为双侧前庭神经鞘瘤,因此,NF2 有不同的诊断标准。

(1) 明确诊断标准,符合如下任何 1 项。

1) 双侧前庭神经神经鞘瘤。

2) 一级亲属罹患 NF2,同时合并下面任意 1 项:①单侧前庭神经神经鞘瘤,且年龄<30 岁;②脑膜瘤、胶质瘤、神经鞘瘤、青少年晶状体后囊混浊/青少年白内障中任意 2 种病变。

(2) 可能诊断标准,应该考虑 NF2。

1) 单侧前庭神经神经鞘瘤,且年龄<30 岁,合并如下任意 1 项:脑膜瘤、胶质瘤、神经鞘瘤、青少年晶状体后囊混浊/青少年白内障。

2) 多发脑膜瘤(至少 2 个),合并下述任意 1 项:①单侧前庭神经神经鞘瘤,且年龄<30 岁;②下述任意 1 种病变:胶质瘤、神经鞘瘤、青少年晶状体后囊混浊/青少年白内障。

2. **治疗** 对 NF2 伴发的各种肿瘤,尤其是影响功能及容貌时应积极进行外科手术切除。由于听力的减退和丧失对患者的日常生活影响相对较大,双侧前庭神经神经鞘瘤是 NF2 治疗的重点和难点。对接受治疗的患者进行全面评估,包括年龄、肿瘤大小、听力受损及进展程度、面瘫及其相邻脑神经受累程度、脑干压迫及颅内压增高等,采取个体化的治疗方案。对病灶直径<1cm 且无神经功能障碍者,可行动态观察随访;双侧听神经瘤大小相当,先切除听力稍差侧的肿瘤;双侧肿瘤大小相差悬殊,一侧巨大占位压迫脑干,先切除受压严重侧的肿瘤,尽快解除肿瘤占位效应;若首次术后听力保留,对侧肿瘤可于术后 6 个月或 1 年再次行手术切除;若术后听力丧失,对侧肿瘤可先观察或行立体定向放射治疗或手术切除。

双侧前庭神经神经鞘瘤的手术原则是尽可能切除肿瘤并保留一侧耳的有效听力,避免双侧面瘫。与散发性肿瘤比较,NF2 患者的前庭神经神经鞘瘤质地较硬,多呈分叶状,包膜相对不完整,血供丰富,面听神经多被肿瘤包裹,术中对面、听神经的保留率明显低于散发性前庭神经神经鞘瘤。对病灶直径<3cm 或复发性前庭神经神经鞘瘤患者,若患者对手术有顾虑可考虑行立体定向放射治疗,这样绝大多数可以抑制肿瘤细胞的生长,尽可能满意地保留面、听神经功能。但射线可能会促进遗传性神经肿瘤综合征病情的恶性进展和肿瘤侵袭性增高,并可造成肿瘤与周围神经组织粘连,导致日后手术过程困难、神经功能保留难度增加。NF2 患者双耳听力丧失后,若耳蜗神经功能保存良好可选择电子耳蜗植入进行听力重建;若耳蜗神经功能丧失则选择听觉脑干植入(auditory brainstem implant, ABI)。NF2 肿瘤存在多种信号通路的异常激活,已行临床试验的各种分子靶向药物中,贝伐珠单

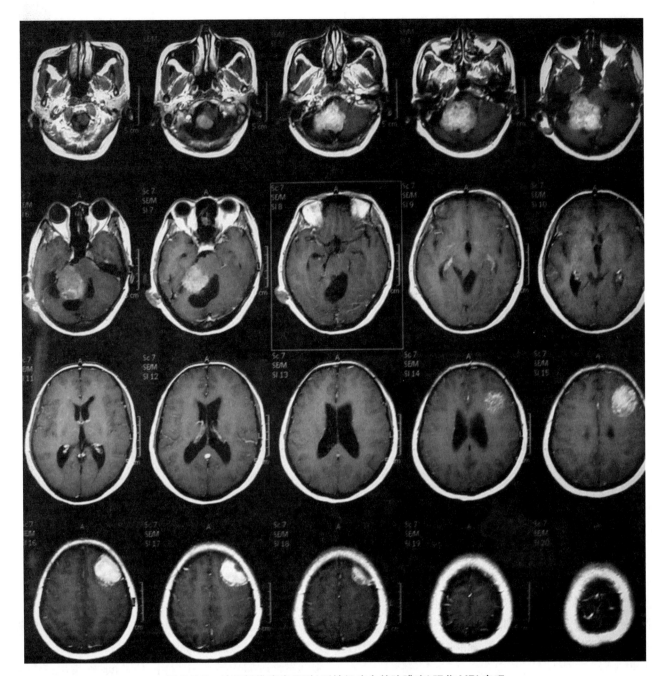

图 7-5-5　神经纤维瘤病 Ⅱ 型（听神经瘤合并脑膜瘤）强化 MRI 表现

抗的治疗效果最好，EGFR 抑制剂厄洛替尼和拉帕替尼也有一定的疗效。

（四）神经鞘瘤病

神经鞘瘤病为常染色体显性遗传，其特征性表现为全身多发的周围神经及椎管内的神经鞘瘤，合并脑膜瘤少见（图 7-5-6），约占 5%，好发于大脑镰。散发病例多发病于 20~40 岁，较家族性患者发病晚。最常见的临床表现为局部或弥漫性疼痛，其次为无症状肿块。肿瘤相关的神经功能异常不常见，如果有，经常是手术并发症。神经鞘瘤病还未明确基因定位，*SMARCB1*（或称 *INI1*）和 *LZTR1* 基因突变可能是导致

神经鞘瘤病发生的原因。与 NF2 不同，神经鞘瘤病发生前庭神经鞘瘤罕见；然而，有单侧前庭神经鞘瘤患者存在种系 *SMARCB1*、*LZTR1* 基因突变。

1. 诊断标准　诊断原发神经鞘瘤病患者依据临床与分子病理。

（1）明确诊断标准：符合如下任何 1 项。

1）年龄>30 岁，≥2 个非皮肤内神经鞘瘤，至少 1 个经病理确诊，并且高分辨率 MRI（平扫+强化，层厚≤3mm）详细的内听道检查没有前庭神经鞘瘤，没有已知的 NF2 突变。

2）有 1 个经病理证实的非前庭神经鞘瘤，并且

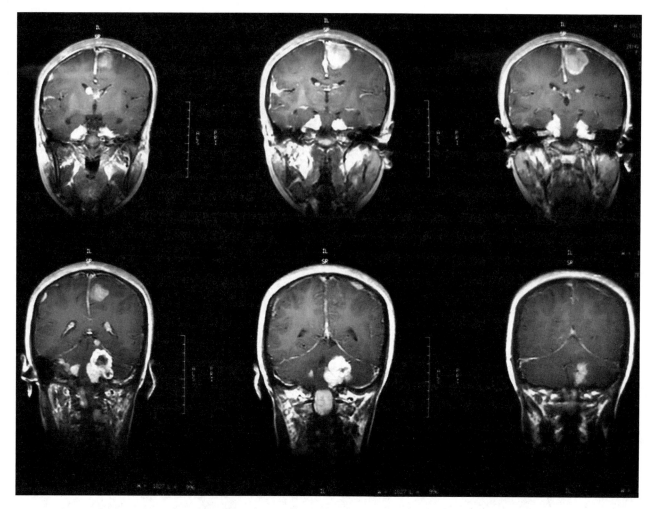

图 7-5-6　双侧听神经瘤合并脑膜瘤及椎管内神经鞘瘤的强化 MRI 表现

其一级亲属中有患神经鞘瘤病。

（2）可能诊断标准：符合如下任何 1 项。

1）年龄<30 岁，≥2 个非皮肤内神经鞘瘤，至少 1 个经病理确诊，并且高分辨率 MRI（平扫+强化，层厚 ≤3mm）详细的内听道检查没有前庭神经鞘瘤，没有已知的 NF2 突变。

2）年龄>45 岁，>2 个非皮肤内神经鞘瘤，至少 1 个经病理确诊，并且没有听神经功能异常的症状，没有已知的 NF2 突变。

3）放射影像学证实存在非前庭神经鞘瘤，并且其一级亲属中有患神经鞘瘤病。

2. 治疗　神经鞘瘤病患者的手术指征与散发神经鞘瘤相同，对于有症状的患者首选手术治疗。然而手术切除可能对某些患者的疼痛症状改善不明显。对无法手术的进展性肿瘤，放疗也是有效的治疗手段，但是有引起肿瘤恶变的风险。抗血管生成药物贝伐单抗可控制肿瘤生长，缓解疼痛，改善功能。

（李峰　刘玉光）

第六节　颅咽管瘤

颅咽管瘤（craniopharyngioma）是最常见的颅内先天性肿瘤，是一种发生于胚胎期颅咽管的残余上皮细胞的良性肿瘤。早在 1932 年，Cushing 就指出："颅咽管瘤是最困扰神经外科医生的颅内肿瘤"，这是因为颅咽管瘤虽为良性肿瘤，但因其位置深在，毗邻结构复杂重要且常受累，手术治疗极具挑战性，导致全切率低、复发率和并发症发生率高，临床疗效难以令人满意。因此，颅咽管瘤常被称为恶性结果的良性肿瘤。

颅咽管瘤大多位于蝶鞍之上，少数在鞍内。儿童患者以发育障碍、颅内压增高为主要表现；青少年以内分泌障碍多见；成人则以视力、视野障碍，精神障碍为主要特点。

一、发生率

颅咽管瘤的人群年发病率为 1.3/100 万，占颅内肿瘤的 2%~7%,占先天性脑肿瘤的 45%~80%,占鞍区肿瘤的 30%;在鞍区肿瘤中,其发生率在成人仅次于垂体瘤居第 2 位,在儿童青少年中则居首位,占儿童期颅内肿瘤的 6%~15%。

二、发生学

(一) 先天性剩余学说

该学说认为,颅咽管瘤起源于正常垂体的结节部残存的鳞状上皮细胞。在胚胎时期的第 2 周,原始的口腔顶向上突起形成一深的盲袋,称为拉特克囊(Rathke pouch),随着进一步发育,拉特克囊的下方变狭而呈细管状,即称为颅咽管或垂体管。在正常情况下,胚胎 7~8 周颅咽管即逐渐消失,在发育过程中常有上皮细胞小巢遗留,即成为颅咽管瘤的组织来源。

(二) 鳞状上皮化生学说

该学说认为鳞状上皮细胞巢是垂体细胞化生的产物,而不是胚胎残留。颅咽管瘤来自鳞状上皮细胞的化生。

三、病理学

(一) 部位与分型

有学者以鞍膈为界将颅咽管瘤分为鞍内型和鞍上型两型,鞍内型起源于鞍膈下的上皮细胞巢,易压迫垂体和视交叉出现内分泌及视力、视野障碍。鞍上型起自鞍膈上的上皮细胞巢,易向后生长侵入第三脑室。

也有学者将其分为鞍上型、鞍下型、第三脑室内型、蝶骨型和鼻咽型等。鞍上型最多见,占 53%~94%,第三脑室内型占 18%~38%,鞍内型占 4.3%~18%,其中突入颅前窝者占 5%、颅中窝占 9%、颅后窝占 4%,其余各型罕见。

(二) 大小

颅咽管瘤大小悬殊,小者如豌豆,大者如鹅卵,可累及两个脑叶以上。一般直径在 4cm 左右,其囊液一般为 10~30ml,大者可在 100~200ml 以上。

(三) 形态

通常为圆形或椭圆形,亦可呈不规则形或分叶状,其囊壁厚薄不一,表面光滑,薄者如同蛋壳内膜,呈半透明状,厚者包膜较韧,呈灰白色,并有多处散在钙化斑点,是颅咽管瘤的重要特征之一,可为单房性或多房性,腔内壁光滑或呈乳头状突起。

(四) 组织分子病理

颅咽管瘤可为囊性、实性或混合性。囊性颅咽管瘤占 54%~95%,实性者占 4.3%~17%,混合性者占 32%;混合性者其囊性部分与实性部分比例不定,有的囊性部分很大,实性部分为较小的瘤体,有的囊性部分则很小。囊液呈黄色或棕色,含有丰富闪亮的胆固醇结晶,似机油,若近期有出血则呈鲜红色或暗红色。胆固醇为囊液中的特征性成分。

镜下颅咽管瘤由上皮细胞组成,主要由成片的鳞状上皮细胞构成,呈乳头状或索状排列。上皮细胞之间为胶质纤维或结缔组织。间质内含有丰富的血管,并有淋巴细胞、单核细胞和巨噬细胞浸润。亦可见到玻璃样变性、钙化和骨化及大量胆固醇结晶。约 96% 的囊性颅咽管瘤是由层叠的鳞状上皮细胞覆盖,其余 4% 则由呈纤毛状和含有杯状细胞的柱状细胞覆盖。实质性颅咽管瘤由疏松结缔组织支持的成团或成束的上皮细胞构成,其内可有黏液瘤样变性或胆固醇裂隙。

几乎所有的釉质型颅咽管瘤均存在 *CTNNB1* 基因突变,95% 的乳头型颅咽管瘤存在 *BRAF V600E* 突变,这为颅咽管瘤靶向治疗提供了可能。

四、临床表现

(一) 性别、年龄

男多于女,男女患病之比约为 2:1。本病可发生在任何年龄,从新生儿到 70 岁老年人均可发病;70% 是发生在 15 岁以下的儿童和少年,以后年龄越大发生率越低。儿童发病高峰在 5~14 岁,成人高峰在 50~74 岁。其中 5~20 岁占 55%,40 岁以上者占 27%。平均发病年龄 25 岁。

(二) 病程

生长缓慢,病程较长,一般在数年到十几年,有的病程可达 20 年。一般小儿病程比成人为短。

(三) 症状、体征

1. 内分泌功能障碍

(1) 性功能障碍:青春期前发病者,主要表现为性器官发育障碍,外生殖器呈幼儿型,第二性征发育不全;而成人发病者,女性有月经停止或月经失调,男性有阳痿及性欲减退、胡须稀少、阴毛脱落、皮肤变细腻等。

(2) 生长发育障碍:儿童期发病者,表现为垂体性侏儒症,即骨骼生长迟缓,甚至停止,有的至成年时身材仍如 10 岁左右儿童。但智力不受影响,身体各部大小比例正常。成人发病者一般无生长发育障碍。

(3)代谢障碍:18%~30%患者出现脂肪代谢障碍,表现为身体发胖,脂肪呈异常分布。若儿童患者同时伴有性器官发育不良时,则称为肥胖性生殖无能综合征。25%~32%的患者表现为尿崩症,尤其是鞍上型者更容易出现尿崩现象。其中 10% 的患者以尿崩症为首发症状,表现为多饮、多尿,尿比重低,每日尿量在 3 000~4 000ml 以上;成人表现为尿崩者比儿童多见。有时垂体前叶同时受损,因促肾上腺皮质激素(ACTH)分泌减少可不出现尿崩症。

(4)其他:晚期可因下丘脑严重受损或肿瘤侵入额叶,而出现嗜睡(15%)或精神症状,表现为淡漠、记忆力减退、情绪不稳定,其他症状尚包括乏力、基础代谢降低、畏寒、血压低、黏液性水肿、体温调节障碍、糖耐量降低、瘦弱,甚至出现垂体性恶病质表现。

2. 视力、视野障碍 肿瘤可压迫视神经、视交叉而出现视力、视野障碍,尤其是鞍内型更易出现。成人较儿童常见。视力呈进行性减退,日久失明。视野改变多为不规则视野缺损,如不规则的单眼视野缺损、双颞侧或同向偏盲等,但仍以两颞侧视野缺损为常见(50%),第三脑室型常不出现视野缺损。40%患者有原发性视神经盘萎缩,47%患者可出现双侧视盘水肿和继发性萎缩,眼底正常者占 11% 左右。

3. 颅内压增高症状 常出现在晚期,且儿童更多见。因肿瘤突入第三脑室内阻塞室间孔或导水管的入口,而出现梗阻性脑积水。

4. 头痛 90%患者出现头痛,其中 63% 为首发症状。同时伴恶心呕吐者占 50%,儿童比成人更常出现头痛。头痛是由于肿瘤压迫鞍膈及局部脑膜、血管引起的,少数患者可长期头痛而无颅内压增高。晚期头痛多系颅内压增高所致,并呈进行性加重。颅内压正常者头痛常为额颞部疼痛,而颅内压增高所致头痛则为全头痛并伴有呕吐、颈硬、复视等。

5. 其他 肿瘤压迫一侧大脑脚可出现锥体束征,表现为轻偏瘫、病理征阳性等;肿瘤向两旁发展者可累及展神经、动眼神经、三叉神经、面神经而出现相应的脑神经障碍症状;有的肿瘤可突入颅后窝产生小脑症状,如眼球震颤、共济失调等。13.2%患者可出现癫痫。

五、辅助检查

(一) 内分泌功能检查

多数患者可出现糖耐量曲线低平或下降延迟,血 T_3、T_4、FSH、LH、GH 等各种激素下降。由于患者常存在内分泌功能低下,术前进行垂体功能检查是必要的,以便术前纠正激素异常。

(二) 头颅 X 线片

主要有以下异常表现,①肿瘤钙化:表现为鞍内或鞍上钙化斑,鞍后或全部鞍内钙化者罕见,钙化常出现在中线区。60%~81%的患者出现肿瘤钙化斑,呈单个或散在状,亦可融合成蛋壳状。钙化在儿童中比成人中常见,儿童鞍内钙化时,应高度考虑为颅咽管瘤,小儿颅咽管瘤钙化率为 77.5%,2 岁以下者占 20%,2 岁以上儿童钙化者占 80%,15 岁以上者占 50%,成人钙化率为 35%~45%。②蝶鞍改变:35%患者蝶鞍呈盆形或球形扩大或破坏,后床突及鞍背可削尖、脱钙、消失。蝶鞍有明显的改变时,常提示有巨大的病变。③颅内压增高征象:60%患者在头颅 X 线片上可见颅内压增高的征象,表现为鞍背脱钙,颅骨内板脑回压迹明显,小儿可有颅骨骨缝分离等。

(三) CT

颅脑 CT 平扫实质性肿瘤表现为高密度或等密度影像,钙化斑为高密度,囊性者因瘤内含胆固醇而呈低密度像,CT 值为 −40~10Hu,囊壁为等密度。病变边界清楚,呈圆形、卵圆形或分叶状,两侧侧脑室可扩大。强化扫描时约 2/3 的病例可有不同程度的增强,CT 值增加 12~14Hu,囊性颅咽管瘤呈环状强化或多环状强化而中心低密度区无强化,少数颅咽管瘤不强化。一般具有钙化、囊腔及环状强化三项表现的鞍区肿瘤,即可诊断为颅咽管瘤(图 7-6-1)。

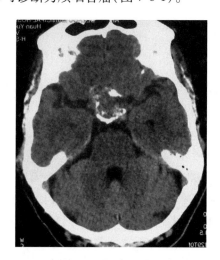

图 7-6-1 颅咽管瘤的 CT 平扫表现

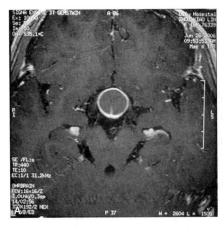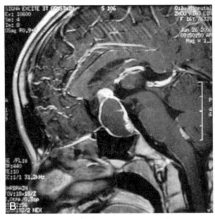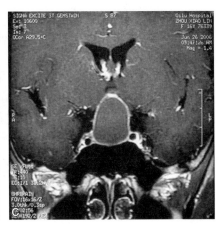

图 7-6-2 颅咽管瘤的强化 MRI 表现
A. 轴位像；B. 矢状位像；C. 冠状位像。

（四）MRI

多数颅咽管瘤囊性部分所含的物质呈短 T_1 与长 T_2，但也可呈长 T_1 与长 T_2 像，即 T_1 加权像上呈低信号，T_2 加权像上呈高信号；若为实质性颅咽管瘤，则呈长 T_1 与长 T_2。钙化斑呈低信号区（图 7-6-2）。

六、诊断

根据发病年龄、部位、临床表现及辅助检查诊断颅咽管瘤并不困难。凡青少年儿童出现内分泌功能障碍，如发育矮小、多饮多尿、肥胖、生殖器官发育不良等，均应首先考虑本病；若有鞍上或鞍内钙化斑，更有助于诊断。若成人出现性功能障碍或头痛、视力视野障碍，也应考虑本病。少数临床表现不典型者应行辅助检查，如 CT/MRI 扫描。

七、鉴别诊断

1. **垂体腺瘤** 垂体腺瘤多见于 20~50 岁成人，以视力、视野障碍为主要表现，多为双颞侧偏盲，眼底几乎均为原发性视盘萎缩。垂体前叶功能低下为主，而无生长发育迟缓，一般不产生颅内压增高。蝶鞍多呈球形扩大而无钙化。CT 扫描表现为等密度或略高密度肿块，强化扫描可见均一增强。

2. **鞍结节脑膜瘤** 鞍结节脑膜瘤以 5~50 岁为高发年龄。早期一般无内分泌障碍，可有视力障碍及头痛。晚期可出现视野障碍及眼底原发性视盘萎缩。蝶鞍改变不明显，有的可见鞍结节增生或破坏，钙化少见。CT 扫描呈略高或等密度肿块，肿瘤呈均一明显强化。

3. **鞍区生殖细胞瘤** 以 7~20 岁最常见。多有内分泌障碍，但以尿崩症为突出症状，可伴有性早熟，亦可有视力、视野改变。蝶鞍正常。

4. **视交叉胶质瘤** 多发生在 7~20 岁，内分泌症状少见，多以视力改变为主，表现为单眼突出、视力障碍、头痛等。视神经孔多扩大，无钙化。CT 扫描为低密度肿块，一般无强化或轻度强化。

5. **鞍区表皮样囊肿** 绝大多数发病年龄在 23~37 岁，以视力、视野障碍为主要表现，一般无内分泌障碍，颅内压增高症状也很少发生。蝶鞍正常、无钙化，CT 扫描示鞍区低密度病灶，CT 值多为负值，不强化。

6. **脊索瘤** 多发生在 35 岁左右，以多条脑神经损害为主要表现，常有钙化，蝶鞍部及斜坡部有明显骨质破坏。CT 显示为不规则略高密度肿块，其中有钙化点，多数不发生强化，少数可有均一轻度强化。

7. **鞍区动脉瘤** 多见于中年人，以突然发病、头痛、动眼神经麻痹为特征，蝶鞍一般无改变，脑血管造影可确诊。术中穿刺为鲜血，肿物不塌陷。

8. **第三脑室前部胶质瘤** 多发生在成年人，一般无内分泌症状，以颅内压增高为主要表现。蝶鞍一般无改变，肿瘤很少有钙化，CT 扫描可以鉴别。

9. **视交叉蛛网膜炎** 多见于成人，以视力、视野改变为主要表现，视野改变一般无规律，呈不规则变化，视野缩小，一般无内分泌障碍及颅内压增高。蝶鞍正常，CT 扫描无鞍区占位性病变。

10. **原发性空蝶鞍** 中年发病，以视力、视野障碍、头痛为主要表现，有时出现内分泌症状。CT 扫描显示鞍内为脑脊液填充的空腔，无钙化。

11. **鞍区蛛网膜囊肿** 以小儿多见，亦可见于成人，主要症状为脑积水引起的颅内压增高，可有视力、视野改变，少数患者有内分泌症状，蝶鞍扩大或双鞍底，CT 扫描见脑脊液密度的圆形低密度区。

八、治疗

目前以手术治疗为主，术后辅以放疗等。从 1909

年 Halstead 首次采用经蝶入路手术切除第一例颅咽管瘤,到现在的颅咽管瘤全切除率达 80%以上。

（一）手术治疗

手术原则是尽量争取全切除肿瘤。显微技术的开展使肿瘤全切除率不断提高,但是,对所有类型的颅咽管瘤进行安全的全切除还是难以达到的。由于高全切率伴随着高病死率,因此,目前仍有不少学者认为部分切除术加术后放疗为最佳治疗方案。颅咽管瘤的分型有利于指导手术入路选择。

1. 手术入路　颅咽管瘤的手术入路主要有以下几种。

（1）经蝶窦入路:最适用于鞍内型且肿瘤较小者,特别是囊性者及蝶鞍已扩大者,即使有相当一部分肿瘤明显地向颅内扩展也可选用。对于复发性颅咽管瘤亦可行经蝶窦入路。经蝶窦入路手术方法可反复应用。

（2）经额入路:若肿瘤较小且局限,暴露较好;若较大可先穿刺囊肿抽出囊液使之缩小以利暴露。

（3）翼点入路:是目前视交叉周围肿瘤最常用的术式。适用于肿瘤向鞍上、鞍旁、鞍后,甚至突入第三脑室者;可用于切除巨大型肿瘤,亦可与胼胝体入路或经蝶窦入路联合应用。

（4）皮质入路:即通过皮质经侧脑室-室间孔入路。适用于肿瘤突入第三脑室或侧脑室者,或者阻塞一侧或双侧室间孔产生梗阻性脑积水者;由于此术式易产生脑穿透畸形及术后癫痫,目前已较少采用。

（5）经颞入路:适用于肿瘤位于视交叉后部者。

（6）经大脑纵裂、胼胝体前部、室间孔入路:该入路适用于脑室内颅咽管瘤。

（7）翼点-胼胝体联合入路:肿瘤扩展到室间孔,伴有一侧或双侧脑积水,可采用此入路。

（8）经终板入路:适用于肿瘤突入第三脑室内而未阻塞室间孔者,视交叉前置者采用此入路更为方便。

2. 术后并发症

（1）下丘脑损伤:主要表现为术后神志、体温、血压、胃肠道等变化,以及出现尿崩症。术后出现体温失调者一般伴有意识障碍,多数死亡。血压低者可给予补液,注射垂体后叶素及肾上腺皮质激素。消化道出血及肠麻痹者可行对症治疗。尿崩症多数较轻,可于 2 周后自行恢复或给予垂体后叶素后很快恢复。术后持续低温者除保温外尚需要采用大剂量甲状腺激素[0.4mg/(kg·d)]。个别病例可于术后出现食欲增加或拒食,多难以控制。应严密监测并纠正水、电解质、糖代谢紊乱。

（2）垂体功能低下:术后出现垂体功能低下的发生率在 60%以上。以肿瘤全切除及大部切除者多见,主要表现为抗利尿激素、生长激素、甲状腺激素、ACTH、LH、FSH 分泌减少,以及性激素分泌不足。部分患者可因垂体功能低下而死亡,部分患者经对症治疗后好转,部分患者需要终身内分泌药物替代治疗,但这种垂体功能低下仍可危及生命。颅咽管瘤术前、术中及术后补充足够量的激素是预防和治疗术后垂体功能低下的有效方法之一。

（3）视神经损害:多因术中误伤或牵拉、电灼伤引起,术后给予神经营养药物。

（4）术后血肿及感染:术后出血以预防为关键,术中充分止血,结束手术时确认已无出血才能关颅。发生血肿者应及时手术清除。术后感染为肺炎、刀口炎症等,经有效抗生素治疗多能控制。

（二）放射治疗

对于巨大囊性、多囊性及复发性颅咽管瘤手术根治较为困难,术后放射治疗常作为颅咽管瘤的辅助治疗。放疗在预防复发和提高生存期方面有肯定作用。

1. 外照射疗法　主要采用直线加速器,放射剂量为 40~65Gy,持续时间为平均 5~8 周,每次 1.8~2Gy。

2. 囊内放射疗法　目前用于此种放射治疗的放射性核素主要有金-198、钇-96、铼-186、磷-32 四种,其中磷和钇为 β 射线,金-198 有 β、γ 射线两种。目前认为钇-96 为更合适的放射源。采用 Ommaya 囊置入帽状腱膜下,根据囊肿的位置、形态、厚度和大小决定注入放射性核素的剂量,并可通过此装置反复抽液及注入放射性核素。也可采用立体定向术行囊内放疗,单囊性颅咽管瘤可先行立体定向穿刺,囊内注入钇-96;多囊性颅咽管瘤可立体定向活检后,置入钴-60 做内照射治疗。放射性核素的注入剂量范围为 100~200Gy,剂量过大易损害下丘脑及视神经,剂量低于100Gy,则肿瘤易早期复发。

（三）靶向治疗

2015 年,美国马萨诸塞州总医院的 Brastiallos 团队应用 BRAF 抑制剂达拉菲尼（Dabrafenib）联合 MEK 抑制剂曲美替尼（Trametinib）治疗存在 *BRAF V600E* 突变的复发性乳头型颅咽管瘤,获得成功。研究人员报道采取 BRAF 抑制剂 Dabrafinib 治疗 4 次手术后仍然复发的 *BRAF* 突变颅咽管瘤,在 Dabrafinib 治疗 1 年多后,肿瘤没有复发。这项尝试显示了靶向治疗颅咽管瘤的良好前景。

九、预后

1. 手术治疗的预后 近年来随着显微手术的临床应用,颅咽管瘤的手术根治率及手术效果有了明显的提高,大大改善了患者的预后情况。肿瘤全切率达80%~100%,手术病死率为2%~10%,10年生存率达58%~66%,复发率为7%~26.5%。

2. 放疗治疗的预后 从神经、智力、精神及内分泌功能来评价颅咽管瘤放疗长期效果在功能方面的变化不比手术治疗差。全切除与次全切除后辅以放疗的患者,结果相似。颅咽管瘤放疗后10年以上的生存率达44%~100%。

（刘玉光）

第七节 表皮样囊肿

表皮样囊肿(epidermoid cyst)也称为上皮样囊肿、珍珠瘤或胆脂瘤(cholestea-toma)。一般认为在胚胎期3~5周时,即在神经沟形成神经管时,含上皮成分的包涵物,在神经管内发生滞留,这些滞留物成为以后发生表皮样囊肿的病理根源,随着不断有细胞角化脱落形成瘤内容物,使肿瘤逐渐增大,出现临床症状而发病。

一、发生率

表皮样囊肿占颅内肿瘤的0.3%~3%,小儿表皮样囊肿约占小儿颅内肿瘤的1%。

二、病理

（一）发生部位

表皮样囊肿可位于硬脑膜外、硬脑膜下、蛛网膜下隙内、脑实质内及脑室内等。表皮样囊肿大多位于硬膜内,以脑桥小脑角最多见(51.8%),其次为颅中窝(18.1%)、颅骨板障(5.3%)、侧脑室(4.9%)等,头皮内亦可发生。表皮样囊肿可为多发性。另外,表皮样囊肿常沿脑池、蛛网膜下隙向邻近部位伸展。脑桥小脑角者可伸展至对侧或向幕上伸展至颅中窝。发生于颅中窝者可向颅前、后窝,甚至沿眶上裂、视神经孔侵入眶内。发生于大脑半球者可沿大脑镰下侵至对侧,发生于侧脑室者可经室间孔伸至对侧侧脑室。

（二）组织学

表皮样囊肿呈色泽洁白带有珍珠光泽的圆形、结节状或椭圆形的肿物。包膜完整,可有钙化,表面光滑。其囊壁薄而半透明,边界清楚,血供不丰富,大小

不等。囊内容物为干酪样物质,略带油腻,由脱落细胞堆积而成。由于含有大量胆固醇晶体,给内容物以特殊的光泽,透过薄而透明的囊壁给予此瘤以特殊的外貌。瘤与邻近脑组织界线清楚,但因其囊壁很薄,且常广泛伸入各个角落及脑池内,深部囊壁常与一些较大的血管、神经粘连或将其包绕在肿瘤内,给肿瘤全切带来困难。

在显微镜下,可见瘤壁由两层组织构成,外层为一薄层的纤维结缔组织,内层为复层扁平上皮,上皮层面向囊腔,表面有很多角化细胞,它的不断脱落形成了囊的内容物,并使肿瘤不断增大,与肿瘤相邻的蛛网膜组织呈纤维增生及玻璃样变,有时还可见异物巨噬细胞、淋巴细胞及组织细胞的浸润。有学者将此层又分为三层,即基底层、颗粒层和角质层。囊的内容物具有组织毒性,溢出到蛛网膜下隙可以引起肉芽样炎症反应。与囊紧邻的脑组织可有胶质增生。

表皮样囊肿偶有恶性变,呈浸润性生长,可恶变为鳞状上皮癌,有的可随脑脊液广泛播种性转移。显微镜下,可见多边性赘生物,细胞核呈多形性,周边被成群坏死的细胞和稀疏的基质细胞包绕,并有细胞质原纤维。电镜下可见赘生物细胞核形状、大小不同,具有不规则的核膜。细胞质常含有电子密集的丝状体束,偶尔嵌入桥粒,这些桥粒连接部位是大量和相当明显的浆膜内折处,偶尔呈束状。

三、临床表现

（一）性别、年龄

男性略多于女性,男女患病之比为1.25:1。本病可发生在任何年龄,以20~50岁发病最多见,占70%以上。

（二）病程

多在数年到数十年。自出现症状到就诊的时间平均为5年。约70%的患者病程在3年以上。

（三）伴发畸形

本病可伴皮瘘、脊柱裂、脊髓空洞症、基底凹陷症等。

（四）症状、体征

1. 脑桥小脑角表皮样囊肿 根据主要症状,可分为以下三型。

（1）单纯三叉神经痛型:约占全部颅内表皮样囊肿的43%。此型肿瘤多发生在脑桥小脑角三叉神经根周围。其特点为患侧三叉神经分布区出现发作性电击样剧痛,常有扳机点,多不伴有神经系统其他异常体征,极易误诊为原发性三叉神经痛,故对青年或

中年人三叉神经痛应考虑表皮样囊肿的可能。

（2）脑桥小脑角肿瘤型：占18%，肿瘤多位于脑桥小脑角下部，多以耳鸣、头晕、面肌抽搐及Ⅶ、Ⅷ对脑神经受累等脑桥小脑角综合征为主要表现。

（3）颅内压增高型：此型肿瘤多沿脑池方向伸展生长，对周围脑组织压迫轻微。当进一步发展时，梗阻脑脊液循环通路发生脑积水而出现颅内压增高。

2. 颅中窝表皮样囊肿　位于三叉神经旁，起源于硬脑膜外，沿岩骨嵴侵入颅中窝，位于半月神经节下，首先累及三叉神经，而后可累及Ⅱ、Ⅲ、Ⅳ、Ⅵ、Ⅶ、Ⅷ对脑神经。50%跨越岩骨嵴侵入天幕下脑桥小脑角内，形成骑跨于颅中窝、颅后窝的"骑跨型"肿瘤。患者主要表现为三叉神经麻痹症状，如面部感觉减退、咀嚼肌无力等，有时亦可出现视力、视野障碍及眼球运动障碍等。

3. 鞍区表皮样囊肿　占全部颅内表皮样囊肿的3%，主要表现为进行性视力、视野损害，晚期可出现视神经萎缩。内分泌障碍较少见，个别患者可出现性功能障碍、多饮、多尿等。向额叶发展者可出现额叶精神症状，向后发展可梗阻第三脑室或室间孔而出现脑积水。

4. 脑实质内表皮样囊肿　以癫痫发作、轻偏瘫、颅内压增高为主要表现，小脑半球者可有共济失调等小脑受损症状。

5. 脑室内表皮样囊肿　多位于侧脑室三角区和体部，早期患者可没有明显症状，随着囊肿的增大，可出现波动性或阵发性头痛，当阻塞脑脊液循环通路时，可出现颅内压增高症状。部分患者表现为Brun征及强迫头位。向脑室外发展者可引起轻偏瘫、偏盲及偏身感觉障碍。第三脑室表皮样囊肿主要表现为梗阻性脑积水，内分泌症状不明显。第四脑室表皮样囊肿尚可引起走路不稳。

6. 大脑半球表皮样囊肿　多位于大脑纵裂、外侧裂、半球表面。主要表现为癫痫、偏瘫、精神异常及颅内压增高症状。

7. 颅骨板障表皮样囊肿　常表现为颅骨局部增大的头皮下肿物，多无神经系统体征。向内发展累及颅内者可出现癫痫或颅内压增高。

8. 其他部位表皮样囊肿　小脑蚓部表皮样囊肿主要表现为颅内压增高及躯干性共济失调，走路不稳。脑干旁表皮样囊肿表现为脑干损害及颅内压增高。松果体区表皮样囊肿晚期主要表现为颅内压增高和双眼上视困难、瞳孔对光反射消失、调节反射存在等帕里诺综合征（Parinaud syndrome）。头皮表皮样囊肿可仅表现为头皮肿物、质韧。

四、辅助检查

1. 颅骨X线片　脑桥小脑角表皮样囊肿可出现岩骨尖吸收，内听道外形正常；颅中窝表皮样囊肿可发生岩骨尖或岩骨嵴破坏；鞍区者蝶鞍多正常，一侧前床突或后床突有骨质改变，亦可有蝶鞍扩大及骨质破坏，累及眶内者可见眶上裂、视神经孔扩大。板障内表皮样囊肿可见局限性圆形或椭圆形密度减低或骨质破坏，边缘锐利，有明显的骨质密度增高，边缘硬化带为其特点，内板破坏较外板严重。个别病例可见有钙化斑。

2. CT　表皮样囊肿在CT上的典型影像特征为均匀低密度区，CT值在−2~12Hu，低于脑脊液值，形态不规则，多为孤立，有占位效应；强化扫描一般无明显增强（图7-7-1）。脑桥小脑角表皮样囊肿可以发生恶性变，但十分罕见，表现为病变强化。

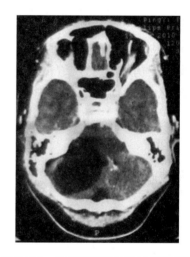

图7-7-1　表皮样囊肿的平扫CT表现

3. MRI　MRI检查对于诊断及发现颅后窝表皮样囊肿，尤其是脑干旁表皮样囊肿优于CT。它能显示其占位效应、肿瘤范围、血管移位等。多数病例呈长T_1和长T_2，在T_1加权像上呈低信号，T_2加权像上为高信号，瘤质不均匀而致信号强度变化不定是其MRI特征（图7-7-2）。

五、诊断

（一）诊断要点

根据其发病年龄、临床表现及辅助检查，定性诊断多不困难，尤其是年轻的三叉神经痛患者，病因多为表皮样囊肿。CT及MRI的临床应用使各部位的表皮样囊肿的定性、定位诊断变得快速、准确、容易。

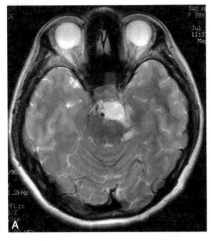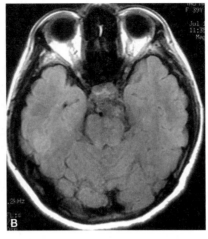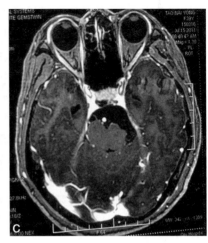

图 7-7-2　表皮样囊肿的 MRI 表现
A. T_2 加权像；B. 压水像；C. 强化像。

（二）各常见部位的表皮样囊肿诊断要点

1. **脑桥小脑角表皮样囊肿**　①发病年龄相对较早而病程较长；②主要表现为三叉神经痛，或表现为脑桥小脑角综合征，但听力和前庭功能损害较轻；③颅骨 X 线片示内听道正常；④CT 显示脑桥小脑角不规则均匀低密度区，不强化。

2. **鞍区表皮样囊肿**　①病史长，进展缓慢；②出现原发性视神经萎缩和双颞侧偏盲等视交叉压迫表现；③垂体功能正常；④颅骨 X 线片示蝶鞍大小正常，但视神经孔、视交叉沟等可有局限性破坏；⑤CT 显示鞍区不规则均匀低密度区，不强化。

3. **颅中窝表皮样囊肿**　①以三叉神经损害为主，病程长；②部分病例后期可出现颅内压增高；③颅底 X 线片常显示岩骨尖有边缘清楚的骨质缺损；④耳前皮肤出现藏毛窦时，对定性诊断帮助很大；⑤CT 显示颅中窝底不规则均匀低密度区，不强化。

4. **侧脑室内表皮样囊肿**　①多见于青中年人；②当肿瘤没有造成脑室内梗阻或压迫重要结构以前可无症状，出现颅内压增高时一般肿瘤体积已长得较大，可有轻偏瘫、偏身感觉障碍；③CT 显示侧脑室内均匀的低密度区，不强化。

六、鉴别诊断

1. **原发性三叉神经痛**　脑桥小脑角表皮样囊肿单纯三叉神经痛型，需要与原发性三叉神经痛相鉴别。原发性三叉神经痛发病年龄较大，多无阳性体征，疼痛发作较为典型。CT 扫描有助于鉴别。

2. **其他脑桥小脑角肿瘤（听神经瘤、脑膜瘤）**　听神经瘤常以听力损害为首发症状，而脑膜瘤则以颅内压增高为主要表现，但有时脑桥小脑角肿瘤或颅内压增高为主要表现型表皮样囊肿，与脑桥小脑角听神经瘤或脑膜瘤相鉴别，单靠临床查体有困难，需要借助 CT 或 MRI。

3. **三叉神经半月节神经鞘瘤**　颅中窝表皮样囊肿需要与之相鉴别，颅底 X 线片三叉神经半月节神经鞘瘤可见卵圆孔扩大，CT 表现为均匀强化病灶。

4. **鞍区肿瘤**　鞍区表皮样囊肿需要与垂体瘤、颅咽管瘤、鞍结节脑膜瘤等相鉴别。垂体瘤以视力下降、双颞偏盲、内分泌障碍为主要表现。颅咽管瘤以内分泌障碍、发育障碍为主要表现。鞍结节脑膜瘤蝶鞍正常。

5. **其他囊肿**　CT 均表现为低密度区，但其 CT 值不同，强化后改变亦有差别。MRI 有助于鉴别诊断。

七、治疗

手术切除是表皮样囊肿唯一有效的治疗方法。手术原则应将瘤囊壁完全切除，以免复发。

（一）手术入路

颅后窝表皮样囊肿，尤其是颅后窝底、第四脑室者，可取中线枕下入路；发生于中脑者可经幕下小脑上入路；发生于鞍区者取翼点入路；发生于中线旁跨越颅中窝和脑桥小脑角的哑铃状表皮样囊肿，取一侧乳突后入路。

（二）术后并发症

1. **无菌性脑膜炎和脑室炎**　是表皮样囊肿最常见的术后并发症，也是引起术后死亡的主要原因。主要是由于瘤内容物进入蛛网膜下隙或脑室内刺激脑组织引起，其发生率为 10%~40%，多数患者在术后

1~2周发生。早期手术和采取显微外科技术辅助神经内镜技术行肿瘤全切除是预防本并发症的根本措施。一旦发生无菌性脑膜炎应及时行腰椎穿刺放液或腰椎穿刺置管行脑脊液持续引流。

2. 脑积水　主要因脑膜炎或脑室炎所致,可采取对症治疗,炎症控制后可考虑行分流术。

3. 慢性肉芽肿性蛛网膜炎　是由于囊内容物反复排入蛛网膜下隙,刺激蛛网膜形成慢性肉芽肿,可给予大剂量激素等对症治疗。

4. 继发性脑神经功能障碍　囊内容物反复溢到颅内,引起脑神经周围纤维化,因此,压迫神经而导致神经功能障碍。

5. 恶性变　十分罕见。表皮样囊肿囊壁为典型的复层扁平上皮,在一定条件下可发生恶性变,成为鳞状上皮癌,多次手术后复发可发生癌变,尤其是脑桥小脑角表皮样囊肿。当手术切除表皮样囊肿后,没有达到预期的目的或病情迅速恶化者,应考虑表皮样囊肿恶性变。术后 CT 扫描示肿瘤部位出现肿瘤强化,亦应考虑恶性变的可能,应及时手术切除,术后放疗。

八、预后

由于表皮样囊肿为良性肿瘤,生长极为缓慢。若能全切除,预后良好。部分切除者可在数年或数十年后复发。20 年生存率达 92% 以上,术后病死率已降至 1% 以下,主要死亡原因为无菌性脑膜炎和脑室炎。致残率为 2%~5%。

(刘玉光)

第八节　皮样囊肿

皮样囊肿(dermoid cyst)又称皮样瘤,是一种比较少见的颅内先天性良性肿瘤,含有外胚层与中胚层两种成分,如汗腺、皮脂腺等皮肤附件、毛发和皮肤全层,偶有骨和软骨。

一、发生率

皮样囊肿占颅内肿瘤的 0.1%~0.3%。小儿皮样囊肿占小儿颅内肿瘤的 0.45%。

二、病理

1. 部位　颅内皮样囊肿 2/3 发生在颅后窝,尤其是小脑中线部位,亦可发生在第四脑室、枕部的硬膜下或硬脑膜外,其次是脑桥、额叶下面,其他部位有垂体区、松果体区等。

2. 组织学　皮样囊肿一般呈球形或分叶状,表面光滑,囊壁较厚,边界清楚,偶与脑组织有牢固的粘连。少数有钙化,囊内含有油脂样物质,呈淡黄色或灰黄色,黏稠半固体状态,其中可有毛发,牙齿罕见。囊壁外层为少量的纤维组织,不仅有表皮而且有真皮及其毛囊、皮脂腺和汗腺等皮肤附件,瘤壁中偶可见到软骨和骨组织。

三、临床表现

1. 性别、年龄　男女发病无明显性别差异。本病可发生在任何年龄,其发病年龄较表皮样囊肿为年轻,以 20 岁以下多见,颅内者最常见于 10 岁以下的小儿。

2. 病程　病程较长,自出现症状到就诊时间多在 1 年至数年之间。

3. 多发性　以颅内和椎管内同时发生为多见,并有家族性发病。

4. 伴发畸形　可合并其他先天性畸形,如颈枕区颅骨畸形、颅骨裂、脊柱裂、内脏转位等。

5. 症状、体征　颅内压增高是多数患者的常见症状。不同部位的表皮样囊肿,其症状、体征有所不同。位于颅后窝者可有共济失调、走路不稳、眼球震颤等小脑损害症状。位于鞍区者可出现视力、视野障碍,其他症状有癫痫、偏瘫等。皮样囊肿常伴有皮瘘,这是皮样囊肿的重要临床特点。皮瘘的瘘管可以是开放性,也可是闭锁性,或仅有一纤维束带。皮瘘多位于中线部位,偶发生在侧位。颅内皮样囊肿以枕部皮瘘最常见,其次为顶部、额鼻部。

四、辅助检查

1. 颅骨 X 线片　可见圆形骨缺损或局限性骨质侵蚀,这对肿瘤的定性诊断有重要价值。

2. CT　平扫时可呈低密度区,CT 值达 -100Hu,有时可有钙化,而呈高低混杂密度影。一般边界清楚,偶有呈高密度者,CT 值在 20Hu 以上;强化扫描一般无增强(图 7-8-1)。

3. MRI　皮样囊肿多数在 T_1 加权像上呈低信号,T_2 加权像上为高信号,少数在 T_1 及 T_2 加权像上均呈高信号(图 7-8-2)。

五、诊断

根据发病年龄及临床特点,尤其是伴有皮瘘者,可做出诊断;无皮瘘者可借助放射学检查进行定位诊

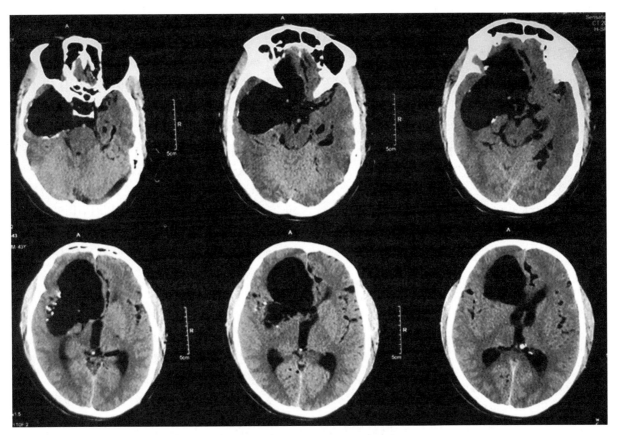

图 7-8-1　皮样囊肿的平扫 CT 表现

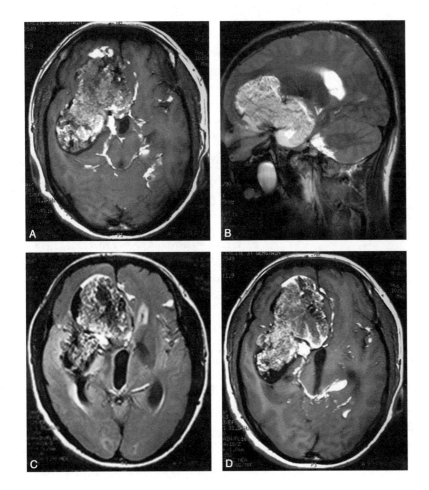

图 7-8-2　皮样囊肿的 MRI 表现
A. T_1 加权像；B. T_2 加权像；C. 压水像；D. 强化像。

断,但术前定性诊断有一定困难。

六、治疗

手术切除为皮样囊肿唯一有效的治疗方法,伴有皮瘘者应连同瘘管一同切除。由于皮样囊肿多位于颅后窝底,包膜与周围组织粘连,因此,囊壁完全切除有困难。手术原则同表皮样囊肿。

七、预后

由于皮样囊肿生长缓慢,即使部分切除,亦可长期缓解。手术病死率为 0~2.6%。术后死亡的原因主要是无菌性脑膜炎,因此,如果能防止这一并发症的发生,多数预后良好。

(刘玉光)

第九节　颅内脊索瘤

脊索是胚胎时期位于背中央的中胚层组织,随胚胎发育逐渐退化,其残余组织即为脊索瘤(chordoma)的来源,是一种罕见的低度恶性肿瘤,一般沿脑脊髓轴生长,所以,50%发生于骶尾部,35%发生于颅内斜坡区,15%发生于椎体。

一、发生率

颅内脊索瘤占颅内肿瘤的 0.15%~0.5%。

二、病理

颅内脊索瘤多起自颅底中线部位(斜坡),位于硬膜外,呈缓慢浸润性生长,也可突破硬膜。向前外可生长至鞍旁或鞍上,甚至伸入海绵窦、颅中窝和颅前窝;向前下可累及咽部和鼻腔;向后可进入颅后窝,压迫脑干或延及脑桥小脑角、颈静脉孔或枕骨大孔区。

肿瘤呈灰白、暗灰或红褐色,常向周围侵袭。有的边界尚清楚,但无确切的被膜。瘤组织或为半透明胶冻状,血供不丰富;或有许多纤维条索和小血管及钙化和碎骨片,血供相当丰富。

显微镜下瘤细胞呈分叶状排列,中间隔以结缔组织,细胞间有大量黏液。瘤细胞大而圆,包浆内有黏液,故呈泡沫状或有空泡形成,核较小,常偏一侧,为其特征。有时瘤细胞大小不等,核大深染,有核分裂象,可称为恶性脊索瘤,更具浸润性,可沿蛛网膜下隙播散或转移。

三、临床表现

(一)性别、年龄

男性比女性多见,比例约为 3:2。任何年龄均可发病,高峰年龄为 30~40 岁,儿童少见。

(二)部位

脊索瘤发生在颅底和脊柱。发生于脊柱者,多位于骶椎,其次为颈椎,胸椎和腰椎少见。发生于颅底者,多源自蝶骨和枕骨连接处。骶尾部脊索瘤占50%,颅底占40%,脊柱的其他部位占10%。

(三)病程

颅内脊索瘤起病常较缓慢,病程较长,平均 3~4年。个别急性发病。

(四)症状、体征

70%的患者早期表现为头痛,与颅底骨浸润和硬脑膜刺激有关。如有颅内压增高,则头痛加重。除头痛外,其定位体征主要取决于肿瘤的部位、范围及在此基础上确定的肿瘤分型。

1. **鞍区型** 肿瘤常累及视觉通路和垂体,出现视野缺损和视力减退,部分患者有垂体功能低下,表现为性欲减退、毛发脱落、乏力、易倦等。个别尚有下丘脑受累症状,如肥胖、尿崩、嗜睡等。

2. **颅中窝型** 肿瘤向鞍旁颅中窝发展,主要表现为Ⅲ~Ⅵ对脑神经麻痹,其中尤以展神经受累多见,可能与展神经行程较长,其进入海绵窦处又恰是脊索瘤起源部位有关。肿瘤压迫或侵入海绵窦时可能出现海绵窦综合征。

3. **斜坡-颅后窝型** 肿瘤突向后方压迫脑干、脑神经和基底动脉,常有双侧锥体束征、眼球震颤、共济失调和脑神经麻痹。向脑桥小脑角发展者,出现Ⅴ~Ⅷ对脑神经症状。累及颈静脉孔区者,后组脑神经麻痹。

4. **鼻咽型** 可能出现鼻塞、鼻出血、下咽和通气困难等症状,鼻腔常有脓性或血性分泌物,鼻咽腔检查可能见到肿块。

5. **混合型** 肿瘤巨大,累及范围广泛,可因受累部位不同而出现相应的症状和体征。

四、辅助检查

1. **颅骨 X 线片** 表现为肿瘤所在部位的骨质破坏,也常见到斑片状或团状肿瘤钙化。

2. **CT** 表现为颅底部类圆形或不规则略高密度影,边界较清楚,瘤内有钙化,增强扫描肿瘤不强化或轻度强化。骨窗像可见明显骨质破坏(图 7-9-1)。

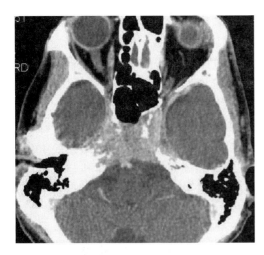

图 7-9-1 颅内脊索瘤的平扫 CT 表现

3. **MRI** 肿瘤多为长 T_1 长 T_2 信号,瘤内囊变区呈更长 T_1 长 T_2 信号,钙化为黑色无信号影,出血灶则呈高信号,肿瘤轻度至中度强化(图 7-9-2)。

五、诊断

根据发病缓慢、病程较长、多发性脑神经损害等临床表现,结合肿瘤所在的部位、明显的骨质破坏及 CT/MRI 等影像学检查所见,脊索瘤的诊断多无困难。鼻咽型脊索瘤尚可经活检确诊。

六、治疗

1. **手术治疗** 手术切除是脊索瘤主要治疗方法。由于肿瘤位置深在、巨大,并呈侵袭性生长,故多数难以彻底切除。肿瘤全切除与次全切除率约为 70%。

手术入路的选择主要依靠肿瘤部位与类型。鞍区型,一般选用经额下和鼻蝶入路。颅中窝型,可采用颞下或翼点入路手术。颅后窝型,脊索瘤的手术入路需按肿瘤的具体部位确定,即位于颈静脉孔区者,可采用枕下极外侧入路或颞下窝入路;主要向脑桥小脑角发展者,可取乙状窦后入路;位于枕骨大孔腹侧者,既可经口咽入路,也可采用枕下极外侧入路。鼻咽型,脊索瘤位置较高者,可用前方颅底入路切除,位置较低者则可经口咽入路切除。混合型,常需采用联合入路或分期手术。

2. **放射治疗** 颅内脊索瘤的放射治疗效果尚不

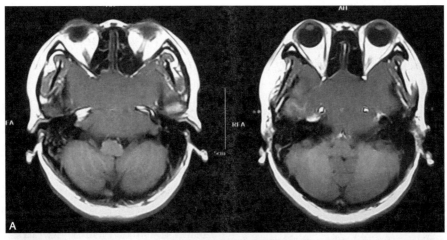

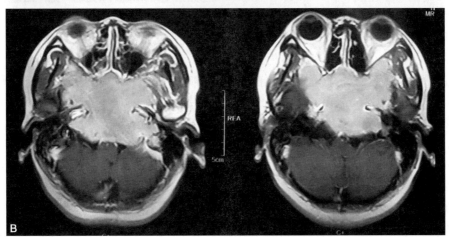

图 7-9-2 颅内脊索瘤的 MRI 表现
A. T_1 加权像;B. 强化像。

肯定,一般作为术后辅助治疗。

七、预后

颅内脊索瘤的预后不良。一般在诊断后 3~4 年死亡,死亡原因为直接损害重要神经结构。5 年生存率<10%。5 年病死率为 34%,复发率为 43%。

影响 5 年生存率与复发率的因素有:①肿瘤切除程度。肿瘤全切除加术后放疗,5 年复发率为 16%,部分切除加放疗 5 年复发率为 36%,次全切除加术后放疗与活检组加术后放疗,5 年生存率分别为 55% 和 36%。②病理分型。恶性脊索瘤(间变型)平均生存期为 6 个月至 1 年。③年龄。儿童以间变型多见,年龄越小,越易复发和向远处转移,如肺、骨骼系统、淋巴结、肝和皮肤等。④术后放疗。术后放疗或放射外科治疗可延长生存期,延缓复发。有报道颅内脊索瘤手术加术后放疗的 1 年、3 年、5 年、10 年生存率分别为 97.3%、87.3%、71.5% 和 41.0%。

(刘玉光)

第十节 颅内胶样囊肿

胶样囊肿(colloid cyst)是一种罕见的颅内良性病变,常位于三脑室前部,呈球形或卵圆形,囊壁薄,囊内呈胶冻状,有时可见钙化和出血。

一、发生率

胶样囊肿占颅内肿瘤的 0.1%~1%,平均 0.3%;占胶质瘤的 0.5%~2%,占先天性脑肿瘤的 0.5%~5.3%。

二、发生机制

(一)旁突体剩余学说

该学说认为第三脑室胶样囊肿来源于第三脑室顶部的胚胎残余的脑上旁突体。脑上旁突体为人胚胎 17~160mm 时,终脑近间脑处发生的囊状物。在胚胎早期,旁突体从两个终脑交界的前方向外突出形成一个柄状袋,随着发育,它不久即退化成一些残留的腺体,如果出生后不消退,即成为胶样囊肿的来源,故胶样囊肿亦称为脑旁突体囊肿。

(二)间脑泡剩余学说

该学说认为胶样囊肿是起源于包括脉络丛皱襞在内的胚胎间脑泡的残余。

(三)室管膜上皮及成熟脉络丛学说

前两种学说只能解释发生在第三脑室前部的胶样囊肿,而对于发生在侧脑室、第四脑室等部位的胶样囊肿则难以自圆其说。故提出胶样囊肿可能起自胚胎间脑某憩室积水管的室管膜上皮残余,然后与间脑脱离并逐渐增大,或胶样囊肿来自脉络丛上皮。

(四)神经上皮褶皱学说

该学说认为无论是上述的旁突体、间脑泡,还是室管膜、脉络丛上皮,均来源于原始神经管内的神经上皮。在发育和成熟期的室管膜和脉络丛内神经上皮均可发生褶皱,各脑室及其邻近的胶样囊肿均起源于这种褶皱,故将之命名为"神经上皮性囊肿"。这一学说解释了一直争论着的三个问题:①发生部位问题。这一学说不仅可解释发生在第三脑室、侧脑室、第四脑室和脑室外囊肿的起源,而且解释了松果体区胶样囊肿的发生。因为松果体原系一个衬以神经上皮的前脑腔的憩室,这里的神经上皮如发生褶皱,最终腔闭塞,形成松果体隐窝。②囊肿的上皮与结缔组织之间的内外部位问题。若神经上皮褶皱内突时,则结缔组织在内;若外突时,则结缔组织在外。③囊壁上皮细胞和囊内容物形态学的复杂性。囊肿的上皮细胞可以是单层,也可以是复层,可以是扁平、立方、柱状,也可以是鳞状,包浆可呈颗粒状、泡沫状、空泡状,也可呈黏液分泌状或杯状,可具有纤毛,也可具有鞭毛小体。囊内容物可以呈胶冻状、陈旧性出血状,也可以呈灰白色混浊的粥状。胶样囊肿的这一囊壁上皮细胞和囊内容物形态学的复杂性、多形性是正常脉络丛和室管膜变异的结果,与正常的神经上皮细胞的不同期分泌活动和退行性变性有关。

(五)异位室管膜学说

有些胶样囊肿发生在远离脑室的部位,而位于脑实质内,甚至位于脑实质外软脑膜和软脊膜中。对于这种脑室外和髓外的胶样囊肿的起源,认为是远离脑室的发育异常的异位室管膜细胞。

(六)发育异常的内胚层学说

该学说认为第三脑室胶样囊肿可能是发生在神经轴不同水平部位的中线囊肿的一种类型,来源于内胚层,而不是来源于神经上皮,并推测这可能是发育过程中,中胚层从中线发生一个憩室而形成胶样囊肿。

三、病理

1. **部位** 胶样囊肿绝大多数位于第三脑室前部,靠近室间孔的后方,附着在该处的脉络丛或室管膜上。但有时亦可发生在第三脑室后部、侧脑室、第四脑室、透明隔腔或第三脑室及侧脑室并存,甚至发生在脑实质内和髓外。

2. **大小**　胶样囊肿的大小不一,一般直径在 0.3～4cm。

3. **外形与内容物颜色**　绝大多数呈圆形,表面光滑,囊壁薄,多半有纤维性包膜,包膜完整。内充满稀稠不等的液体,其颜色呈黄色、灰白色、咖啡色、深棕色、黄色或黄绿色、深绿色等。

4. **组织学**　囊内容物为黏液样物质,多半呈透明胶冻状态,含有胶质及蛋白质,是囊壁上皮的分泌物和上皮细胞的退变产物,由陈旧性血液、细胞、脂肪、含铁血黄素沉积的巨噬细胞、脑脊液、钠、钙、矽及磷酸盐等组成。其内容物固定后凝成固体,触之硬似胶皮,切面光滑。囊肿一般为单房性,偶为多房性。

组织学检查主要是囊壁外层为纤维结缔组织,含有血管,内壁衬以立方或柱状上皮,但少数病例亦可为扁平细胞、鳞状上皮细胞,以及有鞭毛小体的细胞、纤毛上皮细胞、黏液分泌细胞、杯状细胞、颗粒细胞、泡沫细胞和空泡状细胞等。上皮细胞可为复层、假复层,但无间变。部分病例上皮细胞可呈小腺管状。泡沫状细胞和空泡状细胞可能与退行性变性有关。

四、临床表现

1. **性别、年龄**　男女患病之比为 2∶1;可发生于任何年龄,但多见于 20～60 岁,占 84.5%。儿童及老人均罕见。

2. **病程**　生长缓慢,病程一般较长,多在半年以上。

3. **症状、体征**　胶样囊肿的症状及体征与其大小和部位有关。囊肿小者,无论位于何处,一般都无明显症状,临床上不易发现,可偶见于尸检或 CT、MRI 检查。胶样囊肿最常见的症状、体征可概括为:①头痛伴双侧视盘水肿及偶有假性定位征;②进行性或波动性痴呆伴有或不伴有头痛及颅内压增高;③发作性头痛,发作间歇期无任何症状。

五、辅助检查

1. **CT**　胶样囊肿 CT 平扫多见边缘清楚的圆形或类圆形高密度影(69.2%),亦可呈低密度(22.6%)或等密度(8.2%)影,伴对称性双侧侧脑室扩大积水(图 7-10-1)。增强扫描表现为小囊肿均匀强化、大囊肿呈环形强化、部分病例不强化。对于双侧侧脑室对称性扩大而第三脑室正常者,常提示有等密度胶样囊肿存在,需要减薄扫描。

2. **MRI**　多数胶样囊肿在 MRI 上呈高信号,即不仅在 T_2 加权像上呈高信号,而且在 T_1 加权像上也呈高信号,不强化或呈不同程度的强化(图 7-10-2)。

六、诊断

由于其临床表现多样化及无特异表现,故单靠临床表现是难以诊断的;因此,对于持续性或间歇性头痛伴颅内压增高及痴呆的中青年患者应行 CT/MRI 检查以确诊或排除本病。

七、治疗

(一) 动态观察

一般认为,对于高龄、无明显症状或 CT 显示脑室大小正常的患者可在严密随访下动态观察。

(二) 手术治疗

当出现明显颅内压增高等临床症状或囊肿直径在 1.5cm 以上时多需要手术治疗。手术入路及方式有以下几种。

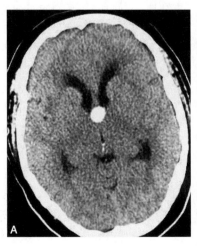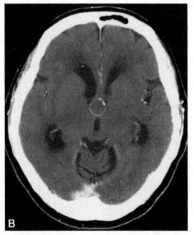

图 7-10-1　第三脑室胶样囊肿的 CT 表现
A. 平扫像;B. 强化像。

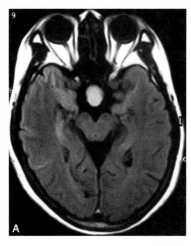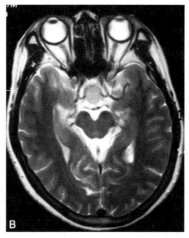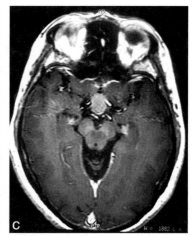

图 7-10-2　胶样囊肿的 MRI 表现

A. T_1 加权像;B. T_2 加权像;C. 强化像。

1. 经皮质(经额)入路囊肿切除术　这是经典的手术入路,最适用于脑室扩大的患者。术中要注意保护大脑内静脉、终板静脉和下丘脑,打通脑脊液循环。术后并发症的发生率为 21%。最常见的并发症为术后癫痫,发生率为 0~10%,其他并发症包括记忆力障碍、脑膜炎、脑脊液鼻漏、暂时性交通性脑积水、精神异常、硬膜下积液(2.1%~5.9%)和血管栓塞等。

2. 经胼胝体入路囊肿切除术　适用于无脑室扩大或无神经功能异常的小儿患者。最常见的并发症为术后血管栓塞引起脑梗死(0~25%)及记忆力障碍。

3. 立体定向活检囊液抽吸术　立体定向活检囊液抽吸术可作为第三脑室胶样囊肿的首选治疗方法,若抽吸术失败再改用开颅手术治疗。由于胶样囊肿生长缓慢,一次抽吸就有可能长期缓解。影响定向囊液抽吸术成败的主要因素是囊液的黏稠度及囊肿的大小。囊液黏稠者,不易抽出,易失败,CT 上多表现为高密度影。囊肿体积越大,穿刺抽吸越易成功,囊肿<1ml 者易穿刺抽吸失败。囊肿直径>1cm 者,可行立体定向穿刺囊液抽吸术;若立体定向穿刺囊液抽吸术失败,年龄在 50 岁以下者行开颅手术囊肿切除术;50 岁以上行脑脊液分流术。

4. 脑脊液分流术　脑脊液分流术与上述方法联合或单独应用亦不失一种有效的治疗方法。此术式主要用于年老或拒绝开颅手术的患者,以及术后遗有脑积水的患者。由于患者几乎都继发梗阻性脑积水,在实行立体定向活检囊液抽吸术手术前或手术后,14%~100%的患者需要行脑脊液分流以缓解脑积水。

5. 开颅显微外科或立体定向神经内镜囊肿切除术　利用这些先进技术可以达到以最小的创伤,获得最大的治疗效果。

八、预后

以往胶样囊肿的手术病死率为 0~20%,复发率为 0~10%。绝大多数患者术后第二天症状即有明显减轻或消失,术后 2~3 周扩大的脑室恢复正常。手术方式对预后有一定影响。近年来随着显微技术的应用,手术病死率明显降低,几乎为 0,致残率为 0~3.6%,复发率为 0~10%。因此,多数预后良好。

(刘玉光)

第十一节　颅内脂肪瘤

颅内脂肪瘤(intracranial lipoma)又称血管肌肉脂肪瘤,是一种先天性缺陷疾病。颅内脂肪瘤不是真正的肿瘤,而是异位的畸形病变,为颅内间叶组织发育障碍,实际上是一种错构瘤。脂肪瘤常伴有其他的发育障碍,如胼胝体脂肪瘤常有胼胝体发育不全;肿瘤以脂肪为主,当伴发大量血管和纤维组织增生时,有时还有肌肉和骨性组织等其他类型的间叶组织存在;无新生物的生物学特性。

一、发生率

颅内脂肪瘤占颅内肿瘤的 0.01%~0.64%,平均 0.04%;占先天性脑肿瘤的 0.3%~3%,平均 0.5%。

二、发病机制

颅内脂肪瘤的发病机制目前尚不能肯定,主要有以下几种观点。

1. 颅内脂肪瘤为类似错构瘤的先天性肿瘤,系脂肪发育过程中组织异位畸形,并随着人体发育而生长形成,多数学者支持这一观点。颅内脂肪瘤常伴有神经管发育不全的畸形,支持上述观点。

2. 并存的畸形不是颅内脂肪瘤的发生原因,二者之间存在着遗传因素,颅内脂肪瘤是与遗传有关的蛛网膜异常分化形成的。

3. 颅内脂肪瘤是结缔组织中脂肪组织、神经胶质脂肪变性而形成的。

三、病理

脂肪瘤多位于软脑膜下或脑池内,界限不清,借助大量纤维和血管与神经组织交织在一起。胼胝体脂肪瘤可为一薄层。弥漫地覆盖在胼胝体上或纵卧于胼胝体的大脑正中裂内。

组织学检查以完全分化成熟的脂肪细胞为主,亦有胎性脂肪组织,细胞内可有泡沫状粉染物质,不易见到细胞核,大小不一,没有恶性征象,常伴有其他结构,如大量纤维组织和血管。血管的大小不一,排列较紊乱,可见管壁增厚,平滑肌增大,纤维组织内可有大量胶原纤维形成束带状。血管周围的间叶细胞增大堆积。有些尚含有横纹肌、骨和骨髓组织等。

四、临床表现

(一)性别、年龄

男女患病之比为 2:1;可发生在任何年龄,以青少年发病最多见,50% 以上发病年龄在 30 岁以下。

(二)部位

颅内脂肪瘤好发于神经系统不同部位相连处,含有丰富蛛网膜的部位,多见于中线部位或中线旁部位。最常见的部位是胼胝体,占 28%~50%,其次为基底池或灰白结节、四叠体板,脑外侧各部及大脑凸部少见;位于脑岛者极为罕见。

(三)病程

本病进展缓慢,病程较长,可达 10 年以上,偶可终身无症状。

(四)症状、体征

10%~50% 患者无症状。颅内脂肪瘤缺乏特异性症状、体征,主要包括以下几方面。

1. **癫痫**　是颅内脂肪瘤最常见的症状,约占 50%,可为各种类型癫痫,但以大发作为主。癫痫发作可能与肿瘤邻近结构出现胶样变性刺激脑组织或脂肪瘤包膜中致密的纤维组织浸润到周围神经组织,形成兴奋灶有关;也可能与胼胝体发育不良或脂肪瘤本身有关。

2. **脑定位征**　颅内脂肪瘤很少引起脑定位征,有

时可压迫周围结构出现相应的定位体征。如胼胝体脂肪瘤压迫下丘脑,出现低血钠、肥胖性生殖无能等间脑损害表现;脑桥小脑角脂肪瘤可出现耳鸣、听力下降、眩晕、三叉神经痛、眼球震颤、共济失调等;鞍区脂肪瘤可引起内分泌紊乱及视力、视野改变等。延髓颈髓背侧脂肪瘤可表现为肢体麻木无力,延髓麻痹,呈进行性加重,伴胸背肩颈枕一过性疼痛发作,大小便功能障碍,四肢肌张力增高,肌力下降,双侧病理征阳性;侧裂池或脑岛脂肪瘤可出现钩回发作、肢体无力等。

3. **颅内压增高症**　脑室脉络丛脂肪瘤,可阻塞室间孔引起脑脊液循环受阻或四叠体区脂肪瘤压迫中脑导水管引起梗阻性脑积水而发生颅内压增高,如头痛、呕吐、视盘水肿等。

4. **其他症状**　约 20% 的患者有不同程度的精神障碍,甚至痴呆,可能是由于肿瘤累及双侧额叶所致,表现为淡漠、反应迟钝、无欲、记忆力下降、小便失禁等。胼胝体脂肪瘤精神障碍可达 20%~40%,轻瘫占 17%,头痛占 16%。

5. **伴发畸形**　48%~50% 的胼胝体脂肪瘤伴有胼胝体发育不全或缺如。其他常见的畸形有透明隔缺失、脊柱裂、脊膜膨出、颅骨发育不全(额、顶骨缺损)、小脑蚓部发育不全等。少见的畸形有漏斗胸、硬腭高弓、心隔缺失、唇裂、皮下脂肪瘤或纤维瘤等。

五、辅助检查

(一)颅骨 X 线片

典型的胼胝体脂肪瘤颅骨 X 线片可见中线结构处"酒杯状"或"贝壳状"钙化影,这一典型征象可作为诊断颅内脂肪瘤的确诊依据。脑桥小脑角脂肪瘤有时可有内听道扩大及岩骨嵴缺损等。其 X 线断层片能清楚地显示脂肪瘤局部 X 线透过较多的透亮区。同时颅骨 X 线平片尚可显示合并的颅脑畸形,如颅骨发育不全、骨缺损等。

(二)CT

脂肪瘤的 CT 表现为圆形、类圆形或不规则形的低密度区,CT 值为 -10~-110Hu。其边缘清楚,低密度灶周围可有层状钙化(图 7-11-1)。强化后低密度区不增强,CT 值无明显增加。冠状扫描钙化层显示更清楚。钙化灶以胼胝体脂肪瘤多见,其他部位的脂肪瘤钙化少见。

(三)MRI

MRI 是目前诊断脂肪瘤最好的方法。T_1 加权像及 T_2 加权像上均呈高信号,脂肪瘤壁上的钙化有时呈无信号影(图 7-11-2)。大脑半球间裂(胼胝体)脂肪

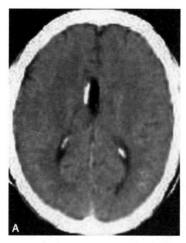
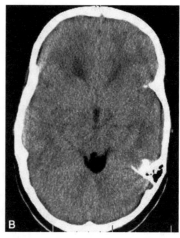

图 7-11-1　脂肪瘤的平扫 CT 表现
A. 纵裂池脂肪瘤；B. 四叠体池脂肪瘤。

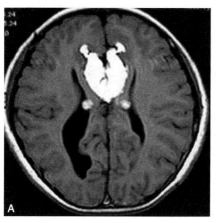
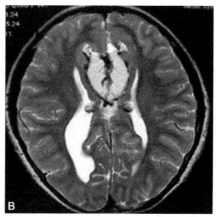
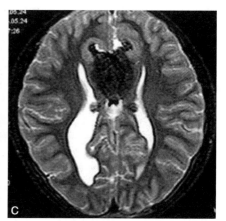

图 7-11-2　脂肪瘤的 MRI 表现
A. T_1 加权像；B. T_2 加权像；C. 抑脂像。

瘤的 MRI 特点为：①位于中线几乎对称的脂肪肿块，占据半球间裂的局部区域，通常在胼胝体附近；②在胼胝体压部周围示不同程度的延展，经脉络裂到脉络丛，沿大脑裂分布；③37%~50%同时伴有胼胝体发育不良；④11%同时伴有皮下脂肪瘤；⑤包围半球间动脉使其形成梭状扩张；⑥脂肪瘤外周壳状钙化或其中含致密骨。

六、诊断

对于长期癫痫发作合并智力障碍的患者，应行神经放射学检查。根据其好发部位，CT 上脂肪样低密度区及 MRI 上 T_1 及 T_2 加权像均为高信号，诊断多能确立。

七、治疗

（一）观察

对于无症状的脂肪瘤一般不需要治疗，仅行观察

即可。对有头痛和癫痫者可给予对症治疗。

（二）手术治疗

由于颅内脂肪瘤生长缓慢、病程较长，多数学者不主张手术治疗，只有极少数患者有直接手术的指征，如引起梗阻性脑积水者；鞍区脂肪瘤引起视力、视野损害者；脑桥小脑角脂肪瘤引起耳鸣、耳聋者可考虑直接手术。合并脑积水者亦可以单行脑脊液分流术，解除颅内高压，缓解症状。胼胝体脂肪瘤完全切除十分困难，因为瘤内富含血管及致密纤维组织，后者覆盖胼周动脉及其分支上，而且大脑前动脉常常包裹在肿瘤内，囊壁与周围脑组织粘连，即使显微手术也难以保护这些血管，因此，多数情况下只能行肿瘤部分切除术。

八、预后

无症状、较小的颅内脂肪瘤一般预后良好。出现症状的较大的颅内脂肪瘤即使手术切除，疗效也不能

令人满意。约半数患者术后仍有癫痫发作,并且有一定的手术致死率与致残率。

(刘玉光)

第十二节 颅内畸胎瘤

颅内畸胎瘤(intracranial teratoma)是由一个以上胚叶多种组织构成的一种罕见的先天性异位瘤。

一、发生率

颅内畸胎瘤占颅内肿瘤的 0.12%~2.14%,平均0.68%。

二、病理

1. **大小与形态** 畸胎瘤大小差别很大,小者如豆,可在尸检中偶然发现,大者可占据颅内大部,多数如核桃样大小。畸胎瘤外形不定,多数呈球形、椭圆形或结节状,表面光滑。

2. **组织学检查** 肿瘤的包膜完整,边界清楚,一般与周围组织粘连不紧,易于剥离,但有时亦可因周围脑组织胶质增生而发生牢固的粘连。囊壁坚韧,瘤内各部硬度不一,多数肿瘤为实质性的,切面呈棕红、粉红或鱼肉状。少数发生囊变。肿瘤内可含有毛发组织、牙齿、骨、软骨、消化道腺体、甲状腺体及结缔组织等。囊液可为无色液体或黏液,亦可因瘤出血而呈红色、黄色或棕色,因囊液内含有脂肪酸,有时囊液破入脑室或蛛网膜下隙而引起炎症反应。典型的分化性畸胎瘤应含有内、中、外三胚层的组织,镜下很容易辨认。内胚层的成分一般少见,可有呼吸道上皮、肠腺、甲状腺体等,中胚层有骨、软骨、脂肪等,外胚层组织为神经组织、皮肤及其附件、牙齿等。

三、临床表现

1. **性别、年龄** 男性多于女性,男女患病之比为2:1。在鞍区或新生儿畸胎瘤中,女性较多;松果体区畸胎瘤男性患者占绝大多数,男女之比为14:1。本病可发生在任何年龄,多见于30岁以下(占90%),尤其是10岁以下的小儿,占45%,新生儿及婴儿发病亦常见,老年人发病罕见。1岁以下婴儿或新生儿患者分别占全部婴儿或新生儿脑瘤的25%和62%。

2. **病程** 除恶性畸胎瘤外,多数生长缓慢。其病程与发生部位有关,位于松果体区或第三、第四脑室者,易梗阻脑脊液循环通路引起脑积水而发病,病程较短,多在半年左右。其他部位者,病程长。

3. **部位** 颅内畸胎瘤多发生在中线部位,尤其是松果体区多见(42%~51%),其次为鞍区(11%~17%),其余分布在颅内各部位,亦可见多发性畸胎瘤。

4. **症状与体征** 多数(85%)患者以颅内压增高为首发症状。由于肿瘤常位于中线,所以常无明显脑定位体征。位于松果体区的畸胎瘤可出现双眼上视不能、共济失调、性早熟、脑神经麻痹等。鞍区者可出现尿崩症、嗜睡、视力视野障碍及水、脂肪代谢障碍等。颅后窝者可出现小脑功能损害及颈强直等,脑室内者可出现相应的症状体征。脑桥小脑角者可出现头痛呕吐、复视、共济失调、耳聋、眼颤、脑神经损伤及颅内高压等。

四、辅助检查

1. **颅脑 X 线片** 对诊断有帮助,多数显示有颅内压增高征象,如发现有牙齿、小骨块、钙化影像,更有助于定性诊断。

2. **CT** 成熟的畸胎瘤因含有脂肪、软组织、软骨或骨骼,CT 上密度不一,呈混杂密度影,即软骨、骨呈高密度,脂肪、软组织、囊液呈低密度,CT 扫描易于诊断(图 7-12-1)。未成熟的和恶性畸胎瘤在密度方面通常一样,呈均一的高密度,强化扫描时呈均质或不均匀增强。因此,术前常误诊为脑膜瘤或生殖细胞瘤等。此外,常见幕上脑室系统对称性扩大。

3. **MRI** 畸胎瘤常以脂肪为主要成分,脂肪呈短 T_1,在 T_2 加权像上呈典型的高信号(图 7-12-2)。

五、诊断

凡出现进行性颅内压增高或脑积水,伴有上述症状体征的小儿患者,均应想到畸胎瘤的可能,应及时检查以明确诊断。

六、治疗

手术切除是唯一有效的治疗方法,由于肿瘤常位于中线部位,手术多难以全切。如能全切可望治愈。不能全切者可同时行脑脊液分流术以缓解梗阻性脑积水。对于未成熟或恶性变者,术后可辅以放疗或化疗。放疗与化疗对良性畸胎瘤无效。

七、预后

由于全切除困难,部分切除后,术后常于半年内复发,故手术效果不佳。手术病死率在24%左右。未成熟的和恶性畸胎瘤可经脑脊液转移,即使对放疗和

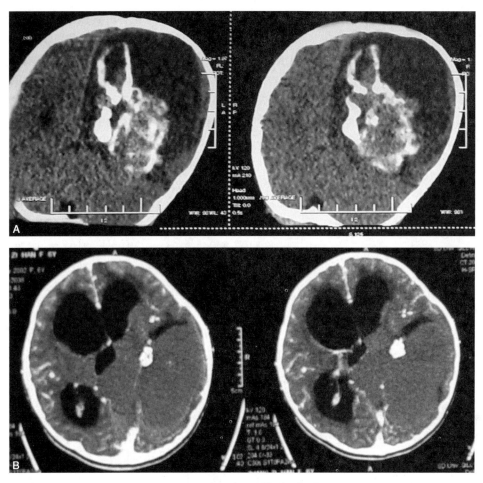

图 7-12-1 畸胎瘤的 CT 表现
A. 平扫像;B. 强化像。

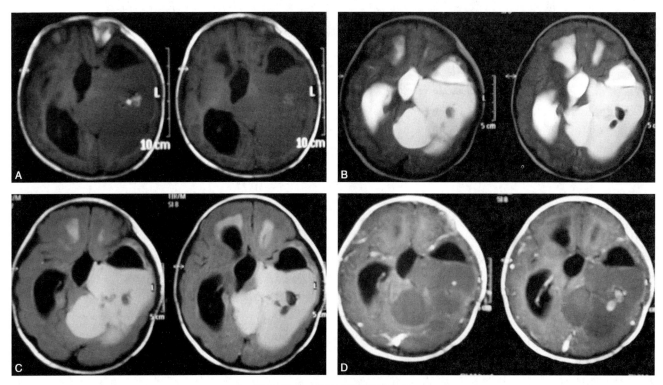

图 7-12-2 畸胎瘤的 MRI 表现
A. T_1 加权像;B. T_2 加权像;C. 压水像;D. 强化像。

化疗很敏感,多数也预后不良。

（刘玉光）

第十三节 颅内错构瘤

颅内错构瘤（intracranial hamartoma）是先天性残余组织或正常组织生长在异常部位,表现为局部组织细胞异常的聚集。错构瘤是一种少见的先天性肿瘤,没有明显的增殖趋势。因此,错构瘤并不是真正的肿瘤,不具有肿瘤的特点,但可以越长越大,并且可以恶性变。可同时与其他肿瘤并发,也可是单发或多发,有时具有家族性。

一、神经元性错构瘤

神经元性错构瘤常发生在儿童及青少年,男性多于女性。组织学检查可见脑白质内有一堆神经元、神经节细胞,白质内有异常的灰质并有包膜。神经细胞的发育停止在早期阶段,其形态学上是良性的,故边

界清楚、包膜完整,常与脑室系统有关,并突向脑室内。因为肿瘤呈良性,发展缓慢,可以无明显的临床症状,也可以长得很大而且很广泛,突出的临床症状为惊厥。儿童及青少年常为精神运动性癫痫。神经系统查体往往正常,脑电图显示颞叶局灶性的活动病灶,与精神运动性癫痫的特征一致。CT/MRI 扫描几乎都能发现,常有囊性变或钙化,有些病例强化扫描可显著增强。个别患者可以发生瘤内出血。

对于年轻的癫痫患者,尤其是颞叶癫痫应考虑神经元性错构瘤的可能,CT 扫描有助于诊断,是首选的检查方法。神经元性错构瘤应与囊性或钙化的毛细胞型星形细胞瘤、钙化的少支胶质细胞瘤及神经节细胞瘤等相鉴别。

下丘脑的错构瘤罕见,由神经与胶原组织组成,起源于灰结节,多呈带蒂的领结状团块,大小为几毫米到 2cm,肿瘤一般由垂体柄连在灰结节上,可向脑桥前池与脚间池发展,并有钙化(图 7-13-1)。下丘脑错构瘤多见于 10 岁以下的儿童,表现为性早熟、癫痫、尿崩症及精神障碍。

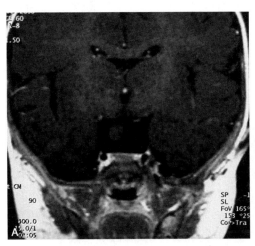
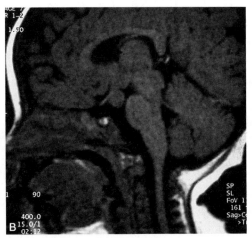

图 7-13-1 下丘脑神经元性错构瘤 MRI T_1 加权像表现
A. 冠状位；B. 矢状位。

由于错构瘤是一种生长缓慢或体积不增大的胚组织发育不良,所以在治疗上可在 CT 密切观察下采用药物治疗而不必手术治疗。如肿瘤增大,挤压周围组织时则需要手术治疗。

二、血管性错构瘤

血管性错构瘤为皮质或皮质下边界清楚的一堆血管组成的细胞团,常有钙化,可有癫痫、出血、轻偏瘫等症状;通常没有颅内压增高症状。

三、结节性硬化

结节性硬化常伴有肿瘤,由结节发展而来,还未

形成胶质瘤时,属于错构瘤结节,常伴发胶质瘤,其特点是由胶质母细胞和肥胖型星形细胞组成,位于室间孔附近。

（刘玉光）

第十四节 颅内生殖细胞瘤

生殖细胞瘤（germinoma）是一种少见的颅内胚胎性肿瘤,与发生在性腺的男性精原细胞瘤或女性无性细胞瘤相同,对其起源,倾向于胚芽移行异常学说。目前的学说认为生殖细胞瘤起源于原始生殖细胞。

一、发生率

生殖细胞瘤的发生率文献中报道不一,成人中少见,好发于儿童和青少年,在这两组群体中发病率仅次于胶质瘤和髓母细胞瘤。在亚洲国家和欧美国家比较常见。国内文献中报道其占颅内肿瘤的2%~5%,国外文献中报道为0.5%~2%,生殖细胞瘤为松果体区较为常见的肿瘤,占36%~59%。

二、病理

1. **部位**　生殖细胞瘤主要位于中线部位,最常见于松果体区,其次为鞍区,亦可发生在丘脑、基底核、脑室及脑叶等部位,称为异位生殖细胞瘤。根据其部位将生殖细胞瘤分为三种类型:①发生在松果体本身的生殖细胞瘤;②发生在松果体区的生殖细胞瘤,即肿瘤发生在松果体邻近,将松果体挤向一侧,而松果体本身不受破坏;③异位生殖细胞瘤,即发生在松果体区域以外者。

2. **形态**　其大小差异很大,小者在1cm以下,埋在松果体内,大者可达5cm以上。多数呈浸润性生长,边界不清,有的可有完整包膜,边界清楚。肿瘤切面呈灰红色,质地脆软,并可有出血、坏死、囊性变及钙化等。形状呈圆形或分叶状。

3. **组织学**　镜下生殖细胞瘤由两种细胞组成。一种为大的肿瘤细胞,呈圆形或多角形,胞质丰富,染淡红色,细胞核呈圆形,位于胞质中央,核质稀疏,呈空泡状,核仁清晰可见,常为嗜酸性,核分裂常见。另一种为小淋巴样细胞,胞核内染色质浓厚,包浆很少,与淋巴细胞极为相似。肿瘤间质很少,可有出血、坏死及钙化等。

三、临床表现

1. **性别、年龄**　男性占大多数,男性患者是女性的2~5倍。有报道男性生殖细胞瘤占72.5%。本病主要发生在小儿及青少年,以11~20岁最常见,幼儿及老年人罕见。

2. **病程**　生殖细胞瘤生长较快,多数病程在1年以内。文献中记载病程为2天至6年,平均7个月。

3. **症状与体征**　生殖细胞瘤的症状与体征主要包括颅内压增高、局部脑定位征和内分泌症状等。其症状与体征的发展顺序一般是先出现颅内压增高,继之出现四叠体受压症状和下丘脑症状。也有少部分患者以四叠体受压为首先症状。

（1）颅内压增高症状:生殖细胞瘤可早期压迫或梗阻导水管的上端开口,引起梗阻性脑积水,当肿瘤进一步增大时,压迫第三脑室后部或导水管上端,使梗阻性脑积水更为突出,因此,几乎所有患者都有颅内压增高症状及体征,主要表现为头痛、恶心呕吐、复视、视盘水肿,小儿可有头围扩大等,后期可继发视神经萎缩及展神经麻痹等。

（2）局部定位征:最常见的(53%~67%)定位症状为帕里诺综合征(Parinaud syndrome),是Parinaud于1883年首先指出松果体区肿瘤可出现上视不能、瞳孔光反应和调节反应障碍等。其中部分患者同时合并下视不能。瞳孔光反应迟钝或丧失、调节反应减弱及阿-罗瞳孔是生殖细胞瘤的重要体征。约半数以上的患者可出现小脑症状,表现为持物不稳、走路摇晃、眼球震颤等,少数侵犯基底核时可出现偏瘫等。肿瘤压迫下丘脑及内侧膝状体可出现双侧耳鸣及听力下降,其他还包括癫痫、脑神经(第Ⅲ、Ⅳ对)不全麻痹、视野缺损等。

（3）内分泌症状:性早熟及巨生殖器为本病突出的内分泌症状,因此具有较大的诊断价值,但也可见到性发育停顿或迟缓。性发育障碍在15岁以下的儿童发生率为10%~37.5%,性早熟以男性病例占大多数。下丘脑损害可出现尿崩症、嗜睡、肥胖、发育障碍及性功能低下等。

（4）转移:由于生殖细胞瘤组织松散,很易脱落,故有种植性转移倾向,常沿蛛网膜下隙向基底池、脑室系统和脊髓转移,其转移率一般为10%~37%。Batzdorf(1974)报道37%的生殖细胞瘤病例,瘤细胞在蛛网膜下隙随脑脊液广泛播散。57%的患者有脑膜转移,脊髓转移者占5%~10%,个别病例可发生颅外远处转移,如头皮下、肺部等。截至1978年,文献中仅有3例颅外转移报道。

四、辅助检查

1. **血液**　患者血液中绒毛膜促性腺激素、癌胚抗原可升高,术后可恢复正常,复发或播散时再度升高。纯生殖细胞瘤中绒毛膜促性腺激素可为阴性,仅碱性磷酸酶阳性,含有合体滋养层的生殖细胞瘤则表现为绒毛膜促性腺激素阳性。按Matsutani的分类标准,纯生殖细胞瘤为良好预后组,绒毛膜促性腺激素升高的生殖细胞瘤为中等预后组。

2. **脑脊液**　多数患者压力增高,部分(50%)患者脑脊液蛋白含量轻、中度增高,脑脊液中绒毛膜促性腺激素可明显增高。脑脊液细胞学检查有时可发现瘤细胞。70%病例脑脊液中可出现上皮样细胞,但并不一定意味着发生脊髓转移。

3. **颅骨 X 线片** 均可显示有颅内压增高的征象。40%~60%的患者可有松果体异常钙化,尤其是当钙化发生在 10~15 岁的小儿时,钙化斑直径超过 1cm,钙化向下后方移位者,均是诊断生殖细胞瘤的有力证据。

4. **放射性核素扫描** 连续脑闪烁断层核素扫描,绝大多数可见到核素在肿瘤中蓄积,直径>1.5cm。

5. **CT** CT 扫描可精确地确定其大小、部位及其周围关系,多为类圆形病灶,可为囊性或实质性,实质性肿瘤多为等密度或稍高密度,囊性肿瘤密度稍低。松果体区病灶有圆形的边缘清楚的混杂密度或高密度区,常有钙化,两侧侧脑室扩大。强化扫描可见均匀一致的增强(图 7-14-1)。

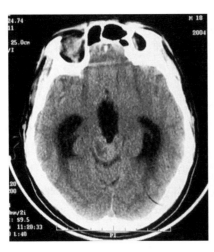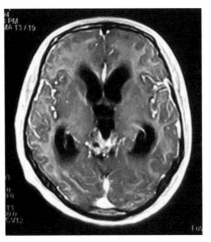

图 7-14-1 第三脑室后部生殖细胞瘤

6. **MRI** 生殖细胞瘤在 MRI 上可呈长 T_1 与长 T_2,T_2 加权像上瘤体呈高信号,钙化为低信号,室管膜下种植者可见层片状种植的高信号影。

五、诊断与鉴别诊断

1. **诊断** 对于出现颅内压增高、眼部症状、性早熟的小儿与青少年应高度疑诊为本病。辅以上述检查,多能及时诊断。尤其是上视不能、性发育障碍和瞳孔对光反应异常,对本病有重要的诊断意义。

2. **鉴别诊断** 生殖细胞瘤需要与松果体区的其他肿瘤,如非生殖细胞瘤类生殖细胞肿瘤、松果体细胞瘤、囊肿、胶质瘤、脑膜瘤、转移瘤等相鉴别。由于生殖细胞瘤存在小脑症状及下丘脑症状,应与颅后窝肿瘤相区别。单靠临床查体难以鉴别,有时依靠 CT 鉴别也有困难。生殖细胞瘤与松果体细胞瘤在 CT 上几乎不能鉴别,囊性生殖细胞瘤与表皮样囊肿也几乎无法区别,松果体区脑膜瘤 CT 扫描所见与生殖细胞瘤相同,总之,术前定性诊断有一定困难。

六、治疗

1. **活检手术** 立体定向活检术或开颅活检术适用于拟诊为生殖细胞瘤的患者,是重要的诊疗手段。病理学检测为生殖细胞瘤时可中止手术进行后续放疗、化疗。脑室镜也可用于活检,同时可对存在脑积水的患者进行第三脑室底造瘘缓解脑积水。

2. **脑脊液分流术** 鉴于肿瘤全切除困难,术后病死率高,即使肿瘤全切除后,仍有复发可能。因此,有学者主张采用脑脊液分流术加术后放疗。近年来多采用带活瓣装置行脑室-腹腔分流术。分流术的目的是解除梗阻性脑积水,术后辅以放疗。有学者主张所有患者不管是否行全切术,如有颅内压增高,肿瘤切除前 2 周,尤其是肿瘤部分切除者均应行脑脊液分流术。由于生殖细胞瘤极易脱落沿脑脊液播散,故已有分流术后发生腹腔或全身转移的报道。

3. **手术治疗** 术者应当应用娴熟的显微外科技术,分块切除肿瘤,仔细寻找脑组织与肿瘤的边界。在切除肿瘤的同时最大限度地保护神经功能。近年来,对较大且不适宜放疗的患者可先进行化疗,待肿瘤缩小后再行手术治疗。

4. **术后放疗及化疗** 生殖细胞瘤对放射线极为敏感。术后辅以放疗可获稳定的疗效,但体积较大的肿瘤可以复发,对此类患者应加大照射剂量和扩大照射野。Rao(1981)认为对生殖细胞瘤应行全脑照射最佳。由于生殖细胞瘤发生蛛网膜下隙及脊髓种植的转移率达 3%~57%,故多数学者认为不管脑和脊髓有无转移,均应常规行全脑和脊髓放疗。一般 1 个疗程的剂量为 40~60Gy,照射野为 60~100cm²,整个脊髓的放疗剂量为 20~30Gy。1 岁以内小儿剂量为成人的 50%,5 岁儿童为成人剂量的 75%,8 岁以上与成人剂量相同。放疗可引起放射性脑坏死及肿瘤周围瘢痕形成的粘连,尽管如此也有学者主张术前应照射 20~30Gy 的剂量,以减少肿瘤的血液循环和切除肿瘤时的出血。

生殖细胞瘤的化学治疗已有不少研究。常用的化疗药物有亚硝脲类、长春新碱、环己亚胺、放线菌素、氨甲蝶呤、博来霉素、顺氯胺铂等。有不少学者采用不同的化疗药物对生殖细胞瘤进行治疗,均获一定疗效,故认为生殖细胞瘤对某些化疗药物是敏感的,可将联合化疗作为术后的一种辅助治疗。

七、治疗效果与预后

尽管生殖细胞瘤的全切除或部分切除的手术病死率已降至 5%~10%。但是,鉴于生殖细胞瘤的性质和部位,即使全切后也难免复发和转移,故预后不良。

术后辅以放疗,患者可生存 5~20 年,有的病例放疗后 1.5~2 个月,转移的生殖细胞瘤也全消失。但放疗后 1 年有 20% 的肿瘤复发,即使 CT 扫描显示肿瘤已完全消失者,也可迅速复发,因此,所有病例应定期复查 CT。San(1981)报道的 60 例患者,术后放疗的生存率 1 年者为 94.8%,3 年者为 81.4%,5 年者为 74.8%,10 年者为 69.3%。Rao(1981)报道 18 例患者术后放疗,存活者占 88%,7 例存活 10 年以上。Inoue(1979)对 9 例生殖细胞瘤行放射治疗,复查 CT 完全消失。

化疗对生殖细胞瘤亦有效,1 年生存率 85.7%,5 年以上生存率为 35.7%,经过综合治疗,50%~80% 的患者可生存 5 年以上,25 岁以下的患者,5 年生存率更高。

(刘玉光 王开亮 陈宁 宫剑)

第十五节 颅内血管网状细胞瘤

颅内血管网状细胞瘤(intracranial angioreticuloma)又称血管母细胞瘤(hemangioblastoma),起源于胚胎第三个月中胚叶残余组织,为颅内真性血管性肿瘤,属于良性肿瘤,多为单发,少数多发。血管网状细胞瘤是由于中胚叶和上皮组织成分之间整合期间发生障碍所致。单纯发生于眼、视网膜者称为视网膜血管病(von Hippel disease)。脑视网膜血管瘤病累及内脏,如胰腺、肝、肾血管瘤病称为希佩尔-林道病(von Hippel-Lindau disease),此病可有遗传因素及家族史,有家族病史者可占 4%~20%,家族性肿瘤常为多发。有家族史倾向的血管网状细胞瘤亦称为 Lindau 病,或称冯希佩尔-林道综合征(Von Hippel-Lindau syndrome)。没有家族倾向的不以综合征命名,称为血管网状细胞瘤。

一、发生率

颅内血管网状细胞瘤占颅内肿瘤的 1%~4%。绝大多数血管网状细胞瘤发生于颅后窝,占颅后窝肿瘤的 7%~7.9%。

二、病理

1. **大体观察** 肿瘤肉眼观察可为囊性或囊实性,也有实质肿瘤囊性变者。肿瘤边界清,呈紫红色,质较韧,直径大小不一,与脑组织关系密切,切面呈暗紫色,邻近脑膜可有血管扩张,可有棕黄色的含铁血黄素沉积于囊壁和肿瘤结节内。肿瘤呈囊性者占 80%,特别是小脑血管囊性变者更多见。囊内含黄色或黄褐色液体,多为 10~100ml。囊液蛋白含量较高,易凝固成胶冻样。测定囊液蛋白质含量每 100ml 可达 3~4g,系肿瘤渗出液。肿瘤囊腔内壁光滑,有一富于血管的瘤结节,1/4 肿瘤为实质性,血供极为丰富如血窦样,红色瘤结节突入囊内,约 2cm 大小,但有些瘤结节小于 1cm,有些甚至隐藏于囊壁内,不易被发现。实体肿瘤多较大,个别直径可达 10cm,呈紫色、鲜红色、黄色,质软,血供丰富,易出血,与周围脑组织分界清楚。大多数病例为单发性肿瘤,少数病例可有多个肿瘤分布于脑的不同部位。

2. **光镜检查** 显微镜下见肿瘤系由高度丰富的幼嫩血管细胞及大小不等的血管腔隙和其间的网状细胞构成,主要为毛细血管,间有海绵状血管,管内充满红细胞,部分为大的血管和血窦。血管网之间有许多血管母细胞存在,这些细胞大小不一,呈多角形、三角形、圆形、卵圆形和不规则形,胞质丰富,呈空泡状(泡沫状),含有类脂质,形成较大的泡沫状细胞,又称假黄色瘤细胞,呈圆形或椭圆形,染色不深,分裂像及多形核少见,偶有形成巨核细胞者。肿瘤内发生组织变性和血管壁的玻璃样变,故肿瘤常有囊性变,囊大小不一,可融合成大囊肿。碳酸银网状染色显示许多嗜银的细小纤维,可见细胞间有许多网状纤维环绕血管,囊壁由纤维性胶质细胞构成。瘤细胞内可出现细胞核的异型性变,细胞核增大并有多核瘤巨细胞存在,如不见细胞核分离现象,仍不属肿瘤恶性变。个别瘤组织中可见有散在的骨髓外造血中心。

恶性血管母细胞瘤极少见,镜下见细胞生长活跃、分布密集,出现大量细胞分裂像,血管成分减少,生长速度快,形成血管外膜及血管内皮细胞恶性肿瘤。

3. **分型**　根据病理表现,血管网状细胞瘤可分为四型:①毛细血管型,以毛细血管为主,常有巨大囊肿;②细胞型,较少见,以网状内皮细胞为主,血管极少,无囊肿形成;③海绵型,主要成分为各种口径大小不同的血管或血窦形成;④混合型,以上几种类型的混合。

三、临床表现

(一) 性别、年龄

多见于男性,男女患病之比为 2∶1。年龄多为 6～63 岁,20～40 岁为高发年龄(占 59%～63%)。男性 40～60 为多见,女性 20～40 岁多见,青春期前少见,不到 15%。

(二) 病程

病史长短不一,实质性肿瘤生长较缓慢,可长达数年或更长时间;囊性者,时间较短,可数周、数月或数年。偶有因肿瘤突然囊变或肿瘤卒中呈急性发病。

(三) 部位

血管网状细胞瘤好发于小脑半球,右侧多于左侧;其次可发生在小脑蚓部或突入第四脑室,也可见于脑干、丘脑及脊髓。颅后窝小脑半球占 80%,小脑蚓部占 13%,第四脑室占 7%。肿瘤居于幕上者仅占 12%,可见于额叶、颞叶。

(四) 症状、体征

1. **颅内压增高**　90%患者有颅内压增高症状,表现为头痛、头晕、呕吐、视盘水肿及视力减退,伴有强迫头位。

2. **小脑症状**　有眼球震颤、共济失调、步态不稳、复视、头晕、视力减退等。

3. **大脑症状**　位于大脑半球者,可根据其所在部位不同而出现相应的症状和体征,可有不同程度的偏瘫、偏侧感觉障碍、偏盲等。少数出现癫痫发作。

4. **伴发疾病**　血管网状细胞瘤常伴有红细胞增多症及血红蛋白增高症,发生率 9%～49%。周围血常规检查示红细胞计数达 6.00×10^{12}/L,血红蛋白可达 22g/L,术后 2 周到 1 个月逐渐恢复正常,其原因与促红细胞生成素有关。此类患者常有面颈部皮肤潮红、血压增高、四肢疼痛、脾大,有时并发胃、十二指肠溃

疡等。

少数可见视网膜上有血管瘤或肿瘤出血引起的一些表现。内脏先天性疾病有肝囊肿、胰腺肿瘤、多囊肾、附睾炎、肾脏肾上腺样癌、肾上腺嗜铬细胞瘤、附睾炎、附睾管状腺瘤等,但这些病变的总和只占血管网状细胞瘤的 20%。

四、辅助检查

1. **血常规检查**　血红蛋白多为 12.5～17.5g/L,周围血常规检查示红细胞计数亦增高。肿瘤切除后红细胞计数可恢复正常。若再度回升常提示肿瘤有复发可能。网状血红蛋白部分增高。

2. **脑血管造影**　脑血管造影是血管性肿瘤最重要的检查手段,既可定位又可定性,能准确显示供血动脉及引流静脉,可显示肿瘤结节。脑血管造影有助于检查出小于 5mm 的瘤体,以避免只处理肿瘤囊而遗漏了瘤结节。脑血管造影可显示肿瘤病理血管,表现为一团细小规则的血管网,有时可见较大的供血动脉(图 7-15-1)。实质性肿瘤可见花瓣状肿瘤循环。

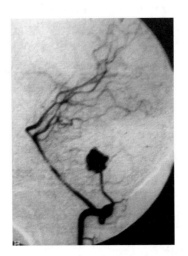

图 7-15-1　血管网状细胞瘤的脑血管造影表现

3. **CT**　实质性肿瘤 CT 显示为类圆形高密度影像,密度不均匀;囊性者显示为低密度,较其他囊肿密度高,边缘欠清晰,可见高密度结节突向囊腔内。增强后囊壁密度多无变化,瘤结节呈均匀增强(图 7-15-2)。

4. **MRI**　强化 MRI 显示囊性肿瘤的瘤结节均匀明显增强(图 7-15-3)。

五、诊断

成人有小脑症状及颅内压增高症状者,应考虑本

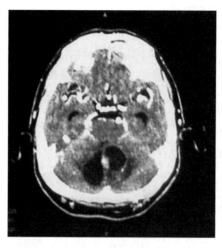
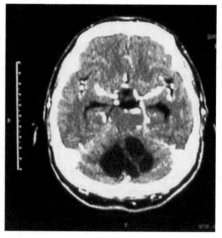

图 7-15-2　血管网状细胞瘤的强化 CT 表现

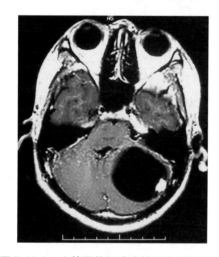

图 7-15-3　血管网状细胞瘤的强化 MRI 表现

病的可能,尤其有下述表现的:①家族中已证实有血管网状细胞瘤患者;②有真性红细胞增高症和高血红蛋白症;③眼部发现视网膜血管母细胞瘤;④腹部发现肝血管瘤、多囊肾、胰腺囊肿等;⑤经 CT、MRI 等检查发现幕下囊性病变伴结节性强化。

六、治疗

手术切除是最佳的治疗方法。对于囊性肿瘤在手术时一定要找到肿瘤结节予以全部切除。单纯穿刺囊液或切开囊壁引流都不能彻底治愈肿瘤。实质性肿瘤则应根据肿瘤部位决定手术切除范围及程度。

手术切除肿瘤的主要困难是肿瘤血供丰富,手术切除时常有大出血,因此,在手术中除细致操作、控制出血外,手术结束时应注意止血,防止血肿形成。对实质性肿瘤或肿瘤部位深在,与脑干靠近或粘连时切除危险性大,应先在瘤体外面沿水肿脑组织切开分离,而不直接接触肿瘤表面,找到并处理供血动脉后再处理引流静脉,待瘤体缩小后将之切除。如发现肿瘤已侵入延髓或脑干内,确定不能切除后应立即终止手术,不宜做活检或部分切除。对实质性肿瘤不能随意穿刺、活检或过早切开肿瘤,以免发生难以控制的凶猛出血。

如果肿瘤切除有困难,可依据情况行减压术或脑脊液分流术,缓解颅内压增高,术后再行放疗。

七、预后

血管网状细胞瘤为良性肿瘤,若能全切除,预后良好。术后复发率为 12%~14%,手术病死率 4.5%~10%。囊性者预后优于实质性者。多发及合并内脏囊肿或血管瘤者,预后较差。

(刘玉光)

第十六节　颅内转移性肿瘤

颅内转移性肿瘤(intracranial metastatic tumor)是指身体其他部位的恶性肿瘤转移到颅内者,是常见的颅内肿瘤之一。目前公认肿瘤来源的前三位是肺癌、乳腺癌、黑色素瘤,男性以肺癌转移瘤最常见,女性以乳腺癌转移瘤最常见。从每种癌肿发生颅内转移频率来看,最常见的是黑色素瘤,其次为乳腺癌和肺癌。肿瘤细胞可经以下途径转移到颅内:①血液系统,是最常见的途径,原发性肿瘤细胞首先侵入体循环中的静脉血管,形成肿瘤栓子,经血流从右心房、右心室到达肺部血管,随血流进入左心室再经颈内动脉或椎-基底动脉系统转移到颅内,是肺外病变的常见转移途径。而肺癌及肺部转移瘤所致癌栓可直接进入肺静脉再经左心室进入颅内,是肺癌、乳腺癌、黑色素瘤等病变的转移途径。②直接侵入,邻近部位的肿瘤如鼻咽癌、视网膜母细胞瘤、颈静脉球瘤、耳癌、头皮及颅骨的恶性肿瘤可直接浸润,破坏颅骨、硬脑膜或经颅底孔隙侵入颅内,也可称为侵入瘤。③蛛网膜下隙,是极少数肿瘤的转移途径,如脊髓内的胶质瘤或室管膜瘤可经此入颅;眶内肿瘤也可侵入视神经周围固有的蛛网膜下隙从而转移到颅内。④淋巴系统,肿瘤细胞可经脊神经和脑神经周围的淋巴间隙进入脑脊液循环或经椎静脉丛侵入颅内,这实际上是经淋巴-蛛网膜下隙的转移方式。但由于淋巴系统与静脉系统有广泛交通,故而癌肿经淋巴转移后,最终绝大部分还是经血流转移到颅内。颅内转移肿瘤大多为多发,呈多结节型。

一、发生率

随着医疗诊断与治疗方法的改进及人类寿命的延长,癌症患者的生存率得到提高,颅内转移瘤的发生率也相应增加。目前,颅内转移瘤的发生率一般为20%~40%。

二、病理

(一) 原发肿瘤的部位

肺癌是最常见的原发病变,占所有颅内转移瘤的50%左右,其次为黑色素瘤、乳腺癌、子宫及卵巢肿瘤、消化道肿瘤等。有相当一部分患者的原发灶找不到,甚至颅内转移瘤术后仍未找到原发灶。

(二) 转移瘤的部位

1. **脑实质**　转移瘤大多数发生在大脑中动脉供血区,最常见的转移部位为额叶,依次为顶叶、颞枕叶,可同时累及2个以上脑叶,甚至可同时累及双侧大脑半球。这些转移瘤常见于皮质与白质交界处。经椎-基底动脉系统转移的大多见于小脑半球,也可至脑干。

2. **软脑膜和蛛网膜**　常见于急性白血病、非霍奇金淋巴瘤、乳腺癌、肺癌和黑色素瘤等的转移。基底池、侧裂池最常受累。有时脑室内脉络丛和脑室壁上也见肿瘤细胞沉积。

3. **硬脑膜**　常见于前列腺癌、乳腺癌、恶性淋巴瘤、黑色素瘤、神经母细胞瘤、甲状腺癌、骨源肉瘤等的转移。由于硬脑膜与颅骨在解剖上毗邻,故常有相应处颅骨的转移,可有增生或破坏;硬脑膜转移是儿童转移瘤的常见类型。

(三) 原发肿瘤的病理类型

腺癌是最常见的原发肿瘤病理类型,其次为鳞癌、未分化癌、乳头状癌、肉瘤等。

三、临床表现

(一) 性别、年龄

男性略多于女性,男女患病之比为1.5:1。好发年龄在45~65岁。

(二) 起病方式

1. **急性起病**　指在1~3天起病,表现为脑卒中样起病,即突然出现偏瘫、昏迷,起病后病情迅速恶化,常是由于癌栓突然引起血管栓塞,或因肿瘤内出血或液化坏死,使肿瘤体积急剧增大,临床上常见于绒毛膜上皮细胞癌及黑色素瘤。

2. **亚急性起病**　指4天至1个月起病者,患者在较短时间内出现比较明显的头痛、呕吐、偏瘫、失语或精神症状。

3. **慢性起病**　指1个月至数年发病者,是颅内转移瘤的主要起病方式(80%)。

(三) 局部神经症状、体征

1. **颅内压增高**　主要由肿瘤占位效应及伴随的脑水肿引起,颅内压增高症状出现较早且明显,头痛、呕吐、视盘水肿"三主征"的出现率高,有些可出现眼底出血致视力减退,部分患者可出现展神经麻痹,严重者晚期可出现不同程度的意识障碍,甚至发生脑疝。

2. **局灶症状**　根据病变的位置不同,可出现不同的神经系统定位体征,如偏瘫、偏身感觉障碍、偏盲等,位于主侧半球者可出现失语,位于小脑半球者还可出现眼球震颤及共济失调症状,甚至出现后组脑神经损害症状。

3. **精神障碍**　肿瘤累及额颞部或因转移灶伴有广泛脑水肿时,可出现明显的精神症状,表现为记忆力减退、反应迟钝、精神淡漠、定向力缺失等。

4. **癫痫发作**　20%的患者可出现癫痫发作,有些可为首发症状,大多表现为局限性癫痫发作,部分可为癫痫大发作。

5. **脑膜刺激征**　常见于脑膜转移,如急性白血病、非霍奇金淋巴瘤颅内转移者。

四、辅助检查

1. **腰椎穿刺**　常用于确定急性白血病、非霍奇金淋巴瘤等是否发生了颅内转移,脑脊液检查见瘤细胞后可用于指导临床治疗。一般不作为其他颅内转移瘤的常规检查。

2. **CT**　CT可以显示颅内转移瘤的形状、大小、部位、数目、伴随脑水肿及继发脑积水和中线结构移位程度。转移瘤大多位于皮质或皮质下,呈圆形或类圆形低密度、等密度、高密度或混杂密度病灶,周围伴有明显的低密度指状水肿,可发生肿瘤中心部分的坏死及囊性变。若邻近侧裂池或脑池受压变小或消失,同侧侧脑室受压变形、移位,移位明显者可造成脑干周围池部分或全部消失,提示病情常常很严重;强化后可显示肿瘤呈环状均一或团块状强化伴周围明显水肿(图7-16-1)。

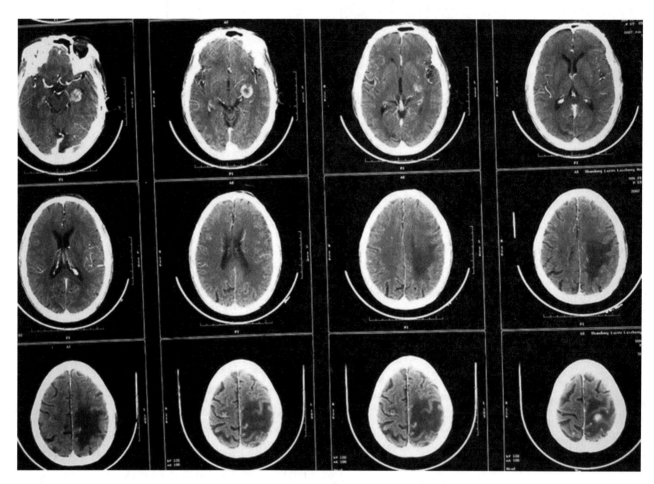

图 7-16-1　颅内多发性转移瘤的强化 CT 表现

3. MRI　MRI 比 CT 能发现更小的、更多的转移瘤,尤其是对于颅后窝及近颅底的病变,由于没有骨质的伪影更易于检出。典型的颅内转移瘤表现为长 T_1、长 T_2 信号,周边有更长信号的水肿带,T_2 加权像上水肿常呈明显长 T_2 信号,因此,比 T_1 加权像更易于发现小病变;强化扫描时呈明显结节性或环状强化(图7-16-2)。对脑膜转移者,也可清楚地看出脑膜的增厚与弥漫性强化。

五、诊断

对有恶性肿瘤病史者,近期出现颅内压增高及局灶性症状,应高度怀疑颅内转移瘤,应及时行 CT/MRI 检查,以明确诊断。对于神经症状轻微,而 CT 扫描怀疑转移瘤者,应根据原发肿瘤好发部位,进行胸部 CT 扫描、腹部 B 超、腹部 CT、消化道钡剂、直肠检查、妇科

B 超等检查,以尽可能明确原发病灶。对于术后仍不能确定肿瘤来源的,应密切观察。

六、鉴别诊断

1. **胶质瘤**　无颅外恶性肿瘤史,病史相对较长,年龄相对较轻,CT 上呈形状不规则低密度影,可出现在脑内的任何部位,瘤周脑水肿相对较轻,一般不呈环状强化。

2. **脑脓肿**　多有感染、疖肿、心脏病、中耳炎、外伤病史等,癫痫发作者较多。CT 示脓肿为低密度病变,病变内有张力感,有向周围生长趋势,可呈多房形,环状强化,无团块状强化。

3. **脑出血**　转移瘤发生卒中时,呈亚急性起病,应与脑出血相鉴别。高血压脑出血患者常有明显的高血压病史,老年人多见,出血部位以基底节区最多

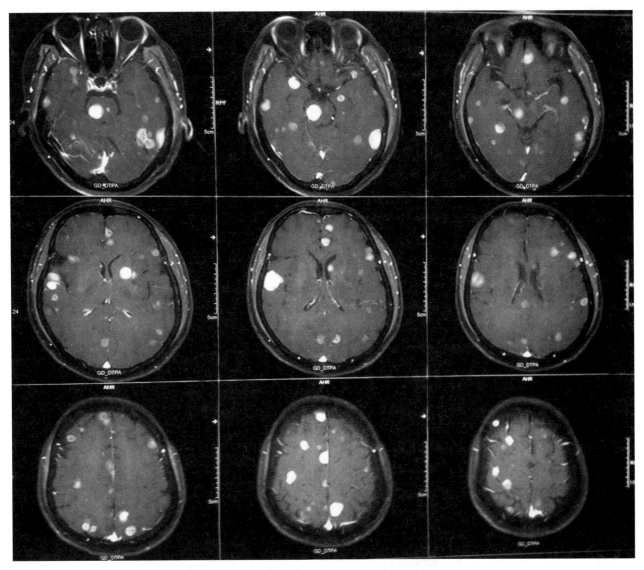

图 7-16-2 颅内多发性转移瘤的强化 MRI 表现

见。CT 表现为均匀的高密度影,而转移瘤的出血区并非呈均一的高密度影,常见混杂密度影。强化 CT 示脑出血不强化,转移瘤可强化。由血管畸形或动脉瘤破裂造成的脑出血或蛛网膜下腔出血,根据 CT 表现及病史,多可鉴别,DSA 检查能明确诊断。

4. 脑膜炎 颅内脑膜转移者可误诊为脑膜炎,二者脑脊液中的白细胞及蛋白含量均增高,但脑脊液细菌学检查及细胞学检查有助于鉴别,转移瘤患者炎症表现不明显,而颅内压增高症状明显,对抗炎治疗无效。

七、治疗

(一) 手术治疗

手术适应证:①患者全身一般状况良好,无其他重要器官禁忌证,预期寿命超过 3 个月,并能耐受开颅

手术者;②单发转移灶,切除后不会引起严重的并发症;③原发病灶已切除而无复发,或原发灶虽未切除,但可切除,且颅内压增高症状明显需先行开颅手术切除减轻颅内压增高症状者;④肿瘤卒中或囊性变导致急性颅内压增高,出现昏迷或脑疝者,应积极开颅手术,挽救生命;⑤不能确诊的单发性占位性病变,手术切除后可明确是否为转移瘤。

若患者一般情况差,不能耐受手术或是多发性病灶,不能应用一个切口手术切除者,可行开颅减压术或囊腔穿刺抽吸术等姑息性手术治疗。

(二) 一般性治疗

应用 20% 甘露醇和激素等药物治疗脑水肿,可缓解颅内压增高症状。营养支持治疗也十分重要。

(三) 立体定向放射治疗

主要适应证:①患者全身情况差,不能耐受开颅

手术;②转移瘤位于重要功能区,手术会造成严重并发症,影响生存质量;③多个转移瘤无法一次手术切除者,或开颅术后又出现其他部位转移瘤;④患者拒绝手术治疗,或已开颅将主要转移瘤切除,对不易同时切除的肿瘤进行辅助性治疗;⑤实质性转移瘤直径在 3cm 以下。

（四）普通放射治疗

放射治疗是对术后转移瘤患者或不能手术患者的重要的补充治疗。放疗期间可应用脱水药物及激素治疗减轻放疗反应,一般认为单次放疗剂量必须高于 40Gy 才有效。

（五）化疗

化疗作为颅内转移瘤综合治疗的一部分,可在放疗后进行。因为放疗可开放血-脑屏障,为化疗药物进入颅内打开通道,提高了肿瘤区域的药物浓度,从而改善疗效及预后。化疗可杀灭颅外原发病器官的亚临床病灶,控制可见肿瘤灶的发展,与放疗协同作用,改善预后。化疗药物应根据不同的病理类型予以选择。

八、预后

颅内转移瘤一般预后不良。其生存时间与原发恶性肿瘤的病理类型及控制状况,患者一般情况、年龄,颅内转移瘤的大小、部位、数目及治疗措施等因素有关。50%~70% 患者在手术后半年内死亡,存活超过 1 年者不过 15%,个别可存活 10 年以上。目前,经积极综合治疗,可使部分患者的生存时间延长 1~2 年。

（刘玉光）

第十七节　颅内原发性肉瘤

一、胶质肉瘤

胶质肉瘤(gliosarcoma)是指由恶性胶质细胞和肉瘤细胞两种成分组成的原发于中枢神经系统的恶性肿瘤,是一种胶质母细胞瘤的亚型,相当于 WHO 4 级。肉瘤成分一般依赖于胶质成分存在,通常来源于间变性星形细胞瘤中的内皮组织增生,肉瘤成分具有不同的生物学特性,所以,胶质肉瘤发生颅外转移的比例较高。

（一）发生率

胶质肉瘤占胶质母细胞瘤的 1.8%~2.4%。

（二）病理

大体标本胶质肉瘤和胶质母细胞瘤相似,但其质地更均匀,有韧性。当肿瘤包含两种新生物的组织成分时即诊断胶质肉瘤。一种是胶质母细胞瘤或间变性星形细胞瘤的成分,可经常规的组织学标准确定;另一种是相似于纤维肉瘤的成分,包含有拉长或菱形的大细胞,中等大小的核质常呈分布平行排列的嗜伊红的粗糙纤维。这些纤维与结缔组织纤维相似,可被磷钨酸染成棕黄色,被偶氮胭脂染成蓝色,在许多部位两种成分紧密交织。每种成分都有组织学上的恶性表现,即病理性核分裂、密集的细胞结构、显著的间变特点和多变性。坏死区域在两种成分中均可见到。

胶质肉瘤可以颅外转移,转移灶多数包含胶质瘤和肉瘤两种成分。

（三）临床表现

1. 胶质肉瘤在发病年龄、性别比例、病程、临床症状、体征与胶质母细胞瘤极为相似。

2. 与胶质母细胞瘤相比,胶质肉瘤具有 4 个显著特点:①胶质肉瘤 42%~50% 发生在颞叶,额叶(13%~19%)、顶叶(14%~20%)、枕叶(0~8%)则相对少见;而胶质母细胞瘤则以额叶最多见,约占 40%;②胶质肉瘤的 CT 表现为低、等、高或混杂密度影,CT 值 18~55Hu,增强扫描呈不规则强化,边界清晰,周围有水肿;MRI 显示为 T_1 加权像呈不规则低信号,T_2 加权像呈高信号,强化后呈不均匀实质性增强(图 7-17-1,图 7-17-2);③实质部分的肉瘤较韧、血供丰富,囊液多呈黄绿色或褐色,一半肿瘤似有边界和包膜,因此,半数患者手术可以做到肿瘤全切或近全切除;④胶质肉瘤颅外转移的发生率较高,在胶质瘤颅外转移中,胶质肉瘤占 1/3 以上,且多转移到肝和肺。

（四）诊断

由于胶质肉瘤的临床表现与胶质母细胞瘤相似,所以,很难在术前做出正确诊断,只有在手术后,通过病理检查才能确诊。

（五）治疗

手术切除加术后放疗是其主要的治疗手段。肉瘤对化疗药不敏感,故其疗效不肯定。

（六）预后

胶质肉瘤的预后极差,术后存活时间与胶质母细胞瘤相似,生存时间一般在 6 个月左右。有研究表明胶质肉瘤平均生存期为症状出现后 26 周,术后 21 周,术后 6 个月存活率为 75%,1 年存活率为 19%,中位生存期为 6~14.8 个月。放疗后生存期可增加 8~15 周。

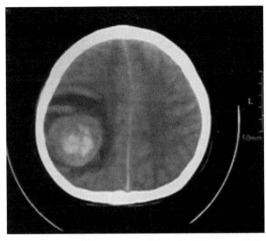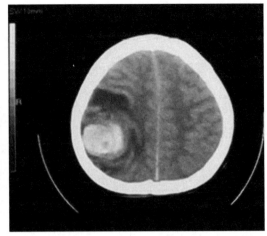

图 7-17-1 胶质肉瘤的平扫 CT 表现

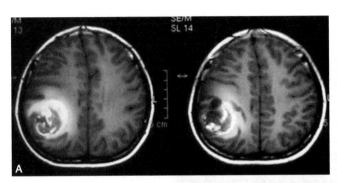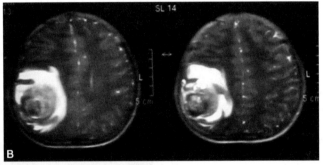

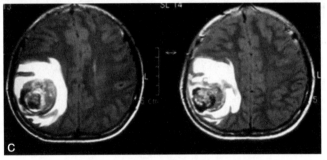

图 7-17-2 胶质肉瘤的平扫 MRI 表现
A. T_1 加权像；B. T_2 加权像；C. 压水像。

二、脑膜肉瘤

脑膜肉瘤（meningiosarcoma） 见本章第三节有关内容。

三、神经源性肉瘤

神经源性肉瘤（neurogenic sarcomas）也称恶性周围神经鞘瘤、恶性神经鞘瘤、神经纤维肉瘤、间变性神经纤维肉瘤等。

（一）发病率

神经源性肉瘤的发病率占总人口的 0.001%，占所有软组织肿瘤的 3%，而发生于脑神经和脊神经者更罕见。

（二）病理

一般认为神经源性肉瘤起源于神经内的纤维细胞或神经鞘细胞。若软组织肉瘤有如下特点应被视为神经源性：①大体或镜下与周围神经有关；②神经纤维瘤发生恶性转移；③免疫组织化学或超微结构有与周围神经有关的特征。病理切片 HE 染色有纺锤形胞核及 Scant 胞质的束带型为其特征性表现。电子显微镜有助于诊断。该病原发于颅内或椎管内者更罕见。

（三）临床表现

中枢神经系统的神经源性肉瘤与颅内或椎管内

的神经鞘瘤或神经纤维瘤除有基本相似的临床表现外,还有病程进展快、其他部位出现转移等特点。

（四）诊断

原发于颅内、椎管内的神经源性肉瘤的术前诊断非常困难。只有在手术后进行病理检查时才能确诊。发病前存在神经纤维瘤,以后在神经主干分布区又出现恶性神经纤维瘤,也可诊断为神经源性肉瘤。

（五）治疗

1. 手术治疗　简单的活检会导致很高的复发风险及全身播散,因此,多主张手术应沿肿瘤周围边缘游离后整块切除。对于沿神经散布的肉瘤,主张距病变较远处切断神经并同肉瘤一起摘除。为防止复发和转移,以舍弃神经换取尽可能彻底切除肿瘤。

2. 放射治疗　为术后局部放疗可以延长残存瘤细胞的复发时间。

（六）预后

神经源性肉瘤的预后与肿瘤的大小、级别、有无边缘、组织亚型、治疗方法等有关,一般预后不良。病变小、边界清楚、切除彻底并局部足量放疗者,预后尚可。5 年生存率仅 64%,有全身转移(多见于肺部)和中枢神经系统播散者预后极差。

四、间叶性软骨肉瘤

间叶性软骨肉瘤(mesenchymal chondrosarcoma)是一种罕见具有双态分化的含有软骨样组织的恶性间叶组织肿瘤,由原始间叶细胞和夹杂在其间的分化良好的软骨岛构成。颅内的间叶性软骨肉瘤极为罕见,2/3 病例发生于骨,1/3 起源于软组织,个别病例源于颅内。

肿瘤一般呈结节或分叶状,边界较清楚、质硬,可有包膜或假包膜,切面常见钙化和软骨小灶,鉴于以上特点,临床常误诊为脑膜瘤。显微镜下结构主要是原始间胚叶细胞增生伴有岛状的软骨分化,并见两者之间有移行,有时瘤组织内血管较丰富。因瘤细胞异型性小、核分裂少,病理诊断也易误诊为良性肿瘤。

本病好发年龄为 20~30 岁,女性多于男性。临床表现无特异性,可表现为癫痫、头痛、偏瘫等。MRI 多显示为脑内不规则长 T_1、长 T_2 异常信号影。诊断时容易误诊,主要依赖临床症状、影像学检查、病理学检查三方面的结合,并且需与少突胶质细胞瘤、血管外皮细胞瘤、滑膜肉瘤等相鉴别。

手术切除并术后辅助化疗是目前治疗间叶性软骨肉瘤的主要方法,该瘤对放射线不敏感。

间叶性软骨肉瘤常局部复发,偶有转移,预后不良。

五、颅内原发性横纹肌肉瘤

颅内原发性横纹肌肉瘤(primary intracranial rhabdomyosarcoma)是一种罕见的高度恶性肿瘤,可发生于颅内不同部位和任何年龄组,最多见于儿童颅后窝。

肿瘤多半界线清楚,但无包膜,质硬。位于小脑中线者,瘤体常突入第四脑室。显微镜下的形态与颅外胚胎性横纹肌肉瘤相似。较原始者,瘤细胞以未分化的小细胞为主,多呈圆形、椭圆形、星形或短梭形,核小而浓染,核分裂并不多见,偶可找到包浆红染或有横纹肌细胞。横纹肌肉瘤的肿瘤细胞肌球蛋白阳性,电镜下可看到不同阶段的肌纤维生成。

临床多表现为颅内压增高及小脑损害症状。

CT 示横纹肌肉瘤为均质或不均的密度增强的占位性病变,脑血管造影显示一个无血管或少血管区域。诊断有赖于组织学检查。

治疗方法为手术加放化疗的综合治疗。预后不良。

（刘玉光）

第十八节　原发性中枢神经系统淋巴瘤

原发性中枢神经系统淋巴瘤(primary central nervous system lymphoma,PCNSL)是一种罕见的高度恶性的结外侵袭性非霍奇金淋巴瘤,病理学上 90%~95% 为弥漫性大 B 细胞淋巴瘤,一般而言这种淋巴瘤仅存在于中枢神经系统(主要侵犯脑实质,少数累及脑脊膜、脑神经、脊髓和眼),不包括硬膜外、眶内或累及颅骨、脊柱的淋巴瘤。

一、发生率

PCNSL 占中枢神经系统肿瘤的 1%~3%,占所有淋巴瘤的 1%~2%。近年来,随着艾滋病患者和器官移植人数的增加,其发病率成逐渐上升,占中枢神经系统肿瘤的 5%~8%。

二、病理

淋巴瘤为实质性病变,边境不清,周围水肿明显,质地软硬不一,血供丰富,灰白色或紫红色,很少出血坏死。弥漫性生长的肿瘤大体观可正常,可有蛛网膜下隙扩张,致使其增厚呈灰白色,其属于 B 细胞性淋巴瘤,以小细胞和大细胞型者多见。

镜下显示弥漫性的肿瘤细胞浸润,远超出大体边界,细胞致密,胞质少,多呈圆形或卵圆形,细胞核明显,变长或扭曲,染色质多而分散,核分裂像多见,有时瘤细胞呈套袖状沿血管周围分布,有时也可见肿瘤周围脑组织内呈巢灶状分布的肿瘤细胞,甚至远离肿瘤的脑组织内也可见到散在或簇状分布的肿瘤细胞,这可能是构成肿瘤多中心性或复发的基础,肿瘤血供丰富,多属中等以下小血管。

三、病因与发病机制

PCNSL 的病因和发病机制不明。目前主要有以下 7 种学说。

1. **病毒诱导** 指由感染或炎性过程导致非肿瘤性淋巴细胞在中枢神经系统反应性积聚。淋巴细胞表面具有中枢神经系统特异连接分子,可进入中枢神经系统演变成肿瘤。

2. **外周淋巴细胞迁移** 淋巴结和淋巴结外的 B 细胞被激活发生间变而演变成为肿瘤细胞,通过血液迁移到中枢神经系统形成淋巴瘤。

3. **颅内多能干细胞分化** 脑血管内部分未分化的多潜能干细胞最终分化为肿瘤细胞,导致 PCNSL。

4. **与先天性或获得性免疫缺陷有关** PCNSL 易发于三类免疫缺陷患者,即艾滋病(AIDS)、接受器官移植及免疫抑制治疗者、有遗传性免疫缺陷及其他获得性免疫缺陷者。

5. **病毒感染学说** 主要由 EB 病毒感染引起,疱疹病毒等亦可能促发淋巴瘤。EB 病毒感染可使免疫缺陷患者的 B 细胞逃离 T 细胞监视而过度增殖,进入神经系统导致 PCNSL。

6. **抑制凋亡基因高表达** PCNSL 的发生可能与凋亡基因的表达程度有关。*Bcl-2* 基因在淋巴瘤患者中常呈高表达,抑制细胞的凋亡。而 *Bax* 和 *Bcl-x* 基因呈低表达,延长淋巴细胞的生存。

7. **基因突变** 染色体 6q 的缺失及 *p53*、*bcl-6*、*EBER-1* 均与 PCNSL 发生有关。

四、临床表现

(一) 性别、年龄

无明显性别差异,男性稍多;可在任何年龄发病,高峰年龄为 40~60 岁。免疫功能正常者的发病年龄一般为 50~60 岁,而免疫功能低下者的发病年龄为 30~35 岁,男女患者比例约为 1.5:1。

(二) 部位

多发生在幕上,幕上、下比例为(1.1~9.5):1。

50% 的颅内淋巴瘤发生在大脑半球、基底核、胼胝体、脑室周围白质和小脑蚓部,软脑膜,脉络丛和透明隔也常发生。

(三) 病程

病程短,发展迅速,起病至就诊时间多在 2~3 个月,病程大多在半年以内。

(四) 症状及体征

症状及体征与肿瘤位置有关。按照肿瘤累及的中枢神经系统位置不同可分为以下 4 组。

1. **脑部受累症状(占 30%~50%)** 主要表现为头痛及颅内压增高症状、癫痫、认知能力下降、性格改变、偏瘫、共济失调及脑神经麻痹等。

2. **软脑膜受累症状(10%~25%)** 表现为脑膜刺激征。此类患者在脑脊液检查时蛋白和淋巴细胞计数明显增高。

3. **眼受累症状(10%~20%)** 约有 20% 患者的眼受累,表现为视物模糊、视力下降、眼痛、畏光、飞蚊症等非特异性症状。因此,疑诊患者,应进行眼裂隙灯检查。

4. **脊髓受累症状(不足 1%)** 其临床特点类似于其他髓内肿瘤。

五、辅助检查

(一) 血常规检查

患者末梢血白细胞中淋巴细胞可增高,淋巴细胞增高原因不明且无特异性,但这一特征可作为诊断 PCNSL 的重要参考。

(二) 脑脊液检查

若无腰椎穿刺禁忌,所有患者必须进行反复多次腰椎穿刺检查,因为 80% 的 PCNSL 可以发生软脑膜受累。15%~31% 的患者通过脑脊液检查可以明确诊断。

1. **脑脊液常规** 患者脑脊液的蛋白含量增高明显,细胞计数也增高,而糖含量常降低。半数患者的脑脊液中能检出肿瘤细胞和淋巴细胞计数增高,这曾被认为是术前确诊的唯一方法。

2. **脑脊液蛋白组学检查** 抗凝血酶Ⅲ(表达增高)是 PCNSL 潜在生物标记蛋白,可作为非侵袭性诊断的指标。EB 病毒的 PCR 检测对 AIDS 患者发生 PCNSL 具有高阳性预测价值。如果 AIDS 患者 PCR 检测到 EB 病毒阳性,同时 PET 或 SPECT 的结果与 PCNSL 患者表现一致,并可除外脑弓形虫病之类的感染,就不必进行组织活检而直接确诊 PCNSL。

3. **细胞病理学及流式细胞术分析** 脑脊液细胞病理分析是诊断脑膜恶性肿瘤的金标准。但是,Pap-

penheim 染色细胞病理检查的灵敏度和特异度都较低,需要反复腰椎穿刺才可能诊断。流式细胞术检测是目前诊断很多血液系统恶性肿瘤的重要方法。流式细胞免疫表型分析及细胞病理检查的方法,可使脑脊液检出率增加 50%

(三) CT

颅脑与全身 CT 检查具有重要的诊断价值。淋巴瘤一般表现为高密度或等密度影,边界清楚,明显强化,瘤周水肿明显。淋巴瘤没有钙化(图 7-18-1)。

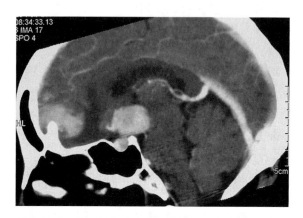

图 7-18-1　原发性中枢神经系统淋巴瘤的强化 CT 表现

(四) MRI

MRI 是诊断 PCNSL 最重要的辅助检查。PCNSL 的 MRI 特征是在 T_1WI 呈等或稍低信号,T_2WI 呈稍低、等或高信号,单个或多个同质病变,较局限,边缘不规则,90%病变周围伴有不同程度的水肿,增强后肿瘤明显均匀一致增强是本病的特点(图 7-18-2)。60%~70%的患者肿瘤为单发病灶,80%~90%的病灶位于小脑幕上。免疫功能正常的 PCNSL 患者多为单发病灶,而 AIDS 患者几乎全部为多发病灶,且多发病

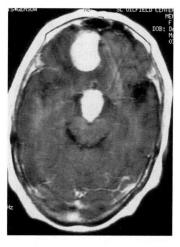

图 7-18-2　原发性中枢神经系统多发性淋巴瘤的强化 MRI 表现

灶呈环状强化。淋巴瘤常见的发生部位多位于大脑额叶、基底核和脑室周围,有时在小脑。

1. **灌注加权成像(PWI)**　可以准确地反映肿瘤血管生成的程度,由于 PCNSL 是乏血管肿瘤,故 PWI 特征性表现为肿瘤虽然对比增强明显而血流灌注量不明显增加,但通透性明显增加。这可与高级别胶质瘤相鉴别。

2. **弥散加权成像(DWI)和表观弥散系数(ADC)**　DWI 呈高信号影,ADC 图为等信号或低信号。PCNSL 的 ADC 值低于高级别神经胶质肿瘤。ADC 值较低的病灶趋向于脑恶性淋巴瘤的诊断。

3. **磁共振波谱(MRS)**　MRS 可以半定量检测活体组织器官的能量代谢,在显示组织的生化特征方面优于传统 MRI。PCNSL 患者 N-乙酰天冬氨酸下降,脂质、乳酸和胆碱峰增高,虽不具特异性,但对预后的评估具有一定意义。

(五) 全身性淋巴瘤的除外检查

只有除外全身性淋巴瘤才能诊断为 PCNSL。90%的中枢神经系统淋巴瘤患者都不同时并发全身性淋巴瘤,但由于是否存在全身性淋巴瘤对诊断和治疗选择非常关键,所以进行全身性评估仍是至关重要的。如果中枢神经系统淋巴瘤患者被发现同时患有全身性恶性淋巴瘤的证据,应诊断为 NHL Ⅳ期伴中枢神经系统累及。全身性检查推荐胸、腹、盆腔的 CT 扫描及睾丸超声检查(约 30%的睾丸淋巴瘤转移到脑部),必要时行 PET 检查。全身性淋巴瘤的检查包括骨髓穿刺活检,血常规、肝功能及 HIV 的筛查也应进行。

六、诊断

PCNSL 的诊断应遵循以下关键流程。常规颅脑影像学检查(CT/MRI)发现颅内占位性病变,然后进行鉴别诊断,因为 PCNSL 缺乏特征性临床表现与特异性影像学表现;接着采取高分辨率的颅脑成像检查(强化扫描)及全身性淋巴瘤的附加影像学检查以除外颅外淋巴瘤;进行脑脊液流式细胞学或细胞病理学分析;仍不能确诊者,进行立体定向活检术获得肿瘤样本进行病理诊断。

注意,活检前尽量不应用肾上腺皮质激素,如地塞米松、甲泼尼龙、泼尼松等药物。如果使用了上述激素,活检常不能得到正确的病理结果,需要停用激素后等待疾病再次进展,才能进行二次活检,延误治疗时间。

七、鉴别诊断

1. **颅内转移瘤**　颅内转移瘤多有颅外恶性肿瘤

史,病变多位于灰白质交界处,CT 非增强扫描多为低密度,MRI 显像为长 T_1 长 T_2 异常信号,病灶呈结节状明显强化,病灶较大者,往往有中心坏死;而淋巴瘤多为低或等 T_1 等 T_2 信号,中心坏死相对少见。

2. 胶质瘤 病史相对较长,年龄相对较轻,CT 上呈形状不规则低密度影,可出现在脑内的任何部位,瘤周脑水肿相对较轻,一般不呈环状强化。多数胶质瘤 MRI 表现为长 T_1 长 T_2 异常信号。其浸润性生长特征明显,边界不清,某些类型胶质瘤,如少突胶质细胞瘤可有钙化,胶质母细胞瘤强化多不规则,呈环状或分支状。

3. 脑膜瘤 病史较长,多位于脑表面邻近脑膜部位,为脑外肿瘤,呈类圆形,边界清楚,有皮质扣压征、黑环征或白环征。强化扫描肿瘤均匀增强,多有脑膜尾征。

4. 脑脓肿 多有感染、疖肿、心脏病、中耳炎、外伤病史等,癫痫发作者较多。CT 示脓肿为低密度病变,病变内有张力感,有向周围生长的趋势,可呈多房形,环状强化,无团块状强化。

八、治疗

PCNSL 的治疗措施主要包括外科手术、化疗、放疗及基因靶向治疗等。CHOP 方案(环磷酰胺+多柔比星+长春新碱+泼尼松)一直是治疗非霍奇金淋巴瘤的标准方案。但是,该方案使用的药物无法透过血-脑屏障,因此,国际上已经公认 CHOP 方案治疗 PCNSL 无效。

确诊后一般采取以下治疗方案:①KPS 评分>40 分者,给予大剂量甲氨蝶呤为基础的化疗,根据疾病对治疗的反应及患者的一般情况决定是否进行全脑放疗,需注意的是,全脑放疗可能增加神经毒性,尤其是对年龄>60 岁的老年患者;②对于使用激素治疗后 KPS 评分仍低于 40 分者应给予全脑放疗,有助于诱导患者对治疗的反应性,提高患者生活质量;③如果腰椎穿刺或脊柱 MRI 阳性,考虑鞘内化疗+局部脊柱放疗;④如果眼部检查为阳性(如恶性葡萄膜炎),应考虑全脑放疗或眼内化疗;⑤对于治疗后进展性或复发性 PCNSL 患者,应考虑进一步化疗(全身或鞘内)、再次放疗或给予最佳支持治疗,也可考虑大剂量化疗序贯造血干细胞移植。

(一)一般治疗

应用激素和脱水药物治疗,可短期内改善症状。PCNSL 对类固醇皮质激素敏感,激素不仅可以杀死肿瘤细胞,还可以减轻瘤周水肿,反应率可达 70%。但是,类固醇激素对 PCNSL 只能维持暂时的效果,而且类固醇激素还会因肿瘤细胞的崩解而降低手术活检的诊断准确性,反而延迟确诊和治疗的时间。所以,对拟诊 PCNSL 的患者,活检术前应避免使用糖皮质激素。如果病情许可,类固醇激素要在活检术完成之后再给予。只有存在危及生命的颅内高压的情况下,才可以在活检前使用激素。若使用了激素,活检术应至少推延至停药后 2 周进行。

(二)手术治疗

病理诊断是 PCNSL 诊断的金标准,因此,外科手术的主要目的是获取病理标本,达到确诊分型的目的,为下一步治疗提供依据。获取病理标本最佳手术方式是定向活检术。神经导航下穿刺活检术穿刺误差在 1~4mm,而有框架的立体定向穿刺活检术的误差在 1mm 左右。鉴于有框架立体定向颅内肿瘤穿刺活检技术的准确率已经到了 95% 以上,神经导航下穿刺活检术只能替代 80% 的有框架的立体定向穿刺活检术。因此,有框架立体定向穿刺活检术仍然是 PCNSL 立体定向活检手术的"金标准"。

PCNSL 具有弥漫性浸润生长的特点,手术不但不能延长患者生存期,反而可能引起严重神经系统损伤。所以,开颅手术切除病变一般不适合 PCNSL。

手术切除作为一种重要的治疗手段,在明确诊断、降低颅内压、减少肿瘤负荷等方面有其积极作用。鉴于无论是手术肿瘤全切除还是部分切除,均不能使 PCNSL 患者总体生存期增加,单纯手术治疗的中位生存期与未经治疗患者的中位生存期相似。因此,只有出现以下情况才考虑手术治疗:①当出现严重颅内压增高、肿瘤占位效应显著,甚至出现脑疝时,需要紧急行开颅手术干预(切除主要的肿瘤及内外减压术);②皮质下浅部单发病灶;③脑室内 PCNSL 引起脑积水者;④鉴别诊断困难,不排除胶质瘤或转移瘤者;⑤如果已考虑 PCNSL,除非出现上述表现,最好不要采取开颅手术切除,应采用立体定向穿刺活检术确定诊断。对于疑似 PCNSL,为单病灶和可切除病灶患者,是否手术切除还是仅进行活检,尚未达成共识。一旦手术后病理明确为淋巴瘤,应立即放化疗。手术切除原则与胶质瘤一样。

(三)放射治疗

PCNSL 对放疗十分敏感,因此,应在明确诊断化疗后配合全脑放疗(whole brain radiation therapy,WBRT)。普通放疗一般为全脑照射 40~50Gy 后,局部补照 5~10Gy,如发现脊髓有症状,脊髓轴也应放射治疗。立体定向放射治疗对直径<3cm 的 1 个或多个病灶均适

用,效果明显优于普通放疗。

(四)化疗

一般认为,确诊后应采取大剂量甲氨蝶呤(HD-MTX)的化疗(大剂量是指体表面积每平方米 5~8g 甲氨蝶呤),大剂量甲氨蝶呤的用药剂量、用药时间及辅助治疗(亚叶酸)目前仍没有统一的标准方案。

(五)其他治疗

1. 鞘内注射甲氨蝶呤　除腰椎穿刺查出脑脊液中有淋巴瘤细胞或脊髓磁共振检查发现脑膜淋巴瘤外,一般不需要鞘内注射治疗。已经接受全身性高剂量甲氨蝶呤治疗的 PCNSL 患者,甲氨蝶呤的鞘内给药并无额外的生存获益。

2. 靶向治疗　利妥昔单抗对 CD20 阳性的淋巴瘤有很好的治疗效果,但是,对中枢神经系统恶性淋巴瘤效果有很大争议。2011 年《NCCN 指南》(第 2 版)中提出利妥昔单抗可以用来配合甲氨蝶呤化疗,用于治疗复发或化疗耐药的惰性 B 细胞性非霍奇金淋巴瘤。至于利妥昔单抗治疗 PCNSL 的疗效,需要继续观察。由于利妥昔单抗可在脑脊液中维持较高的药物浓度,鞘内注射利妥昔单抗可作为复发性脑膜淋巴癌患者的挽救治疗措施。利妥昔单抗和替莫唑胺联合可作为补救治疗措施之一。

3. 甲氨蝶呤联合化疗方案　有研究认为,甲氨蝶呤联合化疗方案(联合替莫唑胺、甲基苄肼、长春新碱、阿糖胞苷)应作为高龄(中位年龄 72 岁)PCNSL 患者的首选治疗方案。

4. 高剂量化疗联合自体干细胞移植(HDC + ASCT)　在造血干细胞支持下通过高剂量化疗可提高药物的生物利用度,达到更好的治疗效果。一线治疗效果欠佳的 PCNSL 患者或复发/难治性 PCNSL 的治疗可采用 HDC+ASCT,尤其是年龄<65 岁的患者。

九、预后

(一)预后因素

年龄和身体状况是治疗结果的独立预后因素。存在下列 5 个因素时预后较差:①年龄>60 岁;②体能状态差;③血清乳酸脱氢酶增高;④脑脊液蛋白质含量增高;⑤脑实质深部受累。在病理形态学方面,血管增生提示预后不良,反应性血管周围 T 细胞浸润提示预后良好。

(二)生存期

1. 如果没有接受任何治疗,诊断后的生存期往往在 1.8~3.3 个月。

2. 单一手术治疗平均生存期仅为 3~5 个月。

3. 单纯接受放疗的平均生存期为 10 个月,1 年以上的为 47%,2 年以上的为 16%,3 年以上的为 8%,5 年以上的为 3%~4%。

4. 进行甲氨蝶呤化疗的,肿瘤往往在平均 41 个月会复发。

5. 新的综合治疗,平均生存期可达到 3~5 年。

总之,PCNSL 预后不良。

(刘玉光)

第十九节　颅内黑色素瘤

颅内黑色素瘤(intracranial melanoma)是一种较为罕见的颅内恶性肿瘤,分原发性颅内黑色素瘤(primary intracranial melanoma)和继发性颅内黑色素瘤(secondary intracranial melanoma)两类。原发性颅内黑色素瘤可发生于脑、脊髓软膜的任何部位,表现为弥漫性侵及硬膜或脑实质内结节性病灶;继发性颅内黑色素瘤约 90% 原发于皮肤恶性黑色素瘤,2% 来自黏膜或眼部虹膜、睫状体、脉络膜及视网膜恶性黑色素瘤。临床上,具有恶性程度高、病程短、发展快、诊断治疗困难、易瘤内出血和广泛血性播散转移,以及预后差的特点。

一、发生率

颅内黑色素瘤占同期颅内肿瘤的 0.4%,原发性颅内黑色素瘤仅占同期颅内肿瘤的 0.05%~0.17%,继发性颅内黑色素瘤占颅内肿瘤的 0.1%~0.4%。儿童原发性颅内黑色素瘤占同期颅内肿瘤的 0.3%。

二、病理

颅内黑色素瘤细胞多存在于脑底部及各脑皮质的沟裂处。原发性颅内黑色素瘤来源于软脑膜黑色素小泡或蛛网膜黑色素细胞,经脑膜扩散并向脑实质内蔓延,采取直接种植或血行转移等形式。脑内瘤灶常呈多发性,广泛分布于脑膜、蛛网膜、脑皮质及皮质下区。颅内转移性黑色素瘤则随血流分布,以脑内病变为主,也可同时发生脑膜转移。严重的颅内黑色素瘤可波及全部中枢神经系统。高度恶性者甚至可侵犯颅骨及脊髓组织。肿瘤组织也可浸润和侵蚀脑表面血管导致广泛蛛网膜下腔出血。

单纯病理组织学检查很难确定颅内黑色素瘤为原发性还是继发性。因两者在组织形态学上基本一致。肿瘤呈灰黑色,因肿瘤部位不同形态不一。脑内肿瘤常呈结节状,界线尚清,脑膜或近皮质的肿瘤呈弥漫或地毯状。若近颅底常包绕周围脑神经,造成多发性脑神经损害,侵及脊髓者常伴相应节段的脊髓神经根症状。显微镜检查可见瘤细胞呈梭形或多角形,胞核呈圆形或卵圆形,常被色素掩盖或挤向一侧,很少有核分裂现象。胞质内有颗粒状或块状的黑色素,瘤细胞无一定排列方式,在蛛网膜下隙聚集成堆,或沿血管向外延伸。颅内黑色素瘤在组织发生、形态及生物学行为等方面,均难与黑色素型脑膜瘤相区别。

三、临床表现

(一) 性别、年龄

男性多于女性。原发性颅内黑色素瘤以青壮年为主,而继发性颅内黑色素瘤可发生于任何年龄。

(二) 病程

进展迅速,病程多在数月之内;少数因肿瘤出血,以脑卒中样发病。

(三) 症状、体征

1. **颅内压增高症状**　表现为头痛,呈进行性加重,伴恶心、呕吐、视盘水肿。

2. **神经系统损害定位症状**　肿瘤发生于脑实质内或侵入脑室内可发生偏瘫、失语、偏盲、癫痫、精神症状等。发生于脊髓可出现相应脊髓节段感觉、运动障碍。

3. **蛛网膜下腔出血或肿瘤卒中症状**　当肿瘤侵及血管时,可发生肿瘤内、脑实质内或蛛网膜下腔出血。临床上可出现突发性意识障碍、呕吐,甚至发生脑疝。

4. **其他**　肿瘤位于颅底,可侵及多组脑神经,出现多组脑神经损害。肿瘤代谢产物对软脑膜或蛛网膜的刺激,可产生蛛网膜炎或脑膜炎症状。蛛网膜炎性反应及肿瘤细胞在蛛网膜下隙扩散、聚集可引起脑积水,继而出现颅内压增高症状。

四、辅助检查

1. **免疫组化检查**　HBM-45 被认为是一种黑色素瘤的生化标志物,特异度为 86%~97%,目前已成为诊断黑色素瘤的常规检查。

2. **脑血管造影**　颅内黑色素瘤的血供丰富,脑血管造影可见丰富的肿瘤循环和染色,有较高诊断价值。

3. **CT**　CT 扫描可显示肿瘤的部位、大小、数目和范围。其表现无特异性,病灶多表现为高密度影,少数也可为等密度或低密度影,增强扫描呈均一或环状强化(图 7-19-1)。少数仅表现为蛛网膜下腔出血或脑内血肿。

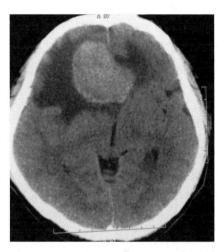

图 7-19-1　颅内黑色素瘤的平扫 CT 表现

4. **MRI**　MRI 对颅内黑色素瘤的诊断灵敏度和特异度优于 CT,因此,MRI 是检查颅内黑色素瘤最佳的影像学诊断方法。只要临床拟诊黑色素瘤,应首选 MRI 检查。典型的黑色素性黑色素瘤具有顺磁性,表现为 T_1 加权像高信号,T_2 加权像低信号(图 7-19-2)。

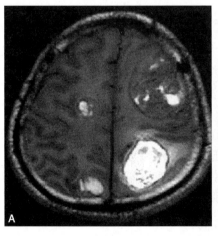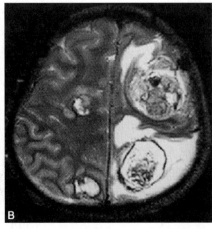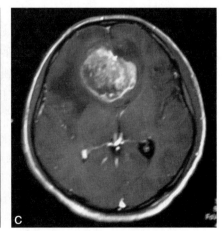

图 7-19-2　颅内黑色素瘤的 MRI 表现
A. T_1 加权像;B. T_2 加权像;C. 强化像(与图 7-19-1 同例)。

瘤内出血可使 T_1、T_2 信号不均匀,表现不典型。非黑色素性黑色素瘤表现为 T_1 加权像等、低信号,T_2 加权像中等高信号。

五、诊断

临床上凡病程短,颅内压增高症状发展快,CT/MRI 检查明显占位效应,体表或内脏有黑色素瘤手术史,应想到颅内黑色素瘤的可能性。术中发现肿瘤区域的硬脑膜、脑组织或肿瘤呈黑色病变,为诊断颅内黑色素瘤的可靠依据。但术前很难达到定性诊断。

诊断原发性颅内黑色素瘤的先决条件是:①皮肤及眼球未发现黑色素瘤;②上述部位以前未做过黑色素瘤手术;③内脏无黑色素瘤转移。

诊断继发性颅内黑色素瘤,如有皮肤病学或眼科学证据,结合神经系统表现即可早期做出诊断,约 8% 病例未发现原发灶。

六、治疗

颅内黑色素瘤需要进行手术、放疗、化疗、免疫治疗等综合治疗。

1. **手术治疗**　手术治疗仍为目前颅内黑色素瘤的主要治疗手段。手术指征:①有明显颅内压增高;②颅内单发大结节性病灶;③CT/MRI 显示有明显占位效应。

对 CT 或 MRI 占位效应不明显,但颅内压增高症状严重,脑室扩大者,可行脑室-腹腔分流术以缓解颅内高压,但在脑室穿刺时应尽量避开肿瘤区域,以防脑室或腹腔种植转移。手术切除时,术中应注意周围脑组织的保护,以免肿瘤细胞扩散转移。应尽量避免切入脑室,以防脑室系统种植转移。必要时连同病变脑叶一并切除。

2. **放射治疗**　恶性黑色素瘤对放射线具有一定的敏感性,局部外放疗的目的是杀灭瘤床内肿瘤,以降低局部复发的风险。全脑放疗单独应用效果差,常用于巨大、多发病灶。目前多采用立体定向放射外科治疗颅内恶性黑色素瘤,既可提高疗效,又能降低并发症发生率。

3. **化学治疗**　达卡巴嗪是目前最常用、最有效的治疗恶性黑色素瘤的药物,有效率为 16%～20%,可在术后或放疗后单独静脉应用,如果为脑脊液播散性转移,可行鞘内注射。

替莫唑胺是一种新型的口服烷化剂,易通过血-脑屏障,对恶性黑色素瘤有效率为 25%,可降低转移率。

4. **免疫治疗**　特异性免疫疗法是治疗恶性黑色素瘤重要的辅助方法,主要用于术后残留或多发小病灶。采用大剂量干扰素 β、干扰素 α、白细胞介素-2 与 LAK 细胞等免疫疗法治疗颅内黑色素瘤,可提高肿瘤控制率和生存时间。

七、预后

颅内黑色素瘤恶性程度极高,预后不良。单纯手术后多在半年内复发。以往多数颅内黑色素瘤患者在术后 1 年内死亡,而非手术治疗存活期也只有 5 个月,目前,经综合治疗可使多数颅内黑色素瘤患者手术后存活延长到 1 年以上。原发性颅内黑色素瘤的预后明显好于继发性颅内黑色素瘤,其生存期可长达 5～10 年,而后者仅为 5～6 个月。继发性颅内黑色素瘤死亡原因多为颅外病变进展。

（刘玉光）

第二十节　中枢神经细胞瘤

中枢神经细胞瘤（central neurocytoma,CNC）是一种少见的中枢神经系统肿瘤,占中枢神经系统肿瘤的 0.1%～0.5%。

一、病理

2016 年 WHO 中枢神经系统肿瘤分类将 CNC 归类于神经上皮组织肿瘤中的神经元和混合性神经元-胶质肿瘤,恶性程度分级为 2 级。光镜下瘤细胞大小一致,圆形或卵圆形,有核周空晕,瘤细胞间为分支状毛细血管或带状纤维结缔组织,构成蜂窝状结构,近半数见到钙化小体。特征性改变为无核纤维岛,并常有血管瘤样改变,管壁有明显的玻璃样变。

二、临床表现

1. **年龄**　绝大多数发病年龄为 20～40 岁。
2. **病程**　平均 3～7 个月。
3. **部位**　好发于侧脑室、第三脑室,典型部位为室间孔及透明隔,大多数发生于一侧脑室的前部,可侵犯另一侧脑室和第三脑室。
4. **症状、体征**　主要表现为颅内压增高,是由于肿瘤增大后堵塞室间孔或突入第三脑室,堵塞中脑导水管引起脑积水所致。

三、辅助检查

1. **CT 表现**　肿瘤常位于侧脑室前 2/3 处,与透明隔和室间孔关系密切。平扫为稍高密度或等密度，肿瘤边界清楚，半数以上瘤体内可有散在钙化和小囊性变，增强时为轻至中度强化（图7-20-1）。

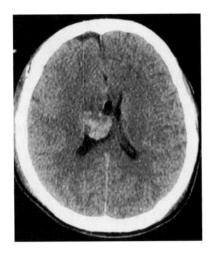

图7-20-1 中枢神经细胞瘤的平扫CT表现

2. **MRI表现** 为稍长或等T_1、长T_2信号，85%显示有囊变，62%有肿瘤血管流空影，增强扫描呈中度强化。侧脑室常不对称扩大，脑室旁水肿不明显（图7-20-2）。

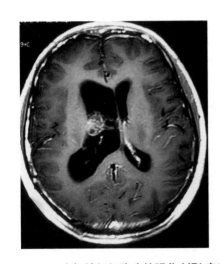

图7-20-2 中枢神经细胞瘤的强化MRI表现

3. **脑血管造影** 显示为脉络膜后动脉供血，可见肿瘤染色。

四、诊断

对中青年颅内压增高患者，CT或MRI显示与透明隔和室间孔关系密切的脑室内肿瘤，并伴有点状钙化者应考虑中枢神经细胞瘤的可能。确诊依赖透射电镜检查或免疫组织化学显示特异性神经细胞抗原检查。

五、治疗

手术切除是首选的治疗方法。由于肿瘤位置深在，其下方有视丘、大脑内静脉等重要结构，术中有时止血困难，手术难度较大。如果肿瘤较大或与丘脑、下丘脑、大脑大静脉等重要结构粘连紧密，则不必勉强全切除。但是，务必打通脑脊液循环通路，解除梗阻性脑积水。对未能全切除肿瘤的患者必要时做脑室-腹腔分流术。单纯手术肿瘤全切除并不能完全防止肿瘤复发。肿瘤对放疗敏感，对未完全切除的肿瘤，可采用放射治疗。

六、预后

中枢神经细胞瘤属于低恶度肿瘤，多数预后尚可。

（刘玉光）

第二十一节 颈静脉球瘤

颈静脉球瘤（glomus jugulare tumor）是起源于颈静脉球及鼓室副神经节的肿瘤，包括颈静脉球体瘤（发生于颈静脉窝感受器小体）和鼓室体瘤（发生于鼓室内沿舌咽神经鼓室支或迷走神经耳支走行处的血管外膜小体），其胚胎来源为神经嵴组织的化学感受器细胞。颈静脉球瘤是逐渐增大的血管性肿瘤，是颈静脉球外膜生长的化学感受器瘤，属于副交感非嗜铬细胞良性肿瘤。瘤体内含丰富的血管网及血窦，排列成团或腺泡状的上皮样细胞是肿瘤的主细胞，具有分泌功能或潜在的分泌功能。少数颈静脉球瘤有内分泌功能的细胞，含有一些嗜铬颗粒与儿茶酚胺的储存，这些颗粒通过释放多巴胺及其衍生物而引起神经活动。因此，将此类肿瘤称为嗜铬性颈静脉球瘤或功能性副神经节瘤。

一、发生率

发生率约为1/130万，占全身肿瘤的0.03%，头颈部肿瘤的0.6%，在化学感受器瘤中居第2位。

二、分型

Fisch将颈静脉球瘤分为4型：Ⅰ型，肿瘤局限于中耳腔；Ⅱ型，肿瘤局限于中耳腔或乳突，但尚未累及下迷路腔；Ⅲ型，肿瘤侵犯下迷路腔和岩尖、颈静脉孔或颈静脉球，但累及颈内动脉管垂直段不明显；Ⅳ型，肿瘤累及颅内或侵犯硬脑膜。

三、临床表现

（一）性别、年龄

女性多于男性，男女患病之比 1:6；以中老年人为主，发病年龄一般在 40 岁以上，10 以下罕见，60~75 岁最常见。

（二）部位

以单侧为主，偶见双侧。

（三）病程及家族史

生长缓慢，一般在 4 年左右，个别可达 10 余年。有一定家族遗传倾向。

（四）症状、体征

1. 早期症状、体征为头晕和眩晕，随后出现外耳道出血、搏动性耳鸣、进行性耳聋，后期可有耳部疼痛、面瘫和复视等。

2. 位于颈静脉孔附近者累及后组脑神经出现颈静脉孔综合征，表现为吞咽困难、声音嘶哑、饮水呛咳、咽反射消失、舌肌震颤及萎缩、伸舌偏向一侧及斜方肌、胸锁乳突肌萎缩等。

3. 位于颅中窝和颅后窝者，可出现颞叶、小脑症状、颅内压增高和脑干损害症状，晚期出现霍纳综合征。

4. 约 1% 颈静脉球瘤具有内分泌功能，主要表现为阵发性面部潮红，心动过速及血压波动，高血压危象和低血压休克交替，以及高血压性继发性多器官功能损害。

5. 肿瘤呈浸润性生长，不足 10% 可转移到相邻淋巴结和肺部。

四、辅助检查

1. **血液化验**　少数嗜铬性颈静脉球瘤可分泌儿茶酚胺引起高代谢症状，导致高血糖，了解术前血糖值对术后的处理有指导意义。血清中儿茶酚胺的测定是嗜铬性颈静脉球瘤定性诊断的一个重要指标。

2. **颅底 X 线片**　显示中耳腔及颈静脉孔扩大，巨大肿瘤尚可见岩尖、颅中窝底、枕大孔及内听道的骨质受破坏。

3. **CT**　CT 平扫见颈静脉孔区类圆形边界清楚等密度或高密度影，其中可见点片状低密度囊性变、坏死区，偶有高密度钙化灶；颈静脉孔扩大，孔壁呈不规则波浪状改变，颈静脉孔周围骨质有破坏；早期可见血管部扩大，以后为普遍扩大；增强扫描时，病变显著均匀增强（图 7-21-1）。

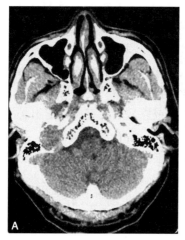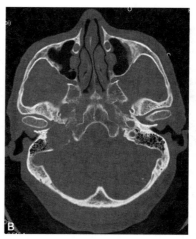

图 7-21-1　颈静脉球瘤的 CT 表现
A. 平扫像；B. 骨窗位。

4. **MRI**　MRI 比 CT 诊断颈静脉孔区肿瘤更优越。T_1 加权像呈等、低或混杂信号，T_2 加权像为高信号，多不均匀，如有流空现象，则提示为血管性病变，位于颈静脉球位置时诊断即可成立。肿瘤内点状或迂曲的血管流空征，构成颈静脉球瘤在 MRI 上特征性的"胡椒盐"征（图 7-21-2）。MRA 可显示乙状窦及颈内静脉情况，对术前评估肿瘤及选择手术方法有重要的参考价值（图 7-21-3）。

5. **DSA**　可明确血供情况，了解供血动脉的数目、类型和走形，病变血管的结构与周围组织的关系，引流静脉和进入乙状窦的位置，必要时可行术前血管栓塞。可见肿瘤异常染色和血管染色的肿瘤轮廓。

6. **^{131}I-间位碘代苄胍（^{131}I-meta-iodobenzyl guanidine，^{131}I-MIBG）闪烁照相检查**　^{131}I-MIBG 闪烁照相可特异性地发现和定位体内的嗜铬细胞瘤，对异位和转移性嗜铬细胞瘤的诊断有独到价值。对于怀疑嗜

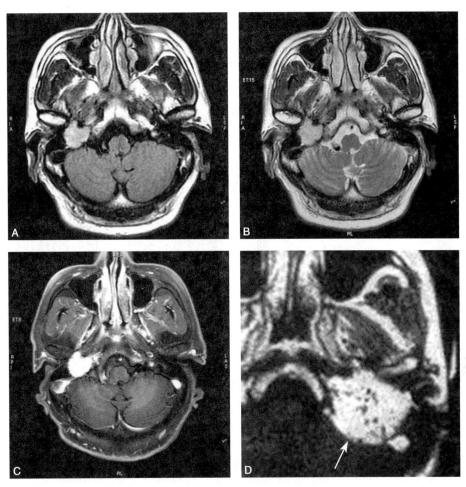

图 7-21-2　颈静脉球瘤的 MRI 表现
A. T$_1$ 加权像；B. T$_2$ 加权像；C. 强化像；D. 胡椒盐征。

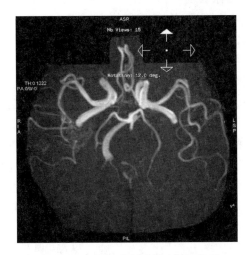

图 7-21-3　颈静脉球瘤的 MRA 表现

铬性颈静脉球瘤者，可行^{131}I-MIBG 闪烁照相检查，既可明确定性、定位诊断，又可确定是否有转移。此外，^{131}I-MIBG 还有一定的治疗作用。

五、诊断

诊断要点：①中老年人发病；②以头晕、眩晕、外耳道出血、耳鸣、进行性耳聋及颈静脉孔综合征等为主要表现，个别合并阵发性或持续性高血压；③中耳腔及颈静脉孔扩大；④颈静脉孔区类圆形、边界清楚、明显强化的病灶；⑤病变内有迂曲的流空血管及"胡椒盐"征；⑥DSA 显示肿瘤异常染色和血管染色；⑦^{131}I-MIBG 闪烁照相发现有嗜铬细胞，即可诊断为嗜铬性颈静脉球瘤。

六、治疗

治疗措施包括手术切除、肿瘤血管栓塞及放射治疗。

1. **术前栓塞**　术前栓塞对于这类高血供肿瘤具有阻断肿瘤血供及灭能的双重作用意义，肿瘤血管栓塞后 24~72 小时再做手术，可以减少术中出血，并且栓塞引起的肿瘤表面水肿有利于手术分离，利于肿瘤全切除。

2. **手术治疗**　颈静脉球瘤的首选治疗为手术切除。肿瘤手术全切率可达 70%~90%。

少数嗜铬性颈静脉球瘤术中及术后的血流动力

学会有剧烈变化,给手术带来很大的危险。为了防止功能性颈静脉球瘤术中产生高血压危象,术前血压控制平稳后方可手术。围手术期最好请心血管内科医师进行全程监护处理。肾上腺素能受体拮抗药对稳定血压具有一定的控制作用。常用酚苄明及硝苯地平。

术后并发症主要有脑神经麻痹、脑脊液漏、伤口愈合难、出血、血管损伤、感染等。

3. 放射治疗　肿瘤未能全切除者,术后可辅以放射治疗。若肿瘤<3cm,也可直接行立体定向放射外科治疗,效果理想。

七、预后

若能做到手术全切除者,预后良好。病变广泛累及周围神经者,预后稍差,但因生长缓慢,亦可长期生存。由于肿瘤血供丰富,累及脑神经,因此,手术风险较大,术后有较高的病死率和并发症发生率。

(刘玉光)

第二十二节　脑干肿瘤

脑干肿瘤是指发生在中脑、脑桥、延髓,甚至全脑干的肿瘤,发生率占颅内肿瘤的1.4%~2.4%,常见肿瘤包括胶质瘤、血管网织细胞瘤、室管膜瘤、海绵状血管畸形,亦有转移瘤、结核瘤等报道。其中胶质瘤发生率最高。脑干肿瘤由于脑干位置的特殊性,诊疗难度大,在很长一段时间都被认为不可手术。近年来,显微外科手术技术的提高,术中导航及DTI重建技术的发展与应用,很大程度上提高了脑干肿瘤手术的安全性,提高了人们对脑干肿瘤的认识。

一、脑干胶质瘤

脑干胶质瘤(brainstem glioma,BSG)是一组起源于中脑、脑桥和延髓的胶质瘤总称。20世纪80年代之前,BSG曾被认为是一组均质性疾病,由于当时脑干仍然是手术禁区,无法进行手术,导致对BSG的病理学特性缺乏足够的认识,加之肿瘤本身对放疗和化疗不敏感,所以BSG的整体预后极差。近30年来,随着神经影像技术、分子生物学、肿瘤基因组学的不断发展,人们逐渐认识到BSG是一组具有高度异质性的疾病。BSG本身的异质性、复杂性决定了它需要多学科参与的综合治疗。

1. 流行病学特征　脑干胶质瘤占原发脑干肿瘤的75%,发病高峰年龄呈双峰分布,儿童为5~10岁,成人为30~50岁;脑干胶质瘤占儿童颅内肿瘤的10%~20%,占成人颅内肿瘤的2%~4%。男女两性发病率之间的差异无统计学意义。

2. 分类与分型　目前脑干胶质瘤的组织病理分类采用WHO(2007版)中枢神经系统肿瘤病理分类中胶质瘤的分类标准,常见的组织病理类型包括:PAs、星形细胞瘤、少突星形细胞瘤、间变性星形细胞瘤、间变性少突星形细胞瘤和胶质母细胞瘤。WHO(2016)中枢神经系统肿瘤分类在弥漫星形细胞和少突胶质细胞肿瘤中新增H3K27M突变型弥漫中线胶质瘤,即伴有组蛋白H3K27M突变的浸润性生长的胶质瘤,常位于中线结构(脑干、丘脑和脊髓)。肿瘤的病理类型和病理级别对指导后续治疗具有重要的参考价值。分子病理学分型包括H3F3AK27M(编码组蛋白H3.3)突变型、HIST1H3B/CK27M(编码组蛋白H3.1)突变型、IDH1突变型及其他类型(少部分患者并无IDH1/2、H3.3/3.1突变,为双阴型)。

脑干胶质瘤的分型尚无统一标准,从1985年Epstein到2000年Choux,有关脑干胶质瘤先后有7~8种分型标准。因为成人和儿童脑干胶质瘤生物学特性和预后不同,因此分型方法各异。目前常用的分型方法中,成人分为弥散内生型、局限型和恶性胶质瘤;儿童分为弥散内生型、局限型、背侧外生型和神经纤维瘤病Ⅰ型伴发脑干胶质瘤。

3. 临床表现　脑干胶质瘤的常见临床表现包括:脑神经功能障碍、长束征和共济失调。脑神经功能障碍是脑神经纤维或核团损伤导致,可反映肿瘤的部位和累及范围,具有定位诊断价值。长传导束征主要包括皮质脊髓束损伤导致的对侧肢体痉挛性瘫痪、肌张力增高、腱反射亢进、病理征阳性;脊髓丘脑束损伤导致的对侧肢体粗略触压觉和痛温觉异常;内侧丘系损伤导致的对侧肢体意识性本体感觉和精细触觉异常。共济失调主要为小脑脚损伤所致,另内侧丘系损伤可导致感觉性共济失调。若肿瘤阻塞脑脊液循环通路形成幕上脑积水,可出现头痛、呕吐、视盘水肿或视神经萎缩等颅内压增高的表现。此外,儿童BSG患者常有非典型临床表现,常表现为脾气暴躁、攻击行为(攻击对象主要为父母)、睡梦中大哭或大笑、多汗、大小便困难等。

4. 影像学特征　CT平扫缺乏特异性表现,增强CT示:①脑桥弥漫内生型胶质瘤(diffuse intrinsic pontine gliomas,DIPGs)首诊时多不强化,疾病进展时可出现不同程度的强化。②顶盖胶质瘤:多不强化;若出现显著强化提示恶性程度较高。③PAs多数显著强化,可伴有囊性低密度区。

磁共振成像(MRI)是脑干胶质瘤影像学诊断的主要依据。T₁加权像下肿瘤通常表现为低或等信号,囊实性肿瘤可呈混杂信号。PAs边界清楚、锐利,而WHO Ⅱ~Ⅳ级肿瘤往往呈浸润性生长,肿瘤和正常脑干之间的边界不清;增强扫描PAs多数明显强化,DIPGs初诊时一般无强化,病情进展时局部出现强化并逐渐扩展到整个肿瘤,T₂加权像下多为高信号或混杂信号。PAs边界清楚、锐利,无瘤周水肿,WHO Ⅱ~Ⅳ级肿瘤边界不清,往往有不同程度的瘤周水肿。其他特殊序列,如核磁波谱(MRS)、灌注加权成像(PWI)、弥散加权成像(SWI)、弥散张量成像(DTI)等相关技术的应用提高了诊断的准确率。MRS反映肿瘤的代谢情况,可鉴别肿瘤与其他病变,PWI、DWI可反映血流情况,DTI可了解脑干内传导束与肿瘤的关系,有助于正确选择手术入路,预测术后神经功能状态。

正电子发射断层成像(PET)可显示肿瘤的高代谢区,不同的探针反映不同的代谢活动,且具有不同的灵敏度和特异度。肿瘤内出现代谢增高灶提示肿瘤进展,恶性程度升高。

5. 治疗方式 BSG的治疗以综合治疗为主,包括手术、放疗、化疗、基因靶向治疗及免疫治疗。放疗是DIPGs的标准治疗方案,但只能短暂改善症状,无法延长总生存期。化疗对部分复发或术后残余的PAs有效,但各种化疗方案均未能显著改善DIPGs的预后。手术可显著改善外生型及局灶型低级别肿瘤的预后。

(1)手术:手术原则是在保护功能的前提下最大限度地切除肿瘤,以延长患者生存期;部分有脑积水或颅内压增高症状但不适宜肿瘤切除的患者可选择减压术、分流术缓解症状。除以下所列的适应证外,最终是否采取手术治疗需结合病情的轻重、进展速度、患者的一般情况及意愿进行综合考虑。

手术适应证:①外生型BSG;②局灶内生型BSG;③伴有局灶性强化或¹¹C-MET PET/CT显示伴有局灶高代谢的弥散内生型BSG;④不伴有局灶性强化或¹¹C-MET PET/CT成像显示不伴有局灶性高代谢的DIPGs可选择开放活检术或立体定向活检术;⑤观察期间表现出恶变倾向的胶质瘤(体积变大、MRI增强扫描出现强化、侵及周围结构)。

手术禁忌证:①弥散型BSG累及整个脑干(中脑、脑桥、延髓);②伴有软脑膜播散或种植的BSG;③Karnofsky功能状态评分(KPS)<50分,脑干功能严重衰竭的患者;④合并多脏器功能异常,无法耐受手术者。

手术方案的制订:脑干安全进入点的选择至关重要,多在纤维束导航及术中神经电生理监测的引导下避开脑干内重要的传导束和核团,选择脑干表面离肿瘤最近的区域进入,应沿纤维束走形方向切开脑干,避免对纤维束造成过多损伤。术中尽可能减少对脑干的机械牵拉,尽可能避免对脑干正常供血动脉和引流静脉的损伤。

(2)放疗:放疗适应证包括DIPGs、高级别BSG与低级别BSG,其中外生型(Ⅰ型)和局灶内生型(Ⅱa型)肿瘤全切除术后应密切观察,出现肿瘤进展可行放疗;部分切除或活检者视分子病理结果,选择放疗和/或化疗,或定期观察,肿瘤进展时应治疗。顶盖型(Ⅲa型)、导水管型(Ⅲb型)和NF-1相关(Ⅲc型)BSG可以首选观察,肿瘤进展时选择手术切除或立体定向活检术,明确组织病理及分子病理类型,指导后续治疗。

1)放疗的相对禁忌证:①年龄<3岁者;②一般情况差或脑干功能严重衰竭无法耐受放疗者;③存在严重脑积水未处理者;④伤口未愈合或局部存在感染者。建议尽可能明确病理诊断后选择放疗,避免误诊误治。

2)放疗方案:放疗无法延长多数患者的总生存期,只能在短时间内缓解症状,症状缓解期因病理级别而异。具备条件的单位应采用CT和/或MRI模拟定位,并行CT、MR、PET/CT图像融合,以便准确地勾画靶区,确定靶区时应参照术前、术后和最近的MRI资料及PET/CT结果。应以95%的靶体积定义处方剂量,依据照射体积大小的不同,推荐使用54~60Gy的剂量并分割为每次1.8~2Gy。推荐采用三维适形放疗或调强放疗技术。精确放疗可较好地保护正常脑组织,减少放射性损伤。

3)立体定向放射外科(stereotactic radio surgery,SRS):SRS是放射治疗的一种特殊形式,在立体定向头架的引导下,一次性高剂量射线或大分割剂量(≤5次)精准聚焦照射在靶区,可有效杀死肿瘤细胞,其机械误差在毫米级内,最常见的设备包括伽马刀、赛博刀、改变的直线加速器和质子束设备。这种单次或高分割剂量的SRS治疗,一般要求肿瘤体积较小、边界较清晰。从循证医学角度而言,目前只有Ⅳ级和Ⅴ级的循证医学证据支持伽马刀治疗某些BSG。

(3)化疗:目前为止,各种化疗方案均未能改善BSG的预后。由于此前药物临床试验的入组标准不包括病理诊断,所以在分组设计中存在一定的缺陷,影响试验结果。建议对 BSG 患者在获取组织病理及分子病理的基础上,选择性应用化疗药物。

1) 脑干低级别胶质瘤的化疗:15%~20% 的儿童 BSG 是低级别星形细胞瘤,具有低级别胶质瘤的特征,呈现慢性发展过程,化疗对部分病例有效,低龄儿童(通常<10 岁)可以推迟或避免放疗。

2) 适应证:包括临床诊断、活检或手术未全切除的脑干低级别胶质瘤,以及复发的脑干低级别胶质瘤。

3) 化疗方案:①细胞毒药物化疗。卡铂联合长春新碱方案或硫鸟嘌呤、丙卡巴肼、洛莫司汀、长春新碱联合方案。②分子靶向药物化疗。对有 BRAF-MEK-ERK 通路及 PI3K-AKT-mTOR 通路相关分子改变的脑干低级别胶质瘤,可行相应分子靶向药物治疗,如索拉菲尼、威罗菲尼、依维莫司等。③贝伐珠单抗化疗。以贝伐珠单抗为基础的化疗方案对缓解幕上儿童低级别胶质瘤的神经功能衰退有利,但停药后几乎所有肿瘤再次进展,并需注意蛋白尿、关节炎、嗜睡等 3 级以上不良反应及警惕远期毒性。该方案对儿童脑干低级别胶质瘤需要进一步研究,可不作为一线化疗方案,需谨慎用药。

4) DIPGs 的化疗:目前尚无有效的化疗药物,放疗是其标准治疗。迄今为止,无论是传统细胞毒药物,还是替莫唑胺、贝伐珠单抗等多种化疗方案均未能改善 DIPGs 的预后。

6. 展望

(1) 基因靶向治疗和免疫治疗

1) 基因靶向治疗:近几年肿瘤基因组学研究初步揭示了 BSG 相关的致病基因,主要包括 *H3F3A*、*HIST1H3B/C*、*IDH1*、*PPM1D*、*ACVR1*、*BRAF*、*PIK3CA* 等。针对这些基因的靶向药物研发有望在未来改善 BSG 的预后。

2) 免疫治疗:免疫治疗是近年来肿瘤治疗领域的重大突破,目前尚无关于 BSG 免疫治疗的临床试验数据可供参考。开展 BSG 的免疫治疗是今后的一个发展方向。部分 DIPGs 表达 EGFRvⅢ,DIPGs 患者中针对 EGFRvⅢ的多肽疫苗正处于临床试验阶段。

(2) 其他立体定向外科治疗手段:主要包括质子刀、赛博刀、速锋刀、内放疗等,目前治疗 BSG 的效果仍然有待进一步研究。

二、血管网织细胞瘤

血管网织细胞瘤又称血管母细胞瘤,是一种来源于中胚层血管内皮细胞的胚胎细胞残余组织、血供丰富的良性肿瘤,好发于颅后窝,小脑多见,脑干次之。

1. **流行病学** 血管网织细胞瘤根据其是否存在致病基因改变可分为偶发性和冯希佩尔-林道综合征(Von Hippel-Lindau syndrome)两类,偶发性血管网织细胞瘤好发年龄为 30~40 岁,男女患病比例约为 2:1,冯希佩尔-林道综合征患者如并发脑干血管网织细胞瘤,其发病年龄常较早,症状较重,发展较快,且多为多发,可累及小脑及脑干。

2. **临床表现** 脑干血管网织细胞瘤常缺乏特异性临床表现,首发症状主要为头痛、头晕、肢体麻木、无力等非特异性症状,部分患者在病情加重后出现呛咳、吞咽困难等后组脑神经功能障碍表现,如肿瘤突然增大可能出现呼吸困难、夜间憋醒等呼吸功能障碍表现。

3. **影像学表现** 本病主要依靠影像学诊断,分为囊肿性和实质性两种基本型。延髓血管网织细胞瘤以实质型多见。其中,囊肿型表现为延髓内、外类圆形囊状占位病变(长 T_1、长 T_2),在囊内壁常附有实质性瘤结节,增强效应明显。实质型血管网状细胞瘤富有血管,少数瘤中央可有囊变或瘤内出血。

血管网织细胞瘤与其他常见脑干肿瘤相比,其较特征的影像学特点主要有:①肿瘤呈圆形或类圆形,边界清楚,周围脑组织无水肿。②肿瘤在 T_1 呈均匀等信号,增强后信号均匀增高,T_2 则为高信号。③肿瘤内或周边有蛇形、迂曲的条状无信号区(T_2),为血管流空现象。④少数瘤内因囊变表现 T_1 低信号,T_2 高信号或瘤内局灶性高信号,提示陈旧出血。⑤瘤周边因含铁血黄色沉着,呈低信号带。实质型延髓血管网状细胞瘤在 DSA 中可见丰富的供血动脉,肿瘤染色明显。

4. **手术治疗** 脑干血管网织细胞瘤治疗主要以手术切除治疗为主。但由于其周围有重要的神经核团和传导束,病变血供丰富,故手术风险大,其中完全实性肿瘤由于血供极为丰富,风险更大。

本病手术入路应采用最近原则。囊性延髓血管网织细胞瘤只要切除瘤结节就能获得痊愈,其手术关键在于准确定位,寻找肿瘤,高分辨率 MRI 成像技术对此可提供较大帮助。典型的瘤结节呈粉红色,从囊壁内表面隆起,其附近常可见供血动脉和回流静脉,较易分辨;少数瘤结节嵌在囊壁内或因囊液蛋白质或纤维素沉着,使瘤结节表面色泽与囊壁差别较小,需仔细辨认。实质性延髓血管网状细胞瘤的切除应严格遵循动静脉畸形(arteriovenous malformation,AVM)切除的原则,即先处理供应动脉,再游离肿瘤,最后结扎引流静脉。术区暴露必须充分,沿肿瘤边界耐心仔细分离,完全显露供血动脉。术中应避免瘤内操作及分块切除防止致命性大出血,可做到安全摘除肿瘤。需注意的是,对于手术中出现的生命体征变化,必须立即停止操作,待完全恢复后再继续进行手术,最大限度地保证手术安全。

三、脑干海绵状血管畸形

(一) 流行病学特征

颅内海绵状血管畸形(cavernous malformations, CMs)是一类病因不明的,以血管海绵窦样扩张为主要病理表现的疾病群,因血管造影呈阴性,又称为隐匿性血管畸形。传统观点认为,这是先天性疾病,部分为家族遗传性;随着认识不断提高,伴随的静脉畸形(developmental venous anomalies, DVA)与放疗等后天因素参与其发生发展,渐被学术界接受。CMs在颅内血管畸形中仅次于动静脉畸形,占颅内血管畸形的8%~15%,其中有9%~35%发生于脑干,即为脑干海绵状血管畸形(brainstem cavernous malformations, BSCM)。脑干海绵状血管畸形好发部位依次为脑桥、中脑、脑桥延髓结合部。多见于20~40岁的中青年人,平均发病年龄约37岁,女性多于男性。绝大多数BSCM是偶发和孤立的,但多发性海绵状血管畸形占高达24%,约14%的患者有家族史,具有不完全性显性遗传特性。

(二) 病理特征

脑干海绵状血管畸形因其为一类疾病的总称,故而病理类型多样,海绵状血管瘤是其中一类,其典型病理结构表现为:光镜下瘤体由许多窦状扩张的血管腔组成,管壁只有内皮细胞,缺乏弹性纤维和平滑肌,因而血管脆性很大。肿瘤反复出血时,可具有一些复合性的病理改变(纤维瘢痕形成、不同时期出血、相邻脑组织胶质增生、含铁血黄素沉积及微小血管机化、钙化等)。较新鲜出血的区域周围可见到含有薄壁血管的增生组织,陈旧病灶可由含脑脊液或干涸的窦腔构成。扩张的血管之间不夹杂正常脑实质,是区别于毛细血管扩张症的基本特征。电镜及免疫组化研究发现,海绵状血管畸形血管腔周围缺乏血管外膜细胞和星形细胞突起的包绕,基膜嵌在致密的胶原纤维基质中。此外,内皮细胞之间的紧密连接不完整,细胞间空隙较大。推测正是由于缺乏这些正常血管的重要结构,造成海绵状血管畸形血-脑屏障的不完善,故血细胞慢性渗出,病变周围含铁血黄色沉积及血管腔内血栓形成。除海绵状血管瘤外,其他病理类型常可见畸形静脉组织或扩张毛细血管,或仅可见含铁血黄

素沉积,亦可伴有炎症细胞或泡沫细胞浸润聚集。

(三) 临床表现

与高血压、动静脉畸形和肿瘤引起的脑干出血不同,海绵状血管畸形出血量较少且缓慢,很少形成大的血肿,但由于脑干内密集脑神经核团、上行及下行纤维束,以及网状纤维,较小的病变即可导致严重且复杂的症状。临床表现多为由于病灶反复多次出血或脑干受压引起的颅内压增高及神经功能损害症状,患者多因头痛、眩晕、视物重影、呕吐、肢体活动障碍、感觉障碍等症状就诊,神经系统体征可表现为眼球运动障碍、眼球凝视、锥体束征、共济失调等,延髓病变则可导致呼吸、循环障碍,顽固性呃逆及胃肠道出血。与幕上海绵状血管畸形多发癫痫相比,海绵状血管畸形较少表现癫痫发作。

(四) 影像学表现

BSCM具有反复少量出血的特点,病灶内可存在血肿机化、囊性变等改变。

CT诊断BSCM有较高敏感性,典型的BSCM在CT上表现为边界清楚的结节状高密度影。不同时期的BSCM其CT表现不一。急性期表现为出血灶;亚急性和慢性期CT表现为等或稍高密度出血占位征象;增强CT扫描病灶表现为轻至中度强化,多无明显占位效应和周围脑组织水肿。

MRI在BSCM的诊断中具有较高的诊断价值,典型的BSCM在MRI上表现为周围有低信号含铁血黄素沉积环的"爆米花"或"桑葚"样混杂信号团块影。MRI表现主要与病灶内血液成分变化有关:急性期可表现为T_1加权像呈等信号或稍低信号,T_2加权像高信号;亚急性期脱氧血红蛋白转变为正铁血红蛋白,MRI表现为T_1和T_2高信号,周围通常环绕的不规则的低信号带为含铁血黄素沉积,病灶周围水肿多不明显;慢性期MRI表现主要与反复出血、不同时期的血液成分混杂及胶质增生有关,T_1及T_2加权像表现为混杂信号,增强扫描轻度强化或无增强。壳样或网状低信号是含铁血黄素环的特征,有别于血管流空影造成的低信号多显示为分支样结构。

目前认为脑血管成像或造影对脑干海绵状血管畸形诊断意义不大,但可用于鉴别动脉瘤或其他动静脉畸形。

(五) 治疗方式

偶发的BCMs具有自限性,为保守治疗提供了理论依据。目前,对于偶发、临床症状轻微与有手术禁忌的患者,推荐保守治疗。有前瞻性队列研究表明,既往有病灶破裂史的CMs,其出血率随时间推移可逐

渐减小,故若患者病灶位于脑功能区、距离初次出血时间较长,也可考虑临床观察。

自 1928 年 Dandy 成功切除第 1 例脑干海绵状血管畸形后,许多学者陆续开展了脑干海绵状血管畸形切除术,手术治疗已经成为脑干海绵状血管畸形重要的治疗选择之一。但由于脑干结构的特殊性和重要性,加之手术治疗的目的在于降低再出血的风险,并不能改善已有的神经功能障碍,且手术的轻微副损伤也会造成终身的严重后果,为确保术后疗效,神经外科医师在积累手术经验的同时,也应注意严格筛选手术适应证。

王忠诚院士总结 100 余例病例提出:对伴意识障碍,影像学检查示有张力性血肿者,需要急诊手术。对症状性的出血,MRI 示病灶有占位效应者,手术应尽早施行,在血肿尚未完全机化、周围组织玻璃样变及纤维化程度尚轻时手术容易施行,效果较好。若就诊时患者神经系统症状及体征明显好转,复查头部MRI 检查提示病灶已吸收,脑干体积基本恢复正常,则病灶位于深部或浅部均暂时不需手术。对于部位深在且出血量较小的病灶,症状较轻者可严密随诊。张俊廷教授总结自 1999 年起至 2010 年共 242 例脑干海绵状血管畸形手术患者后认为,手术时机以最后一次出血后 4~6 周为最佳,此时 MRI 显示病灶边界、血肿与病灶关系都较清晰,病灶周围脑组织质地已恢复正常,血肿部分液化吸收,患者病情也相对稳定。

临床上手术入路的选择需要综合考虑很多因素:临床表现、病变位置、病变距离脑干表面最近的位置点、邻近脑干组织的神经功能、病变血肿的类型和分布方式、病变和伴随静脉的关系、医师对不同手术入路的熟悉程度,以及患者的个体差异等。对于位于中脑和脑桥的病变,笔者建议尽可能使用侧方入路而不是后正中入路,这样可以避开背侧正中区域的重要核团。手术过程中应遵循如下策略:术中先将陈旧性出血吸除,使手术空间扩大,然后沿血肿壁周围分离,电灼及切断周围的血管联系。瘤内切除时应尽量使用明胶海绵进行压迫止血,减少电凝次数,并将电凝电流量控制在最小范围,减少手术创伤。分离病变周边时,应紧贴瘤壁进行分离。由于病变周围含铁血黄素沉积的脑组织是有功能的,故应尽量保持瘤外含铁血黄素环的完整,尽量保留伴行的畸形静脉,防止影响正常脑干组织。此外,术前进行 DTI 检查有助于术中避开重要神经传导束,减少术中损伤,更好地保护患者神经功能。

随着立体定向放射外科技术的发展,立体定向放射治疗(SRS)也开始作为 BSCM 的一种治疗手段,其中伽马刀治疗 BSCM 的技术也越来越成熟,文献报道SRS 在一定程度上可减少 BSCM 病灶体积,减少年出血率,故对于无法手术切除的病灶,可考虑行伽马刀治疗。但 SRS 治疗 BSCM 存在诱发严重不良反应及新生病灶可能,其治疗的适应证仍存在争议,仍需进一步研究及长期随访观察疗效。

(吴　震)

第二十三节　立体定向活检术

近年来,影像学技术取得了长足的发展,对于颅内病变诊断的准确度也越来越高;另外,针对血液和脑脊液的"液体活检",对诊断颅内病变的性质也起到了重要的辅助作用。但是,目前仍然没有明确的方法能够替代组织病理学诊断。明确颅内病变性质是选择合适治疗方法的根本前提,是临床医师决定如何治疗、是否手术的主要依据,也是确定放疗和化疗的先决条件。立体定向活检术定位精确、创伤小、并发症少、局部麻醉方式对患者机体造成的痛苦影响相对较低、术后恢复用时较短,尤其对于深部病变、多发病变提供可靠的病理学诊断依据有很大的优势,立体定向穿刺活检还可同时与局部放化疗措施相结合,拓展治疗难以切除的病变。

(一) 立体定向活检的适应证

1. 颅内双侧病灶、多发病灶或弥漫性生长病灶,不能明确病理性质。

2. 开颅手术风险大,需明确病变性质,以决定下一步治疗方案。

3. 患者一般状况差、不能耐受开颅手术,但需要明确肿瘤性质决定化疗和/或放射治疗方案。

4. 颅内病灶不能明确是炎性病灶、原发肿瘤,还是转移性肿瘤。

5. 高度怀疑是放化疗敏感的肿瘤,如生殖细胞瘤、淋巴瘤等,需要明确诊断。

6. 颅脑肿瘤复发与放射性坏死需做出鉴别诊断。

(二) 立体定向活检的禁忌证

1. 年龄<2 岁,颅骨骨板菲薄,无法固定立体定向框架(框架手术禁忌)。

2. 出凝血功能严重障碍者。

3. 低位脑干延髓内弥散病灶。

4. 影像学检查高度怀疑为富含血管或血管性病变(动静脉畸形、动脉瘤、血管网织细胞瘤等)。

（三）活检设备

1. 框架系统 Leksell 或 CRW 手术计划系统为目前国内常用的框架系统。

2. 无框架系统 法国 ROSA，国产包括柏慧维康 Remebot、华科精准自动臂手术机器人系统、华志半自动臂手术机器人系统等。

3. 活检针 普通穿刺抽吸活检针，Backlund 螺旋形活检针，Sedan 侧方切割型活检针和 Gildenberg 活检钳。

（四）手术要点

1. 术前一般准备

（1）常规术前检查：常规血常规、血生化、凝血等血液检查及胸部 X 线片、心电图等。

（2）术前充分交代手术目的、手术风险等，术前应停用抗凝药物，稳定血压。

2. 术前影像准备

（1）常规影像准备 MRI：包括 3D-T_1 及增强成像、T_2WI、3D-FLAIR 成像等。如果病变强化明显，应用增强 3D-T_1 作为解剖结构像，如果强化不明显可加用 3D-FLAIR 作为解剖结构像。

（2）如果病变无明显强化、弥散、多发，可加做代谢影像：PET/CT 检查；MRS 检查：胆碱（Cho）、N-乙酰天冬氨酸（NAA）、肌酸、乳酸及脂质。

（3）如果病变累及重要功能区可加做功能影像：血氧水平依赖脑功能成像（blood oxygenation level dependent functional magnetic resonance imaging，BOLD-fMRI）和弥散张量成像（DTI），标识出累及的功能区和重要传导束，避免因穿刺活检引发新的功能障碍。

（4）如果病变周围血管结构复杂可考虑行 MRA 和/或 MRV 检查。

3. 术前规划 手术当日患者头部固定框架或头皮标记，行头颅 CT 检查（层厚≤1mm），全头部扫描并包含定位标记点。用对应计划系统将 CT 图像与术前 MRI 及多模态影像融合，制订合适的手术规划（图 7-23-1A，B，彩图见书末）。

（1）靶点选择：靶点设定原则应位于病变中心，但是针对高级别肿瘤应避免取病变中心坏死区域，可选择病变强化明显的边缘区域；对于强化不明显的弥漫生长肿瘤，应结合代谢影像学等，设定靶点在代谢增高区域。

（2）路径设计：原则上取最短路径，尽量垂直骨面进针。但应尽量避开脑室和中央区；可结合功能影像，尽量避开重要功能区和重要传导束；可结合皮质分割技术及血管分割技术，尽量避开脑沟和血管。

4. 手术过程

（1）体位：一般取平卧位，包括颅后窝病变（仰卧头侧），必要时适当抬高头部。

（2）麻醉：通常采用局部麻醉，可使用框架系统或无框架系统进行手术；低龄儿童及躁动不能配合者采用全身麻醉，使用无框架系统进行手术。

（3）头部固定：框架可直接通过转接装置固定于手术床；无框架系统需使用常规头架或塑形枕固定头部，必要时可再通过连接装置连接于机器人。

（4）头皮切口：根据术前规划标记头皮切口，可应用常规 3~4cm 头皮切口，也或可应用细钻头，尖刀刺破头皮即可。框架系统在常规消毒铺巾后，安装头弓，确定入颅点；无框架系统在注册完成后，直接通过探针或激光确定入颅点并设计手术切口，然后消毒铺巾。需要注意的是，累及皮质表面的病变，尤其是强化明显者，建议常规头皮切口，颅骨钻孔，这样可在直视下取病理，避免出血并发症出现。

（5）颅骨钻孔：常规开颅电钻钻孔，或者使用细钻（直径 3~5mm）钻孔。如果应用细钻，尽量选用平头钻，避免颅骨打滑引起偏差。

（6）破开硬膜：常规尖刀切开硬膜；或者使用专用电凝针，通过单极电凝破开硬膜，可减少脑脊液流失，减少偏差。

（7）穿刺取病理（图 7-23-1C，彩图见书末）：常规使用 Sedan 侧方切割型活检针，对于质地硬韧病变可尝试使用 Backlund 螺旋形活检针和 Gildenberg 活检钳。每个靶点分别于 3 点、6 点、9 点、12 点 4 个方向或 4 点、8 点、12 点 3 个方向取病理，必要时可贯穿肿瘤长轴多靶点取病理。病理分两份：一份送快速冷冻切片病理，另一份送常规病理。组织标本在保证安全的情况下可适当多取，以便行分子病理检测，但要务必牢记安全为第一位，一旦有出血迹象应适可而止，尽早复查头颅 CT；等待快速病理结果的过程中应取出活检针，避免不必要的风险；另外，鉴于快速病理的不确定性，大部分情况下不必等待快速病理结果即可结束手术。

（8）切口处理：常规切口取病理，应在直视下充分止血，明胶海绵填塞骨孔，分层缝合头皮。若使用细钻，头皮切口仅为 3mm 左右，可不必缝合，无菌敷料贴敷即可。

（五）术后管理

1. 术后 4~6 小时常规复查头部 CT，高度怀疑出血的术后尽早复查头颅 CT，以明确颅内出血情况（图 7-23-1E、F，彩图见书末）。

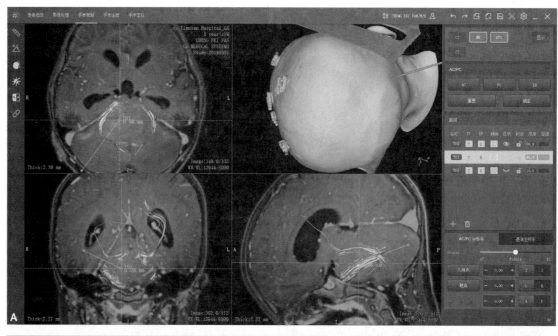

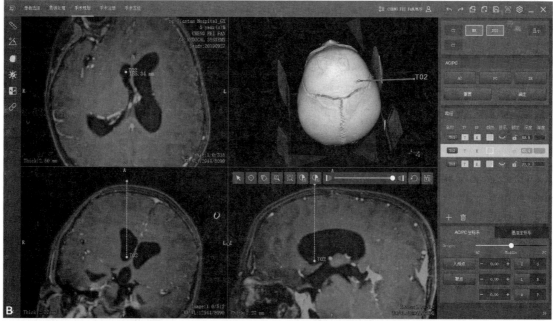

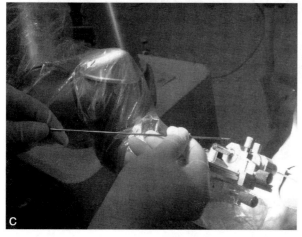

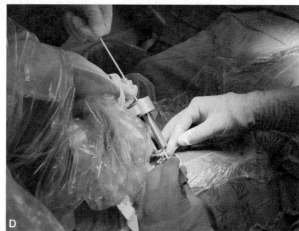

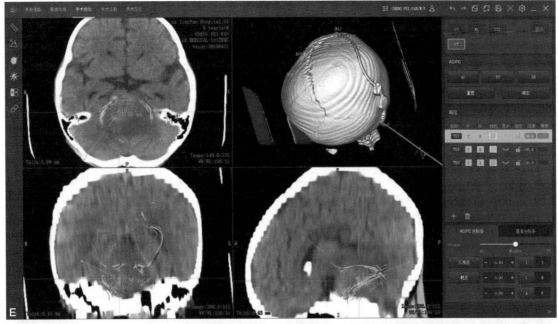

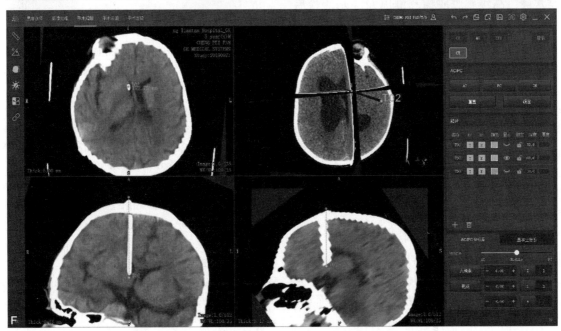

图7-23-1 脑干占位无框架立体定向活检+脑室-腹腔分流术

A. 根据术前3D-T_1 MRI及DTI影像设定穿刺靶点及穿刺路径;B. 根据脑室情况,制订脑室额角穿刺路径及置入深度;C. 术中穿刺取病理;D. 术中置入脑室端;E. 术后CT融合,活检靶区情况;F. 术后CT融合,脑室端置入情况。

2. 术后常规给予预防癫痫药物及抗感染药物,可短期应用止血药物。

3. 术后应严密观察生命体征及病情变化。

（六）并发症处理

立体定向活检并发症相对较少,文献报道穿刺活检的阳性诊断率为89%～99%,并发症发生率为3%～12%,病死率为0～1.5%。Kreth等报道326例脑内病变活检,诊断阳性率为98%,无死亡患者,但无症状出血率为9.6%,相关致残率为0.9%,出血者多为恶性

胶质瘤患者。Grossman等报道355例脑内病变活检,诊断阳性率为93.6%,出血率为7.0%(无症状3.4%,有症状3.6%),病死率0.6%。田增民等报道1 187例立体定向活检,诊断阳性率为97.4%,出血率为2.7%,无神经功能障碍的并发症发生率为1.7%,需要外科处理的并发症发生率为0.8%,病死率为0.3%。

1. 出血 深部高级别胶质瘤易出血,脑室旁易破入脑室。术中注意缓慢进针,危险系数高的肿瘤用细针,术中控制血压。

（1）术中出血：若术中出现活动性出血，需留置穿刺针，拔出针芯，冰盐水反复冲洗，血液可自行流出，大部分患者会缓慢停止出血。若持续出血不止，可经活检针局部注射凝血酶，或经过外套管局部填放明胶海绵，或可尝试射频热凝等方法止血。

（2）术后出血：根据术后 CT 情况，大多为穿刺道和穿刺部位的少量渗血，可适当应用止血药物对症处理。如果出血量较大造成急性压迫症状，造成脑疝者，应及时开颅清除血肿。如果出血破入脑室，应及时行脑室穿刺引流。需要注意的是，肿瘤穿刺出血，部分表现为肿瘤卒中，虽然 CT 表现血肿量大，但出血范围并未超出肿瘤边界，如果症状加重不明显，尤其是全身状况较差的患者，也可严密观察，加强脱水治疗，定期复查 CT，待病理报告后，采取有效措施也可取得比较满意的预后。

2. 脑水肿　高级别胶质瘤和淋巴瘤穿刺活检后易"激惹"，加重脑水肿。

（1）术后根据头颅 CT 和冷冻快速病理结果，尽快应用足量甘露醇等脱水药物，适当应用激素，避免脑水肿进一步加重引发脑疝。

（2）三室后肿瘤及脑干肿瘤易压迫导水管引起梗阻性脑积水，活检术后可能因水肿加重脑积水症状，可同时行三脑室底造瘘或分流手术以缓解症状（图 7-23-1D，彩图见书末）。

3. 癫痫发作　近皮质且邻近功能区低级别胶质瘤易出现癫痫发作。

（1）术中癫痫发作：术中癫痫发作危险系数较高，主要因为头部固定及发作期间可能有活检器械尚在颅内。主要以预防为主，术前有癫痫发作的患者应尤其注意。术中应用电刀或双极电凝时间尽量缩短；活检操作轻柔并尽量缩短操作时间；提前准备静脉通路，与麻醉医师沟通备好镇静药物，必要时采取全身麻醉。

（2）术后癫痫发作：常规使用抗癫痫药物控制，但应注意及时观察病情及复查头颅 CT，如果是出血或水肿加重引起，应及时处理病因。

（刘焕光　杨岸超　孟凡刚　张建国）

┃参考文献

［1］刘玉光. 简明神经外科学［M］. 济南：山东科技出版社，2010：123-325.

［2］LOUIS D N，PERRY A，WESSELING P，et al. The 2021 WHO Classification of Tumors of the Central Nervous System：a summary［J］. Neuro Oncol，2021，23（8）：1231-1251.

［3］《中国中枢神经系统胶质瘤诊断和治疗指南》编写组［J］. 中国中枢神经系统胶质瘤诊断和治疗指南（2015）. 中华医学杂志，2016，96：485-509.

［4］中国脑胶质瘤协作组. 中国脑胶质瘤分子诊疗指南［J］. 中华神经外科杂志，2014，30：435-444.

［5］王宏伟，刘玉光. 胶质肉瘤的临床特点与治疗［J］. 中华神经外科杂志，2011，27：494-496.

［6］刘玉光，李峰，朱树干，等. 无症状性脑膜瘤的临床特点与手术治疗［J］. 中华神经外科杂志，2008，24：139-141.

［7］崔勇，吴震，郝淑煜，等. 三叉神经鞘瘤的分型及手术入路的选择［J］. 中华神经外科杂志，2009，25：1068-1071.

［8］徐庆生，叶科，胡炽，等. 多模态影像融合技术在颅内病变立体定向活检中的应用［J］. 中华神经外科杂志，2018，34（4）：349-352.

［9］田增民，王亚明，于新，等. 立体定向脑内病灶活检的临床意义［J］. 中华外科杂志，2010，48（19）：1459-1462.

［10］梅加明，牛朝诗，丁宛海，等. 颅内病变立体定向活检出血的相关因素分析［J］. 立体定向和功能性神经外科杂志，2018，31（1）：23-26.

［11］LOUIS D N，PERRY A，REIFENBERGER G，et al. The 2016 World Health Organization Classification of Tumors of the Central Nervous System：a summary［J］. Acta Neuropatho，2016，131（6）：803-820.

［12］LIU Y，WANG C，ZHU S，et al. Clinical characteristics and treatment of ectopic meningiomas［J］. Journal of Neuro-Oncology，2011，102（1）：81-87.

［13］LINK M J，LUND-JOHANSEN M，LOHSE C M，et al. Quality of life in patients with vestibular Schwannomas following gross total or less than gross total microsurgical resection：Should we be taking the entire tumor out？［J］. Neurosurgery，2018，82（4）：541-547.

［14］KRESAK J L，WALSH M. Neurofibromatosis：A Review of NF1，NF2，and Schwannomatosis［J］. J Pediatr Genet，2016，5（2）：98-104.

［15］BLAKELEY J O，PLOTKIN S R. Therapeutic advances for the tumors associated with neurofibromatosis type 1，type 2，and schwannomatosis［J］. Neuro Oncol，2016，18（5）：624-638.

［16］杨学军，江涛，陈忠平，等. 世界卫生组织中枢神经系统肿瘤分类的演变：1979-2021 年［J］. 中国现代神经疾病杂志，2021，21（9）：710-724.

［17］杨学军，尹洪芳，李智，等. 2021 年世界卫生组织中枢神经系统肿瘤分类（第五版）简表中译版及说明［J］. 中国现代神经疾病杂志，2021，21（9）：746-750.

［18］BAO Z S，CHEN H M，YANG M Y，et al. RNA-seq of 272 gliomas revealed a novel，recurrent PTPRZ1-MET fusion transcript in secondary glioblastomas［J］. Genome Res，2014，24（11）：1765-1773.

[19] HU H,MU Q,BAO Z,et al. Mutational Landscape of Secondary Glioblastoma Guides MET-Targeted Trial in Brain Tumo[J]r. Cell,2018,175(6):1665-1678.

[20] OSTROM Q T,GITTLEMAN H,FULOP J,et al. CBTRUS Statistical Report:Primary Brain and Central Nervous System Tumors Diagnosed in the United States in 2008-2012[J]. Neuro Oncol,2015,Suppl 4(Suppl 4):iv1-iv62.

[21] CAIRNCROSS G,WANG M,SHAW E,et al. Phase Ⅲ Trial of Chemoradiotherapy for Anaplastic Oligodendroglioma: Long-Term Results of RTOG 9402[J]. Journal of Clinical Oncology,2013,31(3):337-343.

[22] JIANG T,MAO Y,MA W,et al. CGCG clinical practice guidelines for the management of adult diffuse gliomas[J]. Cancer letters,2016,375(2):263-273.

[23] NETWORK T C. Corrigendum:Comprehensive genomic characterization defines human glioblastoma genes and core pathways[J]. Nature,2013,494(7438):506.

[24] 王檩,潘亚文,屈延,等. 2021 年世界卫生组织中枢神经系统肿瘤分类(第五版)成人型弥漫性胶质瘤分类解读[J]. 中国现代神经疾病杂志,2021,21(9):783-790.

[25] FLAHERTY K T,LORUSSO P M,DEMICHELE A,et al. Phase I,dose-escalation trial of the oral cyclin-dependent kinase 4/6 inhibitor PD 0332991,administered using a 21-day schedule in patients with advanced cancer[J]. Clinical cancer research:an official journal of the American Association for Cancer Research,2012,18(2):568-576.

[26] NDUOM E K,WEI J,YAGHI N K,et al. PD-L1 elpression and prognostic impact in glioblastoma[J]. Neuro Oncol, 2016,18(2):195-205.

[27] NETWORK C G A. Comprehensive genomic characterization defines human glioblastoma genes and core pathways[J]. Nature,2008,455(7216):1061-1068.

[28] 李飞,时雨,姚小红,等. 2021 年世界卫生组织中枢神经系统肿瘤分类(第五版)局限性星形细胞胶质瘤分类解读[J]. 中国现代神经疾病杂志,2021,21(9):804-808.

[29] BAO Z S,CHEN H M,YANG M Y,et al. RNA-seq of 272 gliomas revealed a novel,recurrent PTPRZ1-MET fusion transcript in secondary glioblastomas[J]. Genome Res, 2014,24(11):1765-1773.

[30] SHOOMAN D,BELLI A,GRUNDY P L. Image-guided frameless stereotactic biopsy without intraoperative neuropathological examination[J]. J Neurosurg,2010,113(2): 170-178.

[31] GEMPT J,BUCHMANN N,RYANG Y M,et al. Frameless image—guided stereotaxy with real—time visual feedback for brain biopsy[J]. Acta Neurochir(Wien),2012,154(9): 1663-1667.

第八章　脑血管疾病

第一节　自发性蛛网膜下腔出血

自发性蛛网膜下腔出血（spontaneous subarachnoid hemorrhage, SSAH）是指非外伤原因引起的蛛网膜下腔出血（subarachnoid hemorrhage, SAH）。SAH患者发病急，症状严重，预后不佳，50%以上的患者死亡，1/3存活者生活不能自理。

一、流行病学和危险因素

美国动脉瘤性SAH的年发病率为（9.7～14.5）/10万。南美和中美洲报道的发病率较低，而在日本和芬兰较高，我国SAH年发病率为2/10万。SAH的发生率随着年龄的增加而增加（平均发病年龄>50岁）；往往在女性中发病率更高（是男性的1.24倍）。

另外，SAH的发病率可能随季节变化波动，一般冬、春季节发病率比较高；吸烟也与SAH相关，吸烟后3小时SAH的发生率最高；每日血压波动过大、酗酒、口服避孕药、可卡因成瘾、妊娠和分娩、颅内动脉瘤病史、动脉瘤家族史等，均是SAH的危险因素。

二、病因学

1. **动脉瘤性SAH**　占SSAH的75%～80%。
2. **脑动静脉畸形**（arterio venous malformation, AVM）　占4%～5%。
3. **少见病因**　包括脑淀粉样血管病、高血压性血管病、脑血管夹层、脑动脉粥样硬化、烟雾病、肌纤维发育不良、血管炎、凝血机制异常、动脉圆锥破裂、脑干前非动脉瘤性SAH、垂体卒中等。

4. **不能确定的原因**　占14%～22%。

三、临床症状和体征

1. **头痛**　突发剧烈头痛是最常见的症状，超过97%的患者出现这种症状，通常很剧烈（经常被描述为平生经历过的最严重的头痛），呈阵发性。头痛同时通常伴有呕吐、晕厥、颈部疼痛和畏光等，严重患者出现意识障碍、嗜睡直到深昏迷，甚至猝死。少数SAH可表现为不典型头痛或颈部僵硬等先兆症状，称为警示性头痛。警示性头痛还可能是动脉瘤增大或动脉瘤壁出血表现。

2. **脑膜刺激征**　颈强直（特别是屈曲时）常发生于6~24小时。患者可以有凯尔尼格征、布鲁辛斯基征阳性。

3. **局灶性神经功能障碍**　如动脉瘤压迫动眼神经，导致动眼神经麻痹，导致复视和/或上睑下垂；偏瘫、偏身感觉障碍等。

4. **意识障碍**　可表现为一过性意识障碍或长期昏迷等，可由以下一个或几个原因引起：颅内压增高，脑实质内出血，脑积水，弥漫性缺血，癫痫，低血流灌注等情况。

5. **眼部出血**　存在三种形式的眼部出血：①透明膜下出血，发生率为11%～33%；②视网膜内出血；③玻璃体积血，发生率为4%～27%，且通常为双侧。

6. **癫痫发作**　20%的SAH患者发生癫痫，多发生在发病最初的24小时内，合并脑出血、高血压及大脑中动脉和前交通动脉动脉瘤的患者更多见。

四、辅助检查

1. **头颅CT检查**　诊断SAH的首选检查。SAH后48小时内行CT检查，超过95%的SAH患者可确诊（图8-1-1）。6天后CT灵敏度降低至57%～85%。

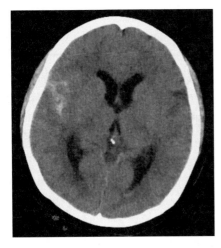

图 8-1-1　CT 显示右侧侧裂处蛛网膜下腔出血

SAH 出血会在 10 天内完全被吸收,10 天后行 CT 其灵敏度迅速下降。出血主要表现为蛛网膜下隙内高密度(白色),此外,还可通过 CT 评估脑室大小(21%动脉瘤破裂患者立即发生脑积水)、脑实质和脑室内血肿、脑梗死、初步预测责任动脉瘤位置等。

70%出血位置和责任动脉瘤的预测如下。

(1) 出血主要在脑室内,特别是第四和第三脑室,提示低位颅后窝来源,如小脑后下动脉瘤或椎动脉瘤。

(2) 出血主要在前纵裂,有时额叶底部有小血肿并破入脑室者提示前交通动脉瘤。

(3) 出血主要在鞍上池,符合颈内动脉-后交通动脉瘤。

(4) 出血主要在侧裂池提示为大脑中动脉瘤。

根据 SAH 在头颅 CT 上的表现,改良 Fisher 分级将 SAH 分为 5 级,并主要用来预测脑血管痉挛的可能性,见表 8-1-1。

表 8-1-1　SAH 的改良 Fisher 分级

分级	CT 表现	发生脑血管痉挛可能性/%
0	未见出血或仅见脑室内出血或脑实质内出血	3
1	仅见基底池出血	14
2	仅见周边脑池或侧裂池出血	38
3	广泛蛛网膜下腔出血伴脑实质内血肿	57
4	基底池和周边脑池、侧裂池较厚积血	57

2. **腰椎穿刺**　腰椎穿刺是 SAH 最敏感的检查方法。由于释放脑脊液可能导致再出血,因此在 CT 不能诊断又高度怀疑 SAH 时才使用该方法。由于穿刺时候可能针道出血,所以腰椎穿刺结果存在假阳性的可能性。由于假阳性率高,此方法已不再是诊断 SAH 的常用方法。注意:降低脑脊液压力可能导致跨壁压力增加而促进再出血发生,因此诊断时应使用细的腰椎穿刺针并释放少量脑脊液。判断 SAH 的假阳性可通过以下几点。

(1) 脑脊液压力较高提示 SAH。

(2) 性状:无血凝块的血性液体,连续几管不变清或脑脊液变黄(通常 SAH 后 1~2 日出现)提示 SAH。

(3) 细胞计数:红细胞计数通常大于 $100\,000/mm^3$,并且第 1 管与最后 1 管红细胞计数差别不应很大。

(4) 蛋白质和糖:蛋白质升高或糖减少时,SAH 可能性更大。

3. **MRI**　最初 24~48 小时不敏感,尤其是薄层出血,4~7 日后灵敏度提高,10~20 日以上效果最佳。MRI FLAIR 像是检查 SAH 最敏感的影像学检查。在排查孕妇的 SAH 时经常要使用 MRI 检查。

4. **脑血管造影**　脑血管造影是颅内动脉瘤诊断的"金标准"。在 80%~85%的患者中可显示出血来源(通常是动脉瘤)。其余为所谓"不明原因的 SAH"。可显示是否存在影像学血管痉挛(一般发生于 SAH 3 天后)。在需行动脉阻断时还可评价供血动脉、侧支循环。基本原则如下。

(1) 首先检查最高度怀疑的血管(以防患者状况改变而停止操作)。

(2) 继而完成 4 根脑血管的造影(即使动脉瘤已经显现),以排除其他的动脉瘤并且评价侧支循环。

(3) 如果存在动脉瘤或怀疑有动脉瘤,则应获取更多的位像以帮助描述动脉瘤颈和方向。

(4) 如果未发现动脉瘤,在血管造影认为阴性之前,必须注意以下方面。

1) 使双侧小脑下后动脉(posterior inferior cerebellar artery,PICA)起始部显影:1%~2%的动脉瘤发生在 PICA 起始部。如果有足够的血流反流到对侧椎动脉,通过一侧椎动脉注射,双侧 PICA 通常可以显影。除了观察 PICA 的反流外,有时还需要观察对侧椎动脉更详细的情况,此时就需要进行选择性血管造影。

2) 通过前交通动脉血流造影:如果一侧注射,双侧大脑前动脉均显影,则通常造影效果是令人满意的。这可能需要在颈动脉注射时进行交叉压迫试验(首先确定受压颈动脉无血管斑块),或应用更高注射速率以利于血流通过前交通动脉。

3）动脉圆锥与 SAH 共存。首次血管造影为阴性，可于 1~2 周后再次行血管造影检查，1%~2% 的患者可以发现存在病变。

五、SAH 分级

通常有四种方法，目前关于 SAH 分级最常见的为 Hunt 和 Hess 分级及 WFNS SAH 分级，其分级依据主要是临床症状和体征。

1. Hunt 和 Hess 分级　见表 8-1-2。

表 8-1-2　SAH 的 Hunt 和 Hess 分级

分级	临床症状与体征
I	无症状或轻度头痛和轻度颈强直
II	脑神经麻痹（如Ⅲ、Ⅳ），中、重度头痛，颈强直
III	轻度局灶性神经功能缺失，嗜睡或意识模糊
IV	木僵，中至重度偏侧不全麻痹，早期去大脑强直
V	深昏迷，去大脑强直，濒死状态

若有严重的全身疾病，如高血压、糖尿病、严重动脉硬化、慢性阻塞性肺疾病及动脉造影显示有严重的血管痉挛则加 1 级。修订的分级增加以下内容：0 级，未破裂动脉瘤；I a 级，无急性脑膜/脑反应，但有固定的神经功能缺失。

2. 世界神经外科医师联盟（WFNS）SAH 分级　见表 8-1-3。

表 8-1-3　WFNS SAH 分级

WFNS 分级	GCS 评分	重要局灶性神经功能缺失[†]
0[‡]		
1	15	-
2	13~14	-
3	13~14	+
4	7~12	+或-
5	3~6	+或-

[†] 失语、轻偏瘫或偏瘫（+为有，-为无）；[‡] 未破裂动脉瘤。

六、治疗

（一）一般性治疗

1. 卧床休息，床头抬高 15°，减少外界刺激，限制探视，禁止噪声。

2. 神志和生命体征监测；SAH 后可发生心律失常。

3. 24 小时出入量监测。

4. 以下情况可考虑肺动脉（PA）导管的应用。

（1）Hunt 和 Hess 分级Ⅲ级和Ⅲ级以上（除外情况好的Ⅲ级患者）。

（2）可能有脑性耗盐（cerebral salt wasting，CSW）或抗利尿激素（antidiuretic hormone，ADH）分泌失调患者。

（3）血流动力学不稳定患者。

5. 昏迷或呼吸道不通畅的患者（如哮喘）应进行气管插管或气管切开；同时监测血气分析，必要时给予呼吸机辅助通气。

6. 饮食：如果准备早期手术应禁食水；如果不考虑早期手术，对于清醒患者建议清淡饮食，而伴有意识障碍者早期可禁食，后期给予静脉营养或鼻饲饮食。

7. 动脉插管：适用患者包括血流动力学不稳定、木僵或昏迷等情况。

8. 预防深静脉血栓和肺梗死：可给予弹力袜等。

9. 补液。

10. 吸氧。

11. 血压和容量控制：理想的血压存在争议，必须考虑患者的基础血压水平，血压高低的控制与减少再出血风险的对应关系尚未建立，但是收缩压降至 160mmHg 以下是合理水平。如果血压不稳定，应该使用拉贝洛尔或尼卡地平，同时进行动脉压监测。避免低血压，因为低血压会加重缺血。

需要连续治疗的患者开始时应使用长效药物（如 ACEI）。对 SAH 前有高血压且血压易控制在正常水平的患者，可使用 β 受体拮抗药如拉贝洛尔，必要时联用 ACEI。对于不安全（未夹闭）的动脉瘤，轻度扩容和血液稀释以及略微升高血压有助于防止或减少血管痉挛及脑性耗盐。对于夹闭的动脉瘤，可应用积极的扩容和提高血流动力的治疗（"3H"治疗）。

12. 体温：推荐采用药物及物理降温法减少和预防发热。

（二）药物治疗

1. 预防性应用抗癫痫药物。

2. 镇静：如应用苯巴比妥 30~60mg 口服或苯巴比妥 100mg 肌内注射，6 小时 1 次，同时亦可帮助降低高血压，并且预防癫痫；或使用丙泊酚。

3. 镇痛药：芬太尼等，同样帮助降血压及镇静。

4. 通便药物。

5. 止吐药：避免使用吩噻嗪类药物，因其可降低癫痫阈值。

6. H$_2$ 受体拮抗药：如雷尼替丁，减少应激性溃疡的危险。

（三）脑血管痉挛的预防和治疗

1. 血管痉挛的预防

（1）输液可通过改善低血容量和贫血来预防或减轻血管痉挛的发生。

（2）早期手术可通过消除再出血的危险而允许安全使用高动力疗法，同时清除血块使痉挛发生率降低，从而有助于血管痉挛的治疗。

2. 血管痉挛的治疗选择

（1）钙通道阻滞药：属于扩血管药物，主要是平滑肌松弛剂。钙通道阻滞药可阻滞钙离子流入从而降低平滑肌和心肌的收缩，但是不影响骨骼肌。所以理论上可缓解引起血管痉挛的异常血管平滑肌收缩。同时，钙通道阻滞药在神经保护方面比预防血管痉挛方面更有益；副作用包括系统性低血压、肾衰竭和肺水肿等。

（2）高动力疗法：间接性动脉舒张治疗，同时，血管内血流动力学的改善可增加缺血区的灌注。高动力疗法即"3H"治疗，包括高血容量、高血压和血液稀释，又称"诱发性动脉高压"。在痉挛之后实施该疗法可降低脑血管痉挛的致残率，但对于未夹闭的破裂动脉瘤是危险的，此法在临床应用不多，具体方法如下。

1）扩容：目标是维持正常或轻度高血容量；静脉输液主要是晶体液，通常用等张液（如生理盐水）；血细胞比容（Hct）<40% 时补血（全血或成分红细胞）；胶体液（如血浆或 5% 白蛋白）维持 40% Hct，若 Hct>40%，则使用晶体液；20% 甘露醇 0.25mg/（kg·h）静脉滴注可改善微循环的血流变特性，但应避免利尿后的低血容量。

2）升压药：逆转缺血症状需使收缩压达到 100~220mmHg，通常对于动脉瘤已夹闭且无潜在缺血性心脏病的患者是安全的。

3）心动过缓（迷走神经反射）治疗用阿托品 1mg 肌内注射，每 3~4 小时 1 次，保持脉搏 80~120 次/min，或通过肺动脉导管安装起搏器提高心率。

4）补液性利尿：用白蛋白平衡尿出量。利尿作用可被抗利尿激素所对抗，注意可能引起低钠血症的加重。

5）氟氢可的松 2mg/d，或脱氧可的松 20mg/d，分次给药。

高动力疗法的并发症：①颅内并发症，可能加重脑水肿和颅内压增高；可在缺血区造成出血性梗死。②颅外并发症，包括肺水肿、再出血、稀释性低钠血症、心肌梗死等。③直接机械性动脉扩张，微导管球囊血管成形术，仅适用于局限性脑血管痉挛。④血管致痉因子的清除，包括手术中清除血凝块、经腰椎穿刺或持续脑室引流或术后脑池引流血性脑脊液等。

（四）SAH 后脑积水的处理

SAH 后脑积水可分为急性脑积水和慢性脑积水两种。急性脑积水通常是由于血凝块阻塞脑脊液循环通路而导致的梗阻性脑积水。慢性脑积水通常发生在 SAH 后期阶段，可能由于血液分解产物对蛛网膜颗粒的毒性作用而发生，通常为交通性脑积水。

1. 脑室内外引流（脑室造口引流术）　适用于急性 SAH 后脑积水，或严重的脑室内出血，以及 Hunt 和 Hess Ⅲ 级以上的患者。通过外引流装置可以测量颅内压并同时引流血性脑脊液，进而可能改善患者的症状，但同时也可能增加未行病因治疗的动脉瘤再出血危险。当进行脑室穿刺引流术时建议保持颅内压在 15~25mmHg，避免压力迅速下降（除非绝对必要）以减少脑室外引流诱发动脉瘤再出血的危险。如果颅内压升高，可用甘露醇及连续腰椎穿刺治疗。连续腰椎穿刺可作为脑室外引流的替代方法，但应谨慎地降低颅内压，防止诱发颅内动脉瘤破裂的危险。

2. 脑脊液分流术　常用脑室-腹腔分流术，主要适用于 SAH 后的慢性脑积水。如颅内动脉瘤术后存在症状性脑积水可采用此方法。

七、动脉瘤性 SAH 后再出血

动脉瘤性 SAH 后再出血后果严重，病死率高达 70%。未经治疗的破裂动脉瘤，在最初的 24 小时内再出血风险至少为 3%~4%，第 1 个月内再出血风险为每天 1%~2%，3 个月后再出血风险为每年 3%。因此，推荐对疑似 SAH 患者进行紧急评价和治疗。

患者出血到入院开始治疗间隔时间长、基础血压较高及入院时神经功能状况较差，提示发病后最初 2 周内再出血可能性比较大。

神经功能状况较差、Hunt 和 Hess 分级较高、动脉瘤体积大、急性脑积水、血液破入脑室需要脑室引流者，均提示动脉瘤再出血风险增高。

（曹勇　李昊）

第二节　颅内动脉瘤

颅内动脉瘤是脑动脉的局限性异常扩大，根据具体形态和发病机制，分为囊性动脉瘤、梭形动脉瘤、夹层动脉瘤、假性动脉瘤等。其中，囊性动脉瘤最为常见，也称为浆果样动脉瘤，通常位于颅内大动脉的分叉处和受血流动力学冲击力最大的血管壁部分，尤其以大脑动脉环（威利斯环，Willis circle）多见；而梭形动脉瘤则在椎基底动脉系统更常见。颅内动脉瘤是引起自发性蛛网膜下腔出血（SAH）最常见的原因。颅内动脉瘤发生率为 0.2%~7.9%，偶发动脉瘤发生率为 1%~5%。

一、病因学

动脉瘤发展的确切病理生理学仍然存在争议。与颅外血管比较，脑血管中膜和外膜缺乏弹性纤维，中层肌肉少、外膜薄、内弹力层更加发达。另外，大的脑血管走行在蛛网膜下隙中，起支持作用的结缔组织很少，这些血管结构的特殊性是发生颅内动脉瘤的重要解剖原因。另外可以加重颅内动脉薄弱的因素有：先天因素（如马方综合征等），"动脉粥样硬化"或高血压，感染，外伤，栓塞（如心房黏液瘤）和其他一些导致颅内动脉薄弱的因素。

二、临床表现

1. 破裂出血症状 动脉瘤破裂可引起蛛网膜下腔出血、脑内出血、脑室出血或硬脑膜下腔出血等。其中，蛛网膜下腔出血（SAH）最常见。脑内出血发生率为 20%~40%，脑室内出血发生率为 13%~28%，硬膜下出血发生率为 2%~5%。动脉瘤破裂导致的典型症状和体征有剧烈头痛、呕吐、颈项强直，甚至昏迷等。

（1）突发剧烈头痛是 SAH 最常见的症状，见于绝大部分患者，头痛同时一般还伴有呕吐、意识障碍等情况，重者会昏迷，甚至呼吸骤停。

（2）SAH 可伴发局灶性脑神经功能障碍和意识障碍，如后交通动脉瘤破裂后常伴有动眼神经麻痹引起的复视和/或上睑下垂。

（3）SAH 体征包括：颈强直、凯尔尼格征（Kernig sign）阳性或布鲁津斯基征（Brudzinski sign）等脑膜刺激征阳性；局灶性神经功能丧失，如动眼神经麻痹、偏瘫、偏身感觉障碍等；眼底出血，可表现为透明膜下（视网膜前）出血、视网膜（内）出血和玻璃体积血。

2. 非破裂出血症状

（1）占位效应：包括脑干受压和脑神经的麻痹，最常见的为动眼神经麻痹，表现为眼球外斜、瞳孔散大，对光反射缺失，多由颈内动脉-后交通动脉瘤扩张引起。

（2）内分泌紊乱：垂体及垂体柄受压所致。

（3）警示性头痛：通常突然发生，程度严重，在 1 日之内消失，提示动脉瘤增大或局限于动脉瘤壁的出血。

（4）小梗死或短暂的缺血：包括一过性黑矇、同向偏盲等。从出现症状到 SAH 的平均潜伏期为 21 天。

（5）癫痫发作：术中可能会发现相邻区域的脑软化。

（6）偶发，无症状。

3. 伴随疾病 可能伴有颅内动脉瘤的疾病如下。

（1）常染色体显性遗传多囊肾。

（2）纤维肌发育不良（fibromuscular dysplasia, FMD）。

（3）动静脉畸形（arteriovenous malformation, AVM）和烟雾病（moyamoya disease）。

（4）结缔组织病：埃勒斯-当洛斯综合征（Ehlers-Danlos syndrome）Ⅳ 型（胶原蛋白 Ⅲ 型缺乏），马方综合征。

（5）其他多个家族成员有颅内动脉瘤患者。

（6）主动脉缩窄。

（7）奥斯勒-韦伯-朗迪病（Osler-Weber-Rendu disease）。

（8）动脉粥样硬化。

（9）细菌性心内膜炎等。

（10）多发性内分泌肿瘤 Ⅰ 型。

三、SAH 分级

目前关于颅内动脉瘤导致的 SAH 分级最常见的为 Hunt-Hess 分级及 WFNS SAH 分级，其分级依据主要是临床症状和体征；另外，根据 SAH 在头颅 CT 上的表现，还有改良 Fisher 分级，将 SAH 分为 5 级，并主要用来预测脑血管痉挛的可能性（详见本章第一节）。

四、辅助检查

辅助检查包括动脉瘤破裂出血和颅内动脉瘤两个方面的评估诊断。

1. 破裂出血评估

（1）SAH 评估（详见本章第一节）。

（2）其他出血类型和出血继发情况评估，主要方法包括 CT 和 MRI，评估包括有占位效应的脑内血肿或大量硬脑膜下血肿、脑室大小、梗死等情况。

2. 颅内动脉瘤的评估

（1）CTA，尤其是 3D-CTA 对诊断颅内动脉瘤有较大参考价值，在急诊情况下可作为首选（图 8-2-1）。

（2）数字减影脑血管造影（DSA）：诊断颅内动脉瘤的"金标准"，大部分患者可显示动脉瘤的部位、大小、形态、有无多发动脉瘤（图 8-2-2），但是仍然有一小部分患者无阳性结果发现，称为 DSA 阴性的 SAH。其原因可能为中脑周围非动脉瘤性蛛网膜下腔出血（PNSAH）、动脉粥样硬化所致的微小动脉瘤及假阴性动脉瘤等情况。其中，假阴性动脉瘤的原因可能为血

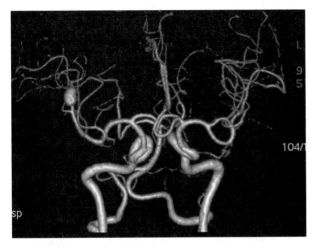

图 8-2-1　CTA 显示右侧大脑中动脉动脉瘤

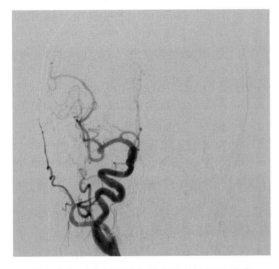

图 8-2-2　DSA 显示右侧大脑中动脉动脉瘤

管痉挛、瘤腔内血栓形成及某些人为因素所导致。因此,对于早期 DSA 检查不能排除颅内动脉瘤或难以明确 SAH 出血来源患者,有必要在 2 周左右复查 DSA。

另外,DSA 操作时一些注意事项可降低假阴性情况发生,例如,确诊有动脉瘤或怀疑有动脉瘤,应摄更多位像以帮助判断和描述动脉瘤的存在和瘤颈的指向。如果未发现动脉瘤,在确定血管造影阴性之前,建议使双侧小脑下后动脉(posterior inferior cerebellar artery,PICA)起始部显影,1%~2%动脉瘤发生在 PICA 起始部。如果有足够的血流反流到对侧椎动脉,通过一侧椎动脉注射双侧 PICA 通常可以显影,偶尔除了观察对侧 PICA 的反流外,还需要观察对侧椎动脉情况。颈内动脉交叉造影,了解脑内前后交通动脉及侧支循环情况,即在摄汤氏位像时,可通过一侧颈内动脉注入造影剂,压迫对侧颈内动脉,使造影剂通过前交通动脉,使对侧颈内动脉显影;在摄侧位像时,通过

一侧椎动脉注入造影剂,压迫任一侧颈内动脉,使颈内动脉系统显影。

(3) MRA 作为无创检查对诊断颅内动脉瘤有一定参考价值,可作为辅助诊断方法之一。

五、治疗

动脉瘤治疗方式的选择取决于患者的年龄和身体情况、动脉瘤和相关血管的解剖、手术医师的能力、介入治疗的选择,而且必须与动脉瘤的自然史相权衡。根据动脉瘤是否破裂,可分为未破裂动脉瘤的治疗和破裂动脉瘤的治疗,其治疗原则不同。

1. 未破裂动脉瘤的评估和治疗　未破裂颅内动脉瘤在普通人群中较为常见,在全球成年人群(平均年龄 50 岁)中的患病率约为 3.2%。由于高分辨率 MRI 的广泛应用,其检出率正在日益增高。大多数未破裂动脉瘤永远不会破裂,其中有 0.25% 会发生破裂。不是所有的未破裂动脉瘤都需要干预,对未破裂动脉瘤进行正确的一级预防是脑卒中防治的重要内容。

根据目前已有的临床证据,吸烟可能会增高未破裂动脉瘤破裂的风险,应告知未破裂动脉瘤患者戒烟的重要性;高血压可能在颅内动脉瘤的增大和破裂中发挥作用,未破裂动脉瘤患者应监测血压并对高血压进行治疗;既往 SAH 史可被视为未破裂小动脉瘤继发出血的独立危险因素,应早期干预。

直径<7mm 的小型单发动脉瘤可考虑保守治疗,应同时考虑动脉瘤的位置、SAH 病史、症状性颅内动脉瘤、动脉瘤家族史和多囊或血泡样动脉瘤等破裂相关危险因素。突发动眼神经麻痹通常被认为是动脉瘤增大和即将破裂的征象,因此需要迅速评估和干预。另外,对于在随访期间观察到动脉瘤增大的患者,只要不存在治疗禁忌的合并症,应接受治疗。

未破裂动脉瘤的治疗模式在不断发展。目前治疗方式包括外科手术治疗及血管内栓塞治疗(详细见破裂动脉瘤的外科治疗方式)。

2. 破裂动脉瘤的评估和治疗　破裂动脉瘤的治疗可分为 SAH 及其并发症的对症治疗,以及针对动脉瘤的病因治疗。

针对 SAH 的对症治疗可以概括为"三降"(降血压、降颅内压、降温)、"两抗"(抗脑血管痉挛、抗感染)、"一引流"(脑池或脑室外引流或腰池引流)(详见本章第一节)。

针对颅内动脉瘤的病因治疗,目前主要包括外科手术治疗和血管内栓塞治疗,其目的是使之排除于循

环外而不闭塞正常血管,从而阻止动脉瘤再出血和增大。动脉瘤的治疗取决于患者的身体状况、动脉瘤的大小及其解剖位置、外科医师的手术处理能力,以及手术室的设备水平等。

破裂颅内动脉瘤的手术指征和治疗时机问题具有争议,一般认为,针对外科手术治疗,Hunt 和 Hess 分级为 I ~ II 级的患者一旦诊断为动脉瘤应即行手术,III 级及 III 级以上患者应先对症治疗直至患者的情况改善或恢复至 II 级或 I 级。若存在危及生命的血肿或多次出血时,建议不必考虑分级而进行手术。针对不同级别的病例,均可尝试使用血管内治疗。

颅内动脉瘤手术依据手术时间可分为:"早期手术"(通常在 SAH 后 ≤48 ~ 96 小时,但无严格定义)和"晚期手术"(SAH 后 10 ~ 14 日以上)。在 SAH 后的 4 ~ 10 日(血管痉挛期)手术效果较差,不如早期或晚期手术效果好。主张早期手术主要存在以下原因:一旦成功,则本质上消除了再出血的风险;夹闭后可以允许诱导动脉性高血压及扩容治疗,进而有利于血管痉挛的治疗;通过冲洗除去潜在的致血管痉挛物质而避免其接触血管。主张晚期手术的原因如下:SAH 后早期存在严重脑水肿和炎症反应,使手术对脑的牵拉加重;由于坚硬血凝块的存在,来不及溶解而妨碍手术;早期手术的术中动脉瘤破裂危险性更高;早期手术机械损伤血管,可能增加血管痉挛的发生率。

早期手术的适应证:①患者一般情况良好;②Hunt 和 Hess 分级 ≤3 级;③大量的蛛网膜下腔积血,增加了血管痉挛的可能性和严重性;④若不夹闭动脉瘤,将面临复杂的治疗情况,如血压不稳,频繁和/或顽固性癫痫;⑤急性再出血的征兆,如后交通动脉引起动眼神经麻痹,重复血管造影可见动脉瘤有增大趋势;⑥早期再出血,特别是多次再出血;⑦出血量较大,形成占位效应。

适宜晚期手术的情况:①患者一般性情况差;②Hunt 和 Hess 分级 ≥4 级;③CT 可见明显脑水肿;④伴有迟发性血管痉挛;⑤基底动脉分叉或中段动脉瘤,巨大动脉瘤等由于瘤体较大或位置困难使动脉瘤显露和夹闭困难者。

3. 术前准备

(1)对于因蛛网膜下腔出血急诊入院的患者,应及时向家属交代,患者在住院期间随时可能因动脉瘤再次破裂出血而死亡的危险性。

(2)术前药物治疗,详见自发性蛛网膜下腔出血章节。

(3)注意:抗纤溶治疗(如 6-氨基己酸)虽可降低再出血,但有可能增加动脉血管痉挛、脑梗死和脑积水的发生率,目前已经弃用;腰椎穿刺可能增加动脉瘤破裂的危险,临床应慎用。

4. 手术方式 分为外科手术治疗和血管内治疗。

(1)外科手术治疗方式

1)夹闭术:开颅手术中利用动脉瘤夹直接夹闭动脉瘤的颈部,使其与脑循环隔离,可以阻止动脉瘤的再出血和增大,同时保留载瘤动脉的通畅,是最理想的治疗方法。

2)包裹或加固动脉瘤:对于无法夹闭的脑动脉瘤(如基底动脉主干的梭形动脉瘤,有明显的分支起自瘤底,或瘤颈部分在海绵窦内),可以考虑使用一定的材料加固动脉瘤壁,尽可能地阻止动脉瘤再出血的发生。目前临床常用的加固材料是自体肌肉,其他还包括棉花或棉布、可塑性树脂或其他多聚物、Teflon 和纤维蛋白胶等。

3)孤立术:通过手术或结合球囊栓塞的方法有效阻断动脉瘤的近端和远端动脉,使其孤立,可以孤立术后行动脉旁路移植术防止术后载瘤动脉的供血区域产生缺血梗死情况。

(2)血管内治疗动脉瘤主要方法

1)栓塞动脉瘤:使用 Guglielmi 可脱性线圈;OnyxHD500 用于治疗宽颈部及巨大颈内动脉动脉瘤;"血流转向装置"联合"覆膜支架"(紧密编织支架)可以促进动脉瘤中血栓形成。

2)孤立术:有效的治疗要求阻断动脉瘤近端和远端的载瘤动脉,常通过血管内介入治疗。

选择外科夹闭治疗还是血管内栓塞治疗颅内动脉瘤目前存在争议,其具体选择考虑:可用的医疗环境/设备;神经外科医师和介入医师的技术和经验;动脉瘤的解剖和位置(例如,宽颈动脉瘤与合适的瘤体/瘤颈比,基底动脉瘤还是大脑中动脉动脉瘤,是否伴有脑实质出血,是否有占位情况等);患者年龄;基础疾病存在情况;是否抗凝治疗等。根据目前已有临床证据,推荐如下。

(1)大量的脑实质内出血(>50ml)及大脑中动脉动脉瘤患者,更倾向于使用显微手术夹闭方法。

(2)年龄大(>70 岁)的患者,WFNS 分级较差(4 级或 5 级)的 SAH 患者,以及基底动脉顶端动脉瘤患者,更倾向于使用介入栓塞方法。

(3)动脉瘤破裂的患者,如果在技术上行介入栓塞和手术夹闭均可,优先使用介入方法。

5. 颅内动脉瘤术后残留和复发问题 当动脉瘤的一部分瘤颈未经手术夹闭时,则称为动脉瘤残留。

当夹子成角而残留部分瘤颈时,动脉瘤夹两侧的瘤颈一侧呈"狗耳"形,而另一侧则闭塞。残留并非无害,即使仅残留1~2mm,也可能日后扩大或多年后破裂,特别是年轻患者。在一项研究中再出血的发生率为3.7%,在4~13年的观察期间,每年的风险为0.4%~0.8%。患者应该术后随访一系列血管造影,如果发生任何增大,应该尽可能再次手术或血管内治疗。

即使是完全闭塞的动脉瘤也可能复发。完全夹闭的动脉瘤复发率约为4.4年1.5%。复发后动脉瘤可继续增大和/或出血。复发动脉瘤有一部分可进行性增大和破裂。

针对上述情况,对动脉瘤患者进行无限期随访很必要,建议可以在6个月、1年、3年、5年及此后每5~10年分别复查。

（曹勇　李昊）

第三节　脑血管畸形

脑血管畸形是一组非肿瘤性的中枢神经系统血管性的病变,按照影像学表现和大体病理可以分为四种经典类型:①动静脉畸形(AVM);②海绵状血管畸形(cavernous malformation,CM);③发育性静脉异常(developmental venous anomaly,DVA);④毛细血管扩张症。

此外,有一些特殊类型的脑血管畸形。

1. **直接血管瘘**　亦称动静脉瘘。本病为供血动脉与引流静脉直接相连,中间无畸形血管团产生,特点为高血流、高压力、出血率低,如大脑大静脉(盖伦静脉,Galen vein)畸形、硬脑膜动静脉畸形、颈内动脉海绵窦瘘。

2. **混合性或未分类的血管瘤**　占血管造影阴性血管畸形的11%。

本节主要讨论四种经典类型的脑血管畸形。

一、脑动静脉畸形

脑动静脉畸形(AVM)是脑血管畸形中的一个主要类型,其形成是由于胚胎期脑原始动脉及静脉并行,紧密相连,中间隔以两层血管内皮细胞。如两者之间发生瘘道,血液就直接从动脉流入静脉,形成血流短路,而引起脑血流动力学改变。显微镜下畸形组织呈一大堆较成熟的大小不等的血管结构,其间夹杂有硬化的脑组织。

AVM分类:①脑实质AVM,软模型、皮质下型、脑室旁型、混合型;②单纯硬膜AVM;③脑实质和硬膜混合型AVM(罕见)。

（一）临床表现

1. **头痛**　少见,AVM偶然与偏头痛有关。

2. **癫痫**　1/3以上的患者以癫痫发作起病,多呈局限性抽搐。该症状有一定的定位意义。确诊年龄越小,越容易出现癫痫症状。癫痫发生风险统计:10~19岁占44%;20~29岁占31%,30~60岁占6%。偶然发现或表现为神经功能缺损的患者多无癫痫发作。

3. **出血**　2/3以上的患者可突发脑内血肿、蛛网膜下腔出血、脑室内出血和硬脑膜下出血等,常因体力活动、情绪激动等因素诱发,亦可无任何原因。表现为突发剧烈头痛、呕吐、意识障碍和脑膜刺激征。AVM的出血风险为每年2%~4%。出血的高峰期为15~20岁,每次出血的病死率为10%,致残率为30%~50%。小的动静脉畸形常比大的更易发生出血。

4. **局限性神经功能障碍及智力减退**　由于脑盗血现象病变远端和邻近脑组织缺血,对侧肢体可出现进行性肌力减弱,并发生萎缩。在儿童期发病,当病变大而累及脑组织广泛者可导致智力减退。

5. **颅内杂音**　当畸形体积大、部位表浅,特别是伴有脑膜脑动静脉畸形时可听到。

6. **占位效应**　如脑桥小脑角的AVM引起的三叉神经痛。

7. **仅见于儿童患者的症状**　大型中线部位的动静脉畸形并引流入增大的大脑大静脉(Galen静脉,即"Galen静脉动脉瘤样畸形"),还可伴有以下症状。

（1）脑积水合并大头畸形:多由于增大的Galen静脉压迫中脑导水管所致。

（2）心力衰竭伴随心脏肥大。

（3）前额静脉突起,多因静脉压增加所致。

8. **临床分级**　临床采用较多的是Spetzler分级法(表8-3-1),根据AVM的大小、部位和引流情况进行评分,分级等于三项评分的总和,分为1~5级;6级特指无法治疗(包括各种方法,例如手术、立体定向放射等)的病变。该分级方法可以较好地预测患者的预后情况,但不适用于儿童患者。根据其分级,Spetzler推荐将AVM分为三类进行综合治疗。

（1）S-M分级1~2级:手术切除。

（2）S-M分级3级:综合治疗。

（3）S-M分级4~5级:每5年复查并行血管造影,仅在出现神经功能缺损加重或明确存在动脉瘤时进行治疗。

表 8-3-1 Spetzler 分级法

AVM 大小	<3.0cm	1分
	3.0~6.0cm	2分
	>6.0cm	3分
AVM 邻近部位脑组织	存在重要结构	1分
	无重要结构	0分
AVM 引流	深部	1分
	浅部	0分

其中,脑重要结构包括:感觉运动区、视觉和语言区、丘脑和下丘脑、内囊、脑干、小脑脚、深部小脑核团。

(二) 辅助检查

1. 脑血管造影 是确诊本病的主要手段(图 8-3-1),表现如下。

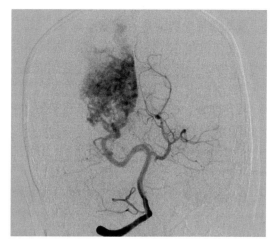

图 8-3-1 DSA 显示左枕部 AVM

(1) 畸形血管团。

(2) 扩张的供应动脉。

(3) 扩张的引流静脉。

(4) 可伴有动静脉瘘。

(5) 可伴有动脉瘤与静脉瘤。

并非所有的 AVM 均可在血管造影上显影(如隐匿性血管畸形)。

2. 头颅 CT、3D-CTA、MR 及 MRA 对了解有无出血、病变定位及病变与周围脑组织的关系有很大帮助(图 8-3-2)。在 MR 上表现如下。

(1) T_1WI 和 T_2WI 示流空现象。

(2) 供应动脉。

(3) 引流静脉。

(4) 在部分翻转角(flip-angle)上有强度增加(与

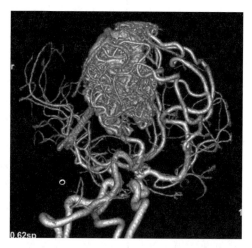

图 8-3-2 CTA 显示 AVM,并显示其供血动脉和引流静脉等信息

钙化的信号缺失相鉴别)。

如果 MR 上病变周围有明显的水肿,可能是肿瘤出血;病变周围有一完整的低信号圈的存在(含铁血黄素的缘故),则提示是 AVM 而不是肿瘤。

3. 脑电图 可表现为局限性慢波、棘慢复合波等。

(三) 治疗

1. 治疗方法选择

(1) 手术切除:为根治性治疗方法,大多数 AVM 需手术治疗,能够立即解除出血风险,并改善癫痫症状。对于中、小型 AVM,显微手术治疗的风险较小,所以是首选治疗方法。对于大型和巨大型 AVM,多主张采用血管内栓塞再手术的联合治疗方案。

(2) 血管内治疗:其治愈率日渐提高,对于大型与巨大型 AVM 常先采用血管内栓塞,使其血流变慢,体积变小后再手术,或立体定向放射治疗。但该方法很难根治 AVM,且诱导血流动力学急剧改变,患者随时有再出血的危险。

(3) 立体定向放射治疗(伽马刀,X 刀):适用于小的病灶(≤2.5cm)及深部 AVM,或手术及栓塞后对残余的 AVM 进行治疗。一般放射性治疗需要 1~3 年的潜伏期后起效,在此期间有出血风险,风险增加或减少尚存在争议。

(4) 联合治疗:即上述三种方法中任意两种或三种方法联合应用,适用于大或巨大深部的 AVM。例如,先行栓塞使血管团缩小,再行立体定向放射治疗。

决定采用哪种方式治疗 AVM 时应考虑以下问题:是否合并动脉瘤,血流量高低,患者年龄,既往出血病史,体积和畸形团范围,本院神经介入科水平,患者的全身状况。

2. 手术适应证

（1）单侧大脑半球血管畸形。

（2）反复出血的血管畸形。

（3）有顽固性癫痫或顽固性头痛。

（4）颅后窝血管畸形。

（5）栓塞后未完全闭塞的血管畸形。

（6）局限性神经功能障碍进行性发展。

（7）无明显手术禁忌证者。

3. 手术前处理

（1）一般处理：避免过度用力及情绪激动，保持排便通畅。

（2）控制癫痫。

（3）预防动静脉畸形破裂出血。

（4）向家属交代病情及可能出现的危险，交代目前该病的治疗方法，手术治疗的危险，手术中可能出现的情况，手术后可能出现的合并症和后遗症，以及对患者生活和工作的影响。

4. 手术后处理

（1）巨大脑血管畸形手术后注意控制血压，防止正常灌注压突破综合征的发生。

（2）手术后5~7日可复查脑血管造影，了解治疗结果，有无畸形血管团残留。

（3）出院医嘱：一般休息3个月后门诊复查，必要时随时就诊。

（4）抗癫痫药物。

1）手术前无癫痫发作的患者，术后仍应预防性服用抗癫痫药3~6个月，然后在3~4个月逐渐减量至停药。

2）手术前有癫痫发作的，或手术后出现癫痫发作的患者，至少术后用药6~12个月，如无癫痫发作可在3~4个月逐渐减量至停药，必要时监测血药浓度来指导用药。

二、海绵状血管瘤

脑海绵状血管瘤（cavernous malformation，CM）也称海绵状血管畸形，是指由众多薄壁血管组成的海绵状异常血管团，这些畸形血管紧密相贴，血管间没有或极少有脑实质组织，并非真性肿瘤，按组织学分类属于脑血管畸形，占中枢性神经系统血管畸形的5%~13%。

（一）流行病学

海绵状血管畸形的人群发生率为0.02%~0.13%。48%~86%位于幕上，4%~35%位于脑干，5%~10%位于基底核。

（二）病理

海绵状血管畸形外观为紫红色，表面呈桑球状，剖面呈海绵状，由单层内皮细胞构成的囊状血窦组成。这些血窦大小差异极大，通常不规则，提示有继发性改变。这些血窦很可能就是异常的毛细血管，因为在病变中没有可辨认的动脉和静脉，而且血窦在结构上与毛细血管扩张相似。这些血管畸形可有边界，但无包膜，可呈分叶状。和毛细血管扩张一样，它们也没有异常的供血动脉和引流静脉。多见于大脑皮质、脑桥，脊髓中少见。

海绵状血管畸形内一般都有机化的血栓、富含含铁血黄素的巨噬细胞及新鲜和陈旧出血、纤维增生和/或胶质增生、局限性钙化，甚至可有骨形成。其表面的软脑膜和蛛网膜常被黄染、增厚和纤维化。在这些异常血管间没有正常的神经组织，很可能因进行性、反应性纤维增生和胶质增生而将神经组织彻底破坏。

（三）病因学

临床上CM呈两种发病形式，即家族性和散发性，其发病机制暂不完全清楚，目前认为跟基因突变有关。

1. 家族性CM 家族性CM以多发病灶和明显的家族发病倾向为特征，病灶数目往往在3个以上，符合常染色体显性遗传方式。目前认为：与CM发病有关的基因主要有*CCM1*、*CCM2*和*CCM3*，可能的突变基因定位于7q11.2-q21区者称*CCM1*，定位于7p13-15区者称*CCM2*，而定位于3q25.2-27区者称CCM3。40%的家系致病基因位于*CCM1*，20%位于*CCM2*，40%位于*CCM3*。*CCM1*~*CCM3*均有家族遗传倾向。最近，许多学者报道*CCM1*、*CCM2*、*CCM3*可能存在于同一个信号复合体中，且完整的*CCM2*是CCM1-CCM2-CCM3蛋白复合体组装的重要结构分子。

有学者认为，Knudson两次突变机制（two-hit）可用于解释CM的病理生理学机制。根据这一假说，CM的形成需要受累细胞特定*CCM*基因的两个等位基因完全损失。*CCM*第一次突变（第一个等位基因丢失）可发生在胚胎细胞，第二次突变（第二个等位基因丢失）发生在由此突变胚胎细胞分裂分化而来的体细胞；或两次突变均发生在体细胞。

2. 散发CM 散发CM一般认为是先天性病变，确切病因尚不明了，少部分散发性CM发现存在上述*CCM1*、*CCM2*和*CCM3*基因突变，另外一些散发性CM可能与中枢神经系统局限性放射性损伤、外伤及特异性感染有关。既往动物实验研究提示，肠道革兰氏阴性菌或脂多糖介导了TLR4/CD14信号通路促使脑内

CM 发生。

（四）临床表现

脑内 CM 可以分成静止期和活跃期，静止期的病灶可以长期处于稳定状态，不发生出血等，而处于活跃期的病灶因侵犯部位不同而有不同的症状，主要有癫痫、出血、进行性神经功能障碍（占位效应）。当然，并非所有患者都出现临床症状，有 15%～20% 的患者是在因为非特异性头痛或其他神经功能障碍而行检查时偶然发现的。另外，对于脑内多发病灶，约有 40% 的家族性 CM 患者也可以无任何症状和体征。

1. 癫痫　癫痫发作是幕上 CM 最常见的临床表现，约占 60%。癫痫的发作或程度加重，常与 MRI 所见的 CM 病灶急性或亚急性出血相关。虽然 CM 引起癫痫的确切机制尚未明了，但在很大程度上与含铁血黄素的沉积有关。因为含铁血黄素中所含的铁离子是公认的癫痫诱发剂，在实验室中常被用于制作癫痫模型。除非病灶位于基底核或丘脑，幕上海绵状血管畸形很少由于占位效应而引起局灶性神经功能缺失。

2. 出血　出血也是海绵状血管畸形常见的临床症状，约占 20%。无论病灶是否产生临床症状，在 CM 中常存在以往出血迹象。正是由于不同时期出血病灶及其周边脑组织中的含铁血黄素沉积，构成了 CM 特有的 MRI 影像学表现。病灶内出血很少会突破囊壁，在周边脑组织产生所谓的"大出血"。因为在血流动力学方面，CM 属低压、低流量的血管畸形，因此它的出血（甚至大出血）通常只是压迫或推移周边脑组织，而非侵犯脑组织。

3. 进行性神经功能障碍　进行性神经功能障碍最多见于脑干 CM，其次是底节区和丘脑。由于脑干 CM 病灶可能紧邻重要的传导束和神经核团，因此即

使很小的海绵状血管畸形出血病灶亦可引起明显症状。脑干不同部位的 CM 引起的损伤不尽相同，尤其对于脑桥 CM 而言，往往是病灶可以很大，但引起的症状却很轻微。这是因为在脑桥内有相对多的空间允许紧密排列的上行和下行传导束被 CM 病灶逐步推移。除非引起症状的出血反复发生，脑干 CM 的病死率较低。

（五）影像学检查

1. 头部 CT　海绵状血管畸形可发生于脑内任何部位。病变呈圆形或类圆形、边界清楚的混杂性高密度影，病灶周围一般无水肿和占位表现。病灶合并出血时可有占位表现。血肿可占据病灶的部分或全部。病灶常伴钙化，严重者可全部钙化形成"脑石"。增强扫描多有强化，少数病灶不强化。病变内血栓程度轻、钙化不明显时强化明显。

2. 头部 MRI　MRI 是目前诊断 CM 最敏感的方法。在 MRI T_1 加权像上 CM 大部呈等信号，也可呈低信号；在 T_2 加权像上，呈高信号。流空现象不明显，无明显占位效应。如近期瘤内有出血，信号可出现变化，并可有占位效应。亚急性出血在 T_1 加权像上呈高信号，在 T_2 加权像上在高信号之外缘往往有一环行低信号区，为含铁血黄素沉积所致。SWI 序列是诊断 CM 的敏感序列（图 8-3-3）。肿瘤易反复出血，血肿由新、旧出血成分组成，故信号常不均匀。肿瘤大多靠近脑表面，出血易破入蛛网膜下隙，造成邻近脑池中正铁血红蛋白形成，线条状高信号可勾画出附近脑回。有 8%～33% 的 CM 伴发静脉畸形。

3. 脑血管造影　海绵状血管畸形在分类上属于脑血管畸形，但在脑血管造影上往往不显影，所以曾经将 CM 归属为隐匿性血管畸形。不显影的原因可能

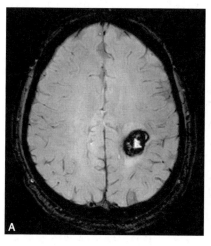
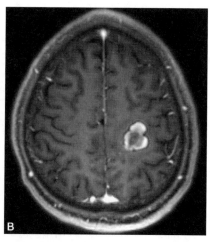

图 8-3-3　MRI 不同序列显示 CM
A. SWI 序列；B. T_1 加权像。

为：供血动脉太细或已有栓塞、病灶内窦腔太大、血流缓慢使造影剂被稀释。在个别情况下，在脑血管造影上可见无血管区，或在造影的晚期可见静脉染色。如果 MR 明确诊断，CM 可以不进行脑血管造影。

4. 正电子发射计算机体层扫描（PET） PET 是利用脑组织吸收放射性同位素来做脑扫描成像。头颅 CT 或 MRI 可提供颅内解剖结构影像，而 PET 更提供代谢性信息，以此来鉴别脑肿瘤和 CM。脑肿瘤对放射性同位素的吸收程度很高，而 CM 的吸收度很低。

5. 脑电图检查 CM 并癫痫的患者，特别是多发性 CM 患者，在手术前应进行脑电图检查，以确定责任 CM。

（六）治疗

海绵状血管畸形的治疗包括保守治疗和手术治疗，正确治疗方法的选择应根据患者的临床表现、医疗条件和患者对治疗结果的要求来综合决定。

1. 保守治疗 对于偶然发现、无症状的 CM 应进行临床观察，定期随访。建议 6 个月复查 1 次 MRI。如病变稳定则以后每年复查 1 次。

2. 手术治疗 海绵状血管畸形的手术治疗可以切除病灶预防出血、去除占位效应、消除或减少癫痫发作。因而，病灶反复出血、重要功能区的占位效应和癫痫，是 CM 手术适应证的主要考虑因素。手术目标为完全切除畸形血管。

手术治疗的适应证：①具有临床症状，手术容易到达切除的 CM；②病变出血，或具有明显临床症状的深部 CM；③CM 诱发癫痫，尤其是药物治疗无效的顽固性癫痫，推荐早期切除；④病变增大，占位效应明显；⑤部分无症状、非功能区、容易切除的 CM，手术切除可降低出血率，减少患者心理负担与随访经济负担；⑥脑干 CM 出现第二次出血，或病情进展快。

下列情况可建议保守治疗：①患者无临床症状；②伴有药物可控制的癫痫，可选择先行药物控制，目前尚缺乏对比早期手术与药物控制癫痫治疗效果的临床试验；③多发病变，且不能确定症状是由哪个病变产生的；④患者高龄、身体虚弱且症状不严重。保守处理的患者应随访，3～6 个月后再行头颅 MRI，如病变发展应及时手术治疗。

3. 手术前评估 CM 手术的目的是降低病灶的出血风险，改善控制癫痫。手术治疗前需要谨慎评估患者的年龄、患者的家族史、神经系统检查、病灶的出血风险、既往出血的症状及手术风险。术前应行 MRI 检查，确定病变的位置和发现多发病变。

CM 术前可行多模态磁共振，包括血氧水平依赖功能磁共振成像（BOLD-fMRI）、弥散张量成像（DTI）等，对病灶及功能区、功能性白质纤维束进行三维重建，明确病灶与功能区的位置关系，对手术风险进行精确评估。有研究提示，皮质下纤维束与病灶边界的距离有助于更为合理地选择手术患者，提高整体手术预后。

合并癫痫的 CM 患者，手术前应行脑电图（EEG）检查，确定 CM 是否与癫痫发作有关。长时程脑电图监测有助于鉴别多发 CM 病灶中的责任癫痫灶。

4. 手术方式 显微镜下微创切除脑海绵状血管畸形。可使用立体定位或术中超声辅助定位。切除出血性 CM 时常可见到含 CM 和出血降解产物的腔。先分离病灶和周围脑组织，分离完全后，可分块切除 CM 以减少脑实质损伤。幕上 CM 多有癫痫发作，还应切除 CM 周围含铁血黄素沉积。如果存在与 CM 相关的静脉畸形，应予以保留，因为该静脉常为该区域引流静脉。

5. 放射治疗 选择立体定向放射外科（stereotactic radiosurgery，SRS）治疗 CM 应极为谨慎。《2017 血管瘤联盟共识建议》提示，SRS 可以作为外科手术不能够达到、手术风险极大、既往症状性反复出血病例的替代治疗。

（七）预后

CM 为良性病变，手术治疗能有效预防出血和控制癫痫发作。对于癫痫发作频率低或持续时间 1 年以内的患者，CM 切除可以有效控制 70%～90% 的癫痫发生。CM 的手术预后与病灶的位置密切相关。手术整体病死率及致残率约为 6%，而对于深部的病灶，如岛叶、基底核区和丘脑位置的 CM，术后致残率为 5%～18%，致死率约为 2%。

三、发育性静脉异常

发育性静脉异常也称为静脉血管瘤或（进展性）静脉异常（DVA），主要表现为一支增粗的中央干引流一簇髓静脉，并汇入深部或表浅的静脉系统。其病理表现为静脉缺乏大量的平滑肌和弹性纤维，血管间存在脑实质，其血管内血流为低流量、低压力。该病最常见于大脑中动脉供应的区域或 Galen 静脉的区域。

（一）临床症状

本病大多数没有显著的临床症状，很少一部分会合并癫痫和出血。因为本病经常伴发海绵状血管畸形，所以症状通常由海绵状血管畸形引起。

（二）辅助检查

1. MRI FLAIR 像上呈 T_2 高信号，SWI 像上经常

显示为增粗的静脉血管影。

2. 血管造影 可见"海蜇头样"表现,为多数髓静脉引流至一支粗大引流干的影像学表现。其他血管造影表现为长引流静脉或粗大引流静脉,动脉期无动静脉截流(AVM 的特征表现)。

(三)治疗

该病变不需要治疗,因为它们是邻近脑组织的引流静脉。如果合并海绵状血管畸形,此时该静脉经常为引流静脉,手术中需要保留。如果证实出血或明确顽固性癫痫是由该病灶引起的,则具有外科手术指征。

四、毛细血管扩张症

毛细血管扩张症又称为遗传性出血性毛细血管扩张,或奥斯勒-韦伯-朗迪病(Osler-Weber-Rendu disease)。该病表现为轻度的毛细血管扩张,血管内低流量,其中掺杂着脑组织。该病通常为尸检中偶然发现,无临床意义。常规的影像学手段很难鉴定其存在。该病为常染色体显性遗传血管病变,发生率约1/5 000,其中95%病例反复鼻出血。本病也可作为综合征的一部分,呈现多发。

(一)影像学检查

1. CT 可显示既往出血影,表现为边界清楚的均一或混杂的高密度影,可有一定程度的增强。

2. MRI T_2WI 可见:网状病灶有高或低密度,周边可能存在一低信号的边缘(由于以往出血导致充满含铁血黄素的巨噬细胞存在),提示既往出血史。GRASS 显像可见血流相关增约约占60%病例,可将其他条件时血流引起的信号缺失与钙化(和骨)或空气相区分。

(二)治疗

手术指征主要是清除血肿或明确诊断,特别是定位明确时,也可考虑通过手术来解决反复的出血或药物治疗难治性癫痫发作。立体定向放射外科治疗暂时无令人满意的效果,尚无证据支持可以使用。

(曹勇 李昊)

第四节 颈动脉海绵窦瘘

颈动脉海绵窦瘘(carotid cavernous fistula,CCF)是指颈内动脉海绵窦段破裂或其在海绵窦段内的分支破裂,与海绵窦之间形成异常的动静脉沟通,导致海绵窦内的压力增高而出现一系列临床表现。按病因分为外伤性颈动脉海绵窦瘘和自发性颈动脉海绵窦瘘两类:前者占70%~85%,多为外伤造成颅底骨折撕裂、骨片刺破、异物穿透伤、火器伤、医源性(鼻窦手术、经鼻蝶鞍区手术、三叉神经球囊压迫阻滞术、脑膜瘤栓塞中脑膜垂体干破裂出血等)损伤颈动脉所致,外伤性颈动脉海绵窦瘘在颅脑外伤中的发生率为2.5%;后者占25%~30%,由于其瘘口往往不止一个,因此,又称为复杂性颈动脉海绵窦瘘,原因为硬脑膜动静脉畸形破裂、海绵窦内动脉瘤破裂、埃勒斯-当洛斯综合征(Ehlers-Danlos syndrome)Ⅳ型、肌纤维发育不良、弹性纤维假黄瘤、动脉炎、动脉粥样硬化等引起。

一、病理

CCF 的形成在解剖上存在颈内动脉壁缺损和静脉引流两部分。其中,大多数的颈内动脉壁缺损为2~6mm 的破口,在创伤性 CCF 中,最常见的为海绵窦段的水平段,而少部分病例中,有可能存在一个以上的瘘口或颈内动脉(internal carotid artery, ICA)完全横断。大部分的静脉引流是通过海绵窦,而有9%的病例出现颅内静脉的逆向引流。颈内动脉一旦破入海绵窦内将引起引流静脉扩张淤血、盗血、出血及血流动力学异常等一系列的病理变化。

1. 引流静脉扩张淤血 海绵窦与周围静脉有广泛的交通,大量颈内动脉血液直接进入海绵窦,造成这些静脉的高度扩张、动脉化和淤血。眼上、下静脉扩张淤血引起搏动性突眼、眶周静脉怒张、眼底静脉淤血、视盘水肿、眼结膜充血、眼外肌不全性麻痹等,表现为最常见、最具特征的"红眼症"。房水静脉阻力加大使房水流出受阻,引起继发性青光眼。当颈动脉海绵窦瘘主要经岩下窦、横窦及乙状窦等方向引流时,眼部症状轻微而颅内杂音明显;血流向上经蝶顶窦流入侧裂静脉、皮质静脉及上矢状窦时,可出现颅内静脉扩张和颅内压增高,甚至导致自发性蛛网膜下腔出血;血流经颅底引流至翼窝,则可引起鼻咽部静脉扩张,导致鼻出血;血流向内侧引流,也可通过海绵间窦引起对侧眼部症状。

2. 盗血 大量颈内动脉血液经瘘口直接流入海绵窦引起颈内动脉远端供血不足,产生脑缺血及眼动脉灌注不足。严重时可出现脑功能损害和颅内压增高,甚至因动静脉瘘大量分流而致代偿性心脏扩大。

3. 出血 主要表现为颈动脉海绵窦瘘伴有硬脑膜血管畸形或过度扩张的静脉破裂引起颅内出血,眼底静脉持续淤血引起视网膜静脉破裂出血影响视力,鼻腔及鼻咽部静脉扩张破裂引起鼻出血。有时出血经颅底骨折缝流入蝶窦,可引起致命的大量鼻出血。若出血进入蛛网膜下隙,则将导致急性颅内压增高。

4. 海绵窦压力增高　大量颈内动脉血液经瘘口直接流入海绵窦引起海绵窦压力增高,压迫第Ⅲ、Ⅳ、Ⅵ对脑神经及第Ⅴ对脑神经的第一支和第二支,出现海绵窦综合征。

二、临床表现

(一) 性别、年龄

外伤性颈动脉海绵窦瘘男女患病比例为 1∶0.3。高发年龄为 20~50 岁,平均年龄 30 岁;自发性颈动脉海绵窦瘘,以 40~60 岁的女性多见,育龄期女性的自发性 CCF 中,妊娠及分娩常为诱因。

(二) 症状、体征

1. 搏动性突眼　95%以上的患者出现搏动性突眼,原因为海绵窦内的压力增高,影响了眼静脉的回流,表现为结膜充血水肿,眼睑充血、肿胀,下睑结膜常因水肿而外翻,眼球搏动与心跳节律一致。有时有眶部及额部静脉怒张,并有搏动。如不及时治疗,一侧海绵窦瘘经海绵间窦使对侧海绵窦扩张,引起双侧突眼。

2. 颅内杂音　常为患者的主诉,影响其睡眠与生活,为持续性机器轰鸣般的声音,在心脏收缩时加重。有时用听诊器可在眶部、眼球、额部听到。压迫患侧颈总动脉,杂音减低或消失。

3. 眼球运动障碍　70%患者出现第Ⅲ、Ⅳ、Ⅵ对脑神经麻痹,患侧眼球运动障碍,甚至眼球固定。其中第Ⅵ对脑神经最易受累;而第Ⅲ对脑神经受累时,瞳孔可能受累也有可能不受累(而后交通动脉瘤引起的第Ⅲ对脑神经麻痹几乎都存在瞳孔受累)。

4. 反复大量鼻出血　表现为突发性大量鼻腔出血,出血量可达 500~2 000ml,可伴有休克症状。随着血压的下降,出血可以减轻或停止;但是,当休克纠正、血压上升后,再发生大量鼻出血,可能与假性动脉瘤形成有关。

5. 其他　额部、眼部疼痛和角膜感觉减退、蛛网膜下腔出血、眼底视盘水肿、视网膜出血、视神经进行性萎缩、视力下降及继发青光眼等。

自发性颈动脉海绵窦瘘由于瘘口小,多为低流量,临床表现较外伤性轻。

三、辅助检查

1. 超声　扩张的眼上静脉在 B 超中表现为一弯曲的管状无回声区,管状无回声区有明显搏动,且与心脏搏动同步。彩色多普勒超声的彩色血流显像表现为红色血流或红蓝色相间血流的血管影,以红色为主;脉冲多普勒频谱分析表明眼上静脉血流呈搏动性动脉频谱。彩色多普勒特征性表现是扩张的眼上静脉呈反向血流及动脉化的频谱,这一特征具有鉴别诊断价值。

2. CT/CTA　颈动脉海绵窦瘘的主要 CT 表现为眼球突出、眼上静脉扩张、海绵窦增大、眼外肌增粗及眶内软组织肿胀。对于创伤病例,薄层 CT 可评价颅底骨折。眼上静脉呈从前内向后外的梭形扩张是颈动脉海绵窦瘘最具特异性的 CT 表现,增强 CT 可见海绵窦显影并明显增强,眼静脉增粗并明显强化(图 8-4-1)。冠状面扫描表现为上直肌下方增粗的眼上静脉断面。CTA 可显示眼上静脉扩张、海绵窦增大及增粗的引流静脉形态与海绵窦的关系。

3. MRI/MRA　扩张的眼上静脉在 T$_1$ 加权像上和 T$_2$ 加权像上均呈流空的无信号血管影,增强扫描可呈明显的血管状强化。水平扫描呈从前内向后外的梭形血管影,冠状位扫描可显示上直肌与视神经间增粗的眼上静脉断面,形如"泪滴状"。MRA 可显示扩张的静脉、海绵窦及两者的关系。

4. DSA　DSA 是诊断颈动脉海绵窦瘘最直接的

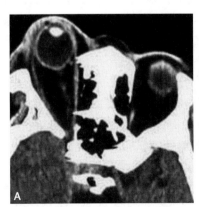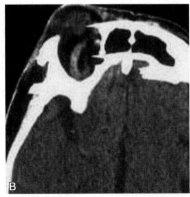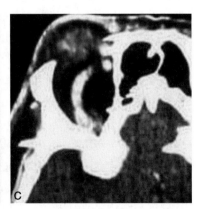

图 8-4-1　颈动脉海绵窦瘘的平扫 CT 显示突眼(A)及眼上静脉扩张(B),强化 CT 显示眼静脉增粗并明显强化(C)

检查方法,是全面评价 CCF 的"金标准"。通过全脑血管造影可清楚地显示瘘口的大小、部位,是否为颈内动脉分支破裂及静脉引流情况等。颈动脉海绵窦瘘的 DSA 表现为患侧颈内动脉造影动脉期海绵窦同时显影扩大,患侧眼上静脉逆向充盈扩张,少数颈动脉海绵窦瘘通过海绵间窦使对侧眼上静脉同时显影。硬脑膜动脉海绵窦瘘的 DSA 表现为患侧颈外动脉造影动脉期可见脑膜中动脉或脑膜副动脉、颌内动脉分支与海绵窦相通,海绵窦显影、扩张,眼上静脉亦同时充盈显影(图 8-4-2)。在高流量的 CCF 较难详细辨认时,通过手工不全压迫患侧颈内动脉并同侧颈内动脉慢速造影(2~3ml/s)或优势椎动脉造影的方法来辨别瘘口位置。

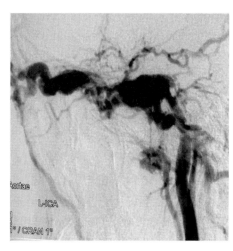

图 8-4-2 颈动脉海绵窦瘘的 DSA 显示海绵窦显影、扩张及眼上静脉显著扩张

根据 DSA 的检查结果可将颈动脉海绵窦瘘分为 4 型(Barrow 分型)。A 型:颈内动脉与海绵窦直接相通,颈内动脉壁破裂常是单个大的破口,直径 1~5mm,平均 3mm,也可由于颈内动脉或其分支的断裂而有近端和远端 2 个瘘口;B 型:颈内动脉通过其硬脑膜分支与海绵窦相通;C 型:颈外动脉通过其硬脑膜分支与海绵窦相通,常是脑膜中动脉主干在棘孔上方的分支向海绵窦供血;D 型:颈内动脉和颈外动脉均通过硬脑膜分支与海绵窦相通,常有双侧颈内动脉、颈外动脉系统的供血。A 型是最多见的一种类型,占全部颈动脉海绵窦瘘的 76%~84%,B 型、C 型和 D 型分别占 7%~15%、3%~10% 和 9%~21%。

根据颈内动脉与海绵窦交通的途径又分为直接型与间接型两型。直接型颈动脉海绵窦瘘是指颈内动脉及其分支与海绵窦直接相通,是 Barrow 分型的 A 型;间接型颈动脉海绵窦瘘是指累及海绵窦的硬膜动静脉瘘,是 Barrow 分型的 B、C、D 型。

四、诊断

根据病史、临床表现及辅助检查一般诊断不困难。主要诊断依据:①临床特征性表现有搏动性突眼、结膜充血水肿、颅内杂音、眼球运动障碍及反复大量鼻出血等;②影像学特征性表现有眼球突出、海绵窦膨大、眼上静脉扩张、眼外肌增粗和眼眶软组织肿胀。

五、治疗

治疗颈动脉海绵窦瘘的目的包括保护视力、消除颅内杂音、使眼球回缩和防止脑缺血或出血。理想的治疗方法是可靠封闭瘘口,同时保持颈内动脉通畅。目前,治疗颈动脉海绵窦瘘的常用方法有手工压迫、手术栓塞术和血管内介入治疗三类。

(一)手工压迫

指导患者用对侧手指触摸颈部中间区气管旁的颈动脉搏动,逐渐压迫至无法触及搏动,一次压迫 10~15 秒,每小时 2~3 次(用对侧手指是为防备可能的脑缺血发作)。

(二)手术栓塞术

采用开颅手术施行瘘口孤立术、栓塞术及直接瘘口填塞修补术。随着神经介入技术与栓塞材料的日臻完善,手术栓塞术的临床应用越来越少。

(三)血管内介入治疗

血管内介入治疗即通过血管直接注入栓子或采用血管内介入治疗。前者又称颈内动脉栓子注入术,即带线肌瓣颈内动脉栓塞术(又称放风筝法),现已经少用。后者是目前治疗颈动脉海绵窦瘘的首选方法。

1. **海绵窦栓塞** 多采用单纯可脱性球囊、弹簧圈、液体栓塞剂或相结合的方式进行栓塞瘘口。

2. **血管内介入治疗** 分为经动脉入路、经静脉入路和经静脉窦入路三种。经动脉入路栓塞治疗颈动脉海绵窦瘘是最常用的途径。经静脉入路(眼上静脉、面静脉)治疗颈动脉海绵窦瘘适用于 D 型颈动脉海绵窦瘘、经动脉入路失败者、颈内动脉闭塞者、复发性颈动脉海绵窦瘘。经静脉窦入路多选择经岩下窦。栓塞的靶点包括瘘口、海绵窦和颈内动脉。只有经动、静脉入路栓塞均失败时,才可考虑闭塞颈内动脉,但之前必须做球囊闭塞试验。

3. **颈内动脉支架置入术** 覆膜支架修复 CCF 为近年来新发展的介入技术,特别是国产 Willis 覆膜支架问世以来,选择合适的外伤性和自发性 CCF 病例,可以取得满意的疗效(图 8-4-3)。

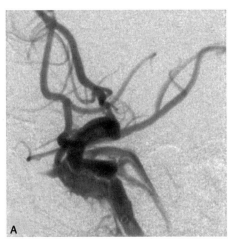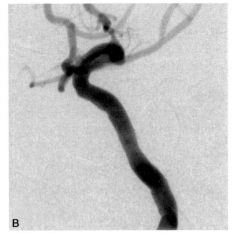

图 8-4-3　自发性 CCF 合并颈内动脉狭窄的术前造影(A)及植入 Willis 覆膜支架的术后造影(B)显示效果良好

4. 并发症　血管内介入治疗颈动脉海绵窦瘘的并发症有颈内动脉闭塞、球囊破裂移位或早期回缩造成的颈动脉海绵窦瘘复发或假性动脉瘤形成、偏瘫、失语、鼻出血、眼球运动障碍、腹膜后血肿、穿刺部位血肿、眼睑结合膜水肿加重和伤口感染等。

(四) 立体定向放射外科治疗

主要采用伽马刀或 X 刀治疗 B 型颈动脉海绵窦瘘,A 型不适合立体定向放射外科治疗。

六、预后

部分颈动脉海绵窦瘘可以自愈,少数患者经压迫颈动脉,可使症状减轻或愈合。25%～30%的自发性颈动脉海绵窦瘘患者可以自愈。外伤性颈内动脉海绵窦瘘仅有 5%～10% 自愈。

直接型颈动脉海绵窦瘘很少有自然愈合的机会,如任其发展,由于静脉逆向引流和扩张或海绵窦极度扩张,将有 5%～10% 的患者发生颅内出血或大量鼻出血,危及生命;22%～33%间接型颈动脉海绵窦瘘可以自行愈合,预后良好。

未治疗的患者可因角膜暴露、缺血综合征和青光眼等引起视力损害,少数患者可发生鼻腔大出血而突发死亡,反复大量鼻出血的病死率在 30%～50%。栓塞治疗后一些迟发性视神经损害和早期脑神经麻痹可望得到部分恢复。目前,采用血管内介入治疗颈动脉海绵窦瘘大大改善了预后,治愈率可达 90%～100%,复发率 1%～13%,病死率 0～0.5%,颈内动脉畅通率 85%～98%,多数预后良好。

(苏万东　邓林)

第五节　原发性脑出血

脑出血(intracerebral hemorrhage,ICH)是人类死亡和残疾的主要原因之一。目前,一般将 ICH 分为原发性脑出血(primary intracerebral hemorrhage,PICH)、继发性脑出血和原因不明性脑出血。在我国,70%～80% 的 PICH 合并高血压,所以,我国一直把"原发性脑出血"沿用"高血压性脑出血"来命名。在国外,多将 PICH 统称为脑出血或自发性脑出血。继发性脑出血多由脑动静脉畸形、脑动脉瘤、使用抗凝药物、溶栓治疗、抗血小板治疗、凝血功能障碍、脑肿瘤、脑血管炎、硬脑膜动静脉瘘、烟雾病、静脉窦血栓形成等引起。本节主要介绍 PICH(本节特指高血压性脑出血)。

一、发病率

PICH 的发病率为 60～80/(10 万·年),占所有 ICH 的 80%～85%。

二、病因与病理

(一) 病因

1. 脑软化后出血　高血压患者多伴有严重的脑动脉粥样硬化症,因此,大量脑内出血可能是广泛的出血性梗死或缺血性软化区的动脉因失去周围的支持而发生的出血。

2. 脑血管受损出血　高血压使小血管壁变得脆弱,平滑肌被纤维或坏死组织替代,最后导致管壁脂肪玻璃样变或纤维样坏死。因此,当血压或血流发生变化时,容易发生破裂出血。

3. 微小动脉瘤形成与破裂 患者中 86% 存在微小动脉瘤,而在健康人脑中微小动脉瘤仅占 7%,并且这些微小动脉瘤主要位于基底核区。高血压使脑的小动脉管壁发生玻璃样或纤维样变性和局灶性出血、缺血和坏死,引起动脉壁的强度和弹性降低,使血管的薄弱部位向外隆起,形成微小动脉瘤或夹层动脉瘤。当高血压患者在一定诱因下使血压急剧升高时,引起微小动脉瘤破裂出血。

(二)病理

1. 部位 80% 在幕上,20% 在幕下。出血部位以基底核和丘脑最常见,其次为皮质下、脑干和小脑。

2. 镜下改变 在显微镜下可将 PICH 分为三期。

(1)出血期:可见大片出血。红细胞多完整,出血灶边缘往往出现软化的脑组织,神经细胞消失或呈局部缺血改变,星形细胞亦有树突状破坏现象。常有多形核白细胞浸润,毛细血管充血及管壁肿胀,有时管壁破坏而有点状出血。

(2)吸收期:出血后 24~36 小时即可出现胶质细胞增生,尤其是小胶质细胞及部分来自血管外膜的细胞形成格子细胞。除吞噬脂质外,少数格子细胞存积含铁血黄素,常聚集成片或于血肿周围。星形胶质细胞亦有增生及肥胖变性。

(3)恢复期:血液及受损组织逐渐被清除后,缺损部分由胶质细胞、胶质纤维及胶原纤维代替,形成瘢痕。出血较少者可完全修复,出血较多常遗留囊腔。

三、临床表现

(一)性别、年龄

发病年龄多在 50 岁以上,男性略多于女性。

(二)诱因

常见诱因有情绪激动、过度兴奋、剧烈活动、用力排便等。

(三)发病形式

绝大多数为急性发病,出血前多无前兆。往往在数分钟或数小时内达到高峰。

(四)症状、体征

常表现为突然出现剧烈头痛、恶心呕吐、躁动、意识障碍、偏瘫、瞳孔异常及生命体征的改变等。临床症状、体征根据出血部位、出血量的不同而异。

1. 壳核出血 表现为"三偏征",即出血对侧中枢性面瘫及肢体瘫痪、感觉障碍和同向偏盲,双眼向病侧偏斜、头转向病侧。优势半球出血者还伴有语言障碍等。

2. 丘脑出血 除出现意识障碍、偏瘫外,丘脑内侧或下部出血时,出现上视障碍,双眼内收下视鼻尖,眼球偏斜视,出血侧眼球向下内侧偏斜,瞳孔缩小、可不等大,对光反应迟钝,眼球不能聚合及凝视障碍等。出血向外扩展时,可累及内囊出现"三偏征"。丘脑出血侵入脑室引起脑积水时,可使病情进一步加重,出现高热、四肢强直性抽搐等。

3. 皮质下出血(脑叶出血) 意识障碍及偏瘫程度相对较轻,脑膜刺激征多见,可有一过性黑矇与皮质盲。优势半球者可有失语。

4. 小脑出血 主要体征为躯干性共济失调、眼震及构音障碍。引起梗阻性脑积水时,可出现颅内压增高。

5. 脑干出血 绝大多数为脑桥出血,多以意识障碍、肢体活动不灵为首发症状,迅速陷入深昏迷,颅内压增高不明显,多伴有眼球活动障碍。脑桥出血时,双眼向出血对侧凝视,瞳孔缩小,对光反应迟钝,常伴有高热、消化道出血等;较轻的患者可查到交叉性瘫痪、伸肌姿势异常等。

6. 脑室内出血 原发性脑室内出血少见,常为丘脑出血或基底核出血破入脑室系统。其临床表现与原发出血部位、血肿量及脑室受累范围密切相关。原发出血部位离脑室越近,血肿量越大,越容易侵入脑室。脑室内出血除有原发出血灶的症状、体征外,尚有脑干受累及颅内压迅速增高的一系列表现,意识障碍多较重,生命体征变化明显,且常伴有高热、强直发作等。

四、辅助检查

(一)CT

CT 具有准确、迅速、安全无创、可动态观察等优点,已经成为诊断 PICH 的首选检查。CT 对 PICH 的诊断符合率几乎达 100%。因此,一旦经 CT 检查确诊,一般无须再做其他检查。CT 检查不仅可直接显示血肿大小、数目、部位,血肿量,是否破入脑室及有无脑积水等,还可动态观察其自然临床过程,发现是否有再出血,以及判断疗效、预后、指导治疗等。CT 的临床应用使 PICH 的诊断变得简单、准确。

急性出血期,血肿密度为均匀一致的高密度影,CT 值 55~90Hu;血肿形态多为肾形、类圆形或不规则形;血肿周围逐渐出现低密度水肿影,在出血后 3~7 天水肿达到高峰,伴有不同程度的占位效应。吸收期,血肿密度逐渐减低,变为等密度、混杂密度至低密度。演变过程表现为血肿周围低密度影逐渐扩大,边缘模糊,同时中心区密度逐渐降低,水肿及占位效应逐渐减轻。恢复期,坏死组织被吸收,较小的血肿由胶质细胞及胶原纤维替代,大的血肿则残留囊腔,呈脑脊液样密度。

血肿量可根据 CT 进行估算。血肿量(ml)= $\pi/6\times$ 长轴(cm)×宽轴(cm)×层数(cm)。

多模式 CT 扫描包括 CT 脑灌注成像(CTP)和增强 CT。CTP 能够反映 ICH 后脑组织的血供变化,可了解血肿周边血流灌注情况。增强 CT 扫描发现造影剂

外溢是提示患者血肿扩大风险高的重要证据。

根据出血的部位,可分为壳核出血、丘脑出血、皮质下出血(脑叶出血)、小脑出血、脑干出血、脑室内出血及多发部位出血(图 8-5-1)。

(二) MRI

PICH 的 MRI 表现依据血肿的时间而变化(图 8-5-2),各期脑出血的 MRI 信号一般演变规律如下。

1. 超急性期(<6 小时) T_1 加权像上呈略低信

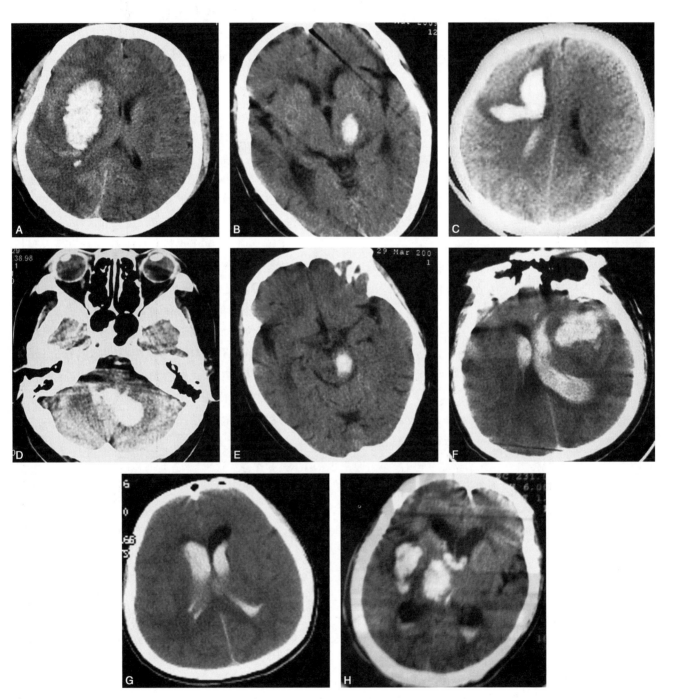

图 8-5-1 原发性脑出血的 CT 表现

A.壳核出血;B.丘脑出血;C.皮质下出血;D.小脑出血;E.脑干出血;F.继发性脑室内出血;G.原发性脑室内出血;H.多发部位出血。

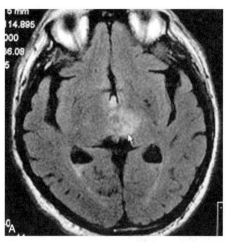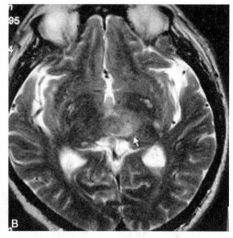

图 8-5-2 原发性脑出血的 MRI 表现
A. T_1 加权像；B. T_2 加权像。

号，T_2 加权像上呈高信号。

2. **急性期(12~48 小时)** T_1 加权像上呈略低信号或等信号，T_2 加权像上呈低信号。

3. **亚急性早期(3~5 天)** T_1 加权像上血肿从周边向中央逐渐出现高信号，T_2 加权像一般仍为低信号。

4. **亚急性中期(6~10 天)** T_1 加权像上仍表现为高信号，T_2 加权像上表现为从血肿周边向中心逐渐蔓延的高信号。

5. **亚急性后期(11~21 天)** T_1 加权像和 T_2 加权像上均为高信号，但在 T_2 加权像上血肿周边出现低信号环。

6. **慢性期(超过 21 天)** T_1 加权像上为低信号，T_2 加权像上为高信号；周围的含铁血黄素在 T_1 加权像上为等信号或略高信号，在 T_2 加权像上表现为低信号环。

(三) 脑血管成像或脑血管造影

常用检查包括 CTA、MRA、CTV、DSA 等。脑血管检查有助于了解出血的病因和鉴别诊断，指导制订治疗方案。

CTA、MRA、CTV、MRV 是快速、无创性评价颅内外动脉血管、静脉血管及静脉窦的常用方法，可用于筛查可能存在的脑血管畸形、动脉瘤、动静脉瘘等继发性脑出血，但阴性结果不能完全排除继发病变的存在。

DSA 能清晰显示脑血管各级分支，可以明确有无动脉瘤、脑血管畸形及其他脑血管病变，并可清楚显示病变位置、大小、形态及分布，目前仍是检查血管性疾病的重要方法和"金标准"。

五、诊断

根据突然发病、剧烈头痛、呕吐、出现神经功能障碍等临床症状体征，结合 CT 等影像学检查，PICH 一般不难诊断。

PICH(特指高血压性脑出血)的诊断并无"金标准"。但是，诊断前，一定要排除各种继发性脑出血疾病，避免误诊。在做出高血压性脑出血的最后诊断时需达到以下全部标准：①有确切的高血压病史；②典型的出血部位(包括基底核区、脑室、丘脑、脑干、小脑半球)；③DSA/CTA/MRA 排除继发性脑血管病；④早期(72 小时内)或晚期(血肿消失 3 周后)增强 MRI 检查排除脑肿瘤或海绵状血管畸形(CM)等疾病；⑤排除各种凝血功能障碍性疾病。

六、鉴别诊断

PICH(特指高血压性脑出血)的鉴别诊断见表 8-5-1。

七、治疗

(一) 内科治疗

凡意识清醒、瞳孔正常、大脑半球血肿<30ml、中线结构移位<0.5cm，或处于濒临死亡，伴有心、肺、肾等脏器的功能严重损害、凝血功能障碍者，均应内科治疗。治疗原则包括密切观察；保持安静，稳定血压，防止继续出血；根据情况，适当降低颅内压，防治脑水肿，维持水、电解质、血糖、体温平衡；同时加强呼吸道管理及护理，预防及防止各种颅内及全身并发症；营养支持等。

表 8-5-1　PICH(特指高血压性脑出血)的鉴别诊断

临床表现	PICH	脑血栓形成	脑栓塞	脑血管畸形出血	脑动脉瘤出血	脑瘤出血
高发年龄	50 岁以后	50 岁以后	20~40 岁	年轻人	45 岁以后	中年人
高血压病史	有	多有	无	无	或有	多无
既往史	脑血管疾病	TIA 发作史	风心病	癫痫史	SAH	无特殊
前驱症状	不肯定	头痛、头晕等	无	无	可有头痛	依肿瘤部位定
发作	突发、急剧	逐渐发病	急性	急性	急剧	多急性发作
诱因	白天、活动时	夜间入睡后	不定	活动、用力	活动、用力	不定
昏迷	多有	无或轻微	少见	程度不等	程度不等	程度不等
头痛	有或无	无	无	有	剧烈	有
呕吐	常有	常无	常无	常无	常有	常有
项强	有或无	无	无	有	明显	有或无
偏瘫	明显	不全	不全	多有	少见	不定
同向偏盲	多有	少见	少见	可有	无	可有
眼底出血	可有	无	无	少见	可有	少见
血性脑脊液	无或有	无	无	少见	均可见	多见

TIA. 脑暂时性缺血发作;SAH. 蛛网膜下腔出血。

1. 一般处理　急性期应保持安静卧床,不宜长途运送或过多搬动,保持头高 30°,注意呼吸道的通畅,随时清除口腔分泌物或呕吐物,适当吸氧。密切观察神志、呼吸、瞳孔的变化。

患者在发病的最初数天内病情往往不稳定,应常规持续生命体征监测(包括血压监测、心电监测、氧饱和度监测)和定时神经系统功能评估,密切观察病情及血肿变化,定时复查头部 CT,尤其是发病 3 小时内行首次头部 CT 的患者,应于发病后 8 小时、最迟 24 小时内再次复查头部 CT。

2. 控制脑水肿,降低颅内压

(1)镇静:对需要气管插管或其他类似操作的患者,需要静脉应用镇静药。镇静药应逐渐加量,尽可能减少疼痛或躁动引起颅内压升高。常用的镇静药有二异丙酚、依托咪酯、苯巴比妥钠等。

(2)药物治疗:若患者有颅内压增高的临床或影像学表现和/或实测颅内压>20mmHg,可应用脱水药,如 20%甘露醇、甘油果糖、高渗盐水、白蛋白、利尿药等,应用上述药物均应监测肾功能、电解质,维持内环境稳定;必要时可行颅内压监测。一旦怀疑有活动性出血,甘露醇等脱水药的使用应十分谨慎。

20%甘露醇为高渗脱水剂,体内不易代谢、不能进入细胞,其降颅内压作用迅速,是治疗脑水肿、降低颅内压的首选药物,具有提高血浆胶体渗透压、暂时性升高血容量、利尿、清除自由基、改善微循环和调节脑脊液的分泌及吸收等作用,其半衰期为 100 分钟,注药后 10~20 分钟颅内压开始下降,30~60 分钟达到高峰,可使颅内压降低 50%~90%,能维持 3~8 小时。约 1 小时后颅内压开始回升,4~8 小时回升到用药前水平。因此,甘露醇应间歇快速给药,而不是持续性滴注。

一般成人用量为 1~2g/kg,3~4 次/d。输注速度以 10~15ml/min 为宜。极量为 4g/(kg·d),超过此剂量会引起急性肾衰竭。小儿患者按 1~2g/kg 或按体表面积 30~60g/m² 给药,以 15%~20%浓度溶液于 30~60 分钟静脉滴注;患儿衰弱时剂量减至 0.5g/kg。

在从血管破裂出血开始到形成凝血栓子不再出血为止这段时间内(此过程需 2~6 小时),应用甘露醇是有风险的。因为高渗的甘露醇会逸漏至血肿内,血肿内渗透压随之增高,加剧血肿扩大,对脑细胞损害加重。一般可在出血后 6 小时开始使用,但不能一概而论,要根据具体情况。只要有活动性颅内出血,禁忌应用甘露醇。活动期脑出血一般指发病 24 小时内的脑出血。

脑出血后,血-脑屏障破坏,甘露醇可以透过血-脑屏障,并在脑脊液中滞留。脑脊液中甘露醇的排出比血清中甘露醇的排出慢,当血中甘露醇浓度降低时,脑脊液中甘露醇仍保持较高浓度,形成新的渗透梯度,从而引起颅内压反跳。反跳时间多在给药后 1 小时。研究发现,高剂量组(760mg/kg)用药 1~1.5 小时后出现不同程度的反跳现象,而低剂量组(400mg/kg)无反跳现象。因此,建议甘露醇剂量为 400mg/kg,输入速率不超过 50mg/(kg·min)为宜,这样既可达到最佳降压效果,又可防止颅内压反跳。

呋塞米有渗透性利尿作用,可减少循环血容量,对心功能不全者可改善后负荷,用量为 20~40mg/次,每日静脉注射 1~2 次。应用呋塞米期间注意补钾。

脑出血患者应用激素治疗无明显益处,而且增加并发症的发生风险(如感染、消化道出血和高血糖等)。因此,近年来对脑出血患者多不主张使用激素控制脑水肿。如果脑水肿严重亦可考虑短期激素治疗,可选用甲泼尼龙、地塞米松或氢化可的松。

一般脑水肿于 3~7 天达到高峰,多持续 2 周至 1 个月之久才能完全消失,故脱水药的应用要根据病情而逐渐减量,再行减少次数,最后停止。

3. **调整血压**　发病后血压过高或过低,均提示预后不良,故调整血压十分重要。有关 PICH 后血压调整要求如下:①收缩压>180mmHg,或舒张压>100mmHg,平均动脉压>130mmHg 应予以降压;②建议使用静脉短效药物,在 1 小时内将收缩压降至 140mmHg;③急性期快速强化降压是安全的,并且发病 7 天内血压下降的幅度越大越有益(正常范围内);④保持收缩压平稳,收缩压忽高忽低预后不良。

推荐的降压药物包括拉贝洛尔(5~20mg,每 15 分钟 1 次,或 2mg/min 静脉给药),尼卡地平(5~15mg/h,静脉给药),艾司洛尔[静脉注射 250μg/kg,25~300μg/(kg·min)静脉给药],依那普利(初始计量 0.625mg 静脉注射,1.25~5mg,6 小时 1 次),肼屈嗪[5~10mg 每 30 分钟 1 次,或 1.5~5μg/(kg·min)静脉给药],硝普钠(0.1~10μg/kg,静脉给药)或硝酸甘油(20~400μg/min,静脉给药)。另外,临床上也常用 25%硫酸镁 10~20ml/次,肌内注射;或乌拉地尔 50~100mg/次,加入液体内静脉滴注。血压过低者可适量用间羟胺或多巴胺静脉滴注使之缓慢回升。常用口服降压药物有长效钙通道阻滞药、血管紧张素Ⅱ受体拮抗药和 β₁ 肾上腺素能受体阻滞剂等。

4. **控制出血**　脑出血后是否应该应用止血药至今尚有争议。止血药的应用原则为:①对于凝血功能正常的患者,一般不建议常规使用止血药;②理论上讲,出血 8 小时内可以适当应用止血药预防血肿扩大,使用一般不超过 48 小时;③已经证实应用抗纤溶药(6-氨基己酸,氨甲环酸)无益,并且还会显著增加脑

梗死及深静脉血栓风险;④血凝酶可显著降低病程在 7~24 小时的脑出血患者血肿增大的发生率。

近年来,人们高度关注重组活化因子Ⅶ(rFⅦa)这种止血药。其建议应用指征为<70 岁、血肿体积<60ml 伴少量(<5ml)脑室内出血。具体用法为:①应在出血后尽早给予 rFⅦa 治疗,建议出血后 3~4 小时应用,最好应在发病 2.5 小时内接受 rFⅦa 治疗;②静脉注射给药,推荐起始剂量为 90μg/kg 体重;③初次注射本品后可能需再次注射,疗程和注射的间隔将随出血的严重性、所进行的有创操作或外科手术而不同;④最初间隔 2~3 小时,以达到止血效果;一旦达到有效的止血效果,只要治疗需要,可增至每隔 4 小时、6 小时、8 小时或 12 小时给药。

鉴于 PICH 患者出血前,常有口服阿司匹林药史,有可能影响止血功能引起出血加重,或增加手术的风险。对于这类患者,建议:①立即停用阿司匹林,若非紧急情况最好在停药后 7~10 天再进行手术;②缓慢静脉注射 10mg 维生素 K;③静脉注射凝血酶原复合物浓缩剂或在没有凝血酶原复合物浓缩剂的情况下输入新鲜冷冻血浆,凝血酶原复合物的剂量在最初以 100U/min 的速率输入 500~1 000U 凝血酶原复合物后,随后的输注速率应该≤25U/min;④治疗目标是国际标准化比值达到正常范围,即<1.2。

5. **内脏综合征的处理**

(1) 脑心综合征:心电图表现为 S-T 段延长或下移,T 波低平或倒置,以及 Q-T 间期延长等缺血性变化。此外,也可出现室性期前收缩、窦性心动过缓、过速,或心律失常及房室传导阻滞等改变。这种异常可以持续数周,应根据心电图变化,给予吸氧,服用异山梨酯、地尔硫草、毛花苷 C 及利多卡因等治疗,同时密切观察心电图变化的动向,以便及时处理。

(2) 应激性溃疡:多见于发病后 1 周内,重者可于发病后数小时内就发生大量呕血,呈咖啡样液体。对昏迷患者应在发病后 24~48 小时安置胃管,每日定时观察胃液酸碱度及有无潜血。若胃液 pH>5,即给予氢氧化铝胶液 15~20ml,使 pH 保持在 6~7。此外,给予甲氰咪胍鼻饲或静脉滴注,以减少胃酸分泌。应用奥美拉唑效果更好,也可胃内应用卡巴克络、云南白药、凝血酶等止血药。大量出血者,应及时输血或补液,防止贫血及休克。

(3) 中枢性呼吸形式异常:呼吸呈快、浅、弱及不规则或潮式呼吸、中枢性过度换气和呼吸暂停。应及时给氧气吸入,人工呼吸器进行辅助呼吸。可适量给予呼吸兴奋剂,如洛贝林或尼可刹米等,一般从小剂

量开始静脉滴注。为观察有无酸碱平衡及电解质紊乱,应及时行血气分析检查,若有异常,即应纠正。

（4）急性神经源性肺水肿:发病后 36 小时即可出现,少数发生较晚。肺水肿常随脑部的变化而加重或减轻,常为病情轻重的重要标志之一。应及时吸出呼吸道中的分泌物,甚至行气管切开,以便给氧和保持呼吸道通畅。部分患者可酌情给予强心药物。此类患者易继发呼吸道感染,故应预防性应用抗生素,并注意呼吸道的雾化和湿化。

（5）中枢性呃逆:可采用针灸处理,药物可肌内注射利他林,每次 10~20mg,也可试服氯硝西泮,1~2mg/次。膈神经加压常对顽固性呃逆有缓解的作用。

6. 控制血糖　近一半的患者在脑出血后发生高血糖。不论有无糖尿病病史,入院时血糖高的患者预后较差,死亡风险增加。目前对 HICH 患者的高血糖合理处理方法和血糖控制的靶点还没有共识,但应避免低血糖。

《2010 年中国急性脑出血治疗指南》中指出:①脑出血后应常规进行血糖监测,一旦血糖>11.1mmol/L就应该立即给予胰岛素治疗,将血糖控制在 8.3mmol/L以下,开始胰岛素治疗以后,应每 1~2 小时监测血糖 1次。当血糖控制后,继续应用胰岛素维持。②要避免低血糖(成人<2.8mmol/L,新生儿<1.7mmol/L),血糖<2.8mmol/L 给予 10%~20% 葡萄糖口服或注射治疗。③建议使用超短效胰岛素代替短效胰岛素,以 0.1U/ml低浓度的胰岛素制剂进行微量泵注入,每小时测血糖 1 次。

血糖水平与胰岛素的用量及调整情况如下:①血糖8.3~11.1mmol/L,胰岛素的用量为 1U/h;血糖 11.1~13.9mmol/L,胰岛素用量 2U/h;血糖 13.9mmol/L,胰岛素用量 3U/h;血糖>13.9mmol/L,胰岛素用量 4~5U/h;②如血糖<4.1mmol/L,则停用胰岛素,给 5% 的葡萄糖25ml;半小时后再查血糖浓度,如果血糖>8.3mmol/L,则再开始用胰岛素,使用量为原来的一半;③如血糖降为 4.1~5.5mmol/L,停用胰岛素或减少到原来剂量的一半;若血糖 5.6~8.3mmol/L,减少到原来剂量的一半;血糖 8.4~11.1mmol/L,维持原剂量;血糖 11.1~13.9mmol/L,如血糖低于前次试验值则用同样速度,如血糖高于前次试验值则增加50%速率;④如血糖仍>13.9mmol/L,但低于上一次测得值,则用同样速率;如血糖仍>13.9mmol/L,且高于上一次测得值,则需在原来的用量上增加 1U/h;⑤如血糖>13.9mmol/L,或持续 3 小时不降,则需用双倍量。

7. 控制体温　脑出血后血肿的刺激、吸收热、中枢性发热、感染性发热及水电解质紊乱均会导致体温升高,持续高热是脑出血患者的独立预后不良因素。治疗措施包括物理降温(擦浴、冰帽、冰块、冰毯)、亚低温治疗、药物降温(西药和病因治疗、抗感染治疗、纠正水电解质紊乱)等。尚无确切的证据支持低温治疗。

8. 控制癫痫　早期发生率在 5%~15%,多为大发作。在控制癫痫时应掌握以下几点:①一般不主张预防性抗癫痫治疗,给未发生过抽搐者使用苯妥英钠有可能增加致残致死率;②有临床发作的癫痫样发作需要抗癫痫治疗;③精神状态的改变伴脑电图癫痫波的患者,应给予抗癫痫治疗;④苯妥英钠不能抑制高血糖、高渗状态所致的抽搐,反而会抑制胰岛素分泌,降低胰岛素的敏感性,加重高血糖;⑤出血后 2~3 个月再次发生的癫痫样发作,按癫痫的常规治疗进行长期药物治疗。

9. 神经保护剂　脑出血后是否使用神经保护剂尚存在争议。有临床报道神经保护剂是安全、可耐受的,对临床预后有改善作用。也有研究表明绝大多数神经保护剂尚无确切证据有效。

10. 维持营养　特别是对昏迷患者,发病后 24~48 小时应放置鼻饲以便补充营养及液体,保持液体出入量基本平衡。初期每天热量至少为 1 500kcal,以后逐渐增至每天至少 2 000kcal 以上,且脂肪、蛋白质、糖等比例应合理,故应及时补充复方氨基酸、人血白蛋白及冻干血浆等。对于高热者尚应适当提高补液量。

11. 加强护理　采取积极措施维持呼吸道通畅、及时吸痰,必要时行气管切开,以防止呼吸道继发感染。应行持续导尿膀胱冲洗,防止膀胱过度充盈及尿潴留引起泌尿系统感染。定时翻身,加强皮肤和眼睛护理,防止压疮及角膜溃疡。患者神志清楚后常有严重头痛与颈项强直、烦躁不安,可给予适当镇静镇痛药等,便秘者可给缓泻药或大便软化剂等。

12. 其他处理　注意纠正酸碱及水、电解质平衡紊乱及防治高渗性昏迷。多数严重患者皆出现酸碱、水、电解质失调,常为酸中毒、低钾及高钠血症等,均应及时纠正。应用大量脱水药,特别是有糖尿病者应防止诱发高渗性昏迷,表现为意识障碍加重、血压下降,有不同程度的脱水征,可出现癫痫发作。高渗性昏迷的确诊需要实验室检查血浆渗透压增高提示血液浓缩。此外,血糖、尿素氮和血清钠升高、尿比重增加也提示高渗性昏迷的可能。同时,应经常观察血浆渗透压及水、电解质的变化。

PICH 患者有血栓形成的风险。建议:①联合使用间歇性充气加压与弹力袜,单独使用弹力袜对预防深静脉血栓形成无效;②脑出血后第二天开始皮下注射低分子肝素,可减少血栓形成但不增加再出血的风险;③对血肿不再增大且肢体缺乏活动者,可以考虑在血肿稳定后1~4天皮下注射低分子肝素预防深静脉血栓形成。

（二）外科治疗

外科治疗PICH在国际上尚无公认的结论。手术适应证、手术时机及手术方式仍然没有统一的标准。是否选择手术治疗及何时手术最佳尚有较大争议。

目前,外科治疗PICH的主要目的在于及时清除血肿、解除脑压迫、缓解严重颅内高压及脑疝、挽救患者生命,并尽可能降低由血肿压迫导致的继发性脑损伤。

1. 临床分级　PICH的临床分级有利于指导治疗方案选择及预后判断。临床上一般将PICH分为五级,分级标准见表8-5-2。

表8-5-2　PICH的临床分级

分级	意识状态	瞳孔变化	语言功能	运动功能
I	清醒或嗜睡	等大	可有失语	轻偏瘫
II	嗜睡或朦胧	等大	可有失语	不同程度偏瘫
III	浅昏迷	等大	失语	偏瘫
IV	中度昏迷	等大或不等大	失语	明显偏瘫
V	深昏迷	单侧或双侧散大	失语	去大脑强直或四肢软瘫

2. 手术适应证　按照PICH的临床分级,一般认为I级患者内科保守治疗,不必手术治疗;II~IV级患者绝大多数需要手术治疗,其中以II、III级手术效果较佳,V级较差。

PICH是否采取手术治疗要根据临床表现与CT表现两个方面综合考虑。①发病后病情稳定,患者神志清楚或轻度意识障碍,功能损害不明显,不需要行手术治疗;若经积极的内科药物治疗,病情仍无好转或不稳定,意识障碍进行性加重,或发生脑疝,应考虑手术治疗;发病后进展急骤,很快进入深昏迷,双侧瞳孔散大固定、生命体征不稳定者,手术意义不大。②对于幕上脑出血,CT/MRI显示血肿量超过30ml、中线结构移位超过5mm、同侧侧脑室受压闭塞超过1/2、同侧脑池脑沟消失、脑室内出血合并梗阻性脑积水者,应行紧急手术。③对于幕下脑出血,CT/MRI显

示小脑出血血肿量超过10ml、第四脑室受压或完全闭塞、有明显占位效应及颅内高压或合并明显梗阻性脑积水;脑干出血一般不采取直接手术治疗,若继发梗阻性脑积水,可行脑室体外引流术。④颅内压监测显示ICP持续>25mmHg。⑤患者若存在严重的心、肺、肝、肾等脏器功能不全,应列为手术禁忌。⑥若血压持续超过200/120mmHg、眼底出血、持续血糖>33mmol/L及高龄等情况,为相对手术禁忌证;但年龄不是决定是否手术的主要因素。

3. 手术时机　PICH的手术时机选择分为:①超早期手术,发病6~7小时内进行;②早期手术,发病后1~3天手术;③延期手术,发病3天后进行。目前普遍认为PICH需要手术治疗者,应尽量在发病后6~7小时行超早期手术,超早期手术可以有效地防止或减缓继发性脑损害的发生,及早降低颅内压,阻止脑疝发生,促进脑功能恢复,最大限度地减少脑组织损伤。

4. 手术方法

（1）快速钻颅血肿碎吸术:操作简便,创伤小,可及时部分解除占位效应、减轻症状,特别适用于位置表浅、已大部分液化的血肿;也可作为急救手段,为开颅清除血肿争取时间。

（2）脑室穿刺体外引流术:对于原发性脑室内出血或血肿破入脑室者,以及出现梗阻性脑积水的患者,应行脑室穿刺体外引流术,可以立即缓解梗阻性脑积水,降低颅内压,也可以排出脑室内血肿的液化部分,减少血肿体积,缓解病情。

（3）血肿纤溶术:在行血肿穿刺碎吸或脑室穿刺引流后,可经引流管注入尿激酶将血块溶解,便于清除。常用量为尿激酶6 000U/5ml生理盐水,自引流管缓慢注入血肿腔,夹闭引流管2~3小时后再开放引流管,每12~24小时重复1次。视血肿清除情况,保留引流管2~5天,每日重复注入尿激酶可促进血凝块溶解。此法有引起再出血的可能。

（4）开颅脑内血肿清除术:分为骨窗开颅和骨瓣开颅血肿清除术。对于大血肿,尤其是脑疝早期或颅后窝血肿患者,应采取开颅脑内血肿清除术,可彻底清除血肿,迅速减压。

（5）立体定向脑内血肿清除术:立体定向血肿引流术与血肿纤溶术相结合,可取得较好的疗效。这种手术适用于脑内各部位的出血,尤其适合脑干、丘脑等重要部位的局限性血肿。

（6）神经内镜下血肿清除术:近年来尝试通过神经内镜工作通道进行血肿清除,但是,存在观察与止

血的困难。神经内镜辅助开放手术清除血肿的意义有待于探讨。

5. 术后并发症的治疗

（1）颅内感染：一般术后 3 天左右为高发期，症状多为头痛、持续性高热、脑膜刺激征阳性等，脑脊液细胞学检查和细菌培养可以证实。治疗原则为：①选择有效及敏感抗生素；②腰椎穿刺置管脑脊液持续引流；③提高免疫力治疗；④控制体温。

（2）肺部感染：鉴于脑出血患者发病时常有误吸，且术后仍然昏迷，因此，肺部感染发生率较高。处理原则：①保持呼吸道通畅，防治肺部感染；②昏迷患者应考虑早期气管插管或气管切开；③怀疑肺部感染患者，早期痰培养及药敏实验，运用敏感有效抗生素治疗；④加强全身营养支持；⑤重视呼吸道管理，有效排痰，加强口腔护理；若有呼吸功能障碍，氧饱和度下降者，应尽早呼吸机辅助呼吸。

（3）术后再出血或脑梗死：术后保持安静、控制血压及维持有效的血液循环量可以减少术后再出血或脑梗死的风险。发生以下情况应高度怀疑术后再出血或脑梗死，应及时复查 CT 并进行相应处理：①术后意识障碍好转后又加重或持续性加重；②术后手术侧散大的瞳孔缩小后又散大，或瞳孔不等大，或双侧瞳孔散大；③血压持续性升高或出现库欣反应；④一侧肢体肌力下降，痛刺激反应减退；⑤颅内压监测显示颅内压进行性升高；⑥引流管内有新鲜血液流出。

（三）康复治疗

1. 急性期康复 急性期是患者康复的关键阶段。此期的康复治疗是否恰当直接影响患者后期的康复效果和生活质量。由于发病时病情轻重不同，因而康复的目标和采取的康复手段也因人而异。

2. 恢复期康复 恢复期康复以功能训练为主。训练内容包括坐位训练、站立、步行训练、轮椅训练等。功能训练是一项较为漫长的工作，需要医务人员与家属适当地诱导和鼓励，使患者在生理上、精神上、社会功能上的残疾尽可能康复到较好的水平。

八、预防与预后

（一）预防

高血压是脑出血的病因和主要危险因素，因此，控制高血压是预防脑出血的主要措施，同时避免导致血压急剧升高的各种因素。预防措施包括：①控制高血压可降低 PICH 的发生率，也可减少 PICH 复发，尤其是脑叶和半球深部的出血；建议将血压控制在 140/90mmHg，有糖尿病或慢性肾病者血压控制在 130/80mmHg 以内。②调整血脂、血糖、血黏度等。③在 35 岁以上人群和高血压家族史人群中进行强化高血压和脑卒中的防治教育，提高人们的自我保健能力，对高血压患者施行定期随访检查和督促治疗等干预措施。④口服抗凝血药可预防血栓形成，但有增加再次出血的风险；对未合并瓣膜性心房颤动的自发性脑叶出血不建议长期使用抗凝血药，位于半球深部的出血是否需要行抗凝治疗尚不清楚；抗血小板制剂（阿司匹林）对 PICH 复发和加重的风险明显低于其他抗凝血药，故对有指征的非脑叶出血患者可以考虑使用。⑤避免过度饮酒。⑥限制应用他汀类药物、避免剧烈体育活动或性生活对预防再出血的有效性有待于证实。

（二）预后

1. 预后因素 血肿部位、大小、水肿、脑室出血量、血压、白细胞计数等与 PICH 预后密切相关。目前认为：①出血即刻的血肿体积及之后的血肿扩大体积是 PICH 重要的预后因子，血肿体积每增加 10%，病死率增加 5%，功能预后不良增加 16%；②继发脑室内出血是 PICH 预后不良的另一个危险因素；③血肿周边绝对水肿量的增加是 PICH 90 天预后不良的独立预测因素，并且不受年龄、性别、脑出血史、使用抗栓药物史、血压、血糖、血肿部位、是否破入脑室、基线血肿大小、24 小时后血肿扩大、治疗方法等因素影响；④白细胞数量增加是 PICH 预后不良的预测因素之一，但非独立预测因素；⑤脑出血发病 7 天内血压下降的幅度影响患者预后，在发病 1 小时至 7 天内，血压下降幅度超过 20mmHg、10～20mmHg 均比下降幅度<10mmHg 的患者预后更好；⑥收缩压的血压变异性是预后的独立预测因素，平均收缩压和最大收缩压也有预测作用，而舒张压和平均动脉压的变异性无预测作用，故提示脑出血后除积极降压外，亦应保持血压平稳。

2. 致死致残率 PICH 的总体预后不良，总病死率超过 50%。病死率随年龄增长而增高，40～60 岁组病死率约为 40%，60～70 岁组约为 50%，71 岁以上者约为 80%。发病 3 天内死亡的首要原因是高颅内压所致的脑疝，其次是脑干受压移位与继发出血；发病 5～7 天后的死亡多系肺部感染等并发症所致。

多数生存者常遗留不同程度的永久性后遗症，如偏瘫、不完全性失语等。术后神经功能恢复状态，按照日常生活能力分级法，存活者Ⅰ～Ⅴ级的构成比分别为 15%、25%、30%、25% 和 5%。

（刘玉光）

第六节　自发性脑室内出血

一、概念

自发性脑室内出血(spontaneous intraventricular hemorrhage,STIVH)是指非外伤性因素所致的颅内血管破裂,血液进入脑室系统。STIVH 一般分为原发性与继发性两大类。原发性脑室内出血(primary intraventricular hemorrhage,PIVH)是指出血来源于脑室脉络丛、脑室内及脑室壁和脑室旁区的血管。原发性是指病理表现,即出血部位,而不是指病因不明。根据邻近脑室和脑室旁区离心走行的血管解剖,脑室周围距室管膜下 1.5cm 以内血肿亦属于 PIVH。继发性脑室内出血(secondary intraventricular hemorrhage,SIVH)是指脑实质内或蛛网膜下腔出血,血肿破入或逆流入脑室内。

二、发生率

STIVH 占自发性脑出血的 10%~60%;PIVH 占自发性脑出血的 1.96%~8.6%,平均 5%,占脑室内出血的 7.4%~18.9%;SIVH 占 STIVH 的 82%~96%。

三、病因

（一）PIVH

PIVH 最常见的病因是脉络丛动脉瘤及脑动静脉畸形,高血压及颈动脉闭塞、烟雾病也是常见病因。其他少见或罕见的病因有脑室内脉络丛乳头状瘤或错构瘤、囊肿、出血、胶样囊肿或其他脑室旁肿瘤、先天性脑积水、过度紧张、静脉曲张破裂(特别是丘纹静脉或大脑大静脉)、室管膜下腔隙梗死性出血、脉络丛囊虫病、白血病、垂体卒中及术后(脑室穿刺、引流术、分流术)等,许多病因不明者可能与"隐性血管瘤"有关。PIVH 中动脉瘤占第一位,为 35.5%;高血压占第二位,为 23.8%;其他依次是颈动脉闭塞(包括烟雾病)占 19.8%,脑动静脉畸形占 10.5%,原因不明者占 6.4%,其他病因占 4.1%。

（二）SIVH

SIVH 的病因依次为高血压、动脉瘤、脑动静脉畸形、烟雾病、颅内肿瘤卒中,凝血功能异常引起的脑室内出血约占全部 STIVH 的 0.9%。一部分是由于疾病引起的凝血功能障碍,另一部分为抗凝血药治疗的并发症。引起出血的疾病有白血病、再生障碍性贫血、血友病、血小板减少性紫癜、肝病、维生素原减少症

等。脑梗死后出血是 SIVH 的另一少见原因,约占 STIVH 的 1.4%。乙醇中毒、抑郁症也是少见的病因,其他罕见的病因有真菌性动脉瘤、小脑动脉炎、子痫、蛛网膜下腔出血后血管痉挛的血流动力学治疗、系统性红斑狼疮、脑曲霉病、遗传蛋白 C 缺乏症、颈动脉内膜切除术后和代谢性疾病等。

四、临床表现

（一）性别、年龄

男女患病之比为 1:0.75。可发生于任何年龄,41~70 岁为高发年龄,平均年龄 53.2 岁。

（二）病程

平均 3.1 天,1 天以内者占 55.1%。

（三）诱因

最常见(44.7%)的诱因为情绪激动致血压急骤升高而发病,其次为用力活动(42.1%)、洗澡(6.1%)、饮酒(4.4%)等。

（四）起病方式

绝大多数(89.3%)为急性起病,少部分(10.7%)患者可呈亚急性或慢性起病。

（五）危险因素

主要有高血压、心脏病、脑梗死、脑出血、糖尿病等。

（六）症状、体征

临床症状、体征可轻重不一,轻者仅表现为脑膜刺激征而无脑定位征或意识障碍,甚至仅表现为定向力等认知功能障碍而无其他症状和体征,这部分患者往往只有在 CT 扫描时才发现有脑室内出血。严重者表现为意识障碍、抽搐、偏瘫、失语、高热、肌张力高、膝反射亢进、眼肌活动障碍、瞳孔缩小及双侧病理征阳性等。晚期可出现脑疝、去大脑强直、呼吸循环障碍及自主神经功能紊乱。

1. PIVH　与 SIVH 相比具有以下特点:①年龄分布两极化,即 30 岁以下,50 岁以上为高发年龄;②意识障碍相对较轻或无(76.2%);③可亚急性或慢性起病(19%);④定位体征不明显,如运动障碍轻或无,较少发生脑神经受累及瞳孔异常;⑤多以认知功能(如记忆力、注意力、定向力及集中力)障碍和精神症状为常见表现。

此外,第三脑室内出血可出现上视不能、血管舒张障碍、尿崩症或去大脑强直。但是,PIVH 有时也可以昏沉为唯一发病症状,而无其他症状和体征。总之,PIVH 由于没有脑实质的破坏,若没有急性梗阻性脑积水,整个临床过程要比 SIVH 来得缓慢。

2. SIVH　SIVH 的原发出血部位不同,临床表现亦不尽相同。

（1）大脑半球出血破入脑室:大脑半球出血破入脑室约占 SIVH 的 84.6%。出血部位有基底核、丘脑和脑叶等,这些部位脑室内出血除具有一般脑室内出血的特点外,还有其各自的特点。①基底核出血破入脑室:占 SIVH 的 4.7%～33.3%,位于内囊前肢前 2/3,尤其是尾状核区的血肿,极易破入脑室,此区血肿 88%～89.3%穿破侧脑室前角破入侧脑室内;此类患者临床表现往往相对较轻,意识障碍轻、无感觉障碍、轻度偏瘫,部分患者甚至无明显脑定位征;内囊后肢前 2/3 区的血肿,可穿破侧脑室三角区或体部破入脑室内,往往血肿较大,多在 60ml 以上,病情一般较重;由于血肿距脑室相对距离较远,血肿穿破脑室时,脑实质破坏严重,面积较大,故患者多表现为突然昏迷、偏瘫、病理征阳性、眼球向病灶侧凝视、凯尔尼格征阳性,若血肿在主侧半球可有失语;严重时,可发生呼吸衰竭和脑疝;位于内囊后肢后 1/3 的血肿,血肿往往是通过三角区破入脑室,患者多有感觉障碍和视野变化,而运动障碍相对较轻。②丘脑出血破入脑室:占 SIVH 的 3.1%～20.8%,往往是通过侧脑室三角区或体部穿破脑室或穿破第三脑室进入脑室系统;患者可出现意识障碍、偏瘫或肢体麻木,两眼上视困难、高热、尿崩症、病理征阳性等症状;但是,穿破脑室的丘脑出血比穿破脑室的基底核出血病死率低;这是因为丘脑出血破入脑室不一定会破坏生命中枢,还能减轻血肿对中线结构的压迫,并且丘脑出血距脑室较近,即使穿破脑室,也不会造成大片脑实质破坏;丘脑出血破入脑室时,其脑实质内的血肿量不一定很大,平均约 15.8ml。③脑叶出血破入脑室:占 SIVH 的 1.2%～8.9%,其临床表现比单纯脑叶出血严重得多,预后也差;这是因为脑叶出血破入脑室,血肿需要破坏大面积的脑实质才能穿破脑室,血肿量往往很大,平均 60ml,最大可达 400ml 以上;此类患者多表现为突然深昏迷、完全性偏瘫、明显的颅内压增高或去大脑强直、脑疝等。

（2）小脑出血破入脑室:小脑出血破入第四脑室约占 SIVH 的 6.4%,多急性起病。若患者神志清楚,多诉说剧烈头痛、头晕、恶心、呕吐、颈后疼痛、颈强直,查体可见脑膜刺激征阳性、共济失调、面神经损伤、肢体瘫痪不明显;由于小脑出血容易造成梗阻性脑积水,临床表现往往迅速恶化而出现意识障碍;有些患者可于发病后 1～2 小时发展至深昏迷,四肢抽搐或强直,双侧病理征阳性,呼吸衰竭或突然呼吸停止;

这部分患者往往由于小脑大量出血,直接压迫脑干或造成小脑扁桃体下疝而死亡。

（3）脑桥出血破入脑室:脑干出血约占 SIVH 的 2%,绝大多数是脑桥出血破入第四脑室;若出血量较少,患者可以神志清楚,有剧烈头痛、眼花、呕吐、复视、吞咽困难、后组脑神经损伤、颈强直等表现;若大量出血,患者常于发病后几十分钟甚至几分钟内发展至深昏迷、高热、大小便失禁、急性上消化道出血等表现,并有双侧瞳孔缩小、交叉性瘫痪、呼吸障碍等生命体征紊乱症状;由于这部分患者发病时即十分危重,往往未到达医院或未来得及诊治便死亡,故预后极差,病死率几乎 100%。

（4）蛛网膜下腔出血逆流入脑室:蛛网膜下腔出血可通过第四脑室逆流入脑室系统内,约占 SIVH 的 5.9%;轻者临床表现与无脑室内出血的蛛网膜下腔出血相似,即头痛、发热、不同程度的意识障碍、精神异常、癫痫和脑神经麻痹等;重者多数（92.2%）出现昏迷、发作性去大脑强直性抽搐、视盘水肿、玻璃体积血、病理征阳性、脑定位征、脑疝等表现;上述症状与体征的出现概率比单纯蛛网膜下腔出血高得多,其预后也较单纯蛛网膜下腔出血差。

（5）多发性脑出血破入脑室:约占 SIVH 的 2%;原发出血部位可分为大脑半球和幕下,大脑半球出血部位可以是同侧,亦可以是双侧对称性部位,幕下多发出血和幕上、幕下多发性脑出血临床上少见;临床上多数患者（80%）仅出现一个出血灶的体征,除具有一般脑室内出血的表现外,往往临床过程较重,约 80%的患者出现意识障碍,病死率高。单靠临床表现难以诊断多发性脑出血破入脑室,必须依靠 CT 等先进仪器帮助诊断。

五、辅助检查

1. **脑血管造影术**　脑血管造影术除能显示出 STIVH 的病因（如动脉瘤、脑血管畸形、烟雾病和颅内肿瘤等）表现及脑实质内血肿的表现外,血肿破入脑室时还表现为:正位片可见外侧豆纹动脉向内侧移位,其远端下压或变直;大脑前动脉仍居中或移位不明显,大脑内静脉明显向对侧移位（超过 6mm）与大脑前动脉之间有"移位分离"现象,这是血肿破入脑室的特征表现。侧位片可见侧脑室扩大征象即大脑前动脉膝部呈球形和胼周动脉弧度增大,静脉角变大,室管膜下静脉拉直等。

2. **CT**　CT 是目前诊断脑室内出血最安全、可靠、迅速和无创伤的手段。必要时应反复检查,以便动态观察其变化。脑室内出血表现为脑室内高密度影，偶尔亦可表现为等密度影。CT还可清楚地显示出其原发出血部位、血肿大小、形态、脑水肿程度、中线结构移位程度、脑积水的阻塞部位及其程度、穿破脑室的部位和脑室内出血的程度等（图8-6-1），为临床指导治疗判断预后提供重要的资料依据。反复CT检查不仅能动态观察血肿的自然过程，而且能发现是否有再出血。

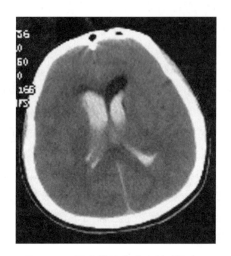

图 8-6-1　原发性脑内出血的 CT 表现

根据SIVH的血液进入脑室系统的途径可将之分为逆流型和穿通型两种。前者为蛛网膜下腔出血，血液通过第四脑室的侧孔与正中孔逆流入脑室系统（图8-6-2）。后者是脑实质内血肿或蛛网膜下腔出血直接穿破脑室或破坏脑实质形成血肿，再穿破脑室壁进入脑室系统。此型又分为7个亚型（图8-6-3）：①侧脑室体部或三角区穿通型最为常见（40%）；②侧脑室前角穿通型次之（25%）；③第三脑室穿通型占第三位（16.5%）；④第四脑室穿通型占8%；⑤侧脑室后角穿通型少见（3%）；⑥穿通部位不明型，占7%；⑦胼胝体穿通型最少见（0.5%），血肿破坏胼胝体嘴部进入第三脑室。

STIVH的CT检查时间以发病后1小时至2周为宜；1~2周100%阳性，3~4周阳性率50%，4周以后血液吸收。脑室内出血的CT表现，绝大多数为脑室内高密度影，但也可表现为等密度影。

STIVH的CT诊断标准是脑脊液必须为浓血性或有血块，CT上才能肉眼看出其密度高于周围脑组织。脑脊液中血细胞比容在16%以上才能在CT上显示出，而低于12%时脑脊液的CT值不会发生明显变化，CT不能显示出。由此可见，STIVH的CT检出率也不是100%。

在CT上可以分辨出脑室内出血是脑室内血凝块还是血性脑脊液，新鲜血块的CT值在+40~+80Hu，而血性脑脊液则为+20~+40Hu。脑室内血肿的形态可分为点片状、液平状和铸型状三种（图8-6-4），而脑脊液-血混合物在CT上通常见于枕角，扫描时常见枕角高密度或高低密度影之间的"液平状影"。对于SIVH来说，脑实质内血肿破入脑室的时间长短不一。一般来讲，血肿离脑室越近、血肿越大，破入脑室内的时间间隔越短。丘脑、脑桥出血破入脑室，可发生在卒中后1小时内；而基底核、脑叶和小脑的出血破入脑室多发生在出血后1~2天。所以，CT扫描的时间对于发现脑室内出血也有一定的关系，不能满足于一次CT扫描未发现有脑室内出血就加以排除。

3. MRI　脑室内出血的MRI表现与脑出血的表现一致，其MRI信号的变化规律详见表8-6-1。

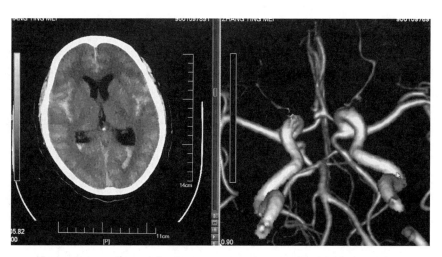

图 8-6-2　前交通动脉瘤致蛛网膜下腔出血，逆流入脑室系统 CT 表现

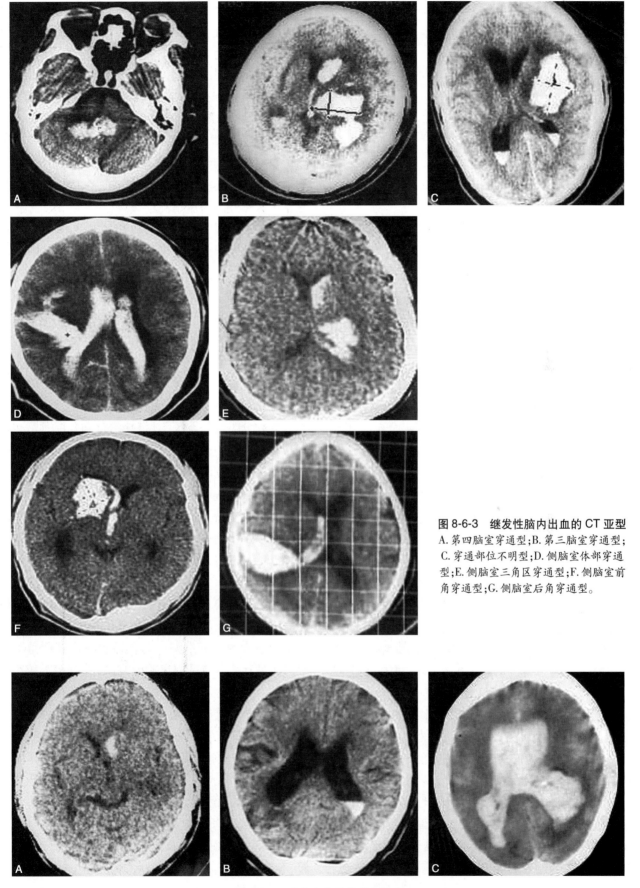

图 8-6-3 继发性脑内出血的 CT 亚型
A. 第四脑室穿通型;B. 第三脑室穿通型;
C. 穿通部位不明型;D. 侧脑室体部穿通
型;E. 侧脑室三角区穿通型;F. 侧脑室前
角穿通型;G. 侧脑室后角穿通型。

图 8-6-4 脑室内血肿的形态表现
A. 点片状;B. 液平状;C. 铸型状。

表 8-6-1　STIVH 不同时期的 MRI 表现

分期	出血后时间	T_1 加权像	T_2 加权像
超急性期	<24 小时	等信号	等信号
急性期	1~3 天	等信号	低信号
亚急性早期	3~7 天	高信号	低信号
亚急性晚期	7~14 天	高信号	高信号
慢性早期	2~3 周	高信号	高信号
慢性期	大于 3 周	低信号	高信号

六、诊断与病因鉴别诊断

（一）诊断

凡突然发病、有急性颅内压增高、意识障碍、脑定位征、脑膜刺激征等表现者,均应考虑到有脑室内出血的可能。STIVH 单靠临床查体确诊困难,应及时行特殊检查,尤其是 CT 和数字减影脑血管造影检查,对于明确病因十分必要。即使如此,亦会发生漏诊,因为某些轻型脑室内出血患者可仅表现为头痛、头晕、恶心、呕吐等,而无意识障碍或脑定位体征。所以,有条件者,应放宽 CT 检查的指征,并及时行其他辅助检查。

（二）病因鉴别诊断

1. **高血压性脑室内出血**　高血压性脑室内出血患者,绝大多数有明显的高血压病史,中年以上突然发病,意识障碍相对较重,偏瘫、失语较明显,脑血管造影无颅内动脉瘤及畸形血管。

2. **动脉瘤性脑室内出血**　多见于 40~50 岁,女性多于男性,发病前无特殊症状或有一侧眼肌麻痹、偏头痛等。发病后症状严重,反复出血较多见,间隔时间 80% 为 1 个月之内。患者有一侧动眼神经损伤,视力进行性下降,视网膜出血,在此基础上突然出现脑室内出血的表现,很有可能为动脉瘤破裂出血导致脑室内出血,应及时行 CT 和脑血管造影明确诊断。

3. **脑动静脉畸形性脑室内出血**　易发年龄为 15~40 岁,平均年龄比动脉瘤性脑室内出血约小 20 岁。性别发生率与动脉瘤相反,即男性多于女性。发病前可有出血或癫痫病史,进行性轻偏瘫而无明显颅内压增高表现,或有颅后窝症状,呈缓慢波动性进展。如突然发生轻度意识障碍和一系列脑室内出血表现,应首先考虑脑动静脉畸形。确诊需要 CT 扫描及脑血管造影术。

4. **烟雾病性脑室内出血**　多见于儿童及青年,在发生脑室内出血之前,儿童主要表现为发作性偏瘫,成人则多表现为蛛网膜下腔出血,在此基础上出现脑室内出血的症状和体征。脑血管造影示颈内动脉末端严重狭窄或闭塞,在脑底部有密集的毛细血管网,如同烟雾状为其特征表现。

5. **颅内肿瘤性脑室内出血**　多见于成人,凡是脑室内出血恢复过程不典型或脑室内出血急性期脑水肿消退,神志或定位体征不见好转,查体发现双侧视盘水肿等慢性颅内压增高的表现,或发病前有颅内占位性病变表现或脑肿瘤术后放疗患者,应考虑脑肿瘤出血导致脑室内出血的可能。必要时可行 CT 强化扫描确诊。

6. **其他少见或罕见病因的脑室内出血**　多有明显的病因可查,根据病史不难做出其病因诊断。

七、分类与分型

1881 年,Sanders 最早根据尸检资料按照原发出血部位将脑室内出血分为原发性和继发性两大类。尽管此种分类比较笼统,对指导治疗和判断预后也不确切,但是,人们一直沿用至今,作为 STIVH 最基本、最常用的分类方法。

1977 年,Little 根据临床表现及 CT 表现,将脑室内出血分为 3 型。Ⅰ 型:CT 表现为大量脑室内出血,通常充满整个脑室系统或脑桥出血破入第三、第四脑室,临床上以突然发病、深昏迷、脑干受损为特征,多于 24 小时内死亡。Ⅱ 型:CT 扫描示脑实质内有一大血肿并破入脑室内,脑室内出血的范围较 Ⅰ 型小,临床表现为突然发病,意识障碍,并出现脑定位体征,但较 Ⅰ 型患者为轻。本型患者存活者往往有严重后遗症。Ⅲ 型:CT 示脑室内血肿较局限,并有相对较小的脑实质血肿,患者临床表现为急性起病,有脑定位体征或有突然严重的头痛、昏睡、意识恍惚、无神经系统定位体征。这三种类型的病死率分别为 100%、87.5% 和 15%。Little 分型法已经较全面地将临床与 CT 相结合,综合评价了脑室内出血的预后。但对于临床表现与 CT 表现不一致者,此分型法显然不适用。

Graeb 在 1982 年及 Verma 在 1987 年按照 CT 示每个脑室内的血液量及有无脑室扩大,进行评分分级,具体标准见表 8-6-2。

Graeb 评分分级法:1~4 分为轻度脑室内出血,5~8 分为中度,9~12 分为重度。三者的病死率分别为

32.3%、57.7%和99%,即积分越高,病死率越高。但Graeb评分分级研究未将脑实质内血肿大小、部位等因素对脑室内出血预后的影响排除在外。Verma分级法(表8-6-2)则排除了脑实质内血肿对预后的影响,即选择脑实质内血肿<5ml的病例作为研究对象,结果发现轻度脑室内出血,积分<3分,病死率为50%;而中度到重度,积分4~10分,病死率为46.3%,故认为脑室内出血量的多少与预后关系不密切。

表8-6-2 Graeb和Verma分级方法

Graeb评分分级标准			Verma评分分级标准		
脑室	CT表现	评分	脑室	CT表现	评分
侧脑室 (每侧侧脑室分别计分)	有微量或少量出血	1	侧脑室 (每侧侧脑室分别计分)	血液占脑室一半或一半以下	1
	出血少于脑室的一半	2			
	出血大于脑室的一半	3		血液占脑室一半以上	2
	出血充满脑室并扩大	4		出血充满脑室并扩大	3
第三脑室	脑室内有积血大小正常	1	第三脑室	脑室内有积血无扩大	1
	出血充满脑室并扩大	2		脑室内有积血有扩大	2
第四脑室	脑室内有积血大小正常	1	第四脑室	脑室内有积血无扩大	1
	出血充满脑室并扩大	2		脑室内有积血有扩大	2
总分		16	总分		12

1980年Fenichel根据CT及病理解剖所见,将脑室内出血的严重程度分为四级,即Ⅰ级:单纯的室管膜下出血;Ⅱ级:脑室内出血不伴脑室扩张;Ⅲ级:脑室内出血伴脑室扩张;Ⅳ级:脑室内出血伴脑室扩张及脑实质出血。Fenichel指出,分级与存活率是一致的,即Ⅰ级存活率最高,Ⅳ级预后最差。

1991年刘玉光将临床表现与CT表现相结合,选择与预后有密切关系的指标进行评分分级,总分20分,0~5分为Ⅰ级,6~10为Ⅱ级,11~15为Ⅲ级,16~20为Ⅳ级。具体评分分级方法见表8-6-3。

1993年刘玉光根据CT表现及放射学病理解剖,将STIVH分为五型(图8-6-5)。Ⅰ型:出血局限在室管膜下,出血未穿破室管膜进入脑室系统,脑室内没有血肿。Ⅱ型:出血限于脑室系统局部,常位于额角、

表8-6-3 STIVH的分级方法

临床指标	内容	评分	CT指标	内容	评分
年龄(岁)	<35	0	原发出血部位	脑室内、脑叶、蛛网膜下隙	0
	35~60	1		基底核、丘脑	1
	>60	2		小脑、脑干、多发性出血	2
入院时血压(kPa)	12~17.2/8~18	0	脑实质内血肿量(ml)	0(PIVH或SAH)	0
	17.3~26.7/12~16	1		≤30	1
	≥26.7/16或≤12/8	2		>30	2
入院时临床状况	仅有头痛、头晕、恶心呕吐	0	中线结构移位(mm)	<10	0
	有脑定位征,瞳孔正常	1		10~15	1
	早期脑疝,生命征平稳	2		>15	2
	晚期脑疝,去大脑强直,生命征紊乱	3	急性脑积水程度	无(VCR<0.15)	0
入院时意识状况	清醒	0		轻度(VCR=0.15~0.23)	1
	朦胧	1		重度(VCR>0.23)	2
	浅昏迷	2	脑室内血肿部位	远离室间孔	0
	深昏迷	3		室间孔	1
				第三、第四脑室	2

kPa. 千帕;PIVH. 原发性脑室内出血;SAH. 蛛网膜下腔出血;VCR. 脑室-颅比率。

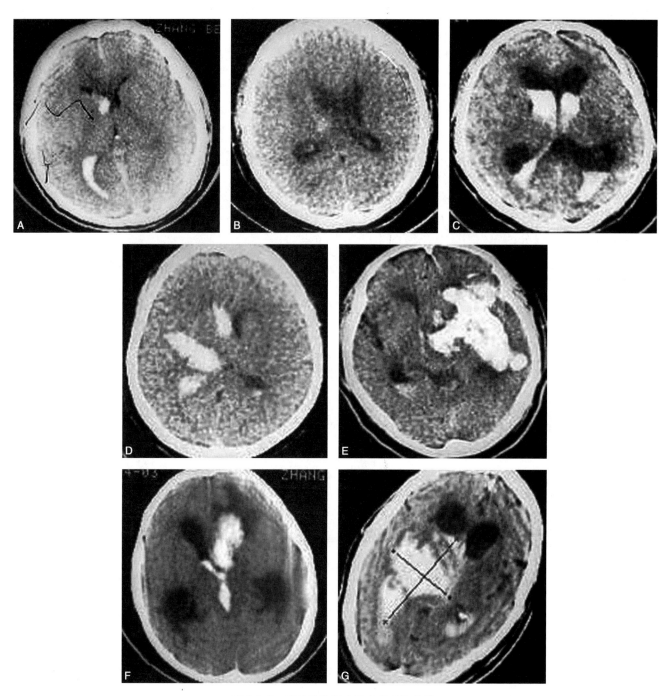

图 8-6-5　自发性脑室内出血的 CT 分型
A. Ⅰ型;B. Ⅱ型;C. Ⅲ型;D. Ⅳa 型;E. Ⅳb 型;F. Ⅴa 型;G. Ⅴb 型。

颞角或枕角,没有脑积水。Ⅲ型:出血限于脑室系统内,可有脑室铸型,并有脑积水。Ⅳ型:脑实质内出血破入脑室系统,不伴脑积水。又分为两亚型,Ⅳa型:幕上脑实质内血肿<30ml;Ⅳb 型:幕上脑实质内血肿>30ml 或幕下血肿。Ⅴ型:脑实质内血肿破入脑室,伴有脑积水。亦分两亚型,Ⅴa 型:幕上脑实质内血肿<30ml;Ⅴb 型:幕上脑实质内血肿>30ml 或幕下血肿。

八、治疗

(一) 内科治疗

1. **适应证**　凡属于Ⅰ级的患者均应首选内科治疗。STIVH 内科保守治疗的具体指征包括:①入院时意识清醒或朦胧;②临床轻、中度脑定位体征,保守治疗过程中无恶化倾向;③入院时血压不超过 26.7kPa(200/120mmHg);④无急性梗阻性脑积水或仅有轻度脑积水(脑室-颅比率在 0.15~0.23)的 PIVH;⑤中线结构移位<10mm;⑥非闭塞性血肿;⑦对于 SIVH 幕上脑实质内血肿<30ml,或小脑、脑干、多发性出血破入脑室,蛛网膜下腔出血逆流入脑室;原发血肿量少,患者意识障碍轻者,亦可考虑保守治疗;⑧高龄伴多个器官衰竭,脑疝晚期不宜手术者。

2. 治疗措施 内科治疗 STIVH 的治疗原则基本上与原发性脑出血一样。具体措施详见本章第五节。

严重颅内压增高者禁忌腰椎穿刺,以免诱发脑疝。但是,对于颅内压正常,尤其是 PIVH 患者,可慎重地反复腰椎穿刺缓慢放液,每次 1~7ml 为宜,以减少脑脊液中的血液成分,缓解症状,避免因血液吸收引起的高热反应和蛛网膜颗粒阻塞而发生迟发性交通性脑积水。

(二)外科治疗

绝大多数 STIVH 属于 SIVH,而且脑出血的血块期作为占位性病变,以及急性梗阻性脑积水的形成,存在颅内高压和脑受压、脑疝的威胁,内科治疗措施不尽满意。因此,STIVH 作为自发性脑出血的一种严重类型,外科治疗更为重要。

1. 手术方法与适应证 手术方法大致可分为直接手术(穿刺血肿吸除及引流术、开颅血肿清除术及神经内镜下清除脑室内血肿)及脑室穿刺脑脊液引流术。直接手术适应证包括:①意识障碍进行性加重或早期深昏迷者;②大脑半球出血,血肿量超过 30ml,中线结构移位超过 10mm 的 SIVH;③脑实质内血肿大而脑室内血肿小者,或复查 CT 血肿逐渐增大者;④小脑血肿直径>3cm,脑干血肿直径>2cm,或脑室引流后好转又恶化的 SIVH;⑤早期脑疝经脑室穿刺脑脊液引流好转后,亦应考虑直接手术。

(1)直接手术:对于脑实质内血肿较大而脑室内血肿较小的 SIVH,或有脑疝症状及脑室穿刺脑脊液引流术未能奏效者,反复 CT 扫描血肿逐渐增大及脑血管造影时发现造影剂外溢者,均应考虑直接手术清除血肿。

1)立体定向脑内血肿穿刺吸除术和引流术及脑室内纤溶治疗:首次准确穿刺血肿可吸出急性期血肿量的 1/3,然后用尿激酶反复冲洗引流,于 1~2 天可完全清除血肿。但对于脑血管畸形出血引起的血肿,禁用此法。目前脑室内纤溶治疗尚无统一方案,最常用的纤溶药物是尿激酶,用量为 4 000~10 000U(平均 6 000U)/次,每6~12 小时注入一次。鉴于陈旧性血块在 5 天后会对溶栓治疗产生抵抗性,因此,脑室内纤溶治疗应在脑室内出血后 7 天内进行。

2)骨窗开颅与骨瓣开颅血肿清除术:现在多采用局部麻醉下小切口骨窗开颅血肿清除术,是在传统骨窗和骨瓣开颅术基础上的改进。此法的优点是损伤较小,并发症少,手术简单迅速。一旦进入血肿腔,由于周围脑组织压力较高,可不断将血肿推向切口部位,使血肿"自然娩出"。但是,由于手术视野小,需要良好的照明。骨瓣开颅的优点是手术暴露好,血块清除彻底,便于清除脑室内的血肿,止血充分。

3)神经内镜下清除脑室内血肿:神经内镜技术与激光相结合既解决止血、血肿清除不彻底等问题,又能在直视下操作,多角度的探头扩大了手术视野。神经内镜下可通过冲洗引流装置迅速清除血肿,还可通过神经内镜器械通道行脑室内引流管置入,行脑室引流。另外,神经内镜可进入室间孔、第三脑室、第四脑室,清除其中的血凝块,迅速打通脑脊液循环,缓解梗阻性脑积水。神经内镜技术是当前治疗 STIVH 的发展方向之一。

(2)脑室穿刺脑脊液引流术:脑室穿刺脑脊液引流术是治疗 STIVH 的另一重要而有效的手术方式,分单侧和双侧脑室穿刺脑脊液引流术。一般多采用经额穿刺脑室脑脊液引流。

1)适应证:可作为 STIVH 患者的首选治疗方法,亦可作为直接手术之前的应急治疗措施。凡内科保守治疗无效或高龄,有心、肺、肝、肾等脏器严重疾病者,以及脑干血肿不能直接手术或脑疝晚期患者,均可试行脑室穿刺脑脊液引流术。尤其对于有急性梗阻性脑积水的 PIVH 患者和有闭塞型血肿的脑室内出血患者,更为适用。但是,对于动脉瘤、动静脉畸形等破裂出血引起的脑室内出血,在未处理原发病之前,行脑室穿刺脑脊液引流要小心谨慎,避免过度降低颅内压,诱发再出血。

2)治疗作用机制:脑室穿刺脑脊液引流术治疗STIVH 的作用机制大致可概括为以下几点。①减少或清除脑室内血液成分:如果不是短时间内大量出血,血液与脑脊液混合,由于脑脊液中的纤维蛋白溶解酶活性比血液中更高,故不易形成血块或不会完全形成血块,对此血性脑脊液经脑室穿刺脑脊液引流,便具有减少或清除脑室内血液成分的作用,随着大量血性脑脊液引流到体外,脑室内积血很快被清除,最快 48 小时内就可完全清除。②减少和调节脑脊液在颅内的容量,降低和稳定颅内压:当颅内压增高,代偿功能逐渐衰竭时,每减少一单位体积的颅内容物,便有显著降低颅内压的作用;即使脑室穿刺引流出少量脑脊液,颅内压也可以大幅度下降;另外,脑室内出血时,血清与脑脊液混合产生一种物质——缓激肽,该物质使血管尤其是小静脉通透性增加,从而使脑脊液的产生大量增加;因此,即使手术清除了脑室内血肿,亦有必要放置脑室引流管。③打断颅内压增高的恶性循环:急性颅内压增高时,颅内压力波动幅度增大,出现高原波,患者随着脑压周期性急剧升高而出现生命体征及意识的迅速恶化,如不及时控制可导致不可逆性脑干损害;脑室穿刺脑脊液引流可迅速解除此种脑压波,使颅内压波动幅度减少而趋于稳定。④迅速缓解急性梗阻性脑积水:STIVH 发生后,血肿可填塞室间孔、第三脑室、第四脑室和中脑导水管,血肿的压迫使脑室变形、中线结构移位引起脑脊液循环障碍而发生急性梗阻性脑积水;是导致早期急性颅内压增高和病死率增高的重要因素之一,脑室穿刺脑脊液引流术则能迅速有效地解除急性梗阻性脑积水,缓解脑脊液循环障碍带来的一系列临床症状与体征。⑤加速脑水肿的廓清,以利脑水肿的消退:STIVH 发生后,患者出现血管源性脑水肿,水肿区(脑间质)压力增高与非水肿区(脑室内)形成明显的压力梯度差,而水肿液(脑间质液)可以通过扩大的细胞外间隙,大幅度地由高压区向低压区流动,汇入脑室内,随脑脊液一起排出。脑室穿刺脑脊液引流术可降低脑室内压力,加大其间的压力梯度差,从而加速了脑水肿的廓清,促进脑水肿的消退。⑥间接引流脑实质内血肿:脑实质内血肿液化后,可通过穿破脑室的裂孔进入压力较低的脑室内;脑室穿刺脑脊液引流术不仅能够清除脑室内的积血,也可以间接引流脑实质内的血肿,减轻血块吸收引起的高热反应,以及血肿的局部刺激和压迫作用;引流通畅时,每日引流出的脑脊液至少能使脑室内的脑脊液更新 7 次。⑦引流血性脑脊液:血性脑脊液的体外引流减轻了血性脑脊液的刺激作用,从而缓解了临床症状,避免了因血性脑脊液的吸收引起蛛网膜颗粒阻塞而发生迟发性交通性脑积水,从而缩短了临床过程,加快了康复。⑧减少脱水药的副作用:脑室穿刺脑脊液引流术的应用,使多数患者不用或少用脱水药,避免了因脱水药带来的水、电解质紊乱和肾功能损害等一系列副作用,从而减少了并发症,降低了病死率。

3)注意事项:①钻颅与置管的部位。一般可于含血量少的一侧侧脑室前角或健侧侧脑室置管引流。这样对侧侧脑室内血液需要经过室间孔和第三脑室才能达到引流管,避免了较大的血块对引流管的阻塞。另外,出血侧侧脑室可能有病理性血管,于同侧穿刺时,可能会造成再出血。若室间孔阻塞可同时行双侧侧脑室穿刺脑脊液引流术。②引流管的选择。有关脑室引流管的选择问题很重要。因为脑室穿刺脑脊液引流不仅是为了引流脑脊液,更重要的是引流血肿,这样要求引流管的内径要适当粗些,故宜选择质软、无毒、壁薄、腔大、易消毒的导管。若采用大钻头钻孔可用内径为 4mm 的橡胶管。③拔管时机。何时拔除脑室引流管,临床上没有统一的时间规定;一般来说,引流的血性脑脊液色泽变淡或颅内压已正常,特别是经 CT 复查后,脑室内血肿明显减少或消失,临床症状好转,即可拔除脑室引流管;若无 CT 检查,亦可在临床表现明显好转后,夹闭引流管观察 24 小时,若临床表现无变化即可拔管。若引流的脑脊液已变清,但是颅内压仍较高或引流量仍多,可考虑行脑室-腹腔或脑室-左心耳分流术;然而,如果引流后病情明显好转,即使引流出的脑脊液含血量较多,但颅内压已正常,也可及早拔管,必要时可以间断腰椎穿刺放液,以免长期引流并发颅内感染;遇此情况,应酌情尽早地拔除引流管,终止脑脊液引流。④预防感染。继发性化脓性脑室炎和脑膜炎是脑室穿刺脑脊液引流术最严重的并发症,也是造成患者额外死亡的主要原因之一;细菌侵入的最重要的途径是引流管内波动的脑脊液,严格要求无菌操作,避免引流管漏液和逆流,防止引流管外口与脑脊液收集瓶内液体接触,CT 复查时夹闭引流管等,都是预防颅内感染的重要环节;另外,预防性应用抗生素对预防颅内感染也是十分必要的。

2. **手术时机** 手术时机分为超早期(发病后 7 小时内)、早期(发病后 7 小时至 3 天)和延期(发病后 3 天以上)三种。

3. **治疗方法的选择** STIVH 的最佳治疗方案为 I 级患者行内科治疗;II 级患者行超早期脑室穿刺脑脊液引流术;III 级患者行超早期开颅血肿清除术;IV 级患者手术意义不大,偶尔有个别病例存活,也多遗有严重的神经功能障碍。按照刘玉光的 CT 分型法,I 型、II 型、IVa 型首选内科治疗,III 型、Va 型首选脑室引流术,IVb 型和 Vb 型考虑外科治疗。

九、预后

(一)病死率

STIVH 的病死率一般为 14% ~ 83.3%,平均为 46.76%。一半以上的 STIVH 患者能存活下来。

1. **分级、分类与病死率** PIVH 的病死率为 0 ~ 55.6%,平均 32.4%,即 2/3 以上的患者能存活下来,故 PIVH 被认为是一种轻型可治的病种。SIVH 的病死率在14%～100%,平均47.7%。若按照刘玉光的分级方法,将STIVH分为Ⅰ～Ⅳ级,Ⅰ级患者病死率为2.17%,Ⅱ级患者为24.3%,Ⅲ级患者为81.33%,Ⅳ级为100%。级别越高,病死率越高。

2. 病因与病死率 高血压性脑室内出血的病死率一般为26.7%～61.5%;动脉瘤性脑室内出血的病死率为25%～66.7%;脑动静脉畸形性脑室内出血的病死率为6.7%～33.3%;烟雾病性脑室内出血的病死率为0～20%;原因不明者病死率为0～50%。其他病因的脑室内出血患者病死率为0～33.3%。

3. 治疗方法与病死率 STIVH内科治疗的病死率为34.1%～57.1%,平均38.4%。外科手术治疗的病死率一般为14%～69.1%,平均33.75%,其中直接开颅手术的病死率为14%～100%;脑室穿刺脑脊液引流术的病死率为0～44.7%,平均33.3%。

(二) 预后因素

1. PIVH的预后因素

(1) 年龄:青少年或青壮年PIVH患者生存率高,而且预后多数良好。青少年患者多系脑血管畸形所致,而且常常保持意识清醒,年老者病因多为高血压,预后不良。

(2) 病因:高血压性PIVH预后差,脑血管畸形病因者预后良好。动脉瘤性PIVH病死率为25%,脑血管畸形性PIVH病死率为6.7%,病因不明者为50%。

(3) 意识水平:有意识障碍的PIVH,病死率为54.3%;而无意识障碍者,病死率仅为6%,说明病死率随意识障碍水平的加重而增加。

(4) 急性梗阻性脑积水和再出血:急性梗阻性脑积水是导致PIVH死亡的重要原因之一。由于PIVH没有脑实质的破坏,其预后更大程度上取决于急性梗阻性脑积水的有无及是否及时解除。如果没有急性梗阻性脑积水,即使大量的脑室内出血也不一定意味着死亡。因为PIVH的脑室内出血程度与病死率关系并不密切。迟发性脑积水或再出血使患者的恢复变得复杂,反复出血使脑室扩大更为常见和更为显著。全脑室内出血的预后主要取决于有无脑脊液循环受阻或是否及时解除脑脊液循环障碍。

(5) 脑室内出血的程度:若无脑积水,PIVH的程度与病死率关系并不密切。正常脑室压力下,脑室内血液本身并不引起昏迷。实验证明,缓慢向脑室内注入血液并不引起意识障碍,若迅速注入血液则引起昏迷,主要是由于迅速注入血液,脑脊液来不及稀释而凝成块状,梗阻了脑脊液循环通路,引起急性梗阻性脑积水,使颅内压增高所至。

2. SIVH的预后因素

(1) 年龄:一般认为SIVH患者年龄越大,病死率越高,预后越差。

(2) 病因:一般认为颅内动脉瘤和高血压脑出血破入脑室者预后不良,而脑血管畸形、烟雾病所致的SIVH,其预后较好,这是因为脑动脉破裂出血,出血源为动脉,出血凶猛,出血量很大,更甚者蛛网膜下隙也伴有出血,可造成广泛血管痉挛,使脑组织严重缺血、缺氧,故病死率高。动脉瘤性SIVH的病死率为47.6%～66.7%。高血压性SIVH必然存在脑实质的破坏,其病死率为26.7%～67.5%;而脑动静脉畸形出血,特别是位于脑室附近的出血,破入脑室的机会很多,而脑实质破坏程度小,血液流入蛛网膜下隙的量少,血管痉挛的发生率也很小,故病死率在9.1%～33.3%。病因不明的SIVH的预后也较好,病死率为0～25%。

(3) 入院时血压:一般认为发病后血压超过26.7/16kPa(200/120mmHg)者预后不良。

(4) 入院时意识水平:意识障碍水平对预后的密切影响已被公认。意识障碍的深浅是对脑实质损害程度的反映。SIVH中,无意识障碍或有轻、中、重度意识障碍者的病死率分别为3%、45%及100%。可见意识水平对预后的影响十分密切。

(5) 入院时临床状况:入院时患者出现瞳孔异常(如一侧或两侧瞳孔散大、缩小、光反射消失)、去大脑强直者均预后极差。另外,患者出现四肢抽搐、眼球凝视麻痹、白细胞>20 000/mm^{3}和四肢肌张力降低,以及双侧病理征阳性等表现者,病死率较高。

(6) 出血部位:病死率由高到低依次是小脑(84.5%)、脑桥(62.5%)、基底核(51.7%)、多发性出血(50.0%)、脑叶(42.5%)、蛛网膜下隙(30.0%)和丘脑出血(29.7%)。

(7) 脑实质内血肿的大小:脑实质内血肿越大,脑实质破坏程度就越严重,中线结构移位就越明显,脑疝概率越高,病死率越高,预后亦越差。脑实质内血肿≤30ml者病死率为33.3%,而>30ml者病死率为58.9%。

(8) 中线结构移位:一侧大脑半球出血,由于出血灶及其周围脑水肿的占位效应可使脑干、第三脑室、下丘脑、透明隔等中线结构向对侧移位,甚至发生脑疝,这是脑出血死亡的重要原因之一。占位效应越重,脑疝出现率越高,病死率也越高;同时,占位效应程度与意识障碍成正相关。中线结构移位超过1.0cm者预后不良,超过1.5cm者预后极差,病死率几乎

（9）脑室内出血的程度：有关脑室内出血的程度对生命预后的影响，目前的观点尚不一致。某些研究者认为脑室内出血量越多，预后越差。Verma（1987）对21例脑实质内血肿<5ml的脑室内出血进行研究，排除了脑实质内血肿对预后的影响后，按照脑室内血肿占脑室系统的多少进行评分分级，结果发现脑室内出血的多少与预后关系不大。

（10）闭塞型血肿：非闭塞型血肿的病死率为22%，而闭塞型血肿的病死率为52%。两者差异显著，提示闭塞型血肿预后不良。

（11）急性梗阻性脑积水：一般认为，急性梗阻性脑积水是造成早期急性颅内压增高，导致急性期病情恶化和死亡的重要因素之一。脑积水越重，病死率越高，预后亦越差。

（12）脑室内积血的部位：一般认为，血肿位于第三、第四脑室或全脑室内者，病死率高，预后差。

（三）致残率

1. 分类与致残率 PIVH生存患者，20%遗有长期神经功能缺陷。患者多以认知功能障碍为主，如注意力、记忆力、理解力、定向力、集中力障碍，可能与有记忆作用的脑室旁神经聚集受到影响有关。通常在几周内神经功能障碍改善较慢。短期记忆障碍已有报道，但未见有神经精神障碍记载。SIVH的功能恢复较PIVH为差。生存病例中，正常或神经功能轻度丧失者占33.7%；功能中度丧失者占39.6%；功能重度丧失者占20.8%；植物生存者占5.9%。

2. 病因与致残率 高血压性SIVH生存病例中，没有或有中、重度功能障碍者各占一半。动脉瘤破裂出血致脑室内出血患者，生存者中8%功能恢复正常，12%出院时有神经功能障碍，9%需要到康复医院治疗。

（刘玉光）

第七节 烟雾病和烟雾综合征

一、简介

烟雾病（moyamoya disease，MMD）是一种病因不明的、以双侧颈内动脉末端及大脑前动脉、大脑中动脉起始部慢性进行性狭窄或闭塞为特征，并继发颅底异常血管网形成的一种脑血管疾病。1969年，由日本学者Suzuki和Takaku首先报道。由于这种颅底异常血管网在脑血管造影图像上形似"烟雾"，故称为"烟雾病"。烟雾状血管是扩张的穿通动脉，起侧支循环的代偿作用，是该病的重要特征。烟雾病在东亚国家高发，如中国、日本、韩国等，且有一定的家族聚集性，遗传因素可能参与发病，MMD报道发病率最高的是日本，估计为0.94/100 000。MMD年龄分布有双峰型，在儿童首次高峰年龄为5~9岁，第二高峰在成年期（年龄45~49岁），女性与男性患病比例为（2~3）:1。烟雾综合征（MMS）患者的临床表现及造影特点与MMD相似，但有一个基本的病因，如唐氏综合征、神经纤维瘤病、镰状细胞病、侏儒或以前的头颅照射病史。

二、临床表现

烟雾病和烟雾综合征临床表现复杂多样。脑缺血最为常见，可表现为短暂性脑缺血发作（transient ischemic attack，TIA）、可逆性缺血性神经功能障碍（reversible ischemic neurological deficit，RIND）或脑梗死，其中TIA常由情绪紧张、哭泣、剧烈运动或进食热辣食物等诱发。自发性颅内出血多见于成年患者，主要原因是烟雾状血管或合并的微动脉瘤破裂出血，以脑室内出血或脑实质出血破入脑室最为常见，也常见单纯基底核区出血，脑叶血肿偶见，单纯蛛网膜下腔出血较少见。神经功能障碍与脑缺血或颅内出血部位等相关。儿童MMD最常见的症状是缺血性脑卒中。在亚洲和北美研究中，3%~9%儿童发生出血性表现。儿童其他不太常见的表现包括癫痫发作、运动障碍、学习困难和发育迟缓。

三、诊断

（一）烟雾病和烟雾综合征的诊断依据

1. 数字减影脑血管造影（DSA）的表现

（1）颈内动脉（ICA）末端和/或大脑前动脉（ACA）和/或大脑中动脉（MCA）起始段狭窄或闭塞。

（2）动脉期出现颅底异常血管网。

（3）上述表现为双侧性，但双侧的病变分期可能不同（分期标准参考表8-7-1）。

表 8-7-1 烟雾病或烟雾综合征患者的脑血管造影表现分期

分期	脑血管造影表现
I	颈内动脉末端狭窄，通常累及双侧
II	脑内主要动脉扩张，脑底产生特征性异常血管网（烟雾状血管）
III	颈内动脉进一步狭窄或闭塞，逐步累及大脑中动脉及大脑前动脉；烟雾状血管更加明显

续表

分期	脑血管造影表现
Ⅳ	整个大脑动脉环甚至大脑后动脉闭塞,颅外侧支循环开始出现;烟雾状血管开始减少
Ⅴ	Ⅳ期进一步发展
Ⅵ	颈内动脉及其分支完全闭塞,烟雾状血管消失;脑的血供完全依赖于颈外动脉和椎-基底动脉系统的侧支循环

2. 确诊烟雾病需排除的合并疾病 动脉粥样硬化、自身免疫性疾病(如系统性红斑狼疮、抗磷脂抗体综合征、结节性周围动脉炎、干燥综合征)、脑膜炎、多发性神经纤维瘤病、颅内肿瘤、唐氏综合征、头部外伤、放射性损伤、甲状腺功能亢进、特纳综合征、先天性肝内胆管发育不良征(Alagille syndrome)、Williams综合征、努南综合征(Noonan syndrome)、马方综合征、结节性硬化症、先天性巨结肠、糖原贮积症Ⅰ型、普拉德-威利综合征(Prader-Willi syndrome)、肾母细胞瘤、草酸盐沉积症、镰状细胞性贫血、范科尼贫血(Fanconi anemia)、球形细胞增多症、嗜酸细胞肉芽肿、Ⅱ型纤维蛋白原缺乏症、钩端螺旋体病、丙酮酸激酶缺乏症、蛋白质缺乏症、肌纤维发育不良、成骨不全症、多囊肾、口服避孕药及药物中毒(如可卡因)等。

(二)诊断标准

1. 烟雾病的诊断标准

(1)成人患者具备上述诊断依据中的1+2可做出确切诊断。

(2)儿童患者单侧脑血管病变+2可做出确切诊断。

2. 烟雾综合征的诊断标准 单侧或双侧病变[可同时或单纯累及大脑后动脉(PCA)系统],伴发上述诊断依据中所列的合并疾病者为烟雾综合征,或称为类烟雾病。

(三)鉴别诊断

1. 单侧烟雾病 定义为成人单侧病变而无上述诊断标准2中所列合并疾病者,可向烟雾病进展。

2. 疑似烟雾病 定义为单侧或双侧病变而无法确切排除诊断标准2中所列合并疾病者。

四、疾病分期

目前广泛接受的烟雾病分期为Suzuki分期,然而,Suzuki分级法既不能反映疾病的严重程度,也不能对疾病的手术风险进行评估分级,因此该分级法并没有在临床上广泛应用。因此,基于MRI和血流动力学损伤的功能性脑血管评估等标准的诊断方法,柏林分级(Berlin moyamoya grading,BMG)应运而生,BMG分级系统描述包括数字减影血管造影、磁共振成像及脑血管储备功能(CVRC)等3项(表8-7-2)。BMG法与MMD严重程度相关,且可以对手术治疗的个体化风险进行评估分级。近日,BMG法也被日本研究证实。评估CVRC时,Xe-CT及SPECT检查需要使用乙酰唑胺药物,存在诱发患者出现脑缺血风险,且国内生产乙酰唑胺的厂家较少,同时检查耗时较长,因此BMG评分在我国推广具有一定难度。

表8-7-2 BMG评分标准

变量	特征	得分
DSA	狭窄-闭塞性病变+烟雾血管	1
	狭窄-闭塞性病变+烟雾血管+颅内代偿	2
	狭窄-闭塞性病变+颅外-颅内代偿	3
MRI	无缺血、出血、脑萎缩	0
	有缺血、出血、脑萎缩	1
CVRC	无盗血表现(>-5%)	0
	有盗血表现(<-5%)	2

根据是否存在狭窄或闭塞性病变、颅内侧支循环和颅外侧支循环将DSA分为3个阶段。1分:狭窄/闭塞性病变、烟雾状血管,没有颅内或颅外-颅内侧支循环通路。2分:狭窄/闭塞性疾病,烟雾血管及颅内侧支循环,如软脑膜和/或胼胝体周围吻合血管。3分:狭窄/闭塞病变,同时出现颅外-颅内侧支循环血管。

MRI被定义为第二变量。无缺血/出血/脑萎缩为0分。MMD相关病理学表现,包括脑梗死、脑出血、脑萎缩为1分。

CVRC被定义为第三个变量。最初,Czabankaeta使用Xe-CT测量CVRC,可判断CVRC降低<5%,然而,根据既往观察,使用^{123}I-IMP SPECT测量的CVRC,当CVRC<14%时为2分。根据既往报道,当Xe-CT检查显示CVRC下降超过5%时,可能代表临床和生理异常。然而,^{123}I-IMP SPECT测量的CVRC<14%时,患者脑卒中风险较高。因此,Xe-CT测量的CVRC减少<-5%或^{123}I-IMP SPECT测量的CVRC<14%时,没有临床意义。

将每个变量数值相加,确定总得分(最小1分和最大6分)。因此,确定3个MMD分级:轻度(Ⅰ级)=1~2分,中度(Ⅱ级)=3~4分,重度(Ⅲ级)=5~6分。分级系统只考虑一侧半球,所以患者每侧大脑半球评分可能不同。

五、治疗

（一）药物治疗

对烟雾病目前尚无确切有效的药物，但对于处在慢性期的患者或烟雾综合征患者，针对卒中危险因素或合并疾病的某些药物治疗可能是有益的，如血管扩张药、抗血小板聚集药物及抗凝血药等，但需要警惕药物的不良作用。日本2012年新指南推荐口服抗血小板聚集药物治疗缺血型烟雾病，来自日本 Registry Study of Research Committee 近10年的随访研究证实，抗血小板治疗并不能影响 MMD 患者脑梗死的发生率，而且值得注意的是，长期服用阿司匹林等抗血小板聚集药物可能导致缺血型向出血型转化，一旦出血则不易止血，对患者预后不利。

（二）外科治疗

颅内外血运重建手术是烟雾病和烟雾综合征的主要治疗方法，可有效防治缺血性脑卒中。一项多中心前瞻性随机对照临床研究表明，脑血运重建手术能将5年再出血率从31.6%降低至11.9%，但由于无症状 MMD 是一种进行性疾病（年卒中率≤13.3%），因此其治疗适应证正在被前瞻性 AMORE 试验重新评估。近年来，手术降低出血风险的疗效也逐渐得到证实。因此，对于该病不论是出血型还是缺血型，主流观点越来越倾向于采取积极的手术策略。血运重建的主要目的是恢复血液供应，以稳定脑血管血流动力学，并使易碎的烟雾血管回流，以防止出血。脑血流动力学的改善可以预防继发性卒中的发生，并能改善神经认知功能。关于手术时机，因为该病呈进展性病程，目前较一致的观点是一旦确诊应尽早手术，但应避开脑梗死或颅内出血的急性期，具体时间间隔存在较大争议，应根据病变范围和严重程度等做出决策，一般为1~3个月。

（三）血运重建术式

血运重建术式主要包括三类：直接血运重建术、间接血运重建术及联合手术。直接血运重建手术包括：①颞浅动脉-MCA 分支吻合术，最常用；颞浅动脉-ACA 或颞浅动脉-PCA 吻合术可作为补充或替代，当 MCA 分支过于纤细或缺血区位于 ACA 或 PCA 分布区时选择应用；②枕动脉或耳后动脉-MCA 分支吻合术，在颞浅动脉细小时可以选用；③枕动脉-PCA 吻合术，主要改善 PCA 分布区的血流灌注，较少应用。

间接血运重建手术的方式很多，较常用的包括：脑-硬脑膜-动脉血管融合术（encephalo-duro-arterio-synangiosis，EDAS）、脑-肌肉血管融合术（encephalo-myo-synangiosis，EMS）、脑-肌肉-动脉血管融合术（encephalo-myo-arterio-synangiosis，EMAS）、脑-硬脑膜-动脉-肌肉血管融合术（encephalo-duro-arterio-myo-synangiosis，EDAMS）、脑-硬膜-肌肉-血管融合术（encephalo-duro-myo-synangiosis，EDMS）、多点钻孔术（multiple burr holes，MBH）以及大网膜移植术（omental transplantation，OT）等。

联合手术是直接和间接血运重建手术的组合。目前，各种手术方式的疗效报道不一，且存在较大争议，缺乏高质量的循证医学证据。

1. 直接血运重建术　MMD 的外科治疗可追溯到20世纪70年代，第一例是颞浅动脉-大脑中动脉吻合术（STA-MCA 旁路移植术），后被应用到儿童和成人 MMD 患者。之后，STA-MCA 旁路移植术成为主流，主要解决 MCA 支配区域的供血，但也可通过脑膜-尾部吻合术，解决大脑前动脉（ACA）支配区域的供血。还有其他直接旁路移植术，来解决 ACA 或大脑后动脉（PCA）支配区域的供血，如 STA-ACA、STA-PCA 和枕动脉-PCA 旁路移植术。当然，若 STA 不适合或 STA-MCA 旁路移植术失败后，也可以采用大隐静脉、桡动脉等大口径血管进行中间旁路移植。但也有引起再灌注出血的潜在风险。

对出血性 MMD，最高级别的证据来自日本成人 MMD-RCT 试验。成人再出血的年危险性，非手术组为8%，降至 STA-MCA 旁路移植组的3%，但对缺血型 MMD 尚无证据证实。但最近的 meta 分析显示，直接旁路移植可预防成人缺血性脑卒中再发。对成人 MMD，STA-MCA 旁路移植术与保守治疗相比，显著降低了未来脑卒中发生率。直接旁路移植术的主要局限是手术技术和供体、受体血管。因此，直接旁路移植术的儿童通畅率为53%，低于成人的94%，因此出现间接血运重建术。

2. 间接血运重建术　间接血运重建术主要通过脑皮质表面的血管再生达到治疗目的，而这种血管再生依赖于带蒂血管移植来实现血管生成（即软膜血管成形术）（图8-7-1，彩图见书末）。曾有许多不同的技术和组织已被用作血管移植。由于这些技术不依赖直接血管吻合，而是依靠新生血管的向内生长，所以被称为间接血运重建技术。一般来说，间接旁路移植更容易实施，但脑血运重建、脑血流动力学恢复需要数月时间，且结果无法预测。最显著的间接血运重建术是脑-肌血管吻合术（EMS），与 STA-MCA 旁路移植同时出现于20世纪70年代。之后陆续出现了几种不同的间接血运重建术式：脑-动脉血管成形术，脑-肌-动脉-

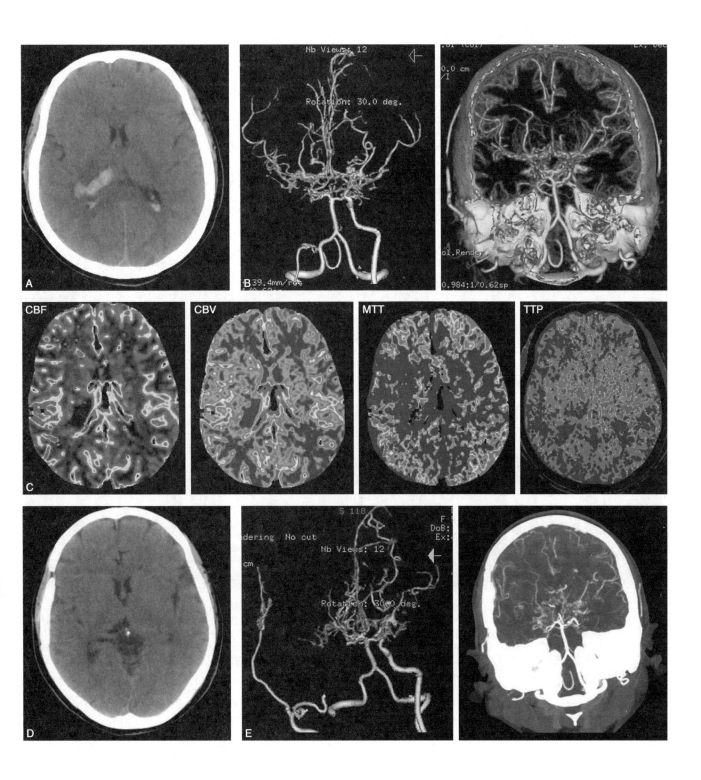

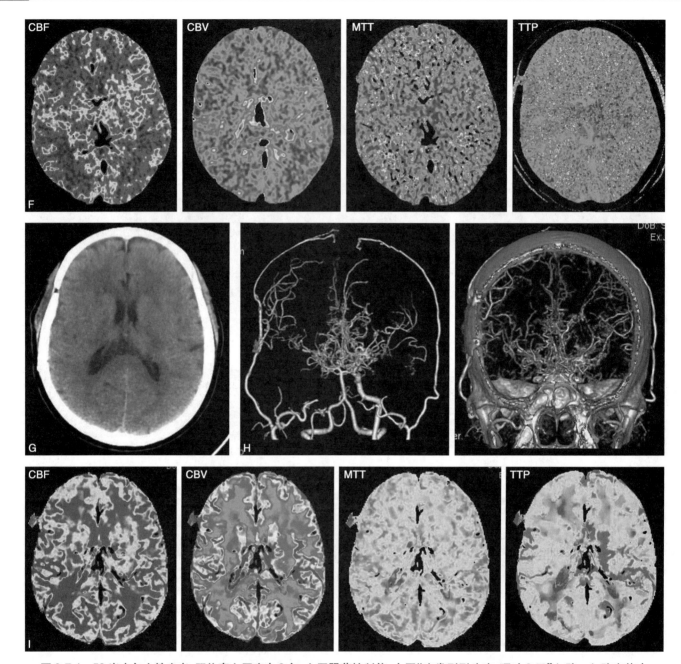

图 8-7-1 53 岁中年女性患者,既往高血压病史 8 年,血压服药控制佳,主因"突发剧烈头痛、呕吐 3 天"入院。入院查体未见明显异常,辅助检查:头部 CT 平扫(A)示右侧丘脑出血破入脑室;CTA 检查(B)诊断为"烟雾病";脑灌注 CT(C)示:右侧丘脑片状无灌注区。患者完善检查后,行"右侧颞浅动脉贴敷术"。术后复查头颅 CT(D)未见新发出血及梗死,CTA(E)示右侧颞浅动脉自开颅处入颅,脑灌注 CT(F)可见双额、枕叶 MTT/TTP 大面积延迟。患者术后病程无特殊,10 日后出院。6 个月后,患者无症状至我院门诊复查,头颅 CT 平扫(G)及脑灌注 CT(I)均未见明显异常,CTA 检查(H)示右侧颈外动脉进入颅内生长,与颅内血管形成吻合。

血管成形术,脑-硬脑膜-血管成形术,脑-硬脑膜-动脉-血管成形术,脑-硬脑膜-动脉-肌-血管成形术(EDAMs),脑-硬脑膜-骨膜-血管成形术,以及这些的各种组合。这些方法主要针对 MCA 支配区域,有时针对 ACA 供血区域。间接技术的种类繁多,但目前还不确定哪种方法更好。

3. 联合血运重建技术 近年来,直接和间接联合血运重建技术应用越来越广泛(图 8-7-2,彩图见书末)。直接血管旁路移植旨在立即改善血流动力学,而间接血管旁路移植旨在进一步改善中期效果,或者

作为一种直接搭桥失败时的次选方式。然而,对旁路血流的定量评估证实了 1+1≠2,且最终的血流动力学变化仍不可预测。相反,最近的一项研究显示:在 54% 的儿童和 47% 的成人,直接旁路移植和间接旁路移植都有较好的效果。目前,联合血运重建技术已被优先用于儿童,因为直接旁路移植在儿童失败率较高,而间接旁路移植成功率较高。但是,EMS 需要 6~12 个月进行血运重建,即使是儿童。研究还表明,STA-MCA 旁路移植手术即使在最小的儿童中也是可行的,因此也可以去尝试。

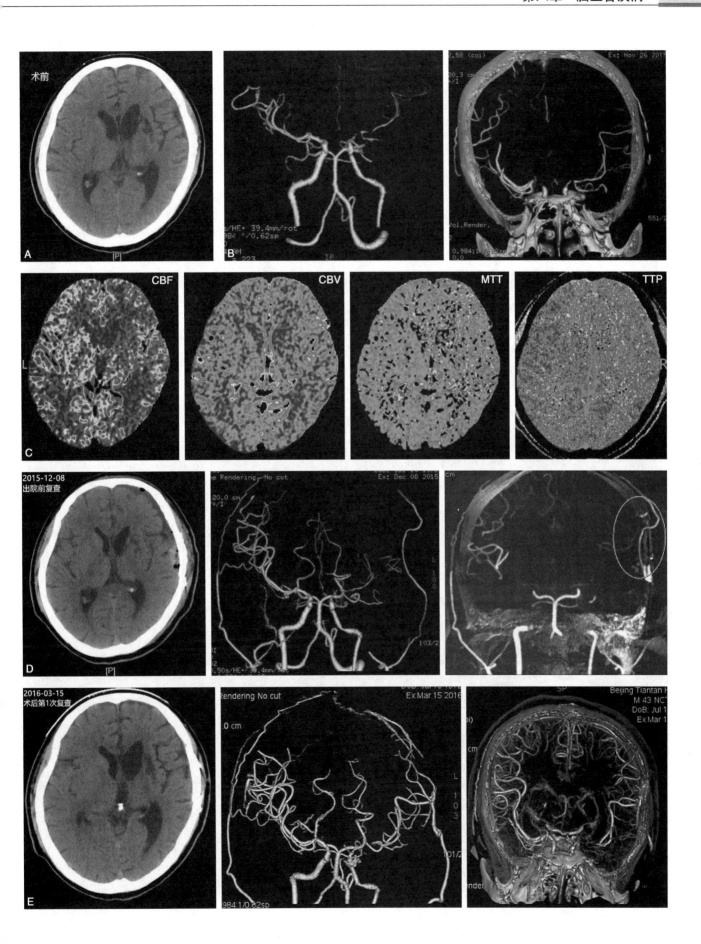

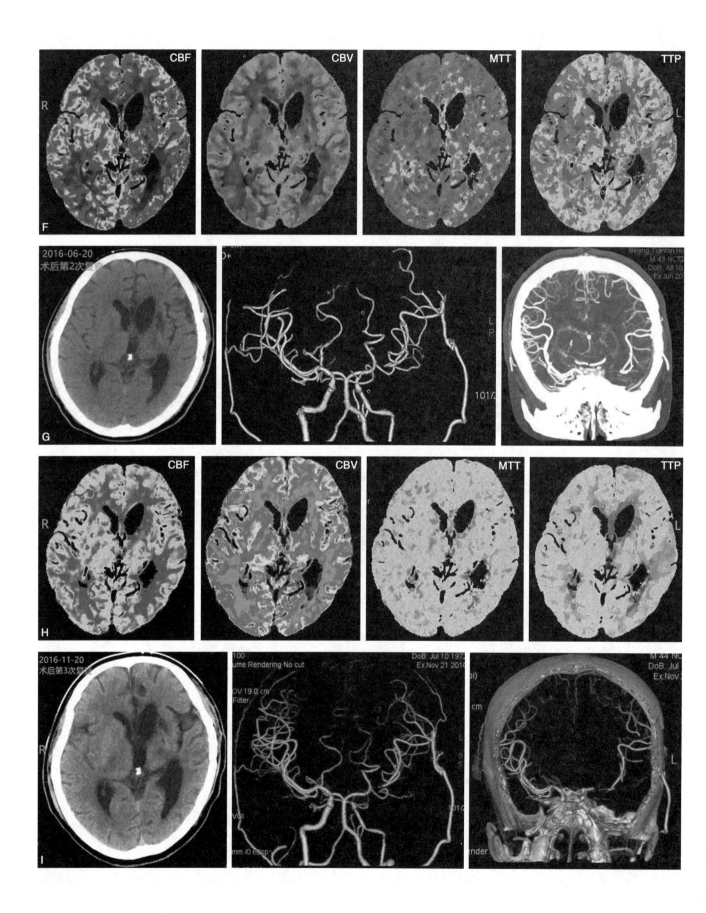

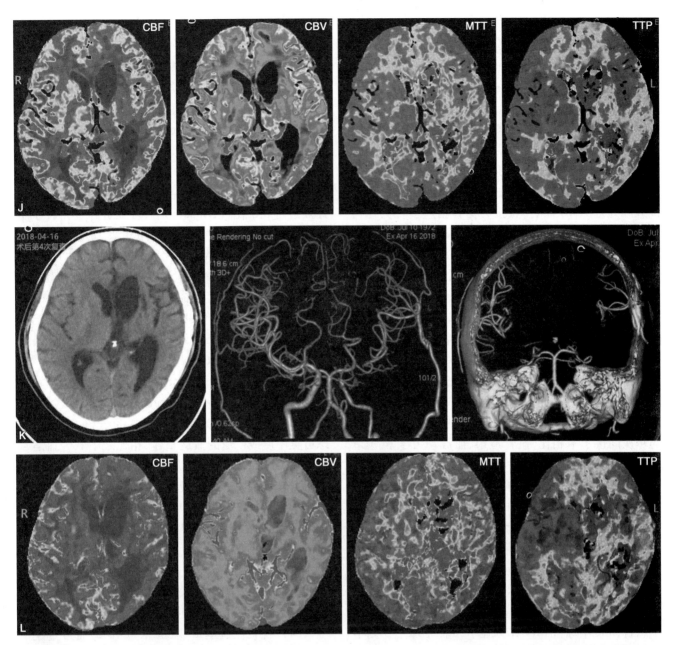

图 8-7-2　43 岁中年男性患者,主因"复发性脑内出血 1 年余"入院,既往无高血压、糖尿病病史,"双侧侧脑室钻孔引流病史",查体示:神清,精神可,右上肢肌力Ⅰ级,右下肢肌力Ⅱ级。入院后行 CT 平扫(A)可见左额叶及基底核多发梗死灶;CTA(B)示:左侧颈内-大脑中动脉、双侧大脑前动脉狭窄,确诊为"烟雾病(MMD)";灌注 CT 检查(C)示:左额颞及底节区灌注异常,具备手术指征。患者行"左侧颞浅动脉(前支)-大脑中动脉旁路移植术+左侧颞浅动脉(后支)贴敷术",术后出院前复查 CT 平扫、CTA(D)示:脑内无新发出血及梗死、右侧旁路移植血管通畅,患者术后病程无异常,1 周后出院。3 个月后(2016-03-15),患者至我院门诊复诊,行 CTA(E)发现左侧颞浅动脉增粗,搭桥血管通畅,颅内左侧显影血管较术前增多,灌注 CT(F)示左额颞叶及基底核区灌注较术前改善。患者于 2016-06-20、2016-11-20、2018-04-16 分别至我院门诊复查,无新发出血、梗死及 TIA 症状,右上肢肌力Ⅲ级,右下肢Ⅳ级,CT 平扫(G、I、K)未见新发出血及梗死,CTA 示(G、I、K):左侧颈内-大脑中动脉闭塞,烟雾血管减少、消失,左侧颞浅动脉逐渐增粗,搭桥血管通畅,左侧颅内血管显影逐渐增多。灌注 CT(H、J、L)可见左侧额颞叶、基底核区血液灌注逐渐改善

4. 不同血运重建技术的比较

(1)直接与间接血运重建术的比较:一项随机试验比较间接血运重建(EMS)与联合血运重建(STA/MCA 旁路+EMS)的血流动力学结果。结果显示:只有联合血运重建才能改善脑血管储备能力。尽管间接旁路移植在术后 DSA 上出现了多条侧支血管,但间接血运重建却未能改善脑血管储备能力,因此,DSA 显示血管代偿好≠功能性成功。最新的前瞻性队列研究证明,与间接旁路移植相比,直接和联合旁路移植术在成人和儿童中,能明显延长再次缺血的发作时

间,且直接旁路移植术能更好地预防缺血性脑卒中的复发。另一项成人研究表明,尽管直接和联合血运重建术后的DSA结果更好,但并未显示直接旁路移植对卒中的预防效果。

所有研究均认为,直接、联合、间接血运重建术的围手术期并发症发生率无差异。一项荟萃分析显示:尽管成人直接旁路移植术后出血发生率较高,但直接和联合血运重建对术后的长期有益效果更好,其长期有益效果超过了更高的并发症发生率。因此,对于成人和儿童MMD患者,直接旁路移植应被视为任何血运重建的基础和支柱,而对于MMD患者,不管年龄如何,一味追求间接旁路移植似乎也并不合理。

(2)间接血运重建术比较:有很多文献研究间接血运重建手术的手术结果,此处仅选取一部分代表性研究。在7例患者中使用EDAS和EMS治疗,其一侧半球行EDAS、另一侧半球行EMS。结果显示:在术后血管造影和局部血运研究方面,EDAS治疗的大脑半球优于EMS侧大脑半球。此项研究认为,对于儿童MMD,EDAS效果优于EMS。单独EDAS与EDAS加双额EGPS效果的研究显示,多个间接血运重建手术与单次间接手术相比,血管造影、血流动力学和ACA症状显著改善。但是,围手术期脑梗死的发生率和临床结果在两种手术之间没有显著差异。将EDAS的血管造影血运重建效果与EDAMS/EMS比较,其中11例MMD儿童使用EDAS治疗(16侧半球,10个儿童),EDAMS(5侧半球,4个儿童),EMS(1侧)。患者随访8.3年以上。使用Matsushima血管造影RV(血运重建)分级显示,EDAS显示13侧半球A级为12侧(92%),B级为1侧(8%)。EMS(1侧)或EDAMS(4个患者,5侧半球)的RV结果显示,6侧半球中3侧半球RV良好(50%),其他3侧RV侧支循环不佳,梗死面积明显增大。研究显示,EDAS可能是儿童MMD手术治疗的替代方案。一般而言,无论采用何种手术方式,梗死部位的RV结果都很差。在间接手术中,当缺血皮质更广泛时,多次联合间接手术可能比单个间接手术可获得更广泛的血管造影RV效果。然而,对于缺血区域所需的足够RV量目前尚不清楚,患者术后血管造影RV效果与症状改善并不紧密相关。即使血管造影RV不同,各种间接手术在术后都显示患者症状改善良好。需要阐明的是,血管造影的RV程度及其对患者长期认知功能和患者生活质量的影响,但是,Touho等发现EMS手术后,颞肌(尤其是钙化和增厚的颞肌)可压迫相应大脑皮质,诱发脑缺血症状,必要时需要进行手术减压。

(3)儿童烟雾病直接和间接旁路移植术的比较:直接旁路移植术被认为可立即改善缺血区域的血液供应,并已被证明对于成人MMD可形成较多的侧支循环,症状改善明显,降低缺血性复发风险,以及更多患者无卒中生存。然而,直接旁路移植对于儿童患者的作用更具争议性。Kim等研究发现,EDAMS或STA-MCA+EDAMS血管造影重建效果较好,但三个手术的临床结果没有显著差异,这一发现与Ishikawa的研究结果一致。将EDAS与STA-MCA旁路移植术的疗效进行观察比较,Houkin的一项研究认为两种手术在防止长期缺血事件方面的作用相似。EDAS手术过程也与STA-MCA+EMS相比较,Matsushima的研究发现,STA-MCA+EMS吻合术优于EDAS手术,尤其是侧支循环($P<0.05$),术后临床症状明显改善($P<0.01$)。但在一项德国研究,Czabanka研究表明,联合血运重建术(STA-MCA+EMS)较术前测量改善脑血管储备能力(CVRC)(术前16.5%±34.6% vs 术后60.8%~64.22%,$P<0.05$),而EMS显示CVRC提高(术前21.8%±35.9%,术后34.8%±63%,$P>0.05$)。然而,在儿科人群中,间接旁路移植术中,86%(6/7)大脑半球可见中度或广泛的血运重建,相比之下联合血运重建术为43%(3/7),作者认为可能与年轻患者动脉新生潜力较强有关。美国最近的一篇研究显示,在其中心的烟雾病研究中,尽管儿童主要应用间接旁路移植术,最近随访的儿童、成人直接手术和成人间接组的改良Rankin评分分别为(1.29±1.31)、(1.09±0.90)和(1.94±1.51)($P=0.04$)。他们的结论是,由于其强大的血管生成潜能,大多数儿童的间接旁路移植术与成人直接旁路移植术有相似的结果。

(4)挽救性血运重建:虽然MMD的血运重建手术失败很罕见,但挽救性手段仍是必要的。挽救性血运重建的指征是持续或复发症状、影像学示急性脑卒中或脑血管血流动力学损害。文献报道,大多数直接旁路移植术后患者移植血管通畅明显,但其他血管区域需要血运重建。尽管挽救性血运重建没有标准,但似乎中流量旁路移植是一种简单、安全的技术。

(5)抗血小板治疗在外科手术中的作用:最新数据显示,抗血小板药物在降低脑梗死发生率方面证据不足,但抗血小板治疗在旁路移植术围手术期和术后使用仍存在争议。有研究显示,术后使用阿司匹林临床结果更好,尽管阿司匹林不影响围手术期卒中发生率和旁路通畅率,但中长期卒中有减少的趋势。综上,作者仍建议对MMD术后使用抗血小板治疗。

(6)结论:血运重建术在MMD治疗中起着支柱

作用,可降低缺血性卒中和出血性卒中的发生率,并改善神经和神经心理预后。但目前没有证据证明哪种方式最有效。但目前研究强烈指出,如果技术上可行,血运重建技术,包括直接旁路移植,应该应用于各年龄段的 MMD 患者。

（石志勇　张东）

第八节　大脑大静脉瘤

大脑大静脉瘤(aneurysm of vein of Galen)也称大脑大静脉畸形、大脑大静脉瘘、大脑大静脉扩张、大脑大静脉动脉瘤样畸形、Galen 静脉动脉瘤等,是一种特殊的颅内脑血管畸形,多见于新生儿。其解剖学定义为伴有大脑大静脉显著扩张的动静脉瘘,动脉与大脑大静脉直接连通,中间无畸形的血管团,大脑大静脉表现为巨大的静脉瘤。

一、发病率

大脑大静脉瘤约占颅内动静脉畸形的 1%,在妊娠 26 周后存活胎儿中的发病率为 10/10 万 ~ 20/10 万。

二、病理

本病的主要病理改变是脑动脉与大脑大静脉之间发生短路,大量动脉血直接进入大脑大静脉,使其极度扩张,呈圆形或卵圆形,静脉壁灰白,增厚坚韧;有时部分血栓形成,直径常超过 3cm。病变范围内脑组织退行性变、萎缩或软化。

直接导入大脑大静脉的供应动脉 87% 累及大脑后动脉,50% 单纯由大脑后动脉供血,多为单侧,且以右侧多见,亦可为双侧大脑后动脉供血。其他亦可由大脑前动脉、大脑中动脉、小脑动脉供血。多数患者属于上述情况,但也有些病例为脑动静脉畸形的引流静脉导入大脑大静脉,致大脑大静脉显著扩张,此种情况一般动静脉畸形较大,病变内动静脉瘘也较大。总之,大脑大静脉瘤不单是一种病,而是因长期高压力的动脉血流,促发一系列的血流动力学变化,导致静脉壁动脉化的结果。

大脑大静脉瘤分三类。①原发性大脑大静脉瘤:大脑大静脉呈囊样扩张,直径可达数厘米;②继发性大脑大静脉瘤:大脑大静脉附近的动静脉畸形,其引流静脉汇入大脑大静脉内,引起继发性扩张;③混合型大脑大静脉瘤:为上述两种类型的综合。

三、发生机制

动静脉短路造成的高压血流冲击及硬脑膜静脉窦闭塞是本病发生的两个基本机制,其发生过程见图 8-8-1。

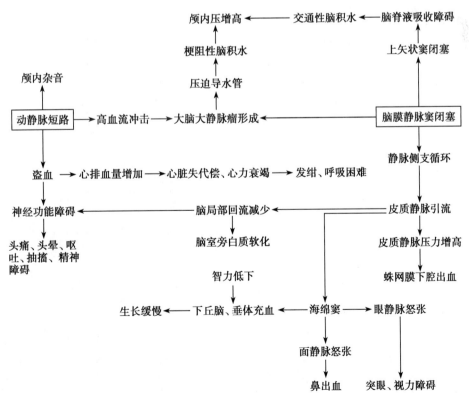

图 8-8-1　大脑大静脉瘤发生过程与产生的临床症状、体征

四、临床表现

（一）性别、年龄与分组

本病男性多于女性,男女患病之比约为 2:1。本病以婴儿最多见,占 37.8%~50%,其次为新生儿,占 30%,儿童和成人仅占 20%~32.4%,其中 20 岁以上者仅占 11% 左右。

（二）症状与体征

症状与体征包括脑积水、充血性心力衰竭、颅内血管杂音、钙化、呼吸困难、颅内出血、头皮静脉怒张、头痛、抽搐、精神发育障碍、视力障碍及眼球突出等。其临床症状、体征与发病年龄密切相关。

1. **新生儿组** 由于其瘘道口径往往很大,盗血现象严重,心排血量大大增加,致使心脏负荷加重、左心肥大、心脏功能失代偿而发生心力衰竭,故 95% 的新生儿出现充血性心力衰竭,这种心力衰竭很难用强心药控制。未发生心力衰竭者也有 80% 出现心脏扩大,并且常于出生后即有发绀现象、呼吸困难,常可听到颅内血管杂音,有时抽搐,偶有颅内出血,但很少出现脑积水及颅内钙化。

2. **婴儿组** 婴儿发病者,其瘘道阻力较小,心力衰竭发生较晚亦相对较轻,或仅有心脏扩大。扩张的大脑大静脉可压迫阻塞中脑导水管近端而出现梗阻性脑积水,故 80%~90% 的婴儿患者出现脑积水,表现为头围扩大、头皮静脉怒张。患者亦常可听到颅内血管杂音,并可有抽搐发作,少数患者也有精神发育迟缓及眼球突出等表现。

3. **儿童及成人组** 儿童及成人发病者,其瘘道口径更小,故脑盗血现象较轻。主要表现为因大脑大静脉逐渐扩张压迫导水管而出现脑积水及颅内压增高。故 45%~71% 的儿童及成人患者出现头痛,36% 出现梗阻性脑积水。颅内出血及病变钙化亦常见,患者可伴有视力障碍,而心力衰竭及颅内血管杂音较少见,有时可出现一些神经系统体征,如帕里诺综合征（Parinaud syndrome）、共济失调、偏瘫等。

五、辅助检查

1. **脑血管造影术** 为确诊大脑大静脉瘤的主要手段。脑血管造影表现为大脑大静脉呈卵圆状扩张,直径一般在 4~5cm,直窦亦显著扩张(图 8-8-2)。大脑大静脉瘤的供血动脉在三组患者中有所差别。新生儿组供血动脉可在静脉瘤的前上方直接交通,可来自双侧大脑前动脉,豆纹动脉,丘脑穿通动脉,脉络膜前、后动脉,有时小脑上动脉也参与供血。静脉瘤一

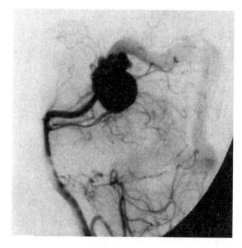

图 8-8-2 大脑大静脉瘤的脑血管造影表现

般为中等大小,回流血液汇入直窦和其他静脉窦。婴儿组供血动脉常位于静脉瘤的下外侧面,由脉络膜后动脉供血;在儿童组供血动脉往往位于静脉瘤前方或上方,由一侧或两侧脉络膜后动脉或大脑前动脉供血;成人组,在静脉瘤前方常有一小片脑血管畸形,供血动脉可来自脉络膜后动脉和丘脑穿通动脉,血液引流入大脑大静脉系统。

根据影像学资料,将大脑大静脉瘤分为小、中、大三类,比值=瘤囊最大长度/颅脑最大长度。比值<0.2 为小型;比值在 0.21~0.3 为中型;比值>0.31 为大型。

2. **CT/CTA** 强化 CT 显示松果体区边缘整齐的卵圆形高密度影像,常伴有第三脑室以上的对称性脑室扩大(图 8-8-3);继发性者可在其前方有形状不规则的密度不均匀的高低密度影。强化扫描可见与圆形高密度相连续直至颅骨的增强影,提示直窦扩张。CTA 可显示大脑大静脉呈卵圆状扩张伴直窦亦显著

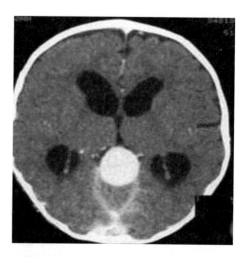

图 8-8-3 大脑大静脉瘤的强化 CT 表现

扩张。

3. MRI/MRA　大脑大静脉瘤的 MRI 十分典型，为一圆形无信号区，系血液流空效应所致，其边界清楚，尤其是矢状位，不仅可见瘤囊，还可见引流的直窦、大脑镰窦等（图 8-8-4）。MRA 可显示大脑大静脉呈卵圆状扩张伴直窦亦显著扩张。

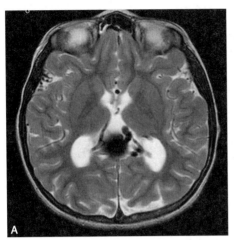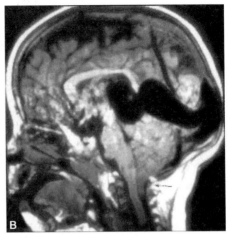

图 8-8-4　大脑大静脉瘤的 MRI 表现
A. T$_2$ 加权像轴位；B. 矢状位。

六、诊断

本病的诊断主要依靠发病年龄及临床表现，但确诊需要放射学检查。新生儿出现顽固性心力衰竭伴颅内血管杂音；婴儿出现脑积水均应考虑本病的可能，对于能听到颅内血管杂音或出现蛛网膜下腔出血者，则诊断可基本确定。进一步确诊可行脑血管造影、CT/MRI 或 CTA/MRA。

七、治疗

1. **手术治疗**　手术方法有：①颈部动脉结扎术；②脑内供血动脉结扎术；③病变切除术。一般可采用供血动脉结扎术，可从一侧顶枕或颞部入路，从楔叶中间进入直到胼胝体，打开环池和四叠体池即可发现病变，结扎供血动脉。若病变有钙化，深静脉已建立侧支循环，切除后不至于引起深静脉回流障碍者可行病变切除术。术前有脑积水可先行侧脑室腹腔分流术。术中洋地黄化并密切心电监护，以防阻断供血动脉后发生心力衰竭。

新生儿严重心力衰竭、心脏明显扩大者应慎重手术，因瘘道突然闭塞可引起周围血管阻力显著增加，进一步加重心脏负担，从而造成猝死。故手术宜逐渐夹闭供血动脉，术中限制入量，必要时静脉放血以减少血容量。

婴儿、儿童及成人属于原发性者宜手术结扎供血动脉，有导水管压迫者应予以解除，不能解除者行分流术。

2. **血管内治疗**　目前，绝大部分大脑大静脉瘤采取血管内治疗，血管内治疗分为经动脉栓塞和经静脉栓塞两种方法。经静脉栓塞是目前大脑大静脉瘤的主要治疗手段，栓塞原则为分期进行。

八、预后

新生儿组预后较差，若不及时治疗，常于出生后数天死亡；婴儿和儿童、成人组预后尚可。未经手术治疗的新生儿组存活率低于 10%，经手术治疗的存活率亦仅 33.3%~50%，且存活者多遗有神经功能缺失。婴儿组未手术者存活率低于 20%，手术存活率达 60%；儿童成人组未手术存活率约为 50%，手术存活率达 80%。死亡原因主要为心脑缺血性损害。伴有高心排血量心力衰竭的新生儿和出现蛛网膜下腔出血的儿童和青少年，不论采用何种治疗方法，预后均差。

（刘玉光）

第九节　脑缺血疾病

缺血性脑血管病是指局部脑组织，包括神经细胞、胶质细胞及联系纤维，由于供血障碍发生的变性、坏死或一过性的功能丧失。缺血性脑血管病包括短暂性脑缺血发作（transient ischemic attack，TIA）和脑梗死（cerebral infarction）。短暂性脑缺血发作是由颅内动脉病变引起的一过性或短暂性、局灶性脑或视网膜功能障碍,临床症状一般持续 10~15 分钟,多在 1 小时内恢复,不超过 24 小时,不遗留神经功能缺损症状和体征,影像学(CT、MRI)检查无责任病灶。脑梗死又称缺血性脑卒中(cerebral ischemic stroke),是指因脑部血液循环障碍,缺血、缺氧所致的局限性脑组织的缺血性坏死或软化,而出现相应神经功能缺损。

一、脑梗死

(一)病因

1. 动脉粥样硬化　颈部或脑底大动脉粥样硬化是脑梗死的首要病因。动脉粥样硬化影响大、中弹性肌性动脉。在脑循环中,颈动脉主干起始部、颈部主干分叉上方的颈内动脉、颈内动脉海绵窦段、大脑中动脉起始部、椎动脉起始部和入颅处、基底动脉是好发部位。大动脉粥样硬化可通过以下机制造成脑梗死:①动脉-动脉栓塞机制,易损斑块脱落,形成血栓-斑块栓塞物阻塞远端血管;②血流动力学机制,大、中动脉严重狭窄,导致远端脑组织供血不足,发生脑梗死;③闭塞穿支动脉,大、中动脉的粥样硬化斑块可以覆盖穿支动脉的开口部,使之狭窄或闭塞而发生脑梗死。

2. 心源性栓塞　这一类别包括由多种可以产生心源性栓子的疾病引发的脑栓塞。常见的心源性栓子的高度、中度危险因素见表 8-9-1。

表 8-9-1　心源性栓子的高度、中度危险因素

高度危险的栓子来源	中度危险的栓子来源
机械心脏瓣膜	二尖瓣脱垂
二尖瓣狭窄伴心房颤动	二尖瓣环状钙化
心房颤动	二尖瓣狭窄不伴心房颤动
病态窦房结综合征	心房间隔缺损
4 周之内的心肌梗死	卵圆孔未闭
左心房或左心耳血栓	心房扑动
左心室血栓	单独出现的心房颤动
扩张型心肌病	生物心脏瓣膜
左心室区段性运动功能不良	非细菌性血栓性心内膜炎
	充血性心力衰竭
左心房黏液瘤	左心室区段性运动功能减退
感染性心内膜炎	4 周之后,6 个月之内的心肌梗死

3. 小动脉硬化　长期高血压引起脑深部白质及脑干穿通动脉病变和闭塞。

4. 其他原因　包括由其他明确原因引发的脑梗死,可分为以下原因:①血管因素,动脉炎、纤维肌发育不良、动脉夹层、烟雾病、偏头痛、静脉或静脉窦血栓形成等;②血液因素,血小板增高、红细胞增多症、镰状细胞病、白细胞增高症、高凝状态。

5. 隐源性或病因不明　不能归于以上类别的缺血性脑卒中(参见 CISS 分型,图 8-9-1)。

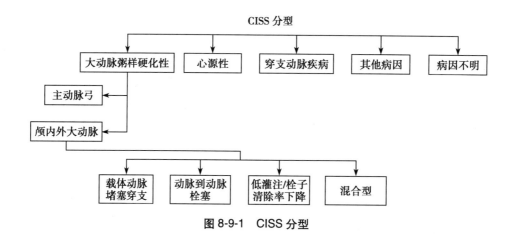

图 8-9-1　CISS 分型

(二)病理

1. 脑血流障碍:脑血流有储备机制,包括结构学储备和功能学储备。结构学储备主要指侧支循环的开放:1 级侧支开放(脑底大脑动脉环)和 2 级侧支开放(眼动脉、软脑膜侧支等);功能学储备中重要的 Bayliss 效应是指当局部血管严重狭窄或闭塞致血流量下降时,血管床扩张使局部血容量增加以维持正常灌注压的血流储备机制。血管狭窄程度较轻时,脑血管的血流储备作用能够保证脑血流量维持在相对正常水平,当血管狭窄到一定程度或由于突发的血管闭塞,血流储备作用失代偿或无法代偿时,脑血流量明显下降,导致症状的产生。

2. 神经细胞缺血性损害:脑组织对缺血、缺氧损害非常敏感,完全阻断血流 30 秒,脑代谢即发生改变,1 分钟后神经元功能活动停止,脑动脉闭塞缺血超过 5 分钟可发生脑梗死。不同脑组织对缺血的敏感性不同,轻度缺血时仅有某些神经元丧失,完全持久缺血时各种神经元、胶质细胞及内皮细胞均坏死。

3. 急性脑梗死病灶由中心坏死区及周围的缺血半暗带（ischemic penumbra）组成，坏死区的细胞发生了不可逆的损害，但缺血半暗带如果血流迅速恢复使脑代谢改变，损伤仍然可逆，神经细胞仍可存活并恢复功能。保护缺血半暗带的神经元是治疗急性脑梗死的关键。

4. 脑动脉闭塞造成脑缺血后，如果血管再通，氧与葡萄糖等的供应恢复，脑组织的缺血损伤理应得到恢复。但实际上不尽然，存在一个有效时间即再灌注时间窗（time window）问题。如再通超过再灌注时间窗这个时限，则脑损伤继续加剧，此现象称为再灌注损伤（reperfusion damage）。再灌注损伤的机制比较复杂，可能与下列因素有关：①启动新的自由基连锁反应，氧自由基的过度形成，导致神经细胞损伤；②细胞内游离钙增多，引起一系列病理生理过程；③兴奋性氨基酸的细胞毒作用。

（三）临床表现

1. 依据病情进展速度及病情程度可分为下列两种。

（1）完全性卒中（complete stroke）：发病突然，症状和体征迅速在6小时内达到高峰，即完全性卒中。

（2）进展性卒中（progressive stroke）：发病后的症状呈阶梯样或持续性加重，6小时至3天发展至高峰。

2. 不同血管闭塞引起的缺血性脑卒中。

（1）大脑前动脉闭塞综合征：大脑前动脉的卒中相对较少，可能是由于来自颅外血管或心脏的栓子更易进入脑血流口径较大的大脑中动脉系统，而较少进入大脑前动脉系统有关。另外，通常单侧大脑前动脉闭塞，由于前交通动脉的侧支循环的代偿，症状表现常不完全。主干闭塞引起对侧下肢的偏瘫或感觉障碍，上肢较轻，一般无面瘫。可有小便难控制。偶见双侧大脑前动脉由一条主干发出，当其闭塞时可引起两侧大脑半球面梗死，表现为双下肢瘫、尿失禁、有强握等原始反射及精神症状。

（2）大脑中动脉闭塞综合征：大脑中动脉是缺血性脑卒中最易受累的血管。血管受累不同临床表现也不相同。

1）主干闭塞导致病灶对侧中枢性面舌瘫与偏瘫（基本均等性）、偏身感觉障碍及偏盲（三偏）；优势半球受累出现完全性失语症，非优势半球出现体象障碍。

2）上支卒中：导致病灶对侧面部、手及上肢轻偏瘫和感觉缺失，下肢不受累，伴Broca失语（优势半球）和体象障碍（非优势半球），无同向性偏盲。

3）下支卒中：较少单独出现，导致对侧同向性偏盲，下部视野受损严重；可出现对侧皮质感觉受损，如图形觉和实体辨别觉明显受损，病觉缺失、穿衣失用和结构性失用等，无偏瘫；优势半球受累出现Wernicke失语，非优势半球出现急性意识模糊状态。深穿支闭塞导致病变出现皮质下失语。

（3）颈内动脉完全闭塞综合征：颈内动脉闭塞约占缺血性脑卒中的1/5。可以没有任何症状，或引起类似大脑中动脉主干闭塞的综合征，闭塞的速度、部位，大脑动脉环的功能和侧支循环是其决定因素。当眼动脉缺血时，有同侧眼一过性失明。

（4）大脑后动脉闭塞综合征：一侧大脑后动脉闭塞引起对侧同向性偏盲，上部视野损伤较重，黄斑视力可不受累。与大脑中动脉梗死引起的视力障碍不同，大脑后动脉闭塞时上象限视野受累更重。中脑水平大脑后动脉起始处闭塞，可见眼球动脉障碍，如垂直性凝视麻痹、动眼神经瘫、核间性眼肌麻痹、眼球水平凝视。优势半球枕叶受累可出现命名性失语、失读，不伴失写。

（5）基底动脉主干闭塞：常引起广泛的脑干、小脑梗死，表现为四肢瘫，双侧眼球注视麻痹，昏迷，可迅速死亡。其不同部位的旁中央支和长旋支闭塞，可导致脑干或小脑不同水平的梗死，表现为各种综合征，共同特征是交叉性瘫痪；同侧脑神经周围性瘫；对侧中枢性偏瘫或偏身感觉障碍。

（四）辅助检查

1. 结构影像学检查

（1）CT：在6小时内的影像学征象常不明显，在缺血性脑卒中24~48小时后，可显示梗死区域为边界不清的低密度灶（图8-9-2）。CT检查对明确病灶、脑水肿和有无出血性梗死有很大价值，但对于小脑或脑干的病灶，常不能显示。

（2）MRI：一般在发病数小时后，梗死灶可在T_1加权像上低信号，T_2加权像上高信号。弥散加权成像（DWI）可早期诊断缺血性脑卒中，在发病数分钟内即可显示出高信号，且对应的ADC值减低，为早期治疗提供重要信息（图8-9-3）。

2. 血管检查　主要包括目前常用的颈动脉双功能超声（dupplex）、经颅多普勒（TCD）、CT血管成像（CTA）、磁共振血管成像（MRA）、数字减影血管造影技术（DSA）等，脑血管检查的目的是了解血管的畅通性（正常、狭窄、闭塞或再通），还包括对血管壁的了解（斑块的性质、大小、溃疡或微栓子脱落等）。

3. 灌注影像学检查　主要包括常用的CT灌注成像（CTP）、磁共振灌注成像（MRPWI）、较少应用的单

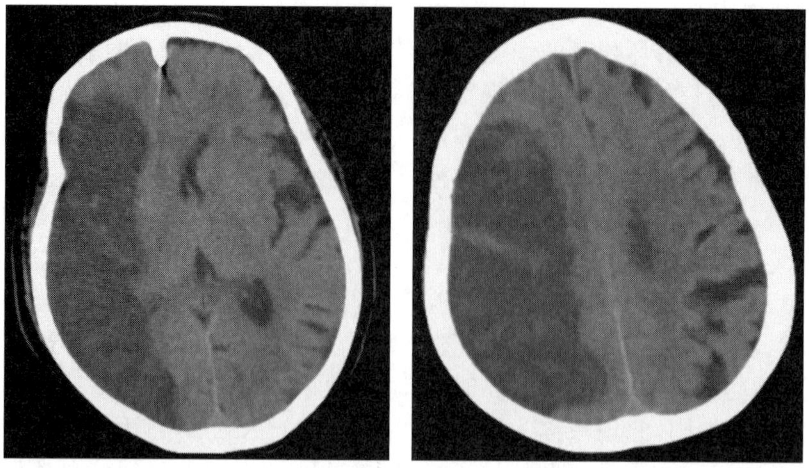

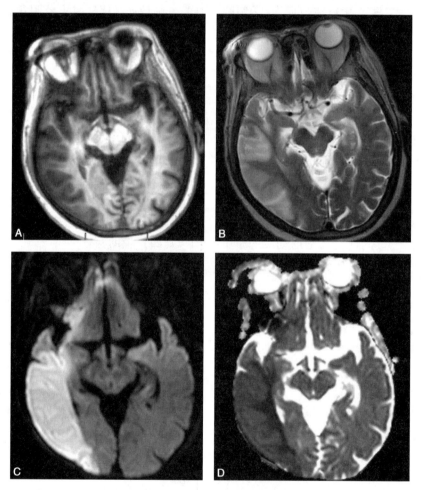

图 8-9-2 脑梗死 CT 影像：右侧大脑半球低密度脑梗死，同侧侧脑室受压

图 8-9-3 急性脑梗死 MRI 影像
A. T_1 加权像；B. T_2 加权像；C. DWI 像；D. ADC 像。

光子发射计算机断层成像（SPECT）以及新的检查技术融合灌注成像技术（fusion CT image）。灌注影像学检查在识别缺血半暗带及溶栓治疗方面发挥了重要作用。

4. **其他脑影像学检查** 其他脑影像学检查包括

磁共振纤维束成像、功能磁共振成像等，这些特殊的检查对于判断预测患者预后、帮助选择适宜的康复手段、对功能区作用及解释临床现象等方面起到了重要作用。

5. **其他检查** 对于可疑心源性栓塞者可行超声

心动图、经食管超声心动图检查来证实。对于可疑镰状细胞病、高同型半胱氨酸血症、高凝状态等,可行相应的血液检查。

（五）诊断

中老年患者,有动脉粥样硬化及高血压等脑卒中的危险因素,安静状态下或活动中起病,症状可在数小时或数天内达高峰,出现神经功能缺损的症状、体征,梗死的范围符合某一脑动脉供血区。头部 CT 在早期多正常,24~48 小时内出现低密度病灶。

（六）鉴别诊断

脑梗死需与常见的颅内出血性疾病,如脑出血、蛛网膜下腔出血相鉴别。脑出血或蛛网膜下腔出血通常起病急骤,起病有血压升高的诱因（用力、情绪激动等）,症状迅速达高峰,有明显的头痛、呕吐等全脑症状,意识障碍多见,伴有神经功能缺损的症状,头颅 CT 可见出血病灶。

（七）治疗

1. 急性期治疗　脑梗死应看作是比急性心肌梗死更需要紧急抢救的危重疾病,发病后极早期恢复血流是治疗动脉血栓性脑梗死的关键。

（1）一般治疗:对严重神经功能缺损的患者,应间断性监测神经功能状态、脉搏、血压、体温及氧饱和度等。

1）调整血压:不建议急性卒中后常规降压,当血压过高（>220/120mmHg）或伴有严重心脏功能衰竭、主动脉夹层或高血压脑病的患者,谨慎降压,反复测量,避免快速降压。

2）控制血糖:血清葡萄糖>180mg/dl（>10mmol/L）时给予胰岛素治疗。应加强血糖监测,血糖值可控制在 7.7~10mmol/L。

3）控制体温:出现发热时（体温>37.5℃）,可应用对乙酰氨基酚并积极寻找合并感染。

4）吸氧:必要时吸氧,应维持氧饱和度>94%。

5）预防并发症:建议早期活动以预防吸入性肺炎、深静脉血栓形成和压疮等并发症。如合并感染时,应用适当的抗生素治疗卒中后感染,但不建议预防性应用抗生素。对深静脉血栓形成或肺栓塞的高危患者,应考虑给予低剂量低分子肝素。应该评估每位患者的跌倒风险,防止跌倒发生。

6）营养支持:应对每位患者进行吞咽评价,口服饮食补充剂仅用于营养不良的无吞咽障碍的卒中患者,有吞咽障碍的卒中患者早期开始鼻饲（48 小时内）。

（2）静脉溶栓治疗:rt-PA 和尿激酶是我国目前使用的主要溶栓药。

1）适应证:症状出现 4.5 小时以内;年龄 ≥18 岁;有缺血性脑卒中导致的神经功能缺损症状。

2）禁忌证。①出血:颅内出血（包括脑实质出血、脑室内出血、蛛网膜下腔出血、硬膜下/外血肿等）;既往有颅内出血史;活动性内脏出血;近 3 周内有胃肠或泌尿系统出血。②已知有出血倾向:急性出血倾向,包括血小板数<100×10⁹/L 或其他情况;已口服抗凝血药者 INR>1.7 或 PT>15 秒;24 小时内接受过低分子肝素治疗;48 小时内使用凝血酶抑制剂或 Xa 因子抑制剂,各种敏感的实验室检查异常（如 APTT、INR、血小板数、ECT;TT 或恰当的 Xa 因子活性测定等）;巨大颅内动脉瘤;主动脉弓夹层。③手术或外伤:近 1 周内有在不易压迫止血部位的动脉穿刺;近 2 周内有大型外科手术;近期 3 个月有颅内或椎管内手术;近 3 个月有严重头颅外伤史。④梗死:近 3 个月有卒中病史;CT 或 MRI 示大面积脑梗死（梗死面积>1/3 大脑中动脉供血区）。⑤血压、血糖:收缩压 ≥180mmHg 或舒张压 ≥100mmHg;血糖<2.8mmol/L 或>22.22mmol/L。⑥其他疾病:颅内肿瘤。

（3）动脉内取栓:动脉内机械取栓因具有快速再通、更低的出血转化率及卒中介入治疗时间窗可延长等优点而在临床上普遍应用。《2018 年中国急性缺血性脑卒中血管内治疗指南》建议,发病 24 小时内且符合指南标准的前循环闭塞病变均可考虑机械取栓,且优先选择支架取栓装置取栓。具体推荐如下。

1）发病 6 小时内,符合以下标准时,强烈推荐机械取栓治疗:卒中前 mRS 0~1 分;缺血性脑卒中由颈内动脉或 MCA M₁ 段闭塞引起;年龄 ≥18 岁;NIHSS 评分 ≥6 分;ASPECTS 评分 ≥6 分。

2）有血管内治疗指征的患者应尽快实施治疗,当符合静脉 rt-PA 溶栓标准时,应接受静脉溶栓治疗,同时直接桥接机械取栓治疗。

3）静脉溶栓禁忌的患者,建议将机械取栓作为大血管闭塞的治疗方案。

4）距患者最后看起来正常时间在 6~16 小时的前循环大血管闭塞患者,当符合 DAWN 或 DEFUSE 3 研究入组标准时,强烈推荐机械取栓治疗。

DAWN 试验入组标准:①患者从最后看起来正常至随机化时间为 6~24 小时。②筛选方案为临床神经功能缺损症状严重程度与梗死面积不匹配,即"临床-影像不匹配"(NIHSS 评分和 MRI-DWI/CTP-rCBF 的梗死体积不匹配),定义为:A 组,≥80 岁,NIHSS≥10 分,梗死体积<21ml;B 组,<80 岁,NIHSS≥10 分,梗死体积<31ml;C 组,<80 岁,NIHSS≥20 分,梗死体积<51ml。

DEFUSE 3 研究入组标准:mRS≤2 分,年龄 18~90 岁,脑梗死核心体积扩展至 70ml。发病到开始血管内治疗时间为 6~16 小时,要求缺血区/梗死区体积比≥1.8,缺血区与梗死区体积错配面积>15ml。

5)距患者最后看起来正常时间在 16~24 小时的前循环大血管闭塞患者,当符合 DAWN 研究入组标准时,推荐使用机械取栓治疗。

6)进行机械取栓时,建议患者到院至股动脉穿刺的时间在 90 分钟以内,到院至血管再通的时间在 120 分钟以内。

7)机械取栓后,再通血管存在显著狭窄时,建议密切观察,如狭窄>70%或狭窄影响远端血流(mTICI<2b 级)或导致反复再闭塞时,可以考虑血管成形术(球囊扩张和/或支架置入)。

8)脑中动脉 M_2 或 M_3 段闭塞的患者,可以考虑在发病 6 小时内(至股动脉穿刺时间)进行机械取栓治疗。

9)脑前动脉、椎动脉、基底动脉、大脑后动脉闭塞患者,可以考虑在发病 6 小时内(至股动脉穿刺时间)进行机械取栓。

10)发病 6~24 小时的急性基底动脉闭塞患者,可以考虑在影像检查评估后实施机械取栓;或者按照当地伦理委员会批准的血管内治疗随机对照试验进行。

11)发病 24 小时以上的大血管闭塞患者,机械取栓的获益性尚不明确。

12)在机械取栓过程中,建议达到 mTICI 2b/3 级的血流再灌注,以提高临床良好预后率。

13)缩短发病到血管内治疗后恢复再灌注时间与更好的临床预后密切相关,推荐在治疗时间窗内应尽早开通血管,以早期恢复血流再灌注(mTICI 2b/3 级)。

14)动脉溶栓可以减少剂量,出血并发症较少,但必须在 DSA 监测下进行。对于时间超过 3 小时而在 6 小时内的,或者静脉溶栓出血风险较高的(如近期手术),可以考虑动脉溶栓。

(4)抗血小板聚集治疗:抗血小板治疗对于已经形成的血栓没有直接溶解作用,但可用于溶栓后的早期治疗。常用的抗血小板聚集治疗药物有阿司匹林、氯吡格雷及替格瑞洛等。

(5)扩容治疗:卒中后继发于低血容量或伴随神经功能恶化出现的低血压,应用扩容药物治疗。

(6)脑保护治疗:神经保护剂可通过降低脑代谢或阻断由梗死引发的细胞毒机制来减轻梗死性脑损伤。目前可用的药物有胞二磷胆碱及依达拉奉等。

(7)脑水肿和颅内压增高:空间占位性脑水肿是早期恶化和死亡的一个主要因素。危及生命的脑水肿通常在卒中发生后 1 周内出现。大面积小脑梗死压迫脑干时,可考虑行脑室引流或手术减压治疗。

(8)进展性卒中的治疗:进展性卒中病情严重,临床预后差。针对进展性卒中,需要积极寻找原因。由于感染引起者,应积极控制感染。由于低血压等引起脑循环供血不足者,可进行扩容治疗。

2. **恢复期治疗**　卒中急性期后,应采取措施预防卒中的复发,并采取系统、规范及个体化的康复治疗,促进神经功能的恢复。

(1)控制血管危险因素:高血压、糖尿病、脂蛋白代谢紊乱及心房颤动等。

(2)抗栓治疗:应用抗栓治疗可以预防缺血性脑卒中的复发,常用抗血小板聚集治疗。但是有下列情况时,可以考虑抗凝治疗:由心房颤动引起的缺血性脑卒中、由非心房颤动性心源性栓塞引起的卒中但复发风险高、主动脉粥样硬化斑块、基底动脉梭形动脉瘤、颈动脉夹层、卵圆孔未闭伴深静脉血栓形成或房间隔动脉瘤。抗凝治疗期间,应监测 INR。

(3)康复治疗:如果患者病情稳定,应及早开始康复,在卒中发病第一年内应持续进行康复治疗,并适当增加每次康复治疗的时程和强度。康复治疗包括有肢体康复、语言训练、心理康复等。

(八)预防与预后

1. **预防**　高血压、糖尿病、脂蛋白代谢紊乱、冠心病及心房颤动等是缺血性脑血管病的主要危险因素,因此,有效的二级预防,如控制血压、血糖及规律服用抗血小板药、抗凝血药及他汀类药物等,可降低缺血性脑血管病的复发率和病死率。同时调整生活方式,如戒烟、限酒、适当运动、控制体重、补充水分,避免熬夜、劳累、情绪激动等。

2. **预后**　除短暂性脑缺血性发作不遗留任何后遗症外,多数缺血性脑卒中的生存者常遗留不同程度的永久性后遗症,如偏瘫、不完全性失语及构音障碍等。

二、短暂性脑缺血发作

(一) 病因及病理
同脑梗死。

(二) 发病机制

1. **微栓塞**　微栓塞型 TIA 又分为动脉-动脉源性和心源性。其发病基础主要是动脉或心脏来源的栓子进入脑动脉系统引起血管阻塞,如栓子自溶则形成微栓塞型 TIA。

2. **血流动力学型**　血流动力学型 TIA 是在动脉严重狭窄基础上因血压波动而导致的远端一过性脑缺血,血压低于脑灌注代偿的阈值时发生 TIA,血压升高脑灌注恢复时症状缓解。

(三) 临床表现

TIA 多发生于中老年人(50~70 岁),男性较多,常合并高血压、糖尿病、高脂血症和心脏病等。发病突然,迅速出现局限性神经功能缺失症状。临床症状不超过 24 小时,通常在 2~15 分钟完全恢复正常,不遗留后遗症。

1. 根据发病机不同,血流动力学型与微血栓-栓塞型 TIA 的临床表现不完全相同,见表 8-9-2。

表 8-9-2　不同发病机制引起的 TIA 临床表现

临床表现	血流动力学型	微血栓-栓塞型
发作频率	较密集	较稀疏
持续时间	较短暂	较长
临床症状	较刻板	较多变

2. 因受累的血管不同,TIA 可有下列临床表现。

(1) 颈动脉系统 TIA:大脑半球受累时可出现对侧肢体无力或偏瘫、对侧面部或肢体麻木,眼部受累时可出现同侧偏盲或单侧盲,优势半球病变时可出现失语。

(2) 椎基底动脉系统 TIA:脑干或小脑受累时可出现眩晕、恶心、呕吐、吞咽困难、构音障碍、共济失调、双侧或交叉性瘫痪等,枕叶受累时可出现闪光暗

点、一侧或双侧皮质性盲或视野缺损。少数可出现跌倒发作(drop attack)和短暂性全面性遗忘(transient global amnesia,TGA)。跌倒发作表现为迅速转头时双下肢突然无力而跌倒,意识清楚,可自行站起,可能由于脑干网状结构缺血使肌张力降低所致。短暂性全面性遗忘表现为一过性逆行性遗忘为主的临床综合征,常在 24 小时内缓解,多数认为是大脑后动脉的颞支或椎-基底动脉缺血,累及边缘系统如海马、穹窿和乳头体等与短时记忆有关的结构。但是,单独的眩晕、平衡失调、耳鸣、闪光暗点、短暂性遗忘及跌倒发作通常并不是由 TIA 引起。

(四) 辅助检查

1. **磁共振检查**　磁共振检查的空间分辨率较高,有可能发现较小的病灶。而且应用磁共振检查时,可以进行多序列的扫描。弥散加权成像(DWI)可以现病灶,但不是绝对的。灌注加权像(PWI)可发现缺血的脑组织。

2. **CT 检查**　由于 MRI 设备普及与检查所需时间的限制,临床医师有时首先需要进行 CT 检查,这种情况适用于需要尽快检查的患者。

3. **DSA 检查**　可以明确颅内外血管情况。

4. **超声检查**　可以发现颈部的动脉粥样硬化性斑块。

5. **其他检查**　如经胸超声心动图和/或经食管超声心动图、血管内超声等有助于发现潜在的心脏或血管病变。

(五) 诊断及鉴别诊断

1. **诊断依据**　①短暂的、可逆的、局部的脑血液循环障碍,可反复发作,少者 1~2 次,多至数十次。多与动脉粥样硬化有关,也可以是脑梗死的前驱症状;②可表现为颈内动脉系统和/或椎-基底动脉系统的症状和体征;③每次发作持续时间通常在数分钟至 1 小时左右,症状和体征应该在 24 小时以内完全消失。另外,不属于 TIA 的症状有:不伴有后循环(椎-基底动脉系)障碍其他体征的意识丧失、强直性和/或阵挛性痉挛发作、躯体多处持续进展性症状、闪光暗点。

TIA 的诊断均是回忆性诊断。症状持续时间越长,最后诊断是 TIA 的可能性越小。如症状持续几分钟时,在 24 小时内完全恢复从而诊断为 TIA 的可能性近 50%,但是当症状持续 2 小时后,可能性只有 10%。

2. 鉴别诊断

（1）癫痫的部分性发作：一般表现为局部肢体抽动，多起自一侧口角，然后扩展至面部或一侧肢体，或者表现为肢体麻木感和针刺感，脑电图可见异常放电。头部 CT 或 MR 可见病灶。

（2）偏头痛：头痛前可有视觉先兆，表现为闪光、亮点等，先兆消退后出现头痛。

（3）梅尼埃病：发作性眩晕、恶心、呕吐与椎-基底动脉 TIA 相似，但每次发作持续时间往往超过 24 小时，伴有耳鸣、耳阻塞感、听力减退等症状，除眼球震颤外，无其他神经系统定位体征。发病年龄多在 50 岁以下。

（4）心脏疾病：阿-斯综合征，严重心律失常如室上性心动过速、室性心动过速、心房扑动、多源性室性期前收缩、病态窦房结综合征等，可因阵发性全脑供血不足，出现头晕、晕倒和意识丧失，但常无神经系统局灶性症状和体征，心电图、超声心动图和 X 线检查常有异常发现。

（5）其他：颅内肿瘤、脓肿，慢性硬膜下血肿，脑内寄生虫，多发性硬化的发作性症状，颅内接近皮质的占位性病变，低血糖，低血压，小灶性脑出血等等亦可出现类 TIA 发作症状，原发或继发性自主神经功能不全亦可因血压或心律的急剧变化出现短暂性全脑供血不足，出现发作性意识障碍，应注意排除。

（六）治疗

TIA 是一种急症，是脑卒中的重要危险因素，30% 的 TIA 患者会发生脑梗死，因此 TIA 是脑梗死预防的关键时期。从这个意义上，TIA 同样应该视为医学急症。可以根据 TIA 的危险因素判断 TIA 近期内发生脑卒中的危险高低（表 8-9-3）。

表 8-9-3　ABCDE 评分

评分指标	评分标准	得分
A：年龄	≥60 岁	1 分
B：血压	血压≥140/90mmHg	1 分
C：临床特征	单侧肢体无力	2 分
	不伴肢体无力的语言障碍	1 分
D：症状持续时间	≥60 分钟	2 分
	10～59 分钟	1 分
E：糖尿病	患糖尿病	1 分
总分		

0～3 分为低度危险组；4～5 分为中度危险组；6～7 分为高度危险组。

高危 TIA 患者（ABCDE 评分≥4）需要接受卒中单元的早期诊治，或在 24～48 小时得到 TIA 专科门诊的诊治。有低风险因素的患者（ABCDE 评分<4 分）需要在 7～10 天接受当地全科医师、私人医师或其他能提供 TIA 专科门诊的医疗机构的诊治。

1. 药物治疗

（1）抗血小板治疗：阿司匹林 50～300mg，每日 1 次或氯吡格雷 75mg，每日 1 次。

（2）抗凝治疗：不作为 TIA 的常规治疗，对于伴发心房颤动、心脏瓣膜病变的缺血性脑卒中和 TIA 患者，建议使用华法林口服抗凝治疗，目标剂量是国际标准化比值（INR）在 2.0～3.0。

2. 病因治疗

对 TIA 患者要积极查找病因，针对可能的脑血管病危险因素，如高血压、糖尿病、血脂异常、心脏疾病等进行积极有效的治疗。

3. 手术和介入治疗

常用方法包括颈动脉内膜剥脱术和动脉血管成形术。

三、缺血性脑血管病的介入治疗

（一）急诊取栓

急性缺血性脑卒中（acute ischemic stroke，AIS）约占全部卒中的 80%，鉴于静脉内溶栓存在明显局限性，包括溶栓时间窗短、再通率低及用药量大等，急性缺血性脑卒中血管内治疗逐渐得到重视，AIS 治疗的关键在于尽早开通阻塞血管，挽救缺血半暗带。

病例：患者男，33 岁。主诉"突发左侧肢体无力 14 小时"，病后 2 小时当地静脉溶栓，症状无缓解，既往有扩张型心肌病、心力衰竭、吸烟及饮酒史，入院 NIHSS 评分为 12 分，头部 MRI 示右侧大脑半球急性梗死灶，MRA 示右侧颈内动脉闭塞。行急诊介入手术（图 8-9-4～图 8-9-7）。

（二）症状性颅内大动脉狭窄

症状性颅内动脉狭窄的血管内治疗手段主要有球囊血管成形术、球囊扩张式支架置入术、自膨式支架置入术。需根据患者的具体病变及路径特点选择合适的血管内治疗方式。病例如下。

1. 颈内动脉

患者男，61 岁。发作性左侧肢体无力 3 个月，伴右眼失明 1 个月，NIHSS：0 分，mRS：0 分，查体：右眼无光感，余 NS（-），完善颈部 CTA 及 DSA 提示右侧颈内动脉次全闭塞，该患者在强化药物治疗下仍反复 TIA 发作，考虑右侧颈内动脉为责任血管，有介入治疗指征（图 8-9-8～图 8-9-11，彩图 8-9-10 见书末）。

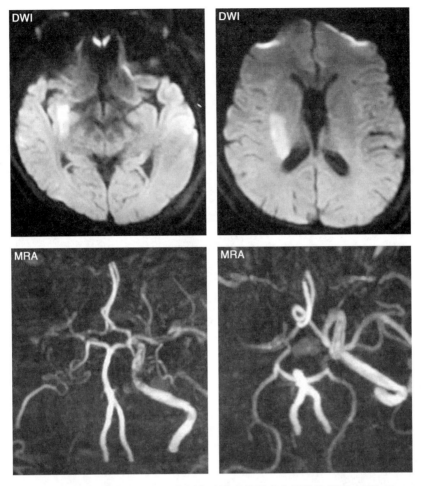

图 8-9-4　头部 MRI-DWI 示右侧岛叶及半卵圆中心新发脑梗死,MRA 示右颈内动脉闭塞

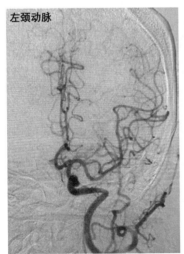

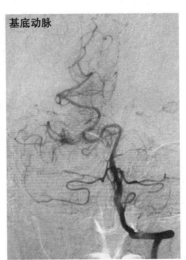

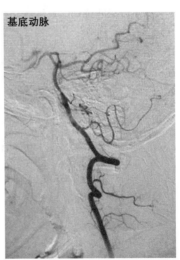

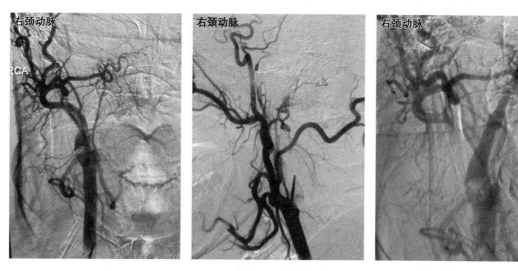

图 8-9-5 DSA 示右侧颈内动脉 C_1 段闭塞

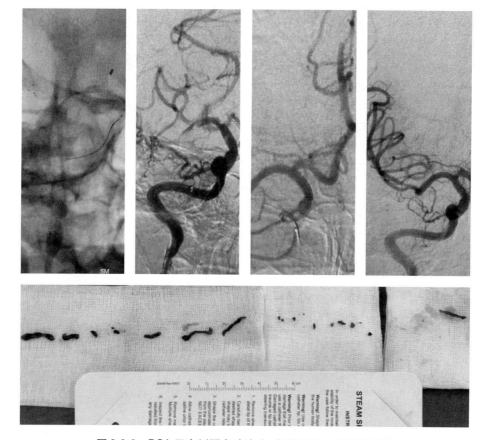

图 8-9-6 DSA 示右侧颈内动脉 C_1 段闭塞处支架取栓过程

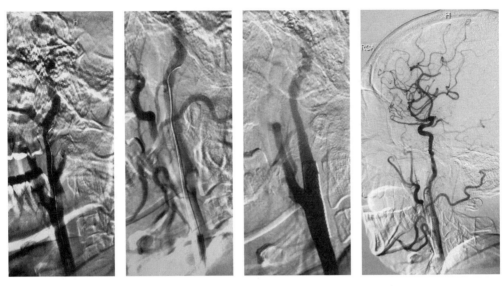

图 8-9-7　DSA 示右侧颈内动脉 C_1 段血栓开通后置入支架

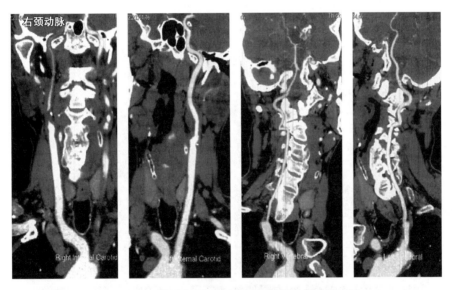

图 8-9-8　术前 CTA 示:右侧颈内动脉 C_1 段次全闭塞

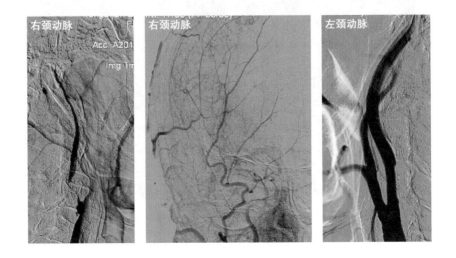

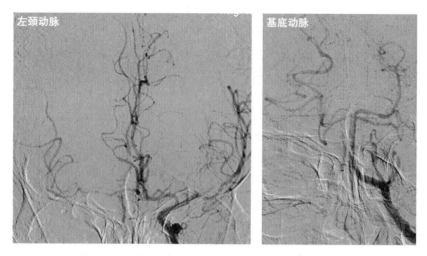

图 8-9-9 DSA 示:右侧颈内动脉 C_1 段次全闭塞,左侧颈内动脉通过前交通动脉向右侧颈内动脉有代偿,而颈外动脉向颈内代偿不明显

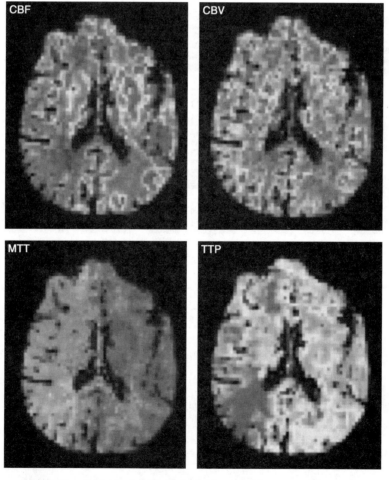

图 8-9-10 CTP 示:右侧大脑半球 MTT 及 TTP 延长,CBF 下降,CBV 稍升高

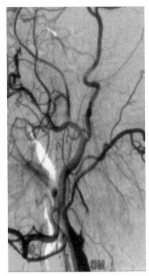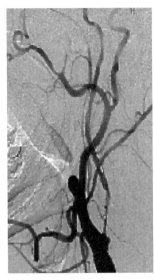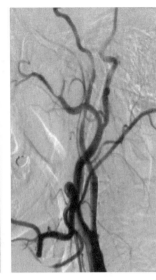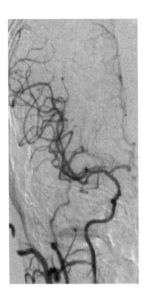

图 8-9-11 DSA 示:右侧颈内动脉 C_1 段给予小球囊预扩张后置入一枚 Wallstent(9mm×30mm)

2. **大脑中动脉** 患者女,49 岁。发作性左侧肢体无力 6 个月,加重 1 个月,NIHSS:4 分(面瘫 2+左上肢 1+左下肢 1),mRS:1 分,查体:左侧面纹浅,左侧肢体肌力 4 级,完善头部 MRI 提示右侧侧脑室旁及半卵圆中心急性梗死灶,颅内 CTA 示右侧大脑中动脉重度狭窄,颅内 CTP 提示右侧大脑半球大片低灌注,患者右侧大脑中动脉重度狭窄伴脑梗死,目前病情稳定,可行介入治疗(图 8-9-12~图 8-9-16,彩图 8-9-14 见书末)。

3. **椎-基底动脉** 患者男,58 岁。突发言语不利及右侧肢体无力 9 天,NIHSS:7 分(构音障碍 1+面瘫 1+右上肢 1+右下肢 1+共济 2+感觉 1),mRS:2 分,查体:构音障碍,右侧面纹浅,右侧肢体肌力 4 级,双侧跟膝胫试验欠稳准,右侧肢体针刺觉减退。完善头部 MRI 提示脑桥及左侧小脑半球急性梗死灶,颈部 CTA 示左侧椎动脉 V_3 段以远未见显示,考虑左侧椎动脉为责任血管,有介入治疗指征(图 8-9-17~图 8-9-20)。

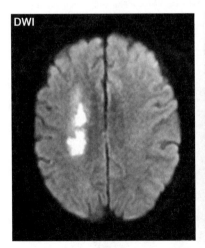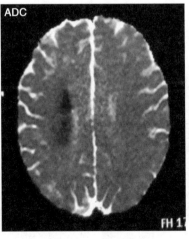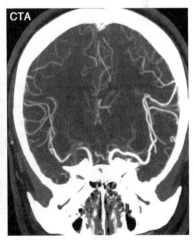

图 8-9-12 头部 MRI 示:右侧大脑半球半卵圆中心新发脑梗死,对应的 DWI 高信号、ADC 值减低;CTA 示:右侧 M_1 重度狭窄

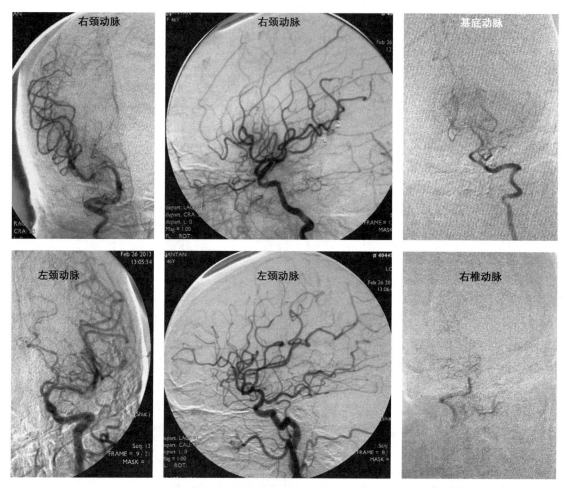

图 8-9-13 DSA 示:右侧大脑中动脉 M₁ 段重度狭窄,椎基底动脉系统通过脑膜支向右侧颈内系统代偿,而左侧颈内动脉及颈外动脉向右侧大脑中动脉无明显代偿

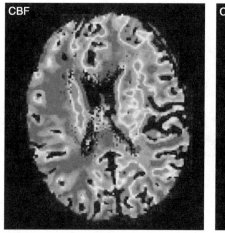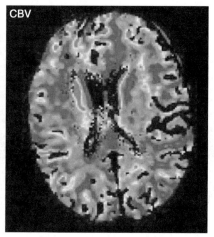

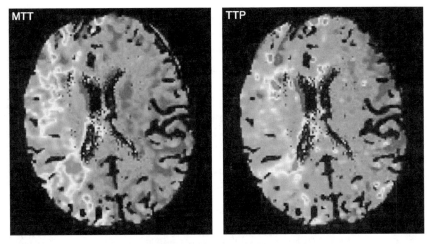

图 8-9-14　CTA 示:右侧大脑半球 MTT 及 TTP 延长,CBF 下降,CBV 大致正常

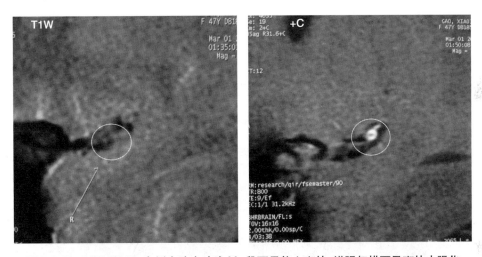

图 8-9-15　HRMRI 示:右侧大脑中动脉 M_1 段可见偏心斑块,增强扫描可见斑块内强化

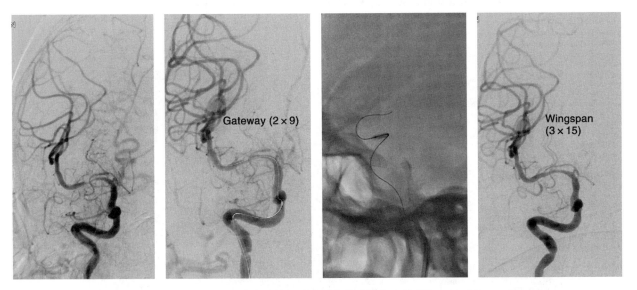

图 8-9-16　DSA 示:右侧 M_1 病变处给予球囊预扩张后置入一枚 Wingspan(3mm×15mm)

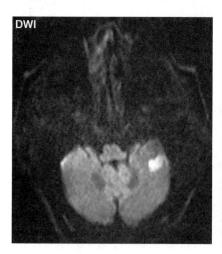
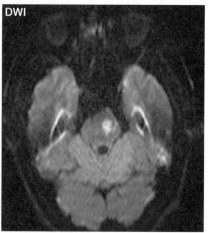

图 8-9-17　头部 MRI：DWI 示左侧小脑半球及基底动脉局部高信号，为新发梗死灶

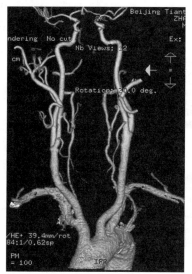
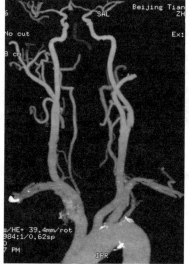

图 8-9-18　颈部 CTA：左侧椎动脉 V_3 段以远未见显示

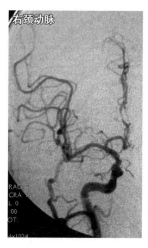
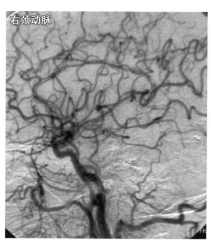
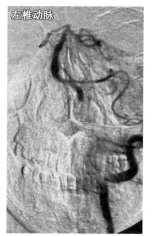

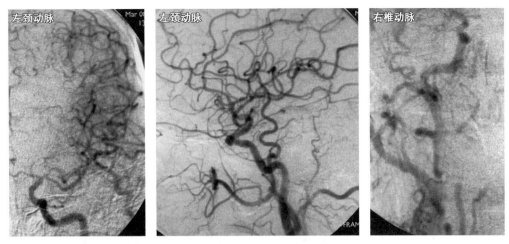

图 8-9-19　DSA 示:左侧椎动脉 V₄ 段闭塞,左侧椎动脉通过脊髓前动脉代偿到基底动脉,而前循环向后循环未见明显代偿

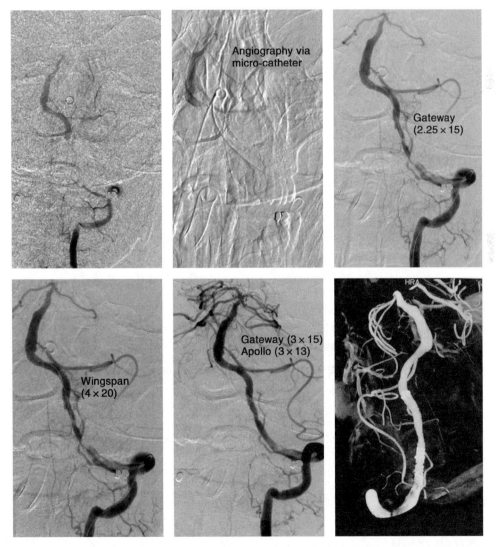

图 8-9-20　DSA 示:左侧椎动脉 V₄ 段闭塞处给予球囊(Gateway 2.25×15)预扩张后置入 Wingspan(4mm×20mm),狭窄近端有残余狭窄,再次球囊(Gateway 3×15)扩张,置入 Apollo(3mm×13mm),前向血流明显改善,TICI 3 级扩张左侧椎动脉通过脊髓前动脉代偿到基底动脉,而前循环向后循环未见明显代偿

（马　宁）

第十节　慢性扩张性脑内血肿

慢性扩张性脑内血肿(chronic expanding intracerebral hematoma,CEICH),是一种特殊类型的脑内血肿,临床上多表现为慢性发展过程,神经功能障碍进行性加重,且CT表现酷似囊性胶质瘤或脑脓肿,因而术前多被误诊。因其术中多发现有明显的包膜,也称为慢性包膜性血肿。

一、发生率

本病发病率较低,截至目前多为散在病例报道,没有大规模的流行病学统计。

二、病因和发病机制

(一)病因

CEICH的病因目前尚不清楚,可能与隐匿型血管畸形、脑动静脉畸形、微小动脉瘤、动脉硬化、凝血功能障碍及血管淀粉样变性有关。隐匿型血管畸形是主要病因,动脉粥样硬化也可引起CEICH。动脉粥样硬化导致血管弹性减弱,脆性增加,即使没有血管畸形的情况下,也较正常血管容易破裂出血,若出血量少,可没有明显症状,以后随着血肿液化刺激周围组织发生炎性反应,可逐渐形成CEICH。部分病例病因不明,高血压、头外伤可为其诱发因素。

(二)发病机制

CEICH的包膜来源于隐匿性血管畸形中血管上的成纤维细胞,出血3~4周后,血肿的溶解过程中常可发现富含血管的颗粒样组织,这些组织的过度增殖是形成包膜的主要原因。微小的血管畸形因为血流动力学的原因,较容易引起自发性出血,外伤等因素也可诱发异常血管出血,由于初发出血量甚少,且多位于皮质下白质内,可能仅有短暂的头晕不适,往往不被注意。随后血肿的血红蛋白分解液化,刺激周围的脑组织产生炎性反应,周围胶质细胞增生,其周围毛细血管和纤维结缔组织增生形成包膜。而包膜上脆弱的毛细血管因受到炎性刺激而不断反复出血和渗出,或血肿包膜内畸形血管反复出血、机化,可导致血肿扩大和包膜增厚,使之呈慢性扩张性,从而形成CEICH。

三、病理

多数病例术中可见血肿有厚薄不一的包膜,绝大多数包膜完整。包膜内可为均匀液化的陈旧性出血或新鲜或已机化的血凝块,由于在CEICH形成过程中,存在反复的出血,故亦可为不同阶段的混合出血,即血块期、液化期、机化期和混杂期共存。少数病例在包膜内外可见有小的异常血管,而有些病例则难以发现,这可能是因为出血导致血管破坏所致。个别病例可为多房性或多发性出血灶。

病理组织学检查可见包膜分两层,外层为纤维层,含胶原纤维及少量结缔组织;内层为颗粒层,有许多毛细血管,有时含有畸形血管,多处可见含铁血黄素沉积。包膜周围的脑组织可见胶质细胞增生。血肿周围的脑组织及凝血块和多血"肿物"内也可见畸形血管,血管内见血栓形成,管壁钙化,透明变性或管壁破裂出血。血管间组织有弥漫的出血并有众多吞噬细胞和含铁血黄素沉着。

四、临床表现

1. **性别、年龄**　男性发病率略高于女性,男女患病之比约为1.46∶1。各年龄段均可发病,多在3~72岁,高发年龄为20~30岁,平均33岁。

2. **发病方式**　本病的发病方式酷似恶性脑瘤,即呈隐匿性缓慢起病,少数患者以急性或亚急性方式发病。

3. **病程**　多在1周至1年,平均1个月。其病程长短与病变部位及有无诱发因素有关。

4. **症状与体征**　随着疾病的发展常可出现头痛、恶心、呕吐及视盘水肿等颅内压增高的症状、体征或出现肢体无力、麻木、失语、癫痫或精神症状等刺激症状,也可出现病理征,甚至意识障碍。其首发症状与发病部位有关,因CEICH多发于大脑半球,故以颅内压增高最为常见;其次为进行性肢体无力或癫痫发作。发生于小脑者,则可见共济失调。

五、影像学检查

1. **CT**　CT检查是颅脑疾病筛选的首选影像学检查方法。CEICH发生于脑叶皮质下白质内,好发部位无特异性。以大脑半球各叶居多(占83.0%),其次为小脑半球(占10.2%),少见部位有基底核、脑室内、侧裂池及脑桥小脑角等。极少数为多发。

CT表现多为圆形或类圆形高、混杂、低密度影、强化示环状强化伴有周围水肿(图8-10-1)。CEICH内较为新鲜的出血及血凝块多表现为高密度,分解液化

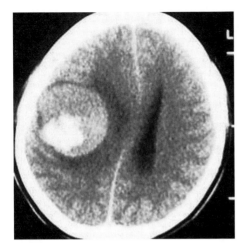

图 8-10-1 慢性扩张性脑内血肿的 CT 表现

的部分则表现为低密度或略低密度。有时与周围的水肿形成片状的低密度或略低密度影，仔细观察则隐约可见环状囊壁，但有些囊壁并不完整，囊壁部分节段密度略高。增强扫描可见血肿囊壁呈环状强化，多数可见囊壁局部较明显的节段强化和邻近的小点状异常强化灶。CT 增强所见的邻近小点状强化灶即血管畸形。

大部分周围可见低密度的水肿带，部分有占位效应，但就病灶大小与占位效应相比较而言，往往占位效应相对较轻。但本病的 CT 表现，无论平扫还是强化，都酷似囊性胶质瘤，有时与慢性脑脓肿也难以鉴别。

2. 脑血管造影术 典型表现为病灶显示为无血管区的占位征象，占位效应轻微。而在病灶的周围出现环状染色（ring-like blush）。由于 CEICH 的病因主要是隐匿性血管畸形，再之因慢性血肿压迫，影响了远端细小异常血管的显示，因此，绝大多数脑血管造影难以直接显示。

3. MRI MRI 对本病具有重要的诊断价值，明显优于 CT，但因出血多为慢性过程，不同时期的出血同时存在，其信号改变较为复杂。T_1 和 T_2 加权像或质子像平扫病灶均呈大片高信号改变，符合慢性出血的 MRI 信号特点。CEICH 的 MRI 表现为 T_1 加权像显示病灶中央为均匀斑片状高信号或等信号影，周围为环状或弧形低信号带，也可为无信号带，增强扫描后，可见高信号区"缩小"；T_2 加权像上病灶中心部仍为高信号影，周围为低信号或无信号带。血肿的纤维性包膜在 T_2 加权像上表现为低信号或无信号带是其特征性表现（图 8-10-2）。病灶周边可见点状或细小的迂曲血管流空影，增强前后均呈低信号，也可在增强后部分强化，均提示有血管畸形可能。

六、诊断与鉴别诊断

（一）诊断

CEICH 临床诊断较为困难，多为慢性起病，临床表现以颅内压增高症状、癫痫发作、进行性肌无力等为主，CT 表现多为圆形或类圆形高密度、混杂密度、低密度，强化示环状强化伴有周围水肿。这些表现均类似脑瘤而极易误诊。MRI 检查有助于正确诊断。但确诊有赖于手术所见及病理检查，CEICH 的诊断需要临床与病理学相结合。

诊断要点：①病程缓慢，但少数人急性起病，可有急性颅内压增高症状，甚至有蛛网膜下腔出血病史；②症状进行性加重，以颅内压增高和/或以癫痫为首发症状的局灶性神经功能损害为主，保守治疗无效或

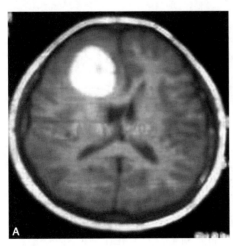 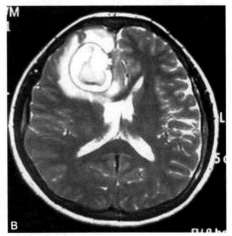

图 8-10-2 慢性扩张性脑内血肿的 MRI 表现
A. T_1 加权像；B. T_2 加权像。

好转后复发;③脑血管造影往往无阳性发现,或者显示为无血管区占位,其病灶周围有环状染色;CT 表现显示急性期为高密度出血灶,晚期则为混杂密度或低密度,增强后环状带包绕一混杂密度区,周围水肿,可见中线结构移位和占位效应;MRI 表现为 T_1 加权像病灶中心为均匀性或非均匀性的高信号或等信号,周边为环形或弧形低信号影;T_2 加权像病灶中心为高信号影,而周边仍为含铁血黄素环低信号影;④病理切片示该类血肿有包膜形成,富含毛细血管,可见血管畸形。

(二) 鉴别诊断

该病常误诊为脑胶质瘤、脑脓肿或脑瘤出血。但与脑瘤不同的是,CEICH 强化时呈现周边环状强化,呈圆形或类圆形,中心往往不强化或强化不明显且病程较长。下列几点有助于 CEICH 的鉴别诊断。①灶旁水肿:肿瘤周围水肿带明显,而血肿则少见或轻微。②多发性:多发性病变应首先考虑为恶性肿瘤的脑内转移,CEICH 极少为多发。③病变范围:与 CT 对照,MRI 显示肿瘤的范围比 CT 显示的要大,而隐匿性脑血管畸形出血所形成的血肿则两者一致。④影像学的其他表现:胶质瘤或脑膜瘤在 MRI、CT 增强时多表现为整个病灶增强,或者增强边缘不规则,可见瘤结节;脑膜瘤基底在硬脑膜时,其与脑皮质有蛛网膜间隙,有时可见脑膜尾征、白质塌陷征、血管流空等现象;CEICH 多发生在脑叶皮质下白质内,无上述征象;胶质瘤和脑膜瘤在脑血管造影时表现为整个肿瘤染色,很少环状染色。⑤该病与包膜形成期脑脓肿鉴别十分困难,两者 CT 扫描时均可出现环状强化及周围水肿,其水肿呈轻、中度水肿。动态 CT 观察可以发现 CEICH 的 CT 值的改变,而脑脓肿往往有感染来源,如先天性心脏病、中耳炎病史及发热、头痛、恶心呕吐、视盘水肿、颈项强直等颅内感染病史。

七、治疗

CEICH 多有包膜形成,其包膜和/或隐匿性血管畸形反复出血,使其具有慢性扩张性的特点,大多数患者需要手术治疗。开颅血肿清除术及血肿包膜切除术是主要的手术方式,单纯血肿穿刺引流容易术后复发。对于位于脑干等重要部位的 CEICH,若难以做到包膜全切,应行血肿腔造瘘等处理,以防复发。因此,术中将血管畸形及包膜彻底切除是很重要的。临床症状轻微,一般情况良好的患者可做 CT 动态观察,症状加重则需手术。

八、预后

该病为良性病变,多数预后良好。其预后取决于治疗是否及时、恰当。绝大多数患者经过治疗后恢复良好,能够恢复正常生活和工作。但少部分患者可致残,或死于并发症或再出血。

(刘玉光)

参考文献

[1] 赵继宗,周定标. 神经外科学[M]. 3 版. 北京:人民卫生出版社,2014.

[2] 赵继宗. 血管神经外科学[M]. 北京:人民卫生出版社,2013.

[3] 赵继宗. 神经外科学[M]. 2 版. 北京:人民卫生出版社,2012.

[4] 格林伯格. 神经外科手册[M]. 8 版. 南京:江苏凤凰科学技术出版社,2017.

[5] H RICHARD WINN,MICHEL KLIOT,HENRY BREM,等. 王任直,译. 尤曼斯神经外科学[M]. 5 版. 北京:人民卫生出版社,2009.

[6] LABOVITZ D L,HALIM A X,BRENT B,et al. Subarachnoid Hemorrhage Incidence among Whites,Blacks and Caribbean Hispanics:The Northern Manhattan Study[J]. Neuroepidemiology,2006,26(3):147-150.

[7] ANDERSON C S,HEELEY E,HUANG Y,et al. Rapid blood-pressure lowering in patients with acute intracerebral hemorrhage[J]. N Engl J Med,2013,368(25):2355-2365.

[8] VLAK M H,ALGRA A,BRANDENBURG R,et al. Prevalence of unruptured intracranial aneurysms,with emphasis on sex,age,comorbidity,country,and time period:A systematic review and meta-analysis[J]. The Lancet Neurology,2011,10(7):626-636.

[9] LI Z Q,WANG Q H,CHEN G,et al. Outcomes of Endovascular Coiling versus Surgical Clipping in the Treatment of Ruptured Intracranial Aneurysms[J]. Journal of International Medical Research,2012,40(6):2145-2151.

[10] SPETZLER R F,PONCE F A. A 3-tier classification of cerebral arteriovenous malformations Clinical article[J]. Journal of Neurosurgery,2010,114(3):842-849.

[11] STAHL S,GAETZNER S,VOSS K,et al. Novel CCM1,CCM2,and CCM3 mutations in patients with cerebral cavernous malformations:in-frame deletion in CCM2 prevents for-

mation of a CCM1/CCM2/CCM3 protein complex [J]. Human mutation,2008,29(5):709-717.

[12] MENDELOW A D,GREGSON B A,ROWAN E N,et al. Early surgery versus initial conservative treatment in patients with spontaneous supratentorial lobar intracerebral haematomas(STICH Ⅱ):a randomised trial[J]. Lancet,2013,382(9890):397-408.

[13] STEINER T,AL-SHAHI SALMAN R,BEER R,et al. European stroke organization (ESO) guidelines for the management of spontaneous intracerebral hemorrhage [J]. Int J Stroke,2014,9(7):840-855.

[14] COOK D J,MUKERJI N,FURTADO S. Steinberg GK:Moyamoya Disease//Lanzer P. PanVascular Medicine [M]. 2nd ed. New York Dordrecht London:Springer Heidelberg,2015,106:2944-2967.

[15] STARKE R M,CROWLEY R W,MALTENFORT M,et al. Moyamoya disorder in the United States[J]. Neurosurgery,2012,71(1):93-99.

[16] CZABANKA M A,PEÑA-TAPIA P E,SCHUBERT G A,et al. Proposal for a New Grading of Moyamoya Disease in Adult Patients[J]. Cerebrovasc Dis,2011,32(1):41-50.

[17] KASHIWAZAKI D,AKIOKA N,KUWAYAMA N,et al. Berlin Grading System Can Stratify the Onset and Predict Perioperative Complications in Adult Moyamoya Disease[J]. Neurosurgery,2017,81(6):986-991.

[18] ARIAS E J,DUNN G P,WASHINGTON C W,et al. Surgical revascularization in north american adults with moyamoya phenomenon:long-term angiographic follow-up[J]. J Stroke Cerebrovasc Dis,2015,24(7):1597-1608.

[19] KIM K M,KIM J E,CHO W S,et al. Natural history and risk factor of recurrent hemorrhage in hemorrhagic adult moyamoya disease[J]. Neurosurgery,2017,81(2):289-296.

[20] TEO M,JOHNSON J,STEINBERG G K. Strategies for and outcome of repeat revascularization surgery for moyamoya disease:an American Institutional Series[J]. Neurosurgery,2017,81(5):852-859.

[21] PATEL N N,MANGANO F T,KLIMO P. Indirect revascularization techniques for treating moyamoya disease[J]. Neurosurg Clin N Am,2010,21(3):553-563.

[22] SHEN W,XU B,LI H,et al. Enlarged encephalo-duro-myosynangiosis treatment for moyamoya disease in young children[J]. World Neurosurg,2017,106:9-16.

[23] KAZUMATA K,ITO M,TOKAIRIN K,et al. The frequency of postoperative stroke in moyamoya disease following combined revascularization:a single-university series and system-

atic review[J]. J Neurosurg,2014,121(2):432-440.

[24] AMIN-HANJANI S,SINGH A,RIFAI H,et al. Combined direct and indirect bypass for moyamoya:quantitative assessment of direct bypass flow over time [J]. Neurosurgery,2013,73(6):962-967.

[25] UCHINO H,KIM J H,FUJIMA N,et al. Synergistic interactions between direct and indirect bypasses in combined procedures:the significance of indirect bypasses in moyamoya disease[J]. Neurosurgery,2017,80(2):201-209.

[26] DENG X,GAO F,ZHANG D,et al. Effects of different surgical modalities on the clinical outcome of patients with moyamoya disease:a prospective cohort study[J]. J Neurosurg,2018,128(5):1327-1337.

[27] KIM H,JANG D K,HAN Y M,et al. Direct bypass versus indirect bypass in adult moyamoya angiopathy with symptoms or hemodynamic instability:a meta-analysis of comparative studies[J]. World Neurosurg,2016,94:273-284.

[28] SUN H,WILSON C,OZPINAR A,et al. Perioperative complications and long-term outcomes after bypasses in adults with moyamoya disease:a systematic review and meta-analysis[J]. World Neurosurg,2016,92:179-188.

[29] KAZUMATA K,ITO M,TOKAIRIN K,et al. The frequency of postoperative stroke in moyamoya disease following combined revascularization:a single-university series and systematic review[J]. J Neurosurg,2014,121(2):432-440.

[30] ABLA A A,GANDHOKE G,CLARK J C,et al. Surgical outcomes for moyamoya angiopathy at barrow neurological institute with comparison of adult indirect encephaloduroarteriosynangiosis bypass, adult direct superficial temporal artery-to-middle cerebral artery bypass, and pediatric bypass:154 revascularization surgeries in 140 affected hemispheres[J]. Neurosurgery,2013,73(3):430-439.

[31] CZABANKA M,PENA-TAPIA P,SCHARF J,et al. Characterization of direct and indirect cerebral revascularization for the treatment of European patients with moyamoya disease [J]. Cerebrovasc Dis,2011,32(4):361-369.

[32] CZABANKA M,PENA-TAPIA P,SCHUBERT G A,et al. Proposal for a new grading of moyamoya disease in adult patients[J]. Cerebrovasc Dis,2011,32(1):41-50.

[33] NI W,XU F,XU B,et al. Disappearance of aneurysms associated with moyamoya disease after STA-MCA anastomosis with encephaloduro myosynangiosis[J]. J Clin Neurosci,19(3):485-487.

[34] FUNAKI T,TAKAHASHI J C,TAKAGI Y,et al. Unstable moyamoya disease:clinical features and impact on periopera-

tive ischemic complications[J]. J Neurosurg, 2015, 122(2):400-407.

[35] PARRAY T, MARTIN T W, SIDDIQUI S. Moyamoya disease: a review of the disease and anesthetic management[J]. J Neurosurg Anesthesiol, 2011, 23(2):100-109.

[36] JEON J P, KIM J E, CHO W S, et al. Meta-analysis of the surgical outcomes of symptomatic moyamoya disease in adults [J]. J Neurosurg, 2018, 128(3):793-799.

[37] HORI S, ACKER G, VAJKOCZY P. Radial artery grafts as rescue strategy for patients with moyamoya disease for whom conventional revascularization failed[J]. World Neurosurg, 2016, 85:77-84.

第九章 颅内感染和寄生虫病

第一节 颅内脓肿

颅内脓肿(intracranial abscess)是指化脓菌入侵颅内引起的局限性脓肿,多继发于局部(耳部感染、牙脓肿、鼻旁窦感染、颞骨乳突气囊感染、硬膜外脓肿)或远处(肺、心、肾等)感染病灶,主要病原体为各种化脓性细菌,其他如真菌和原虫等少见。

脓肿位于脑组织内者为脑脓肿(cerebral abscess),位于硬脑膜外者称硬脑膜外脓肿,位于硬脑膜下者称硬脑膜下脓肿,如同时存在两种或两种以上者称混合性颅内脓肿。

颅内脓肿尤其脑脓肿是神经外科常见病之一,过去由于经济落后、卫生条件差、医疗技术不足、诊断困难、治疗延迟,病死率高达30%。随着生活水平的提高,卫生条件的改善,尤其是中耳炎的减少,脑脓肿也明显减少。另外,CT和MRI的广泛应用,做到颅内脓肿的早期诊断、准确定位,手术及有效抗生素的应用,明显降低了病死率,减少了后遗症。近年来,颅内脓肿更常发生于免疫功能低下的人群中,如HIV感染者、长期接受化疗或者服用免疫抑制剂的患者。

一、脑脓肿

脑脓肿主要指各种化脓性细菌,通过身体其他部位的感染灶转移或侵入脑内形成的脓肿。脑脓肿可发生于任何年龄,但以儿童及青壮年患者居多,男性多于女性。

(一)病因、病原与感染途径
根据致病菌的来源常分为四类。

1. 头部邻近感染灶扩散所致的脑脓肿 占25%~50%,中耳炎、乳突炎、鼻窦炎、颅骨骨髓炎及颅内静脉窦炎等化脓性感染病灶可直接向颅内蔓延,形成脑脓肿。其中以慢性中耳炎、乳突炎并发胆脂瘤引起者最常见,称为耳源性脑脓肿。

耳源性脑脓肿常发生于20岁以下或40岁以上的患者,其发生率一度占脑脓肿的首位,但由于近年来不少中耳炎、乳突炎得到及时根治,其比例已明显减少,甚至退居在血源性脑脓肿之后。耳源性脑脓肿2/3发生于同侧颞叶,感染途径多经鼓室盖或鼓窦波及颅内颞叶的中后部,也可经乳突内侧硬脑膜板波及小脑外侧上部,尤其儿童乳突骨质较薄,感染易经Trautman三角区(即岩上窦下方、面神经管上方、乙状窦前方,三者形成的三角)累及小脑。耳源性脑脓肿多为单发,常见致病菌以变形杆菌及厌氧菌为主,亦可为混合性感染,致病菌可经静脉逆行转移到远隔部位,如额、顶、枕叶,偶有转移至对侧脑部。

由鼻窦炎引起的脑脓肿称为鼻源性脑脓肿,较少见,常发生于30~40岁人群。额窦或筛窦炎可以引起同侧额叶凸面或底面的脑脓肿,蝶窦炎可引起鞍内或颞叶脓肿。鼻源性脑脓肿亦多为单发,偶有多发或多房性,多为混合菌感染,以链球菌和肺炎链球菌多见。

头皮痈疖、颅内静脉窦炎及颅骨骨髓炎可直接蔓延至脑实质形成脓肿,该类脑脓肿均发生在原发病灶的邻近,亦多为混合菌感染,也可为真菌感染。

牙源性感染,特别是磨牙的感染,也可引起脑脓肿,牙源性感染可经眼上、下静脉或通过卵圆孔、破裂孔进入海绵窦引起海绵窦血栓性静脉炎,继而由海绵窦直接沿硬脑膜蔓延或沿海绵窦内的颈内动脉或大脑中静脉将感染带到额顶叶,也可以通过血液循环使海绵窦与脑组织同时遭受感染。

2. 血源性脑脓肿 占脑脓肿的 20%~35%，主要是由于来自身体其他部位的感染灶经血液播散到脑内而形成。该类脑脓肿细菌侵入脑实质的途径主要有以下几种。

（1）经动脉血循环：多见于脓毒血症和胸腔内感染及细菌性心内膜炎，细菌或感染性栓子经动脉血循环到达脑内，先天性心脏病由于有动静脉血沟通，大量静脉血不经肺过滤直接进入左心，使细菌或感染栓子直达脑内，而且由于发绀型心脏病者常伴有红细胞增多症，血液黏度增加，易形成栓子造成脑栓塞，引起脑梗死，从而有利于细菌繁殖形成脑脓肿。

（2）经静脉血循环：见于头面部感染、颅骨骨髓炎、牙周脓肿等，细菌可经面静脉与颅内的吻合支或板障静脉、导静脉等侵入颅内。

（3）经椎管内静脉丛：肝、胆、膈下脓肿，以及泌尿系统感染和盆腔感染，可经脊柱周围静脉丛与椎管内的静脉吻合进入椎管内静脉，再经椎静脉逆行入颅内。血源性脑脓肿常为多发，病死率较高，脓肿常位于大脑中动脉分布的脑白质和白质与皮质交界处，故好发于额、顶、颞叶；而位于面部的感染灶好发于额叶。致病菌取决于其原发病灶的致病菌，金黄色葡萄球菌常见。

3. 外伤性脑脓肿 占全部脑脓肿的 2.5%~10.9%，开放性颅脑外伤时，因颅底骨折伤及鼻窦、鼓室盖使细菌从骨折缝侵入，或者由于清创不彻底、不及时，有异物或碎骨片存留于脑内，可在数周内形成脓肿，少数可在伤后数月或数年甚至数十年才形成脓肿。一般 3 个月内引起的脓肿称为早期脓肿，3 个月以上称为晚期脓肿。脓肿多位于外伤部位或其邻近部位，病原菌多为金黄色葡萄球菌或混合菌。

4. 医源性脑脓肿 因颅脑手术感染所引起的脑脓肿，如发生于开颅术、经蝶（或筛）窦手术、立体定向术后的脑脓肿。

5. 隐源性脑脓肿 占 10%~35%，病因不明，临床上无法确定其感染源。原发感染灶和脑内继发病灶均较轻微或机体抵抗力强，炎症得到控制，未被发现，但细菌仍潜伏于脑内，一旦机体抵抗力下降，即可发病。因此，这类脑脓肿实质上为血源性脑脓肿，此类脑脓肿在全部脑脓肿中所占的比例有逐年增高的趋势。CT 检查可协助明确诊断。近年来因免疫功能损害引起脑脓肿的患者也呈增高趋势。

（二）病理

细菌进入脑实质后，其病理变化过程大致分为三个阶段，这三个阶段是一个连续变化的过程，各阶段并无明显界限。发展过程因病原体及个体情况的差异而不同。

1. 急性脑炎或脑膜脑炎期 早期病原菌侵入脑实质 24 小时后，在局部出现炎性细胞浸润，病灶中心有坏死，病灶周围血管外膜有炎性细胞渗出，局灶脑组织破坏，继而液化，可形成多个液化灶，病灶周围白质出现水肿。附近脑膜也可出现炎症反应，但部位不一定与病灶部位相对应。此期临床上除局灶症状、全身炎症反应外，也可有脑膜刺激症状和脑脊液炎症改变等。

2. 化脓期 脑实质内炎性病灶进一步坏死、液化，融合形成脓液，逐渐扩大形成脓腔。根据病灶范围可形成单发或多房、多发脓腔。此阶段脓腔周围有胶质细胞增生或炎性肉芽组织形成，周围脑组织可有水肿反应，但脓肿壁尚未完全形成。由于炎症开始局限，全身感染症状趋于好转，但局灶占位效应也趋向明显。

3. 脓肿包膜形成期 此期炎症进一步局限化，脓肿周围包膜形成。包膜内层主要为脓细胞和变性的白细胞，中层为纤维组织增生的肉芽组织，外层为胶质细胞和胶质纤维。早期形成的为薄层包膜，进一步形成明显的脓肿包膜。包膜形成的快慢取决于多种因素，如致病菌种类、毒性、对抗生素敏感性、个人机体抵抗力、脓肿部位等。耳源性脑脓肿致病菌多为变形杆菌、金黄色葡萄球菌，易形成包膜，形成时间也短。若致病菌为厌氧菌，包膜形成即较困难。另外，若病灶处于脑室或脑干附近，则病情发展迅速，表现也较重，有时包膜尚未形成良好，病情已危重。

一般感染后 10~14 天包膜初步形成，4~8 周包膜趋于完善。脓肿一旦形成即为占位病灶，脓肿周围有脑水肿，占位效应引起颅内压增高和脑组织移位，随病情发展，若不及时处理可导致小脑幕切迹疝或枕骨大孔疝，压迫脑干，导致病情急剧恶化，甚至死亡。另外由于脓液逐渐增多，脓腔压力加大，可导致脓腔破溃，使脓液扩散，引起化脓性脑膜炎或化脓性脑室炎，造成病情加剧，增加治疗难度。脑脓肿还可合并局限性脑膜炎，表现为浆液性脑膜炎、蛛网膜炎。个别脑脓肿可同时合并硬脑膜下脓肿和/或硬脑膜外脓肿等。

（三）临床表现

不同病原体引起的脑脓肿的患者临床表现不尽相同，由诺卡菌属感染引起的脑脓肿常伴有肺炎或皮肤病损，而中枢神经系统的表现则缺乏特异性；伴有曲霉菌感染的脑脓肿常会引起脑卒中；由毛霉菌引起的鼻源性脑脓肿常可出现鼻部和眼部的症状，如鼻出血、鼻甲肥大、鼻中隔偏曲、结膜水肿、流泪、眼球突出、眼肌麻痹等,若病原体侵及海绵窦、眼眶或眼动脉,还会引起颅内神经的损伤和视力受损。值得注意的是,在免疫功能低下的患者中,由于炎症反应不明显,临床症状可能被掩盖。脑脓肿的临床表现可因脓肿形成的快慢、大小、部位与病理发展阶段的而不同,典型的临床表现通常有以下 4 个方面。

1. **急性感染及全身中毒症状**　一般患者多有原发病灶感染史。经过长短不同的潜伏期即出现脑部症状及全身表现,一般发病急,出现发热、畏寒、头痛、恶心、呕吐、乏力、嗜睡或躁动、肌肉酸痛等,检查有颈部抵抗感,Kernig 征及 Brudzinski 征阳性,血常规检查白细胞计数增高。这些症状可持续 1~2 周,也可长达 2~3 个月,症状轻重不等。经抗生素等治疗后,部分患者可痊愈;部分感染可局灶化,全身感染中毒症状逐渐缓解,而局灶定位症状及颅内压增高症状则逐渐明显。隐源性脑脓肿可无明显症状。

2. **颅内压增高症状**　颅内压增高症状可于急性脑炎阶段出现。随着脓肿形成和增大,症状也进一步加重,头痛、呕吐、视盘水肿是其三大主征。头痛多在患侧,幕下脓肿则以枕部及额部疼痛为主,可牵涉至颈项。疼痛多为持续性,并有阵发性加重,往往早晨或用力时加重。呕吐可呈喷射性。小脑脓肿头痛明显,头痛加重时,呕吐也随之加重。检查眼底可有不同程度的视盘水肿,严重时可有视网膜出血。患者可有不同程度的意识障碍和精神症状,如表情淡漠、反应迟钝、嗜睡、烦躁不安等,若出现昏迷表示已是晚期。

3. **局灶定位征**　根据脓肿病灶的部位、大小、性质不同可出现相应的神经定位体征。如累及主侧半球,可出现各种失语;如累及运动、感觉中枢及传导束,则产生对侧不同程度的中枢性偏瘫和偏侧感觉障碍,也可因运动区等受刺激而出现各种癫痫发作;影响视神经可出现双眼不同程度的同向对侧偏盲。一般情况下,额叶受累常出现表情淡漠、性格改变、记忆力减退等精神症状,亦可伴有对侧肢体局灶性癫痫或全身大发作,偏瘫和运动性失语(优势半球)等;颞叶脓肿可出现欣快、健忘等精神症状,对侧同向性偏盲,轻偏瘫,感觉性或命名性失语(优势半球)等;顶叶脓肿以感觉障碍为主,如浅感觉减退、空间定向障碍等;小脑脓肿常出现枕部头痛、眼底视盘水肿、水平性眼球震颤、一侧肢体共济失调、强迫头位、Romberg 征阳性等局限性体征,晚期可出现后组脑神经麻痹;脑干脓肿可出现各种脑神经损伤和长束征的脑干损害特有的复杂征象;罕见的垂体脓肿可出现垂体腺功能减退;非主侧半球的颞叶和额叶,脓肿定位征则不明显。

4. **危象**　脑疝是神经外科必须紧急处理的急症之一,当脓肿发展到一定程度时,容易发生脑疝。颞叶脓肿易发生颞叶钩回疝,小脑脓肿则常引起小脑扁桃体疝。因用力、咳嗽、腰椎穿刺、脑室造影、不恰当的脓肿穿刺等可诱发脓肿破溃,脓肿接近脑室或脑表面,脓液可进入脑室或蛛网膜下隙,形成急性化脓性脑室炎和脑膜脑炎。患者可突发高热、昏迷、脑膜刺激症状或癫痫发作,血常规检查白细胞和中性粒细胞计数升高,脑脊液检查可呈脓性。脑脓肿危象病情凶险,处理复杂且困难,患者病死率高,应尽量预防危象的发生。

（四）诊断

根据病史、临床表现和必要的辅助检查,综合分析,一般可明确诊断,尤其 CT 检查起决定作用。因脑脓肿绝大多数为继发于身体其他部位的化脓性病灶,所以患者常有慢性中耳炎、乳突炎、鼻窦炎等炎症病史。曾有过开放性颅脑外伤,尤其有碎骨片或异物存留于脑内的患者,在此基础上经过一段潜伏期,出现化脓性脑炎的症状和体征,经抗生素等治疗,病情缓解后再次出现颅内压增高的征象和局灶定位体征,应首先考虑脑脓肿的可能。

（五）辅助检查

为进一步明确是否有脑脓肿和脓肿的性质及部位,辅助检查必不可少。随着诊疗技术的发展,检查方式也不断更新,目前主要依靠 CT 或 MRI 检查,但腰椎穿刺和头颅 X 线片对某些部位病变的检查仍有重要的诊断意义。

1. **外周血常规**　脓腔形成后,外周血常规多正常或轻度增高。70%~90% 脑脓肿患者红细胞沉降率加快、C 反应蛋白增加,可凭此与脑肿瘤相鉴别。

2. **脓液检查和细菌培养**　通过脓液检查和培养可进一步了解感染的类型。药敏试验可对选择抗生素有指导作用,故穿刺脓液或手术摘除脓腔后,应及时送检。若行厌氧菌培养,送检器皿应与空气隔绝,亦可立即做细菌涂片染色镜检,尤其对脓液已破入脑内和脑室,而脑脊液呈脓性者,镜检可初步了解致病菌的种类,以指导用药。根据脓液的性质也可大致判断细菌的类型,如金黄色葡萄球菌的脓液呈黄色黏稠状,链球菌呈黄白色稀薄状,变形杆菌呈灰白色稀薄有恶臭,大肠埃希菌呈粪便样伴恶臭,铜绿假单胞菌呈绿色伴腥臭。真菌以隐球菌及放线菌常见,可行墨汁染色。肺吸虫呈米汤样脓液或干酪样变,脓液内可查见虫卵。阿米巴脓液呈巧克力色、黏稠、无特殊气味,在脓壁可查见原虫滋养体。

3. 腰椎穿刺和脑脊液检查　通过腰椎穿刺可了解患者是否有颅内压增高及增高程度,但对于颅内压增高明显者,腰椎穿刺有引发脑疝的可能,需谨慎。若需要检查时,操作需慎重,穿刺成功后迅速接通测压器,测压后缓慢放液,留少量脑脊液送检。术后患者要平卧6小时,并给予脱水降压药物。在脑膜脑炎期颅内压多为正常或稍增高,脑脊液中白细胞可达数千以上,以中性粒细胞为主,蛋白质增高,糖降低;脓肿形成后,颅内压增高较明显,脑脊液中白细胞可正常或略增高,一般在(50~100)×10⁶/L(50~100个/mm³),蛋白也常升高,糖和氯化物变化不大或稍低。早期脑脓肿或脓肿接近脑表面或脑室时,脑脊液变化明显,若出现脓性改变则说明脓肿破溃。

4. X线片　如耳源性脓肿可发现颞骨岩部骨质破坏、鼓室盖和乳突小房模糊或消失。鼻源性脑脓肿可有额窦、筛窦、上颌窦等充气不良或液气面存在,甚至骨质破坏。外伤性脑脓肿可发现颅骨骨折碎片、颅内金属异物。颅骨骨髓炎引起的脑脓肿,可发现颅骨有骨髓炎改变。个别病例可见脓肿包膜钙化,小儿慢性脑脓肿可有颅骨骨缝裂开,骨板变薄,成人偶有蝶鞍扩大,后床突及鞍背吸收等颅内压增高的改变。

5. 颅脑CT扫描　CT是诊断脑脓肿的常用方法。脑脓肿的CT表现根据病变发展阶段而不同,在急性脑炎期,病灶呈边缘模糊的低密度区,有占位效应,增强扫描低密度区不发生强化。脓肿形成后初期仍表现为低密度占位性病灶,但增强扫描在低密度周围可呈轻度强化,表现为完整的不规则的浅淡环状强化。脓肿壁完全形成后,其低密度边缘密度较高,少数可显示脓肿壁,增强扫描可见完整、厚度均一的环状强化,周围有明显不规则的脑水肿和占位效应(图9-1-1),低

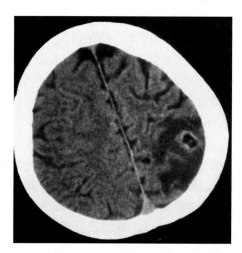

图9-1-1　脑脓肿的CT表现

密度区为坏死脑组织和脓液,如产气杆菌感染,可呈现气液平面,如为多房性,低密度区内可呈现一个或多个间隔。另外,对于不能进行MRI的患者,也可以使用CT进行静脉对比增强;在早期,静脉注射造影剂后,脑脓肿的特征是中心低密度,周围均匀环形强化,而结节区域和低衰减区域则无增强表现。在后期,对比剂不再区分透亮中心,CT表现与早期脑炎相似。

据临床和实验研究证明,CT所示脓肿环征,并不一定表示病理上的脓肿包膜。Britt等报道当出现脑炎第3天后即可发现环状增强征,这与炎症累及血-脑屏障、炎症周围新生血管形成,并与血管周围炎性细胞浸润等有关。因此,少数脓肿可以与脑炎期混淆。要区分这两种环征,除结合临床发病时间外,可采用延迟CT检查法,即在注射造影剂30分钟后再扫描,脑炎原来的低密度中央区变成高密度,但脓肿中央区密度始终不变。故临床上对脑脓肿的诊断不能盲目完全依靠CT,还需结合病史和其他检查,全面考虑,以做出准确的客观诊断,但绝大多数脑脓肿可根据CT明确脓肿的部位、大小、形态、单房或多房、单发或多发等性质,CT不仅有助于诊断,还有助于选择手术的时机和确定治疗方案,同时还可对治疗效果进行追踪观察。

6. 颅脑MRI检查　MRI优于CT,不仅可诊断和鉴别诊断,而且可作为疗效评估指标。按脑脓肿形成的时间不同,表现也不同。在急性脑炎期,脓肿腔在T₁WI为不规则略低信号,T₂WI呈高信号伴中央略低信号,有占位征,T₁WI增强病灶显示不规则强化。脓壁在T₁WI为稍高信号,在T₂WI为低信号。增强MRI扫描比CT扫描更能早期显示脑炎期,此期须与胶质瘤和转移瘤相鉴别。典型的成熟期脑脓肿MRI检查示,脓肿腔在T₁WI上为可接近于等信号,常呈低信号的均匀类圆形影,在T₂WI为高信号,有时可见圆形点状的血管流空影,增强后可见环形强化,脓肿壁完整、光滑、均匀、较薄而有张力(图9-1-2)。此时脓肿包膜在T₁WI显示不清,在T₂WI为一光滑的、薄壁的低信号"暗带",囊肿壁的内缘无结节状异常信号向脓腔内突入,为脓肿包膜的特征性表现。尽管包膜期脑脓肿在CT或常规MRI检查上表现为一定的特征性,但此表现并不特异,脑内高级别胶质瘤和转移癌也可有相似表现。非包膜期脑脓肿,其CT或常规MRI的表现则更不具有特异性,与脑内高级别胶质瘤、转移癌、脑梗死、机化期血肿、有血栓形成的巨大动脉瘤、放射性坏死及脱髓鞘病变等鉴别困难。近年来,MRI技术的不断进步为脑脓肿的早期诊断与鉴别诊断提供了有

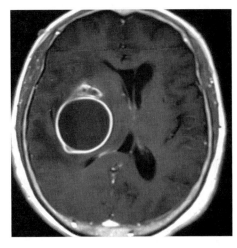

图 9-1-2　脑脓肿的强化 MRI 表现

力证据。磁共振弥散加权成像（diffusion weighted imaging，DWI）作为可以在活体组织中进行水分子扩散测量的方法，成为鉴别脑脓肿与恶性胶质母细胞瘤和转移癌的重要方法，其灵敏度和特异度均较高。脓肿腔在 DWI 上呈高信号，表观弥散系数（apparent diffusion coefficient，ADC）值低，ADC 图呈低信号；脑肿瘤坏死囊变区在 DWI 上呈低信号，ADC 值增高，ADC 图呈高信号。氢质子磁共振波谱成像（proton magnetic resonance spectroscopic imaging，H-MRSI）作为一种非侵袭性成像方式，可以准确地鉴别脑脓肿和囊性坏死性脑恶性肿瘤。在包膜期脑脓肿，脓肿坏死中心缺乏正常脑组织的代谢产物，如 N-乙酰天冬氨酸、胆碱和胆酸，但胞质氨基酸和乳酸水平升高，同时伴或不伴乙酸和琥珀酸增高，成为脓肿腔的典型共振态表现。虽然乳酸和脂质信号在脑脓肿和脑肿瘤都能被检测到，但缬氨酸、亮氨酸、异亮氨酸却是诊断脑脓肿的关键性标志，不过检测不到氨基酸峰并不能排除脑脓肿的存在。另外，坏死性脑胶质瘤壁检测到的 Cho/Cr、Cho/NAA 及 Cho/Cho-n 明显高于脓肿壁，这些特征为脑脓肿与坏死性脑胶质瘤的鉴别提供了依据。基于磁共振扩散张量成像（diffusion tensor imaging，DTI）的纤维追踪技术提供了在体内定位脑白质通路的独特可能性，在有脑肿瘤或脑占位性病变的患者中，这些通路经常受损或明显移位。H-MRSI、DWI 和 DTI 的联合使用已被证明可提高脑环形增强病变诊断的特异性，并有助于区分脑脓肿和脑肿瘤或脑囊性病变。大多数临床可用的 MRI 补充技术是相对脑血流量（relative Cerebral Blood flow Volume，rCBV）成像。该技术使用中心容积原理通过评估钆造影剂团注后 T_2 值的变化来计算 rCBV；rCBV 是对高级别肿瘤和转移瘤中预期的新生血管的间接测量，通常在脑脓肿腔中不存在。

另外，现有研究表明，动态敏感性对比增强（Dynamic Susceptibility Contrast-enhanced，DSC）灌注 MRI，作为磁共振脑灌注的方法，可用于将脓肿与胶质母细胞肿瘤或转移癌进行区分，在 DSC 灌注 MRI 上，化脓性脓肿的增强边缘显示相对脑血容量（cerebral blood volume，CBV）显著低于胶质母细胞瘤和转移瘤。除此之外，磁共振磁敏感成像（susceptibility weighted imaging，SWI）等技术的发展均对脑脓肿的早期和鉴别诊断提供了新的方向。

（六）鉴别诊断

脑脓肿应与其他颅内感染和其他颅内占位性病变相鉴别。

1. 化脓性脑膜炎　多起病急剧，急性感染的全身症状和脑膜刺激症状较重，神经系统局灶体征不明显，脑脊液可呈脓性，白细胞增多明显，可发现脓细胞。主要与脑脓肿脑炎期相鉴别，有些患者早期几乎无法区别，颅脑 CT 有助于鉴别。

2. 硬脑膜下和硬脑膜外脓肿　两者可与脑脓肿合并存在，病程也与脑脓肿相似，硬脑膜外脓肿 X 线片可发现颅骨骨髓炎，通过 CT 或 MRI 可明确诊断。

3. 耳源性脑积水　由于慢性中耳炎、乳突炎引起的横窦栓塞导致脑积水，临床表现为头痛、呕吐等颅内压增高征象，但一般病程较长，全身症状较轻，无明显神经系统局灶性体征，CT 或 MRI 只显示脑室略有扩大。

4. 颅内静脉窦栓塞　多见于慢性中耳炎、乳突炎等引起的静脉窦炎性栓塞，可出现全身感染症状及颅内压增高症，但无神经系统局灶体征。此病行腰椎穿刺测压时，单侧压颈试验患侧无反应，有助于诊断，但颅内压较高时应慎重进行。可通过脑血管造影、CT 和 MRI 加以鉴别。

5. 化脓性迷路炎　临床症状似小脑脓肿，如眩晕、呕吐、眼震、共济失调和强迫头位，但与小脑脓肿不同的是头痛较轻或无，颅内压增高和脑膜刺激征皆不明显。CT 和 MRI 均为阴性。

6. 结核性脑膜炎　不典型结核性脑膜炎可无明显结核病史、结核灶和结核体征，需与病程较长、临床症状较轻的脑脓肿相鉴别，脑脊液检查与脑脓肿相似，但淋巴细胞和蛋白增高明显，而且糖和氯化物都可有明显降低，抗结核治疗有效。CT 和 MRI 均有助于鉴别。

7. 脑肿瘤　某些隐源性脑脓肿或慢性脑脓肿由于在临床上全身感染症状和脑膜刺激征象不明显，故与脑肿瘤不易鉴别，甚至 CT 所显示的"环征"也非脑脓肿所特有,也可见于脑转移瘤、神经胶质母细胞瘤,也偶见于慢性扩张性脑内血肿等,甚至直到手术时才能得到证实,故应仔细分析病史,结合各种实验室检查,再借助各种造影、CT及MRI进一步鉴别。

(七)治疗与手术方法

脑脓肿的治疗应根据病程和不同的病理阶段、部位、单发、多房或多发,以及机体的反应和抵抗力、致病菌的类型、毒力和耐药性,原发病灶的情况等因素综合分析来制订合理有效的治疗方案,一般治疗原则是:当脓肿尚未形成之前,应以内科综合治疗为主。一旦脓肿形成,则应行外科手术治疗。

1. 急性化脓性脑炎和化脓阶段　在此阶段,主要是抗感染和降低颅内压等对症治疗,合理选择抗生素及应用脱水药物,辅以支持疗法和对症处理。经过一段时间的治疗,少数病例可以治愈,多数患者急性炎症可以得到缓解,病灶可迅速局限,为手术创造良好条件,但有少数严重患者脓肿尚未形成,即已出现脑疝,甚至呈脑疝危象,则应采取紧急手术处理,以挽救生命。

(1)抗生素的选择:应根据致病菌的种类、对细菌的敏感性和该药对血-脑屏障的通透性来选择,原则上应选用对致病菌敏感的、容易通过血-脑屏障的药物,在细菌尚未检出之前,可按病情选用易于通过血-脑屏障的广谱抗生素,待药敏试验结果报告后,予以适当调整。一般静脉给药,必要时根据病情亦可采用鞘内、脑室和脓腔内注射。一般抗生素用法:甲硝唑,对厌氧菌感染效果好,脓腔穿透率高,常与其他抗生素合用,每次500mg,每8小时1次静脉滴注;万古霉素,对金黄色葡萄球菌、化脓性链球菌、肺炎链球菌等作用强,脓腔穿透率极高,可达到血清浓度的90%,1~2g/d,分2次静脉滴注;三代头孢菌素,抗菌活性强、抗菌谱广、高度耐酶、组织穿透力强,与甲硝唑合用效果好,头孢曲松钠每次1~2g,每日1次或分2次,静脉给药,或头孢噻肟钠每次0.5~1.5g,每日4次,肌内注射或静脉滴注;青霉素类,对化脓性链球菌效果好,青霉素钠盐或钾盐500万~1000万U/d,分2~4次静脉滴注;除此之外,细菌性感染还可选用亚胺培南、美罗培南、氟喹诺酮类抗生素等抗菌药,诺卡菌属引起的脑脓肿可选用磺胺类、亚胺培南、阿米卡星、米诺环素、利奈唑胺等,真菌引起的脑脓肿选用两性霉素B联合5-氟胞嘧啶、氟康唑、伏立康唑等。

(2)脱水药物:主要用于降低颅内压,缓解颅内压增高的症状,预防脑疝发生,如甘露醇、甘油溶液;利尿药,如呋塞米、利尿酸钠等。用药同时应注意补

钾,注意肾功能、酸碱和水电解质平衡的监测。

(3)激素:在应用抗生素的同时也可应用糖皮质激素,以改善和调整血-脑屏障的功能,降低毛细血管的通透性,减轻脑脓肿周围的水肿。首选地塞米松,每日10~20mg,分1~2次静脉滴注或肌内注射。视病情可加大剂量。用药时注意检查血糖。

(4)支持疗法和对症处理:注意营养和维生素的补充,注意水、电解质与酸碱平衡的调整。注意监测肝、肾功能。病程长、全身情况较差者需适当输全血、血浆和白蛋白以改善全身状况,提高抵抗力,为手术创造条件。如有高热,可物理降温;对并发癫痫者,应予以抗癫痫药物治疗。

2. 脑脓肿包膜形成阶段　脓肿包膜形成后,在应用抗生素、脱水药物、支持疗法等处理的同时,尽早施行外科手术治疗,根据脓肿的类型、部位、病情及技术和设备等条件,综合分析,选择最佳治疗方案。

(1)脑脓肿穿刺术:常作为首选的治疗方法,该法简单、安全,对脑组织损伤小。适用于以下情况:①各部位单发脓肿;②脓肿部位较深或位于语言中枢、运动中枢等重要功能部位;③病情危急,尤其已形成脑疝者,需迅速抽出脓液以缓解脑压;④年老体弱或同时患有其他严重疾病者,婴幼儿及一般情况较差的不能耐受开颅手术者;⑤先天性心脏病引起的脑脓肿;⑥中耳炎和乳突炎患者,对同时合并有颞叶或小脑脓肿的患者,可在手术的同时行脓肿穿刺;⑦不适用于多发性或多房性脓肿或脓肿腔内有异物者,但必要时对多房和多发脓肿也可借助CT和MRI行立体定向引导下穿刺,定位准确,效果更好。

1)大脑脓肿穿刺抽脓术:①选择脓肿最邻近脑表层部位,但要避开功能区,如耳源性颞叶脓肿,穿刺点可选乳突上方耳郭顶点水平,相当于颞中回后部。常规消毒、钻颅,"十"字切开硬脑膜,选无血管区,周围棉片保护好,以防脓液污染,电凝脑皮质后,直接向脓腔穿刺,穿刺针到达脓腔壁时会有弹性阻力感,稍用力即可刺透脓腔壁进入脓腔,拔出针芯,立即将备好的注射器接好,缓慢并尽量抽净脓液,抽脓过程要避免脓液溢出,污染手术野。②记录抽出脓液量、性质、色、味,并做涂片,随即送细菌和厌氧菌培养及药敏试验。③脓液抽出后可见脑皮质塌陷,脑搏动恢复,用适量生理盐水反复冲洗干净,注意冲洗注液要缓慢,每次注液量不要太多,以免因张力过高而外溢。最后注入适量抗生素,也可做脓腔造影,以作为再次穿刺的标志。脓腔靠近脑皮质者,注药要慎重,若抗生素溢入蛛网膜下隙,易引起癫痫发作。④如穿刺不

成,可重新定位,矫正穿刺。

2) 小脑脓肿穿刺抽脓术:①于患侧上项线下 2~3cm,乳突后缘或与旁中线垂直连线的中点做纵向 3cm 切口,钻颅;②穿刺方向应指向小脑外上方,深度 2~4cm,注意勿向中线方向穿刺,以免伤及脑干,亦可结合 CT 或 MRI 穿刺,定位更准确;③其他步骤与大脑脓肿穿刺相同。

(2) 快速钻颅脑脓肿穿刺术:为了抢救或在紧急情况下,在床边即可操作,做好定位后,直接快速钻颅,钻颅完成后,穿刺针穿刺脓肿。吸出脓液后其他步骤同上。

(3) 脑脓肿导管持续引流术:一般应用于单发脓肿,脓肿壁较厚,脓液浓稠,甚至有脓块形成,一次抽脓不理想者。常规钻颅或快速钻颅后为避免反复穿刺,可同时置入一硅胶导管,若脓液引流通畅,将管固定于头皮上,末端接输液瓶或输液袋,行低位闭式引流,通过导管每日冲洗导管并注入抗生素;若脓块较多导致引流不畅时,可将尿激酶注入脓腔内,有溶解脓块的作用,以利引流。有学者报道应用双腔管,一管低位引流,一管接输液瓶,缓慢滴注含有抗生素的生理盐水,此法应注意避免空气进入脓腔。对深部,如丘脑、功能区及脑干等部位的脓肿,最好结合 CT 或 MRI,行立体定向穿刺。各种穿刺引流方法术后都要密切观察病情变化,如患者术后出现颅内压增高或定位体征,尤其患者出现意识改变,应急诊行 CT 检查,了解颅内情况,若结果为阴性,患者又有发热,应做腰椎穿刺,了解颅内压,送脑脊液检查。若引流顺利,每日冲洗后注入抗生素 1 次,至 3~4 天后,复查 CT,若脓腔已缩小,病情好转,可根据药敏试验,配制抗生素液体继续每天冲洗 1 次,一般 5~6 天冲洗液清亮后即可拔管。

(4) 脑脓肿切除术:该手术可彻底清除病灶。适用于:①脓肿包膜形成完好,脓肿位置表浅,不在功能区;②外伤性脑脓肿,脓肿腔内有异物或碎骨片等;③多房性脓肿和小脓肿;④脓肿包膜厚,先经穿刺抽脓或持续引流而脓腔不消失者,或经穿刺引流,效果不明显者;⑤复发性脑脓肿,一般须手术切除,若患者情况差,亦可先穿刺抽脓,待病情好转后再采取手术切除;⑥脑脓肿破溃于脑室或蛛网膜下隙时,或出现急性脑疝,应急诊行脓肿切除并尽量冲洗外溢的脓液;⑦急性脑炎期或化脓期,因颅内压增高引起脑疝,不论脓肿包膜是否形成,都须急诊行开颅手术,清除炎性病灶及坏死脑组织,并放置引流。

1) 大脑脓肿切除术:①术前应用抗生素及脱水药物;②脓肿定位,于脓肿最邻近部位做骨瓣或骨窗开颅术,切开硬脑膜;③检查脑皮质,注意选择非功能区,在无或少血管区,根据脓肿大小、深浅及颅内压增高情况,可先直接穿刺抽出部分脓液减压以利游离脓肿壁,但要注意防止脓液溢出造成污染,亦可不穿刺直接摘除;④在脓肿邻近部位,切开脑皮质,达脓腔壁,沿脓肿包膜由浅入深逐渐分离,并垫棉片以保护脑组织;⑤最后用无齿镊提起脓肿,分离底部,直至完全游离摘除,颞叶耳源性脓肿在接近颅底处往往有部分包膜与脑膜粘连,甚至有小部分脑膜破坏,分离时要特别小心,以免脓腔破溃造成感染播散;⑥脓肿摘除后,彻底止血,冲洗脓肿床及术野,放置引流管;⑦如脓肿与重要组织或大血管等结构粘连紧密,完整分离困难时,可保留此部分,电凝包膜内壁,局部仔细消毒;⑧缝合硬脑膜,关闭颅腔,如术前已形成脑疝者,可去骨瓣减压,如术中有污染可仔细用过氧化氢及抗生素液冲洗。

2) 小脑脓肿切除术:①根据脓肿位置、大小等情况,选择颅后窝正中或旁中线切口,切开皮肤。正中切口应沿中线白线逐层切开,并显露咬除第 1 颈椎后弓。旁中线切口,切开皮下后注意枕大神经及血管,电凝血管后,再切开肌层达骨膜,在分离骨膜近乳突时,注意导静脉易被撕破出血,须予以电凝止血,骨蜡封闭骨孔。②颅后窝牵开器牵开切口,颅钻钻孔,咬除颅骨扩大骨窗 5~6cm。③脓肿摘除,方法、步骤同大脑脓肿摘除术,耳源性小脑脓肿处理同颞叶脓肿,即在其内上角也有脓肿壁与部分硬膜粘连,剥离时要注意。④术毕不缝合硬脑膜,常规逐层缝合关颅,另于切口旁有肌层部位放置引流管引流。

(5) 开放引流或袋式引流术:系古老手术方法,现已很少采用,这种手术一般创口愈合慢,治疗时间长,但特殊情况下还可采用。①开放性颅脑外伤后引起的表浅脑脓肿,尤其合并硬脑膜外脓肿,或硬脑膜下脓肿,有颅骨骨髓炎或脓液颅外漏者;②耳源性脑脓肿耳部手术,乳突炎或胆脂瘤手术,可行开放手术;③各种骨窗开颅后,脓腔开放,放置引流,定期换药。

(八)　并发症的防治及预后

1. 术后复发　造成脑脓肿复发的因素有很多。

(1) 手术治疗不彻底:有残留的脓腔。

(2) 未发现的小脓肿:逐渐扩大形成明显的脓肿。

(3) 原发病灶未处理彻底:感染又侵入颅内引起新的病灶,形成脓肿。

(4) 手术时脓液外渗:污染创面,又形成脓肿,术中虽经过氧化氢及抗生素液冲洗,但对某些细菌,尤其是耐药金黄色葡萄球菌无法完全清除。

（5）不论手术或穿刺引流都要尽量避免污染创口:对已有污染者,术中要及时送细菌培养及药敏试验,并送涂片染色检查,以便及时选用有效的药物治疗。

（6）穿刺术、开颅术的复发情况:据早期统计,开颅脓肿切除比脓肿穿刺复发率还高,而先经穿刺后再开颅者复发少见,这可能与穿刺后应用抗生素充分治疗有关。

2. 并发症 包括化脓性脑炎、脑室炎、脑膜炎、硬脑膜下腔积液、积脓、感染性颅内静脉窦血栓形成、细菌性心内膜炎、肺炎、化脓性关节炎、败血症、弥散性血管内凝血(disseminated intravascular coagulation,DIC)及多器官功能衰竭(multiple organ failure,MOF)等。

3. 后遗症 常见的有症状性癫痫、脑积水及各种神经系统疾病致残后遗症,如肢体瘫痪、失语等。

4. 预后 在抗生素发明之前,脑脓肿的病死率曾高达30%~80%。如今,随着神经外科技术、影像学技术及抗菌药物的进步,脑脓肿的临床诊治已经取得了重要进展,其病死率已降到8%~25%,大多数脑脓肿患者经合理治疗能得到较好的预后。尽管如此,脑脓肿仍然是致死性疾病,处理不当有很高的致死率及致残率,其预后取决于多种因素。

（1）年龄:年老体弱者和婴幼儿,预后差。

（2）免疫力:机体免疫力低下者,预后差。

（3）脓肿的性质:多发和多房脓肿较单发脓肿预后差。

（4）脓肿的部位:位于脑深部及主要功能区,如脑干、丘脑等部位者,预后差。

（5）病因:如心源性和肠源性脑脓肿,较其他类型预后差。

（6）并发症:有严重并发症者,预后差。

（7）治疗问题:处理不及时、不恰当、用药不当者,预后差。

二、硬脑膜下脓肿

硬脑膜下脓肿(subdural abscess)是发生于硬脑膜与蛛网膜之间的化脓性感染,占颅内感染的15%~20%。

（一）病因与病理和致病菌

其感染途径和原发病灶如下。

1. 直接感染邻近化脓性病灶 如中耳炎、乳突炎、鼻窦炎(尤其额窦)、颅骨骨髓炎等直接蔓延而致,婴幼儿脑膜炎也可引起硬膜下脓肿。主要致病菌为链球菌、葡萄球菌、革兰氏阴性杆菌和厌氧菌等。

2. 静脉逆行感染 面部三角区及头皮感染经入颅静脉及导静脉等逆行感染。

3. 外伤或开颅术 开放性颅脑外伤和开颅术后引起的感染,如硬脑膜下血肿术后、脑脓肿破溃入硬膜下腔等,主要致病菌为葡萄球菌和革兰氏阴性杆菌。

4. 血行感染 是由败血症或菌血症血行播散所致,更少见,常由肺炎引起。

硬脑膜下与蛛网膜之间的间隙较广泛,且无任何间隔,其早期可能只是内层发生炎症,称为硬脑膜内层炎。一旦发生化脓,脓液可广泛扩展,甚至可蔓延到对侧和颅底,并可同时引起脑皮质静脉炎、静脉窦血栓形成,可发生严重脑水肿。慢性期在硬脑膜与蛛网膜之间、蛛网膜与脑之间都可形成粘连,脓肿形成厚的包膜,此时应用抗生素,很难进入脓腔内,故其病死率高。致病菌常为链球菌和葡萄球菌,婴幼儿多为流行性感冒杆菌或肺炎球菌。

（二）临床表现

1. 原发感染灶症状 多较明显,即使为慢性病灶,也多有急性发作的表现。

2. 全身感染中毒症状 与颅内压增高症状及脑膜刺激症状并存。患者常表现为头痛、畏寒、发热、恶心、呕吐、颈项强直、烦躁不安、嗜睡,甚至昏迷。检查患者可有颈抵抗感,Kernig征阳性,眼底可见视盘水肿,视网膜有时可见出血、渗出。

3. 局灶定位征 脓腔累及脑皮质功能区或大脑静脉的血栓性静脉炎,均可引起局限癫痫发作或癫痫持续状态、偏瘫、失语等症状。严重者可继发脑疝。少数患者由于身体抵抗力强,细菌毒力低,临床上可呈亚急性表现。婴幼儿患者多为2岁以下的小儿,一般在化脓性脑膜炎发病后1~2周发生,此时病儿经抗生素治疗后,脑脊液检查渐趋正常,但神经和脑膜刺激症状不见好转,反而出现呕吐加重、癫痫发作、前囟膨隆、头颅增大的表现,提示有并发硬脑膜下脓肿或积液的可能。

（三）诊断

本病除根据原发病灶、病史及临床表现外,还可借助各种辅助检查,尤其是CT和MRI进行诊断。

（四）辅助检查

1. 腰椎穿刺 可发现颅内压增高。脑脊液检查白细胞明显增多,以中性粒细胞为主,蛋白质增高,糖和氯化物稍低或正常。

2. 颅脑CT 可有典型表现,于大脑凸面、颅骨内板下可见范围广泛的新月形低密度区,CT值早期一般在 0~16Hu。邻近脑组织可见广泛水肿,占位效应显著,中线结构移位。累及双侧者中线结构移位可不明显。CT 增强扫描,可见边界清楚、厚度均匀的细强化带,是由脓肿所在处的软膜表面肉芽组织形成加之脑皮质感染所致,当伴有静脉栓塞和脑炎时,脓肿相对的脑表面呈脑回状强化,脓肿内缘的强化带密度不均匀,厚度不规则。以纵裂为主要范围的硬脑膜下脓肿多为梭形。

3. **颅脑 MRI**　脓肿在 T$_1$ 加权像上其信号低于脑实质而高于脑脊液,T$_2$ 加权像上则相反,信号高于脑实质而略低于脑脊液,呈新月形,偶为梭形,其内缘不出现低信号的弧形带。冠状面图像可了解脑底部是否积脓,病灶邻近脑组织可显示脑水肿的信号(图9-1-3)。

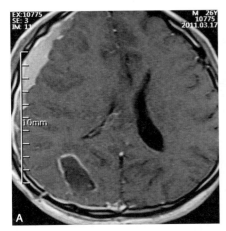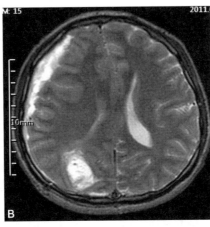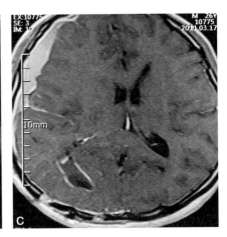

图 9-1-3　硬脑膜下脓肿的 MRI 表现
A. T$_1$ 加权像;B. T$_2$ 加权像;C. 强化像。

4. **钻颅或前囟穿刺**　婴幼儿患儿前囟硬脑膜下穿刺或成人经钻颅探查硬脑膜下发现脓液皆可明确诊断。

(五) 鉴别诊断

硬脑膜下脓肿应与颅内其他感染性疾病相鉴别。

1. **硬脑膜外脓肿**　二者致病源类似,但一般硬脑膜外脓肿症状较轻,CT 示病灶较局限,多呈梭形,增强扫描示脓肿的强化带明显强化。MRI 示脓肿内缘在 T$_1$ 加权或 T$_2$ 加权像上均为低信号弧形环带。硬脑膜下脓肿则症状多较重,CT 示病灶范围广泛,增强脓肿内缘的强化带纤细,多呈新月形。MRI 不出现低信号环带,较易鉴别。

2. **慢性硬膜下血肿**　患者多有外伤史,但程度轻微,好发于 50 岁以上老年人,临床表现以颅内压增高症状为主,并以头痛最常见。CT 表现为颅骨内板下方有新月形、半月形或双透镜形占位效应,随时间的不同可表现为高密度区、低密度区或混杂密度区;MRI 为长 T$_1$、长 T$_2$ 信号,侧脑室受压向中线移位,皮质表面脑沟受压消失。根据病史、临床表现及典型的影像学表现可以鉴别。

3. **硬膜下积液**　多发生在伤后 5~25 天,系头部外伤后侧裂池、脑底池或蛛网膜被撕裂后形成一单向活瓣,使脑脊液进入硬脑膜下腔后不能回流,导致张力性液体积聚所致。CT 表现为内板下方新月形低密度区,近于脑脊液密度;MRI 表现为脑脊液信号。根据外伤史及典型影像学表现可鉴别。

(六) 治疗手术方法

术前、术后均需应用抗生素,急性期即应及时手术治疗。

1. **钻颅引流**　根据头颅 CT 选择定位穿刺点,因脓肿病灶广泛,可于两处钻颅,对口引流。依据病菌和脓腔情况,可选用抗生素配液反复冲洗至流出液清亮,并置管引流,待脓腔闭合后,拔除引流管。

2. **开颅病灶清除**　多用于病灶内肉芽组织较多,颅内压过高,甚至形成脑疝者。如有颅骨骨髓炎者,可在钻孔排脓后,尽可能扩大骨窗,咬除有骨髓炎的颅骨,切除硬膜侧包膜,以利术后脓腔闭合,置管引流,等脓腔闭合后拔管。

3. **原发病灶根治手术**　一般待病情稳定,即可根据原发病灶的情况施行根治手术。

(七) 并发症的防治及预后

1. **并发症**　硬脑膜下脓肿常见的并发症有脑血栓性静脉炎和静脉窦炎,脓液破入蛛网膜下隙导致化脓性脑膜炎或脑脓肿。

2. **后遗症**　包括癫痫发作、偏瘫、失语及脑积水等。

3. 预后　取决于病情严重程度,病变累及范围,以及诊断和治疗是否及时。一般大脑镰旁的硬脑膜下脓肿手术困难,预后较差;并发大面积脑梗死者,预后更差。

三、硬脑膜外脓肿

硬脑膜外脓肿(epidural abscess)甚少见,脓肿局限于颅内板与硬脑膜之间。

(一)病因、病理与致病菌

感染途径和原发病灶和硬脑膜下脓肿类似,以邻近化脓性病灶直接感染最多,包括颅骨骨髓炎、中耳炎、乳突炎、鼻旁窦炎(特别是额窦炎等引起颅骨破坏);亦可由面部和头皮感染通过静脉逆行所致;也可因开放性颅脑外伤和开颅手术引起,如硬脑膜外血肿手术;极少数由全身感染经血行播散引起。

硬脑膜与颅骨之间粘连较紧密,尤其儿童,故化脓感染多局限在原发病灶邻近相对应处,不似硬脑膜下脓肿那样广泛,早期可能只是硬脑膜外层炎症,此时可称作硬膜外层炎。硬脑膜外层感染后充血、渗出、纤维蛋白增生,继而发生脓肿,若细菌毒力小,机体抵抗力强,可形成肉芽组织,也可同时有颅骨破坏。硬脑膜外脓肿可同时与硬脑膜下脓肿和脑脓肿并存。硬脑膜外脓肿的致病菌与硬脑膜下脓肿类似,主要为葡萄球菌和链球菌,也可为革兰氏阴性杆菌。

(二)临床表现

1. 急性期　患者多有畏寒、发热、周身不适、局限性头痛(多与脓肿所在部位相对应)的表现。感染严重者可出现高热、寒战、谵妄和脑膜刺激症状,颅内压增高症状常不明显,脑脊液检查一般变化不大。

2. 慢性期　一般脓肿形成后症状反而减轻,如继发于颅骨骨髓炎,当局部形成脓肿或窦道并有脓液排出时,症状可随之减轻,但局部病灶不会自愈。继发于额窦炎、中耳炎和乳突炎者,大多伴有局部皮肤水肿及叩痛。中耳炎引起岩尖骨质破坏者可导致同侧三叉神经和展神经损害,称为岩骨尖综合征(syndrome of petrous apex,Ggradenigo syndrome)。偶有因脓肿较大压迫脑皮质者,可引起局灶症状,如癫痫发作、偏瘫等。

(三)诊断

结合病史、原发病灶、症状及体征,根据 CT 检查,可明确诊断。CT 示颅骨内板下方梭形低密度区,一般范围局限。增强扫描示病变内缘有明显的带状强化。MRI 示颅骨内板下方有梭形异常信号区,T_1 加权像病变信号强度介于脑组织与脑脊液之间,T_2 加权像信号

高于脑组织。信号强表示蛋白含量高,梭形区内缘在 T_1、T_2 加权像均有高信号弧形带,若脓肿腔有气体,可显示液平。

(四)鉴别诊断

应与其他颅内化脓性感染疾病及硬脑膜外血肿和硬脑膜外积液相鉴别,两者与本病病史不同。CT 示急性血肿期为高密度,CT 值为 40~70Hu,亚急性期血肿为高、低或混杂密度,增强扫描后包膜强化不明显。MRI 示血肿在 T_1、T_2 加权像均呈高信号,而脓液在 T_1 加权像呈低或中等信号,T_2 加权像则呈略高信号。硬脑膜外积液,临床上一般症状不明显,CT 示脑脊液样密度,CT 值为+5~+15Hu,增强扫描不强化;MRI 示 T_1 加权像呈低信号,T_2 加权像呈高信号。脓液 CT 扫描呈偏高密度,MRI 示 T_1 加权像明显高于积液的信号。

(五)治疗与手术方法

手术前后都须给予抗生素治疗。

1. 钻颅引流　钻孔时,如发现肉芽组织,须扩大骨窗,同时清除肉芽组织,用过氧化氢及抗生素溶液冲洗,放置引流管,缝合头皮,术后定期冲洗脓腔,脓腔闭合后拔除引流管。

2. 感染灶清除术　颅骨骨髓炎所致脓肿,应彻底咬除有感染病灶的颅骨,尤其是死骨以及外伤后残留的碎骨片及异物,必须一并清除。清除脓液及肉芽组织后,可用过氧化氢及抗生素液反复冲洗,注意勿损伤硬脑膜,最后放置引流管,缝合头皮,定时冲洗脓腔,脓腔闭合后拔管。

3. 原发灶治疗　其他原因引起者也应及时进行原发灶根治治疗。

(六)并发症的防治及预后

硬脑膜外脓肿有时可并发颅内其他部位感染,但较厚的硬脑膜对化脓性炎症的播散起一定的阻遏作用,故多数炎症只局限在硬脑膜间隙。同样,后遗症也比硬脑膜下脓肿少见。若如脓肿较大,并有大量肉芽组织形成,可压迫脑组织,出现局限性癫痫及其他局限性神经系统症状和体征。

如处理及时、恰当,一般预后较好。

第二节　脑结核瘤

一、概述

脑结核瘤(brain tuberculoma)发病率因地区而异,中华人民共和国成立后,由于加强了对结核病的防治,以及抗结核药物的广泛应用,此病的发病率也随

之下降。在发展中国家占颅内占位性病变的 5%~8%，在发达国家仅占 0.2%。国内大城市的脑结核瘤占颅内占位性病变的 1%~2.5%，但近年来随着 HIV 感染人数的增加又有增高的趋势，中枢神经系统结核被认为是获得性免疫缺陷综合征的并发症之一，是 HIV 感染人群的常见情况。脑结核瘤可发生于任何年龄，但以青少年和儿童最多见，男女差别不大。儿童多发生于小脑幕下，成人幕上、幕下各半。

二、病因与病理

脑结核瘤多继发于身体其他部位的结核病灶，常见于肺结核。原发性结核发生血行播散停止后，在中枢神经系统内可有许多结核菌存留，一旦细胞介导的免疫发生变化，结核菌即可形成小结节。这些结节并不扩散破入蛛网膜下隙，故不形成脑膜炎，而是在脑实质内发展，形成外围有致密纤维的大小不等的结核球，一般直径<1cm。这些结核球呈黄白色或灰黄色，与周围脑组织分界清楚，中心为干酪样坏死组织或肉芽组织，周围是成纤维细胞、上皮样细胞、朗格汉斯细胞和淋巴细胞，结核瘤周边及核心位置常存在钙化，机体防御能力强者可完全形成钙化，极少中心液化形成单纯性脓肿。

病灶以单发者多见，可发生于颅内任何部位。幕上的结核瘤以额、顶叶多见，往往存在部位比较深，基底部较宽，类似脑膜瘤表现；幕下以小脑半球为主，小儿患者多见；其他脑实质内少见，如脑干、胼胝体、松果体。但亦可见于脑室内和脑池内，如鞍区、枕大池、脑桥小脑角，尚可见于脑膜。多发者可同时汇集在同一脑叶内或同时在左右大脑半球及幕下，有时可成堆局限在脑表面。结核球病变区常有脑膜粘连，特别是颅后窝脑结核瘤脑膜粘连的患者高达 80%。结核球在脑内多位于脑表层，也可位于脑深部，其包膜较硬，与周围界线清楚，周围的脑组织有水肿，血供少。

三、临床表现

脑结核瘤患者多慢性起病，病程为数周，也可起病不明显，病程更长。小儿可因突然癫痫发作而查出。根据临床上有无活动性结核病灶，其临床表现可分为全身型和局限型。

1. 全身型　患者同时存在其他脏器的活动性结核病灶，表现为全身情况差、发热、盗汗、乏力、消瘦等。若为肺结核，可有咳嗽、咯血、胸痛等。其他如淋巴结肿大，甚至粟粒性结核伴结核性脑膜炎，此型少见，一般病情较重。

2. 局限型　无其他脏器明显活动性结核病灶，临床上以颅内病变为主，表现为颅内压增高和局灶性症状。颅内压增高表现为头痛、呕吐、视盘水肿（早期发生率为 10%~27%）。幕上半球病变以癫痫发作最为常见，发生率达 85%；尚可有偏瘫、失语、视力改变等。幕下病变可先出现颅内压增高征，随后出现眼震、共济失调等局灶症状。脑干病变可先出现脑神经功能障碍，以后出现交叉性瘫痪等。总之，患者的临床表现可因结核球的单发、多发、大小及所在部位的不同而不同。

四、诊断

根据病史和临床表现，配合辅助检查，多可明确诊断。诊断要点为有颅外结核病灶史，慢性病容，青少年和儿童多见，病程多为亚急性，有颅内压增高征和局灶性神经系体征，尤其有癫痫发作。

五、辅助检查

1. 周围血常规　常无异常，白细胞计数正常或轻度升高，红细胞沉降率可以加快。

2. 脑脊液检查　腰椎穿刺可见脑脊液压力升高，细胞数一般不增多或少数增多，蛋白可增高，糖和氯化物正常或略低。

3. 免疫学检查　包括皮肤结核菌素试验和脑脊液抗结核免疫学检查。

（1）皮肤结核菌素试验（purified protein derivative test，PPD 试验）：取结核菌素蛋白 1∶10 000 或 1∶5 000 浓度，于前臂内侧皮内注射形成皮丘，观察 48 小时，若皮丘周边发红形成约 1.0cm 直径的红色皮丘为阳性。结核菌素皮内试验阳性者提示有结核感染，但不提示脑结核瘤的诊断。

（2）酶联免疫吸附测定（enzyme-linked immu-nosorbent assay，ELISA）检测脑脊液中抗结核抗体：应用结核杆菌蛋白或结核菌素为抗原包被，以酶联免疫吸附技术测定血清和脑脊液中的抗结核杆菌抗体浓度，当脑脊液中的抗体光密度（optical density，OD）值大于血清中的光密度值时，具有诊断意义。

（3）酶联免疫斑点试验（ELISPOT assay）：系指应用抗结核菌蛋白或结核菌包膜蛋白为抗原，包被硝酸纤维膜板，取患者脑脊液，分离脑脊液中的淋巴细胞，1 000 个/ml 以上，在培养液中加于硝酸纤维膜板上培养 24 小时，洗去淋巴细胞后按酶联免疫方法操作步骤和显色。若见到棕红色的免疫斑点则为阳性。每个斑点提示一个抗结核的抗体分泌细胞，可为结核提供

特异的诊断依据

（4）聚合酶链反应（polymerase chain reaction，PCR）：检测脑脊液中分歧杆菌的DNA片段。该方法是灵敏度最高的检测方法。但是，由于灵敏度高、特异度差、污染率高等缺陷，诊断价值较低，现已弃用。

（5）生物化学法：检测脑脊液中腺苷脱氨酶（adenosine deaminase，ADA）评估患者宿主反应的一种生物化学方法。ADA与人的T淋巴细胞相关，在全身感染时，可以引起细胞介导的免疫反应，从而使血中ADA浓度升高，如果胸腔积液、腹水或滑膜腔液被感染，其中的ADA浓度也可升高。

4. 脑脊液结核培养　最具诊断意义，但阳性率低，耗时长，缺少临床指导意义。

5. X线片

（1）胸部X线片：部分患者可见近期或陈旧性结核病灶，提示结核感染。

（2）头颅X线片：多正常，有时可有多灶钙化点，小儿可显示颅内压增高征。

6. CT　对结核球的诊断价值很大，根据病情的发展，CT表现各异。

（1）早期渗出期：肉芽形成之前，即未成熟的结核球，病变可<1cm，CT显示局限低密度病灶，周围脑水肿，增强扫描无明显强化。

（2）肉芽肿期和干酪化期：结核球已成熟，病变呈圆形、椭圆形或分叶状，等密度或稍高密度病灶，周围有脑水肿带，强化可呈均质增强或周边环形增强或混合性增强，环形有时呈串珠状，是本病的特征。结核球的均质性增强，中心如有钙化灶则称为"靶征"，也是结核球的典型特征（图9-2-1）。

7. MRI　处于不同时期的结核瘤，其MRI表现不同。

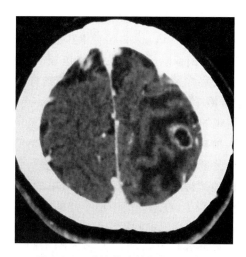

图 9-2-1　脑结核瘤的强化 CT 表现

（1）未成熟结核瘤：结节性肉芽肿形成早期，结节周围水肿明显，在T_1WI上多呈等或稍低信号，结核结节与周围水肿信号无明显的信号区分，在T_2WI上呈等或稍高信号，周围见明显带状高信号水肿带，增强后病灶多呈均匀结节样强化。颅内也可同时伴有结核性脑膜炎及其并发症表现。

（2）成熟性结核瘤：为脑实质内大小不等结节样病灶聚集，其信号表现与物质结构有关，如中心为脓性液化物则呈液性长T_1、长T_2信号，如为干酪实性物质，则病变中心T_1WI、T_2WI均呈低信号或稍低信号；如果外周有炎性细胞浸润、肉芽及被膜形成，增强扫描后呈环形强化，中央坏死区无强化（图9-2-2）。结核瘤最典型的表现是"环靶征"，由干酪性物质中央的液化坏死、干酪性物质、外周炎性肉芽组织及结核结节外围被膜组成，病灶由中心向外T_2WI信号依次为高信号—低信号—高信号—低信号。脑干的结核球与神经胶质瘤两者在MRI都表现长T_1和短T_2，同样，病灶周围水肿在T_2加权像上均高信号，因此，两者在MRI图像上不易鉴别。

8. CT或导航引导下活检　如果患者经过6~8周的经验性抗结核治疗仍然没有效果，可考虑进行立体定向脑活检术。

六、鉴别诊断

脑结核瘤需要与以下多发性中枢神经系统病变相鉴别：原发性中枢神经系统肿瘤（如多中心的胶质瘤或淋巴瘤）；颅内转移瘤（包括神经母细胞瘤或肉瘤）；噬血细胞性淋巴组织细胞增生症；结核病和感染性病变，如化脓性脓肿、脑囊虫病、弓形虫病和无痛性真菌感染。需结合临床表现及病史进行综合诊断，必要时行穿刺活检或手术。结核性脑脓肿，即使通过CT和MRI检查，也不能与其他细菌性脑脓肿相鉴别。

七、治疗与手术方法

过去脑结核瘤不论是诊断还是治疗都相当困难，20世纪70年代以后发明了先进的CT和MRI设备，以及有了容易透过血-脑屏障的抗结核药物，如利福平、乙胺丁醇等，脑结核瘤的诊断与治疗才有了突破。通过这些抗结核药物和对症治疗，并在治疗过程中，随时采用CT或MRI复查，不少患者采用药物治疗获得治愈，而外科治疗组的功能恢复不如药物治疗组，因此，目前对结核球的治疗原则，多主张先采用药物治疗4~8周，再通过CT或MRI复查，若症状不改善，结核球不缩小，再考虑手术切除。

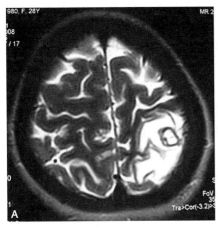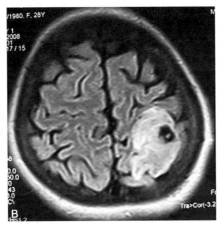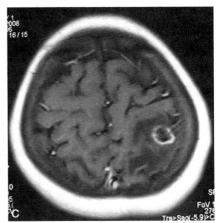

图 9-2-2 脑结核瘤 MRI 表现
A. T₁ 加权像;B. T₂ 加权像;C. 强化像。

（一）药物治疗

抗结核药物可分为一线和二线;一线抗结核药物有异烟肼、利福平、乙胺丁醇、吡嗪酰胺、利福布汀、利福喷丁和链霉素,其余归类于二线抗结核药物。为了方便耐药结核病化学治疗药物的选择和方案的设计,WHO 根据药物的杀菌活性、临床疗效和安全性,在一线和二线抗结核药物分类的基础上,将抗结核药物进一步划分为 5 组(表 9-2-1)。

表 9-2-1　WHO 抗结核药物分组

组别	药名(缩写)
1. 一线口服类抗结核药物	异烟肼(H)、利福平(R)、乙胺丁醇(E)、吡嗪酰胺(Z)、利福布汀(Rfb)、利福喷丁(Rpt)
2. 注射类抗结核药物	链霉素(S)、卡那霉素(Km)、阿米卡星(Am)、卷曲霉素(Cm)
3. 氟喹诺酮类药物	左氧氟沙星(Lfx)、莫西沙星(Mfx)、加替沙星(Gfx)
4. 二线口服类抗结核药物	乙硫异烟胺(Eto)、丙硫异烟胺(Pto)、环丝氨酸(Cs)、特立齐酮(Trd)、对氨基水杨酸(PAS)、对氨基水杨酸异烟肼(Pa)
5. 其他种类抗结核药物	贝达喹啉(Bdq)、德拉马尼(Dlm)、利奈唑胺(Lzd)、氯法齐明(Cfz)、阿莫西林-克拉维酸钾(Amx-Clv)、亚胺培南-西司他丁(Ipm-Cln)、美罗培南(Mpm)、氨硫脲(Thz)、克拉霉素(Clr)

1. 主要药物

(1) 异烟肼(isoniazid,INH 或 H):抑制结核分枝杆菌菌壁的合成使结核分枝杆菌失去保护;也可干扰核酸合成。异烟肼与其他抗结核药合用能增强这些药物的抗菌作用,而且异烟肼和这些药物不产生交叉耐药性,能有效延缓耐药性的产生,易通过血-脑屏障。

用法用量:①每日用药,成人 0.3g/d;儿童 10~15mg/(kg·d),不宜超过 0.3g/d。一次顿服。②隔日用药,成人每次 0.6g。③用药途径,一般采用口服法,可静脉滴注。

不良反应:①使用常规剂量时,不良反应少见,慢乙酰化代谢者较易出现神经炎等不良反应。②异烟肼对肝的损伤一般认为与药品过敏或药品中毒有关。单用异烟肼预防治疗的患者,10%~20%出现一过性转氨酶升高,大多无自觉症状,严重药物性肝损伤者少见。大多数药物性肝损伤于用药 2 个月内出现,并且随着年龄增长而增加,20 岁以下者少见。异烟肼与利福平并用时肝毒性增加。③异烟肼的其他不良反应包括过敏反应、内分泌障碍(如性欲减退、痛经、男性乳房发育、甲状腺功能障碍等);血液系统可有粒细胞减少、嗜酸性粒细胞增多、高铁血红蛋白血症;老年患者可偶见排尿困难、便秘。其他不良反应还包括视神经炎、关节痛、中枢神经系统的变化、药物诱发的狼疮、腹泻等。

(2) 利福平(rifampin,RFP 或 R):与依赖 DNA 的 RNA 多聚酶的 β 亚单位结合,抑制 RNA 合成,阻断 RNA 转录过程,最终抑制蛋白质合成。利福平抗菌谱广,对结核分枝杆菌、革兰阳性菌和阴性菌均有效,而且抗菌作用很强,对快速增殖期和间断繁殖的结核分枝杆菌杀菌力都很强,与链霉素和异烟肼联用时治疗效果增强。利福平有肝药酶诱导作用,因此不能与经肝药酶代谢的各种药物合用。利福平口服吸收好,可广泛分布于组织和体液,部分透过炎症脑膜,脑脊液中浓度可超过 0.1mg/ml。单药治疗易在短期内产生耐药性。

用法用量:①每日用药,成人体重<50kg,0.45g/d,体重≥50kg,0.6g/d;儿童 10~20mg/(kg·d);成人与儿童用药剂量均不宜超过 0.6g/d。一次顿服,空腹。②隔

日用药,成人 0.6g/d。③用药途径,口服或静脉滴注。

不良反应:①患者可出现转氨酶升高、黄疸和肝脏增大等,其转氨酶多表现为一过性无症状的升高,在治疗过程中可自行恢复。老年人、嗜酒、营养不良者、原有肝胆疾病患者易发生肝损伤。利福平与异烟肼并用可增加肝毒性。②消化道不良反应常见,表现为上腹部不适、厌食、恶心、呕吐、腹痛、腹泻或便秘等,轻者不影响继续用药。③精神系统障碍,可出现头痛、嗜睡、眩晕、疲乏、肢体麻木、视力障碍、共济失调等症状。④过敏反应,如药热、皮疹、荨麻疹、嗜酸性粒细胞增多、白细胞及血小板减少、凝血酶原减少、溶血、紫癜、急性肾衰竭等。⑤流行性感冒样综合征,常在间歇给药方案中出现。⑥体液橘红染色。

(3)吡嗪酰胺(pyrazinamide,PZA 或 Z):需要在酸性环境才发挥其抗菌作用。吡嗪酰胺在吡嗪酰胺酶的作用下生成吡嗪酸,吡嗪酸透过细胞膜聚集在结核分枝杆菌细胞内,抑制用于脂肪酸合成的酶的活性,从而发挥其杀菌作用,与其他抗结核一线药物联合使用也能增强其他药物的抗菌活性。口服在胃肠道内几乎全部被吸收。2 小时后达高峰浓度,迅速分布到各组织与体液中,并可自由通过血-脑屏障。半衰期 9 小时,主要自尿液排出。单药治疗容易产生耐药性。

用法用量:①每日用药,成人体重<50kg,1.5g/d;体重≥50kg,1.75g/d;儿童 30～40mg/(kg·d);成人与儿童用药剂量不宜超过 2g/d;每日量一次顿服或分次服用。②隔日用药,成人体重<50kg,1.5g/d;体重≥50kg,2g/d。③肾功能不全患者,25～35mg/kg,每周 3 次用药。④用药途径,口服。

不良反应:①吡嗪酰胺可引起转氨酶升高,肝大。长期大剂量应用时可发生中毒性肝炎,造成严重肝细胞坏死、黄疸、血浆蛋白减少等。肝损伤与剂量和疗程有关,常规用量下较少发生肝损伤,老年人、酗酒和营养不良者肝损伤的发生率增加。②吡嗪酰胺的代谢产物吡嗪酸能抑制肾小管对尿酸的排泄(促进尿酸的重吸收),从而引起高尿酸血症,导致痛风发作,引起关节疼痛。③胃肠道反应,可有食欲缺乏、恶心、呕吐。④过敏反应,偶见发热及皮疹,重者可出现黄疸。个别患者可发生光敏反应,皮肤暴露部位呈红棕色。

(4)乙胺丁醇(ethambutol,EMB 或 E):通过影响细胞壁分枝菌酸-阿拉伯半乳聚糖-蛋白聚糖复合物的形成而发挥抗菌作用,对静止期细菌几乎无任何杀菌作用,对生长繁殖期的细菌具有较强的杀菌活性。因为其抗菌作用相对较弱,与其他抗结核药又无交叉耐药性,所以乙胺丁醇通常与其他抗结核药物联合使

用。该药不能渗入正常脑膜,但结核性脑膜炎患者脑脊液中可有微量渗入。

用法用量:①每日用药,15～25mg/(kg·d),不宜超过 1.5g/d。上限剂量仅在强化期使用,巩固期推荐 15mg/(kg·d)。成人体重<50kg,0.75g/d;体重≥50kg,1.0g/d;儿童 15～25mg/(kg·d)。一次顿服或分 2 次服用。②隔日用药,成人体重<50kg,1.0g/d;体重≥50kg,1.25～1.5g/d。③肾功能不全患者,15～25mg/kg,每周 3 次用药。④用药途径,口服。

不良反应:①主要不良反应是视神经毒性,早期表现为视物模糊、眼球胀满感、异物感、流泪等。严重者可出现视力减退、视野缺损、辨色力减弱,也可引起失明,视神经毒性与剂量成正相关。②一般口服常用量的不良反应较少且轻微,除视神经损伤外的其他不良反应有过敏、瘙痒、皮疹、头痛、眩晕、关节痛、胃肠道反应、全身不适、精神反应、肝功能异常、粒细胞减少等。婴幼儿禁用乙胺丁醇。

(5)链霉素(streptomycin,SM 或 S):属氨基糖苷类抗生素,半效杀菌药,可以干扰菌体蛋白质合成和需氧电子运输系统而杀灭或抑制细菌生长,对多种革兰氏阴性杆菌及葡萄球菌的某些菌株有效,对结核分枝杆菌的作用最为突出,呈强抑菌作用,高浓度有杀菌作用。肌内注射后吸收良好,主要分布于细胞外液,到达脑脊液和支气管分泌液中的量很少(脑膜有炎症时渗透增加),可到达胆汁、胸腔积液、腹水、结核性脓肿和干酪样组织。

用法用量:①每日用药,15～18mg/(kg·d),不超过 1.0g/d。成人 0.75g/d;儿童 20～40mg/(kg·d);>59 岁 10mg/(kg·d),不宜超过 750mg/d,或每次 15mg/kg,一周 3 次。②间歇治疗,成人每次 0.75～1.0g,每周 2～3 次。③肾功能不全者,12～15mg/kg/次,每周 2～3 次,不可每日使用。④用药途径,肌内注射(有鞘内注射和腹腔内注射的报道)。

不良反应:①常见的不良反应有口唇麻木、肌肉抽搐,注射后即可出现。此反应与药品所含杂质如甲醛链霉胍和甲醛链霉素等有关。②第Ⅷ对脑神经损伤是链霉素的严重不良反应,主要引起前庭功能障碍,如眩晕、恶心、呕吐、共济失调、步履蹒跚;其次是耳蜗损伤,可出现耳鸣、耳聋,此毒性常为永久性损伤。出现此类症状应立即停药。③肾毒性一般为轻度损伤,多见管型尿和蛋白尿,血尿素氮、肌酐升高,严重者必须停药。④可出现皮疹、发热、关节痛等过敏反应,应停药,以免引起更严重毒性反应。过敏性休克大多于注射后 1～2 分钟或 10 分钟内出现,表现

为突然发作的呼吸困难、面色先苍白后发绀、昏迷、抽搐、口吐白沫、大小便失禁等,严重者可致死。过敏性休克比青霉素发生率低,一旦发生则死亡率高。⑤可出现电解质紊乱。

2. 常见化疗方案

(1) 对于药物敏感性结核,目前 WHO 推荐的中枢神经系统结核治疗方案为:推荐使用以利福平为基础的 6 个月标准治疗方案(2HRZE/4HR),即联合应用 INH、RFP、PZA 和 EMB 2 个月后,对成人患者继续应用 INH 和 RFP 4 个月,儿童患者则继续应用 INH 和 RFP 10 个月,在维持治疗的前 2 个月,可每 2～3 周加用 SM 或 EMB。

(2) 对于耐药结核患者,化疗方案较复杂。耐药结核包括多耐药结核(multidrug resistant tuberculosis,MDR-TB)和广泛耐药结核(extensive drug resistant TB,XDR-TB),其治疗方案的设计应参考药物敏感试验(drug sensitivity test,DST)结果及本地区耐药监测资料,由专家组集体讨论决定。治疗原则如下:①方案应至少含有 4 种有效的抗结核药物和吡嗪酰胺。无 4 种有效的抗结核药物组成方案时或方案中某种药物的有效性不确定或有疑问时,药物使用的数量可超过 5 种,这种情况常见于广泛耐药结核病。②药物剂量应参考患者年龄和体重,尽可能足量使用,胃肠道反

应或不良反应较大的药物,可采用开始从低剂量递增的方法在 1～2 周达到足量,如丙硫异烟胺、对氨基水杨酸和环丝氨酸等。③用药方法:原则上采用全程每日用药法和顿服法,吡嗪酰胺、乙胺丁醇和氟喹诺酮类药物应每天一次顿服;顿服法也适用于第 4 组口服二线抗结核药物,但为减少不良反应,提高患者的耐受性,乙硫异烟胺和/或丙硫异烟胺、环丝氨酸和对氨基水杨酸习惯上采用分次服用;注射类抗结核药物应每天 1 次给药,即不要将 1 天的剂量分开使用,注射类抗结核药物的间歇疗法(每周 3 次),可在强化期延长或药物毒性对患者危害风险增大的情况下考虑,该方法宜在痰菌培养转阴后实施。④用药阶段:方案由两个阶段组成,第一阶段为强化期,第二阶段为巩固期。强化期的持续时间可根据病情酌情延长。⑤用药疗程:根据耐药和疗效情况而定,总疗程一般为 9～30 个月。

3. 耐药结核的选药方案

(1) 顺序选药法:参照药物的五组分类,由第一组顺序向下选择合适的抗结核药物的选药方法,适合于非耐利福平的 MDR-TB、XDR-TB。

(2) 五步选药法:以二线注射类和氟喹诺酮类药物为首选,在选择好 4 种有效的二线抗结核药物的基础上常规加用吡嗪酰胺的方法,适用 MDR-TB 和 XDR-TB(表 9-2-2)。

表 9-2-2　耐药结核五步选药法

第一步	选择第二组下列注射类抗结核药物中的一种:卡那霉素、阿米卡星、卷曲霉素	根据 DST 结果和治疗史加用一种注射类抗结核药物。由于链霉素对耐多药结核分枝杆菌临床菌株的高耐药率,一般不推荐使用。阿米卡星和卷曲霉素均敏感时,考虑到药品的不良反应和患者的依从性,推荐直接使用卷曲霉素。阿米卡星和卡那霉素同时敏感时,基于二者的药效和不良反应,推荐直接使用阿米卡星
第二步	选择第三组中更高代的氟喹诺酮类药物:左氧氟沙星、莫西沙星、加替沙星	若左氧氟沙星被证明耐药,则使用更高代的氟喹诺酮类药物,如果要使用贝达喹啉,则尽可能避免使用莫西沙星。XDR-TB 首选莫西沙星或加替沙星
第三步	选择第四组二线口服抑菌类抗结核药物:对氨基水杨酸、环丝氨酸(或特立齐酮)、乙硫异烟胺(或丙硫异烟胺)	选用至少两种第四组药物,直到方案中有至少 4 种有效的二线抗结核药物,乙硫异烟胺(丙硫异烟胺)被认为是这组药物中最有效的。如果需要选用其中两种药联合使用时,推荐选择环丝氨酸+丙硫异烟胺;需要选用 3 种药时可选用环丝氨酸+丙硫异烟胺+对氨基水杨酸。选择药物时要考虑患者的治疗史、药物不良反应和费用,DST 结果不是选择该组的可靠标准
第四步	选择第一组一线口服类抗结核药物:吡嗪酰胺、乙胺丁醇	吡嗪酰胺常规用于大多数方案中。如果乙胺丁醇达到了有效药物的标准就可以选用,但经标准复治化学治疗方案治疗失败者,如无可靠的 DST 证明乙胺丁醇敏感,原则上不推荐使用乙胺丁醇。如果异烟肼的耐药情况未知或待定,应将其加入至治疗方案中直到 DST 结果报告后再决定异烟肼的去留。耐利福平的结核病患者原则上不推荐选择其他利福霉素类药物,如利福布汀或利福喷丁
第五步	选择第五组其他类抗结核药物:贝达喹啉、德拉马尼、利奈唑胺、氯法齐明、阿莫西林-克拉维酸钾、亚胺培南-西司他丁、美罗培南、氨硫脲、克拉霉素	如果未能在 2～4 组药物中选择到有效的 4 种二线抗结核药物,对其中某种药物或吡嗪酰胺产生耐药性或者药物不良事件、耐受性差或禁忌证,可从第 5 组药中选择用药。如果需用该组药,建议至少选用两种。DST 结果不是选择该组药的标准。其中贝达喹啉的使用需经专家组讨论并制定相关方案

本表格内容主要参考 World Health Organization Companion handbook to the WHO guidelines for the programmatic management of drug-resistant tuberculosis WHO/HTM/TB/2014. 11. Geneva:World Health Organization,2014. 抗结核新药贝达喹啉临床应用专家共识(2020 年更新版)[J]. 中华结核和呼吸杂志,2021,44(02):81-87.

（3）采用能通过血-脑屏障的药物：异烟肼、吡嗪酰胺、乙硫异烟胺（丙硫异烟胺）和环丝氨酸都具有良好的脑膜渗透性，而卡那霉素、阿米卡星、链霉素只有在脑膜炎症存在的情况下脑膜渗透性提高。对卷曲霉素脑膜渗透性的研究较少，疗效不肯定。对氨基水杨酸和乙胺丁醇脑膜渗透性较差或无渗透性。氟喹诺酮类药物脑膜渗透性不一，动物研究表明莫西沙星具有更好的渗透性。氯法齐明或克拉霉素的脑脊液渗透性缺乏数据。利奈唑胺可渗透至中枢神经系统中，并在脑膜炎的治疗中使用。亚胺培南具有良好的中枢神经系统渗透性，但用于治疗小儿脑膜炎时，有较高的癫痫发作风险，推荐首选美罗培南。

4. 肾上腺类固醇皮质激素的应用 结核瘤常伴有明显的水肿，激素有减轻脑水肿、抗炎、溶解渗出物等作用，WHO建议中枢神经系统结核患者开始就使用糖皮质激素辅助治疗，药物包括地塞米松或泼尼松龙，疗程6~8周，并逐渐减量。药物治疗过程中可能会出现病灶增大的现象，考虑为类赫氏反应，因大量结核分枝杆菌在短期内被杀死，死菌、菌体的游离成分是炎性反应和免疫系统的强有力诱导剂，作用于已经处于高敏状态的机体组织中时会发生更强烈的变态反应。此时需要与耐药性结核、合并感染、药物热等相鉴别，可行耐药基因检测等明确诊断。一般类赫氏反应多发生于青壮年，在抗结核治疗的前3个月，经治疗后一般于2周至2个月内痊愈。

（二）外科治疗

外科治疗包括开颅病灶切除术、立体定向活检术和脑室-腹腔分流术。

1. 开颅病灶切除术

（1）指征：①经CT或MRI检查示结核球过大，且已成熟，药物治疗效果不佳者；②经4~8周的药物治疗，CT或MRI检查不见缩小，症状依旧者；③颅内压显著增高，视力减退明显，有生命威胁者。

（2）术前准备：病情允许可先进行抗结核治疗2周，以降低术后并发结核性脑膜炎的风险。

（3）手术方法：力争完整切除，以免分块切除导致结核分枝杆菌扩散，引起结核性脑膜炎。对于多发结核瘤病灶者，可选择只切除引起颅内压增高者，对重要功能区的病灶仅行活检，残留病灶采用药物治疗。术中病灶部位可用链霉素0.5mg/ml冲洗。

2. 立体定向手术 通过CT或MRI定向引导下活检可避免误诊，明确诊断，及时治疗，故对诊断不明确或经4~8周治疗无效者皆可采用，但活检可能带来一些并发症。对于结核脓肿的患者，还可行立体定向

抽吸。立体定向手术方式须结合患者情况和医院条件决定。

3. 脑室-腹腔分流术 对于脑结核瘤并发脑积水者，在治疗脑结核瘤的同时，可行分流手术以缓解颅内压增高。

八、并发症的防治及预后

随着现代技术的发展，大多数脑结核瘤患者经抗结核药物治疗可治愈，尤其对病灶位于脑功能区和脑干部位的患者，药物治疗更为重要。不论哪种手术，术后抗结核药物治疗同样关键，因此，无论是否行手术治疗，都必须进行抗结核药物治疗。在疗程结束后应随访6个月，复查CT或MRI评估是否有复发。

第三节 脑真菌性肉芽肿

一、概述

颅内肉芽肿不是新生物，但属于颅内占位性病变，故也可引起颅内压增高及神经系统局灶性表现，在应用CT及MRI检查之前，临床上不易与颅内肿瘤鉴别。颅内肉芽肿多数是由慢性炎症或各类感染引起的病变，除真菌性感染外，还包括脑结核瘤脑梅毒瘤、各种寄生虫性肉芽肿（如脑血吸虫病、脑肺吸虫病、浆液原虫等）、结节病、黄色瘤病、嗜酸性肉芽肿等。本节只讨论脑真菌性肉芽肿（mycotic granuloma of brain），真菌感染比细菌感染少得多，但随着广谱抗生素、糖皮质激素和免疫抑制剂的广泛应用，真菌感染的发生率较前有所提高。

二、病因与病理

脑真菌性肉芽肿由引起身体其他深部组织感染的真菌侵入脑内而形成，引起该病的真菌较多，如放线菌、念珠菌、隐球菌、新型隐球菌、粗球孢子菌、星形诺卡菌、荚膜组织孢浆菌及曲霉菌等。其中常见的真菌及发病机制如下：

1. 新型隐球菌（cryptococcus） 该菌存在于土壤及鸽粪中，鸽子是最重要的传染源。真菌颗粒随呼吸进入肺泡，在体内迅速形成荚膜。隐球菌的荚膜（多糖物质）作为一种特异抗原，引起机体的一系列细胞免疫反应和体液免疫反应，是主要的致病因子。当机体抵抗能力降低，特别是艾滋病或抗肿瘤化疗引起的细胞免疫反应能力降低时，对抗原的反应能力降

低,荚膜性隐球菌即可在体内繁殖和增长,并通过血-脑屏障而进入中枢神经系统。

2. **念珠菌(candida)**　常见于奶制品、水果、蔬菜中,属人类正常菌群之一。白念珠菌是中枢神经系统念珠菌感染中最常见的菌种,约占念珠菌中枢神经系统感染的90%。白念珠菌感染仅发生于长期应用广谱抗生素、恶性肿瘤化疗、长期应用氢化可的松类激素、糖尿病、药物依赖或艾滋病等免疫抑制状态的患者,不发生于正常健康人群。白念珠菌侵入中枢神经系统,侵犯血管并累及脑组织,可以引起中枢神经血管炎、血栓形成和脑膜炎、脑膜脑炎等。

3. **曲霉菌(aspergillosis)**　广泛分布于自然界的土壤、植物、空气,正常人的面颊、趾间和外耳道亦可存在,属机会致病菌,其中烟曲霉和黄曲霉是引起人类曲霉菌感染的主要病原体。曲霉菌的孢子可经呼吸道吸入引起原发性肺部感染。中枢神经系统曲霉菌病常为血行感染,病原体经血液循环进入中枢神经系统。在肺曲霉菌患者中13%~16%合并脑曲霉病,散发性曲霉菌患者40%~60%累及脑部。曲霉菌侵入中枢神经系统后可引起慢性炎症、脑实质脓肿、肉芽肿和脑膜炎,侵犯脑血管而引发血管炎和继发性脑梗死。总体而言,真菌感染主要有3种形式:脑膜炎、脑膜脑炎和肉芽肿。脑膜炎主要影响脑基底部;炎症侵入血管周围间隙即构成脑膜脑炎;当真菌侵入脑内时即形成肉芽肿,常为多发,肉芽肿周围可有包膜。

三、临床表现

本症可发生于任何年龄,但2/3病例发生在30~50岁,男性多于女性。起病缓慢或亚急性,如新型隐球菌与曲霉菌脑内感染大都继发于上呼吸道(鼻腔)黏膜和肺感染,经血行播散入脑。大多数原发病灶症状尚不明显时,即出现神经系统症状。患者一般有低热,偶有高热,首发症状多为头痛,伴恶心、呕吐,有颈项强直等脑膜刺激征。少数较大的肉芽肿可产生相应的颅内压增高症状和局灶性神经系统体征,依病变所在的解剖部位各异,严重者可出现意识障碍,常并发脑积水。病程数周至半年,偶有超过1年者,少数病例可有缓解和复发。

四、诊断

根据临床表现,起病缓慢,病程较长伴有脑膜刺激征、颅内压增高等改变,结合其他辅助检查,可做出诊断,若脑脊液涂片找到真菌即可确诊。

五、辅助检查

1. 腰椎穿刺和脑脊液检查

(1)脑脊液压力:大多数压力增高,特别是隐球菌感染时脑脊液压力可明显增高。故腰椎穿刺时要谨慎,放液要缓慢。

(2)脑脊液检查:脑脊液可呈无色透明或黄色混浊状,白细胞增多,以淋巴细胞为主,一般在$300×10^6/L$以下,蛋白增高,糖和氯化物皆降低;脑脊液涂片墨汁染色可找到隐球菌;补体结合试验和乳胶凝集试验可测定患者脑脊液或血清中的抗原和抗体,如脑脊液中含抗原而无抗体,提示病变仍属活动期。

2. CT
隐球菌脑膜炎可表现脑基底池模糊变形,不对称,强化明显,有时可见脑室扩大,硬脑膜下水瘤形成。脑实质内肉芽肿呈等密度或高密度影(图9-3-1),强化扫描示大小不一、边界清晰的多发强化结节,或呈不均匀性强化或环形强化,周围伴或不伴脑水肿。

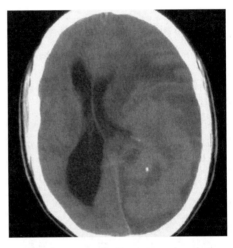

图9-3-1　脑真菌性肉芽肿的CT表现

3. MRI
表现为脑基底池T_1和T_2弛豫时间略缩短,而使脑池的信号增强,Gd-DTPA增强扫描表现为基底池明显强化,与低强化的脑组织形成明显对比,此为隐球菌性脑膜炎的特点(图9-3-2)。

六、鉴别诊断

本病的临床表现和脑脊液检查与结核性脑膜炎相似,故应反复行脑脊液检查和涂片,如查到真菌有助于鉴别诊断。

七、治疗与手术方法

真菌感染一旦形成肉芽肿,药物治疗难以消除,

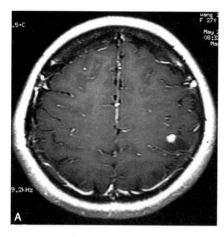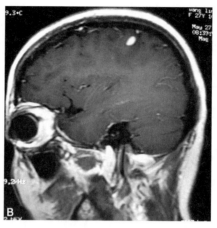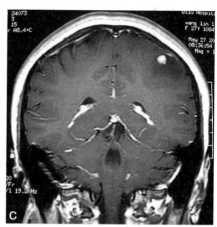

图 9-3-2　脑真菌性肉芽肿的强化 MRI 表现

A. 轴位像；B. 矢状位像；C. 冠状位像。

手术切除为主要手段，但手术前后都需要抗真菌药物治疗，并对原发感染灶进行系统治疗。

1. 开颅病灶切除术　一般来说，病灶>3cm 者可行手术切除，切除需完整、彻底，手术方法同脑结核瘤、脑结核性肉芽肿，术前、术后均应用抗结核药物。若为曲霉菌病患者，一般均推荐大剂量曲康唑 16mg/(kg·d)，联合应用利福平 0.6g/d 或氟胞嘧啶 0.1~0.15g/(kg·d)，4 次分服，连续 3 个月为 1 个疗程，每月随访肝、肾功能。

2. 药物治疗　目前治疗真菌的药物有两性霉素 B、氟康唑、氟胞嘧啶等。对不同真菌需用不同药物，可以联合用药，如隐球菌致病可两性霉素 B 和氟康唑合用，疗效更佳。

（1）两性霉素 B：目前仍是治疗中枢神经系统隐球菌感染的首选药物，主要作用机制为药物与敏感真菌细胞的固醇结合，损伤细胞膜，增加细胞膜的通透性，导致细胞内主要物质，如钾离子、核苷酸和氨基酸等外渗，从而影响细胞的正常代谢而抑制其生长。首次剂量为 1mg/d，静脉滴注，注意本药禁忌溶于生理盐水中；此后根据患者的耐受性每日增加 2~5mg，直至达到 1mg/(kg·d)。药物浓度不能超过 0.1mg/ml，每次静脉滴注的时间至少 6 小时，并避光。如用药期间不良反应明显，则不宜继续加量，严重者须停药数日。一次用药可维持 24~48 小时，故可每日或隔日一次。治疗期间可每周行腰椎穿刺送脑脊液培养，培养阴性后再持续治疗 4 周。若疗效不佳或肾功能不良需减量，可采用鞘内或脑室内注射，0.1mg 溶于 1~2ml 注射用水，再用脑脊液 5ml 稀释，缓慢注入并反复用脑脊液稀释；可逐渐加量至 0.5mg，每周重复 2~3 次，但总量不能超过 1.5mg。

毒性反应：有发热、寒战、恶心、呕吐、食欲缺乏、全身酸痛和静脉炎等，个别患者可出现不同程度的肝肾功能损害、血小板减少、心律失常和血钾降低等，如用药前加用地塞米松或异丙嗪（非那根）等可减轻副作用，但应在达到治疗量后再用激素，以免真菌扩散。

新型隐球菌合成荚膜时需要维生素 B_1，故应用两性霉素 B 治疗过程中应避免使用维生素 B_1，并低维生素 B_1 饮食 3 个月以上。

（2）5-氟尿嘧啶（5-FU）：其主要作用机制是药物通过真菌细胞的渗透酶系统进入细胞内，在细胞内转换为氟尿嘧啶替代尿嘧啶进入真菌的脱氧核糖核酸中，从而阻断核酸的合成。成人用量为 50~150mg/d，每 6 小时 1 次，口服。由于能通过血-脑屏障，可与两性霉素 B 0.3mg/(kg·d)的剂量合用，不但可降低两性霉素 B 的毒性，还可减少耐药性，全疗程 6 周。此药的副作用是骨髓抑制，一旦出现，应立即停药，单独应用两性霉素 B 治疗。

（3）吡咯类药物：目前此类药物较多，作用机制主要是通过与菌体胞膜结合，使胞质外渗，菌体溶解死亡。常用的药物有：①氟康唑，为新型广谱抗真菌药，在治疗隐球菌及白念珠菌感染中取得可靠疗效，在治疗真菌性中枢神经系统感染中的疗效确切而不良反应少。该药血-脑屏障的通透性良好，在中枢神经系统中的半衰期长，极少出现不良反应，包括粒细胞减少、消化道症状及严重皮损等。氟康唑单独应用易产生耐药性，宜与氟胞嘧啶或两性霉素 B 联用。②伊曲康唑，为亲脂性制剂，在脑脊液中浓度低，但在脑膜与脑组织中浓度高。有研究推测，伊曲康唑能以免疫细胞为载体而直接到达感染灶。该药不良反应相对较少，常见有消化道症状、一过性肝功能损害、低钾血症、皮疹等,患者多能耐受。③酮康唑与咪康唑,因不易进入脑脊液,故不用于脑膜炎患者的治疗。

第四节 脑蛛网膜炎

一、概述

脑蛛网膜炎(arachnoiditis of brain)为颅内的非化脓性感染性疾病,好发于中青年。其病变主要是局限或弥漫的蛛网膜与软脑膜的慢性反应性炎症导致蛛网膜增厚、粘连。又被称为浆液性脑膜炎、局限性粘连性蛛网膜炎、假性脑瘤或良性颅内压增高症。

二、病因与病理

脑蛛网膜炎的病因复杂,种类繁多,可达数十种,尚有些原因不明。

(一)病因

1. 感染

(1)颅内感染:可由细菌、真菌、病毒和各种寄生虫病等引起,其中最常见为结核性感染。

(2)颅脑邻近病灶感染:脑蛛网膜炎与局灶感染关系密切,如蝶窦、额窦等的感染灶易引起视交叉部位的蛛网膜炎,中耳炎与乳突炎易引起颅后窝蛛网膜炎,此外,扁桃体炎、上呼吸道感染等亦可引起蛛网膜炎。这些都是常见的病因。

(3)全身感染:可由感冒、风湿热、盆腔炎、败血症等引起,其中以感冒常见。

2. 颅脑损伤、颅脑手术后等 蛛网膜炎也可能由外伤引起,当颅脑或脊髓损伤时,可引起颅脑或脊髓的软膜、蛛网膜不同程度的破裂、出血,继发引起蛛网膜增厚、粘连或囊肿形成。

3. 颅内原发病灶合并症 如脱髓鞘疾病、脑血管硬化等血管病变及脑表浅肿瘤。

4. 鞘内注射某些药物 如抗生素、抗肿瘤药物、造影剂、麻醉药等均可引起蛛网膜炎。

5. 原因不明 某些自身免疫性疾病亦可引起蛛网膜增厚或形成蛛网膜囊肿,并伴有蛛网膜炎。

(二)病理

蛛网膜炎的病理改变为局限或多发的蛛网膜和软脑膜粘连和增厚,部分脑组织、脑血管、室管膜和脉络丛也可有不同程度的炎症改变。根据病程发展不同可有不同组织形态上的改变,一般可分为3种类型。

1. 炎症型 主要为炎性细胞浸润,有轻度纤维增殖,多见于急性期。

2. 纤维型 主要以网状层纤维增殖为主,多见于亚急性期。

3. 增殖型 主要为内皮细胞增殖。多见于慢性期,此型多见。

(三)类型

根据手术所见,大致可分为3种类型。

1. 斑点型 蛛网膜上散在白色斑点或花纹。

2. 粘连型 蛛网膜呈不规则增厚,并与软脑膜、脑表面及血管、神经呈片状或条索样粘连。

3. 囊肿型 在蛛网膜粘连的基础上形成囊肿,内含无色透明脑脊液或黄绿色囊液,蛋白含量往往较高,囊内可有间隔,囊肿增大可出现占位效应。

以上3种情况,可同时存在或以一种表现为主。此外,病变的蛛网膜可与软脑膜粘连,有时也与脑神经粘连,伴有小血管增生,软膜血管壁同样有炎性细胞浸润,呈动脉炎状。然而蛛网膜与硬脑膜很少粘连,弥漫性蛛网膜炎可有进行性加重的多组脑神经损害。

三、临床表现

患者发病可呈急性、亚急性和慢性病程,急性、亚急性患者可有不同程度的发热、全身不适及脑膜刺激征等症状,一般很快即转入慢性期,也有急性期不明显,呈慢性起病者。根据蛛网膜被侵犯部位不同,临床表现也不同。常被侵犯的部位为颅后窝、视交叉及大脑半球凸面。

1. 颅后窝蛛网膜炎 很常见,约占1/3,可分为3种类型。

(1)中线型:最常见,侵犯枕大池区,粘连阻塞中孔、侧孔或枕大孔,引起梗阻性脑积水导致颅内压增高症,病程发展快,少有缓解,一般病情较重。

(2)小脑凸面型:病程较缓慢,可达1~3年,表现为慢性颅内压增高及小脑功能受损表现。

(3)脑桥小脑角型:病程较缓慢,可长达数年,表现病变侧第Ⅴ、Ⅶ、Ⅷ对脑神经功能障碍;如累及颈静脉孔区,可出现病变侧颈静脉孔综合征,即同侧舌咽、迷走及副神经受累表现。

2. 视交叉区蛛网膜炎 是颅底蛛网膜炎最常见的受累部位,常以慢性头痛发病,病情有反复,可因感冒、鼻窦炎、劳累过度、饮酒等原因而发作,主要侵犯视神经(颅内段及视交叉周围),导致视神经缺血、变性、萎缩,出现视力、视野障碍等改变。有时可出现其他脑神经,如嗅神经、动眼神经、滑车神经、展神经及三叉神经受累,并出现相应征象,偶有丘脑及垂体受累。

3. 大脑半球凸面蛛网膜炎　病变发展慢,有反复,可长达数月或数年,主要累及大脑半球凸面及外侧裂,主要表现为头痛、精神症状及癫痫发作,无或轻度偏瘫、偏侧感觉障碍及失语等。

4. 混合型　以上各型蛛网膜炎可混合存在,如大脑凸面、颅底和环池等广泛粘连,引起交通性脑积水,主要表现为颅内压增高征,局灶症状可不明显。

四、诊断

脑蛛网脑炎因累及部位不同,病因多样,临床表现各异且不典型,单纯根据临床表现很难明确诊断,须依靠辅助检查才能明确诊断,但也有其特点,有助于诊断。

1. 患者往往有引起蛛网膜炎的原发病因,如颅内、颅外感染,颅脑损伤及手术、蛛网膜下腔出血等。

2. 发病可呈急性、亚急性,逐渐转为慢性,或开始即为慢性,病程长,多有反复、缓解,可因感冒、感染、劳累等诱发。

3. 局灶症状轻微或呈多灶性,也可呈弥漫性,故症状多变。

五、辅助检查

1. 腰椎穿刺　早期可压力正常,多数患者脑脊液压力有轻度升高,有脑积水者压力多显著增高。急性期脑脊液细胞数稍有增加($50×10^6$/L 以下),以淋巴细胞为主,慢性期可正常。蛋白定量可稍增高。

2. 颅骨 X 线片　可显示慢性颅内压增高征或正常。

3. CT　可显示局部囊性低密度改变,脑室系统缩小、正常或一致性扩大。通过 CT 可排除其他颅内占位性病变。

4. MRI　对颅底、颅后窝显示较 CT 更清晰,并能排除其他颅内占位性病变。

六、鉴别诊断

1. 颅后窝中线型蛛网膜炎须与该区肿瘤相鉴别　颅后窝中线肿瘤主要包括小脑蚓部肿瘤、第四脑室肿瘤,以儿童多见,常为恶性髓母细胞瘤,症状发展快、病情严重,可出现脑干受压表现及双侧锥体束征。

2. 脑桥小脑角蛛网膜炎与该区肿瘤相鉴别　该区肿瘤多为听神经瘤,此外尚有脑膜瘤及表皮样囊肿。听神经瘤及脑膜瘤,早期可出现听神经损害症状,随后出现面神经、三叉神经及小脑损害症状;表皮样囊肿早期多出现三叉神经痛的症状。颅骨 X 线片听神经瘤可出现内听道口破坏与扩大,脑膜瘤可有岩骨破坏及钙化;CT 或 MRI 可确定诊断。

3. 视交叉部位蛛网膜炎与该区肿瘤相鉴别　该区最常见肿瘤为垂体腺瘤及颅咽管瘤。垂体腺瘤绝大多早期出现内分泌障碍,眼底及视野改变比较典型;颅咽管瘤多见于儿童,X 线片示鞍上可有钙化。该区尚有鞍结节脑膜瘤表现为视神经慢性受压引起的视力减退和视野障碍,后期出现原发性视神经萎缩。这些病变经 CT 和 MRI 检查均可显示其各自特有的病变表现,可做鉴别和明确诊断。

4. 大脑半球凸面蛛网膜炎与大脑半球表浅胶质瘤、血管瘤、转移瘤及结核球等病变相鉴别　这些病变绝大多数可通过 CT 或 MRI 做出明确诊断。

七、治疗与手术方法

1. 非手术治疗　早期明确诊断及时采取相应的综合治疗措施。

(1)有感染灶者:可根据感染灶的部位和感染性质,应用适当抗生素治疗。

(2)结核所致蛛网膜炎:儿童好发,发病率是成人结核性蛛网膜炎发生率的 3 倍,故有学者主张蛛网膜炎患儿,在病因不明时可常规给予抗结核药物治疗,成人疑诊时也可先采用抗结核药物治疗观察。

(3)激素的应用:对预防和治疗蛛网膜炎症和粘连均有较好的疗效,尤其早期,在应用抗生素的同时给予激素治疗,开始可静脉给药,如地塞米松 10～20mg/d 或氢化可的松 100～200mg/d,静脉滴注或静脉注射,连续 1～2 周,然后改为口服,并逐渐减量至 4～6 周停药。用药期间应注意补充氯化钾并监测血糖变化,如效果明显,必要时可重复使用。

(4)降低颅内压力:轻度颅内压增高的患者,可口服 50% 甘油盐水,利尿药物或中药;急性期或颅内压增高明显者,可应用 20% 甘露醇或复方甘油制剂静脉快速滴注,每 6～8 小时 1 次。重复行腰椎穿刺,每次缓慢放液 5～10ml,也有降低颅内压的作用,可配合适量地塞米松鞘内应用。

(5)其他药物:改善脑组织营养及血运有助于炎症吸收。如静脉应用 ATP、辅酶 A、维生素 B_6、维生素 C 等或肌内注射维生素 B_1、维生素 B_{12} 等,另外还可应用血管扩张剂,如烟酸、地巴唑、山莨菪碱(654-2)、曲克芦丁及谷维素等。

2. 手术治疗

（1）颅后窝探查术：对中线型有第四脑室中孔和小脑延髓池粘连者，可行手术剥离切除，使中孔开放，必要时可行下蚓部切开，吸除部分脑实质，保证中孔通畅。若枕大池广泛粘连，无法剥离，可试行第四脑室-枕大池下方置管分流；或先行枕肌下减压术，最后再做脑室-腹腔分流术。对脑桥小脑角和小脑半球的蛛网膜粘连和囊肿，可行剥离切除，术后辅以激素应用及腰椎穿刺亦有一定效果。

（2）视交叉部位探查术：经非手术治疗效果不佳或病情恶化者，可开颅行粘连及囊肿分离，切除绞窄性纤维带和压迫神经的囊肿，最好在显微镜下进行手术，以免伤及神经和微血管，可有一定的疗效，术后仍需辅以包括腰椎穿刺在内的综合治疗。

（3）幕上开颅探查：对大脑凸面的蛛网膜炎经过长期综合治疗，症状仍不缓解，并有进行性颅内压增高甚至有视力减退者，可开颅手术分离粘连及切除囊肿，必要时去骨瓣减压，以缓解颅内压力。

（4）对不同部位的弥漫性蛛网膜炎导致梗阻或交通性脑积水明显者，均可行脑室-腹腔分流术，并结合综合治疗。

八、并发症的防治及预后

1. 脑脊液分流术后感染。因蛛网膜炎本身即炎症病变，因此行脑室-腹腔分流手术就有感染的可能，可能是手术感染，术后亦可感染。大多感染发生在术后 6 个月左右，少数可发生在 1 年后，可能由远端的腹腔或胸腔逆行感染，也可能为血源性感染或脑内炎症扩散。总之，一旦出现感染须立即取出分流管，进行抗感染治疗，取出分流管内脑脊液送细菌培养和药敏试验并离心做涂片作为以后治疗的依据。分流术感染的细菌多为葡萄球菌，如金黄色葡萄球菌，其他如革兰氏阴性杆菌、链球菌等。

2. 不论综合治疗还是手术治疗，都有一定或显著疗效，但对某些蛛网膜炎还没有完全肯定的疗效，患者的病灶可能不会完全消退而长期存在，并在临床上遗留一定的症状。

第五节　艾滋病的中枢神经系统损害

一、概述

获得性免疫缺陷综合征（acquired immune deficiency syndrome，AIDS）简称艾滋病，是由人类免疫缺陷病毒-1（human immuno-deficiency virus-1，HIV1）和人类免疫缺陷病毒-2（human immuno-deficiency virus-2，HIV2）引起的当代新型传染病。常见致病原是HIV1 病毒，而 HIV2 病毒只发现于西非的艾滋病患者。一般认为艾滋病起源于非洲扎伊尔等地，后传入海地，又传入美国。1978—1985 年短短数年内美国就发现 2 万多例患者；1982 年日本、泰国和中国香港也均有发现；美国加利福尼亚大学的灵长目动物研究中心在野外饲养的恒河猴，于 1969—1981 年先后发生了 4 次艾滋病流行。艾滋病于 1981 年才由 Gottlieb 等首次描述报道，1982 年才被命名为 AIDS，但直到 1983 年才分离出这种病毒。

HIV 感染后发病者称艾滋病患者，但有些人并不发病称为艾滋病感染者，艾滋病患者及感染者都是本病的传染源。艾滋病平均潜伏期约 8 年，婴儿潜伏期则很短，只需 1 年或更短时间即出现临床症状。有学者认为 25% 的感染者感染 HIV 病毒后的 10~12 年仍处于健康状态，其原因不明。

为了监测艾滋病，各国卫生防疫组织和宣传部门都采取了很多措施，美国疾病控制与预防中心 1982 年即明确了艾滋病的定义。

1. 年龄在 60 岁以下。

2. 排除已知能引起免疫缺陷的原因。

3. 患者的 HIV 抗体检测或病毒学试验阳性，目前有下述一种或一种以上情况：①经组织学或病原学证实的机会性感染：卡氏肺囊虫性肺炎；播散性组织胞质菌病（不局限于肺及淋巴结）；隐孢子病引起的慢性腹泻，病程超过 1 个月不愈；肺和气管白念珠菌感染。②肿瘤：组织学证实的卡波西肉瘤，包括 60 岁以上者；病理不能分类或呈弥散性 B 细胞或免疫表现不定型的非霍奇金淋巴瘤；机会性感染超过 3 个月的恶性淋巴网状细胞病。③13 岁以下儿童虽未出现机会性感染，但有组织学证实的慢性淋巴细胞间歇性肺炎。不具有上述任何一种病症，且 HIV 抗体测定阴性，T_4 细胞数量或 T_4/T_8 比值正常者即可排除艾滋病。

现如今，随着科学技术的发展，对 HIV 的研究越来越深入，HIV 的检验方法、治疗药物的研究极大推动了艾滋病的诊治，为艾滋病的早期发现与治疗提供了更为可靠的支撑。

二、病因与病理

1. **病因**　经过科学家的大量研究工作，1983 年分离出其病原体后发现其为一种 C 型 RNA 逆转录病毒，最初称为嗜人类 T 细胞Ⅲ型病毒或淋巴结相关病毒，于 1986 年被国际病毒分类委员会（The International Committee on Taxonomy of Viruses, ICTV）统一命名为人类免疫缺陷病毒（HIV）。

2. 病理　HIV 病毒的生物特性是感染 T_4 淋巴细胞，其双链 DNA 可与宿主细胞的 DNA 结合在一起，造成宿主感染，并使机体无法清除病毒。T_4 淋巴细胞在感染病毒后 1~2 周即释放大量病毒，形成融合细胞，最后致使细胞破坏。HIV 还能感染其他细胞，如单核细胞、巨噬细胞和 B 淋巴细胞，但这些细胞产生的病毒量很少。在细胞免疫系统中受感染的细胞主要为 T_4 细胞，它能促进 B 淋巴细胞产生抗体。由于 T_4 细胞逐步受到 HIV 的破坏，因而整个依赖 T_4 细胞的各种免疫反应也受到破坏，导致机体免疫功能下降，直到完全丧失对疾病的抵抗力。所以，患者对机会性感染和某些肿瘤的易感性明显增加，最终导致患者的死亡。HIV 也是嗜神经性病毒之一，在疾病早期即可侵犯神经系统。1985 年 Luc Montagnier 等和 Robert Gallo 等分别从神经组织中分离出 HIV 病毒。被感染的单核细胞和巨噬细胞作为媒介使 HIV 通过血-脑屏障进入中枢神经系统并长期存活；或储存于神经组织直接感染造成神经组织的损害。

三、临床表现

艾滋病的临床表现多变，若合并机会性感染或肿瘤的发生，则更为复杂。

Piot 将 HIV 发生感染后的表现分为五种状态。①急性感染；②潜伏状态；③持续性全身淋巴结增生；④艾滋病相关复合征（AIDS related Complex, ARC）即血清转化期（clinically inevident seroconversion），从 HIV 感染到 ARC 之间时限并不很明确，可能为 2~8 周也可能更长。此期可有轻微艾滋病的症状，但无机会性感染及肿瘤发生，可表现为食欲缺乏、腹泻、发热、盗汗及淋巴结肿大。约 20%~50% 的感染者发展为 ARC；⑤典型艾滋病（full-blown AIDS）：除有 ARC 的表现外，还伴有机会性感染或肿瘤。一般 HIV 患者感染后 20%~30% 在 5 年内出现艾滋病症状，绝大多数死亡。

HIV 引起的神经系统感染可单独存在，亦可与前 5 种状态共同发病。几乎 1/3 的艾滋病患者存在神经系统表现，约 10% 的患者以神经系统症状为首发症状及主要表现，患者的尸检中几乎所有的患者均有神经系统轻重不同的受累（表 9-5-1）。

表 9-5-1　AIDS 的神经系统表现

原发病	条件并发病
脑和脑膜	巨细胞病毒性脑炎
AIDS 痴呆复合征	单纯疱疹病毒性脑炎
无菌性脑膜炎（HIV）	疱疹-带状疱疹性脑炎
急性 HIV 相关脑炎	JC 病毒感染（进行性多灶性白质脑病）
慢性 HIV 脑膜炎	脑弓形虫病
脑血管病	代谢性脑病
脑梗死	结核瘤
脑栓塞	隐球菌性脑膜炎及其他真菌感染
血小板减少的脑出血	神经梅毒（脑膜血管型）
肉芽肿性血管炎	原发性中枢神经系淋巴瘤
脊髓	转移性淋巴瘤性脑膜炎
空泡性脊髓病	
脊髓性肌阵挛	
周围神经和神经根	
急性炎性脱髓性多发性神经病	
慢性炎性脱髓性多发性神经病	
多发性单神经病和自主神经病	
进行性疼痛性神经根病	
远端对称性周围神经病	
肌肉	
多发性肌炎	
Ⅱ型肌纤维萎缩	
肌萎缩侧束硬化	
线粒体肌病	
棒状体肌病	

HIV 病毒可侵及中枢神经、周围神经和骨骼肌等，分为原发性和继发性两大类。

（一）原发性中枢神经系统 HIV 直接感染

1. 急性无菌性脑膜炎（acute aseptic meningitis）发生于近 25% 的 HIV 感染者，均在 ARC 期即 HIV 病毒进入人体内 2~6 周时见到，表现为淋巴结热样病（granular fever like illness），包括发热、头痛、脑膜刺激征及其他 ARC 症状。少数患者可有精神症状、意识障碍、短暂昏迷及抽搐发作等脑实质损害的表现。脑脊液呈非特异炎症表现,脑电图可呈弥漫性异常和癫痫样放电等,CT 扫描及 MRI 图像均正常。

2. 慢性 HIV 脑膜炎(chronic HIV meningitis) 表现为头痛和脑膜刺激征,可累及第 V、Ⅶ、Ⅷ 对脑神经。脑脊液可呈慢性非特异性炎症样改变,HIV 培养阳性。

3. 艾滋病痴呆复合征(AIDS dementia complex) 以前又称亚急性或慢性 HIV 脑炎(subacute or chronic HIV encephalitis),最为常见,在典型艾滋病早期约 1/3 患者患有本症,晚期约 2/3 患者患有本症,通常发生在初次感染 HIV 较长时间之后。症状隐匿,缓慢加重,表现为智能障碍、情感淡漠甚至痴呆,可有两眼扫视运动障碍、上肢笨拙及震颤、下肢无力、共济失调等症状,后期可出现行动困难、截瘫、四肢瘫痪、大小便障碍等;HIV 培养阳性;脑电图可见基本节律变慢(7~9Hz);CT 可见非特异性弥散性脑萎缩及脑室扩大,白质见低密度影;MRI 图像可见白质内弥散或斑片样病灶,符合脑水肿及炎症表现;病理检查可见弥散性脑萎缩,白质内血管周围有脱髓鞘改变,有多发小神经胶质结节;脑脊液检查通常显示轻微的淋巴细胞增多和蛋白升高,并有特异性 IgG,脑脊液检查结果的其他改变往往提示存在其他疾病或合并症。本病在儿童和成人的表现有一定差异,由于儿童正处于大脑发育期,常出现发育迟缓,尤其是语言和/或运动发育迟缓往往是本病的首要表现。

4. 脑血管病(cerebrovascular disease) 包括脑血栓形成、栓塞(如脓毒性栓子等)、脑出血、脑出血性梗死及脑血管炎等。

5. 急性肉芽肿性血管炎(acute granulomatous vasculitis) 最早于 1986 年由 Yankner 报道,艾滋病患者尸检中发现广泛大脑前、中、后动脉及其近端分支呈肉芽肿性血管炎症改变,导致广泛性脑梗死。临床表现为高热、精神异常、意识不清及相应局灶性定位体征。脑脊液淋巴细胞增多、蛋白增高、糖及氯化物变化不大,脑组织和脑脊液可分离出 HIV。脑血管造影大多数存在大脑前、中、后动脉节段性狭窄;CT 及 MRI 图像示脑萎缩及多发性低密度灶。

6. 空泡性脊髓病(vacuolar myelopathy) 为 AIDS 的晚期表现,可单独发生,也可与艾滋病痴呆复合征并发。可能与受 HIV 感染的巨噬细胞所释放的炎性因子及与髓鞘形成、神经递质代谢密切相关的脊髓内甲基化功能障碍有关。主要临床表现与亚急性联合变性类似,表现为下肢无力、腱反射亢进、锥体束征阳性等截瘫的表现,并有深感觉障碍、感觉性共济失调、尿失禁及勃起功能障碍等症状;尽管 50% 的 HIV 患者在尸检中可发现脊髓损害,但由于脊髓损害症状

相较其他神经系统症状(如痴呆等)而言并不明显或有其他导致相应症状的因素,HIV 患者很少因脊髓损害而就医。病损特点为脊髓白质内空洞形成,累及后柱及侧柱,以胸髓为主。病理检查早期可以发现对称性的轴突损害,晚期患者出现对称性轴突破坏;MRI 检查示胸髓萎缩伴 T_2 高信号;脑脊液通常没有明显异常,但也可以检测到淋巴细胞和蛋白的轻度升高;体感诱发电位异常往往在临床症状发展前出现。本病目前没有有效的治疗方案,所以当患者因快速进展的脊髓病变(尤其在伴有背部局部疼痛的情况下)就医,并伴有明显的脑脊液异常时,应排除其他逆转录病毒(如巨细胞病毒等)感染后再诊断本病。

7. 脊髓性肌阵挛(segmental spinal myoclonus) 罕见,表现为突发节律性单个或多个节段支配的肌肉阵挛,节律不快(2~600 次/min),疲劳、情绪紧张时可加重,睡眠后消失或仍有发作,血清和脑脊液检测 HIV 抗体阳性。

8. 周围神经损害 发生率在 20% 以上,尸检发现率高达 35%。

(1)远端对称性周围神经病变(distal symmetrical peripheral neuropathy):10%~35% 的 AIDS 患者出现本病,多在 HIV 感染后期和典型期出现,表现为四肢远端进行性麻木、感觉异常、感觉性共济失调,运动症状较轻,踝反射减退或消失,脑脊液正常。

(2)急性炎性脱髓鞘性多发性周围神经病变(acute inflammatory demyelinating peripheral polyneuropathy)及慢性炎性脱髓鞘性多发性周围神经病变(chronic inflammatory demyelinating peripheral polyneuropathy):发生于 HIV 感染早期,急性型与 HIV 感染直接相关或与促炎因子的神经毒效应有关,临床表现与吉兰-巴雷综合征不易鉴别(Guillain-Barré syndrome),表现为足部麻木或烧灼感,晚期手部也可以出现相似症状,四肢无力症状少见,双侧深反射减退。脑脊液蛋白明显增高,淋巴细胞轻度增多;肌电图周围神经传导速度减慢,传导电压和/或幅度下降,可伴有去神经和神经再支配表现,有纤颤电位。该病可再发,若再发即为慢性型。本病若伴随机会感染,可导致神经根病和神经炎(单发或多发)。本病主要通过免疫调节进行治疗,主要方案有血浆净化和静脉注射免疫球蛋白。

(3)多发性单神经病变(multiple mononeuropathy):罕见,发生于 ARC 期。HIV 可引起脊神经、周围神经或脑神经损害。脑神经损害仅占 2.5%,常见于第 Ⅲ、Ⅳ、Ⅵ、Ⅶ 对等运动性脑神经。

(4)进行性疼痛性神经根病变(progressive painful radiculopathy):最初出现腰骶疼痛,随后出现下肢

及足底疼痛、麻木。脑脊液检查可见蛋白较高、细胞数略多。

（5）HIV自主神经病变：多发生于典型期后期，表现为性功能障碍、尿潴留、腹泻、汗多等征象。

9. 多发性肌炎（polymyositis） 表现为四肢近端进行性加重的肌无力和肌萎缩，不同程度地影响髋部屈肌和颈部肌肉，可出现疼痛、血清肌酶增高。肌电图可见典型肌病改变；肌组织活检示：血管周围、肌束膜和间质可见炎性细胞浸润，肌纤维萎缩。本病治疗主要包括去除病因、使用甾体或非甾体抗炎药、静脉注射免疫球蛋白等。

其他HIV肌病：长期营养不良、卧床不起及恶性肿瘤，可造成Ⅱ型肌肉纤维萎缩（atrophy of type Ⅱ muscle fibers）及HIV肌萎缩侧索硬化症等。

（二）机会性感染

1. 病毒感染

（1）巨细胞病毒（cytomegalovirus，CMV）感染：最常见，正常人体内也可有巨细胞病毒潜伏，当机体免疫功能下降，尤其$CD4^+T$淋巴细胞计数低于50个/μl时，体内巨细胞病毒会被激活并产生症状。巨细胞病毒感染症状多种多样，包括脑炎、脊髓炎、多神经根病变等。脑炎常影响脑室周围组织和脑干，表现为严重脑部病变，症状似亚急性或慢性脑炎，常有视网膜炎引起失明，并可继发脑膜炎，可能与脑卒中有一定关系；MRI示T_2/FLAIR局灶性信号增强，而室管膜区、脑室周围白质、脑和脑干很少出现强化，HIV感染者不会出现室周钙化灶，可以通过这一点与先天性巨细胞病毒感染相鉴别。若继发脑膜炎，则可观察到软脑膜增厚。脊髓炎常呈亚急性起病，症状与自身免疫紊乱或感染性疾病相似，其影像学表现与巨细胞病毒性脑炎相似。多神经根病变常影响腰髓发出的神经根，表现为双下肢无力，排便排尿障碍，相应支配区麻木及瘫痪；MRI示病变神经根信号增强。大多数人都接触过巨细胞病毒，且血清抗体检测常呈阳性，故抗体检查对本病诊断意义不大。脑脊液检查示蛋白质、葡萄糖浓度升高，白细胞增多。巨细胞病毒培养生长速度缓慢，有被血抗原检查和基于PCR的检测试验取代的趋势，上述两种检测方案对患巨细胞病毒性脑炎的HIV感染者具有极高的特异度和灵敏度，然而脑脊液巨细胞病毒PCR试验阳性并不能确诊巨细胞病毒性脑炎，因为系统性巨细胞病毒感染也可出现阳性结果，但此种感染没有神经受累症状。

（2）单纯疱疹病毒（herpes simplex virus，HSV）脑炎：表现为人格改变、发热、头痛、失语、偏瘫、癫痫发作，需行脑组织活检分离出HIV才能确诊。

（3）进行性多灶性白质脑病（progressive multifocal leukoencephalopathy，PML）：发生率在0.5%～4%，为JC病毒感染导致。JC病毒潜伏于B淋巴细胞、单核巨噬细胞、造血干细胞（$CD34^+$）、肾上皮细胞中，当机体免疫功能下降时被激活，进入中枢神经系统，损伤少突细胞，从而引发病损区域神经脱髓鞘改变。病损区域不同，症状也各不相同，可表现为精神障碍、识别困难、视觉障碍、偏盲、构音障碍、面瘫、偏瘫、偏侧感觉障碍、癫痫等症状。病理检查示不对称的多灶性大脑及小脑白质受累；脑脊液检查多正常；脑电图可出现局灶性异常；CT扫描可在晚期出现多灶性低密度区，无增强及占位效应；MRI示白质内病损呈T_1低信号，T_2/FLAIR为高信号，无特异性。因患者免疫功能的缺失，本病的水肿和占位效应均不明显。尽管非常少见，但对比剂注射后出现增强往往提示生存率的提高。PML治疗后影像学检查也不会出现明显改善，这可以作为PML与其他机会感染的鉴别点。在发达国家，75%的人群体内抗JC病毒抗体阳性，2%～3%人群血清PCR检查可以查到JC病毒，故上述检查诊断意义不大。脑脊液检查可见细胞增多，近半数患者脑脊液蛋白升高，但葡萄糖含量通常没有明显变化。脑脊液JC病毒PCR检测是针对PML的高度特异性的检查，但其灵敏度存在争议，有研究表明随着高效抗反转录病毒治疗（highly active anti-retroviral therapy，HAART）的运用其灵敏度会进一步下降。本病需经脑组织活检来确诊，组织病理检查示脱髓鞘改变伴异形星形胶质细胞，电镜下可见多形核的星形胶质细胞及增大并包含病毒颗粒的少突胶质细胞。免疫组化和JC病毒PCR也可以用于活检组织的检测。在HAART疗法出现后，患者中位生存时间已超过一年。

2. 寄生虫感染 脑弓形虫病（cerebral toxoplasmosis）是艾滋病最常见的并发症，1986年报道90例艾滋病中有18例存在中枢神经系统受累，其中12例为弓形虫病。该病由HIV感染者接触弓形虫的终宿主（如猫等）引发，感染后表现为脑和肌肉中形成长久存在的无症状的包囊，HIV感染者不完善的细胞免疫机制往往会导致包囊的重新激活，继而引发不伴明显脑膜症状的脑炎。多发病灶可引发相应位置的病变表现，表现为精神障碍、意识障碍、偏盲、偏瘫、癫痫发作等脑炎征象。血清和脑脊液中弓形虫抗体滴度增高，但抗体滴度往往增高不明显；脑脊液滋养体培养、脑组织活检可明确诊断；脑脊液检查多见蛋白增高，淋巴细胞轻度增加；脑电图可有局灶改变；CT可见基底神经节和丘脑灰白质交界处数量不等的结节或环形强化，可有周围水肿带及占位效应，不同患者强化程度有所差异,尤以晚期患者及免疫功能低下者强化明显;MRI 图像中,病损呈 T_2 高信号,弥散加权像病损中央呈低信号,外周水肿带呈高信号。

3. 真菌感染 以新型隐球菌性脑膜炎(cryptococcal meningitis)最常见,其次为白念珠菌。新型隐球菌多见于鸟类排泄物中,经过呼吸道进行传播。尽管典型的肺部感染很少见,但在 HIV 感染者尤其是 $CD4^+T$ 细胞计数<200/μl 的患者中,脑膜脑炎和脑炎都有可能发生,多在接触数周到数月后出现症状,表现为发热、进行性头痛、意识障碍、癫痫发作、脑积水、脑卒中,颈强直不多见,可出现脑实质弥散性或局限性受累,并表现出相应位置受累的症状。脑脊液墨汁染色可找到真菌,荚膜抗体阳性。影像学检查并不特异,有时可出现环状强化,有时在脑脊液中可以看到假包囊;CT 示轻至中度脑室扩大,有时有脑萎缩、肉芽肿或脓肿的影像。真菌常寄生于上呼吸道,故痰培养意义不大。患者脑脊液细胞数目的改变往往没有特异性。墨汁染色、新型隐球菌抗原检测、真菌培养对诊断有一定价值。组织病理学检查可以发现病损区呈慢性肉芽肿性改变,可查见少许隐球菌;对病变脑实质进行活检,可查见血管周肥皂泡样假性囊肿。患者可在数周内死亡。

4. 细菌感染 分枝杆菌感染较多见,结核病(tuberculosis)是血清 HIV-1 阳性患者常见的机会性感染。HIV 和结核病合并感染的患者,其临床表现各不相同,患者结核病进展较快,但肺结核常无痰或痰培养阴性;肺外结核病与一般结核病也不同,表现为淋巴结肿大及粟粒性结核等。中枢神经系统结核的 HIV 感染者常有肺结核病史,最常见的类型是结核性脑膜炎,由于 AIDS 患者免疫功能的下降,结核性脑膜炎的脑膜刺激症状往往不明显,但可以引发阻塞性脑积水,脑实质损害较结核性脑膜炎少见,常见的有纤维瘤性结核瘤和结核脓肿,病损内部可以查见分裂活跃的结核分枝杆菌。影像学检查很难区分结核分枝杆菌感染与真菌感染,但软脑膜尤其是颅底软脑膜的增厚有一定诊断意义。MRI 常用于结核瘤与结核脓肿的鉴别,结核瘤与结核脓肿均多见于幕上区灰白质交界处,结核瘤可单发或多发,T_2 像呈低信号中心的等信号改变,对比增强扫描可见靶形损害,表现为病损中央强化或钙化伴周围环形强化,占位效应并不常见;结核脓肿多为单发,通常病损较大,部分脓肿影像学检查可呈现多腔结构,结核脓肿的占位效应更为明显,且周围常伴较重的水肿带。MRS 可鉴别结核脓肿和肿瘤,结核脓肿可出现脂质和乳酸盐峰的升高而不伴细胞膜标志(如胆碱)的明显升高。由于免疫能力低下,患者对结核菌素试验常无反应;1/3~2/3 的患者脑脊液培养呈阳性,但通常需要数周才能转为阳性;抗酸染色试验一般为阴性;抗酸杆菌 PCR 有较高的敏感度,但 PCR 阴性不能排除中枢神经系统结核的诊断。脑脊液生化检查可见淋巴细胞为主的白细胞升高,但 HIV 感染者升高可不明显,脑脊液蛋白和压力可有升高,脑脊液葡萄糖含量下降。组织病理学检查可在病损外周发现血管肉芽组织,血管周围存在发育不良的肉芽肿伴大量分枝杆菌浸润。

5. 继发于艾滋病的中枢神经系统淋巴瘤(primary central nervous system lymphoma,PCNSL) 少见,正常人群发生率约 0.0001%,而发达国家艾滋病患者发病率则高达 2%,尸检提示艾滋病患者发生率可能高达 10%。表现为亚急性起病,症状多种多样,且与受累部位相关。病变往往但并不总是多灶性的,优先侵犯白质。非特异性症状包括精神障碍、意识模糊、谵妄、非定位性头痛,功能区损害可出现对应症状,脑膜转移可有第 Ⅲ、Ⅵ、Ⅶ 对脑神经受损及多发性神经根损害等表现。病理表现为瘤细胞浸润脑实质血管周围间隙和软脑膜。脑脊液检查可正常,或蛋白、淋巴细胞略高及葡萄糖降低。影像学检查示均质性对比增强,CT 示低密度外观,MRI 示 T_1 低信号,病损多集中于脑室周围组织,代谢图像可显示对比增强区对示踪剂的大量摄取。若怀疑本病可能,则需评估所有神经系统,包括眼、脑、脊髓及蛛网膜下腔,除眼外的其他区域均为本病好发区。如果脑脊液便于取得,应取脑脊液进行细胞病理检查,同时流式细胞术可辅助确定淋巴瘤的克隆类型,部分病例可由此确诊,减少不必要的活检。有研究表明,PCNSL 发病与 EB 病毒感染密切相关,这使得在无法查到可疑细胞时脑脊液 PCR 诊断可疑 PCNSL 成为可能,但需结合其他检查才能确诊 PCNSL。活检仍为确诊本病的金标准,但本病初发和活检前使用糖皮质激素可能导致活检结果的假阴性。本病侵袭性强,延误治疗可导致病死率升高。需要注意的是,许多机会感染如结核、弓形虫等也可以产生类似的临床表现,故通过各种检查如脑脊液培养确诊这些机会感染的同时,仍不能排除合并 PCNSL 的可能。多数患者生存不足 2 个月。该肿瘤对放疗敏感,且 HAART 可以提高放疗的效率,HAART 的出现使越来越多的患者可以使用甲氨蝶呤为基础的化疗方案进行化疗。

6. 卡波西肉瘤(Kaposi sarcoma) 为艾滋病患者最常见的恶性肿瘤,但很少发生在中枢神经系统,若该肉瘤已广泛转移,则临床表现为局灶征,本病易合并中枢神经系统感染,CT 可示局灶病变征象。

四、诊断

HIV/AIDS 的诊断需结合流行病学史（包括不安全性生活史、静脉注射毒品史、输入未经抗 HIV 抗体检测的血液或血液制品、HIV 抗体阳性者所生子女或职业暴露史等）、临床表现和实验室检查等进行综合分析，慎重做出诊断。

1. 成人及 18 月龄以上儿童，符合下列一项者即可诊断：①HIV 抗体筛查试验阳性和 HIV 补充试验阳性（抗体补充试验阳性或核酸定性检测阳性或核酸定量 > 5 000 拷贝/mL）；②有流行病学史或 AIDS 相关临床表现，两次 HIV 核酸检测均为阳性；③HIV 分离试验阳性。

2. 18 月龄及以下儿童，符合下列一项者即可诊断：①HIV 感染母亲所生和 HIV 分离试验结果阳性；②为 HIV 感染母亲所生和两次 HIV 核酸检测均为阳性（第二次检测需在出生 4 周后进行）；③有医源性暴露史，HIV 分离试验结果阳性或两次 HIV 核酸检测均为阳性。

3. HIV 感染早期的诊断标准（即 I 期）

（1）成人及 15 岁（含 15 岁）以上青少年 HIV 感染者，符合下列一项即可诊断：①3~6 个月内有流行病学史和/或有急性 HIV 感染综合征和/或有持续性全身性淋巴腺病（persistent generalized lymphadenopathy，PGL）；②抗体筛查试验无反应，两次核酸检测均为阳性；③一年内出现 HIV 血清抗体阳转。

（2）15 岁以下儿童 HIV 感染者 I 期的诊断需根据 CD4+ T 淋巴细胞数和相关临床表现来进行。

4. HIV 感染中期的诊断标准（即 II 期）

（1）成人及 15 岁（含 15 岁）以上青少年 HIV 感染者，符合下列一项即可诊断：①CD4+ T 淋巴细胞计数为 200~500 个/μL；②无症状或符合无症状期相关临床表现。

（2）15 岁以下儿童 HIV 感染者 II 期的诊断需根据 CD4+ T 淋巴细胞数和相关临床表现来进行。

5. 艾滋病期的诊断标准（即 III 期，也称 AIDS 期）

（1）成人及 15 岁（含 15 岁）以上青少年，HIV 感染加下述各项中的任何一项，即可确诊为艾滋病期；或者确诊 HIV 感染，且 CD4+ T 淋巴细胞数 < 200 个/μL，可诊断为艾滋病期。

a. 不明原因的持续不规则发热 38℃ 以上，> 1 个月；

b. 腹泻（排便次数 > 3 次/d），> 1 个月；

c. 6 个月内体重下降 10% 以上；

d. 反复发作的口腔真菌感染；

e. 反复发作的单纯疱疹病毒感染或带状疱疹病毒感染；

f. 肺孢子菌肺炎（pneumocystis Carinii Pneumonia，PCP）；

g. 反复发生的细菌性肺炎；

h. 活动性结核或非结核分枝杆菌（nontuberculosis mycobacteria，NTM）病；

i. 深部真菌感染；

j. 中枢神经系统占位性病变；

k. 中青年人出现痴呆症状；

l. 活动性巨细胞病毒感染；

m. 弓形虫脑病；

n. 马尔尼菲篮状菌病；

o. 反复发生的败血症；

p. 皮肤黏膜或内脏的卡波西肉瘤、淋巴瘤。

（2）15 岁以下儿童符合下列一项者即可诊断为艾滋病期：HIV 感染和 CD4+ T 淋巴细胞百分比 < 25%（< 12 月龄），或 < 20%（12~36 月龄），或 < 15%（37~60 月龄），或 CD4+ T 淋巴细胞计数 < 200 个/μL（5~14 岁）；HIV 感染和伴有至少一种儿童 AIDS 指征性疾病。

6. WHO 艾滋病诊断标准

（1）HIV 抗体筛查：找不到其他原因的 HIV 抗体阳性并非绝对可靠，尚须结合临床分析。

（2）脑脊液检查：脑脊液涂片染色、病毒分离和培养，测定抗原抗体的效价，并由此以确定感染的类型和病毒体，如脑弓形体病、新隐球菌脑膜炎等。脑脊液评估通常正常或显示轻度淋巴细胞增多和蛋白水平升高。

（3）脑组织活检：对脑内疑有艾滋病病变者，可通过 CT 和 MRI 确定活检部位，脑组织活检对于诊断有确诊意义。

（4）CT：艾滋病患者神经影像可能显示弥漫性萎缩。也可能存在非增强性脑室周围白质变化。CT 检查发现艾滋病患者约 35% 有单纯性脑萎缩，25% 有局灶性脑损害。HIV 脑病、真菌性脑膜炎影像学表现多正常，扫描异常可见于弓形虫病（50%~70%）；低密度灶增强不明显者，可能为 PML 或原发性中枢神经系统淋巴瘤；病灶局限于脑白质者提示为 PML；中枢神经淋巴瘤可有占位效应，在脑深部或者脑室周围有间质性结节或环形增强病变；有环形增强者，特别是病灶呈散在、多发、位于基底节者提示为弓形虫病；进行性脑萎缩提示为痴呆综合征。经过治疗，CT 复查有助于观察疗效和预后。

（5）MRI：对早期脑部病变更敏感，较 CT 检查更精确，但多数不具有特异性，还需进一步检查。弓形虫病一般在 MRI 会显示增强的多发性环状病灶,周围有水肿和占位效应,基底结受累最常见,在 T_2 序列上的病变通常是高信号,DWI 显示病灶中心可能为低信号,周围水肿为高信号;细微的点状或线性增强区域提示 $CD8^+$ 脑炎可能;肿瘤样单个或多个病变,增强扫描时有开放环结构(即呈 C 型增强)提示肿瘤样脱髓鞘病变可能;胸髓萎缩性改变,偶见在 T_2 和 FLAIR 序列上信号增强提示空泡性脊髓病可能;病灶多发、不对称、白质内病损呈 T_1 低信号,T_2/FLAIR 为高信号提示 PML,但缺乏特异性;局灶性、T_2、FLAIR 图像上的信号增强提示 CMV 感染可能;多灶性、T_1 低信号或 T_2/FLAIR 高信号,病灶在 HIV 感染下可能不呈均匀增强,提示 PCNSL 可能;MRI 在区分结核瘤和结核性脓肿中也有一定的作用。

(6) 脑电图:艾滋病脑病可示基本节律减慢,HIV 无菌性脑膜(脑)炎可显示弥漫性异常,弓形虫及淋巴瘤以局灶改变为主。经治疗病情好转者,脑电图也可有改善。

(7) 其他检查:可根据病变的不同部位,选用不同的检查方法,如肌电图、脑血管造影等特殊检查。

五、鉴别诊断

1. 临床上对脑炎、脊髓、神经和肌肉等疾病的鉴别诊断,应详细询问病史,考虑有无艾滋病的可能性,须仔细加以鉴别。

2. 艾滋病引起的神经系统病变临床表现复杂,艾滋病患者在一定的条件下,可合并弓形虫病、单纯性疱疹、结核病、梅毒等感染。也可有两种以上的损害同时存在,如艾滋病痴呆综合征同时合并脊髓病变。艾滋病患者可数种病变出现类似症状,如患颅内占位性病变时,应同时考虑弓形虫病、结核性肉芽肿、真菌性肉芽肿、细菌性脑脓肿、原发性淋巴肉瘤等。

3. 艾滋病为全身性疾病,易继发合并症,而且合并症又能再继发合并症,如卡波西肉瘤可同时合并中枢神经系统感染。艾滋病患者由于免疫功能低下,尤其晚期,不但常继发其他疾病,而且可致多器官功能衰竭,继发代谢性脑病。

六、治疗与手术方法

(一) 药物治疗

1. HAART　目前国际上共有六大类 30 多种药物(包括复合制剂),分为核苷类反转录酶抑制剂(nucleotide reverse transcriptase inhibitor,NRTI)、非核苷类反转录酶抑制剂(non-nucleoside reverse transcriptase inhibitor,NNRTI)、蛋白酶抑制剂(protease inhibitor,PI)、整合酶抑制剂(integrase inhibitor,INSTI)、融合抑制剂(infusion inhibitor,FI)及 CCR5 抑制剂。国内的抗反转录病毒治疗(ARV)药物有 NNRTI、NRTI、PI、INSTI 和 FI 五大类(包括复合制剂),共 25 种(包含复合制剂),见表 9-5-2。

表 9-5-2　国内现有抗反转录病毒(ARV)药物介绍

药品名称	缩写	类别	用法与用量	主要不良反应	相互作用和注意事项
齐多夫定 (Zidovudine)	AZT	NRTI	成人:300mg/次,2 次/d 新生儿/婴幼儿:2mg/kg,4 次/d 儿童:160mg/m² 体表面积,3 次/d	1. 骨髓抑制、严重的贫血或中性粒细胞减少症 2. 胃肠道不适:恶心、呕吐、腹泻等 3. 磷酸肌酸激酶(CPK)和 ALT 升高,乳酸酸中毒和/或肝脂肪变性	不能与司坦夫定(d4T)合用
拉米夫定 (Lamivudine)	3TC	NRTI	成人:150mg/次,2 次/d 或 300mg/次,1 次/d 新生儿:2mg/kg,2 次/d 儿童:4mg/kg,2 次/d	不良反应少,且较轻微,偶有头痛、恶心、腹泻等不适	—
阿兹夫定 (azvudine)	/	NRTI 辅助蛋白 Vif 抑制剂	3mg/次,1 次/d,睡前空腹服用,整片服用,不可碾碎	发热、头晕、恶心、腹泻、肝肾损伤等;可能会引起中性粒细胞降低,以及总胆红素、天冬氨酸转氨酶和血糖升高	与 NRTI 及 NNRTI 联用,治疗病毒载量≥1×10⁵ 拷贝/mL 的成年患者
阿巴卡韦 (Abacavir)	ABC	NRTI	成人:300mg/次,2 次/d 新生儿/婴幼儿:不建议用本药 儿童:8mg/kg,2 次/d,最大剂量 300mg,2 次/d	1. 超敏反应,一旦出现超敏反应应终身停用本药 2. 恶心、呕吐、腹泻等	用前查 HLA-B5701,如阳性不推荐使用。不推荐用于病毒载量 ≥1×10⁵ 拷贝/mL 的患者

续表

药品名称	缩写	类别	用法与用量	主要不良反应	相互作用和注意事项
替诺福韦（Tenofovir disoproxil）	TDF	NRTI	成人：300mg/次，1次/d，与食物同服	1. 肾毒性 2. 轻至中度消化道不适，如恶心、呕吐、腹泻等 3. 代谢如低磷酸盐血症，脂肪分布异常 4. 可能引起酸中毒和/或肝脂肪变性 5. 骨质疏松	—
拉米夫定/替诺福韦	3TC/TDF	NRTI	1片/次，1次/d	见3TC与TDF	—
恩曲他滨/丙酚替诺福韦	FTC/TAF	NRTI	成人和12岁及以上且体质量≥35kg的青少年患者：1片/次，1次/d 1. 200mg/10mg（和含有增强剂的PI或艾维雷韦/考比司他联用） 2. 200mg/25mg（和NNRTI或INSTI联用）	1. 腹泻 2. 恶心 3. 头痛	利福平、利福布汀可降低TAF的暴露，导致TAF的血浆浓度下降，不建议合用
齐多夫定/拉米夫定	AZT/3TC	NRTI	成人：1片/次，2次/d	见AZT与3TC	见AZT
恩曲他滨替诺福韦片（Truvada）	FTC/IDF	NRTI	1次/d，1片/次，口服，随食物或单独服用均可	见FTC、TDF	—
奈韦拉平（nevirapine）	NVP	NNRTI	成人：200mg/次，2次/d 新生儿/婴幼儿：5mg/kg，2次/d 儿童：<8岁，4mg/kg，2次/d；>8岁，7mg/kg，2次/d 注意：NVP有导入期，即在开始治疗的最初14d，需先从治疗量的一半开始（1次/d），如无严重不良反应可增加到足量（2次/d）	1. 皮疹，出现严重或可致命的皮疹后应终身停用本药 2. 肝损伤，出现重症肝炎或肝功能不全时，应终身停用本药	引起PI类药物血浓度下降
奈韦拉平/齐多拉米	NVP/AZT/3TC	NNRTI+NRTI	1片/次，2次/d（推荐用于NVP 200mg，1次/d，2周导入期后耐受良好的患者）	见NVP、AZT、3TC	—
依非韦伦（Efavirenz）	EFV	NNRTI	成人：400mg/次，1次/d 儿童：体重15~25kg：200~300mg 1次/d；25~40kg：300~400mg 1次/d；>40kg：400mg，1次/d 睡前服用	1. 中枢神经系统毒性，如头晕、头痛、失眠、抑郁、非正常思维等；可产生长期神经精神作用；可能与自杀意向相关 2. 皮疹 3. 肝损害与高脂血症和高甘油三酯血症	与茚地那韦（IDV）合用时，IDV剂量调整至1 000mg，3次/d；不建议与沙奎那韦（SQV）合用
利匹韦林（Rilpivirine）	RPV	NNRTI	25mg/次，1次/d，随进餐服用	主要为抑郁、失眠、头痛和皮疹	妊娠安全分类中被列为B类药物，不推荐用于病毒载量≥1×10^5拷贝/mL的患者
艾诺韦林（ainuovirine）	/	NNRTI	成人：150mg/d（2片，75mg/片）空腹服用	主要为肝损伤、多梦、失眠等	尚未在孕妇与儿童中开展评估
多拉韦林（doravirine）	DOR	NNRTI	成人：100mg/次，1次/d，可与或不与食物同服	不良反应少，偶有恶心、头晕、异梦	—

续表

药品名称	缩写	类别	用法与用量	主要不良反应	相互作用和注意事项
多拉米替	DOR/ 3TC/ TDF	NRTI + NNRTI	成人:1 片/次,1 次/d(每片含量:DOR 100mg/3TC 300mg/TDF 300mg);可与或不与食物同服	见 TDF、3TC 和 DOR	—
达芦那韦/考比司他 (darunavir/ cobicistat)	DRV/ c	PI	成人:1 片/次,1 次/d(每片含量:DRV/c 800mg/150mg)。随餐服用,整片吞服,不可掰碎或压碎	腹泻、恶心和皮疹	尚未在妊娠期女性中开展研究
洛匹那韦/利托那韦 (Lopinavir/ Ritonavir)	LPV/ r	PI	成人:2 片/次,2 次/d(每粒含量:LPV200mg,RTV50mg) 儿童:7~15kg,LPV12mg/kg 和 RTV3mg/kg,2 次/d;LPV15~40kg,10mg/kg,RTV2.5mg/kg,2 次/d	主要为腹泻、恶心、血脂异常,也可出现头痛和转氨酶升高	与去羟肌苷(ddI)合用时,ddI 应在本药服用前1 小时或服用后 2 小时再口服
拉替拉韦 (Raltegravir)	RAL	INSTI	成人:400mg/次,2 次/d	常有腹泻、恶心、头痛、发热等,少见的有腹痛、乏力、肝肾损害等	—
多替拉韦 (dolutegravir)	DTG	INSTI	成人和 12 岁及以上的青少年:50mg/次,1 次/d,存在 IN-STI 耐药的情况下,首选餐后服用,以增强暴露 6~12 岁儿童根据体质量确定剂量: 15~20kg,20mg,1 次/d; 20~30kg,25mg,1 次/d; 30~40kg,35mg,1 次/d; >40kg,50mg,1 次/d	常见的有失眠、头痛、头晕、异常做梦、抑郁等精神和神经系统症状,以及恶心、腹泻、呕吐、皮疹、瘙痒、疲乏等,少见的有超敏反应,包括皮疹,全身症状及器官功能损伤(包括肝损伤),降低肾小管分泌肌酐	当与 EFV、NVP 联用时,按每日 2 次给药
多替拉韦/拉米夫定	DTG/ 3TC	INSTI +NRTI	1 片/次,1 次/d	见 DTG 和 3TC	—
多替拉韦/阿巴卡韦/拉米夫定	DTG/ ABC/ 3TC	INSTI +NRTI	成人和 12 岁及以上且体质量≥40kg 的青少年:1 片/次,1 次/d(每片含量:DTG 50mg/ABC 600mg/3TC 300mg)	见 ABC、DTG 和 3TC	在治疗前进行 HLA-B5701 筛查。HLA-B5701 阳性者不应使用含 ABC 的 ART 方案
艾维雷韦/考比司他/恩曲他滨/丙酚替诺福韦	EVG/ c/ FTC/ TAF	INSTI +NRTI	成人和年龄为 12 岁及以上且体质量≥35kg 的青少年:1 片/次,1 次/d(每片含量:EVG/c/FTC/TAF 150mg/150mg/200mg/10mg),随餐服用	1. 腹泻 2. 恶心 3. 呕吐	不建议与利福平、利福布汀合用,不推荐孕妇使用
比克替拉韦/恩曲他滨/丙酚替诺福韦	BIC/ FTC/ TAF	INSTI +NRTI	成人:1 片/次,1 次/d(每片含量:BIC/FTC/TAF 50mg/200mg/25mg)	1. 头痛 2. 腹泻 3. 恶心	不建议与利福平、利福布汀合用,暂无孕妇中使用的相关数据
艾博韦泰(albuvir-tide)	ABT	FI	成人及 16 岁以上的青少年:320mg/次,第 1 天、第 2 天、第 3 天和第 8 天各用 1 次,1 次/d,此后每周 1 次,静脉滴注	过敏性皮炎、发热、头晕、腹泻	由于不经细胞色素P450 酶代谢,与其他药物相互作用小

　　NRTI. 核苷类反转录酶抑制剂;NNRTI. 非核苷类反转录酶抑制剂;PI. 蛋白酶抑制剂;INSTI 为整合酶抑制剂;FI 为融合抑制剂;ARV 为抗反转录病毒;HLA 为人类白细胞抗原;ART 为抗反转录病毒治疗。"/"为无缩写;"—"为无相关数据。服用方法中 2 次/d=每 12 小时服药 1 次,3 次/d=每 8 小时服药 1 次。

2. 神经根痛 早期可用更昔洛韦(Ganciclovir)或三环抑制剂,如阿米替林等。急性炎症性多神经根病可通过血浆置换或静脉注射免疫球蛋白治疗。远端对称性多神经根病须纠正各种可能共存的营养性和感染性因素,常用药物包括镇痛药、抗惊厥药、麻醉药和抗抑郁药等。

3. 急、慢性炎性脱髓鞘性周围神经病变 可用肾上腺皮质类固醇和血浆置换进行治疗。

4. 多灶性白质脑病 多灶性白质脑病没有特异的治疗方案,但有报道显示病毒 DNA 抑制剂西多福韦可能有效。主要的治疗方案为通过 HAART 疗法调整患者机体免疫力,但 HAART 疗法可加重中枢神经系统免疫反应。

5. 全身感染者 可用相应药物治疗,如细菌感染的抗生素治疗,结核病的抗结核治疗,抗结核治疗须持续 1 年或更长时间。弓形虫感染者由于无创检查确诊困难,当影像学检查出现相似表现时应常规进行经验治疗。弓形虫感染对乙胺嘧啶和磺胺嘧啶非常敏感,影像学表现往往在 2~4 周得到明显改善,但也有少数患者用药 6 个月后才出现相应改变。但此类药物对休眠的缓殖子效果不佳,故本病可在用药后出现复发甚至加重。真菌感染,尤其是新型隐球菌感染患者,可采用氟康唑或两性霉素 B 进行治疗。

(二) 手术治疗

对艾滋病的中枢神经系统损害,手术并非主要的治疗手段。

1. 单发的无颅外转移的淋巴瘤、卡波西肉瘤及艾滋病相关的病原体感染引起的肉芽肿或脓肿,可行开颅手术切除。

2. 继发脑积水:可考虑行脑室-腹腔分流手术。

3. 立体定向手术:对脑组织行立体定向术活检以明确诊断。

(三) 放射治疗

艾滋病相关的颅内肿瘤若有指征可采用放射治疗。

七、并发症的防治及预后

艾滋病主要问题是感染,一旦发生感染则往往较难控制。由于 HIV 作为艾滋病的致病因子,机体一旦受感染后,就会引起免疫系统的破坏,因此,艾滋病在发病过程中就会引起各种机会性感染及肿瘤等合并症。晚期可因多脏器衰竭,而导致代谢性脑病。

艾滋病所致中枢神经系统损害预后不良,尽管采取各种综合治疗,明确诊断后,大多生存期不超过 2 个月。单纯中枢神经系统感染稍好。进行性多灶性白质脑病患者生存期可 5 个月左右,合并弓形虫病感染患者生存期约为 1 年。

第六节 脑囊虫病

一、概述

猪囊尾蚴病(cysticercosis)是猪带绦虫的幼虫即猪囊尾蚴(cysticercus cellulosae)寄生于人体各组织所致的疾病。囊尾蚴亦称囊虫,囊虫寄生在脑内称脑囊虫病。该病在世界各地散在流行,以发展中国家病例较多,发病人群以青壮年为主,男性多于女性,近年来儿童发病率有增高趋势。20 世纪 80 年代以来,采用囊虫病免疫诊断方法及 CT、MRI 等影像手段,使囊虫病的确诊率显著提高。特效抗囊药如吡喹酮、阿苯达唑等相继应用于临床,极大地推动了脑囊虫病临床治疗的发展。据报道,脑囊虫病的总治愈率在 90% 以上。

二、病因与病理

1. 病因 该病为人畜共患性寄生虫病。人因吃生的或未煮熟的含囊尾蚴的猪肉或接触猪带绦虫宿主的粪便而被感染。在胃中,囊尾蚴的囊壁很快被消化,至小肠后经肠液及胆汁作用头节翻出,靠其吸盘和小钩固着于十二指肠和空肠曲下 40~50cm 处的肠壁上,头节深埋于肠黏膜内,虫体悬曲于肠腔中,主要以肠内的消化食物为营养,颈节不断地产生节片,形成链体。随着虫卵的受精发育,孕节片形成,从链体脱落,随粪便排出。囊尾蚴发育成猪带绦虫一般需 8~12 周。绦虫成虫长 2~4m,分 1 000 节。一般感染为一条,个别有感染 2~7 条或更多者。在人体内可存活 25 年以上。人是猪带绦虫的终宿主,中间宿主是猪,当患者患囊虫病时,即变为中间宿主。其感染方式有:①自体体内感染:绦虫病患者由于呕吐或肠道逆蠕动,可能使绦虫孕节片和虫卵反流至胃内,每节孕节片含虫卵约 4 万个。②自体体外感染:猪带绦虫病患者的手沾染了绦虫卵,经口食入胃肠道而感染。③异体感染:囊虫病患者自身并无合并绦虫感染,而是食入被绦虫卵污染的水、蔬菜、水果等而被感染。绦虫卵被中间宿主吞食后,在其十二指肠内经胃液胆汁等消化液的作用,卵内的六钩蚴在 24~72 小时后自胚膜孵化而出。由于小钩的活动及六钩蚴分泌物的作用,六钩蚴钻入肠壁,随后进入肠系膜小静脉及淋巴循环,而被送至身体的各部位。到达寄生部位后,虫体逐渐长大,中间细胞溶解形成空腔,并充满液体。60天后头节上出现小钩和吸盘,约经10周囊尾蚴即可发育成熟。寄生于人体的猪囊尾蚴因寄生部位不同其形态和大小不尽相同,一般为圆形或椭圆形,0.5~2cm,3~5cm的也较常见。

2. **病理** 猪带绦虫囊尾蚴寄生于人体所致囊尾蚴病通常称囊虫病。寄生于人体的囊虫常为多发,多达上万个,也有极少者或仅寄生1个者。以脑型发生率最高且对人体危害最重,常见脑型合并皮肌型,或合并眼型或心脏型,脑型占囊虫病的80%以上。脑囊虫病的好发部位是脑实质、蛛网膜下隙和脑室系统,包囊易寄宿于大脑皮质或基底节区。蛛网膜下隙的包囊通常存在于大脑侧裂和大脑底部的脑池。脑室系统内的囊虫往往寄宿于脉络丛或悬浮在脑室中,但大脑基底部、小脑、脑桥等处也不罕见。囊虫可在脑内存活数年且几乎不引发周围组织的炎症反应。但当虫体死亡时,可激起宿主复杂的免疫反应并导致周围组织的退行性改变。这种免疫反应对周围组织产生的影响主要包括:水肿、胶质细胞增生、软脑膜增厚、脑神经卡压症、脉管炎、脑积水、脑室管膜炎。钙化的虫体一般不会引发进一步的神经病理学改变,但越来越多的证据表明,钙化灶的周期性重构可能导致囊虫抗原的释放,进而导致周期性的炎性改变和复发症状。

脑囊虫的组织病理形态可分为3个期:活囊虫期、变性囊虫期和死囊虫期。寄生于同一患者脑组织内的多个囊虫,由于感染时期不同,其发育时间亦不同,可能见到各个时期的病理变化。

(1) 活囊虫期:囊尾蚴头、体、囊三部分均完整,头部吸盘、顶突明显,顶突下小钩明显可见。囊壁较薄,可分三层:内层为炎症细胞;中层为纤维层,含有胶原纤维和网状纤维;外层为绒毛层。邻近脑组织有胶质细胞增生、血管内膜增生及炎性细胞浸润。

(2) 变性囊虫期:其内部结构仍可见到,但囊壁与周围的炎症反应层有不同程度的粘连。囊壁组织变得疏松,纤维断裂。表层下出现空泡、细胞水肿、炎性反应层的成纤维细胞增多引发纤维层变厚。电镜可见绒毛断裂,线粒体变性固缩,其下方的网状纤维增粗,表层下细胞内糖原颗粒溶解等。

(3) 死囊虫期:囊虫头、体、囊结构已模糊不清,呈粉红色,有时仅看到钙质小体,炎症反应层血管增生明显。电镜见绒毛大部消失,线粒体崩解。也可表现为炎块,最后囊虫完全液化被空泡状纤维组织包裹,炎症细胞减少或无炎性反应,病变部位部分或完全钙化。从积累的尸检资料看,患者因脑实质感染大量囊尾蚴,其炎症反应剧烈而明显可见到脑组织广泛水肿充血,脑体积增大,脑沟回变浅,脑室系统常缩小,小儿可致颅缝分离。如囊尾蚴位于小脑延髓池,脑桥小脑角等部位,常伴有继发性增生性蛛网膜炎、粘连和增厚,小脑扁桃体可充血、水肿及出血。脑组织可出现软化灶,神经细胞可变性坏死。囊尾蚴在脑内寄生的部位与感染程度不同,以及囊尾蚴本身的状态(如大小、存活与否)及宿主的反应等,致使其临床症状差异很大。轻者可无任何症状,重者可突然死亡。

三、临床表现

由于囊虫侵入部位和数量不同,临床症状复杂多样,又因囊尾蚴的发育时期,存活状态不同,病程长短不一,病情有轻重缓急,急剧恶化,甚有猝死者。由于CT、MRI在脑囊虫病诊断中的应用,有的起病数小时后通过影像学检查即可给予明确诊断。有的病程则长达20余年。癫痫发作、颅内压增高和精神障碍是脑囊虫病的三大主要临床症状。根据临床症状分为以下几型。

1. **癫痫型** 癫痫发作占脑囊虫病的60%~80%,是脑囊虫病最常见的症状,也是导致患者首诊的症状之一。其发作的形式多为大发作,小发作、局限性发作、精神运动性发作等也较为常见,常在同一患者身上有两种以上不同形式的发作,而且刺激症状较麻痹症状占优势。发作的程度及频度与囊虫的多少、感染时期、机体对囊虫的敏感度及抗囊进程有关。颅内感染囊虫多,病情严重,机体对虫体反应强烈者,往往癫痫发作较频繁,甚至出现癫痫持续状态,如抢救不及时可危及生命。感染程度不同其癫痫发作的频度差别很大,有的数月发作一次,有的间隔一年或数年发作一次。过度劳累、情绪波动、大量饮酒常为癫痫发作的诱因,而多数患者常无任何诱因而发作。癫痫发作的频度和程度随抗囊进程而发生变化。在抗囊治疗早期,由于囊虫崩解死亡较多,其毒素刺激及炎性反应较重,可能诱发癫痫发作,甚至较抗囊治疗前发作更频繁、程度更重。随着治疗进展及对症治疗,则癫痫发作逐渐减少、减轻,甚至停止发作。特殊类型的癫痫发作在脑囊虫病中也可见到,如头痛性癫痫、腹痛性癫痫、睡眠性癫痫等。

2. 高颅压型　高颅压型是脑囊虫病各型中临床症状最严重、最复杂的一型,治疗难度也较大。最常见的原因包括脑积水、占位效应和囊虫性脑炎。有的为单纯颅内压增高,有的则是合并不同发作形式的癫痫、神经精神症状。该型占脑囊虫病的 30%~40%。多数患者起病急骤,常以剧烈头痛进行性加重或伴喷射性呕吐等脑膜脑炎症状来就诊。病程远较癫痫型为短。发病初期即就诊的患者,其视盘水肿的表现并不明显,随着时间的推移,病情日趋严重,眼底检查视盘边缘模糊,有的可见斑片状出血灶。时间较久常导致视力减退、视神经萎缩甚至失明。约有 1/3 患者起病并不急骤,呈慢性颅内压增高的表现。幼儿脑囊虫病表现为前囟饱满,儿童颅骨变薄、头颅增大,因骨缝尚未闭合牢固,可致骨缝分离。成人则出现脑沟压迹加深,有时还发生蝶鞍扩大和后床突及鞍背骨质吸收的现象,脑 CT 示空蝶鞍。若合并癫痫发作,可使脑组织缺血缺氧,脑水肿加剧,颅内压增高症状更进一步加重。临床通常将该型分为轻、中、重三型,轻型颅内压为 1.96~2.94kPa,中型为 2.94~3.92kPa,重型在 3.92kPa 以上。在诊断中除弥漫性脑实质囊虫可致高颅压症状外,脑室系统囊虫则因脑脊液循环通路受阻,造成脑积水而出现剧烈头痛,甚至昏迷。第四脑室有囊虫寄生时可出现强迫头位和颈强直,当急剧转动头位时游离的囊虫突然阻塞脑脊液通路和刺激第四脑室底部,患者当即会出现剧烈眩晕和呕吐或出现呼吸循环障碍,即布伦斯综合征(Bruns syndrome)。少部分病例因急性延髓受压迫而猝死或出现共济失调表现。

3. 精神障碍型　该型多合并癫痫发作或颅内压增高,大都因大脑半球内有密集的囊虫寄生,引起广泛脑组织破坏致后期脑皮质萎缩。起病时以精神异常为首发症状者列为该型,约占脑囊虫病的 10%。精神障碍型的症状复杂多变,有的可能仅有一种表现,多数患者有几种精神异常表现,且呈进行性加重。主要表现如下。

(1)记忆障碍:是脑囊虫病患者较为常见的症状,患者不能想起不久前发生的事情,经常会遗失东西,忘记东西放在何处,忘记刚刚谈话的内容,忘记自己孩子的性别、年龄等。严重者造成定向障碍。

(2)思维和判断力障碍:表现为工作能力减退,精神疲惫,言语和动作迟缓,判断力减退等。

(3)性格改变和情感障碍:有的表现精神抑郁、精神淡漠,甚至呆滞、少言寡语或易激动、冲动。有的患者则表现为躁狂、喊叫、打人、骂人、出走、梦游等类

似精神分裂症的某些表现。有的伴有失语、失认、失用,行为怪异,幻视、幻听等症状也较常见。在未发展为痴呆前,应用抗囊和对症治疗,以上症状均可逐渐缓解。轻者仅表现为神经衰弱症状,如失眠、头晕、头涨、记忆力减退等。

4. 亚临床型　无明显神经和精神症状,然而客观检查时有明显脑损害表现,如 CT 或 MRI 检查脑内确有囊虫寄生,眼底可能有视盘水肿,血及脑脊液囊虫免疫试验阳性,亦可能有绦虫史。

5. 混合型　兼有两型以上的临床症状和体征。

四、影像学检查

1. CT　脑 CT 对脑囊虫病的诊断、分型及疗效考核具有重要的应用价值,是脑囊虫病不可缺少的重要的诊断方法之一。脑囊虫病的 CT 具有特征性,一次诊断符合率达 80% 左右。对于病程短的患者最好做增强扫描,可提高检出率。根据病程、囊虫寄生部位及囊虫生存状态,CT 表现有以下 10 型。

(1)急性脑炎型:系大量六钩蚴在短时间内进入脑实质引起的急性炎症表现。CT 图像与一般脑炎不易区分。此时,大脑实质尤其髓质弥漫性脑水肿,CT 显示广泛低密度影,脑室系统受水肿挤压而缩小,脑池、脑裂与脑沟部分或全部消失,中线结构无移位,增强检查无强化。

(2)片状水肿型:此型也多为急性期,可一处也可多处,呈指状或片状、佛手状水肿。CT 呈低密度,受损部位常在近皮质区,也可在近中线大脑镰处发现。增强后可见低密度中有环状或结节状灶,称为囊虫性“小脓肿”。此型易误诊为胶质瘤、炎性肉芽肿,而手术中较常见,病理证实为囊虫。

(3)多发小囊型:系多个活囊虫散布在脑实质各处的表现。CT 可见大小较均匀、多发或密集的圆形、类圆形低密度小囊,大小 0.5~1cm,有的可见到偏心头节。因囊虫多发占位,脑组织呈现不同程度水肿表现,中线无移位。此型是脑囊虫病的典型 CT 表现之一。

(4)大小囊并存型:大囊系一个或多个囊尾蚴融合而成的表现。常见不到头节,CT 值低,近似脑脊液,多为 4~5cm,周围水肿明显,可有占位表现,可压迫邻近脑室使其变形,也可使中线移位。在同一层面上也可见到若干小囊,有的能发现头节。

(5)多发结节状或环状强化型:系多个囊尾蚴慢性长期生长时,刺激周围脑组织引起纤维肉芽组织增生的表现。平扫时可见多发不规则低密度影,增强后

低密度影中现结节状或环状强化。该型也为脑囊虫病典型CT表现之一,但也可被误诊为脑结核或脑转移瘤。

(6) 钙化型:是囊虫死亡后被机化形成纤维组织增生并进一步钙化的表现,是囊虫转归的形式之一。CT示双大脑半球有钙化点或钙化斑,圆形,直径2~4mm,边缘清晰;增强检查无强化。

(7) 脑室型:系囊尾蚴寄生于脑室系统内阻塞脑脊液循环。CT示第四脑室、第三脑室或侧脑室内类圆形低密度影,边缘尚清,不易见到头节。囊虫梗阻的上方脑室扩大,呈脑积水表现。第四脑室内有囊虫寄生者,则第四脑室扩大呈球形。

(8) 脑膜型:系囊尾蚴寄生于软脑膜并引起炎症反应及蛛网膜粘连,形成交通性脑积水的表现。CT上有时可见到外侧裂池、鞍上池内的囊状低密度影,有轻微占位效应。若单纯脑积水的表现与其他病因所致不易区分。

(9) 脑萎缩型:为囊虫长期寄生在脑组织内导致脑组织变性、坏死,从而使脑沟、脑裂增宽,侧脑室扩大。

(10) 混合型:表现为脑实质合并脑室型及不同生存状态的囊虫在同一患者CT上的表现。

2. MRI 与CT相比,MRI对脑囊虫病的诊断率更加提高,对病程极短的患者CT未能显示出病变时,MRI则显示满意。依据病程先后及病理变化通常分为活动期、退变死亡期、非活动期及混杂期。

(1) 活动期:是脑囊虫病急性期表现,T_1加权像囊虫呈圆形低信号,头节呈点状高信号;T_2加权像囊虫呈圆形高信号,头节呈点状低信号。第四脑室囊虫MRI能显示囊壁,甚至可见到头节。

(2) 退变死亡期:脑实质中,走向死亡的囊虫引起局灶性脑水肿。MRI的T_1加权像水肿区呈低信号,内有高信号环、高信号结节。T_2加权像则水肿区呈高信号区,内有低信号环、低信号结节,称"白靶征"。蛛网膜炎脑积水T_1加权像上呈局部蛛网膜下隙增宽的低信号,T_2加权像上呈高信号,可见脑积水征。

(3) 非活动期:脑囊虫死亡后钙化,MRI分辨钙化能力差,可能呈低信号或无信号。

(4) 混杂期:指同一患者上述三期均可见到。

五、诊断

1. 流行病学资料 详细询问患者是否来自绦虫病的流行区,有无食"米猪肉"史,有无排绦虫节片史等。

2. 症状和体征 若有癫痫发作、头痛、精神障碍等,病程长短不一,症状复杂多变,用其他原因不能解释的上述症状,应考虑到脑囊虫病的可能,如皮下、舌、眼等处有皮下结节,可活检证实。

3. 实验室检查 脑脊液生化检查通常正常,但蛛网膜下隙或脑室有虫体者脑脊液表现为淋巴细胞增多,蛋白质浓度升高,但葡萄糖浓度正常。免疫印迹法是最精确的血清学检查,但可因中枢神经外感染或日常暴露而呈假阳性,且单包囊寄生的患者用此法检查可出现假阴性结果。用检测脑囊虫病患者血和脑脊液中循环抗体方法,阳性符合率可达80%~90%,通常用的方法为间接血球凝集试验、酶联免疫吸附试验。用单克隆抗体检测患者血及脑脊液中循环抗原,阳性率可达90%以上,灵敏度高,特异度强,还可用于疗效考核。同时检测血及脑脊液等多项检查,可起到互补、提高检出率的作用。

4. 脑CT和MRI 脑囊虫病在CT检查上呈现特征性表现(图9-6-1),故其为脑囊虫病不可缺少的重要诊断方法之一,一次诊断符合率达80%左右。必要时行动态观察,对于病程短的患者最好做增强检查,可提高检出率。MRI在脑囊虫病早期诊断方面的价值优于CT,是目前诊断脑囊虫病最好的方法(图9-6-2)。

5. 诊断性治疗及动态观察 有极少数患者其症状和体征怀疑为脑囊虫病,但囊虫免疫诊断及影像学检查均不支持。遇到这种情况可慎重服用较大剂量抗囊药观察其杀虫反应及治疗后免疫诊断是否呈现阳性反应、影像学检查是否出现囊虫征象。

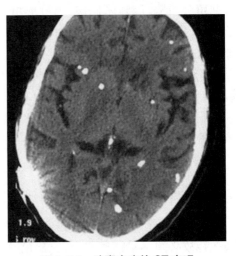

图9-6-1 脑囊虫病的CT表现

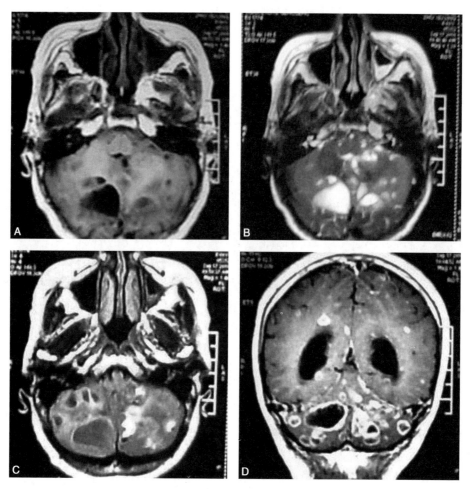

图 9-6-2　脑囊虫病的 MRI 表现
A. T_1 加权像；B. T_2 加权像；C. 压水像；D. 强化像。

六、鉴别诊断

脑囊虫病病情复杂多变，在临床工作中，常与以下疾病相混淆。

1. 其他脑寄生虫病，如脑棘球蚴病、脑型血吸虫病、脑型并殖吸虫病、脑阿米巴病、脑弓形虫病等，主要依赖于流行病学特征、特异免疫诊断及典型影像学表现，加以区别。

2. 脑部非寄生虫感染性疾病，如脑炎、脑脓肿、脑结核等。

3. 脑部非感染性疾病，如癫痫、脑梗死、脑血管畸形、结节性硬化及多发性硬化等。

4. 脑部肿瘤和脑转移瘤。

七、治疗

1. **驱绦治疗**　有 40%～60% 的囊虫病患者是自体感染造成的，故必须尽早彻底驱绦，驱出的绦虫一定要火烧深埋，防止虫卵污染环境。尽管吡喹酮、阿苯达唑治疗脑囊虫病时，已对自体感染绦虫者起了杀虫作用，但由于病情较重的脑囊虫病患者在抗囊前均需对症治疗一段时间，因此，选用对囊尾蚴无效的驱绦药先行驱绦为好。常用的药物为氯硝柳胺（灭绦灵）、硫氯酚及槟榔、南瓜子等。

2. **抗囊治疗**　囊虫病治疗方面国内外进行了数十年的探索，广谱抗蠕虫药吡喹酮和阿苯达唑的先后应用，使囊虫病的治疗有了突破性进展，积累了丰富的经验。这些药物经过一个疗程的治疗可杀灭脑实质内 60%～80% 的包囊。但囊虫性脑炎患者须经过大剂量糖皮质激素和渗透性利尿药的治疗后才可进行抗囊治疗，只进行抗囊治疗可加重症状。钙化灶因虫体已死而无须进行抗囊治疗。根据脑囊虫病的临床分型、囊尾蚴的感染程度并结合影像学检查，选择适宜的药物及剂量和疗程，并采取相应的对症治疗措施是治愈脑囊虫病的关键。

（1）吡喹酮：吡喹酮在胃肠道吸收迅速完全，且能透过血-脑屏障，直接破坏囊尾蚴头节结构，使虫体死亡,其杀虫作用迅速而强烈。①常用剂量 50mg/(kg·d)×14 天,间隔 2~3 个月根据患者的感染度及本次治疗中的杀虫反应情况,酌情给予 30mg/(kg·d)或 50mg/(kg·d)×12 天。常用剂量适宜于颅内囊尾蚴散在分布,皮肌型囊虫病等。如自体感染者需服用 3 个疗程。②剂量递增疗法:第一疗程按 10mg/(kg·d)×12天,间隔 2~3 个月后再按常用剂量治疗,直至达到50mg/(kg·d)×12 天,临床无杀绦虫反应出现为止,一般须 4~5 个疗程。本方法适宜于颅内囊虫弥散,甚至密集分布,颅内压增高者。

(2) 阿苯达唑:其作用机制是通过耗竭虫体的糖原,影响虫体代谢,故而使虫体缓慢死亡,杀虫作用较慢而缓和。主要适宜于重度感染及高颅压患者、年老体弱不宜接受吡喹酮治疗的患者。常用剂量为 15mg/(kg·d)×7 天,蛛网膜下隙内包囊数量过多者须加大用药量或延长治疗时间,但此种情形用药需谨慎且必须配合糖皮质激素应用,否则虫体死后引发的炎症反应可阻塞包囊周围细小的软脑膜血管。该药对肝功能有暂时性损害,停药后肝功能可恢复正常。

(3) 阿苯达唑、吡喹酮剂量递增疗法:少数患者单服一种抗囊药 3 个疗程后,CT 仍见有低密度小囊。考虑到有产生抗药的可能。近年先采用阿苯达唑,后接服吡喹酮剂量递增疗法,既起到药物补充作用,又能逐渐杀虫,其疗效均高于单一种疗法。因囊尾蚴在体内发育有滞育现象,根据囊尾蚴发育周期,疗程间隔以 2~3 个月为宜。

(4) 中药治疗:根据中医学理论,采用软坚散结、活血化瘀及消积杀虫的原则,中药干芜散既能杀灭囊虫,又有控制症状的作用。其方剂组成为干漆、芜荑、朱砂,因杀虫反应平和,可门诊投药,服用方便,适合于感染重、年老体弱及不宜化学药物治疗的患者。

3. 杀虫反应及对症治疗　在服吡喹酮或阿苯达唑时,可能出现的杀虫反应包括头痛、发热、荨麻疹,甚至诱发癫痫等。杀虫反应出现的时间、持续时间、表现类型和程度等,主要与囊虫寄生的数量、部位及囊虫的存活状态有关,也取决于是否及时正确地处理杀虫反应。因此,为保证抗囊药物顺利服用,高颅压患者必须先正规降颅压治疗。在抗囊治疗中还须继续降颅内压,抗过敏治疗。抗囊治疗前颅压正常的患者,服药中如出现颅内压增高也必须采取降颅内压、脱水、抗过敏等措施,必要时暂停服抗囊药,待头痛等高颅内压症状缓解后再继续服用。首选脱水药为20%甘露醇,用量可根据病情而定,并注意电解质补充。必要时应用地塞米松,该药在处理杀虫反应中是不可缺少的有效的抗过敏药物,在应用中要随时调节及减少用量。脑囊虫病癫痫发作频繁者,选择适宜的抗癫痫药,一旦选用,应坚持服用,待癫痫控制后再逐渐减量至停服。

4. 手术治疗

(1) 目的:在很多情况下囊虫病的手术治疗只是一种辅助手段。有些病例是因为术前诊断为脑肿瘤、脑脓肿、脑囊肿而手术,术中或术后病理证实为囊虫。囊虫寄生于颅内,导致颅内压增高;脑室系统囊虫造成脑脊液循环路径梗阻(炎症或机械性或两者兼有),都严重危及患者生命。在药物抗囊过程中,上述症状可急骤加重,部分病例即使临床上采用最小的有效抗囊药物剂量和采取严密的降颅内压措施也无济于事。如果继续强行杀虫,往往导致癫痫频繁发作、颅内压急剧增高、头痛、脑疝,甚至死亡。因此,手术治疗大多是为给药物抗囊提供机会和保障,同时是对脑囊虫引起的高颅压危象进行抢救的应急措施。囊虫病毕竟是一种寄生虫引发的、多发的全身性疾病,应尽量避免手术。如果为了上述目的不得不做手术时,应采用最简单有效的手术方案。常用的手术包括双侧颞肌下去骨瓣减压术、脑脊液分流术等。

(2) 术式选择及注意事项

1) 双侧颞肌下去骨瓣减压术:脑实质囊虫,颅内压超过 2.94kPa,眼底水肿、出血,视力急剧减退的患者;经内科大剂量脱水药物和激素治疗效果不明显或颅内压有继续升高趋势的;若出现高颅压危象危及生命,应果断手术。双侧颞肌下去骨瓣减压术不适合未成年儿童。儿童正在生长发育时期,尤其是颅骨的发育应予以考虑,这部分病例对高颅压耐受力比成人强,对药物降颅压及抗过敏治疗较敏感,即使颅内压超过 5.88kPa,也能抢救成功。当然,药物治疗不能奏效时,手术仍是抢救患者视力和生命的应急手段。手术同一般开颅术。但用于此目的需注意:一定要行双侧颞肌下去骨瓣减压,切不可行单侧去骨瓣减压,以免术后发生脑疝;骨瓣要够大,一般直径应在 6cm 左右,否则应达不到减压效果。儿童酌情处理;合并梗阻性脑积水时行脑脊液分流术,效果会更好。

2) 脑脊液分流术:脑室系统囊虫所造成的梗阻性脑积水或交通性脑积水,采用手术摘除囊虫还是行脑脊液分流术要根据梗阻部位、患者承受能力进行选择。前者是对因,后者是对症。其目的和效果是保障抗囊药物治疗。在特效抗囊虫药物的作用下,随着囊虫的肿胀、解体、死亡、吸收,被梗死的脑脊液循环路径还会再通。在这一过程中,任何形式的脑脊液分流术,只是为了防止脑积水的加剧、病情恶化,避免出现高颅压危象。在治疗中,脑脊液分流是暂时的应急措施,药物抗囊成功,正常脑脊液循环路径再度畅通,脑脊液分流装置也就完成了使命,须适时拔除。个别病例因梗阻部位粘连造成的永久性阻塞需终身分流。常用的脑脊液分流术包括脑室-心房分流术、脑室-腹腔分流术。

3）第四脑室囊虫摘除:尽管抗囊治疗可以杀灭脑室内大部分囊虫,但若囊虫在第四脑室或室间孔周围,则炎症反应也可引发急性脑积水,故而手术摘除或内镜下切除不失为一种处理脑室内囊虫相对安全的方案。脑室系统囊虫多合并脑实质囊虫,在治疗上应全面考虑,单纯手术摘除脑室内囊虫而不进行正规的抗囊药物治疗的做法应尽量避免。脑室囊虫体积大,手术简单,可选用手术摘除,但手术不是唯一的治疗手段。其手术方法见相关手术学。行第四脑室囊虫摘除时应注意:当囊虫较大或与脑室壁粘连时,不要勉强牵拉,可用注射器将囊液抽出后,再摘除囊虫壁,囊壁要完整,不要遗留头节;脑室囊虫单发居多,仍有多发可能。如向四脑室内注入生理盐水,则多发囊虫可先后逸出,直至脑室通路完全畅通为止。术前诊断为该脑室内囊虫,术中探查该脑室中未见囊虫时,应沿脑脊液流动方向去寻找。

4）椎管内囊虫摘除:椎管内囊虫极少见,出现明显的脊髓压迫症状时,往往误诊为肿瘤、囊肿等病而手术。应注意的是术前定位处探查不到囊虫,应沿脑脊液流动方向往下探查。

（3）术后治疗:囊虫病的手术治疗只是一种辅助治疗手段,因此术后的处理极为重要:

1）降颅压药物及激素治疗:术后一定从术前用药量水平用起,逐渐递减。切不可术前用药量较大,术后骤减或骤停,造成反跳,症状恶化。

2）抗囊药物治疗:术后不可急于应用抗囊药物。应视病情而定,可休息1~3个月。用抗囊药时,先从小剂量逐渐递增,如杀虫反应强烈时,仍配合应用降颅压药和激素等辅助治疗。

3）颅骨缺损的修复:颞肌下去骨瓣减压术后,骨瓣的保存是值得探讨的问题。实践证明,自体（皮下）保存,1年后骨瓣已吸收过半,薄如蛋壳,失去再植价值。若用自体骨（髂骨、肋骨等）代替,创伤大、成形差。人工合成材料颅骨是目前应用较多的方式。需要解决体外保存骨瓣的问题,以供囊虫病患者治愈后进行颅骨缺损修复。

4）脑脊液引流管的去留与更换:实施脑脊液分流术的患者,正规抗囊虫治疗结束后（3个疗程是术后1~1.5年）,扩大的脑室恢复正常,临床症状消失,应拔管。但应警惕影像学所示的脑室恢复正常是否是一种假象,所以先不能贸然拔管,应进行脑室系统造影,以观察脑脊液正常循环路径是否通畅后再定。引流管发生堵塞,脑积水症状反复出现或发生脑脊液外渗等情况,应详细查找原因,予以更换。

第七节 脑棘球蚴病

一、概述

脑棘球蚴病（brain echinococcosis）是细粒棘球绦虫（狗绦虫）的幼虫侵入人体脑部所致的疾病。棘球蚴病为自然疫源性疾病,分布广泛,遍及全球,主要流行于畜牧区。我国主要分布于新疆、甘肃、宁夏、青海、内蒙古等地,西藏等地也有散发病例。寄生部位主要为肝和肺,脑棘球蚴病占全身的1%~1.54%,且儿童发病率较高,男多于女,表现为单发囊肿者较多。临床表现为颅内占位性病变、颅内压增高、头痛,亦可出现癫痫。

二、病因与病理

1. 病原与传播途径 棘球绦虫寄生于犬的小肠内,其虫卵被人或羊等其他中间宿主吞食后,经消化液作用产生六钩蚴绦虫,六钩蚴绦虫钻入肠壁随血液循环进入门静脉系统。六钩蚴绦虫主要寄居在肝脏,还可出现在肺、脑、肾、肌肉、脊髓等其他器官或组织,经8周左右发育成包虫囊肿。牧区的羊群中常有棘球蚴病存在,而居民以羊或其他家畜新鲜内脏喂犬,使犬有吞食包虫囊肿的机会进而在狗肠内发育为犬绦虫。犬粪中的虫卵污染环境、饮水、蔬菜等,或虫卵粘在狗、羊的身上,人与犬、羊密切接触时因吞食虫卵而感染。脑内感染棘球蚴病的途径可分为原发性和继发性两种。原发性感染多见于儿童,由于与狗玩耍而吞食虫卵后,六钩蚴经肝门静脉、右心、肺、左心、颈内动脉到脑内,多为单发包虫囊肿;继发性感染是由体内其他脏器的包虫囊肿破裂,其中的子囊和头节经血行播散至脑内引发,常为多发,多见于成人。

2. 病理 细粒棘球绦虫棘球蚴包囊大,呈球形,边界清,主要寄居于脑实质、脑室系统、蛛网膜下隙、硬膜外腔隙、眼眶等区域。囊壁分为两层,外层为角皮质,乳白色,无细胞结构,脆弱易破裂,似粉皮状。内层为生发层,生发层具有繁殖能力,可形成生发囊、子囊和原头蚴。游离于囊液中的生发囊、子囊和原头蚴统称为棘球蚴砂。生发囊系生发层向内芽生而成,内含许多头节,破裂后头节进入囊液;生发层向外芽生为外生囊。子囊结构与母囊相同,可产生孙囊及生发囊,母、子、孙囊三代可见于同一包虫囊内。在较老的包虫囊中,子囊可多至数百个。囊液中含有毒性白蛋白,是囊液漏出时造成过敏反应的主要原因。细粒棘球蚴寄生人体所产生的直接危害包括机械性损害、占位和毒素作用,心脏的原发性感染可以引发大脑中动脉的栓塞。

三、临床表现

颅脑棘球蚴大多见于大脑中动脉分布区,如额顶部。包虫囊肿生长到一定程度时会出现颅内压增高的症状,如头痛、呕吐、视物模糊,且多呈亚急性进展;以及颅内占位症状,如一侧肢体进行性瘫痪、一侧面瘫等。癫痫发作也较常见,有的为大发作,有的为局灶性发作。位于其他少见部位的包虫囊肿,如小脑、脑底、脑室内等处,亦可出现相应的症状和体征。眶部受累的患者表现为眼球突出和眼肌麻痹。脊髓棘球蚴病极罕见,国内外有少数报道。

四、影像学检查

囊型棘球蚴病最为特征性的影像学表现是脑实质内大块边界清晰的囊性结构,部分病变可出现钙化;蛛网膜下隙内的病损形态多样并可呈融合表现;硬膜外的包囊呈双面凸形或多房性外观,并可伴有周围骨质破坏。而泡状棘球蚴病表现为多发病损伴周围组织水肿,可出现环形强化,难以与其他中枢神经系统感染或肿瘤的影像学表现相鉴别。

脑棘球蚴病的 CT 表现较典型,能准确定位,结合病史还能做出定性诊断,有助于选择表浅的位置进行手术,以避免或减少囊壁破裂囊液外溢所致的过敏反应。原发性棘球蚴病表现为脑内边界清楚的类圆形巨大囊性病灶,密度与脑脊液相当或略高于脑脊液,以顶叶与额叶最常见,有明显占位效应,周边通常无水肿。增强检查时囊肿与囊壁一般均无强化;若囊壁有钙化则呈现完整或不完整的环状高密度影;若囊壁周围有炎症反应时,也可出现环状强化(图 9-7-1)。继发性脑包虫为多发类圆形囊状灶,较小,但周围有低密度水肿区,有互相融合的倾向。包虫阻塞脑脊液循环通路时,可见脑室扩大、脑积水。

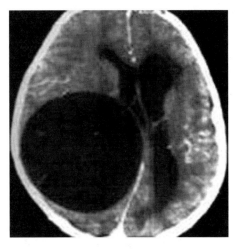

图 9-7-1　脑棘球蚴病的强化 CT 表现

脑棘球蚴病 MRI 表现为脑内囊肿,囊内容物在 T_1、T_2 加权像上和脑脊液相似,亦可显示子囊和头节,加权像上呈高信号表现(图 9-7-2),但显示囊壁钙化不如 CT 敏感。

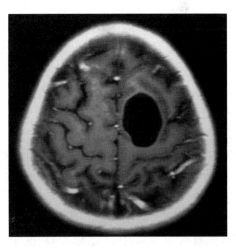

图 9-7-2　脑棘球蚴病的强化 MRI 表现

五、诊断

1. **流行病学资料**　来自流行疫区,有与牲畜及狗密切接触史,或长期从事皮毛、皮革加工类工作,继发性脑棘球蚴病者伴有内脏棘球蚴病的症状和体征。

2. **头痛、呕吐、癫痫等脑部症状**　脑 CT、MRI 特征性影像,较易诊断脑棘球蚴病。

3. **实验室检查**

(1)血及脑脊液检查:嗜酸性粒细胞增多者占 12%～59%,高颅内压患者腰椎穿刺脑脊液压力偏高,其中嗜酸性粒细胞增高。

(2)免疫学诊断:棘球蚴病免疫诊断方法较多,目前普遍认为同时应用两种或更多种试验可提高免疫诊断的检出率。这些试验包括间接血凝试验（IHA）和其他颗粒凝集试验（胶乳 LA）、免疫电泳（IFP）和双扩散试验（DD）、间接免疫荧光试验（IIF）、酶联免疫吸附试验（ELISA），但对于细粒棘球绦虫，免疫学检查可能因其他寄生虫感染的交叉免疫而呈现假阳性，也有 50% 的包囊未破损患者可能出现假阴性。皮内试验（ID）特异性较低，可能刺激机体产生循环抗体，应尽可能应用上述血清学试验代替 ID 试验。

六、治疗

1. **手术治疗**　脑棘球蚴病确诊后应尽早进行手术。因包虫囊肿有的体积较大，外囊壁较薄，内含头节，手术摘除时一旦剥破囊壁致囊液外溢，不仅会引起过敏反应，且可使感染扩散并导致复发，故而术前应常规应用抗寄生虫药物。无论采取全囊摘除还是穿刺放液后只摘除内囊等都要避免囊液外溢及头节播散二个重要的环节。主要术式有以下几种。

（1）包虫囊肿全囊摘除术：如囊壁较厚，不先穿刺而能将囊肿完整摘除，效果最佳，一是无囊液外溢，二是术后脑内不残留包虫组织。术中操作要轻柔，包虫囊肿与脑组织之间行钝性分离，充分暴露囊肿直径，并在囊壁和脑组织之间注入生理盐水使囊肿浮起，头位放低使包虫脱离脑组织完整脱出。此种术式的目的是避免术中对包囊的破坏，但仍有 25% 患者包囊会发生破裂，进而引发过敏反应或棘球蚴病复发。

（2）内囊穿刺摘除术：对于包虫囊肿较大，囊壁又薄无法完整取出时，可行穿刺抽液后再摘除内囊。事先用棉片保护好脑组织，不切开外囊壁，先用细针穿刺抽取大量囊液，然后注入适量乙醇，或 10% 甲醛液，或高渗盐水，10 分钟后抽出液体，切开外囊并摘除已塌陷的内囊。然后再用 3% 过氧化氢、生理盐水彻底冲洗，术后也应常规应用抗寄生虫药物以防止复发。对于多房棘球绦虫，由于其具有较强的侵犯性，手术切除时应连带周围组织一并切除，故通过此手术进行深部病灶的切除可导致相应神经功能的缺失。有研究表明，通过联合手术与抗寄生虫治疗，50% 的泡状棘球蚴病患者有所好转，40% 的患者病情平稳，只有 10% 患者病情仍在继续进展。

2. **病因治疗**

（1）阿苯达唑：是较好的抗棘球蚴药物之一，需长期服用，可用于无法行手术者、术前有包囊破裂风险者及术后复发者。术前、术后连续用药，可降低复发率。常用剂量为 $10\sim15\mathrm{mg/(kg\cdot d)}$，30 天为 1 个疗程，间隔 14 天，再进行下一疗程，经长期化疗，有效率可达 79.1%。如术中没有明显囊液漏出，术后长期多疗程服药，可达到防止复发的目的。其治疗棘球蚴病的副作用远较治疗囊虫病为轻，主要为肝功能损害、发热及头痛等，在服用中需辅以保肝类药物，停服阿苯达唑后肝功可恢复正常。其余不良反应可对症处理。

（2）吡喹酮：对包囊杀灭效果一般，但在 $40\mathrm{mg/(kg\cdot d)}$ 剂量下具有很强的杀灭包虫原头节、破坏生发层、抑制棘球蚴再生的作用，并可有效减轻原头节脱出所引发的副作用。术前、术后短期应用可预防复发，也可单独应用于临床治疗棘球蚴病。常用剂量为 $50\sim75\mathrm{mg/(kg\cdot d)}$，术前、术后应用时间为 1~2 周，单独用药为 1 个月，间隔 14 天，可继续第 2 个疗程，其不良反应甚微。阿苯达唑和吡喹酮联合用药疗效优于单一用药。

（倪石磊）

参考文献

［1］李培亮,冯恩山,王清河,等. 颅内结核瘤的临床特点与外科治疗［J］. 中华神经外科杂志,2017,33(3):253-254.

［2］胡石麟. 新疆库尔勒地区 131 例棘球蚴病临床病理分析［J］. 中国寄生虫学与寄生虫病杂志,1997,15(3):176-178.

［3］葛凌云,李庆山,王金祥. 囊虫病治疗研究的回顾与展望［J］. 中国寄生虫病防治杂志,2001,14(3):224-226.

［4］中华医学会感染病学分会艾滋病学组. 艾滋病诊疗指南第三版（2015 版）［J］. 中华临床感染病杂志,2015,8(5):385-401.

［5］WU S, WEI Y, YU X, et al. Retrospective analysis of brain abscess in 183 patients: A 10-year survey［J］. Medicine(Baltimore),2019,98(46):17670.

［6］RAJSHEKHAR V. Surgery for brain tuberculosis: a review［J］. Acta Neurochir(Wien),2015,157(10):1665-1678.

［7］SIDDIQUA T, HABEEB A. Neurocysticercosis［J］. Saudi J Kidney Dis Transpl,2020,31(1):254-258.

［8］PADAYACHY L C, DATTATRAYA M. Hydatid disease(Echinococcus) of the central nervous system［J］. Childs Nerv Syst,2018,34(10):1967-1971.

第十章 颅骨疾病

第一节 颅骨骨瘤

颅骨骨瘤(osteoma of skull)是颅骨最常见的良性肿瘤,是一种以生长缓慢、无痛、广基,与周围颅骨分界常不清楚为特点的肿瘤。病因不明。病理上将颅骨骨瘤分为骨密质性骨瘤和骨松质性骨瘤两大类,骨密质性骨瘤多起源于骨外板,因其致密坚硬,也称为象牙骨瘤。骨松质性骨瘤起源于板障。因许多颅骨骨瘤较小,常不引起患者的注意而被忽略,故很难统计其确切的发病率。

一、临床表现

(一)年龄

本病可发生于任何年龄,但以 20~30 岁年龄段最常见。

(二)性别

男女之间无明显差别。

(三)发病方式

隐匿起病。由于无痛、生长缓慢,早期易被忽略,往往在洗头或梳头时偶然发现。因此,病程多较长,有的可自行停止生长。

(四)部位

可以发生于颅骨的任何部位,以额骨和顶骨多见,其他颅骨及颅底骨较少见,常为单发,但也有多发或聚发于一处者,有的患者可同时伴有身体其他部位的肿瘤。以板型最多见。

(五)分类与症状、体征

颅骨骨瘤一般呈突出于颅顶外板的圆形或圆锥状隆起,大小自直径数毫米至数厘米不等,与头皮无粘连、无压痛,多无不适感。较小者,一般无自觉症状,较大者,局部可有轻微胀痛或麻木感,除可引起外貌变形外,一般无特殊症状。只有位于颅底或鼻窦处较大的颅骨骨瘤,才出现鼻塞或脑神经受累症状。

颅骨骨瘤一般分为内板型、外板型、板障型和混合型四类。

内板型多向颅内生长,临床上少见,当骨瘤突入鼻旁窦、眼眶等部位可引起相应的症状,骨瘤较大时可引起颅内压增高及相应的神经性局灶性体征。

外板型以头皮下颅顶外板上圆形、无痛的小型隆起为特点。

板障型多呈膨胀性生长,范围较广,颅骨突出较圆滑,可出现相应部位的局部疼痛,但当骨瘤突入鼻窦、眼眶等部位,如骨瘤较大时可引起相应的症状。鼻窦内骨瘤常有峡蒂与窦壁相连,骨瘤增大阻塞鼻窦出口使其成为鼻窦黏液囊肿的原因之一。筛窦骨瘤突入眼眶可引起突眼及视力障碍。

混合型多生长较大,可有上述几种类型的混合表现。

二、辅助检查

(一)颅骨X线平片

一般表现为圆形或椭圆形局限性高密度影。骨密质型表现为外板(或内板)增生,密度均匀增大,边缘清楚(图 10-1-1)。板障型骨瘤内部疏松,密度不均匀,边缘清楚,骨小梁内可有钙化。额窦和筛窦内骨瘤常呈分叶状。

(二)CT

多数病例仅根据颅骨X线平片就可作出诊断,CT扫描多是为了鉴别诊断和防止漏诊。颅骨 CT 检查可以清楚地显示肿瘤的大小、部位、类型及范围等(图 10-1-2,图 10-1-3)。

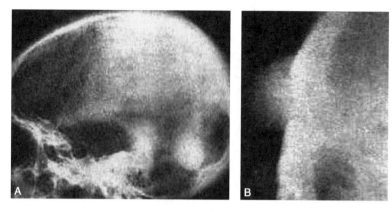

图 10-1-1 颅骨骨瘤 X 线平片表现
A.侧位片;B.切位片。

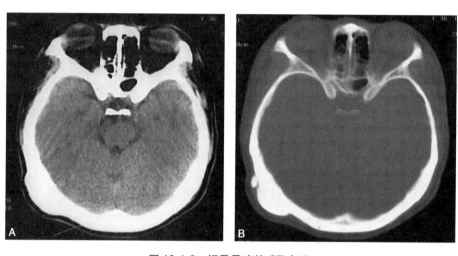

图 10-1-2 颅骨骨瘤的 CT 表现
A.平扫;B.骨窗位。

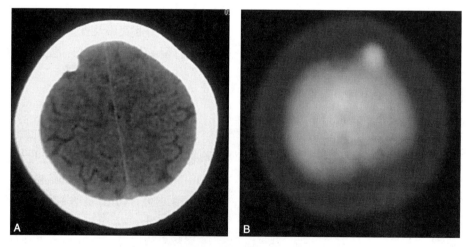

图 10-1-3 颅骨骨瘤的 CT 表现
A.内板型;B.外板型。

三、诊断

一般根据颅骨肿块的临床表现特点即可作出初步诊断，即颅骨肿块为圆锥状、无痛性、无压痛、基底宽、表面光滑、与头皮无粘连。结合颅骨 X 线片或颅骨 CT 检查，均可作出正确诊断。误诊或漏诊者，基本上是仅凭临床表现，而没有进一步做辅助检查。

四、鉴别诊断

（一）脑膜瘤引起的颅骨继发增生

内板型骨瘤应与脑膜瘤引起的颅骨继发增生相区别。脑膜瘤多累及颅骨的全层，骨瘤一般仅累及内板，脑膜瘤除有相应的神经系统症状、体征外，颅骨 X 线平片可见脑膜血管沟增宽，切位片可见颅骨放射状增生；CT 检查在显示颅骨骨质改变的同时，可见脑膜瘤的征象。对小型大脑凸面脑膜瘤引起的颅骨内板增生只有借助 CT 才能与内板型骨瘤相鉴别。

（二）颅骨纤维结构不良

以颅骨增厚、变形为特点，病变范围较广泛，以眶顶、颞底部多见，多有面容改变。在 X 线平片和 CT 上可见颅骨全层受累，其边界欠清晰，密度不一致，病变可只累及颅骨，也可同时累及身体其他部位的骨骼，如股骨、胫骨、脊椎骨等。

五、治疗

颅顶部骨瘤如生长缓慢无症状小骨瘤或个别已停止生长的骨瘤可不做特殊处理，予以观察。

对生长快、影响面容及有症状的颅骨骨瘤应积极治疗。一般放疗与药物治疗均无效。手术切除是唯一有效的治疗方法。

对于外板型骨瘤，只需凿平或磨平即可，残留的基底可不予电灼灭活。对骨松质的骨瘤需要全部切除，以免复发。大的、累及颅内的其他类型的颅骨骨瘤则需行骨瓣切除，对载瘤骨瓣煮沸 30 分钟灭活、整形处理后回置。对累及鼻窦的骨瘤如已引起鼻窦阻塞应行手术切除，额窦骨瘤采用经额下硬膜外入路切除；筛窦骨瘤可经眶或经眶板入路切除。颅骨缺损范围大者同期行修补术。

六、预后

本病经手术治疗后，很少复发，预后良好。

第二节 先天性颅骨疾病

一、狭颅症

狭颅症（craniostenosis）又称为颅缝骨化症、颅骨闭锁症、颅缝早闭或颅骨狭窄症等。1851 年 Virchow 最早发现此病，1937 年 Sear 等称之为颅骨愈合症。它是一种颅骨先天发育障碍疾病，是由于一条或多条颅缝过早闭合或骨化所致颅骨发育障碍而导致的颅骨畸形，造成颅内压改变和脑功能障碍。发病率为 1/2 500 ~ 1/2 000，占头颅畸形中的 38%，在先天性颅颌面畸形中位居第二位，仅次于唇腭裂畸形。男婴多见，男女之比为 2:1。临床上以单个或多个颅骨骨缝过早闭合为特征。狭颅症的发病率从高到低依次为矢状缝（40% ~ 50%）、冠状缝（20% ~ 25%）、额缝（5% ~ 15%）和人字缝（1% ~ 5%）。

（一）病因学及分类

1. 病因学 早在 1975 年 Cohen 及 1976 年 Converse 等就对狭颅症的病因进行了详细阐述。认为本病是一种先天性发育畸形，但总的来说其病因还不明确，可能与胚胎期中胚叶发育障碍有关，也可能是骨缝膜性组织出现异位骨化中心所致，还可能与胚胎某些基质缺乏有关。

遗传和基因突变是颅缝早闭的主要病因，颅内压、血液、代谢性疾病等相关因素也可干扰颅缝的生长闭合。

细胞间生化信号的传递和凋亡的基因控制异常很可能是所有形式颅缝早闭的原因。研究发现转化生长因子成纤维细胞生长因子受体（FGFR1，FGFR2，FGFR3）、酪氨酸激酶 Eph/Ephrin 家族蛋白 EFNB1、β 受体（TGFBR1，TGFBR2）、胚胎发育基因 *TWIST1*、同源盒基因 *MSX2*、原纤维蛋白基因（*FBN1*）、细胞色素 P_{450} 还原酶基因（*POR*）等基因的突变与颅缝的过早闭合有紧密联系。

2. 分类 狭颅症根据头颅畸形的严重程度和其他器官的疾病表现，分为非综合征型颅缝早闭和综合征型颅缝早闭。

非综合征型颅缝早闭指因 1~2 条颅缝发生过早的融合或缺失导致的颅盖畸形。不同的颅缝早闭可导致不同的头颅畸形，根据 Virchow 的理论，当颅缝过早融合时，垂直于早闭颅缝轴线方向的颅腔径线延长受限，平行于早闭颅缝的颅腔径线代偿性延长，从而导致各种头颅畸形。

多把颅骨形态和颅缝骨化二者之间的关系作为

非综合征型颅缝早闭的分类依据。按颅骨畸形的形态分类,生动、易懂、实用。

（1）三角头畸形:额缝过早闭合导致垂直于额缝径线的生长受限,平行于额缝的径线代偿性延长,双侧颞径线变短,额骨中线呈嵴状突起,表现为三角头畸形。

（2）舟状头畸形:矢状缝闭合过早,导致头颅前后径增长,横径缩短,顶骨凹陷,额极和枕极膨出,表现为舟状颅畸形。

（3）斜头畸形:一侧冠状缝和鳞状缝闭合过早,头颅不对称,一侧额部平坦,常呈颅面两侧不对称,表现为颅面两侧不对称的斜头畸形。

（4）短头畸形:双侧冠状缝早闭将导致颅骨前后径变短,头颅横径线延长,额骨后缩,尤其是额骨下部后缩更明显,表现为前额突出的前部短头畸形。

（5）尖头畸形:系全部骨缝过早闭合,颅穹窿顶部呈尖状凸起,额骨后缩,常很狭窄,于前囟部呈中线突起,表现为尖头畸形。

上述前三种头颅畸形,命名明确易懂,其中有不少中间型,例如斜头畸形可有不同程度的舟状头畸形表现。短头畸形、尖头畸形和塔状头畸形常作同义词使用,然而彼此之间亦具不同的临床表现,塔状头畸形颅顶过高,额骨垂直,常见于早期冠状缝扩大切除术后。

综合征型颅缝早闭指颅盖和颅底部多条颅缝发生早闭,同时并伴有颅骨畸形及其他部位畸形的颅缝早闭。综合征型颅缝早闭通常由单基因显性遗传或散发基因突变导致,病变通常变累及多个器官和/或系统,多数患儿畸形较严重,颅内压增高明显,多有脑发育障碍的倾向。

（1）Crouzon综合征:即颅面骨性结合,为常染色体上10q25-q26的基因突变导致的,为显性遗传。常表现为短头畸形、眼眶增宽、面中部发育不良、突眼反颌、腭弓狭长等,认知功能多正常。

（2）Apert综合征:又称尖头并指综合征,因常染色体上成纤维细胞生长因子受体-2（FGFR2）基因突变所致,为显性遗传。可表现为尖头畸形、轻度突眼、眶距轻度增宽、腭弓深狭、中面部严重发育不良及并指/趾畸形,多伴有认知功能发育迟滞。

（3）Saethre-Chotzen综合征:颅面骨发育障碍综合征,是常染色体上FGFR2基因突变导致的,为显性遗传。可表现为短头畸形、面中部凹陷、面部不对称、低发际线、眼眶增宽、睑下垂等,伴有脊柱多发畸形、听力障碍、短指或并指畸形,常有认知功能障碍。

（4）Preiffer综合征:最罕见的颅缝早闭综合征。研究发现其发生与常染色体上的FGFR基因突变有关,为显性遗传。Ⅰ型表现为尖头畸形、突眼、反颌、中面部发育不良、鹰钩鼻,认知功能多正常;Ⅱ型表现为三叶草型头颅畸形伴严重突眼、并指,通常有脑积水;Ⅲ型表现为严重突眼,颅前窝严重短小、眶距增宽、下颌相对突出、小鼻子等。

（5）Muenke综合征:一种常染色体显性遗传性疾病,因FGFR3基因突变使FGFR3蛋白的250位脯氨酸被精氨酸取代所致,通常表现为单侧冠状缝早闭或双侧冠状缝早闭,有部分患者可无颅缝早闭,而表现为巨脑症。患者有不同程度的面中部发育不全、眼距增宽,常见中枢性听力障碍、斜视,无并指/趾现象,但可有腕骨和跗骨融合,约1/3的患者出现生长发育迟缓和智力障碍。

（二）病理生理

颅骨由额骨、顶骨、颞骨、蝶骨等多块颅骨构成,每块颅骨在初生时是分开的,骨与骨之间有纤维连合,称为骨缝。在正常的发育过程中,颅骨之间既要融合在一起,又要逐渐增长。两者和谐平衡发展到青春期颅腔容积基本固定,然后颅骨骨化连合在一起,到30岁以后颅缝完全骨化。若某种因素影响了颅缝的骨化进行,即可发生病变。某一条颅缝或多条颅缝过早骨化即影响了颅腔的发育,而脑组织却继续发育长大,致使颅骨发生代偿性增大,形成各种头颅畸形。婴儿出生第一年内大脑高速生长,主导着额面部的发育,新生儿在出生后第一年内大脑生长速度最快,大脑体积增加1倍,长度增加4cm。大脑重量在出生后半年增加85%,1年增加135%。出生后1年内,头围可完成整个预计增大的50%。11.5个月时婴儿额叶的体积已达成人的47%。表10-2-1示0~20岁年龄的大脑生长速度。

表10-2-1　0~20岁年龄的大脑生长速度

年龄	人脑体积/cm³	大脑重量/g	颅腔容积/cm³
新生儿	330	350	350
3月龄	500	526	600
6月龄	575	656	775
9月龄	675	750	925
1岁	750	825	1 000
2岁	900	1 010	1 100
3岁	960	1 115	1 225
4岁	1 000	1 180	1 300
9岁	1 100	1 307	1 400
12岁	1 150	1 338	1 450
20岁	1 200	1 378	1 500

随着脑组织的发育生长，颅骨亦相应增长，大脑由附着在颅底的各脑镰的硬膜包裹着，在发育过程中，对可塑性婴儿头颅起着一个由内向外的强大推力，支配着颅骨的发育。在婴幼儿发育过程中，如果出现一条或几条颅缝过早闭合，就会影响颅骨的生长与扩张，而大脑却继续生长，颅骨薄弱处代偿性扩大有限，即会出现颅内压增高，从而严重影响脑组织的正常发育，引起各种脑功能障碍。

（三）临床表现

狭颅症的临床表现可分头颅畸形、继发症状与合并畸形三大类。

1. 头颅畸形　狭颅症约占头颅异常的 38%，其临床表现主要表现为各种不同形状的头颅畸形。

（1）尖头畸形：又称塔状颅，较常见，为全部颅缝过早闭合所致，因颅骨生长除前囟门阻力小外，其他各方向均受限制，故头颅向上生长呈塔形。颅底受压下陷，眼眶变浅，眼球突出，鼻窦发育不良。由于脑组织向垂直方向伸展，而致头颅上下径增加，前后径变短，颅前窝可缩短至 1.5cm，视神经孔变小，眶上裂短，脑回压迹明显增多，蝶鞍扩大，前囟闭合延迟。尖头畸形额骨后缩或后旋，使额骨与鼻脊连成一线，额鼻角消失。典型病例为颅顶尖突。额骨后旋为导致头颅畸形的主要原因。面中部可正常。值得指出的是尖头畸形在 2~3 岁前不会出现明显的临床表现，这是因为不少病例在 1 岁时颅骨是正常的，而在 4 岁时才出现典型的尖头畸形。真性尖头畸形伴手或足并指/趾畸形，称为 Saethre-Chotzen 综合征。脂肪软骨发育不全症表现为软骨发育不全、视神经萎缩、头大、鼻宽而扁平、唇厚，也属于尖头畸形类，常见于婴幼儿，患儿臂及下肢变短伴有智力低下，视力障碍，角膜有脂质沉着。

（2）舟状头畸形：又称长头畸形，单独由矢状缝早期闭合引起，是颅缝早闭中最常见的头颅畸形，占 40%~70%。矢状缝过早闭合，头向侧方发育受限，即向前后扩张，结果颅穹窿呈前后拉长，左右狭窄，使头颅呈鞍状畸形，枕极及额极过度膨出。额骨位置可以很高，因颞窝间狭窄而形成梨状前额。矢状缝早期闭合所致舟状头畸形，男性占大多数，男女之比为 4:1。偶有家族史。

（3）三角头畸形：此型少见，占 5%~10%，是额缝早期闭合所致，但有的额缝尚开放。其特征是在额缝部位的额骨鳞部两侧边缘向前凸出，呈锐角，从上面观头呈三角形，额骨短而窄，颅前窝变小变浅，两眼相距过近，额缝处有骨嵴样增厚，常与其他畸形并发。

（4）斜头畸形：又称偏头畸形，是单侧冠状缝骨化所致的额骨单侧发育不全，约占 4%。颅骨双侧生长不对称，病变侧额骨扁平后缩，眶上缘抬高后缩。病变侧影响脑组织发育，前囟仍存在，但偏向健侧。过早闭合骨嵴可在额中部触及。额骨的不对称牵动着整个颅穹窿形态，矢状缝向病侧偏位，健侧额骨和顶骨呈过度膨出。单侧冠状缝的骨化可深入到翼点及颅底。因此，斜头畸形几乎均伴有面部不对称畸形，并随年龄的增长而加重。双眼间距变小，额部变狭窄。耳郭及外耳道亦可不对称，但多不明显，眶鼻部畸形较显著。斜头畸形多合并精神发育迟缓、腭裂、眼裂畸形、泌尿系统畸形及全前脑畸形等。

（5）短头畸形：两侧冠状缝过早骨化所致。两侧冠状缝闭合后前额对称性扁平，故又称扁头畸形或宽头畸形，约占 14.3%。患者头颅两侧冠状缝骨化，造成颅骨前后径发育障碍和代偿性横径增宽及颅顶抬高，故表现为头颅增宽，前额宽平，颅中窝扩大，眼眶变浅，眶嵴发育不良，眼球明显突出，如同"金鱼眼"。患儿出生后几周即可出现明显的畸形，额骨上半部高而宽，下半部后缩，扁平，有时凹陷，高而宽的额骨上半部常呈球形突起在面结构之上；下半部后缩，将鼻骨牵向后方而使鼻梁下陷。鼻咽腔变小，有时颅底及硬腭常有畸形，患儿常有反复上呼吸道感染。骨化的冠状缝可触及念珠状骨结节。

（6）Crouzon 综合征：又称 Crouzon 颅骨面骨发育不良或 Crouzon 型颅面狭窄症。由 Crouzon 于 1912 年最先报道。本病的主要特点为：①巨大的颅盖而颅缝早期闭合，以冠状缝和人字缝早闭最多见，由于前囟门骨化突起而使颅顶尖状隆起；②正常的下颌骨与细小的上颌骨相比相对突出，面部鼻颌后缩，造成咬合倒转，在一定程度上形成假性凸颌畸形；③鼻子过度突起呈鹰嘴鼻，眶壁推前，眶上缘因短头畸形而后缩，眶下缘也因颌后缩而后缩，结果形成极度的眼球突出，这种突眼再加上眼眶增宽，形成 Crouzon 综合征的青蛙眼。患者可伴有眼球运动性麻痹；④大多有遗传性和家族史，又称为遗传性头颜面骨发育障碍；⑤本病可有颅内压增高，视力丧失及智力迟钝等。

（7）Apert 综合征：1906 年 Apert 首先报道，是一种遗传性疾病。表现为尖头畸形及并指/趾的一种畸形综合征。其面部畸形较明显，特别是上颌骨的后缩更明显；后缩的上颌伴有水平位旋转而在上面，使鼻根深深地凹陷在眉弓的下面，造成殆张开、口嘴张开及上唇的中部好像被牵向后方。眼球突出不明显，常有眼外斜视。面部畸形在出生时即很明显。

（8）Saethre-Chotzen 综合征：是一种罕见的以颅缝早闭为特点的先天性颅面部畸形，是一种常染色体显性遗传病。Saethre-Chotzen 综合征可有一条或多条骨缝早闭，因早闭的骨缝不同，其颅面部畸形也各不相同，临床诊断困难，但多数早闭为双侧的冠状缝早闭，表现为额部平坦，额鼻角呈直线样畸形，发际线低，鹰嘴鼻，眼距增宽、上睑下垂，耳朵畸形表现为小而圆的耳郭，若为单侧冠状缝早闭则导致面部不对称。该综合征四肢短小而拇指/趾巨大且呈外翻畸形，并指/趾为非骨性融合呈软组织蹼。20%～40%的患儿伴有顽固性颅内高压并表现出相应眼底病变。Saethre-Chotzen 综合征常伴有认知功能障碍。

2. 继发症状　主要是颅内压增高症状。因颅缝过早闭合，使颅骨生长受到限制，阻碍了脑的发育，从而产生了颅内压增高。患者可有两眼突出、下视、眼球运动障碍、视神经水肿或继发萎缩、视力障碍或失明等。有的患者可有智力低下，晚期可出现头痛、恶心、呕吐等症状。部分患者可因大脑皮质萎缩而出现癫痫发作。

3. 合并畸形　本病常合并身体其他部位的畸形，最常见者为对称性并指/趾畸形，其他有唇裂、腭裂、面骨畸形、鼻骨塌陷、脊柱裂、蝶骨小翼过度生长、后鼻孔闭锁及鼻咽腔梗阻、硬腭增高，先天性心脏病及外生殖器异常等。

（四）影像学检查

狭颅症的诊断除颅面部外观外，主要通过颅脑 X 线平片、CT 影像学检查，特别是 CT 扫描三维重建。相比常规 X 线及 CT 检查得到的二维图像，螺旋 CT 头面部三维重建具有定位精确、多角度观察、影像无重叠及测量精准等特点，能更容易地发现骨缝连结处颅骨增厚、骨桥形成等异常，能直观显示出早闭颅缝、充分展示头面部畸形的位置和形态，还能清晰地展现颅内情况。考虑到电离辐射对于婴儿发育的远期效应，低剂量 CT 在婴幼儿临床诊断过程中被广泛应用。目前低剂量 CT 检查被认为是颅缝早闭产后诊断的首选。

由于 CT 辐射剂量相对较大，在检查过程中应注意主要脏器的防护，而因 MRI 无电离辐射的优点，加上近来黑骨技术的运用，在诊断颅缝早闭的应用上具有很大的潜力。通常，头颅 MRI 检查可进一步了解颅骨生长及大脑发育情况，有助于了解脑积水、先天性颅内畸形、脑周液体流动空间不对称、静脉回流以及获得性 Chiari I 畸形等颅内异常。此外，应用 MRI 黑骨序列也可以准确地评价颅骨骨缝，未闭的颅缝在黑骨 MRI 上可以持续地显示并呈高信号，而闭合的颅缝则表现为正常颅缝信号的丢失，与 CT 检查结果和临床表现一致。临床上可根据不同患儿的病情及需求合理选择或联合应用 MRI 和低剂量 CT。

（五）诊断与鉴别诊断

1. 诊断　对于出现典型的头颅畸形表现者，诊断并不困难。但出生后发现头颅变形时，常常误诊为分娩所致，如头颅变形在出生后一段时期不消失，应行辅助检查。

颅骨 X 线平片主要表现为颅骨骨缝处密度增高、钙质沉着，有时可见脑回压迹增多、后床突脱钙等颅内压增高征象（图 10-2-1），现已少用。

头颅 CT，尤其是 CT 三维重建技术的运用，模拟重建颅盖骨，可完整观察到额缝、冠状缝、人字缝等颅骨骨缝闭合情况，并有利于手术矫正。CT 检查显示颅缝闭合，并有助于发现是否合并或继发颅内改变（图 10-2-2，图 10-2-3）。

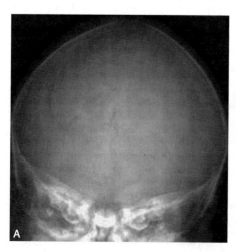
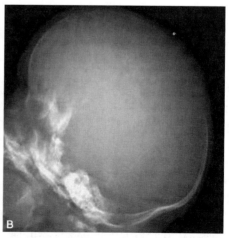

图 10-2-1　狭颅症 X 线平片显示颅缝闭合
A. 正位片；B. 侧位片。

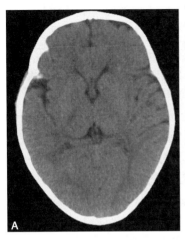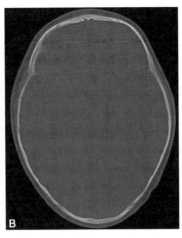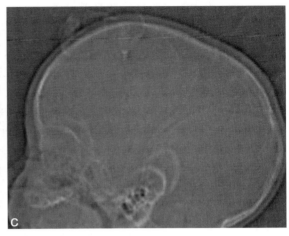

图 10-2-2　狭颅症的 CT 表现
A. 平扫像；B. 骨窗位；C. 矢状位重建像。

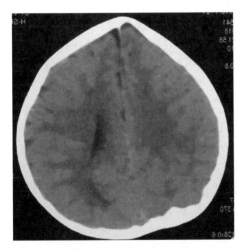

图 10-2-3　狭颅症的 CT 表现
（单侧冠状缝闭合致斜头畸形）

头颅 MRI 检查可进一步了解颅骨生长及大脑发育情况，有利于临床上诊断脑积水、先天性颅内畸形等疾病。

2. 鉴别诊断

（1）非颅缝早闭性颅盖不对称：①体位性头颅畸形，是因婴儿以单一体位或头位卧床而使头部受到重力影响的结果；最常见的是后部斜头，通常表现为一侧枕骨相对于另一侧变得平坦，从头顶部观察更加明显；原发性单侧人字缝早闭所致的畸形表现为同侧枕骨乳突部隆起，外侧骨嵴增厚并跨过受累的融合骨缝造成同侧耳部向后下方移位，可伴有对侧代偿性额顶部隆起。头部从头顶部观察呈梯形，从后面观察呈平行四边形；而体位性因素引起的畸形并没有同侧枕骨乳突部或同侧人字缝骨嵴的隆起，同侧耳部向前移位，同侧额部和对侧枕部区域发生代偿性隆起，头部从顶面观察呈平行四边形，由于没有颅底轴线的倾斜，从后面观察头型正常；体位性头颅畸形的治疗主要通过纠正不良体位，减少对扁平处的压迫。②生产因素所致头颅畸形，因胎儿头顶部的位置处于左枕前位，所以常见左侧的前额斜头畸形，表现为额部平坦，同侧眼裂变窄，同侧眉毛和耳朵向下移位，颏部偏向受累一侧，同侧颧骨外突和耳朵向后移位，同侧顶后可能出现代偿性凸起，而鼻根部无偏离或成角；一侧冠状缝早闭所致的前额畸形则表现为同侧眼裂增宽，同侧眶上缘和眉弓向上和向后移位，同侧耳朵高于对侧，颏部指向对侧，鼻根偏向于病变侧。

（2）继发性颅缝早闭：①脑发育不良导致的小头畸形、无脑畸形、大脑畸形、脑积水分流术后的慢性脑室-腹腔过度分流所致的大脑发育不良等，均可引起继发性的头颅外形异常；需引起注意的是因原发性脑发育障碍，头颅未随之增大所致的小头畸形，不是颅缝早闭限制了脑组织的发育，其颅缝也有闭合的，为继发的颅骨闭合症，患者常无颅内压增高表现，精神智力发育障碍较明显；影像学检查骨缝密度可正常或无脑回压迹增多等颅内高压的征象。②一些潜在性的全身性疾病也能导致颅缝的过早闭合，如维生素 D 缺乏病导致的代谢障碍，甲状腺功能亢进引起的内分泌异常，地中海贫血或红细胞增多症等血液系统疾病，以及维生素 A 或苯二氮䓬类药物引起的毒性反应等，通常是全骨缝闭合；继发性头颅畸形多无特定颅缝受累和颅内高压的特征表现，因原发疾病无法治疗或纠正所以无整形手术指征。

（六）治疗

1. 治疗史　手术治疗是其唯一有效的治疗方法。自 1890 年 Lannelongue 首次用颅骨切开术治疗狭颅症以来，手术方法仍停留在减压术和制造人工骨缝这两项措施上。手术的主要目的是改善头颅畸形,扩大颅腔,保证大脑的正常发育空间或缓解颅内压增高改善大脑功能性障碍。传统的手术方法是行不同范围的颅骨切除,方法繁多,目前常用的手术方式大致可归纳为两类:一类是颅缝再造术,即切除骨化的骨缝,旨在再造正常的颅缝;另一类是颅盖成形术,即将颅穹窿切割为许多游离的或带蒂的颅骨骨瓣后重新塑形。

2. 手术原则及手术时间　手术治疗的两个基本理念是修复颅骨的正常解剖结构及利用第一年婴儿期间大脑发育的强大推动力。正常的婴儿脑容积在出生后 6 个月内增加 1 倍,2.5 年时达到出生时的 3 倍。因此,手术时间理论上越早效果越好。生后应在 6 个月以内施行手术,预后较好,手术越晚,效果越差。一般认为如果患儿身体允许,应尽早手术,以尽快地解除变窄的颅腔,以利于脑组织的发育。待出现了视神经萎缩和智能障碍时,即使手术,神经功能恢复也不满意。婴幼儿的大脑发育较快,公认的手术年龄为 2 岁以前,但即使年龄较大者,也不应放弃治疗。

3. 手术指征　目前,狭颅症的手术治疗指征尚无统一的标准。因为手术的目的不同,其指征亦不同。手术指征包括整形指征、功能恢复指征、心理学及社会学指征等。有时心理学及社会学因素决定手术指征,手术必须得到家属的完全同意,除婴幼儿外,也应尊重患者的意见。

(1) 早期手术指征:早期手术是指在 1 岁以内手术。因为这一时间大脑生长旺盛,对颅额有较大的推动力,婴幼儿颅盖骨具有伸展性,容易重新塑形,利于术后再造。而且 1 岁以内幼儿成骨潜能强,在颅骨部分切除后的缺损修复方面具有优势,小的缺损可以自发性骨化。如果不是急诊,早期手术的最适年龄为出生后 6~9 个月。若为急症病例,可不考虑这个年龄限度,主要以保证神经功能不受损害为原则。重症狭颅症,如某些额骨高度狭窄的三角头畸形、舟状头畸形和弥漫性的小头畸形,应在出生后几周内手术。短头畸形和颅面狭窄症应在出生后 6 个月以内手术,最好在出生后 2~3 个月手术,面部手术待 2~3 年以后再手术。

强调在 1 岁以内手术有以下优点:①骨瓣的切取和塑形方便;②骨瓣装配容易,颅骨缺损将由再骨化迅速修复;③在面部畸形尚未出现之前,对颅面狭窄症的早期手术,可以改善或防止将来出现的面部畸形;④可防止神经功能损害及颅内压增高的发生。因此,颅缝早闭手术应尽早在 1 岁以内实施,以利于改善颅骨畸形和畸形对脑组织生长的影响。

(2) 晚期手术指征:1~3 岁患儿可利用继续存在的大脑对颅骨再塑造的推动力,尽早地争取手术治疗。对于 3 岁以上的患儿,由于大脑生长旺盛阶段已结束,手术的目的是整复颅面畸形或解决功能问题。因此,手术指征要从颅面畸形的程度及功能障碍方面考虑。确定畸形的程度有客观指征,但确定畸形对患者在心理和社会上的影响,须由心理学家直接对患者及其家属进行谈话以及检查来了解。儿童对颅面畸形的自我感觉是决定是否手术的主要指征之一。对于已有神经萎缩性失明和重度智能低下者,应慎重考虑,因为这些继发病变是不可逆的,无手术指征。至于轻度颅内压增高造成的轻度视力和智力障碍,可望手术后得到缓解。

4. 手术方法

(1) 尖头畸形:手术主要是为了解决颅内压增高的问题,常采用骨缝切除术,即冠状缝、矢状缝和人字缝切开或颅顶重建术。颅缝再造手术分二期完成,第一期做冠状缝和矢状缝前半切开术,第二期做人字缝和矢状缝后半切开术。婴幼儿可两次手术,取同一个皮肤切口,即采用顶部冠状切口。对于较大的儿童,常需做两个冠状切口,一个切口在冠状缝部位,另一个切口在人字缝部位,骨缝咬除方法相同。颅顶重建术是通过广泛切开颅骨而不沿原封闭的骨化的颅缝切开,术中将颅骨切割成片段,移位重新塑形并行坚强固定以扩大和恢复外形。

(2) 舟状头畸形:矢状缝早闭手术的主要目的是松解骨化的颅缝,以及通过增加顶、颞部的宽度,缩短其前后径,来对颅盖骨重新塑形。3 个月以下的患儿,因头形改变小,体质弱,对创伤的耐受差,可采用 David"‖"形颅缝重建术,配合戴矫形帽,可改变轻度的前额及顶部畸形。手术方式为将矢状缝两侧颅骨分别用咬骨钳咬除骨板形成"‖"形两条骨沟,每条骨沟宽约 1.5cm,其前缘过冠状缝,后缘到人字缝的骨板,沿颅骨两边缘各切除 1cm 宽的骨膜,电凝烧灼颅骨边缘,用 60% 碘酊涂于显露的硬脑膜表面,用涤纶膜填于颅骨边缘以阻止骨缝再骨化。但对月龄较大,颅的长度较长且额枕部畸形已明显的患者,颅缝重建术没有改变颅骨的位置和形态,不能重塑良好的头颅外形和改善脑组织发育,须采用全颅骨切开矫正成形术,一般手术原则为后缩下放额极、提高颅顶、前移枕极及增宽头颅横径。具体塑形方式为于骨膜下剥离至眶上缘,向后经骨膜下剥离显露枕部的颅骨。切除中线部位长度约 1.5cm 的部分额、顶骨块,缩短头颅前后径,对中线部位顶骨用塑形钳重新塑形,改善顶部形态和弧度。在眶缘上 2~3cm 画截骨线，其外侧至颞部，颞部截骨线不可太低，须保证下方的截骨，顶部画截骨线至人字缝上 0.5~1cm。在额、枕部以及两侧顶骨骨片上分别进行放射状颅骨切开术，将骨片制成梅花状，重新塑造其外形轮廓。额骨瓣在眶上缘部分楔形切除一约 0.5cm×1.5cm 大小的骨条使前额向后倾斜 15°左右，如果骨的上缘仍高还可截去一部分，以能光滑移行到顶骨为准。塑形后的额部骨片前方固定于眶上缘，后方固定于中央顶骨上。两侧的顶骨片塑形后缝合固定在硬脑膜上，不与周围颅骨固定，以利于后期脑组织生长并向两侧形成一定突度。枕骨片塑形后前方固定于中央顶骨，后方固定于枕骨基底部。在颞骨和顶骨下部的狭窄区域进行多条相互平行的垂直向"木桶板"样截骨，将各骨片向外弯曲塑形，形成颅底部位的侧方突度。

（3）三角头畸形：三角头畸形主要局限于额骨的病理过程，在新生儿期这一头部畸形就已明显，但畸形的程度因人而异。轻者可随年龄的增长而变得不明显，严重者可因额骨严重缩小，而发生大脑额叶发育受限，引起发育不良。一般主张在出生后 2 个月时手术，程度较轻者，可推迟到 5 个月左右。为矫正额部的 V 字畸形，建议行整形术，其方式为截开额骨瓣及额眶带，然后固定塑形成正常形态的额眶带，将额骨瓣作截骨或倒转后制动，以宽大的额顶作为前额，使之外形饱满，并用可吸收连接片固定使额部恢复正常形态。

（4）斜头畸形：对于这种单侧冠状缝骨化局限在颅面的单侧病变畸形，可行单侧颅面整形手术，但双侧同时修补要比单侧修复更有效、更合理。事实上，早期单侧前额再造不能解除面部不对称畸形。额带的彻底矫正和病变侧颞窝切除对面部畸形有间接的治疗作用。全额再造同样起着改善面部畸形的作用。由于斜头畸形一般不伴颅内压增高，因此，手术是为了矫正畸形。手术时间以出生后 6~9 个月为适合的手术年龄。

（5）短头畸形及颅面狭窄症：单纯非综合征性的双侧冠状缝早闭所致短头畸形可采用额眶前移术，手术方式为暴露额眶部，截开颧骨、下颌骨、额眶带，颞骨部额低带前移，并取额眶带下塑形好后水平前移 1~1.5cm，并固定在鼻根部、眶外侧及颞部，然后将额骨瓣前移并固定于额眶带上。若短头畸形合并眶距增宽或眶移位畸形应行眶整复术，即将额眶前移并做眼眶的截骨，纠正左右方向的眶距或上下方向的眶移位。若为 Apert 或 Crouzon 综合征的短头畸形合并颅

面畸形，则须行额面前移手术，具体为将额眶及上颌骨做勒福型（Le Fort Ⅲ）型截骨后联合前移，并在其与颅底间形成的间隙中植骨并固定到正常位置，以达到纠正眼球突出和反颌的目的。手术建议切断缩短顶骨的支梁以减少拱顶的高度并向后方移位 1~2cm，同时在顶枕部颅底行桶板样颅骨切开，向外折断，扩大后颅腔。

总之，对于有功能障碍的狭颅症，手术指征是易掌握的。颅盖成形术比传统的减压手术合理得多，尽管全颅切开成形手术比较复杂，时间长，要固定，但患者不仅能耐受，而且整形和功能问题都得到解决，不需二期手术，以后生长发育也令人满意。

5. 手术并发症

（1）静脉窦破裂出血：发生率为 5.1%，常为上矢状窦（1.9%）、横窦（1.3%）和颅骨板障静脉窦（1.9%）。上矢状窦破裂可引起大量失血而发生循环系统功能障碍。若能很快复苏成功，可不留任何后遗症。静脉窦破裂常为剥离硬脑膜或分离骨瓣时撕裂所致。可做单纯缝合修补术。若为颅骨板障静脉出血，可用骨蜡填塞止血。

（2）硬脑膜损伤：绝大多数为硬脑膜小裂伤，为颅骨内板骨嵴插入硬脑膜所致，发生率为 70%，可做缝合修补。硬脑膜大裂伤少见，4% 需要做骨膜贴补缝合。

（3）硬膜下血肿：发生率为 1.3%，为术中剥离硬膜时皮质硬脑膜静脉破裂出血所致。常为额叶前片状小血肿，可经硬脑膜开孔排除血肿。

（4）脑水肿：由通气障碍造成，常影响颅底的暴露。解除通气障碍后，脑水肿即消失，一般不留术后后遗症。

（5）硬脑膜外血肿：发生率为 1.9%，其临床表现不典型，很难作出诊断；因此，术后早期有异常症状和体征者，应毫不犹豫地做 CT 扫描。

（6）复苏失败：在整个手术过程中失血是持续的。如手术中发生大出血，对婴儿来说是致命的，常发生呼吸困难、急性肺水肿而死亡。其发生率为 1.3%。

（7）感染：术后感染包括刀口感染、脑膜炎及骨髓炎等。刀口感染表现为刀口红肿，不发热，一般情况变化不大，经局部处理及全身用药，多可控制。若形成骨髓炎，局部引流冲洗无效，须全部切除感染的骨瓣。个别病例可发生脑膜炎，常常危及生命。

（8）脑脊液鼻漏：发生率为 1.9%，常发生在颅面狭窄症术后，常并发脑膜炎，可经腰椎穿刺蛛网膜下

腔引流减压治愈。

（9）头皮张力过高：头皮张力过高可致切口裂开或头皮坏死，这种情况罕见，头皮张力过高亦可使骨瓣移位。广泛游离头皮可以减轻其缝合的张力。

（10）骨瓣吸收：罕见，发生率为 0.7%。但这是颅骨骨瓣成形术中最令人担心的并发症之一，一旦骨瓣吸收，势必手术失败。

（11）术后癫痫、视力和动眼神经障碍：均较为罕见。

（七）预后

不同类型的头颅畸形，其预后不一。

经手术治疗，其头颅畸形可得到不同程度的矫正。舟状头畸形术后头颅畸形可以消失，很少需要再次手术。尖头畸形常合并颅内压增高，手术效果不仅是解决美容的问题，颅内减压更为重要，若术后颅缝再闭合，需要再次手术。早期手术可减轻或避免发生脑功能障碍。

若能及时合理地手术治疗，多数患者预后满意，其神经功能障碍及头颅畸形得到改善，故手术效果与手术方式有很大关系。在 1 年内施行手术者，智力发育预后良好；手术较迟者也能有显著改善。早期手术者头颅畸形能有明显改进，2 岁以后手术者改善不多。

总之，绝大多数术后恢复良好，术后 12~15 天可出院，不必进行任何特殊护理，很快恢复正常生活。但手术有一定的危险性，手术死亡率为 2.5%，死亡原因为术后颅内出血、急性肺水肿、脑膜炎等。

二、枕骨大孔区畸形

枕骨大孔区畸形又称寰枕部畸形，系一组颅底及枕骨大孔区及上段颈椎的畸形。由于在胚胎发生学上，神经管在此处闭合最晚，所以先天性畸形容易发生在此区。枕骨大孔区畸形最早由解剖学家发现，并认为这是骨质发育异常所致。1911 年 Schiiller 最先在活体上通过 X 线摄片发现。枕骨大孔区畸形包括枕骨基底部、外侧部及髁部三部分的发育异常，致使颅底向内凹陷、寰椎和枕骨距离变短、寰枕融合、寰椎枕化等。有时还合并寰椎枢椎畸形、椎板裂缝或缺如、颅颈移行处曲度异常等。1970 年 Torklus 等将这些畸形归因于枕骨下部发育不良。

枕骨大孔区畸形包括颅底凹陷症、寰枕融合、扁平颅底、颈椎分节不全、寰枢脱位、小脑扁桃体下疝畸形等。

枕骨大孔区畸形不仅仅是骨质的畸形，有时还伴有脑脊髓和其他软组织畸形。常见的有脊髓空洞症、蛛网膜粘连、硬脑膜肥厚、硬脊膜束带、枕大池蛛网膜囊肿、脊髓变粗等。

本组畸形多见于青少年，以 11~20 岁为高发年龄，约占 58.4%。男性多于女性，男女之比为 1.7∶1。病程数月至数年，平均 3~4 年。通常上述各种畸形多同时并存。部分病例有家族倾向，同一家族中 2 人以上发病已有报道。

（一）颅底凹陷症

颅底凹陷症（basilar invagination）又称基底凹陷症、颅底陷入症、颅底内翻或颅底压迹等。它是枕骨大孔区最常见的畸形，占 90% 以上。颅底凹陷症是枕骨和寰枢椎的畸形，枕骨的基部、髁部及鳞部以枕骨大孔为中心向颅腔内陷入，寰椎突入颅内，枢椎的齿状突高出正常水平而进入枕骨大孔，枕骨大孔前后径缩短，而使颅后窝缩小，从而压迫延髓、小脑和牵拉神经根而产生一系列神经系统症状和体征。本病最早在 1790 年由 Ackerman 记载。

1. 病因与病理　颅底凹陷症的主要发病原因为先天性骨质发育不良，少数可继发于其他疾病，Hadley 将本病分为两型。①先天型：又称原发性颅底凹陷症，伴有寰椎与枕骨融合、枕骨变扁、枕大孔变形、齿状突向上移位甚至进入枕骨大孔内，致使枕骨大孔前后径缩小；在胚胎发育 2~3 周时，胚胎分节的局部缺陷，寰椎不同程度地进入枕骨内，有时与之融合。②获得型：又称继发性颅底凹陷症，较少见，因颅底变软造成，常继发于畸形性骨炎、成骨不全、佝偻病、软骨病、类风湿关节炎或甲状旁腺功能亢进等；变软的颅底常受到颈椎压迫而内陷，枕大孔升高，有时可达岩骨尖，且变为漏斗状。同时颈椎也套入颅底，为了适应寰椎的后弓，在枕大孔后方可能出现隐窝，而寰椎后弓并不与枕骨相融合。本病除有上述骨质改变外，局部软组织还可产生增厚和紧缩，枕骨大孔附近的筋膜、韧带、硬脑膜、蛛网膜的粘连、增厚、呈束带样，从而压迫小脑、延脑、脑神经、上颈髓、颈神经和椎动脉等，而产生症状。晚期常出现脑脊液循环障碍而形成梗阻性脑积水，出现颅内压增高。

2. 临床表现

（1）年龄与性别：本病多见于 10 岁以上的青少年，以 10~30 岁最多见，有时亦可在 40~50 岁才发病，少数发生在老年人。本病男性多见，男女之比为 3∶2。

（2）病程：本病多数进展缓慢，偶有缓解。病程平均 3.2 年。

（3）分类：Hadley 按病因将之分为原发性及继发性两大类。

（4）合并症：文献中 150 例颅底凹陷症资料，各种合并症及出现率见表 10-2-2。

（5）发病因素：患者可有先天性颅底骨畸形，但不一定出现临床症状。神经功能障碍的出现除因骨发育异常外，常与下述因素有关：①骨组织和神经组织生长过程中相对关系的变化；②头部负重或轻微外伤的累积，使骨发育异常逐渐加重；③脑膜继发变化，特别是蛛网膜发生肥厚、粘连，压迫血管引起血循环障碍。上述变化在先天性颅骨畸形基础上逐渐引起严重的神经功能障碍而导致患者发病。

表 10-2-2　150 例颅底凹陷症的合并症及出现率

合并症	例数	出现率/%	合并症	例数	出现率/%
寰枕融合	85	56.7	脊髓空洞症	40	26.7
颈椎融合	48	32.0	颅内肿瘤	3	2.0
颈椎脱位	13	8.7	脊髓肿瘤	3	2.0
小脑扁桃体下疝	65	43.4	先天性心脏病	3	2.0
硬脊膜束带	60	40.0	侏儒症	4	2.7
蛛网膜粘连	64	42.6	智力低下	2	1.3
正中孔闭锁	18	12.0	肥胖症	1	0.7
横窦下移	10	6.7	慢性支气管炎	12	8.0

（6）症状与体征：患者因畸形的类型、程度及合并症的不同，症状与体征差异可较大。一般症状可有头痛、眩晕、耳鸣、复视和呕吐等。患者可有头颈部偏斜、面颊不对称、颈项粗短、后发际低、颈部活动受限且固定于特殊的角度位置。正常的颈椎前突消失及外貌异常。患者常诉颈部强直，多以进行性下肢无力和行走困难为首发症状。起病一般为隐匿，逐渐加重，亦可在头部外伤后突然发病或加重，即在头部轻微外伤、仰头或屈颈过猛后出现肢体麻木无力，甚至发生四肢瘫痪和呼吸困难等。症状可反复多次发作，整个病情呈进行性加重。神经系统症状及体征主要表现为枕骨大孔区综合征。

1）上颈神经根刺激症状：主要是由于颅底畸形骨质刺激和压迫寰枕筋膜、韧带和硬脊膜，发生增生、肥厚或形成纤维束带，压迫上颈神经根。患者常常诉说枕区慢性疼痛，颈部活动受限，感觉减退，一侧或双侧上肢麻木、疼痛、肌肉萎缩、腱反射减退或消失，强迫头位等。

2）后组脑神经障碍症状：常因脑干移位、牵拉或蛛网膜粘连，使后组脑神经受累，而出现吞咽困难、呛咳、声音嘶哑、面部感觉减退、听力下降、舌肌萎缩、言语不清、咽反射减退、角膜反射减弱等。

3）延髓及上颈髓受压体征：主要因小脑扁桃体下疝、局部病理组织压迫延髓及上颈髓和继发脊髓空洞症所致。患者表现为四肢无力、感觉障碍、锥体束征阳性、尿潴留、吞咽、呼吸困难、手指精细动作障碍、

位置觉消失；有时出现单侧或双侧上肢节段性痛、温觉消失，而触觉和深感觉存在，这种分离性感觉障碍为脊髓空洞症的特征表现。

4）小脑功能障碍：以眼球震颤为常见，多为水平震颤，亦可为垂直或旋转震颤。晚期可出现小脑性共济失调，表现为步态不稳，说话不清，查体可见指鼻试验不准，跟-膝-胫试验不稳，闭目难立征阳性等。

5）椎动脉供血障碍：表现为发作性眩晕、视力障碍、恶心呕吐、共济失调、面部感觉障碍、四肢瘫痪及假性延髓性麻痹等，并可反复发作。

6）颅内压增高症状：早期患者一般无颅内压增高，一旦出现说明病情危重，而且多为晚期。系发生梗阻性脑积水所致，个别出现较早的患者可能为合并颅内肿瘤或蛛网膜囊肿的结果。患者表现为剧烈头痛、恶心呕吐、视盘水肿，甚至发生枕骨大孔疝，出现意识障碍，呼吸循环障碍或突然呼吸停止而死亡。颅底凹陷症患者出现颅内高压并不多见（发生率为 2.7%）。

3. 放射学检查　放射学检查包括枕骨大孔区侧位片、体层摄片、颅底摄片等颅脑平片。一般头颅 X 线平片即可确诊，是诊断颅底凹陷症最简单的手段。必要时可行 CT 扫描，矢状面重建，则对枕骨大孔区的畸形观察更为清楚（图 10-2-4）。其他非常规放射学检查包括脊髓造影、气脑造影、脑室造影和脑血管造影等。

由于枕骨大孔区局部正常解剖结构变异较大，尽

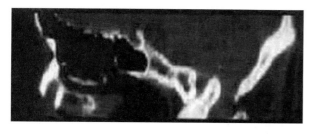

图 10-2-4 CT 扫描矢状面重建显示齿状突进入枕骨大孔

管测量方法较多,但还没有一种理想的方法对诊断本病十分可靠,因此,至少需要根据以下方法的两种明显异常的测量结果,才能做出诊断。

(1) Chamberlain 线:亦称腭枕线。头颅侧位片上,由硬腭后缘向枕大孔后上缘作一连线,即为 Chamberlain 线,若齿状突超过此线 3mm,即为颅底凹陷症。有时齿状突超过此线可高达 20mm 以上(图 10-2-5)。

(2) Mc Gregor 线:即基底线。由硬腭后缘至枕骨鳞部最低点连线,正常齿状突不应高出此线 3mm,若超过 6mm 即为颅底凹陷症(图 10-2-6)。

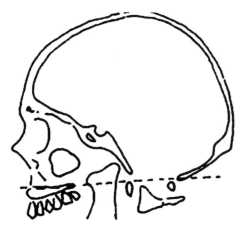

图 10-2-5 Chamberlain 线

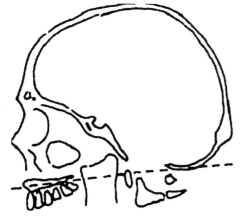

图 10-2-6 Gregor 线

(3) Bull 角:硬腭平面与寰椎平面所成的角度,正常<13°,>13°即为颅底凹陷症。

(4) 基底角:由鼻点(鼻额缝)、蝶鞍中心和枕大孔前缘三点之连线所形成的角度,正常为 109°~148°,平均 132.3°,颅底凹陷症时此角增大。

(5) Klaus 高度指数:由鞍结节向枕内粗隆作一连线,齿状突顶点向此线所作垂线的长度即为高度指数。正常为 40~41mm,若<30mm 即为颅底凹陷症。

(6) Fishgold 线:在颅骨前后位断层上,作两侧二腹肌沟的连线,从齿状突尖到此线的距离,正常为 10mm,小于此数即为颅底凹陷症。

(7) Metzger 双乳突间线:正位片上,两乳突之间的连线,正常时此线正通过寰枕关节,齿状突可达此线或高出此线 1~2mm,颅底凹陷症时,超过此值。

(8) Mc Rae 线:枕骨大孔前后缘的连线。如枕鳞线上凸或超过此线,即表示有颅底凹陷。正常齿状突正对此线之前 1/4 处,如后移也为病理情况,且可表示颈髓受压程度。

(9) Boogard 角:为枕大孔前后缘连线和枕骨斜坡所形成的角度,正常为 119.5°~136°,颅底凹陷症时此角增大。

(10) 外耳孔高度指数:头颅侧位片上,外耳孔中心点或两侧外耳孔连线中点至枕骨大孔前后缘连线向前延长线的距离,即为外耳孔高度指数。正常为 13~25mm,平均 17.64mm,<13mm 即为颅底凹陷症。

4. **诊断** 根据发病年龄、病程进展缓慢,临床表现为枕骨大孔区综合征及特有的头部外貌,借助 X 线检查多可诊断。但是,值得提出的是上述各种测量值,在男女之间、小儿之间存在着差异,因此,测量数值不是绝对准确,故诊断本病时,应全面观察颅底枕骨大孔区有无骨质改变及临床体征等,综合分析作出诊断。CT 扫描和 MRI 的临床应用,对诊断本病有了突破性进展,尤其是对于下垂的脑结构和合并的其他畸形,MRI 可以将其清晰地显示出来,有助于本病的早期诊断,其中对下疝的小脑扁桃体和合并脊髓空洞症显示清晰,是常规 X 线检查所不能做到的(图 10-2-7,图 10-2-8)。

5. **鉴别诊断** 本病需要与下列疾病鉴别。

(1) 脊髓空洞症:脊髓空洞症常与颅底凹陷症并存,其临床特征为颈胸段脊髓分布区呈分离性感觉障碍,手部小肌肉多有萎缩,甚至畸形。如症状持续加重,并有颅内结构受损表现,应考虑有颅底凹陷症的可能,CT 及 MRI 有助于诊断。

(2) 上颈髓肿瘤:本病可表现为颈部及枕部疼

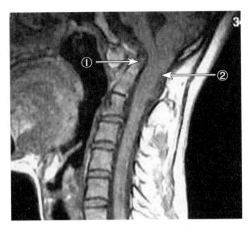

图 10-2-7　矢状位 MRI 显示颅底凹陷症（齿状突压迫延髓）

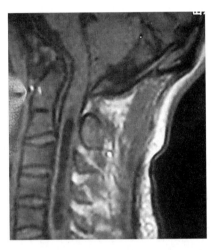

图 10-2-8　矢状位 MRI 显示颅底凹陷症合并脊髓空洞症

痛、膈肌和肋间肌麻痹，四肢硬瘫，症状进行性加重。早期症状类似颅底凹陷症，但缺乏颅底凹陷症的特征外貌及颅内结构受累的症状。X 线检查或脊髓造影有助于鉴别诊断。

（3）原发性侧索硬化：主要表现为两侧锥体束征阳性，即四肢硬瘫。如病变波及皮质延髓束，尚可出现吞咽困难及声音嘶哑，但无感觉障碍。颅颈 X 线检查多正常。

（4）进行性脊髓性肌萎缩：由于病变常从下颈段及上胸段脊髓前角细胞开始，一般最早表现为双手指无力，持物不稳，手部小肌肉萎缩及肌纤维震颤，并逐渐发展至前臂、上臂和肩部，一般无感觉障碍。颅底 X 线检查正常。

（5）颈椎病：主要表现为上肢肌肉萎缩以及长束征，常有神经根性疼痛，在病变水平，明显的节段性感觉障碍少见，可有椎动脉供血不足的症状，但缺乏脑

神经受累及小脑症状，一般无颅内压增高表现。颈椎 X 线检查可以确诊。

（6）脊髓梅毒：在出现增殖性颈硬脊膜炎时，可出现上肢感觉障碍、萎缩以及无力和下肢锥体束征。缺乏颅内结构损害的表现。脊髓造影显示蛛网膜下腔阻塞。患者多有梅毒病史，病史短，血及脑脊液华氏及康氏反应阳性。颅颈 X 线检查可明确诊断。

（7）其他：本病尚需与颅后窝肿瘤、颈椎间盘突出和肌萎缩性侧束硬化症等相鉴别。

6. 治疗　对于偶然拍片查体发现的无症状者，一般不需要治疗，应嘱患者防止头颈部外伤及过度剧烈头部屈伸。对症状轻微而病情稳定者，可以随访观察，一旦出现进行性症状加重，应手术治疗。目前手术指征为：①有延髓和上颈髓受压表现者；②有小脑症状及颈神经症状，并呈进行性加重者；③有颈神经根受累和伴有脊髓空洞症者；④有脑脊液循环障碍或颅内压增高者；⑤伴有颅后窝肿瘤或蛛网膜囊肿者。手术方式主要为枕肌下减压术。术中切除枕骨大孔后缘及邻近的枕骨鳞部，寰椎后弓，第二、三颈椎的棘突及椎板。传统的手术方法是咬除凹陷的骨质，剪开硬脑膜充分减压。但近年来有人提出不伴颅内压增高而畸形严重的患者，为避免术后并发症和减少死亡率，可在咬除凹陷的骨质后，切除增厚的束带状软组织，如脑搏动明显，可不必剪开硬脑膜。这样可以防止脑组织突然移位而造成的呼吸困难，血液不进入蛛网膜下腔，避免发生粘连，减少术后颅内感染的机会，并且脑组织损伤少。在解除骨质的压迫后，硬脑膜可逐渐完全松弛，缓解其张力，达到手术减压的预期效果。手术目的是解除神经组织压迫，恢复脑脊液循环的通路，对不稳定的寰枕和颈椎关节加以固定。由于手术在延髓和上颈髓区进行，该处又有畸形，空间相当小，手术危险性比一般枕肌下减压术大得多，手术操作也困难。术中可发生突然呼吸停止，发生率为 3%～5%。术中及术后出现呼吸紊乱或衰竭的主要原因有：①颅后窝的蛛网膜下腔及脑池受压，甚至闭塞，可缓解空间太小，如术中颈部牵拉扭动，头部过度屈曲，推压硬脑膜，会直接或间接压迫延髓，引起呼吸障碍；②枕骨大孔区畸形，骨结构长期压迫神经组织，束缚其发育，当手术减压后，神经组织骤然松解，容易发生脑干和上颈部脊髓的水肿，从而造成中枢性呼吸功能障碍；③在充分切除枕骨鳞部，枕骨大孔后半，寰椎后弓及第二、三颈椎椎板后，剩下的变形、变性的骨关节及软组织薄弱，局部稳定性差，可发生颈椎脱位而压迫高颈髓；④术前及术后患者常发生不同程度的上

颈椎关节滑脱,加重了延髓及上颈髓的压迫。

为了防止发生上述危险,应采取以下相应措施:①术中勿过度屈颈,操作要轻柔细心,在咬除寰椎后弓和枕大孔后缘时尤应小心谨慎;②术前、术中及术后禁用呼吸抑制剂。③对于有脑积水或颅内压增高者,术前可行脑室引流术;④术中、术后静滴20%甘露醇、激素等药,以防止脑干和上颈髓水肿,必要时应用呼吸兴奋剂及人工辅助呼吸,一旦术中发生呼吸骤停,应立即行头颈牵拉,人工辅助呼吸等;⑤术中、术后应固定头颈部,不得随意扭曲,以免进一步压迫上颈髓,危及生命,术后1~2周才能逐渐开始活动;⑥术后应取仰卧位,保持头颈与脊椎不扭曲,头脊柱行轴位翻身,转头要轻柔;⑦必要时术后行头部牵引或戴颈托等,以保证头颈部稳定。

7. 手术效果　一般认为病史越短,年纪越轻,手术效果越好;反之,疗效越差。近年来文献报道中手术治愈好转率为67%,死亡率为0~7.1%,加重率为0~8.1%。术后随访1年以上者,症状消失能参加工作的可达60%,30%生活自理。有人将其手术远期效果分为四级。甲级:术后健康状况良好,能全日工作,占68.1%;乙级:身体状况较好,但时有轻度麻木或乏力感,偶有头晕,只能做轻工作或半日工作,占21%;丙级:术后症状好转,能自行走路,生活部分或不能自理,占7%;丁级:术后加重并死亡,占3.5%。

（二）扁平颅底

扁平颅底(platybasia)是指颅中窝、颅前窝底部和蝶鞍背到枕骨大孔前缘部分都发生凹陷。它约占枕骨大孔区畸形的3.8%~21%。扁平颅底时蝶骨体长轴与枕骨斜坡构成的颅底角度大,颅底角又称基底角,在X线头颅侧位片上,颅底角超过正常值时即为扁平颅底。颅底角的测量方法为由鼻根部到蝶鞍中心连线,再由蝶鞍中心到枕骨大孔前缘连线,两条连线的夹角即为颅底角。正常人颅底角为:13~14岁男孩为142°,女孩为140°~134°;新生儿为133°;成人男性为134°,女性为132°。扁平颅底时Klaus高度指数为36~40mm。颅底角度变小时一般无重要临床意义,若颅底角增大,则可诊断为扁平颅底。此种畸形如果单独存在,一般不产生临床症状,它常与颅底凹陷症并存而出现症状。

（三）寰枕融合

寰枕融合(atlanto-occipital fusion)又称寰椎枕骨化,是胚胎组织的异常融合或不连续所致的一种发育上的先天性畸形,表现为寰椎与枕骨部分或完全融合而失去独立性。枕骨椎化,这种情况很少见,单独存在时,很少产生临床症状,而寰椎骨化则较常见,约占枕骨大孔区畸形的56%。寰椎后环可不完整,发生于单侧或双侧。寰椎融合可仅限于前椎弓、后椎弓或侧块的部分融合,也可以伴有部分椎骨的缺损,故寰椎可向一侧旋转,引起代偿性面骨不对称。有时可为完全性融合。由于寰椎枕化可使寰椎位置上升,枢椎的齿状突也随之上升,常误诊为颅底凹陷症。单纯的寰枕融合一般不产生临床症状,当伴有颅底凹陷症或并发寰枢椎脱位时,常常压迫延髓和上颈髓而出现相应的临床症状。在颈椎前屈或后伸位摄片时,可见寰椎与颅底不分离,有时也可见到连续两个或两个以上的颈椎融合在一起。

（四）短颈畸形

短颈畸形又称颈椎融合或Klippel-Feil综合征。其临床特点为颈椎数目减少和颈短椎不同程度融合的一种先天性颈椎畸形。主要是寰椎和枢椎融合或几个上位颈椎的椎体或棘突互相融合,在枕骨大孔区畸形中的出现率为27%~30%。颈椎分节不全的发病机制为胎儿期早期分节障碍,在出生时即存在。患儿的特征性外貌为颈畸形,几乎没有颈项,好像头长在肩上一样。头部重心前移,后发际低,而耳接近肩,可有斜颈及面骨不对称等。由于颈部粗短,头颈活动除前后方向外均受限。有时本病与颈肋、脊椎裂、先天性高肩胛、驼背、脊椎侧弯畸形、扁平颅底、颅底凹陷症、脑积水、先天性心脏病等并发。它本身不引起神经系统症状,当与其他枕骨大孔区畸形并发时,可出现压迫高颈髓和颈神经根、交感神经的症状。患者可出现双上肢麻木无力、肌肉萎缩、截瘫或交感神经功能紊乱等。有时出现四肢镜相运动,即两侧肢体对应性动作,这是由锥体交叉的缺失和颈髓背部未能闭合造成的。

（五）寰枢椎脱位

寰枢椎脱位(atlanto-axial dislocation)是一种严重疾病,由于寰椎向前或向后脱位,压迫上颈髓,患者可因头颈部轻微伤或颈椎过度屈伸而突然出现硬瘫,甚至呼吸肌瘫痪而死亡。因此,临床上要对本病有足够的认识,及时诊断,恰当处理。

1. 病因　寰枢椎脱位的原因可分为先天性、外伤性及充血性三类。先天性寰枢椎脱位主要是由于枢椎齿状突发育障碍和/或寰椎横韧带不健全,这是先天性寰枢椎脱位的病理基础改变。枢椎齿状突在寰椎前弓与横韧带之间为一枢轴。在胚胎发育6个月时,齿状突根部出现两个侧位骨化中心,在出生时这两个骨化中心融合成一个骨柱,在婴儿2岁时齿状突尖的骨化中心出现,在齿状突根与枢椎体间有软骨盘,到 12 岁及青春期,齿状突根与椎体、齿状突根与尖即逐渐融合。若在胚胎时第四枕节第一颈节的中胚叶细胞停止移行,即可导致齿状突的发育障碍或不融合。齿状突的发育畸形可分为以下几种类型:①齿状突骨,即齿状突未与枢椎椎体融合;②终末骨,即齿状突尖未与齿状突根相融合;③齿状突不发育,即齿状突缺如;④齿状突基底发育不全,即仅有齿状突尖;⑤齿状突尖不发育,即仅有一短的齿状突根。

齿状突未能与椎体融合或太短,这一病理改变使寰椎在枢椎上不够稳定,即使头部轻微外伤或头颈部过度活动造成反复损伤,也可逐渐发生寰枢椎脱位或半脱位,尤其是在寰枕融合畸形中,更易发生寰枢椎脱位,这是因为寰枕关节的伸屈活动丧失,此种活动转移到寰枢关节,从而增加了寰椎横韧带的紧张度,逐渐使之拉长松弛,久而久之,造成寰枢关节不稳定,加之头部重力的影响,更易发生寰枢椎脱位或半脱位,由于未融合的齿状突多随椎前弓而移动,因此以前脱位较多见,后脱位较少。充血性寰枢椎脱位又称自发性寰枢椎脱位,常继发于颈部炎症之后,如咽喉部炎症充血、类风湿关节炎、强直性脊椎炎等。多见于 13 岁以前的小儿,成人亦可发生。这种脱位可以是单侧,也可为双侧。充血性寰枢椎脱位为后天性的,在此不赘述。

2. 临床表现 寰枢椎脱位的临床症状可分为以下四类。

(1) 脱位本身的症状:寰枢椎脱位的本身症状有颈项部疼痛,有时放射到肩部,颈部肌肉痉挛,头部活动障碍。

(2) 周围组织器官受累症状:在寰枢椎前脱位时,寰椎前弓向咽后壁突出,发生吞咽困难,枢椎棘突后突明显并常有压痛。若为单侧前脱位则出现头部姿势异常,头颈偏向脱位侧,而下颌则转向对侧。

(3) 脊髓压迫症状:在寰枢椎脱位时,椎管前后径狭窄到一定程度,即可压迫脊髓,出现脊髓受压表现,尤以齿状突在原位而寰椎移位者压迫脊髓更为严重。患者可在头颈部轻微外伤后出现上颈髓受压症状,如一过性四肢疼痛或麻木。当脱位加重时,即可出现不同程度的四肢硬瘫,伴大小便功能障碍。

(4) 椎动脉压迫症状:单纯寰枢椎脱位一般不产生脑部症状。但是寰椎脱位可使椎动脉行程更加弯曲或颈椎伸屈活动受影响,甚至发生部分或完全椎动脉闭塞,而使椎基动脉供血不足,出现延髓和脊髓供血障碍。

3. X 线检查 X 线颈椎平片是诊断本病的主要手段。寰枢椎脱位在颈椎 X 线平片上的表现为:①正位张口片。齿状突与寰椎两侧块之间的距离不对称,两侧块与枢椎体关节不对称或一侧关节间隙消失或重叠是脱位的征象。②侧位片。寰椎前弓与齿状突前面的距离正常时不超过 2.5mm,在儿童最大不超过 4.5mm,若超过此范围即为前脱位。齿状突未融合或骨折时,游离的齿状突尖常随寰椎前弓向前移位,有时可在寰椎前弓上缘处,在侧位断层摄片更为清楚。

在颈髓受压症状不明显,欲检查寰枢椎关节有无不稳定时,可在患者坐位头前屈及后仰时各摄一侧位片,观察有无半脱位。必要时可行颈椎 CT 扫描矢状位重建,观察更为清晰。

4. 诊断 寰枢椎脱位根据其临床表现及颈椎 X 线检查并不困难,但应注意发现其他合并畸形。

5. 鉴别诊断 寰枢椎脱位应注意与下列疾病相鉴别。

(1) 颈椎病:本病多见于中老年人,由颈椎椎间盘变性、骨质增生和韧带肥厚等原因所致,出现颈神经根、颈脊髓、椎动脉、颈交感神经受压等一系列症状和体征。颈椎 X 线检查有助于诊断,颈椎病在 X 线上表现为明显的颈椎间盘退行性变和骨质增生。颈脊髓造影可显示椎管狭窄。

(2) 颈椎间盘突出:多发生在青壮年,患者多有明显的头颈部外伤史,伤后即出现症状。X 线检查无明显骨质变化或寰枢椎关节紊乱。颈髓造影显示椎间隙变窄,椎管完全或不完全梗塞。CT 扫描更有助于鉴别,并能判断其程度。

(3) 颈椎管内肿瘤:以青壮年多见。患者的症状多呈进行性加重,并进展较快。表现为脊髓及神经根同时受累。颈椎 X 线检查表现为椎弓根变形变扁,根间距增宽,椎体后缘凹陷,有时可见椎间孔扩大或椎体破坏。脊髓造影或 CT 扫描可明确诊断。

(4) 颈髓脊髓炎:可见于任何年龄,患者常有发热史或感染史,在此基础上逐渐发病,病程较长,病情时好时坏。由于病变弥散不规律,因此患者的症状体征也多变,感觉平面不清、分布凌乱。腰椎穿刺可见脑脊液蛋白定量高,白细胞增多,以淋巴为主,常出现不完全蛛网膜下腔梗阻。脊髓碘油造影显示特征的点状分散,有时可见类肿瘤样杯状缺损或造影剂进入囊腔。其梗阻水平与症状平面不相符。

(5) 颈椎结核:患者多有结核病史。常主诉颈部疼痛、头颈部活动受限,活动时疼痛加重。严重时可出现颈神经及颈髓受压症状。红细胞沉降率快。在咽后壁有时可见肿块,影响吞咽,穿刺可吸出脓液。颈椎 X 线检查可显示 1~2 个或多椎体破坏,并有脱位、畸形等。

（6）脊髓空洞症:患者常合并颅底凹陷症等枕骨大孔区畸形。病情发展缓慢。有特征性的感觉分离表现。腰椎穿刺检查多正常。X 线检查无寰枢椎关节紊乱现象。CT 扫描或 MRI 检查有助于诊断及鉴别诊断。

（7）后纵韧带钙化:本病好发于颈椎,患者后纵韧带增厚和钙化,使椎管前后径变小,压迫颈椎,出现不同程度的四肢瘫痪。颈椎 X 线侧位片可见椎体后面有长条形钙化影,寰枢关节正常。

6. **治疗**　寰枢椎脱位的治疗目的是解除脊髓压迫,稳定颈椎关节,防止再脱位。

（1）保守治疗:对于自发性寰枢椎脱位,可行颌枕牵引,一般需牵引 3 周,到复位稳定后,做一包括头颈胸的石膏,固定 6~8 周。如单侧脱位可手术复位,石膏固定。对于先天性齿状突分离、齿状突发育不全及寰椎横韧带发育不全等所致的寰椎前脱位,可行颅骨牵引,直到复位和症状改善后,在局部麻醉下行自体髂骨片枕骨和第一至三颈椎融合术,或钢丝枕骨和第一至三颈椎固定,不必行椎板切除术。

（2）手术治疗:对于脱位时间久,齿状突在移位处愈合固定,经牵引不能复位,脊髓腹侧和背侧均受压者可采取手术治疗。若因寰椎后弓和枕骨大孔后缘压迫,可采取后方入路,切除寰椎后弓及枕大孔后缘。然后行自体骨片枕骨和颈椎融合术或钢丝固定术。亦有人采取化学材料固定枕骨及颈椎。若脊髓受压以前方为主,可经颈前或经口腔入路行减压术。切除齿状突并同时行枕骨与颈椎融合术,此类入路应做气管切开术。

（六）小脑扁桃体下疝畸形（Arnold-Chiari malformation）

见第十二章第一节。

（七）茎突过长

茎突起于颞骨下面茎乳突的前方,远端伸向内前下方,位于颈内动脉与颈外动脉之间;或其远端伸向外下,靠近下颌骨的内侧;偶尔可向后达颈椎前方。茎突平均长度为 2.5cm,据观察茎突最长为 3cm。茎突过长（elongation of styloid process）的临床表现为咽喉部不适,有异物样感、爬虫样感及咽痛、耳鸣、耳痛等症状。可能因过长的茎突向内前方或因末端弯曲靠近扁桃体窝的表浅处,或因压迫吞咽神经末梢所致。如果过长的茎突偏斜或弯曲,影响到颈内动脉的血液循环,患者则可出现头颈部疼痛;颈外动脉受影响时,疼痛多在面部。另外,有时可在扁桃体旁触及一硬条索状物,为茎突过长压迫所致,并有放射性疼痛。X 线颈椎摄片可以确诊。正位片可观察茎突有无内外偏斜及弯曲,如果超过寰椎横突,即可诊断为茎突过长;侧位片上茎突超过了 3cm 也为过长。有症状者可手术将过长的茎突切除。

（八）其他

枕骨大孔区的其他畸形还有颅骨内面骨嵴形成、颈椎侧弯畸形、齿状突发育不全、寰椎后弓缺如和椎板闭合不全等。

（李峰　宫杰　刘玉光）

第三节　颅骨感染性疾病

一、颅骨结核

（一）概述

颅骨结核（cranial tuberculosis）是因结核分枝杆菌侵入颅骨而引起的一种特异性炎性反应,致使局部颅骨破坏并向周围组织蔓延,如治疗不及时可引起一系列严重的并发症。造成不良后果。因抗结核药物的出现和广泛应用、免疫接种的普及和生活水平的提高,本病现已很少见,但在临床上仍可偶见。近年来,结核病发病率又有增高的趋势,因此,对本病也应引起重视。

（二）病因与病理

颅骨结核是由结核分枝杆菌引起的特异性炎症反应。其感染途径主要是身体其他部位的活动性结核病灶中的结核分枝杆菌,通过淋巴、血行播散,或由邻近的病灶蔓延侵入颅骨,导致颅骨及其周围组织发生一系列病理改变。在与受累的颅骨相应部位的头皮下有含有干酪样坏死的脓肿,脓肿破溃后形成窦道。颅骨呈棕灰色,无光泽,常有形态不同的骨缺损或死骨。镜下可见皮下、窦道内有大片干酪样坏死及纤维结缔组织增生,骨小梁正常结构遭到破坏。

（三）临床表现

颅骨结核多发生在青少年的额顶骨,多为单发,也有多发者。多同时伴有肺部及其他部位的结核。起病缓慢,病程较长。同全身其他部位结核性感染一样,患者可有长时间的低热、食欲缺乏、消瘦、乏力、夜间盗汗、闭经等全身症状。发病初期,局部头皮可肿胀,继而出现无痛性寒性脓肿,脓肿破溃后形成经久不愈的慢性窦道,经常向外排出灰白色干酪样脓液,有时夹杂有碎骨片。化验检查:外周血白细胞增多可

达 $15\times10^9\sim20\times10^9/L$，其中淋巴细胞增多明显。红细胞沉降率加快，可在 $20\sim30mm/h$ 以上。影像学检查：X 线平片可见颅顶骨或其他部位有单发或多发病灶，表现为边缘整齐或穿凿样的圆形或椭圆形低密度区或骨缺损。其中分散着大小不等游离的高密度死骨。CT 及 MRI 检查除可见病灶区骨缺损和游离死骨表现外，可发现有硬膜外、下及颅内的病变的部位、范围。

（四）诊断与鉴别诊断

青少年有身体其他部位结核性感染，或有与结核患者密切接触史，头皮出现一波动性寒性脓肿，向外破溃形成排出干酪样物及坏死性小团块的慢性窦道。结合影像学和实验室检查，诊断并不困难。其确诊是在脓液和干酪样物中查到结核分枝杆菌。

颅骨结核主要须与化脓性颅骨骨髓炎相鉴别。

（五）治疗

颅骨结核的治疗原则：在应用抗结核药物进行系统治疗的同时，尽早施行彻底的病灶清除术。在应用抗结核药物的同时，还要配合休息和营养支持以增强抗病能力。局部病变如已有头皮窦道或颅骨破坏，应尽早手术彻底清除病灶。如并发颅内结核瘤，引起颅内压增高及神经系统功能障碍，除应用抗结核药物及清除头皮和颅骨病灶外，还应根据病情行脑内结核瘤切除。颅骨结核瘤经及时病灶清除及抗结核药物治疗后多数预后良好。但有少数患者发生颅内并发症，引起高热、抽搐、昏迷严重时可导致脑疝危及生命。即使经治疗得以存活，也常遗留严重的神经系统功能障碍。

二、化脓性骨髓炎

（一）概述

化脓性颅骨骨髓炎（suppurative osteomyelitis of skull）为致病菌侵入颅骨内引起的非特异性炎症反应。在抗生素问世以前是一种常见病。近几十年来由于抗生素在我国的广泛应用，临床上已较少见。主要致病菌为金黄色葡萄球菌、链球菌、大肠埃希菌，其他尚有铜绿假单胞菌、白色葡萄球菌、厌氧菌等，也有多种致病菌混合感染者。多为头部伤口受到污染或头部邻近部位感染灶蔓延引起，少数通过血行播散所致。

（二）病理

从形态上可分为破坏性和增殖性两类。病变部位局部头皮肿胀，有波动感和慢性窦道。其邻近的部位有单发或多发的形态及大小不等的颅骨缺损，其中有游离碎骨片。病变颅骨呈灰黄色，无光泽，质松软内含脓液。窦道内及硬膜外有大量黄色黏稠脓液、增生的肉芽组织，硬脑膜增厚变脆。镜下可见病变组织中有大量脓液渗出及白细胞浸润，纤维结缔组织及血管增生，骨小梁破坏，正常结构模糊不清。

（三）临床表现

本病多发生在青少年。发病前多有外伤史。发病急缓与致病菌强弱有关。如为毒力较强的致病菌，则起病急剧，患者全身中毒症状严重，表现为突发高热寒战、周身酸痛乏力、精神不振、嗜睡。病变部位头皮出现红、肿、热、痛，进而出现波动感形成脓肿，脓肿破溃后疼痛缓解，体温逐渐下降，形成经常排出脓液及死骨片的窦道，病变转为慢性阶段。如为毒力较弱的致病菌侵入颅骨后，引起患者的全身及局部反应均较轻，病情呈慢性进展性，患者表现为低热，头皮出现局限性红肿热痛，逐渐发展成有波动感的脓肿，破溃后形成慢性窦道，在发病初期引起表现不典型，多在形成头皮脓肿或窦道后才就诊，故其病程较长，一般在 1 个月以上，有的可达数月甚至数年。头部外伤及颅脑手术后颅骨骨髓炎多为慢性病程。颅骨骨髓炎如不能及时得到控制，则可穿透硬脑膜向颅内扩延，引起颅内并发症（脑脓肿、硬膜下脓肿、化脓性脑膜炎）。严重时可导致脑疝危及患者生命。

实验室检查：外周血白细胞计数增高，一般都在 $10\times10^9/L$ 以上，中性粒细胞可占 90% 以上。脓液直接涂片染色检查可找到化脓性细菌，培养可发现化脓性细菌生长。X 线检查：表现为单发或多发边缘不整的低密度骨缺损或椭圆形地图状或虫蚀状低密度区，有时可见死骨，骨缺损的边缘有明显的反应性骨质增生的高密度硬化带。CT 及 MRI 检查：CT 及 MRI 检查除可见病灶区骨缺损和游离死骨表现外，还可发现有硬膜外、下及脑内脓肿的部位、范围。

（四）诊断与鉴别诊断

对于典型的化脓性骨髓炎，根据病史、临床表现、颅骨 X 线征象，多能明确诊断。由于颅骨炎症常向颅内发展引起硬脑膜下积脓、化脓性脑膜炎及脑脓肿，因此注意行颅脑 CT 及 MRI 检查，及时对颅内病变作出诊断。本病主要应该与颅骨结核相鉴别。

（五）治疗

早诊断、早治疗是治疗的关键，颅骨化脓性骨髓炎如能早期应用抗生素，炎症控制不再发展，可以不手术而达到治愈。

1. **抗生素治疗**　对考虑为颅骨骨髓炎的患者，应立即给予足量抗生素治疗。由于致病菌大都为金黄色葡萄球菌，病变有向颅内发展的趋势，因此在选用抗生素时要选用针对革兰氏阳性球菌、易于透过血脑屏障的药物。一般采用联合用药，选用一种针对革兰氏阳性球菌,另一种则为广谱抗生素。

2. 手术治疗 对颅骨已遭到严重破坏及头皮形成窦道的慢性患者,单纯应用抗生素及换药,很难治愈,应尽早施行手术治疗。手术要切除窦道,彻底清除已被破坏、松软而含有脓液的病变颅骨,直到达正常颅骨为止,对硬膜外增生的炎性肉芽组织,需彻底刮除。伤口用加有抗生素的无菌生理盐水、双氧水反复冲水后,伤口内置油纱条或碘仿纱条引流,部分缝合头皮。手术后定时换药,直至愈合。对并发脑脓肿、硬膜下积脓者,要尽早行脓肿穿刺抽吸或引流。

第四节 颅骨血管瘤

颅骨血管瘤(angioma of skull)约占颅骨良性肿瘤的 10%。肿瘤起源于颅骨的板障,生长缓慢。按肿瘤形态可分为扁平型和球型,扁平型多局限在板障内生长,内外板变薄;球型多向内外板延伸,突出外板或穿透内板,但较少累及硬脑膜。组织学上有两种类型,一种为海绵型,占大多数;另一种为毛细血管型,含较多软组织成分,能侵蚀及破坏邻近组织并压迫脑组织。

(一) 临床表现

表现为头部局限性肿块,有肿胀感和压痛。患者多因头痛就诊,而其他症状多不明显。如果外板破坏,可在局部触及非骨性肿块。肿块有压缩性,肿块受压时可变小。头低位时,静脉压增高,肿块重大,头高位时肿块变小。颅骨 X 线平片检查:可见颅骨上有圆形、椭圆形或蜂窝状低密度区,边界整齐,多有硬化带,其间留有增厚的骨小梁,呈垂直放射状排列。一般没有迂曲的血管压迹,借此可与脑膜瘤鉴别。血管造影时可见肿瘤染色。CT 扫描可见明显增强的肿块(图 10-4-1)。MRI 在 T_1 加权像上呈低信号肿瘤影,T_2 加权像肿瘤周围可见含铁血黄素的低信号"黑环",多强化(图 10-4-2)。

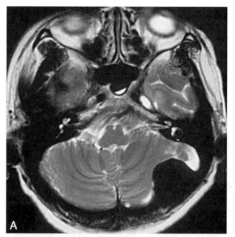
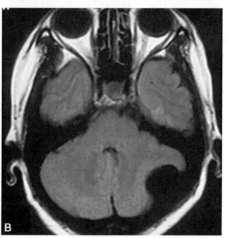
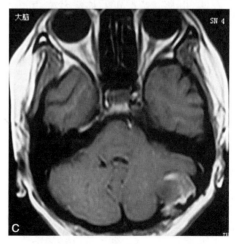

图 10-4-2 颅骨血管瘤的 MRI 表现
A. T_1 加权像;B. T_2 加权像;C. 强化像。

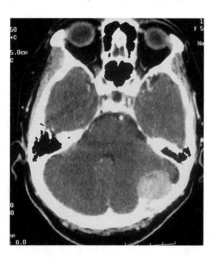

图 10-4-1 颅骨血管瘤的强化 CT 表现

(二) 治疗

手术治疗为主。早期手术,病变局限,手术难度小。如肿瘤穿透内板,虽与硬脑膜紧密粘着,但易于分离,肿瘤的完整切除并不困难。对一些大型肿瘤,手术前宜先行脑血管造影了解病变的血供情况。对血供丰富者,可在手术前或手术中先行供血动脉阻断,以减少手术中出血。对骨缺损较大者,需行颅骨整形修补。如肿瘤因部位关系不能全切,可在手术后给予小剂量放射治疗。

(李峰　刘玉光)

第五节　骨纤维结构不良

骨纤维结构不良(osteofibrous dysplasia)又称骨纤维异常增殖症,是一种有纤维组织替代骨质而引起颅骨增厚、变形的疾病。病变可只累及颅骨,也可同时累及身体其他部位的骨骼,如股骨、胫骨、脊椎骨等。后者又称为多发性骨纤维结构不良。其中极少数还伴有皮肤黄褐色素沉着和性早熟,又称 McCune-Albright 综合征。本病的命名繁多,国内多采用骨纤维结构不良这一名称。本病在临床上并不少见,占颅骨疾病的 11.5%~17%。

(一)病因与病理

1. 病因 本病的病因不明,多数人认为骨纤维结构不良是一种发生学上的障碍,但也有人认为与炎症或血管、营养神经、内分泌等的功能障碍有关,也有人认为与骨间质异常生长有关。故颅脑外伤与颅骨纤维结构不良的关系也有待于今后进一步探讨。

2. 病理 本病的主要病理改变为骨髓腔内纤维组织增生,髓腔扩大使骨皮质变薄而无骨膜反应。骨纤维结构不良患者的骨质经破骨细胞作用后被纤维结缔组织所代替,由未成熟的骨小梁和纤维间质所构成,骨小梁的形状和大小极不一致。部分呈 U 形或 V 形。纤维间质主要为梭形细胞,呈囊状排列,有胶原形成。软骨组织较少见,如有大量软骨组织被发现,则有可能转变为软骨肉瘤,但恶变者很少见。病变好发于额骨、顶骨、颞骨及蝶骨,以颅底骨多见。成年患者常常侵犯蝶骨,导致视神经管狭窄,视神经受压。病变区的骨质较软,呈硬橡皮状,内含砂粒样的骨化小岛,常有小囊肿及出血区。但没有全身骨质疏松及钙、磷代谢紊乱。病变颅骨表面的小管孔增多,骨切面为红色,有少许弥漫性渗血。其骨磨片标本见骨小梁较细,网眼小,外板、板障和内板无明显分界,三者合而为一,即类似于板障结构,但又不同于正常板障结构。

(二)临床表现

骨纤维结构不良多见于青少年,也可见于成年人,以女性多见。各颅骨均可受累,在临床上病变多侵犯额骨、顶骨和颞骨,尤其是颅底部分。绝大多数患者可无任何临床症状,个别患者可出现轻微的头痛。最常见的临床表现为头面部外形的改变和颅骨局部的非对称性突起。隆起骨质较软,呈硬橡皮状,内含砂粒样骨化小岛。由于变性增厚的颅骨绝大多数向颅外发展,而不向颅内生长,因此很少出现脑受压及颅内压增高的临床表现。临床上以单发病变或病变局限在一个部位,同时侵犯相邻的几块颅骨多见。近几年来有关多发性病变同时侵犯身体其他部位骨骼的报道也不少见。病变可只侵犯颅盖骨,造成颅骨局部的外突畸形,也可侵犯颅底骨,出现相应的临床表现。例如:病变侵及颅前窝眼眶周围骨质,可导致眼眶缩小,眼球外突,眼球活动受限;病变侵及上颌骨,使上颌骨增生硬化,造成面部膨起,可出现"骨性狮面";病变侵及鞍区和蝶窦时,可致视神经孔狭窄,视神经受压萎缩,患者可出现进行性视力下降,甚至失明;病变侵犯了垂体,可出现一些内分泌的症状,如性早熟现象等。发生在颞骨的病变,可造成外耳道的狭窄,导致传导性的耳聋。发生在颅骨以外部位的病变,常见于脊椎骨及下肢的骨骼,可因类似的病理改变而发生骨折。

(三)诊断

1. X 线检查 X 线检查对骨纤维结构不良具有诊断价值。颅骨平片主要表现为颅盖板障内圆形或类圆形透光区,颅底病变表现为骨质致密增厚(图10-5-1)。由于正常的骨质被纤维组织所代替,以及骨的增生和软骨残留,所以其表现可多种多样。大致可分为三种类型。①囊肿型:多见于发病早期或颅盖部位的病变,在颅骨的板障之间可见大小不等的囊肿样骨密度减低区,有的表现为多房性,板障增

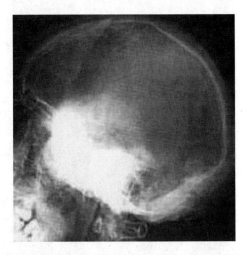

图 10-5-1　颅底骨纤维结构不良的侧位片 X 线平片表现

宽,外板隆起变薄,而内板常不受影响。②硬化型:多见于病变晚期或位于颅底部位的病变,病变较广泛,常引起颅骨畸形改变,骨质增厚,阴影密度增大呈"象牙质"样硬化改变,多见于额骨的眶板及蝶骨的小翼部位。③混合型:为囊肿型和硬化型同时存在,多见于颅骨穹窿部,范围较小者需要与脑膜瘤引起的颅骨改变相鉴别。若为多发性者,在身体的其他部位骨骼也能见到上述的类似表现。有软骨组织存在时,呈云絮状或棉团样阴影。骨组织较多时可呈磨玻璃状。

2. **CT**　表现为颅骨骨质膨胀、增大变形,呈毛玻璃样改变、硬化,范围较弥散,无明显分界,内外板骨皮质变薄,内外板间距离增宽,密度不均,可有囊性多房状、病灶内钙化及硬化性高密度灶(图 10-5-2,图 10-5-3)。

CT 不仅能够观察骨膨胀程度,而且能够观察颅骨内板改变及对脑组织的影响情况,能准确判断病变的部位和范围,可清晰地将囊变、坏死、纤维组织增生区的纤维化骨质区分开来,极大地提高颅骨纤维结构不良的诊断正确率,明显优于传统 X 线摄片检查。

3. **MRI**　表现为 T_1 加权像呈等或稍低信号,T_2 加权像呈等或低信号,多明显强化,无软组织肿块及边缘水肿(图 10-5-4)。

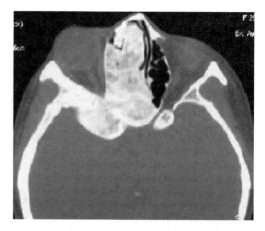

图 10-5-2　颅底骨纤维结构不良的 CT 表现

4. **实验室检查**　血中碱性磷酸酶轻度或中度的升高对骨纤维结构不良的诊断有参考价值。

（四）鉴别诊断

1. **脑膜瘤**　硬化型骨纤维结构不良的颅骨改变在 X 线平片上与脑膜瘤所引起的颅骨变化类似,因此需要与之鉴别。脑膜瘤引起的骨质变化特点是:颅骨的内、外板及板障均增生,局部骨质硬化增白。除此之外,头颅 CT 扫描较易将两者鉴别开来,脑膜瘤表现为颅内紧贴硬化颅骨,有一边界清晰的高密度占位病灶,病灶呈均匀强化。而骨纤维结构不良无此表现。

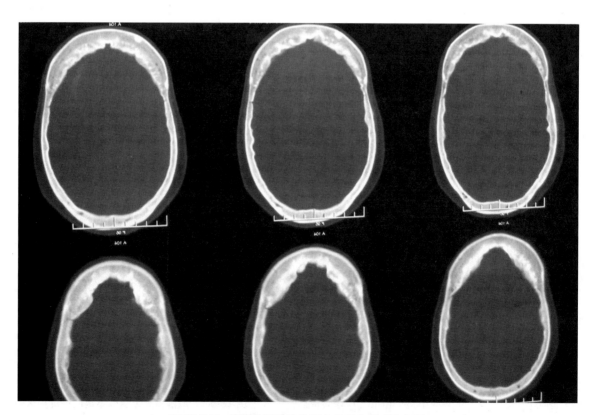

图 10-5-3　颅盖骨纤维结构不良的骨窗位 CT 表现

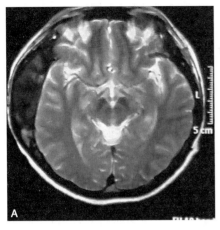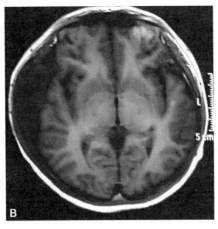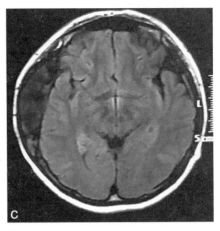

图 10-5-4 颅骨骨纤维结构不良的 MRI 表现

A. T_2 加权像；B. T_1 加权像；C. 压水像。

2. **骨瘤** 为最常见的颅骨肿瘤，多发生于 20~30 岁青年人，少数也见于儿童或老年人。病程较长，瘤体较小者一般都无自觉症状，较大者可有轻微胀痛或麻木感。X 线表现为局限性、圆形或椭圆形、均匀一致的骨密度增高区，部分病例可为界限模糊的骨密度减低区，内、外板多同时受累，以发生于额骨、顶骨多见，而颞骨、颅底骨折较少发生，绝大多数向颅外方向发展，因此极少出现脑受压和颅内压增高症状。根据好发年龄、部位及 X 线特点，比较容易较两者鉴别开来。

3. **嗜酸性肉芽肿** 好发于儿童和 20 岁左右的青年人，以男性多见，多发生于额骨、顶骨，常表现为在较短的时间内（一般不超过 1 个月）突然出现头部疼痛性肿块。局部淋巴结不增大，但患者有乏力、低热，很像轻度的化脓性骨髓炎。颅骨 X 线平片或 CT 平扫可见局部骨质破坏，周围可有增厚的骨反应（图 10-5-5）。血象有嗜酸性粒细胞增多，依据以上特点可将两者相鉴别。

4. **畸形性骨炎** 即佩吉特病（Paget disease）。该病多见于中年以后的成年人，男性多于女性，常有家族倾向。病变也可累及颅骨及其他骨骼组织。颅骨病变的早期常表现为片状的溶骨性改变，在 X 线平片上有明显的 X 线透光区。以后出现广泛的颅骨增生，以板障及外板最为明显。在多数情况下都能见到颅骨小梁。病变区的血供特别丰富。部分病变有恶变为肉瘤的倾向。根据发病的年龄、病史及颅骨 X 线表现，绝大多数患者可以作出鉴别诊断。有些鉴别困难的患者，则只能通过活检来鉴别诊断。

（五）治疗

一般颅骨纤维结构不良是自限性疾病，青春期以

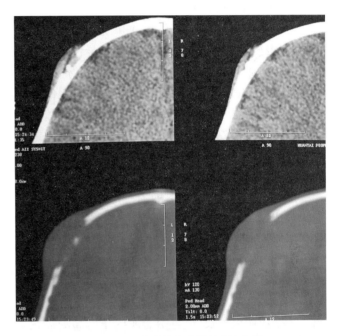

图 10-5-5 嗜酸性肉芽肿的 CT 表现

前发病较快。成年以后绝大多数即自行停止发展。如果患者无特殊神经系统功能障碍，病变范围不是很大，不影响面容，则一般不需要手术治疗。对诊断不明确的病例可考虑做局部活检。如果侵及眶内容物或视神经孔等，患者出现了进行性的视力下降，这时则需要行眶板切除或视神经孔减压术，以解除视神经受压。对颅盖部位的病变，如果范围较大，局部颅骨变形较明显，也可考虑行手术治疗，切除外突的骨质部分。如果病变范围较小，呈局限性病变，则可考虑将病变的颅骨整块切除，并同时行广泛颅骨成形术。关于骨纤维结构不良的药物治疗，目前认为激素、钙剂、维生素等的药物治疗，多无明显的效果。放射治疗能减轻局部的疼痛。

（六）预后

本病发展较慢，多可自行停止，故预后良好。

（李峰 刘玉光）

第六节 动脉瘤样骨囊肿

动脉瘤样骨囊肿（aneurysmal bone cyst，ABC）是一种表现为膨胀、溶骨性的少见的良性非肿瘤性骨病变。1942 年 Jaffe 和 Lichtenstein 认为此种骨病变的轮廓似动脉瘤壁，囊腔内充满血液，为一种独立的疾病，命名为动脉瘤样骨囊肿。ABC 多见于 5~20 岁的青少年，以女性居多，多有外伤史，好发于长管状骨及脊柱，发生于颅骨 2%~6%。

（一）病因与病理

发病原因不明确，目前认为 ABC 是一种特异性的病理生理结果，可能继发于外伤及非特异性的血管病变。颅骨骨破坏起自板障，内、外板随后受累，致病变区膨胀，周围有硬化边，囊内有不程度的较粗的骨间隔。多数学者认为由于骨局部血液动力障碍致静脉压持续增高，导致血管扩张，受累部骨质吸收及继发性反应性修复。因患骨外形隆起类似动脉瘤，病灶为充满血液的囊腔而定名。

病理上，主要由大小不等的海绵状血池组成，血池间被成纤维细胞、成肌纤维细胞、破骨样巨细胞和骨样组织形成的壁分隔。

（二）临床表现

颅骨 ABC 常以头皮下肿块和疼痛多见，肿块生长缓慢，大小不一，为硬性肿块物，也可有波动感和压痛。病变向颅内生长，也可引起颅内压增高的症状和体征。

（三）诊断

影像学检查包括 X 线片、CT、MRI 和核素扫描。X 线片可为 ABC 的诊断提供重要信息，而且简单易行，应作为首选方法。但对于隐蔽部位、复杂解剖部位和溶骨早期的 ABC，应行 CT 或 MRI 检查。

影像学表现反映 ABC 的病理生理特点。最初表现骨膜抬起和边界清晰的溶骨样破坏，然后病变生长迅速并导致进行性破坏，影像学上表现为偏心的、膨胀性的、骨皮质呈现为吹气球样的骨质病变区。膨胀性的轮廓是由骨膜的骨再生引起的，病变常有细小的骨小梁样结构。

ABC 影像学表现为边界清楚的多房分叶状囊性膨胀性骨质破坏灶，其特征性表现为病灶内可见液-液平面。CT 表现为界限清晰伴骨皮质中断的膨胀性肿块，约 35% 患者可出现液面，同时不同的分层结构具有不同的 CT 值。MRI 表现为边界清楚的多房分叶状囊性膨胀性骨破坏病灶，边缘有薄如纸的低信号边界，囊腔大小不一，信号不均，T_1WI 上呈等或低信号，部分可为高信号，在 T_2WI 上呈高信号，有低信号硬化边，边界较清晰。多数患者可见典型的液-液平面，在 T_2WI 上显示较清，特别是在 TE 较长的重 T_2WI 上更为清楚。液面上部呈明显长 T_1、长 T_2 信号，下部多呈等 T_1、等 T_2 信号。由于血液成分的降解，不同的分层结构其信号不同。MRI 上囊肿、憩室、纤维组织的强化、含有不同成分的液面，伴有膨胀溶骨性骨破坏，提示 ABC 的诊断。

（四）鉴别诊断

1. 单纯性骨囊肿 合并出血的单纯性骨囊肿也可出现液-液平面，在 MRI 上表现与 ABC 相似；但 ABC 有不规则分叶状的轮廓及多房囊腔，囊内信号不均匀，增强扫描有明显的进行性强化；而单纯性骨囊肿轮廓光整，囊内分隔不明显，信号较均匀，增强扫描不强化。

2. 骨巨细胞瘤 都表现为膨胀性破坏。骨巨细胞瘤好发于 20~40 岁患者；动脉瘤样骨囊肿囊变伴出血形成液面，特别是不同时期的出血征象的出现概率要远高于骨巨细胞瘤。

（五）治疗

以手术治疗为主，全切除后能治愈。不能全切的病例，术后可辅以放疗。

（李峰 刘玉光）

参考文献

[1] 熊南翔,赵洪洋,张方成,等.颅骨骨瘤临床分类和手术方法的探讨[J].中华神经外科杂志,2006,22(3):166-167.

[2] 潘思姐,鲍南,沈卫民,等.颅缝早闭症的整形外科治疗指南(华东区)[J].组织工程与重建外科杂志,2017,13(4):181-183.

[3] 文海韬,顾硕,吴水华.狭颅症的诊疗进展[J].临床小儿外科杂志,2018,17(2):146-149.

[4] 孙守庆,鲍南.综合征型颅缝早闭的临床表现及基因诊断[J].临床小儿外科杂志,2017,16(4):409-412.

[5] 林丽琴,韦敏.影像学技术在颅缝早闭诊疗中的应用进展[J].组织工程与重建外科杂志,2018,14(1):53-56.

[6] 沈卫民,王刚,吴玉新,等.矢状缝早闭(舟状头)全颅成形术[J].中华整形外科杂志,2006,22(3):172-174.

[7] 汪敬群,徐文坚,刘吉华,等.枕大孔前后缘深度 MRI 测量在颅底凹陷症诊断中的价值[J].中华放射学杂志,2005,39(2):187-191.

［8］巩若箴,柳澄,吕京光.原发性颅底凹陷症的 CT、CTM、MR 特征及检查方法的选择［J］.中国医学影像技术,2000,4: 269-273.

［9］WARREN SM,PROCTOR MR,BARTLETT SP,et al. Parameters of care for craniosynostosis:craniofacial and neurologic surgery perspectives［J］. Plast Reconstr Surg,2012,129(3): 731-737.

［10］SLATER BJ,LENTON KA,KWAN MD,et al. Cranial sutures:a brief review［J］. Plast Reconstr Surg, 2008, 121 (4):170e-178e.

［11］GREENWOOD J,FLODMAN P,OSANN K,et al. Familial incidence and associated symptoms in a population of individuals with nonsyndromic craniosynostosis［J］. Genet Med, 2014,16(40):302-310.

［12］KANEV PM. Congenital malformations of the skull and meninges［J］. Otolaryngol Clin North Am,2007,40(1):9-26.

［13］CHAI Y,MAXSON RE JR. Recent advances in craniofacial morphogenesis［J］. Dev Dyn,2006,235(9):2353-2375.

［14］WOOLLEY EJ,RICHARDSON D,MAY P. Management of craniofacial abnormalities［J］. Hosp Med, 2005, 66: 405-410.

［15］HULTMAN CS,RISKI JE,COHEN SR,et al. Chiari malformation,cervical spine anomalies,and neurologic deficits in velocardiofacial syndrome［J］. Plast Reconstr Surg, 2000, 106(1):16-24.

［16］CHATEIL JF,DOUSSET V,MEYER P,et al. Cranial aneurysmal bone cysts presenting with raised intracranial pressure:report of two cases［J］. Neuroradiology,1997,39(7): 490-494.

［17］KIM S,JUNG DW,PAK MG,et al. An Aneurysmal Bone Cyst in the Skull Base［J］. J Craniofac Surg,2017,28(7): 704-706.

第十一章 脑神经疾病及功能性疾病

第一节 原发性三叉神经痛

一、概述

三叉神经痛(trigeminal neuralgia,TN)表现为颜面部三叉神经分布区域内,闪电式反复发作性的剧烈性疼痛,是最常见的脑神经疾病。一般将三叉神经痛分为原发性三叉神经痛(primary trigeminal neuralgia,PTN)和继发性三叉神经痛(secondary trigeminal neuralgia,STN)两类。PTN 是指有临床症状,检查未发现明显的与发病有关的器质性或功能性病变;后者又称症状性三叉神经痛,是指疼痛由器质性病变如肿瘤压迫、炎症侵犯或多发性硬化引起。临床上,若称三叉神经痛一般是指 PTN。PTN 的发病率为(3~5)/(10万·年),并且随年龄的增长而发病率增加。患病率为(48~182)/10 万。从青年至老年人均可发病,但以 45岁以上的中老年人居多,占全部患者的 70%~80%。女性发病率略高于男性,多为单侧发病,右侧多于左侧。以三叉神经第二、三支分布区域多见,第一支较少。

二、病因与发病机制

PTN 的病因与发病机制目前尚不十分明确,本病可能由多种因素导致。以下是有关发病机制的几种学说与研究发现。

(一)中枢病变学说

三叉神经疼痛的癫痫样发作特征、用抗癫痫药物治疗有效以及在疼痛发作时可记录到癫痫样放电,均支持中枢神经病变假说。认为 PTN 的病理机制是三叉神经脊束核内的癫痫样放电。因此,有学者提出闸门控制学说,即所有来自皮肤的传入冲动,一方面抵达脊髓背角的第一级中枢传递细胞(简称 T 细胞),另一方面又与胶质细胞建立突触联系。这种闸门控制机制的胶质细胞起着在传入冲动前控制 T 细胞传入的作用。由于中枢的病变(三叉神经脊束核的损伤)造成胶质细胞控制 T 细胞的作用减弱,T 细胞的活动加强,失去了对传入冲动的闸门作用,使得 T 细胞对传入疼痛刺激的调节作用失代偿而引起疼痛发作。也有实验证明 PTN 与脑干中三叉神经核的兴奋性改变有直接关系。刺激扳机点引起的病理性刺激通常是由三叉神经周围支到达脑干,通过三叉神经感觉核和网状结构迅速"总和"起来,而引起 PTN 的发作。

(二)周围病变学说

PTN 的主要病理改变是三叉神经的脱髓鞘改变,因此,有学者提出短路理论,认为脱髓鞘的轴突与邻近无髓鞘纤维发生"短路",轻微的触觉刺激即可通过"短路"传入中枢,而中枢的传出冲动亦可再通过"短路"而成为传入冲动,如此很快达到一定的"总和"而引起 PTN 的发作。对三叉神经痛患者的三叉神经超微结构的观察也支持周围病变学说,被广泛接受的引起 PTN 的重要发病机制是持续(静态)的或搏动的微血管压迫使三叉神经根感觉神经轴突脱髓鞘。在三叉神经根受血管压迫部位电镜显示神经根脱髓鞘和髓鞘再生,有时伴轴突消失等病理改变。血管压迫是关于造成神经纤维损伤原因的最有力学说。

(三)免疫因素

三叉神经脱髓鞘病变是一种细胞免疫介导的疾病。神经内巨噬细胞、肥大细胞、T 细胞和血管内皮细胞破坏和吞噬轴索,加速和加重脱髓鞘的发生和发展,促进炎症的发展,对神经组织造成慢性损害,加重神经的损害,引起脱髓鞘病变的发生。巨噬细胞、肥大细胞、T细胞和血管内皮细胞对三叉神经脱髓鞘改变有作用。

(四) 神经肽的研究

多种神经介质类和神经肽类物质与PTN的发作有密切关系。三叉神经系统内含有多种神经肽,与疼痛有关的包括P物质(SP)、谷氨酸(Glu)、降钙素基因相关肽(CGRP)、生长抑素(SOM)、血管活性肠多肽(VIP)等。P物质和谷氨酸是最有可能的伤害性信息传递信使。甘氨酸在伤害性信息调控过程中也起着重要作用。P物质作为伤害性信息传递信使的理论更为经典。P物质在半月节内与CGRP、生长抑素共存。CGRP促进初级感觉纤维释放SP,促进痛觉传递。

PTN患者脑脊液和血液中P物质含量均明显升高。PTN发作时,痛支神经可能通过快速过度释放SP导致阵发性剧烈疼痛,随着P物质的耗竭而疼痛消失;在外周,P物质还可引起血管扩张,腺体分泌,刺激各种炎症介质的释放,导致致痛、致炎物质的积聚,进一步刺激传导伤害性信息的传入纤维,待神经元内P物质合成到一定程度时再次爆发新一轮的疼痛。

三、临床表现

(一) 性别、年龄

男女之比为1:1.5。从青年至老年人均可发病,10岁以下罕见,85%的患者发生在45岁以上,平均发病年龄为52岁。

(二) 病程与合并症

病程2个月至40年,平均6年4个月。主要合并症有高血压、冠心病、肺源性心脏病、慢性支气管炎、结核病、糖尿病、癌症、脑血管病等其他慢性疾病。

(三) 发病部位

疼痛发作仅限于三叉神经分布区。右侧占61.3%,左侧38.7%,双侧三叉神经痛仅占1.4%~5%。三叉神经第一、二、三分支均可单独或组合发生疼痛,其中第二、三支痛最常见,占59%,其次是第二支痛,占16%,第三支痛占14%,第一支痛仅占2%,第一、二、三支均痛占10%。

(四) 典型表现

1. 疼痛的诱发因素与扳机点　绝大多数PTN有明显的诱发因素。常见的诱发因素包括咀嚼运动、刷牙、洗脸、张嘴、进食、剃须、说话、打呵欠、大笑、舌头活动、饮水以及风、声、光刺激等。65%以上患者存在明显扳机点,扳机点多发生在上下唇、鼻翼、鼻唇沟、

牙龈、颊部、口角、舌、眉等处。

2. 疼痛的性质　疼痛的性质为难以忍受的电击样、刀割样、撕裂样、火烧样疼痛。

3. 疼痛持续的时间　绝大多数疼痛持续数秒至数分钟,多为1~5分钟,个别可持续半小时以上。

4. 神经系统体征　PTN一般无阳性体征发现。采用过乙醇封闭及射频治疗的患者,患侧疼痛区域内感觉减退。

5. 其他　相应区域的皮肤粗糙、皮肤着色。

总之,约65%的患者具有典型的三叉神经痛表现,即:①三叉神经痛分布区域出现短暂的、剧烈的、闪电样疼痛,反复发作;②存在扳机点;③相应区域皮肤粗糙,皮肤着色或感觉下降。

四、诊断与鉴别诊断

(一) 诊断

一般根据病史(反复短暂发作史)、疼痛部位(疼痛范围不超过三叉神经分布区域,并且绝对不超越面部中线)、疼痛性质(剧烈难忍)、疼痛的特点(发作无预兆,每次疼痛发作时间仅持续数秒到1~2分钟,骤然停止,多有明显的诱发因素及扳机点等)、面部表现(表情精神紧张、焦虑状态,面部局部皮肤粗糙、增厚,眉毛脱落,结膜充血,流泪及流涎等)及无异常神经系统体征等临床表现,基本可以作出初步诊断,不典型者或怀疑STN者,应行CT/MRI扫描明确诊断。

(二) 鉴别诊断

1. 牙痛　牙痛属于STN,临床上常将PTN误诊为牙痛,拔牙后不能止痛,仔细检查牙齿多无病变;其牙痛特点为持续性钝痛或跳痛,局限在牙龈部,不放射到其他部位,无颜面部皮肤变化,无扳机点;牙痛的发作与食物冷热关系很大。

2. 三叉神经炎　属于STN,多由急性上颌窦炎、流行性感冒、额窦炎、下颌骨骨髓炎、糖尿病、梅毒、伤寒、乙醇中毒、铅中毒及食物中毒等疾病引起。多发生于眶上神经,疼痛特点为持续性剧痛,发作后数日,部分患者额部出现带状疱疹。检查时可发现患侧三叉神经分布区感觉减退或过敏,可伴有运动障碍。少数患者可发生角膜炎与溃疡。此病有自限性,大多在1~3周痊愈。应用镇痛药、维生素或局部麻醉药、糖皮质激素治疗皆有效。

3. 舌咽神经痛　此病颇为少见,仅为三叉神经痛的1%。其阵发性疼痛大多在吞咽时发作,疼痛部位在患侧舌根、咽喉、扁桃体、耳深部及下颌后部,有时以耳深部疼痛为主要表现。扳机点多在咽后壁,扁桃

体舌根等处。因吞咽动作常常引起疼痛发作,所以患者不敢进食或小心进食流食,因进食、进水少而消瘦,甚至出现脱水、心律失常及低血压性昏厥等。用1%卡因液涂布咽后壁或扁桃体区的"扳机点"可停止发作。若为继发性舌咽神经痛,咽、腭、舌后1/3的感觉减退、味觉减退或消失,腮腺分泌功能紊乱。也可有第Ⅸ、Ⅹ及Ⅺ对脑神经损害以及 Horner 征表现。

4. 蝶腭神经痛 可能是副鼻窦炎侵及蝶腭神经节引起的。其疼痛部位多在鼻腔、蝶窦、筛窦、硬腭、牙龈及眼眶等颜面深部。疼痛性质为烧灼样,呈持续性或阵发性的加重或周期性反复性发作,发作时一般持续数分钟到几小时。常伴有患侧鼻黏膜肿胀,出现鼻塞、鼻腔分泌物增加,多呈浆液性或黏液性。可伴有耳鸣、耳聋、流眼泪、畏光及下颌皮肤灼热感和刺痛。本病可以用1%普鲁卡因做蝶腭神经封闭或用2%~4%丁卡因经鼻腔对蝶腭神经节做表面麻醉,可使疼痛缓解,即可确诊。

5. 中间神经痛 中间神经痛的疼痛性质为发作性烧灼痛,持续时间长,可达数小时;疼痛部位主要位于一侧外耳道、耳郭及乳突等部位,严重者可向同侧面部、舌外侧、咽部及枕部放射。局部常伴有带状疱疹,还可有周围性面瘫,味觉和听觉改变。

6. 偏头痛 疼痛特点为:①青春期女性多见,多有家族史。②诱发原因常为疲劳、月经、睡眠不足、情绪激动等,发作前有视物模糊、闪光、暗点、眼胀、幻视及偏盲等先兆症状。先兆症状可持续数分钟至半小时。③疼痛部位为单侧头痛,有时为前额部头痛伴眼球疼痛。疼痛性质为剧烈性头痛,呈搏动性痛、刺痛及撕裂痛或胀痛。反复发作,每日或数周、数月甚至数年发作一次。严重时伴有恶心、呕吐、大便感、流眼泪、面色苍白或潮红。发作过后疲乏嗜睡,睡觉后可以缓解。④查体时颞浅动脉搏动明显增强,压迫时可使疼痛减轻。⑤在先兆发作时应用抗组胺药可缓解症状,镇痛药物多数有效。

五、治疗

(一)药物治疗

目前应用最广泛、最有效的药物有卡马西平、苯妥英钠等药物。

卡马西平的开始剂量 0.1g,2~3 次/d,以后逐日增加 0.1g,每日最大剂量不超过 1.6g,取得疗效后,可逐日逐次地减量,维持在最小有效量。本药副作用有眩晕、嗜睡、药物疹、恶心、纳差、复视、共济失调、骨髓抑制及肝功能不全等。服药初期应检查白细胞、肝功能等。

苯妥英钠在卡马西平问世之前曾被列为治疗三叉神经痛的首选药物。初期服 0.1g,2~3 次/d,以后逐日增加 0.1g,取得疗效后再减量,以最小剂量维持。最大剂量不超过每日 0.8g。苯妥英钠效果不如卡马西平,因此,目前列为次选药物。其副作用有共济失调、视力障碍、牙龈增生及白细胞减少等。

七叶莲与上述药物合用,可以提高疗效。片剂为每次 3 片,3~4 次/d;针剂为每次 4ml,3~4 次/d,肌内注射。一般用药 4~10 天见效。

其他药物如氯硝西泮、维生素 B_{12}、野木瓜注射液、山莨菪碱(654-2)等均可配合应用,一般不单独应用。

(二)射频治疗

1. 射频治疗三叉神经痛的理论依据 一般认为传导痛觉传入冲动的是 Aδ 和 C 类纤维,传导触、温感觉冲动的是直径较大的 Aα 和 Aβ 纤维。较细的 Aδ 和 C 类纤维对射频电流和热的刺激比直径粗的 Aα 和 Aβ 纤维敏感。在射频电流的影响下,传导痛觉的纤维一般在 70~75℃发生变性,停止传导痛觉冲动,而粗的有髓纤维在这一温度下不会被破坏。因此,利用射频和逐渐加热的方法,可以选择性破坏感觉神经的痛觉传导纤维而相对保留粗触觉传导纤维,达到既可以解除疼痛,又可部分或全部保留触觉的目的。

2. 手术适应证、禁忌证及优点

(1) 射频治疗三叉神经痛适应证:①经严格、正规的药物治疗无效或不能耐受药物副作用的三叉神经痛患者;②各种手术后复发的三叉神经痛患者;③射频热凝治疗后复发的三叉神经痛患者,可以重复治疗;④乙醇封闭、甘油注射或其他小手术治疗无效的三叉神经痛患者;⑤年龄大不能耐受或不愿接受开颅手术治疗的三叉神经痛患者。

(2) 禁忌证:①肿瘤压迫性三叉神经痛患者;②凝血机制障碍,有出血倾向者;③面部穿刺部位有感染者;④严重高血压、冠心病、肝肾功能损害者;⑤精神失常等不合作者。

(3) 优点:①安全、有效,并发症少和死亡率低;②高龄、体弱者多能耐受;③操作简便,易掌握;④对无效或复发者,可重复进行,同样有效;⑤费用低廉,治疗后可以停止药物治疗。

3. 手术方式 射频热凝治疗的手术方式分卵圆孔半月神经节穿刺射频热凝术、侧入路三叉神经射频热凝术、眶上神经孔穿刺眶上神经射频热凝术及眶下神经孔穿刺眶下神经射频热凝术等。

(1) 手术方法:

Hartel 前入路卵圆孔半月神经节穿刺射频热凝术:即在患者患侧口角外下 3cm(A)点,患侧外耳孔

（B）点及同侧瞳孔（C）点三点做 AB 及 AC 连线取 A 点为进针穿刺点（图11-1-1），使用前端裸露0.5cm的8号绝缘电极针，针尖对准同侧卵圆孔，针身保持通过 AB、AC 两线与面部垂直的两个平面上，缓慢进针，直到卵圆孔（图11-1-2）。当针头接近或进入卵圆孔时，患者可出现剧痛，穿刺针有一种穿透筋膜的突破感。再进针0.5~1cm，即可达三叉神经半月神经节，如果针尖抵达卵圆孔边缘而进针受阻，可将针尖左右或上下稍加移动，即可滑过骨缘而进入卵圆孔，一般进针深度为6~7cm。

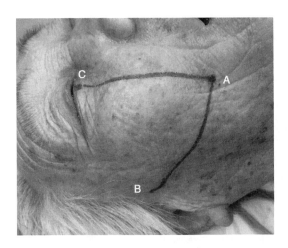

图11-1-1 Hartel 前入路穿刺点

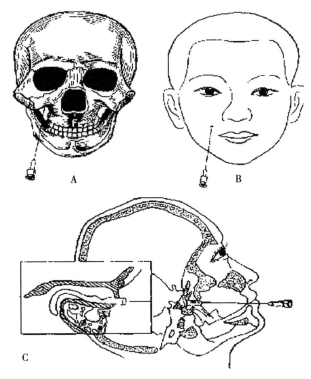

图11-1-2 卵圆孔半月神经节穿刺点及穿刺方向示意图

A. 正面观；B. 正面观；C. 侧面观。

穿中靶点后，先给每秒50次的方波，延时1毫秒，电压0.1~0.5V进行脉冲电流刺激。如相应的三叉神经分布区出现感觉异常或疼痛，证实电极已达到相应的靶点；否则应重新调整。若需要超过2V的电压刺激才能引起疼痛，提示针尖位置不理想，术后可能效果不佳。在刺激过程中如发现有咬肌或眼球颤动，提示电极接近三叉神经运动根或其他脑神经，也需重新调整电极，直至满意为止。

在电极位置确定准确后，以温控射频热凝对靶点进行毁损，逐渐加温，温度控制在60~75℃，分2~3次毁损，持续时间每次0.5~1分钟。对同时多支疼痛者可以多靶点热凝。

若患者仅患有单纯性三叉神经第一、二、三支疼痛，也可以实行疼痛发作区域的眶上神经、眶下神经对侧入路三叉神经第三支的射频热凝治疗。

侧入路三叉神经射频热凝穿刺法：适用于三叉神经第三支疼痛。进针点在外耳屏前2~3cm，颧弓中点下方约1cm，其进针方向斜行向后下，于矢状面呈110°~115°，与冠状面保持80°~90°，斜行穿刺，进针4~5cm，于翼外板后方触及的颅底即为卵圆孔附近，刺中下颌神经后即出现神经分布区的放射性疼痛，然后行温控射频热凝治疗。

眶上神经射频热凝术：适用于三叉神经第一支疼痛。于眶上缘中、内1/3交界处，扪及眶上孔（或眶上切迹），用左手固定眶上孔周围的皮肤，右手将电极针刺入眶上孔，刺中神经后可产生额部的放射性疼痛。然后行温控射频热凝治疗。

眶下神经射频热凝术：适用于三叉神经第二支疼痛。眶下孔位于眶下缘中点下方1cm，稍偏鼻翼外侧处，其管腔向上后外侧倾斜，故皮肤进针点稍低于1cm稍内侧。左手摸到眶下孔，右手持针，于鼻翼稍偏外侧处进针，刺入眶下孔0.2~0.5cm，然后行温控射频热凝治疗。

（2）定位方法：选择性射频热凝术治疗三叉神经痛的成功与否的关键是靶点定位准确。除了根据穿刺时患者的临床表现、方波刺激来判断穿刺是否到达靶点外，尚可应用卵圆孔定位装置、颅底X线平片、CT或三维CT、神经导航定位（图11-1-3）。只有在穿刺失败时，才采取这些方法进行确定或定位。

（3）注意事项：①术中严格操作规程，注意无菌操作。②注意穿刺方向和深度。前入路，穿刺深度一定要控制在6~7.5cm，不得过深，否则可能伤及颈内动脉、静脉或眶上裂。③三叉神经第一支疼痛者进行射频热凝治疗时，加热要缓慢，注意保护角膜反射。

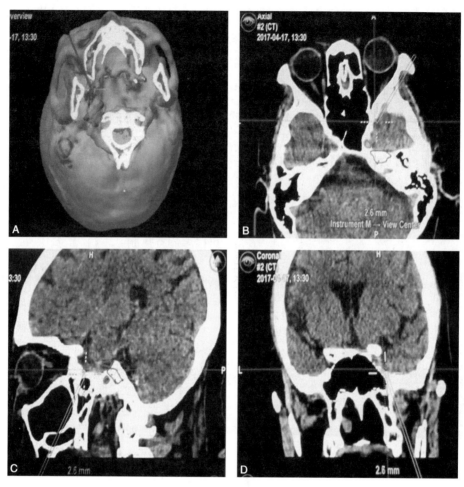

图 11-1-3　CT 定位神经导航下引导穿刺卵圆孔
A. 颅底 CT 三维重建；B. CT 轴位；C. CT 矢状位；D. CT 冠状位。

④在热凝时,可在三叉神经的相应皮肤支配区出现红斑,这是神经根受热损伤,痛觉丧失的表现;红斑的出现可以作为观察射频治疗是否成功地限于受累三叉神经分布区的客观标志之一。⑤热凝毁损后,如果痛觉消失,说明手术成功;否则应增加温度,延长时间 30 秒,直至出现满意的感觉减退为止。⑥如果电凝温度达到 80℃,持续时间不应超过 30 秒。

(4)并发症:术后并发症发生率为 17%。①面部感觉障碍:发生率为 94%,大多数患者表现为触觉减退或麻木。但也只有在三叉神经分布支配区的感觉明显减退或消失时,疼痛才能消失。②眼部损害:以角膜反射减退为主,其发生率为 3%~27%;角膜反射一旦消失,应立即戴眼罩或缝合眼睑;复视的发生率为 0.3%~3%。③三叉神经运动支损害:表现为咬肌或翼肌无力,咀嚼障碍,多在 6~9 周后恢复。④颈内动脉损伤:少见,但十分危险,一旦发生,立即停止手术,密切观察。⑤脑脊液漏:很少见,多在腮部形成皮下积液,经穿刺抽吸、加压包扎一般可治愈。

(5)手术效果:射频热凝治疗三叉神经痛的疼痛即刻缓解率在 90%~100%,平均为 94%,远期疼痛消失可达 71%~94%;因穿刺失败、反复穿刺使患者不能耐受或由于其他原因迫使手术停止者占 6%,极少发生死亡。射频热凝治疗三叉神经痛术后复发率在 4.3%~80%,平均 30%;5~10 年的复发率为 25%~35%。

(三)手术治疗

1. **三叉神经周围支封闭术**　封闭治疗的原理是将药物直接注入三叉神经周围支或半月神经节内,造成神经纤维组织凝固、变性以致坏死,引起神经传导中断,从而使神经分布区内痛觉及其他感觉均消失。常用注射药物有无水乙醇、5%石炭酸溶液、无水甘油、4%甲醛溶液以及用热水、维生素 B_1、维生素 B_{12} 等。封闭部位主要是选择三叉神经各分支通过的骨孔处,即眶上孔、眶下孔、颏孔、翼腭窝、卵圆孔等处。一般疗效可持续 3~8 个月之久,复发后可以重复注射。目前,三叉神经周围支封闭术几乎被射频热凝术替代。

2. **三叉神经周围支撕脱术**　分眶上神经撕脱术、

眶下神经撕脱术和下齿槽神经撕脱术。手术简单、有效，并可反复实施，适合基层医院开展。但术后易复发，止痛效果只能持续半年左右。

3. 半月神经节球囊压迫术 一般采用 Hartel 前入路穿刺。在 X 线透视荧光屏指引下进行卵圆孔穿刺，针尖抵达卵圆孔时撤出针芯，通过导管针将球囊导管推送至 Meckel 囊处，注入少量造影剂（常用 Omnipaqne），观察球囊导管尖端的位置，如正确，继续

注入 0.5~1ml 以充盈球囊直至凸向颅后窝。根据周围的骨性标志（斜坡、蝶鞍、岩骨）来判断球囊的形状及位置；如出现乳头凸向颅后窝的梨形状最为理想（图 11-1-4）。球囊呈梨形提示 Meckel 囊与球囊体积相匹配，三叉神经节及三叉神经在其入口处部分受压。球囊压力为 800~2 000mmHg，维持时间 3~10 分钟，然后排空球囊，拔出导管及穿刺针，穿刺点压迫 5 分钟。有效率、复发率和并发症与射频热凝术类似。

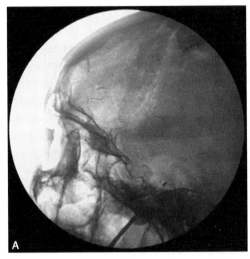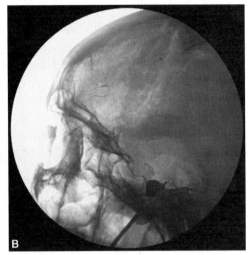

图 11-1-4 半月神经节球囊压迫术
A. 穿刺针及球囊导丝的位置；B. 球囊位置及形状。

4. 三叉神经后根切断术

（1）经颞入路三叉神经后根切断术（Spiller-Frazier 手术）：适用于三叉神经疼痛限于第二、三支；第二、三支痛为主，并伴有第一支痛者。经颞部入路脊三叉神经感觉根切断术，比颅后窝三叉神经感觉根切断术（Dandy 手术）或脊三叉神经脊髓束切断术（Sjoqvist 手术）简单、安全，术后反应小。但复发率和并发症的发生率较高。

（2）经枕下入路三叉神经后根切断术（Dandy 手术）：适用于年轻的三叉神经痛患者，对三叉神经所有分支的疼痛均适合，尤其是怀疑有脑桥小脑角占位性病变者。手术时应特别注意，①处理好岩静脉，否则，将影响手术进行或增加手术风险；②靠近脑桥处（一般认为在感觉根出脑桥 0.5~1cm）在感觉根后外侧进行后下 2/3 切断，勿要损伤运动根。

（3）耳后小切口三叉神经感觉根切断术：该手术切口可缩短到达三叉神经感觉根的距离，并且由于改变了手术角度，一般不会损伤岩静脉，故不需处理岩静脉，从而缩短了手术时间，减少了并发症的发生。

（4）迷路后入路三叉神经感觉根切断术（Hitselberger 手术）：适应证同 Dandy 手术。

（5）三叉神经脊髓束切断术（Sjöquist 手术）：手术适用于①三叉神经分布区域均痛者；②经非手术和其他手术方法未能治愈的顽固性三叉神经痛的患者；③年龄较轻或健侧眼已失明，如采用其他手术方法有可能发生角膜营养变性、角膜溃疡的患者；④脊三叉神经痛同时合并舌咽神经痛的患者；⑤双侧三叉神经痛患者。目前，该手术较少应用。

（6）三叉神经微血管减压术：三叉神经微血管减压术作为治疗 PTN 的根治性外科治疗方法，效果已经得到了公认，是目前最常用的手术方式（图 11-1-5，彩图见书末）。理想的减压材料包括乙烯基海绵（Vinyl Sponge）、聚四氟乙烯、特氟隆（Teflon）等。

手术适应证包括：①保守治疗或其他手术方法治疗无效的 PTN 患者；②三叉神经第一支痛或第一、二、三支痛，或双侧性三叉神经痛的患者；③三叉神经痛伴有面肌抽搐/痉挛者；④不愿切断感觉根遗留面部麻木者；⑤年龄在 65 岁以下，全身重要脏器无严重疾患者，全身情况良好。

微血管减压术术后颅内出血是一种少见而致命性并发症，总体发生率 0.48%，而死亡率却高达 20%。可在术后数小时、数天，甚至数周后发生，多发生在术

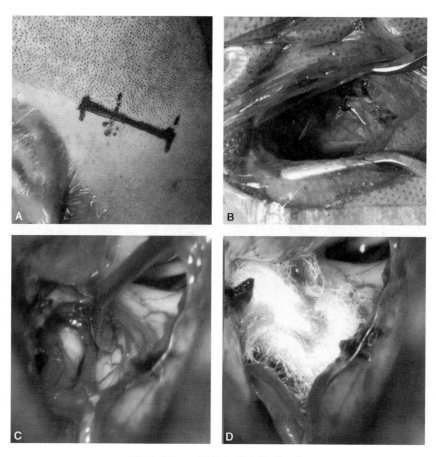

图 11-1-5 三叉神经微血管减压术

后 24 小时内。颅内出血依次为手术侧桥小脑角、小脑内、蛛网膜下腔、脑室内、后颅窝硬膜外血肿、小脑半球静脉性梗死后出血、远隔部位出血、脑干出血等。

脑脊液释放过快和/或过多、小脑牵拉压迫损伤、岩上静脉处理不当、手术后血压波动、创伤性动脉瘤形成、术中颅内止血不彻底、关颅止血操作不细致及手术体位不正确等是导致出血的原因。患者高龄，高血压，卒中病史，颈枕部软组织肥厚程度，颅后窝容积狭小，蛛网膜增厚粘连，责任动脉为粗大、扩张、迂曲、硬化，多支责任血管压迫、减压困难，术者经验与量-效的关系等是微血管减压术术后颅内出血的相关因素。

微血管减压术困难是指由于各种原因导致术中无法接近脑神经根进/出脑干区（rootentry/exit zoon，REZ），确认责任血管困难，责任血管无法被满意推离REZ，勉强推移责任血管有可能引发难以恢复的严重并发症或术中遇到难以控制的出血等，从而使减压非常困难，甚至被迫放弃手术。

正确的手术体位与微骨孔定位、注意保护脑组织、恰当处理岩上静脉以及术中动脉保护和确切止血是预防术后颅内出血主要措施。

总之，微血管减压术治疗 PTN 的有效率在 90% 以上，疼痛复发率为 15%。

（7）神经内镜下三叉神经后根切断术或血管减压术：内镜下手术治疗三叉神经痛是一种古老的手术。近年来，由于神经内镜的发展，使这类手术方式又复兴起来。

由于神经内镜技术能够发现显微镜下不能观察到的死角处的异常，因此，神经内镜辅助微血管减压术或三叉神经后根部分切断术治疗PTN（图 11-1-6，彩图见书末），其疗效等于或优于显微镜下微血管减压术和三叉神经后根部分切断术。神经内镜血管减压术治疗 PTN 总有效率在 82%～100%。3%～12%的PTN 患者在行微血管减压术时术中未发现有血管压迫，在首次未发现有责任血管的病例中，第二次手术时 10%～65.5%发现有血管压迫；9.4%的责任血管靠近 Meckel 囊，而这类患者由于岩骨的遮挡在显微镜下难以发现。多角度的内镜辅助显微手术可提高术中责任血管的发现率。

神经内镜技术避免了术中牵拉小脑，可更好地观察内听道、乳突小房及随后的乳突小房封闭，使神经内镜血管减压术的术后并发症更少，几乎不发生脑神

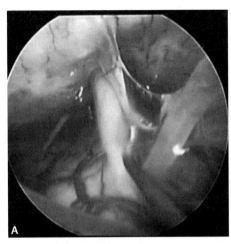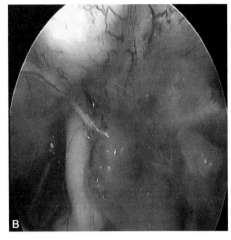

图 11-1-6　神经内镜血管减压术
A. 内镜下发现责任血管；B. 内镜下减压。

经损伤。在术后康复时间、住院天数及手术费用等方面均优于常规显微手术。

（四）立体定向放射外科治疗

详见第十九章第一节。

（刘玉光　吴承远　张良文）

第二节　面肌痉挛

一、概述

面肌痉挛（hemifacial spasm，HFS）为第七对脑神经支配的一侧面部肌肉不随意的阵发性抽搐。从眼轮匝肌开始，逐渐向下扩散波及口轮匝肌和面部表情肌，因此又称面肌抽搐或半侧颜面痉挛。多数患者为原发性，少数继发于小脑脑桥角肿瘤及锥体束损害等。

二、病因及发病机制

关于原发性面肌痉挛的病因及病理目前尚不十分清楚。可能是面神经通路上某些部位受到病理性刺激产生异常冲动的结果。微血管压迫与面肌痉挛发病密切相关，国内外许多学者相继开展微血管减压术治疗面肌痉挛，取得了很好的疗效。多数面肌痉挛患者被认为是小脑脑桥角部血管压迫所致，并逐渐被人们接受。异常动脉血管或静脉血管压迫都在面神经根部，面神经因反复受动脉搏动刺激，导致神经纤维受压，受压部位的髓鞘发生萎缩变性，传出、传入神经纤维的动作电流发生短路现象。中枢失去对兴奋的整合功能，当电兴奋叠加到一定程度便形成一种爆发式下传，引起面肌痉挛。压迫血管常见小脑前下动脉、小脑后下动脉、椎动脉、头臂动脉、静脉及复合性多血管压迫。

三、临床表现

原发性面肌痉挛的患者多数在中年以后发病，女性较男性多见。病程初期多为一侧眼轮匝肌阵发性不自主的抽搐，逐渐缓慢地扩展至一侧面部的其他面肌，口角肌肉的抽搐最易为人注意，严重者甚至可累及同侧的颈阔肌，但额肌较少累及。抽搐的程度轻重不等，为阵发性、快速、不规律的抽搐。初起抽搐较轻，持续仅几秒，以后逐渐延长可达数分钟或更长，而间歇时间逐渐缩短，抽搐逐渐频繁、加重。严重者呈强直性，致同侧眼不能睁开，口角向同侧歪斜，无法说话。常因疲倦、精神紧张、自主运动而加剧，但不能自行模仿或控制其发作。一次抽搐短则数秒，长至十余分钟，间歇期长短不定，患者感到心烦意乱，无法工作或学习，严重影响患者的身心健康。入眠后多数抽搐停止。双侧面肌痉挛者甚少见。若有，往往是两侧先后起病，多一侧抽搐停止后，另一侧再发作，而且抽搐一侧轻另一侧较重，双侧同时发病、同时抽搐者未见报道。少数患者于抽搐时伴有面部轻度疼痛，个别病例可伴有同侧头痛、耳鸣。

按照 Cohen 等制定的痉挛强度分级可分为 5 级。0 级：无痉挛；1 级：外部刺激引起瞬目增多或面肌轻度颤动；2 级：眼睑、面肌自发轻微颤动，无功能障碍；3 级：痉挛明显，有轻微功能障碍；4 级：严重痉挛和功能障碍，如患者因不能持续睁眼而无法看书，独自行走困难。神经系统检查除面部肌肉阵发性的抽搐外，无其他阳性体征。少数患者于病程晚期可伴有患侧面肌轻度瘫痪。

四、诊断与鉴别诊断

（一）诊断

根据患者病史及临床特点，阵发性不自主的一侧性面肌抽搐，而无其他神经系统阳性体征，诊断并无困难。行肌电图检查显示肌纤维震颤和肌束震颤波，磁共振检查可见压迫面神经根部的责任血管。

（二）鉴别诊断

1. **继发性面肌痉挛**　小脑脑桥角肿瘤或炎症、脑桥肿瘤、脑干脑炎、延髓空洞症、运动神经元性疾病、颅脑损伤及面神经瘫痪等疾病均可引起面肌痉挛，但多伴有其他脑神经长束损害的表现。继发性面肌抽搐可能是部分性运动性癫痫，但其抽搐幅度较大，并可累及颈、上肢甚或偏侧肢体，或出现典型的按大脑皮质运动区顺序扩散的杰克逊癫痫发作。脑电图上可见癫痫波发散。进行脑脊液、头颅 CT 或 MRI 检查可协助明确诊断。

2. **癔症性眼睑痉挛**　常见于中年以上女性，常为双侧短暂的强迫性面肌运动，眼睑以下面肌并不累及，伴有癔症其他特点。脑电图及肌电图检查均属正常。

3. **习惯性面肌抽搐**　常见于儿童及青壮年，常为双侧短暂的强迫性面肌运动，可为意志暂时控制。肌电图及脑电图均属正常，在抽搐时肌电图上出现的肌收缩波与运动时所产生的一样。

4. **痛性抽搐**　部分三叉神经痛患者发作时可伴有同侧面部肌肉抽搐。原发性面肌痉挛发展严重，抽搐时间较久，可感面部不适，亦可引起面部疼痛，但其疼痛程度远不及三叉神经痛那样剧烈，也无三叉神经痛的其他表现，如扳机点等。

5. **舞蹈病及手足徐动症**　可有面肌的不自主抽动，但为双侧性，且伴有四肢、躯干类似的不自主运动。

6. **梅热综合征**　是由法国神经病学家 Henry Meige 首先描述的一组锥体外系疾患。表现为双眼睑痉挛、口下颌肌张力障碍、面部肌张力失调样不自主运动。

五、治疗

对病因明确者应治疗其原发疾病，例如肿瘤引起者应手术切除肿瘤等。原发性面肌痉挛首先可采用药物治疗，如效果不满意或无效时再采用神经注射、射频、A 型肉毒毒素局部注射或手术疗法。治疗方式分别介绍如下。

（一）药物治疗

各种抗癫痫、镇静、安定剂等药物。常用的有卡马西平、苯妥英钠、苯巴比妥、鲁米那、苯海索、地西泮等，对少数患者可减轻症状。口服上述药物配合维生素 B_1、维生素 B_{12} 肌内注射，部分患者疗效更好。

（二）药物神经注射疗法

经以上药物治疗无效或症状严重者可进行药物神经注射治疗。

1. **茎乳孔穿刺面神经干注射法**　乳突前缘入路患者常用侧卧位，取 2ml 空针连接皮下注射针头，吸取 2% 普鲁卡因 1ml，针自耳垂下方乳突前方向上后刺入，进入茎乳突沟，当针尖刺中面神经后，即引起同侧耳部疼痛，有时发生面肌痉挛。注入 0.3~0.5ml 普鲁卡因，如出现面肌瘫痪，则证实刺中面神经，即可注入药物。常用药物为无水乙醇。穿刺时注意勿过于斜向前方，否则可穿入外耳道，过深可达颈动脉、颈静脉、舌咽神经、迷走神经及交感神经等。穿刺深度一般为 2.5~3cm。乳突后缘入路于乳突后缘根部，乳突尖上方 1cm 处进针，针尖向前水平方向，略向内，自乳突沟达茎乳孔后缘，穿刺深度为 3~3.5cm。

2. **面神经分支注射法**　面神经经过腮腺时或经过腮腺后分成末梢支，呈扇形分布于面部表情肌，注射前可用电刺激仪确定面神经分支位置，用皮下注射针头在定位处刺入皮下组织，注入少量普鲁卡因后再注入药物。注射范围可根据面肌痉挛的部位选择。如眼轮匝肌痉挛，可于外眦外侧 2cm 处注射 1~2 个分支。由于面瘫不全，多在 2~4 个月后复发，疗效一般欠佳。

（三）射频治疗

患者仰卧，头稍后仰，穿刺点在乳突尖后下 2cm 处，将 7cm 长的穿刺针刺入邻近的额部皮下作为中性电极接头。局部麻醉后将带针芯的绝缘穿刺针经皮肤的穿刺点刺向茎乳孔，当刺进茎乳孔时常出现抽搐停止和轻微的面肌无力，拔出针芯换上控温电极，先给予 0.1~0.3V 的电流，此时可出现同侧面部肌力明显减弱，这说明电极已与面神经接触，则可用 55℃ 温度，持续 10 秒进行神经凝固，若未出现面肌无力，可将温度提高到 60~65℃，至出现轻度面瘫，以加强凝固效果。患者经电凝后一般产生 1~4 个月的面瘫。此法近期效果良好，简单、安全、无痛苦，对不宜行开颅手术者是一种选择，复发后可重复应用。

（四）A 型肉毒毒素注射

近年来国内外均有报道应用 A 型肉毒毒素多点注射法治疗面肌痉挛，对 90% 以上的患者有效。根据病情选择注射部位与药物剂量。对初发病仅眼轮匝肌抽搐者，可采用上、下睑的内外侧或外眦部颞侧皮下眼轮匝肌共4点或5点，对一侧面部肌肉抽搐较广泛者还需注射于颧弓处的颧大肌及颧小肌、面中的颊肌、面下部的口角或上唇的口轮匝肌等点，每点注射0.2ml(5U)，重复注射后仍有良好疗效。一次注射总剂量不应超过55U，1个月内使用总剂量不应超过200U。患者多在注射后2~7天见效，约2个月达到疗效平台期，疗效可维持半年左右。痉挛复发多为部分肌肉复发，可间隔3~6个月再次注射。如原先有某种程度的面肌无力，则更易发生面瘫、暴露性角膜炎等并发症。

影响疗效的最重要因素是正确选择注射肌肉及注射位点。肉毒毒素是目前已知毒性最大的生物毒物之一，但临床小剂量局部注射后，即与肌肉结合，剩余极少量通过血液循环清除，不会导致血中高浓度，因而无中枢神经系统及全身副作用。因本品有剧毒，应由专人保管，使用本品者应为受过专门训练的人员，应熟悉面部肌肉的解剖位置，熟练掌握操作技术。

（五）手术治疗

面神经显微血管减压术是目前治疗面肌痉挛最常用的手术，若能正确判断责任血管并有效分离垫开，成功率近100%，因此可以推荐为治疗面肌痉挛的首选。1962年Gardne等术中发现微血管压迫与面肌痉挛发病密切相关。据此认为面肌痉挛是面神经在桥小脑角部被血管结构轻度持续压迫所致的一种常见可逆性病理生理状态，为以后微血管减压术的发展提供了理论基础。磁共振血管断层造影(MRTA)除提供清晰的神经血管图像外，还可分辨责任血管的形态来源及与面神经压迫的关系，显示了术前诊断微血管压迫的优越性。面肌痉挛患者可做MRTA检查，判断是否有动脉血管压迫，为显微血管减压手术治疗和估计预后提供依据。目前认为采用显微血管减压术是针对病因的一种治疗方法，能保留或改善面神经功能，治愈率高，复发率低，是一种安全有效的根治性手术。面肌痉挛患者施行微血管减压术后，部分患者可出现听力下降、面瘫及脑脊液漏等并发症。据报道此手术并发症中同侧听力减退和耳聋的出现率为3.2%，面肌无力为7.4%。术中进行脑干听觉诱发电位(BAEP)监测，术中并发症的发生率明显减低。为了预防显微血管减压手术的并发症，首先在手术体位上注意，避免采用坐位或半坐位，以防大量空气进入静脉，造成多脏器空气栓塞。手术医师要加强基础手术技巧训练，打开乳突气房要及时封闭，熟练使用吸

引器和调整压力，仔细辨认面神经出脑干区的血管压迫形式，避免盲目电凝、分离或切断血管。如能注意以上几点将会明显减少并发症的发生。责任血管往往位于面神经出脑干区，只有极少数患者的责任血管毗邻面神经干。因此手术应着重探查面神经出脑干区，若有明显责任血管压迫，无须全程探查面神经主干。

六、预后

面肌痉挛为缓慢进展，逐渐加重，一般不会自愈，如不给予治疗，极少数患者病程晚期可出现患侧面肌麻痹而抽搐停止，多数患者会习惯性闭合眼睑，睁眼困难，影响视物。发作数年后不见痊愈的患者，严重影响患者的身心健康，应尽早采取显微血管减压术。

（张良文）

第三节　舌咽神经痛

舌咽神经痛(glossopharyngeal neuralgia)是一种出现于舌咽神经分布区的阵发性剧烈疼痛。疼痛的性质与三叉神经痛相似，在1921年Harris提出舌咽神经痛是另一种独立的神经痛之前，它和三叉神经痛常被混为一谈。本病远较三叉神经痛少见，男女发病率无差异，发病年龄多见于40岁以上。

一、病因与发病机制

原发性舌咽神经痛的病因至今尚不明确。可能为舌咽及迷走神经的脱髓鞘性病变引起舌咽神经的传入冲动与迷走神经之间发生"短路"的结果，以致轻微的触觉刺激即可通过短路传入中枢，中枢传出的冲动也可通过短路再传入中枢，这些冲动达到一定总和时，即可激发上神经节、岩神经节及神经根而产生剧烈疼痛。神经血管减压术发现舌咽神经痛患者椎动脉或小脑后下动脉压迫于舌咽及迷走神经上，解除压迫后症状缓解，这些患者的舌咽神经痛可能与血管压迫有关。舌咽神经根在进出脑桥处，即中枢与周围神经的移行区，有一段神经缺乏施万细胞的包裹，平均长度2mm，称为脱髓鞘区，该区域受血管搏动性压迫及刺激即可出现舌咽神经分布区阵发性疼痛。造成舌咽神经根部受压的原因可能有多种，除血管因素外，还与小脑脑桥角周围的慢性炎症刺激，致蛛网膜炎性改变而逐渐增厚，使血管与神经根相互紧靠，造成神经受压有关。因为神经根部与增厚的蛛网膜粘连，动脉血管也受其粘连发生异位而固定于神经根部

敏感区,致使神经受压和冲击而缺乏缓冲的余地。舌咽神经根部与附近血管紧贴现象是本病的解剖学基础。而颈内静脉孔区蛛网膜增厚粘连造成舌咽神经根部无法缓冲,受其动脉搏动性压迫是其病理基础。继发性原因可能是小脑脑桥角或咽喉部肿瘤、颈部外伤、茎突过长、茎突舌骨韧带骨化等压迫刺激舌咽神经而诱发。

二、临床表现

舌咽神经痛的部位一般分为两型:①痛区始于咽壁、扁桃体窝、软腭及舌后1/3,而后放射到耳部,此型最多见;②痛区始于外耳、耳道深部及腮腺区,或介于下颌角与乳突之间,很少放射到咽侧,此型少见。

偶尔疼痛仅局限在外耳道深部,这是只影响到舌咽神经的鼓支之故。可因吞咽、讲话、咳嗽、打呵欠、打喷嚏、压迫耳屏、转动头部或舌运动等刺激诱发疼痛。疼痛性质与三叉神经痛类似,多骤然发生,呈阵发性电击、刀割、针刺、烧灼、撕裂样剧烈疼痛。发作短暂,一般持续数秒至数分钟,每日发作从几次到几十次不等,尤在急躁紧张时发作频繁。有时在疼痛发作时尚伴大量唾液分泌或连续不已地咳嗽。可伴有面红、出汗、耳鸣、耳聋、流泪、血压升高、喉部痉挛、眩晕,偶伴有心律失常如心动过速、过缓,甚或短暂停搏,以及低血压性昏厥、癫痫发作等症状。在外耳、舌根、咽后及扁桃体窝等处可有扳机点,刺激时即可发病,故患者不敢吞咽、咀嚼、说话和做头颈部转动等。疼痛亦可放射至颈或肩部。双侧舌咽神经痛者却极为罕见。神经系统检查常无异常发现。

三、诊断

据疼痛发作的性质和特点不难作出本病的临床诊断。有时为了进一步明确诊断,可刺激扁桃体窝的扳机点,或疼痛发作时用1%丁卡因喷雾于咽后壁、扁桃体窝等处,如疼痛可缓解可证实诊断。如果经喷雾上述药物后,舌咽处的疼痛虽然消失,但耳痛却仍然如前,则可封闭颈静脉孔,若能收效,说明不仅为舌咽神经痛而且还有迷走神经的耳后支参与。呈持续性疼痛或有阳性神经体征的患者,应当考虑为继发性舌咽神经痛,应做进一步检查明确病因。

四、鉴别诊断

临床上应与三叉神经痛、喉上神经痛、膝状神经痛、蝶腭神经痛、颈肌炎病和颅底、鼻咽部及小脑脑桥角肿瘤等病变引起者相鉴别。

(一)三叉神经痛

两者的疼痛性质与发作情况较相似,部位亦与其毗邻,三叉神经第三支分布区域疼痛时常与舌咽神经痛相混淆。二者的鉴别点为:三叉神经痛位于三叉神经分布区,疼痛较浅表,扳机点在睑、唇或鼻翼,说话、洗脸、刮须可诱发疼痛,而舌咽神经痛位于舌咽神经分布区,疼痛较深在,扳机点多在咽后、扁桃体窝、舌根,咀嚼、吞咽常诱发疼痛发作。

(二)喉上神经痛

喉深部、舌根及喉上区间歇性疼痛,可放射到耳区和牙龈,说话和吞咽可以诱发,在舌骨大角间有压痛点,用1%丁卡因卷棉片涂抹梨状窝区及舌骨大角处,或用2%普鲁卡因神经封闭,均能完全制止疼痛可相鉴别。

(三)膝状神经节痛

耳和乳突区深部痛常伴有同侧面瘫、耳鸣、耳聋和眩晕。发作后耳屏前、乳突区及咽前柱等处可出现疱疹,疼痛呈持续性。膝状神经节痛者,在咀嚼、说话及吞咽时不诱发咽部疼痛,但在叩击面神经时可诱起疼痛发作,无扳机点存在。

(四)蝶腭神经节痛

此病的临床表现主要是在鼻根、眶周、牙齿、颜面下部及颞部阵发性剧烈疼痛,其性质似刀割、烧灼及针刺样,并向颌、枕及耳部等放射。每日发作数次至数十次,每次持续数分钟至数小时不等。疼痛发作时多伴有流泪、流涕、畏光、眩晕和鼻塞等,有时舌前1/3味觉减退,上肢运动无力。疼痛发作无明显诱因,也无扳机点的存在。用1%丁卡因棉片麻醉中鼻甲后上蝶腭神经节处,5~10分钟后疼痛即可消失。

(五)颈肌部炎性疼痛

发病前多有感冒发热史,单个或多个颈肌发炎,引起颈部或咽部痛,运动受限,局部有压痛,有时可放射到外耳,用丁卡因喷雾咽部黏膜不能止痛。

(六)继发性舌咽神经痛

颅底、鼻咽部及小脑脑桥角肿物或炎症等病变均可引起舌咽神经痛,但多呈持续性痛伴有其他脑神经障碍或其他的神经系局限体征。头颅CT扫描及MRI等检查有助于病因诊断。

五、治疗

(一)药物治疗

凡治疗原发性三叉神经痛的药物均可应用于本病,可使疼痛发作次数减少或减轻,有的可消失。如卡马西平100mg,3次/d,以后每日增加100mg,直至疼痛停止。最大量不应超过 800mg/d,以后逐渐减少,直至最小有效量,维持服用。副作用有眩晕、思虑过多、恶心,部分有皮疹、白细胞减少等。

(二)局部注射疗法

经药物治疗效果不理想或症状严重者,可进行药物神经注射治疗。药物可应用无水乙醇 0.5~1ml、山莨菪碱溶液 10~40mg。注射方法有以下两种。

1. 咽部入路　咽部喷以 1%~2% 丁卡因,取长针头,用标志定出 2cm 长针尖,经扁桃体上极外及钩状突下方进针,如注射右侧,则空针应位左上双尖齿下方,先进针 1cm,后再缓慢刺入 1cm,刺中后患者即感剧烈耳痛,然后注入 2% 普鲁卡因 1~2ml,10 分钟后检查局部疼痛消失,而又无其他脑神经麻痹时,再注入药物。

2. 乳突尖端入路　患侧侧卧位,常规消毒,于同侧下颌角与乳突连线的中点。用 2% 普鲁卡因 2~5ml 垂直注射于皮下 1.0~1.5cm 后,用 9 号穿刺针垂直或稍向前方刺入,深度 4~5cm,穿刺时患者可感到同侧口角、舌、下唇、下颌或咽及颞部稍有麻木感。用空针抽吸无血液后,注入少量 2% 普鲁卡因,5~10 分钟后可出现同侧咽壁不同程度的瘫痪以及感觉障碍、吞咽困难或声嘶,同侧 Horner 征,或同侧抬肩及胸锁乳突肌无力等。再缓慢注入药物。

(三)射频热凝术

患者仰卧于放射摄片台上,在血压及心电监护下施行手术。当出现血压和心率下降时,表示发生了迷走神经受累,必须予以避免。电极作用面积为 $7mm^2$,穿刺的进针点在口角外侧 3cm。术者将定标放在患者口腔内以控制电极的穿刺方向,当遇到骨组织时,摄侧位片和沿电极方向的斜位片。根据摄片中颈静脉孔的位置,在透视下纠正穿刺方向,使电极尖到达颈静脉孔神经部。先用 0.1~0.3V 的低电压刺激,若出现半侧咽、扁桃体和外耳道感觉异常,且无副神经反应和血压与心电图改变,表明穿刺部位正确,再缓缓持续增温。若无迷走神经反应出现,升温至 65~70℃,电凝 60 秒即可造成孤立的舌咽毁损灶。若在升温过程中出现迷走神经反应,应立即停止电凝,并给阿托品 0.5~1ml,数分钟内可恢复,复发后可重复电凝。

(四)手术治疗

舌咽神经痛严重、保守治疗无效者应考虑手术治疗。

1. 延髓束切断术　20 世纪 60 年代初有术者应用延髓束切断术来治疗舌咽神经痛,当时疗效满意。因为这些神经纤维下降的水平不肯定,如在近第四脑室下段切断,可产生共济失调、步态不稳,靠下则可能得不到需要的麻木范围,故未被普遍采用。

2. 舌咽神经根切断术　全身麻醉后在耳后标记约 4cm 的直切口,经乙状窦后入路开颅。打开硬脑膜,放出脑脊液减压,抬起小脑,暴露颈静脉孔,辨认汇集在该孔的舌咽、迷走及副神经。舌咽神经位于最前方,单根较粗,与迷走神经之间有明显的狭窄间隙。迷走神经由数根细小纤维束组成,切断迷走神经时有时可发生心脏期前收缩、血压下降、心脏停搏等副作用,故术中应注意避免误伤迷走神经。舌咽神经切断后疼痛不再发作,但出现同侧舌后 1/3 味觉丧失,软腭、扁桃体区及舌根部麻木,咽部干燥不适,轻度软腭下垂及短暂性吞咽困难。自神经血管减压术应用于临床后,不仅解除了患者的疼痛,还保留了神经的完整,但有的患者术中未发现压迫的血管,术后仍有一定的复发率,故神经切断术仍然是治疗本病的有效方法之一。

3. 舌咽神经显微血管减压术　麻醉、切口、骨窗形成和硬脑膜切开均与面神经显微血管减压术相同。将小脑半球向内上方牵开,刺破蛛网膜,放出脑脊液,待脑压降低后,将小脑半球向后内方和上方牵开,找出颈静脉孔和舌咽、迷走、副神经。舌咽神经和迷走神经自脑干发出后,向前、向内走行至颈静脉孔、副神经根与小脑脑桥角处向前行走。舌咽神经仅一根,且较迷走神经粗大,单独由蛛网膜包裹,独自穿过一个硬脑膜孔,很容易与迷走神经区别。探查压迫神经的血管,一般多在舌咽、迷走神经出脑干处,较多见的血管为椎动脉或小脑后下动脉。小心游离压迫神经的动脉,并在神经与血管间填入适当大小的 Teflon 棉。与舌咽神经粘连增厚的蛛网膜和小脑亦应进行松解。

(张良文)

第四节　痉挛性斜颈

一、概述

痉挛性斜颈(spasmodic torticollis,ST)是肌张力障碍的颈部的表现,又称颈部肌张力障碍。患者的颈肌接受中枢神经异常冲动,造成不可控制的痉挛或阵挛。其发病率为 1.2/(10 万·年)。

二、病因及病理

1952 年 Foix 用立体定向的方法成功制作出痉挛性斜颈的动物模型,确定 ST 属于锥体外系运动障碍,为一种独立的器质性疾病。有学者认为原发性 ST 存在基因位点异常,并将基因位点定位在 DYT6 和 DYT7。同时有学者认为 ST 属于神经生化代谢障碍,特别是与五羟色胺和儿茶酚胺有关。另有部分学者则认为 ST 和扭转痉挛是累积范围不同的同种疾病,而基底节及额叶投射的功能紊乱为其发病原因。

三、临床表现

在陈信康报道的 381 例侧斜颈病例(男性 227 例,女性 154 例)中,31% 的患者在 30~49 岁起病,平均发病年龄为 39 岁,多数(327 例,85.8%)隐匿起病(原发性),其中一部分(33 例,10.1%)在发病前 1~2 个月有精神创伤、焦虑、忧伤等病史。少数患者(11 例,3%)有家族史。另有一部分(41 例,10.8%)在起病前与某些因素有密切关系(症状性),如颅脑外伤(9/41,22%)、高热(7/41,17%)、一氧化碳中毒(1/41,24%)、服抗精神病药物(10/41,24.4%),周围损伤(9/41.22%)、妊娠(3/41,7.3%)、脑动静脉畸形(1 例,2.4%)和尾状核梗死(1 例,2.4%)。

多数患者缓慢起病(77%),在出现斜颈前有颈部发僵、胀痛、"落枕"等先兆症状(41%),1~2 周后逐渐出现头向一侧偏斜,或由旁人指出后才发现。少数病例可急性起病。初期头的偏斜多能自行纠正,表现为阵挛,头不可控制地来回抽动或震颤,而后进展为强直性(肌收缩超过 10 次/s),或在强直的基础上伴随震颤,少数可始终表现为阵挛。2/3 的患者伴有肌痛,多位于颈后部或颈肩部。站立、行走、用力、焦虑或急躁会使症状加重,端坐或平卧则减轻,入睡后症状消失。早期和轻型患者往往用一个手指轻触同侧或对侧下颌皮肤就可立即改善头的异常位置或纠正至中立位,松手后症状又起(本体感受性反射)。陈信康发现用手指捏紧头夹肌(旋转型)也常能中止头的偏斜。

轻型患者由于痉挛肌群的肌力尚不十分强大,健侧拮抗肌能与之抗衡,可克服头的偏斜,甚至过度纠正。随着病情不断进展,两侧肌力的差异逐日增大,痉挛侧肌群由于不断运动变得异常粗壮,肌力越来越大,而对侧拮抗肌因被动牵拉,逐步走向失用性萎缩,变得软弱无力,失去自动纠正头位的能力,使头固定在一个异常姿势,必须用手的力量来纠正头位,借以暂时减轻痛苦。由于痉挛肌群无休止地运动,或参加痉挛的肌肉不断增多,颈围增粗,个别肌肉可局部隆起,张力极高,扪之发硬。严重者多失去工作或生活能力。

以上临床症状一般是晨起轻、午后重,活动或情绪波动时加剧,这种症状起伏规律与其他锥体外系疾病类同。

四、分型

(一) 颈局限型(84%)

痉挛肌肉局限在颈部,可分成 5 种型别。

1. **旋转型(75.6%)** 头绕体轴向一侧做强直性或阵挛性旋转。依据头与体轴的关系可细分为三种亚型。

(1) 水平旋转:单纯的旋转,头与体轴无倾斜,颈前和颈后旋转肌肌力均等。

(2) 后仰旋转:头的姿势由旋转和后仰两种成分组成,颈的后仰旋转肌的肌力大于前屈旋转肌。

(3) 前屈旋转:头的姿势由旋转和前屈两种成分组成,颈的前屈旋转肌的肌力大于后仰旋转肌。

旋转型是斜颈中最常见的一种型别,其中水平型多见,后仰型次之,前屈型少见。这三种亚型的形成可能与肌肉的痉挛强度和痉挛肌分布多寡有关。

2. **头双侧后仰型(7.5%)** 又称后仰痉挛,表现为头间歇性向后背部强直性过伸,颜面朝天。行走时尤为困难,必须用双手扶枕对抗痉挛肌群,一松手头便迅速向后过伸。为了腾出双手常将枕部使劲顶在墙上,否则头又向后过伸,如此周而复始,坐卧不宁,几乎完全陷于丧失生活能力之中。

3. **侧屈型(12.8%)** 头的长轴向一侧侧屈,耳向肩峰逼近,不少患者伴随同侧肩部向上抬举,拉近了两者的距离,鼻尖基本上不离开体轴。强直型是最常见型别。依据头有无向前或向后倾斜,可细分为三种亚型。

(1) 单纯侧屈型:头向肩侧屈,无向前或向后倾斜,颈前和颈后侧屈肌肌力均等。

(2) 前屈侧屈型:头的姿势由侧屈和前屈两种成分组成,颈的前屈侧屈肌肌力大于后伸侧屈肌(肩胛提肌、夹肌等)。

(3) 后仰侧屈型:头的姿势由侧屈和后仰两种成分组成,颈的后仰侧屈肌肌力大于前倾侧屈肌。

4. **头双侧前屈型(1.3%)** 头持续向前屈曲,颏屈向胸前,重者除头前屈外尚有前移,且伴随双肩上举,构成一种特殊姿态,阵挛型表现为持续不断的"点头"状态。

5. **混合型(2.8%)** 是一种以两种型别相间出现的斜颈,常见的是旋转和后仰,患者时而旋转、时而后仰。

此外,也可有不规则、杂乱无章、无规可循的颈部异常运动,头忽而旋转,忽而前屈,忽而后仰,在阵挛基础上伴有震颤。

根据肌肉收缩的频率又可分为强直和阵挛两种。强直者头持久地偏向一侧;阵挛者头有节律地反复抽动。少数患者在强直或阵挛的基础上伴有震颤,个别表现为急促地、猛地一抽,有的在强直基础上伴有阵挛。

(二) 颈节段型(占 7.9%)

肌痉挛范围超出颈部向邻近部位扩散,肌痉挛累及身体两个部位,临床表现以颈为主者称颈节段型,可分成 4 种临床型别。

1. **颅-颈型(33.3%)** 颈部肌痉挛向上、向颅面部扩散,可分别累及咽喉、口周或睑周的肌肉。临床上除头偏斜外,尚有睑、面不随意运动或声音嘶哑等。

2. **颈-臂型(36.7%)** 颈部肌痉挛向上肢肌肉扩散,尤其是肩、上臂的肌肉,除头偏斜外,尚有肩、臂不随意运动。

3. **颈-体轴型(20%)** 颈部肌痉挛向躯干扩散,可累及胸部、背部肌肉。

4. **颈偏侧型(10%)** 颈部肌痉挛向躯干侧屈肌群扩散,造成头与躯干同向一侧侧屈(偏身侧屈)。

(三) 颈全身型(占 8.1%)

痉挛肌肉累及的范围除颈节段性外,至少还包括一个下肢。

此外成人起病的斜颈大多数表现为慢性病程,经过一段时间的演变,临床症状就停留在某个水平上,处于相对静止状态,如有所改善也是暂时的。一部分患者手术后告别了原来的型别,但经过一段时间又出现与原来相同的病型,或表现为另一种病型,如旋转型改为双侧后仰型。

痉挛性斜颈由于颈部无休止地不随意,运动颈、肩部肌肉特别肥厚,望诊时便能得到颈部特别粗壮、肌肉发达的印象。

颈部扪诊是确定浅表痉挛肌肉最可靠的方法。如胸锁乳突肌、夹肌、肩胛提肌、斜方肌和头半棘肌等,可以根据各肌的走向和体表投影用手指扪、触、捏。例如旋转型斜颈,尤其是瘦削的患者,痉挛肌肉肥厚增粗,触之张力高、失去弹性,犹如拉紧的弦。早期或轻型者当此肌被捏紧时,可出现头位复正现象(捏夹试验阳性)。

神经系统检查,不论是脑神经、锥体系统、锥体外系统、共济运动,还是周身感觉系统,均正常。EEG 及脑脊液检查都在正常范围之内。斜颈患者的脑部 CT 或 MRI 都不能发现任何异常,个别可在壳核、豆状核

有病理改变(梗死、出血、钙化)。原发性斜颈除了脊柱正常弧度改变(扭转、侧弯、后仰)外,颈部 X 线检查可无异常改变,可与骨性病变相鉴别。

五、病情分级法

不论是何种型别的斜颈都是两组肌群(痉挛肌群和拮抗肌群)肌力差异的结果。参与痉挛的肌肉越多,分布范围越广,时间越长,或者拮抗侧肌力越弱,失用的时间越久,头的偏斜越甚,病情越重,纠正能力便越差。最后造成脊柱、关节失去正常弧度,半脱位或前庭功能障碍,恢复困难。陈信康介绍一种斜颈病情程度分级法,适用于各型斜颈。

轻度:活动时出现症状,头的偏斜<30°,头部可自行纠偏至中立位,活动范围>60°,能越过中线向对侧做一定范围的移动,可坚持一段时间。

中度:静止时出现症状,头部的偏斜>30°,头部可勉强纠正至中立位,但不能越过中线,头部活动范围<45°。

重度:头部的偏斜>45°,须用手扶头以减轻痛苦,头的随意运动范围<30°。

六、影像诊断学

颈肌 CT 扫描用于痉挛性斜颈的诊断,目的是从扫描图像中识别痉挛肌群,并区分它们在斜颈中的作用。

斜颈患者由于长时间、不可控制的肌肉运动,参加痉挛的肌肉变得十分健壮发达,明显较对侧同名肌肥厚。高清晰度、高分辨率 CT 扫描可显示颈部肌肉的全貌,不论深在的还是表浅的都一览无余,并能自上而下追踪、观察各肌的形态改变。在痉挛肌群中,诸肌在异常运动中所起的作用不同,自然会存在肌肥大程度的差异。颈肌 CT 扫描有助于识别痉挛肌的存在和肥大等级,区别原动、协同和次要痉挛肌,供手术参考。

颈肌剖面在 CT 图像上的形态和体积各异,但正常时左右是对称的。浅表的颈肌多表现为弧形或半月形(斜方肌、胸锁乳突肌、头半棘肌);深在的颈肌则有多种形状:棱形(头下斜肌、颈半棘肌)、球形(头最长肌、颈最长肌、斜角肌)、三角形(头长肌、颈长肌)、不规则形(肩胛提肌上段呈弓状,中段呈豆点状,下段是矩形)。多数颈肌的位置局限在 1/4 范围内,少数(胸锁乳突肌)跨越前、后两个区。颈后 1/4 区内的长肌可自颅底起跨越整个颈椎段(头夹肌、头半棘肌、肩胛提肌等)。短肌可只跨越 1~2 个颈椎(枕下短肌群),

紧贴在颈椎四周的肌肉,侧方有头最长肌及颈最长肌,后方是颈半棘肌,前方是头长肌、颈长肌等。头半棘肌自横突至棘突呈半月状覆盖在颈半棘肌上,在其中段有人字形低密度区。颈半棘肌多显示结构稀疏,密度低下。胸锁乳突肌的外侧面表现为锐利、光滑,其内侧面则为锯齿状,这些特征易识别。颈肌的肌腹越粗大,肌间隙脂肪越多,其边界显示就越清楚(如头夹肌、胸锁乳突肌、头半棘肌)。相反肌腹小,肌间隙脂肪少者,其边界常模糊不清(如头最长肌、颈最长肌)。

颈肌 CT 扫描的目的是识别痉挛肌群。斜颈型别不同,痉挛(肥大)肌群分布也不同。通过区分痉挛肌肉为手术提供依据。

七、肌电图诊断学

颈肌肌电图(electromyogram,EMG)描记可以了解哪些肌肉参与痉挛,哪些不参与痉挛,并了解与痉挛肌相对立的拮抗肌有无失用性萎缩等潜在病理状态,对痉挛肌和拮抗肌进行分级评估,是评估痉挛肌肉的"金标准"。

1. 痉挛肌肉的评估 根据各痉挛肌 EMG 描记结果,结合临床检查和 CT 影像上肌肥大程度评出各痉挛肌的主、次地位,供手术参考。

痉挛肌分成 3 个等级。

(1)最主要痉挛肌(原动肌):被测肌肉的全部运动单位都参与收缩,在荧光屏上可记录到大量运动单位电位互相重叠,波形不易区分,募集充分,呈完全干扰相,振幅>1 200μV,频率 20~50Hz。在 CT 轴向剖面中表现为肌肥大,较对侧同名肌肥厚 50%~100% 不等。

(2)主要痉挛肌(协同肌):被测肌肉非全部运动单位都参与活动。在荧光屏上可记录到较多干扰波较弱的电活动形式,基线上无静息区,但能区分出单个动作电位,募集不充分,可称其为减弱或不完全干扰相,振幅在 400~1 200μV,频率 10~20Hz。在 CT 轴向剖面中表现为肌肥大,较对侧同名肌肥厚 50% 以内。

(3)次要痉挛肌:被测肌肉在 EMG 上表现为一个一个的运动单位动作电位,间断地成串出现,基线上有静息区。振幅小于 400μV,频率 5~10Hz,募集少,在 CT 轴向位剖面中表现为接近正常体积或较对侧同名肌稍肥大。

旋转型 ST 的主要痉挛肌包括面部旋向侧颈后的头夹肌、颈夹肌及对侧胸锁乳突肌,次要痉挛肌包括

面部旋向侧的肩胛提肌、后斜角肌及头、颈半棘肌和头、颈最长肌。侧屈型 ST 的主要痉挛肌包括屈向侧的胸锁乳突肌、头夹肌、颈夹肌及肩胛提肌,次要痉挛肌包括屈向侧的前、中、后斜角肌及头、颈最长肌及头、颈半棘肌。后仰型 ST 的主要痉挛肌包括双侧头颈夹肌及头、颈半棘肌和多裂肌;次要痉挛肌包括头大、小直肌,头上、下斜肌和头、颈最长肌。前屈型 ST 的主要痉挛肌包括双侧的胸锁乳突肌及前斜角肌,次要痉挛肌包括双侧颈阔肌、头长肌、颈长肌及舌骨上下诸小肌。

2. 拮抗肌功能评估 在痉挛性斜颈中拮抗肌的作用是对抗痉挛肌过度牵拉,为痉挛肌肉的对侧同名肌肉。在疾病早期拮抗肌尚有正常肌肉功能,随着病情发展痉挛肌肉日益强大,其功能逐步受到抑制,部分病例表现为失用、萎缩的病理状态。根据它们在 EMG 中的表现,可划分成"优""良""差"三种级别。

(1)优:在 EMG 检查时嘱患者向异常头位相反方向做随意运动,使其同名拮抗肌用力收缩,能出现大量相互重叠的运动单位(干扰相),而且可以克服痉挛肌,纠正异常头位。

(2)良:在随意运动肌肉最大收缩时 EMG 上表现为不完全干扰相,能勉强或部分克服痉挛肌,部分纠正头位。

(3)差:在随意运动肌肉作最大收缩时,EMG 上表现为电静息或微弱的肌电活动,不能纠正异常头位。

评估拮抗肌功能的目的是了解哪些拮抗肌处于抑制或失用状态,评估预后。并在术前、术后加强其功能锻炼,从而提高手术效果。

八、鉴别诊断

(一)继发性肌张力障碍

有很多脑病可引起肌张力障碍,肌痉挛可发生在全身或节段范围内,或局限在某个部位,当局限在颈部时,则称为继发性痉挛性斜颈。

(二)药物引起的斜颈

药物引起的斜颈也可归类在继发性肌张力障碍范畴内,是一种医源性运动性疾病,可分为急性和迟发性两种。

急性运动障碍患者多因摄入过量治疗神经系统疾病的药物或大剂量止吐药,常在服药后数小时至数天出现间歇性或持久性肌痉挛,除了表现为斜颈外,眼睑、脸部及咽喉也可出现症状,如舌连续重复运动、外伸、卷曲,扭转,噘嘴,吸吮,咂嘴、咀嚼和做鬼脸,其他如躯干、肢体不随意运动较少见,以儿童和年轻成

人较多。轻症患者常被忽视。用抗胆碱能药物（苯甲托品）静脉或肌内注射可迅速控制。轻型患者口服苯海拉明和地西泮一样有效,待症状消失后再维持用药1~2天。

迟发性运动障碍是长期（3~6个月）用大剂量抗精神病药阻滞了基底节多巴胺受体引起的,常见的药物有吩噻嗪类（氯丙嗪、三氟拉嗪、奋乃静）、丁酰苯类（氟哌啶醇、氟哌利多）、硫杂蒽类（氯普噻吨、氟哌噻吨）和舒托必利等,临床症状往往在停药或减量后出现。如肌痉挛局限在颈部则与原发性斜颈毫无区别,症状持久不消。肌痉挛也可在周身、颜面和四肢出现。

（三）急性感染性斜颈

本病多于春秋季节发病,女略多于男。前驱期一般为上感症状和消化道症状,持续1~4天,最重要的症状是发作性痉挛性斜颈,包括头后仰痉挛、旋转痉挛,每次发作数分钟至半小时,重者可持续1天。身体其他部位也可出现肌痉挛,常伴随自主神经系统功能紊乱及精神症状。病程一般为3~10天,痉挛后不留后遗症,一般认为该病与肠道病毒感染有关,主要侵犯锥体外系及下丘脑,阻抑多巴胺受体,胆碱能系统功能增强,多巴胺与乙酰胆碱平衡失调所致。

（四）癔症性斜颈

本病多与精神创伤一并出现,其特征是骤然急起,头的位置或异常运动变化多端,不论是临床还是肌电图检查均证实存在肌痉挛现象,即使临床表现是一种固定的斜颈型,但常夹杂一些颈外的、相矛盾的、不协调、不合乎生理解剖的动作,而且症状在某些背景下易变化。

（五）假性斜颈

假性斜颈泛指非颈肌痉挛引起的斜颈,可因脊柱骨骼畸形、眼外肌麻痹、颈肌挛缩等造成。

九、手术治疗

痉挛性斜颈的症状进展到一定程度时,非手术疗法很少见效,肌松药只能暂时缓解。斜颈的手术治疗建立在对痉挛肌群的认识基础之上。

（一）选择手术的原则

1. 肌痉挛范围应局限在颈部。如果身体其他部位也存在肌张力障碍,颈部症状应较其他部位突出,对生活、工作困扰较大者,可选择手术治疗。

2. 头的异常运动或异常头位至少要稳定1年以上。如果病情欠稳定,肌痉挛的范围在扩大,提示其基本病理类型仍处于不稳定状态,应继续非手术治疗。

3. 药物治疗无效或服药反应大,无法坚持治疗;

肉毒毒素注射治疗无效或因不良反应（如吞咽困难等）而无法继续接受者,手术必须在最后一次肉毒毒素治疗3个月后进行。

4. 兼有全身性和节段性肌张力障碍者,必须权衡手术能否改善或提高生活质量,这种患者有可能在手术后使病情加重。

（二）三联术的应用解剖

三联术由三种术式组合而成,由于颈脊神经后支的解剖不为一般外科医师所熟悉,因此,在手术操作之前应结合斜颈病例的特点,复习相关的解剖学内容。

1. C_1 后支和枕下三角 枕下三角由4块短肌（下斜肌、上斜肌、大直肌与小直肌）组成。三角内有寰椎后弓和椎动脉。C_1 后支位于后弓与椎动脉之间,相当于下斜肌与上斜肌所构成的夹角内。C_1 主干自三角深处水平地向背侧延伸,经历一段很短的行程后分成侧支和背支。侧支没有分支,向前、外侧行走支配咽肌;背支很早分成3~4条细支,支配4块短肌,并与 C_2 分支相交通。C_1 主干的直径因人而异,为1.0~1.2mm。解剖 C_1 必须借助手术显微镜和电刺激器。斜颈患者各短肌都比较肥厚,常使三角处于闭合状态,可通过指端触摸寰椎所在识别三角的位置。

2. C_2 后支 是诸后支中最粗、行程最长的分支,自寰椎和枢椎后弓的间隙内发出,绕过下斜肌肌腹返折向上。穿过头半棘肌和斜方肌走向枕部,分布在皮下（枕大神经）。

3. C_{3-6} 后支 C_{3-6} 后支在椎间孔附近自脊神经分出,绕上关节突外侧向背侧延伸,至相邻横突之间分为内侧支和外侧支。内侧支向内,下行至棘突附近;外侧支向后、外行,分布在颈部深层肌肉和皮肤,C_{3-6} 脊神经后支都在头半棘肌和颈半棘肌之间走行。C_3 后支自脊神经发出后很早分成3或4条细支,附着在头半棘肌筋膜下;C_4 后支则附着在颈半棘肌筋膜下;C_5 和 C_6 后支附着在颈半棘肌筋膜下,各支都有动、静脉伴行。

后支的粗细因人而异,一般可分为两种情况。通常型:最常见,以 C_2 最粗,其近心端直径1.8~2.2mm,C_{3-6} 则依次逐渐变细,至 C_5 时已减为1.0~1.2mm。C_1 最细为0.8~1.0mm,因为它支配的是一些短肌。细型:较少见,各条后支都比较细小,但仍保持各支的比例关系,即 C_2 最粗,C_1 最细小。这一型自然会增加手术的难度,容易发生遗漏,要求手术医师更加耐心。但是这类患者的副神经直径同常人,并不细小。不论是哪一型,都与上下相邻的后支相互交通成网,尤其

是 C_1 与 C_2，C_2 与 C_3，C_3 与 C_4 之间的交通支应予以切除。后支的行程也各有特征。C_1 是自腹侧向背侧。C_2 是先向下，后折返向上。C_1、C_3 都是向内、向下斜行，行程较长。C_5、C_6 是以水平方向行走，行程很短，旋即消失在颈半棘肌肌腹内，消失前几乎不见分支。手术中寻找 $C_{3\sim6}$ 后支可用指端触摸小关节最突出处，在其紧下方常是后支的起始段所在。C_3 后支起始段与枢椎棘突下缘处于同一水平。

在解剖后支过程中，可用生理电刺激器。C_1 后支使用 0.5V，如术前在咽肌上插有肌电图电极，便较容易识别 C_1 侧支；C_2 用 2V，C_3 用 2~5V，C_4 用 4~5V，C_5 用 5V，C_6 用 5V，都可诱发相应肌肉的收缩。

4. 颈部副神经 副神经支配胸锁乳突肌和斜方肌。副神经自颈静脉孔穿出颅腔后，向后、下方行走，经过二腹肌后腹深面分成两支，一齐向下向后斜行，抵达胸锁乳突肌深面中点邻近后缘处进入肌纤维中，支配斜方肌的分支继续向后行，经过胸锁乳突肌的后缘，相当于斜方肌上部与中部汇合点进入斜方肌。

手术经验证实，下颌角是副神经投影在体表最恒定的标志，头在旋转或后仰情况下，两者的关系不变，副神经如以下颌角为起点，斜方肌水平部和垂直部汇合处为终点，两点间的连线便是副神经在颈部的行程。

5. 夹肌 夹肌是旋转型和侧屈型斜颈中最主要的痉挛肌之一，其体表投影相当于乳突至第五、六颈椎（C_5 或 C_6）棘突连线。慢性患者此肌特别肥厚，可在乳突后下方触及隆起的肌腹，也是主诉疼痛的位置。

夹肌有两个头，共一个体，分别称为头夹肌和颈夹肌，头夹肌为该肌上方大部分的肌束。头夹肌起自项韧带的下部（相当 C_3 以下）以及 T_3 棘突，肌纤维斜向外上方，止于上项线的外侧部分，部分肌束在胸锁乳突肌深面止于乳突后缘。颈夹肌起自 $T_{3\sim6}$ 棘突，肌纤维斜向外上方，在肩胛提肌深面，止于 $C_{2\sim3}$ 横突后结节。水平旋转型斜颈患者常以颈夹肌痉挛为主，术中也常能证实颈夹肌的肥厚程度超过头夹肌。因头夹肌止于上项线，如肌痉挛以头夹肌为主，患者的头除向同侧旋转外，还有后仰成分（后旋转型）。

头夹肌受下位颈脊神经后支支配，颈夹肌受下位颈脊神经后支的外侧支支配，经验证明单一的 $C_{1\sim6}$ 后支切断并不能充分松弛夹肌，可能此肌接受前支、后支或通过交通支的双重支配。

6. 肩胛提肌 为带状长肌，起自上位 4 个颈椎横突的后结节，肌纤维连成一体斜向后、向下外方，止于肩胛骨的内角和肩胛骨脊柱缘的上部，肌的上部位于胸锁乳突肌的深侧，下部位于斜方肌的深侧。此肌收缩时，上提肩胛骨，同时使肩胛骨下角转向内；肩胛骨被固定时，使颈向同侧屈曲及略后仰。肩胛提肌受 $C_{2\sim5}$ 脊神经前支支配。肩胛提肌、同侧夹肌与胸锁乳突肌是侧屈型斜颈的三块主要痉挛肌肉，协同做侧屈运动。严重病例耳郭可与肩胛贴附。由于胸锁乳突肌的参与，抵消了夹肌的后仰成分。侧屈型斜颈的异常运动涉及颅神经（副神经）、颈脊神经后支及前支，单一做颈脊神经后支切断难以解除肩胛提肌的痉挛。

（三）手术方法

国内陈信康教授最先进行痉挛性斜颈的手术治疗，并在 1993 年将原有的二连术改进为三联术。

全身麻醉插管，先行坐位，头架固定，头前屈并向术侧旋转 15°。麻醉不宜过深，以便术中行神经电刺激，单极神经刺激器便于电流弥散。双下肢穿弹性袜，抬高至心脏平面，右侧颈静脉插管监护气栓。手术分两步进行，先做夹肌切除及颈神经后支切断，后做副神经切断，包括三种术式。

1. 术式①选择性肌肉切除术

（1）切口

1）"7"形切口：在一侧枕部发际内取 7 字形（左侧则为反 7 字）皮肤切口。切口的水平段位于枕外隆凸下方 1 横指处，起自中线，止于乳突内缘。斜切口上端与水平切口相连，向下止于 C_7 或 T_1 横突平面，离中线 2cm。此切口皮瓣较大，优点为便于显露肩胛提肌、斜角肌等颈部侧方肌肉。缺点是切口相关并发症较多。

2）"道拐"形切口：以枕项线中外 1/3 的交点上 2cm 至 C_6 棘突旁 2cm 行斜形切口。此切口皮瓣较小，切口相关并发症较少，但颈部侧方显露不足。需根据术前手术计划选择合适的手术切口。

（2）皮瓣形成与夹肌切除：皮肤切开后游离皮下组织，术野的大部分由宽阔的斜方肌所占有。在斜方肌上缘与胸锁乳突肌后缘形成的间隙内可见部分头夹肌及其内侧缘。夹肌内侧是与脊柱平行走形的头半棘肌。平行夹肌内侧缘切开斜方肌达中线，翻开斜方肌肌瓣充分显露头夹肌和头半棘肌上部。游离头夹肌的内缘，用电刀沿中线自上向外下方切断夹肌与项韧带、棘突和棘上韧带的连结，将头夹肌下部离断，将其翻转游离。次游离外缘并切断头夹肌与乳突和上项线的连接。将其离断并部分移除。应注意其腹侧面有丰富的血供和神经支配，肌残端做间断缝合，防止术后渗血。

2. 术式②颈神经 1~6（$C_{1\sim6}$）后支选择性切断术

颈脊神经后支（$C_{1\sim6}$）都在头半棘肌与颈半棘肌的

间隙内走行。夹肌切除后头半棘肌的上项线附着处到 C_7 平面清晰地显露在术野内,为下一步显露后支创造了良好条件。在头半棘肌内侧丛及外侧丛之间切开头半棘肌向下达 C_7 平面,向上达到上项线,并在其上项线附着点下 1.5cm 处,用电刀以较小功率分次薄层切割横断,近腹侧面时改用双极电凝,以防损伤枕下三角内的结构。将头半棘肌肌瓣向两侧牵开,显露枕下三角及颈半棘肌筋膜。

（1）C_1 后支离断:首先找到枕下三角,它的内侧由头后大直肌构成,上方由头上斜肌构成,下方由头下斜肌构成,根据短肌肌纤维不同走向确定枕下三角所在的位置。C_1 位于枕下三角内,因患者肌肉痉挛肥厚,枕下三角有时呈闭合状态,可分别在下斜肌和上斜肌穿线向下和向外牵开。三角张开后确定寰椎后弓的位置。显微镜下使用 0.5V 电刺激在寰椎后弓与椎动脉平行段之间寻找神经可能存在的位置并用钝头显微剥离子解剖。找到分支后逆行追踪至主干。主干几乎与椎动脉相垂直,先发出外侧支支配咽喉肌,并有细支与 C_2 交通支相连。背支（终末支）分叉成 3~4 条分支,支配大直肌、小直肌、上斜肌、下斜肌和头半棘肌的腹侧面。在分支前将主干切断,周围支撕脱、毁损。做双侧 C_1 切断必须保留外侧支。

（2）C_2 后支离断:C_2 后支自寰枢韧带下外侧、枢椎后弓上缘发出后先向下行,在下斜肌下缘处折返向上、向中线斜行,穿过头半棘肌及斜方肌,经历一段很长的行程后分布在枕部皮下,是诸后支中最粗、行程最长的分支。牵开头半棘肌肌瓣时,即可在寰枢水平找到 C_2 后支,只要顺着神经逆向分离到寰枢膜,即可找到 C_2 主干及很早发出的背支和侧支。侧支支配夹肌、头最长肌和头半棘肌等,电刺激可诱发广泛肌收缩。主干在分支前电凝切断、切除数厘米分支。其发出的交通支与 C_1、C_3 后支相连,均需予以切断。

（3）$C_{3~6}$ 后支离断:$C_{3~6}$ 脊神经后支都在头半棘肌和颈半棘肌之间走行,附着在颈半棘肌筋膜下,各支与动、静脉伴行。首先找到与脊神经后支相对应的椎间孔,用电刺激器以 2~5V 电流刺激椎间孔周围颈半棘肌筋膜,通过观察夹肌和半棘肌的收缩情况,在收缩最明显处通过钝性分离找到脊神经后支分支或主干,沿神经逆向椎间孔方向分离,在神经近起始段处电凝、切断或撕脱、部分切除。

3. 术式③副神经离断术

根据副神经的走形及其在体表投影,可采用两种手术入路行副神经离断术。

（1）后入路:平卧,头旋向对侧,肩下垫薄枕。胸锁乳突肌及斜方肌行肌电监测准备。切口开始于乳突,沿着胸锁乳突肌的后缘轻度向后弯曲,终止在脊副神经穿出斜方肌的位置,即在斜方肌的垂直部和水平部的交界处。切开皮肤及颈阔肌,游离胸锁乳突肌表面,在颈外静脉上方可分离出耳大神经,切口的上方可找到枕小神经,电刺激无反应,加以保护。在耳大神经和枕小神经之间的空间内可解剖出副神经的胸锁乳突肌分支,分成数支进入胸锁乳突肌肌内,电刺激可诱发胸锁乳突肌收缩。沿此支逆行解剖至副神经分叉点,胸锁乳突肌分支和斜方肌分支常在一淋巴结附近汇合。分别刺激两分支可见相应肌肉抽动。电生理确认后在汇合点后切断胸锁乳突肌分支,撕除周围支,保留斜方肌分支。

（2）前入路:此入路便于显露高位分叉的副神经,是最常使用的手术入路。取平卧,头旋向对侧,肩下垫薄枕,胸锁乳突肌及斜方肌行肌电监测准备。以术侧下颌角为顶点做一胸锁乳突肌前缘的垂线,以交点为中点在胸锁乳突肌前缘做 3~4cm 切口,切开颈阔肌显露胸锁乳突肌,沿胸锁乳突肌前缘钝性分离致胸锁乳突肌深面,相当于下颌角平面打开颈深筋膜,在二腹肌下缘可见一淋巴结,在其外、后侧可分离出向下、向背侧斜行的副神经主干或分支,电刺激明确神经性质。沿神经分离找到副神经分叉部,电生理确认后离断胸锁乳突肌支。对于分叉部过低的病例,可切开神经外膜,将分支分开,高位切断胸锁乳突肌支,撕除周围段。在寻找副神经时,需与舌下神经相区别,后者也在二腹肌后腹下缘发出,与副神经相邻。舌下神经的误伤将带来舌肌萎缩。减少过度牵拉及神经离断前电生理确认可避免这种误伤。由于胸锁乳突肌还接受 C_2、C_3 前支支配,对于前屈型病例或术前 EMG 显示Ⅲ级痉挛的胸锁乳突肌应行全部横断,术中要注意勿损伤颈内静脉。

4. 针对不同的斜颈类型,我们采取不同的手术组合。

（1）旋转型:采用术式①+②+③,即对侧副神经离断加旋向侧颈后肌肉部分切除加颈神经 1~6（$C_{1~6}$）后支选择性切断术。

（2）侧弯型:采用术式①+②+③,即屈向侧副神经离断加同侧颈后肌肉部分切除加颈神经 1~6（$C_{1~6}$）后支选择性切断术。

（3）前屈型:采用术式③,即双侧副神经切断术。

（4）后仰型:采用术式①+②,即双侧颈后肌肉部分切除加颈神经 1~6（$C_{1~6}$）后支选择性切断。

（四）术后处理

麻醉清醒后取半卧位,保持引流管通畅,要提防手术死腔肌肉残端渗血压迫气管引起窒息。拔除引流管后可起床活动。第 3 天开始颈部体疗,第 7 天可以出院。出院后继续颈部体疗直到头位恢复正常。体疗的内容主要是做与原异常运动相反的随意运动,或对某拮抗肌(如胸锁乳突肌)进行重点康复锻炼。术后定期复查,第 6 个月做疗效评定。

（五）并发症

三联术、选择枕下肌群切断术等是良性手术,陈信康报道 381 例手术中无死亡病例。术后原肌痉挛症状消失,头位复正,保留头的各种生理运动,包括头的旋转、侧屈、前屈和后仰。由于去神经术和肌切除的缘故,颈围略有缩小,术侧枕部皮肤麻木,个别发生浅表感染或皮下血肿。

（六）疗效

手术后主观或客观的症状都有明显好转,然而手术前遗留下来的病理改变,如拮抗肌被动性牵拉增长、失用、萎缩,患者不能启动其有效收缩,丧失对它使用的能力。此外,由于头的长期偏斜,前庭功能、颈椎小关节、韧带等出现病理性失衡,需要 4~6 个月的颈部体疗后方能重建平衡,尤其是旋转型患者。因此,疗效评定应在手术后第 6 个月进行比较合理。

陈信康报道手术治疗痉挛性斜颈 381 例,其中207 例经过 4~31 年长期随访,总的优良率为 87.9%。痊愈率(优)达 70.5%。

斜颈手术中肌切断较神经切断有更高的选择性、更少的并发症和更好的疗效。这是因为错综复杂、纵横空错的后支,加上左右、上下的交通支,很难做到彻底去除神经,更做不到高选择。而肌切断的选择自由度大,对主导肌可做全切,个别肌肉可做半切、全断半缝或肌起止端切断移位缝合,改变肌轴牵拉的方向。手术成功的关键是术前对这些颈肌要做出精确的定性诊断。

十、其他手术方法

（一）选择性周围神经切断术

手术包括切断一侧颈脊神经后支 $C_{1~5}$ 及另一侧副神经治疗旋转型斜颈;切断双侧 $C_{1~5}$ 后支治疗后仰痉挛。是当前国际上较流行的方法之一,并发症少,然而,手术不能解除由脊神经前支支配的痉挛肌肉。脊神经后支不像硬脊膜下神经根那样集中,单一的后支切断很难做到完全、彻底,因后支离开椎间孔后分成很多细支。加上交通支的存在,手术很难充分解除痉挛肌群。

（二）丘脑立体定向术

定向术治疗斜颈的效果不理想,目前基本处于停滞状态。对肌痉挛范围超过颈部的重型患者可考虑在局部麻醉下行丘脑定向术。多数患者须行双侧手术,然而,双侧丘脑手术约有 20% 并发构音障碍,其中5% 迁延为永久性。

（三）Foerster-Dandy 手术及改良 Foerster-Dandy 手术

Foerster-Dandy 手术是 Foersier 和 Dandy 创造的,一直被视为治疗斜颈的"标准手术",通过将硬脊膜下双侧 $C_{1~3}$ 或 C_4 神经前根切断术,达到痉挛肌肉去神经化目的。由于不区别斜颈的临床型别,不区别痉挛和非痉挛肌肉一律用等量去神经术麻痹颈肌,生理毁损大,牺牲了很多正常肌肉,术后并发症多。有报道术后并发头失去自主旋转运动(33%),咽下困难(33%)、丧失举肩能力(25%)、肩痛(50%)及颈肌广泛萎缩(50%)。于炎冰等改良 Foerster-Dandy 手术,根据临床分型、主要责任肌肉的主要神经支配及病情轻重决定切断副神经根及脊神经根情况,具体为双侧副神经根切断,C_1 脊神经根切断,$C_{2~4}$ 脊神经前、后根选择性部分切断。刘红举、于炎冰(2019 年)报道改良Foerster-Dandy 手术治疗痉挛性斜颈 550 例,术后缓解率 73.6%,术后转颈无力 5.5%,耸肩无力 6.2%,双臂外展受限 5.8%,长期颈背部疼痛及麻木 8.2%,吞咽困难11.3%。明显提高了术后缓解率,降低了术后并发症。

（四）肉毒毒素 A 治疗

1. 作用机制　肉毒毒素 A 由一条单一的多肽链组成,经过蛋白水解而裂解为重链(分子量 10 000)和轻链(分子量 5 000)。重链羟基端先与胆碱能神经末梢的突触前膜受体结合,其氨基端为通道形成区域,随着轻链进入细胞内,借助酶效应抑制乙酰胆碱囊泡的释放使肌肉收缩力减弱,在有痉挛的肌腹内直接注射微量 A 型肉毒毒素(botulinum toxin type a,BTX-A),便能使症状得到暂时缓解,但 BTX-A 对乙酰胆碱的阻滞作用是短暂的、可逆的,突触乙酰胆碱传递通过关键的突触前蛋白的逆转或轴突末端芽生与同一肌纤维发生新的突触联系得以恢复,这个过程一般为数月。

2. 注射肌肉的选择　BTX-A 为冻干水溶性结晶,每支 100U,置于低温冰箱保存,使用时用生理盐水稀释至 25U/ml。在行 BTX-A 治疗前首先要明确选择哪些肌肉作为治疗对象,笔者根据 362 例手术经验介绍如何选择靶肌。

参与旋转型斜颈的痉挛肌肉是由头旋向侧颈后

肌群($C_1 \sim C_6$)及对侧胸锁乳突肌(副神经)组成,其中以一侧头夹肌、头半棘肌和对侧胸锁乳突肌为主要旋头肌,是 BTX-A 重点注射对象,在 EMG 导引下每条肌肉用 BTX-A 注射 2~3 个点。

3. **剂量和疗效**　BTX-A 治疗痉挛性斜颈是一种简单、安全有效的方法,虽然疗效是暂时的,但是确能缓解患者的痛苦。注射剂量应参照痉挛肌肉的大小、数量、痉挛强度及治疗的反应决定,一般每块肌肉的剂量不多于 100U,每次总量不超过 380U。多数在注射后 1 周内起效,症状逐步改善,2~4 周达疗效平台期,少数可延迟至 4 周后,疗效平均持续约 23 周,绝大多数患者需要重复注射,间隔时间 3 个月以上,注射频率约每年 2 次,个别病例注射后缓解期特长,超越药物效用的期限,估计是痉挛肌肉暂获得静息后,原来的病理神经冲动的反射弧弱化,特别是感觉整合机制参与的结果。

4. **副作用**　BTX-A 注射治疗后的主要并发症是暂时性咽下困难或言语困难,可持续数周,发生的原因可能与注射在胸锁乳突肌内的量有关。Borodic 观察 26 例病例共做 49 次注射,其中 7 次剂量在 150U 的患者都发生了咽下困难,其余 42 次剂量为 100U 都没有发生咽下困难。

咽下困难是药液扩散至咽部肌肉造成的。如果剂量限制在 100U 或更少可减少这种并发症的发生。此外,少数患者除并发严重咽下困难外,还伴发对侧声带麻痹。

其他并发症为局部疼痛和颈肌乏力,一般程度不重,疼痛均在数天内消失,颈肌乏力,约在数周内自行缓解,个别患者在注射后数天内出现皮疹。

(五)脑深部电刺激器

脑深部电刺激器(deep brain stimulation, DBS)治疗 ST 由 Krauss 等于 1999 年首先报道。DBS 通过高频电刺激脑内神经核团(GPi 或 STN),调节核团的功能来达到治疗目的,其疗效肯定,具有可逆性、可调性及安全性高的优点。与帕金森病不同,肌张力障碍患者通常需要一段时间方能显效,且最明显的治疗效果一般在数月至 1 年左右方能实现,但多可实现长期稳定的治疗效果,有随访研究显示 DBS 治疗的改善效果可持续数十年甚至更久。同样,有国内学者认为 GPi-DBS 术后长期改善率为 46.2%~83.6%,中位改善率为 69.6%。然而有文献报道 DBS 亦有 1%~4% 的潜在严重手术并发症风险,包括颅内血肿、认知障碍、运动迟缓等不良反应。此外采用 DBS 治疗方式,患者将承担高昂的设备采用及更换费用,且术后需频繁随访以

进行参数调控,这些弊端严重限制了 DBS 推广使用,因而目前难以大面积普及 DBS 治疗痉挛性斜颈。

(李俊　王潞　舒凯)

第五节　痉挛状态

痉挛状态是由于上运动神经元损害导致的感觉、运动控制障碍,虽然其临床表现多种多样,但一般都有以下表现:关节僵硬,肢体活动性下降;腱反射亢进;肌肉被动平伸时表现出强烈的阻力;屈肌反射过强。痉挛常见于中枢神经系统疾病,根据病变部位不同可分为以下 3 种类型:①脑源性痉挛:多见于脑卒中、脑外伤、脑肿瘤、脑性瘫痪(简称脑瘫);②脊髓源性痉挛:多见于脊髓损伤、脊髓缺血性疾患、横贯性脊髓炎、脊髓肿瘤、颈椎病等;③混合型痉挛:最见于多发性硬化。

虽然痉挛对患者的影响并非全都是有害的,例如下肢伸肌痉挛患者可以依靠增高的肌张力来保持姿势、帮助其站立或行走,痉挛还可维持肌肉体积、减少深静脉血栓形成的风险,但是大多数的痉挛对患者产生不利的影响更多,如主动与被动运动功能下降或丧失等。当患者因痉挛而出现功能或护理问题时则需要医学干预。临床医生首先要考虑痉挛对患者是不是有害的,并考虑治疗干预可能会对患者现有功能造成的不良影响。然后需要根据痉挛的类型选择治疗模式。不论何种类型的痉挛,物理康复治疗都是最基础的首选治疗方式,通过主动、被动运动训练、作业疗法与理疗、针灸、按摩、佩戴矫形器以及药物等措施结合起来合理进行综合治疗。

当严重的痉挛妨碍了康复治疗的顺利进行时,外科治疗的重要性凸显。广义的外科治疗涵盖了所有侵入性的有创手段。按照累及部位的不同痉挛状态又可分为全身性、区域性和局灶性,外科治疗方式可相应分为外周性(针对局灶性和区域性痉挛)和中枢性(针对全身性和区域性痉挛)。外周术式包括局部肌内注射肉毒毒素、脊神经后根选择性部分切断术(selective posterior rhizotomy, SPR)、周围神经选择性部分切断术(selective peripheral neurotomy, SPN)、颈部去交感神经术、肌腱以及骨关节矫形外科手术等,中枢术式主要指脑深部电刺激术(deep brain stimulation, DBS)。

肉毒毒素(botulinum toxin, BTX)是由肉毒梭状芽孢杆菌在生长繁殖过程中产生的一种细菌外毒素,其中 A 型(BTX-A)毒力最强,局部注射后在肌肉内弥

散,通过作用于胆碱能运动神经末梢、抑制钙离子介导的刺激性及自发性乙酰胆碱的释放来降低肌张力、缓解痉挛。2016 年美国成人脑卒中康复指南指出:局部肌肉行 BTX-A 靶向注射治疗肢体痉挛获 A 级证据推荐。但 BTX-A 的疗效只能持续 12 周左右,此后需重复注射,成本费用高;另外重复注射可能产生抗体导致后续注射失败。此外,痉挛出现后 BTX-A 的治疗时机、注射剂量、注射位点的定位方法等尚缺乏统一的标准。

针对痉挛状态的发病机制而实施的神经外科术式被认为是缓解痉挛的最有效方法。脊髓牵张反射属于单突触反射,该反射传入支包括:骨骼肌肌梭、相应脊神经后根内的传入纤维(Ⅰa、Ⅰ类传入纤维),传出支包括:相应脊髓节段前角 α 运动神经元、周围神经运动支(开始位于相应脊神经前根,后来位于相应周围神经)、神经肌肉连接及肌单位。肌梭和腱器官内的牵张感受器将冲动通过Ⅰa、Ⅰ类传入纤维直接或间接的兴奋脊髓前角 α 运动神经元,然后再通过反射传出支协调协同肌和拮抗肌的运动。牵张反射在整体内受高级神经中枢的调控,在正常情况下存在抑制机制以保证反射适度。如下肢在正常情况下所需的一定的肌张力以站立和行走即依靠适度牵张反射来维持。当脑和脊髓疾患累及锥体束时,不同类型的抑制机制(如Ⅰa、Ⅰ类传入抑制、突触前抑制、腱器官抑制、α 运动神经元抑制等)丧失导致牵张反射过度,协同肌和拮抗肌的运动失衡,使姿势系统趋向于过度收缩,最终导致痉挛状态。神经外科手术治疗痉挛状态是通过在不同部位打断牵张反射环路或提高脊髓运动神经元的抑制功能以降低受累肌肉的兴奋性而生效。外周术式中的 SPR 针对相应节段脊神经后根,通过电刺激选择性切断肌梭传入的Ⅰa 类纤维,阻断脊髓反射的 γ 环路,从而降低了 α 运动神经元的兴奋性,打断过强的牵张反射,进而解除肢体痉挛。外周术式中 SPN 选择性部分切断支配痉挛靶肌肉的周围神经运动支,其内含有 γ 和 α 运动纤维,前者支配梭内肌,属 γ 环路,其过度兴奋导致牵张反射过强、肌张力增高,后者支配肌梭外横纹肌,其收缩产生随意运动,SPN 是部分切断 γ 运动纤维,而尽量保留 α 运动纤维,可在解除痉挛的同时尽量保留原有的肌力。

在腰骶段 SPR 术的病例选择标准方面应遵循四项选择的原则,即病例的选择、脊神经后根节段的选择、各后根切断比例的选择、各后根切断小束的选择。对于下肢区域性整体痉挛的患者应首选腰骶段 SPR,可一次性有效降低大腿内收、膝屈曲、踝关节跖屈痉挛,在整体降低肢体肌张力上独具优越性。症状体征比较单一、局限的局灶性痉挛患者没必要行 SPR 术。一般选择的脊神经后根节段为 L_2、L_3、L_5、S_1、L_4 主要支配股四头肌,对维持站立的稳定性具有重要作用,一般不主张行部分切断。虽然多数人认为包括 S_2 的腰骶段 SPR 术能更好地缓解踝部痉挛,但 S_2 的部分纤维参与膀胱感觉,在没有完善的术中电生理监测的条件下行 S_2 部分切断存在较大风险。术前痉挛状态、运动功能、相关肌肉肌力的评估情况和术中电刺激结果是各后根切断比例选择的决定因素。对于大腿内收肌痉挛 L_2 部分切断更重要,L_3 为次重要;对于膝关节屈曲痉挛只有 L_3 部分切断重要;对于马蹄足、内翻足,L_5、S_1 部分切断同样重要。理论上来讲,术前评估痉挛越重,相应后根切断比例宜越大;术前相关肌肉肌力弱、运动功能不良者相应后根切断比例宜小;推荐的切断比例:L_2 为 25%～45%,L_3 为 30%～50%,L_5 为 40%～60%,S_1 为 45%～65%;术中电刺激结果是选择各后根切断哪些小束的金标准。腰骶段 SPR 的手术平面以 L_2～S_1 为宜,虽然局限于圆锥部位的手术可获得更小的切口和骨切除范围,但因为神经根节段辨识困难和对圆锥可能造成的骚扰妨碍了其被广泛接受和推广。限制性、跳跃式椎板骨切除可最大限度减少腰椎骨切除范围,而成年患者则可采用椎板复位技术,尽量减少对腰椎后柱稳定性的影响。SPR 缓解痉挛的长期有效率可达 90%～95%,下肢运动功能改善率可达 90%,在经过系统正规的康复运动训练后,大部分患者在站坐稳定性、纠正不良姿势和行走协调性方面都有了长足的进步。即使少部分患者最终未获功能上的改善,肌张力的降低将有助于缓解患者的痉挛性疼痛和减轻日常护理难度。此外,可能由于 α 运动神经元兴奋性降低,还可使部分患者合并的斜视、流涎、上肢痉挛言语不清等症状得到不同程度缓解。SPR 术后下肢感觉障碍、肌力下降、腰背痛等并发症并非少见,但一般不会对患者生活质量构成严重影响,暂时性二便障碍的发生率在 2%～4% 之间,永久性者鲜见。虽然存在痉挛型脑瘫腰骶段 SPR 术后患儿脊柱侧弯发生概率增高的报道,但目前学者们的意见趋向于认为该术式与脑瘫患儿术后远期腰椎失稳、脊柱畸形之间没有必然联系,甚至可能有预防和纠正作用。

SPN 针对四肢不同部位的局灶性痉挛而分别采用胫神经(针对踝痉挛)、坐骨神经(针对膝痉挛)、肌皮神经(针对肘痉挛)、正中及尺神经(针对腕、指痉挛)、闭孔神经前支(针对大腿内收肌痉挛)等选择性部分切断,有切口小、出血少、疗效确切、并发症少等优点。对于部分下肢涉及多个肌群和关节的区域性痉挛的患者,例如腰骶段 SPR 术后疗效不佳或痉挛复发、患方拒绝 SPR 术、脊柱畸形、腰骶部皮肤质量不佳等,可采用多根神经组合式 SPN 作为 SPR 术式的有益补充方法。术中周围神经部分切段比例应根据患者痉挛严重程度、靶肌肉萎缩程度和肌力、并结合术中电刺激结果综合决定,一般在 1/2~2/3 之间,达到神经部分切断后降低有害肌张力而不过多影响有用肌力的目地。术后的肢体感觉障碍和肌力下降比较常见,前者可在随访期间不同程度好转,后者则需坚持正规康复训练方可逐步恢复。

虽然骨关节、肌肉、肌腱的矫形手术在痉挛状态的外科治疗中占有重要作用,但外科治疗痉挛的一个原则是先行解除痉挛的神经术式,然后后期(至少 6 个月后)根据情况(有无骨关节畸形、肌腱挛缩、神经术式疗效不佳等)再决定是否行矫形手术治疗,二者顺序不能颠倒。在严重痉挛持续存在的情况下,矫形手术只能暂时"掩盖"症状。对于已有肌腱挛缩的患者在肌肉、肌腱的矫形手术之前或之后采用神经术式对于预防痉挛症状复发有重要意义。

广义的痉挛状态不仅仅包括上述以锥体束受累为主的传统意义上的病症,越来越多的以痉挛为主要表现的局限性肌张力障碍、锥体外系疾患、精神疾患也被纳入功能神经外科的治疗范畴。例如,痉挛性斜颈是成人最常见的局灶性肌张力障碍性疾患之一,近年来除了 BTX-A 注射、选择性周围神经(副神经、颈部脊神经)切断术(加颈肌切除术)、改良 Foerster-Dandy 手术等治疗选择之外,DBS 以其安全性、有效性及可调节性越来越受到重视。对于以痉挛为主要表现的混合型脑瘫、抽动症、扭转痉挛,颈部去交感神经术时可获令人惊喜的疗效。痉挛状态的治疗手段日趋多样化,展示出广阔的发展前景。

(于炎冰　张黎)

第六节　糖尿病性周围神经病

糖尿病性周围神经病(diabetic peripheral neuropathy,DPN)是最为常见的糖尿病性神经病变,其中又以双侧肢体末端对称性多发感觉运动神经病变(distal symmetric sensorimotor polyneuropathy,DSSP)最多见。进展性 DSSP 常给患者带来巨大痛苦,防治极为困难。应用周围神经减压术可有效缓解 DSSP 症状,并有可能逆转 DPN 的自然病程,为 DPN 的治疗提供了一种新途径。

一、DPN 概况

超过 50% 的病史大于 20 年的糖尿病患者会发生 DPN,其中以 DSSP 最为常见,主要表现为双侧肢体末端对称性疼痛、麻木、痛温觉减退甚至缺失、皮肤汗少干燥增厚、肌无力、肌萎缩等,包括典型的"手套、袜子样"(stocking and glove)感觉障碍,一般下肢重于上肢。电生理检查可发现相应周围神经传导速度减慢、神经动作电位波幅降低甚至消失。

肢体感觉缺失会直接导致与糖尿病性血管病变无关的肢体感染、溃疡和截肢。15% 的糖尿病患者会发生进展性不可逆性足部感觉缺失,此为其自然病程。足部感觉缺失不仅可导致行走失平衡感、易于跌倒受伤甚至骨折。浅感觉尤其是痛觉的缺失对足部发生感染、溃疡和截肢尤为重要。每年糖尿病患者发生肢体溃疡的概率为 2.5%,已有的溃疡愈合后再发生溃疡的概率高达 70%。80%~85% 的糖尿病患者截肢是由于 DPN 导致的难以愈合的溃疡。

一般认为,DPN 是缓慢进展、不可逆的,防治困难。内科治疗以控制血糖、对症治疗(止痛药物、卡马西平、苯妥英钠等)、营养神经等为主,缺乏特异性有效治疗。对肢体感觉缺失无有效治疗方法,只能尽量避免软组织损伤以免导致连锁性严重后果。在美国估计 27% 的糖尿病治疗费用被直接用于 DPN 的防治。中国人口基数庞大,糖尿病患者众多,这笔巨大费用势必给患者家庭和社会带来沉重负担。

二、DPN 的发病机制

DPN 具体发病机制目前尚无定论。一般认为是血管、代谢、生物机械等多因素作用的结果。

1. **血管因素**　有证据表明 DSSP 并非由于血管阻塞性病变引起。当神经内压升高或周围神经受到卡压时,神经血供减少,神经缺血会导致脱髓鞘病变。

2. **代谢因素**　糖尿病患者周围神经的 3 种代谢变化使神经易于受到卡压:①葡萄糖过多代谢成为山梨醇后导致神经细胞内水分增加,神经细胞水肿致其体积增大,轴索肿胀,易于受到卡压,同时脱髓鞘病变也是神经内压升高的慢性病理结果;②过多山梨醇阻碍轴浆转运,从而妨碍对维护和修复神经至关重要的脂蛋白的运输,易于发生脱髓鞘病变,神经传导功能下降;③周围神经内形成高级糖基化末端(advanced glycosylation end,AGE)产物以及葡萄糖与神经(外膜)

内胶原的非酶性结合等均可使神经弹性下降,张力增高,滑动性降低,同时结缔组织的弹性也会下降,使神经在关节及解剖生理狭窄处更易受压。

3. 生物机械因素 在腕管、肘部尺神经管、膝外侧腓神经管、内踝跗管等肢体解剖生理狭窄处,由于上述代谢因素而已发生病损的周围神经更易受到卡压,神经内压升高,进而加重缺血,导致脱髓鞘病变加重,形成恶性循环。

三、周围神经减压术与DPN

(一)周围神经减压术治疗DPN的理论基础

基于前述之DPN发病机制,在肢体解剖生理狭窄处周围神经受压是DPN的重要致病因素这一观点受到一些外科医生的重视。Dellon于1988年率先提出可以应用周围神经减压术治疗DPN并在动物实验中得到证实。随后的研究在糖尿病大鼠动物实验中发现在肢体解剖生理狭窄处(如跗管)打开周围神经外膜减压可有效防止神经病变症状出现。1992年Dellon报道了首批采用周围神经减压术治疗的四肢DPN病例,疗效优良。此后国外数家医疗中心相继开展此术式,发现行跗管胫后神经及其分支减压术可使90%足部疼痛缓解,80%病例足部感觉障碍改善。这为DPN的治疗提供了一种新途径。目前国内尚未见有关这方面的正式报道。

(二)周围神经减压术治疗DPN的手术指征及预后判断

1. 周围神经减压术治疗DPN的手术指征 ①有麻木、疼痛等DPN(DSSP)表现;②糖尿病(包括1型、2型)为患者神经症状的唯一病因,需除外的病因包括血管病变、酒精中毒、放射线损害、重金属中毒、癌肿、维生素缺乏、尿毒症等;③内科情况稳定,血糖控制良好,外周血管情况正常(足背动脉、胫后动脉搏动好,表明局部血供良好);④两点辨别觉增宽,说明存在神经轴索损害;⑤神经受压部位蒂内尔(Tinel)征阳性。针对下肢DPN的手术指征包括:①存在内科治疗无效的疼痛,Tinel征阳性或阴性;②存在麻木、感觉缺失,且神经受压部位Tinel征阳性。下肢DPN术前还应注意:①足部无水肿;②体重无严重超标。DSSP都为双侧病变,Dellon不提倡双侧下肢一期手术,Biddinger建议对侧手术在3~4周后进行,Chafee认为虽双侧下肢一期手术后部分患者有平衡障碍和行走困难,但多可克服,提倡双侧一期手术。

2. 两点辨别觉 两点辨别觉的测定部位常取示指(正中神经)、小指(尺神经)指腹及𧿹趾腹(胫后神

经)。两点辨别觉对评估DPN肢体周围神经受压程度极为重要。Aszmann认为当两点辨别觉出现异常(手指腹>4mm,𧿹趾腹>8mm)且Tinel征阳性时即可考虑手术。术前两点辨别觉存在的患者术后有效的可能性大,恢复更快,而术前两点辨别觉丧失提示神经轴索严重缺失,手术可能无效,如果有效也至少需观察1年以上。因此提倡在两点辨别觉丧失之前手术,有望得到最佳治疗效果。

3. Tinel征(神经叩击试验) Tinel征检查方法:用手指轻叩肢体解剖生理狭窄处(如跗管),如患者可感知通过该处的神经所支配区域的放射状感觉异常(如足弓、内踝、𧿹趾等处的疼痛等感觉),即为阳性。同时还应叩击邻近的皮肤以资对比。叩击膝外侧腓总神经时常只有局部疼痛而无远端放射,即Tinel征阴性,但局部疼痛已足以提示在该处存在神经受压。Tinel征是判断手术预后的重要指标。Tinel征阳性提示神经再生能力尚存,有80%的概率能在术后获优良疗效。

4. 溃疡 一旦肢体溃疡发生,说明已有足够多的感觉神经轴索退化变性,此时手术减压只可能使保护性感觉恢复。如果在此之前即DPN的早期进行有效的手术减压,则有可能恢复两点辨别觉,从而达到正常或接近正常的感觉能力,进而预防溃疡和截肢。但存在溃疡或既往有溃疡和/或截肢手术史都并非神经减压术禁忌证。

(三)四肢周围神经减压术手术方法

1. 内踝跗管胫后神经及其分支减压术 为达到恢复足底部和全部足趾感觉和改善疼痛及力弱的目的,需行胫后神经主干及其3个分支的充分减压。手术在全麻或腰麻下进行,下肢上止血带,沿胫后神经走行设计切口,打开屈肌支持带,分离𧿹展肌浅筋膜,显露胫后神经主干及其3个分支(足底内外侧神经及足跟神经)并松解其各自的神经管,在很多情况下𧿹展肌深筋膜对神经构成压迫,需将其彻底分离松解,最后应用显微器械打开神经外膜行神经内松解术减压,松止血带后用双极电凝器止血,关闭切口。

2. 膝外侧腓神经管腓总神经减压术 患膝屈曲90°,作膝外侧腓总神经通过腓骨小头处横行"S"状切口,于腓骨后方切开深筋膜,分离显露腓总神经,最常构成压迫的是腓骨长肌,应将其浅、深筋膜及最外侧肌束充分分离减压,有时𧿹长伸肌外侧也会对神经构成压迫,应在直视下松解其肌束,最后行神经内松解术。

3. 足背腓深神经减压术 取足背第一、二足趾间

纵向切口长 3~4cm,最常构成压迫的是跗短伸肌,分离其浅筋膜,于切口远侧端将其肌腱切断,再向近侧端分离至该肌肌肉肌腱移行处切断,从而将该肌肌腱切除,跗短伸肌下方即为腓深神经,彻底松解其周围结缔组织,最后行神经内松解术。

4. 腕管正中神经减压术 在臂丛麻醉下进行,上肢上止血带。于腕掌侧做弧形切口,切开显露腕横韧带,将其与前臂浅筋膜及掌腱膜充分游离后部分切除,彻底松解正中神经周围结缔组织及屈指肌腱(主要是指浅屈肌、桡侧腕屈肌和掌长肌),最后行神经内松解术。

5. 肘管尺神经减压术 沿尺神经沟做弧形切口,切开深筋膜和尺侧腕屈肌两头间的腱膜,必要时可斜向切除肱骨内上髁。然后行尺神经皮下或肌下前置术,最后行神经内松解术。

(四)手术疗效

手术疗效观察指标包括:患者主观感受、两点辨别觉、溃疡及截肢发生率、神经电生理检查等。

综合国外数个医疗中心的资料,跗管胫后神经及其分支减压术治疗 DSSP 性足底部感觉障碍及足部疼痛,72% 病例恢复有用两点辨别觉,疼痛缓解率为 86%,总有效率为 80%,手术似乎更能有效缓解疼痛。足底部感觉恢复后有利于提高平衡能力,避免跌倒,从而降低与之有关的骨折发生率。腕管正中神经减压术的资料显示:上肢感觉障碍的缓解率可达 100%。相同的资料表明:肘管尺神经减压术后上肢感觉障碍的缓解率可达 99%,95% 病例恢复有用两点辨别觉,但运动功能的恢复稍差,仅 55% 患者恢复手的正常抓握功能。上肢手术疗效优于下肢可能是因为上肢(手)出现神经病变的患者常更早就医,越早手术疗效越佳。

Aszmann 对 50 例下肢 DSSP 患者进行回顾性分析,平均随访 4.5 年,发现所有患者手术侧下肢术后无 1 例溃疡和截肢发生,而随访期间未手术侧下肢 15 例患者发生 12 例溃疡和 3 例截肢,二者之间有统计学显著性差异($P<0.001$),从而得出结论:DSSP 患者行下肢周围神经减压术可改变 DPN 的自然病程,下肢感觉的恢复可有效预防溃疡和截肢的发生。其他学者的报告也支持该结论。关于术后症状复发的报道少见。Chafee 行 58 例胫后神经减压术,平均随访 32 个月,3 例疼痛、2 例感觉障碍复发,复发时间均在术后 1~2 年间。

(五)术后处理

术后应注意:①术后抬高患肢,48~72 小时后可稍负重;②鼓励早期下床活动,但术后 1 周内不能充分负重,可借助拐杖等行走,逐渐增加运动量,3 周后可基本恢复正常行走;③2~3 周后拆除伤口缝线;④术后 1 周静脉应用抗生素预防感染。

(六)术后并发症

术后伤口发生并发症的概率在 12%~27% 之间,多见于内踝,主要包括伤口延迟愈合及感染,以前者多见。感染有导致溃疡的危险。较高的伤口并发症发生率与糖尿病有必然联系。控制血糖、营养支持、预防性静脉应用抗生素、正确关闭切口有利于减少此类并发症。

(张 黎)

第七节 头 痛

头痛是患者最常见的症状之一。有的头痛是由颅内占位性病变、血管畸形等较为明确的病变所引起的。但更多的头痛,并没有发现明确的病因。通常将头痛划归于内科疾病诊疗范畴,手术是目前外科治疗中一个新奇事物,只有摒弃传统的、既定的思维,才能从多种视角来审视、认识头痛。

一、流行病学

头痛的终身患病率约为 96%,女性居多。全球范围内紧张性头痛发病率约为 40%,偏头痛约为 10%。偏头痛最常发生在 25 岁到 55 岁之间,女性是男性的 3 倍。与偏头痛和紧张性头痛相比,三叉神经自主性头痛比较少见。最常见的三叉神经自主神经性头痛为丛集性头痛,患病率为 0.1%,男女比例为 3.5~7∶1。世界范围内慢性头痛的每日发病率为 3%~5%,其中大多数是慢性偏头痛。

二、解剖学机制

在已研究的头痛病理生理机制中,学者试图将产生头痛的原因归结为血管或神经因素。本章节我们仅对手术有效的潜在机制进行简要阐述。自从 Guyuron 开创性地使用神经减压方式治疗偏头痛并取得良好效果,筋膜组织在头痛发作中的作用得到了有力的证实。

除了可供参考的头痛、偏头痛等临床数据外,关于头痛触发部位的解剖学研究促进了对解剖细节、局部变异和神经分支的认识,为外科手术治疗头痛提供了理论基础。这使得临床医生需要根据患者的病例特点,将疼痛定位与解剖联系起来。额部、颞部和枕部的手术主要是松解传入神经以及周围的肌肉筋膜组织、骨槽和骨孔以及邻近的动脉，从而获得疼痛缓解。

三、临床表现

1. **偏头痛**　偏头痛是常见的头痛类型。其临床表现可分为 4 个阶段：前驱期、先兆期、头痛期和头痛后期。60% 的患者发作前出现前驱症状，可能在头痛发展数小时到数天之前出现，包括抑郁、多动、认知改变、尿频、易怒、兴奋、颈部僵硬/疼痛和疲劳。

2. **紧张性头痛**　紧张型头痛是一种钝性的、双侧的、轻到中等强度的压力性疼痛，没有显著的相关特征容易与偏头痛区分。

3. **丛集性头痛**　丛集性头痛表现为严重的单侧眼眶疼痛发作，持续数分钟至数小时，通常伴有同侧自主神经症状（流泪增多、鼻塞/流涕、部分鼻窦出血）并产生特征性的躁动。常见于男性，通常 2 周到 3 个月发作一次。

四、辅助检查

目前尚缺乏头痛特异性诊断手段，辅助检查的目的是排除继发性头痛或了解头痛患者合并的其他疾病。

1. **血液检查**　血液检查主要用于排除颅内或系统性感染、结缔组织病、内环境紊乱、遗传代谢性疾病等引起的头痛等。如对 50 岁后新发头痛，需排除巨细胞动脉炎，则应进行红细胞沉降率和 C 反应蛋白的检查。

2. **脑电图**　对伴有意识障碍或不典型先兆，怀疑为癫痫发作时，可行脑电图排除。

3. **腰椎穿刺**　腰椎穿刺主要用于排除蛛网膜下腔出血、颅内感染、颅内占位性病变及异常颅压所导致的头痛。突然发生的严重头痛，如果 CT 正常，仍应进一步行腰椎穿刺以排除蛛网膜下腔出血的可能。

4. **影像学检查**　头部 CT 和 MRI 检查有助于了解头痛是否源于颅内器质性病变，以及鼻腔是否存在病变的主要手段。

五、外科治疗指征

目前暂无头痛外科治疗的手术指南性标准。结合国内外治疗经验，手术指征如下：偏头痛诊断应符合国际头痛分类第三版诊断标准；患者经神经阻滞试验后疼痛缓解而确诊；病程超过 1 年，药物治疗疗效差或者无效；术前均完善头颅 MRI、MRA 等检查排除继发性头痛。

手术排除标准如下：术前未正规药物治疗；颈部有外伤史；药物滥用性头痛；孕妇/哺乳期妇女；术前应告知患者，手术结果可能不及预期；存在未经治疗的精神疾病。

六、术前阻滞试验

手术指征的确认需建立在神经阻滞试验有效的前提下。首选利多卡因+地塞米松，适用于筋膜或血管卡压引起的头痛，阻滞持续时间可在 6~18h。

若患者利多卡因阻滞无效或者效果差，但又高度怀疑存在肌肉源性原因，则可使用肉毒素 A 型试验，其主要适用于高频的头痛患者，阻滞持续时间应在 10 周左右。但需注意肉毒素 A 型阻滞有效患者，手术治疗应在注射 3 个月后进行。

七、手术

对于头部常见部分的神经微创减压术主要采用微创神经梳理+神经绝缘层加固术式。术前标记切口时应使患者处于放松坐姿，双臂置于两侧。常见的靶神经包括枕大神经、耳颞神经、眶上神经，而颧颞神经、第三枕神经、枕小神经临床相对少见，本文不做详述。

1. **枕大神经**　枕大神经体表术区切口见图 11-7-1，长度约 4~4.5cm，位于枕外隆凸、乳突根部连线中点偏内侧 1cm，切口需跨上项线。

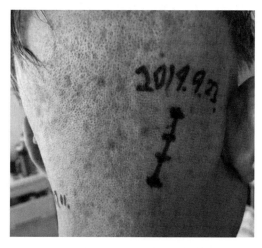

图 11-7-1　枕大神经手术切口

切口标记应包括枕大神经主干周围最大压痛点。手术由皮肤切口进入，按解剖逐层钝性分离，在斜方肌上层定位枕大神经分支后，沿神经走行向深层分离，并找寻枕大神经主干，将神经主干分离至头半棘肌下层肌间疏松层。

2. 眶上神经　眶上神经体表术区切口见图 11-7-2，长度约 1～1.5cm，位于眶上切迹处，切口处于皱眉肌较厚处。

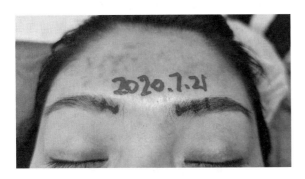

图 11-7-2　眶上神经手术切口

切口标记应包括眶上神经主干周围最大压痛点。手术由皮肤切口进入，按解剖层次逐层钝性分离，在皱眉肌区域定位眶上神经分支后，沿神经走行向深层分离，并找寻眶上神经主干，将神经主干分离至眶上孔。术中需将神经走行的皱眉肌区域松解，若眶上孔存在明显卡压神经的筋膜或骨性结构，需将筋膜松解或使用微型磨钻磨除部分眶上孔骨质。将眶上孔至皱眉肌段眶上神经完全松解，手术结束。

3. 耳颞神经　耳颞神经体表术区切口见图 11-7-3，长度约 2～3.5cm，位于颧弓上，耳前 1cm。

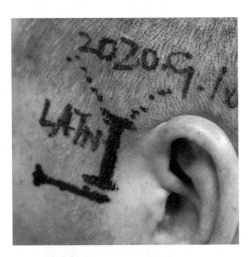

图 11-7-3　耳颞神经手术切口

切口标记应包括耳颞神经主干。手术由皮肤切口进入，按解剖层次逐层钝性分离，在颞浅筋膜内找到耳颞神经分支后，沿神经走行向上下分离，下至颧弓，上至颞浅动脉分叉处。一般分两种术式：①神经与血管间隔在 0.5cm 以上，需暴露颞浅动脉主干，将其游离出 2cm，用 4 号丝线结扎颞浅动脉，在两结扎线间离断颞浅动脉，妥善止血，用无创伤缝合线缝合皮肤切口；②神经血管存在缠绕，找到耳颞神经及伴行的动脉和异常血管祥，将耳颞神经充分松解、游离，应用 Teflon 垫片将血管和受压神经隔开，并将局部瘢痕和淋巴组织一并切除；若血管神经存在螺旋卡压情况，则需切除部分颞浅动脉。

八、后续治疗和注意事项

偏头痛患者普遍存在焦虑、抑郁和睡眠障碍情况，因此需要临床综合治疗，不仅需要缓解疼痛症状，还应注重对患者生活质量的全面评估，识别并管理偏头痛患者可能存在的神经精神疾患，提高睡眠质量等也是临床治疗的关键。

影响头痛手术疗效的主要因素包括：手术瘢痕卡压；减压不充分；其他部位疼痛；止痛药物依赖性头痛；焦虑及睡眠障碍不缓解。

（潘海鹏　张黎）

第八节　面神经麻痹

面神经麻痹（facial nerve palsy）可引起面部肌肉运动无力或面部肌肉瘫痪，甚至可导致永久性静态面容不对称，影响患者社交和生活，对患者心理造成沉重负担。新生儿中由于产伤引起面神经麻痹的发生率为（0.6～1.8）/1 000，成人中面神经麻痹的发病率每年约为（17～35）/100 000。面神经麻痹的治疗国内外尚无统一标准，一般需要根据病因、面神经麻痹时间、程度及电生理等检查做出治疗方案。

一、面神经应用解剖

面神经是第 7 对脑神经，包括特殊内脏运动纤维（支配表情肌运动）、一般内脏运动纤维（支配泪腺、下颌下腺等腺体分泌）、特殊内脏感觉纤维（传导舌前 2/3 黏膜味蕾）及一般躯体感觉纤维（传导耳后皮肤浅感觉和表情肌本体感觉）四种成分。面神经自延髓脑桥沟外侧部出脑，一般将其分为颅内段、颞骨内段、颞骨外段。颅内段自脑干起始处至内耳道口，全长约 2.5cm。颞骨内段分为内耳道段、迷路段、水平段和垂直段共 4 段。内听道段面神经总长约 1.5cm，起自内耳道口，走行于前庭蜗神经前上方，经内耳道底上部进入面神经管。迷路段约 3～6mm，面神经出内耳道底后稍向前，走行于耳蜗及前半规管之间的骨窗内，至膝状神经节发出岩浅大神经，岩浅大神经经破裂口至颅底，与岩深神经合成翼管神经，主要支配泪腺、下颌下腺等腺体分泌。面神经水平段（鼓室段）约 8～

11mm，自膝状神经节向后平行于岩锥长轴走行，进入中耳，一般位于前庭窗（卵圆窗）上方。后面神经穿过上鼓室至外半规管下方，向下延续为垂直段（乳突段），至茎乳孔出颅，全长约9~18mm，面神经垂直段发出的第一分支支配镫骨肌，镫骨肌收缩向后牵引镫骨，第二分支为鼓索神经，鼓索神经加入舌神经，主要传导舌前2/3味觉。面神经颅外段自茎乳孔出颅后向前走行，穿入腮腺，发出颞面干和颈面干，后行形成面神经腮腺丛，走行于面筋膜深面，最终形成5个终支，分别为颞支、颧支、颊支、下颌缘支、颈支，支配面部表情肌。

二、面神经麻痹病因

面神经麻痹常见病因为感染、特发性面瘫、外伤、颅内肿瘤压迫、医源性损伤等。感染引起的面神经麻痹约占40%，多为带状疱疹、颅底骨髓炎、急性中耳炎等导致。特发性面瘫又称贝尔麻痹，贝尔麻痹的发生率约为每年（11~40）/100 000，其病因多与1型单纯疱疹病毒引起的免疫反应有关，病毒的重新激活引起面神经炎最终导致面神经沃勒变性。外伤也是导致面神经麻痹的主要病因之一，其中31%颞骨骨折患者存在面神经损伤，颞骨骨折占颅骨骨折的22%，颞骨骨折造成的延迟性面神经麻痹通常3个月后可恢复。听神经瘤、胆脂瘤、面神经瘤等颅内肿瘤引起的面瘫约占5.5%，但面神经麻痹是颅内肿瘤本身压迫的罕见表现。医源性损伤也是面神经麻痹的病因之一，颞下颌关节置换术、中耳手术、腮腺手术、桥小脑角区肿瘤切除等手术均可能损伤面神经。

三、临床表现

面神经麻痹的临床表现主要取决于病因及病变所在面神经传导通路部位，表现为一侧面部肌肉瘫痪，包括抬眉无力、眼裂增大、眼睑不能闭合、鼻唇沟变浅、鼓腮漏气、示齿时口角歪斜等。House-Brackmann面神经功能分级兼顾了动静态评判结果，分级越高，面神经功能越差，是国际权威期刊认可的标准之一。

面神经根据其损伤部位不同，一般分为中枢性面瘫和周围性面瘫，周围性面瘫，也称核下性面瘫，常为单侧患病，表现为患侧所有面部表情肌肉瘫痪，即上下面部都发生瘫痪：患侧额纹消失、眼裂扩大、鼻唇沟平坦、口角下垂；在微笑或露齿动作时，口角向健侧歪斜；患侧不能作皱额、蹙眉、闭目、鼓气和噘嘴等动作；鼓腮和吹口哨时，因患侧口唇不能闭合而漏气；进食时，食物残渣常滞留于患侧的齿颊间隙内，并常有口水自该侧淌下；由于泪点随下睑外翻，使泪液不能按正常引流而外溢。中枢性面瘫，也称核上性面瘫，是病变破坏大脑皮质中枢至面神经核之间的信息联系所引起的面肌瘫痪。因支配上半部分面肌的面神经运动细胞核团接受两侧皮质脑干束的纤维支配，其轴突组成的面神经运动纤维支配同侧睑裂以上的表情肌，而支配睑裂以下面肌的面神经运动细胞核团仅受对侧皮支脑干束控制，当一侧中央前回下部锥体细胞及其轴突（即上运动神经元）发生变性，则引起病变对侧睑裂以下的表情肌瘫痪，如鼻唇沟消失、口角下垂等。但肌肉不萎缩、额纹仍存在，患者可皱眉、提眉，常伴有面瘫同侧肢体偏瘫、腱反射异常，巴宾斯基征阳性等。

病因不同也导致面神经麻痹症状不同，带状疱疹感染可引起亨特综合征，以面神经麻痹、耳痛或眩晕三联征为主要临床表现，同侧外耳、腭或前舌可出现疱疹，有时可将其误诊为贝尔麻痹。带状疱疹病毒检测可将其与贝尔麻痹区分。贝尔麻痹主要表现为面部一侧突然出现表情障碍，双侧面神经麻痹占0.3%~2%，其可在几天内进行性加重，临床表现也可出现眼干燥症、味觉障碍、耳鸣和听觉过敏。颞骨骨折可导致面神经麻痹、听力下降、平衡障碍、眩晕和脑脊液漏，也会出现耳后瘀伤、耳后淤血斑（Battle征）和鼓室积血等体征。

四、辅助检查

面神经麻痹的检查主要包括味觉检查、涎液流量检查、流泪功能检查、镫骨肌反射检查、电生理检查及影像学检查。电生理检查是评价神经功能的一种客观指标，对于在周围性面瘫早期做出准确的预后判断非常重要，它决定着患者能否得到及时恰当的治疗，有助于避免严重并发症的发生。电生理检查主要包括面神经传导检测、瞬目反射、针极肌电图（electromyography，EMG）、面神经F波检测，在电生理检测中如能引出F波，表明面神经传导通路未完全破坏，患者一般能获得较满意的恢复。影像学检查包括CT检查、MRI及B超等，多排螺旋CT可以发现0.5mm的骨折线，也可以发现沿神经长轴2mm以上的骨折塌陷，现在已是确定面神经受伤部位的最佳手段。面神经骨管壁的骨折、碎裂、塌陷以及碎骨片刺入面神经都是面神经骨管损伤的直接征象，可以作为手术探查减压的辅助指征。MRI成像技术已能清晰分辨面神经起始段、伴行的前庭耳蜗神经以及邻近走行的血管,应用 MRI 常规扫描可以很好地显示占位性病变,诊断准确率为 97.1%,能够检出继发性面瘫的病因。尽管由于骨骼对超声波的影响,它无法探测到颞骨内面神经,但它可以用于腮腺的检查,经验丰富的 B 超医师可以发现 5mm 以上的腮腺肿瘤,可以弥补腮腺扪诊的不足,从而有助于面神经远端病变的病因学诊断。

五、鉴别诊断

完整的病史及详细的局部查体是疾病的正确诊断及鉴别诊断的基础。如是否有头面部外伤史,因为颅底骨折或颞骨骨折延续至颅中窝可造成面神经损伤;出现面瘫的同时或之前是否有同侧耳鸣、耳聋及前庭神经症状,上述症状的出现提示小脑桥脑角肿瘤的可能;如有同侧耳流脓史,同时检查发现鼓膜松弛部穿孔并伴有胆脂瘤碎片,则面瘫由慢性中耳炎性胆脂瘤压迫引起的可能性最大;如面瘫伴耳痛,查体发现鼓膜及耳部有疱疹,则为带状疱疹病毒感染引起。

对患者进行辅助检查,如听力学检查,若患者同时伴有同侧感觉神经性耳聋,应考虑到小脑桥脑角肿瘤的可能;若同时伴有同侧传导性耳聋,则中耳疾患引起的面瘫可能性大;前庭功能检查,小脑桥脑角区的前庭神经鞘瘤、耳带状疱疹病毒引起的面瘫常伴有前庭神经症状;头颅 CT 或 MRI 检查,可显示小脑桥脑角区占位,对面瘫的诊断和鉴别诊断非常重要。

六、治疗方法

1. **非手术治疗**　主要包括药物治疗和物理疗法。药物治疗主要包括激素、抗病毒药物、血管扩张剂、神经营养药物等治疗。激素是治疗贝尔面瘫常用的方法,可阻止组织变性,防止病情进一步恶化。可用泼尼松口服,每日 60mg,共 4 天,以后逐渐减少至每天 40mg、20mg、10mg,10 天为一个疗程。抗病毒治疗是应用抗病毒药物抑制多种 RNA 和 DNA 病毒。也可通过扩张血管、神经营养药物以促进损伤修复。物理治疗则主要包括红外线疗法、超短波电疗法、微波疗法、激光疗法、低频脉冲电疗法、生物反馈疗法、针灸治疗等。

2. **手术治疗**　外科治疗周围性面瘫的最终目的是恢复面部表情肌的运动功能,达到双侧面部同步的、对称的和自然的表情运动效果。对于保守治疗效果欠佳的患者采用手术治疗,根据不同的病情,选择合适的手术治疗方式,常用的方法有减压术、改道和吻合术、面神经的移植术及面神经与其他脑神经吻合术、面瘫整容修复术等。减压术的主要目的是裸露面

神经并解除其压力、改善血液供应,促进神经功能的恢复。而在其他术式中,以神经移植的修复效果最佳。

(1) 面神经减压:适用于贝尔面瘫或耳带状疱疹面瘫,并经药物、物理、针灸等治疗 3 周后不见恢复或部分恢复后又停止者,电生理检测 2 周后神经有退变现象者,手术尽早做效果较好。根据减压手术的范围分为鼓室及乳突段减压术、全段减压术等,后者可分为颅中窝入路和迷路入路。

(2) 面神经改道和吻合术:适用于中耳炎、外伤和肿瘤切除后神经断离或缺损者。

(3) 面神经移植术:适用于神经缺损过长和听力不好不适宜行改道吻合术者。

(4) 面神经与其他脑神经吻合术:适用于听神经瘤和颞骨肿瘤切除后有长距离面神经缺损者。

(胡晨浩　李德志　刘松)

第九节　周围神经卡压综合征

一、概述

周围神经卡压综合征是周围神经受卡压导致的一系列病理综合征,表现为受累神经相关的感觉及运动症状。作为神经系统疾病的重要组成部分,周围神经疾病需要神经外科医生认识并处理。限于篇幅,本书仅阐述四肢和躯干的周围卡压疾病。

本病的发病率非常高,以腕管综合征为例,瑞典和荷兰的研究显示人群患病率为 3%~7%。根据病因分为两大类:①特发性神经卡压,患者常合并高危因素,如肥胖、职业因素、妊娠、糖尿病、性别等;②继发性神经卡压,常因肿瘤、囊肿、瘢痕、骨折甚至医源性因素继发。诊断主要依靠症状和体征,电生理检查能提供神经受累的客观证据,超声、MRI 等影像学检查能够显示神经肿胀、致压迫结构、解剖变异等,能够辅助诊断并指导治疗。治疗早期通常以保守治疗为主,如制动、激素封闭、理疗等。手术可使神经获得充分减压,特别是对于可能存在多个压迫点者,适用于保守治疗无效的患者。大部分神经受压部位较为表浅,开放手术能够保证清晰地显露和充分的解压迫。内镜手术微创、术后恢复快,在周围卡压治疗中占据越来越重要的地位。

二、分类

为了临床方便,根据受累神经的不同,将周围神经卡压综合征进行分类,是便于学习和记忆(表 11-9-1)。

表 11-9-1　躯干和四肢周围神经卡压综合征分类

分类	神经	疾病名称	压迫神经/部位	分类	神经	疾病名称	压迫神经/部位
上肢神经	正中神经	腕管综合征	腕部正中神经	下肢神经	坐骨神经	梨状肌综合征/深臀肌下综合征	坐骨神经,梨状肌
		骨间前神经卡压综合征	骨间前神经(正中神经运动支),前臂		腓神经	腓管综合征	腓总神经,腓骨头、腓管
		旋前圆肌综合征	肘部正中神经			前踝管卡压综合征	腓深神经
	尺神经	肘管综合征	肘部尺神经			腓浅神经	腓骨头远端
		腕尺管综合征(Guyon综合征)	腕部尺神经(Guyon管)			腓肠神经	小腿
	桡神经	骨间后神经卡压综合征	骨间后神经(桡神经)		胫神经	比目鱼肌韧带综合征	胫神经,膝部
		Wartenberg综合征	桡神经感觉支,桡骨远端			后踝管综合征(近端/远端)	胫神经,踝管
	肩胛上神经	肩胛上神经卡压综合征	肩胛上神经,肩胛切迹			远侧胫神经卡压综合征	内侧跖神经,外侧跖神经
躯干神经	髂腹股沟神经	髂腹股沟神经卡压	医源性			莫顿神经瘤	
	髂腹下神经	髂腹下神经卡压	医源性		股外侧皮神经	感觉异常性股痛	股外侧皮神经,腹股沟
	生殖股神经	生殖股神经卡压	医源性		股神经	股神经卡压	股神经主干,腹股沟附近
	阴部神经	阴部神经痛	骶棘韧带,闭孔筋膜,梨状肌,坐骨棘			隐神经卡压	隐神经,腹股沟下方
						髌下神经卡压	髌下神经,膝部
					闭孔神经	闭孔神经卡压	闭孔神经,闭孔

三、分论

周围神经卡压种类繁多,本书仅对最常见的 3 种进行阐述:腕管综合征、肘管综合征、梨状肌综合征。

(一)腕管综合征

腕管综合征(carpal tunnel syndrome,CTS)是指由于腕管内压力升高导致正中神经压迫从而引起正中神经病变,主要表现为正中神经相关的运动及感觉障碍。

本病起病常隐匿,经典表现包括桡侧手和桡侧 3 个手指的麻木、刺痛、烧灼感,夜间感觉障碍常见,患者常从睡眠中醒来,这时患者需要活动手臂达到缓解。随着病情发展可逐渐出现手活动笨拙,活动后加重。经典的体征包括正中神经分布区的感觉障碍(痛觉、温觉、两点辨别觉)。后期出现掌肌萎缩、无力。经典的诱发试验包括 Tinel 征、Phalen 征、反 Phalen 征、正中神经压迫试验等。止血带实验和腕管压迫试验也是重要体征之一,两者都是在给予压迫后出现正中神经分布区的麻木或疼痛为阳性。Okutsu 试验也是诊断 CTL 的较好指标。

CTS 的诊断主要靠临床症状,电生理检查和超声能够提供有效的辅助。神经电生理检查可以反映正中神经损害,是诊断 CTS 的常规检查。检测的指标分为感觉神经检查、运动神经检查及肌电图,包括神经传导速度、远端潜伏期等。超声应用于 CTS 诊断具有经济、方便、快速、无创的优点。常用的指标有正中神经横切面积(cross-sectional area,CSA)、扁平率、支持带弯曲、纵向压迫、CSA 差值、正中神经血流情况等。超声的优点在于可发现腕管内解剖异常、占位等,这对以后治疗方案的制定有重要指导作用。MRI 能够提供腕部清晰和全面的解剖,可选择性应用。X 线的主要作用是显示骨质的异常。

CTS 的治疗分为非手术治疗和手术治疗。非手术治疗包括夹板固定、局部激素封闭、口服激素、非甾体抗炎药、超声、利尿药、维生素 B_6、针灸、认知行为疗法、功能锻炼、磁疗、冷激光、瑜伽、推拿按摩、减肥、戒烟、电刺激、身体塑形、电离子透入疗法、Graston 技术等。其中夹板固定、局部激素封闭的效果最好,短期有效率分别可以达到80%和75%以上。超声和口服激素可作为治疗的选择。

非手术治疗用于早期CTS，若出现正中神经失神经支配的情况则需要考虑积极地手术治疗。失神经支配的体征包括持续麻木、症状超过1年、感觉丧失以及鱼际肌萎缩或无力。若首次非手术治疗无效，可更换非手术治疗方法或者手术。有研究证明，早期CTS手术效果较保守治疗更好，术后症状改善期长、更彻底，因此该指南同时推荐对早期CTS进行手术治疗。

手术治疗CTS安全、有效，主要分为开放腕管减压术（open carpal tunnel release，OCTR）和内镜腕管减压术（endoscopic carpal tunnel release，ECTR）。前者是手术治疗的标准方法。手术成功的关键是彻底地切开CTL以便达到腕管的充分减压。有部分学者主张术中行神经外膜切开以达到充分的神经减压，目前已经证明上述方法无效且有损伤神经及其伴行血管的可能。随着手术技术的进步，ECTR用于CTS的治疗，该方法采用纵向切口，沿中线从腕横纹至掌心，长4~6cm，逐层切开皮肤、浅筋膜，切开腕横韧带。近年来有学者提出了小切口（1~2cm）腕管减压术，也达到了满意的减压效果。

内镜腕管松解术有多种方法：包括Agree法（单切口）、Chow法（双切口）、Hoffmann法（腕横韧带上方法）等。Agree法采用掌长肌腱尺侧切口，将一个透明的鞘插入腕管内，内镜置于透明鞘内进行观察，勾刀等器械在套管外由远端向近端切开腕横韧带。Chow法采用双切口，将金属的半开放套管插入腕管内，内镜和器械分别从两头插入进行操作，完全切开腕横韧带。Hoffmann法是在掌部取1cm切口，分离显露腕横韧带远端，然后置入内镜，由远端向近端切开腕横韧带（图11-9-1，见文末彩图）。相比前两种方法，该方法在腕横韧带上方进行操作，避免术中进一步挤压神经；远端容易早期识别解剖变异，特别是正中神经返支，后者为运动支，支配大鱼际肌，一旦损伤，手功能障碍严重。

腕横韧带松解术有一定的并发症发生率，ETCR

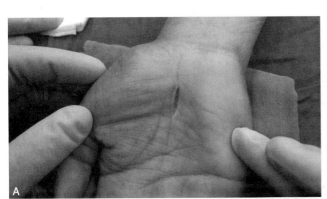
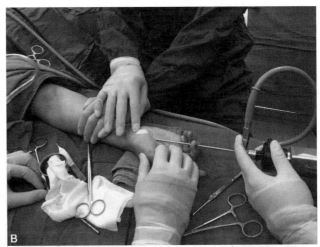
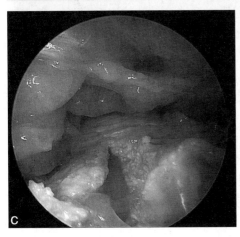
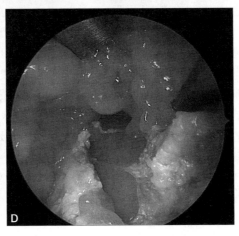
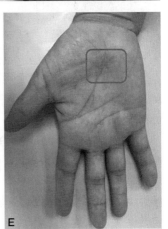

图 11-9-1　Hoffmann 法正中神经松解术

A. Hoffmann 法腕管松解术手术切口。掌部纵向切口长约1cm；B. 术中内镜下进行解压；C. 内镜下切开远端部分腕横韧带，显露其下方的正中神经；D. 腕横韧带完全切开，正中神经充分松解；E. 半年后切口愈合情况。

约为 5%，小切口 OTCR 为 10.2%、传统 OTCR 为 11.3%，严重并发症发生率约为 0.9%。并发症包括：①神经损伤，如正中神经主干，正中神经回返支、掌皮支、指总神经，尺神经，Berrettini 神经；②血管损伤，如尺动脉，掌浅弓；③腕横韧带减压不充分；④切口感染，血肿；⑤瘢痕疼痛，神经粘连；⑥肌腱损伤；⑦疼痛：区域疼痛综合征（complex regional pain syndrome，CRPS），交感反射性疼痛（severe sympathetic reflex dystrophy），剧烈疼痛，疼痛性营养不良（algodystrophy）。

（二）肘管综合征

肘管综合征（cubital tunnel syndrome，CuTS），肘部尺神经由于各种病理改变导致的综合征，表现为尺神经支配区域的运动、感觉功能障碍。

CuTS 的临床表现为疼痛、感觉异常、运动障碍和病理体征。患者常有肘部和前臂的疼痛，可有手部和手指的放射痛。尺神经分布区的间断性感觉异常或减退是最早的症状，表现为麻木、感觉减退甚至丧失。早期表现为手不灵活、手精细动作障碍，后期出现肌肉萎缩。检查包括 Froment 征，夹纸试验，肘关节弯曲试验，Tinel 征等。

X 线片有助于了解肘关节是否有畸形脱位等情况，特别是有创伤病史或者肘部手术史的患者。电生理检查可提示肘部尺神经传导速度下降、运动神经潜伏期延长及波幅降低。神经超声能够提示局部神经卡压点，并能够显示囊肿和肿瘤。MRI 能够显示神经水肿，也能够全面显示局部关节和韧带的清晰解剖，常用于复发病例。肘管综合征需与 C$_8$ 神经根型颈椎病、腕尺管综合征、胸廓出口综合征、臂丛神经损伤等鉴别。

治疗方式取决于症状的严重程度。对于症状较轻、仅局限于感觉症状者或症状偶发者，应考虑保守治疗，如避免肘部的重复运动和过度屈曲。夹板治疗效果常欠佳。手术适应证包括：①保守治疗无效；②症状进行性加重或者从间断变为持续；③出现感觉缺失或运动症状；④明确为神经脱位；⑤肘关节畸形或者局部占位压迫神经。

手术方法包括以下三类：①单纯原位减压（开放或内镜）；②神经移位（皮下、筋膜下、肌肉内）；③肱骨内上髁切除术。神经减压是手术的基础，通常根据患者情况决定是否行后两种处理。

1. 原位减压 原位减压主要围绕尺神经沟进行，行尺神经沟切口，长约 4~6cm，先探查并切开 Osborne 韧带，松解沟内神经。然后沿神经走行探查近端和远端，如存在压迫，则进一步解除，有时需要延长切口。

内镜肘管松解术需肘部 2~3cm 切口，于体表标记神经大致走行。切开后先于尺神经沟内进行松解，然后在镜下潜行分别对近端和远端进行松解。镜下可以探查并松解尺神经沟、近端的 Struthers 弓和远端的尺侧腕屈肌内纤维分隔。其松解范围远远大于开放手术，近端可至肘上 8~10cm，远端可达肘下 12~15cm（图 11-9-2，见文末彩图）。内镜手术后肘部疼痛、瘢痕形成发生率明显低于开放手术，但手术效果无明显差别，但 Toirac 等汇总分析肘管综合征内镜和开放手术的对比研究，结果显示内镜手术有效率（92.0%），显著高于开放手术（82.7%）。综上所述，内镜尺神经松解术效果较开放手术相当或更优，且短期并发症发生率低、患者恢复至正常工作更快。

2. 神经移位 神经移位的目的是将神经从尺神经沟中转位至肱骨内上髁前内侧，减少神经的牵拉和摩擦损伤。根据移位的层次分为皮下移位、筋膜下移位和肌肉内移位。术中需充分游离尺神经，将其移位至肱骨内上髁前内侧，然后在其周围缝合一部分组织，形成新的管道，保证神经能够局限于此而不发生脱位。术后建议屈肘 90°固定 2 周。但是神经移位需要过度游离神经，可能会造成神经血供的破坏从而继发神经功能损伤。神经移位的并发症高于单纯原位减压。美国手外科协会统计近十年美国肘管松解手术，神经移位的比例逐渐下降。对于复杂或继发性肘管综合征如复发病例、术前发现尺神经脱位、外伤性神经损伤、合并肘关节显著畸形者，是否要行神经移位或者肱骨内上髁切除仍无明确结论，多数学者主张上述情况下行神经移位，合并肘关节外翻畸形时建议行肱骨内上髁切除。切除时行肘部切口，先显露尺神经及其分支，将肱骨内上髁周围肌肉分离，然后截骨。这一方法不需要将尺神经从其软组织床上分离，减少了对血供的影响，常应用于肘关节严重畸形的病例。

手术常见的并发症包括感染、血肿、切口周围疼痛、瘢痕形成、尺神经主干及分支损伤、前臂内侧皮神经损伤、区域疼痛综合征、复发等。内镜手术因术腔大，有迟发术腔血肿的报道。局部放置引流条和加压包扎常能有效避免该情况。内镜手术因减压较长，术后有潜在神经脱位的可能。

（三）梨状肌综合征

梨状肌综合征是由于梨状肌压迫坐骨神经导致的一系列感觉和运动障碍的综合征。由于坐骨神经卡压原因的不断认识，目前发现卡压因素不仅仅限于梨状肌，也有可能来自纤维带、周围其他肌肉、坐骨结节及血管异常等。因此有学者主张将这一类坐骨神

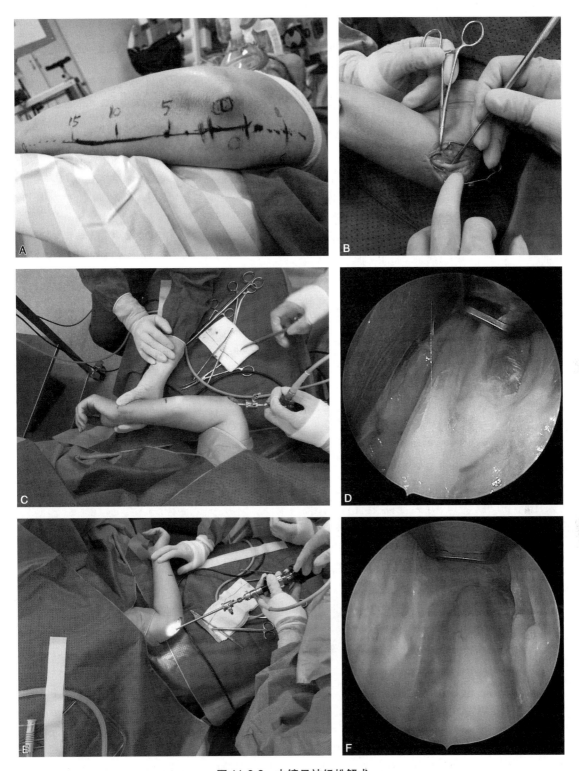

图 11-9-2 内镜尺神经松解术

A. 手术切口位于肱骨内上髁和尺骨鹰嘴之间的尺神经沟,然后向远端和近端标记尺神经大致走行,远端至 12~15cm,近端至 8~10cm;B. 直视下松解尺神经沟内尺神经;C. 尺神经远端内镜下松解;D. 镜下观,尺神经近端松解完全,其上方为撑开的尺侧腕屈肌;E. 内镜下松解尺神经近端;F. 镜下观,尺神经完全松解。

经卡压相关的症候群命名为深臀肌下综合征,梨状肌综合征是其中的一个特殊类型。

临床表现为臀部疼痛、坐骨神经痛、性交痛(女性)、背部疼痛,久坐或者坐立站起加重疼痛;局部可有压痛。患者常合并臀部外伤病史或者臀部运动牵拉伤;感觉异常和运动障碍较为少见,可能会出现行走困难;梨状肌触诊可触及疼痛或者腊肠样痉挛的梨状肌;诊断试验包括如下。

1. **Lasegue 试验**   屈髋屈膝 90°,按压梨状肌及其肌腱,局部出现疼痛为阳性;

2. **Freiberg 试验**   患者仰卧,被动内旋髋关节,疼痛加重为阳性;

3. **Pace 试验**   患者侧卧或者仰卧,屈髋 60°、屈膝 90°,然后髋关节内收内旋,出现疼痛为阳性。

4. **Beatty 试验**   患者侧卧,患侧在上,屈髋 60°、屈膝 90°,患者主动抬高膝部,出现臀部疼痛为阳性。

本病诊断主要靠临床症状和体征。电生理检查常无阳性发现,但能够定位坐骨神经损伤的节段,对区分梨状肌综合征和根性疼痛有帮助。神经超声,特别是高频率超声能够显示肌肉及神经的结构异常,但是梨状肌位置较深,目前仍需要进一步研究确定超声诊断的价值。影像学检查能够显示局部占位和畸形,有助于治疗方式的选择。腰椎 MRI 能够除外椎管狭窄及神经根压迫,盆腔 MRI 能够显示梨状肌的形态。

保守治疗包括休息、物理治疗、药物治疗、局部激素封闭等。如果保守治疗效果不佳,则要考虑手术。对于特殊类型的卡压如影像学发现纤维血管束、占位压迫等应早期积极手术干预。

手术方式有两种,经典开放手术和内镜手术。开放手术常采用臀下皮肤切口,分离显露坐骨神经、梨状肌及周围结构,然后对神经进行充分松解。对于特发性的神经卡压,内镜手术大部分情况也能做到很好的神经松解。内镜手术常经臀下切口,能够显露并处理梨状肌下孔水平的卡压。如果有需要,可以联合内镜经臀入路,以进行更加广泛和全面地探查和神经松解。

（鲁润春　伊志强　李良）

| 参考文献

[1] 陈信康. 痉挛性斜颈的 EMG 分型、分级及手术设计[J]. 中国微侵袭神经外科杂志,2006,11(11):484-487.

[2] 姬绍先,陈信康,周国俊,等. 痉挛性斜颈的临床分型和手术治疗[J]. 立体定向和功能性神经外科杂志,2004,7(6):341-344.

[3] 万新华. 国产 A 型肉毒毒素与进口 Botox 治疗痉挛性斜颈对比分析[J]. 中华医学杂志,1998,78(2):131-134.

[4] 陈信康. 选择性周围神经切断和肌切断治疗痉挛性斜颈400 例结果[J]. 中华神经外科杂志,2005,21(1):30-34.

[5] 刘红举,于炎冰,任鸿翔,等. 改良 Foerster-Dandy 手术治疗痉挛性斜颈的长期随访结果(附 550 例报告)[J]. 中华神经外科杂志,2019,35(1):6-9.

[6] 范世莹,孟凡刚,张凯,等. 脑深部电刺激术治疗痉挛性斜颈[J]. 中华神经外科杂志,2019,35(1):10-15.

[7] 梁维邦,倪红兵,徐武,等. 微创手术治疗痉挛性斜颈[J]. 临床神经外科杂志,2008,5(3):123-125.

[8] JINNAH H A,FACTOR S A. Diagnosis and treatment of dystonia[J]. Neurol Clin,2015,33(1):77-100.

[9] JANKOVIC J TSUI J,BERGERON C. Prevalence of cervical dystonia and spasmodic torticollis in the United States general population[J]. Parkinsonism & Relat Disord,2007,13(7):411-416.

[10] LUNGU C,TANRULLI A W,TARSY D,et al. Quantifying muscle asymmetries in cervical dystonia with electrical impedance:a preliminary assessment[J]. Clin Neurophysiol,2011,122(5):1027-1031.

[11] TRUONG D,DUANE DD,JANKOVIC J,et al. Efficacy and safety of botulinum type A toxin(Dysport)in cervical dystonia:Results of the first US randomized,double-blind,placebo-controlled study[J]. Mov Disord,2005,20(7):783-791.

[12] MULLER U. The monogenic primary dystonias[J]. Brain,2009,132(Pt 8):2005-2025.

[13] WINSTEIN CJ,STEIN J,ARENA R,et al. Guidelines for adult stroke rehabilitation and recovery:a guideline for healthcare professionals from the American Heart Association/American Stroke Association[J]. Stroke,2016,47(6):e98-e169.

[14] KRAUSS JK,POHLE T,WEBER S,et al. Bilateral stimulation of globus pallidus internus for treatment of cervical dystonia[J]. Lancet,1999,354(9181):837-838.

[15] SCHJERLING L,HJERMIND LE,JESPERSEN B,et al. A randomize double-blind crossover trial comparing subthalamic and pallidal deep brain stimulation for dystonia[J]. J Neurosurg,2013,119(6):1537-1545.

[16] ALBANESE A. Deep brain stimulation for cervical dystonia[J]. Lancet Neurol,2014,13(9):856-857.

[17] CACCIOLA F,FARAH JO,ELDRIDGE PR,et al. Bilateral deep brain stimulation for cervical dystonia:long-term outcome in a series of 10 patients[J]. Neurosurgery,2010,67(4):957-963.

[18] CHUNG M,HAN I,CHUNG SS,et al. Effectiveness of selective peripheral denervation in combination with pallidal deep brain stimulation for the treatment of cervical dystonia[J]. Acta Neurochir(Wien),2015,157(3):435-442.

[19] BERTRAND CM,MOLINANEGRO P,BOOUVIER G,et al. Surgical treatment of spasmodic torticollis//Youmans JR. Neurological Surgery[M]. 4th ed. London:W. B Saunders,1998.

第十二章　先天性颅脑发育畸形

先天性颅脑发育畸形(congenital cerebral malformation)是一类出生前或胚胎期由致病因素造成的脑发生和发育上的缺陷,出生后表现为脑组织、脑膜和颅骨的各种畸形和功能障碍。虽然这类疾病发病率不高,但是种类繁多。到目前为止,其发生的原因和发病机制尚不十分清楚,一般认为是由遗传因素、环境因素或两者共同作用导致的胚胎期发育异常。染色体数目和结构的异常、基因突变等异常是遗传性疾病发生的根本原因。环境因素包括:①物理因素,胚胎时期受到各种有害射线如 X 线、γ 射线照射可导致

小头畸形;②化学因素,许多药物,例如男性性腺激素、肾上腺皮质激素、甲丙氨酯、抗甲状腺药物等,以及一氧化碳中毒均可引起胎儿畸形;③生物因素,各种微生物引起的宫内先天性感染也有致畸性;④其他因素,孕妇糖类、蛋白质、脂肪代谢障碍与胎盘异位、缺氧等均能引起胎儿发育与营养不良。

参照 DeMyer 的分类法将先天性颅脑发育畸形分为器官源性和组织源性两种,前者可再按解剖结构分类,后者则按细胞结构分类(图 12-0-1)。

第一节　小脑扁桃体下疝畸形

小脑扁桃体下疝畸形又称 Arnold-Chiari 畸形(Arnold-Chiari malformation)或 Chiari 畸形(Chiari malformation,CM),是后脑的先天性畸形。其病理特点为小脑扁桃体、下蚓部疝入到椎管内,脑桥、延髓和第四脑室延长、扭曲,并部分向椎管内移位。

一、历史回顾

1883 年 Cleland 最先发现 1 例菱脑畸形,并进行了文字记载,1891 年 Chiari 最先报道这种畸形,将之分为 3 型;1894 年,Arnold 报道 1 例患者,并详细做了描述;1896 年 Chiari 又对这种畸形重新做了更详细的报道,将小脑发育不全作为这种畸形的第四型;1907 年 Arnold 的学生 Schwalbe 和 Gredig 将这种畸形命名为 Arnold-Chiari 畸形;1935 年 Russell 和 Donald 报道了 10 例 Arnold-Chiari 畸形患者,此后才引起人们对这种畸形的注意。

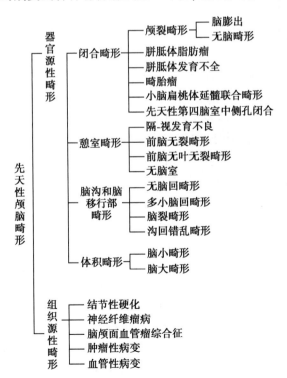

图 12-0-1　先天性颅脑发育畸形的分类(DeMyer 改良分类法)

二、病理

（一）病理解剖

Arnold-Chiari 畸形的病理改变包括：①小脑扁桃体通过枕骨大孔疝入到椎管内，有时可达第三颈椎，这是其基本的病理改变；②延髓变长，并疝入椎管内，第四脑室下半部也疝入椎管内，这也是本畸形的另一重要特征；③小脑扁桃体充满小脑延髓池，枕骨大孔区颅内结构粘连，蛛网膜下腔闭塞，有时形成囊肿；④由于小脑延髓池闭塞，第四脑室中孔粘连，有时中脑导水管粘连或闭塞，可造成梗阻性脑积水；⑤延髓和上颈髓受压变扁、扭曲；⑥颈髓向下移位，小脑下牵，使第Ⅴ~Ⅺ对脑神经变长，上颈神经向外上方向进入椎间孔；⑦可有中脑下移；⑧可合并桥池、外侧池、环池闭塞。

（二）病理分型

1. **Chiari 分型**　1891 年 Chiari 将这种畸形分为 3 型，即Ⅰ型：小脑扁桃体及下蚓部下疝到椎管内，延髓与第四脑室位置正常或有轻度下移；Ⅱ型：小脑下移进入椎管内，延髓和第四脑室延长并下移，疝入椎管内；Ⅲ型：延髓、小脑、第四脑室向枕部移位伴颈部脊椎裂及脊膜膨出。

2. **Chiari 改良分型**　1896 年 Chiari 重新将之分为 4 型，即Ⅰ型：延髓伴随小脑扁桃体及下叶呈锥状向椎管内疝入，通常没有脑积水及脊椎裂；Ⅱ型：小脑下蚓部移位，脑桥、第四脑室、延髓向椎管内延长，可伴有脑积水及脊膜膨出，最常见；Ⅲ型：极为罕见，除具有Ⅱ型特点外，尚合并枕部脑膨出，为最严重的一种类型；Ⅳ型：罕见，小脑发育不全，不向下方移位。

3. **Chiari 传统分型**　Chiari 畸形的传统 4 分法，即 Chiari Ⅰ型：小脑扁桃体下疝低于枕骨大孔平面 5mm 以上；通常伴有脊髓空洞，空洞好发于颈胸段，不伴有脑干末端的下降；不常伴有脑积水；Chiari Ⅱ型：小脑蚓部、脑干和第四脑室下疝；可见多种其他类型的颅内异常；几乎所有患者都存在脊髓脊膜膨出和脑积水；许多患者存在脊髓空洞症，存在颅盖骨发育异常、枕骨大孔扩大以及一些上颈椎的畸形；有时也合并脊髓纵裂、胼胝体发育不全等；Chiari Ⅲ型：在Ⅱ型的基础上伴有枕部或颈部脑膨出，膨出的囊内包含延髓、小脑、第四脑室及各种病变神经组织成分；Chiari Ⅳ型：伴有小脑幕不发育的小脑发育不良或不发育。

4. **其他附加分型**　近年来又有学者提出 Chiari 0 型和 1.5 型。Chiari 0 型是指一组在枕骨大孔区有脑脊液平衡改变，常合并有脊髓空洞症，但很少或没有发现有菱脑下疝；Chiari 1.5 型指除伴有脑干和第四脑室延长外，还可见到类似于 Chiari Ⅰ型畸形的小脑扁桃体疝。

（三）合并畸形

Arnold-Chiari 畸形常合并其他颅底、枕骨大孔区畸形和脊髓脊膜膨出缺陷。包括脊髓空洞症（44%~56%）、颅骨脊椎融合畸形（基底凹陷症、短斜坡、Klippel-Feil 综合征，37%）、蛛网膜粘连（41%）、硬脑膜束带（30%）、颈髓扭结（12%~60%）、脑积水（50%~90%）；其他畸形包括多小脑回畸形、灰质异位、脊髓积水、大脑导水管的胶质增生或分叉、四叠体 beak-like 畸形、颅顶骨内面凹陷、脊膜膨出、脊髓纵裂、第四脑室囊肿、胼胝体缺如等。

三、病因及发病机制

Arnold-Chiari 畸形的病因尚不清楚，可能发生于胎儿的第 3 个月，也可能与神经组织过度生长或脑干发育不良及脑室系统-蛛网膜下腔之间脑脊液动力学紊乱有关。Arnold-Chiari 畸形的发病机制有不同观点，大致有以下 3 种学说。

（一）牵引学说

这是 Lichtenstein 最早于 1942 年提出，是以往最为流行的观点。其基本内容为有脊髓脊膜膨出的患者，由于脊髓固定在脊柱裂的椎管处，在生长发育过程中，脊髓不能正常上移，又因脊柱和脊髓之间增长速度不同，只能借助脑组织下牵移位来补偿，因而，产生 Arnold-Chiari 畸形。但是，近年有学者对缺损脊髓节段头端的各对脊神经走行方向进行了研究，结果发现邻近脊髓脊膜膨出处的脊神经走向呈异常角度，而相接连的脊神经走向正常，因此，认为牵拉力只存在于脊髓脊膜膨出的几个节段内，故脊髓脊膜膨出不是 Arnold-Chiari 畸形的原因。

（二）发生障碍学说

这是 List（1941）和 Russell（1949）提出的观点。Arnold-Chiari 畸形是延髓、小脑、脊髓、枕骨和脑的原发性畸形。①核团及纤维结构改变或发育不全；②神经组织过度生长，以致脑组织伸至颅后窝可利用的空隙；③脑桥弯曲形成过程中发生障碍。

（三）流体动力学说

Gardner 和 Goodhall 于 1950 年提出这一学说。Chiari 一开始就认为脑疝是由于慢性积水所致。Gardner 等于 1965 年进一步解释 Chiari 畸形与脊髓空洞的关系，认为幕上脉络丛的活跃，推挤小脑幕使颅后窝内容物疝出枕骨大孔。William 详细阐述了该理论，认为通过瓦尔萨尔瓦（Valsalva）运动增加颅内压并导致椎管内负压，从而引起脑脊液经脊髓实质进入中央管，并证实在菱脑疝患者的颅内和脊髓之间确实存在压力梯度。Heiss 等在术中发现小脑扁桃体像活塞一样随着心跳而阻塞蛛网膜下腔。

（四）颅后窝狭窄理论

此学说认为 Chiari 畸形患者枕骨软骨发育不良形成一个狭小的颅后窝，小脑扁桃体在局限的空间内不对称且持续的生长最终导致其疝出枕骨大孔。

四、临床表现

（一）性别、年龄

女性多于男性。Ⅰ型多见于大龄儿童及成人，Ⅱ型多见于新生儿和婴幼儿，Ⅲ型常在新生儿期发病，Ⅳ型常于婴儿期发病。平均发病年龄在 38 岁。

（二）病程

出现症状到入院时间为 6 周至 30 年，平均 4.5 年。

（三）症状

Chiari Ⅰ型最常见的症状为疼痛，一般为枕部、颈部和臂部疼痛，呈烧灼样放射性疼痛，少数为局部性疼痛，通常呈持续性疼痛，颈部活动时往往疼痛加重。其他症状有眩晕、耳鸣、复视、共济失调、吞咽困难、走路不稳及肌无力等。Chiari Ⅰ型合并脊髓空洞的发生率为 30%~70%，会出现四肢肌力减退、肌肉萎缩、肢体感觉异常、脊柱侧弯、大小便功能障碍、自主神经功能障碍等。

Chiari Ⅱ型好发于新生儿和婴幼儿，多表现为易怒、窒息、吞咽困难、吸气性喘息或喘鸣、呼吸暂停等危及生命的症状，部分大龄儿童可出现肢体肌力减退和感觉障碍等脊髓受损症状。

Chiari Ⅲ型的临床症状在 Chiari Ⅱ型基础上出现脑皮质、视力、认知功能障碍。Chiari Ⅳ型临床症状反而相对较轻。

（四）体征

常见的体征有下肢的上运动神经元改变，如反射亢进、强直和巴宾斯基征（Babinski sign）阳性，上肢下运动神经元损害，如肌肉萎缩、反射减弱和消失、肌束颤动。约 50% 以上的患者有感觉障碍，上肢常有痛、温觉减退，而下肢则为本体感觉减退。眼球震颤常见，出现率 43%，多表现为下视型，并在侧方凝视时加重。软腭无力伴呛咳者占 26.7%。视盘罕见，而有视乳头水肿者多同时伴有小脑或脑桥肿瘤。Saez 根据其主要体征不同分为 6 型，各型表现为：

1. **枕骨大孔区受压型**　占 38.3%，为颅椎结合处病变累及小脑、脑干下部和颈髓。表现为头痛、共济失调、眼球震颤、吞咽困难和运动无力，以及皮质脊髓束、脊髓丘脑束和背侧柱的症状。各种症状综合出现，很难确定哪一结构是主要受累者。

2. **发作性颅内压力增高型**　占 21.7%，其突出的症状是用力时头痛，头痛发作时或头痛后伴有恶心、呕吐、视物模糊和眩晕。神经系统检查正常或仅有轻微和不太明确的定位体征。

3. **脊髓中央部受损型**　占 20%，其症状体征主要归于颈髓内部或中央部病变。表现为肩胛区的痛觉分离性感觉障碍、节段性无力或长束症状，类似脊髓空洞症或髓内肿瘤的临床表现。

4. **小脑型**　占 10%，主要表现为步态、躯干或肢体的共济失调、眼球震颤和皮质脊髓束症。

5. **强直型**　占 67%，表现为强直状态、发作性尿失禁，肢体有中重度痉挛，下肢比上肢更明显。

6. **球麻痹型**　占 35%，有后组脑神经功能单独受损的表现。Arnold-Chiari 畸形Ⅰ型主要表现为枕大孔区受压综合征，即后组脑神经症状、小脑体征、颈神经及颈髓症、颅内压增高和脊髓空洞症等表现。Ⅱ型为出生后可有喂养困难、喘鸣、窒息，可合并精神发育迟缓、进行性脑积水、高颅内压及后组脑神经症状。

五、辅助检查

（一）颅椎平片

颅骨及颈椎平片可显示其合并的骨质畸形，如基底凹陷症、环枕融合、脊柱裂、Klippel-Feil 综合征等。

（二）CT

Ⅰ型：CT 可显示小脑扁桃体疝入到椎管内伴脑积水，表现为小脑扁桃体在椎管内的低密度影及脑积水征象。Ⅱ型：除Ⅰ型表现外，尚有岩骨后部变平或凹陷，内耳道变短，枕骨大孔扩大，大脑镰发育不良或穿孔，四叠体与中脑呈"鸟嘴"状变形下移，颅后窝狭小，天幕孔扩大，小脑向幕上生长呈塔状。桥池与双脑桥小脑角池形成"三峰状"低密度影像。

（三）MRI

MRI 为无创伤性检查，可清楚地显示颅后窝的解剖结构，并能直接观察下疝的程度及是否合并脊髓空洞（图 12-1-1，图 12-1-2），是诊断 Arnold-Chiari 畸形的首选检查技术，与 CT 相配合可发现其他骨质畸形。

1. **MRI 对于Ⅰ型的诊断**　主要依据小脑扁桃体疝入到椎管内。以正中矢状面 T_1 加权像最适于观察小脑扁桃体的位置及大小。Chiari Ⅰ型畸形在 MRI 上

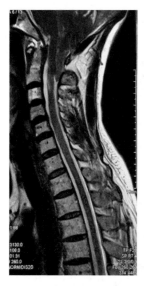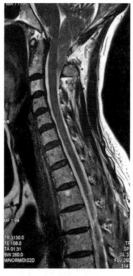

图 12-1-1 MRI 显示单纯 Arnold-Chiari 畸形

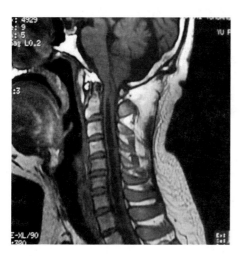

图 12-1-2 MRI 显示 Arnold-Chiari 畸形
合并脊髓空洞

具体表现为:①经枕骨大孔疝入颈部上段椎管中的小脑扁桃体下移至斜坡下端,并降至枕大孔平面 5mm 以下;②第四脑室可见延长,亦可见轻度前下移位或位置、形态正常的延髓,可伴脑积水;③合并脊髓空洞;④可合并颅颈交界区骨骼畸形;⑤枕大池极小,常与硬膜、蛛网膜、扁桃体及脊髓粘连。

2. MRI 对 Arnold-Chiari 畸形Ⅱ型的诊断　主要表现为:①脊髓向下方移位,上颈部神经根升至其出口水平;②脑干显著延长,延髓突入颈椎管;③小脑发育不良,并向尾端延长,通过枕骨大孔而抵达 C_1 椎弓上缘;④狭窄的小脑舌状突出,通过 C_1 椎环,从延髓背侧下移至 C_2 和 C_4 水平,甚至抵达胸髓上端;⑤位于颈部的第四脑室部分有不同程度的扩张,有时形成泪点状憩室,在上颈髓背侧突入延髓。Ⅱ型合并其他神经

系统的异常表现为:①颅骨与硬脑膜异常,颅顶骨内面凹陷(85%),斜坡与岩骨扇贝样改变(90%),枕大孔增大及颅后窝增大,大脑镰部分缺失或穿孔(>90%),天幕发育不良(95%);②中脑与小脑异常,顶盖呈烧杯状(89%),小脑呈塔状(43%),脑干与环绕的小脑重叠(93%),小脑缘前指(83%);③脑室与脑池异常,第四脑室延长、下移、变扁(100%),中间块增大(47%~90%),透明隔缺如(50%),侧脑室不对称性扩大,颅后窝脑池受压(100%);④其他异常,脑脊膜膨出、脊髓空洞症、脊髓纵裂、灰质异位、小脑回(12%~29%)、大脑导水管狭窄、胼胝体缺如(12%~33%)及第四脑室囊肿等。

1987 年 Wolpert 根据延髓小脑下疝的程度将 Arnold-Chiari 畸形Ⅱ型分为三级:Ⅰ级,为第四脑室和延髓没有降至枕骨大孔水平,只有小脑蚓垂降至枕骨大孔;Ⅱ级,为第四脑室降至枕骨大孔水平位于下蚓垂的前方;Ⅲ级,为延髓降至颈髓前方,形成"扭结""马刺"样重叠,"马刺"一般不伸至 C_4 水平以下。第四脑室下降超过枕骨大孔又可分为两个亚级:Ⅲa,第四脑室萎缩;Ⅲb,第四脑室扩大。

六、诊断与鉴别诊断

根据发病年龄、临床表现及辅助检查,本畸形诊断一般不困难,尤其是 CT 或 MRI 的临床应用,使其诊断变得简单、准确、快速。本畸形须与小脑肿瘤、慢性颅后窝血肿、小脑脓肿等颅后窝占位性病变相鉴别。

七、治疗

(一) 手术指征

目前普遍认为外科手术只适用于有症状的患者,对于症状不明显的影像学异常的患者不做预防性手术,当患者有明确症状时,外科手术是唯一有效的治疗手段。明确症状包括:①有梗阻性脑积水或颅内压增高者;②有明显神经症状者,例如因脑干受压出现喉鸣、呼吸暂停、发绀发作、角弓反张、Horner 综合征、吞咽反射消失及小脑功能障碍等。在手术时机的选择上,多数学者认为早期治疗可阻止神经功能进一步恶化,同时也利于纠正脊柱侧弯畸形。

(二) 手术目的

手术的目的是通过对枕骨下方及颅颈交界区减压,解除枕大孔和上颈椎对小脑、延髓、第四脑室及该区其他神经结构的压迫,以及在可能的范围内分离枕大孔和上颈髓的蛛网膜粘连,恢复枕骨大孔区脑脊液

循环,重建颅内和椎管内蛛网膜下腔的压力平衡,缩小或消除脊髓空洞,缓解临床症状。

（三）手术方式

经典的术式有三种,即单纯枕骨大孔减压术、枕骨大孔减压+硬膜扩大或原位修补术、枕骨减压+硬膜扩大成形或原位修补+小脑扁桃体切除并中央管口松解术。目前对于颅后窝减压是否需要开放硬脑膜以及是否需要切除下疝的小脑扁桃体,尚存在许多争议。

由于儿童和成人 Chiari Ⅰ 型患者在小脑扁桃体位置、硬脑膜弹性及组织相容性方面不同,建议对儿童应采取减少蛛网膜下腔操作的手术方式,大多数只做颅后窝减压不做硬膜切开的手术,症状即可改善或消除,并可避免一些主要并发症。

（四）手术疗效

大部分患者的临床资料在减压术后会有不同程度的改善。临床表现最常见的为头颈部疼痛(72.3%)和肢体麻木(63.8%),而术后恢复最快的症状为头颈部疼痛,肢体麻木改善最慢。头痛多能获得长期疗效,其后症状的疗效改变依次为步态共济失调、膀胱功能障碍、视物模糊、吞咽困难,再次为颈和上肢疼痛,眼球震颤、感觉和运动障碍疗效最差。有些学者提出早期手术,防止发生脊髓空洞症,不伴发脊髓空洞症比伴发脊髓空洞症的手术疗效要好得多。旁中央或范围较大的脊髓空洞,以及病程较长均与术后恢复不良有关。二次手术只有对那些症状逐渐加重的患者才考虑实施,其原因包括蛛网膜形成新的粘连、骨性减压窗过大、颅颈交界区不稳定等。

总之,手术治疗是 Chiari Ⅰ 畸形的首选治疗方法,手术方法的多样性说明没有一种术式对所有患者都非常合适,现在许多新技术已运用到该病的诊治过程中,如术中超声、内镜技术及磁共振相位对比电影法等,治疗过程中应全面参考患者临床和影像学资料的基础上,制订相对个性化的诊疗策略。对于 Chiari Ⅱ 型、Ⅲ型的患者,由于年龄小,合并脑干、后组脑神经、脊髓功能的严重缺陷,须引起关注并尽早对其进行合理治疗。

手术后最常见的非神经系统并发症是无菌性脑膜炎,其次是脑脊液漏、皮下积液,此外还可见到小脑下垂、脑积水、脑干压迫和脊柱侧后凸畸形等。熟悉局部的解剖结构、术中注意无菌操作、保持蛛网膜下腔干净、对各层组织严密缝合是预防并发症的关键。

第二节　胼胝体畸形

一、胼胝体发育不全

（一）发生学

胼胝体发育不全(agenesis of corpus callosum,ACC)是一种典型的前脑中线发育异常,指在发育过程中受到干扰导致胼胝体部分或完全缺失,发生率3‰~7‰,分为部分型和完全型两种。可以单独存在,也可同时合并其他颅内畸形。

Barkovich(1988)认为胼胝体发育不全,是由于胼胝体形成的前驱阶段受损,并非发生于胼胝体形成期。胼胝体是从原始终板发生的前脑联合之一,是两侧大脑半球间的白质纤维束,位于大脑纵裂底部,连接着两侧大脑半球。胼胝体的联合纤维呈放射状分布于两侧大脑半球的相应区域,形成两侧侧脑室顶。从正中矢状面观察,胼胝体可分为嘴部、膝部、体部和压部。胼胝体发育不全包括胼胝体完全缺如或部分缺如。在妊娠8~10周时,神经终板背侧普遍增厚,形成联合块,联合块诱导对侧神经纤维束相互交叉,形成原始胼胝体。此期早期宫内感染、缺血等原因可使大脑前部发育失常,受影响可致神经纤维不交叉,致使胼胝体完全缺如。真正的胼胝体发育是在妊娠12~20周,从头端向尾端发育,形成顺序依次为膝部、体部、压部和嘴部,这是联合块诱导交叉的方向由前向后的顺序所决定的,不交叉的神经纤维束常在侧脑室内侧壁内纵行行走。位于膝部后下方的胼胝体嘴部,与胼胝体其他部位由前到后的发育不同,胼胝体嘴部最后发育。在这个时期如果在胼胝体的发育过程中受某些损害因素的影响,可导致胼胝体部分损失。当胼胝体部分损失时,表现为先形成的部分存在,后形成的部分损失。由于胼胝体发育顺序是由前向后的,故部分缺如常包括体部,而压部和嘴部缺失,尤其是压部缺如。当胼胝体基本形成后相应的损害只会导致胼胝体萎缩或变薄,但不造成胼胝体缺如。

（二）病理学

胼胝体发育不全或缺如自1812年Rell进行了尸解报告以来,Bull(1967)、Brun(1973)等也先后对其进行了详细描述。胼胝体发育不全可为完全或部分缺如。最常见的是胼胝体和海马连合完全性发育不良,而前连合得以保留。在胼胝体所保留的纤维束中,只有Probst束,这是向前后方向投射,不越过中线的纤维束,这些异位的纤维束形成向外移位的侧脑室内壁,所以侧脑室内缘光滑呈相互平行走向。胼胝体有支架作用,所以当胼胝体缺如时两侧侧脑室分离,三角区扩大。由于没有胼胝体纤维的约束力,第三脑室顶向背侧抬高,室间孔明显扩大,使第三脑室和侧脑室形成一个"蝙蝠"形囊腔。侧脑室后面向中间方向扩大。在胼胝体部分发育不全中,最常见的是压部缺失,但体部和嘴部的任何一部分均可受累。胼胝体发育不全或缺失合并其他脑发育畸形,包括异位症、大脑导水管狭窄、透明隔发育不良或缺失、穹窿缺如、蛛网膜囊肿、Chiari 畸形、Dandy-Walker 综合征、Aicardi 综合征、小脑回、脑裂畸形、脑神经缺如、脑穿通畸形、脑积水、脑膨出、独眼畸形、嗅脑缺如、前脑无裂畸形、小头畸形、脑回过多症、视-隔发育不良、半球间裂囊肿、脑萎缩以及 13、14、15、18 三体综合征和胼胝体脂肪瘤等。

(三)临床表现

胼胝体发育不全大多数为散发性,原因不明。但也有在姐妹和兄弟中发病者,家族发病者呈 X 连锁隐性遗传。其临床表现与其合并的其他脑畸形有关,因为先天性胼胝体发育不全或缺如的本身一般不产生症状。在成人患者中,用复杂的心理测定检查方法,可发现两半球间的信息传递有轻微障碍。新生儿或婴幼儿可表现为球形头、眼距过宽或巨脑畸形。多在怀疑脑积水行 CT 扫描检查时才发现有胼胝体发育不全或缺如的特征性图像。可出现智力轻度低下、轻度视觉障碍或交叉触觉定位障碍。严重者可出现精神发育迟缓、运动障碍和癫痫。因脑积水可发生颅内压增高。婴儿常呈痉挛状态及锥体束征。X 连锁遗传者,其特点为出生后数小时有癫痫发作,并出现严重的发育迟缓。通常胼胝体完全发育不全者临床表现较部分发育不全者重,伴发颅内发育异常者较单纯性胼胝体发育不全者重。

(四)辅助检查

近年,随着 CT 特别是 MRI 的临床广泛应用,极大地提高了胼胝体发育不全的诊断水平。

1. CT 表现为两侧脑室分离、第三脑室扩大、上移并向前延伸;冠状扫描可清楚地显示侧脑室前角呈人字形分离、扩大及上移的第三脑室。

2. MRI 由于较 CT 更为敏感,MRI 是目前诊断胼胝体发育不全或缺如的首选方法,尤其是正中矢状位影像(图 12-2-1,图 12-2-2)。MRI 主要表现为:①胼胝体全部或部分缺如以及海马回、前联合或后联合全部或部分缺如;②额回小,双额角分离,伴内侧凹陷,外侧面变尖;③孟氏孔外侧延长及第三脑室增大并上

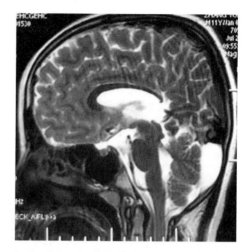

图 12-2-1 MRI 矢状位像显示胼胝体体部和压部纤细

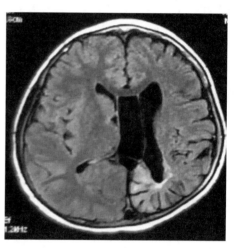

图 12-2-2 MRI 显示胼胝体体部及压部发育不良伴透明隔间腔增宽

抬;④侧脑室体部增大变圆,侧脑室内侧壁分离,形成一个向前开放的角;⑤脑沟沿脑室内壁呈放射状排列,顶枕裂与距状裂不会聚,内侧裂与狭窄的半球下缘垂直;⑥异常的矢状方向走行的胼胝体带,形成侧脑室体部与额角的内侧壁;⑦大脑皮质形成异常,包括无脑回、巨脑回、多发小脑回及灰质异位症等;⑧海马回形成异常伴开放扩张形颞角;⑨完全交通性或多发分叶状半球间裂;⑩胼周动脉与大脑内静脉因第三脑室上抬而向两侧分离。

(五)诊断

胼胝体发育不全或缺如单靠症状和体征难以诊断,CT 扫描也只能靠第三脑室和侧脑室的形态间接判断。MRI 使其诊断变得清楚而容易。诊断时应注意是否合并有其他脑部畸形。

(六)治疗

有症状者可行对症治疗,有脑积水者可行分流术。目前无特殊治疗方法。

二、胼胝体脂肪瘤

详见第七章第十一节。

第三节　Dandy-Walker 畸形

一、命名与历史

Dandy-Walker 畸形（Dandy-Walker malformation，DWM）又称 Dandy-Walker 囊肿，先天性第四脑室中、侧孔闭锁或 Dandy-Walker 综合征。Dandy-Walker 综合征主要有三个特征：①第四脑室囊性扩张；②全部或部分小脑蚓部发育不良；③幕上脑积水，其中幕上脑积水不是 Dandy-Walker 综合征诊断的必要条件。

1887 年，Sutton 等第一次描述了脑积水合并第四脑室囊性扩张的情况。1914 年 Dandy 首先报道一例 13 月龄女童，尸解发现其颅后窝有一巨大第四脑室并形成囊肿，脉络丛在囊内，正中孔和侧孔闭锁，幕上脑室系统扩大，双侧小脑半球分离。1917 年 Dandy 又报道同样的一例病例，1921 年 Dandy 在研究了 9 例病例的病理后指出第四脑室正中孔、侧孔发育不良或者出生后炎症反应导致梗阻是引起本病的主要原因，两种原因也可同时存在。1942 年 Taggart 和 Walker 报道 3 例先天性第四脑室正中孔和侧孔闭锁，支持 Dandy 阐明的发病机制。1954 年 Benda 报告 6 例，并提出第四脑室的先天异常和 DWS 的发病机制有关，首先用本病的第一个报道者 Dandy 和其积极支持者 Walker 为本病命名。1972 年 Hart 将其正式命名为 Dandy-Walker 综合征。1982 年 French 综合各家对本病的起因研究，归纳为四点：①胚胎时期第四脑室出孔闭锁；②胚胎时期小脑蚓部融合不良；③胚胎时期神经管闭合不全，形成神经管裂；④脑脊液流体动力学的变化。

二、病因学与发生机制

关于 Dandy-Walker 畸形的病因仍有争议，一般认为是胚胎发生学异常所致，即第四脑室正中孔、侧孔发生闭锁为其主要原因。以往认为是第四脑室正中孔和侧孔的闭锁阻断了脑脊液从第四脑室到蛛网膜下腔的循环，致使囊肿形成并长大。但是，仅部分 Dandy-Walker 畸形患儿有正中孔和侧孔闭锁，另一些患儿则无闭锁。而且，因宫内反应性胶质细胞增生而引起正中孔或侧孔缩窄的患儿，并不产生典型 Dandy-Walker 畸形的病理表现。这些病例表现为广泛性脑室扩张，而无囊肿形成或小脑蚓部发育不全。文献报

道 300 例中，仅有 6 例有家族史，故可认为本病为非遗传性疾病。关于 Dandy-Walker 畸形的发病机制，目前认为是在第四脑室正中孔形成以前起始的。推测是由于来自菱脑顶部的斜形唇不能完全分化，来自翼板的斜形唇的神经细胞不能进行正常增殖和移行，造成小脑蚓部发育不全和下橄榄核的异位。

三、病理学

Dandy-Walker 畸形的病理学改变以第四脑室和小脑发育畸形为特点，患儿均有第四脑室的囊样扩张，而其他脑室也可能有某种程度的扩张，但侧脑室的扩张程度与第四脑室囊肿的大小不成比例。仅 25% 的 Dandy-Walker 畸形患儿小脑蚓部完全不发育，但显微镜检查在囊肿壁上可发现小脑组织。其余 75% 患儿仅为后蚓部发育不全，前蚓部仍存留附在小脑幕上。第四脑室囊肿的大小与蚓部发育不全的程度不成比例。

第四脑室囊肿的壁包括一层由室管膜组成的内层和由软脑膜与蛛网膜组成的外层。内外两层之间往往可发现小脑组织。第四脑室正中孔大多是闭锁的，但并不是所有患儿都是如此。50% 的患儿一侧或两侧的侧孔仍然开放。

50% 以上的 Dandy-Walker 畸形患儿伴有其他脑部畸形。包括脑回结构异常、脑组织异位、中线结构发育不良（胼胝体、前连合、扣带回、下橄榄、脉络丛及大脑导水管发育不良等）、半球间裂囊肿，还有中线先天性肿瘤和脂肪瘤、畸胎瘤等。DWS 中最常见的异常是胼胝体发育不良（7.5%～40%），且伴发胼胝体发育不良的患者预后更差。枕部脑膨出或脑膜脑膨出也是比较常见的中枢神经系统异常。此外还可伴有全身其他畸形，心脏缺陷是最常见的非中枢神经系统异常，包括房室间隔缺损、动脉导管未闭、脑血管畸形、主动脉狭窄和右位心等。合并骨骼畸形者占 25% 以上，包括多指、并指、颅裂、Klippel-Feil 综合征等。面部毛细血管瘤占 10%，为最常见的外观异常。比较少见的有腭裂及唇裂、耳畸形、会阴区畸形等。

四、临床表现

（一）发病率、性别及年龄

Dandy-Walker 畸形的发病率为 1/35 000～1/25 000 例新生儿，女性患病率稍高（1.2∶1～1.3∶1）。80% 病例可在 1 岁以前可得到诊断，约 17.5% 在 3 岁以后甚至成年才得到诊断，文献中最大的 1 例是 75 岁。

（二）症状、体征

1. **颅内压增高**　表现为患儿兴奋性增强、头痛、

呕吐等。

2. **脑积水征**　头围增大、颅缝裂开、前囟扩大隆起,头颅扩大以前后径长为特点,即颅后窝扩大。Dandy-Walker 畸形是脑积水的病因之一,占所有脑积水的 2.2%~4%。70%~90%的患者合并脑积水,多数医生认为脑积水是 Dandy-Walker 畸形的常见并发症,但不是必要组成部分。

3. **小脑症状**　走路不稳、共济失调、眼球震颤。

4. **其他**　运动发育迟缓、展神经麻痹、智力低下、头不能竖起、坐立困难、痉挛性瘫痪、癫痫发作。严重者可出现痉挛状态、双侧病理征阳性,还可压迫延髓呼吸中枢,导致呼吸衰竭而死亡。

小于 1 岁的患儿,最常见的表现是体型巨大。大多数 1 岁以上的患儿表现为颅内压增高或精神运动发育迟缓的症状。现已认为智力发育迟缓是 Dandy-Walker 畸形的一个特征。患儿出生后智力发育迟缓的发病率是 41%~47%。

五、辅助检查

（一）CT

颅后窝大部分为脑脊液密度囊肿所占据,脑干前移,小脑半球分离,所见很小,被推向前外侧且移位,蚓部萎缩和消失,两侧侧脑室及第三脑室对称性扩大(图 12-3-1)。还可发现其他合并畸形。

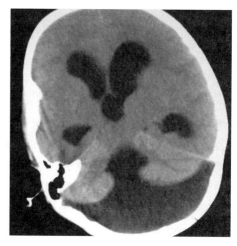

图 12-3-1　Dandy-Walker 畸形的 CT 表现

（二）MRI

Dandy-Walker 畸形的 MRI 表现包括(图 12-3-2):①巨脑症伴脑积水;②颅后窝扩张,伴舟状脑及岩锥压迫性侵蚀;③天幕超过人字缝,伴有天幕切迹加宽,

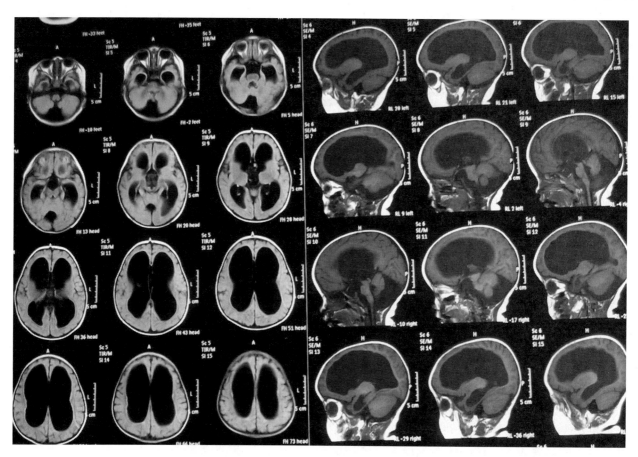

图 12-3-2　Dandy-Walker 畸形的 MRI 表现

近于垂直;④小脑下蚓部缺如;⑤小脑后部的中间隔尚存在,为变异型 Dandy-Walker 畸形;⑥小脑半球发育不良;小脑上蚓部向上向前移位,进入天幕切迹;⑦小脑后部的中间隔缺如,为真正的 Dandy-Walker 畸形;⑧气球状第四脑室突入小脑后方的囊腔内,使小脑半球向前侧方移位,并压迫岩锥。

六、诊断与鉴别诊断

(一) 诊断

本病的诊断以往主要依靠脑室造影,随着 CT 尤其是 MRI 的应用使其诊断变得简单而又准确。典型的 Dandy-Walker 畸形的诊断标准为:①第四脑室极度扩张或颅后窝巨大囊肿并与第四脑室交通;②小脑蚓部与第四脑室顶部发育不良;③合并脑积水。

变异型 Dandy-Walker 畸形为一种轻型的后脑畸形,其诊断标准为:①第四脑室上部与小脑上蚓部相对正常,可见袋状憩室从下髓帆发出,其大小及形态不一;②小脑半球间隙加宽,下蚓部发育不全;③一般无脑积水。

(二) 鉴别诊断

本病主要需与颅后窝蛛网膜囊肿相鉴别。颅后窝蛛网膜囊肿与 Dandy-Walker 畸形的区别为:①CT 扫描示颅后窝有界限明确的低密度影,囊肿不与第四脑室相通,第四脑室可因受压而变形、移位,脑积水不如 Dandy-Walker 畸形明显,没有蚓部发育不良;②脑室造影示第四脑室不扩大,但可变形和移位;③同位素静脉法扫描示窦汇不抬高,上矢状窦与两侧横窦交叉后,图像为倒 T 字形;脑室法扫描通常在囊肿和蛛网膜下腔内均填充有放射性同位素;④头颅平片示颅后窝不扩大;⑤MRI 示窦汇与人字缝的关系正常,不发生逆转,第四脑室脉络丛位置正常,而 Dandy-Walker 畸形中脉络丛则缺如。

七、治疗与预后

主要为外科治疗,手术目的是控制颅内压增高,然而对于 Dandy-Walker 畸形的手术治疗存在很多争议。本病的手术方式概括起来有三种,即囊肿切除术、脑脊液或囊肿分流术及囊肿切除加分流术等。目前,新的治疗方法是神经内镜下第三脑室底造瘘,但仍需进一步研究。

最早 Dandy 等基于第四脑室正中孔和外侧孔闭锁是 Dandy-Walker 畸形的主要因素而采用颅后窝减压囊肿彻底切除术,以打通脑室与蛛网膜下腔的通道,然而失败率为 75%,且有 10% 的死亡率,原因是术后再度粘连及患儿对手术的耐受差,且婴幼儿蛛网膜下腔未发育完全。囊肿压迫去除后,症状立即得到缓解,但脑积水还会复发,并且 2/3 的患儿需要做脑脊液分流术。1944 年 Walker 首次为一例 21 岁女性患者做颅后窝囊肿切除,8 个月后痊愈并恢复工作。1982 年 French 综合文献中 51 例行囊肿切除术者,发现死亡率达 11%,且只适用于大儿童或成人中、轻症患者。

以往手术方法多采取侧脑室分流术或囊肿切除术,但问题并未得到很好的解决,术后容易复发,死亡率达 40%~50%。

Dandy-walker 畸形是一种比较复杂的病症,常伴随很多其他中枢神经系统和非中枢神经系统异常,其预后根据畸形程度差别较大,随着技术和手术经验的进步,文献报道的存活率逐步增高,为 50%~88%。仅 50% 的患者智商发育正常,癫痫发生率为 15%。常见共济失调、痉挛性麻痹和精细运动发育不良。

第四节　灰质异位症

在胚胎大脑发育过程中,成神经细胞没有及时移动到皮质表面,而聚集在室管膜与皮质之间的非灰质部位,即称为灰质异位症(Gray matter heterotopia, GMH)。GMH 可单独存在,也可与其他脑畸形并存。

一、发生学

成熟脑组织的所有神经元和胶质细胞都起源于胚胎脑室系统管腔周围的生发层,而且必须向外移行才能到达它们最终的所在部位。神经元增殖的关键时期是胚胎第 10~18 周,胶质细胞增殖开始较晚,且一直要持续到出生以后。细胞移行主要按两条途径进行,即辐射方向的移行和切线方向的移行。辐射状移位是从生发层直接移行到最终所在部位,这是细胞分布到大脑皮质、基底神经节和大脑浦肯野细胞的主要机制。最终将定位于大脑皮质最深层的成神经细胞最先开始移行,而这些最后将组成表面皮质的成神经细胞必然要通过已定位于较深层的神经元才能到达自己的最终位置。小脑内颗粒细胞层是通过切线方向移行构成的,来自脑室周围区的成神经细胞首先移到浅表部位,构成外颗粒层,然后再向内移行到达它们的最终位置。若神经元移行过程中发生障碍,不能通过已经定位于较深层的神经元,而在白质中异常积聚,即发生灰质异位症。

二、临床表现

本病常在青少年发病。小灶性灰质异位一般无症状，但可诱发药物难以控制的癫痫发作。大块的灰质异位常有精神异常、癫痫发作及脑血管异常。其中以癫痫发作为灰质异位症最常见的症状，往往是迟发性顽固性癫痫，药物难以控制。灰质异位症往往合并其他脑部发育畸形，包括小头畸形、透明隔缺如、巨脑回畸形、无脑回畸形、胼胝体发育不良或缺失、小脑发育异常、大脑导水管狭窄等。先天性心脏病及骨骼畸形也有发生。

三、辅助检查

（一）CT 检查

CT 典型表现为脑室周围或者半卵圆中心白质内出现灰质信号，呈结节状。可为局限性或弥漫性，也可位于脑深部或皮质下白质区，呈板层状。异位灰质的 CT 值与正常灰质相似，增强扫描无强化，无明显水肿及占位效应，仅少数巨大异位灰质病例可见一定程度的占位效应，有时无法分辨肿瘤与灰质异位症（图12-4-1）。

（二）MRI 检查

MRI 具有高分辨和区别灰质及白质的特点，是灰质异位症的首选检查方法。异位的灰质在 MRI 图像上比 CT 更明显，表现为与灰质等信号的结节状、团块状、带状或板状信号影，异位灰质与正常皮质灰质的 T_1 和 T_2 加权像一致，在所有序列中均为等信号，周围未见水肿，基本上无占位效应，增强扫描未见强化（图12-4-2）。无症状的灰质异位症，CT 常误诊为脑瘤，而MRI 可明确其诊断与鉴别诊断。

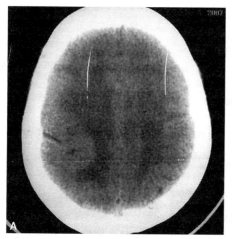
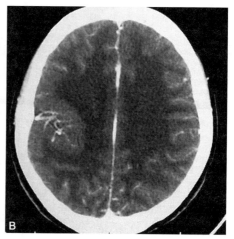

图 12-4-1 灰质异位征的 CT 表现
A. 平扫 CT 表现；B. 强化 CT 表现。

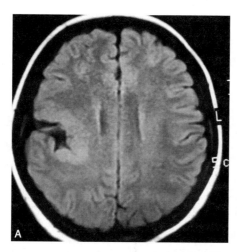
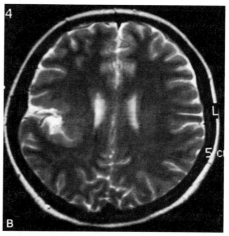

图 12-4-2 灰质异位征伴脑回畸形的 MRI 表现
A. T_1 加权像；B. T_2 加权像。

根据 MRI 特点将 GMH 分为三型。Ⅰ 型：室管膜下型，异位灰质呈结节状，表现为大小不等的结节状病灶紧贴脑室壁或突入脑室，这些异位病灶分布在一侧或两侧侧脑室周围，可单发亦可多发；Ⅱ 型：皮质下型，表现为异位灰质与皮质相连并向白质内过度延伸，少数孤立结节位于白质内，称之为灰质小岛。皮质下有边缘不规则、形态各异的灰质信号，周围白质信号正常，受累皮质变薄、脑沟减少或消失，病变侧大脑半球可因白质减少而体积变小，常伴有胼胝体、脑干发育不良。Ⅲ 型：带型，可见宽的带状异位灰质位于侧脑室和皮质之间，与皮质之间被一层薄的白质相隔，受累的皮质轻度增厚或正常，亦称为双皮质综合征，绝大多数是弥漫分布，但也有的局限于额叶或顶叶区域。

四、诊断与鉴别诊断

凡有药物难以控制的顽固性癫痫发作者，均应想到本症的可能，确诊有赖于辅助检查。由于患者常有双侧半球损害，并有双侧脑电图异常，故需与原发性癫痫相鉴别。

通常结合癫痫发作的病史、精神智力发育障碍、神经系统功能缺失及影像学表现，可诊断灰质异位症。GMH 须注意与沿室管膜生长的颅内肿瘤、转移瘤及结节性硬化进行鉴别。一般颅内肿瘤 MRI 扫描通常呈长 T_1、长 T_2 信号改变，水肿及占位效应明显，且增强扫描可见明显的结节状及环状强化征；转移瘤 CT 密度及 MRI 信号与正常脑皮质不同，水肿及明显占位效应较普通肿瘤更加明显；结节性硬化多表现为沿侧脑室壁分布的钙化灶，病灶中心见低信号影，附近组织呈环状信号影，且增强扫描伴明显强化。

五、治疗

由于灰质异位症最主要、最常见的症状为癫痫发作，因此治疗的关键是控制癫痫发作。控制癫痫发作的手段主要为药物治疗及手术治疗。在发病初期，通过药物治疗可使大部分患者癫痫发作得到部分或完全控制。灰质异位症所致局灶性癫痫，卡马西平通常为首选，但对于新诊断的患者，各种药物治疗的效果并没有很明显的区别。各种类型的异位症引起的癫痫最终均发展为抗癫痫药物难以控制的难治性癫痫。对于难治性癫痫，手术为主要治疗手段。1989 年 Stearns 首次报道了一例胼胝体切开治疗灰质异位症的难治性癫痫发作病例，并取得成功。他指出灰质异位症及类似神经移位异常的患者，其癫痫很难用药物

控制，但可用病灶切除术得到成功治疗。灰质异位症导致癫痫者需能确定散在的癫痫灶，才适合病灶切除术。如能仔细选择患者，胼胝体切断术可作为临床上治疗难治性癫痫伴多发性灰质异位症的方法。

第五节　脑穿通畸形

Heschl 于 1859 年最早提出"脑穿通畸形"（porencephalic malformation）这一术语。关于这种疾病的称呼十分混乱，人们对其认识不一，最初本病是指大脑半球脑实质先天性缺损并与脑室相通。以后许多学者也曾沿用过"脑穿通畸形"这一概念，由于人们的认识不同，所包括的范畴也就不一样。文献中本病曾用过的名称有"脑穿通囊肿""先天性脑空洞症""脑积水性空洞脑""脑憩室""良性脑囊肿"等。1925 年 LeCount 将它定义为"与脑室相通的囊或表面覆盖蛛网膜的，并由一薄层脑组织与脑室相隔的囊肿"。脑穿通畸形又分真性脑穿通畸形及假性脑穿通畸形。前者指大脑皮质原发性发育异常的囊肿，与脑室相通，其病因不明，可能与胎儿发育畸形、母体感染或营养障碍等相关，各种原因造成脑组织分化完成之后局部脑组织破坏缺失，脑内可伴有局限性发育障碍；后者即所谓的"良性脑囊肿"，不与脑室相通，单发或多发脑空洞，主要是继发于脑血管闭塞，并常沿大脑中动脉分布区发生。目前，脑穿通畸形多指真性脑穿通畸形，一般定义为大脑半球内有空洞或囊肿与脑室相通，其内充满脑脊液，有时扩延至软脑膜，但不进入蛛网膜下腔的一种疾病，其囊壁内衬室管膜上皮细胞。

一、发生率

脑穿通畸形的发生率很低。本病可为单发，也可为多发，绝大多数为单发，占 87% 以上。脑穿通畸形文献中报道其占颅内良性囊肿的 0.3%～0.9%。在 Draw 等（1948）报道的 30 例良性脑囊肿的病例中，仅有 1 例脑穿通畸形；Naef（1958）报道其发生率为 0.3%；Bisgaard-Frantzen（1951）则报道为 0.9%。早产儿、过期儿、难产儿的脑穿通畸形发生率高。

二、病因及发生机制

（一）病因

脑穿通畸形的病因是多种多样的，大致可分为先天性及后天性两大类。

1. 先天性脑穿通畸形　一般认为先天性脑穿通畸形与胚胎期的发育异常或母体的营养障碍有关，也

可能与遗传因素有关,家族性脑穿通畸形已有报道。1983 年 Berg 报道一组 5 例家族性脑穿通畸形病例,1986 年 Zonana 报道 2 个家族中有 6 个成员患婴儿偏瘫,其中 5 例有先天性脑穿通畸形。

2. 后天性脑穿通畸形　后天性脑穿通畸形是由各种原因引起脑组织破坏所致的,包括产伤、颅脑外伤(尤其是颅脑火器伤)、颅内血肿、颅内炎症、窒息、脑部手术、脑梗死等各种造成脑血管循环障碍的疾病。另外,脑脊液循环障碍、脑室穿刺、脑积水、颅内良性囊肿自发破入脑室及脑变性疾病等,亦可能为其病因。产伤及新生儿脑外伤在病因学中的重要性,未成熟脑对腔隙的形成具有敏感性,这一观点已被许多学者注意到。许多学者认为多数后天性脑穿通畸形是继发于血管病变。脑积水可能与脑穿通畸形有关,但证据不足,脑积水可能使先前存在的裂隙扩大而形成囊肿。颅内蛛网膜囊肿自发破入脑室也可为本病的病因之一。

(二) 发生机制

一般认为上述诸因素造成脑组织的局限性软化坏死、吸收、脑脊液渗入,脑组织搏动及脑室内压增高,使脑室"疝入"囊腔内,即形成脑穿通畸形。反复多次的脑室穿刺或造影,可造成脑组织缺损,亦可形成脑穿通畸形。脑积水、脑脊液循环障碍或先天性脑室系统阻塞引起的脑室内压增高,脑室颞角或第三脑室就会疝出,形成憩室样囊肿,在先存在有脑裂隙或脑室壁坏死的情况下,由于局部阻力变小,脑积水造成脑室压力增高,使裂隙或囊肿扩大而形成脑穿通畸形。Jaffe(1929)指出在产伤中,由于脑组织坏死、软化、出血而发展成脑穿通囊肿,这种倾向随年龄增长而减小,而在整个婴儿期似乎这一倾向很重要,在脑积水患者中这种倾向更明显。出血性囊肿扩大,其机制与硬膜下血肿相似或直接与脑室相通。Barret(1965)指出婴儿前囟不闭合亦是易感因素之一,存在两种危险性:一是导致脑室向脑组织缺损的区域畸形发育,并在前囟区更明显,脑室内的脑脊液搏动可加速前囟门区脑腔隙的形成;二是前囟门不闭合具有医源性危险,临床上常通过前囟门进行诊断性穿刺或治疗,而每次操作都是一次危险。因此,前囟不闭合在脑穿通畸形的发生学上有一定意义。

三、临床表现

(一) 年龄与性别

脑穿通畸形可见于任何年龄。先天性脑穿通畸形多见于婴幼儿,尤其是早产儿、难产儿、过期儿。后天性脑穿通畸形可见于任何年龄,外伤性者多见于青壮年,脑血管性者多见于老年人。朱树干报道 45 例脑穿通畸形,发病年龄从 80 天至 58 岁,平均 14 岁。本病男性多于女性,男女之比为 3.5∶1。

(二) 病程

本病病程长短不一,从发病到就诊时间为 80 天到 22 年,平均 7 年。个别病例可因外伤或囊内出血而急骤发病,酷似颅内血肿或脑血管病。

(三) 症状与体征

脑穿通畸形因其病因不同,症状体征亦不同。其临床表现主要取决于囊肿的大小、部位和紧张度,有脑组织局部缺失相应的神经系统症状和体征。由于其表现多样化,加之发病率低,因此临床上认识有一定困难。Barret(1965)认为此病的特征性表现为先天性偏瘫,偏瘫的对侧颅骨部分隆起,颅骨单侧明显透光征阳性,脑电图示单侧明显低电压。脑组织缺损、脑萎缩、血栓形成及脑组织坏死可造成明显偏瘫。透光征阳性和单侧脑电图低电压,继发于皮质萎缩及脑脊液聚集。局部颅骨隆起内板变薄,可能是由于脉络丛搏动传播到囊腔所致。

本病的主要症状和体征为智力低下(80%)、癫痫发作(3.6%)、语言不清或失语(76%)、颅内高压(22.2%)、脑积水(31%)、视力减退或失明(22.2%)、脑神经麻痹(42.2%)、双侧瘫或四肢瘫(36%)、偏瘫偏身感觉障碍(8.9%)、四肢不自主扭动(4.4%)、共济失调(5.1%)、病理征阳性(20%)等。

婴幼儿以头围增大、癫痫、颅骨畸形、肢体瘫痪为主要症状和体征;儿童、青少年患者以智力低下、脑性瘫痪、癫痫发作和脑积水的症状和体征更为明显。外伤性脑穿通畸形以颅内压增高为主。总之,颅骨局限性隆起、颅骨变薄及单侧颅骨透光征阳性、脑电图明显病侧低电压,为先天性脑穿通畸形的三大临床特征。

四、辅助检查

(一) 脑电图

主要显示为病变侧明显低电压。可能与脑组织缺损及局部脑萎缩和脑脊液聚集有关。有癫痫症状者,动态视频脑电图可于发作期及发作间期捕捉到癫痫样放电,并大多与囊肿区域相吻合。

(二) CT

CT 扫描主要表现为脑实质内边界清楚的脑脊液性低密度区,并与脑室相通,同侧脑室扩大,可伴有不同程度的脑发育不全和/或局部脑组织萎缩(图 12-5-1),增强扫描时囊壁无强化。CT 扫描不仅能确

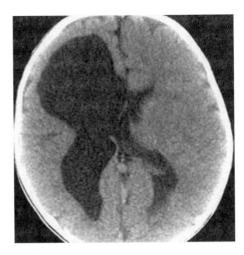

图 12-5-1 脑穿通畸形的 CT 表现

诊,而且对了解囊肿的大小、部位、形态、数目及治疗方案的选择、预后估计、鉴别诊断等均有重要意义。

（三）MRI

脑穿通畸形在 MRI 中呈长 T_1 和长 T_2 像,常与脑脊液一样,在 T_1 加权像上呈囊状低信号,在 T_2 加权像上呈高信号（图 12-5-2）。由于大脑半球各部发育不平衡,其中外侧部生长缓慢,其他各部生长较快,故畸形囊肿多发生在额、颞及顶叶的结合部。

五、诊断与鉴别诊断

（一）诊断

在 CT 问世以前,由于人们对脑穿通畸形的病理改变认识不足,并且多病因及囊肿部位不同导致其临床表现变化莫测,因此单凭症状和体征难以诊断,确诊有赖于放射学检查,尤其是 CT 扫描。妊娠史、生产史及外伤史有助于诊断。85% 以上患者有早产、难产或产伤史、头外伤史等。

（二）鉴别诊断

本病主要须与脑裂性孔洞脑、良性脑囊肿及脑软化灶等相鉴别。

1. **脑裂性空洞脑** 是脑发生上的真正缺损,其特征是大脑皮质灰质异位,多小脑回和纤维变性,一般为双侧,对称性与脑室相通,也可与蛛网膜下腔相通,其囊壁为室管膜。而脑穿通畸形的囊壁为结缔组织,有时伴有淋巴细胞浸润。借此可将两者区别开来。

2. **良性脑囊肿** 即所谓的假性脑穿通畸形,占颅内占位性病变的 0.4%~1%。是一类不与脑室交通的单发性或多发性脑空洞,由透明、菲薄的膜包裹着无色清亮的液体。其病因可能为生产时脑血管损伤所致,多沿大脑中动脉分布区发生。借助 CT 可将两者鉴别出来。

3. **脑软化灶** 是继发性脑穿通畸形囊肿形成的原因,脑外伤、脑梗死、脑出血及脑肿瘤术后遗留局部病灶,经吸收软化后形成脑软化灶,脑软化灶可完全液化囊变。通过 CT 薄层扫描或 MRI 可以鉴别它是否与相邻脑室或蛛网膜下腔相通。

六、治疗

目前脑穿通畸形尚无成熟的治疗方案。多数学者认为无颅内压增高、脑积水和癫痫发作者可采用保守治疗,有颅内压增高症状者应考虑尽早手术治疗。早期引流可使囊腔不再扩大。脑穿通畸形作为一种良性病变,也存在着潜在性危险。因此,一般主张有症状者,一旦确诊,应考虑早期手术。

手术方式包括:①单纯囊肿切除术,适用于较局限的单发者;②囊肿大部切除加脉络丛电灼术,因病

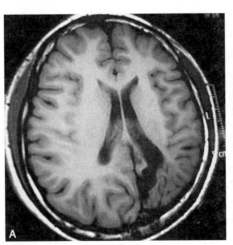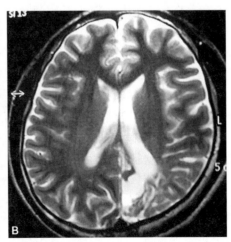

图 12-5-2 脑穿通畸形的 MRI 表现
A. T_1 加权像;B. T_2 加权像。

变位置深在,广泛涉及周围邻近重要结构,分离囊壁时易损伤血管,导致其切除程度受限,且仅电灼病变区域部分脉络丛并不能完全控制脑脊液的分泌,因此治疗虽有效但并不理想,容易术后复发;③囊肿大部切除加分流术,此法疗效较好,亦可单纯行分流术,可采用脑室-腹腔分流术或囊腔-腹腔分流术,但术后远期有发生分流管依赖的可能性;④囊壁部分切除加脑皮质造瘘术,适用于脑穿通畸形较大、累及两个以上脑叶者;⑤囊壁切除加致痫灶切除术,主要用于以癫痫为主要症状者。虽然可以术前通过正电子发射体层摄影(PET)、功能磁共振(fMRI)、脑磁图(MEG)、弥散张量成像(DTI)等方法定位功能区,但由于人类大脑存在运动、感觉、语言等个体解剖差异,尤其对于脑穿通畸形,功能区存在非正常解剖的位置重塑,因此,准确且可靠的方法是在术中唤醒麻醉下直接行皮质体感诱发电位记录及皮质电刺激,在准确切除致痫灶的基础上充分保护脑功能。

七、预后

脑穿通畸形的生命预后尚可,小儿患者可随年龄的增长,囊肿自行变小,或停止发展而终身无症状。伴有智力低下、偏瘫者,预后较差,无论手术与否其智力及偏瘫均不能明显改善。手术治疗只能改善颅内压增高、癫痫等症状,达到解剖治愈,对功能上的疗效有待于进一步研究。手术治疗有一定的复发率。

第六节　颅内蛛网膜囊肿

颅内蛛网膜囊肿(intracranial arachnoid cyst,IAC)是指颅内先天存在的一类充满液体的囊肿,其边界由透明菲薄的蛛网膜构成,内部充满无色澄清几乎与脑脊液一致的液体,属于非肿瘤性良性囊肿。蛛网膜囊肿由 Howship(1816)最早报道。此后,文献中曾用不同名称命名这种病变,常用的名称包括囊性粘连性蛛网膜炎、蛛网膜下囊肿、局限性浆液性脑膜炎、慢性囊性蛛网膜炎、囊性增生性蛛网膜病、假性脑瘤、颞叶发育不全、颅内良性囊肿、囊性软脑膜炎、脑膜囊肿、蛛网膜憩室等。

颅内蛛网膜囊肿随着产前超声检查、CT 和 MRI的普及应用,无症状的颅内先天性蛛网膜囊肿发现增多,文献中报道其发生率为颅内占位性病变的 0.1%~1.0%。儿童发病率较高,约占儿童颅内病变的 1%。儿童颅内蛛网膜囊肿的 MRI 检出率为 2.6%,成人检出率为 1.4%。

蛛网膜囊肿可以出现在蛛网膜下腔的任何位置,颅内蛛网膜囊肿 90% 位于幕上,其中 60% 位于颅中窝。蛛网膜囊肿还可见于大脑凸面、大脑纵裂、四叠体池、桥小脑角、小脑蚓部和鞍上池等。大多为单发,双侧或多发蛛网膜囊肿及家族性蛛网膜囊肿都十分罕见。

一、发病机制

颅内蛛网膜囊肿是先天性胚胎发育异常或组织异位发育所致,故也称之为"真性蛛网膜囊肿"或"特发性蛛网膜囊肿"。其发病机制可概括为以下几个方面:①在胚胎期逐渐形成蛛网膜下腔的过程中,由于局部液体流动变化或小梁不完全断裂,形成假性通道或引流不畅的盲袋,逐渐增大形成蛛网膜囊肿。②胚胎发育期间室管膜或脉络膜组织异位于蛛网膜下腔,发育成退化的分泌器官,阻塞脑脊液循环形成囊肿。③先天性异常妨碍脑脊液循环也能产生蛛网膜囊肿。例如,Liliequist 膜闭锁,阻断脚间池和视交叉池交通,可发生鞍上囊肿。覆盖 Luschk 孔的室管膜和软脑膜,蛛网膜退化不全可形成脑桥小脑角囊肿。④蛛网膜在胚胎期发育异常,分裂成二层,脑脊液在其中积聚而形成囊肿。⑤因脑发育延缓,蛛网膜下腔扩大,形成囊肿。如颅中窝蛛网膜囊肿有时也称颞叶发育不全。⑥脑室系统原发性阻塞,如导水管阻塞,引起脑室内压增高,使侧脑室颞角、第三脑室前或后壁疝出,形成憩室样囊肿。⑦胎儿期脑损伤引起小量蛛网膜下腔出血,逐渐形成包膜和吸收水分发展成囊肿。⑧结缔组织疾病可引起蛛网膜弹性减小,如马方综合征,产生多发性脑、脊髓的蛛网膜囊肿。⑨出生后感染、外伤、出血等引起的蛛网膜粘连,脑脊液被包裹,为后天性的继发性蛛网膜囊肿。

蛛网膜囊肿增大的机制尚不清楚,目前有以下几种学说。①渗透学说:蛛网膜囊肿液的蛋白高于附近蛛网膜下腔中的脑脊液,造成渗透压梯度,特别是囊内出血后,脑脊液顺渗透梯度进入蛛网膜囊肿内而使之逐渐增大;②单向活瓣学说:蛛网膜囊肿与蛛网膜下腔间歇性单向交通,脑脊液可进入囊内,但不能流出,以致囊肿不断增大。在一些病例中增强脑池造影可见囊肿内泛影葡胺进行性渗透和延迟排空,可以证实脑脊液的单向流动;③囊壁分泌学说:囊肿包膜上异位或残余的脉络膜、室管膜、蛛网膜颗粒组织或硬膜下神经上皮具有分泌功能,因囊液增多而囊肿增大;④流体力学学说:因脑、脑脊液搏动压力,静脉性压力如咳嗽、用力等或沿血管的蠕动压力可引起脑脊液进入蛛网膜囊肿，使之逐渐增大；⑤滤过学说：脑脊液在蛛网膜颗粒中可以通过完整的膜进入硬脑膜静脉窦，同样脑脊液也可能经完整的囊膜进入蛛网膜内；⑥分房学说：局限性蛛网膜下腔因扩大出血或粘连引起分房而增大。

二、病理

蛛网膜囊肿一般呈圆形、卵圆形或不定形，其大小不一，小者可似花生米，大者可累及数个脑叶，直径可达 10cm 以上。囊壁为半透明状，外观呈暗色、乳白色或混浊状态，内含脑脊液。局部脑组织或颅骨可因蛛网膜囊肿长期压迫而萎缩或变薄。

蛛网膜囊肿的囊壁与正常蛛网膜表层相似，由扁平上皮细胞组成，常为单层，偶可多层，厚 $1 \sim 2\mu m$，外层由致密胶原纤维加强。有时囊壁中可发现室管膜细胞或脉络膜组织，有时可见明显的静脉和毛细血管丛，颅后窝囊肿壁内可见残余的脉络丛。毗邻蛛网膜囊肿的大脑皮质基本上是正常的。电镜下细胞具有囊泡、吞饮陷窝、张力微丝、多泡体和溶酶体等，游离面无绒毛和纤毛。细胞内桥粒相互连接。囊液的理化特征与脑脊液相同，少数可有囊液变黄、蛋白增高或迁移的白细胞等，可能是囊内出血的结果。

一般将蛛网膜囊肿分为蛛网膜内囊肿和蛛网膜下囊肿两类。前者一般为原发性，是先天性蛛网膜分裂异常所致，完全由分裂成二层的蛛网膜包裹，与蛛网膜下腔不交通，软脑膜完整，囊壁与软脑膜直接相贴，其间的蛛网膜下腔可闭塞或潜在。后者多为继发性，主要是颅内损伤、炎症、缺血等导致继发性蛛网膜粘连和囊肿形成，也可因脑发育不全、胶质异位发育等原因引起，由蛛网膜和软脑膜组成其囊壁，本质上是局部的蛛网膜下腔扩大，与蛛网膜下腔可交通、不交通或间歇性交通。

三、临床表现

（一）年龄、性别

本病可见于任何年龄，但以儿童最多见，蛛网膜囊肿大多在 20 岁之前被发现，约 75% 的患者在儿童时期出现临床症状，青少年及成人亦不少见。文献中报道年龄最小者为 1 月龄新生儿，年龄最大者为 79 岁，平均年龄 38 岁。男性多见，男女发病率之比超过 2:1。

（二）病程

蛛网膜囊肿的自然病史尚不清楚，大多数囊肿保

持静止状态。多数患者的病程为数月至数年，有的长达数十年。有的可因外伤导致破裂造成硬膜下积液或囊内出血，进而颅内压增高突然发病。

（三）症状与体征

绝大多数为慢性起病，个别因囊内出血突然起病。其临床症状和体征与蛛网膜囊肿的大小和位置有关。有的患者可终生无症状，仅在尸解或 CT 扫描时偶然发现，其囊肿直径多在 5cm 以下。蛛网膜囊肿常见的症状和体征如下。

1. **颅内压增高征**　主要是因囊肿逐渐增大，引起占位效应或梗阻脑脊液循环通路导致脑积水所致，以颅后窝蛛网膜囊肿发生颅内压增高征的机会最多，达 58% 以上。颅内压增高征表现为头痛、呕吐、视盘水肿等，婴幼儿常有颅缝裂开、前囟隆起等表现。

2. **脑积水**　因囊肿压迫造成脑室系统阻塞发生梗阻性脑积水，尤其是鞍上蛛网膜囊肿、颅后窝蛛网膜囊肿及脑室内蛛网膜囊肿。在部分患者中脑积水亦与脑脊液吸收障碍有关。表现为头围扩大、前囟隆起、颅骨骨缝裂开等。

3. **局灶性神经功能障碍**　囊肿压迫刺激可产生癫痫、轻度运动或感觉障碍等。幕上小型蛛网膜囊肿可无明显局灶性体征，幕下者可因局部脑神经被挤压和粘连而引起一系列脑占位性病变的症状和体征，酷似小脑肿瘤。其局灶性神经功能障碍的表现与蛛网膜囊肿的部位关系密切，不同部位的蛛网膜囊肿可引起各异的症状、体征。例如颅中窝蛛网膜囊肿主要表现为轻偏瘫、三叉神经痛等局灶性脑损害；鞍区蛛网膜囊肿可出现类似鞍区肿瘤的表现，即视力视野障碍、内分泌障碍等；大脑凸面蛛网膜囊肿以偏瘫、失语、癫痫为主要表现；脑桥小脑角蛛网膜囊肿可出现脑神经障碍，即耳鸣、耳聋、面肌痉挛、三叉神经痛等脑桥小脑角肿瘤表现；四叠体池蛛网膜囊肿可出现上视困难、瞳孔散大、听力和平衡障碍等。

4. **头围增大或颅骨不对称畸形**　常见于婴幼儿，约 37.5% 的小儿患者可出现头围异常增大。部分小儿患者可仅有头围增大或因囊肿局部压迫而致颅骨不对称发育畸形，而无其他异常表现。

5. **其他**　小儿病例可出现癫痫及发育迟缓。鞍上蛛网膜囊肿可累及下丘脑或压迫第三脑室底部而出现性早熟，有时亦可出现共济失调、肢体震颤、舞蹈症及手足徐动症，个别病例发生"摆头洋娃娃征象"（为鞍上囊肿的特殊表现）、发作性睡眠。先天性蛛网膜囊肿一般不引起智力障碍，仅在巨大型病例中当囊肿占据多个脑叶时，才有可能出现智力下降。

四、辅助检查

（一）腰椎穿刺

由于蛛网膜囊肿可与蛛网膜下腔相通，因此，脑脊液压力可以正常。脑脊液蛋白定量多数正常，少数增高，但不超过 1g/L，可有轻度细胞增多，以淋巴细胞为主。

（二）脑电图

多呈现局灶性脑波抑制，有癫痫发作者可出现癫痫波。

（三）颅骨平片

可出现颅内压增高和脑积水征象，尚可见局部颅骨膨起变薄，多呈圆形透光区。颅中窝蛛网膜囊肿，X线颅骨平片出现颞骨变薄、隆起，蝶骨小翼抬高，颅中窝扩大等；鞍区或四叠体池囊肿伴随脑积水者，表现为蝶鞍扩大、鞍背脱钙、颅穹窿部膨隆、内板变薄、骨缝分离等；大脑凸面蛛网膜囊肿主要表现为颅骨内板局限性变薄。

（四）CT

CT 扫描表现为边界清楚的脑外低密度区，多呈圆形或卵圆形，有时为不规则形（图 12-6-1）。囊液密度几乎与脑脊液一样，CT 值在 3~5Hu，周围无水肿，当发生囊内出血时，可呈高密度或等密度改变。当伴有慢性硬膜下血肿时，CT 难以区别，如低密度区内发现有横行的增厚蛛网膜结构（囊肿与血管之间的壁），提

示有血肿存在，此时脑血管造影或 MRI 的诊断价值更高。38.4% 的患者在 CT 上呈现占位效应，囊肿周围皮质显示灰质密度，明显受压。CT 同时可显示是否有脑积水及其程度。颅中窝蛛网膜囊肿出现脑积水的发生率为 19%，颅后窝蛛网膜囊肿脑积水的发生率为 58%，脑室内蛛网膜囊肿发病时几乎均伴脑积水。强化 CT 扫描一般无强化。在脑池造影的 CT 扫描中，可了解脑脊液动力学改变（图 12-6-2）。与蛛网膜下腔相通的蛛网膜囊肿，CT 上的低密度区常被造影剂填充，造影剂排空比邻近脑池要慢，有时在扫描晚期可见囊肿内密度稍有增高，这可能是由于造影剂经囊壁弥散入囊内或囊壁有间歇性交通。

Galassi 将颅中窝囊肿分为三个亚型：Ⅰ型，最轻，囊肿体积较小，呈纺锤状，局限于颞窝前面，无中线结构移位，这些囊肿可与蛛网膜下腔的脑脊液自由沟通；Ⅱ型，囊肿中等大小，呈三角形或四边形，囊肿占据颞窝的前中部分，沿侧裂向上发展，推开侧裂，岛叶暴露，多有占位效应，有脑室系统中度受压变形改变，脑池造影时可见造影剂延迟吸收；Ⅲ型，囊肿体积较大，呈卵圆形或圆形，几乎占据整个颞窝，颞叶萎缩严重，岛盖及岛叶皮质严重受压，额顶叶受压广泛，可见侧脑室变形及中线移位。CT 脑池造影时对比剂可充盈Ⅰ、Ⅱ型，Ⅲ型无充盈，说明Ⅲ型为真正的非交通性囊肿，而Ⅰ、Ⅱ型则为蛛网膜憩室。术后复查 CT，Ⅰ、Ⅱ型囊肿完全消失和大脑再膨胀，但Ⅲ型囊肿未见完

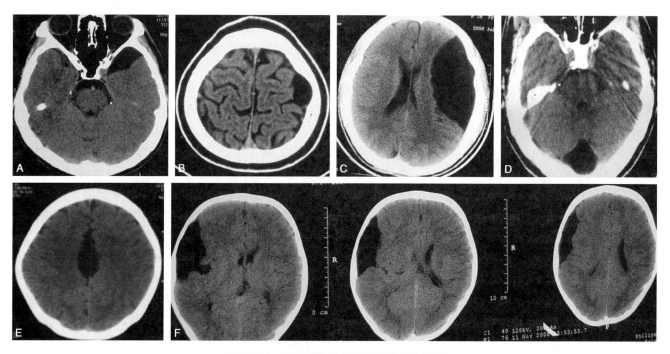

图 12-6-1　不同部位蛛网膜囊肿的 CT 表现

A. 颞极；B. 顶叶；C. 额顶叶；D. 枕大池；E. 纵裂；F. 额颞顶叶。

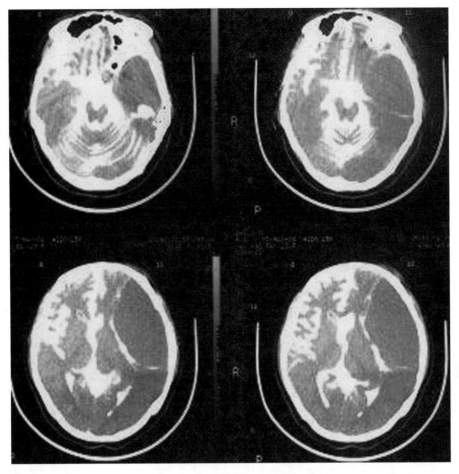

图 12-6-2 蛛网膜囊肿 CT 脑池造影表现

全消失,即使囊肿变小,占位效应完全消失,脑实质也不可能完全再膨胀。

(五) MRI

MRI 显像可以简单迅速且无创地诊断蛛网膜囊肿,目前是蛛网膜囊肿的首选检查。先天性蛛网膜囊肿典型的 MRI 表现为边界清晰的均一病灶,在 T_1 加权像、质子密度加权像与 T_2 加权像上,囊肿内均有脑脊液信号表现,囊壁很薄,不易显影(图 12-6-3、图 12-6-4 和图 12-6-5)。

对于鞍上蛛网膜囊肿,表现为鞍上池囊性扩张,同时伴第三脑室变形,可见脑干被向后推挤移位,出现脑积水时囊肿可与双侧侧脑室额角一起重叠,而出现特征性的"米老鼠征"(Mickey-mouse sign)(图 12-6-6)。

MRI 的优势在于能很好地多角度显示囊肿的位置以及与相邻血管和皮质的关系,并可通过增强 MRI、FLAIR 像、质子加权像等将蛛网膜囊肿与表皮样囊肿、皮样囊肿、脂肪瘤、室管膜瘤、囊性肿瘤等其他病变区分开来。

五、诊断与鉴别诊断

颅内先天性蛛网膜囊肿单靠临床表现难以确诊,

凡出现颅内压增高、脑积水、癫痫,尤其是小儿患者,应想到本病的可能。应及时行 CT 扫描或 MRI 检查以明确诊断,但最后确诊有赖于组织学检查。因该病在 CT 上与后天性囊肿、表皮样囊肿、皮样囊肿、脂肪瘤、胶样囊肿、出血后继发空洞、单纯囊肿及梅毒瘤等类似,应注意鉴别。蛛网膜囊肿常见部位及脑脊液 CT 值的密度是其鉴别要点。

六、治疗

(一) 自然病史

颅内蛛网膜囊肿的自然病史并不明确。由于绝大多数患者是在进行颅脑影像学检查时被偶然发现的,因此,长期的神经影像学观察有助于了解蛛网膜囊肿的自然病程。在观察过程中,应注意以下几点:①低龄与囊肿增大密切相关,儿童蛛网膜囊肿 10% 发生增大,首诊年龄超过 14 岁者罕有增大;②成人蛛网膜囊肿 94.7% 是无症状者,而有症状者仅 3.6% 需要手术治疗;③6% 的蛛网膜囊肿可发生自发性囊肿破裂或出血,严重时甚至危及生命;④直径>5cm 的蛛网膜囊肿,尤其是直径>15cm 的蛛网膜囊肿更容易破裂,

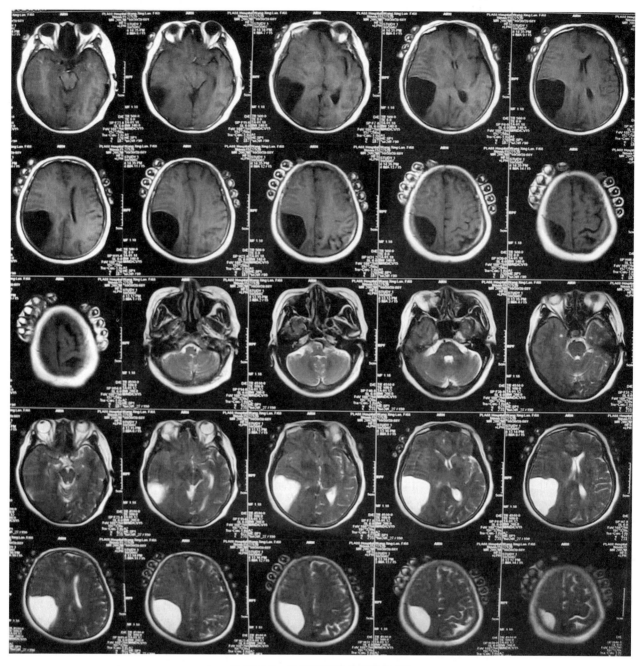

图 12-6-3   蛛网膜囊肿的 MRI 表现

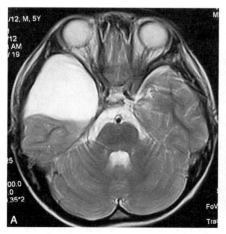

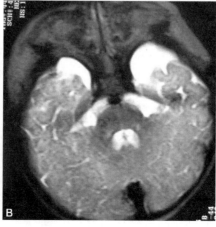

图 12-6-4   蛛网膜囊肿的
MRI 表现（T$_2$ 加权像）

A. 单侧囊肿；B. 双侧囊肿。

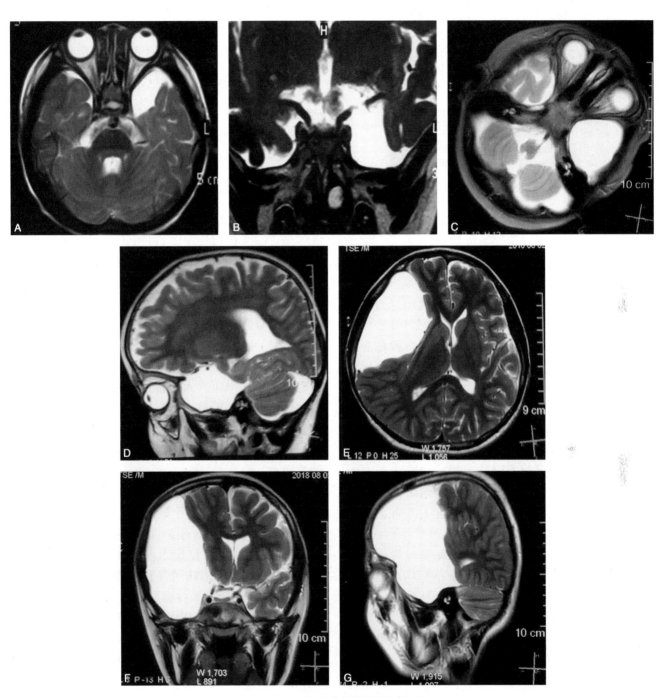

图 12-6-5　蛛网膜囊肿的 MRI 分型
A. Ⅰ型；B. Ⅰ型；C. Ⅱ型；D. Ⅱ型；E. Ⅲ型；F. Ⅲ型；G. Ⅲ型。

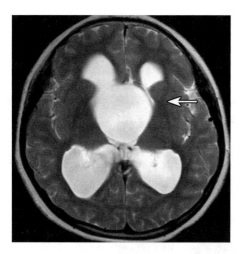

图 12-6-6　鞍上蛛网膜囊肿的"米老鼠征"

近期有头部外伤也是囊肿破裂或出血的危险因素。

（二）外科治疗

一般认为对于所有年龄组中有明确囊肿相关症状者都应推荐接受外科治疗。对于一些体积较大且占位效应明显但无临床症状的蛛网膜囊肿是否需要手术治疗尚存在争议。有学者认为蛛网膜囊肿的发生机制和自然病史并不明确，不能确定囊肿是否会影响脑组织的发育和功能，鉴于手术有一定的危险性及并发症，且手术治疗有时无效，对于无症状者不必手术，但须密切观察。支持对无症状囊肿进行手术治疗的学者认为，对于儿童患者，先天性蛛网膜囊肿有时可以自行消失，但极为罕见，手术可以解除囊肿的持续压迫，从而改善因脑血流减少造成的对大脑发育的影响，并且可以改善受压脑组织的代谢以避免出现癫痫等症状。对于无症状的 IAC 儿童检测发现，患侧囊肿周围脑组织局部脑血流灌注（cerebral blood flow，CBF）减低，韦式智力量表发现其语言和行为方面评分欠佳，手术后，这几项指标均渐趋正常化。因此推荐将 CBF 及智商评估作为对于无症状IAC 患者进行手术评估时的一项指标。还有学者认为外伤可造成蛛网膜囊肿破裂，有些会导致需急症手术治疗的急性颅内压增高，积极手术治疗可避免此类风险。儿童蛛网膜囊肿患者的最佳治疗方案的制订需要有小儿神经外科医师和多学科专家共同参与。

（三）手术指征

1. 症状性蛛网膜囊肿的手术指征　①囊肿引起梗阻性脑积水；②颅内压增高；③与囊肿明确相关的癫痫；④局灶性神经功能障碍；⑤进行性增大的囊肿；⑥囊肿破裂导致的硬膜下积液或血肿。

Gonzalez 于 1982 年提出蛛网膜囊肿的绝对手术

指征是：①颅内出血，如硬脑膜下出血或囊内出血；②有颅内压增高征；③有局灶性神经体征，如出现偏瘫、失语等；对于无上述情况仅有头围增大或颅骨局部变形、占位效应、癫痫的儿童亦应考虑手术。

2. 无症状性蛛网膜囊肿的处理选择　①对于年龄≤4 岁的无症状患者，尤其是婴幼儿，应半年复查 1次 CT 或 MRI，如果囊肿进行性增大出现相应的症状者，应积极手术；如果囊肿增大但仍无症状，直径>6cm者可以考虑手术，≤6cm 者可继续观察。②对于年龄>4 岁的患者，其囊肿增大的可能性明显降低，可每年复查 1 次 CT 或 MRI，对比囊肿有无变化，其间告诫患者避免剧烈运动、头部外伤等。③一旦出现头痛、呕吐等症状应及时复查 CT 或 MRI，证实囊肿破裂者可行钻孔引流或开颅清除血肿。④直径>5cm 的蛛网膜囊肿是否应予预防性手术，目前还存在争议；支持手术者认为直径>5cm 的囊肿其破裂出血的风险较大，应给予积极的手术干预；反对手术者认为较大囊肿的破裂风险率仅为 6%，即便破裂出血时再予以及时手术治疗也对患者预后影响不大。

（四）手术方法

手术的目的是通过引流囊液或使囊肿与蛛网膜下腔重新建立沟通并入正常的脑脊液循环达到解除囊肿对脑组织的压迫、改善脑组织受压的不良状态，使脑组织复位或发育。目前主要有开颅囊壁切除或囊肿开窗手术、囊肿-腹腔分流术及神经内镜下囊肿脑池造瘘术三种手术方式。

1. 开颅囊壁切除或囊肿开窗手术　这是目前常用的手术方式之一，适用于各部位的囊肿，尤其是颅中窝、大脑凸面、鞍区、颅后窝、脑室内等部位的蛛网膜囊肿。游离的囊肿壁应予以切除，但手术的主要目的是打通囊肿与周围蛛网膜下腔、脑池、脑室的隔膜，使之充分沟通，避免术后囊肿复发，而不是切除囊肿壁。强行剥离、切除与周围组织粘连较紧的囊肿壁可导致出血并损伤相应脑组织。术中应注意保护桥静脉，缓慢放液，以免脑突然塌陷或中线结构骤然移位造成严重后果。

2. 囊肿-腹腔分流术　国内一些基层医院常首选囊肿-腹腔分流术治疗蛛网膜囊肿或与囊壁切除术联合应用囊肿-腹腔分流术。然而，除了分流管本身对患儿生理及心理的影响，越来越多的分流管相关远期并发症，如分流管依赖综合征（shunt dependent syndrome，SDS）及裂隙脑室综合征（slit-ventricle syndrome，SVS）见诸报道。分流管依赖综合征常发生在采用低压管分流者，表现为在囊肿基本消失后的半年至十余年(平均为6年),患者逐渐反复出现头痛、呕吐、眼胀,早期持续时间很短,每周间断发作,此后发作逐渐频繁,每日发作数次,每次持续时间从数分钟至数小时,后期头痛剧烈,腰椎穿刺压力明显增高,眼底显示视盘水肿,CT及MRI显示裂隙样脑室。颅内压监测显示为持续高颅压,最高压力可达90～100mmHg。13%～42%的发生率已经成为囊肿-腹腔分流手术的致命缺陷。分流管依赖综合征的治疗极为棘手,其中裂隙样脑室行脑室-腹腔分流手术极为困难,即便在导航下行裂隙脑室-腹腔分流术,虽暂时可以解决问题,但后期依然会再出现分流管梗阻的症状。腰大池-腹腔分流远期出现小脑扁桃体下疝的发生率极高。一旦裂隙样脑室腹腔分流管后期再次梗阻,腰大池-腹腔分流出现了小脑扁桃体下疝,将再无有效的治疗措施,对于医师及患者而言都将是灾难性的。综上所述,囊肿-腹腔分流术治疗蛛网膜囊肿应考虑到其潜在分流管依赖的高风险。

3. 神经内镜下囊肿造瘘术　随着神经内镜的普及,越来越多的医师倾向于选择神经内镜治疗IAC。与显微手术比较,神经内镜手术时间短,创伤小,术后并发症少,患者恢复快,住院时间短,花费少,可以在造瘘完毕后通过内镜观察造瘘口脑脊液搏动情况,手术效果更确切。相较于囊肿-腹腔分流术,神经内镜手术避免了异物植入导致的颅内感染、分流管堵塞、分流管依赖等并发症,同时也避免了异物植入带来的心理负担。

(五) 手术效果

大多数蛛网膜囊肿通过手术治疗可达到根治或消除症状及体征的目的。多数病例术后几天内颅内压增高的症状逐渐消失。病程较长、神经功能已有严重损害者,术后残余症状可持久存在,儿童可遗有发病时的反应迟钝或智力减退。有癫痫者,术后部分患者的癫痫症状消失或减轻。不同手术方式与手术效果见表12-6-1。

表12-6-1　不同手术方式与手术效果

手术方式	缩小率/%	近全消失率/%
开颅囊肿开窗手术	92	51
神经内镜囊肿造瘘术	75	39
囊肿-腹腔分流术	100	89

七、预后

由于蛛网膜囊肿属于颅内良性囊肿,只要能控制好颅内压,预后一般良好。绝大多数患者手术治疗后头痛等症状完全消失或明显好转;囊肿缩小,压迫所导致的局灶性神经功能症状明显改善;小儿患者脑组织复张,脑发育改善,颅骨变形及头围增大不再进展;是否存在智力提高、脑功能或神经心理方面的改善,尚需更多的观察研究证实。

(宫杰　刘玉光　刘斌)

参考文献

[1] 刘玉光.先天性颅脑疾病[M].济南:济南出版社,1993.

[2] 朱树干.脑穿通畸形45例临床分析[J].中华外科杂志,1991,29(4):244-246.

[3] 黄忻涛,王振宇.Chiari畸形外科治疗进展[J].中国临床神经外科杂志,2017,22(2):112-117.

[4] GUERRINI R, FILIPPI T. Neuronal migration disorders, genetics, and epileptogenesis[J]. J Child Neurol, 2005, 20(4):287-299.

[5] PAUL LK, BROWN WS, ADOLPHS R, et al. Agenesis of the corpus callosum:genetic, developmental and functional aspects of connectivity[J]. Nat Rev Neurosci, 2007, 8(4):287-299.

[6] KARABATSOU K, HAYHURST C, BUXTON N, et al. Endoscopic management of arachnoid cysts:an advancing technique[J]. J Neurosurg, 2007, 106(6 Suppl):455-462.

[7] SCHLZ M, KIMURA T, AKIYAMA O, et al. Endoscopic and microsurgical treatment of sylvian fissure arachnoid cysts-clinical and radiological outcome[J]. World Neurosurg, 2015, 84(2):327-336.

[8] KENNEDY BC, KELLY KM, PHAN MQ, et al. Outcomes after suboccipital decompression without dural opening in children with Chiari malformation Type Ⅰ[J]. J Neurosurg Pediatr, 2015, 16(2):150-158.

[9] YILMAZ A, KANAT A, MUSLUMAN AM, et al. When is duraplasty required in the surgical treatment of Chiari malformation type Ⅰ based on tonsillar descending grading scale[J]. J World Neurosurg, 2011, 75(2):307-313.

[10] FORANDER P, SJAVIK K, SOLHEIM O, et al. The case for dura-plasty in adults undergoing posterior fossa decompression for Chiari Ⅰ malformation:a systematic review and meta-analysis of observational studies[J]. Clin Neurol Neurosurg, 2014, 125:58-64.

第十三章 脑 积 水

脑积水可以理解为脑脊液（cerebrospinal fluid，CSF）分泌、流动或吸收障碍导致其在中枢神经系统中的异常增多，形成原因有脑脊液过度分泌、脑脊液吸收障碍、脑脊液循环通路受阻。其分类及病因复杂，以外科治疗为主，根据脑积水分类，其手术治疗有所不同。近年来，可调压分流管、腹腔穿刺系统，神经内镜、腹腔镜及神经导航脑积水等新装置新技术在分流手术中的应用及以第三脑室底造瘘术（endoscopic third ventriculostomy，ETV）为代表的神经内镜治疗的推广，提高了脑积水手术的疗效，减少了相关并发症的发生，明显改善了脑积水患者的预后。

（一）脑积水分类

脑积水根据发病机制不同分为：①非交通性或梗阻性脑积水，脑室内液体因梗阻不能进入蛛网膜下腔。②交通性脑积水是发生在蛛网膜下腔即脑室外的梗阻或回流障碍，也包括蛛网膜颗粒吸收回流脑脊液障碍。③分泌亢进性脑积水，原因是脑脊液分泌过多，这种类型相当少，是否应看作一种单独的类型，尚有不同的看法。病因是各种各样的：梗阻性脑积水的原因常是先天畸形，如导水管狭窄、小脑扁桃体疝（Arnold-Chiari 畸形）、第四脑室囊肿（Dandy-Walker 综合征）和其他脊椎闭合不全，但也可继发于其他占位性囊肿和肿瘤。胎儿子宫内的感染如弓形虫、风疹、巨细胞病毒等感染以及围产期颅内出血也能引起脑积水。交通性脑积水的病因是脑膜炎引起的粘连或外伤性蛛网膜下腔和硬膜下出血。分泌亢进引起的脑积水发生于脉络丛乳头状瘤。

（二）脑积水临床症状

头颅异常增大，增长迅速。前囟宽大。额骨前突，颅前窝颅底向下移位。眼球向下倾斜（落日征），患儿精神及体格发育迟缓，肌肉痉挛，偶有抽搐。

（三）CT 表现

1. 梗阻性脑积水　正常第三脑室横径 6mm，第四脑室前后径 15mm；两侧室最大横径与同一水平颅腔横径之比在 22%~32%（Evans 指数），脑积水时>40%，脑室明显扩张，变得圆钝。借助脑室扩张的分布类型确定阻塞部位。单侧或双侧室间孔梗阻导致单侧或双侧侧脑室扩张，而第三、四脑室正常。导水管狭窄是先天性脑积水最常见的原因，表现为双侧脑室及第三脑室扩张，而第四脑室正常，偶尔导水管近端也扩张。第四脑室中孔和侧孔阻塞，引起所有脑室（包括第四脑室）扩张。

2. 交通性脑积水　CT 显示脑室呈球形扩张，程度较轻，第四脑室扩张程度最小。基底池往往扩张，两侧半球也能见到因为脑脊液蓄积引起的脑沟增宽。交通性脑积水有时难以与脑萎缩相鉴别。鉴别困难的病例可以在短期内随访复查以除外进行性（即活动性）脑积水。

3. 活动性脑积水　脑积水脑室体积进行性增加与所谓静止性（static）或代偿性（compensatory）脑积水不同。活动性脑积水临床症状显著，CT 随访检查有进展。较早的 CT 片上有下列表现：①脑室周围密度减低晕，脑脊液经长期压迫损伤的室管膜进入周围实质，在脑室周围形成带状密度减低区，尤以额角和颞角显著，脑室轮廓由于水肿而变得模糊。②枕角扩张显著，原因是脑白质比脑神经核团更易受水肿的损害，额角、侧室体部近基底神经节而枕角周围是白质，故枕角扩张显著。另一些学者认为枕部头颅骨生长较快。

4. 经治疗的脑积水　置入导管可引流侧室脑脊

液至右心或腹膜腔。CT 可以显示导管尖的位置,但正确的位置并不一定指示正常的功能。如引流好,脑室体积明显减小,数日或数月后脑结构也逐渐恢复正常。这种脑组织体积迅速增加可能是引流后原先被压迫伸长的神经纤维重新排列的缘故。引流后往往后遗脑萎缩,脑池、脑沟增宽。CT 还可显示由引流引起的合并症,①单侧或双侧硬膜下水瘤:偶尔见于外科引流术后,CT 显示贴近颅骨的镰刀状或带状脑脊液密度病变。②硬膜下血肿:如硬膜下水瘤体积过大,导致静脉过度牵引以至撕裂,产生硬膜下血肿。CT 显示硬膜下高密度镰刀形血肿影像或血肿下沉在水瘤的底部。③脑内血肿:导管引流术较少引起的伤害血管的合并症。有时能见到沿导管平行分布的出血影像,侧室内也可有出血。④脑室萎缩:常常是由于强有力的引流,引起脑室迅速变小以致脑室壁相互接近,CT 上的脑室呈缝隙样。很少的情况下,此种萎缩还可合并脑室炎症、粘连及室管膜下纤维化,由于脑室不扩张,如发生引流障碍则很难诊断。即所谓裂隙脑室综合征(slit-ventricle syndrome),颅内压增加,但脑室狭窄、裂隙状,此时诊断引流不充分主要是根据临床症状而不是 CT 表现。⑤引流管阻塞,随后 CT 表现脑室容积增加,脑室周围密度减低,脑室增大不成比例,常常枕角扩张更显著,但若脑室粘连闭塞则例外。⑥脑室限局扩张(dilatation of isolated sections of a ventricle):导水管狭窄,第四脑室中孔或侧孔闭塞,尽管幕上引流功能正常,但第四脑室仍然扩张,假如其余的脑室相互之间不是自由相通的话,某个部位也可能限局扩张。在这些情况下就需要同时做几处引流,治疗脑积水。⑦脑室炎:室管膜和室管膜周围充血,CT 显示沿室管壁有明显增强。慢性脑室炎,胶质增生可引起脑室边缘轻度密度增高,即使未用造影剂时也是如此。

(四)MRI 特点

除表现脑室扩大外,在梗阻性脑积水时,脑脊液可经室管膜渗入脑室周围,脑室周围间质性水肿,在质子密度加权像上表现为脑室周围有一圈高信号,很有特点。

正常压力脑积水,MRI 可以显示导水管有流空现象,邻近的第三和第四脑室也可见到流空现象,而没有显著的脑脊液流空被认为是弥漫性脑萎缩的表现(Bradllty,1986,1991),如合并有其他交通性脑积水的 MRI 征象时,有显著的脑脊液信号流空现象则适合做脑室引流手术。

(五)外部性脑积水

外部性脑积水患儿也表现为头围逐渐缓慢增大,颅缝分离,但不表现出脑室扩大,而是基底池、侧裂、纵裂池及大脑皮质脑沟增宽。有学者认为这可能是交通性脑积水的早期阶段,因为有报道这类患者日后可发生脑室扩大,需要引流治疗。但也有学者认为外部性脑积水是一种良性的、自限的蛛网膜下腔扩大,引流治疗可能会减慢头围的增长,但对临床症状是否有改善也缺乏证据。

值得指出的是,1~2 岁的婴幼儿脑发育与颅骨的生长比较起来相对缓慢,因而脑沟、裂、池相对较宽。脑表面蛛网膜下腔宽达 4mm,纵裂池达 6mm,侧裂池达 10mm,都在正常范围内。18 月龄~2 岁以后,脑发育加快,脑沟变窄。因此 2 岁以前不能单凭蛛网膜下腔稍宽就轻率诊断为脑萎缩或外部性脑积水。必须参照头颅大小以及是否有进行性头围增大两个条件。只有在头围明显增大,并存头生长加快时才能诊断脑积水。

第一节 成人脑积水

成人脑积水(hydrocephalus in adult)是指由于各种原因致使脑室系统内脑脊液不断增加,同时脑组织相应减少,脑室系统扩大。根据是否伴有颅内压力的增高而分为高压力性脑积水及正常压力脑积水。根据脑脊液循环梗阻的部位不同可分为梗阻性脑积水及非梗阻性脑积水(又称交通性脑积水),前者脑室与蛛网膜下腔不相通,后者脑室与蛛网膜下腔相通。此外,按临床发病的长短和症状的轻重可分为急性、亚急性和慢性脑积水,一般急性脑积水病程在 1 周以内,亚急性病程在 1 个月内,慢性病程在 1 个月以上。

一、颅内高压脑积水

颅内高压脑积水实质上是由于脑脊液循环通路上的脑室系统和蛛网膜下腔阻塞,引起脑室内平均压力或搏动压力增高,产生脑室扩大,以至不能代偿,而出现相应的临床症状。

(一)病因

1. 脑脊液循环通路的发育异常 以中脑导水管先天性狭窄、闭锁、分叉及导水管周围的神经胶质细胞增生多见,导水管狭窄患者常因近端的脑积水将间脑向下压迫,使导水管发生弯曲,从而加重狭窄和阻塞的程度。此外,Dandy-Walker 综合征患者及 Arnold-Chiari 畸形患者均可有脑脊液循环通路的阻塞。脑脊液循环通路阻塞多为不全性,完全性阻塞者难以存活。

2. **炎症性粘连** 脑脊液循环通路的炎症性粘连是引起脑积水的常见原因之一。部位多见于导水管、枕大池、脑底部及环池,也可发生于大脑半球凸面,部分患者可伴有局部的囊肿,引起相应的压迫症状。粘连可由于脑内出血,炎症及外伤引起,颅内出血可引起脑底炎症性反应,血液机化形成粘连或血液吸收阻塞蛛网膜颗粒,从而影响脑脊液的疏通、循环及吸收。各种原因引起的颅内炎症,尤其是脑膜炎,如化脓性脑膜炎或结核性脑膜炎,亦易引起颅内的粘连或阻塞蛛网膜颗粒而引起脑积水。颅脑手术患者亦可因术后颅内积血的吸收及炎症反应而导致脑积水。有些颅内肿瘤如颅咽管瘤、胆脂瘤内容物在手术过程中外溢后的反应引起脑积水改变。

3. **颅内占位性病变** 凡是位于脑脊液循环通路及其邻近部位的肿瘤皆可引起脑积水,如侧脑室内的肿瘤及寄生虫性囊肿等阻塞室间孔可引起一侧或双侧侧脑室扩大;第三脑室内的肿瘤或第三脑室前后部的肿瘤如松果体肿瘤、颅咽管瘤等可压迫第三脑室导致第三脑室以上脑室系统扩大;第四脑室及其周围区的肿瘤如第四脑室肿瘤、小脑蚓部及半球肿瘤、脑干肿瘤、桥小脑角肿瘤可压迫阻塞第四脑室或导水管出口引起第四脑室以上部位的扩大;其他部位病变如半球胶质瘤,蛛网膜囊肿亦可压迫阻塞脑脊液循环通路引起脑积水。

4. **脑脊液产生过多** 如脑室内的脉络丛乳头状瘤或增生,可分泌过多的脑脊液而其吸收功能并未增加,因此发生交通性脑积水。此外,维生素 A 缺乏、胎生期毒素作用亦可导致脑脊液的分泌与吸收失去平衡而引起脑积水。

5. **脑脊液吸收障碍** 如静脉窦血栓形成。

6. **其他发育异常** 如无脑回畸形、扁平颅底、软骨发育不全均可引起脑积水。以上各种原因中,以脑脊液在其循环通路中各部位的阻塞最常见,而脑脊液产生过多或吸收障碍则少见。

(二)临床表现

成年人脑积水多数为继发性,可有明确的病因,如蛛网膜下腔出血或脑膜炎等。常发生在发病后 2~3 周,在原有病情好转后又出现头痛、呕吐等症状,或症状进一步加重,多数患者原因不明或继发于颅内肿瘤等疾病。

成人脑积水的临床表现以头痛、呕吐为主要临床症状,此外可有共济失调。病情严重者可出现视物不清、复视等症状。患者的头痛、呕吐等症状多为特异性,头痛多以双颞侧为最常见。当患者处于卧位时,脑脊液回流减少,因此,患者在卧位后或晨起时头痛加剧,采取卧位时头痛可有所缓解。随着病情的进展,头痛可为持续性剧烈疼痛。当伴有小脑扁桃体下疝时,头痛可累及颈枕部,甚至可有强迫头位。呕吐是成人脑积水除头痛外常见的症状,常伴有剧烈头痛而与头部位置无关,呕吐后头痛症状可有所缓解。视力障碍在脑积水患者中常见,多出现于病情发展的中晚期,由于眼底水肿所致,可表现为视物不清、复视,晚期可有视力丧失,复视主要是颅内压力增高使颅内行程最长的外展神经麻痹导致的。患者可出现共济失调,以躯干性共济失调多见,表现为站立不稳、足距宽、步幅大,极少表现为小脑性共济失调。脑积水晚期患者可有记忆力下降,尤其是近记忆力下降、智力减退、计算能力差等。成年人脑积水有时可表现出原发病变的症状。如第四脑室囊肿或肿瘤可有强迫头位或头位改变后症状好转等,松果体瘤引起的脑积水可有眼球上视困难、瞳孔散大或不等大,可伴有性早熟或性征发育迟缓。

(三)诊断

随着 CT 及 MRI 的广泛应用,脑积水的诊断已不困难,关键在于有头痛、呕吐等症状的患者,应引起足够重视,及时行 CT 或 MRI 检查以早期诊断。CT 或 MRI 可确定脑室扩大及其程度、皮质萎缩的程度,有时可同时了解引起脑积水的原因。此外,CT 或 MRI 还能了解脑积水是急性脑积水还是慢性脑积水,为临床处理措施的应用提供依据。在脑积水的诊断中,应注意与脑萎缩引起的脑室扩大相区别,后者脑室扩大的同时可明显地显示出侧裂或脑沟,甚至可有脑沟及脑裂的明显扩大。另外,诊断脑积水应尽可能明确是梗阻性脑积水还是交通性脑积水。

(四)治疗

应以手术治疗为主,手术方法可有以下三种方法。①针对病因的手术,如切除引起脑积水的颅内肿瘤等手术;②减少脑脊液产生的手术,如脉络丛切除术等,已少用;③脑脊液引流或分流术,④神经内镜下第三脑室底部造瘘术,这是目前脑积水的主要治疗方法。下面重点介绍几种常用的手术方式。

1. **脑室体外引流术** 是治疗急性梗阻性脑积水的应急措施。使用于因脑积水引起严重颅内压增高的患者,病情危重甚至发生脑疝或昏迷时,先采用脑室穿刺和引流作为紧急减压抢救措施,为进一步检查治疗创造条件。一般引流管保持 3~7 天为宜,及时拔管或行脑室-腹腔分流术等,彻底解除梗阻性脑积水病因和症状。

2. **颅内分流术**　适用于梗阻性脑积水,而交通性脑积水行颅内分流术无效。常用方法有第三脑室造口术和脑室-脑池分流术。前者现已较少采用,多用于引起脑积水的第三脑室周围的肿瘤切除术后,同时行此手术以期解决肿瘤时引起的脑积水。脑室-脑池分流术又称 Torkildsen 手术,此种术式最适用于良性导水管狭窄或阻塞,第三脑室后部肿瘤如松果体瘤等。儿童一般不适合此种术式。

3. **中脑导水管扩张术**　成人脑积水中有相当一部分患者是由于炎症引起中脑导水管粘连狭窄,此类患者有效的手术方法是重建脑脊液循环通路。Dandy 是最早开展中脑导水管扩张术的倡导者,但由于手术死亡率高而较少采用。近年来,应用此种手术的报道有所增加,效果亦较满意。

4. **脑室-腹腔分流术**　是把一组带单向阀门的分流装置置入体内,将脑脊液从脑室分流到腹腔中吸收,简称 V-P 手术。Kausch 于 1905 年首次开展,20 世纪 50 年代始广泛应用。本术式适用于各种类型脑积水。本手术方法虽较简单,但术后易发生并发症,应引起注意。常见并发症有以下几种。①分流管不畅:是最常见的并发症,梗阻可发生于腹腔端,亦可发生于脑室端,后者主要是由于脑脊液内蛋白含量过高而阻塞分流管或脑室缩小后近端插入脑实质内等。腹腔端阻塞最常见于大网膜包绕、分流管扭曲、脱出等,为防分流管远端阻塞,临床医师采取多种方法,但各有优缺点。②感染:由于消毒不充分可引起腹腔炎及脑内感染,后果严重,因此分流管及器械应严格消毒。此外术中注意无菌操作,术后应用抗生素。③消化道症状:可于术后出现绞痛、腹胀、恶心、呕吐等消化道症状,主要是脑脊液对腹膜刺激所致,一般 1 周左右可消失。④脑室及脑内出血:较少见。主要由于反复穿刺所致,应争取准确穿刺。⑤腹腔脏器损伤:可由于腹腔分流管末端过硬而穿伤内脏或手术操作所致,除手术应轻柔、仔细外,尽可能选用较柔软的分流管。⑥硬膜下积液或血肿:主要原因为引流过度引起颅内压持续下降或桥静脉破裂,或脑脊液自分流管周围渗入蛛网膜下腔。为预防此并发症发生,可于术前根据患者颅内压情况选用适当压力分流管。

5. **第三脑室底造瘘术**　即在第三脑室底部与脚间池之间造瘘,使梗阻的脑脊液通过瘘口进入蛛网膜下腔进行循环吸收。ETV 是治疗梗阻性脑积水的首选方法。但需要说明的是,ETV 主要适用于梗阻部位在蛛网膜颗粒之前的脑脊液梗阻。其优势主要在于:①重建脑脊液通路更符合生理性脑脊液循环,避免脑脊液过度引流的发生;②无须置入分流装置,免除了分流术失败重新置管及低龄患儿因生长发育需多次换管的痛苦;③虽然 ETV 与 V-P 分流术疗效相当,但其复发率低,在长期生存率上有明显优势;④分流失败患者行 ETV 效果良好。需注意的是,ETV 成功的关键是保证瘘口通畅,瘘口直径通常应>5mm,并需打通基底池 Liliequist 膜。

6. **其他手术方法**　除以上手术方法外,另有脑室-心房分流术、脑室-矢状窦分流术、腰蛛网膜下腔-肾脂肪囊分流术等多种方法,有些方法由于操作复杂或术后并发症多见且严重等原因,临床均已较少使用。

二、正常压力脑积水

正常压力脑积水亦称低压力脑积水或隐性脑积水,是一种虽脑室扩大但脑脊液压力正常($<180mmH_2O$)的交通性脑积水综合征。在病因、症状等方面与高压力性脑积水有明显的区别。最常见的原因为颅内动脉瘤破裂所致的蛛网膜下腔出血,由于出血多聚积于脑底,阻塞蛛网膜颗粒因而影响脑脊液的吸收,此外脑外伤、脑膜炎或颅脑术后由于出血或炎症在脑底机化及纤维化粘连,影响脑脊液循环而导致脑积水。一般认为其发生机制是脑积水形成的早期由于颅内压力的增高,致使脑室扩大。当压力升高、脑室扩大到一定程度,压力逐渐下降,扩大的脑室与颅内压力之间重新建立新的平衡而出现代偿状态,当颅内压力降至正常范围而脑室仍维持扩大状态时,就形成了正常压力脑积水。如不能代偿或代偿不充分,即发展为高压力性脑积水。根据密闭容器原理,当脑室扩大而脑室壁面积增加时,脑脊液压力虽降至正常但施加于脑室壁的力仍与早期引起脑室扩大的力相等。如脑室缩小则压力又将增高,因而正常范围的压力仍能使脑室维持扩大时的状态不缩小,因此,症状不会减退。

正常压力脑积水见于成年人,自青年至老年皆可发生。多有蛛网膜下腔出血、脑炎、外伤等病史。主要症状为痴呆、运动迟缓障碍及尿失禁。智力障碍一般最早出现,但有时步态障碍较为明显,智力障碍多在数周至数月后之间逐渐进展和加重。脑外伤或颅脑术后急性期恢复不够满意者,应检查了解是否有发生脑积水的可能。

正常压力脑积水的诊断除常用 CT 及 MRI 表现出脑室扩大外,腰椎穿刺为重要的诊断方法,由于正常压力脑积水早期压力升高阶段症状不明显,就诊时已处于正常压力期,当腰椎穿刺测压或脑室穿刺测压

<180mmH$_2$O 可明确诊断,同时放出部分脑脊液后,能使症状明显好转者,可预测分流术对患者治疗效果良好。正常压力脑积水应与脑萎缩相鉴别。二者的症状近似,但后者一般在 50 岁左右发病,症状发展缓慢,可达数年之久。而正常压力脑积水则多在数周至数月内症状即已明显,CT 及 MRI 有助于区别二者。

正常压力脑积水最有效治疗方法为脑脊液分流术,但术前应慎重判断以确定手术指征,并预测术后效果。一般青年患者较老年患者效果好,放出部分脑脊液或脑室体外引流术后症状明显改善者,症状出现短于 6 个月者术后效果较好。最常用的手术方式为脑室-腹腔分流术。其他方法亦可应用。

(赵澎 张亚卓)

第二节 儿童脑积水

(一) 概念

脑积水是指过多的脑脊液在脑室和蛛网膜下腔内积聚。如果大量脑脊液积聚在大脑半球表面蛛网膜下腔,则称为硬膜下水囊瘤或硬膜下积液;脑室系统内过多的液体积聚称为脑室内脑积水。儿童脑积水(hydrocephalus in children)多见于新生儿及婴儿,常伴有脑室系统扩大,颅内压增高及头围增大。

(二) 发生率

据 WHO 在 24 个国家的统计结果,新生儿脑积水的发病率为 0.87‰,在有脊髓脊膜膨出史的儿童中,脑积水的发生率为 30% 左右。

(三) 病因

脑积水可以由下列三个因素引起:脑脊液过度产生;脑脊液的通路梗阻及脑脊液的吸收障碍。先天性脑积水的发病原因目前多认为是脑脊液循环通路梗阻。造成梗阻的原因可分为先天性发育异常与非发育性病因两大类。

1. 先天性发育异常

(1) 大脑导水管狭窄、胶质增生及中隔形成:以上病变均可导致大脑导水管的梗阻,这是先天性脑积水最常见的原因,通常为散发性,性连锁遗传性导水管狭窄在所有先天性脑积水中仅占 2%。

(2) Arnold-Chiari 畸形:因小脑扁桃体、延髓及第四脑室疝入椎管内,使脑脊液循环受阻引起脑积水,常并发脊椎裂和脊膜膨出。

(3) Dandy-Walker 畸形:由于第四脑室中孔及侧孔先天性闭塞而引起脑积水。

(4) 扁平颅底:常合并 Arnold-Chiari 畸形,阻塞第四脑室出口或环池,引起脑积水。

(5) 其他:无脑回畸形,软骨发育不良,脑穿通畸形,第五、六脑室囊肿等均可引起脑积水。

2. 非发育性病因 在先天性脑积水中,先天性发育异常约占 2/5,而非发育性病因则占 3/5。新生儿缺氧和产伤所致的颅内出血、脑膜炎继发粘连是先天性脑积水的常见原因。新生儿颅内肿瘤和囊肿,尤其是颅后窝肿瘤及脉络丛乳头状瘤也常导致脑积水。

(四) 分类

1. 按颅内压高低分类 按颅内压高低可分为高压力性脑积水及正常压力脑积水。前者又称进行性脑积水,是指伴有颅内压增高的脑积水;后者又称低压力性脑积水或脑积水性痴呆,虽有脑脊液在脑室内积聚过多或脑室扩大,但颅内压正常。

2. 按脑积水发生机制分类 按脑积水发生机制分为梗阻性脑积水及交通性脑积水两类。前者又称非交通性脑积水,是脑脊液循环通路发生障碍,即脑室系统及蛛网膜下腔不通畅引起的脑积水。后者又称特发性脑积水,脑室系统与蛛网膜下腔通畅,是由于脑脊液的产生与吸收平衡障碍所致。

3. 按脑积水发生的速度分类 按脑积水发生的速度分为急性和慢性脑积水两类。急性脑积水是由突发的脑脊液吸收和回流障碍引起,急性脑积水见于脑出血,脑室内出血、感染或导水管及第三、四脑室的迅速梗阻。慢性脑积水是最常见的脑积水形式,当引起脑积水的因素为缓慢发生且逐渐加重时,可发生慢性脑积水。在梗阻引起脑积水数周后,急性脑积水可转变为慢性脑积水。

(五) 临床表现

1. 高压力性脑积水 高压力性脑积水病程多缓慢,早期症状较轻,营养和发育基本正常。头围增大是最重要的表现,头围增大常于产时或产后不久就出现,有时出生时的头围即明显大于正常。头围增大多在出生后数周或数月开始,并呈进行性发展,头围增大与周身发育不成比例。患儿由于颅内脑脊液增多而头重,致使患儿不能支持头的重量而头下垂。前囟门扩大,张力增高,有时后囟门亦扩大。患儿毛发稀疏,头皮静脉怒张,颅缝裂开,颅骨变薄,前额多向前突出,眶顶受压向下,眼球下推,以致巩膜外露,头颅增大使脸部相对变小,两眼球向下转,只见眼球下半部沉到下眼睑下方,呈落日征象,这是脑积水的重要体征之一。

由于小儿颅缝未闭合,虽有颅内压逐渐增加,但随着颅缝的扩大,颅内压增高的症状可得到代偿,故头痛、呕吐等颅内高压表现仅在脑积水迅速发展者才出现。患儿可表现为精神不振、易激惹、惊厥、眼球震颤、共济失调、四肢肌张力高或四肢轻瘫等。在重度脑积水中,视力多减退,甚至失明,眼底可见视神经继发性萎缩。晚期可见生长停滞、智力下降、锥体束征、痉挛性瘫痪、去脑强直、痴呆等。

部分患儿由于极度脑积水大脑皮质萎缩到相当严重的程度,但其精神状态较好,呼吸、脉搏、吞咽活动等延髓功能无障碍,视力、听力及运动也良好。

少数患儿在脑积水发展到一定时期可自行停止,头颅不再继续增大,颅内压也不高,称为"静止性脑积水"。但自然停止的机会较少,大多数是症状逐渐加重,只不过是有急缓之差。最终往往由于营养不良、全身器官衰竭及合并呼吸道感染等并发症而死亡。

先天性脑积水可合并身体其他部位的畸形,如脊柱裂、脊膜膨出及颅底凹陷症等。

2. 正常压力脑积水 正常压力脑积水,有时亦称"代偿性脑积水",在婴幼儿中少见。有时可产生一些临床症状,如反应迟钝、智力减退、步态不稳或尿失禁等。其中智力改变最早出现,多数在数周至数月之间进行性加重,最终发展为明显的痴呆。走路不稳表现为步态缓慢、步幅变宽,有时出现腱反射亢进等。一般认为痴呆、运动障碍、尿失禁为其三联征,有运动障碍者手术效果较好。尿失禁仅见于晚期。以步态障碍为主者,手术效果比以痴呆为主者要好。正常压力脑积水无分流手术指征,儿童中发生的正常压力脑积水有时是颅后窝手术的并发症,分流术可能有效。

(六) 辅助检查

1. 高压力性脑积水

(1) 头围测量:脑积水小儿头围可有不同程度的增大。通过定期测量头围可发现是否异常。头围测量一般测量周径,前后径(直径)及耳间径(横径)。正常新生儿头围周径 33~35cm,6 个月为 44cm,1 岁为 46cm,2 岁为 48cm,6 岁为 50cm。当头围明显超出其正常范围或头围生长速度过快时应高度怀疑脑积水的可能。

(2) 颅骨平片:可见头颅增大、颅骨变薄、颅缝分离、前后囟门扩大或延迟闭合等。

(3) 头颅超声检查:中线波多居中,常见扩大的脑室波。

(4) 穿刺检查:是诊断和鉴别诊断先天性脑积水的一种简单方法。

1) 前囟穿刺:于前囟距中线 2cm 处垂直刺入,测定是否有硬膜下积液及慢性硬膜下血肿,如果阴性,则缓慢刺向脑室,每进入 1~2cm 即观察有无脑脊液流出。一旦发现有脑脊液流出,立即测定压力及脑皮质厚度。

2) 脑室、腰椎双重穿刺试验:同时作前囟及腰椎穿刺测定,将床头抬高 30° 及放低 30°,分别记录两侧的压力。若为交通性脑积水,两侧压力可迅速达到同一水平;如为完全梗阻性脑积水,可见两侧压力高低不同;部分梗阻者,两侧压力变化缓慢。

3) 脑脊液酚红试验:可鉴别脑积水是梗阻性还是交通性。作脑室、腰椎双重穿刺试验测压力完成后,向脑室内注入中性酚红 1ml。正常情况下,酚红在 12 分钟内出现在腰椎穿刺放出的脑脊液内。将腰椎穿刺放出的脑脊液滴在浸有碱性液体的纱布上,有酚红出现时颜色变红。如 30 分钟以上不出现,则提示为梗阻性脑积水。收集注入酚红后的 2、12 小时内的尿液,测定尿中酚红排出量,据此判断梗阻的情况(表 13-2-1)。

表 13-2-1 脑脊液的酚红试验

诊断	2 小时尿中酚红量/%	12 小时尿中酚红量/%	腰椎穿刺中酚红出现的时间
正常	25~24	50~70	12 分钟内
脑室系统外部分梗阻	5~10	20~30	12 分钟内
脑室系统外严重梗阻	1~5	8~15	12 分钟内
脑室系统严重梗阻	<1	<10	12 分钟内不出现

另一检查方法为向脑室内注入 1ml 靛胭脂,正常情况下,4~5 分钟靛胭脂即自腰穿针中滴出,如不能滴出即表示为完全性梗阻,10~15 分钟滴出者为部分性梗阻。

(5) 脑室或气脑造影:脑室造影可了解脑室的大小、脑皮质的厚度、梗阻部位、排除肿瘤等。气脑造影可了解脑底池和脑表面蛛网膜下腔的状态。

(6) 颈动脉造影:颈动脉造影可发现有无颅内占位性病变,脑积水患儿颈动脉造影主要表现为大脑前动脉的膝段变圆,胼周动脉明显抬高,大脑中动脉走行略抬高,末梢血管普遍牵直等。但不能判断脑积水的类型及梗阻的部位等。对于婴儿脑积水,很少采用颈动脉造影。

（7）同位素扫描：将放射性碘化血清白蛋白注入腰蛛网膜下腔或脑室内，若脑表面放射性碘化白蛋白不聚集，表明蛛网膜下腔被阻塞；若聚集在脑室内且时间延长，提示为梗阻性脑积水；基底池或大脑表面蛛网膜下腔有梗阻时，可见同位素进入脑室系统内，且可见到基底池扩大。

（8）颅脑 CT：颅脑 CT 能准确地观察有无脑积水、脑积水的程度、梗阻部位、脑室周围水肿等，且可反复进行动态观察脑积水的进展情况。为判断疗效及预后提供必要的客观指标。颅脑 CT 判断有无脑积水以及脑积水的程度目前尚无统一的可靠指标。1979 年 Vassilouthis 提出采用脑室-颅比率为侧脑室前角后部（尾状核头部之间）的宽度与同一水平颅骨内板之间的距离之比，脑室-颅比率<0.15 为正常，脑室-颅比率在 0.15~0.23 为轻度脑积水，脑室-比率>0.23 为重度脑积水。

颅脑 CT 能够明确许多后天性梗阻的病因。

1）脑室内梗阻性脑积水：一侧室间孔阻塞（室间孔闭锁）而引起单侧脑积水或不对称性脑积水时，则可导致该侧脑室扩张。当双侧室间孔或第三脑室孔阻塞而引起对称性脑积水时，则双侧脑室扩张。

若导水管阻塞（导水管狭窄）可引起侧脑室和第三脑室扩张，而第四脑室的大小和位置一般正常。

第四脑室出口处梗阻（侧孔和正中孔闭锁）则引起全脑室系统特别是第四脑室扩张，如第四脑室囊性变、丹迪-沃克（Dandy-Walker）囊肿。

2）脑室外梗阻性脑积水：脑室外梗阻常引起脑室系统和梗阻部位近端的蛛网膜下腔扩张。梗阻部位通过气脑造影易于确定。甲泛糖胺脑池造影和脑室造影有助于判断梗阻部位。

3）"缩窄性脑积水"：Chiari Ⅱ型畸形合并脊髓脊膜膨出时，菱脑向下移位可在颅-椎骨结合处和颅后窝形成狭窄而成为解剖学上的梗阻，其结果造成环绕菱脑的脑脊液循环障碍而发生脑积水。在这种情况下，第四脑室向下移位，因之在正常位置上难以辨认，通常在颈椎管内被发现。

（9）MRI：脑积水的 MRI 表现为脑室系统扩大，其标准与 CT 相同。在 MRI 上可根据以下表现来判断有无脑积水：①脑室扩大程度与蛛网膜下腔的大小不成比例；②脑室额或颞角膨出或呈圆形；③第三脑室呈气球状，压迫丘脑并使下丘脑下移；④胼胝体升高与上延；⑤脑脊液透入室管膜的重吸收征。Gado 提出用记分法来鉴别脑积水，见表 13-2-2。若总分>3 分则为交通性脑积水。

表 13-2-2　Gado 记分法

MRI 表现	分数	MRI 表现	分数
侧脑室轻度扩大	+1	第三脑室扩大	-2
侧脑室中度扩大	+2	脑沟正常	0
侧脑室重度扩大	+3	脑沟扩大	-2
第三脑室正常	0		

2. 正常压力脑积水

（1）腰椎穿刺测压及放液试验：颅内压<1.73kPa 是诊断本病的重要依据。1974 年 Wood 指出若腰椎穿刺放出一定量的脑脊液后，脑脊液压力下降，临床症状有暂时好转，则预示分流术有望获得良好效果。

（2）颅骨平片：一般无异常发现，无慢性颅内压增高的改变。

（3）脑电图：可见对称性 θ 波与 δ 波，部分病例可见局灶性癫痫波。

（4）脑血管造影：脑血管造影可显示脑室系统扩大，动脉期可见大脑前动脉呈弓形移位，毛细血管期可见小血管与颅骨内板之间的距离正常。脑萎缩时，此距离常超过 3mm，此点可鉴别正常压力脑积水与脑萎缩。

（5）气脑造影：气脑造影是诊断正常压力脑积水的最主要的方法之一，其典型改变为脑室系统（尤其是前角）扩大而大脑表面蛛网膜下腔充气不良，造影后 24 小时脑室常更加扩大，并且症状加重。气脑造影时以下迹象有助于诊断正常压力脑积水，①在患者仰卧前后位的气脑造影上，其胼胝体夹角正常为 130°~140°，而有正常压力脑积水时此角<120°。②在侧位相上脑室前角高度>32mm。③基底池以上的脑脊液通路闭塞，因而引起基底池扩大，大脑表面蛛网膜下腔充气不良。④第四脑室前髓帆向上膨隆，第四脑室前半部球形扩张。

（6）脑脊液灌注试验：1970 年 Katzman 以腰穿针连接一个三通管，一端接脑脊液压力连续扫描器，另一端接注射器，并以一定速度向蛛网膜下腔内注入生理盐水，同时描记其压力的变化。正常人脑脊液吸收功能良好，其压力可保持在 3kPa 以下；当脑脊液吸收功能障碍时其压力可急剧上升。因此，可根据其脑脊液压力描记曲线的变化来检查其脑脊液吸收的功能是否正常。1971 年 Nalson 将液体注入速度规定为每分钟 1.5ml，压力上升不高于每分钟 0.2kPa。正常压力脑积水时，压力常超过此值。

（7）同位素脑池扫描：将放射性同位素碘标记

的人血清白蛋白 3.7Bq 用脑脊液稀释后缓慢注入椎管内,然后定期行头部扫描检查,结果可分为三种类型。①正常型:注射 30 分钟后放射性同位素即可达到颈椎水平,1 小时后可见其围绕脑干,且枕大池与基底池开始显影,2 小时后进入大脑纵裂与外侧裂的脑池,并在此滞留 4 小时,直到 24 小时后达大脑半球表面,尤其是矢状窦两旁,常可见放射性示踪剂密集,而基底池内则已消失,在大脑半球表面的示踪剂在 48 小时后才完全消失。②脑室型:正常人脑室系统很少显影,而在正常压力脑积水时,由于脑脊液吸收障碍引起动力学改变。在注药 30~60 分钟后就可在脑室内发现放射性示踪剂,并在此滞留 24 小时以上,直到全身放射性物质全部消失为止。在幕上大脑表面无放射性同位素或仅在外侧裂池有少量存在。③混合型:注药后 4~6 小时可见脑室显影,并持续存在 24 小时左右,大脑半球表面亦可见放射性同位素浓集。这提示为不典型的或部分存在正常压力脑积水或为脑萎缩。

(8) 连续颅内压描记:给脑积水患者行连续 48~72 小时颅内压监测描记,正常压力脑积水者可有两种压力变化,其一为压力基本稳定或仅有轻微波动,平均颅内压在正常范围内;其二为颅内压有阵发性升高,呈锯齿状波或高原波,这种高原波出现的时间可占测压时间的 1/10 以上。第一种压力改变分流术效果不佳,第二种效果好。

(9) 脑血流量测定:正常压力脑积水,脑血流量减少约 40%,以大脑前动脉区减少明显。

(10) 颅脑 CT:正常压力脑积水的颅脑 CT 表现特征为高度脑室扩大,包括第四脑室,而脑沟不受影响。

(七) 诊断与鉴别诊断

1. **诊断**　典型的先天性脑积水,根据病史、临床表现、头颅增大快速等特点一般诊断不难,但对于早期不典型脑积水,需要借助上述各辅助检查,以确定有无脑积水及其类型和严重程度。

2. **鉴别诊断**　高压力性脑积水需与以下疾病相鉴别。

(1) 慢性硬膜下积液或血肿:常有产伤史,病变可为单侧或双侧,常有视盘水肿,落日征阴性。前囟穿刺硬膜下腔吸出血性或淡黄色液体即可明确诊断。脑血管造影、CT 或 MRI 也可鉴别。

(2) 新生儿颅内肿瘤:新生儿颅内肿瘤常有头围增大或继发性脑积水,脑室造影、CT 扫描或 MRI 可确诊。

(3) 佝偻病:头围可增大呈方形颅,前囟扩大,张力不高,且具有佝偻病的其他表现。

(4) 先天性巨颅症:无脑积水征,落日征阴性,脑室系统不扩大,无颅内压增高,CT 扫描可确诊。正常压力脑积水主要需与先天性脑萎缩相鉴别。脑萎缩的脑血管造影毛细血管期可见小血管与颅骨内板之间距离>3mm;气脑造影时脑室与大脑半球的蛛网膜下腔均扩大,脑室胼胝体角>140℃,脑脊液灌注试验压力上升不超过 0.2kPa;CT 扫描示脑室轻度扩大,脑沟明显增宽,而第四脑室多大小正常。

(八) 治疗

1. **非手术治疗**　仅适用于最轻型的脑积水或静止型脑积水。其治疗措施包括抬高头位 20°~30°,限制盐、水摄入量,中药利尿,乙酰唑胺药物治疗及针刺疗法等。上述方法仅能起到暂时缓解症状的作用。

2. **手术治疗**　自 1898 年 Ferguson 提出脑积水的外科治疗以来,手术治疗仍是目前治疗先天性脑积水的最主要的方法。

先天性脑积水的手术适应证目前尚无统一标准。一般认为应早期手术。患儿大脑皮质厚度不应小于 1cm,合并其他脑与脊髓严重先天畸形者应慎手术。术前应明确脑积水的类型、梗阻部位等。脑积水的外科治疗迄今已超过一个世纪,手术方法各种各样,但仍缺少疗效可靠的方法。手术方法大致可分为以下四种类型。

(1) 病因手术治疗:针对引起脑积水的病因手术,例如大脑导水管狭窄或形成扩张术。Dandy-Walker 畸形行第四脑室正中孔切开术,扁平颅底和 Arnold-Chiari 畸形行颅后窝和上颈髓减压术,脉络丛乳头状瘤切除术等。

(2) 减少脑脊液产生的手术:主要用于交通性脑积水。

1) 脉络丛切除术:1918 年 Dandy 首先应用侧脑室脉络丛切除术治疗脑积水,因手术死亡率高而被弃用。

2) 脉络丛电灼术:1922 年 Dandy 提出应用脑室内镜行脉络丛电灼术,以后 Putman、Stookey 和 Scarff 等都应用过此术式,但因效果不好,20 世纪 50 年代后不再应用。

3) 脑脊液分流术:即将脑脊液通路改变或利用各种分流装置将脑脊液分流到颅内或颅外其他部位

去。脑脊液分流术又分为颅内分流术和颅外分流术两类。颅内分流主要用于脑室系统内阻塞引起的脑积水,颅外分流术适用于阻塞性或交通性脑积水。

4)第三脑室造瘘术:亦属颅内分流法。主要适用于成人导水管,第四脑室或枕大池有阻塞的脑积水。婴儿因脑及蛛网膜下腔发育尚未完善不宜采用此种术式。自 1908 年 Von Barmann 报道了穿刺脉络体将脑室内脑脊液可引流至蛛网膜下腔,不同的神经内镜下第三脑室造瘘术已有许多报道。

(九)预后

由于先天性脑积水的各种手术方式疗效不够满意,常用的分流术仅能在几年内保持有效,且有效率低,仅达 50%~70%,故预后欠佳。有学者总结 202 例先天性脑积水分流术,仅 127 例(62.2%)存活,其中 34 例(26.7%)自行停止而不再依赖于分流,大多数仍不能自行停止。即使分流术效果良好,至成人期也常有智力发育障碍。

第三节　第三脑室造瘘术治疗脑积水

一、概述

近年来,由于神经内镜技术的不断发展,神经内镜下第三脑室底部造瘘术(endoscopic third ventriculostomy,ETV)治疗梗阻性脑积水具有独特的优势。

目前国际脑积水研究小组针对脑脊液循环通路上的梗阻,将梗阻性脑积水分为室间孔梗阻、导水管梗阻、第四脑室流出道梗阻、基底池梗阻、蛛网膜下腔梗阻及静脉回流障碍等多种亚型。对于有明确梗阻原因的患者,手术解除梗阻成为治疗的关键。内镜下第三脑室造瘘术,包括第三脑室底造瘘、终板造瘘、第三脑室-小脑上池造瘘等多种方式,属于脑脊液循环通路旁路手术(图 13-3-1,彩图见书末),主要用于导水管狭窄且导水管成形困难的梗阻性脑积水。也有通过第三脑室底造瘘术治疗部分正常压力脑积水和交通性脑积水的文献报道。手术使脑脊液直接进入终板池、基底池或小脑上池等蛛网膜下腔。其中以第三脑室底造瘘术最为常用。

二、内镜手术技术

(一)手术设备和器械

内镜设备同常规神经内镜手术,单纯第三脑室底造瘘术有硬性内镜和软性内镜两种选择。硬性内镜

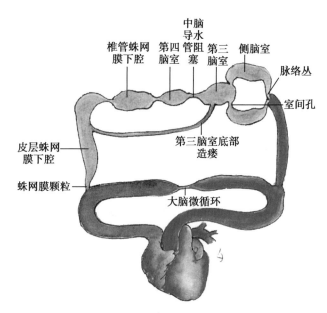

图 13-3-1　第三脑室造瘘术后的脑脊液循环模式

图像清晰、有合适的工作通道和冲洗系统,其中 0°镜用于手术操作,30°镜和 70°镜用于第三脑室后部观察;软性内镜柔软纤细,可更方便地对脑室系统进行全方位探查,有助于明确脑积水病因及判断预后,对于第三脑室底造瘘困难者可灵活选择终板造瘘或第三脑室-小脑上池造瘘。其他器械包括钝头活检钳,内镜专用的单、双极电凝,激光及专用的扩张球囊导管等。大多数第三脑室底造瘘手术操作简单、用时较短,不需采用支持臂来固定内镜。

(二)手术技术

1. 体位与麻醉　采用仰卧位,气管插管全身麻醉。

2. 手术切口的确定　手术切口的选择应综合考虑患者年龄和头皮情况,成人采用直切口,小儿头皮和颅骨较薄,容易发生脑脊液漏,多采用马蹄形切口,小骨瓣开颅。颅骨钻孔部位根据脑室形态、室间孔的位置和大小决定。通常采用冠状缝前 1~2cm,中线旁 2~3cm 处钻孔(图 13-3-2,彩图见书末)。硬性内镜下骨孔位置要求较高,尽量采用"笔直"路径经室间孔到达第三脑室底造瘘部位以减轻对脑组织的牵拉。软性内镜下对骨孔位置要求不高,可根据大脑皮质情况灵活选择。

3. 脑室穿刺　"I"形或弧形剪开硬脑膜并拉开,在皮质表面选择无血管区双极电凝电灼后以内镜穿刺导鞘行侧脑室穿刺,穿刺方向为两外耳孔假想连线中点,稍偏向中线。

4. 置入内镜,脑室探查　内镜下可显露额角和室间孔,辨认脉络丛、丘纹静脉、室间孔、隔静脉等重要

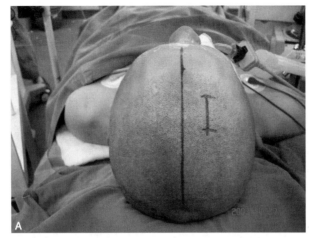

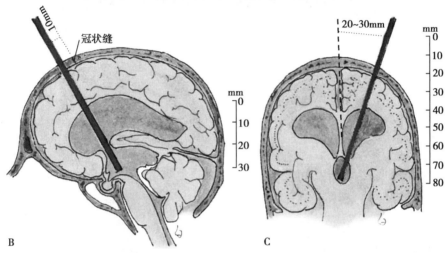

图 13-3-2　手术切口及经额角-室间孔-第三脑室底路径
A. 手术切口；B. 矢状位示手术路径；C. 冠状位示手术路径。

解剖结构(图 13-3-3,彩图见书末)。若室间孔完全闭塞,静脉和脉络丛的走行方向是识别室间孔的标志。通过室间孔,到达第三脑室底,可观察到漏斗、乳头体及第三脑室底等结构(图 13-3-4,彩图见书末)。入路方向偏向中线,可使内镜顺利通过室间孔,抵达第三脑室底中线处,利于行第三脑室底造瘘术。内镜进入第三脑室时,动作应轻柔,防止挫伤穹窿。

5. **第三脑室造瘘**　造瘘位置选在漏斗隐窝和乳头体之间的三角区最薄弱的无血管处。先用内镜活检钳或单极电凝在第三脑室底进行穿刺,再用扩张球囊导管或活检钳置入穿刺孔(图 13-3-5,彩图见书末),扩大瘘口,通常瘘口直径不应小于 5 mm,以避免术后瘘口粘连闭塞。瘘口边缘少量渗血,可用双极电凝烧灼止血。以 37℃生理盐水或林格液冲洗瘘口,观察水流情况,检查下方的 Liliequist 膜,用同样方式打通该膜,以保证在镜下可清晰辨别基底动脉分叉和斜坡结构,确认瘘口通畅、与脚间池充分沟通。软性内镜下镜头可通过第三脑室底瘘口向下探查基底池直至枕

大孔前缘(图 13-3-6,彩图见书末)。对第三脑室底造瘘困难或基底池粘连严重无法有效疏通者,在软性内镜下可探查终板,进行终板造瘘(图 13-3-7,彩图见书末)或第三脑室-小脑上池造瘘(图 13-3-8,彩图见书末)。

6. 仔细冲洗脑室后撤出内镜和工作鞘,明胶海绵

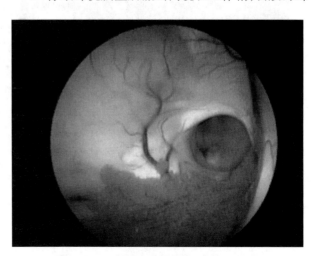

图 13-3-3　室间孔周围结构(内镜下所见)

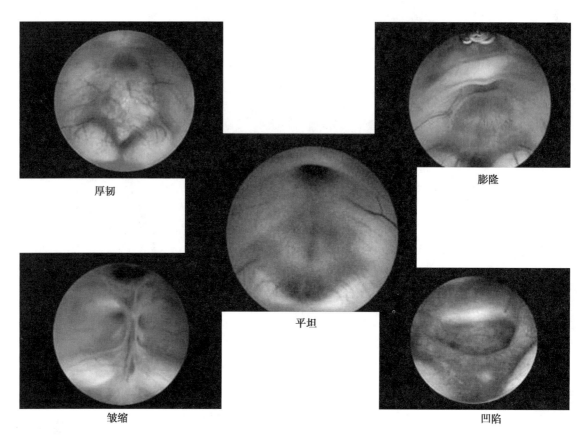

厚韧

膨隆

平坦

皱缩

凹陷

图 13-3-4 不同形态的第三脑室底

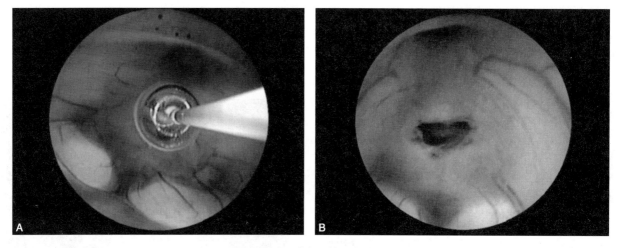

图 13-3-5 球囊导管扩张瘘口

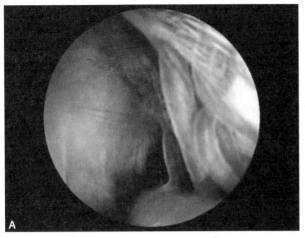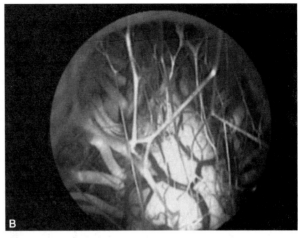

图 13-3-6　软性内镜下探查基底池直至枕大孔前缘

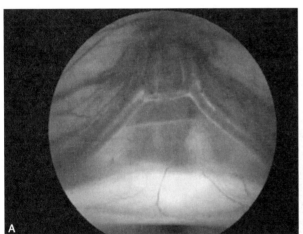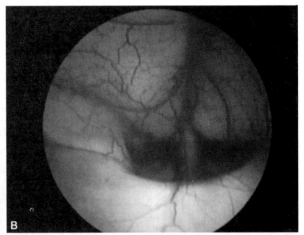

图 13-3-7　软性内镜下探查终板进行终板造瘘

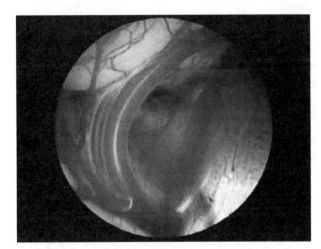

图 13-3-8　软性内镜下行第三脑室-小脑上池造瘘

填塞皮质隧道,缝合硬膜,骨瓣复位,缝合伤口。

(三)　术后并发症处理

第三脑室底造瘘术的并发症较少,一般低于 5%,致命性并发症较为罕见。术后部分患者可有不同程度的头痛和头晕,变换体位时更为明显,可能与脑脊液动力学变化有关,一般 1 周左右即可恢复。

1. **术后发热**　术后发热是 ETV 术后常见的并发症,一般在 38℃ 左右,经对症处理后可好转。少数患者发热高达 39~40℃,持续时间较长,经腰椎穿刺脑脊液引流、抗生素及对症处理,多可恢复。一般为吸收热,系由灼烧坏死的组织和脑室、蛛网膜下腔的血液成分刺激,或者脑脊液吸收能力差,坏死物质释放的致热原滞留于脑室内的时间较长所致。也可能为中枢热,术中冲洗液刺激下丘脑或在造瘘时双极电凝导致了下丘脑的热损伤,刺激了体温调节中枢。所以术中应尽可能将血性脑脊液和组织碎屑冲洗干净,将脑室内冲洗液的温度控制在 37℃ 左右,减少冲洗的量和速度,退出内镜前,缓慢持续冲洗脑室,将血性脑脊液及脑室内的组织碎屑冲洗干净。有人认为,脑室内注入地塞米松 5~10mg,可减少术后发热的发生。

2. **颅内感染** 术后颅内感染的发生率不足 3%。术后长时间发热,血象升高,出现脑膜刺激征,脑脊液白细胞数升高,提示颅内感染存在。出血、感染后梗阻性脑积水、术中出血较多,术前有脑室外引流或分流术史的患者,术后发生颅内感染的概率较高。颅内感染者,经静脉使用抗生素、脑脊液引流、鞘内使用抗生素后,多可治愈。颅内感染可能与内镜及手术器械消毒、局部污染等因素有关。目前,环氧乙烷和高温高压消毒的效果要优于甲醛熏蒸消毒,但高压消毒会缩短内镜及手术器械的使用寿命,且双极电凝导线等橡胶类不能采用高压消毒,一般采用环氧乙烷消毒。

3. **颅内积气** 一些患者术后出现头痛、呕吐等低颅内压表现,CT 显示脑室内或硬膜下积气(图 13-3-9),可能与术中头位不当或造瘘术后脑压下降有关。气体多在短期内吸收,一般不需特殊处理。手术结束时,向脑室内注满液体,可减少气颅的发生。

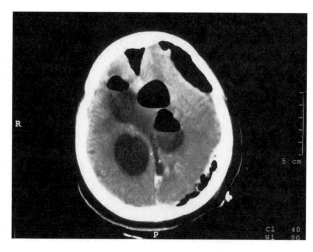

图 13-3-9 术后脑室内及硬膜下积气

4. **硬膜下血肿及硬膜下积液** 多见于患慢性梗阻性脑积水的婴幼儿,为造瘘术后颅内压下降所致。由于婴幼儿的脑室严重扩张,皮质很薄,术后易出现脑组织塌陷,形成硬膜下血肿或积液,少数患者可出现硬膜外血肿(图 13-3-10),甚至危及生命。术中可

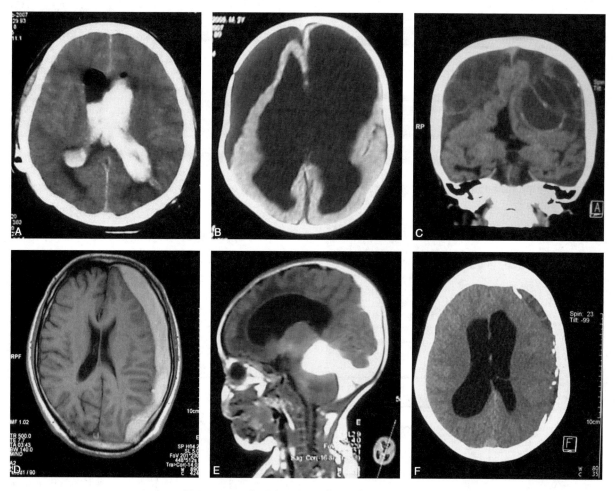

图 13-3-10 术后脑室内、硬膜、硬膜外血肿、积液

A. 脑室内血肿;B. 硬膜下积液;C. 硬膜下多次反复出血;D. 慢性硬膜下血肿;E. 急性硬膜下血肿;F. 硬膜下血肿部分钙化。

先用脑室穿刺针穿刺侧脑室,缓慢释放少量脑脊液,降低颅内压,再以内镜穿刺导鞘沿穿刺道进入侧脑室,并置入内镜。术中应进行持续冲洗,以维持脑室内压力平衡。手术结束时,脑室内应注满冲洗液,避免皮质塌陷。少数先天性梗阻性脑积水患儿的脑室极度扩张,术后难以避免发生硬膜下/硬膜外血肿或硬膜下积液。一旦出现急性硬膜下/硬膜外血肿,常需急诊开颅清除血肿。术后发生慢性硬膜下血肿,可行钻孔引流术,而硬膜下积液有时可自行吸收,不需特别处理,有时需行积液-腹腔分流术。

(赵澎 张亚卓)

参考文献

[1] 王忠诚.王忠诚神经外科学[M].武汉:湖北科学技术出版社,2005.

[2] 张庆林,刘玉光,宋涛,等.脑积水外科治疗方法的改进与临床应用[J].中华神经外科杂志,2004,20(2):163-166.

[3] 刘玉光.脑室腹腔分流术后并发症及其防治[J].中华外科杂志,1995,33(7):439-440.

[4] 宗绪毅,张亚卓,桂松柏,等.神经内镜治疗不对称性脑积水[J].中华神经外科杂志,2007,23(3):172-174.

[5] 于军,李旭琴,熊文德,等.脑积水手术治疗的临床分析[J].中华神经外科杂志,2006,22(1):62-64.

[6] VACCA V. Diagnosis and treatment of idiopathic normal pressure hydrocephalus [J]. J Neurosci Nurs, 2007, 39 (2): 107-111.

[7] WALUZA JJ. Management of hydrocephalus. Trop Doct, 2006, 36:197-198.

[8] STIVAROS SM, JACKSON A. Changing concepts of cerebrospinal fluid hydrodynamics: role of phase-contrast magnetic resonance imaging and implications for cerebral microvascular disease. Neurotherapeutics, 2007, 4(3):511-522.

[9] GUPTA N, PARK J, SOLOMON C, et al. Long-term outcomes in patients with treated childhood hydrocephalus. J Neurosurg, 2007, 106(5 Suppl):334-339.

[10] ESKANDARI R, MCALLISTER JP, MILLER JM, et al. Effects of hydrocephalus and ventriculoperitoneal shunt therapy on afferent and efferent connections in the feline sensorimotor cortex. J Neurosurg, 2004, 101 (2 Suppl): 196-210.

第十四章　癫痫的外科治疗

第一节　概　　述

癫痫(epilepsy)是一种较为常见的慢性神经系统疾患,由已知或未知原因引起的脑部高度同步异常放电的脑部疾病,且有发作性、反复、短暂、刻板的临床特征。2005 年,国际抗癫痫联盟(International League Against Epilepsy,ILAE)将癫痫定义为一种因脑部持续存在易导致癫痫反复发作易感性的脑部疾病,并因此引起神经生物学、认知、心理以及社会结果,其诊断需要至少一次的癫痫发作。2014 年,ILAE 针对这一概念又提出了癫痫的实用性定义,包括①患者至少间隔 24 小时,出现无诱因两次或以上发作;②一次发作,但未来 10 年内再次发作风险与两次非诱发发作后再发风险(至少 60%)相当;③诊断为癫痫综合征。根据受累神经元的部位和放电扩散的范围,功能失常可表现为运动、感觉、意识、行为、自主神经等不同障碍,或兼有之。

癫痫的患病率大多在 4‰到 10‰之间。由于调查研究的方式有所差异,各国癫痫发病率差异较大。根据 WHO 的报道:发达国家为 5.0‰,经济转轨国家为 6.1‰,发展中国家 7.2‰,不发达国家 11.2‰。癫痫的发病率一般以每年十万分率计算。每年我国新发癫痫患者有 50 万人之多,全国现有 900 万~1 000 万癫痫患者,患病率达 7‰。癫痫的危险因素与遗传因素及患者胎儿期母亲遭受损伤、患者既往有无高热惊厥史,以及神经系统疾病和患者的社会经济地位等均有关。经过合理、规范的抗癫痫药物治疗,70%~80%患者的癫痫发作可以被有效地控制,但仍有 20%~30%的患者不能用药物控制发作,这部分患者被称为耐药性癫痫,其中至少有 50%的患者适宜手术治疗,我国有 80 万~100 万、美国有 10 万~20 万癫痫患者需手术治疗。手术治疗的癫痫过去病理最常见为海马硬化,随着诊断技术的进步,目前认为皮质发育畸形也是癫痫外科最重要的病理之一,尤其是局灶性皮质发育不良。其他常见的病理包括发育性肿瘤、脑血管病、各种原因造成的脑软化及胶质增生等。随着癫痫诊断和治疗技术的发展,尤其是在显微神经外科、神经外科导航技术、神经影像及神经电生理学等相关领域的突飞猛进,使手术等相关技术在癫痫治疗上取得了可喜的进展。

一、手术适应证和禁忌证

(一)适应证

1. 耐药性癫痫:既往认为,凡符合下列条件者即应属于耐药性癫痫:①癫痫病程在 3 年以上;②每月癫痫发作至少 4 次;③经长期、系统的多种抗癫痫药物治疗,即使在血液药物浓度监测下,仍不能控制癫痫发作;④因癫痫发作频繁,严重致残,影响工作、学习和生活者。这样的患者尽早地在第一线抗癫痫药物治疗后进行手术为最好。2010 年 ILAE 结合临床实践,提出了耐药性癫痫的新定义,即正确选择并使用 2 种可耐受抗癫痫药物进行充分地尝试性治疗未能持续控制癫痫发作,患者无发作持续时间未达到治疗前最长发作间隔的 3 倍或 1 年(取决于两者之间何者更长)。

2. 继发性(症状性)癫痫:即颅内有如脑皮质发育不良、下丘脑错构瘤或海马硬化等明确责任病灶者。内侧颞叶癫痫的复杂部分发作常在青春期后,变得难以被药物控制。癫痫发作还可引起远隔部位的脑结构形成新的致痫灶和引起脑损害。频繁的癫痫发作能影响未成熟脑的发育和成长。尤其是随着 CT 和 MRI、SPECT、PET、MEG 的出现，脑内存在的致痫病理病变容易被上述的一些非侵袭方法发现，通过手术切除，效果优良。

3. 某些特殊类型的癫痫综合征：对于某些癫痫综合征，如果经一线抗癫痫药物治疗无效后呈进行性进展，手术有可能停止或减轻发作，亦可考虑手术治疗。

虽然多认为难治性癫痫的手术治疗需观察发作 3~4 年后才可决定，但因癫痫长时间得不到有效控制可严重影响认知功能，有人主张早期行外科干预（正规药物治疗 2 年仍无法控制发作则应积极进行手术治疗）。

（二）禁忌证

相对的有进行性内科或神经系疾病、严重的行为障碍（影响术后康复）、严重内科疾病（增加手术病残或死亡率）、智商低于 70（仅局部切除手术）、病灶对侧半球记忆功能障碍、术前检查因行为和智力障碍不合作的患者、活动性精神病（与发作期无关）。绝对的有原发性全面性癫痫，不影响生活的轻微的癫痫发作。

癫痫外科手术适应证并非一成不变，随着影像学、电生理学的进步和对症状学理解的深入，手术技术的进步和手术方式的演变，原来无法确定致痫灶的某些病理目前能够准确定位，新的手术方式不断涌现，使癫痫的手术适应证也在不断变化和拓宽中。如既往多认为智商低于 70 为癫痫手术的禁忌证，但目前认为，小儿癫痫性脑病如果能够确认致痫灶，早期手术后随着发作缓解，认知可以重新改善，因此不再把这一标准作为绝对禁忌。

二、癫痫手术治疗的类型

1. **切除手术**　切除局部的或大块的有致痫灶的脑组织，消除癫痫源灶。此类手术有前颞叶切除术、选择性杏仁海马切除术、多脑叶切除术、大脑半球切除术、颞叶以外的脑皮质切除术及病变切除术。

2. **失联接手术**　目的是破坏癫痫放电的传播通路。常用的手术是胼胝体切开术（corpus callosotomy）、多处软脑膜下横切术（multiple subpial transection，MST）及低功率电凝热灼术。

3. **毁损手术**　常有脑立体定向核团射频毁损术（如杏仁、海马、Forel H 区等），目前发展的立体定向放射外科（如 γ 刀、X 刀等）治疗也是一种毁损手术。近年来出现立体脑电引导下的射频热凝毁损术、激光间质内热疗等，这些新的毁损技术正在不断探索和发展，成为癫痫重要的治疗手段。

4. **神经调控手术**　如慢性小脑刺激术、迷走神经刺激术、脑深部刺激术（deep brain stimulation，DBS）、反应性神经电刺激术（responsive nuerostimulation，RNS），常用于不能行病灶切除的患者。

三、癫痫的术前评估

癫痫患者的手术治疗，除了明确癫痫诊断，确立致痫灶的部位与范围，以及其与重要功能区的关系也至关重要的，这与是否采用手术或采用何种手术方式有关。目前，国内外学者一致认为，宜在术前利用综合性的检查诊断程序，而非单一方法代替。此外，非侵袭性检查在术前评估中至关重要，尤其不可忽视临床症状，而有创检查一般仅作为其补充和验证，且不可取而代之。目前最常用和较好的方法是分期评估来定位致痫灶。

（一）一期评估（Phase-1）非侵袭性检查

1. **临床评估**　详细询问患者、家属和直接观察有关癫痫发作的症状，如临床发作的形式及频率和既往药物的治疗过程等，此外，还需包括神经系统检查和视野检查。仔细认真的询问病史是极其重要的，尤其关注目击者对于发作的描述、意识丧失时的相关表现以及是否有先兆及先兆形式等。

2. **术前 EEG 评估**　头皮视频脑电图监测的目的是记录患者的发作视频以及发作间期和发作期的脑电图。由于患者及家属并非专业人士，他们提供的症状学描述可能存在某些偏差或误导，需要通过客观的视频资料进行确认。头皮脑电的电极安放模式采用国际 10-20 系统，低频和高频滤波分别为 0.5 和 70Hz，采样率应该大于 200Hz。建议使用具有夜视功能的高清摄像头记录发作。当颞叶癫痫为可疑诊断时，建议加用颞下或蝶骨电极。建议安放心电电极来了解患者发作前后心率或心律的变化情况。肌电有利于了解发作中运动症状的侧向性以及明确一些特殊的发作类型，因此也建议安放对应的电极。一般情况下，视频脑电图应该监测到足够数量的惯常发作，其可有效用于定位致痫灶。

3. **神经心理学评价**　常规行①韦氏智力量表（Wechsler intelligence scale，WAIS）；②HR（Halstead Reitan）成套试验；③临床记忆量表评测；④WADA 试验评估语言优势半球和估价记忆功能，对优势半球颞叶切除或大脑半球切除前进行。由于近 1/3 的顽固性癫痫患者具有精神障碍，对手术及术式的选择具有重要影响，并可作为判断预后的重要指标，故需引起重视。

4. CT 检查 尽管 CT 对于密度正常且较为细微的病变,可能因为分辨率相对较低而难以检出,如神经元移行异常或皮质发育不良等,这些病变在 MRI 出现之后才得以显影。但是 CT 对于某些特殊的致痫病变如结节性硬化、伴有钙化灶的节细胞胶质瘤、斯德奇-韦伯(Sturge-Weber)综合征的检出等有重要的意义。

5. MRI 及多模态 MRI 检查 MRI 检查对于多数颅内病变的分辨率和检出阳性率要明显优于 CT 检查。近年来,由于影像后处理技术应用于癫痫外科,对 MRI 的检查提出了较高要求,尽量选择 3.0T 的高场强 MRI。建议的癫痫术前评估 MRI 扫描序列应包括:基于 $1mm^3$ 体素的 3D-T1 加权序列,全头部 2~3mm 层厚无间断矢、冠、轴位 T2 加权序列和 T2 FLAIR 序列。其中 3D-T1 像具有较高的分辨率及清晰的灰白质交界,是各种影像后处理的基础。怀疑颞叶癫痫时要测量颞叶大小和海马容积,从而诊断出海马硬化及脑皮质发育异常病变(如灰质异位)。目前还出现了功能性磁共振(fMRI),可显示癫痫灶和邻近的功能皮质区的关系。成像时间和空间分辨率高,对致痫灶定位有利。同时,弥散张量成像(DTI)可以较为清楚地显示胼胝体和弓形束,辅助胼胝体切开及软脑膜下横切术等术式的进行,并为手术切除中避开功能性传导束如皮质脊髓束等提供依据。

6. MRS 检查 MRS 检查可用于癫痫灶的定侧工作,NAA/(Cr+Cho)<0.6 即可诊断为海马硬化,而两侧差值超过 0.05 或双侧较正常值明显下降均可视为异常。此外,MRS 检查也可用于评价癫痫手术预后及抗癫痫药物的临床疗效。

7. SPECT 术前进行,发作间期和发作期检查。发作间期因病灶呈低血流区,定位阳性率高。基于 SPECT 发作期和发作间期对比结果与 MRI 的融合成为 SISCOM,具有较高的定位价值,但 SPECT 的发作期捕捉比较繁琐,限制了其临床应用。

8. PET PET 的空间分辨率明显优于 SPECT,对癫痫诊断准确率可达 82%,发作期病变区代谢增强,发作间期代谢降低。PET 对于很多癫痫病理具有很高的代谢敏感性,在癫痫外科中的价值日益受到重视。

9. 脑血管造影 疑血管病变或行 Wada 试验时进行。

10. 脑磁图(MEG) MEG 检查时间分辨率可达 1.0ms,空间分辨率可达 3.0mm,其对于多个致痫灶的探测能力优于 EEG。在 EEG 未出现癫痫样活动时,MEG 早已能记录出致痫区的生物磁信号。此外,MEG 可以识别 EEG 难以分辨的致痫灶与放电传导到对侧形成的镜灶。鉴于经济因素及其逊于 EEG 的定位可靠性,尚不能作为常规检查,可作为进一步检查与 EEG 互补。

(二)二期评估(phase-2)侵袭性监测

当一期评估证据不能准确定位致痫区的位置和范围或致痫区与功能区重叠时,需要采用侵入性颅内电极脑电图定位致痫区以及评估致痫区与功能区的关系。颅内电极可采用立体脑电(SEEG)电极和/或硬膜下电极。当致痫区可能位于相对表浅的位置或功能区时,可考虑采用硬膜下电极。但是,当致痫区可能位于深部结构(中线,颞叶内侧,岛叶-岛盖和脑沟深部),或者为再次手术时,则建议使用 SEEG 电极。

1. 硬膜下电极 EEG 可分为条状电极和栅状电极,埋置方式亦可分为钻孔和开颅,以后者为主。该电极的覆盖面广,电极片密集,对表浅致痫区的定位及皮质电刺激具有一定的优势。

2. 立体脑电(SEEG):于 20 世纪 50 年代在法国率先提出,近年来因其具有创伤小、合并症少、可以记录大脑半球底面及内侧面等结构的优势,在国内迅速发展起来,逐渐地取代了原来的硬膜下电极埋藏。

当所有术前评估结果都指向局灶性癫痫,且对致痫灶位置有大致把握后,但仍需更多信息指导手术时,方可进行颅内电极埋置。

3. ECoG 及术中电刺激 在开颅行癫痫灶切除手术时进行。可验证致痫灶部位和测定放电范围,帮助决定切除的范围,评价切除后残留的放电活动(图 14-1-1,图 14-1-2)。由于监测时间较短,单纯通过 ECoG 定位发作起始区具有一定的难度。此外,也可通过术中电刺激诱发后放电,确定中央沟及功能区等

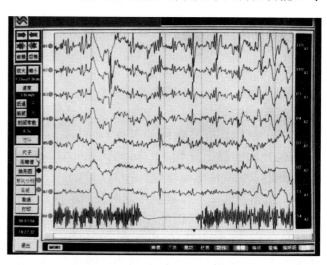

图 14-1-1 术中 ECoG 见痫样放电

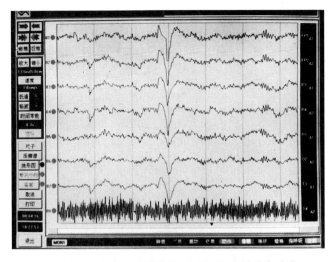

图 14-1-2　术中切除致痫灶后 ECoG 痫样放电消失

辅助手术实施。

目前,癫痫患者的电生理检查仍然是致痫灶定位的金标准,且只有在影像学检查的结果与电生理检查结果相一致时才具有可靠性。此外,充分利用无创伤、患者易于接受的 CT、MRI、fMRI、SPECT、PET、MEG 等先进技术也是准确定位致痫灶所必需的。

四、致痫区

癫痫手术前评估的重点在于精确地寻找出致痫区,明确其部位和范围;手术时尽可能做到全切致痫区,又不至于产生严重的神经功能障碍,才能达到癫痫手术的预期效果,然而,这需要较为丰富的神经外科临床经验。在此,首先,我们先澄清激惹区、发作起始区、症状产生区、功能缺失区、致痫灶和致痫区的概念,这些区域都或多或少代表了致痫灶的位置及范围(表 14-1-1)。

表 14-1-1　异常脑区和病灶的定义

异常脑区	定义
激惹区	在癫痫发作间歇期产生棘波的脑皮质区
发作起始区	引起临床癫痫发作开始的脑皮质区
症状产生区	产生初期临床症状的脑区
功能缺失区	非癫痫的功能障碍皮质区
致痫灶	直接引起癫痫发作的脑结构性异常
致痫区	引起临床癫痫发作的脑皮质区

在临床上,致痫区时常可以代替致痫灶(epileptogenic focus or epileptic focus),而后者通常只是代表癫痫发作起源于脑的一个很小、很窄的区域。然而,致痫灶虽然与致痫区常不一致,但有时亦可一致。在浸润性肿瘤患者,致痫灶与致痫区大致相等,切除病灶后常能获得优良效果。而在非浸润肿瘤患者,致痫区常在致痫灶附近的皮质内,若单纯切除病灶常效果不佳,应该切除病灶和附近皮质内的致痫区才会有效。故外科医师不仅应切除致痫灶,而且还应切除附近的致痫区,以期获得良好的手术效果。而对于某些病灶,如灰质异位、错构瘤、海马硬化,致痫区的范围则大于致痫灶。此外,致痫灶还可能包含潜在的发作起始区域,因此手术未完全切除的致痫灶可能会在长期的异常病理作用下于术后一段时间后引起癫痫复发。

需要注意的是,要想癫痫发作完全消失,就必须充分地切除致痫区皮质。致痫区如能完全切除,手术效果便会比较理想。虽然确定致痫区对癫痫切除手术至关重要,但是致痫区和非致痫区的界限仅凭目前的检查方法尚无法划分得清楚。其中,发作起始区肯定是致痫区的一部分,但致痫区最好的指标是什么至今尚未定论。切除整个激惹区是不恰当的,而以症状产生区和功能缺失区来说明致痫区的边界亦不是一个好的标志,故不可用来确定切除的范围。致痫区不是一成不变的,既可以是小的、单个或多个的,也可以是继发性的。致痫区可以在致痫灶之内或位于其邻近或远隔部位。在临床上,术前定位的意义即在于明确激惹区、发作起始区、症状产生区及致痫灶的位置及状况,在不影响功能的情况下尽可能地进行切除,可以尝试通过所得信息确认致痫区范围以使手术更加精确,但无须过分执着于致痫区,因为经济问题及二次手术对于患者及其家属影响甚大,一般会尽可能地切除相关区域。随着神经调控相关技术的发展及逐渐被引入癫痫外科,将会加速对癫痫电生理领域的探索,在厘清癫痫病理面目的同时,也使得癫痫外科并不仅仅局限于手术切除。

五、癫痫手术治疗的效果

随着致痫灶的定位精确率提高,切除手术的效果已达 60%～90%,一项统计表明,颞叶切除者 3 519 例,其中有效 3 289 例(91.9%),无效 290 例(8.1%);行海马杏仁核切除 413 例,有效者 376 例(91%),无效 37 例(9%);行颞叶以外皮质切除者 805 例,有效 646 例(80.3%),无效 159 例(19.8%);行大脑半球切除 190 例,有效 168 例(88.5%),无效 22 例(11.6%);行胼胝体切开术 563 例,有效 386 例(68.5%),无效 177 例(37.4%)。其中以大脑半球切除和颞叶切除、选择性杏仁海马切除术的术后效果最好。

(谭启富　张凯　孟凡刚)

第二节　颞 叶 癫 痫

起源于颞叶的有简单部分性发作、复杂部分性发作或继发性全身发作特征的癫痫称颞叶癫痫(temporal lobe epilepsy)(旧称精神运动性癫痫)。根据致痫灶位置,传统上将颞叶癫痫分为颞叶外侧型癫痫和颞叶内侧型癫痫。随着癫痫症状学、脑电图和影像学的进步,2010年,法国学者将颞叶癫痫分为颞叶内侧型、外侧型、内外侧型、颞极型、颞叶癫痫附加症(temporal plus)等不同的类型。为方便叙述,本节依然按照颞叶外侧型和颞叶内侧型进行阐述。

一、颞叶的解剖

颞叶的上界为大脑外侧裂,下界为中颅窝底(前达颞骨,后至小脑幕),前为蝶骨翼,后面以顶枕裂到枕前切迹(枕极前4cm)的假想连线为界。借前后方向走行的颞上沟和颞下沟(以前称颞中沟)将颞叶外侧面分为平行的3个颞回,颞上沟分隔颞上回和颞中回,颞下沟分隔颞中回和颞下回。颞叶的下表面由外侧的枕颞外侧回(梭状回)和内侧的海马旁回构成,枕颞沟(以前称颞下沟)分隔颞下回与枕颞外侧回,钩回是海马旁回的一部分,恰在鞍上池平面向内的一个钩状物。嗅沟将钩回、海马旁回与颞极分开。海马旁回的内上方为海马裂或称海马沟。围绕海马裂的一些结构为海马结构,组成内侧颞叶。颞叶的后部由枕颞内侧回和海马旁回向后内延伸的扣带回峡构成。侧副沟前部分隔枕颞外侧回和海马旁回,其后部分隔枕颞外侧回和枕颞内侧回。距状沟的前部分开枕颞内侧回和内侧的海马旁回、扣带回峡部。

通过内侧颞叶和海马结构作一冠状切面,可清楚地显露出下列结构(图14-2-1)。主要为海马结构,它占据颞叶的下内侧部分,呈前后方位。从外向内或从下向上看,依次为海马旁回、下脚(海马回)、海马裂、齿状回、海马槽和海马伞。海马形似中药海马,故得名。海马又称阿蒙角(Ammon horn),与齿状回及其海马残件共同组成海马结构。其细胞结构从海马裂到脑室依次分为分子层、锥体细胞层和多形层等三层。在横断面上又可分为 CA_1,CA_2,CA_3 和 CA_4 区。CA_1 含小锥体细胞,CA_2 有小量轴突,CA_3 含苔藓状纤维,CA_4 有大锥体细胞。

侧脑室颞角的前方有杏仁核,它与尾状核头部相连接而无明显分界线。颞叶后方的白质与外囊融合,并无明确解剖分隔。颞叶岛盖部内藏脑岛。

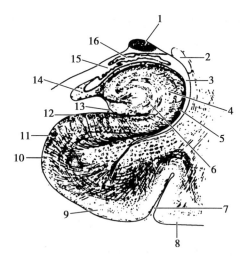

图 14-2-1　经颞叶内侧和海马的冠状切面图

1. 视束;2. 尾状核;3. 侧脑室下角;4. 海马;5. 海马槽;6. 齿状回;7. 侧副沟;8. 枕颞回;9. 海马旁回;10. 前下托;11. 下托;12. 后下托;13. 海马裂;14. 海马伞;15. 脉络裂;16. 脉络丛。

颞叶表面的静脉主要为侧裂静脉,借表浅的下吻合静脉(拉贝静脉,Labbé vein)与横窦或岩上窦相连接,并经上吻合静脉(特罗兰静脉,Trolard vein)与上矢状窦或与中央静脉相连接。在颞极有桥静脉与硬脑膜静脉相连,通常汇入海绵窦。切断 Labbé 静脉常导致严重的脑水肿(颞叶,甚至顶枕叶区)和出血性梗死。

在充分认识颞叶解剖的基础上,行颞叶切除在技术上是易于掌握的,但着重理解以下几点至关重要:①双层蛛网膜构成外侧裂,因而当在颞叶岛盖和脑岛之间行软膜下切除时常有四层脑膜;②外侧裂在额叶和颞叶岛盖之间形成一水平缘,在脑岛和岛盖之间形成一垂直缘;③位于外侧裂内的大脑中动脉有两层脑膜覆盖;④外侧裂的垂直缘下部通常含有大脑中动脉,并注意辨认出白质颞干(temporal stem);⑤外侧裂垂直缘下端到脑室大致平行于外侧裂的水平缘;⑥识别脉络丛的底部就可认出脉络裂,其外侧是海马。

二、颞叶癫痫的临床特征

颞叶癫痫可分为颞叶外侧型癫痫和颞叶内侧型癫痫,前者可表现为简单部分性发作,继发全身强直阵挛发作;而后者主要表现为复杂部分性发作,继发全身强直或强直阵挛发作。颞叶癫痫常有发作先兆,颞叶外侧型癫痫多以听觉及视觉异常和失平衡等症状为主,而内侧型则主要表现为恶心、胃气上升,腹部不适、恐惧和幻嗅等。虽然颞叶癫痫有多种病因,但多认为小儿的致痫性惊厥为最常见的。此外,分娩时罹患疾病和围生期的多种因素也是颞叶癫痫的危险因素。此外，颞叶癫痫患者还可有发作的家庭史。小儿发热性疾病及生产时所致的颞叶损害多为双侧和广泛的，相对的，成人的颞叶病变则多为单侧和局限的。

患者的颞叶在代谢的成像研究上（如 PET），经常观察到颞叶相应区域低代谢，并在 EEG 上常呈现单侧或双侧颞叶棘波，多于儿童期或成年早期发病。发作间隔期间或不定时呈丛集性形式发生。

（一）一般特点（强力提示诊断的特点）

1. 单纯部分性发作　其典型特点是具有自主神经和/或精神的症状以及某些感觉（如嗅觉、听觉）现象（包括错觉在内）。最常见的是胃气上升感。

2. 复杂部分性发作　往往突然停止运动，随后出现典型的口或消化道自动症，也经常随之发生其他自动症。典型的发作时程多>1 分钟。发作后意识混乱时有发生，可有遗忘症，并逐渐恢复意识。

（二）脑电图特点

颞叶癫痫发作间期头皮 EEG 可呈如下表现：①无异常；②背景活动轻度或显著的不对称；③颞叶棘波、尖波和/或慢波，单侧或双侧同步，也可不同步。这些异常并不总局限于颞区；④当头皮 EEG 异常区域较为广泛，可进一步埋置颅内电极。

发作期 EEG 模式：不同的 EEG 形式可伴发早期临床发作的症状，包括：①单侧或双侧背景活动中断；②颞叶或多脑叶低幅快活动，节律性棘波或节律性慢波。当头皮 EEG 的发作与临床不相关时，颅内描记可能提供关于放电的时间与空间演变的额外信息。

（三）颞叶癫痫的发作特征

颞叶癫痫的发作症状可根据致痫灶位置分为内侧型和外侧型两类，而内侧型主要以杏仁核和海马等结构异常为主。

1. 内侧颞叶发作　颞叶内侧结构中包含如海马、杏仁核、海马旁回、内嗅皮层和嗅周皮层等许多可能的异常放电起源，而其中海马发作是最常见的形式，可发生除听觉症状外上述描述的所有症状。发作间期头皮 EEG 可能正常，呈现单侧颞叶尖波或慢波，或呈现双侧尖波或慢波，可表现为同步的和不同步的；发作间期的颅内脑电图可呈现前、中颞棘波或尖波。发作的特点为胃气上升感、恶心、明显的植物性神经征以及其他症状包括肠鸣、嗳气、面色苍白、面部发胀、发红、呼吸困难、瞳孔扩大、恐惧以及嗅、味幻觉。该区域的切除手术范围通常包括海马、杏仁核和海马旁回，同时切除内嗅皮层可能可以提高手术效果。

2. 外侧颞叶发作　单纯发作的特点为听幻觉或错觉或睡梦状态、视觉性感知障碍或优势侧半球有病灶时出现的言语障碍，如果放电扩散到内侧颞叶或颞叶以外结构，则这种单纯发作可发展为复杂部分性发作。头皮 EEG 呈现单侧或双侧中、后颞区棘波，由新皮质传出时最为显著。有些海马硬化的患者其发作也可始于颞叶外侧的新皮质。

三、诊断

（一）病史和体检

颞叶癫痫的主要发病年龄为 10~20 岁，且 15 岁之前首发者占 62%。复杂部分性发作和全身强直阵挛发作是最常见的发作类型。许多复杂部分性发作可能起源于颞叶致痫灶。但是，颞叶以外的致痫灶，特别是额叶，亦可引起复杂部分性癫痫发作。癫痫发作初期的表现是最有价值的定位特征，约 3/4 的颞叶癫痫患者存在先兆症状，位于海马和杏仁核的致痫灶可有内脏活动改变的先兆，如胃气上升感，而钩回致痫灶可引起听觉或前庭先兆，并可在癫痫发作开始时引起失语。颞叶癫痫发作通常有自动症，常持续 2~5 分钟。而起源于额叶致痫灶的复杂部分性癫痫则常无先兆，可辅助判别。此外，颞叶癫痫可表现有记忆缺损，但致痫灶多位于左颞叶。依据相应症状亦可帮助判定发作侧别，右颞叶起源者多有人格解体或情感性发作，而左侧者则多伴有幻听、遗忘和自动症等。复杂部分性发作的临床特征可以帮助致痫灶定位，但必须与其他诊断性措施相结合才有意义。此外，围生期的缺氧史和家族史等对于诊断、治疗及预后的评估具有重要意义；视野检查亦应于术前完善，以便于术后进行对比。

（二）影像学检查

CT 能发现明显的结构性病变，但颞叶癫痫多为阴性，侧脑室颞角大小细微的异常可能有助于定位。通常 MRI 比 CT 更有助于颞叶癫痫定位，90% 的颞叶内侧硬化在 MRI 上有所异常，在 T1 加权（T1）像上可较为清晰地显示萎缩的海马，冠状位的 FLAIR 像及 T_2 加权像（T2）像上可见内侧颞叶结构有增高的信号，说明有内侧颞叶硬化，在 MRI 上还可见小区域的异位灰质，脑沟和颞角也较为清晰。此外，MRS 中 NAA/Cr 或 Cr+Cho 的比值也常用于癫痫灶定侧，正常灰质多大于 0.6。核医学检查如 SPECT 和 PET 在致痫灶区呈现低代谢（发作间期）或高代谢（发作期）状态，但 PET 于发作间期所呈低代谢范围一般大于实际的病变范围。需要注意的是，此类功能性神经影像检查应与电生理相关检查结果相符，其可靠性才大。以上检查手段均有助于致痫灶定位。

（三）脑电图检查

EEG 为癫痫诊断和致痫灶定位提供重要的信息，其中最重要的是发作期脑电图。常规头皮 EEG 记录，需要时可多次记录。有条件者行长程视频 EEG 监测24 小时至数天。监测期间可行减药（AED）或停药检查，必要时行诱发试验，如睡眠、药物等，但须密切观察以防癫痫持续状态发生。常用的附加电极有蝶骨电极、立体定向深部电极，有助于辅助癫痫灶定位。

（四）神经心理评估

应全面评估患者的高级皮质功能，包括语言、记忆、判断、推理、注意力和视觉、空间能力。这些方面的缺陷常为颞叶功能紊乱的证据，可帮助定侧。语言记忆的缺失常说明优势颞叶功能紊乱伴癫痫发作灶存在，而视觉、空间知觉和记忆缺失常示非优势半球功能紊乱。Wada 试验通过经颈内动脉注射巴比妥，是较常用的一种方法，多能提示高级皮质功能的定位，已有记忆功能障碍和左利手的患者尤应作此检查。

四、颞叶癫痫的手术治疗

前颞叶切除是治疗顽固性颞叶癫痫（复杂部分性癫痫）的一种经典而最常使用的手术方法，治疗效果良好，经长期观察有 2/3 的患者效果优良。随着诊断与手术技术的改进，疗效可达 90% 以上。

（一）适应证

1. 单侧颞叶癫痫表现为复杂部分性（精神运动性）癫痫和/或继发性全身性癫痫，抗癫痫药治疗无效，病程达 3 年以上者。

2. 多次脑电图检查以及睡眠脑电图和蝶骨电极记录，确认致痫灶位于一侧颞叶者。

3. CT 或 MRI 有局限的阳性发现，并与临床表现和脑电图结果相一致者。

（二）禁忌证

慢性、活动性精神病患者，精神发育延缓，人格紊乱的患者为手术禁忌证。两侧颞叶有独立癫痫起源灶的患者禁忌作两侧颞叶切除。

（三）前颞叶切除术

1. **术前准备**   术前一日停用抗癫痫药物或减少用量，但癫痫发作频繁而严重者可不停用抗癫痫药，术前半小时可肌内注射苯巴比妥钠 100mg。

2. **麻醉与体位**   一般选用全麻，平卧位，头侧位。床头抬高于心脏水平面以上。

3. **手术步骤**

（1）开颅：做问号切口，问号下缘至耳屏前方，勿

低于颧弓。颅骨骨孔应钻于颧骨额突之后和颧弓之上，将蝶骨嵴向深部咬除，并向下咬除颞骨鳞部的下缘至颅中窝底，充分暴露大脑外侧裂、额颞区、颞极、颞中部、部分中央区。U 形切开硬脑膜，外加放射状切口，悬吊缝合硬脑膜于骨缘上。

（2）肉眼观察颞叶表面有无异常病变：如蛛网膜下腔扩大、蛛网膜囊肿、脑回小等，识别侧裂血管，Labbé 静脉，中央前回、额下回岛盖部等重要结构。

（3）皮层脑电图（ECoG）监测：目的在于寻找和验证致痫灶及其范围。将皮质电极依次置于额叶下部、颞上回、颞中回和颞下回进行记录，用数字标明，并记录于纸上；同时将电极于颞极向后沿颞中回 3cm和 5cm 处，各垂直插入 3.5cm，前方电极尖端恰于杏仁核，后方电极尖端则位于海马，描记有无棘波放电（图14-2-2）。

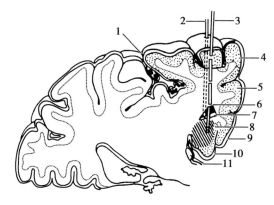

图 14-2-2   多极式深电极，插入颞叶内
1. 大脑外侧裂；2. 深电极插入海马角；3. 深电极插入杏仁核；4. 软膜蛛网膜；5. 梭状回；6. 侧脑室；7. 海马角；8. 杏仁核；9. 海马旁回；10. 钩回；11. 视束。

（4）确定切除颞叶的范围：优势半球颞叶容许切除颞极后 5cm，非优势半球颞叶容许切除颞极后 6cm的颞前叶范围，一般向后切除不得超过 Labbé 静脉。但目前有人主张切除的范围更小，从颞极沿大脑外侧裂向后 4.5cm，不超过中央前沟。沿颅中窝底向后通常为 5cm。若为非优势半球可各向后延长 0.5cm，以扩大切除范围（图 14-2-3），避免术后失语和偏盲。

（5）切除颞叶顺序：打开外侧裂，向前至蝶骨，向下至颅中窝底，向后至海马回钩前端。分开时可见大脑中动脉，需加保护。该动脉的第一段和第二段分出3~4 支供应颞叶，应电凝切断。然后，在 Labbé 静脉之前，也即从颞尖沿颞中回向后 6cm，优势半球平面，从颞下外侧缘向上横断切开颞叶皮质至颞中回时斜向前约 45°，切断颞叶的上、中、下回。用两脑压板牵开脑，直向内切开颞叶白质，进入侧脑室下角。此时可

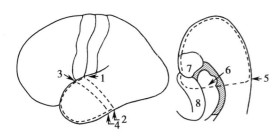

图 14-2-3　颞叶的切除范围（虚线）

1. 非优势侧 5cm；2. 非优势侧 5.5cm；3. 优势侧 4.5cm；4. 优势侧 5cm；5.5 ~ 6cm；6. 海马；7. 杏仁核；8. 海马旁回。

见脉络丛，并有脑脊液涌出，继续切开梭状回达侧副沟为止。分开颞叶岛盖显露岛叶。此外，另有一种手术方式可切开颞上回皮质后，在软膜内沿侧裂剥离颞叶，以避免分离侧裂及损伤大脑中动脉。此后在颞上回拐向颞底的方向横断颞叶，切开深部白质进入颞角。将颞叶向外侧牵开，充分暴露颞角内闪光发白的海马脚，用双极电凝切开脑组织达脑室壁，直达颞角尖为止。颞角尖的内上方为圆形的杏仁核，经杏仁核中央将其切开分成基底外侧部和与钩回紧邻的皮质内侧部。杏仁核上内侧为视束等重要结构，勿过分深入以致损伤。此时已达颅中窝底，并向后牵开颞角，显露脉络丛。此时勿压迫，因脉络丛附着在脑干和视束上。沿脉络丛外侧从后向前切开海马，暴露出海马旁回的上表面，在海马和海马旁回的后部，于冠状位将海马脚尖端之后 3.0cm ~ 3.5cm 的海马横行切断，提起海马旁回横切直达小脑幕为止，移除颞叶及其海马、海马旁回、钩回，外侧部的杏仁核。此时应注意保护内侧软脑膜完整，勿损脑底池内的结构。供应海马旁回及钩回的前 1/3 的脉络膜前动脉外侧支应电凝切断，数支阿蒙角动脉可电凝切断（图 14-2-4）。

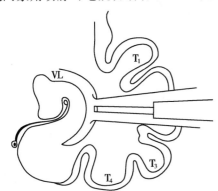

图 14-2-4　探索侧脑室颞角

VL. 颞角；T₁. 颞上回；T₃. 颞下回；T₄. 梭状回。

（6）术毕再行 ECoG 监测：若仍有异常放电，应继续切除。但岛叶、外侧裂上方皮质及颞横回不必切

除。关颅，硬脑膜外放引流管引流 24 小时。

（7）前内侧颞叶切除术：除了上述标准的颞叶切除术外，尚有前内侧颞叶切除术。这是由 Spencer DD 于 1984 年提出的，适于该术式的癫痫患者其致痫灶大多位于颞叶内侧结构，根治性切除后 85% 患者的癫痫发作得到控制，而没有神经心理或神经功能障碍。前内侧颞叶切除范围包括大部分海马结构，而颞叶外侧皮质仅切除颞尖向后约 3.5cm 的颞极部位。该手术的步骤是：首先从颞尖沿颞中向后扩延至 3 ~ 3.5cm 处，继而向下弯曲，横过颞中回和颞下回，然后终止在枕颞回，直至切除该回的大部分。切除时先将颞上回上方的蛛网膜切开，但不影响颞上回，向深处切开 3cm，到达颞角旁。切除呈楔形的颞叶组织，约 3cm³ 大。颞叶内底面的后切除缘位于上丘水平面，并尽可能切除杏仁核、海马。手术时注意在大脑中动脉-终纹连线以下切除杏仁核，可切除 90% 以上杏仁核且避免损伤视束等重要结构。并勿电凝脉络丛以致损伤脉络膜前动脉引起偏瘫，此外手术时应时刻保持在软膜下切除（图 14-2-5，图 14-2-6）。

（8）选择性杏仁核海马切除术：主要有经侧裂入路、经皮质入路以及经颞下入路 3 种手术方式。其中最为常用的经侧裂入路由 Yasargil 于 1982 年开创，该术式应用显微手术技术，经翼点入路，在大脑中动脉（M1 段）外侧的颞极动脉和前颞动脉之间，在颞上回内侧底部岛域水平作一长约 15 ~ 20mm 切口，再沿颞角尖端，将入口向枕部方向切开长 2cm。在颞角内认清海马、脉络丛和脉络膜沟，用显微活检钳，切除杏仁核及钩回。切开脉络沟，沿海马脚从前向后弧形切开，在大脑脚后缘水平和海马伞伸向底部形成穹窿脚的部位，切断海马，移出已整块切除的海马。该手术

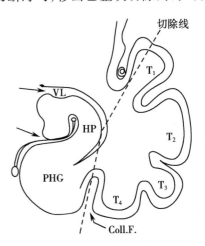

图 14-2-5　新皮质切除范围示意图

T₁. 颞上回；T₂. 颞中回；T₃. 颞下回；T₄. 梭状回；VL. 侧脑室颞角；HP. 海马；PHG. 海马旁回；Coll.F. 侧副沟。

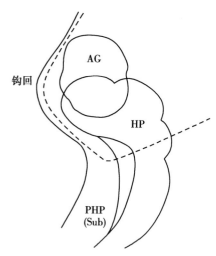

图 14-2-6　切除颞叶内侧面底部结构

虚线示切除范围：AG. 杏仁核；HP. 海马；PHP. 海马旁回。

损伤小，对外部的皮质无损伤，对相关结构暴露也较为充分，常获得较为满意的效果，但同时外侧裂通路较为狭小，且其内走行重要血管，对相关结构不熟悉或手术技术不熟练者，有损伤相关结构并引起血管痉挛乃至梗死的可能性。

4. **术后处理**　术后 24 小时内复查 CT，观察有无血肿或水肿。术后当日禁食，次日可进流质或半流质饮食。静脉补液量限制在 1 500ml 内。预防应用抗生素，术后给地塞米松，必要时腰椎穿刺放出血性脑脊液。术后 1~2 周内可能出现癫痫发作，多为手术创伤刺激或血药浓度低造成，通常不影响预后。术后前 3~4 天可肌内注射（地西泮）安定和苯巴比妥钠，进食后恢复口服抗癫痫药，剂量同术前，维持 1~2 年。定期复查脑电图，如无癫痫发作，脑电图又无痫性放电，可将抗癫痫药减量直至停药，如减药后又有癫痫发作，应立即恢复用药。

5. **并发症**　前颞叶切除术的死亡率<0.5%；病残率约5%；永久性偏瘫占 2.4%，暂时性偏瘫占 4.2%，同向偏盲占 8.3%。可并发无菌性脑膜炎、硬膜下血肿、记忆力减退和精神症状。

6. **病理**　颞叶切除后的病理检查结果，约 2/3 的患者有内侧颞叶异常，约 1/3 的患者有外侧颞叶的病理改变。内侧颞叶多为海马硬化（hippocampal sclerosis）或钩回的胶质增生；外侧颞叶多为异位的神经元和皮质。在内侧或外侧颞叶偶尔可发现一些小的肿瘤或血管畸形。

五、疗效评估

对癫痫手术结果的评估尚无统一的标准。文献中多以极好（excellent）的结果表示患者术后未见癫痫发作，或有先兆或偶尔有癫痫发作；此外还以良好（good）、中等（fair）或不好（poor）来表示预后的好坏。有的则以显著改善（worthwhile）或改善不明显（no worthwhile）来评价，亦有通过量表如术后癫痫发作频率评分系统、改良 Crandall 标准以及常用的 Engel 标准等进行预后的评估。

在美国 California 举行的"第一届癫痫外科治疗国际会议"上推荐的方法（Engel，1987），此方法近年来已被许多单位所应用（表 14-2-1）。

表 14-2-1　结果分类

Ⅰ	癫痫发作（致残性）消失，除外术后早期的癫痫发作（只在前几周内） 1. 手术后癫痫发作完全消失 2. 手术后仅有非致残的单纯部分性癫痫发作 3. 手术后仍有致残性的癫痫发作，但致残的癫痫发作消失至少 2 年 4. 仅在停止使用 AEDs 时有全身性强直阵挛发作
Ⅱ	癫痫发作（致残性）极少或几乎消失（每年不超过 2 次） 1. 起初无致残性的癫痫发作，但现在有少量发作 2. 手术后致残性的癫痫发作减少 3. 手术后有少量的致残的癫痫发作，但至少 2 年癫痫发作极少 4. 仅夜间癫痫发作
Ⅲ	显著改善（癫痫频率减少 90%） 1. 明显的癫痫发作减少 2. 长期的癫痫发作消失，间歇期长于随访期一半，但不少于 2 年
Ⅳ	改善不明显（频率减少>50%，<90%） 1. 癫痫发作明显（但残留的癫痫发作仍引起残废）减少 2. 无改变（癫痫发作频率减少<50%） 3. 癫痫发作加重

谭启富教授在吸取前人的经验基础上，结合国情，曾提出一简明术后结果分类标准，有利于术后随访对比（表 14-2-2）。

表 14-2-2　术后结果分类

满意	癫痫发作完全消失（100%），除外术后早期几次癫痫发作，或每年偶尔也有 1~2 次发作
显著改善	癫痫发作减少 75% 以上
良好	癫痫发作减少>50%
较差	癫痫发作减少 25%~50%
无改善	

前颞叶切除可使80%~90%的患者获得显著的改善（癫痫发作消失或癫痫发作频率减少90%以上）。在第一届癫痫外科治疗国际会议上，收集了40家医院，2 336例前颞叶切除术的结果，术后癫痫发作消失者达26%~80%，平均癫痫发作消失占55.5%（患者数为1 296）；改善者有648例，占27.7%；无改善者有392例，占18.8%。第二届国际会议收集了1986—1990年间3 579例前颞叶切除术的结果，术后癫痫发作消失者2 429例（67.9%），改善者860例（24.0%），无改善者290例（8.1%）。Jensen（1975）曾复习世界文献，在1928—1973年间行前颞叶切除术2 282例，约2/3的患者术后癫痫发作消失或几乎消失。Davies等报道58例，平均随访6年，55%癫痫完全消失，7%癫痫发作几乎消失，21%显著改善，17%改善不明显。国内史玉泉教授报道8例颞叶切除术的结果有效率达75%，其中癫痫完全消失或近于完全消失者占50%。刘宗惠等报道30例，有效率93%，其中癫痫发作消失或近于消失者占73%。吴革等报道34例颞叶前部切除，有18例随访2~10年，癫痫发作消失，其中9例为学生，能坚持学习，智力和记忆力明显改善，学习成绩好转；9例有狂暴行为得到控制，智能改善，反应灵活，其中6例已参加工作。谭启富教授曾报道过76例颞叶癫痫手术治疗的结果，随访时间最长达14.5年，结果：满意（癫痫发作减少100%），26例（38%）；显著改善（癫痫发作减少75%）27例（40%）；良好（癫痫发作减少>50%）7例（10%）；效果差（改善25%~50%）4例（6%）；无改善4例（6%）。术后达到良好以上的结果者占88%。

（谭启富　张凯　孟凡刚）

第三节 额叶癫痫

额叶癫痫是仅次于颞叶癫痫的第二常见的部分性癫痫，占其中的20%~30%。有单纯部分性发作、复杂部分性发作以及继发性全身性发作或这些发作的混合性发作特征的起源于额叶的癫痫称额叶癫痫（frontal lobe epilepsy）。

一、额叶的功能解剖

额叶是脑中最大的一叶，占全脑容积和重量的1/3~1/2。额叶皮质主要与后丘脑相联系，经束与其他的新皮质相联系，同时与杏仁核、基底节、小脑相连。此外运动皮质与锥体束经放射冠和内囊前肢相连接。辅助运动皮层接受和发放初级运动皮质区、基底节、小脑、额眼区、前扣带回和联合皮质区的神经冲

动。额眼区和Broca's区位于前运动皮质区。第二感觉区位于初级运动皮质区的前部。在半球的内侧面最重要的界标是扣带沟，呈"C"形。内侧额回位于旁中央小叶的前面，额极在额叶的最前端，眶额区皮质在下和眶面（图14-3-1）。

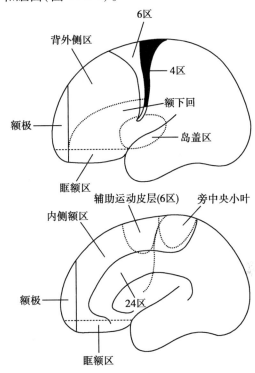

图14-3-1 额叶的功能和细胞构筑区

二、额叶癫痫的临床特征

额叶癫痫常见单纯部分性发作、复杂部分性发作以及继发性全身性发作或这些发作的混合发作，发作多为一日数次，发作时间较短，且常于睡眠时发作。额叶部分发作有时可与精神因素引起的发作相混淆，常合并癫痫持续状态。

1. 一般特点 有以下特征则强烈提示额叶癫痫：①通常发作时间短；②额叶起源的复杂部分性发作，通常伴有轻微的发作后意识混乱或不发生；③单纯性部分性发作很快引起继发性全身性发作（这一特征额叶癫痫比颞叶癫痫更常见）；④强直性或运动性姿势症状突出；⑤发病时常见复杂的手势性自动症；⑥当放电为双侧性时常有跌倒发作。

2. 发作类型 额叶癫痫常见的发作类型如下，但发作可能迅速累及多个区域，使得特殊的发作类型不易被识别。

（1）背外侧部发作：发作形式可能是强直性的或者较少见的阵挛，伴有眼和头的偏转以及言语停止，眼球多为偏向对侧凝视，并早于头部偏转。若无继发

的全面发作,根据头眼偏转定侧需谨慎。

(2)辅助运动皮层发作:在辅助运动皮层的发作其形式为姿势性的局灶性强直伴有发音以及击剑姿势。

(3)运动皮质发作:单纯部分性发作为运动皮质发作的主要特点,其定位依据受累区的局部解剖和侧别,在较低的前罗兰多区(Rolando 区)受累可有言语停止、发声或言语障碍,对侧面部强直、阵挛运动或吞咽运动、全身性发作发生。在 Rolando 区,部分运动发作不伴有进行性或杰克逊发作(Jackson 发作)出现;特别是在对侧上肢开始。旁中央小叶受累时同侧足部可出现强直性发作,对侧腿部也可出现强直性运动,发作后常有 Todd 瘫痪。

(4)扣带回发作:发作形式以复杂部分性伴有发病时复杂的运动手势自动症,常见植物神经症状,如心境和情感的改变。

(5)前额极区发作:前额极区发作形式包括强迫性思维或起始性接触丧失以及头和眼的偏转运动,可能伴有的演变包括反向运动、轴性阵挛性抽动和跌倒以及植物神经症状。

(6)眶额区发作:眶额区发作起初表现为愣神或动作突然停止,之后扩散至其他脑区,引起相应症状,可表现为复杂部分性发作伴有起始的运动和手势性自动症,嗅幻觉和错觉以及自主神经症状。

除此之外,过度运动发作亦是额叶内侧发作的一种特征性表现形式,其主要特点为饱含感情的运动爆发,意识可有一定程度受损,且有可能继发为全面发作。

(7)岛盖发作:岛盖发作的特点包括咀嚼、流涎、吞咽、喉的症状、言语停止、上腹部先兆、恐惧以及植物神经症状。单纯部分发作特别是面肌阵挛性发作很常见,而且可能是单侧的。如果有继发感觉改变,可以表现为麻木,特别是位于手部最常见。幻觉在此区特别常见。

(8)Kojewnikow 综合征:目前认为有两种类型的Kojewnikow 综合征,其中之一即众所周知的拉斯马森综合征(Rasmussen 综合征),是儿童期症状性癫痫中的一种癫痫综合征。另一种类型是代表成人和儿童侧裂区部分癫痫发作的特殊型,且与运动区的不同损害相关。其主要特点为:①运动性部分发作,定位总是很明确的;②后期通常在有躯体运动性发作发生的部位出现肌阵挛;③EEG 呈现正常背景活动的基础上,出现局灶性阵发异常(棘波和慢波);④本综合征可发生于儿童期和成年期的任何年龄;⑤经常可查出病因(肿瘤、血管);⑥本综合征不呈进行性演变(临床型、EEG 的或心理的,除了与致病损害的演变有关者外)。此外,此综合征可由线粒体脑肌病伴高乳酸血症和卒中样发作(mitochondrial encephalomyopathy with lactic acidosis and stroke-like episode,MELAS)引起。

有些癫痫灶很难定位于特定的脑叶,例如伴有中央前回和中央后回,即 Rolando 区发作症状的癫痫发作。而在岛盖癫痫亦可见到此类重叠到邻近解剖区域的情况。

2014 年,法国学者将额叶癫痫按照症状学分为四组,并且提出了额叶癫痫的层级理论,在额叶癫痫的分类中具有重要的价值,被广泛接受。由于额叶参与众多的生理功能,包括运动、语言、记忆、理解、奖赏、人格形成和注意力管理等。有研究表明层级理论与额叶癫痫症状的分组密切相关。人们把从额极到中央沟且平行于中线的纵轴称之为头尾轴,额叶皮质在行为控制的功能上沿着这条轴发生层级渐变。具体来说,越靠近额叶前部(额极)的皮质越倾向于负责抽象复杂的任务,而越靠近额叶后部(中央前回)的皮质越倾向于负责具体简单的动作。以刷牙为例,前部的皮质负责将这个任务分解为拿牙刷、拿牙膏、挤牙膏、拿水杯、倒水等子任务,并能把挤牙膏又分解为打开牙膏盖、挤压牙膏和抹牙膏等动作。前部皮质完成这些抽象复杂的任务分解后,向后部皮质发出相关指令,由后者完成食指和拇指捏合(挤牙膏)等每一个具体的动作。总体来说,致痫灶越偏向额叶后部,越容易引起简单运动症状,而致痫灶越偏向前部,越容易出现协调的有目的性的动作。

三、诊断性评估

1. **癫痫发作症状学的分析**　由于额叶大片区域处于脑电图难以检测的区域,症状学分析仍是当前诊断额叶癫痫的一个"金标准"。仔细分析患者的临床表现和发作特征,并结合相应的脑电图,最好是长程视频脑电图的结果,定位癫痫灶。

2. **脑电图的定位**　额叶癫痫发作通常很快引起双侧额叶的同步性放电扩散,且前额叶腹内侧等区域距离头皮电极较远,使得头皮脑电图难于定位,而记录伪迹则常使脑电图变化难以解释。而额叶癫痫的痫灶常常位于双侧或呈多灶分布,也影响了额叶痫灶的准确定位。此时应常规行长程视频 EEG、诱发试验等检查。还应该选择性地采用颅内电极记录发作期的脑电图,以提高对致痫灶定位的准确性。

额叶癫痫的发作间期头皮 EEG 可能表现:①无明显异常;②有时背景不对称,前额区出现棘波或尖波;③尖波或慢波(单侧、双侧或单侧多个脑叶)。虽然70%左右的额叶癫痫患者在发作间期存在癫痫样放电,但多呈广泛性或多灶性,较难定位。同时,埋置颅内电极有时能区别单侧性和双侧性损害,必要时可进行。

此外,在临床发作之前出现的 EEG 异常也可为定位提供重要信息,如:①额叶或多脑叶,通常是双侧性,低波幅快活动,节律性棘波、棘慢波或慢波;②双侧高幅单个尖波,随后是弥漫性电压低平。

3. 影像学定位　CT、MRI 可发现一些低级别的胶质瘤、AVM、海绵状血管瘤,以及大脑皮质发育不全,还可发现脑膜脑瘢痕、脑萎缩、脑囊性改变等,有利于致痫灶定位。此外,更薄的扫描厚度、更高的场强以及一些特殊序列如 FLAIR 像的应用可以明显提高病灶的检出率。发作间期的 SPECT 和 PET 可证实脑局部的低灌注或低代谢,而发作期的 SPECT 常显示额叶皮质的高灌注。值得一提的是,MRI 阳性的患者,获得较好效果者达 80%~90%,是判断预后的重要指标。

四、额叶癫痫的手术治疗

额叶癫痫手术治疗常用的仍是病灶切除术,可选择性切除额叶致痫灶皮质,如外侧可选择性切除额中回、额下回及眶额,而内侧则可切除额上回及额叶内侧。对致痫灶及病灶广泛限于一侧额叶者应行部分额叶切除术;在非优势半球,大块额叶切除的范围应限于中央前沟以前部分,注意勿伤及中央前沟软脑膜。切除可分两个步骤(图 14-3-2);于脑外侧凸面整块切除额上、中、下回,接着在胼胝体附近切除前扣带回。眶后皮质要保留。在优势半球应保留额下回后部的 2.5cm 的脑组织,以避免语言障碍。

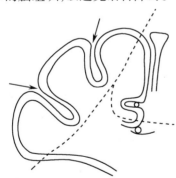

图 14-3-2　额叶切除的两个步骤
(虚线)箭头为额上沟和额下沟。

两侧额叶致痫灶或一侧叶致痫灶但不能行皮质切除时,应选用胼胝体前 2/3 切开术,阻断癫痫放电的传播,减少癫痫发作的频率及缓解严重程度。

额叶致痫灶位于运动、语言区等功能区时应选用多处软膜下横纤维切断术(multiple subpial transection)。

目前多采用联合手术的方式来治疗额叶癫痫。有时致痫区波及颞叶或顶叶,还需加做颞叶切除术或

行大脑半球切除术。

五、疗效

切除手术的成功率一般为 45%~60%。Talairach 等报道 25 例行额前区皮质切除和 35 例行中央区皮质切除术,成功率分别是 45% 和 60%。其有效率不如颞叶切除的效果好,但多数患者仍能通过手术获得有效的改善。此外,局灶切除的致残率是相对较低的。

(谭启富　张凯　孟凡刚)

第四节　枕 叶 癫 痫

枕叶癫痫是指发作起始于枕叶,致痫灶位于枕叶所引起的癫痫。其在癫痫中占比较少,约为 4%。此类癫痫的主要特征为视觉先兆。

一、枕叶的功能解剖

枕叶位于大脑半球的最后端,可分为 3 个面,背外侧面、内侧面及小脑幕面,其前界在背外侧面为顶枕沟上端与枕前切迹间的虚拟连线,在内侧面为顶枕沟,而底面的前界不甚明显,一般认为枕前切迹至胼胝体压部下方的连线可作为前界。枕叶皮质可分为纹状区、纹旁区和纹周区,分别对应 Brodmann 皮质分区中的 17 区、18 区和 19 区。其中纹状区受累可致视觉损害,而另两区则与识别物体形态大小相关。

二、枕叶癫痫的临床特征

1. 枕叶自身的症状　视觉异常、视幻觉及视错觉等是枕叶癫痫的重要特征,同时,伴有视觉先兆则强烈提示枕叶癫痫。视觉异常可有视物模糊、视物变形、黑矇及闪光等,而视幻觉为缺乏外界刺激下出现的主观图形体验,而视错觉则是对所视物体的错觉或误解。复杂的视幻觉或视错觉通常在简单的视幻觉之后,多于进展时出现。值得注意的是,即使没有视觉症状发作,也并不能排除枕叶癫痫。

2. 枕叶外传导症状　当传导至颞叶时,在出现视觉先兆的基础上,还可出现失语。而当沿外侧裂上传至顶叶和额叶时,可出现肢体的强直抽搐。传至顶叶则可能出现较明确的躯体基本感觉异常。此外,枕叶癫痫还可出现双眼偏转症状,偏转多向致痫灶对侧偏转,需与额叶癫痫相区别。另外,偏转还可有缓慢运动和快速扫视两种类型,前者多为同向,后者既可同向,也可反向。

除了视觉异常之外,枕叶癫痫还可出现双眼偏转发作、眼睑痉挛、发作性眨眼和视像残留等先兆。

三、诊断性评估

1. **影像学**　影像学在枕叶癫痫中的作用非常重要，MRI 阳性则强烈提示为潜在的致痫灶。此外，由于枕叶癫痫的发作症状可为扩步至其他脑叶所产生，因此也凸显了 MRI 等影像学检查的地位，而 PET、SPECT 等核医学手段及 MEG 的应用可进一步补充和证实 MRI 和电生理结果。

2. **脑电图**　枕叶癫痫在发作间期可出现背景异常，如波幅减低等，在发作期可出现棘波和尖波等，但多分布广泛，超出枕叶范围甚至对侧亦可见。因此，对于枕叶癫痫而言，皮质电极或 SEEG 进行评估是较为重要的，可以更加精确地定位发作起始区，有时即使 MRI 阳性，也可进行颅内电极埋置以进一步确认其发作起始区域和早期传播路径，以便手术。此外，视觉诱发电位可以在一定程度上判定枕叶是否有损伤，必要时可进行检查。

四、枕叶癫痫的手术治疗

此区手术均应在皮质电生理监测下进行。手术的主要方式是癫痫病灶切除术，当致痫灶无法切除时可考虑软膜下横纤维切断术或皮质热灼术。注意保护枕叶视觉中枢，在确保功能的前提下进行切除。此外，若异常放电传导累及枕叶外其他区域，如颞叶内侧结构时，需完善术前检查明确是否形成了继发性致痫灶，必要时同时进行切除。枕叶癫痫的效果较颞叶癫痫为差，经统计致痫灶切除手术，治愈率为 40%～88%。

第五节　外伤性癫痫和手术后癫痫

一、外伤性癫痫

头部受到外伤后，癫痫的发病率可达正常人的 3 倍以上。外伤后癫痫，即颅脑外伤后癫痫，占癫痫总人数的 10% 左右，为癫痫的主要病因之一，而外伤性癫痫则是颅脑外伤后最严重的并发症之一。癫痫的外科治疗可使 1/2 患者癫痫发作停止，另外 1/2 患者癫痫发作频率有所减少或症状改善。癫痫同时伴有偏瘫的患者经功能性半球切除后，癫痫得到控制之外，偏瘫和运动功能也随着好转。颅脑任何部位损伤均可引起癫痫。中央区及其邻近皮质受损癫痫发生率显著增高。据 Caveness 统计，重度颅脑损伤后癫痫的发病率高达 31%，也与第一次世界大战、第二次世界大战、越南战争和朝鲜战争 4 次大型战争的统计数据相近。虽然抗癫痫药物可以控制部分或减少癫痫的发作，但仍有约 20% 患者药物并不能有效控制癫痫发作，而其中一部分患者是需要外科手术治疗的。

（一）病因与病理

据报道，外伤性癫痫不仅与颅脑外伤的程度和部位有关，也与家族遗传相关。脑实质内出血或伴有脑内血肿的颅脑外伤与癫痫的发生有密切关系。当脑组织发生挫裂伤或受压后，受伤区脑组织开始水肿变性，此后逐渐软化吸收。周围脑组织有神经胶质细胞和结缔组织增生，最后局部形成瘢痕。癫痫灶并不在瘢痕组织内，而是位于瘢痕邻近的受到部分损伤的脑组织内。由于受损的脑组织大型神经元明显减少，剩余的中、小型神经元比大型神经元更易放电，从而降低了相应区域的放电阈值。分子生物学相关研究显示，癫痫灶区域胶质细胞膜上 Na^+-K^+ ATP 酶活性降低，使得细胞外 K^+ 转运受到障碍，引起细胞外 K^+ 浓度升高，降低了产生动作电位的阈值，从而较易引起癫痫发作。

（二）临床特征

1. **外伤后早期癫痫（伤后 3～4 天）**　即发生于伤后急性期，以全身发作为多见，少数为局灶性发作。发病的高峰时间是在受伤后的第 1 天内，据 Tenuett 于 1974 年分析的 400 例外伤后 1 周内发作的癫痫，约 60% 的患者在伤后 24 小时内第一次发作。其中，约 1/3 患者第一次发作在伤后 1 小时之内，另有 1/3 患者第一次发作发生于伤后第 1 天稍后的时间。颅脑外伤病例中早期癫痫的发病率约占 5%，其中 5 岁以下的儿童特别容易发生，即使轻微脑损伤也可诱发癫痫发作，即使原发性脑外伤不重，也容易发生癫痫持续状态，发生率高达 22%，高出成人 1 倍。外伤后早期癫痫的常见病因是急性颅脑损伤、脑水肿、颅内血肿、骨折片压迫，在脑内形成刺激灶后引起皮质异常放电导致抽搐，去除病因后即可得到控制，不易遗留明显影响。

2. **外伤后延期癫痫（伤后数日～3 个月内）**　起因多为颅脑外伤所引起的并发症，如颅内感染，急性或慢性颅内血肿。清除血肿或炎性病灶后，发作多能得到控制，效果较好。

3. **外伤后晚期癫痫（3 个月以后）**　临床上所指的外伤性癫痫一般即晚期癫痫。然而，颅脑外伤后产生晚期癫痫的直接原因，目前尚不清楚。有人认为癫痫发作是因为神经胶质损伤，丧失了它对神经元和突触前末梢细胞外间隙中钾和二氧化碳浓度的调节作用，破坏了局部电解质和酸碱平衡，使病灶邻近的神经元兴奋性增高所致。临床上外伤后晚期癫痫常见于脑穿通伤所致脑退行性变、脑膜脑瘢痕，也可由慢性颅内血肿或脑脓肿引起。

二、手术后癫痫

由于开颅手术在不同程度上损伤脑组织，故开颅术后有诱发癫痫的可能。

（一）病因和病理

手术后癫痫常见诱因有：①手术创伤：开颅术后脑内常有脑组织损伤、挫伤、出血和水肿等病理变化，一般认为造成较大范围脑组织创伤的手术，术后癫痫发病率明显高于不产生脑损伤，或是产生轻微脑损伤的手术；②术前原发病对脑组织的损害程度：原发病对脑组织损害程度越高，越易发生术后癫痫；③病变部位：病灶邻近大脑凸面、矢状窦和大脑纵裂的病变，术后易引起癫痫；④术前癫痫病史：患者个体的致痫特性在术后癫痫发作中起一定作用，在术前曾有癫痫发作的患者，不论癫痫原因是否与手术创伤有关，术后发生癫痫的可能性都明显增加；⑤其他因素：神经系统病变以外原因，如代谢紊乱和水电解质酸碱平衡失调等，也可诱发术后癫痫发作。

手术后癫痫一般与手术创伤、局部水肿和神经细胞代谢紊乱等相关，其病理变化与外伤性癫痫相似，此处不再详述。

（二）临床特征

手术后癫痫的临床特征与外伤后癫痫相似，但也有可能预示颅内有新的变化，例如肿瘤复发等。若排除颅内出血、感染、肿瘤复发等，在对症治疗的基础上加用抗癫痫等药物，一般预后较好。

（三）诊断

患者有外伤史或手术史并有典型的癫痫发作，再根据需要选做下列一项或几项辅助检查，一般即可明确诊断。

1. **脑电图（electroencephalogram，EEG）**　癫痫是大脑兴奋性过高的神经元一过性地过度同步放电而致的大脑功能障碍，癫痫患者的皮质神经元不断发放这种异常电位。发作间期和发作期在脑电生理检查中可记录到相应的特异性异常放电。不同类型的癫痫，其异常放电形式亦不同，故脑电图的异常变化对于癫痫的诊断有重要意义（图14-5-1，图14-5-2）。

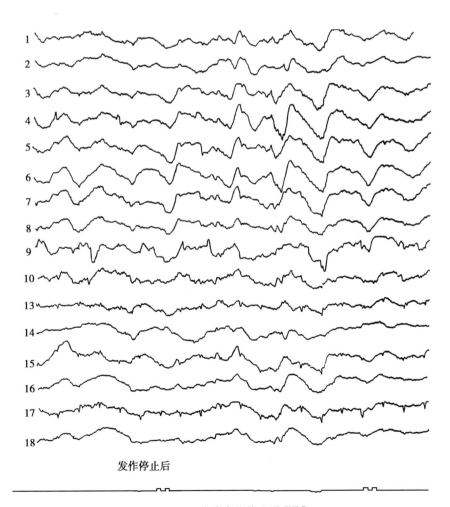

发作停止后

图 14-5-1　癫痫发作停止后 EEG

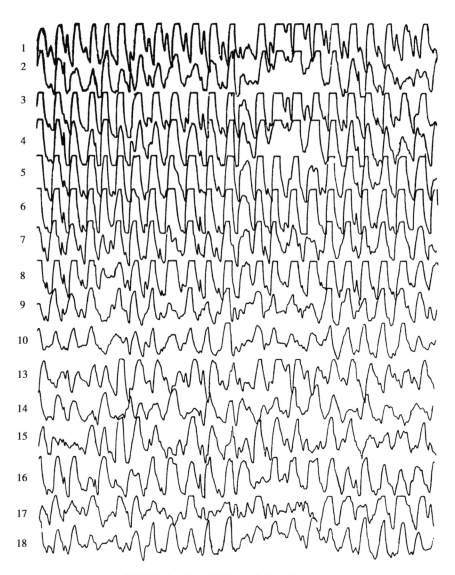

图 14-5-2　全身性强直发作间歇期 EEG

2. 脑电地形图（electroencephalography brain map, brain electrical activity mapping, BEAM）　脑电地形图对癫痫的诊断意义不大。但比常规脑电图更易发现背景异常。单一频率脑电地形图更为敏感，如对常规脑电图及脑电地形图的癫痫患者作单一频率脑地形图，能发现背景活动的慢 α 波（7~8Hz）能量增高。

3. 脑磁图（magnetoencephalography, MEG）　在病理情况下，人脑内癫痫组织的局部阵发放电，在 EEG 上可记录到棘波。同时也产生颅外磁场，用最近发展起来的核磁测量技术对癫痫患者脑皮质中局部的异常放电所产生的颅外磁场进行测量，可提供关于致痫灶中电流的位置、深度和方向等精确的空间信息，其可探测磁信号异常改变早于脑电图。

4. 脑 CT 及 MRI

（1）颅脑外伤和颅脑手术后所导致的癫痫，经CT 扫描可明确病因，如颅内的血肿、脑挫裂伤、脑水肿、凹陷或粉碎性颅骨骨折、弥漫性轴索损伤、脑软化灶、单纯局限性皮质或白质萎缩到全脑萎缩，蛛网膜囊肿形成、脑穿通畸形、脑内炎性病灶。

在外伤及手术后癫痫的病因学诊断中，CT 也有一定的局限性。具体表现为急症患者大多意识不清，不合作，易产生移动性伪影，颅内有异物存在时，可产生异物性伪影，颅腔内某些部位如颅中凹、颅腔凸面等处的病变，因骨质伪影的干扰不易显示。

（2）颅脑 MRI 常用于检查继发性癫痫的脑结构变化，不常用于颅脑外伤后或手术后癫痫的急性期。

5. 正电子发射断层扫描（positron emission tomography, PET）　脑外伤及手术所致急性缺血性病变时脑血流量减少，但耗氧量增加，血流灌注重建时，上述改变复原，葡萄糖利用增加。1 个月后血氧、血糖、代谢恢复到原来的水平。PET 已广泛用于继发性癫痫的诊断。但迄今尚未能提供有关癫痫发作的特异性资料。其主要缺点是费用昂贵，放射性核素不易获得且对人体有一定的损害。

（四）治疗

1. **内科治疗**　颅脑外伤后和手术后癫痫的药物治疗：根据病史、脑电图及影像学表现确诊为癫痫后，可先进行药物控制，根据癫痫发作类型选择药物，并应遵循以下原则：①按发作类型首选一种抗癫痫药物（anti epileptic drugs，AEDs），逐步增加剂量直到发作被控制或出现药物毒副作用为止；②一种药物无效时可更换第二种再无效时更换第三种，但剂量必须足够；③以上方法无效时可考虑联合用药，但应注意药物间的相互作用；④对 AEDs 的用药浓度进行监测，使之稳定于安全有效范围内，既控制癫痫发作，又避免或减少毒副作用。经预防用药和长期规律用药均不能控制癫痫发作时则考虑手术治疗。

2. **手术治疗**　手术不要在癫痫初发后 3~4 年内进行，因为有相当多的患者在此期间内发作可能减少或消失。外伤性癫痫和手术后癫痫患者大多脑内有明确的"致痫灶"，一般说来，在选择患者时要求临床症状、脑电生理学和影像学三项中，至少有两项结果相一致。

（1）手术适应证

1）积极服用各种抗癫痫药物仍不能控制其发作。在服药期间观察 4 年，每周仍有 1 次以上发作或明显加重者。

2）癫痫呈进行性发展并引起患者精神和智力等方面障碍，以致不能正常生活者。

3）癫痫灶已形成，癫痫发作次数频繁，且无自行缓解趋势。

4）病程至少在 3~4 年或以上，患者年龄在 15 岁以上。

5）癫痫灶切除后不致引起瘫痪和言语障碍。

（2）术前准备及麻醉：由于外伤和手术后癫痫在一般情况下异常脑波的检出率较低约 60%，有时需进行诱发试验，包括停服抗癫痫药物、过度换气及药物催眠。术前脑电图检查不应少于两次。另外，癫痫灶若在优势侧半球，给予 WADA 试验测定语言中枢及记忆中枢是必要的。

（3）手术方法

1）致痫灶切除术：根据术前检查，参考头皮的瘢痕及颅骨变化，以癫痫灶为中心作骨瓣成形术。骨窗应尽可能大些，以充分显露癫痫灶。必要时显露中央区及优势侧半球语言区。仔细分离硬膜皮质瘢痕而不伤及瘢痕周围的正常脑组织。与硬膜粘连的脑皮质多是呈黄色或黄褐色。这种硬膜皮质瘢痕并不是致痫灶，而邻近皮质常可发现致痫灶。为了寻找病灶应将皮质电极放置于肉眼所见的正常脑皮质和异常部位交界处。手术的目的不是切除病理学上的瘢痕部位，而是切除有异常兴奋性神经元的脑皮质。因此手术成败的关键是寻找致痫灶的确切位置。

2）病灶切除：皮层脑电图监测，将铂金电极数个排于瘢痕周围的皮质上记录皮层脑电图（图 14-5-3，图 14-5-4），全麻患者，可中断一般麻醉之后再做记录。从麻醉到觉醒时可出现明显的棘波。如得不到明显的棘波病灶，可用美解眠诱发。皮层脑电图可以出现高幅快波。如皮质棘波明确时，应在棘波病灶周围再安置 3~4 个皮质电极，以便明确棘波范围。有人还应用皮质表面阻断剂 GABO 帮助确定病灶的范围。如用 GABO 棉片敷于病灶皮质时，棘波即消失。如不消失，便可知病灶以外及其深部仍有癫痫灶。特别在瘢痕周围有多个癫痫灶时，应用 GABO 可以帮助进一步明确病灶的位置与范围。

3）皮质电刺激：采用皮质电刺激可进一步明确癫痫灶的位置和范围。观察刺激后发生连续的后放电（after dischcarge）部位即为癫痫灶。另外，刺激可找出中央区和语言区。通常采用双极刺激，波宽 1ms，频率 60Hz。刺激通常由低电压（1V）开始，每次按 0.5V 逐渐递增。皮质各区对电刺激的兴奋阈值不同。中央后回最低（1V 以下）。刺激多自该处开始。中央前回刺激强度以使患者做出运动反应为止（一般为 2.5V~3V）。不宜过大，以免诱发癫痫发作。当在优势侧半球手术时，应测定语言区的位置。可以让患者连续读数，在讲话时刺激，出现短暂性失语，表示该刺激区为语言中枢的位置。

通过以上检查方法确定癫痫病灶的位置和范围

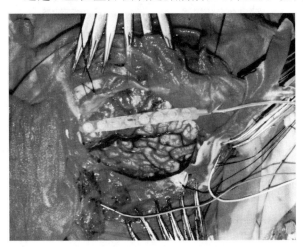

图 14-5-3　术中皮质电极监测

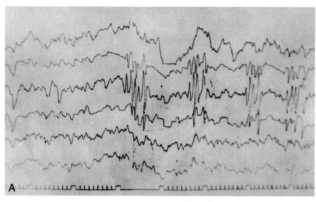

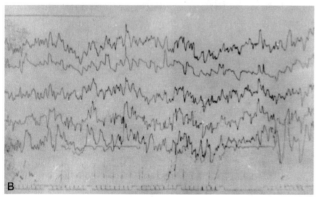

图 14-5-4　癫痫手术前后脑电图变化

A. 术前；B. 术后。

后，即可进行手术切除病灶，如病变在非功能区脑皮质，则切除范围可以稍广些，如靠近中央区或语言区，则原则上不能损伤这些区域。切除病变时要仔细，切除范围以最小限度为宜。切除病灶后，应再做皮层脑电图检查有无棘波。如病灶被全部切除，则记录电图必有明显改善，如仍有棘波活动，应再进行切除，直至癫痫灶全部切除为止。术后继续服用抗癫痫药物 1~2 年（图 14-5-5）。

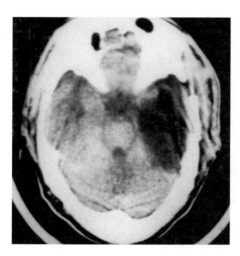

图 14-5-5　颞叶切除术后（CT）

三、预防及预后

某些类型的颅脑损伤和开颅手术后的若干年内，有许多患者可能出现晚发性癫痫，对此应进行预防性用药。①预防用药的对象：颅脑火器贯通伤、开放性颅脑损伤、颅内血肿、颅骨凹陷骨折、严重闭合性脑损伤、脑脓肿术后、大脑凸面和镰旁脑膜瘤切除术后、脑动脉瘤，特别是大脑中动脉的动脉瘤以及创伤或手术部位邻近大脑皮质运动区、外伤或手术后有癫痫发作的患者；②常用卡马西平、苯巴比妥钠、苯妥英钠等药物，并用其有效剂量；③长期用药 1~2 年。但目前对外伤后或手术后具有晚期癫痫倾向的患者是否需要预防使用抗癫痫药物，如何选择药物、用药方法、剂量及用药时间等问题，尚有争论，有待进一步解决。

脑组织的创伤瘢痕本身不具有致痫作用，真正产生痫样放电的病理性神经细胞在瘢痕周围的脑组织中，手术切除致痫灶后须继续抗痫药物 1~2 年，手术效果的好坏取决于手术适应证的选择和癫痫灶切除是否彻底。约半数患者可获优良效果，约 1/4~1/3 的患者能完全得到控制。

手术后癫痫的患者在排除颅内新病变的情况下及时给予抗癫痫药物及其他对症处理，预后一般较好，但在治愈患者中，有部分患者存在发生晚期癫痫的危险性，治疗原则同外伤后癫痫。

（谭启富　孟凡刚　胡文瀚）

第六节　岛　叶　癫　痫

20 世纪中期，Guillaume、Penfield 等学者发现某些颞叶癫痫患者的术中 ECoG 能够记录到岛叶皮质的发作间期棘波，电刺激岛叶皮质可引起类似于自发性颞叶发作的症状，从而首次提出了岛叶癫痫（insular cortex epilepsy）的概念。但由于岛叶癫痫症状复杂，放电形式多样，头皮脑电缺乏特征性，鉴别诊断困难。此外，由于岛叶解剖的特殊性，手术操作困难，岛叶癫痫研究陷入停滞。1993 年，Yasargil 等首次报道了经外侧裂的岛叶手术，证实了手术的安全性和岛叶癫痫外科治疗的有效性。2004 年，Isnard 等利用立体脑电图（SEEG）记录岛叶的脑电，同时进行皮质电刺激，系统总结了岛叶发作的症状学特点。近年来，随着对岛叶癫痫网络体系的深入研究和理解，以及 SEEG 在癫痫患者术前评估中的广泛应用,起源或累及岛叶的癫痫手术病例越来越多,癫痫外科手术疗效得到显著提高。

一、岛叶解剖

1. 局部解剖　岛叶位于外侧裂深部,被额、顶、颞叶所覆盖,完全隐藏于脑组织深部。岛叶皮质面向外侧,呈倒三角锥形,以环状沟与额、顶、颞叶分隔。岛阈为岛叶入口,岛叶沟回从岛叶前下呈放射状向后上走行,岛顶为岛叶凸面最高点,岛极为岛叶最前下点。岛中央沟是岛叶最深的脑沟,将其分为大的前部(岛短前、中、后回)和小的后部(两个岛长回)。最外囊构成岛叶皮质下白质,岛叶皮质和最外囊覆盖屏状核、外囊、壳核和苍白球。岛叶主要由大脑中动脉 M2 段发出的岛叶皮质动脉提供血供,其干支、皮质支及终末支呈扇形分布于岛叶表面的脑沟内,各分支供应区不重叠。岛叶的静脉回流变异较大,前部主要汇入表浅的侧裂静脉,后部汇入大脑中深静脉系统。

2. 功能解剖　岛叶属于边缘系统,发生学上介于新旧皮质之间,按细胞构筑可分为三部分:后部背侧新皮质区(颗粒区),中间过渡区(乏颗粒区),前部腹侧旧皮质区(无颗粒区)。颗粒皮质具有发达的颗粒层(Ⅳ层)。乏颗粒皮质 V 层占优势,Ⅳ层中的颗粒细胞数量显著减少。无颗粒皮质缺少Ⅳ层。颗粒细胞围绕岛阈,从多到少,从有到无,从岛叶后部背侧到前部腹侧,呈近同心圆状细胞构筑梯度。岛叶功能也存在明显的前后梯度分布特点:岛叶前部旧皮质区与边缘系统的杏仁核、眶额皮质相互联系,整合情绪和行为信息;岛叶后部新皮质区与第一、第二躯体感觉区及岛盖相联系,参与同侧颞顶枕叶的感觉网络。

3. 纤维联系　前岛叶通过钩状束、额枕下束和外囊与额叶、颞叶相联系。钩状束走行于岛叶下方,连于颞极以及颞叶的边缘系统结构,如海马、杏仁核和眶额皮质。额枕下束位于钩状束的上方,连接眶额叶皮质与枕叶。外囊位于钩状束的后方、额枕下束的外侧,连接颞叶上、中部与额下部。后岛叶主要通过外囊、弓状束等与颞上回、颞中回后部、颞横回及颞上回前部相连。岛叶前后部之间的过渡部分主要通过外囊、弓状束等纤维束与岛盖和中央后回相连。岛叶纤维联系格外复杂,在大脑的主要结构中仅枕叶、垂体和小脑与岛叶无直接的联系。

二、岛叶功能

岛叶功能复杂且神秘。近年皮质电刺激及功能影像学研究证实,岛叶是大脑皮质网络中的重要节点,提供了身体感觉和情绪之间的接口,参与了躯体感觉、痛觉、内脏感觉和运动、味觉、嗅觉、听觉、前庭、语言产生、社会认知和情绪等近 20 种功能,在知觉意识、社会行为和决策中起到至关重要的作用。

岛叶主要负责躯体和内脏的感觉,包括味觉、痛觉和其他情感、内脏运动和自主神经,以及心血管功能(血压和心率的调控)的控制。岛叶联系着额叶和下丘脑之间的食欲信息交流,对食欲进行调控。岛叶对思维和情感进行整合,在处理疼痛感觉中起到关键作用。此外,岛叶还参与学习记忆、厌恶情绪的形成、成瘾的形成、抑郁情绪的产生、语言的计划及移情作用等。岛叶接收机体内部和外部刺激,对多种形式的感觉信息进行整合,产生主观感受,指引机体做出相应反应,从而维持机体的内稳态。总的来说,岛叶在情感大脑和思维大脑之间,以及在语言和情感的表达和接收之间起到一个桥梁作用。"岛叶监视机体对事物的渴望,并协助将这些渴望转化为取得满足的行动"。

三、岛叶癫痫症状学

致痫灶单纯局限于岛叶的情况少见,临床上大多累及岛盖,既有放电仅局限于岛叶的症状,也有同时累及岛叶岛盖的症状,更因为岛叶广泛的纤维联系可能出现邻近脑区受累的症状,易被误诊为额叶、颞叶或顶叶癫痫。岛叶癫痫相对具有特征性的临床表现包括:①意识:发作起始时患者意识未完全丧失,可与周围环境沟通;②躯体感觉先兆:发作前可出现阵发性感觉异常,常被描述成刺痛、温热感或电流感。这些症状可局限于口周或口腔内,也可波及躯体广泛区域,单侧出现常提示对侧岛叶放电,双侧出现则提示放电靠近中线;③内脏感觉先兆和内脏运动症状:程度因人而异,有的患者仅感咽喉部紧缩感,大量分泌唾液,而有的则感到短暂的呼吸困难甚至勒颈窒息感,也可出现胸骨后、腹部压迫感。内脏运动症状包括嗳气、肠鸣音和呕吐;④自主神经症状常见,包括面色潮红、苍白、流涎、汗毛竖立、呼吸困难、心率增快等;⑤此外,还可出现构音障碍。

四、电生理检查

岛叶包埋于大脑半球深部,头皮脑电难以记录到岛叶皮质的放电,而扩散后脑电表现同额、颞、顶叶癫痫亦无法鉴别。对于结构影像学无明确病灶而怀疑岛叶癫痫的患者,岛叶深部电极脑电监测,尤其是SEEG,是明确诊断唯一可靠的方法。具体来说,对于可能的外侧裂周围癫痫、颞叶泛化癫痫、过度运动发作和 MRI 阴性的额叶及顶叶癫痫、岛叶病变等情况,都需要考虑 SEEG 埋藏。

岛叶的 SEEG 埋藏有直插法和斜插法两种方式。所谓直插法,即沿着额顶盖或颞盖方向插入电极,优点是在电极触点记录岛叶的同时,可以记录穿经的额盖、顶盖和颞盖,缺点是每根电极仅能有约 2 个触点穿经岛叶皮质,同时由于外侧裂深部有诸多大脑中动脉的分支经过,须精心设计避免损伤这些血管。所谓斜插法,即沿着与岛叶皮质平行的方向插入电极,一般又分为额部路径与顶枕部路径两种,前者电极在矢状面上从前上走向后下方,后者则是从后上走向前下方。斜插法的优点是电极对岛叶有最好的覆盖,缺点是对置入技术要求较高。

五、神经影像学检查

1. MRI　如果 MRI 能够显示岛叶的致痫性病变,对于岛叶癫痫的诊断具有很大的提示价值。低场强 MRI 仅能显示累及岛叶的胶质瘤、海绵状血管瘤、脑萎缩、软化灶引起的胶质增生等病灶。近年来,随着对岛叶癫痫认识的提高,局灶性皮质发育不良(focal cortical dysplasia,FCD)在手术治疗的岛叶癫痫中比例逐渐提高,部分 FCD 能被高分辨率 MRI 所显示,表现为 T2 和 Flair 像上的异常高信号,灰白质界线模糊。

2. 发作间期 PET　对于 MRI 阴性的岛叶癫痫,发作间期 FDG-PET 具有重要价值,表现为局灶性的低代谢,但由于 PET 的低分辨率有时容易漏诊。应用 PET-MRI 融合可以显著提高 MRI 阴性岛叶癫痫低代谢区的检出率,MRI 阴性岛叶癫痫的低代谢区最常见于岛中央沟附近,也应密切关注岛盖的代谢情况。

六、手术治疗

由于岛叶位于外侧裂深部,表面被额、顶、颞盖覆盖,与大脑中动脉的 M2 段和 M3 段关系密切,岛叶的

深方与内囊、放射冠等结构毗邻关系复杂,因此手术具有较大的挑战性。近年来,随着术中唤醒麻醉、术中电生理技术、导航等的广泛应用,对岛叶解剖认识的深入,岛叶癫痫安全性也逐渐提高。此外,近年来也有利用 SEEG 引导下射频热凝毁损或激光间质内热凝治疗岛叶癫痫的报道。

岛叶手术相对复杂,需要有经验的神经外科医生实施。岛叶癫痫术中要点:①尽量暴露外侧裂全长;②借助 SEEG 埋藏时保留的电极或在导航辅助下,辨认所有的环岛沟及岛叶沟回;③岛叶痫灶常合并岛盖痫灶,依据术前计划,切除相应脑区,如果岛盖也在切除范围内,可先切除一部分岛盖,方便暴露岛叶;④切除过程中注意游离 M2 和 M3 段,重点保护大脑中动脉的长穿支,长穿支一般来自 M2 段的额支,斜向后上方走行,穿入脑室和放射冠;⑤岛叶切除的深度应该达到脑沟的底部,一旦到达脑沟底部必须停止,否则容易损伤深方的最外囊,甚至是基底核和内囊。

七、手术预后

岛叶癫痫手术的癫痫控制情况,早期报道多为占位性病变,如胶质瘤、海绵状血管畸形等,术后癫痫控制效果良好。近年来,手术病理中 FCD 的比例逐渐增高,其中 MRI 阴性的岛叶癫痫手术报道越来越多,手术后无发作率在 60% ~ 80%。随着技术手段的进步,只要定位准确,手术后也可能取得理想的癫痫预后。岛叶癫痫术后合并症包括偏瘫、失语、偏侧感觉障碍、记忆力减退等,只要术中对大脑中动脉的分支细心保护,岛叶切除深度合适,多数情况下术后偏瘫是一过性的。

八、总结及展望

综上,岛叶位置深在,周围结构复杂关键,岛叶癫痫诊治相对困难。岛叶癫痫的症状学、电生理学、影像学等仍需进一步研究。如何更准确、安全、经济地评估岛叶癫痫,确立更合理的治疗措施仍需深入研究。由于岛叶位置的特殊性决定了岛叶在致痫体系中的重要地位,加强对岛叶癫痫的认识,对于提高难治性癫痫整体诊疗水平,具有重要的理论及临床价值。

(孙涛　王峰)

第七节　神经调控术治疗癫痫

神经调控术(neuromodulation)是利用植入性和非

植入性技术,通过电或化学的作用方式,对神经系统的邻近或远隔部位的神经元或神经网络的信号传递起到兴奋、抑制或调节的作用,从而达到改善患者生活质量或提高机体功能的目的的一种技术。它是集神经生理、神经解剖、神经网络、计算机、生物工程、冶金学、化学、电子工程、心理学以及临床实践等多个领域于一体的学科,具有创伤小、效果稳定、可调、可逆等优点。神经调控手术包括手术植入设备和术后程控两部分。手术是将设备植入特定的脑区,如神经核团或皮质,或植入特定的神经,如迷走神经,通过脉冲发生器发放刺激脉冲;术后可以应用体外程控仪设定刺激参数,通过调试参数,达到治疗目的。

神经调控技术的出现极大地完善和推动了近代癫痫外科的成熟和发展,是癫痫外科领域发展最为迅速的治疗方向之一,已经被越来越多的癫痫科医生和患者所接受。目前临床上用于治疗癫痫的神经调控术主要包括迷走神经刺激术(vagus nerve stimulation,VNS)、脑深部电刺激术(deep brain stimulation,DBS)、反馈式神经刺激系统(responsive neuro stimulator system,RNS)等。

一、迷走神经刺激术

人们对迷走神经刺激的研究由来已久。1938年,Bailey和Bremer教授观察到对猫的迷走神经进行电刺激可影响中枢神经系统的功能。Maclean等在1949年对麻醉的灵长类动物进行VNS试验,发现VNS诱发的慢波是从额叶外侧皮质产生的。1952年,Zanchetti等发现,在对癫痫猫进行VNS(2V,50Hz,0.5ms)可以引起猫全脑去同步化和睡眠期棘波减少。1961年,Magnes等分别用低频(1~16Hz)及高频(>30Hz)刺激动物模型孤束核时发现脑电图同步或去同步化现象。后来Chase等人对迷走神经传入纤维进行刺激,发现脑电图同步和去同步现象,可能是由于分别激活快行和慢行传导纤维(<15m/s)所导致的。1985年,Zabara等报道在癫痫犬模型中,进行VNS(20~30Hz,0.2ms)能够中断癫痫发作并诱导癫痫发作抑制期的延长,并由此推断VNS具有控制临床癫痫发作的潜力。

1988年,美国Texas Cyberonics公司研制出植入式迷走神经刺激器;同年开展全球第一例癫痫患者VNS设备植入。1990年Penry等人完成4例患者的术后1年随访,并对VNS疗效进行了总结。与术前相比,2例癫痫患者的发作得到完全控制,1例患者的发作减少40%,另有1例患者的发作频率无明显变化。1997年,美国FDA正式批准VNS可以作为成人和12岁以

上青少年顽固性癫痫部分发作的辅助治疗方法。此后,VNS还被证实能够明显改善重度抑郁患者的心境。由于VNS手术操作简单,损伤小,患者恢复较快,更容易被患者接受,1997年至今,全球范围内已经有超过13万例癫痫患者接受了VNS治疗。目前,我国也已研发了国产的VNS设备,并在临床中取得了较好的疗效。

与切除性手术相比,VNS治疗癫痫是一种辅助性的治疗方法,是药物治疗和传统手术治疗的补充。首先,切除性手术需要对致痫灶进行准确的定位,而VNS治疗可用于不能定位癫痫灶或癫痫灶分布广泛的患者。其次,切除手术治疗也有部分患者疗效不佳,如即使手术疗效最好的颞叶癫痫完全控制率70%左右,仍有10%~15%的患者无效。VNS可用于手术治疗失败的癫痫。VNS治疗可以有效减少儿童、青少年和成人的癫痫发作频率。虽然有部分患者应用VNS治疗后癫痫发作完全停止,但对大部分患者来讲,其可以减少癫痫发作的频率和严重程度;目前,还没有一个恰当的标准来判别哪些患者适合做VNS。

经典的迷走神经刺激器植入术多采用双切口,一个切口位于左侧颈部,用于放置电极;另一个位于锁骨下方或腋窝前皱褶处,用于放置脉冲发生器。在手术显微镜或外科常用手术放大镜下在颈动脉与颈静脉之间暴露迷走神经,并游离出3~4cm长,此过程要注意保护血管神经束膜,有利于降低术后并发症发生率。应用VNS配套的隧道工具,在两个切口之间打通皮下隧道。将导线的插脚一端从颈部方向通过隧道打通器引到胸部切口,螺旋电极端留在颈部切口处。电极与脉冲发生器之间的连接导线要固定在深层与浅层筋膜上,以防止在颈部活动时导线对电极造成牵拉。最后应用丝线或可吸收线缝合两处切口的筋膜、颈阔肌和皮下组织,切口最好做皮内缝合以利美观。电极安装完成后,对脉冲发生器进行电阻检测,以评估整个系统的完整性(图14-7-1)。

随着VNS植入量的增加,关于VNS疗效的报道也越来越多,关注的重点也涉及多个方面。通过文献综述来看,经过VNS治疗之后,平均或中值发作频率减少范围为24.5%~79.0%,发作减少≥50%的患者比例为31.0%~79.0%。大样本量的研究表明,经过VNS治疗癫痫发作得到完全控制的患者比例较低,一般不超过10%。以儿童作为主要研究对象的VNS项目,尽管受临床病史、具体年龄、发作特征、癫痫严重程度、AED等诸多因素影响,其总体有效率一般也在50%以上。国际第一个迷走神经刺激协作组的多中

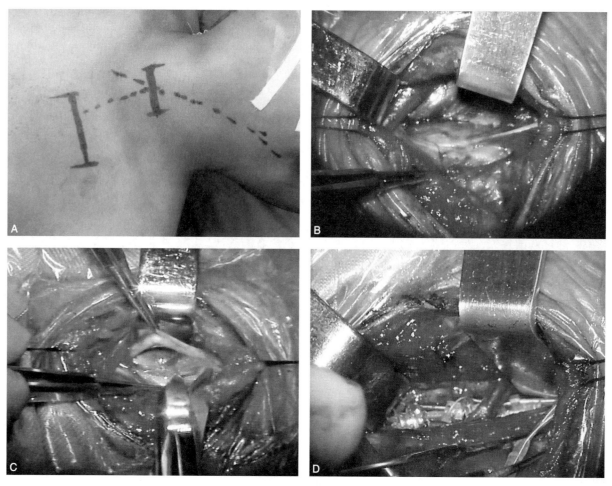

图 14-7-1　迷走神经手术
A.患者体位及切口位置;B.勿把下颈心支误以为迷走神经;C.迷走神经;D.偶有粗大的变异血管。

心、双盲、随机对照研究表明,经过 16~18 个月的刺激,癫痫发作平均减少了 52%,证实 VNS 能显著减少难治性癫痫患者的发作频率。

我国国家食品药品监督管理局于 2000 年 7 月 3 日正式批准开展 VNS,但受到 VNS 装置价格昂贵的限制,以及术前不能预测哪些患者会有反应、效果如何的限制。目前国内开展难治性癫痫的 VNS 治疗的单位逐渐普及。刘菲等对 12 例患者行 VNS 治疗,术后 3 个月随访,发作频率平均减少 46%;术后随访 1 年以上 5 例,发作频率减少 60%。孟凡刚等对 21 例 VNS 治疗后患者随访 4~16 个月,发作频率减少 80% 以上的 3 例,减少 50%~79% 的 7 例,减少 <50% 的 9 例,部分患者记忆力增强、思维能力提高,患者生活质量改善。刘强强等报道对 14 例患者行 VNS 治疗,3 例发作停止,6 例发作减少 50%,5 例发作减少 50%,平均减少 61%,对生活质量也有一定的改善作用。2016 年孟凡刚等报道了一项国产迷走神经刺激器的多中心临床试验,72 例的难治性癫痫患者接受 VNS 治疗后 8 个月,

33.3% 的患者发作频率减少 80% 以上,59.7% 的患者发作频率减少 50% 以上。

VNS 手术的适应证(需满足以下两项):①符合国际抗癫痫联盟 2010 年发布的耐药性癫痫的诊断标准;②未发现可治疗的癫痫病因,或针对病因治疗失败。可治疗的病因包括:经过合理术前评估适合进行外科手术治疗的结构性病因;药物或特殊饮食治疗可控制癫痫发作的代谢性病因,例如:维生素 B_6 治疗吡哆醇依赖性癫痫,生酮饮食治疗 1 型葡萄糖转运体缺陷所致癫痫;通过免疫性治疗可控制癫痫发作的免疫性病因等。

VNS 手术的禁忌证(以下任一项):双侧迷走神经损伤或切断史;植入部位存在局部感染;特异性排异体质,不能耐受异物植入;全身一般情况差不能耐受手术;植入部位需微波或短波热疗、严重心脏传导阻滞、严重消化系统疾病、快速进展的危及生命的遗传代谢性疾病以及阻塞性睡眠呼吸暂停等为相对禁忌;体内存在可调压分流管等磁控设备者需要注意其与

VNS 设备间可能的相互影响。

总而言之，与切除性手术相比，VNS 是一种辅助性的癫痫治疗方法，是药物治疗和传统手术治疗的补充。VNS 可以降低的患者发作时间，降低患者发作的严重程度。超过一半的患者在接受 VNS 治疗之后，发作频率可以降低 50% 以上，而且随着 VNS 治疗时间的延长其疗效具有累积效应。由于受 VNS 机制、适应证以及刺激参数等因素的影响，导致 VNS 疗效存在很大的个体差异，且有 10% 左右的潜在无效的患者存在。如果要进一步提高 VNS 的整体临床疗效，疗效预测、刺激参数的个体化设计等问题需亟待解决。可以预见，随着我国经济的不断发展以及对癫痫发病机制研究的深入，VNS 在癫痫治疗中的应用将更加广泛。尤其我国国产迷走神经刺激系统的上市，将会在临床上广泛使用，使更多的癫痫患者受益。

二、脑深部电刺激术

脑深部电刺激术（DBS）是由植入大脑深部特定核团的刺激电极、植入锁骨区皮下的脉冲发生器及体外程控仪组成，主要通过对脑深部特殊核团的不同的慢性微电流刺激来治疗癫痫等疾病。DBS 治疗癫痫最早开始于 20 世纪 50 年代，最初的靶点包括小脑和丘脑前核（anterior nucleus，ANT），结果显示 DBS 可以减少发作，同时无严重副反应。目前 DBS 治疗癫痫的刺激靶点通常选择在癫痫触发点或被认为在痫性放电神经网络中扮演重要角色的结构如丘脑前核（ANT）、海马、中央中核（centromedian nucleus，CMN）等。目前，ANT 成为 DBS 治疗癫痫应用最广泛的靶点，先后获得欧盟、加拿大、澳大利亚、新西兰、以色列等国家的批准，最近美国 FDA 和中国的 CFDA 也相继批准了 ANT-DBS 治疗癫痫。

2010 年结束的 7 个美国医学中心联合进行的大规模、随机双盲实验（SANTE 试验）报道了 ANT-DBS 受试组难治性癫痫发作频率较对照组减少 29%，随访 2 年时，54% 的受试组患者癫痫发作频率较术前减少超过 50%，14 例患者达到无癫痫发作（seizure free）。2015 年，一项长达 5 年的随访研究显示患者发作频率平均改善约 69%，发作严重程度和生活质量均获得明显改善。68% 的患者发作减少超过 50%，17 例（16%）患者曾经至少 6 个月无发作，6 例患者曾经连续 2 年以上无发作，在 5 年的随访时间点上，11 例患者至少已经连续 6 个月无发作。这一结果证实，ANT-DBS 对癫痫发作的改善长期有效。神经心理评估的量表显示，术后 5 年患者在注意力、执行功能、抑郁、紧张/焦虑、情绪障碍和主观认知功能方面均有明显的改善。

海马电刺激的适应证主要针对颞叶癫痫，海马 DBS 的疗效比较肯定。双侧 ANT-DBS 对部分性和继发性全面性癫痫有效，平均癫痫发作减少 56%，54% 的患者癫痫发作减少 50% 以上，12.7% 的患者半年未发作。该协作组采用的刺激参数：电压 5V，频率 145Hz，脉宽 90μs，开 1 分钟，关 5 分钟。为了研究 ANT-DBS 治疗癫痫对行为及认知能力的影响，Oh 等人通过对 9 例癫痫患者在接受 ANT-DBS 治疗之前及治疗后 1 年的研究发现，ANT-DBS 不仅对癫痫的治疗有良好的效果，癫痫发作频率平均减少 57.9%，而且还能提高患者言语表达能力，但该项研究并没有发现患者在智商、信息处理及执行能力上的改变，也没有发现任何认知能力方面的下降。2017 年，一项纳入 16 例颞叶癫痫患者的海马 DBS RCT 研究表明，在对其中 8 例患者刺激 6 个月后，有 7 例患者改善超过 50%，其中 4 例患者达到无发作，1 例患者效果不佳。

CMN-DBS 的研究主要针对全面性癫痫。Velasco 等人报道 5 例具有多种癫痫发作类型的患者，应用双侧 CMN-DBS 治疗 7~33 个月，全身强直阵挛发作基本消失，而其他的癫痫类型如失神发作亦显著减少，但是复杂部分性发作无明显变化。后续的研究发现 CMN-DBS 对 LG 综合征（Lennox-Gastaut syndrome）的多灶性全身强直阵挛性癫痫疗效较好，且能改善 LG 综合征的生活质量。近期的报道中，11 例癫痫患者接受单盲对照试验，其中 5 例额叶发作，盲期仅 1 例发作减少 >50%，长期随访 2 例发作减少 >50%；6 例全面性发作，盲期全部发作减少 >50%，长期随访 5 例发作减少 >50%，其中 1 例发作减少 >99%，3 例发作减少在 65%~90% 之间，这一结果也支持 CMN-DBS 对于全面性发作效果良好。

三、反馈式神经刺激系统

传统的脑深部刺激器及 VNS 均属于"开环刺激（open-loop stimulation）"，即该系统自身未形成环路，刺激器按照医生预先编程设定的刺激强度、频率、脉宽等参数持续发放稳定不变的刺激脉冲。此种刺激治疗癫痫的缺点，一是刺激参数完全预先根据经验设定，刺激模式不会随病情的变化自动作出相应调整；二是电量浪费大，造成刺激器寿命缩短，增加患者的经济负担。而癫痫是发作性疾病，在发作间期进行电刺激属于无用刺激。因此，神经调控疗法治疗癫痫时，采取的治疗策略应该是间歇性、反馈式电刺激，即"闭环刺激（closed-loop stimulation）"，亦称为反馈式电刺激(responsive stimulation)。闭环刺激是相对于传统的开环刺激而言,该刺激系统自身形成闭合环路,能够通过放置在患者致病灶附近的电极片收集脑电信号,进行实时分析,预判患者癫痫发作。刺激器内设数套刺激参数,当探测到患者脑电出现异常时,刺激器自动开启,再通过电极对皮质或目标脑区释放相应的刺激程序进行电刺激,抑制脑细胞形成过度同步化放电,从而达到抑制癫痫发作的目的。2013 年,世界上首个反馈式神经刺激系统在美国获得批准,作为一种辅助疗法,用于治疗难治性局灶性癫痫。

一项来自 31 个中心的 191 例顽固性癫痫患者接受闭环刺激的双盲随机对照 RNS 研究已经完成。患者年龄 18~70 岁,每个月发作至少 3 次。12 周盲期内,起始植入效应使刺激组和对照组发作减少分别为 34.2% 和 25.2%,但是在盲期结束的时候,刺激组发作次数减少达到了 41.5%,而对照组却只减少了 9.2%。随访 2 年后,超过 45% 的患者发作减少 50% 以上,随访 3 年后,超过 53% 的患者发作减少 50% 以上。另外,该研究还指出,闭环刺激可以显著减少药物难治性部分性癫痫发作,还可以用于经过迷走神经电刺激或者切除性手术后无效的患者。其他的重要发现还有,闭环刺激不仅减少发作的数量,还能够显著提高患者的生活质量。闭环刺激有很多潜在的优势,不仅可以有效地阻止癫痫发作,而且可以延长刺激器使用寿命,并减少刺激耐受和副作用。

总之,对于癫痫灶无法定位的部分难治性癫痫患者,或病灶位于语言、感觉、运动区等功能区不宜手术切除者,神经调控技术可作为一种新的癫痫治疗手段。而且神经调控技术将是癫痫外科领域发展最为迅速的治疗方向之一,会被越来越多的癫痫科医生和患者所接受。

(解自行　王乔　隋云鹏　张墨轩
韩春雷　孟凡刚)

第八节　磁共振引导下激光间质热疗术治疗耐药性癫痫

Bown 在 1983 年首次描述了激光间质热疗术(LITT),Sugiyama 在 1990 年首次使用该术式治疗脑部病变。美国 FDA 于 2007 年批准了 LITT 用于治疗颅内疾病。Curry 等人于 2012 年报道了磁共振引导下激光间质热疗术(magnetic resonance-guided laser interstitial thermal therapy,MgLITT)治疗癫痫。在之后的十年间,MgLITT 治疗癫痫取得了迅速的发展。来自论文

的数据统计显示,世界范围内共有 1 800 多例癫痫患者接受了 MgLITT 手术,涉及的病理包括下丘脑错构瘤(HH)、颞叶内侧硬化、局灶性皮质发育不良(FCD)、发育性肿瘤、海绵状血管畸形等。国产 MgLITT 系统于 2020 年研制成功,同年开始了上市前的临床试验,截至 2022 年 5 月底,已经完成了 230 例 MgLITT 治疗癫痫的手术。

一、MgLITT 工作原理

MgLITT 工作原理是将红外激光通过光纤到达散射探头并均匀地散射和加热脑组织,从而实现消融的目的。术中磁共振引导技术是利用质子共振频率的原理,即共振频率与温度成线性关系,通过磁共振温度成像实现实时温度监测。

二、适应证选择

1. **耐药性癫痫**　入选患者原则上应符合耐药性癫痫的诊断,2010 年国际抗癫痫联盟将耐药性癫痫定义为:根据癫痫发作类型,合理选择并正确使用至少 2 种耐受性好的抗癫痫药物单药或者联合使用后,患者无发作的持续时间未达到治疗前最长发作间隔的 3 倍或者 1 年(取决于两者哪个更长)。但是需要注意的是:对长期癫痫相关肿瘤(主要包括节细胞胶质瘤、胚胎发育不良性神经上皮性肿瘤和多形性黄色星形细胞瘤等)或海绵状血管畸形等病因导致的癫痫,如果病变体积不大,在疾病早期通过 MgLITT 完全毁损病变,通常预后良好,即手术治疗可实现无发作,甚至停用抗癫痫药物。因此,即使药物控制效果良好仍可在安全的前提下建议手术。

2. **年龄**　单纯从热疗的角度来说,MgLITT 并无严格的年龄限制,但对于低龄儿童,需要考虑囟门闭合情况和颅骨的厚度。因为囟门未闭或者颅骨过薄会增加术中使用头架导致颅骨骨折的风险,且颅骨过薄也不利于导向螺栓的固定(建议颅骨最低厚度为 2mm)。

3. **致痫病变的病理类型、质地以及大小**　癫痫的治疗过程中,明确癫痫的病因至关重要,该原则同样适用于 MgLITT 在癫痫方面的应用。目前 MgLITT 适用的致痫性病理类型包括:颞叶内侧硬化、HH、FCD、结节性硬化、灰质异位、长期癫痫相关肿瘤(节细胞胶质瘤、胚胎发育不良性神经上皮瘤或黄色星形细胞瘤等)、海绵状血管畸形等。但某些病变的质地硬韧(如结节性硬化的结节)或大面积钙化(如节细胞胶质瘤或海绵状血管畸形),手术过程中难以穿透这些病变,

这时需要合理规划光纤置入路径,便于适形毁损致痫区。因此了解病变的质地及钙化情况是患者选择、术前规划及术中操作的重要环节。激光光纤毁损的范围有限,是一个以光纤为中心的最大直径为25mm的圆柱体,因此并不适用于某些体积偏大的病灶。

4. 禁忌证　因体内有金属植入物而不能行磁共振扫描的患者;存在严重精神类疾病、认知障碍患者,慎重考虑手术;存在神经外科手术禁忌证患者,慎重考虑手术。

三、MgLITT 手术流程

1. 术前准备　除术前评估中需要的 MRI 扫描序列外,术前需完善的头部血管影像扫描(可选择 MRA、TWIST、双倍增强 3D T1 序列等)。对于 HH,建议进行矢状面、冠状面及轴面的 STIR+C 序列扫描,用以观察乳头体及乳头丘脑束。

2. 手术计划　MgLITT 的手术计划包括激光光纤路径的设计及热凝参数的设定。光纤路径设计需要考虑安全性和有效性。保证安全性需要使路径与脑内血管、神经以及重要的功能皮质等结构保持安全的距离。在有效性方面,致痫区是否完全毁损是术后疗效的重要影响因素,因此需要调整光纤路径,使其尽可能地贯穿致痫区的长轴。如果单根光纤热凝难以达到完全毁损,可根据情况增加额外的光纤。

光纤路径设计完毕后,需要根据需要毁损的范围选择光纤探头,目前常用的光纤探头的长度包括5mm、10mm、15mm 和 20mm。随后设计光纤探头在路径上的位置、毁损功率及毁损持续时间。计划软件可根据上述参数勾勒出预估的毁损范围,但是需要注意的是:软件在计算过程中,是将探头周围的组织假设为导热均匀的组织,并未考虑到脑沟、脑池、血管以及病变本身对导热的影响,因此预估的毁损范围可能与实际情况有所出入,需要在后续的实际热凝过程中动态调整参数。

3. 光纤置入过程　患者在局麻情况下安装颅骨定位标记物或者立体定向框架,随后行薄层头颅 CT 扫描后将 CT 数据导入手术计划系统并与术前计划的影像融合。患者进入手术室后,根据患者的配合程度选择局麻或者全麻。头架固定头部后,术区常规消毒铺巾,连接手术机器人或立体定向系统。为了避免头皮的松动导致入点的偏差,使用尖刀在头皮入点处切开小口。然后在钻头套筒的引导下,用颅骨钻在颅骨上钻孔。硬膜电凝针灼烧突破硬膜后,在导向杆的引导下将导向螺栓安装在颅骨上。随后使用通条在套筒的引导下经由导向螺栓内径于脑组织内制造光纤冷却套管走行的通道。最后将冷却套管顺导向螺栓内径置入,将治疗光纤按照术前规划放置到指定位置。放置冷却套管和光纤之前,需要进行自检。确定循环管路连接完整性:循环管路没有液体泄漏,光纤探头可以观察到明亮的红色指示光。

4. 磁共振引导下致痫区热凝:激光光纤置入完毕后,撤去手术机器人或立体定向系统,将手术器械台、麻醉剂以及其他的手术器械移至 5 高斯线以外。将光纤及冷却循环管路与激光热凝主机连接,患者头周安装线圈完毕后打开磁场屏蔽门,将磁共振扫描仪的磁体沿导轨移动到手术床上。首先获取 T1 和/或 T2 容积解剖图像用以确认路径的正确位置,并将原始扫描层面沿光纤进行重建,以用于后续的消融监测。获取一期 T2WI GRE 温度序列(GRE 为西门子磁共振序列),勾画 4 个恒温区域(毁损范围、血管、空气以外的区域)。然后对目前消融范围设定温度监测点,以及邻近重要神经、血管或脑区设定温度预警点(42℃以下保护神经,45℃以下保护血管)。首先进行预消融,根据温度监控查看升温区域用以再次确定光纤尖端位置。光纤位置无误后开始致痫区激光消融(参数包括消融能量及时间),同时进行 GRE 温度序列扫描,达到预期毁损范围或温度上升超过设定的预警温度后即停止消融。如消融范围比较大,单次毁损难以覆盖。对于与光纤垂直平面的范围,可等温度回落到基准体温,重复上述步骤以达到满意的范围。但在该方向,毁损最大直径为 25mm;对于与光纤平行平面的范围,可通过回撤光纤一定的距离后再次消融。

5. 术后流程　消融结束后,30 分钟内执行 T2WI TSE 和 T1WI 增强扫描,影像确定消融范围。完毕后退出磁体、取出冷却套管、导向螺栓和颅骨定位参考钉装置后缝合伤口,撤去头架。术后 4~6 小时复查头部 CT,确定有无出血等并发症,常规术后护理和康复。图 14-8-1 为 MgLITT 治疗 FCD 示例。

四、预后

颞叶内侧硬化是 MgLITT 治疗的常见病理类型,目前最大综病例数(n=234)的报道显示该病 MgLITT 后无发作率为 58%,但术后功能的保护优于开颅手术。得克萨斯儿童医院报道的 58 例接受 MgLITT 的 HH 儿童患者中,术后无发作率为 69%。目前国内外

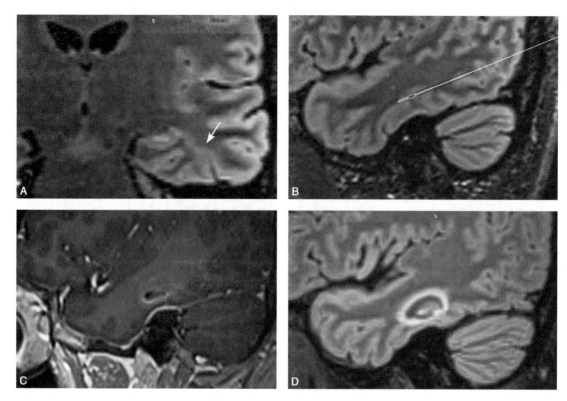

图 14-8-1　MgLITT 治疗 FCD 示例

患者女性,发作性愣神,左手摸索,吞咽咀嚼,发作频率约为 1 次/周。头皮脑电在发作间期可见双颞棘波,左颞为著,发作期左后颞最先出现节律改变。其治疗期间的影像如下,A. 术前冠位 FLAIR 序列提示左枕颞外侧沟沟底穿透征(白色箭头),考虑为 FCD ⅡB 的可能性大;B. MgLITT 术前计划中光纤路径由后往前贯穿 FCD 所在的枕颞外侧沟沟底,红圈为预计划的毁损范围;C. 术后增强 T1 扫描确认实际毁损范围(环形强化);D. 术后 3 月复查 MRI 示毁损范围。该患者在术后 18 个月的随访期间无癫痫发作,未诉记忆力减退。

关于 MRgLITT 在 FCD 方面应用的报道较少,北京天坛医院神经外科报道的 9 例 FCD 患者,MgLITT 术后无发作率为 67.7%。

(胡文瀚)

参考文献

[1] 谭启富,李龄,吴承远. 癫痫外科学[M]. 3 版. 北京:人民卫生出版社,2012.

[2] 王忠诚. 王忠诚神经外科学[M]. 武汉:湖北科学技术出版社,2015.

[3] 李勇杰主编. 功能神经外科学[M]. 北京:人民卫生出版社,2018.

[4] 赵继宗,周定标主编. 神经外科学[M]. 3 版. 北京:人民卫生出版社,2014.

[5] 张建国,张凯,孟凡刚. 迷走神经刺激术[M]. 北京:人民卫生出版社,2019.

[6] 中国抗癫痫协会神经调控专业委员会,中国医师协会神经调控专业委员会,中华医学会神经外科分会神经生理学组. 迷走神经刺激疗法治疗药物难治性癫痫的中国专家共识[J]. 癫痫杂志,2021,7(3):191-196.

[7] 孟凡刚,张建国,马延山,等. 迷走神经刺激术治疗顽固性癫痫初步探讨[J]. 中华神经外科杂志,2010,26(6):401-403.

[8] RYVLIN P,RHEIMS S,HIRSCH L J,et al. Neuromodulation in epilepsy:state-of-the-art approved therapies [J]. Lancet Neurol,2021,20(12):1038-1047.

[9] VETKAS A,FOMENKO A,GERMANN J,et al. Deep brain stimulation targets in epilepsy:Systematic review and meta-analysis of anterior and centromedian thalamic nuclei and hippocampus[J]. Epilepsia,2022,63(3):513-524.

[10] ELLIOTT R E,MORSI A,KALHORN S P,et al. Vagus nerve stimulation in 436 consecutive patients with treatment-resistant epilepsy:long-term outcomes and predictors of response [J]. Epilepsy Behav,2011,20(1):57-63.

[11] TOFFA D H,TOUMA L,EL MESKINE T,et al. Learnings from 30 years of reported efficacy and safety of vagus nerve stimulation(VNS) for epilepsy treatment:A critical review [J]. Seizure,2020,83:104-123.

[12] OROSZ I,MCCORMICK D,ZAMPONI N,et al. Vagus nerve stimulation for drug-resistant epilepsy:a European long-term study up to 24 months in 347 children[J]. Epilepsia,2014,55(10):1576-1584.

[13] RYVLIN P,GILLIAM F G,NGUYEN D K,et al. The long-

term effect of vagus nerve stimulation on quality of life in patients with pharmacoresistant focal epilepsy: the PuLsE (Open Prospective Randomized Long term Effectiveness) trial[J]. Epilepsia, 2014, 55(6): 893-900.

[14] CUKIERT A, CUKIERT C M, BURATTINI J A, et al. Long-term outcome after callosotomy or vagus nerve stimulation in consecutive prospective cohorts of children with Lennox-Gastaut or Lennox-like syndrome and non-specific MRI findings[J]. Seizure: the journal of the British Epilepsy Association, 2013, 22(5): 396-400.

[15] KLINKENBERG S, MAJOIE H J, van der HEIJDEN M M, et al. Vagus nerve stimulation has a positive effect on mood in patients with refractory epilepsy[J]. Clinical Neurology and Neurosurgery, 2012, 114(4): 336-340.

[16] ELLIOTT R E, MORSI A, TANWEER O, et al. Efficacy of vagus nerve stimulation over time: review of 65 consecutive patients with treatment-resistant epilepsy treated with VNS> 10years[J]. Epilepsy & behavior, 2011, 20(3): 478-483.

[17] CURRY D J, GOWDA A, MCNICHOLS R J, et al. MR-guided stereotactic laser ablation of epileptogenic foci in children[J]. Epilepsy Behav. 2012, 24(4): 408-414.

[18] GROSS R E, STERN M A, WILLIE J T, et al. Stereotactic laser amygdalohippocampotomy for mesial temporal lobe epilepsy[J]. Ann Neurol, 2018, 83(3): 575-587.

[19] CURRY D J, RASKIN J, ALI I, et al. MR-guided laser ablation for the treatment of hypothalamic hamartomas[J]. Epilepsy Res, 2018, 142: 131-134.

[20] LEWIS E C, WEIL A G, DUCHOWNY M, et al. MR-guided laser interstitial thermal therapy for pediatric drug-resistant lesional epilepsy[J]. Epilepsia, 2015, 56(10): 1590-1598.

[21] MCCRACKEN D J, WILLIE J T, FERNALD B A, et al. Magnetic Resonance Thermometry-Guided Stereotactic Laser Ablation of Cavernous Malformations in Drug-Resistant Epilepsy: Imaging and Clinical Results[J]. Oper Neurosurg (Hagerstown), 2016, 12(1): 39-48.

[22] WU C, JERMAKOWICZ WJ, CHAKRAVORTI S, et al. Effects of surgical targeting in laser interstitial thermal therapy for mesial temporal lobe epilepsy: A multicenter study of 234 patients[J]. Epilepsia, 2019, 60(6): 1171-1183.

[23] DRANE D L, LORING D W, VOETS N L, et al. Better object recognition and naming outcome with MRI-guided stereotactic laser amygdalohippocampotomy for temporal lobe epilepsy [J]. Epilepsia, 2015, 56(1): 101-113.

[24] HU W H, MO J J, YANG B W, et al. Voxel-Based Morphometric MRI Postprocessing-Assisted Laser Interstitial Thermal Therapy for Focal Cortical Dysplasia-Suspected Lesions: Technique and Outcomes [J]. Oper Neurosurg (Hagerstown), 2022, 23(4): 334-341.

第十五章 慢 性 疼 痛

第一节 概 述

一、疼痛的定义

国际疼痛研究协会（International Association for the Study of Pain，IASP）关于疼痛的最新定义为，"疼痛是一种与组织损伤或潜在组织损伤相关的感觉、情感、认知和社会维度的痛苦体验"。疼痛是一种主观感觉，是当机体受到伤害时的一种警示信号，从而引起机体一系列的防御性保护反应。

疼痛既是疾病的一种常见症状，本身也是一种疾病。疼痛医学是神经科学的分支和边缘学科，近年来发展很快，如果只关注疼痛的感觉和情感维度，不仅会忽略疼痛患者对认知和社会行为的理解，而且忽视了疼痛患者的认知能力对内在躯体状况和外在物理和社会环境的影响。因此，对于疼痛的研究，不仅要关注患者的个人体验，更要从感觉、情感、认知和社会特征等多个维度进行综合研究。

二、慢性疼痛的诊断和分类

疼痛按病程可分为急性疼痛和慢性疼痛。慢性疼痛是相对于急性疼痛而言的，疼痛持续6个月以上即称为慢性疼痛。此外，还有另一种定义方法是，当急性损伤愈合后，疼痛仍持续存在，可称为慢性疼痛。由于不同类型的急性损伤愈合的时间不同，所以急性疼痛和慢性疼痛之间的转换应依据损伤的特性，而不仅仅是时间的长短。慢性疼痛有时不再仅仅是反映某一个疾病，而本身也已成为一种疾病，它能影响生活的各个方面。

慢性疼痛的分类方法多种多样，可根据不同的分类标准进行分类。按疼痛强度可分为轻度痛、中度痛、重度痛；按疼痛部位可分为躯体痛、内脏痛；按疼痛时间模式可分为间断性疼痛、周期性疼痛、持续性疼痛；按疼痛表现形式可分为原发痛、牵涉痛、反射痛；按受累的神经部位可分为中枢神经性痛、外周神经性痛、自主神经性痛；按病理生理机制可分为伤害感受性疼痛和神经病理性疼痛。

临床最常用的分类方法是按病理生理机制分类，分为伤害感受性疼痛和神经病理性疼痛。伤害感受性疼痛是由于外伤或疾病刺激伤害性感受器，激活了中枢神经系统的伤害性传递通路，疼痛的特征为跳痛、酸痛或钝痛。神经病理性疼痛则是由于外周或中枢神经系统的病理性改变导致神经元异常兴奋、自发放电和假突触传递而引起疼痛，其特征为烧灼痛、放射痛、针刺痛或电击痛。

三、慢性疼痛的"四阶梯"治疗原则

疼痛的治疗应采用综合治疗，包括药物及物理治疗、微创介入治疗、神经调控治疗以及外科手术治疗等，单一的治疗方法有时无法获得满意的疼痛缓解。慢性疼痛的治疗应遵循"四阶梯"治疗原则：第一阶梯为无创的药物治疗和物理治疗；第二阶梯为微创介入治疗，包括靶点药物注射、神经射频治疗等；第三阶梯为神经调控治疗，包括外周神经电刺激、脊髓电刺激、运动皮层电刺激等；第四阶梯为针对慢性疼痛的外科治疗，包括各种神经系统毁损性手术治疗。

微创介入治疗是指在影像导引下，通过经皮穿刺将器械置入病变组织内或附近，进行物理或化学治疗的微创技术。主要包括靶点药物注射和射频治疗。

靶点药物注射包括痛点注射、关节腔注射、韧带或肌腱注射、选择性神经注射、硬膜外注射等。射频治疗是通过高频电磁振荡，使电流通过组织产生热量来进行靶点毁损的治疗方法，包括标准射频和脉冲射频。

神经调控是利用植入性和非植入性技术，依靠电或化学手段，来改善中枢神经系统、周围神经系统或自主神经系统的功能。慢性疼痛的神经调控治疗包括外周神经电刺激、脊髓电刺激、运动皮层电刺激、脑深部电刺激和鞘内药物输注系统植入术。神经调控治疗的优点是安全、可逆和可调节，最主要的缺点是费用昂贵，需要维持治疗。

慢性疼痛的神经毁损手术可针对周围神经至中枢神经系统的任何靶点进行，可在各个水平阻断伤害性刺激向中枢神经系统的传递。包括周围神经切断术、交感神经切除术、脊神经背根切断术、背根神经节切除术、脊髓前侧束切断术、脊髓前联合切开术、脊髓后正中点状切开术、脊髓背根入髓区切开术、中脑毁损术、丘脑毁损术、扣带回切开术等。

随着微创介入和神经调控技术的发展，许多神经毁损性手术已逐渐被取代，目前仍然在使用的主要是脊髓背根入髓区切开术。

总之，慢性疼痛的成功治疗有赖于选择合适的患者、合适的方法和合适的治疗时间。应严格掌握适合神经外科治疗的适应证，根据患者的疼痛性质、基础疾病、预计生存期、经济承受能力等选择治疗方法。

第二节　慢性疼痛的常见类型

一、中枢性疼痛

中枢性疼痛是指中枢神经系统病变或功能失调所引起的疼痛，其原发病变在脊髓或脑，常见的致病原因有出血、梗死、血管畸形、肿瘤、外伤、感染、多发性硬化、神经元变性、脊髓空洞症等，此外癫痫和帕金森病患者的疼痛也可归为中枢性疼痛。

丘脑痛是最典型和最常见的中枢性疼痛。1906年，Dejerine报道了6例存在顽固性疼痛的丘脑综合征病例，最早对丘脑痛的特点进行了描述，包括突发而持久的剧烈疼痛，可伴有半身深浅感觉障碍、共济失调、偏瘫、舞蹈症或手足徐动症等，病因是丘脑梗死或出血。过去，丘脑痛和中枢性疼痛一直在概念上混淆不清，各种中枢性疼痛也曾被笼统地误称为丘脑痛，其实脑和脊髓的各种病变、从脊髓后角灰质或三叉神经脊束核至大脑皮质之间沿神经轴索任何水平的病变都能引起中枢性疼痛，丘脑痛只是中枢性疼痛的一种类型。

多种疾病可以导致中枢性疼痛，其发病率的报道有很大差别，至今尚无准确的流行病学资料，绝大多数的数据来自估算。大约30%的脊髓损伤和23%的多发性硬化患者会出现继发疼痛，这是最常见的原因。大约1.5%的卒中后患者出现中枢性疼痛，但由于卒中患者人数众多，卒中后的中枢性疼痛十分常见。建立在上述三种疾病的流行病学估算上，中枢性疼痛的发病率为54/10 000，国内约有60万例程度不同的中枢性疼痛患者。

（一）脑卒中后疼痛

1. **概述**　卒中后中枢性疼痛（central post-stroke pain，CPSP）是最常见的中枢性疼痛，各种各样的脑血管病变都可以引起CPSP。由于脑血管病患者数量庞大，临床上CPSP的患者例数也相当可观，因此在实际诊治患者中比例最大。

卒中也称中风、脑血管意外，分为出血性卒中和梗死性卒中，至于到底是出血还是梗死更容易造成CPSP，在临床上一直没有定论。一般认为出血和梗死在引起CPSP的倾向上并没有明显差异，只是由于梗死大约占所有卒中的85%，所以临床上似乎由梗死引起的CPSP更为多见一些。

另一方面，梗死的部位也与CPSP的发生有一定的关系，并不是颈动脉系统和椎基底动脉系统所有分支动脉的梗死都会引起CPSP。临床上最常见的情况是供应丘脑纹状体的动脉梗死和小脑后下动脉梗死，梗死部位主要累及丘脑腹后部或延髓背外侧，其他部位的梗死导致CPSP的概率显著降低。

除了梗死，脑出血同样也能导致CPSP，但多数是发生在脑内出血破坏了脑组织或继发梗死之后，单纯蛛网膜下腔出血很少引起CPSP。此外，脑动静脉血管畸形也能够引起CPSP，多数情况是出现在血管畸形破裂出血或体积明显增大之后，对脑组织结构造成了损害。

事实上，引起CPSP的关键并不在于脑血管病变的大小，更主要的是病变的部位。常见的能够导致CPSP的部位包括：延髓背外侧、丘脑、内囊后肢、中央后回的皮质或皮质下，其中延髓背外侧和丘脑最常见。1995年，Andersen等报道随访研究191例卒中患者，发现发病后1个月、6个月和12个月时CPSP的发病率分别为4.8%、6.5%和8.4%，主要卒中部位是延髓和丘脑。1997年，MacGowan等报道延髓背外侧梗死患者中CPSP的发生率高达25%。

2. 临床表现

（1）疼痛出现的时间：CPSP 一般不是在卒中后立即出现的，大多会延迟出现。Leijon 等发现 CPSP 大约一半发生在卒中后数天至 1 个月之内，另一半出现在卒中 1 个月以后，最长延迟至卒中后 34 个月。Andersen 等报道 63% 的 CPSP 发生在卒中后 1 个月以内。

（2）疼痛的部位：CPSP 累及的范围一般较大，常常累及半身、半侧躯体或半侧头面部。如果卒中部位在丘脑或内囊后肢，根据卒中影响的具体范围不同，CPSP 可能会出现在卒中对侧整个半侧身体，包括头面部和躯干；也可能只出现在对侧躯干，不包括头面部；还可能只累及对侧头面部，不包括躯干。如果卒中部位在延髓背外侧，可能会出现 Wallenberg 综合征，出现身体双侧不同部位的 CPSP，表现为卒中同侧头面部和对侧躯干疼痛。至于单纯皮质下卒中，CPSP 的累及范围一般较小，可以局限在对侧头面部或躯干的某一区域内。

（3）疼痛的性质：CPSP 的性质可表现为烧灼样、刀割样、钻凿样、击穿样、跳动样、针刺样、撕裂样、压榨样等多种性质，可以单独出现，或多种疼痛性质合并存在。其中，烧灼样痛最为常见，超过 60% 的 CPSP 患者会出现烧灼样痛，有时会合并 1~2 种其他性质的疼痛。对于皮质下卒中患者，CPSP 则很少表现为烧灼样疼痛。

CPSP 绝大多数持续存在，而且随着病程的延长，有进行性加重的趋势。此外，多种因素可以使 CPSP 在持续存在的背景上，出现阵发性疼痛加剧。例如：情绪变化、肌肉收缩、肢体运动、冷热刺激，甚至触摸、风吹等因素，就能够诱发疼痛或加重疼痛。

（4）疼痛的伴随症状和体征

除了疼痛症状以外，CPSP 几乎都会伴有其他神经系统阳性症状和体征，最常见的是感觉异常，其他还可能会出现肢体瘫痪、共济失调、吞咽呛咳、声音嘶哑、复视、失语、锥体束征阳性等。Leijon 等报道 CPSP 患者 100% 合并感觉异常，肢体瘫痪和共济失调的发生率分别为 48% 和 58%。CPSP 感觉异常主要表现为对痛温觉的感觉迟钝或感觉过敏。

3. 诊断

（1）病史：患者存在明确的脑卒中病史，疼痛继发于之后，可即刻出现，也可延迟数月或数年发病，疼痛多慢性进行性加重。

（2）症状：疼痛表现为各种性质和各种形式，强度可高可低，范围可大可小，持续时间可长可短，各种

外界或内在的刺激常可诱发或加重疼痛。

（3）体征：可存在感觉异常、感觉过敏等现象，多伴有中枢神经系统的阳性体征。

（4）辅助检查：CT、MRI 等神经影像学检查多有出血、梗死等阳性发现。

4. 治疗 CPSP 一旦发生，常常迁延难治，甚至伴随患者终身，长期以来如何有效治疗 CPSP 一直是困扰科学家和临床医师的难题。药物治疗往往只能暂时减轻疼痛而无法消除 CPSP，虽然神经阻滞、康复治疗、针刺治疗、心理治疗等治疗方法对中枢性疼痛也有一定的辅助治疗价值，但是神经外科止痛手术往往是有效治疗的主要手段，常用的手术主要有立体定向脑内核团或传导束毁损术、慢性神经电刺激手术等。

（二）脊髓损伤后疼痛

1. 概述 脊髓损伤后疼痛（spinal cord injury pain，SCIP）是脊髓损伤常见的后果之一，除了运动功能障碍、括约肌功能障碍外，SCIP 往往是脊髓损伤患者最大的烦恼和痛苦来源。有研究表明，11% 的脊髓损伤患者认为 SCIP 对伤后工作的影响要超过对运动功能障碍的影响，37% 的颈段或高胸段脊髓损伤患者、23% 的低胸段或腰段脊髓损伤患者宁愿丧失大小便功能和性功能，也不愿意忍受 SCIP 的折磨。

大量研究表明，大约 2/3 的脊髓损伤患者会发生 SCIP。1991 年，Bonica 总结分析了过去 40 年已有文献报道的 SCIP 临床资料，证实在脊髓损伤患者中 SCIP 的平均发病率为 69%，而且近 1/3 的脊髓损伤患者认为其存在严重的 SCIP。此后，大多数的研究得出了非常相似的结果，但近年来也有报道称有多达 75%~80% 的脊髓损伤患者会出现 SCIP。

2003 年，Siddall 等在对 SCIP 进行临床分型研究之后，发现 58% 的脊髓损伤患者会出现肌肉骨骼疼痛，发生脊髓损伤平面神经病理性疼痛和损伤平面以下神经病理性疼痛的比例分别为 42% 和 34%。

SCIP 的发生与否和轻重程度可能与多种因素有关，例如脊髓损伤原因、损伤节段、损伤严重程度等。一般认为，枪击伤、机械性损伤等致伤原因引起 SCIP 的概率较大。至于脊髓损伤节段与 SCIP 的关系似乎并不明确，有研究证实脊髓各个节段的损伤都能导致 SCIP，不同节段的脊髓损伤引起 SCIP 的发生率并没有显著性差异。

脊髓损伤分为完全性损伤和不完全性损伤，哪种损伤更容易引起 SCIP，目前也尚未得出广泛认可的结论，一直还存有争议。有临床观察和尸检资料提示不完全性脊髓损伤患者存在神经病理性疼痛更为普遍，

但 Defrin 等认为脊髓是否完全性损伤并不是问题的关键,真正导致 SCIP 的原因是损伤累及了脊髓丘脑束。

2. 临床表现及治疗原则 过去,SCIP 一直没有被广泛认可和接受的分类方法,这在一定程度上影响和制约了对 SCIP 的深入研究和疗效评价。2000 年,Siddall 等在综合考虑 SCIP 的病理生理、发病机制和临床表现等因素的基础上,提出了一种 SCIP 分类方法,得到国际疼痛研究会(IASP)的认可和推荐,也被大多数学者所采用。该分类方法将 SCIP 分为两大类:伤害感受性疼痛和神经病理性疼痛,这两大类又进一步细分为 5 种类型,伤害感受性疼痛分为肌肉骨骼疼痛和内脏疼痛,神经病理性疼痛分为损伤平面以上疼痛、损伤平面疼痛和损伤平面以下疼痛。

(1)肌肉骨骼疼痛:肌肉骨骼疼痛是脊髓损伤后急性期最常出现的疼痛,表现为肌肉、骨骼、韧带、椎间盘、关节的急性疼痛,疼痛发作多与肌肉收缩、肢体活动、体位变化有关,有时疼痛甚至会放射传导至四肢和躯干。这类疼痛对非甾体抗炎药物和阿片类药物敏感,药物能够有效消除和控制疼痛。此外,受伤部位或疼痛部位的有效制动、稳妥固定、适当休息都能够缓解疼痛。

(2)内脏疼痛:脊髓损伤后的内脏疼痛主要表现为胸腔、腹腔或盆腔的疼痛,往往范围较弥散,定位不精确,性质多为钝痛、绞痛、隐痛等,强度较肌肉骨骼疼痛要轻。这种内脏疼痛多在脊髓损伤后数月或数年才出现,一般是间断性出现。非甾体抗炎药物和阿片类药物有一定的治疗效果,但要比对肌肉骨骼疼痛的治疗效果差。如果内脏疼痛慢性存在,治疗无效,应注意排除是否存在神经病理性疼痛。

(3)损伤平面以上神经病理性疼痛:脊髓损伤后可能会出现损伤平面以上身体的部分或全部区域的神经病理性疼痛,可表现为复杂性区域疼痛综合征、反射性交感神经功能紊乱、灼性神经痛、肩-手综合征等形式,特别是颈髓损伤患者更容易出现上肢的复杂性局域性神经痛。

可选择的治疗方法较多,如非甾体抗炎药、类固醇激素、抗惊厥药、抗抑郁药等药物,或者功能锻炼、理疗、热疗等方法,以及星状神经节阻滞,对这种疼痛都会有不同程度的疗效,但总体疗效似乎并不满意。

(4)损伤平面神经病理性疼痛:此类疼痛多表现为比较锐利、剧烈的电击样痛、枪击样痛、烧灼样痛、刀割样痛或针刺样痛,有时会合并束带样感觉异常或疼痛,主要分布在脊髓损伤平面对应的节段性神经分布区域,上下累及范围一般不超过损伤平面上下 2 个脊髓节段。

过去认为,损伤平面神经病理性疼痛主要是由于脊髓神经根损伤引起的节段性疼痛,但后来有临床研究发现即使没有神经根损伤的单纯脊髓损伤同样可以出现损伤平面节段性疼痛。1998 年,Yezierski 等在动物实验中证实脊髓损伤本身与神经根损伤比较,在损伤平面节段性神经病理性疼痛发生中的作用更为重要。

阿片类药物对损伤平面神经病理性疼痛的治疗效果较差,相反,抗惊厥药和抗抑郁药对此类疼痛却有部分疗效。椎管内阻滞或神经根阻滞能够引起相应区域的感觉减退,也能缓解损伤平面神经病理性疼痛。目前,临床上最有效的治疗方法是脊髓后根入髓区毁损术和脊髓电刺激术,远期疗效也较为稳定。

(5)损伤平面以下神经病理性疼痛:疼痛位于脊髓损伤平面以下身体的部分或全部区域,常常伴有中枢性感觉减退、幻肢痛或去传入性疼痛,可表现为自发性疼痛,也可表现为诱发性疼痛,情绪波动、感染甚至外界声音变化等因素常可诱发疼痛,而体位变化、肢体活动等对疼痛影响往往较小。这种损伤平面以下神经病理性疼痛多在脊髓损伤后的早期出现,大多数为烧灼样、刀割样、针刺样、电击样等性质的疼痛,常伴有感觉过敏。脊髓的完全性损伤或不完全性损伤都能引起这种疼痛,存在脊髓丘脑束损伤的患者绝大多数会出现烧灼样疼痛。

损伤平面以下神经病理性疼痛是各种类型疼痛中治疗最为困难的一种,口服阿片类及其他镇痛药物疗效很差,脊髓传导束切断术、脑内核团毁损术等传统的神经外科止痛手术成功率也不高,目前值得尝试的治疗方法主要是脊髓电刺激术、脑深部电刺激术或鞘内药物输注。

二、臂丛神经损伤后疼痛

(一)概述

臂丛神经损伤后疼痛是指构成臂丛的神经受损伤后导致的其支配区域的疼痛。臂丛神经由 $C_{5~8}$ 与 T_1 神经根组成,主要支配上肢、肩背和胸部的感觉和运动,主要分支有胸背神经、胸长神经、腋神经、肌皮神经、正中神经、桡神经和尺神经。

臂丛神经损伤大多数是由交通事故、工伤等原因引起的,大约 80% 的成人臂丛损伤继发于摩托车或汽车车祸。发生车祸时患者的头肩部撞击障碍物或地面,使头肩部向分离方向受力,臂丛神经受到过度牵拉损伤,轻者神经暂时性功能障碍,重者神经轴突断裂或神经干断裂,最严重者臂丛神经根自脊髓发出处撕脱,完全丧失感觉和运动功能。此外,工作时上肢不慎被机器或运输皮带卷入、肩部被矿井塌方或高处坠物砸伤也是臂丛神经损伤的常见原因。临床上还有一部分臂丛神经损伤患者的病因可能是产伤、肿瘤压迫、手术损伤或放射线损伤所致。根据不同的分类标准和方法,可以将臂丛神经损伤分为闭合性臂丛神经损伤和开放性臂丛神经损伤,也可以分为部分性臂丛神经损伤和完全性臂丛神经损伤。

　　疼痛是臂丛神经损伤患者的常见症状,发病率可达60%～95%,多数学者报道在75%～80%。臂丛神经损伤后疼痛的具体发生机制还不是完全清楚,目前认为既有外周机制在起作用,也有中枢机制的影响。一般认为,臂丛神经损伤后可导致脊髓后角和背外侧束的浅层神经元活性增加,并向后角深层胶状质传递,引起神经元异常兴奋,导致中枢敏化,出现顽固性剧烈疼痛。

　　(二)　临床表现及诊断

　　臂丛神经损伤后疼痛患者多有明确的上肢或肩部的暴力外伤史,一般为单侧加速伤或减速伤,或有肿瘤、局部手术或放疗史。患侧臂丛神经支配区域部分性或完全性感觉功能和运动功能障碍。

　　臂丛神经损伤后疼痛可在伤后即刻出现,也可在伤后数月或数年发生,累及范围可大可小,取决于神经根撕脱的范围,疼痛多位于前臂和手部,也可累及整个上肢。疼痛一旦出现,绝大多数呈持续性存在,阵发性加重,在临床上多表现为电击样、撕裂样、绞窄样、搏动样、针刺样、刀割样、痉挛样、紧束样、烧灼样等性质的疼痛,可单独存在,也可混合存在。

　　(三)　治疗原则

　　臂丛神经损伤后疼痛药物治疗效果不佳,神经阻滞、神经松解、神经移植、吗啡泵等治疗也难以获得满意疗效,是临床上的一个治疗难题。有些臂丛神经根撕脱后疼痛的患者为了止痛,甚至盲目地要求截除已经丧失运动和感觉功能的肢体,但结果却适得其反,不仅根本无法减轻疼痛,而且患者还会感觉到已经截除的肢体仍然存在,并伴有疼痛,这实际上继发形成了幻肢痛。可以肯定,采用截肢的方法是无法治疗臂丛神经根撕脱后疼痛的,应该避免患者和医师进入盲目截肢的误区。

　　目前最有效的治疗手段是脊髓后根入髓区(dorsal root entry zone,DREZ)切开术,取得了比其他各种方法都要令人满意的止痛疗效。2005年,Sindou等报道55例临床经验,94.6%的患者在出院时止痛疗效满意,术后3个月时疗效优秀和良好占81.8%,随访超过1年的患者中有65.9%的疗效优秀或满意。也有学者报道随访时间最长的一例患者,在DREZ切开术后26年仍有满意的止痛效果。北京功能神经外科研究所应用DREZ切开术治疗臂丛神经撕脱后疼痛200余例,术后1年疗效优秀和良好的患者约占85%,术后2年以上仍有超过80%的患者能够获得良好和优秀的止痛效果。DREZ切开术在国外已经得到了较广泛的应用,逐渐成为治疗臂丛神经根撕脱后疼痛首选的成熟术式,具有疗效确切、效果持久、安全性高等优点,但在国内相对开展得还较少。近年来,随着更加适合于术中使用的各种先进的神经电生理监测技术的应用,以及手术技术的不断改进,手术的有效性和安全性也在不断提高,使DREZ切开术在临床上具有更加广阔的应用前景。

　　对于部分性臂丛神经损伤患者出现的疼痛,可能患侧上肢还保留部分感觉和运动功能,这些功能对患者来说弥足珍贵。虽然DERZ切开术同样能够确切地消除疼痛,但是DREZ切开术必定会破坏患者残留的感觉功能,而且有可能会影响原有的运动功能,为了避免DREZ手术的这些副作用,这种情况下可以选择采用脊髓电刺激(spinal cord stimulation,SCS)治疗。

三、幻肢痛与截肢痛

　　(一)　临床特点

　　1. 幻肢痛是指主观感觉已被截除的肢体仍然存在,并且伴有剧烈疼痛,实际上是一种幻觉现象。截肢的患者90%以上会有"幻肢"感觉,表现为对已失去肢体的感觉,患者可以感受到非正常的肌肉运动,感觉到肢体不在正常位置,甚至常能感觉到其长度、大小和温度的变化,其中65%～85%的截肢患者会出现幻肢痛,表现多种多样,绝大部分与截肢痛合并存在。

　　幻肢痛的特点如下。

　　(1)疼痛通常在截肢后就出现,部位主要在截除的肢体远端,实际上这一部分肢体已被截除。

　　(2)疼痛的程度和性质变化很大,可为搏动性痛、烧灼样痛、针刺样痛、钻孔样痛或压迫感、强直感、痒感等。

　　(3)疼痛大多阵发性出现或加重,常于安静时或夜间发作,情绪变化、气候变化、疲劳或其他疾病可以诱发或加重疼痛。

　　(4)截肢残端可有瘢痕硬结或神经瘤,局部皮肤感觉过敏,轻轻触摸即可引起整个肢体的放射性疼痛。

2. 截肢痛又称残肢痛,是指截肢后出现的残端疼痛,常在伤口愈合后一段时间才出现,多为神经性疼痛,由于残端瘢痕中的神经瘤引起。

截肢痛的特点如下。

（1）截肢痛多发生于高位截肢或肩关节、髋关节离断术后,上肢多于下肢。

（2）疼痛范围较弥散,可累及整个残端并向身体其他部位放射。

（3）疼痛性质多呈刺痛、灼痛或跳痛,常伴有异常出汗或异常血管舒缩,情绪、天气、外界声音等对疼痛影响较大。

（4）截肢残端皮肤局部异常敏感,触摸多有剧痛和明显的压痛点。

（二）治疗原则

幻肢痛和截肢痛是慢性顽固性疼痛,镇痛药物、神经阻滞等治疗基本无效,临床上治疗比较困难。

1. 神经阻滞　大多数截肢痛患者的截肢残端有明显的压痛点和感觉过敏部位,在此处采用局部麻醉药物进行痛点阻滞或外周神经阻滞、交感神经阻滞,有时可以减轻疼痛,特别是对于截肢痛和幻肢痛的早期疼痛,具有较好的疗效。

2. 中脑脊髓丘脑束加双侧扣带回前部联合毁损术　早期的临床经验发现,单纯中脑毁损或扣带回切开的止痛疗效要低于两个部位联合毁损的效果。中脑加双侧扣带回联合毁损术虽然能够有效控制幻肢痛,但也存在一些缺点:①中脑脊髓丘脑束毁损会造成整个对侧躯体的麻木和感觉减退,影响范围较大,患者通常不愿意接受;②术后虽然疼痛缓解,却不能消除幻肢感;③长期止痛效果可能不稳定。

3. DREZ 切开术　脊髓后角神经元在幻肢痛的形成过程中具有重要作用,DREZ 切开术的手术部位在脊髓后角,能够破坏躯体痛觉传导的二级神经元,减少疼痛冲动的传入和神经元异常兴奋性增高,同时亦破坏脊髓后外束（Lissauer 束）,可使其对相邻节段及周围神经元的调节功能也发生改变,从而发挥止痛作用。20 世纪 70 年代,Nashold 等最早开始应用DREZ 毁损术治疗幻肢痛,取得了令人欣喜的疗效。随后,该手术在临床上不断得到应用。

我们应用 DREZ 切开术治疗幻肢痛,既消除了疼痛,同时又能去除大部分患者的幻肢感,这提示脊髓后角神经元在幻肢痛的形成机制中可能具有更为重要的作用。此外,在 DREZ 手术中我们发现大多数上肢幻肢痛患者的脊髓均存在不同程度的臂丛神经根撕脱和损伤,这或许提示我们幻肢痛和神经丛损伤似

乎并不能完全分开,有可能大多数患者会同时存在神经丛损伤,甚至幻肢痛可能只是神经丛损伤一种继发表现。DREZ 切开术不仅止痛效果满意,而且相对安全简便,长期疗效更为稳定,是幻肢痛的临床治疗中疗效最为确切、持久的方法。

4. 脊髓电刺激疗法　脊髓电刺激疗法（spinal cord stimulation, SCS）具有安全、微创、操作简便、可逆、可程控等优点,特别是对于没有神经根撕脱和神经丛完全损伤的单纯幻肢痛或截肢痛患者,是一个很好的治疗选择,不仅治疗效果比较满意,而且可以避免DREZ 切开术的手术风险和并发症,患者也更乐于接受。我们采用 SCS 治疗单纯幻肢痛和截肢痛患者 4 例,经分期植入 SCS 刺激电极,测试 1 周后止痛效果满意,全部二期植入刺激脉冲发生器进行长期治疗,均取得了较为满意的疗效。Aiyer 等 2017 年回顾分析了国际上发表的 12 组 SCS 治疗幻肢痛的研究报告,有 7 组研究结果证实 SCS 能够有效缓解幻肢痛,其中最大一组病例数为 64 例,最长随访超过 5 年。此外,Eldabe 等在 2015 年也报道采用背根神经节刺激同样可以有效治疗幻肢痛。

但是需要注意的是,如果幻肢痛合并存在神经根的撕脱或神经丛的完全损伤,SCS 的测试和治疗效果都不会令人满意,这种情况还是应该首选 DREZ 切开术治疗。

5. 镜像治疗和心理治疗　对于幻肢痛的治疗有一种特别的方法也在临床上有所应用的,这种方法称为镜像治疗。镜像治疗是让患者坐在一面特殊的镜子前面,截肢的部位隐藏在镜子之外,患者在镜子里只能看到自己健全肢体的映象,这样可以使患者产生截除的肢体仍然存在的视觉错觉,患者移动健全肢体时会主观感觉到自己又能移动和控制"幻肢"了。这种方法可以使患者感受到类似原来已经截除肢体的存在,激活那些引发幻肢痛的脑部神经调节中枢,从而减轻疼痛感觉,也能使幻肢痛得到缓解。镜像治疗在临床上虽有应用,也有一些学者报道疗效令人满意,但总体上来看循证医学的证据尚显不足、推荐级别不高,大多是作为康复治疗过程中的一种辅助治疗手段。

此外,幻肢痛和截肢痛既是躯体疾患的症状,又是心理疾病的反映,特别是幻肢痛患者临床上多伴有心理障碍,主要表现为抑郁、焦虑、失眠等。在进行各种阻滞治疗和手术治疗的同时,需要进行心理治疗。

第三节　微创介入治疗

微创介入治疗是指通过影像学引导,以微小的创伤将器械或药物送达治疗靶点,对其进行物理或化学治疗的技术。微创介入技术应用广泛,如血管内治疗、疼痛治疗等。应用于疼痛治疗的微创介入技术一般分为注射治疗和射频治疗两类。

一、注射治疗

(一) 概述

注射治疗的部位主要是疼痛区域或神经,目的是将药物直接送到病变区域或神经周围。注射治疗的药物包括局部麻醉药物、激素类药物、神经营养药物、化学毁损药物等。通过局部麻醉药对感觉神经纤维的阻滞,阻断疼痛信号传导;对运动神经的阻滞,改善局部肌肉紧张;对自主神经(交感神经)的阻滞,降低自主神经张力,改善局部血供,加速炎性物质代谢。通过皮质激素,减轻局部炎症。另外,还可以通过药物如甘油、无水乙醇等对靶点神经直接进行化学毁损。根据治疗目的,注射治疗分为诊断性注射和治疗性注射两部分。根据治疗部位,可分为神经阻滞和靶点注射。神经阻滞的部位包括周围神经、神经干、神经节(自主神经、感觉神经)、神经根、脊髓硬膜外等;靶点注射的部位包括肌肉、筋膜、关节腔、韧带等部位。

(二) 手术适应证、禁忌证

1. 适应证

(1) 各种肌肉、筋膜、骨关节部位的慢性无菌性炎症性疼痛。

(2) 带状疱疹急性期或后遗症。

(3) 各种神经痛,如三叉神经痛、舌咽神经痛。

(4) 射频治疗前的诊断性注射。

2. 禁忌证

(1) 有凝血功能障碍的患者。

(2) 无法配合的患者。

(3) 局部有感染的患者。

(三) 手术方法

1. 根据具体治疗部位不同采取相应体位,原则上保证患者舒适,大血管、大关节和气道等不受压迫,同时便于术中 X 线拍片和医师操作。

2. 疼痛区域定位,并与患者复核。疼痛部位或骨性标志点金属标记,X 线定位。

3. 一般采用穿刺点及皮下局部麻醉,消毒铺巾。

4. 靶点穿刺,根据有无落空感、诱发异常感觉等确定进针位置及深度。

5. X 线定位核实穿刺针尖位置。

6. 回抽无血、无气体、无脑脊液后注射药物。

7. 拔针,压迫穿刺点,无菌敷料外敷。

(四) 注意事项

1. 严格无菌操作。

2. 准确定位骨性标记或压痛区域。

3. 严格控制穿刺方向及深度。

4. 确保回抽无血、无脑脊液、无气体后方可注射药物。

5. 注射药物避免过快,可以先缓慢注射 0.5ml,观察 3~5 分钟无异常后再注射余下药物。

6. 手术主要并发症及术后处理:主要分为穿刺相关并发症和药物相关并发症,前者包括神经损伤、出血、感染、气胸等;后者包括局部麻醉药过敏、局部麻醉药毒性反应、局部麻醉药入血/入脑脊液等。

(五) 应用评价

注射治疗是一种简便易行的治疗手段,既有治疗作用,也有诊断价值,往往是最早采用的疼痛治疗方式。

二、外周神经射频治疗

(一) 概述

射频治疗是通过影像学和电生理定位,将射频电极通过绝缘导管送至靶点部位,射频电极尖端发出高频电磁震荡,造成组织内极性分子摩擦产生热量,蛋白变性凝固,达到神经调制的目的。按照工作温度和模式不同,射频分为脉冲射频和连续射频;按照射频回路的不同,分为单极射频和双击射频。外周神经射频多采用单极射频模式。神经射频的靶点可选择神经分支、神经干、神经根、神经节等。射频电极根据长度、裸露尖端、电极直径可有各种不同的规格。

(二) 手术适应证、禁忌证

1. 适应证

(1) 三叉神经痛/舌咽神经痛反复发作,不能耐受药物和全身麻醉手术的患者,可采用三叉神经周围支/半月结/舌咽神经射频。

(2) 诊断性神经阻滞有效,效果不持久的慢性腰痛患者,可采用脊神经内侧支射频。

(3) 带状疱疹后遗神经痛可行背根神经节射频治疗。

(4) 诊断性阻滞有效的颈源性头痛。

(5) 肿瘤侵袭周围神经造成的严重神经根性疼痛,定位相对局限的患者可行神经根射频。

2. **禁忌证** 基本同注射治疗,此外,体内有起搏器植入的患者不适合射频治疗。

（三）手术方法

1. 疼痛区域定位,与患者复核。

2. 疼痛部位或骨性标志点金属标记,X 线定位。

3. 消毒铺巾,皮肤及皮下浸润麻醉。

4. 靶点穿刺,根据有无落空感、诱发异常感觉等确定进针位置及深度。

5. X 线定位核实穿刺针尖位置。

6. 根据射频部位为感觉神经/混合神经及其支配肌肉,采取高频(100Hz)及低频(2Hz)电刺激,根据感觉和运动阈值,判断针尖与神经位置关系。

7. 采用脉冲/连续射频治疗,若患者疼痛明显可静脉使用镇痛药物。

8. 拔针,压迫穿刺点,无菌敷料外敷。

（四）注意事项

同注射疗法。

（五）应用评价

基本同注射疗法,需要注意的是纯感觉神经做连续射频后感觉麻木会比较明显,此外射频术后疼痛仍有一定复发率。

第四节 神经调控治疗

神经调控是利用植入性和非植入性技术,依靠电或化学手段,来改善中枢、周围或自主神经系统的功能。神经电刺激术是近十多年来才逐渐得到广泛认可和专业推崇的微创外科止痛术式,通过体内植入刺激电极和脉冲发生器,采用电刺激的形式对疼痛感觉的传导、呈递、形成等环节进行调制,达到减轻或消除疼痛的效果。根据电刺激部位的不同,可以分为周围神经电刺激术、脊髓电刺激术、脑深部电刺激术和运动皮层电刺激术等不同的术式。神经电刺激术不仅手术微创、不毁损破坏神经,而且还具有可程控、可测试、可逆转等优点。

一、外周神经电刺激

（一）概述

最早的外周神经电刺激(peripheral nerve stimulation,PNS)是经皮神经电刺激(transcutaneous electrical nerve stimulation,TENS),19 世纪 60 年代,Wall 等发现刺激大的神经纤维可以抑制痛觉神经冲动的传导,并开始尝试采用 TENS 治疗外周神经损伤所致的慢性疼痛。韩济生等在 1987 年也提出针刺镇痛的概念,并采用 TENS 治疗慢性疼痛。随着永久性植入刺激系统的出现,PNS 得到了进一步的发展,其适应证也有所扩大。

PNS 镇痛的机制与闸门控制机制激活有关,大的外周神经纤维的刺激抑制了 C 纤维的活性,从而降低了脊髓后角神经元对伤害性刺激的反应。此外,还发现 PNS 影响了由 5-羟色胺、脑啡肽、γ-氨基丁酸和谷氨酸等介导的脊髓下行调制系统。

（二）手术适应证、禁忌证

1. 适应证

（1）PNS 主要适用于单个外周神经损伤或病变所致的慢性顽固性疼痛,疼痛应局限于某根外周神经支配的区域,如外伤、复杂性区域性疼痛综合征、枕神经痛、带状疱疹后神经痛等。

（2）选择性神经阻滞可使疼痛暂时缓解。

（3）部分偏头痛患者适合枕神经刺激治疗。

2. 禁忌证

（1）凝血功能异常。

（2）手术区域有感染灶。

（3）药物成瘾。

（4）有严重的精神心理问题。

（三）手术方法

1. 根据不同的手术部位选择合适的体位,通常采用局部麻醉。常选择刺激的外周神经有枕神经、脊神经背根、尺神经、正中神经、桡神经、胫后神经、腓总神经等。

2. 在植入 PNS 电极时,应将电极植入神经损伤部位的近端。

3. 若使用外科电极,应分离显露病变的外周神经近端,在电极上覆盖薄层结缔组织,使电极的触点位于外周神经附近。

4. 若使用穿刺电极,应在皮下脂肪内穿刺置入电极,使电极与所刺激的神经相交叉。

5. 手术技术电极植入后,应连接体外刺激器进行测试,调整电极位置,使刺激所产生的麻木感覆盖整个疼痛区域。然后,将电极固定缝合在肌肉、筋膜或皮下,连接延长线和体外刺激器。

6. 患者经过 1 周左右的体外刺激器测试,对 PNS 的疗效和副作用进行初步判断。测试满意后(疼痛缓解>50%,没有明显的不适感),可植入脉冲发生器。脉冲发生器植入的部位常选择所刺激的外周神经附近的皮下,如腹壁、腋中线胸壁、髂后上棘下方、大腿外侧等。

（四）注意事项

1. 术前应对患者进行仔细的评估,打消患者不切实际的治疗愿望,使患者明确该手术只能使疼痛减轻而不能彻底治愈。

2. 术前应进行刺激部位的选择性神经阻滞,疼痛缓解>50%,才能考虑进行手术植入电极。

3. 若有明确的神经损伤或病变,应将电极植入神经损伤或病变部位的近端。

4. 在选择电极接口和脉冲发生器植入部位时,应充分考虑患者的意见,选择不易受到压迫和摩擦,并且不会给患者带来心理障碍的部位。

5. 并发症包括与手术相关的和与机械相关的并发症。与手术相关的并发症包括神经损伤、感染、排异反应等;与机械相关的并发症包括电极移位、电极断裂、失连接、脉冲发生器不工作等。最常见的是局部感染,尤其是电极接口和脉冲发生器植入部位的感染,若发生,可考虑更换植入部位,必要时需取出电刺激系统。

（五）应用评价

对 PNS 治疗慢性顽固性疼痛的报道相对较少,长期随访的有效率约为 60%。近几年在此技术的基础上延伸出疼痛区域电刺激(pain field nerve stimulation,PFNS),即将电极植入疼痛部位的皮下组织,通过刺激末梢神经使疼痛缓解。随着神经调控技术和对疾病认识的不断发展,外周神经电刺激将迎来更广阔的应用前景。

二、脊髓电刺激

（一）概述

脊髓电刺激(spinal cord stimulation,SCS)是将刺激电极植入脊髓硬膜外,通过电流刺激脊髓后柱的传导束和后角感觉神经元达到止痛的效果。最早的脊髓电刺激镇痛术是 Shealey 在 1967 年报道的,他经椎板切除后将电极放置在脊髓后柱处的蛛网膜下腔内,电刺激脊髓后柱治疗慢性疼痛,取得较好的镇痛效果。1975 年,Dooley 报道了经皮穿刺脊髓电刺激技术,将电极穿刺植入脊髓后柱附近的硬脊膜外,使手术的创伤变得更小,操作更为简便。SCS 止痛的主要理论依据是疼痛的闸门控制学说,低电流刺激脊髓后柱可以活化疼痛抑制神经纤维,关闭疼痛信息的传递,进而缓解和阻断疼痛感觉。

（二）手术适应证、禁忌证

1. 适应证

（1）外周神经损伤后疼痛或外周神经病理性疼痛。

（2）腰椎手术后疼痛综合征。

（3）复杂性区域性疼痛综合征。

（4）交感神经功能失调和周围缺血性病变引起的疼痛。

（5）带状疱疹后遗神经痛。

（6）残肢痛。

（7）功能性心绞痛。

2. 禁忌证

（1）一般状况差,严重的呼吸、循环功能障碍以及有肝、肾或凝血功能障碍而不能耐受手术者。

（2）手术部位或其附近存在感染灶、血管畸形等病变。

（3）疼痛范围、性质和程度等变化不定者。

（三）手术方法

1. 根据疼痛的部位确定电极植入的脊髓节段。电极种类包括经皮穿刺针状电极和外科植入片状电极,神经外科主要采用外科电极,外科电极可选择的长短、宽窄、触点数量和触点组合模式更多,可以达到更为精确的镇痛覆盖范围。

2. 患者取俯卧位,局部麻醉下手术,一般切除部分棘突和椎体间的黄韧带,即可植入刺激电极。如果需要,也可以切除部分椎板,以便有足够的空间植入不同规格的刺激电极。

3. 将刺激电极连接测试用延长导线,进行试验性 SCS 治疗,观察 1 周评估止痛疗效。

4. 如果测试效果满意,二期手术植入永久性刺激脉冲发生器。如果测试效果不满意,可以二期手术取出刺激电极。

（四）注意事项

1. 建议尽量采用外科电极,与经皮穿刺针状电极相比较,外科电极的覆盖贴合程度更高、刺激效果更好、耗电量更小、可选择的电极种类更多。

2. 术中植入电极可以在 C 形臂监测下进行,帮助确认植入的位置,但更重要的是术中的刺激测试,应该以刺激产生的麻木范围能够完全覆盖疼痛范围为准。

3. 术中应注意将刺激电极与附近的韧带、肌肉或筋膜进行稳妥的固定,以免术后电极位置移动影响测试结果和治疗效果。

4. 术后测试或治疗的刺激参数有时候个体差异较大,一般情况多选用频率40Hz,波宽210μs,电压2~

4V。

5. 术后应注意对患者持续随访,部分患者 SCS 治疗一段时间后,疗效可能会有波动,但是及时进行程控调整刺激参数后绝大多数仍能获得满意的疗效。

(五) 应用评价

SCS 的近期止痛效果一般比较满意,远期疗效会有所波动或减退,需要及时进行刺激参数的调整。North 等总结了 171 例接受脊髓电刺激治疗患者的长期随访结果,平均随访 7 年,疼痛减轻超过 50% 的患者占 52%,另外有大约 60% 的患者减少了镇痛药的用量。SCS 具有创伤小、疗效好、可程控、可测试、可逆转等优点,在欧美发达国家的疼痛手术治疗中已经得到了广泛应用,甚至已成为有些类型疼痛治疗的首选术式。

三、脑深部电刺激

(一) 概述

早在 1954 年和 1956 年,Heath 和 PooL 在精神外科手术中分别发现电刺激隔区前部和穹窿前柱的外侧能够使患者的疼痛减轻。1960 年,Heath 等最先报道了脑深部电刺激术(deep brain stimulation,DBS),通过电刺激隔区治疗慢性疼痛取得了确切疗效;同年,Mazars 等报道电刺激丘脑腹后外侧核(VPL)也能减轻疼痛。此后,不断有学者研究发现电刺激脑内的一些神经核团或结构,均能够不同程度地起到镇痛作用,已证实有效的刺激部位有丘脑腹后外侧核(VPL)、腹后内侧核(VPM)、背侧中间核(DM)、中央中核(CM)、束旁核(PF)等丘脑的感觉中继核,以及尾状核头部、隔区、穹窿、第三脑室后下部脑室旁灰质(periventricular gray,PVG)、导水管周围灰质(periaqueductal gray,PAG)、内囊后肢、杏仁核、视上核和桥脑中缝核等部位。目前,最常用的刺激靶点为 VPL、VPM、PVG 和 PAG。DBS 的具体镇痛机制尚不明确,可能与电刺激会激发内啡肽的产生和暂时阻断或抑制痛觉传导有关。

(二) 手术适应证、禁忌证

1. **适应证** 适用于各种范围较大的顽固性伤害感受性疼痛和神经源性疼痛,伤害感受性疼痛一般选择刺激 PVG 或 PAG,神经病理性疼痛常选择刺激 VPL 或 VPM。

2. **禁忌证**

(1) 一般状况差,严重的呼吸、循环功能障碍以及有肝、肾或凝血功能障碍而不能耐受手术者。

(2) 手术部位或其附近存在感染灶、血管畸形等病变。

(三) 手术方法

1. 术前给患者安装立体定向头架,MRI 扫描,计算刺激电极植入的靶点坐标。各靶点的参考定位坐标为 PVG:PC 前方 2~8mm,AC-PC 线上方 0~8mm,AC-PC 线旁开 2~3mm;PAG:PC 前方 3mm~PC 后方 2mm,AC-PC 线上方 3mm~AC-PC 线下方 7mm,AC-PC 线旁开 2~3mm;VPL:PC 前方 3~4mm,AC-PC 线上方 4mm,AC-PC 线旁开 15~17mm;VPM:PC 前方 4~5mm,AC-PC 线上方 4mm,AC-PC 线旁开 8~10mm。VPL 或 VPM 刺激一般选择在疼痛的对侧,PAG 或 PVG 刺激可选择疼痛的对侧或双侧,为避免在主侧大脑半球手术,也可以选择在疼痛的同侧。

2. 患者取仰卧位,头部抬高。在局部麻醉下常规额部头皮直切口,颅骨钻孔,切开硬脑膜,将电极植入预定靶点位置。

3. 连接刺激发生器,进行试验性电刺激,调整电极的位置直至电刺激能够产生满意的镇痛效果,切实固定电极。

4. 可以同期植入脉冲发生器,也可以试验性电刺激治疗 1~2 周,确实有效后再植入脉冲发生器。

5. 脉冲发生器一般埋植在患者同侧锁骨下的皮下组织内,经头部-耳后-颈部的皮下隧道,将导线与刺激电极的尾端稳妥连接。

(四) 注意事项

1. 刺激电极的固定一定要牢固和稳妥,避免电极移位造成刺激位置变化或损伤脑深部的重要结构。

2. 不同患者和不同靶点的刺激参数多有不同,PVG 或 PAG 的常用刺激参数为:频率 25~50Hz,脉宽 0.1~1 毫秒,强度 0.5~2mA。为减少刺激耐受性,多主张每 24 小时内刺激 2~3 次,每次刺激持续 20~25 分钟。VPL 或 VPM 的常用刺激参数为:频率 30~100Hz,脉宽 0.2~1 毫秒,强度 0.1~0.5mA,多采用持续刺激。

(五) 应用评价

DBS 的近期止痛疗效较为满意,远期效果多逐渐变差。Siegfried 分析了 96 例神经性疼痛采用 VPL 慢性电刺激术的治疗结果,近期镇痛满意率为 69.8%,远期镇痛满意率降为 51%。1993 年,Young 等总结了电刺激 VPL/PVG 治疗 79 例神经性疼痛和电刺激 PVG/VPL 治疗 99 例伤害感受性疼痛的长期随访结果,平均随访 90 个月,神经性疼痛的镇痛疗效良好者占 49.4%,伤害感受性疼痛的镇痛效果良好率由术后当时的 100% 降至 69.7%。1997 年，Kumar 等对采用 PVG、丘脑和内囊刺激术治疗各种顽固性疼痛的结果进行了回顾，平均随访 78 个月，镇痛有效率 62%。Nandi 进一步发现刺激对侧 PVG 或 PVG+VPL 的镇痛要明显好于单纯刺激对侧 VPL 的效果。

四、运动皮层电刺激

（一）概述

1991 年，Tsubokawa 等首次报道采用运动皮层电刺激术（motor cortex stimulation，MCS）治疗 12 例中枢性疼痛，取得了肯定的疗效。1993 年，Meyerson 等发现 MCS 治疗三叉神经源性疼痛也有效。此后，不断有学者应用该手术治疗各种顽固性疼痛，特别是对于中枢性疼痛、去传入性疼痛，具有良好的镇痛效果。Tsubokawa 之所以尝试 DBS 治疗疼痛，主要是基于他在动物实验中发现，切断三叉神经之后会出现的三叉神经脊束核尾侧亚核的神经元兴奋性增强，刺激运动-感觉皮质能够抑制这种兴奋性，而且刺激运动皮质比刺激感觉皮质所产生的抑制作用要更强。同样，切断脊髓丘脑束后，丘脑神经元的兴奋性也会增强，刺激运动皮质也能够得到抑制，而且比刺激感觉皮质的抑制作用更强。至于 MCS 的具体止痛机制，目前还未完全清楚，但能够肯定的是刺激感觉皮质多数情况下只会加重疼痛，而无法减轻疼痛。

（二）手术适应证、禁忌证

1. **适应证** 适用于各种中枢性疼痛、去传入性疼痛、幻肢痛等神经病理性疼痛。

2. **禁忌证**

（1）一般状况差，严重的呼吸、循环功能障碍以及有肝、肾或凝血功能障碍而不能耐受手术者。

（2）手术部位或其附近存在感染灶、血管畸形等病变者。

（三）手术方法

1. 术前常规 MRI 扫描，神经导航下在头皮上标记中央沟和中央前回的走行位置，设计皮瓣切口及骨瓣。也可以术前行经颅磁刺激，确定运动皮质的对应位置。

2. 患者侧卧位或仰卧头侧位，一般在全身麻醉下手术，有时术中可能需要唤醒或减轻麻醉深度。

3. 常规骨瓣开颅，术中的关键问题是如何准确定位运动皮质，一般将常用的多种方法结合使用，综合判断进行定位：①中央前回立体定向定位坐标；②术中神经导航；③正中神经体感诱发电位 N20 记录，在感觉皮质与运动皮质的交界区，N20 波会发生位相逆

转；④术中直接电刺激运动皮质，能够诱发对侧肢体的肌肉收缩，从而确定运动皮质的位置。

4. 将刺激电极直接覆盖在运动皮质的表面或埋植在运动皮质对应部位的硬膜上，电极与硬膜要稳妥固定。连接刺激发生器，进行试验性电刺激。可同期植入脉冲发生器，也可先行试验性电刺激 1~2 周，确实有效后再永久植入脉冲发生器。

5. 脉冲发生器一般埋植在患者同侧锁骨下的皮下组织内，导线经头部-耳后-颈部的皮下隧道，与刺激电极稳妥连接。术后使用体外遥控调试装置，调整并确定脉冲发生器的最佳刺激参数，进行长期电刺激治疗。

（四）注意事项

1. 刺激电极一般放置在疼痛的对侧的运动皮质，根据躯体、头面部在中央前回的投影代表关系，选择具体的电极埋植部位和方式。下肢疼痛，电极应放在对侧中央前回靠近中线的对应区域，电极多数需要深入到纵裂内才能保持与运动皮质接触良好，所以最好埋植到硬膜下。上肢或头面部疼痛，对应的是对侧中央前回的外侧凸面部分，电极一般埋植在硬膜外即可。

2. MCS 的刺激参数可选择的范围较大，不同学者习惯使用的刺激参数有所差异，不同患者的有效刺激参数也不相同。常用的参数范围为频率 40~130Hz，刺激脉冲持续时间 60~350 微秒，刺激强度以引起肢体肌肉运动的最低值的 30%~60% 为宜，一般为 2~6V。刺激循环模式亦有多种选择，可以刺激开 3 分钟、关 3 分钟循环，也可以刺激开 30 分钟、关 3 小时循环，或者根据不同患者的具体情况进行选择。

3. MCS 电极不需要植入脑组织内，而且在直视下操作，相对创伤较小，一般不会出现严重并发症。但是，由于刺激运动皮质，有诱发癫痫的可能。术后需常规服用抗癫痫药物 1 个月，预防癫痫发作。

4. 注意及时进行术后刺激参数的调整，以免长期刺激出现不敏感和疗效减退的问题。

（五）应用评价

MCS 治疗中枢性疼痛和三叉神经源性疼痛的疗效最为肯定，1999 年，法国 Nguyen 等报道 77% 的中枢性疼痛和 75% 的三叉神经源性疼痛患者经 MCS 治疗后，能够获得满意的镇痛疗效。2001 年，法国 Sindou 等回顾分析了已有文献报道的 127 例 MCS 手术，发现在接受 MCS 治疗的脑卒中后疼痛和三叉神经源性疼痛患者，术后随访 1 年以上、疼痛缓解超过 50% 的比例均为 2/3。近期的文献也可总结出类似的结论，中枢

性疼痛和三叉神经源性疼痛的 MCS 治疗有效率一般在 60%~85%。

MCS 对幻肢痛也有一定的治疗效果,但总体上来讲文献报道的治疗例数并不是太多。2000 年,英国 Carroll 等报道 MCS 治疗幻肢痛 3 例,2 例患者止痛疗效满意。Saitoh 等采用 MCS 治疗 2 例幻肢痛和 2 例臂丛神经撕脱后疼痛,4 例患者全部有效。

我们应用 MCS 治疗脑卒中后疼痛 28 例、脊髓损伤后疼痛 3 例、幻肢痛 2 例、非典型面痛 1 例。根据疼痛的具体部位不同,采用了不同的刺激电极埋置位置和方式,包括对侧硬膜外单电极、对侧硬膜下单电极、对侧硬膜外+硬膜下双电极、双侧硬膜下双电极,不同电极埋置方式的术后 X 线平片见图 15-4-1。结果 34 例患者术后疼痛均不同程度减轻,1 个月以内镇痛疗效较满意,VAS 评分 1~5 分,较术前显著降低($P<0.01$)。随访 1~5 年发现,患者镇痛疗效时有波动,VAS 评分 2~9 分,经多次调整刺激参数,大部分仍能获得镇痛疗效,疼痛较术前减轻 10%~90%,脑卒中后疼痛患者的长期镇痛疗效要好于脊髓损伤后疼痛和幻肢痛。最早 1 例 MCS 因长期止痛疗效满意,已先后于术后 5 年、术后 9 年和术后 13 年三次更换刺激脉冲发生器,继续进行慢性 MCS 治疗。

五、程控药物持续输注泵

(一)概述

自 20 世纪 80 年代开始,Brazenor 开始采用持续性药物输注系统治疗癌性疼痛。随着科技的进步,药物输注系统的仪器和药物种类不断发展。早期的产品通过气压持续向鞘内输注药物,后期气压下降导致流速改变后可以通过调节药物浓度来代某可植入的程控药物持续输注泵通过微电子控制泵的流速,能够更精确、更灵活地输出药物。此外,药剂学和工艺的进步也使用于鞘内药物输注的药物种类不断增加,包括阿片类、局部麻醉药物和激素;这些药理各异的制剂组合在一起可以更好地缓解多种类型的疼痛。

临床上常用的药物有吗啡和巴氯芬,吗啡主要用于治疗癌性疼痛,巴氯芬主要用于治疗中枢神经系统外伤或其他病变后出现的异常肌张力增高。

(二)手术适应证、禁忌证

1. 适应证

(1)口服足量的镇痛药物疗效仍然无法有效缓解疼痛或者出现严重的副作用的癌痛患者。

(2)预期生存期>3 个月的癌症患者。

2. 禁忌证

(1)一般状况差,严重的呼吸、循环功能障碍以及有肝、肾或凝血功能障碍而不能耐受手术者。

(2)手术部位或其附近存在感染灶、血管畸形等病变者。

(3)椎管有占位性病变者。

(4)心因性疼痛者。

(三)手术方法

1. 患者多采用侧卧位,手术区域常规消毒铺巾,X 线透视定位 $L_2 \sim L_3$ 棘突间隙,标记后正中线,在后中线旁开 2~4cm 处斜向头侧经皮穿刺进针,经椎板间隙进入蛛网膜下腔。

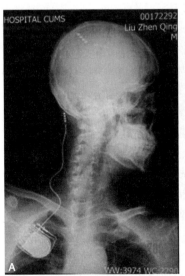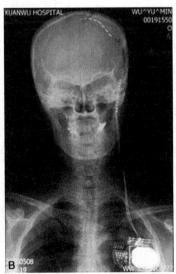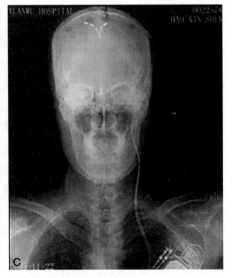

图 15-4-1 MCS 刺激电极不同的埋置部位和方式

A. 单侧硬膜外单电极;B. 单侧硬膜下+硬膜外双电极;C. 双侧硬膜下双电极。

2. 确认导管位置无误后,于腰部做一皮肤切口,将导管固定在背部筋膜。用导引器制作皮下隧道将导管引至腹部切口。

3. 药物泵植入肋骨下缘的皮下组织。

（四）注意事项

1. 导管头端通常置于 $L_{1~2}$ 水平,这样能够保证导管进入蛛网膜下腔后药物与腰大池中的脑脊液充分混匀,也避免导管牵拉脱出蛛网膜下腔,同时还能防止导管头端形成炎性包块压迫脊髓。

2. 注意避免泵与肋骨、髂骨摩擦出现皮肤破损或疼痛。

3. 注意泵植入皮下的深度不宜超过 2cm,否则会减弱程控仪信号及增加术后注药的难度。

4. 术中需要连接导管时反复确认输注系统是否通畅,如果脑脊液回流不畅,可注入造影剂观察导管头端的位置是否移位。

（五）应用评价

持续性药物输注系统治疗癌性疼痛至今已经有 30 余年的历史,它能够有效地控制难治性疼痛,同时避免口服药物的副作用,从而提高癌痛患者的生活质量。持续性药物输注系统手术操作相对简便,但输注药物的配伍要恰当选择,尤其是对于神经病理性疼痛。

第五节 毁损性手术治疗

一、脊髓后正中点状切开术

（一）概述

顽固性内脏疼痛一直缺乏一种安全有效的微侵袭手术治疗方法,传统的脊神经后根切断术、脊髓前外侧束切断术及脊髓前连合切开术等脊髓止痛手术对于躯干和四肢疼痛的治疗效果较好,对内脏痛的治疗效果则多不满意,而且手术创伤较大,容易出现大小便功能障碍、肢体运动功能或感觉功能障碍等较严重的并发症。20 世纪 90 年代,有研究证实内脏痛觉的传导主要经同侧脊髓背柱的中间部向上传导至延髓薄束核,然后再经丘脑腹后外侧核投射到大脑皮质中央后回;进一步研究发现盆腔和下腹部的内脏痛觉传导更主要是经由 DC 上传的。根据这一理论,1997 年美国的 Nauta 等最早报道了脊髓后正中点状切开术（punctate midline myelotomy,PMM）,治疗宫颈癌引起的盆腔痛,取得满意疗效,患者术后除了出现暂时性下肢麻木,无其他并发症发生。1999 年,Becker 等报

道了第二例 PMM,行 T_4 节段 PMM 治疗肺癌术后出现顽固性上腹部和中腹部疼痛的患者,疼痛明显缓解。随后,国际上陆续又有一些 PMM 的临床应用报道,用于治疗各种内脏肿瘤导致的盆腔和腹腔疼痛,术后患者疼痛均消失或明显缓解、停用阿片类药物或用量明显减少,进一步证明了 PMM 是治疗癌性内脏痛的一种安全有效的新术式。此后,PMM 在临床上不断得到应用,主要用于治疗盆腔、腹腔或胸腔各种肿瘤引起癌性内脏痛。PMM 正是选择性切断了 DC 中间部传导内脏痛觉的神经纤维,而不损伤脊髓丘脑束等其他的重要结构。手术在显微镜下操作,精确度高、创伤很小、操作简便、疗效肯定、安全性高、并发症少,患者易于接受,能够有效控制疼痛症状,减少麻醉镇痛药的用量,明显改善患者生存质量,为肿瘤患者的放疗、化疗、免疫治疗、生物治疗等其他治疗创造条件,是治疗各种顽固性内脏痛的有效方法。

（二）适应证和禁忌证

1. 适应证

（1）各种盆腔、腹腔、胸腔脏器肿瘤引起的癌性内脏痛。

（2）慢性炎症、放射治疗、化学治疗等其他原因所致的顽固性内脏痛。

2. 禁忌证

（1）肿瘤晚期心、肺、肝、肾、胃肠道等器官严重功能障碍,严重出血倾向,一般状况衰竭不能耐受手术者。

（2）手术部位附近有肿瘤转移或浸润,局部存在感染、溃疡或坏死者。

（三）手术方法

1. 手术在全身麻醉下进行,患者俯卧位。根据疼痛部位及范围不同,选择 PMM 手术节段:盆腔痛一般在脊椎 $T_{7~8}$ 节段施行,下腹部痛选择 $T_{4~5}$ 节段,上腹部痛则选择 $T_{2~3}$ 节段。

2. 咬除相应脊椎的棘突,椎板正中开窗约 2cm×3cm,沿中线纵行切开硬脊膜。

3. 在手术显微镜下用锋利的尖刀片在脊髓后正中沟的两侧分别做一个宽约 2mm、深约 5mm 的点状切开,以切断 DC 中间部的内脏痛觉传导纤维。

（四）注意事项

1. 手术时要注意保护脊髓后正中静脉,需先将其分离并向一侧牵拉后再切开脊髓后正中。

2. 脊髓切开的角度要与脊髓表面垂直,注意不要过多偏离中线或切开过深,以免损伤脊髓的其他重要结构。

3. 胸腔痛由于对应的脊髓节段在高颈髓，手术可能造成呼吸肌麻痹等严重并发症，一般主张慎重采用 PMM。

（五）应用评价

PMM 治疗癌性内脏痛的疗效确切，1999 年德国 Becker 等报道一例肺癌术后出现上腹部和中腹部疼痛，行 T_4 PMM 后疼痛明显缓解。2000 年，韩国 Kim 等报道成功施行 T_{1-2} 节段 PMM 8 例，均为胃癌引起的腹部内脏痛，63% 的患者疼痛缓解满意。美国 Nauta 等总结 6 例 PMM 治疗内脏痛，随访 3~31 个月，直至患者死亡，全部患者均无疼痛复发。2001 年，Vilela-Filho 等报道了采用 CT 监测下的经皮穿刺技术，成功治疗 2 例顽固性盆腔痛患者。近年来，Hwang 等和我们自己的临床经验，也表明 PMM 能够长期稳定地消除癌性内脏痛。

我们应用 PMM 治疗顽固性癌性内脏痛共 6 例，男性 4 例，女性 2 例。年龄 51~70 岁，平均年龄 58.6 岁。原发肿瘤包括胰腺癌 2 例，肝癌 1 例，膀胱癌 1 例，子宫内膜癌 2 例。疼痛部位分为单纯腹腔痛 1 例，单纯盆腔痛 2 例，腹腔痛合并盆腔痛 3 例。疼痛病程 8~18 个月，平均 14 个月。疼痛性质为持续性钝痛、胀痛、绞痛或烧灼样痛，曾先后服用曲马朵、布桂嗪、吗啡等药物，镇痛效果不理想。入院手术前，均已经肌内注射吗啡镇痛，最大用量 30mg~90mg，连续肌内注射吗啡时间 1~8 个月，仍不能满意控制癌性内脏痛。术前直观模拟疼痛量表评分 9.5~10.0 分，McGill 疼痛问卷量表评分 50~58 分。5 例 PMM 术后疼痛完全消失，1 例疼痛显著缓解，VAS 评分和 MPQ 评分较术前均显著降低（$P<0.01$）。2 例因对吗啡依赖术后仍需要每天肌内注射吗啡 5~10mg，另 4 例不再使用吗啡。随访 5~20 个月，直至患者死亡，术后不同时间的 VAS 评分和 MPQ 评分较术前降低均有显著差异（$P<0.01$）。

二、脊髓背根入髓区切开术

（一）概述

在 20 世纪 60 年代，人们发现脊髓背根入髓区（dorsal root entry zone，DREZ）与痛觉传导有关，并开始探讨将其作为疼痛手术治疗的靶点。1975 年，Nashold 完成了第一例脊神经后根入髓区（dorsal root entry zone，DREZ）射频毁损术，治疗臂丛神经撕脱伤后引起的疼痛，取得了较满意的止痛疗效。他在脊神经后根根丝撕脱的位置上，沿着脊髓后外侧沟用射频电凝间隔 2~3mm 做了一系列的灶状毁损。1979 年，

他和 Ostdahl 一起报道了应用 DREZ 毁损术治疗 18 例臂丛神经撕脱伤后疼痛，均获得了肯定疗效。

随着对脊髓解剖结构的进一步研究和科学技术的发展，一些学者对该手术进行了改良，在显微外科切开术的基础上，又发展了射频、激光和超声毁损术；并且，随着脊髓电生理监测的开展，手术并发症显著下降，使得 DREZ 毁损术的应用得到了推广。

手术毁损切开 DREZ，可以毁损脊髓后角 Rexed Ⅰ~Ⅳ 板层，而痛觉传导的二级神经元都集中在此区域，毁损后可以部分破坏脊髓丘脑束和脊髓网状束，减少疼痛冲动的上行传入。另外，位于脊髓后柱的脊髓后外束（Lissauer 束）也与疼痛关系密切，它在脊髓上下相邻多个节段内与周围的神经元之间均有抑制和易化作用，DREZ 毁损后，Lissauer 束的调节功能发生改变，也有一定的止痛作用。

（二）手术适应证、禁忌证

1. 适应证

（1）臂丛神经撕脱伤后疼痛或腰丛神经撕脱伤后疼痛。

（2）脊髓或马尾神经损伤后疼痛。

（3）截肢后的残肢痛或幻肢痛。

（4）带状疱疹后遗神经痛。

（5）痉挛状态合并疼痛。

2. 禁忌证

（1）一般状况差，严重的呼吸、循环功能障碍以及有肝、肾或凝血功能障碍而不能耐受手术者。

（2）手术部位或其附近存在感染灶、血管畸形等病变者。

（三）手术方法

1. 手术在气管插管全身麻醉下进行，患者俯卧位。

2. 行相应脊椎节段半椎板或全椎板切除，纵行切开硬脊膜，显露患侧或双侧相对应脊髓节段的后外侧面。

3. 在手术显微镜下，在选定的脊髓节段，沿着脊神经背根小根支进入后外侧沟入口的腹外侧纵向切开软脊膜，用显微剥离子沿 DREZ 区钝性分离，直达后角，显微镜下可通过脊髓白质和灰质颜色的变化加以辨别。用显微双极电凝镊子低功率烧灼，进行 DREZ 的连续毁损切开（图 15-5-1，彩图见书末），一般深度约 3mm。

4. 也可以采用射频热凝的方法毁损 DREZ，将尖端裸露约 2mm 的射频电极沿后外侧沟插入 DREZ，深度约 2mm，75℃ 毁损 15~30 秒。然后向上或向下间隔

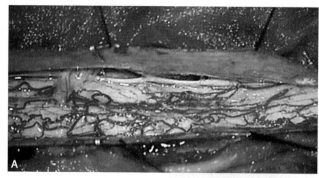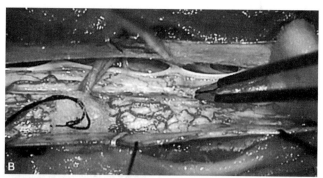
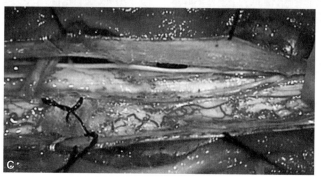

图 15-5-1　DREZ 的连续毁损切开

A. DREZ 切开术治疗臂丛神经根撕脱后疼痛,术中见患侧颈髓明显萎缩变细、脊神经后根和前根撕脱、有个别后根残留;B. 用显微双极电凝镊子行 DREZ 毁损切开;C. 术后形成的 DREZ 的连续切开。

2~3mm 再做另一个毁损灶,从而在相应的脊髓节段形成一系列的毁损灶。

5. 严密缝合硬脊膜,酌情进行椎板修补成形和脊椎内固定,常规放置引流管后逐层缝合肌肉、皮下和皮肤。

（四）注意事项

1. 正确辨认和识别脊髓背外侧沟至关重要。神经根撕脱患者中,相应节段的脊髓严重萎缩变性,使后背外侧沟的辨别有一定的难度,这时可以通过神经根撕脱区域上下相邻的正常背根来进行辨认;此外,根据进入脊髓的细小的根血管也可帮助确定背外侧沟的位置。

2. DREZ 切开的节段一般要延续到背根撕脱处上方和下方的第一个正常根丝处,或者根据疼痛对应的脊髓节段来确定毁损切开的 DREZ 节段范围。

3. 术中要注意控制毁损的深度和范围,尽量避免损伤脊髓后连合、皮质脊髓束等其他重要结构。

4. 由于脊髓后角的方向是倾斜的,为了实施满意的 DREZ 毁损切开,并避免损伤锥体束及后柱,必须将双极电凝调整角度,或将脊髓旋转一定角度。

5. 术中要注意保护脊髓血管,尽量避免损伤脊髓表面的血管,这样可以显著减少并发症的发生。

6. **术后可能出现的并发症**　DREZ 切开术造成同

侧肢体对应区域的深浅感觉缺失和肌张力降低几乎不可避免,但患者大多能够耐受,特别是对于脊髓损伤、臂丛或腰丛神经撕脱伤的患者,绝大多数术前已存在相应肢体明显的感觉和运动功能障碍,上述并发症并无多大影响。真正严重的并发症是手术对皮质脊髓束的损伤,可造成同侧肢体肌力减退、呼吸肌或括约肌功能障碍,甚至可能出现肢体瘫痪、截瘫等。

颈段 DREZ 切开术的严重并发症,例如同侧下肢深感觉障碍或肌力弱,其发生率因手术方法的不同而有所不同。激光和超声毁损约为 10%,射频热凝为 4.2%~43%,而显微镜直视下双极电凝仅为 1.8%~4.7%。腰骶髓 DREZ 切开时,同侧下肢的感觉及肌力亦可能出现不同程度的减退,当有涉及鞍区的疼痛时,损毁 S_2~S_4 DREZ 时可能会出现大小便功能障碍。腰骶髓 DREZ 切开会造成下肢肌张力的明显下降,若为非完全性截瘫,应注意损毁的范围不宜太大。

除此之外,其他的并发症可能有同侧躯体深浅感觉减退、脑脊液漏、感染等。

（五）应用评价

1. **治疗臂丛神经撕脱后疼痛**　DREZ 切开术在国外已经得到了较广泛的应用,逐渐成为治疗臂丛神经撕脱后疼痛首选的成熟术式,取得了比其他各种方法都令人满意的止痛疗效。2005年,Sindou等报道55例临床经验,94.6%的患者在出院时止痛疗效满意,术后3个月时疗效优秀和良好者占81.8%,随访超过1年的患者中有65.9%的疗效优秀或满意。有学者报道DREZ切开术疗效良好和优秀的在术后1年以内为96.2%,超过3年为83.3%。还有学者报道随访时间最长的1例患者,在DREZ术后26年仍有满意的止痛效果。

2. 治疗脊髓损伤后的疼痛　DREZ切开术治疗脊髓损伤后的疼痛疗效比较满意,能够缓解截瘫后或四肢瘫后疼痛,尤其是出现在正常皮肤和无感觉皮肤之间过渡区域的疼痛。有学者在脊髓损伤节段以下疼痛的患者中,术中应用电极记录DREZ的放电情况,约62%能在损伤节段以上3~5个脊髓节段的DREZ记录到过度放电,这说明既往的DREZ切开术治疗此类疼痛疗效差的原因可能是脊髓切开节段范围不够。2002年,Falci等报道DREZ切开术治疗26例脊髓损伤节段以下疼痛的病例,其中81%疼痛完全缓解,85%取得良好疗效。

3. 治疗幻肢痛　DREZ切开术治疗幻肢痛的疗效还是比较确切的,且术后幻肢觉的变化可能与疗效相关。早期就有报道DREZ切开术治疗合并臂丛神经撕脱的幻肢痛的有效率高达83%,单纯幻肢痛的有效率亦可达67%。术后长期疗效(随访10~28个月)也不错,疼痛缓解可达50%~70%。

4. 治疗带状疱疹后遗神经痛　DREZ切开术对带状疱疹后遗神经痛的疗效尚不明确。1984年,Friedman等首先采用DREZ切开术治疗带状疱疹后疼痛,短期疗效较好,但大部分患者疼痛于术后6~12个月复发,4年后他们再次报道90%(n=32)的患者短期内疼痛缓解良好,但大约两年后只有25%的患者取得良好的疼痛缓解效果。他们认为带状疱疹后疼痛可分为两种疼痛性质:一种为表浅的灼热痛、痒痛,并有痛觉过敏;另一种则为深部的疼痛,并有阵发性加剧。DREZ切开术似乎对前一种疼痛性质的带状疱疹后疼痛疗效更好,但取得良好长期疼痛缓解的患者也无法超过50%。在疼痛复发的患者中,约一半的患者认为疼痛性质较术前不同,其中80%的术前灼热痛被一种寒冷的搏动性疼痛所代替,这也提示了DREZ切开术后存在出现新的神经病理性改变的可能,部分解释了DREZ切开术治疗带状疱疹后疼痛疗效逐渐下降的原因。此外,胸段DREZ切开术发生后索或皮质脊髓束损伤的概率也较高,发生率约为5%。

5. 应用体会　自2005年开始至2016年底,笔者共完成DREZ切开术302例,这是目前国内例数最多的一组病例,主要用于治疗臂丛神经撕脱伤后疼痛(包括臂丛神经撕脱伤后截肢合并出现的幻肢痛)和脊髓损伤后疼痛(部分合并马尾神经损伤后疼痛),此外还包括少量单纯幻肢痛、残肢痛、带状疱疹后遗神经痛等病例。经过6个月以上长期随访,发现近90%的患者疼痛缓解依然超过50%。

作为止痛手术,DREZ切开术的止痛效果足够强大和持久,对于各种原因导致的损害水平在脊髓后角以远的脊髓、脊神经节、脊神经及外周神经损害后出现的疼痛,理论上都会有不错的效果。DREZ切开术在临床上之所以更多地被应用于臂丛神经撕脱伤后疼痛和脊髓损伤后疼痛,是因为这两类疼痛的疼痛部位肢体的感觉和运动功能绝大多数均已丧失,不必顾虑DREZ切开术造成的疼痛部位肢体深浅感觉缺失和肌张力下降,能够进行比较充分的DREZ毁损。

需要特别注意的是,臂丛神经撕脱伤后疼痛患者的脊髓均存在不同程度的萎缩、变细,甚至发生变性软化,此时再进行DREZ毁损切开,既想要最大程度地消除疼痛,又希望不要影响到患者下肢的感觉和运动功能,如何恰到好处地掌握DREZ毁损切开的深度和角度确实比较困难。术者往往由于顾虑手术并发症,使DREZ毁损切开的程度不够充分,这在一定程度上会影响部分患者的术后止痛效果,可能术后还会残留部分疼痛。绝大多数臂丛神经撕脱伤后疼痛患者对于下肢的功能非常看重,而且部分患者在臂丛神经撕脱伤后下肢功能本来就有一定程度的损害,此时应该把下肢功能的安全放在首位考虑,不必过于追求DREZ切开术完全消除疼痛。

随着手术技术熟练程度的不断提高和术中神经电生理监测技术的广泛应用,DREZ切开术严重并发症的发生率已经很低,但是一些其他并发症,如重度上肢下坠感、重度腿部麻木以及头部活动相关的不适等,对患者的生活质量也会造成一定的影响。

综上所述,有充分的依据可以明确DREZ切开术的止痛效果确切而持久,安全性较高,是治疗臂丛神经撕脱后疼痛和脊髓损伤后疼痛的首选术式,也是神经外科止痛手术的重要术式。

三、立体定向中脑痛觉传导束毁损术

(一)概述

中脑的脊髓丘脑束和三叉丘脑束分别是躯体和

头面部的痛觉传导到达丘脑之前在脑内走行最集中的部位,也是切断疼痛的脊髓-丘脑通路的理想部位,可以用较小的毁损灶比较完整地阻断疼痛通路,所以毁损中脑传导束引起了学者们的极大兴趣和关注。最早的中脑传导束切断术是 1942 年由 Walke 在开放性手术直视下完成的,1947 年 Spiegel 和 Wycis 率先应用立体定向中脑毁损术治疗难治性面部疼痛取得成功。此后,虽然仍有学者在不断地尝试这种术式,但由于受到技术条件的限制,手术靶点定位往往不够精确,加之中脑结构重要而复杂、周围与许多神经和血管毗邻,手术容易出现比较严重的并发症,所以影响了中脑毁损术的广泛应用。直到 20 世纪 80 年代以后,随着神经影像学、立体定向技术和微电极技术的发展,脑内靶点定位的精确度有了极大提高,中脑毁损术的准确性和安全性大大改善,并发症的发生率显著降低,中脑毁损术重新受到重视。

(二) 手术适应证、禁忌证

1. **适应证** 偏侧性范围较大的躯体或头面部各种顽固性疼痛,躯体疼痛选择对侧中脑脊髓丘脑束,头面部疼痛选择对侧中脑三叉丘脑束。

2. **禁忌证**

(1) 一般状况差,严重的呼吸、循环功能障碍以及有肝、肾或凝血功能障碍而不能耐受手术者。

(2) 手术部位或其附近存在感染灶、血管畸形等病变者。

(三) 手术方法

1. 术前给患者安装立体定向头架,然后行颅脑 MRI 扫描,计算靶点坐标。中脑脊髓丘脑束的参考定位坐标为:PC 后方 5mm,AC-PC 线下方 5mm,AC-PC 线旁开 7~10mm;三叉丘脑束位于脊髓丘脑束的内侧,其参考定位坐标为:PC 后方 5mm,AC-PC 线下方 5mm,AC-PC 线旁开 4~6mm。

2. 手术在局部麻醉下进行,患者仰卧位,头部抬高。电极导入靶点毁损前要注意进行电刺激,当刺激脊髓丘脑束时,会出现对侧躯体的疼痛、麻木、电灼或发凉等感觉;刺激三叉丘脑束时,则会出现对侧头面部的异常感觉。根据电刺激结果来确定最终的毁损靶点位置。

3. 选择射频毁损电极应该直径小于 1.1mm、尖端裸露 2mm 以内,70~75℃毁损 40~60 秒。

(四) 注意事项

1. 术中要注意保持患者神志清楚并能很好地与医师交流和配合,随时监测患者生命体征的变化。

2. 在预计靶点附近反复进行电刺激,观察电刺激时患者对侧躯干或头面部感觉变化情况以及患者的眼球活动情况,术中电刺激结果是判断毁损靶点位置准确与否的最重要依据。

3. 毁损时要注意控制毁损的温度和时间,使毁损灶的直径不超过 3mm,以避免或减少对中脑其他结构的损伤(图 15-5-2)。

(五) 应用评价

随着神经影像学、立体定向技术和微电极技术的发展,脑内靶点定位的精确度有了极大提高,中脑毁损术的准确性和安全性大大改善,并发症的发生率显著降低,在各种顽固性疼痛的治疗研究中显示出了较好的应用前景。Frank 等报道中脑毁损术治疗 109 例癌性疼痛,有 83.5% 的患者疼痛缓解 2~7 个月,术后 10.1% 的患者出现凝视麻痹,长期感觉缺失只有 3 例,

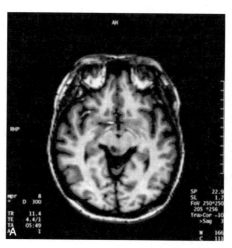
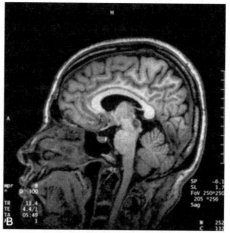

图 15-5-2 右侧中脑三叉丘脑束毁损术后的 MRI 图像

A. 轴位图;B. 矢状位图。

死亡率为 1.8%。Bosch 等报道中脑毁损术治疗 33 例癌性疼痛和 7 例其他顽固性疼痛的随访结果,发现癌性疼痛组术后疼痛的近期缓解率和长期缓解率分别为 87.9%和 59.3%,而非癌性疼痛组术后疼痛的近期缓解率为 57.1%。

四、立体定向扣带回前部切开术

(一) 概述

扣带回在解剖上联系着纹状体、前丘脑、隔区、穹窿、海马、边缘系统和额叶皮质,功能上对控制各种行为、精神状态和情绪反应具有重要作用。早期的扣带回手术主要是用于治疗精神病的焦虑、忧郁、恐惧与强迫等症状。1962 年,Foltz 等开始应用扣带回前部毁损术治疗伴有抑郁的慢性疼痛,发现不仅能够显著改善疼痛患者的情感反应,而且可以明显缓解疼痛。由于慢性疼痛患者往往伴有情绪和精神状态的异常,而且疼痛与情绪的关系也非常密切,因此扣带回毁损切开后疼痛患者的焦虑、忧郁、恐惧与强迫等症状得到改善,疼痛也会有明显缓解。

(二) 手术适应证、禁忌证

1. **适应证** 适用于治疗各种伴有焦虑、抑郁、恐惧、强迫观念或行为等明显精神、情感异常的顽固性疼痛。

2. 禁忌证

(1) 一般状况差,严重的呼吸、循环功能障碍以及有肝、肾或凝血功能障碍而不能耐受手术者。

(2) 手术部位或其附近存在感染灶、血管畸形等病变者。

(三) 手术方法

1. 术前常规安装立体定向头架,MRI 扫描,计算靶点坐标。扣带回前部的参考定位坐标为:侧脑室额角前端的后方 20~25mm,侧脑室顶上方 10~15mm,AC-PC 线旁开 1~2mm,中心靶点选择扣带回的中央部。

2. 患者取仰卧位,头部抬高。手术一般在局部麻醉下进行,取冠状缝前、矢状窦旁头皮直切口,颅骨钻孔,电灼切开硬脑膜及皮质。

3. 宜选用直径 1.6mm 或较粗的射频毁损电极,毁损时分别在扣带回的中心靶点及其上方和下方做一系列的毁损灶,每个点 80~85℃ 毁损 60~120 秒,使毁损的范围能够达到 10~15mm 长、4~6mm 宽,达到完全切开扣带回的效果。

(四) 注意事项

1. 由于两侧扣带回的纤维有直接的交叉和联系,应该同时进行双侧扣带回前部的毁损,才能获得较好的止痛效果(图 15-5-3)。

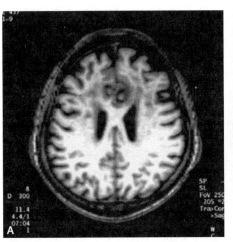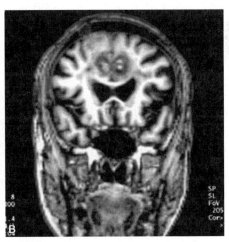

图 15-5-3　双侧扣带回前部毁损术后的 MRI 图像
A.轴位图;B.矢状位图。

2. 术中要注意保持患者神志清楚并能很好地与医师交流和配合。

(五) 应用评价

Ballantine 等总结了对 390 例患者所施行的 557 次扣带回毁损术,发现对焦虑症状缓解最明显,由术前的 80%降到术后的 38%;对疼痛的治疗价值也较大,由术前的 34%降到术后的 15%。Wilkinson 等的研究进一步证实双侧扣带回前部毁损切开对慢性非癌性疼痛有确切而持久的止痛疗效。2005 年,Yen 等报道采用双侧扣带回前部切开术治疗 15 例癌性疼痛和 7 例非癌性疼痛的长期疗效观察,50%的癌性患者术后 6 个月时疼痛控制满意。

近年来,我们完成脑立体定向止痛手术治疗中枢性疼痛14例,包括单纯毁损右侧中脑脊髓丘脑束1例、左侧VPL 1例、双侧扣带回前部2例,分期毁损左侧中脑三叉丘脑束+双侧扣带回前部1例,同期联合毁损疼痛对侧中脑脊髓丘脑束+双侧扣带回前部5例和对侧中脑三叉丘脑束+双侧扣带回前部4例(图15-5-4)。

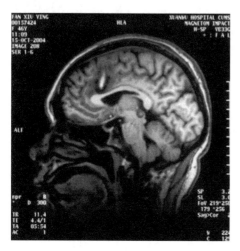

图 15-5-4 双侧扣带回前部+右侧中脑三叉丘脑束毁损术后的 MRI 图像

我们发现单纯毁损一侧丘脑、中脑或双侧扣带回前部的长期疗效不稳定,可能与手术未将痛觉传导通路完全切断或术后又形成了新的痛觉传导通路有关。相比较而言,联合毁损对侧中脑传导束+双侧扣带回前部的长期止痛效果较为满意。我们认为顽固性疼痛的形成可能存在两个主要有关通路,一个是躯体感觉通路,另一个是情感反应通路,毁损一侧中脑的传导束能够阻断对侧头面部或躯体的疼痛躯体感觉通路,而毁损双侧扣带回前部能够阻断疼痛的情感反应通路,这样我们将一侧中脑和双侧扣带回前部联合毁损,就可以把上述两个通路同时阻断,因而会获得更为确切、持久的止痛效果。

(胡永生)

参考文献

[1] 胡永生,李勇杰,陶蔚,等.中枢性疼痛的神经外科治疗[J].中华神经外科杂志,2011,27(12):1238-1240.

[2] 胡永生,李勇杰,陶蔚,等.脊髓后根入髓区切开术治疗臂丛神经根撕脱后疼痛[J].中华神经外科杂志,2012,28(8):799-801.

[3] 胡永生,李勇杰,陶蔚,等.运动皮质电刺激术治疗顽固性神经病理性疼痛[J].中国微侵袭神经外科杂志,2013,18(2):53-56.

[4] 胡永生.中枢性疼痛与神经外科止痛手术[J].中国微侵袭神经外科杂志,2013,18(2):49-52.

[5] 陶蔚,胡永生,李勇杰.脊髓背根入髓区毁损术治疗脊髓和马尾神经损伤后疼痛的长期疗效分析[J].中国微侵袭神经外科杂志,2013,18(2):63-65.

[6] 郑喆,胡永生,陶蔚,等.脊髓后根入髓区切开术治疗臂丛神经损伤后疼痛的疗效和并发症分析[J].中华创伤杂志,2010,26(10):885-888.

[7] AIYER R,BARKIN RL,BHATIA A,et al. A systematic review on the treatment of phantom limb pain with spinal cord stimulation[J]. Pain Manag,2017,7(1):59-69.

[8] BARANIDHARAN G,SIMPSON KH,DHANDAPANI K. Spinal cord stimulation for visceral pain—a novel approach[J]. Neuromodulation,2014,17(8):753-758.

[9] BARBIN J,SEETHA V,CASILLAS JM,et al. The effects of mirror therapy on pain and motor control of phantom limb in amputees:A systematic review[J]. Ann Phys Rehabil Med,2016,59(4):270-275.

[10] BECKER R,SURE U,BERTALANFFY H. Punctate midline myelotomy. A new approach in the management of visceral pain[J]. Acta Neurochir(Wien),1999,141(8):881-883.

[11] Boccard SG,Pereira EA,Aziz TZ. Deep brain stimulation for chronic pain [J]. J Clin Neurosci. 2015, 22 (10): 1537-1543.

[12] BRYCE TN, BIERING-SØRENSEN F, FINNERUP NB, et al. International spinal cord injury pain classification:part I. Background and description[J]. Spinal Cord,2012,50(6):413-417.

[13] BRYCE TN, BIERING-SØRENSEN F, FINNERUP NB, et al. International Spinal Cord Injury Pain(ISCIP)Classification: Part 2. Initial validation using vignettes [J]. Spinal Cord,2012,50(6):404-412.

[14] BURKE D,FULLEN BM,STOKES D,et al. Neuropathic pain prevalence following spinal cord injury:A systematic review and meta-analysis[J]. Eur J Pain,2017,21(1):29-44.

[15] CELIK EC, ERHAN B, LAKSE E. The clinical characteristics of neuropathic pain in patients with spinal cord injury [J]. Spinal Cord,2012,50(8):585-589.

[16] CHIVUKULA S, TEMPEL ZJ, CHEN CJ, et al. Spinal and nucleus caudalis dorsal root entry zone lesioning for chronic pain:efficacy and outcomes[J]. World Neurosurg, 2015,84(2):494-504.

[17] CHOI JH, CHOI SC, KIM DK, et al. Combined spinal cord stimulation and peripheral nerve stimulation for brachial plexopathy:a case report[J]. Pain Physician,2016,19(3):

E459-E463.

[18] CHUN HJ,KIM YS,YI HJ. A modified microsurgical DREZotomy procedure for refractory neuropathic pain[J]. World Neurosurg,2011,75(3/4):551-557.

[19] DEER TR,KRAMES E,MEKHAIL N,et al. The appropriate use of neurostimulation: new and evolving neurostimulation therapies and applicable treatment for chronic pain and selected disease states. Neuromodulation Appropriateness Consensus Committee [J]. Neuromodulation, 2014, 17 (6): 599-615.

[20] DEER TR,MEKHAIL N,PROVENZANO D,et al. The appropriate use of neurostimulation of the spinal cord and peripheral nervous system for the treatment of chronic pain and ischemic diseases: the Neuromodulation Appropriateness Consensus Committee[J]. Neuromodulation, 2014, 17(6): 515-550.

[21] DONG S,HU YS,DU W,et al. Changes in spontaneous dorsal horn potentials after dorsal root entry zone lesioning in patients with pain after brachial plexus avulsion[J]. J Int Med Res,2012,40(4):1499-1506.

[22] DUARTE R,RAPHAEL J,ELDABE S. Intrathecal drug delivery for the management of pain and spasticity in adults:an executive summary of the British Pain Society's recommendations for best clinical practice[J]. Br J Pain, 2016, 10 (2):67-69.

[23] ELDABE S,BURGER K,MOSER H,et al. Dorsal Root Ganglion(DRG)Stimulation in the Treatment of Phantom Limb Pain(PLP)[J]. Neuromodulation,2015,18(7):610-617.

[24] FELIX ER. Chronic neuropathic pain in SCI:evaluation and treatment[J]. Phys Med Rehabil Clin N Am,2014,25(3):545-571.

[25] HUNTER C,DAVÉ N,DIWAN S,et al. Neuromodulation of pelvic visceral pain:review of the literature and case series of potential novel targets for treatment[J]. Pain Pract,2013,13 (1):3-17.

[26] KAPURAL L,JOLLY S. Interventional pain management approaches for control of chronic pancreatic pain[J]. Curr Treat Options Gastroenterol,2016,14(3):360-370.

[27] KAPURAL L, NAGEM H, TLUCEK H, et al. Spinal cord stimulation for chronic visceral abdominal pain[J]. Pain Med,2010,11(3):347-355.

[28] KEIFER OP JR,RILEY JP,BOULIS NM. Deep brain stimulation for chronic pain: intracranial targets, clinical outcomes,and trial design considerations[J]. Neurosurg Clin N Am,2014,25(4):671-692.

[29] KIM DR,LEE SW,SON BC. Stereotactic mesencephalotomy for cancer-related facial pain[J]. J Korean Neurosurg Soc,2014,56(1):71-74.

[30] KONRAD P. Dorsal root entry zone lesion,midline myelotomy and anterolateral cordotomy[J]. Neurosurg Clin N Am,2014,25(4):699-722.

[31] MACHADO AG,BAKER KB,PLOW E,et al. Cerebral stimulation for the affective component of neuropathic pain[J]. Neuromodulation,2013,16(6):514-518.

[32] NAGAR VR,BIRTHI P,GRIDER JS,et al. Systematic review of radiofrequency ablation and pulsed radiofrequency for management of cervicogenic headache[J]. Pain Physician,2015,18(2):109-130.

[33] NAKIPOGLU-YUZER GF,ATÇ N,OZGIRGIN N. Neuropathic pain in spinal cord injury[J]. Pain Physician,2013,16(3):259-264.

[34] OSTERGARD T,MUNYON C,Miller JP. Motor cortex stimulation for chronic pain[J]. Neurosurg Clin N Am,2014,25(4):693-698.

[35] PAIN SA,RAFF M,MELVILL R,et al. Spinal cord stimulation for the management of pain:Recommendations for best clinical practice[J]. S Afr Med J,2013,103(6 Pt 2):423-430.

[36] PEREIRA EA,AZIZ TZ. Neuropathic pain and deep brain stimulation[J]. Neurotherapeutics,2014,11(3):496-507.

[37] PETERSEN EA,SLAVIN KV. Peripheral nerve/field stimulation for chronic pain[J]. Neurosurg Clin N Am,2014,25(4):789-797.

[38] RUIZ-JURETSCHKE F, GARCIA-SALAZAR F, GARCIA-LEAL R,et al. Treatment of neuropathic deafferentation pain using DREZ lesions:long-term results[J]. Neurologia,2011,26(1):26-31.

[39] SANTANA MV,BINA MT,PAZ MG,et al. High prevalence of neuropathic pain in the hand of patients with traumatic brachial plexus injury:a cross-sectional study[J]. Arq Neuropsiquiatr,2016,74(11):895-901.

[40] SHAH R,BAQAI-STERN A,GULATI A. Managing intrathecal drug delivery(ITDD)in cancer patients[J]. Curr Pain Headache Rep,2015,19(6):20-25.

[41] SHARMA M,SHAW A,DEOGAONKAR M. Surgical options for complex craniofacial pain[J]. Neurosurg Clin N Am,2014,25(4):763-775.

[42] TEIXEIRA MJ,DA PAZ MG,BINA MT,et al. Neuropathic pain after brachial plexus avulsion—central and peripheral mechanisms[J]. BMC Neurol,2015,15:73-82.

第十六章 运动障碍疾病

第一节 帕金森病

一、概述

帕金森病(Parkinson disease,PD)是一种多发于中老年人的慢性进展性疾病,是以肌肉震颤、肌强直、运动减少,以及自主神经功能障碍和姿势反射异常为特征的中枢神经系统疾病。1817年英国医生詹姆斯·帕金森(James Parkinson)对其症状进行了描述,1841年Hall等称其为震颤麻痹,1892年Charcot称其为帕金森病。临床上,根据震颤、肌强直、运动减少等症状病因的不同分为三类:①原发性,即帕金森病(PD),由黑质-纹状体变性所致,但引起黑质变性的原因尚不清楚。②继发性,即帕金森综合征(Parkinsonism),由脑血管病、脑炎、毒物[1-甲基-4-苯基-1,2,3,6-四氢吡啶(MPTP)、一氧化碳]、药物(抗精神病药、止吐药)、脑外伤或其他因素引起。③症状性,即帕金森叠加综合征,具有帕金森病的症状和体征,伴有自主神经、动眼神经、大脑皮质、小脑、锥体束障碍的一组疾病,如进行性核上性神经麻痹(PSP)、皮质基底神经核变性、Shy-Drager综合征等。

PD的发病率和患病率存在人种差异,其发病率随年龄的增长而增加,多在50~70岁发病。世界各国的发病率在(4.5~21)/10万。PD的平均患病率为166/10万人。男女比例为1:1或男性发病率较女性稍高。自1997年开始,欧洲帕金森病联合会将每年的4月11日定为"世界帕金森病日",以纪念发现该病的帕金森医生。

二、病因病理

1. **病因** 流行病学调查及临床观察表明,农业环境中的神经毒物以及工业环境中的某些物质与帕金森病有关。与农业相关的有杀虫剂、除草剂及化肥等,与工业相关的包括以MPTP为代表的毒物、汽油、塑料树脂及重金属等。MPTP具有选择性神经毒性作用,当MPTP进入机体后,在体内经单胺氧化酶B(MAO-B)作用转化为具有神经毒性的1-甲基-4-苯基-吡啶离子(MPP+),MPP+可诱发动物产生类似PD的病理及症状,现已成为制备帕金森病模型的化学物质之一。此外,10%~15%的患者有家族史。目前多数学者倾向于本病是环境因素与遗传因素相互作用的结果,环境毒素在PD发病的某些环节起作用。

2. **病理** PD的病理变化主要在黑质和纹状体,也存在于苍白球、壳核、尾状核、丘脑底核、第三脑室周围及大脑皮质等处。镜下的主要病理改变是黑质、蓝斑及其他神经核团的神经元缺失,这种缺失主要见于黑质致密部的腹外侧区,然后是腹内侧区和背侧区。

免疫细胞化学证实PD脑内多巴胺能神经元大量丧失,多巴胺合成所需的酪氨酸羟化酶、多巴胺脱羧酶减少,多巴胺含量下降,乙酰胆碱作用相对增强,出现肢体震颤、肌强直以及运动减少等症状。

路易小体(Lewy body)是PD最常见的病变,主要的化学成分是神经微丝、泛蛋白及其代谢产物,按其形态可分为经典型和皮质型。经典型Lewy小体见于黑质、蓝斑、迷走神经背侧运动核、丘脑、下丘脑等神经元胞体中;皮质型Lewy小体见于大脑皮质,尤其是颞叶、岛叶和扣带回皮质中。值得注意的是,Lewy小体并非PD的特征性病变,亦可见于其他疾病如多系统萎缩、进行性核上性麻痹等。

三、分子生物学

1. 多巴胺代谢障碍　正常人脑内纹状体中含有多种神经递质和肽类,其中以多巴胺(dopamine,DA)及其代谢产物高香草酸(homovanillic acid,HVA)最多。目前研究认为,与基底节功能有关的递质 DA 的减少是 PD 发生的重要环节。纹状体中 DA 含量越少,PD 症状越重,伴 HVA、5-羟色胺(5-hydroxytryptamine,5-HT)及去甲肾上腺素(norepinephrine,NE)下降。DA含量下降与 DA 合成减少和分解加速有关。DA 的合成受酪氨酸羟化酶(tyrosine hydroxylase,TH)调节,分解受单胺氧化酶(monoamine oxidase,MAO)和儿茶酚氧位甲基转移酶(catechol-O-methyltransferase,COMT)催化。MAO 又可分为 MAO-A 和 MAO-B 两种类型,前者主要存在于神经元中,后者存在于神经元和胶质细胞中。

2. 兴奋性氨基酸的毒性作用　中枢神经系统内的兴奋性氨基酸(excitatory amino acid,EAA)与 PD 的发生密切相关。EAA 主要是谷氨酸(glutamic acid,Glu)和天冬氨酸(aspartic acid,Asp),主要储存于突触前神经末梢内,释放后作用于突触后膜的兴奋性氨基酸受体,其中 N-甲基-天冬氨酸(NMDA)受体是重要的EAA 受体,其介导的兴奋性神经毒性作用与多巴胺能神经元变性有关。NMDA 受体可诱发线粒体内自由基形成,引起线粒体肿胀和功能异常,导致神经细胞死亡。

Glu 在线粒体内参与能量代谢过程,如果线粒体内膜的谷氨酸载体转运活性降低,Glu 在线粒体内外交换发生障碍,导致谷氨酸在细胞内堆积,引起细胞肿胀、变性、坏死。Glu 还可激活 NMDA 受体产生一氧化氮,对神经细胞有杀伤作用。

3. 其他

(1) 细胞凋亡:神经递质和神经毒素可启动细胞内部基因的调控过程,导致黑质内多巴胺能神经元凋亡。6-羟基多巴胺(6-OHDA)和1-甲基-4-苯基-1,2,3,6-四氢吡啶(MPTP)可诱导细胞凋亡,用于 PD 模型的制备。此外,自由基、细胞凋亡基因和神经因子缺乏也是启动细胞凋亡的原因。

(2) 遗传缺陷:PD 与遗传缺陷是否有关一直存在争议。虽然 PD 可有家族聚集现象,但目前的研究倾向于遗传因素仅在 PD 的发生中起部分作用。

四、临床表现

帕金森病的主要症状包括震颤、肌强直、运动障碍以及自主神经紊乱等。

1. 震颤　震颤是由肢体的促动肌和拮抗肌的节律性收缩与松弛引起的。常开始于肢体的远端,上肢较下肢出现早,上肢多从手指开始,呈"搓丸样"(pill rolling)动作,4~6 次/s。下肢多从踝关节开始,逐渐扩展至对侧肢体,然后扩展至下颌、舌、口唇等部位。早期为静止性震颤,运动时震颤减轻或消失,情绪激动时加重,睡眠时消失。后期可合并动作性和姿势性震颤,运动中也难消失。

2. 肌强直　肌强直是由于肌张力增高所致的一组临床综合征,促动肌和拮抗肌肌张力均增高。①因患者肌张力增高,在被动运动时,可感到阻力。如肌强直同时伴有震颤,在伸屈患者肢体时,可感到在均匀的阻力上出现断续的停顿,似齿轮样运动,称为"齿轮样强直"(cogwheel rigidity)。如果肌强直在被动运动中始终存在,称为"铅管样强直"(lead-pipe rigidity)。②由于面部肌肉强直,患者面部表情动作减少,双眼凝视,瞬目减少,即"面具脸"(masked face)。③由于口唇及舌肌张力增高,构音缓慢而含糊,声调低沉。④因患者颈部肌肉及躯干肌强直形成特征性的前倾体态,表现为头部前倾,躯干俯屈,上肢肘关节屈曲,腕关节伸直,髋关节与膝关节屈曲。

3. 运动障碍　主要为运动减少以及姿势和平衡障碍。患者动作缓慢,随意运动减少。患者行走时起步困难,首先出现下肢拖拽,而一旦迈步则小步向前冲,越走越快,加之患者身体前倾,如同追逐重心,不能立即止步,表现为"慌张步态"(festinating gait)。患者手指精细动作困难致书写困难,写字弯弯曲曲,越写越小,称为"写字过小征"(micrographia)。晚期患者姿态严重失常,身体不能协调,行走转身困难,转弯时躯干僵硬,用连续小步使躯干与头部一起转动,卧位不能翻身,立位容易跌倒。

4. 其他症状　患者出现精神症状、自主神经症状及感觉障碍。①精神症状,包括情绪低落、焦虑、抑郁、认知障碍、幻觉、淡漠、睡眠障碍等。②自主神经功能紊乱,表现为多汗、皮脂腺分泌过多、唾液增多。胃肠道蠕动障碍引起上腹饱胀、食欲减退、顽固性便秘,亦出现小便淋漓、便秘、下肢水肿等症状。③感觉障碍,包括肢体麻木、疼痛、痉挛及嗅觉障碍等。

五、辅助检查

1. 头颅 CT 和 MRI　帕金森病是中枢神经系统退行性疾病,其病理变化主要在黑质、纹状体、苍白球、尾状核和大脑皮质等处,影像学可无异常发现,也可出现脑皮质萎缩,蛛网膜下腔、脑沟、脑池增宽,脑室扩大等。

2. **SPECT** 主要通过多巴胺受体(DAR)的功能显像和多巴胺转运蛋白(DAT)的功能显像进行检测。①DAR 功能显像:DAR 主要分布于黑质、纹状体系统的多巴胺能通路,有 $D_1 \sim D_5$ 五种亚型。放射性核素(^{123}I-IBZM 和 ^{131}I-IBZM)作为特异性 D_2 受体标记物,静脉注入机体后,可以测定基底节区域的放射活性与额叶、枕叶或小脑放射活性的比值。该方法可用作 PD 的病理演变和药物治疗效果的指标。②DAT 功能显像:DAT 主要分布于基底节和丘脑,其次为额叶,其含量与帕金森病的严重程度存在正相关关系。将 ^{11}C-WIN35428、^{123}I-CIT 注入机体后,通过检测基底节/小脑、丘脑/小脑的活性比值,反映不同区域的 DAT 数量,可作为帕金森病早期甚至是亚临床诊断的客观指标。

3. **PET** 其工作原理与 SPECT 类似。①脑葡萄糖代谢显像:PD 早期即出现纹状体葡萄糖代谢降低,通过注入 ^{18}F-脱氧葡萄糖(^{18}F-DG)检测黑质-纹状体局部的葡萄糖代谢变化,可用于帕金森病的早期诊断。②其他示踪剂:用于检测多巴胺受体、多巴胺转运蛋白等变化,可提高帕金森病诊断的灵敏度和特异度。

4. **实验室检查** 脑脊液中 DA 的代谢产物 HVA 含量和 5-HT 代谢产物 5-羟吲哚醋酸(5-HIAA)含量降低,尿中代谢产物的含量亦降低。

六、诊断及鉴别诊断

1. **帕金森病的主要诊断依据** ①静止性震颤多从一侧开始,逐渐发展至双侧,表现为进行性加重的静止性震颤、肌强直、运动迟缓等典型症状;②脂性假面具脸,上肢屈曲,伴有前屈姿势,步行时躯干向前、小步,缺乏联合动作;③原因不明,多在 40~69 岁起病,进展缓慢;④血液生化、脑脊液、脑电图等检查无特殊异常;⑤应用左旋多巴治疗有效,个别患者虽然服用左旋多巴无效,但只要其他条件具备,也要高度怀疑。

对不能明确诊断的患者,可结合左旋多巴试验进行诊断:评分包括踏脚试验、强直状态、手指拍击试验、震颤状态、手轮替试验、拇指对指试验、手臂运动试验以及站-走-坐检查等 8 项,测试前 24 小时停用治疗帕金森病的药物。在服药前进行 1 次检查,而后每隔 30 分钟检测 1 次,直至 300 分钟,观察以上指标对左旋多巴的反映情况。

2. **中华医学会神经病学分会运动障碍及帕金森病学组制定的帕金森病的诊断标准**

(1)符合帕金森病的诊断

1)运动减少:启动随意运动的速度缓慢。疾病进展后,重复性动作的运动速度及幅度均降低。

2)至少存在下列 1 项特征:①肌肉强直;②静止性震颤 4~6Hz;③姿势不稳(非原发性视觉、前庭、小脑及本体感受功能障碍造成)。

(2)支持诊断帕金森病必须具备下列 3 项或 3 项以上的特征:①单侧起病;②静止性震颤;③逐渐进展;④发病后多为持续性的不对称性受累;⑤对左旋多巴的治疗反应良好(70%~100%);⑥左旋多巴导致的严重的异动症;⑦左旋多巴的治疗效果持续 5 年或 5 年以上;⑧临床病程 10 年或 10 年以上。

(3)必须排除非帕金森病:下述症状和体征不支持帕金森病,可能为帕金森叠加或继发性帕金森综合征。①反复的脑卒中发作史,伴帕金森病特征的阶梯状进展;②反复的脑损伤史;③明确的脑炎史和/或非药物所致动眼危象;④在症状出现时,应用抗精神病药物和/或多巴胺耗竭药;⑤1 个以上的亲属患病;⑥CT 扫描可见颅内肿瘤或交通性脑积水;⑦接触已知的神经毒类;⑧病情持续缓解或发展迅速;⑨用大剂量左旋多巴治疗无效(除外吸收障碍);⑩发病 3 年后,仍是严格的单侧受累;⑪出现其他神经系统症状和体征,如垂直凝视麻痹、共济失调,早期即有严重的自主神经受累,早期即有严重的痴呆,伴有记忆力、言语和执行功能障碍,锥体束征阳性等。

(4)鉴别诊断中需要注意的问题:帕金森病的典型特征也可见于其他运动障碍性疾病,故在鉴别诊断中需要注意以下问题。①静止性震颤 4~6Hz,可见于 70%~90% 的帕金森病,也可发生于 17% 的进行性核上性麻痹(PSP),29% 的皮质基底节变性(CBD)和 55% 的弥漫性路易体病(DLBD)。②运动减少和肌强直,若以头部和躯干性分布为主则见于 PSP,若始于一侧则见于 72%~75% 的帕金森病。③一定程度的不对称见于 27%~56% 的多系统萎缩(MSA)和 19%~50% 的 PSP,也是 CBD 的典型特征。④左旋多巴的抵抗很少见,早期 PD 对左旋多巴治疗反应较弱。帕金森病患者用左旋多巴治疗可有短暂反应,见于 35% 的 PSP,87% 的 DLBD 和 75% 的 MSA,1/3 患者能保持治疗反应直至死亡。⑤运动波动和异动不仅见于帕金森病,也可发生在 MSA。早期运动波动是 MSA 的指征,MSA 发病年龄多小于帕金森病。⑥不规则的肌张力障碍见于 2% 帕金森病,尤其是青少年发病的帕金森病,也是 PARK2 帕金森病和左旋多巴反应性肌张力障碍的典型特征。⑦病理证实的帕金森病也可以有不典型特征,如早期出现严重的痴呆、自主神经功能障碍及波动性谵妄状态、失用、肌阵挛、局灶性肌张力障碍。

3. 帕金森病及帕金森综合征的分类

(1) 原发性(帕金森病、震颤麻痹)

1) 根据病程分型:分为良性型和恶性型。良性型,病程较长,平均可 12 年以上才会丧失工作和部分生活能力,运动障碍症状波动样进展,精神症状出现较晚。恶性型:此型少见,病程较短,平均 2~4 年即丧失工作和部分生活能力,运动障碍进行性加重,精神症状出现较早。

2) 根据症状分型:分为震颤型、强直型、混合型(震颤-强直型)和运动缓慢型。

3) 根据遗传分型:分为家族性帕金森病和少年型帕金森病两型。

(2) 继发性(帕金森综合征):患者出现 PD 症状,但多具有明确的病因。感染(包括慢性病毒感染);中毒(如一氧化碳中毒、甲醇中毒);脑炎后;药物(如吩噻嗪类药物);脑血管性病变,脑肿瘤性病变;脑外伤;中脑空洞症;代谢性疾病(如甲状旁腺功能减退等)。

(3) 症状性帕金森综合征(帕金森叠加综合征):进行性核上性麻痹(PSP),多系统萎缩(MSA),纹状体黑质变性(SND),橄榄体脑桥小脑萎缩(OPCA),Sky-Drager 综合征,皮质基底节变性(CBGD),某些疾病引起的痴呆及遗传性疾病等。

4. 鉴别诊断
帕金森病主要与特发性震颤、继发性和症状性帕金森综合征等疾病相鉴别。

(1) 特发性震颤(essential tremor,ET):是一种以上肢远端的姿势性或动作性震颤为特点的运动障碍性疾病,主要表现为上肢、头部及身体其他部位的姿势性或运动性震颤。表现为头、下颌、肢体不自主震颤,震颤频率可高可低,但患者无运动减少,无肌张力增高及姿势反射障碍。震颤于饮酒后消失,应用普萘洛尔治疗有效,据此可与帕金森病相鉴别。

(2) 肝豆状核变性(Wilson 病,WD):属常染色体隐性遗传性铜代谢障碍,铜在体内各脏器尤以大脑豆状核、肝、肾及角膜大量沉积所致。患者可急性、亚急性或慢性起病,开始出现记忆力减退,情感变化,注意力不集中,继之出现肌张力增高、动作性震颤、构音困难等症状。具有肝脏损害,角膜色素环(Kayser-Fleischer ring)及血清铜蓝蛋白降低等特征性表现。

(3) 进行性核上性麻痹(progressive supranuclear palsy,PSP):多发于中老年,其主要特征是垂直性核上性眼肌麻痹,假性球麻痹,轴性肌张力障碍,表现为颈部及躯干上部的肌强直,而肢体肌肉受累轻,肢体的灵活性较好,颈部伸肌张力增高致颈项过伸与 PD 颈项屈曲不同。帕金森病的运动减少和强直多始于一侧,而 PSP 以头部和躯干为主,据此可与帕金森病鉴别。本病可以有痴呆,病程 2~12 年,一般存活 5~7 年。

(4) 阿尔茨海默病(Alzheimer's disease,AD):亦是一种退行性脑变性疾病,多起病于老年前期或老年期,伴智能障碍和精神症状,病理改变主要为皮质弥漫性脑萎缩,神经元减少,可见神经元纤维缠结、颗粒性空泡小体等病变,胆碱乙酰化酶及乙酰胆碱含量显著减少。约 1/4 的患者出现锥体外系症状,表现为肢体的静止性震颤。

(5) 亨廷顿病(Huntington disease):又称亨廷顿舞蹈症,是影响纹状体和大脑皮质的常染色体显性遗传病,开始时表现为行为笨拙,间歇出现耸肩、不自主的上肢和头部的舞蹈样动作,在情绪紧张时加重,静坐或卧位时减轻,肌张力正常。

临床上许多神经系统疾病表现为不同程度的震颤、肌强直、运动迟缓的症状和体征,如脑炎后帕金森综合征、Shy-Drager 综合征、药物性帕金森综合征、血管性帕金森综合征等,需注意予以鉴别。

七、帕金森病症状轻重程度常用分级以及评定量表

常用的评价帕金森病严重程度的分级方法包括 Hoehn-Yahr 分级方法、帕金森病综合评分量表(Unified Parkinson Disease Rating Scale,UPDRS)、Webster 评分量表及 Schwab-England 日常生活能力评分量表等。

其中,Hoehn-Yahr 分级方法将疾病演变分为 5 个阶段,简单实用,对判断帕金森病的病情进展程度有很大帮助(表 16-1-1)。为了准确评估,建议在药物"开""关"时分别进行评估。UPDRS 是目前国际上普遍采用的量表,第一部分是判断帕金森病患者的精神、行为和情绪的障碍程度(1~4 项),第二部分(5~17 项)是判断帕金森病患者日常生活能力,第三部分(18~31 项)是判断帕金森病患者的运动功能,第四部分(32~42 项)是判断帕金森病患者治疗 1 周内出现的治疗并发症。UPDRS 总分为 199 分,分值的 0~50 分、51~100 分、101~199 分别相当于 Hoehn-Yahr 分级的 1~2 级、3 级、4~5 级,症状越重,评分越高。Webster 评分量表包括双手动作、强直、姿势、步态、上肢协同作用、震颤、面部表情、坐和起立运动、言语及自理能力等十项症状，每一症状分为4级，即正常（0分），轻度障碍（1分），中度障碍（2分）和重度障碍（3分）。十大症状的分数相加，在10分以下为轻症患者，10~20分属中度患者，21~30分属重症患者。UPDRS量表和 Webster 评分量表见相关专业书籍，在此不再赘述。

表 16-1-1　帕金森病 Hoehn-Yahr 分级

级别	表现
0级	无症状
1级	单侧疾病，轻度功能障碍
1.5级	单侧+躯干症状
2级	双侧症状，无平衡障碍
2.5级	轻度双侧症状，后拉试验可恢复平衡
3级	轻至中度双侧疾病，某种姿势不稳，但仍可独立生活
4级	严重障碍，但仍可独立行走或站立
5级	无帮助时只能坐轮椅或卧床

八、药物治疗

帕金森病应采取包括药物、手术、康复、心理在内的综合治疗，其中药物治疗是首选的治疗手段。药物治疗可提高脑内多巴胺的含量及其作用，降低乙酰胆碱的活力，缓解患者的症状。用药剂量应以"最小剂量达到满意效果"为原则，既遵循普遍规律，又强调个体化特点，目标是延缓疾病进展、控制症状，尽可能延长控制症状的年限，又尽量减少药物的副作用和并发症。目前应用的治疗手段，无论是药物治疗还是手术治疗，都只能改善症状，尚不能阻止病情的发展。

1. 抗胆碱能药物　此类药物可抑制乙酰胆碱的活力，提高脑内多巴胺的效应，调整纹状体内的递质平衡，适用于早期轻症患者的治疗，可作为左旋多巴的辅助药物。常用药物有：苯海索 2~4mg，2~3 次/d。

2. 多巴胺能药物　用于补充脑内多巴胺的不足。左旋多巴可通过血脑屏障，入脑后经多巴脱羧酶的脱羧转变成多巴胺，以补充纹状体内多巴胺的不足而发挥效用。①左旋多巴：开始剂量 125~250mg，3 次/d，3~5 天增加 250mg，通常日剂量为 3g，一般不超过 5g，分 4~6 次服用。有效率约 80%，对肌强直和运动迟缓较震颤效果为好。②多巴丝肼（madopar，美多巴）：是

左旋多巴和苄丝肼的混合制剂（4∶1混合），由 125mg 开始，逐渐加量。③卡左双多巴（sinemet，息宁）是左旋多巴和卡比多巴的混合制剂（10∶1或 4∶1混合）。多巴丝肼和卡左双多巴都是左旋多巴的复方制剂，其主要成分都是左旋多巴，不同的是另外一种成分多巴胺脱羧酶抑制剂。左旋多巴能通过血脑屏障进入脑内，经多巴脱羧酶脱羧转变成多巴胺，从而起到补充脑内多巴胺的作用。

多巴胺能药物的副作用可分为中枢性副作用和周围性副作用两类。中枢性副作用表现为失眠、不安、抑郁、幻觉、妄想等精神症状以及各种不随意运动，如舞蹈样动作、手足徐动样动作、运动症状波动现象等。后者可有"开-关"现象、夜间运动不能、剂末现象等。"开-关"现象是指突然的不能活动和突然的行动自如，可在几分钟至几十分钟内交替出现。周围性副作用表现为中枢神经以外各系统的症状，如恶心、呕吐、厌食、皮肤痛、心悸、心律不齐、直立性低血压、尿失禁或尿潴留、血尿素氮增高等，因周围各组织中多巴胺含量过多引起。以上神经症状多在长期治疗中出现，有的患者因严重的药物副作用而不得不停药。

左旋多巴或复方左旋多巴不宜与维生素 B_6、A 型单胺氧化酶抑制剂合用。维生素 B_6 为多巴胺脱羧酶的辅酶，可加强外周多巴脱羧酶的活性，促使脑外合成 DA 的速率增快，减少左旋多巴进入脑内的数量，从而增加外周副作用，并降低疗效。A 型单胺氧化酶抑制剂可阻止去甲肾上腺素降解，使血中去甲肾上腺素蓄积，促使高血压危象发生。一些药物如地西泮、吩噻嗪类化合物以及氟哌啶醇、利血平等药可对抗左旋多巴的作用，应避免使用。凡有严重肝、肾、心功能障碍，或合并消化性溃疡、青光眼或精神疾患时忌用。

3. 多巴胺受体激动剂　分为麦角碱类和非麦角碱类两种。麦角碱类包括溴隐亭、培高利特（pergolide），非麦角碱类包含阿扑吗啡、吡贝地尔等。此类药物直接作用于纹状体上的多巴胺受体而起到治疗作用，可与左旋多巴合用或在左旋多巴失效时应用。

（1）溴隐亭（bromocriptine）：能选择地作用于 D_2 受体，增强多巴胺的作用，由于需一定量的内源性 DA 存在才能起作用，因此适用于早期患者，与多巴胺类药物合用，用于减少左旋多巴的用量及其副作用。从 0.625mg 开始，逐渐增加。主要副作用有恶心、呕吐、厌食、便秘、嗜睡、失眠、心慌、直立性低血压等。

（2）吡贝地尔（piribedil）：是 DA 的 D_2 和 D_3 受体激动剂，缓释片可减少血药浓度波动，减轻患者症状，

对静止性震颤特别有帮助,也可改善患者的抑郁情绪。

4. B型单胺氧化酶抑制剂 司来吉兰(selegiline)可选择性抑制DA降解成HVA的神经元内外的B型单胺氧化酶(MAO-B),阻止DA降解,延长DA的作用时间,增强左旋多巴的疗效。常用量为10mg/d。

5. 儿茶酚-氧位-甲基转移酶抑制剂(COMTI) 通过阻止多巴胺的降解而增强多巴的疗效,对左旋多巴治疗PD的剂末现象有效,可增加"开"的时间,减少"关"的时间。托卡朋(tolcapone),初期用量150~300mg/d;恩他卡朋(entacapone),200~800mg/d。

6. 多巴胺释放促进剂 其机制是加强突触前合成和释放DA,具有抗胆碱能作用,与左旋多巴有协同作用。金刚烷胺(amantadine),200~300mg/d。

九、外科治疗

PD的外科治疗是随着神经外科定向技术、医学影像学技术(CT、MRI)及计算机技术的进步而逐步发展的。在开展立体定向手术治疗PD之前,从中枢到周围神经系统的每一个可以达到的部位,都有人尝试手术治疗。对PD先后进行的脊髓外侧束切断术、大脑脚切断术、大脑皮质区域切除术、脉络膜前动脉结扎术、内囊毁损术、豆状袢和豆状束破坏等手术,由于手术并发症多、疗效差而逐渐废弃,故本文不再赘述。

1. PD的早期立体定向手术 1873年Dittman介绍了立体定向手术的原理,1906—1908年Clarke和Horsley试制了第一台动物用立体定向仪。1946年Spiegel和Wycis提出了功能性立体定向手术的概念。早期应用乙醇注射到苍白球和丘脑内侧区域治疗锥体外系疾病,奠定了立体定向和功能神经外科的基础。1955年Hassler和Riechert开展丘脑腹外侧核毁损术治疗帕金森病,治疗的有效率较前明显提高。

国内立体定向与功能神经外科工作也在此时开始起步,由于条件所限,最早采用徒手或简单的立体定向设备,通过注入普鲁卡因、酚甘油、乙醇或毁损等方法进行临床治疗。1959年,王忠诚等利用苍白球切开器徒手穿刺,经眶苍白球穿刺,首先注入1%普鲁卡因0.5ml,5分钟后再注入40%碘油0.2~0.5ml以达到治疗目的。早期的立体定向手术在X线引导下进行。当时的定位方式是气脑造影,显示Monros孔及第三脑室,经X线拍片后推算脑内结构的坐标,计算靶点,根据计算结果,调整定向器的坐标角度,进行穿刺,经普鲁卡因封闭、电刺激等方法验证靶点位置、观察效果后进行毁损治疗。

2. PD的立体定向毁损手术 PD立体定向手术

成功的关键在于准确的靶点定位。CT与MRI扫描设备的问世使靶点定位的准确性较气脑造影显著提高,是目前广泛采用的定位技术。随着计算机技术在神经外科领域的推广和普及,功能神经外科治疗的疾病种类和手术例数大幅增加,毁损术一度是PD外科治疗的主要手术方式。

毁损术治疗PD的靶点多选用丘脑腹外侧核或苍白球。丘脑腹外侧核包括腹嘴前核(Voa)、腹嘴后核(Vop)和腹内侧中间核(Vim),毁损Voa及Vop对肌强直有效,毁损Vop及Vim对震颤有效,靠近内侧对上肢效果好,靠近外侧对下肢效果好。Vim是PD毁损手术最主要的靶区之一。Vim核团高度为10mm,前后径为4mm,宽度为10mm。从侧面看,Vim核团在后联合前方4~8mm处,AC-PC垂直线从外向内倾斜20°,向前倾斜20°。

苍白球(GPi)毁损术通过减弱内侧苍白球的过度兴奋或阻断到达腹外侧丘脑的抑制性冲动而实现治疗PD的作用,对PD的主要症状都有明显改善作用,尤其对运动迟缓效果好,它一般对药物无效或"关"期的症状效果明显,对药物引起的症状波动和运动障碍也有很好的效果,对步态障碍也有作用。

丘脑底核(STN)毁损术有极高的风险,容易出现偏身投掷或偏身异动的副作用。

在进行毁损手术时,首先微电极记录到核团的神经元放电,进行电刺激实验,确定靶点位置后再进行毁损。由于双侧Vim或Gpi毁损易产生嗜睡、言语障碍、吞咽困难、认知障碍等严重并发症,甚至带来不可预测的并发症,因此进行双侧毁损时,对侧应更换靶点或选择脑深部电刺激为宜。

3. PD的脑深部电刺激手术 虽然神经核团毁损术曾是治疗帕金森病的热门手段,但由于毁损术是破坏性的和不可逆的,可能出现一些永久性并发症,部分患者的疗效不能够长期维持,且双侧损毁术并发永久性构音障碍和认知功能障碍的概率较高,因此毁损术逐渐被脑深部电刺激术(deep brain stimulation,DBS)所取代。DBS是20世纪70年代发展起来的技术,最早用于疼痛的治疗,1982年,人们应用丘脑深部电刺激治疗顽固性疼痛时,患者合并的帕金森病的震颤症状改善。1987年,Benabid开始应用丘脑电刺激治疗帕金森病,取得了较好的疗效。脑深部电刺激又称"脑起搏器",由于DBS具有可逆性、可调节性、非破坏性、副作用小和并发症少等优点,通过参数调整达到对症状的最佳控制,长期有效,不存在复发问题,并为患者保留实施新的治疗方法的机会,现已成为帕金森病外科治疗的首选方法。

（1）DBS治疗PD的作用机制：虽然脑深部电刺激能够缓解PD症状，但是不能治愈疾病，当关闭刺激系统时PD症状会重新出现。STN由兴奋性谷氨酸型神经元构成，兴奋性传入神经元至基底核，传出神经元至黑质网状部（SNr）和苍白球内侧部（Gpi）。STN-DBS的机制可能与以下几个方面有关。①病理性活动的间接抑制学说。电刺激抑制了STN的过度活动，即抑制了病理性神经元放电，从而在下游结构中产生一种更规则的活动效应，阻止了病理活动在神经运动环路内的传播和放大，使原本不规则的活动被一种更规则的放电模式所取代。②共振效应学说。高频DBS（130Hz）和基底节-丘脑-皮质系统的内在固有活动产生了共振效应。③神经保护作用学说。高频电刺激可能具有神经保护作用，其机制可能与神经营养因子的释放或者支配SNc的γ-氨基丁酸（GABA）能纤维的激活有关。

（2）DBS治疗PD的靶点选择：同毁损术治疗PD的靶点类似，丘脑腹内侧中间核（Vim）、苍白球内侧部（Gpi）和丘脑底核（STN）是DBS治疗的三个主要核团。三者对PD的震颤、肌强直、运动迟缓等症状的改善程度见表16-1-2。刺激Vim核团对震颤效果确定，以震颤为主的PD是Vim-DBS的适应证，双侧或单侧DBS手术都有良好的效果，但Vim核团治疗对PD的运动迟缓、肌强直、姿势和步态障碍等症状疗效不佳。Gpi对大多数症状有效，对异动有效。由于STN能够全面改善PD的主要运动症状，如震颤、肌强直、运动迟缓等，还可改善其他症状，因此是目前DBS治疗的常用核团。

表16-1-2　刺激不同靶点对PD症状改善程度

症状	丘脑腹内侧中间核	苍白球内侧部	丘脑底核
震颤	+++	+++	+++
肌强直	++	+++	+++
运动迟缓	+/-	++	+++
步态冻结	+/-	+	++
异动症	++	+++	++
肌张力障碍	+	+++	++

与毁损术相比，DBS的优点是显而易见的。DBS仅引起刺激电极周围2~3mm内神经结构的失活，所用电刺激引起的任何作用都可以通过减少、改变或停止刺激来控制。DBS可进行双侧手术，对一侧行毁损

手术的患者，另一侧亦同样是DBS治疗的适应证。DBS具有可调整性，即可通过调整刺激参数而达到最佳治疗效果，并长期有效，即使出现不良反应，也可通过调整刺激参数使之最小化。由于刺激手术具有可逆性和可调整性，DBS现已成为PD患者药物治疗之外的首选手段。

STN的解剖位置在前后联合中点向后4mm，旁开11~13mm，向下4~6mm。其内侧边界为脊髓丘脑束，外侧边界为皮质脊髓束，其下方为黑质，STN与黑质之间为未定带。

（3）DBS治疗PD的手术适应证与禁忌证

1）手术适应证：①具备单侧或双侧症状的原发性帕金森病，病史一般应该在5年以上。②服用左旋多巴类药物有效或曾经有效，但因长期服药，药物用量增加，而疗效减退；或出现药物副作用如异动症、剂末效应、"开关"现象等。③立体定向毁损术后复发，相关核团结构完好，或一侧毁损术后，对侧仍有症状者。④年龄一般<75岁，但年龄不是限制手术的标准。

2）手术禁忌证：①病情严重的晚期PD，不能配合手术者；②有明显的认知或精神障碍者；③严重的心、肺、肝、肾疾病，不适合或不能耐受外科手术者；④其他，如PSP、多系统萎缩、痴呆或血管性帕金森综合征等不适合手术者。

（4）DBS手术步骤：DBS手术器械包括立体定向系统、微电极和电生理记录系统、植入系统（植入电极和刺激器）等。

1）术前准备和术前评价：术前对患者进行PD的分期评估，确定诊断。

2）安装头架及MRI扫描：局部麻醉下安装立体定向头架，安放时使立体定向基架与前后联合线（AC-PC线）平行，以减少计划系统校正引起的误差。采用1.5T或3.0T磁共振，以层厚2mm的薄层连续水平和冠状断层扫描，图像传输至手术计划系统。

3）靶点坐标定位：靶点定位采用影像学定位、解剖图谱定位、微电极导向以及术中测试等方法定位。在手术计划工作站，确定前联合（anterior commissure，AC）、后联合（posterior commissure，PC）层面，前连合位于胼胝体下方、丘脑前方，后连合位于胼胝体下方、丘脑后方，将AC-PC线的中点定为大脑原点。通过手术计划工作站将MRI图像的轴位、矢状位和冠状位进行三维重建，确定STN三维靶点坐标（图16-1-1），使电极尽量穿过STN长轴。

4）术中微电极功能定位：局部麻醉下于额部中线旁3~4cm做头皮切口，冠状缝前行颅骨钻孔。安装

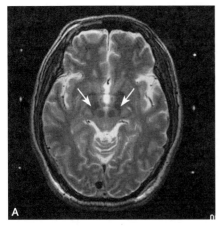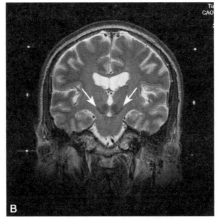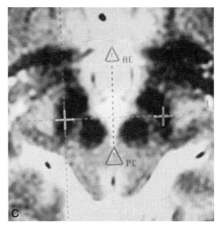

图 16-1-1　靶点定位(STN 为可见靶点)
A. 术前轴位 MRI 图像;B. 术前冠状位 MRI 图像(箭头为 STN 核团);C. 手术计划系统确定 STN 核团位置。

立体定向弧形弓架和导向器后,进行微电极功能定位。

微电极定位是 PD 术中常用的定位方法,采用微电极和电生理记录系统确认靶点。微电极一般由钨或铂-铱制成,尖端纤细,直径 2~5μm,微电极阻抗为 300~1 500kΩ。微电极的放大器与微推进器电生理仪相连,记录到的单个细胞或核团电信号,经放大后可实时显示,可同时将电信号转换成声音输出,并对电信号的放电方式、频率、波幅及背景噪声结合解剖图谱进行分析。通过识别微电极周围的细胞放电可判断脑部电极的位置。其机制是在脑灰质、白质记录到的细胞外动作电位的波形不同,基底节中不同的神经核团及核团内运动区、感觉区具有各自特征性的电信号类型。微电极可以记录到单个细胞和细胞群的电活动,从细胞水平辨认核团结构,根据不同部位细胞的放电形式确定核团的位置。

根据 STN 神经元的电生理特征可与周围结构区分。微电极进入 STN 时,细胞密度和背景噪声增高,放电频率显著增高,表现为高频、高幅及背景噪声较高的簇状放电,伴有不规则间歇性爆发式细胞放电,也可记录到与肢体震颤节律基本一致的簇状放电节律神经元,即"运动相关神经元"或称"震颤细胞"。此时,STN 的细胞放电可以随着对侧肢体的被动活动有所反应。典型 STN 的电信号长度为 4~6mm,微电极穿过 STN 后进入未定带,放电模式突然改变,背景噪声显著下降。微电极进入黑质(Nigra,Ni)后,背景噪声亦较低,但神经元放电节律规整(图 16-1-2)。

5)电极植入及靶点验证:根据微电极记录结果,确认 STN 核团的上界和下界,定位完成后安放刺激电极。

在电极植入后,为进一步确定电极位置,可于术

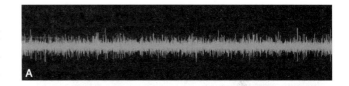

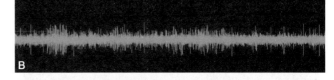

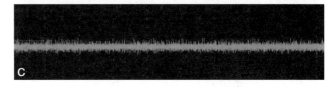

图 16-1-2　PD 手术微电极电信号
A. STN 的细胞电活动,高频、高幅伴有不规则间歇性爆发式单个细胞放电;B. STN"震颤细胞",簇状放电节律基本与肢体震颤一致;C. 黑质放电的背景噪声低,神经元放电节律规整。

中再行 X 线片或带立体定向头架行 CT 或 MRI 检查,进一步确定靶点位置是否准确。由于微电极定位的进步或条件限制,术中 X 线或 CT、MRI 一般应用较少。

6)术中测试:由于 STN 周围有大脑脚、红核等重要结构,术中测试可以预测术后的刺激效果,协助判断电极位置,因此术中测试十分重要,必要时根据测试效果调整电极位置。测试所用的刺激参数包括刺激电压、频率、脉宽和触点选择。测试包括震颤控制情况、肌强直改善情况以及语言、眼球活动、肢体异动情况及其他不适症状等。电压逐渐增加至 3.5V 以上,观察有无副作用。STN 外前方与内囊运动相关,内后方与红核感觉相关,下方与黑质相关。根据患者对刺激的反应,可大致判断电极位置(图 16-1-3)。如果

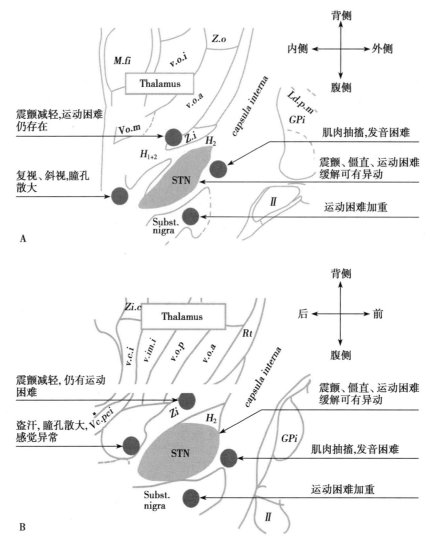

图 16-1-3 根据患者对刺激的反应,可大致判断电极的位置

出现异动,表明电极位于 STN 核团内;如出现复视、斜视,说明电极偏前内;如出现发音障碍,说明电极偏外;如出现抽搐,说明电极偏前外;如术中患者出现肢体麻木,如为一过性,则不予处理,如持续麻木,则电极偏后或偏内;此外,患者也可能出现一些非特异症状,如头晕、头昏、恶心、胸闷等不适症状。根据测试结果进行电极植入或考虑更换靶点。

7) 刺激器(IPG)植入:全身麻醉下将刺激器植入右侧或左侧锁骨下。

8) 术后程控:通常在手术后 1 个月开始,目的是排除由于电极植入对核团的机械性毁损所导致的“微毁损效应”,且使患者度过围手术期。在第一次程控时,检查并记录设备的电阻值,一般先程控病情较重的一侧,再程控较轻的一侧,逐步调整刺激参数以达到最佳治疗效果。STN 的刺激频率一般为 135 ~ 185Hz,脉宽 60~90 微秒,电压 2.0~3.5V,Gpi 的刺激脉宽一般为 90~120 微秒。调试时应注意,尽可能低地设置电压、脉宽和频率,如果刺激电压需要>3.6V,可通过降低电压、增加脉宽的方式达到最佳刺激效果,以避免 IPG 产生加倍电流、减少电池寿命。尽可能采用双极刺激模式;可根据需要调节参数,如既可连续 24 小时刺激,也可于夜间关闭 IPG 以节省电量,延长使用时间。

9) 手术疗效:DBS 手术可控制 PD 运动症状如震颤、肌强直、运动迟缓等,减少异动持续的时间以及严重程度,减少症状波动,能够长期减少帕金森病患者左旋多巴的服用量,延长“开”期,对症状控制长期有效,能够提高生活质量,改善患者的日常生活能力。一项研究表明,双侧 STN-DBS 治疗 5 年后,“关”期震颤评分改善 75%,肌强直改善 71%,运动迟缓改善 49%。

10) 术后进行 CT 和/或 MRI 检查,了解电极位置(图 16-1-4)。对于曾行毁损手术的患者,也可再行 DBS 术,电极位置见图 16-1-5。手术完成后 CR 图片见图 16-1-6。

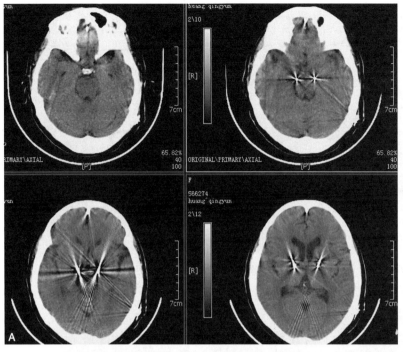
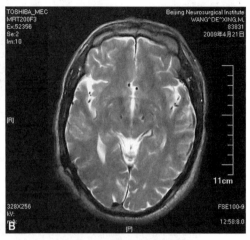
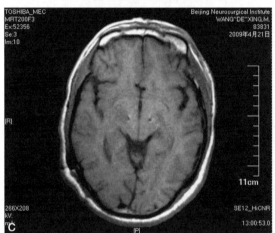
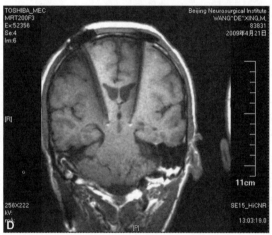

图 16-1-4 术后 CT 和 MRI 检查显示电极位置(STN-DBS)

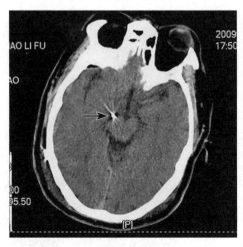
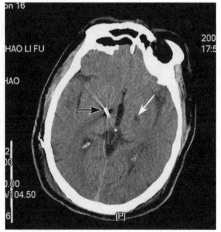

图 16-1-5 一侧毁损一侧 DBS,术后 CT 电极位置
(白箭头示曾行 Gpi 毁损术,黑箭头示 DBS 电极植入)

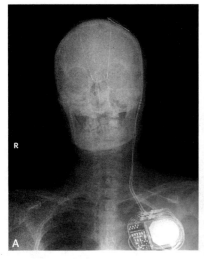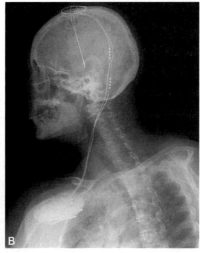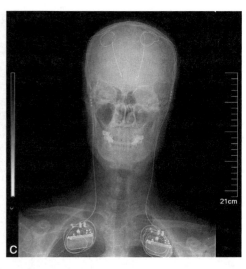

图 16-1-6　DBS 术后 CR 片,示电极、连接线以及刺激器

A. 正位;B. 侧位;C. 国产 DBS 术后,正位。

（5）DBS 的手术并发症:①立体定向手术并发症,颅内出血、感染、癫痫、气颅、低颅压等;②DBS 硬件并发症,包括皮肤感染溃烂、装置故障、排异反应,以及电极的折断、移位、短路和断路等;③刺激及靶点相关的并发症,感觉异常、肌肉抽搐、头晕、构音障碍、共济障碍、异动症、眼睑下垂、情绪改变和精神症状等。

为了提高手术疗效,减少并发症,应注意以下几个方面:①精确靶点定位是手术成功的关键。在头架安放时应尽量使立体定向基架与 AC-PC 连线平行,左右对称,并采用影像学定位、解剖图谱定位、微电极导向及术中测试等方法确定靶点坐标,力求靶点精确。②术中测试观察手术疗效,有无手术副作用。③由于患者术中清醒,术前向患者交代手术过程,取得患者理解,减轻患者对手术的恐惧心理,并应做好心电、血压、血氧监测。④穿刺时动作要轻柔、准确,避开脑沟,以减少损伤血管引起颅内出血的概率。

（6）DBS 治疗 PD 的新技术和未来发展方向:与其他技术一样,DBS 手术也随着医学影像技术以及计算机技术的进步而发展。随着虚拟现实技术、3D 导航技术的发展和普及,计算机软件的研发,PD 手术会越来越进步。

1）更精确的靶点定位方法:由于磁共振存在影像漂移的问题,因此 CT 与 MRI 融合技术的应用,有助于提高靶点定位的精确性。亦有应用无框架脑深部刺激(frameless deep brain stimulation)系统的报道,可减轻安放头架带来的痛苦。

2）新靶点的应用:靶点的选择与 PD 治疗的疗效息息相关。STN 并不能解决 PD 的所有症状,如 STN 对 PD 的震颤、肌强直等症状有效,但对 PD 的起步困

难和姿势不稳疗效不佳。其他靶点如 Vim、Gpi 等也存在类似问题,图 16-1-7 为 Gpi-DBS 所示电极位置。新近有应用脚桥核(pedunculopontine nucleus,PPN)作为靶点的报道,对 PD 的起步困难和姿势不稳有效(图 16-1-8)。PPN 是一个呈柱形的神经核团,位于中脑被盖下半的腹外侧部,楔形核和楔形下核的腹侧,小脑上脚的外侧,内侧丘系的内侧和背侧,其下方为臂旁核,同纹状体、黑质、GPi、GPe 及 STN 之间均有纤维投射,参与基底节环路,在运动的起始、加速、减速和终止过程中起作用。亦有选用后丘脑底核区(PSA)的报道,PSA-DBS 可以改善帕金森病的肌强直、震颤、运动迟缓、步僵和姿势异常,还可以明显降低运动波动等症状。亦有应用丘脑下方后部(posterior subthalamic target)作为靶点,或选用尾侧未定带(caudal zona incerta,cZi)区域为靶点的报道,但临床均未普及应用。

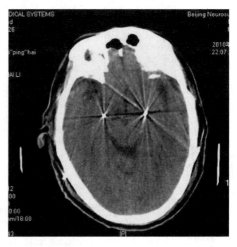

图 16-1-7　术后 CT 和 MRI 检查显示电极位置(GPi-DBS)

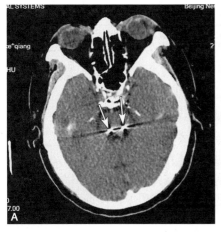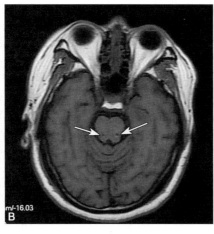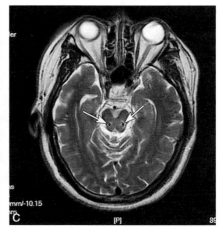

图 16-1-8 术后 CT 和 MRI 检查显示电极位置(PPN-DBS)

3）运动皮质（motor cortex）刺激：其机制是运动皮质是神经环路的一部分,对环路的调节可产生治疗作用。运动皮质与基底节存在纤维联系,通过电刺激运动皮质,减轻皮质的兴奋性,或改变异常活动的运动频率,使其恢复了正常的活动模式。

4）DBS 装置的改进：电极固定装置由传统方式改进为 Stimlock,使电极移位减少。其他如缩小刺激器体积,研制寿命更长的可充电电池,设计更细、更柔软的延长线等可减少并发症出现的机会。此外,建立更合理的术后程控体系,开发不同方向的刺激电极等,均有望减轻治疗的副作用,提高治疗效果。

5）远程程控技术和可视化程控：DBS 治疗离不开术后的治疗参数调整,传统程控方式需要患者回医院进行程控,这给许多外地及行动不便的患者带来困难。远程程控技术通过互联网实现了程控医师与患者的沟通,节省了患者的经济成本和时间成本。

可视化程控可解决仅凭传统的影像学资料无法准确判断 DBS 术后电极与靶点的位置关系的问题。将 DBS 术后复查的头部 CT 与头部磁共振影像融合,利用脑图谱数据库对核团进行三维重建,可以帮助医师确定电极实际植入的确切位置,直观地显示电极触点与靶点核团的位置关系,从而为程控医师设置刺激触点和刺激参数提供参考。随着相关算法的改进,可视化程控技术将会更加精确、便捷,最终实现在临床应用上的普及。

6）变频刺激技术：电刺激频率为 DBS 主要的治疗参数之一,传统的刺激方式为恒频电刺激。但是术后长期接受高频电刺激,步态障碍、吞咽困难、构音障碍等中线症状改善欠佳,部分患者甚至出现症状恶化的现象;而低频电刺激对于 PD 患者的震颤、肌强直等症状的改善作用弱于高频电刺激。变频刺激技术指根据运动节律的受损情况,在刺激过程中自动改变频率或者频率组合,为兼顾改善 PD 患者的运动症状以及中线症状提供了新的思路。

7）方向可控性电极：目前临床上使用的脑深部植入电极大多为四触点针状电极,可提供球形或椭球形刺激区域。但是众所周知,目标核团形状并不规则,导致即使电极植入位置准确,仍无法达到理想的刺激效果。方向电极将环状触点分为 3~4 个触点,从而控制电流的方向,形成可控的刺激范围,减少副作用的产生,增加治疗窗。

8）反应性电刺激：也称闭环式电刺激,是指通过记录电极采集神经元电活动等信号变化,经过反馈分析处理,指导刺激器适时改变刺激参数。与传统的持续性单一刺激模式不同,反应性电刺激可根据患者的症状波动实时调整治疗参数,从而提高刺激疗效,减少产生的副作用及症状波动。稳定且敏感的可随病情变化的生物标志物、信号特征的提取和算法的改进,是该项技术发展推广的必要条件。

9）3.0T 磁兼容技术：高场强磁共振扫描（静态磁场强度>1.5T）以其成像质量高、扫描时间短的优势得到临床工作者的认可。随着技术的成熟,发展超高场强磁共振兼容的 DBS 成为未来的必然趋势,然而 DBS 设备在磁共振磁场中吸收射频能量产热是影响其安全性的一个潜在危险因素。目前应用新工艺的 3.0T MRI 兼容 DBS 设备已进入临床测试阶段。近年来碳纳米管薄膜和导电聚合物等材料发展迅速,生物相容性和电化学性能均得到了初步证实,新材料的应用可能是未来的研究思路。

10）机器人辅助 DBS 技术：机器人辅助 DBS 技术不仅可以节省操作步骤,减轻患者佩戴头架的痛苦,更能够减少人为误差。机器人系统在外科手术方面的应用是未来大势所趋。DBS 对手术精度要求尤为严苛,手术机器人技术的发展将为这类手术带来巨大的便利。

4. PD 的其他治疗

（1）伽马刀治疗

通过立体定向放射外科,利用 γ 射线对核团进行毁损以达到治疗目的。1991 年,Lindquist 等报道应用伽马刀治疗 PD 患者,经 1~4 年随访,震颤改善。此后有较多学者相继报道应用伽马刀治疗 PD,并取得一定的治疗效果。其并发症主要为放射性脑水肿,甚至引起较严重的症状和体征,但适当应用脱水剂,多可随时间延长而逐渐好转。

（2）细胞移植术:脑内移植是指选择供体神经组织或细胞群置入宿主的脑内,以代替受损或变性的神经元,使其重建神经环路或分泌神经递质,以达到调控神经功能和改善症状的目的。

自 1890 年 Thompson 开创脑移植实验的先例以来,大量的实验研究先后证实,未成熟神经细胞及组织移植到受体中枢神经系统,不仅可以成活而且能够在新的环境中分化成熟并保持其神经功能,发挥相应的生理效应。1985 年 Backlund 等报道了 PD 的神经细胞移植治疗方法。当时应用胎儿黑质移植、肾上腺髓质细胞移植治疗帕金森病,由于治疗效果和伦理学的限制,该方法后来逐渐停止。目前,神经干细胞、胚胎干细胞、骨髓基质干细胞等干细胞技术的发展,为神经移植治疗帕金森病带来了希望,但细胞移植大多数尚处于动物实验阶段,尚未在临床普及。

（3）基因治疗:基因工程技术的进展,使 PD 的基因治疗成为可能。基因治疗的关键是选取外源目的基因,并导入受体组织或细胞使其顺利表达目的产物。引起 PD 黑质退行性变的真正原因和发病机制尚不清楚,目前针对 PD 的基因治疗主要是与多巴胺合成有关的基因。基因治疗主要分为:①离体途径(ex vivo),通过移植携带靶基因的工程细胞完成。②直接途径(in vivo),包括病毒载体和直接 DNA 转移途径,即用复制缺陷的重组病毒载体把目的基因带入人体或直接把裸 DNA 导入体内。理想的基因转移方法应具有安全性、高效性、特异性、稳定性、简便性、可控性,其脑内移植的离体途径由于使用的工程细胞遗传背景清楚,利用适合的启动子控制,将工程细胞的制备和细胞移植结合起来,可以克服移植供体不足和免疫排斥反应,也可避免病毒法行基因治疗的一些缺陷,如病毒癌基因的产生及病毒蛋白表达对机体产生的损害,因而已成为脑内移植应用中最有前途的策略。

（孟凡刚　冯涛　张建国）

第二节　肌张力障碍

肌张力障碍(dystonia)是一类病理生理复杂的运动障碍疾病,临床症状以肌肉持续或间断不自主收缩为特征,导致重复性运动和/或异常姿势。国际肌张力障碍医学研究基金会顾问委员会将其定义为一种不自主、持续性肌肉收缩引起的扭曲、重复运动或姿势异常的综合征。肌张力障碍常表现为扭转性姿势异常,伴或不伴震颤,随意运动可诱发或加重,休息睡眠时减轻或消失,精神紧张、劳累可加重病情。

一、分类

明确肌张力障碍诊断后,应按照临床表现和病因两条线进行。

（一）临床表现方面

对其按照起病年龄、分布、模式及相关特征进行分类。

1. 根据发病年龄分类　分为婴儿起病(出生~2 岁)、儿童起病(3~12 岁)、青少年起病(13~20 岁)、成人早期起病(21~40 岁)、成人晚期起病(>40 岁)。

2. 根据受累部位分类　分为局灶型、节段型、多灶型、全身型、偏身型。

3. 疾病模式分类　需从病程和变异性考虑,前者包括稳定性和进展性,后者包括持续性、运动相关性、日间波动性及发作性。

（二）病因方面

临床上肌张力障碍根据其发病原因主要分原发性和继发性。原发性肌张力障碍通常为单基因遗传病,以常染色体显性遗传伴不同外显率为主,无明确的神经病理学改变;继发性肌张力障碍是已知其他神经系统疾病或损伤的一种症状,病因多样,如颅脑创伤、颅内感染,或接触某些药物、化学毒物等。几乎所有的原发性肌张力障碍及某些继发性肌张力障碍都存在基因学基础。近年来遗传学研究技术的快速发展不断揭示出各种肌张力障碍潜在的基因学异常,迄今已报道数十种与肌张力障碍发病相关的基因异常,还有许多以肌张力障碍及其他神经病学特征为表现但未命名为 DYT 的遗传病。

原发性肌张力障碍临床常见类型的相关基因包括早发型扭转型肌张力障碍(DYT1/TOR1A 基因)、低语性发声困难(DYT4/TUBB4a 基因)、多巴反应性肌张力障碍(DYT5/GCH1 基因)、混合型肌张力障碍(DYT6/THAP1 基因)、发作性运动诱发性运动障碍

（*DYT10/PRRT2* 基因）、肌阵挛-肌张力障碍综合征
（*DYT11/SGCE* 基因）、快速起病的肌张力障碍-帕金森
综合征（*DYT12/ATP1A3* 基因）、成人起病的痉挛性斜
颈（*DYT23/CIZ1* 基因）、颅颈段肌张力障碍（*DYT24/
ANO3* 基因）、原发性扭转型肌张力障碍（*DYT25/GNAL*
基因）等。肌张力障碍遗传基础方面的研究进展，极
大地丰富和提升了我们对肌张力障碍病因、发病机制
的知识水平，也开启了该领域中更多的分子生物学研
究以及基于基因和蛋白质水平变异的更深入的临床
病因学分型。随着越来越多的致病或易感基因的位
置确定、发病机制的逐步阐明，临床医生势必能够利
用这些信息更好地发现每种遗传类型的临床特征，从
而进行更有效的治疗。

二、诊断

肌张力障碍的诊断可分为 3 步：即首先明确是否
肌张力障碍，其次肌张力障碍是原发性还是继发性，
最后明确肌张力障碍的病因。

肌张力障碍是一种具有特殊表现形式的不自主
运动，多以异常的表情姿势和不自主的变换动作而引
人注目。肌张力障碍所累及肌肉的范围和肌肉收缩
强度变化很大，因而临床表现各异。但某些特征性表
现有助于肌张力障碍与其他形式的运动障碍的鉴别，
主要有以下几点。

1. 肌张力障碍时不自主运动的速度可快可慢，可
以不规则或有节律，但在收缩的顶峰状态有短时持
续，呈现为一种奇异动作或特殊姿势。

2. 不自主动作易累及头颈部肌肉（如眼轮匝肌、
口轮匝肌、胸锁乳突肌、头颈夹肌等），躯干肌，肢体的
旋前肌、指屈肌、腕屈肌、趾伸肌和跖屈肌等。

3. 发作间歇时间不定，但异常运动的方向及模式
几乎不变，受累的肌群较为恒定，肌力不受影响。

4. 不自主动作在随意运动时加重，在休息睡眠时
减轻或消失，可呈现进行性加重，晚期症状持续，受累
肌群广泛，可呈固定扭曲痉挛畸形。

5. 病程早期可因某种感觉刺激而使症状意外改
善，被称为"感觉诡计"（sensory trick）。

6. 症状常因精神紧张、情绪或疲劳而加重。

三、治疗

原则上应根据肌张力障碍患者的具体情况，权衡
利弊，选择一般支持治疗、理疗、口服药物治疗、肉毒
毒素注射治疗和手术治疗等综合措施，实现运动功能
的最大改善。总体来讲，目前国内外对于口服药物治

疗肌张力障碍的证据不多，且都是小规模临床研究，
临床上应根据患者情况给予个体化治疗。口服药物
主要包括抗胆碱药（如苯海索）、肌肉松弛药（如巴氯
芬）、苯二氮䓬类药物（如氯硝西泮）。

苯海索属于抗胆碱药，可用于全身或节段型肌张
力障碍，对儿童和青少年可能更为适宜，但对局灶性
肌张力障碍患者疗效缺乏证据。对于药物引起的急
性和迟发性肌张力障碍也有效。最常见的副作用包
括口干和便秘，长期应用可能影响智能，对老年人处
方时应谨慎，青光眼、尿潴留、前列腺肥大者禁用。

巴氯芬为 GABA 受体激动剂，可同时抑制脊髓水
平单突触和多突触反射，起到肌肉松弛作用，临床应
用广泛，对局灶或节段型肌张力障碍有效，但大规模
循证医学证据不充分。治疗肌张力障碍时，巴氯芬给
药途径包括口服和鞘内注射。口服是自小剂量起始，
逐渐加量，最大剂量不超过 80mg/d，多数患者临床应
用剂量范围在 30～60mg/d。鞘内注射巴氯芬主要用
于严重的全身型肌张力障碍，特别是伴有严重痉挛的
患者。

氯硝西泮属于苯二氮䓬类药物，有抗癫痫、抗焦
虑、肌肉松弛作用。可用于多种类型肌张力障碍，最
常见的副作用为困倦，老年人应用需警惕跌倒的风
险。氯硝西泮治疗肌张力障碍时极少单独应用，常与
其他药物合用，作为辅助用药。

肉毒毒素（botulinum toxin，BTX）可选择性地作用
于外周胆碱能神经元末梢，抑制刺激性和自发性乙酰
胆碱囊泡释放，从而引起注射局部肌肉短暂性麻痹。
临床应用的是 A 型肉毒毒素。肉毒毒素是治疗局灶
型和节段型肌张力障碍的一线治疗药物，一般注射后
7～10 天开始起效，而临床疗效的稳定需 3 周以上，有
效期为 3～6 个月。眼睑痉挛和痉挛性斜颈是常见的
局灶型肌张力障碍，肉毒毒素对于痉挛性斜颈有效率
达 60%～90%，常见并发症包括注射部位及其周围组
织出血疼痛、闭目无力、眼睑下垂、复视、颈肌无力和
吞咽不适，有 20%～30% 患者肌内注射后可产生不同
程度的吞咽困难，但症状不严重且可自行恢复。短期
重复治疗可能诱发机体产生抗体，建议尽量延长注射
间隔时间，重复注射间期应不少于 3 个月。

左旋多巴对多巴反应性肌张力障碍有显著疗效，
多数患者用 62.5～125mg/d 可维持较好效果，需长期
服用。抗胆碱酯酶抑制剂也有效，临床也可应用。对
于发作性运动诱发肌张力障碍（PKD），目前主要认为
PKD 是一种离子通道病，临床上应用卡马西平、苯妥
英钠等作用于钠离子通道的抗癫痫药治疗可明显减

少甚至终止发作,剂量较癫痫小,多数患者服用卡马西平 100~200mg/d 可达到较好效果。对于获得性肌张力障碍需积极寻找病因,针对病因治疗,如药物诱发肌张力障碍需及时停药,血管性因素积极治疗原发病等。同时可给予对症支持治疗,相关药物用药原则同前。

四、临床表现

(一)梅热综合征(Meige syndrome)

梅热综合征是肌张力障碍的一种类型,主要表现为眼睑痉挛和口下颌的肌张力障碍。其主要症状为眨眼增加、睁眼和闭眼困难、对光线敏感(恐光症)、说话时睁眼和闭眼、不能控制的闭眼(很少完全是由于眨眼),很多时候可由一些运动诱发,比如咀嚼或者咬等。下颌症状亦可出现,例如张嘴困难(牙关紧闭症)、难以忍受的磨牙(磨牙症)、下颌痉挛、下颌疼痛、吃饭和饮水困难、说话困难(构音困难)等。故又称口下颌肌张力障碍(OMD)。需与面肌痉挛相鉴别,其多为单侧症状,双侧少见。

(二)颈部肌张力障碍(cervical dystonia)

又称痉挛性斜颈(spasmodic torticollis),颈部肌张力障碍是一种常见的局灶性的、原发性的、以成人发病为特点的运动失调性疾病,因胸锁乳突肌、斜方肌和颈部深层肌肉的间歇性强直收缩,患者颈部头部出现异常姿势并伴有持续性疼痛,发病多位于单侧。由于胸锁乳突肌的收缩,头部发生旋转,头颈部向同侧侧屈,下颌偏向对侧,除了旋转型,还有侧屈型、前屈型、后仰型。症状一般在紧张疲劳时加重,在睡眠和休息时减轻。同其他形式肌张力障碍一样,症状可以在触摸面部、下颌和后头部时诱发。颈部肌张力障碍因肌肉强直收缩、挛缩,常会引起患者颈部异常运动或异常姿势,70%的患者表现为颈部疼痛,此外大约30%的患者表现为姿势性头部震颤,在后仰型斜颈中患者可伴有吞咽困难。大约 1/3 颈部肌张力障碍患者常会涉及身体的其他部位,通常为肩部。大多数患者在最初发病的 3~5 年,颈部症状呈进行性加重,然后趋于平稳。此外,9%~16%的颈部肌张力障碍由头颈部外伤引起,外伤性颈部肌张力障碍,为继发性颈部肌张力障碍的一种。一般在伤后几周到几个月发生。

(三)哈勒沃登-施帕茨综合征(Hallervorden-Spatz syndrome,HSS)

又称苍白球黑质变性病或泛酸盐激酶相关神经变性(pantothenate kinase associated neurodegeneration,PKAN)病,或称苍白球黑质红核变性、苍白球黑质红核色素变性、苍白球黑质色素变性,是一种罕见的常染色体隐性遗传疾病。其主要临床表现为肌张力障碍、步态异常、手足徐动、语言障碍、智力减退和共济失调,四肢无力、肢端麻木感,言语不清,伴步态不稳、饮水呛咳、痴笑、进食困难、生活不能自理等。上述症状进行性加重。但患者多无头晕、头痛、肢体抽搐、意识障碍。由于检测 PANK2 对技术要求相对较高,目前临床主要依靠 MRI T_2 加权像显示双侧苍白球对称高信号"虎眼征"的特征性影像学表现来诊断。

(四)扭转痉挛(torsion spasm)

又称变形性肌张力障碍,表现为肢体甚至全身的不自主扭动,属于全身性的肌张力障碍的一种。起病时一般表现为局限性的肌张力障碍,之后逐渐发展,20%左右的患者发展为全身性的肌张力障碍。在下一章中将详细描述。

(五)眼睑痉挛(blepharospasm)

为局灶性肌张力障碍的一种,早期表现为瞬目增多、眼睑下垂,常于注视人或物时出现阵发性睁眼困难,晚期可发展至持续睁眼困难,多数患者甚至出现功能性失明。随着病情进展,可发展至双眼症状,甚至口下颌肌张力障碍或头颈部肌张力障碍。部分患者可出现感觉诡计,可使症状缓解。多数患者可合并焦虑、抑郁、精神分裂等精神症状。

(六)书写痉挛(graphospasm)

为局灶性肌张力障碍的一种,多见于 30~50 岁起病,书写困难是书写痉挛的主要临床表现。当书写时,由于不自主的肌紧张和肌痉挛而致前臂和手的异常姿势,从而导致握笔困难,表现为书写动作沉重,书写字形大小不均,笔迹潦草或笔尖穿透纸张,患者被迫书写中断,而其他精细动作不受影响,部分患者书写前或握笔时有明显的焦虑和紧张情绪。

(七)痉挛性构音障碍(spasmodic dysphonia)

又称喉肌肌张力障碍,为喉肌肌张力障碍致声带运动紊乱引起的发声困难,属于局灶性肌张力障碍的一种。目前将痉挛性构音障碍主要分为两型:一型是内收型痉挛性构音障碍,较常见,其特征是发声时声带过度内收或闭合过紧,出现发音频繁中断及发音疲劳;另一型是外展型痉挛性构音障碍,较少见,表现为发声时声带外展,出现发声频繁中断及暂时性漏气。

本病多见于 40 岁之后的中年人。可有上呼吸道感染史，一些患者发病常与精神紧张、情绪波动有关。临床表现为语音频繁中断失去连贯性、声音震颤挤压感、发声疲劳、言语费力。发声时伴颈、面部肌肉痉挛，并因抽搐而呈种种面部怪相，或表现为颈静脉怒张，身体其他部位（咽、舌、腭及四肢）亦可有震颤。患者耳语、歌唱、哭笑时发声往往正常。治疗方法主要为局部肉毒毒素注射治疗，或行选择性喉返神经切断术，立体定向治疗的效果仍有待确定。

五、手术治疗

对于保守治疗都无效或者效果不理想的患者，可以考虑手术治疗。目前应用最广的手术方式包括脑深部电刺激术（DBS）、射频核团毁损术及外周神经肌肉切除术。

（一）脑深部电刺激术

目前 DBS 已广泛应用于临床中治疗肌张力障碍患者。丘脑底核（STN）和苍白球内侧部（GPi）是肌张力障碍的两个常用靶点。DBS 对一些类型的肌张力障碍可以取得良好的效果，并且效果稳定，术后副反应较轻。有双盲研究表明 DBS 对于治疗孤立型全身型肌张力障碍患者有良好的效果，术后改善率在 40%~60%。在这一类型中，发病年龄小、疾病病程短、合并 *TOR1A* 基因融合的 DYT1 型肌张力障碍患者预后相对较好。对于单纯型局灶性或节段性肌张力障碍，DBS 也可以取到一定的治疗效果，但治疗效果的变异性较大。对于合并其他神经病学表现的肌张力障碍综合征（既往分型为肌张力障碍叠加），DBS 的效果因个体而异。肌阵挛性及迟发性肌张力障碍，DBS 常可以取得较好的治疗效果。而对退行性变导致的肌张力障碍 DBS 治疗效果较差。国内一组采用以丘脑底核和苍白球内侧部为靶点的报道，采用多伦多痉挛性斜颈量表，发现 STN-DBS 的中位改善率为 69.8%（46.2%~83.6%），GPi-DBS 的中位改善率为 68.7%（56.0%~74.0%），二者的差异无统计学意义。

通常脑深部电极植入后肌张力障碍性动作（迅速、肌阵挛和震颤样特征）可能在术后即刻或数小时至数日内改善，而肌张力障碍性姿势（强直样特征）一般要经过数周至数月才能延迟改善。DBS 术后的远期效果也较为理想。有些患者的效果可以持续数年，甚至十几年。

（二）射频毁损术

对脑特定区域进行毁损手术，在 DBS 出现之前，是最常见的一种治疗肌张力障碍的手术方法。常用的毁损部位是丘脑、苍白球及小脑。由于 DBS 的出现，给临床治疗提供了一种更加安全、并发症更少的治疗方法，射频毁损术逐渐被其代替。目前，射频毁损术仍可应用于经济条件较差的患者或者无法耐受手术及植入物反复植入取出患者。

（三）外周选择性神经肌肉切除术

适用于药物治疗或反复肉毒毒素注射没有反应的痉挛性斜颈患者（特别是受累肌肉块数较少的患者，例如单纯扭颈型或者侧颈型患者），必要时可以附加肌肉切除术。这类患者的有效率可达到 60%~90%。但由于其术后可能出现局部永久性感觉缺失及相对高的术后复发率，此手术也逐渐被 DBS 替代。

（马凌燕　任倩薇　章文斌　孟凡刚）

参考文献

[1] 张建国,孟凡刚. 神经调控技术与应用[M].北京:人民卫生出版社,2016.

[2] 中华医学会神经病学分会帕金森病及运动障碍学组. 中国帕金森病治疗指南(第三版)[J].中华神经科杂志,2014,(6):428-433.

[3] 中华医学会神经外科学分会功能神经外科学组,中华医学会神经病学分会帕金森病与运动障碍学组,中国医师协会神经外科医师分会功能神经外科专家委员会,等. 帕金森病脑深部电刺激疗法术后程控中国专家共识[J].中华神经外科杂志,2016,32(12):1192-1198.

[4] 中华医学会神经病学分会帕金森病及运动障碍学组,中国医师协会神经内科医师分会帕金森病及运动障碍专业. 中国帕金森病的诊断标准(2016版)[J].中华神经科杂志,2016,49(4):268-271.

[5] 孟凡刚,张建国.脑深部电刺激术的应用领域和价值[J].中华神经外科杂志,2019,35(10):973-975.

[6] 孟凡刚,王乔.脑深部电刺激治疗帕金森病的现状及展望[J].中华神经医学杂志,2019,18(1):12-16.

[7] 孟凡刚,陈玥,陈浩,等. 国产远程程控技术在运动障碍疾病中的临床应用研究[J].中华神经外科杂志,2017,33(12):1255-1257.

[8] 范世莹,孟凡刚,张凯,等.脑深部电刺激术治疗痉挛性斜颈[J].中华神经外科杂志,2019,35(1):10-15.

[9] 范世莹,王开亮,孟凡刚,等. STN和GPi脑深部电刺激术对伴有异动症帕金森病的疗效比较[J].中华神经外科杂志,2019,35(10):985-990.

[10] 张建国,孟凡刚.神经调控技术与应用[M].北京:人民卫生出版社,2016.

[11] 范世莹,孟凡刚,张凯,等.脑深部电刺激术治疗痉挛性斜

颈[J]. 中华神经外科杂志,2019,35(1):10-15.

[12] HORN A,WENZEL G,IRMEN F,et al. Deep brain stimulation induced normalization of the human functional connectome in Parkinson′s disease[J]. Brain, 2019, 142 (10): 3129-3143.

[13] FOX SH, KATZENSCHLAGER R, LIM SY, et al. International Parkinson and movement disorder society evidence-based medicine review:Update on treatments for the motor symptoms of Parkinson′s disease[J]. Mov Disord,2018,33 (8):1248-1266.

[14] SEPPI K,RAY CHAUDHURI K,COELHO M,et al. Update on treatments for nonmotor symptoms of Parkinson′s disease-an evidence-based medicine review[J]. Mov Disord,2019, 34(2):180-198.

第十七章　脊髓疾病

第一节　脊髓损伤

脊髓具有一定弹性,在正常无张力情况下,脊髓能稍伸长变形或缩短,超过弹性限度,会引起脊髓内部断裂。直接暴力或间接暴力作用在正常脊柱和脊髓组织,均可造成脊髓损伤(spinal cord injury)。常见的原因如房屋倒塌、矿井塌方、高处坠落、交通事故、跳水意外等均可直接或间接地造成脊柱脊髓损伤。屈曲性损伤最多见,其次为伸展性、旋转性及侧屈性损伤。由于外力的性质不同,可引起脊髓的挫伤、撕裂伤、挤压伤等。脊柱损伤能引起脊髓损伤的情况有椎体骨折及关节骨折脱位,椎体后缘骨折、关节突跳跃征、关节突骨折,有移位的椎板骨折等。脊柱存在结构异常时,轻微的外力即可造成脊髓损伤而致瘫痪。脊髓损伤多发生于年轻人,40岁以下的男性占80%。脊髓损伤好发生于颈椎下部,其次为脊柱胸腰段。病理上按轻重程度将其分为脊髓震荡、脊髓挫裂伤、脊髓压迫、横断和椎管内血肿等。

一、分类

根据损伤的严重程度不同,脊髓损伤可分为完全性脊髓损伤、不完全性脊髓损伤及脊髓轻微损伤或脊髓震荡三类。不同程度的脊髓损伤,其自然转归和临床疗效亦不相同。

（一）完全性脊髓损伤

伤后3小时脊髓灰质中多灶性出血,白质尚正常。6小时灰质中出血增多,遍布全灰质,白质水肿。12小时后白质出现出血灶,灰质中神经细胞退变坏死,白质中神经轴突开始退变。24小时灰质中心出现坏死,白质中多处轴突退变。48小时中心软化,白质退变。总之,在完全性脊髓损伤时,脊髓内的病变是进行性加重的,从中心至全脊髓出血水肿,从中心坏死至全脊髓坏死;晚期则为胶质组织代替。这一病理过程说明,对于完全性脊髓损伤,只有在早期数小时内进行有效治疗,才有可能挽回部分脊髓功能。

（二）不完全性脊髓损伤

伤后3小时灰质中出血较少,白质无改变,此病变呈非进行性,而是可逆性的。至6~10小时,出血灶扩大不多,神经组织水肿,24~48小时后逐渐消退。由于不完全脊髓损伤的程度有轻重差别,重者可出现坏死软化灶,胶质代替,保留部分神经纤维;轻者仅中心出现小坏死灶,保留大部神经纤维,因此不完全脊髓损伤可获得部分或大部恢复。

（三）脊髓轻微损伤或脊髓震荡

仅脊髓灰质有少数小出血灶,神经细胞、神经纤维水肿,基本不发生神经细胞坏死或轴突退变,2~3天后恢复。组织学上基本恢复正常,神经功能可完全恢复。

二、临床病理

（一）脊髓震荡

脊髓震荡系脊髓的功能性损害,是由于脊髓神经细胞遭受强烈刺激而发生超限抑制,脊髓功能暂时处于生理停滞状态。大体标本上看不到明显的器质性改变或仅有轻度水肿。脊髓实质光镜下无明显解剖结构改变。伤后早期表现为损伤平面以下完全性或不完全性弛缓性瘫痪,24小时内开始恢复,且在3~6周完全恢复,不留任何神经系统后遗症。其早期表现与不完全性瘫痪难以鉴别,所以脊髓震荡系一回顾性诊断,即在6周内获得完全恢复者的最后诊断。

(二)脊髓休克

脊髓休克不是单一独立的临床诊断,是脊髓挫伤和断裂早期伴发的一种病理现象。脊髓被横断与高级中枢失去联系后,断面以下的脊髓暂时丧失反射活动,处于无反应状态,这种现象称为脊髓休克(spinal shock)。主要表现为在断面以下脊髓所支配的骨骼肌紧张性减退,甚至消失,外周血管扩张,血压下降,括约肌功能障碍及发汗反射消失,这表明断面以下躯体和内脏反射均减退或消失。

脊髓休克是暂时现象,损伤后不久可逐渐恢复,需数周至数月,先是一些比较简单的反射如屈肌反射、腱反射恢复,以后才是一些比较复杂的反射如对侧伸肌反射、搔爬反射等逐渐恢复。反射恢复后,血压可升到一定水平,内脏反射活动也有一定恢复。

脊髓休克是由于被横断的脊髓突然失去了高级中枢的调节,特别是大脑皮质、脑干网状结构和前庭核对脊髓的易化作用(facilitation)所引起的,其结果是使脊髓的神经元暂时处于兴奋性极低下的状态。脊髓休克与脊髓震荡在早期临床表现相似,但两者是不同的,脊髓震荡恢复后不遗留任何神经系统后遗症,脊髓休克恢复后遗留感觉和随意运动障碍。

(三)脊髓挫伤

脊髓挫伤最为常见,它可来自骨折脱位时椎体后上缘的顶压、黄韧带皱褶向前挤压、齿突骨折及寰椎横韧带断裂、寰椎脱位、椎间盘髓核突入椎管及关节突跳跃向椎管内挤压等。脊髓侧支血液循环不很丰富,中胸段更为缺乏。脊髓挫伤后的水肿,血循环障碍引起一系列病理变化。肉眼可见挫伤区脊髓呈紫红色,各层脊膜出血,脊髓血管痉缩。镜下可见灰质内广泛出血并向白质扩散。有些神经纤维髓鞘消失,神经节细胞染色质溶解、尼氏体消失和细胞核移向外周等,损伤严重区的脊髓可完全破坏。

(四)脊髓断裂

脊髓破坏横断是脊髓的实质性损伤,包括神经纤维束的撕断和髓质内神经细胞的破坏。多见于椎体脱位、后关节骨折脱位,骨折片嵌于椎管内损伤脊髓,造成脊髓中央进行性出血性坏死、血管痉挛、轴浆外溢、溶酶体释放,表现为脊髓自溶。当脊髓完全横断后,断面以下首先表现为脊髓休克。病变过程约3周,最后断端中间形成空腔并为瘢痕组织所填充。

(五)继发性脊髓损伤的病理

1. 脊髓水肿　外力作用于脊髓使之发生创伤性反应,脊髓缺氧及脊髓受压突然解除时,都可使脊髓出现不同程度的水肿。脊髓水肿时其功能障碍明显。水肿减轻或消失后,其功能可恢复,但神经组织间渗出物的机化对神经传导功能有一定影响。

2. 脊髓受压　脊柱损伤后,移位的椎体骨折片、破碎的椎间盘组织等可压迫脊髓造成患者瘫痪。由于脊髓本身没有受到直接损伤,当压迫因素很快解除时,其功能可全部或大部分恢复。然而,如脊髓受压时间过长或受压过重时,脊髓因缺血缺氧而坏死液化,最后形成瘢痕或出现萎缩等继发性病理改变,使其功能永远不能恢复。患者伤后数周由弛缓性瘫痪转变为痉挛性瘫痪。

3. 椎管内出血　脊柱外伤后,硬脊膜内或硬脊膜外的小血管破裂出血。出血逐渐增多而形成血肿,使椎管内压力升高而压迫脊髓,出现不同程度的继发性脊髓压迫症状。如血肿被吸收,其感觉运动功能可有一定程度的恢复;如果继续出血、血肿扩大,则脊髓受压范围逐渐变大,神经症逐渐加重,截瘫平面逐渐升高。如病变在颈段血肿蔓延到延髓,患者可因呼吸循环中枢受压迫而死亡。

三、临床表现

早期完全横贯性脊髓损伤,在损伤节段支配的平面以下呈弛缓性瘫痪,感觉消失,肌张力低下,自主运动消失;运动系统和自主神经系统反射减弱或消失,患者不能维持正常体温;尿潴留、大便滞留,血压下降,称为脊髓休克。损伤后数天或数周,脊髓反射活动由简单到复杂逐渐恢复,表现为肌张力升高,深反射亢进,可以出现保护性屈曲反射、姿势性低血压、自主膀胱以及由于内脏胀满或过度活动引起的自主神经反射,如血压上升和多汗等。不完全性脊髓损伤若伴有脊髓休克,则在脊髓休克恢复前,临床表现与早期完全性脊髓损伤相同。不伴有脊髓休克时,可有部分感觉和运动功能,反射正常、减退或消失,病理反射可为阳性。脊髓水肿逐渐消退或血肿吸收后,神经功能可得到一定程度的恢复。如脊髓的压迫因素未能及时解除,可成为永久性瘫痪。

(一)脊髓完全损伤早期临床表现

脊髓完全损伤时,双下肢完全瘫痪,上肢瘫痪的情况取决于脊髓受伤的平面。脊髓不同节段损伤的表现如下。

1. 颈1~2($C_{1~2}$)脊髓节段平面损伤　$C_{1~2}$脊髓损伤患者多立即死亡,能活下来到医院就诊者有下列神经病学改变。①运动改变:受第一、二颈神经支配的甲状舌骨肌、肩胛舌骨肌、胸骨舌骨肌和胸骨甲状肌功能麻痹；②感觉改变：可感耳部及枕部疼痛麻木，检查时可发现有局部痛觉过敏或减退。

2. 颈 3(C_3)脊髓节段平面损伤　这个部位的脊髓支配膈肌及肋间肌以司呼吸，损伤后由于不能自主呼吸，伤员多于受伤后立即死亡。常见的损伤原因为绞刑骨折即第二、三颈椎脱位，第二颈椎双侧椎弓骨折，这种类型的骨折亦可因上颈部颈椎过伸位受伤而引起。轻伤患者，可因第二颈椎双侧椎弓骨折而使椎管扩大，脊髓和神经根可因此而不受损伤而无神经症状。

3. 颈 4(C_4)脊髓节段平面损伤　①运动改变：患者四肢躯干所有的自主活动全部消失，表现为完全性四肢瘫痪；脊髓休克恢复后，四肢肌肉可由弛缓性瘫痪变为痉挛性瘫痪。②感觉改变：锁骨平面以下的感觉消失，括约肌功能、性功能、血管运动、体温调节功能均消失。③呼吸改变：膈肌受第三至第五颈神经支配，第四颈脊髓节段损伤后，创伤反应可向上累及第三颈脊髓，故 C_4 脊髓损伤后，患者的自主呼吸丧失，如不及时采用人工呼吸抢救，将会很快死亡；创伤反应消失后，膈肌功能可能恢复而行自主呼吸，但呼吸较微弱。④自主神经改变：患者可出现单侧或双侧 Horner 征。

4. 颈 5(C_5)脊髓节段平面损伤

（1）运动改变：因支配三角肌、肱二头肌、肱肌、肱桡肌、肘后肌的神经节段受损，双上肢完全无自主活动而放置于身体的两侧；肩部因有肩胛提肌、斜方肌的牵拉而耸起。C_5 脊髓损伤后创伤性水肿可累及 C_4 脊髓，影响膈肌功能，患者感呼吸困难严重。

（2）感觉改变：颈部以下感觉消失，三角肌前上部存在一三角形感觉正常区。

（3）反射改变：肱二头肌反射可明显减弱或消失，其余腱反射全部消失。

5. 颈 6(C_6)脊髓节段平面损伤

（1）运动改变：胸大肌、背阔肌、肩胛下肌、肱三头肌瘫痪。肩不能下垂、内旋，肘不能伸展，由于肩胛提肌、斜方肌、三角肌及肱二头肌仍可收缩，患者表现为肩部提高，上臂外展90°，前臂屈曲，手放在头部附近。C_6 脊髓节段以下的神经所支配的手指、躯体及下肢肌肉完全瘫痪。桡侧腕长伸肌呈下运动神经元损害的表现。

（2）感觉改变：除上臂和前臂外侧的一部分外，上肢其余部分感觉均消失，躯干、双下肢感觉丧失。

（3）反射改变：肱二头肌、肱桡肌反射均正常，肱

三头肌反射减弱。由于脊髓创伤反应和肋间肌瘫痪，加上肠胀气的影响，患者的呼吸功能可明显受到影响。

6. 颈 7(C_7)脊髓节段平面损伤

（1）运动改变：上肢轻度外展，前臂屈曲于胸前，腕可向桡侧偏。指总伸肌肌力减弱，其中伸示指肌的肌力减弱明显；旋前圆肌、桡侧腕屈肌、指深屈肌、拇长屈肌肌力均减弱，手呈半握状态。肱二头肌肌力正常。

（2）感觉改变：躯干、双下肢、上臂前臂内侧，手的尺侧3个手指，有时示指感觉减退或消失。

（3）反射改变：肱三头肌反射、桡骨骨膜反射存在，但肱三头肌反射可减弱。由于肋间肌瘫痪，膈肌功能不受影响，患者表现为腹式呼吸。

7. 颈 8(C_8)脊髓节段平面损伤

（1）运动改变：拇长屈肌、拇短伸肌、骨间肌、蚓状肌、拇对掌肌、对指肌肌力减弱或消失；拇短展肌完全瘫痪而呈爪形手。

（2）感觉障碍：尺侧二指、小鱼际前臂内侧、躯干、双下肢感觉消失。

（3）反射改变：肱三头肌反射正常、减弱或消失，腹壁反射、提睾反射、下肢腱反射消失。

（4）自主神经改变：患者可有单侧或双侧的 Horner 征，直立性低血压。

8. 胸 1(T_1)脊髓节段平面损伤

（1）运动改变：拇收肌、骨间肌、蚓状肌部分瘫痪，拇短展肌完全瘫痪，肋间肌及双下肢瘫痪。

（2）感觉改变：上臂远侧、内侧，前臂内侧，躯干及双下肢感觉丧失。

（3）反射改变：腹壁反射、提睾反射及下肢腱反射消失。

（4）自主神经改变：患者 Horner 征阳性，表现为面部、颈部、上臂部无汗。

9. 上胸段($T_{2\sim5}$)脊髓损伤　损伤平面以下的肋间肌、腹肌、躯干及下肢麻痹。患者仍可腹式呼吸，损伤平面越低，对肋间肌的影响越小，呼吸功能就越好。损伤平面以下感觉消失，腹壁反射、提睾反射，下肢腱反射消失。平滑肌功能障碍可出现直立性低血压。

10. 下胸段($T_{6\sim12}$)脊髓损伤　$T_{6\sim10}$ 节段脊髓损伤时，上段腹直肌功能正常，中段和下段的腹直肌收缩功能丧失，患者 Beevor 征阳性，即令患者仰卧向上抬头，检查者以手压其额部以加阻力，此时可见患者脐孔明显地上移，称为比弗征（Beevor sign）阳性，又称脐孔征，多见于 T_{10} 损伤。T_{10} 脊髓段以下损伤，腹内肌和腹外肌的下部肌纤维瘫痪，患者咳嗽时腹压增

高,下腹部向外膨出,下肢呈截瘫状态。感觉改变平面:T₆为剑突水平,T₇、T₈为肋弓下缘,T₉为上腹部,T₁₀平脐,T₁₁为下腹部,T₁₂脊髓损伤时为腹股沟。腹壁反射改变:T₆平面损伤时,腹壁反射消失;T₁₀损伤时,上中腹壁反射存在,下腹壁反射消失;T₁₂损伤时腹壁反射正常,提睾反射、下肢腱反射均消失。

11. 腰1(L₁)脊髓节段平面损伤　腰部肌肉力量减弱,下肢肌肉瘫痪,包括提睾肌、髂腰肌、缝匠肌及髋关节外展肌,有膀胱直肠括约肌功能障碍。腹股沟以下整个下肢、臀部及会阴部感觉消失,提睾反射、下肢腱反射消失。

12. 腰2(L₂)脊髓节段平面损伤　L₂脊髓节段受损时,髂腰肌及缝匠肌肌力减弱,股薄肌可见有弱的收缩,其余下肢肌肉瘫痪。肛门括约肌功能障碍。感觉除大腿上1/3正常外,整个下肢和会阴部感觉消失,提睾反射、腹壁反射正常,下肢腱反射消失。

13. 腰3(L₃)脊髓节段平面损伤　损伤后下肢呈外旋畸形,伸肌力量减弱。膝关节以下肌肉瘫痪,大腿下1/3平面以下及鞍区感觉缺失;膝腱反射明显减弱或消失。跟腱反射阴性。

14. 腰4(L₄)脊髓节段平面损伤　患者可以勉强站立、行走。因臀中肌肌力弱,步态不稳,行走似鸭步,上楼困难。足不能屈和外翻,但背屈和内翻功能正常。有膀胱和直肠括约肌功能障碍。鞍区及小腿以下感觉缺失。膝反射减弱或消失,踝反射消失。

15. 腰5(L₅)脊髓节段平面损伤　因臀大肌、臀中肌瘫痪,髂腰肌及股内收肌没有拮抗作用,而使髋关节呈屈曲内收畸形,甚至脱位。由于股二头肌、半腱肌、半膜肌肌力弱或瘫痪,可以出现膝关节反屈。臀中肌及阔筋膜张肌肌力弱,患者行走呈摇摆步态。胫前、胫后肌肌力较强而腓骨肌、小腿三头肌瘫痪,患者可有足内翻和括约肌功能障碍。足背、小腿后外侧、鞍区感觉缺失,膝反射正常、腱反射消失。

16. 骶1(S₁)脊髓平面损伤　由于小腿三头肌和屈趾肌瘫痪而伸趾肌有力,足跟畸形;大腿的股二头肌瘫痪或有少许肌力;半腱肌、半膜肌肌力减弱。膀胱直肠括约肌功能障碍。足跖侧面外侧、小腿外侧、大腿后侧及鞍区有感觉缺失,腱反射存在、踝反射消失。

17. 骶2(S₂)脊髓节段平面损伤　屈趾长肌及足部内在小肌肉瘫痪,足趾呈爪状,不能用足尖站立。因跖面屈趾肌力弱,伸肌力强,刺激跖面可以出现足趾背伸现象,称为周边巴宾斯基征(Babinski sign)。有括约肌功能障碍。足跖侧小腿后上方,大腿后外侧

及马鞍区感觉缺失。跟腱反射正常或减弱。

18. 骶3(S₃)脊髓损伤　无肢体运动功能障碍。膀胱有部分功能,肛门括约肌失控,阴囊大部分、阴茎头、会阴、肛门周围及大腿后上1/3皮肤感觉障碍。肛门反射及球海绵体反射减弱。性功能障碍。

（二）脊髓非完全损伤的早期临床表现

脊髓非完全损伤的临床表现,因损伤的部位、节段平面的高低,即损伤程度不同而有差异。损伤的早期可伴有脊髓休克。伴有脊髓休克者无法和完全横贯性损伤区别。不伴有脊髓休克者脊髓损伤的症状很不一致,表现为不完全性瘫痪。不完全性瘫痪所表现的临床感觉症状,可能低于非脊髓损伤的1~2个节段平面。

1. 脊髓震荡　前已叙述。

2. 脊髓不全损伤　脊髓损伤的程度接近完全性。在损伤节段平面以下的运动完全消失,仅剩下少许后索的感觉功能。感觉存在区常在骶部,亦可残留少许足趾活动或腱反射。

3. 脊髓后方损伤综合征　颈椎于过伸位受伤者多见,系脊髓的后部结构受到轻度挫伤所致,也可累及脊髓后角与脊神经的后根。临床表现以感觉丧失为主,也可表现为神经刺激症状,即在损伤平面以下有对称性颈部、上肢与躯干的疼痛和烧灼感。

4. 单侧神经根损伤综合征　多见于颈部于侧屈位受伤者。其一侧的神经根挫伤,包括脊髓1~2个节段的前角或前根、后角或后根受累。临床表现为颈椎受伤后,上肢有1~2个神经根支配区的功能障碍。症状很不典型,有的症状很轻,甚至完全没有感觉障碍。有的麻痛症状很重,既有感觉障碍又有运动障碍。

5. 急性中央脊髓损伤综合征　急性脊髓中央性损伤是由于挤压伤或缺血所致。颈椎于过伸位受伤时,可伴有骨折或脱位。后方的黄韧带折叠,或椎体后缘有增生的骨赘,与黄韧带一起压迫脊髓,病理改变为脊髓中央有点状或呈纵行管状出血。骨折片或破裂的椎间盘的压迫刺激可引起根动脉供血障碍,髓前动脉所支配的脊髓灰质前柱、侧柱和后柱的基底、白质的皮质脊髓束及脊髓丘脑束等组织发生缺血缺氧。皮质脊髓束的排列由内而外为颈、胸、腰、骶,即支配上肢的纤维靠内,支配下肢的纤维靠外。

急性中央脊髓损伤的症状特点为:①上肢瘫痪程度重,下肢轻或者单有上肢瘫痪;②在损伤节段平面下,可有感觉过敏或感觉减退,也可有触觉及本体感觉障碍;③有时出现膀胱功能障碍;④恢复过程是下肢运动首先恢复、膀胱功能次之,最后为上肢运动恢

复,而手指功能恢复最慢;⑤感觉恢复没有一定的顺序。

6. 急性脊髓前方压迫综合征　颈椎椎体压缩或爆裂骨折,骨折片向后移位;脊椎骨折脱位、椎间盘突出或破裂等原因均可压迫脊髓前方。临床表现为伤后立即出现四肢瘫痪,损伤平面以下的痛觉减退而位置觉、震动觉正常。Queckenstedt 试验无完全梗阻。

7. 单侧脊髓损伤综合征　多因刺伤引起。典型的单侧横贯性损伤为在脊髓休克期过后,出现损伤平面以下同侧上运动神经元性损害,即痉挛性瘫痪、腱反射亢进,病理征阳性。在损伤平面,由于该节段的前角运动细胞有损伤而表现为下运动神经元性瘫痪。此外还有同侧血管运动障碍、少许或无触觉和深感觉障碍。对侧损伤平面以下/上 1、2 节段的痛温觉消失,但触觉功能正常。由于损伤节段上位脊髓受刺激,在同侧感觉消失区的上方,有节段性的感觉过敏。如 $T_{1\sim2}$ 节段脊髓受伤,同侧头颈、颜面部可有血管运动失调征象和 Horner 征。单侧脊髓损伤综合征好发于胸椎,发生于腰骶椎者少见。

8. 马尾损伤综合征　脊髓在 L_1 以下缩小呈圆锥形,称为脊髓圆锥。该处主要为马尾神经,一般骨折和脱位不易引起该部位的神经损伤,或只引起马尾功能暂停,伤后的 6 周即可恢复。严重的骨折错位才能引起马尾神经挫伤或断裂。损伤后其瘫痪症状多不完全。马尾轻度损伤时,可以再生直到完全恢复。如完全断裂则于其分布区出现肌肉的弛缓性瘫痪,腱反射消失,病理征阴性。马尾神经损伤后,膀胱括约肌障碍不易恢复,也不能形成自律性膀胱。

(三) 脊髓损伤的晚期临床表现

脊髓损伤度过脊髓休克期后,其功能可部分或全部获得恢复。脊髓功能有部分恢复者,其恢复情况在脊髓横断性损伤与非横断性损伤时也有不同,脊髓横断性损伤时,下肢屈曲,各趾跖屈,肌肉痉挛(少数松弛),感觉完全丧失,刺激下肢任何部位都可以引起"全部反射",即引起广泛而显著的肌肉痉挛,髋及膝关节屈曲、踝关节屈曲,双下肢内收,腹壁肌肉痉挛,有时出现反射性排尿、阴茎勃起,瘫痪部位某区域皮肤可有出汗现象。脊髓非横断性损伤时,下肢伸直、各趾背伸,肌肉张力大,感觉不完全消失,刺激膝关节以上时不引起全部反射。

四、诊断

(一) 诊断原则

患者脊柱外伤后,于损伤平面以下有感觉、运动、反射或括约肌功能障碍时,都应当考虑有脊髓损伤,应及时进行必要的辅助检查。外伤后神经系统物理检查十分重要,可判断脊髓损伤的部位、程度。脊柱的 X 线平片及断层摄影检查有助于发现有无脊柱骨折、脱位或骨片突入椎管;腰椎穿刺可了解脊髓有无挫裂伤和受压;脊髓造影可发现 X 线平片所不能发现的脊髓压迫因素,如椎间盘突出、骨赘压迫等;CT 扫描对骨折情况和椎管狭窄情况能提供确切的诊断依据;MRI 检查可明确脊髓损伤的范围和程度,如椎管内出血、脊髓水肿、脊髓受压的情况。

(二) 辅助诊断

1. 腰椎穿刺　脑脊液内有血液或脱落的脊髓组织时,证明脊髓实质有损伤,至少有蛛网膜下腔出血。Queckenstedt 试验有梗阻时,说明脊髓有受压情况,二者都是早期手术适应证。

2. 脊髓造影　脊髓造影对诊断脊髓受压及椎间盘突出有一定价值。碘苯酯对脊髓神经刺激性较强,吸收慢且造影后并发症较多,目前应用渐少,多用水溶性碘化合物如 metrizamide、amipaque、ominipaque 等,有效果好、吸收快的优点,但价格昂贵。

3. CT 检查　CT 在诊断脊髓损伤方面有价值。用 amipaque 做脊髓造影加 CT 扫描能够清晰地观察椎管、蛛网膜下腔、脊髓三者间的关系,了解脊髓断裂与否及软组织、异物等对脊髓的压迫情况。

4. MRI 检查　MRI 在评价脊髓损伤方面表现出极大的优越性,可以无创地显示椎体及其附件、椎间盘和脊髓损伤所致的形态和信号强度的变化。纵向显示脊髓损伤的节段长度、范围,观察脊髓水肿、实质内出血、坏死液化、继发性脊髓囊变或空洞形成及陈旧性血肿等,具有 CT 不可比拟的优点。

5. 选择性脊髓动脉造影　脊髓外伤后,常伴有血管的改变,有时可直接损伤脊髓动脉,故脊髓造影对确定脊髓出血、水肿的程度和部位,对预后的估计有帮助。在怀疑有血管损伤而应用常规检查未发现问题时,可考虑进行脊髓动脉造影。

6. 体感诱发电位　应用电刺激周围神经干时,在皮质的相应感觉区可记录到感觉诱发电位。脊髓损伤时,可用来判断脊髓结构和功能的完整性,对指导治疗、判断预后有一定帮助。

(1) 体感诱发电位对预后的估计:①受伤 24 小时以后进行检查,完全引不出诱发电位者,截瘫多半不能恢复;②伤后即能引出,或者开始不能,后来却能引出异常诱发电位,包括波的潜伏期延长,波形变异、波的持续时间延长、波幅减低等,表明截瘫可有部分恢复;③不完全截瘫,感觉存在,可引出正常诱发电位。

(2) 在估价体感诱发电位时应考虑以下影响因素:①患者在检查时的精神状态,过于紧张或睡眠状态对检查结果均有影响;②头皮引导电极安放的位置不准,不在皮质代表区头皮的相应部位;③刺激电极未接近神经干,刺激强度过大或过小,四肢肌肉紧张或有抽动。

7. H 反射测定法 用单一脉冲电流刺激周围神经,可在相应肌腱部位记录到一个潜伏期较短的电反应变化波,这是运动神经纤维受到刺激后,引起的直接电反应,称为 H 波。之后经较长的潜伏期出现第二个肌电反应,这是由于感觉神经纤维受到刺激后,通过脊髓中枢兴奋运动神经元引起的反射性肌电反应,即为 H 反射。这一检查方法是用来判断脊髓灰质是否完整的有效方法。

五、治疗

(一) 现场急救与护送

脊髓损伤患者伤情严重,常伴有休克、呼吸道梗阻或重要脏器损伤。现场救护的重点是抢救生命,保护脊髓不再进一步遭受损伤。首先要保持呼吸道通畅,采取心肺复苏、气管切开、输血输液等急救措施。根据疼痛和畸形的部位、功能障碍情况等对伤情作出粗略估计。凡怀疑有脊柱、脊髓损伤者,一律按脊柱骨折处理,待患者情况允许后,迅速转送医院。搬动需 3~4 人平托起伤员,动作协调一致,平起平放,勿使脊柱前后晃动或扭转。切忌屈颈一人携抱或一个抬上身另一个抬腿的做法。因为这样不仅增加患者的痛苦,而且会使骨折发生移位,使脊髓由部分挫伤转变为完全撕裂,加重伤情。搬运中应将患者平放到宽长的木板或硬担架上,不得已使用软担架时,伤员应取俯卧位。有颈椎损伤者,应保持颈部于中立位,头两侧放置沙袋制动。不应给患者戴颈托,因颈托固定不够牢固,反可起到止血带的作用,使头面部缺血;还能掩盖大血管损伤后正在形成的血肿或气管破裂后形成的皮下气肿。天气寒冷时要注意保暖,避免使用热水袋,以免发生皮肤烫伤。开放性伤口要予以包扎。搬运过程中要防止硬物压迫皮肤,以免发生压疮。

(二) 医院急诊室处理

伤员到达急诊室后,应进行全身体格检查。首先明确有无休克,有无颅脑、内脏或其他部位合并伤。有休克者应立即抢救,输血、输液。有危及生命的合并伤时,也应优先处理。对脊柱损伤应明确骨折、脱位的部位和脊髓损伤的情况,在休克已基本控制后,全身情况允许时再进行脊柱的 X 线检查、CT 检查。急诊室除抢救休克、处理合并伤外,有尿潴留者要插导尿管并留置导尿,腹胀者插胃管作胃肠减压。静脉滴注大剂量激素、利尿脱水药以保护脊髓神经细胞,减轻水肿反应,应用山莨菪碱(654-2)、纳洛酮、尼莫地平等改善脊髓微循环,并给予吸氧,适当应用能量合剂、胞磷胆碱等神经营养药物。有骨折脱位时,应作牵引制动。

(三) 脊柱脊髓损伤的治疗

1. 手术原则

(1) 及早原则:对于有手术适应证的患者,手术治疗愈早愈好。脊髓遭受严重创伤后,局部发生一系列病理改变,甚至完全坏死。这一演变过程根据损伤程度轻重而有所不同,可从十数小时至数十小时。任何希望保存脊髓解剖结构完整及功能恢复的治疗,都必须在脊髓发生完全坏死之前进行。在脊髓损伤后早期 6 小时内为手术治疗脊髓损伤的黄金时期。根据脊髓损伤实验病理的研究结果,目前认为伤后 24 小时是急性期,也是治疗的早期,超过 48 小时的完全性脊髓损伤,脊髓多已发展为完全坏死,就不属于早期了。

(2) 复位原则:恢复脊柱正常结构,解除对脊髓的压迫,保持脊柱的稳定性是治疗脊髓损伤的一个重要原则。闭合性脊髓损伤系由脊椎骨折脱位的损伤或压迫所引起,解除脊髓受压的直接方法就是整复脊椎骨折脱位。虽然脊髓损伤程度,主要取决于外伤的一瞬间,但持续遭受骨折脱位的压迫,可加重脊髓损伤或妨碍脊髓功能的恢复。愈早整复骨折脱位的压迫,就愈为脊髓功能的恢复创造了条件。同时也恢复了脊柱的正常解剖生理曲线。如能借用内固定物维持住损伤段脊柱的稳定性,就可防止再移位压迫脊髓,不但有利于脊柱支撑躯干功能的恢复,并且可以防止晚期创伤性脊髓病的发生。

(3) 综合治疗原则:除手术解除脊髓压迫之外,应当采用综合疗法,以期从多方面改善脊髓的病理状态,获得较好的功能恢复。

(4) 预防原则:呼吸系统并发症、肺栓塞等是早期死亡的重要原因,泌尿系统感染是后期死亡的主要原因,应积极预防、治疗。压疮、呼吸道感染、泌尿系统感染、骨质疏松、关节僵硬挛缩等是多见的并发症。

(5) 康复与功能重建原则:有些截瘫肢体的功能可通过重建而获得部分恢复。如手肌瘫痪、下肢剪刀式畸形等,可通过矫形手术,重建手的部分功能,恢复手捏握功能,或改善步态,提高生活自理能力。对不能恢复的瘫痪患者,通过多种锻炼、康复措施、职业训练等,使之结束乘轮椅活动,参加家庭及社会生活,成为对社会有用的人。在现代,康复治疗已经是截瘫治疗过程中很重要的不可缺少的组成部分。

2. 手术适应证、手术时机与手术方式

（1）手术适应证:急性脊髓损伤进行手术的目的是清除突出到椎管的异物,骨片及椎间盘组织、清除血肿,解除脊髓及神经根的压迫,用铜丝、哈氏棒、CD棒、植骨融合等方法稳定脊柱,恢复神经功能,预防继发脊髓损害,并使患者能早日活动,防止发生长期卧床的并发症。外伤性截瘫的手术治疗是一个有争论的问题。手术适应证的掌握各家不尽相同,根据脊髓损伤的病理,需对脊髓进行减压处理的适应证有,①椎管内有骨折块压迫脊髓者,如椎板骨折下陷压迫脊髓者,需行椎板切除减压;椎体骨折自前方压迫脊髓者,行侧前方减压。②患者为完全截瘫,估计脊髓横断,而为完全性脊髓损伤者,或者严重不全截瘫,拟对脊髓进行探查治疗者。③腰椎严重骨折脱位,完全截瘫,估计马尾断裂,拟手术缝合者。④不完全截瘫,伴有严重神经根疼痛,表示神经根被压或者神经症状进行性加重者;不完全截瘫,已行复位,但截瘫无恢复者,应进一步检查并手术探查。

（2）手术时机:对伴有重要脏器损伤的患者,应首先救治危及生命的损伤,在此基础上尽早治疗脊髓损伤,愈早越好。伤后6小时内为黄金时期,患者入院迅速检查确定,在全身情况允许的条件下,即行手术。对于马尾断裂伤,于伤后24~48小时手术。不完全截瘫,具有以上手术适应证者也应尽早手术。

（3）手术方式:因脊柱脊髓损伤的部位及类型不同而异。

1）C_{1-2}水平的脊髓损伤:①前路手术。为了解除骨片、异物或软组织对C_{1-2}脊髓的压迫,可采取经口腔入路,切开软腭及咽后壁或经前方入路,在胸锁乳突肌上端、颈动脉鞘的内侧或外侧到达椎体前方进行减压及侧块关节融合术,必要时可加做后方植骨及钢丝固定术。②后路手术。如有齿状突骨折,横韧带断裂引起寰枢椎脱位可从后路将寰椎后弓与枢椎棘突做钢丝缠绕固定及植骨术。③融合术。寰椎后弓断裂或寰枕脱位可做枕颈融合术。

2）$C_3 \sim T_1$水平的脊髓损伤:①前路手术。颈椎未脱位,椎体间不稳定,椎体后缘突向椎管,椎间盘破裂压迫脊髓,严重的椎体粉碎性骨折,为了切除椎间盘或椎体及进行椎体间植骨术可采用前入路手术;颈椎脱位,小关节交锁牵引复位失败时,也可经前路进行复位。②后路手术。颈椎有未脱位或椎板附件骨折未脱位,骨片压迫脊髓,或韧带断裂,可行后路复位单开门或双开门减压,清除骨片,颈椎不稳者可用椎弓根螺钉钢板固定。

3）胸段骨折脱位脊髓损伤:除椎板骨折下陷压迫脊髓应做椎板切除减压外,胸椎压缩性骨折对脊髓的压迫主要来自脊髓前方。胸椎骨折脱位程度多较轻,其对脊髓的压迫,是来自骨折椎体的后上角或椎体骨片及向前脱位椎体的椎板,虽然脊髓前后部受压,但以前方压迫为主。整复脱位后,后方压迫则解除,但前方压缩性骨折的椎体后上角或爆裂骨折的骨片多不能整复而继续压迫脊髓。因此,此类损伤如仅做椎板切除不能完全解除压迫,对此应行侧前方减压术。胸椎椎管侧前方减压的入路为,①伤椎处肋横突切除,外侧减压。②切除胸肋或剖胸胸膜外侧前方减压。③一侧椎板关节突切除,经后外侧行侧前方减压;对于急性截瘫者,以选择后者为宜;因前二者只在全身麻醉下手术,显露创伤大,出血较多,对于急性瘫痪患者来说手术负担较大;而后者可在局部麻醉下手术,手术创伤及出血都较少,未损伤的脊髓及神经根有感觉存在,在术中可避免新的损伤,但去除椎体后缘不如前二者操作容易。

4）胸腰段脊髓损伤:胸腰段脊柱正常曲线为后弓,椎体损伤多为压缩性骨折,椎体右上角向椎管内突出,从前方压迫脊髓是主要病理改变。脱位椎体的椎板亦可从后方压迫脊髓。胸腰段脊椎可发生爆裂骨折,椎体骨折块向后移位,也从前方压迫脊髓。故脊髓减压将椎板骨折下陷,压迫脊髓单纯椎板切除可解除压迫因素外,大多亦应行椎管前方减压术。入路有两种:①经一侧椎板及关节突切除行侧前方减压;②经横突腹膜后行椎管侧前方减压术。应用CD棒治疗胸腰椎骨折脱位,撑开复位后,由于后纵韧带及纤维环紧张,脱位的骨折片及突出的椎间盘多能自动复位,来自脊髓前方的压迫多已解除,单纯椎板切除后方减压也能取得很好的效果。除非有骨折片脱落嵌入椎管,否则仍应行侧前方减压术。

5）腰椎骨折脱位:腰椎管宽大,其中为马尾神经,有较多的操作空间,多选用后入路减压,关节突脱位也以后入路整复方便,硬脊膜前方的骨块或椎间盘可牵拉硬脊膜囊进行去除。CD等器材内固定后,行侧方植骨融合,也可采用前减压,但探查马尾神经困难,有马尾断裂者,还需切除椎板,探查修复。

（4）陈旧性脊髓损伤的减压手术选择

1）前路手术:适用于颈椎间盘破裂,向后突出及有脊柱不稳定者,可于切除椎间盘的同时做椎体间植骨融合术;陈旧性颈椎半脱位,椎体后缘突向椎管压迫脊髓者,可部分或全部切除颈椎体,行椎体间植骨融合术。

2) 侧前方减压术:适用于胸腰椎骨折、椎体后上角突入椎管压迫脊髓的不全瘫,感觉恢复较好或运动恢复较差者;陈旧性骨折脱位,椎体后缘移位压迫脊髓,有明显向后成角,呈后突畸形者;椎板切除术后,脊椎压迫脊髓的症状获改进者。一般可切除脊髓后方部分或全部关节突和椎板,再切除前方的椎体后突部分。

3) 全椎板切除术:适用于陈旧性胸腰段严重骨折脱位合并有脊髓损伤,脊柱后突畸形严重妨碍坐起或平卧,或由于脱位未能整复,脊髓长期受压功能未能恢复的患者。可切除椎板、椎弓根,探查脊髓,再将椎体切除使脱位整复,然后用器械支持固定,植骨融合。

(5) 脊髓损伤的治疗:完全性脊髓损伤,伤后病理进程继续加重,单纯从外部减压,尚不能停止其病变继续进展。手术治疗脊髓损伤是建立在脊髓外已完全减压的基础之上。不完全截瘫需要髓外减压,不论闭合复位还是手术减压,均可达到治疗目的,不需脊髓治疗。严重脊椎骨折脱位,估计或已知为脊髓横断者,不需脊髓治疗。完全性脊髓损伤及严重不全瘫者(如仅保留会阴部感觉或足趾可稍动者)病变可进行性加重,应行脊髓治疗,马尾断裂应予修复。

1) 硬脊膜切开减压术:对全瘫患者应尽早行椎管探查术,发现脊髓有肿胀,张力大于正常时,可行硬脊膜切开术。切开范围以达上下端张力属正常的脊髓为止。脊髓肿胀不太严重者,应保留蛛网膜,以防止术后发生脊髓粘连。

2) 脊髓切开减压术:在椎板切除,切开硬脊膜后进行。以脑棉片堵塞上下蛛网膜下腔,在手术显微镜下观察脊髓后正中沟,用保险刀片或 15 号小刀片避开脊髓血管,沿后正中切开,深度 5mm,达脊髓中央管或中心部位,长度 2~2.5cm,使脊髓中积血流出,以生理盐水冲洗,缝合或不缝合硬脊膜,以充分减压。适应证,①脊髓严重肿胀。在切开硬脊膜前,触诊脊髓肿胀变硬,切开硬脊膜见脊髓严重肿胀者,进行脊髓后正中切开,长度达肿胀区两端。②脊髓囊性变。触诊脊髓有囊肿感者,应切开,引流出液化坏死物质;脊髓切开放出髓内积血或囊腔坏死物质,使脊髓减压,切开软脊膜亦使脊髓减压,有利于改善脊髓损伤段的微循环。

3) 高压氧治疗:受损伤的脊髓,由于水肿、出血、微循环障碍等改变,脊髓组织呈缺氧状态,高压氧治疗,可提高脊髓损伤段的氧张力及弥散率,改善其缺氧,从而保护脊髓白质纤维免于病变坏死,而使截瘫恢复。目前采用短程突击疗法,即损伤后数小时内开始进行,用 2 个大气压(2ATA),每次 2 小时,每日上、下午各 1 次,连续 3 天或每日 3 次连续 2 天。对脊髓损伤患者的治疗可能有一定疗效。

4) 药物治疗:①类固醇。此类药物可维持细胞膜、血管壁细胞的完整,减少脊髓细胞破裂、溶酶体释放,从而减轻脊髓的破坏,为临床上常用药物;应用类固醇治疗的原则为,A. 早期开始,在伤后数十分钟至几小时内开始;B. 第一次静脉给药前,迅速达到有效浓度;C. 大量用药、甲泼尼龙 15~30mg/kg,第一日量;D. 短期用药 3~5 天,很快减量并停用。大量长期应用类固醇的并发症有水肿、抵抗力低、易感染、骨坏死,甚至死亡。②阿片受体拮抗剂。纳洛酮与促甲状腺激素释放激素的用量及用法均为 2mg/(kg·h)。静脉输入,连续 4 小时,一次治疗 TRH 的效果较好于纳洛酮。③东莨菪碱。东莨菪碱有改善微循环的作用,临床应用范围广泛。可肌内注射,每次 0.3mg,每 3~4 小时 1 次,便于在无静脉输入条件时给药,行伤后早期治疗。伤后 6 小时内用药,较易发挥药物作用,一般用药持续 2~3 天。④低分子右旋糖酐。应用低分子右旋糖酐静脉输注能扩大血容量,稀释血液,改善组织的微循环,减少缺血坏死,促进水肿消退,能缩短治疗时间,有助于脊髓功能的恢复,对中央性脊髓损害尤为适用。⑤渗透性利尿药。在损伤的初期或者手术后,立即应用渗透性利尿药进行脱水治疗,可以减轻脊髓水肿,减少神经元的破坏,对脊髓功能的保护和恢复均有一定好处;一般采用 20%甘露醇作静脉滴注,每次 1~3g/kg,每隔 4~6 小时 1 次;有时可用呋塞米每次 20~40mg,静脉注射,每日 2~4 次;脱水药物容易引起水电解质平衡紊乱,最常见者为低钾血症,有肾功能损害时,可出现高钾血症,故在应用脱水药物的同时,应经常做生化检查。

(四) 并发症及其治疗

1. 排尿障碍　脊髓损伤后,排尿功能失去大脑控制,骶髓或其以下部位损伤,则排尿功能失去中枢控制,其排尿功能紊乱或丧失,统称为神经源性膀胱。

(1) 神经源性膀胱的分类:根据尿流计检测膀胱功能的结果,按膀胱逼尿功能分类如下。

1) 逼尿肌紧张有力性膀胱:根据括约肌的情况可分为,①括约肌协调正常,表现为尿急、尿频;②外括约肌紧张,表现为尿潴留;③内括约肌紧张,表现为尿潴留。

2）逼尿肌松弛无力性膀胱：①括约肌协调正常，表现尿潴留；②外括约肌紧张，表现为尿潴留；③外括约肌松弛（内括约肌紧张），表现为尿潴留。

（2）排尿功能障碍的表现：除括约肌协调正常的逼尿肌有力性膀胱表现为尿频、尿急外，一般早期均表现为尿潴留。不论逼尿肌有力还是无力，由于括约肌紧张、尿液不能排出，当膀胱内尿液积累压力增高，超过括约肌张力时，尿液都会溢出。在后期括约肌松弛者，则表现为尿失禁，膀胱容量变小，少量尿液自行流出。

（3）排尿障碍的治疗：治疗排尿肌功能障碍的主要目的是改善排尿状况，减轻日常生活中的不便，使患者在不用导尿管的情况下有规律地排尿，没有尿失禁，防止泌尿系统感染，恢复膀胱正常功能。

1）持续引流：脊髓损伤早期患者，膀胱逼尿肌无力，尿液为内括约肌所阻不能排出，留置导尿管持续引流尿液为好。一般应留置直径较小的橡皮导尿管或硅橡胶导尿管。最初让其开放使膀胱保持空虚状态以利逼尿肌功能的恢复。1~2周后夹管，每4小时开放1次。为便于膀胱冲洗，防止尿管脱落，可用带气囊的三腔尿管。普通尿管应接一Y形管，分别连接无菌冲洗瓶和尿袋。

2）预防尿路感染：膀胱功能的恢复与有无感染及感染的程度有密切关系。尿路感染是引起患者死亡的重要原因之一。留置导尿时预防尿路感染的措施有，①插导尿管时严格无菌操作。②抬高床头，以利于尿液从肾脏引流至膀胱，减少尿液逆流。③多饮水，每日水摄入量应在2 500ml以上，增加排尿量有机械冲洗作用。④膀胱冲洗，每天1~2次；冲洗液可用生理盐水500ml加庆大霉素8万U或0.02%~0.55%的呋喃西林溶液。⑤清洁尿道口，每天用生理盐水清除尿道口积存的分泌物，防止细菌衍生。⑥更换导尿管，尿管留置过久容易引起结石及感染；一般尿管应每隔1~2周更换1次，三腔硅橡胶尿管可间隔2~3周更换一次；换管前把尿液排空，数小时后再接，尿道可得到休息；其间可令患者试行排尿，若排尿成功，则不必再插管；平日如尿液能沿尿管周围自行溢出，说明排尿功能已恢复，是拔管的指征。⑦注意事项包括导尿管不宜太粗，否则易压迫精睾和前列腺在尿道的开口，妨碍引流，引起尿道及附睾、睾丸感染；导尿管固定的位置在低位和高位脊髓损伤时有所不同，低位者导管应固定于大腿上，高位者应当固定于腹壁；因高位截瘫者阴茎常勃起指向头端，如导尿管固定于大腿上，则易压迫尿道口下方，发生压疮，引起尿道下裂。

3）膀胱训练：膀胱长时间不充盈，会引起膀胱挛缩，容量减少，反之长时间过度膨胀会引起膀胱无力。二者都不利于膀胱正常功能的恢复。故在截瘫的早期，应定期关闭开放导尿管，白天每隔4小时开放1次，夜间入睡后则应持续开放，使膀胱习惯于节律性充盈与排空，有助于膀胱功能的恢复。伤后4周左右，脊髓休克恢复后，膀胱反射开始建立。如肛门反射和球海绵体反射恢复，提示膀胱括约肌功能有恢复，在每次更换导尿管时，要鼓励患者自行排尿，并用手轻轻按摩膀胱区，如患者感觉小腹痛，并可见到局部隆起，触及包块，说明膀胱逼尿肌已有收缩功能，可令患者憋气用力排尿，如此练习多次能成功。脊髓圆锥以上的损伤，经过训练，最终有75%~80%的患者能自行排尿。因低位排尿中枢存在，形成反射性膀胱收缩，属逼尿肌紧张有力性膀胱，故常有尿频现象。脊髓圆锥和马尾损伤，低位排尿中枢破坏。经过1年或更长时间的训练恢复，膀胱有可能形成自律性膀胱。

4）药物治疗：①有尿潴留者，可注射新斯的明、卡巴胆碱等增强逼尿肌功能；应用α肾上腺素受体抑制剂如酚苄明、芬太尼等解除内括约肌痉挛；抗尿道外括约肌痉挛的药物有巴氯芬；②尿失禁，膀胱逼尿肌痉挛者可用阿托品、溴丙胺太林等，膀胱内括约肌无力者可用麻黄素与炔雌二醇配伍应用。

5）手术治疗

①括约肌切开术：A. 逼尿肌有力性膀胱，外括约肌紧张者，男性可行外括约肌切开，形成尿失禁用阴茎夹控制。内括约肌紧张者，男性可行内括约肌切开；B. 逼尿肌无力性膀胱，内括约肌紧张者，男性可行内括约肌切开。

②回肠代膀胱术：膀胱挛缩者，可行回肠代膀胱术，以扩大膀胱容量，减少排尿次数。

③造瘘术：因长期留置导尿管并发泌尿系统感染者可行耻骨上膀胱造瘘术。尿路梗阻合并肾积水，肾盂积脓、肾衰竭者可作肾造瘘术；膀胱挛缩因某种原因不能作回肠代膀胱手术者可行输尿管造瘘。

④前列腺切除术：排尿不畅是由前列腺肥大引起者，应行前列腺切除术。

2. 压疮

（1）好发部位：截瘫平面以下皮肤失去知觉，骨突起处皮肤易发生压疮。卧床期间好发部位为骶尾部和两侧大转子部。肩胛区和足跟部也可发生。俯卧位者，髂前上棘及髌前可发生压疮。久坐的患者，骶尾部及坐骨节处易发生压疮。

（2）压疮的分度：皮肤发红，表皮糜烂为Ⅰ度。皮肤破溃不至皮下为Ⅱ度，深达皮下组织至骨面者为Ⅲ度，Ⅳ度者发生骨坏死、骨感染。

（3）压疮的预防及治疗：压疮是由于局部组织长时间受压缺血所引起，最重要的措施是勤于翻身，一般每2~3小时翻身1次，夜间要定时翻身。患者衣裤、床单要平整，防止硬褶压迫，在身体易受压的骨突起部位要经常按摩，保持局部皮肤清洁、干燥，防止粪尿污染，防止尿壶、便盆擦伤皮肤，应用热水袋要注意勿烫伤皮肤。压疮的治疗方法如下。

1）解除压迫：定时翻身，避免长时间压迫，是压疮愈合的基本条件。

2）改善全身情况，加强支持疗法，包括增加蛋白质和维生素摄入量，适量输血、调整水电解质平衡，应用抗生素。

3）局部伤口的处理：①Ⅰ度压疮，加强翻身次数，局部按摩，保持皮肤清洁干燥。②Ⅱ度压疮，水泡未破者，清洗后用空针抽吸积液；皮肤已破溃者，局部以1%甲紫溶液涂抹或用红外线照射，使创面干燥，改善局部血运；也可用紫外线照射伤口周围，再照射肉芽创面；也可紫外线与红外线联合应用，即以红外线照射使创面干燥后再用紫外线杀菌量照射创面。③Ⅲ度压疮，每日换药，清除坏死组织，用生理盐水或抗生素溶液换药，促进肉芽生长；对肉芽新鲜、创面较大者可用局部转移皮瓣或肌肉瓣修复创面；骶部、骶尾部、坐骨结节部与大转子部的压疮选用臀大肌肌皮瓣、阔筋膜张肌肌皮瓣、股薄肌与股二头肌肌皮瓣等予以修复，其中以下部臀大肌肌皮瓣为首选；足跟部压疮，如足底内侧半皮肤感觉存在，可选择拇外展肌或拇外展肌与趾短屈肌联合肌皮瓣转位修复。如皮肤缺损小，大隐神经功能正常者，可将支配足底的腓肠神经于适当长度切断，将其远端与大隐神经吻合，待恢复神经支配后，溃疡可自行愈合。④Ⅳ度压疮，引流不畅者扩大伤口引流，清除所有的坏死组织包括有骨髓的骨质，每日换药，促进肉芽生长，创面清洁后用局部皮瓣或肌皮瓣转移术，修复创面。

3. 体温异常　高位脊髓损伤，特别是高位颈髓损伤的截瘫患者，可出现体温升高或体温降低。

（1）体温升高：脊髓损伤后，体温调节中枢的传导路径遭到破坏，脊髓内部体温调节功能破坏，导致产热散热功能不平稳。呼吸功能差，损伤平面以下无汗，使散热减少。如气温过高，衣服被褥过厚，使体温的升高。肺部、压疮感染，水电解质平衡紊乱可致体温升高，体温升高又加速代谢、产热更多形成恶性循环。导致急性消耗，加剧机体缺氧，使全身衰竭，患者可很快死亡。

（2）体温降低：截瘫患者交感神经麻痹，皮肤血管不能收缩，体热大量散失。由于肌肉不能收缩，产热下降；缺氧、饮食量少，导致代谢低下，机体失去体温调节功能，不能维持正常体温。如遇外界温度下降，可导致体温过低，体温不升。体温低于30℃，可发生各系统的严重生理紊乱，包括心血管、呼吸、血液、中枢神经等系统，以及肝、肾功能，水、电解质、酸碱平衡紊乱等，甚至死亡。

体温异常的治疗以对症治疗为主，包括：①室温保持在20~22℃，夏季室内要加强通风，冬季应注意保暖。②患者高热时，排除感染因素后，可用温水或乙醇擦浴，或在颈部、腋下、腹股沟等部位放置冰袋；或用4℃生理盐水，葡萄糖溶液静脉滴注降温。③体温低下时，应进行复温和人工调温。复温以提高贴身环境温度和体内温度为主，可提高室温、使用45℃热水袋、电热毯，注意保暖；一般体温达到34℃时，即应停止升温；加强保暖，使体温逐渐上升到36℃，以不超过37℃为宜；复温过快过高可出现心动过速、呼吸功能不全、急性中毒和高热等；复温中应注意纠正水电解质紊乱和酸碱平衡失调，监护心血管功能，保护呼吸道通畅。

4. 呼吸道感染　高位脊髓损伤的患者，根据损伤平面的不同，可发生膈肌或肋间肌麻痹，引起不同程度的呼吸困难，胃肠道胀气，膈肌上移使呼吸困难加重。高位截瘫者，早期有严重交感神经功能障碍，而副交感神经功能相对亢进，使气管分泌物增加，支气管痉挛，因咳嗽无力，支气管内分泌物不易咳出，致痰液聚集而继发感染。长期卧床易引起坠积性肺炎。因抵抗力低下易发生上呼吸道感染。

防治包括：①勤翻身，每2~3小时1次；②鼓励患者咳嗽时用手压住腹部以协助咳嗽排痰；③鼓励患者作深呼吸运动；④口服化痰药物，雾化吸入抗生素和糜蛋白酶，或全身应用有效抗生素；⑤气管切开，截瘫平面在$C_{4~5}$以上或平面较低、呼吸困难严重者可作气管切开，以保证呼吸道畅通，可直接由气管吸痰给药。呼吸停止时使用呼吸器，有肺部感染者，可经由气管切开处取标本培养，选用合适的抗生素。

5. 腹胀　脊髓损伤后自主神经功能紊乱，腹膜后血肿刺激可导致胃肠功能紊乱。

治疗措施：①胃肠减压；②静脉输液，纠正脱水及电解质紊乱；③灌肠；④肛管排气；⑤药物治疗，可用新斯的明做皮下或肌内注射或行双侧足三里穴位封闭。

6. 排便功能障碍 截瘫患者以便秘最为常见，若有腹泻则表现为大便失禁。便秘的主要原因为肛门括约肌动作不协调，即排便时肛门括约肌紧张而不是松弛。对此不常用缓泻剂，而用肛门栓剂刺激排便。长期使用缓泻剂，耗伤津液，一旦不用便秘更严重。可用肥皂水灌肠。如不能排出者可用手掏法。对2~3个月的晚期截瘫患者，应每天坐起，增加腹压，定时给予适当刺激，如按压肛门部及下腹部，训练排便。

7. 下肢挛缩畸形 常见者有下肢屈曲挛缩及足下垂等。系长期处于屈曲位及足下垂位所致。预防方法为在卧床期间定期被动活动下肢关节，休息时置下肢于近伸直位，保持踝关节在90°左右，防止足下垂，已发生挛缩者，可根据情况行矫形手术。

（五）康复治疗

1. 急性期

（1）康复目的：防止卧床并发症，对残存肌力或受损平面以上的肢体进行肌力和耐力训练，为以后的康复治疗创造条件。

（2）体位：①患者卧床时应保持肢体于功能位，以防止肌腱及关节挛缩；②四肢瘫患者采用手功能位夹板使腕、手保持于功能位。

（3）呼吸及排痰训练：颈髓损伤的四肢瘫患者，由于呼吸肌麻痹，易发生呼吸道感染。可训练患者腹式呼吸，加强咳嗽、咳痰能力。通过震动、叩击、辅助咳嗽技术和体位排痰等方法，预防肺部感染。

（4）体位变换：卧床患者应定时变换体位。一般2小时翻身1次，以防压疮形成。

（5）关节被动活动：每日对瘫痪肢体进行关节被动运动。治疗时动作应轻柔、缓慢，尽可能在各轴向生理活动范围内进行，以防止关节挛缩和畸形的发生。

（6）坐起训练：为了防止直立性低血压，一旦X线检查确定骨折已趋稳定或骨折充分内固定，患者应尽早（内固定术后1周左右）开始坐起训练。利用摇床，逐步抬高床头角度，从30°开始，视患者耐受情况而逐渐增加坐位时间。并注意观察患者有无不良反应，如头晕、眼花、心慌、无力、恶心等。当患者有不适时立即放下。如无不良反应，可将患者床头每天升高5°~10°，维持时间逐步延长，一直到坐位90°，可坐30分钟而无不良反应。

（7）站立训练：患者可利用电动起立床进行站立训练。训练时应保持脊柱的稳定性，训练时可佩戴腰围或胸腰椎矫形器。训练从倾斜20°开始，角度渐增，最终让患者处于90°直立位。训练时注意观察患者反应，防止发生直立性低血压。如有不良反应发生，应及时降低起立床的角度。

2. 恢复期

（1）康复目的：进一步改善和加强患者残存功能，训练各种转移能力、姿势控制及平衡能力，尽可能使患者获得独立生活、活动的能力。

（2）物理治疗：目的是改善瘫痪肢体血液循环、减轻肢体水肿和炎症反应、延缓肌萎缩、改善神经功能。包括蜡疗、功能性电刺激、超短波治疗和光疗等。

（3）训练：包括肌力训练、垫上运动训练、坐位训练、转移训练、轮椅训练、步行训练以及日常生活、活动能力训练等。

（4）矫形器的应用：佩戴适当的下肢矫形器对于截瘫患者重获站立及行走功能极为重要。通常上胸段脊髓平面损伤，可使用截瘫行走器（RGO）或高位截瘫行走器（ARGO）；下胸段脊髓平面损伤，出现腰腹肌受损，需佩戴带骨盆托的髋膝踝足矫形器（H KAFO）；腰脊髓平面损伤引起膝和踝关节不稳，但腰肌和腹肌功能存在，可使用膝踝足矫形器（K AFO）。

（5）心理治疗：脊髓损伤患者一般要经历休克期、否认期、抑郁或焦虑反应期和依赖期几个不同的心理过程。心理治疗师要根据患者的心理变化规律，进行有针对性的心理康复治疗，以确保患者能顺利度过心理危机期。

（韩利章　江玉泉）

第二节　椎管内肿瘤

椎管内肿瘤（intraspinal tumor）亦称为脊髓肿瘤，是来自脊髓、硬脊膜、蛛网膜、脊神经根以及从椎管组织向椎管内生长的新生物，包括原发肿瘤、转移癌、囊肿等。肿瘤在椎管腔内生长、刺激、压迫和破坏脊髓及脊神经，产生一系列临床症状和体征，如运动、感觉、自主神经功能障碍等，表现为脊髓压迫症。良性肿脊髓肿瘤，如能早期诊断、及时手术治疗大都效果良好，恶性肿瘤则预后不良。

一、概述

（一）发病率

脊髓肿瘤大多发生于成人，以20~60岁发病率高，儿童和60岁以上的老年人较少见。有作者报告400例脊髓肿瘤中，20~50岁占80%；15岁以下儿童占7%；60岁以上老年人占3.5%。男性发病率略高于女性，男女之比为4:3。从肿瘤的类型分析，脊膜瘤多见于中年以上的妇女,儿童先天性肿瘤发病率高。恶性肿瘤多发生在老年人。

(二) 分类

1. 根据肿瘤的组织结构(病理学)分类 分为神经纤维瘤、脊膜瘤、室管膜瘤、星形细胞瘤、表皮样囊肿、皮样囊肿、畸胎瘤、脊索瘤、血管瘤、脂肪瘤、蛛网膜囊肿、神经母细胞瘤、结核瘤、各类肉瘤、转移瘤等。

2. 根据肿瘤的位置和脊髓、硬脊膜及脊椎的关系分类 分为脊髓内肿瘤、脊髓外硬脊膜内肿瘤、硬脊膜外肿瘤与哑铃形肿瘤。

(1) 脊髓内肿瘤:此类肿瘤大都原发于脊髓内,约占脊髓肿瘤的15%。主要是神经胶质细胞瘤,如星形细胞瘤、室管膜瘤等,其次是血管瘤、血管网状细胞瘤、先天性囊肿等。

(2) 脊髓外硬脊膜内肿瘤:肿瘤生长在脊髓外硬脊膜内,此类肿瘤最多见,约占脊髓肿瘤70%以上。主要是神经纤维瘤,其次是脊膜瘤,此外还有脂肪瘤、皮样囊肿、上皮样囊肿、畸胎瘤以及先天性囊肿等。

(3) 硬脊膜外肿瘤:肿瘤位于椎管内硬脊膜外,以转移瘤最多见,占硬脊膜外肿瘤的70%以上,其次是肉芽肿和其他肿瘤,血管病、血管脂肪瘤、神经纤维瘤、脊膜瘤以及先天性的囊肿等也可发生于硬脊膜外。

(4) 哑铃形肿瘤:生长在椎管内的脊髓肿瘤,由椎管内通过椎间孔、椎板或椎体间隙长出椎管外,位于棘突旁肌肉附近、纵隔或腹膜后,椎管内外有较细的蒂相连,呈哑铃状。哑铃形的脊髓肿瘤,以神经纤维瘤多见,多位于脊椎的颈段,其次是胸段,腰骶部较少见。

3. 根据肿瘤的发生来源分类 分为原发性肿瘤、继发性肿瘤和转移性肿瘤。

(1) 原发性肿瘤:肿瘤起源于脊髓、脊膜、脊神经根以及椎管壁组织。如神经纤维瘤、脊膜瘤、室管膜瘤、星形细胞瘤、皮样囊肿、上皮样囊肿、脂肪瘤、血管瘤等。

(2) 继发性肿瘤:由椎管周围组织发生的肿瘤直接侵入椎管内,如淋巴肉瘤及椎体的肿瘤等。

(3) 转移性肿瘤:由身体其他部位的组织或器官发生的恶性肿瘤,通过血液循环和淋巴系统转移至椎管内。常见的转移瘤有支气管肺癌、肝癌、乳腺癌、甲状腺癌、膀胱癌等。

4. 根据肿瘤在脊髓的节段部位分类 分为上颈段肿瘤、颈膨大区的肿瘤、胸段肿瘤、腰膨大区肿瘤、圆锥马尾部肿瘤及骶尾部肿瘤。

(三) 临床表现

1. 一般症状和体征 脊髓肿瘤一般临床表现包括神经根疼痛、感觉障碍、运动障碍和自主神经功能障碍四大症状。脊髓肿瘤的四大症状在不同肿瘤及肿瘤发展的不同时期表现也不同,欧本汉(Oppenheim)将脊髓肿瘤分为刺激期、脊髓部分压迫期和脊髓瘫痪期。

(1) 刺激期:发病早期由于肿瘤刺激脊神经后根,常出现局限于一定部位的疼痛,称为根痛。如肿瘤位于颈段,可出现颈部疼痛,肿瘤位于下颈段可出现上肢疼痛,肿瘤位于上胸段可出现胸背部疼痛,肿瘤位于下胸段可出现腹部疼痛,肿瘤位于腰膨大可出现腰及下肢疼痛等。开始多为一侧,呈间歇性,常因咳嗽、排便、用力变换体位或椎管内脑脊液压力的突然变化,如因腰椎穿刺放脑脊液而诱发或加重。随着肿瘤的生长,可逐渐发展为两侧、呈持续性放射性剧痛,或是对称束带状的钝痛。疼痛尤多见于颈部或马尾部的脊髓外椎管内的神经纤维瘤。脊髓内肿瘤早期多不发生疼痛。脊髓肿瘤发病早期因肿瘤生长部位的关系,肿瘤累及脊髓丘脑束、脊髓后根或硬脊膜而出现胸腹部束带样感、肢体麻木、发冷、蚁行感、烧灼感、针刺感等异常感觉。脊髓肿瘤中脊膜瘤的早期症状,多表现为肢体麻木或异样感。因脊膜瘤多位于脊髓的背侧和背外侧,位于脊髓旁侧直接刺激神经根而出现根痛者较少。如果肿瘤位于腹侧或腹外侧,肿瘤可累及脊髓前角或前根,早期就可出现相应部位肌肉无力或轻度萎缩。

(2) 脊髓部分受压期:肿瘤在椎管内生长,压迫邻近脊髓,使脊髓部分受累,造成上行及下行脊髓传导束功能受损害,引起肿瘤平面以下,部分运动和感觉障碍,可出现脊髓半切综合征(Brown-Séquard 综合征)。其表现为病变同侧肢体的运动和深感觉障碍,对侧肢体的痛觉和温度觉障碍。脊髓外硬脊膜下的肿瘤,如脊髓神经纤维瘤和脊膜瘤,在病程中可出现脊髓半切综合征。而脊髓内肿瘤很少出现脊髓半切综合征。若肿瘤生长在脊髓背侧,压迫脊髓后束,则可引起深感觉和触觉障碍,可出现感觉性共济失调。如果肿瘤位于腹侧或腹外侧,椎体束首先受累及,临床表现为肢体运动障碍明显,并可有病变相应部位局限性肌萎缩。而感觉障碍则不明显。由于脊髓丘脑束的分层排列,来自下肢的感觉神经纤维在脊髓中该束的外侧,来自躯干以上的感觉神经纤维在该束的内侧。自下而上的感觉神经传导纤维排列是自外向内。如脊髓外的肿瘤引起脊髓受压是由外向内,其感觉障碍也就自下而上发展。脊髓内肿瘤的感觉障碍正相反,是病变节段自上而下发展。这一特点在确定脊髓内外肿瘤的意义较大。

(3)脊髓麻痹期:由于肿瘤生长继续不断的压迫加重,最终造成脊髓横贯性损害,病变以下的脊髓功能丧失,出现截瘫。腰膨大以上的肿瘤引起截瘫早期多表现为上神经元瘫痪,肢体肌张力增高,腱反射活跃,有病理反射等。病变以下浅感觉及深感觉丧失、自主神经功能障碍等。腰膨大以下的肿瘤引起下神经元瘫痪,表现为肌张力低、腱反射减弱、肌萎缩、病理性反射阴性等。自主神经功能障碍主要表现为排便障碍、皮肤菲薄、少汗或多汗、腹胀、皮肤水肿、溃疡等。脊髓肿瘤引起的排尿障碍,因肿瘤所在部位不同,其表现也有区别。病变在圆锥以上者,多表现为排尿困难、尿潴留,偶尔尿失禁,出现麻痹性膀胱,病变在圆锥、马尾者多表现为尿失禁。脊髓肿瘤引起的肢体瘫痪大都缓慢出现,如果有瘤体内出血,血管受累急性囊变或脊髓转移瘤,可造成急性脊髓横贯性损害,主要表现为脊髓休克。不论肿瘤位置高低,均出现弛缓性瘫痪,自主神经功能障碍多很明显。

2. 定位症状与体征 因肿瘤位于不同脊髓节段,可出现不同的症状和体征。临床上有定位价值,大体可分以下几个部位。

(1)高颈髓肿瘤($C_{1~4}$):此部位的肿瘤,早期由于肿瘤牵拉,刺激颈神经根,可出现枕颈部疼痛,颈部活动受限。由于肿瘤刺激膈神经,有的也可出现呃逆、呕吐等。晚期出现顽固性枕颈部疼痛和肌萎缩、四肢痉挛性瘫痪、感觉消失,有的膈肌麻痹患者出现呼吸困难等。

(2)颈膨大($C_5~T_1$)肿瘤:发病早期可出现肩部,上肢疼痛麻木。手及前臂肌萎缩等。随着肿瘤生长,可出现脊髓半切综合征。当引起脊髓横贯性损害时,则出现双上肢弛缓性瘫痪,双下肢痉挛性瘫痪,肿瘤平面以下的感觉障碍,及自主神经功能障碍。如果肿瘤位于$C_{5~6}$节段时,可出现肱二头肌反射减退或消失,肱三头肌反射存在或增强。如果肿瘤位于$C_{6~7}$节段,则表现为肱三头肌腱反射消失或减弱,而肱二头肌腱反射存在。肿瘤位于$C_8~T_1$节段,可出现Horner综合征,表现为病变侧瞳孔缩小,眼球内陷,眼裂变小,面颊潮红、无汗。

(3)胸段($T_{2~11}$)肿瘤:因胸段椎管腔隙较小,脊髓受压症状出现较早,胸背痛最为常见,有的出现束带样感,向腹部放射状疼痛。脊髓部分受累时,可出

现脊髓半切综合征。若脊髓横贯性损害,出现双下肢痉挛性瘫痪,病变平面以下感觉障碍,自主神经功能紊乱。腹壁反射的改变对胸段脊髓肿瘤有定位价值。如果上腹壁反射消失,病变多位于$T_{7~8}$。中腹壁反射消失病变多位于$T_{9~10}$。下腹壁反射消失病变多位于$T_{11~12}$。如果肿瘤位于T_{10},可出现Beevor征,表现为患者平卧,双手置于头下,然后将头仰起屈颈,可见肚脐便向上移动,这是由于T_{10}以下的脐下腹直肌瘫痪无力而脐上腹直肌有力收缩的缘故。

(4)腰膨大($L_1~S_2$)肿瘤:此部位的肿瘤疼痛的位置以腰及下肢多见。疼痛多从一侧开始逐渐累及双侧。而后出现双下肢弛缓性瘫痪,病变以下感觉障碍,大小便障碍等。如果肿瘤位于腰膨大上半部$L_{1~4}$,提睾反射($L_{1~2}$)和膝反射($L_{2~4}$)减退或消失,而跟腱反射($L_5~S_1$)可增强,可出现下肢病理征。如肿瘤在腰膨大下半部($L_5~S_2$)反射正常,跟腱反射消失,且排尿障碍出现较早。

(5)圆锥部($S_{3~5}$)肿瘤:如果不伴有马尾神经损伤,多无疼痛及下肢感觉、运动障碍。主要表现为大小便失禁和马鞍区(两臀部肛门周围和会阴部)感觉障碍。随着肿瘤生长压迫附近神经则可出现双下肢弛缓性瘫痪及双下肢感觉障碍。两侧症状改变多对称。

(6)马尾部(圆锥以下)肿瘤:早期即出现顽固性下肢疼痛,先为一侧逐渐累及双侧。可有尿急、尿频等括约肌刺激症状。随着肿瘤的生长可出现下肢感觉和运动障碍,其改变多不对称。晚期出现双下肢弛缓性瘫痪,大小便失禁等括约肌的麻痹症状。在高位的巨大马尾肿瘤可出现低位马尾的多数症状。在低位的马尾部较小的肿瘤(尤其在一侧)早期症状可能很轻,甚至无症状,这点与圆锥部肿瘤不同。另外位于圆锥部和马尾部的良性肿瘤(特别是先天性肿瘤),常出现足部畸形如弓形足等。

(7)骶管部肿瘤:主要表现为会阴部和骶尾部疼痛,逐渐加重,感觉障碍往往局限在一侧。排便障碍多不明显,双下肢无运动和感觉障碍。

3. 脊髓内和脊髓外肿瘤的临床表现特征 见表17-2-1。

(四)诊断

脊髓肿瘤的诊断主要依据病史、临床症状、体征、X线平片、脊髓碘油造影、CT和MRI。

1. 病史及体征 详细的病史对于脊髓肿瘤的诊断有时意义很大,有时有定位和定性的价值。病史中应注意以下几点。

表 17-2-1　脊髓内、外肿瘤的鉴别诊断

鉴别点	临床表现特征	
	髓内肿瘤	髓外肿瘤
起病与病程	较慢,病程长	缓慢,病程长
疼痛	可有自发性疼痛,部位不定	早期有根痛
感觉缺失与运动障碍	自病灶开始,离心发展,可有感觉分离	多自肢体下部开始,向心发展,常有脊髓半切综合征表现,无感觉分离
受压节段的肌萎缩	多见,且明显	少见,不甚明显
括约肌功能障碍	早期出现	晚期出现
椎管腔阻塞	较晚出现,程度较轻	较早出现
脑脊液蛋白质增高	较轻	可较明显
脊椎 X 线改变	少见	较多见
椎管碘剂造影像	脊髓呈圆形膨大,阻塞不完全	阻塞面光滑,常呈深杯口状,脊髓明显移位
MRI 表现	脊髓呈梭形膨大	髓外肿块,脊髓受压移位

（1）刺激性疼痛:疼痛常是脊髓神经纤维瘤早期出现的症状之一。神经纤维瘤患者有根痛者占 71%。特别是早期疼痛的部位,对脊髓肿瘤的定位诊断往往有一定价值。

（2）运动功能障碍:早期多出现肢体的无力,从一侧开始,逐渐累及对侧,晚期出现截瘫、肌萎缩等。肌萎缩的肢体相应脊髓节段往往是肿瘤的所在部位。

（3）感觉障碍:感觉障碍是脊髓肿瘤最常见的症状之一。在询问病史中要特别注意感觉障碍的发展情况。脊髓内肿瘤多是自病变节段向下发展。圆锥马尾部肿瘤的感觉障碍多局限于马鞍区。

（4）自主神经功能改变:主要询问大小便的情况,小便障碍出现的时间和性质。如脊髓内肿瘤早期就可以出现小便障碍。圆锥以上的肿瘤,小便障碍多表现为排尿困难、尿潴留;圆锥以下肿瘤,小便障碍表现为尿失禁。肿瘤相应的椎板棘突常有叩打痛,特别是硬脊膜外肿瘤叩打痛明显。腰骶部肿瘤可伴有相应部位的皮肤异常,如毛发生长、皮肤凹陷或高起。有的可出现足的畸形如弓形足。脊髓血管瘤可伴有

面部或胸背部皮肤血管症。脊髓转移瘤常表现为消瘦贫血疼痛等恶病质症状及原发肿瘤症状和体征。

（5）神经系统检查及体征

1）感觉检查:包括浅感觉和深感觉,其中以浅感觉检查更重要。查清楚浅感觉减退的平面,结合脊椎和脊髓的关系,对于脊髓的定位诊断非常重要。脊髓内肿瘤感觉平面多不明显,且有感觉分离现象。脊髓外硬脊膜内肿瘤或硬脊膜外肿瘤感觉平面明显,无感觉分离现象。

2）运动和反射检查:检查肢体是否有肌萎缩,肌张力的改变。对于瘫痪的患者要查清楚是上神经元瘫痪,还是下神经元瘫痪。如果下肢为上神经元瘫痪则肿瘤定位在腰膨大以上,如果是下神经元瘫痪肿瘤多位于腰膨大以下。

2. 脊髓平面各部位和各节段肿瘤的诊断

（1）脊髓一侧的髓外肿瘤:出现 Brown-Séquard 综合征,脊髓前位靠中线的髓外肿瘤,常先波及双侧脊髓前角或皮质脊髓束的内侧,症状似髓内肿瘤。脊髓后位中线的髓外肿瘤,先出现深感觉障碍,再波及锥体束,故出现瘫痪症状颇似髓内肿瘤。脊髓前位的髓外肿瘤,先压迫脊髓丘脑束的内侧,临床感觉障碍有时和髓内肿瘤相同。

（2）颈髓的肿瘤:临床常有颈强直,肿瘤部位棘突有压痛与叩痛,C_4 附近的肿瘤因波及膈神经细胞可出现呼吸困难。颈膨大处髓外肿瘤患侧上肢或双上肢呈周围性瘫,下肢呈痉挛性瘫痪,并有时出现 Horner 征。

（3）胸段脊髓肿瘤:髓外肿瘤在损害相应皮节有根痛,疼痛向肋间神经放射,$T_{7\sim12}$ 肿瘤有腹壁反射消失。

（4）$L_{2\sim4}$ 以下肿瘤:感觉障碍在同侧下肢,如完全损害则出现双侧感觉障碍,骶部肿瘤可有马鞍式痛觉障碍,双侧感觉障碍常不对称,一般是患侧重而另一侧轻。腰骶部肿瘤有时根痛很重,并向下肢放射,损害以下的深、浅反射常都消失,患区棘突有压痛。

3. 脑脊液及动力试验

（1）脑脊液细胞数:一般都在正常范围内,有的肿瘤伴随出血,脑脊液内有红细胞,有的髓内肿瘤表现为脑脊液内淋巴细胞增多,有时可见游离的瘤细胞,转移癌可查到癌细胞,但阳性率并不高。脊髓肿瘤时脑脊液内蛋白质常增高,有的高达数千毫克。造成蛋白高的原因一般认为与肿瘤压迫造成脑脊液在椎管内循环梗阻有关。梗阻部位愈低则蛋白愈高,故马尾部肿瘤常使脑脊液蛋白很高。蛋白高的脑脊液

颜色呈黄色,但细胞数正常,称蛋白细胞分离。

（2）Queckenstedt 试验:脊髓肿瘤位于腰椎穿刺的上方造成脊蛛网膜下腔不全梗阻,压颈试验表现为上升和下降都很慢,特别是下降明显,如果蛛网膜下腔完全梗阻,则压颈试验不升,如果肿瘤位于腰椎穿刺部位以下的腰骶部,压颈试验可完全通畅。高位肿瘤压腹试验压力上升,低位肿瘤压腹试验多无改变。

4. 神经放射学检查　影像学检查是诊断脊髓肿瘤不可缺少的检查方法,大多数可以作出明确的定位诊断。

（1）脊柱 X 线平片:脊髓肿瘤可引起脊柱的改变,X 线平片检查阳性率在 50%～60%,且少数病例可以确定肿瘤性质。常见的骨质改变有以下几个方面。

1）椎弓根形态的改变:是脊髓肿瘤常见征象之一。主要表现为椎弓根变窄内缘变平或凹陷。其次是椎弓根轮廓模糊或消失。前者多见于生长较缓慢的良性肿瘤,后者多见于生长较快的恶性肿瘤。

2）椎弓根间距增大:因肿瘤在椎管内呈膨胀性生长,压迫椎管使椎管横径增大,椎弓根变形向外移位所致。此征象多见于生长缓慢的良性脊髓肿瘤,尤其是先天性脊髓肿瘤。

3）椎体后缘弧形压迹和硬化:此种征象多见于生长缓慢的良性脊髓肿瘤,尤其是位于腰段脊髓腹面的肿瘤,由于肿瘤直接压迫椎体后缘所致。轻者表现为硬化,重者则出现弧形凹陷。

4）椎板、棘突及椎体骨质破坏:主要是由肿瘤的压迫侵蚀所致。此征象多见于硬脊膜外恶性肿瘤,特别是转移瘤。

5）椎间孔增大椎旁软组织肿块阴影:此征象是诊断哑铃型脊髓肿瘤的一个很重要的依据。

6）椎管内钙化:此征象不多见,脊膜瘤可表现为沙粒状钙化,畸胎瘤可出现不规则片状阴影。

（2）椎管碘油造影:椎管碘油造影对脊髓肿瘤的定位诊断价值很大。当有明显脊髓蛛网膜下腔梗阻的情况时,有 80% 以上可以明确诊断。肿瘤在椎管内膨胀性生长,压迫蛛网膜下腔和脊髓,引起蛛网膜下腔局限性梗阻,脊髓变形移位。

1）脊髓内肿瘤:肿瘤在脊髓内生长,脊髓呈梭形增粗而多无移位,故蛛网膜下腔对称性变窄。如果蛛网膜下腔完全梗阻,梗阻端造影剂呈喇叭口状充盈缺损。如果蛛网膜下腔不全梗阻,造影剂多呈偏心型喇叭口状或呈梭形改变。

2）脊髓外硬脊膜内肿瘤:梗阻端多呈偏心型或中心型浅而不规则杯口状压迹。偏心型压迹肿瘤多位于脊髓旁侧,中心型压迹肿瘤多位于脊髓背面或腹面。脊髓因肿瘤压迫多表现为变窄向健侧移位。病侧肿瘤以下的蛛网膜下腔变宽,健侧蛛网膜下腔变窄。

3）硬脊膜外肿瘤:由于肿瘤和脊髓之间有硬脊膜相隔,肿瘤在椎管内生长,首先压迫硬脊膜,间接压迫脊髓和蛛网膜下腔。因硬脊膜有一定张力,故脊髓及蛛网膜受压和移位受超出肿瘤相应的部位,脊髓移位轻而幅度大,蛛网膜下腔梗阻轻而广。梗阻端造影剂多呈刷状或截面状。病侧蛛网膜下腔与椎管间距增宽。

（3）CT 及 MRI 表现

1）髓内肿瘤:CT 扫描多呈低密度,边缘欠清,脊髓不规则增粗,邻近蛛网膜下腔狭窄,可有均匀或不均匀强化。但 CT 显示椎管内肿瘤效果往往欠佳。MRI 多为长 T_1、长 T_2 信号,注射 Gd-DTPA 后多强化明显,对肿瘤范围、周边水肿、伴发脊髓空洞显示效果佳。髓内肿瘤以室管膜瘤、星形细胞瘤多见,另可有血管母细胞瘤、脂肪瘤等。室管膜瘤以脊髓两端多见,边界较清楚;星形细胞瘤范围多广泛,累及多个脊髓节段,常有囊变,囊变区为更长 T_1、长 T_2 信号,其上下端脊髓空洞多见;血管母细胞瘤呈多中心性生长,囊变出现率高可伸延到肿瘤之外,在囊壁上有时可见附壁结节,结节呈明显均一强化;T_1、T_2 像均为高信号是脂肪瘤的特点。

2）髓外硬脊膜下肿瘤:CT 扫描多呈略高于脊髓密度,常有邻近脊髓骨质改变,椎间孔扩大,椎弓根吸收破坏,有时可有脊椎骨质增生。MRI 的 T_1 加权像等信号,T_2 加权像呈略高或等信号,Gd-DTPA 明显强化。神经鞘瘤和脊膜瘤为最常见的髓外硬脊膜下肿瘤。神经鞘瘤多向椎间孔方向发展,典型者呈哑铃状,脊膜瘤有时可见不规则钙化,可见邻近骨质增生。

3）硬脊膜外肿瘤:CT 扫描常有邻近椎骨破坏,椎弓根溶骨性破坏,正常硬脊膜外轮廓消失,硬脊膜外可见不规则组织块影,向椎旁软组织内侵犯,硬脊膜囊脊髓受压移位,增强扫描可有肿瘤强化,MRI 显示骨性改变不如 CT,但其对于肿瘤的部位、范围、脊髓是否受累显示清楚,多为长或等 T_1、长 T_2 信号,增强后更易区分肿瘤与瘤周围组织。以转移瘤、淋巴瘤、脂肪瘤为多见。除脂肪瘤具有特征性短 T_1、长 T_2 信号外,其他肿瘤不易区分。常见脊髓肿瘤的症状与体征见表 17-2-2。

表 17-2-2　常见脊髓肿瘤的症状与体征

临床症状	肿瘤种类				
	神经纤维瘤	脊膜瘤	胶质瘤	先天性肿瘤	转移瘤
根痛	多见	一般不明显	少见	晚期出现	早期出现
感觉障碍	自下而上	自下而上	自下而上	马鞍区	发展严重截瘫
脊髓半切综合征	多见	有	少见	少见	少见
束带样感	常见	常见	少见	少见	少见
肌萎缩	较局限	较局限	广泛	下肢后组肌群	有
锥体束征	早期出现	早期出现	较晚	少见	多见
小便障碍	晚期出现	同左	出现较早	多见	早期出现
皮肤营养障碍	晚期可出现	晚期出现	多见	晚期出现	早期出现明显
脊髓休克	极少见	极少见	晚期出现	很少见	多见
蛛网膜下腔梗阻	明显	多见	晚期出现	多见	多见
脑脊液蛋白定量	明显增加	中度增加	轻度增高	明显增高	增高
X 线平片	椎弓根距变宽	砂粒样钙化	无改变	椎管腔扩大	骨质破坏
脊髓碘油造影	杯口状缺损	喇叭状缺损	梗阻	梗阻	毛刷状梗阻

（五）鉴别诊断

脊髓肿瘤常要和以下几种脊髓疾病相鉴别。

1. 脊髓蛛网膜炎　此病主要表现为病程长，病前多有发热感染或外伤等病史。病情可有起伏，症状可有缓解。大都有较广泛的根性疼痛但多不严重。运动障碍较感觉障碍严重。深感觉障碍往往比浅感觉障碍明显。感觉平面多不恒定，且不对称。自主神经功能出现一般较晚。脑脊液检查：细菌数轻度升高，蛋白多增高。X 线平片正常，脊髓碘油造影，造影剂呈珠状分散，多无明显梗阻面，借此可和脊髓肿瘤相区别。

2. 脊椎结核　常伴有其他部位结核或既往有肺结核病史。检查脊柱多有后突畸形。X 线平片显示脊柱有破坏、椎间隙变窄或消失，有的脊柱旁出现冷脓肿阴影。可以和脊髓肿瘤相鉴别。

3. 横贯性脊髓炎　本病多有感染或中毒的病史，起病迅速，可有发热等先驱症状。发病后几天内就可迅速出现截瘫。脑脊液细胞数增多，腰椎穿刺压颈试验多不梗阻，故和脊髓肿瘤容易区别。

4. 硬脊膜外脓肿　起病多为急性或亚急性，多有化脓感染的病史。疼痛为突发性持续性剧疼。可有发热，血象白细胞增多、红细胞沉降率快等。病变部位棘突有明显的压疼。病痛发展迅速，短时间内可出现脊髓休克。但慢性硬脊膜外脓肿和脊髓肿瘤往往不易区别。脑脊液细胞数和蛋白均增加。如果脓肿位于腰段，腰椎穿刺可能有脓液流出。病变常在椎管内扩展，累及节段较长。

5. 椎间盘突出　特别是脊髓型颈椎病伴有椎间盘突出，或不典型慢性发展腰椎间盘脱出，有脊髓受压者病情发展和脊髓肿瘤很相似，早期出现根痛，逐渐出现脊髓受压症状。与脊髓肿瘤的鉴别要点有：①椎间盘脱出多有脊椎外伤的病史；②颈部椎间盘脱出多发生在 $C_{5\sim6}$，腰部椎间盘脱出多发生在 $L_{4\sim5}$ 或 L_5、S_1，行牵引症状可缓解；③脑脊液检查，蛋白多正常或轻度增加，X 线平片可见有椎体间隙变窄；④脊髓 CT 或 MRI 检查显示椎间盘突出。

6. 颈椎病　为退行性病变，多发生于中老年人，早期症状多为一侧上肢麻痛无力，颈痛且活动受限，少数脊髓型颈椎病需慎重排除，一般经牵引症状可缓解，X 线平片可见颈椎增生及椎间隙变窄，易与脊髓肿瘤鉴别。

（六）治疗

脊髓肿瘤大多是可以手术切除的良性肿瘤，早期诊断，手术治疗多数效果良好。治疗效果与脊髓受压的时间、程度，肿瘤的部位、性质和脊髓受累及的范围大小有关，脊髓内肿瘤或脊髓外转移瘤手术效果较差。

1. 脊髓外硬脊膜内肿瘤　此部位肿瘤大多是良性肿瘤，主要是神经纤维瘤和脊膜瘤，此类肿瘤包膜完整，大多数可手术切除，达到根治，故对此部位肿瘤，只要诊断明确，即应及早手术治疗。

2. **脊髓内肿瘤**　主要是胶质细胞瘤和室管膜瘤，少部分肿瘤较局限与脊髓界限清楚，可行手术切除。多数髓内肿瘤呈浸润性生长和脊髓无明显界限，累及范围较广，手术全切除困难，可部分切除后减压。近年来显微外科技术的普及应用，使脊髓内肿瘤全切除率达到 60%~90%。

3. **硬脊膜外肿瘤**　以转移瘤或其他恶性肿瘤多见，少数为良性肿瘤和先天性囊肿，前者手术治疗效果不佳，后者可手术切除。

4. **马尾部肿瘤**　多为良性肿瘤。若瘤体较小切除一般无困难，若马尾部肿瘤瘤体较大，且和马尾神经有广泛粘连，广泛剥离常常损伤马尾神经而引起症状加重，疗效不好。对马尾部的巨大肿瘤，应采取包膜内肿瘤分块切除。

5. **上颈段肿瘤**　瘤体可经枕骨大孔向上伸延进入颅腔，术前应做好开颅的准备。上颈段肿瘤易导致呼吸肌麻痹，应予以重视。

6. **哑铃型肿瘤**　多见于神经纤维瘤，多位于颈部，其次是胸部。手术切除根据瘤体大小而定，瘤体较大者，一次手术切除有困难应分期进行手术。术后理疗和功能锻炼等以促进神经功能恢复。对于无法手术切除的肿瘤可根据肿瘤的性质和患者的情况采取放射治疗、化疗或椎板切除减压，以缓解症状，延长生命。

二、神经纤维瘤

(一) 发病率

脊髓神经纤维瘤（neurofibroma）又称神经鞘瘤，是脊髓肿瘤中最常见的良性肿瘤，约占脊髓肿瘤的 40%，占脊髓外硬脊膜内肿瘤的 70% 以上。多见于青壮年，以 20~40 岁发病率高，老年人发病率低，儿童较少见。男性发病率略高于女性。

(二) 病理

神经纤维瘤起源于脊神经鞘膜和神经束纤维结缔组织，大多发生于脊髓神经后根。肿瘤在椎管内呈膨胀性生长压迫脊髓，肿瘤组织不侵入脊髓实质。瘤体有完整包膜，多呈圆形或椭圆形，大小不一，一般发生在胸段脊髓者瘤体较小，发生在马尾部的肿瘤可生长得很大。一般为单发，多发者可见于多发性神经纤维瘤。神经纤维瘤其组织结构比较硬实，少数可发生囊性变。显微镜下检查：神经纤维瘤，是由纤维致密的纤维束交织构成。大致有两种组织类型，一种细胞核呈栅状排列，另一种为退行性变，组织稀松呈网状结构。少数情况下，肿瘤可发生恶性病变。脊髓神经纤维瘤，大部分都位于脊髓外、硬脊膜内或蛛网膜下

腔。少数可发生在硬脊膜外，有的通过椎间孔、椎体或椎板间隙向椎管外生长，呈哑铃状，哑铃状神经纤维瘤，多发生于颈段，其次是胸段，腰骶部较少见。脊髓神经纤维瘤多起源于脊神经后根，位于脊髓旁和 1~2 条神经根相连。其次是位于脊髓腹侧或腹外侧。位于腰骶部的神经纤维瘤，大都和马尾神经粘连明显。

(三) 临床表现

神经纤维瘤病情发展与其他脊髓良性肿瘤大致相同，临床表现可为早期刺激症状、脊髓部分受压症状及脊髓横贯性损害症状三个阶段，其特点为：①肿瘤生长较缓慢，病程一般较长，如有肿瘤囊性变或恶性变，病情可突然加重；②因脊髓神经纤维瘤多发生于脊髓神经后根，肿瘤直接刺激和牵拉感觉神经，首发症状为肿瘤所在相应的部位有根性疼痛，如位于上颈段则表现为枕颈部疼痛，位于下颈段表现为肩或上肢疼，位于上胸段多为胸背疼或束带样感，位于下胸段可出现腹部疼痛，位于腰骶部多出现下肢痛；③神经根痛往往在脊髓受压症状出现之前，有的可持续很久；④多位于脊髓旁侧，故随着肿瘤长大部分脊髓受压，临床上易出现脊髓半切综合征；⑤晚期可出现脊髓横贯性损害及自主神经功能障碍。

(四) 腰椎穿刺及脑脊液检查

因脊髓神经纤维瘤多发生于蛛网膜下腔，肿瘤生长较容易造成蛛网膜下腔堵塞，所以腰椎穿刺压颈试验多表现为不同程度蛛网膜下腔梗阻。蛛网膜下腔梗阻，使肿瘤所在部位以下脑脊液发生循环障碍，以及肿瘤细胞脱落造成脑脊液蛋白含量增高。另外因肿瘤在椎管内，一般较游离，故腰椎穿刺放出脑脊液后症状可以加重，这是由于椎管腔内动力学改变，肿瘤压迫脊髓加重所致。

(五) 影像学检查

1. **X 线平片检查**　肿瘤在椎管内呈膨胀性生长，不但压迫脊髓及脊神经，同时也压迫相应的椎管壁，慢性压迫造成椎管腔隙扩大，X 线平片表现为肿瘤相应部位椎弓根变窄，椎弓根间距增宽。如果肿瘤位于脊髓腹侧压迫椎体后缘，侧位片可见椎体后缘有弧形硬化现象。如果肿瘤呈哑铃型可见椎间孔扩大，少数可出现椎旁软组织阴影。

2. **椎管内造影**　造影剂在肿瘤梗阻处停滞，呈杯口状充盈缺损。如果肿瘤位于硬脊膜外，梗阻呈毛刷状。在没有 MRI 检查设备的情况下，术前进行椎管内造影对于确定病灶部位很有帮助。

3. **CT 检查**　分辨率较高的 CT 可以检出 5mm 直径的肿瘤，强化扫描使图像更清晰（图 17-2-1）。

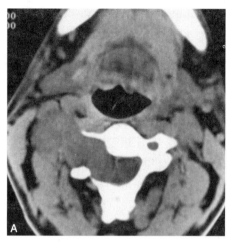
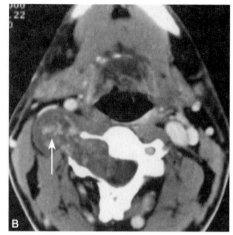

图 17-2-1　高颈髓哑铃型神经纤维瘤的 CT 表现
A. 平扫;B. 强化。

　　4. MRI 检查　这是目前诊断脊髓肿瘤最好的手段。对于脊髓肿瘤的定位、定性以及肿瘤形态等均可提供强有力的诊断信息。神经纤维瘤一般表现为 T_1 像边界清楚的等或稍低信号,T_2 像高信号,实体性肿瘤呈均匀强化,囊性肿瘤呈环形强化,少数肿瘤呈不均匀强化(图 17-2-2,图 17-2-3)。

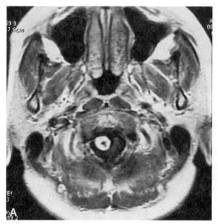
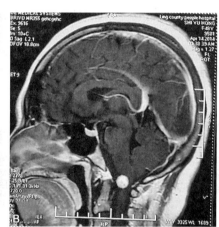
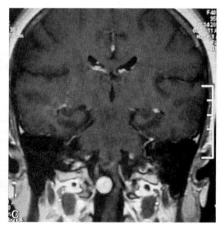

图 17-2-2　枕大孔区神经纤维瘤的强化 MRI 表现
A. 轴位像;B. 矢状位像;C. 冠状位像。

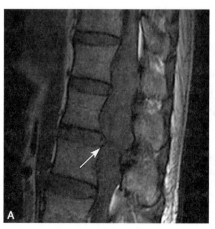
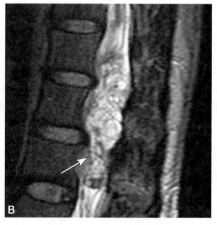
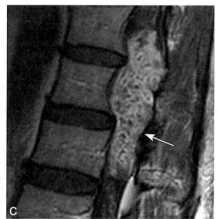

图 17-2-3　腰段脊髓神经纤维瘤的 MRI 表现
A. T_1 像;B. T_2 像;C. 强化像。

（六）诊断要点

1. 起病缓慢,一般病史较长,青壮年发病率高,儿童较少见。

2. 首发症状多为肿瘤相应部位的根性疼痛且持续时间较长,脊髓半切症状多见,脊髓横贯性损害及自主神经功能障碍出现较晚,且不严重。

3. 腰椎穿刺蛛网膜下腔梗阻发生较早,脑脊液检查蛋白定量显著增多,甚至脑脊液呈黄色,放置凝固,腰椎穿刺后症状大都加重。

4. X线平片多表现为椎弓根变窄,椎弓根间距增宽。

5. 脊髓碘油造影梗阻端多呈杯口状充盈缺损。

6. CT和MRI表现有助于明确诊断。

（七）治疗

脊髓神经纤维瘤为良性肿瘤,包膜完整,应首选手术切除,一般手术效果良好。若肿瘤压迫脊髓出现横贯性损害,因长期脊髓压迫变性,有时手术后脊髓功能恢复并不理想。因此,手术宜早期进行。

三、脊膜瘤

（一）发病率

脊膜瘤(spinal meningioma)的发病率仅次于神经纤维瘤,居脊髓肿瘤的第二位,占脊髓肿瘤10%~15%。多见于中年人,青年人发病率低,儿童极少见。女性发病率明显高于男性。

（二）病理

脊膜瘤起源于蛛网膜内皮细胞或硬脊膜的纤维细胞,为良性脊髓肿瘤。在椎管内局限性生长,包膜完整,与硬脊膜紧密附着,有较宽的基底。瘤组织不侵入脊髓实质,而仅压迫其上。肿瘤血运来自蛛网膜或硬脊膜的血管供应且比较丰富。大都为单发,多发者很少见。瘤体一般不大,多呈扁圆形或椭圆形,肿瘤组织结构较致密硬实,切面呈灰红色。有时肿瘤基底部有钙化砂粒,瘤体内出血坏死较少见。脊膜瘤大都位于硬脊膜内,少数位于硬脊膜外,哑铃状较少见。显微镜下脊膜瘤的组织结构和颅内脑膜瘤大致相同。有以下三种类型。

1. **内皮型肿瘤**　是由多边形的内皮细胞嵌镶排列而成,有时可见有旋涡状结构。肿瘤细胞分化良好。此种类型脊膜瘤,多起源于蛛网膜内皮细胞。

2. **成纤维型肿瘤**　是由梭形细胞交错排列组成,富有网状纤维和胶原纤维,有时可见玻璃样变。此种类型脊膜瘤,多起源于硬脊膜的纤维细胞。

3. **砂粒型**　砂粒型脊膜瘤是在内皮型或纤维型的基础上,有散在多数砂粒小体。

（三）发病部位

1. **肿瘤和脊柱纵轴的关系**　脊膜瘤多位于脊椎的胸段,其次是颈段,腰骶部较少。

2. **肿瘤和脊髓的关系**　脊膜瘤大都发生在脊髓外、硬脊膜内。多位于脊髓的背外侧,其次是脊髓的背侧或腹外及腹侧,位于脊髓旁侧较少。

（四）临床表现

脊膜瘤生长较缓慢,早期症状多不明显,故一般病史较长。常见的首发症状是肿瘤所在部位相应的肢体麻木,其次是乏力,根性疼痛者居第三位。脊髓受压的症状及病情发展与脊髓神经纤维瘤病程进展相似。

（五）神经影像学检查及腰椎穿刺

脊膜瘤和神经纤维瘤同属脊髓外、硬脊膜内的良性肿瘤,X线平片及脊髓碘油造影检查大致相同,不同点是脊膜瘤在X线检查时,有的可发现砂粒状钙化。腰椎穿刺压颈试验,蛛网膜下腔出现梗阻,一般较神经纤维瘤晚。脑脊液蛋白含量一般为中度增加。CT及MRI表现如前所述,采用MRI检查可以对此作出定位和定位诊断(图17-2-4,图17-2-5)。

（六）诊断要点

1. 病史较长,早期症状不明显,首发症状以肿瘤所在部位相应肢体麻木不适多见。

2. 多发生于中年以上妇女,儿童较少见。

3. X线检查,有的可见砂粒样钙化。

4. 腰椎穿刺后症状可加重,脑脊液蛋白中度增加。

（七）治疗

脊膜瘤属于良性脊髓肿瘤,手术切除治疗效果良好。有的患者虽已出现脊髓横贯性损害,但肿瘤切除后,脊髓功能仍可能恢复。

四、室管膜瘤

室管膜瘤(ependymoma)是一种常见的脊髓神经胶质瘤,占髓内肿瘤的60%左右,多发生在青壮年,男女发病率大致相同。

（一）病理

一般认为脊髓室管膜瘤,起源于脊髓中央管的室管膜细胞或退变的终丝。肿瘤在脊髓内,沿脊髓纵轴膨胀性生长,可累及多个脊髓节段。多呈梭形,很少为圆形或椭圆形。发生在终丝的室管膜瘤,可充满腰骶部椎管腔。肿瘤呈灰红色,质地较软,血运不丰富。肿瘤与脊髓组织常有明显分界。多数为实质性,少数

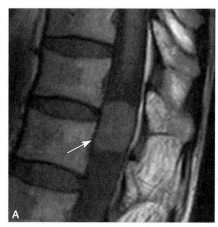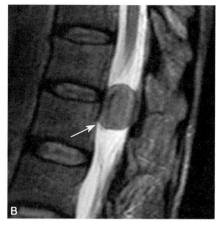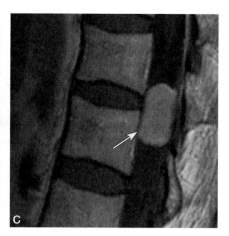

图 17-2-4 脊膜瘤的 MRI 表现
A. T$_1$ 像;B. T$_2$ 像;C. 强化像。

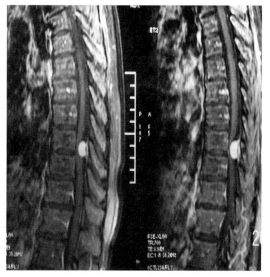

图 17-2-5 脊膜瘤的硬脊膜尾征的 MRI 表现

可有囊性变。显微镜下检查:肿瘤细胞密集,呈梭形,可见有管腔样排列或乳头状排列,或呈菊花状结构。瘤组织内血管反应一般不明显,有的可见钙化。出血坏死很少见。若肿瘤细胞明显异型,出现核分裂及瘤巨细胞、血管丰富、内皮细胞和外膜细胞增生,有出血、坏死等表现,则称为恶性室管膜瘤,或称为室管膜母细胞瘤。胶样囊肿,有些作者也将其列入室管膜瘤中。肿瘤为一梭形囊性肿物,囊内为水样液体,有完整包膜,包膜是由单层柱上皮细胞组成。

（二）临床表现

病程一般较长,早期症状多不明显,首发症状多表现为肿瘤部位相应肢体麻木不适乏力,疼痛症状较少见,且不明显。感觉障碍多为自上而下发展,感觉平面多不明显。常有不同程度的感觉分离现象。自主神经功能出现较早,早期多表现为小便潴留,受累平面以下皮肤菲薄,汗少。晚期小便失禁、皮肤脓肿等,易发生压疮。

（三）腰椎穿刺

因肿瘤在脊髓内生长,脊髓受累出现在蛛网膜下腔梗阻以前,所以腰椎穿刺,压颈试验,多表现为不完全梗阻。脑脊液检查,淋巴细胞轻度增多,脑脊液蛋白定量轻度增高。

（四）影像学检查

1. **X 线平片检查** 多数病例无异常发现,少数可表现为椎管腔隙扩大,且累及范围较广。

2. **脊髓碘油造影** 造影剂在梗阻处多呈喇叭口状充盈缺损。如果蛛网膜下腔不完全梗阻,有的可出现梭形肿瘤轮廓阴影。

3. **CT 及 MRI** 结果显示椎管内髓内肿瘤影像,脊髓呈梭形肿大,肿瘤多位于脊髓中央,呈等或稍低 T$_1$、稍高 T$_2$ 信号,均匀一致强化,有时肿瘤两端有囊肿形成,囊壁可明显强化,常伴有脊髓空洞形成(图 17-2-6)。

（五）诊断要点

1. 病程较长,早期症状多不明显,首发症状以受累平面以下的肢体麻木和无力多见,根性疼痛者少见。

2. 病变平面以下出现感觉和运动障碍,可出现感觉分离现象,感觉障碍自上而下发展。

3. 脑脊液蛋白含量轻度增高,淋巴细胞轻微增加。

4. X 线平片多无异常发现,脊髓碘油造影梗阻端多呈喇叭口状充盈缺损,MRI 可以明确诊断。

（六）治疗

脊髓室管膜瘤属良性肿瘤,对于肿瘤边界清楚或比较表浅局限者,应全部切除。如果肿瘤累及范围较

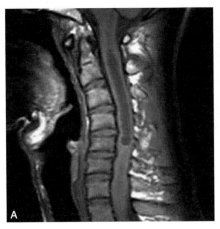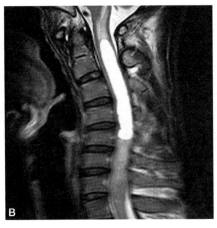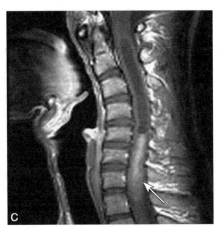

图 17-2-6　颈髓室管膜瘤的 MRI 表现
A. T_1 像；B. T_2 像；C. 强化像。

广,切除有困难,亦可沿肿瘤作纵行切开分块切除并行减压手术。马尾部的巨大室管膜瘤,由于和马尾神经粘连明显,整块切除多有困难,应分块切除,手术时应注意保护脊髓和马尾神经。恶性室管膜瘤可行大部切除减压,术后进行放射治疗或化疗。

五、脊髓星形细胞瘤

星形细胞瘤(astrocytoma)在脊髓内肿瘤发病率中次于室管膜瘤,居第二位,约占髓内肿瘤 30%。多发生在青年女性。以颈髓、胸髓节段多见。

(一)病理

脊髓星形细胞瘤起源于脊髓的星形细胞。在脊髓内,肿瘤沿脊髓纵轴浸润性生长。肿瘤和脊髓无明显界限。瘤体多呈梭形,并常累及多个脊髓节段。星形细胞瘤,按其组织结构的特点,一般可分为两种类型:一种是纤维型星形细胞瘤,另一种是原浆形星形细胞瘤,前者质地比较硬韧,后者质软。星形细胞瘤大都是灰红色,常有囊性变,囊液多呈金黄色。瘤体出血、坏死较少见。显微镜下检查:肿瘤组织是由星形细胞组成,细胞分化一般比较成熟。纤维型星形细胞瘤富于胶质纤维;原浆型星形细胞瘤富于胞质。核分裂少见,血管反应不明显,可见有囊性变和小灶状钙化。若是肿瘤细胞比较密集,且有核分裂,细胞异型性,血管内皮细胞和外膜细胞增生,灶状出血、坏死,则称生长活跃星形细胞瘤,或称为分化不良星形细胞瘤。按胶质瘤组织细胞分化不良的程度进行分级,分为星形细胞瘤 Ⅰ~Ⅳ级,级别越高,分化程度越差,恶性程度越大。

(二)临床特点

脊髓星形细胞瘤的临床表现与脊髓室管膜瘤相似。肿瘤生长缓慢,所以病程较长,早期症状多不明显。疼痛者较少见,大都表现为肿瘤部位以下肢体麻木无力。病情逐渐发展,出现脊髓受压症状。如果为肿瘤囊性变,病情可突然加重出现瘫痪。由于星形细胞瘤位于脊髓内,故感觉障碍由上向下发展,有时感觉平面不明显,可出现感觉分离现象。自主神经功能障碍出现较早。脊髓内星形细胞瘤患者行腰椎穿刺、脑脊液动力学检查及放射检查与脊髓压迫症表现一样。压颈试验显示梗阻椎管内脑脊液蛋白含量增高;MRI 表现为脊髓增粗,常不位于脊髓中央,边界不清,可在肿瘤头尾端合并边界清楚的囊肿,呈高或等 T_1、高 T_2 信号,呈不均匀强化或不强化(图 17-2-7)。

(三)治疗

脊髓星形细胞瘤虽然肿瘤细胞分化比较成熟,恶性程度较低,但因肿瘤在脊髓内呈浸润性生长和脊髓无明显界限,加上脊髓组织娇嫩,极易损伤,所以手术难以完全切除,目前多行肿瘤部分切除和减压,术后采用放疗或化疗。

六、先天性脊髓肿瘤

先天性脊髓肿瘤(congenital spinal tumor)是由胚胎残余发生而来的良性肿瘤,包括表皮样囊肿、皮样囊肿、畸胎瘤、脊索瘤等。

(一)表皮样囊肿与皮样囊肿

脊髓表皮样囊肿(epidermoid cyst)又称脊髓胆脂瘤,是脊髓先天性肿瘤中最常见的一种,占椎管内肿瘤的 1%~2%。多发生在脊髓圆锥马尾部。可位于脊髓内或脊髓外。青少年发病率高,男女无差别。起病缓慢,病程较长。早期症状多不明显,首发症状多为小便障碍或下肢无力,疼痛也不可见。部分病例伴有

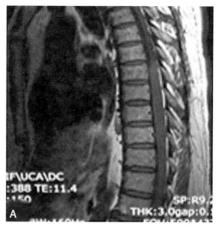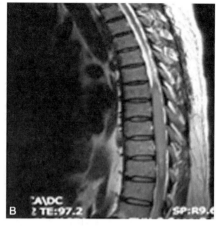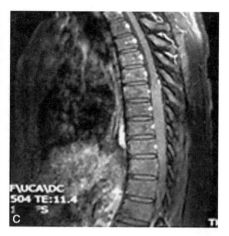

图 17-2-7　胸髓星形细胞瘤的 MRI 表现
A. T₁ 像；B. T₂ 像；C. 强化像。

脊椎隐性裂和显性脊椎裂,脊髓空洞症等其他先天性畸形。多数患者继发性出现足畸形如弓形足、足下垂等。足畸形的产生,可能由于本病多位于脊髓的圆锥马尾部,长期累及腰骶部有关神经引起足部肌肉功能障碍。皮样囊肿(dermoid cyst)与表皮样囊肿在临床及影像学表现上难以区别,皮样囊肿常在皮肤上有窦道形成(图 17-2-8)。

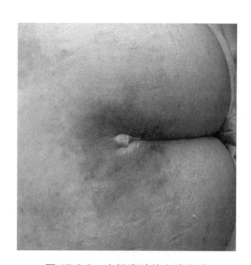

图 17-2-8　皮样囊肿的皮肤窦道

1. **病理**　肿瘤有完整包膜,呈囊肿样结构。囊肿内含光亮白色的豆腐渣样胆脂物质聚积。显微镜下可见囊壁由复层鳞状上皮构成,其底层为纤维结缔组织及真皮层。

2. **临床特点**　①本病多见于儿童和青年;②病程长,病情常自行缓解和加重;③早期症状主要包括腰背疼痛、双下肢运动感觉及其反射异常、阳痿及膀胱与直肠括约肌功能障碍;④常合并脊柱其他畸形及藏毛窦;⑤多发于胸髓以下节段,圆锥和马尾部较多;

⑥肿瘤部位椎弓根间距加宽;⑦MRI 信号变化大,呈边界清楚的均匀或不均匀高低不一的信号,一般不强化,常伴脊髓拴系或脂肪瘤(图 17-2-9);⑧手术切除为首选治疗措施,若能全切除,预后较好,复发率较低。

（二）畸胎瘤

畸胎瘤(teratoma)是含有多种异位组织的真性肿瘤,椎管内畸胎瘤少见。肿瘤由外胚叶、中胚叶、内胚叶三个胚叶衍化的组织组成,瘤内含有牙齿、毛发等油脂状物质。肿瘤可生长于硬膜外、硬脊膜内或髓内,多见于骶尾部。患者多有排尿、排便困难。良性畸胎瘤中约 50% 甲胎蛋白阳性,恶性畸胎瘤的甲胎蛋白阳性率可达 80%。MRI 检查 T₁ 及 T₂ 像信号极为混杂,实质部分明显强化。外科手术为首选疗法。若切除不彻底即使畸胎瘤是良性也会复发。恶性畸胎瘤除手术切除外,术后需行放射治疗和化学疗法。

（三）脊索瘤

脊髓脊索瘤(spnial chordoma)起源于脊索胚胎组织,多发生于骶尾部。病程较长,造成大部分骶骨破坏,压迫骶尾部神经,引起大小便失禁,马鞍区感觉障碍等。脊索瘤瘤体呈分叶状结构,质地松脆呈胶冻状,浅灰色半透明。可有出血和钙化。显微镜下肿瘤组织中可见上皮样瘤细胞,胞质呈泡沫状称为空泡细胞。肿瘤位于骶尾部,腰椎穿刺时,穿刺针可刺入肿瘤内,抽吸出肿瘤组织。影像学检查可见脊索瘤有溶骨性骨质破坏,其间有散在斑点状钙化斑,密度信号不一,呈中重度强化(图 17-2-10)。治疗上以手术切除为主。

七、脊髓脂肪瘤

脊髓脂肪瘤(spinal lipoma)比较少见,约占椎管内

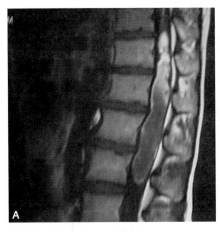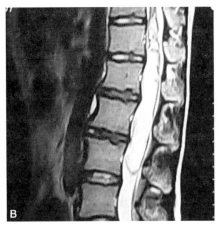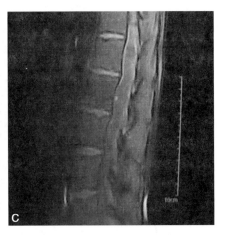

图 17-2-9　腰段表皮样囊肿的 MRI 表现

A. T_1 像；B. T_2 像；C. 强化像。

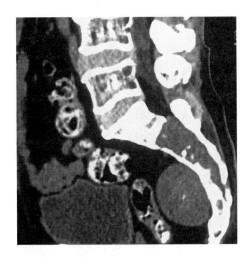

图 17-2-10　骶尾部脊索瘤的 CT 表现

肿瘤的 1%。多发生于青年，起病缓慢，病程较长，多位于胸段脊髓表面，向脊髓内外生长。肿瘤压迫脊髓，临床上出现脊髓受压症状。肿瘤呈黄色，类似正常脂肪组织。肿瘤组织和脊髓多无明显界限，在脊髓表浅呈弥漫性生长，可累及多个节段。MRI 表现为 T_1 及 T_2 像均为高信号（图 17-2-11）。脊髓脂肪瘤属良性肿瘤，但因肿瘤生长较广泛和脊髓无明显界限，故手术全部切除比较困难，可施行椎板切除，肿瘤部分切除减压。

八、硬脊膜外囊肿

硬脊膜外囊肿（epidural cyst），在临床上较少见，非寄生虫性或肿瘤性囊肿。多发生于青少年。囊肿来源尚不清楚。囊肿可发生于硬脊膜外任何部位，但以胸段多见。多位于脊髓背侧或背外侧，可累及数个节段，一般为单核。囊壁呈灰白色半透明样，内含有澄清液体。起病缓慢，病情一般较长，早期多无明显症状，随囊肿长大，可逐渐出现脊髓受压症状。X 线平片检查显示椎管腔扩大征象，或

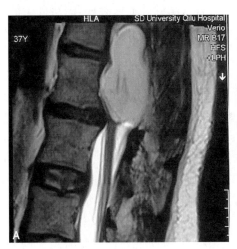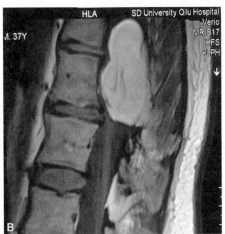

图 17-2-11　脊髓脂肪瘤的平扫 MRI 表现

A. T_1 像；B. T_2 像。

单侧或双侧椎弓根破坏。脊髓碘油造影时,碘油可流入囊腔内。CT/MRI 显示囊性病变,不强化。手术治疗疗效良好。

九、脊髓转移瘤

脊髓转移瘤(spinal metastatic tumor)为身体其他部位的组织或器官的恶性肿瘤,通过血性转移或脊髓附近的恶性肿瘤直接侵袭而来。常见的有肺癌、肝癌、甲状腺瘤、绒毛膜上皮癌等的血性转移以及脊柱恶性骨瘤直接侵袭。淋巴瘤或白血病对脊髓的侵袭多见于老年人和中年人。脊髓转移瘤大都位于硬脊膜外,常破坏椎板而长入椎旁肌肉组织中。起病急,病情发展快,发病后多在 1 个月内出现脊髓休克,呈弛缓性瘫痪。患者一般情况较差,自主神经功能障碍出现较早而明显。CT、MRI 和 X 线平片检查可见局部骨质破坏。MRI 可见肿瘤轮廓。手术疗效不佳,可根据患者情况,有时可进行放疗和化疗。

(韩利章　江玉泉)

第三节　椎间盘疾病

椎间盘退变性疾病(degenerative disc disease,DDD)又称椎间盘疾病,指包括椎间盘突出症在内的以疼痛、活动受限为主要临床症状的一组疾病的总称,是外科最常见的疾病之一。

椎间盘位于两节邻近椎体之间,作用是承担、分配和传导两节椎体之间的压力,并有一定的活动度,同时限制过度活动,稳定脊柱。椎间盘疾病是椎间盘组织在多种原因的综合作用下发生生物学变性,进而引起椎间盘力学特性改变,使邻近的骨关节、韧带发生相应变化,造成脊柱不稳,甚至压迫脊髓、神经根、椎动脉,引起相应的临床症状和体征的综合征,包括腰椎间盘突出症、颈椎病、退变引起的椎间盘源性腰痛、退变性颈腰椎不稳症和退变性颈腰椎管狭窄症等。

我国已进入老龄化社会,全身系统的退变,椎间盘疾病,尤其临床上多发的腰椎间盘突出症、颈椎病等疾病,作为一种慢性病带来了严重的疾病负担。传统的治疗方法包括保守治疗、局部注射及开放手术等。近年来,在治疗椎间盘疾病方面,微创手术发展迅猛,尤其是脊柱内镜技术的不断完善,因创伤小、出血少、手术时间短及术后恢复快等特点被广大患者所接受。

一、腰椎间盘突出症

(一)概念

腰椎间盘突出症系腰椎间盘退变后凸起或破裂,压迫脊神经根或马尾神经,引起腰痛、下肢痛或膀胱、直肠功能障碍。此症 1934 年由 Mixter 和 Barr 首先报道,现已为下腰痛的主要病因之一。

(二)病因与病理

腰椎间盘由髓核、纤维环和软骨终板三部分组成。髓核位于椎间盘的中央偏后,占椎间盘横断面的 50%~60%。出生时髓核较大,由脊索细胞组成。10 岁后脊索细胞消失,由疏松的纤维软骨和胶原构成,呈胶冻样。儿童的髓核与纤维环分界清楚。老年髓核水分减少,胶原增粗,使髓核和纤维环分界不明显。脊柱不同的负荷,影响了髓核形态的变化和椎间盘的高度,正常人经过一日活动,晚间较晨起时矮,其差异男性平均为 17.1mm,女性平均为 14.2mm,宇航员在太空失重环境下,其身高较在地面时高。髓核的营养在出生后 8 个月内,依靠椎体与软骨终板,即骨软骨界面的微血管穿支供给。出生后 8 个月微血管闭塞,依靠软骨纤维板渗透作用供应营养,正常负荷和活动有助于这种营养渗透。椎间盘纤维环分为外、中、内三层。外中层由胶原纤维带组成,内层为纤维软骨带。纤维环的前侧和两侧较后侧厚约 2 倍,后侧部分最薄处亦有 12 层纤维。外、中层纤维通过 Sharpy 纤维固定于椎体骺环处。内层纤维附着于软骨终板上,纤维环是同心圆状多层结构,各层纤维平行斜向两椎体间,各层之间互相交叉重叠,外周层纤维比较垂直,越近中心越倾斜。纤维环的胶原,Ⅱ 型胶原占 30%,Ⅰ 型胶原占 70%。正常椎间盘是一个向异性结构,具有自行限制的弹性容器,向异性表明椎间盘的机械特性,随着空间的定向而有变化,因此使椎间盘既有弹性,又很稳定。椎间盘的这种特性与其组织结构和椎间盘的内压有着不可分割的关系。正常腰椎间盘在人体处于休息状态时,由于脊柱韧带的张力和腰背肌的作用,其压力约为 1.5Pa,椎间盘内压力保持在 10Pa。当增加外在负荷时,椎间盘内压力为躯干重量垂直负荷量的 1.5 倍。瑞典 Nachon 在离体及活体上做了大量的椎间盘测压工作。腰椎间盘压力,站立位时承受应力近似于体重,而当仰卧位时下降约 50%。咳嗽或大笑时,压力高出站立位时的 20%。直立举重 20kg 时,压力超过站立位时的 3 倍。椎间盘是承受多轴应力的结构。躯干及负载构成椎间盘的压应力。由一侧转向另一侧的旋转运动,可引起椎间盘水平面的剪应力。前屈运动构成椎间盘后部的张力和前部的压应力，后伸运动构成椎间盘前部的张力和后部的压应力。椎间盘的这种承受正常的应力的反复作用和超越承受一定范围的应力，就会发生椎间盘结构劳损和应变腰椎间盘突出症的病因至今尚未完全清楚。但从以上所介绍的腰椎间盘生物学基础可以了解到椎间盘组织如何在复杂的外界情况影响下，从生理状态发展到病理状态。其中经历细胞、基质结构、生物化学和生物力学等一系列变化。

腰椎间盘突出症的诱发因素或易感因素包括：①过度负荷，从事重体力劳动和举重运动，常因过度负荷造成椎间盘早期退变。当脊柱负重 100kg 时，正常的椎间盘间隙变窄 1.0mm，向侧方膨出 0.5mm，而当椎间盘退变时，负载同样的重量，椎间隙压缩 1.5~2.0mm，向侧方膨出 1.0mm。②长期震动，例如汽车和拖拉机驾驶员在驾驶过程中，长期处于坐位及颠簸状态，腰椎间盘承受的压力较大，容易诱发。Nachemson 测定驾驶汽车时的椎间盘压力为 $0.5kg/cm^2$，踩离合器时，压力可增加到 $1kg/cm^2$。长期反复椎间盘压力增高，可加速椎间盘退变或突出。③脊柱畸形或脊柱生理曲度改变，易诱发椎间盘退变。脊柱侧凸症，在原发性侧凸与继发性侧凸处，椎间隙不仅不等宽，而且常扭转，这使纤维环承受的压力不一，在脊柱凸侧要承受更大的应力，因而可加速退变；此外，有腰骶角异常、腰椎单侧骶化，当发生椎间盘突出时常为多发性突出。④急性损伤，如腰部扭伤，并不能引起腰椎间盘突出；但是，在失去腰背部肌肉保护的情况下，有可能造成椎间盘突出；可使椎间盘软骨终板破裂，使髓核突入椎体内。由于软骨终板无神经和血管组织，故损伤后无疼痛症状，亦不能自行修复。⑤年龄也是易感因素之一，腰椎间盘突出的发病率以中年最高。⑥遗传和种族因素，遗传因素也可能是同一家庭中有血缘关系的亲属 2 人或更多人患腰椎间盘突出症的病因。腰椎间盘突出症白种人发病率高，而黑种人少。⑦吸烟和糖尿病等均易致椎间盘退变。

（三）临床表现

1. 症状　腰椎间盘突出症的主要症状为腰腿痛。据统计约 1/2 患者表现为先腰背痛后腿痛，约 1/3 的患者表现为腰背痛和腿痛同时发生，另外 1/6 的患者先腿痛后腰背痛，但是此症的腰腿痛有一定的特点，有别于其他疾病引起的腰腿痛。有 1/2 以上的腰椎间盘突出症患者有不同程度的腰部慢性损伤史，如从事重体力劳动，经常做弯腰工作，亦有在过去曾经抬重物或腰部突然扭伤等。有时咳嗽、打喷嚏、便秘、冷天

时在水中作业等，由于腹压增高和脊柱两旁肌肉收缩，亦可诱发椎间盘突出症。但是由高处坠落、腰部严重外伤，可以引起腰椎骨折或脱位，却鲜有引起腰椎间盘突出的。这表明腰部慢性损伤，可致腰椎间盘突出，而腰椎间盘突出常发生在原先椎间盘退变的基础上，慢性损伤则能促使椎间盘发生退变。在临床上亦有一部分患者否认或不能回忆起既往外伤史。

（1）腰背痛：腰椎间盘突出症患者，绝大部分都有腰背痛。腰背疼痛既可出现在腿痛之前，亦可与腿痛同时出现或在其之后。一部分患者腰痛不明原因突然发生，另一部分患者则在某次较明确的腰部外伤之后出现。腰背痛和外伤可有间隙时间，短者数天，长者间隔数月乃至年余。患者腰背痛范围较广泛，主要在下腰背部或腰骶部。发生腰背痛的原因主要是椎间盘突出时，刺激了外层纤维环及后纵韧带中的神经纤维。如果椎间盘突出较大，则刺激硬膜产生硬膜痛。

临床所见的腰背痛分两类：一类是腰背部广泛的钝痛，起病缓慢，每当活动时加重，较长时间取一姿势时腰背痛加重，休息或卧床后疼痛减轻。腰背痛症状很少完全影响工作。另一类是腰背痛发病急骤、突然，腰痛甚为严重，腰痛部位肌肉痉挛，因疼痛腰部各种活动均受到限制，严重影响生活和工作。这种急性腰背痛发病最初几天为重，以后可逐渐减轻，一般持续时间较长。要经 3~4 周始能缓解。这两类疼痛以前者为多，后者较少。前者椎间盘纤维环尚完整，而后者纤维环多突然全部或大部破裂，髓核突出。

（2）坐骨神经痛：由于 95% 的椎间盘突出症发生于 $L_{4~5}$ 及 $L_5~S_1$ 椎间隙，故患者多有坐骨神经痛。这种疼痛可发生于腰背痛之后、之中或之前。坐骨神经痛多为逐渐发生，开始疼痛为钝痛，逐渐加重，多呈放射痛，由臀部、大腿后外侧、小腿外侧，放射至足跟部或足背，少数病例可出现由下往上的放射痛，由足、小腿外侧、大腿后外侧放射至臀部。有的患者为了减轻疼痛常采取腰部前屈、屈髋位，以松弛坐骨神经的紧张度，因而患者在行走时愿取前倾位，休息卧床时愿取弯腰、侧卧、屈髋、屈膝位。严重的患者仅取胸膝卧位姿势睡觉。患者主诉骑自行车较行走时疼痛轻。坐骨神经痛可在某种姿势下，因活动或腹压增加而加重，或突发出现触电般的放射痛，由腰部向下肢放射。既有持续性痛，又有突发性加重。椎间盘突出症患者后期常常腿痛重于腰背痛，此时腰骶神经根受累为主要矛盾。

（3）下腹部及大腿前侧痛：在高位腰椎间盘突出

症时,突出的椎间盘可以压迫 $L_{1\sim3}$ 神经根而出现相应神经根支配的腹股沟区痛或大腿内侧痛。

（4）间歇性跛行:患者行走时,随行走距离增多,逐渐出现腰背痛或不适,同时感觉患肢疼痛、麻木加重,当取蹲位或卧床后,症状逐渐消失。此为腰椎间盘突出压迫神经根,造成神经根充血、水肿、炎症反应和缺血,当行走致使椎管内受阻的椎静脉丛逐渐充血,加重了神经根的充血程度,而引起疼痛加重。此种间歇性跛行也与椎管狭窄相似,肢体活动时脊神经根血管扩张,加重了对神经根的压迫,因而引起缺氧和出现症状。

（5）肌肉瘫痪:腰椎间盘突出严重压迫神经根时,可出现神经麻痹、肌肉瘫痪。较多见的为腰椎间盘突出。 L_5 神经麻痹可致胫前肌、腓骨长短肌、拇长伸肌、趾长伸肌麻痹,表现为足下垂。 S_1 神经麻痹可致小腿三头肌瘫痪。

（6）麻木:腰椎间盘突出症有部分患者不出现下肢疼痛,而表现为下肢麻木。此多为椎间盘组织压迫刺激了本体感觉和触觉纤维所引起。麻木感觉区域仍按神经根受累区域分布。

（7）马尾综合征:中央型腰椎间盘突出症,当突然有巨大突出时,常压迫突出平面以下的马尾神经,早期表现为双侧严重坐骨神经痛,会阴部麻木,排便、排尿无力。有时坐骨神经痛可交替出现时左时右,随后坐骨神经痛消失,而表现为双下肢不全瘫痪,如不能伸趾或足下垂,同时双下肢后外侧会阴部痛觉消失,大小便功能障碍,表现为急性尿潴留和排便不能控制。在女性患者可有假性尿失禁,男性患者则表现为阳痿。

2. 一般体征

（1）异常步态:症状较轻的腰椎间盘突出症患者,在步态上可以和正常人没有明显区别。症状较明显者,行走时姿态拘谨;症状较重者,喜欢取身体前倾而臀部凸向一侧的姿态,且表现为跛行。

（2）脊柱曲度异常:腰椎间盘突出症由于突出物刺激神经根可引起疼痛。为了减轻突出物后凸的张力对神经根刺激,椎间隙的后方变宽,腰椎变平,骨盆向后旋转,松弛坐骨神经,因而在外形上出现腰椎生理性前凸变浅。在一些严重的患者,腰椎生理性前凸可以完全消失甚至反常,以尽量加宽后侧间隙,使后纵韧带紧张度增加而髓核部分还纳。同时椎骨后侧的黄韧带相应紧张,因而加宽了椎管容积,除了脊椎生理性前凸改变之外,脊柱还可出现侧凸以使疼痛减轻。侧凸主要发生在腰段。腰部的侧凸

方向可以凸向患侧,也可以凸向健侧,与突出物与神经根的相邻关系相关。如果突出物在神经根的内侧——腋部,腰椎凸向健侧,可以减轻对突出髓核神经根的压力,使神经根松弛。此外,患者的背根神经受到强烈的刺激,患者的腰段骶脊肌痉挛,也是腰椎向健侧侧凸的原因。相反,如果突出物在神经根的外侧——肩部,腰椎则凸向患侧,这样可使神经根离开突出物而达到减轻神经根受压的程度。此规律适合于 $L_{4\sim5}$ 椎间盘突出,而 $L_5\sim S_1$ 椎间盘突出,仅 2/3 病例符合此规律。

（3）压痛点:腰椎间盘突出症的压痛点多在病变椎间隙的棘突旁。如病变发生在 L_4、 L_5 间隙,则在 L_4、 L_5 棘突旁有深压痛。此压痛可向同侧臀部及下肢沿坐骨神经分布区放射。这种棘突旁放射性压痛点在 $L_{4\sim5}$ 椎间盘突出时很明显,而在部分 L_5、 S_1 椎间盘突出患者,多不太明显。部分患者可仅有腰部压痛而无放射痛,甚至有时局部压痛也不太明显。

（4）腰部活动度受限:腰椎间盘突出症患者各方向的活动度都会受不同程度的影响。腰椎向右侧侧凸时,脊柱向左侧弯曲可不受限,而向右侧弯曲则明显受限,反之亦然。脊柱的前屈、后伸活动也受限。脊柱后伸受限时疼痛更明显,这对诊断有较大的参考价值。因后伸时,后方椎间隙变窄,突出物更为后凸,加重了对神经根的刺激。而脊椎前屈可使椎间隙后方加宽,后纵韧带紧张,突出髓核前移,这样就减轻了对神经根的压力,同时腰椎变直,骨盆向后旋转,可以松弛坐骨神经。

（5）下肢肌萎缩:下肢肌萎缩有两个方面原因。一是坐骨神经痛使患者在行走或站立时很自然地多以健肢来负重,由于废用而患肢肌肉逐渐萎缩。二是由于神经根受压,神经系统上运动单位有损害时,无肌萎缩,而下运动单位损害时都伴有肌萎缩。腰椎间盘突出症属于下神经单位的腰骶神经根受到损害,所以该神经根所支配的肌肉如胫前肌、趾伸肌、腓肠肌等皆可有不同程度的肌萎缩。

（6）感觉减退:腰椎间盘突出症的感觉可以是主观的麻木,也可以是客观的麻木,二者都有参考价值。可查到受累神经根支配区痛觉迟钝或消失。中央型椎间盘突出症的麻木感觉区则较广泛。

（7）腱反射改变:患侧膝反射及跟腱反射可以减弱或消失。膝反射减弱是由于 L_4 神经受侵犯多为 L_3 椎间盘突出所致。跟腱反射减弱或消失是由于 S_1 神经根损害所致,故临床上出现跟腱反射改变时,对 $L_5\sim S_1$ 椎间盘突出症的诊断有重要的参考价值。

3. 特殊体征

（1）直腿抬高试验：检查时患者仰卧，检查者手握住患者踝部，另一手置于其大腿前方，使膝关节保持于伸直位，抬高肢体到一定角度，患者感到疼痛或抬高有阻力时为阳性，并记录其抬高角度。如抬腿仅引起腰痛或仅引起不适，则不能算作直腿抬高试验阳性。如检查时有小腿外侧放射痛，从足背直达趾的麻痛感或放射痛，或直达踝部、跟腱的疼痛，则为较典型的直腿抬高试验阳性。如仅腿后方的放射痛，只能算作阴性或可疑腰椎间盘突出症，绝大多数患者都出现直腿抬高试验阳性，故这一检查对诊断本病有重要价值。

（2）拉塞克（Lasegue）征：患者仰卧，屈髋屈膝，当屈髋位伸膝时引起患肢疼痛或肌肉痉挛，为拉塞克征阳性。

（3）健肢抬高试验：患者仰卧，当健肢直腿抬高时，患肢出现坐骨神经痛者为阳性。此试验机制是由于直腿抬高健肢时，健侧的神经根袖牵拉硬膜囊向远端移动，从而使患侧的神经根亦向下移动。当患侧的椎间盘组织突出在神经根的腋部时，患者的神经根向下移动受到限制，导致疼痛。

（4）直腿抬高加强试验（Bragard 征）：患者仰卧，将患肢置于膝关节伸直位，渐渐抬高到一定程度即出现坐骨神经分布区的放射痛，然后将患肢抬高程度降低少许，放射疼消失。此时将患肢的踝关节突然背屈，又引起坐骨神经分布区放射痛即为阳性。

（5）仰卧挺腹试验：患者仰卧，做抬臀挺腹的动作，使臀部、背部离开床面，出现患肢放射痛即为阳性。如做上述动作无放射痛，还可做一些附加动作来加强对神经根的刺激。例如在仰卧挺腹的姿势下作咳嗽动作，或医生同时用手压迫患者的腹部或双侧颈静脉。不论选择哪一种附加动作，如果引起了腿部放射痛，即为阳性。

（6）屈颈试验（Lindner 征）：患者取坐位或半坐位，两下肢伸直，此时坐骨神经已处于一定紧张状态，然后向前屈颈，引起患侧下肢放射痛即为阳性。这是因为屈颈时，从上方牵扯了硬脊膜和脊髓而刺激了神经根所致。

（7）股神经牵拉试验：患者俯卧，患侧膝关节伸直 180°，检查者将患肢小腿上提，使髋关节处于过伸位，出现大腿前方痛即为阳性，或屈曲小腿感大腿前方疼痛为阳性。

（四）辅助检查

1. X 线腰椎平片 腰椎间盘突出症患者，腰椎平片可完全正常，但也有一部分患者可示以下征象：

（1）腰椎正位片：腰椎间盘突出时，正位片腰椎可呈侧凸。侧凸多见于 L_4 椎间盘突出，而另一好发部位 $L_5 \sim S_1$ 椎间盘突出，很少或没有侧凸。侧凸可凸向患侧，也可凸向健侧。这需看突出的髓核与神经根的关系。髓核位于神经根内侧，则腰椎侧凸凸向健侧；髓核位于神经根外侧，则腰椎侧凸凸向患侧。观察椎间隙也示左右不等宽，侧凸凸侧的椎间隙增宽。但是这种左右间隙的改变或上下椎间隙不等宽的改变，并无诊断意义，实际上仅反映了腰椎的保护性姿态。

（2）腰椎侧位片：腰椎侧位片对诊断腰椎间盘突出症价值较大。正常腰椎前凸是由无病损的完整的椎间盘维持的。从侧位片所见，腰椎间盘呈前宽后窄的楔形，这样可以保持腰椎的生理前凸弧度。正常的腰椎间隙宽度，除 $L_5 \sim S_1$ 间隙以外，均是下一间隙较上一间隙更宽。即 $L_{4 \sim 5}$ 间隙较 $L_{3 \sim 4}$ 间隙宽；$L_{3 \sim 4}$ 较 $L_{2 \sim 3}$ 间隙宽，依次类推。在腰椎间盘突出时，可表现除 $L_5 \sim S_1$ 间隙以外，下一间隙较上一间隙更窄。腰椎间盘突出时，腰椎生理前凸减小或消失，严重者甚至反常后凸，这是为了减轻神经根受压所致的疼痛，而造成的继发性畸形。椎间隙前窄后宽，常常提示腰椎间盘纤维环不完全破裂突出；椎间隙减小或明显狭窄，则提示纤维环破裂髓核突出。从椎间盘退变开始，相邻椎体间出现异常运动，使椎间盘纤维环的外层纤维受到牵引性劳损，椎体前缘附着在骺环以外 1mm 软骨终板处，呈水平方向突起，临床上意味着存在椎体不稳定因素。腰椎间盘突出，使腰椎关节复合体半脱位，引起退行性腰椎滑脱或称为假性腰椎滑脱。临床上最常见部位在 L_4 和 L_5 椎体间。1942 年，Knutson 在 X 线片中，发现椎间盘内的真空现象。表现为常在腰骶椎间隙内出现透亮的气体裂隙，并伴有明显的椎间隙狭窄。腰椎间盘突出如果病理改变是软骨终板破裂，髓核可经裂隙突入椎体内，造成椎体内出现半圆形缺损阴影，称为 Schmorl 结节。Schmorl 结节可出现在 1 个或多个椎间隙。如果髓核突出，经软骨盘边缘突入椎体，则 X 线片显示椎体邻近椎间隙处前上缘或前下缘有一游离小骨块。

2. 脊髓造影 脊髓造影是诊断腰椎间盘突出症的一项重要检查方法。

（1）外侧方突出：小的突出硬膜囊没有明显压迹，只在相应的椎间隙外侧有轻度凹形压迹或突出侧的根袖影在硬膜上可见压迹，在形态上表现为较浅的凹形压迹，卵圆形压迹或半弧状压迹等，根袖影消失。

（2）正中突出：向两侧延伸，硬膜囊正中受压，可见有细条线状造影剂从两侧或一侧流向远端。当椎间盘突出完全阻塞椎管时,可见造影剂固定停滞在一平面上。

(3)椎间盘严重退变:纤维环尚未完全破裂,椎间盘膨出,通过局部的造影剂变薄,影像较淡而呈面纱状或珠帘状。

(4)丝条状马尾神经影:椎间盘突出致神经根充血、水肿,可见丝条状马尾神经影。

3. CT 腰椎间盘突出 CT 表现为硬膜外脂肪组织消失,椎间盘组织从后方压迫硬膜囊或从后外侧压迫神经根,硬膜囊向一侧扭转,神经根向不同方向移位。重的椎间盘突出,神经根影为突出椎间盘影所覆盖,硬膜囊受压变扁和椎间盘钙化。将水溶性造影剂作脊髓造影与 CT 检查结合,能提高诊断的准确性。在 CT、MRI 检查时上述征象更为明显。

4. **磁共振成像** MRI 检查主要依赖于质子密度、纵向弛豫时间、横向弛豫时间和流空效应四个因素,应用不同的磁共振射频脉冲程序,可以获得反映这些因素的不同侧重点的图像。不同组织的信号强度不一,故可显示出解剖结构。MRI 除能与 CT 检查一样显示轴状位图像并能显示脊柱矢状位和冠状位图像,更能清晰地了解椎间盘突出的部位、突出的程度与周围组织结构的关系。依据 CT 和 MRI 检查可对突出椎间盘进行区域定位。依据腰椎间盘突出的病理和程度,椎间盘组织可在腰椎运动节段椎管内的任何部位。以三维立体来表达,即突出椎间盘组织在矢状位、水平位和冠状位均有相应的位置。

(1)矢状位:分为三个层面。①椎间盘层面称为Ⅰ层面;②椎间盘上层面即上一椎体的椎弓根下切迹椎体平面至椎间盘上界,此层宽约为椎体高度的 1/3,称为Ⅱ层面;③椎间盘下层面为椎间盘下界至下一椎体的椎弓根下切迹椎体平面,此层宽约为椎体高度的 2/3,亦称为Ⅲ层面。

(2)水平位:以椎体后缘为界分为四个区,即 1、2、3、4 区。1、2 区为两侧椎弓根内界,即椎管界,将此分为三等份,中 1/3 即为 1 区,左、右 1/3 为左、右侧 2 区。1 区称为中央区;2 区称为旁中央区;3 区称为外侧区,为椎弓根内、外界之间,即在椎间孔界之间;4 区称为极外侧区,为椎弓根外侧以外。旁中央区、外侧区和极外侧区尚有左、右侧之分。

(3)额状位:从椎体后缘中线至棘突椎板前缘骨界为骨性椎管矢径,将此矢径分为四等份,分别命名为 a 域、b 域、c 域和 d 域。Ⅰ层面和Ⅱ层面均有相同

的区和域。Ⅲ层面即椎间盘下层面,该处的外侧区即 3 区为椎弓根所占,无实际意义的空间区。依据上述 CT 和 MRI 不同层面所见,即可了解突出椎间盘组织在椎管矢状面上所占据的位置。同时也可从层面中确定突出椎间盘所占的区和域。

(五)诊断

腰椎间盘突出症的诊断,是依靠病史体检和影像学检查综合分析得出的。对于少数疑难病例,尚需辅以免疫学测定和骨扫描等。对于部分特殊类型椎间盘突出的诊断,还应抓住其特有的临床表现。

1. **临床诊断**

(1)病史:应系统而详细地询问,有相当一部分患者,仅以病史中的表现特点,就可诊断或考虑为腰椎间盘突出症。

(2)体格检查:应参照临床表现中的项目选择检查。疑有其他疾病时,应作鉴别诊断的相关检查。

(3)影像学检查:影像学检查系诊断腰椎间盘突出症的重要手段。正确的诊断又必须将临床表现与影像学检查结合起来,仅以影像学检查为依据或片面强调影像学检查的重要性是不正确的。仅有影像学检查证实而无相应的腰椎间盘突出症表现,不能诊断为腰椎间盘突出症。

2. **定位诊断** 病史与细致的体检不仅能作出腰椎间盘突出症的诊断,而且能基本上作出定位诊断。这主要根据不同神经根在突出椎间盘组织压迫下所产生的特有症状和体征。由于 95% 以上腰椎间盘突出症发生在 $L_{4\sim5}$ 或 $L_5\sim S_1$ 椎间隙,压迫了 L_5 或 S_1 神经根,故主要表现为坐骨神经痛症状;另有 2% 腰椎间盘突出发生在 $L_{3\sim4}$ 椎间隙,压迫了 L_4 神经根,可出现股神经痛症状。

(1) $L_{3\sim4}$ 椎间盘突出: L_4 神经根受压,出现腰背痛、髋痛、大腿外侧痛及小腿前侧痛,小腿前内侧麻木,股四头肌无力,膝反射减弱或消失。

(2) $L_{4\sim5}$ 椎间盘突出: L_5 神经根受压,出现腰背痛、骶髂部痛、髋痛,向下放射至大腿和小腿内后外侧面,小腿外侧或包括踇趾足背的麻木,偶有足下垂。膝反射、跟腱反射一般无改变。

(3) $L_5\sim S_1$ 椎间盘突出: S_1 神经根受压出现腰背痛、骶髂部痛、髋痛,向下放射至大腿小腿后外侧及足跟,小腿后外侧及包括外侧三足趾的足背麻木,肌力减弱不多见,若有肌力改变,则表现为足的跖屈及屈踇无力。踝反射一般减弱或消失。

(4)中央型腰椎间盘突出:一般在 $L_{4\sim5}$ 或 $L_5\sim S_1$ 之间,压迫马尾神经,出现腰背痛、双侧大腿及小腿后

侧疼痛,或双侧大腿和小腿后侧、足底及会阴区麻木,膀胱及直肠括约肌无力或麻痹,跟腱、肛门反射消失。

不同部位腰椎间盘突出症具有定位意义的症状及体征见表17-3-1。

表 17-3-1　不同部位腰椎间盘突出症具有定位意义的症状及体征

症状及体征	突出部位		
	$L_{3~4}$	$L_{4~5}$	$L_5 \sim S_1$
受累神经	L_4 神经根	L_5 神经根	S_1 神经根
疼痛部位	骶髂部、髋部、大腿前外侧、小腿前侧	骶髂部、髋部、大腿和小腿后外侧	骶髂部、髋部、大腿前外、小腿及足跟外侧
麻木部位	小腿前内侧	小腿外侧和足背	小腿及足外侧,包括外侧三足趾
肌力改变	伸膝无力	姆趾背伸无力	偶有足跖屈及背伸无力
反射改变	膝反射减弱或消失	无改变	踝反射减弱或消失

中央型腰椎间盘突出症的临床表现表17-3-2。

表 17-3-2　中央型腰椎间盘突出症的临床表现

临床指标	临床表现
突出部位	一般在 $L_{4~5}$ 或 $L_5 \sim S_1$ 之间
受累神经	马尾神经
疼痛部位	腰背部、双侧大小腿后侧
麻木部位	双侧大小腿及足跟后侧以及会阴
肌力改变	膀胱或肛门括约肌无力
反射改变	踝反射消失或肛门反射消失

（六）鉴别诊断

1. 腰肌筋膜炎　中年人发病最多,多因肌肉过度运用和活动,或因剧烈活动后出汗受凉而起病,亦可因直接受寒或上呼吸道感染之后而出现症状。腰骶部肌筋膜炎时,椎旁神经受到刺激,可引起局部疼痛和下肢牵涉痛,检查时因腰背痛肌肉保护性肌痉挛而出现侧凸和运动受限。扪之局部皮下组织增厚。大部分患者能扪到痛性结节或条索感,这在俯卧位检查时更为清晰。腰背部痛性结节常在第三腰椎横突尖部、髂嵴部和髂后上棘等处。压迫痛性结节,特别是肌肉中的痛性结节。可引起局部疼痛并放射至其他部位。

2. 梨状肌综合征　坐骨神经与梨状肌关系密切,梨状肌有变异,或局部瘢痕压迫、粘连等,可引起坐骨神经痛症状,疼痛可放射至整个下肢。俯卧位放松臀部,可在臀中部触到横条较硬或隆起的梨状肌,局限性压痛明显,髋内旋、内收受限,并加重疼痛。

3. 腰椎小关节紊乱　多为中年女性,既往无明显外伤史。多在正常活动时突然发病,常诉准备弯腰取物或转身取物时,突然腰部剧痛,不敢活动。这种疼痛第一次发作后,可经常发作,1 年或 1 个月可发病数次。

检查可发现脊椎向痛侧侧凸,腰段骶棘肌出现痛侧保护性肌痉挛。在 L_4、L_5 或 L_3、L_4 棘突旁有压痛点。反复发作的患者,腰椎前屈不受限,而后伸或向健侧凸即感疼痛加重。直腿抬高试验可感腰部痛而无坐骨神经放射痛,此试验为阴性。

4. 腰椎结核腰痛　是骨关节结核的常见症状之一,部分低位腰椎结核还可产生腿痛。结核分枝杆菌经血流侵入椎体后,可先在椎体中心或边缘开始破坏椎体,已被破坏的椎体则压缩骨折,周围形成寒性脓肿。脓肿向椎管侵入可压迫脊髓或马尾,此类结核往往在腿痛之前已有结核中毒症状及腰痛和腰肌强直,甚至已出现腰大肌髂窝脓肿。易与腰椎间盘突出鉴别。

5. 脊柱肿瘤　脊柱肿瘤是指生长于脊柱的原发肿瘤及转移癌。生长于腰骶部的肿瘤表现为腰骶部痛,亦可压迫神经根产生放射痛,甚至压迫马尾神经引起瘫痪。肿瘤生长处疼痛,局部可有压痛及棘突叩击痛。脊椎附件处的肿瘤,在较晚时可出现局部软组织肿胀甚至肿块。当肿瘤侵及脊髓时,可产生截瘫,侵及神经根时可产生放射痛。脊柱肿瘤的腰痛呈持续性进行性加重,不因卧床而减轻。腰椎间盘突出症疼痛为间歇性,卧床休息能使症状减轻。转移癌患者往往发生于中年以上或老年,较椎间盘突出症发病年龄高,患者往往较早有贫血及恶病质。腰骶部 X 线影像往往显示不太清晰,而骨扫描可在骨 X 线平片出现变化以前发现肿瘤。

6. 腰椎管狭窄症 中央性椎管狭窄症表现为马尾神经症状;神经根管狭窄表现为根性症状,但临床多见的为两者皆有。患者可诉仅腰背痛、腰骶部痛,亦可为腰背痛或腰骶痛并下肢痛,亦有腰背痛并下肢麻木、无力者。若在慢性症状的基础上急性发作,则有腰背痛并严重下肢痛或括约肌功能障碍,这常表明腰椎管狭窄并腰椎间盘突出。下肢痛或麻木症状区域,依受压神经而定,同时退变的椎间盘、黄韧带挤入椎管内,压迫马尾神经使症状加重。故患者常诉挺胸直腰行走困难,而弯腰骑自行车长途跋涉并无障碍。患者行走、站立或上楼梯,常引起一侧或双侧下肢疼痛、麻木或肌无力。患者常诉步行几百米下肢即出现症状,严重时仅能行走数十步。休息、向前弯腰或卧床屈膝休息数分钟,症状即逐渐缓解。此种现象称为神经性间歇性跛行。

检查时发现,患者的主诉症状与客观体征不符。直腿抬高试验阴性,常出现膝反射减弱,踝反射消失,但很少出现括约肌功能障碍,这点与中央型腰椎间盘突出症不同。

(七) 治疗

1. 非手术治疗

(1) 手法治疗:包括牵引、推拿、按摩、卧床、理疗等。牵引可使椎间隙增大及后纵韧带紧张,有助于突出的髓核部分还纳,有人曾用 X 线检查和尸体实验观察证实,牵引可使椎间隙增宽 1.5mm 以上,推拿、按摩可缓解肌肉痉挛,松解神经根粘连,或者改变髓核与神经的相对关系,减轻对神经根的压迫;卧床休息可以减少椎间盘承受的压力,可使损伤的纤维环组织部分修复。

(2) 三维正脊疗法:三维正脊疗法是运用三维向量技术,将突加载荷作用于病变椎间,纠正其三维改变及松解椎间软组织的紧张关系,使之趋向自然状态以治疗椎间病的力学疗法。适应证:椎间盘疾病,包括腰椎间盘突出症、胸腰椎后关节紊乱症、继发性腰椎管狭窄症、脊柱相关疾病等。

1) 操作过程:治疗腰椎间盘突出症时,患者俯卧在三维正脊床上,使病变椎间位于两床板交界处,胸背部固定于头胸板上,骨盆固定于臀腿板上,前后紧绳,将胸背固定带和骨盆固定带扣紧。事前根据患者的身高、体重、性别、年龄、病变部位及病变程度确定数据,将牵引距离、成角方向、成角度数、旋转方向和旋转度数等数据输入电脑,由电脑控制自动完成各种动作。在瞬间定距离快速成角牵引与在一定成角状态下定方向、定角度旋转同步进行的同时,术者再配以手法对病变椎间施加顶推或按压的力,在 1/3 秒的时间内即可完成纠正脊柱椎间三维改变的一次关键性治疗。治疗中,患者无痛苦。

2) 术后处理:三维正脊后嘱患者绝对卧床 6 小时,3 天内相对卧床,同时给予消炎镇痛、活血化淤、防止水肿和粘连的药物辅助治疗。85%以上患者一次见效,一次不愈者可再次正脊。

3) 疗效评价:多中心临床应用观察,治疗腰椎间盘突出症患者 3 000 多例,无严重并发症意外,总有效率 96%以上,一次治愈率在 50%以上。

三维正脊疗法实质上是一种闭合性力学脊柱骨关节矫正术和闭合性力学软组织松解术。在治疗中,对于单纯性小关节紊乱,矫正后立即可感舒适、疼痛消失,椎间无明显损伤。对于骨错缝、筋出槽又有椎间软组织粘连的患者,松解粘连本身就是一种创伤,需要卧床休息,以利恢复。

(3) 硬膜外类固醇注射疗法:硬膜外腔注入利多卡因类麻醉药物及少量激素,可抑制神经末梢的兴奋性,同时改善局部血液循环,使局部代谢产物易于从血循环中被带走,减轻局部酸中毒,从而起到消炎作用,阻断疼痛,达到止痛目的,但如系巨大的椎间盘突出压迫神经根,因顽固的机械刺激未能解除,局部血运差,炎症不易消退,故症状也难以缓解或消失。

2. 手术治疗 临床诊断腰椎间盘突出症后,有 10%~20%的患者需经手术治疗。

(1) 手术指征:①腰椎间盘突出症病史超过半年,经过严格保守治疗无效;或保守治疗有效,但经常复发且疼痛较重者;②首次发作的腰椎间盘突出症疼痛剧烈,尤以下肢症状显著,患者因疼痛难以行动及入眠,被迫处于屈髋屈膝侧卧位,甚至跪位;③出现单根神经麻痹或马尾神经受压麻痹;④患者中年,病史较长,影响工作或生活;⑤病史虽不典型,经影像学检查示有巨大突出或神经嵌压;⑥椎间盘突出并有其他原因所致的腰椎椎管狭窄。

(2) 手术方法:手术方法包括经典的后正中入路、腰椎间盘显微外科切除术、激光椎间盘髓核切除减压术和经皮穿刺内镜椎间盘切除术等。

手术治疗常见的并发症有以下几类。

1）血管损伤：腰椎间盘突出症手术时血管损伤主要发生在经后路手术摘除椎间盘。若经前路腹膜内或腹膜外摘取椎间盘，则由于暴露腹主动脉和下腔静脉或髂总动、静脉而不易误伤这些大血管。血管损伤原因，多系用髓核钳过深向前方摘除椎间盘组织，结果穿过前侧纤维环，钳夹了大血管而造成血管撕裂伤。在 L_5 椎间盘平面较易损伤髂总静脉；若在腰椎间盘平面以上，则左侧易损伤腹主动脉，右侧易损伤下腔静脉。椎间盘摘除时，突然从邻椎间隙处涌出较多的鲜血并伴有急骤的血压下降，提示有大血管损伤。若患者有休克症状和体征，同时腹部能扣及包块，则诊断大血管损伤无疑。

2）神经损伤：腰椎间盘突出症时，受压神经根外因椎间盘组织压迫及髓核物质化学性刺激，可有充血、水肿、粘连等不同程度的神经损伤，因此手术后有神经症状较前加重的可能，有的可因技术操作而引起神经损伤。神经损伤分为：①硬膜外单根或多根神经损伤；②硬膜内马尾神经或神经根损伤；③麻醉药物损伤。

3）脊膜假性囊肿：椎间盘摘除术中硬膜囊损伤后脊膜囊肿为假性脊膜膨出，多次手术者更易损伤硬膜。

3. 微创介入治疗 应用激光、射频热凝或臭氧靶点注射，使椎间盘气化或变性，体积收缩，达到止痛目的。胶原酶化学溶解术亦可取得满意疗效。Finch 提出椎间盘纤维环热凝成形术，也可使某些患者获得满意疗效（图 17-3-1，图 17-3-2）。

近年来国内外一些学者利用射频技术的热凝效应可以使髓组织变性、蛋白凝固、脱水萎缩、体积变小、椎间盘内压力下降、使突出物回缩还纳，从而消除对神经根压迫刺激的原理，将这项技术应用于颈、腰椎间盘突出症的治疗，取得了良好的效果。

射频热凝技术治疗椎间盘突出症有多种模式，早期曾有弯针环绕椎间盘周围损毁椎窦神经或弯针在椎间盘组织内损毁髓核或纤维环组织，后来有髓核内直针射频热凝、髓核内低温等离子射频消融和双极冷水循环射频热凝消融等。目前多采用双极冷水循环射频消融技术和射频热凝靶点消融治疗技术。靶点热凝消融技术对突出髓核进行局部射频热凝治疗而不伤及正常部位的髓核及纤维环组织，使椎间盘的正常生理功能不受影响。

该项技术主要适应于：①有典型的椎间盘突出压迫神经根的症状和体征；②影像学检查显示为包容型椎间盘突出或膨出；③突出物小于 10mm；④经保守治疗无效或反复发作者。

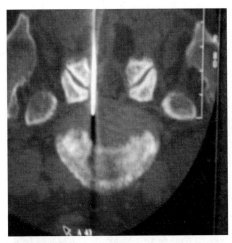
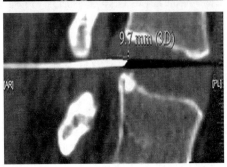
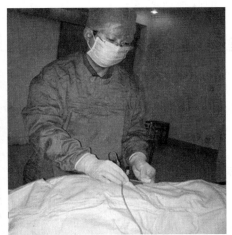
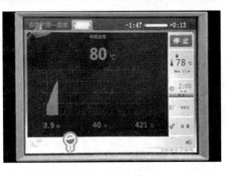

图 17-3-1 在 CT 引导下，椎间盘突出症射频靶点热凝手术

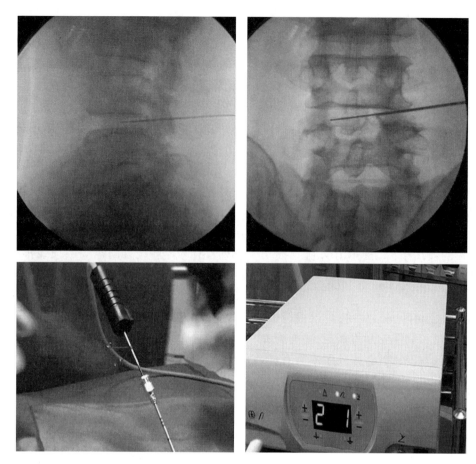

图 17-3-2　C 臂 X 光引导下,椎间盘髓核射频等离子消融手术

其禁忌证有:①脱垂型或游离型椎间盘突出患者;②合并小关节突骨质增生或椎体滑脱及黄韧带肥厚钙化者;③突出物大部分钙化;④合并心、肺等重要脏器功能不全或其他全身性疾病者;⑤突出物较大,占椎管前后径 50% 以上者;⑥已出现马尾神经综合征者;⑦后纵韧带轻度钙化、黄韧带轻度增厚和椎体轻度滑脱可作为相对禁忌证。

射频热凝术治疗椎间盘突出症术后疼痛症状缓解较快,直腿抬高当即可有较大幅度提高,VAS 评分明显下降。优良率为 80%~90%,有效率 95% 以上。

4. 脊柱内镜手术　脊柱内镜技术是 20 世纪 70 年代末 80 年代初应用于临床的新技术,是在椎间盘切吸术的基础上附加的内镜装置,目的是使椎间盘切吸位置更准确,目标更清晰,避免神经干及管的损伤,而使疗效更为优良。其后,该技术不断发展,应用更为广泛,技术日渐成熟。尤其是椎间孔镜手术,经侧后方椎间孔穿刺和经后方椎板间入路进入硬膜外前间隙,对突出的椎间盘组织进行直接摘除,以解除其对神经根或硬膜囊的压迫,目前发展迅猛。据统计可达到外科“开窗”式手术摘除相同的效果,且具有操作简便、创伤小、恢复快、并发症少的优点。70%~80% 的

腰椎间盘突出症患者可以不再外科手术开刀治疗。

适应证包括:①腰腿痛、跛行、感觉异常等临床症状明显,而且以下肢症状为重;②有脊神经根受压的阳性体征,如直腿抬高试验、踇趾伸屈试验等;③临床症状和体征与 CT、磁共振等影像学诊断相一致;④经保守治疗 2 个月无效或反复发作。

二、脊柱内镜技术

(一)概述

椎间盘疾病发生的早期,患者多数采取休息、理疗、口服镇痛药等保守治疗。经阶段性保守治疗后效果不满意者,可选择手术治疗,传统上常采用后路开放式减压手术。但因其创伤大、破坏脊柱正常生理结构、术后患者恢复期较长等不足,不能被部分患者接受。近几年来,随着脊柱基础理论、生物力学研究、脊柱外科技术与器械的发展和进步,脊柱微创手术适应证逐渐扩大,内镜技术大大促进了微创外科的发展,脊柱手术微创化成为该领域手术技术发展的必然方向。在关节镜、腹腔镜、宫腔镜等内镜技术的启发下,在各领域前人学者的不懈努力下,脊柱内镜技术应运而生,近年来脊柱内镜得到了长足的发展,经皮椎间

孔镜腰椎间盘切除术（percutaneous endoscopic lumbar discectomy，PELD）作为脊柱内镜的代表，在临床治疗方面疗效肯定并日趋成熟。

（二）脊柱内镜发展史

脊柱内镜微创手术的基础来源于1972年Kambin等提出了在腰椎后外侧的神经根下方有一个三角形区域，是介入和外科的安全工作区域，称之为"Kambin三角"（图17-3-3）。由尾端椎体的上缘、硬膜囊或行走神经根的外缘和出口神经根内缘组成。

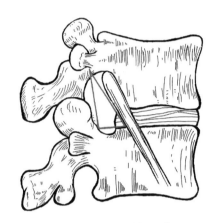

图17-3-3　Kambin 三角

1975年，日本Hijikata等及之后美国的Kambin和Gellman分别报道了经皮切除中央髓核及采用后外侧经皮行腰椎间盘髓核抽吸治疗。1983年Forst和Hausmann报道了在改良关节镜下直接观察椎间盘组织。1991年Kambin报道了经后外侧关节镜下腰椎间盘切除术（arthroscopic micro discectomy，AMD）的关节镜技术，证实AMD技术是安全有效的椎间盘摘除技术。此后，脊柱内镜得到不断发展和创新。1997年Yeung在AMD技术的基础上，进一步研发了新的同轴脊柱内镜器械系统（Yeung endoscopic spine system，YESS）获得FDA批准。2002年，Hoogland发明了TESSYS（Thomas Hoogland endoscopy spine system）技术，该技术通过逐级钻孔器扩大椎间孔，能够直接通过椎间孔到达椎管内从而取出突出的椎间盘组织，术后患者满意率大大提高。其后Hoogland对TESSYS技术的第一代产品进行改良和升级，使用带螺纹的逐级磨钻扩大椎间孔，增加了手术操作的安全性。2014年，中国医生白一冰教授改进了原有TESSYS手术入路，规范了镜下操作程序及手术终止的标准，并命名为BEIS（broad easy immediate surgery）技术，在国内得到一定程度推广。

（三）腰椎内镜技术

1. YESS技术　Yeung经Kambin安全三角区进入椎间盘内行间接椎间盘减压称为YESS技术。该技术的理念是椎间盘摘除的操作先从椎间盘内开始，然后到椎管内，即in-outside的理念（图17-3-4）。YESS手术视野下经单通道可完成直视下椎间盘切除和神经根减压，也可看见硬膜外间隙、纤维环内外侧壁和椎间盘内间隙。手术操作较安全、简单和易掌握。不易损伤椎管内血管、硬膜及神经根，对于包容性的椎间盘突出及后纵韧带内的突出较为有效。但适应证相对狭窄，难以摘除脱出和游离椎间盘。

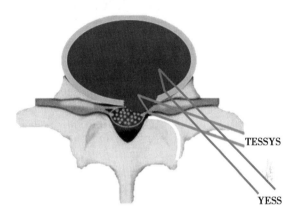

图17-3-4　YESS 的 in-outside 理念与 TESSYS 的 outside-in 理念

2. TESSYS技术　Hoogland经椎间孔进入椎管内行直接神经根松解和减压称为TESSYS技术。该技术自腰椎后外侧的方向穿刺，直接进入椎管进行游离椎间盘摘除，即outside-in的理念（图17-3-4）。手术通过逐级磨除上关节突前下缘骨质，扩大椎间孔，将导管直接置入椎管内，内镜下经硬脊膜前间隙下取出腰椎间盘突出物。该技术由于是经扩大后的椎间孔进入椎管的，套管易置入，不经Kambin三角进入盘内，可避免和降低穿刺与置管过程中对神经根和背根神经节的损伤。对于椎间孔狭窄、巨大突出型及脱出游离型均具有较好的疗效。但手术操作较复杂，学习曲线陡峭。

3. BEIS技术　一般认为BEIS技术是TESSYS技术的改良和延伸，TESSYS技术继承并发展形成BEIS技术。其技术特点是改变了TESSYS技术的水平或略带头倾角度的入路，头倾角度由20°~25°加大到60°甚至70°，同时强调扩孔必须到达椎管中央，也就是在透视中的正位像上要到达棘突的连线（图17-3-5）。

（1）BEIS技术的优点、适应证、禁忌证

BEIS技术比TESSYS技术适应证更广，镜下更讲究解剖层次感，操作更容易，学习曲线下降，疗效更直接，更符合外科医生的手术概念。

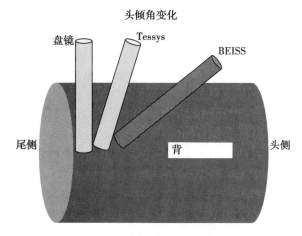

图 17-3-5　各脊柱内镜手术技术头倾变化示意图

该技术适用于大多数椎间盘疾病，包括腰椎间盘突出症、腰椎管狭窄症、脊柱滑脱、脊柱感染性疾病和部分椎管内硬膜囊外良性肿瘤。

禁忌证包括大部分脊柱肿瘤，$T_{5/6}$ 以上的胸椎间盘疾病，胸椎黄韧带钙化等。

（2）BEIS 技术特点：①通过侧后方入路到达目标区域，避免传统后路手术对椎管和神经的干扰，无需咬除椎板，不剥离椎旁肌肉和韧带，对脊柱稳定性几乎无影响；②以神经根为直接目标，而不是对某一点为靶点，对所有干扰神经根和硬膜囊的组织结构进行摘除和处理，沿神经根走行扩大其活动空间；③适应证广，能处理几乎所有类型椎间盘突出症，腰椎管狭窄症，可以治疗以往较难处理的椎间孔狭窄、椎间盘和后纵韧带钙化等骨性病变。内镜下使用特殊的射频电极，可行纤维环成型和环状神经分支阻断，治疗椎间盘源性疼痛；④并发症低，避免了后路手术损伤马尾神经的可能性，由于入路的独特设计避免了扩孔时的神经损伤。尤其是由于镜下减压松解彻底，术后

疼痛发生率明显降低；⑤局部麻醉安全性高，术中能与患者互动，不伤及神经和血管。基本不出血，手术视野清晰，明显降低误操作的风险。对于因基础疾病无法接受大手术的老年患者尤其适用；⑥康复快，术后 2 小时即可下地活动，平均 1~2 周恢复正常工作，6 周后可恢复一般体育运动；⑦患者满意度高，术后立即缓解不适症状，个人生活可自理，护理简单；工作管道直径仅 7.5mm，皮肤切口仅 6~8mm，符合美学观点；⑧腹侧减压理论的提出彻底颠覆了以往注重背侧减压的手术概念，可以解决以往开放手术无法解决的麻木等症状。

（3）手术步骤

1）体位：患者采侧卧位，患侧在上，屈髋屈膝，直径10cm、软硬适中的圆柱形垫垫高骼腰部，以使病变侧椎间孔得以适度张开。大腿间垫垫以外展患肢髋关节，骶尾部以固定架支撑，亦可以使用固定带固定胸肋部、骨盆部于手术床上，以使躯干维持在标准侧卧位，利于 C 型臂透视，避免术中患者前倾（图 17-3-6）。

常规消毒、铺巾，注意消毒范围尽量大，腹侧要达到腋前线。皮肤尽可能多暴露，并用贴膜覆盖。因为直视下观察患者身体有利于立体定位和穿刺。

2）局部麻醉：采用 0.5%~1.0% 的利多卡因溶液，也可以加其他长效麻醉药共同使用，穿刺部位逐层浸润麻醉，分三层完成，分别为皮肤皮下、深筋膜和上关节突及周围，患者无异常感觉后开始手术，必要时增加椎间孔硬膜外麻醉。如果条件许可，请麻醉师辅助，术前给予基础麻醉，但要保持患者清醒并对手术刺激有反应。

3）穿刺定位：腰椎手术的难点主要在 $L_{4\sim5}$ 和 $L_5 \sim S_1$ 两个节段上，而大多数疾病主要也集中在这两个部位。此方法也适用于部分上腰椎，只是操作更加

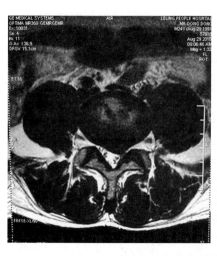
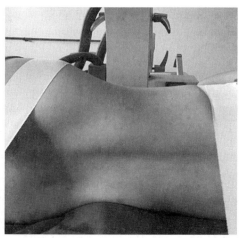

图 17-3-6　$L_{4\sim5}$ 椎间盘突出患者的手术体位

容易,越是向上的节段头倾角越小,具体角度根据上关节突尖部与下位椎体后上缘的连线来定。皮肤穿刺点和病变椎间盘的上关节突尖部,两点之间形成的直线,即为穿刺路线(图17-3-7)。

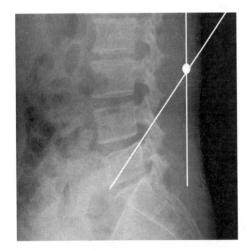

图 17-3-7　皮肤进针点和上关节突尖部形成的直线,即为穿刺路线

皮肤进针点的确定,对手术成功至关重要。对大多数患者而言,可以依据以下方法:在 C 臂机透视下,确定病变椎间隙的体表投影,并标记 L_{4-5} 椎间盘取脊柱后正中线,旁开 10cm 左右连线并向上距离髂嵴 6cm 垂线的交点为穿刺点,而 $L_5 \sim S_1$ 椎间盘增加 2cm,后正中线旁开 12cm 左右连线与髂嵴上 2cm 垂线交点为进针点。但实际操作中,因患者胖瘦不同,旁开距离出入较大。笔者经过大量研究,总结确定进针点的经验为:C 臂标准侧位影像上,上关节突尖部与下位椎体后上缘的连线与腰椎棘突后缘连线之间的交点即为进

针点,依据患者胖瘦仅需微调即可(图 17-3-7)。

BEIS 穿刺线路:在侧位透视下,穿刺针依据进针点穿刺,方向为上关节突尖部与下位椎体后上缘的连线,此线并非绝对的穿刺线,可以根据需要上下调整,但绝不能过多向上调整,否则易损伤出口根,向下调整不受限制,甚至可切割一部分椎弓根上切迹。当穿刺针到达上关节突尖部时,正位像显示针尖在上关节突外缘,穿刺定位针大致头倾 60°(图 17-3-7)。

能否准确地穿刺达上关节突尖部,是手术的关键一步。应用腰椎 CT 重建技术可以显示上关节突尖部的位置(图 17-3-8,图 17-3-9)。

4)椎间孔扩大:沿穿刺针置入导丝后,用尖刀切开皮肤皮下组织约 8mm,在这里需注意有时会有明显出血,多为皮下深筋膜出血,通道置入后多会自然止血。首先进行软组织扩张,注意深筋膜的扩张,如不顺畅将影响置管,甚至是影响通道在术中的摆动范围。建立软组织通路后,再置入定位器,沿着上关节突尖部与下位椎体后上缘连线作为扩大椎间孔的基本方向,根据需要显示的范围适当调整,使用带有三棱尖的定位器 Tomy1 穿过上关节突的尖部骨质,当穿透第二层骨皮质后,更换钝头的 Tomy3 锤击,经过椎间孔进入椎管内,术中注意患者的反应,患者略感不适但不引起过重的麻痛感为好。如果反应强烈则不需要过深扩孔以免损伤神经,这种情况多是因为突出物巨大或者偏硬所致(图 17-3-10)。

正位示针尖达到后正中线,侧位示针尖到达椎体后缘连线,置换导丝,依次用 4mm、6mm、7mm、8mm 骨钻扩大椎间孔,9mm 骨钻专用于椎管狭窄症患者。对于部分女性和老年患者,由于骨质硬度不高,为减轻

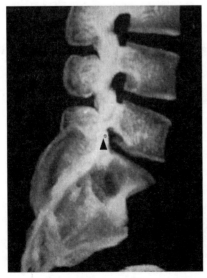

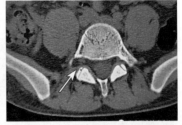

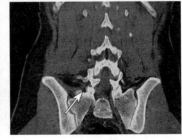

图 17-3-8　腰椎 CT 重建图像显示上关节突尖部的位置

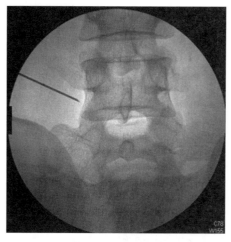
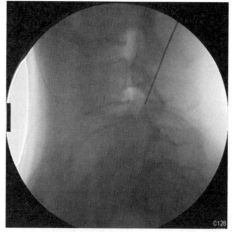

图 17-3-9 手术中穿刺至上关节突尖部影像

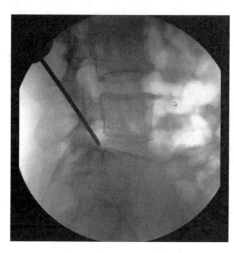
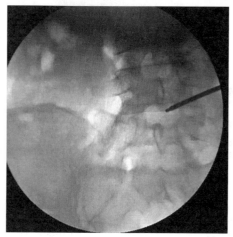

图 17-3-10 Tomy 针的穿刺方向

术中疼痛不适,可仅使用 6mm、8mm 二级扩张,即可完成扩椎间孔操作(图 17-3-11)。

5)建立通道,置入内镜以导丝置换出骨钻,沿导丝置入扩张导杆,沿导杆置入工作套管。注意置入时旋转置入,以不引起患者不适为准,初次置入不宜过深,在处理好椎间孔后,镜下逐渐深入。工作通道置入后应可以适当移动,如呈固定状,则会影响手术。正侧位透视影像观察置管位置是否到位。

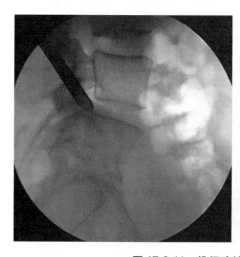
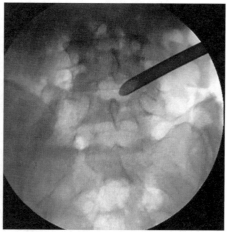

图 17-3-11 椎间孔扩孔后,置入工作套管

经工作通道置入 6.3mm 内镜,连接 3 000ml 生理盐水袋出水管接入椎间孔镜入水口,盐水悬吊高度高于椎间孔镜入水口 1m,过高易引起"类脊髓高压症",吸引器与椎间孔镜出水口相连,打开入水口和出水口经椎间孔镜内通道连续冲洗手术野。对焦镜头、调节白平衡后置入内镜,注意置入内镜过程中勿损伤镜头,应顺着通道置入,脊柱内镜的前端物镜较易擦伤,使得视物不清。

6)镜下操作

A. 椎间盘摘除:清理视野内的淤血后,可见突出或脱出的髓核组织,用髓核钳摘除。在这里要区别对待不同的病例,有的患者有明确的突出物摘除即可,而有的患者突出物包裹在纤维环内,更有的患者突出物已经引起了明显的硬化或钙化,因此往往处理纤维环时需要同时与椎间盘髓核摘除同步进行。两者互相粘连需要仔细辨别以免遗漏。在手术即将结束时还需对椎间孔内的纤维环进行成形,并在该区域再次对椎间盘行盘内减压髓核摘除(图 17-3-12,彩图见书末)。

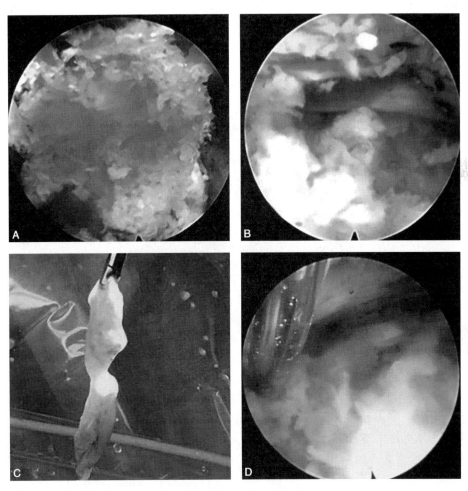

图 17-3-12 镜下髓核摘除和纤维环成形

B. 纤维环成形:年轻的或病程短的患者椎间盘的纤维环增生不明显,只要摘除椎间盘突出物即可,但更多的患者由于病程长,纤维环已经明显增生凸起,对走行的神经根造成了影响,因此对纤维环的处理势在必行,以椎体后缘为标准切除增生的纤维环显露神经根,使得纤维环与椎体缘平齐,但注意只能切除外层纤维环,向中线清理直到显露后纵韧带,向头尾端显露椎间盘上下缘,至此方可能显露部分走行的神经根。如果纤维环增生过度,在成形过程中为避免过度切除纤维环使其变薄,可先行髓核摘除,在纤维环下方形成空腔,再用射频刀头皱缩纤维环,达到减压目的(图 17-3-12)。

依据患者病变情况的不同,镜下还可进行黄韧带成形、后纵韧带成形、骨赘清除、侧隐窝扩大等操作。

BEIS 技术更强调神经根与硬膜囊的腹侧减压,认为各种症状皆来自硬膜囊前间隙,并提出了手术结束的 5 个标准,分别为:①神经根复位;②神经根充血、胀大;③神经根腹侧有空间;④神经根自主搏动;⑤术中直腿抬高试验时可见神经根滑动。镜下可见神经根自头至尾端的彻底松解减压(图 17-3-13,彩图见书末)。

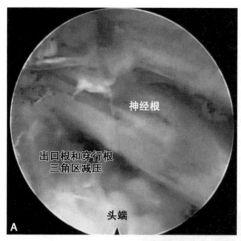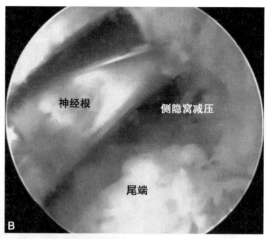

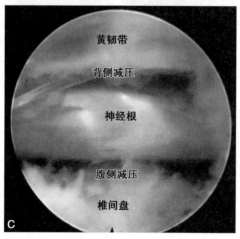

图17-3-13　神经根自头至尾端的彻底松解减压

7）缝合伤口：如果发生硬脊膜破裂则应慢慢取出，避免造成压力变化，引起神经纤维突出硬膜囊。工作套筒随后也可与内镜一同取出，伤口缝合一针或用可吸收线做美容缝合。

（4）术后处理和康复：手术在患者局部麻醉下进行，不需要复苏等过程，此外手术伤口只有8mm，因此，卧床只是为了止血，术后2小时后可以床上活动，术后24~48小时即可下地活动。

手术后72小时将开始出现所谓的"术后反应"，表现为术前症状重现，甚至加重，也可以出现新的症状，如麻木、疼痛、酸胀无力等。持续时间可以很短也可以很长，从几天到3个月甚至更长，一般到第4个月症状完全缓解，老年人恢复期较长。

术后有少于10%患者会发生"反复期"。反复期症状多种多样，但一般表现为患侧腰痛、臀部疼痛、麻木、胀感或切口部位的酸痛等，也有少数为对侧出现症状，多数为站立和坐位时出现或明显，多数可以自行缓解。如果卧床无法缓解或症状持续进行性加重就应该复查磁共振，看是否出现终板炎或椎间盘

炎，此时治疗方案要有所更改，治疗周期也会延长。判断术后反应的标准是：虽然患者有症状，但是双下肢的痛觉正常，化验血象正常或白细胞单项增加，但不会明显增加，血沉可以明显增快，C反应蛋白不会升高。

手术后应避免长时间卧床，否则会出现术后神经根粘连等情况。术后康复训练应该循序渐进，遵医嘱进行，比较标准的锻炼是直腿抬高和五点支撑，也可嘱患者每晚抱枕俯卧半小时，做所谓的"小燕飞"，如条件许可也可进行腰部的热疗，如红外线、超短波等理疗。

（5）经皮内镜椎板间入路椎间盘切除术（percutaneous endoscopic interlaminar discectomy，PEID）：除了经椎间孔手术操作技术外，对于合适病例采用椎板间隙入路进行椎间盘的摘除同样也取得了良好的治疗效果。Choi指出经椎间孔入路首选用于肩部、中央型及复发性的椎间盘突出，椎板间隙入路首选用于腋部及游离型椎间盘突出。该技术具有手术入路为神经外科医师熟悉、穿刺定位快、术中透视少、镜下硬膜

囊/神经根等重要结构均清晰可见、便于保护且可直接切除椎管内突出或脱出的椎间盘组织等优点（图17-3-14，彩图见书末）。主要用于髂嵴较高、横突较大及椎间孔狭窄的 $L_5 \sim S_1$ 椎间盘突出。缺点是工作管道进入椎管，在一定程度上干扰椎管内结构，易损伤神经根及术中患者疼痛感觉稍强。不适用于椎间孔型、极外侧型椎间盘突出症，椎间盘突出伴骨性椎管狭窄，椎间盘突出伴节段性不稳。

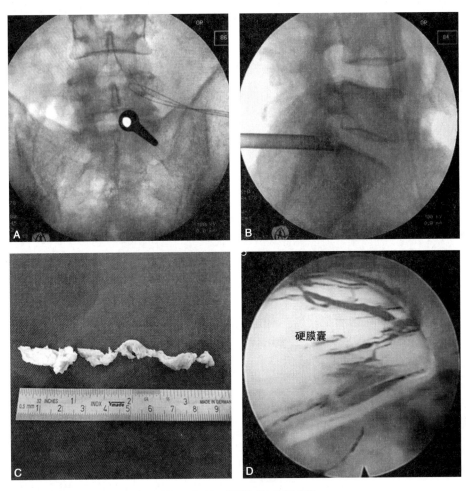

图 17-3-14　PEID 的手术过程

（四）内镜在颈椎的应用

1. **经皮内镜下颈椎前路间盘切除术**（percutaneous endoscopic anterior cervical discectomy，PEACD）　进针点根据术者习惯可位于突出的同侧或对侧，用手指在胸锁乳突肌与气管之间向椎体前方推压。触及椎体表面，把喉和气管推向内侧，颈动脉推向外侧，从而进入盘内进行操作。主要治疗神经根型颈椎病的患者，对于 $C_{2\sim3}$ 水平的椎间盘突出由于下颌骨的遮挡不易采用此项技术。优点是微创，术中视野佳，可对神经根进行直接减压，保留相邻节段的活动度，患者接受程度高等，但该技术易导致食管、喉上/返神经、椎动脉或颈部血管等损伤，置管或摘除髓核时可将突出物推入椎管脊髓或神经根造成损伤，同时可能会由于椎前软组织水肿导致术后呼吸困难等，故掌握其解剖学关系很重要。PEACD 技术同常规颈椎融合的方式相比获得了较好的疗效，但相对于其他内镜技术来说需要进行特殊的手术培训。

2. **经皮内镜下颈椎后路椎间盘切除术**（percutaneous endoscopic posterior cervical discectomy，PEPCD）或者经皮内镜下后路颈椎椎间孔成形术（endoscopic posterior cervical foraminotomy）　该技术在病变同侧进行穿刺，目标为椎板间孔的外侧缘。置入工作套管后使用镜下的动力系统磨除部分椎板、关节突及黄韧带后进入椎管，取出压迫神经的椎间盘组织。该式式主要针对：有明显的单侧颈部神经根放射性症状，影像上为椎间盘向侧方软性突出造成神经根压迫，同时可伴有继发性神经根孔狭窄。或既往同一节段或相邻节段有前路颈椎手术史，而且保守治疗无效的患者。优点：能够在镜下清晰地观察神经结构，避免后路开放手术遗留的术后颈痛及邻近节段退变。

缺点:无法扩大手术范围,无法重建椎间隙,学习曲线长,一旦损伤椎管内脊髓神经组织将会发生灾难性后果。

(五) 显微内镜下椎间盘摘除术(microendoscopicdisectomy,MED)

该项技术是与由美国 Foley 等发明,在可动式椎间盘镜的基础上发明了固定臂通道技术,并获得广泛推广和应用。该技术来源于显微镜技术,介质是空气,与我们过去的小开窗手术相似,而脊柱内镜来源于关节镜,介质是水,技术来源于关节镜技术。MED 手术操作经椎板间隙,与矢状面的角度大约为 0°,不通过腹部的安全禁区,理论上对于腹部解剖结构较为安全,但是屡有后路手术损伤前方大血管导致严重并发症的病例报道。MED 可使用全麻或硬膜外麻醉,适应证较为广泛。术中切开或切除黄韧带,牵开硬脊膜及神经根,显露突出的椎间组织进而摘除髓核,可观察到硬膜囊及神经根等,但由于对椎管的侵扰较为严重,术中较脊柱内镜易出现神经根及硬膜的损伤。

(六) 脊柱内镜技术展望

脊柱内镜技术已成为椎间盘疾病治疗的成熟的脊柱微创技术之一。随着器械的发展,技术水平的提高,椎管狭窄、椎间不稳的治疗和椎间盘的重建技术,已逐步成为临床上所努力的方向。国内目前有神经外科、脊柱外科、疼痛科等科室在开展脊柱内镜技术,并在各自相应领域取得了不菲的成绩。随着各种不同技术操作类型、各种改良和创新器械的不断涌现,相信脊柱内镜技术在我国会取得规范化发展,造福广大患者。

(刘　垒)

第四节　脊髓空洞症

脊髓空洞症(syringomyelia)是一种缓慢进展的脊髓退行性病变。常好发于颈部脊髓,若发生在延髓,则称为延髓空洞症。其病理特点是脊髓(主要是灰质)内形成管状空腔以及胶质细胞增生。脊髓空洞症由 Estienne 于 1546 年最先记述,1827 年 Oliver 首先应用了"脊髓空洞症"这一术语。临床表现为受累脊髓节段神经损害症状,以痛温觉减退或消失而深感觉保留的分离性感觉障碍为特点,兼有脊髓长束征损害的运动障碍及神经营养障碍。

一、病因与发病机制

脊髓空洞症的病因尚不明确。先天者多合并 Chiari Ⅰ 型畸形;后天者可由外伤、肿瘤、炎症等引起。

(一) 先天性病因学说

1. **流体力学理论**　1958 年开始 Garnder 报道了大量 Chiari Ⅰ 型畸形伴脊髓空洞症的病例,他认为枕大孔区的梗阻(先天畸形或蛛网膜炎等),使脑脊液不能从第四脑室流出,脑脊液在脉络膜丛动脉源性搏动的作用下,就会不断冲击脊髓中央管,使其扩大,并破坏中央管周围的灰质,形成空洞。

2. **颅内与椎管内压力分离学说**　1969 年 Williams 进行了一系列研究,对脑室、空洞及蛛网膜下腔做了压力测定。他认为人在咳嗽、打喷嚏及用力时,可引起颅内及椎管内静脉压上升,使脑脊髓蛛网膜下腔的压力随之升高,此时正常人是通过脑脊液在蛛网膜下腔的往返流动来平衡的,而有小脑扁桃体轻度下疝的患者,由于脑脊液循环障碍,就出现了压力的不平衡。Williams 还发现在咳嗽初期,腰部蛛网膜下腔的压力高于基底池,以后则相反。因此,他推测小脑扁桃体可能有活瓣作用,当脊髓蛛网膜下腔压力升高时,脑脊液可上推下疝的扁桃体而流入颅内;随着脊髓蛛网膜下腔压力的下降,小脑扁桃体再度下疝,使脑脊液不能回流,造成颅内压增高,促使脑脊液从第四脑室向中央管灌注,这是颅内与脊髓,中央管与脊髓外产生的压力差,Williams 称这为脑脊液压力分离。这个压力差反复间断地作用很多年,就可以形成交通性脊髓空洞症。在空洞的进展上,他又提出了脑脊液冲击理论,枕大孔明显受压的患者,当咳嗽等用力时,脊髓蛛网膜下腔的压力突然升高,由于不能向颅内传递,就向脊髓内空洞传递,因空洞的开口被关闭或有活瓣作用,空洞内液体不能流入颅内,就向上面中央管旁的灰质冲击,久而久之,空洞逐渐向上扩展,并在脊髓空洞的基础上形成延髓空洞。由此说明,延髓空洞不可能单独存在,此点与临床观察相符。

3. **脑脊液脊髓实质的渗透学说**　1972 年 Ball 在脊髓空洞症的尸检中发现脊髓实质内血管周围间隙明显增宽,他在空洞内注入墨汁可沿血管周围间隙扩散,并在局部形成一些小池,特别是脊髓背侧白质更明显。由此推测,由于枕大孔区畸形静脉压及脊髓蛛网膜下腔压力反复一过性的升高,长期作用于脊髓,使血管周间隙逐渐扩大,脑脊液由此渗入而形成空洞。1979 年 Aboulker 提出神经轴突组织是能透过水的,脑脊液可沿神经组织向脊髓内渗透。临床上也有报道术中证实第四脑室与中央管无交通的患者,在延迟脑脊液造影像上空洞可显影,而且部分空洞远离中央管,多偏在靠近脊髓表面最近的后角部分等。

4. 循环障碍学说 Netsky 在脊髓空洞症患者的尸检中发现髓内有血管异常,特别是后角明显,他推测随着年龄的增长,异常血管周围可发生循环障碍而导致空洞。脊髓对脑脊液的灌注或冲击的损害有保护性机制,胶质纤维的增生,这些纤维会影响脊髓实质的血液供应,缺血可能是空洞产生及进展的原因之一。脊髓实质(主要在后角)先天性异常并不是发病的唯一因素。脊髓后角先天异常,加之枕大孔区畸形及静脉压等因素,使脑脊液很容易从先天异常侧的脊髓后根侵入,在局部形成空洞,随着空洞的扩展可与中央管交通,继之中央管逐渐扩大,最后可与第四脑室相通。

(二)后天病因学说

多由脊髓肿瘤、蛛网膜炎及外伤等因素引起。外伤可使脊髓中心部坏死,造成渗出液及破坏产物的积聚,使渗透压升高,液体潴留,由于髓内压力升高,可破坏周围组织,使空洞逐渐扩大。动物实验中发现在切断的脊髓断端附近出现了一些微小囊肿,由此可推测这些囊肿的破裂、汇合可能是空洞形成的原因。对于蛛网膜炎后的脊髓空洞症,主要由于缺血及静脉栓塞造成。脊髓肿瘤引起的脊髓空洞症主要与肿瘤细胞分泌蛋白性液体有关。

脊髓空洞症的发病机制复杂,枕大孔区畸形或梗阻是导致空洞形成的重要因素。由于每个人的病因、体质及机体代偿能力不同,空洞的形成和发展也各不相同。

二、病理

有空洞的脊髓外观可能正常,亦可能呈梭形膨大或呈现萎缩。空洞壁不规则,由环行排列的胶质细胞及纤维组成,包含有神经纤维和神经胶质退行性病变,空洞内常含有无色或黄色液体。空洞周围有时可以见到异常血管,管壁具有透明变性。大多数病例的空洞发生在脊髓颈段,亦可向上到脑干,向下伸展到胸段,少数延伸到腰段。偶尔可有多发性空洞,互不连通。少数空洞仅发生在延髓部位。极个别病例发生在腰段脊髓。空洞形状不一,有时可为胶质组织分割成多房状。在某些部位,胶质增生多于空洞形成。通常空洞由中央管的背侧横向发展。早期可能局限于一侧后角的底部,以后累及脊髓后角的腹侧部分及前角的底部,最后扩展到该水平的极大部分,以致只剩下薄薄的一层脊髓组织围绕在周围。由于解剖部位不同,可以造成临床症状的极大差别。Chiari 将与脊髓空洞同时存在的后脑畸形分成两型:①Ⅰ型小脑

疝。Magendie 孔通畅,疝入小脑组织正常并可以移动。②Ⅱ型小脑疝。早在胎儿时期已有脑组织向下移位,合并有脊柱裂的儿童病例中,疝入的小脑部分不能移动,脊髓内似一团不能分辨的血管块,多数伴有严重的脑积水、延髓受压、枕大孔扩张及第四脑室下降和狭窄。这些畸形在脊髓空洞症患者中变化极大,不少患者的脑疝介于Ⅰ型或Ⅱ型之间,目前,常用后脑疝(hindbrain herniation)来形容这些畸形。神经细胞与传导束可能有继发的变性,主要在脊髓丘脑束交叉处、脊髓丘脑束、锥体束、后柱、前角细胞以及后角。在延髓空洞症病例中,空洞通常呈纵裂状,有时可能仅为胶质瘢痕形成而无空洞。常见主要位置有三处:①在中线切断内侧丘系交叉纤维;②在锥体及下橄榄核之间,累及舌下神经;③向腹外侧延伸于下橄榄核及三叉神经脊髓束之间,侵犯迷走神经。此外,深入脑桥者多位于背盖部;深入中脑者比较罕见。在延髓空洞症病例中还常常累及面神经核、前庭下核到内侧纵束的纤维,脊髓丘脑束及锥体束等。

三、临床表现

(一)年龄与性别

高发年龄为 20~30 岁,偶尔发生于儿童期或成年以后,文献中最小为 3 岁,最大年龄为 60 岁。男性与女性比例为 3:1。

(二)病程

进展缓慢,最早出现的症状常呈节段性分布,首先影响上肢。当空洞逐渐扩大时,脊髓白质内的长传导束也被累及,在空洞水平以下出现传导束功能障碍,两个阶段之间可以间隔数年。

(三)症状与体征

1. 感觉障碍 最早症状常是单侧的痛觉、温度觉障碍;如病变侵及前联合时,可有双侧的手部、臂部尺侧或一部分颈部、胸部的痛、温觉丧失,而触觉及深感觉完整或相对正常,称为分离性感觉障碍。患者常在手部发生灼伤或刺、割伤后才发现痛温觉的缺损。以后痛温觉丧失范围可以扩大到两上肢、胸、背部,痛温觉丧失范围呈"马褂"样分布。如向上影响到三叉丘脑束交叉处,可以造成面部痛、温觉减退或消失,包括角膜反射消失。许多患者在痛温觉消失区域内有自发的中枢痛。晚期后柱及脊髓丘脑束也被累及,造成病变水平以下痛、温、触觉及深感觉的感觉异常及不同程度的障碍。

2. 运动障碍 手部小肌肉及前臂尺侧肌肉发生萎缩、软弱无力,且可有肌束颤动,逐渐波及上肢及其

他肌肉、肩胛带以及一部分肋间肌。腱反射及肌张力减低。在空洞水平以下出现锥体束征、肌张力增加、腱反射亢进和腹壁反射消失，Babinski 征呈阳性。空洞内如果发生出血，病情可突然恶化。空洞如果在腰骶部，则在下肢部位出现上述的运动及感觉症状。

3. 营养障碍及其他症状　关节的痛觉消失引起关节磨损、萎缩和畸形；关节肿大，活动度增加，运动时有摩擦音而无痛觉，称为沙尔科（Charcot）关节。在痛觉消失区域，表皮烫伤及其他损伤可以造成顽固性溃疡及瘢痕形成。如果皮下组织增厚、肿胀及异样发软，伴有局部溃疡及感觉缺失时，形成 Morvan 综合征。颈胸段病变损害交感神经通路时，可产生颈交感神经麻痹（Horner）综合征。病变节段可有出汗功能障碍，出汗过多或出汗过少。晚期可以有神经源性膀胱以及大小便失禁现象。其他如脊柱侧弯、后凸畸形、脊柱裂、弓形足等亦属常见。

由于延髓空洞常不对称，症状和体征通常为单侧型。累及疑核可造成吞咽困难，软腭与咽喉肌无力，悬雍垂偏斜。舌下神经核受影响时造成伸舌偏向患侧，同时舌肌萎缩伴有肌束颤动。如面神经核受累时出现下运动神经元型面瘫。三叉神经下行根受累时造成同侧面部感觉呈中枢型痛、温觉障碍。侵及内侧弓状纤维则出现半身触觉、深感觉缺失。如果前庭小脑通路阻断可引起眩晕，可能伴有步态不稳及眼球震颤。有时可能出现其他长传导束征。但后者常与脊髓空洞症同时存在。

四、诊断

成年期发病，节段性分布的分离性感觉障碍，手部及上肢的肌萎缩，自主神经与营养障碍，以及合并其他先天性缺陷是本病的特征。但进一步确诊需要依靠 CT/MRI 检查。

（一）CT

80%的空洞可在 CT 平扫时被发现，表现为髓内边界清晰的低密度囊腔，其 CT 值与相应蛛网膜下腔内脑脊液相同，较相应节段脊髓的 CT 值平均低 15Hu，相应脊髓外形膨大。少数空洞内压力较低而呈萎缩状态，此时其外形欠规则。当空洞较小或含蛋白量较高时，平扫可能漏诊。椎管内碘水造影 29 小时 CT 延迟扫描，可在脊髓空洞内见到高密度造影剂。当空洞部直接与蛛网膜下腔相通时，造影剂可通过脊髓血管间隙或第四脑室的交通进入空洞，因此，注射造影剂后延迟扫描发现髓内高密度影的机会较高。伴发脊髓肿瘤时，脊髓不规则膨大，密度不均，空洞壁可较

厚。外伤后脊髓空洞常呈偏心性，其内常可见分隔。

（二）MRI

MRI 是诊断脊髓空洞症的最有效工具，MRI 矢状面图像能清晰地显示空洞全貌，T_1 像表现脊髓中央低信号的管状扩张，T_2 像上空洞内液呈高信号。无论 T_1 还是 T_2 像，空洞内液信号均匀一致（图 17-4-1，图 17-4-2）。横断面上空洞多呈圆形，有时形态不规则或双腔形，边缘清楚光滑。在空洞的上、下两端常有胶质增生，当增生的胶质组织在空洞内形成分隔时，空洞呈多房性或腊肠状。空洞相应节段的脊髓均匀膨大。由于脑脊液的搏动，T_2 加权像上脑脊液呈低信号，这种现象称为脑脊液流空现象。若脊髓空洞内液与脑脊液相交通，可有搏动。因此，这些患者在 T_2 像上可见到低信号的流空现象，与 T_1 像颇为相似。由于空洞内液搏动程度不同，信号缺失区的形态可与 T_1 加权时的范围不一致。多房性空洞由于分隔的存在导致搏动较弱，流空现象出现率较低，但当其交通以后空洞

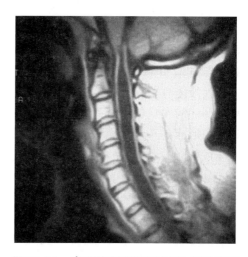

图 17-4-1　高颈髓及延髓空洞症的 MRI 表现

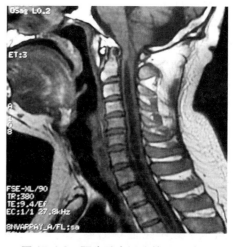

图 17-4-2　颈胸髓空洞症的 MRI 表现

内流空现象出现率明显增多,因此如发现流空现象缺失则提示多房分隔的存在。非搏动性空洞常为单发,其长度、直径均小,施行分流术后空洞内搏动幅度减弱甚至消失。因此,空洞内流空现象的观察亦可作为手术疗效观察的指标之一。与脑室或蛛网膜下腔交通的空洞,称为交通性脊髓空洞症;而无交通的空洞,称为非交通性脊髓空洞症或脊髓积水。

五、鉴别诊断

(一)脊髓肿瘤

脊髓髓外与髓内肿瘤都可以造成局限性肌萎缩及节段性感觉障碍,在肿瘤病例中脊髓灰质内的星形细胞瘤或室管膜瘤分泌出蛋白性液体积聚在肿瘤上、下方使脊髓的直径加宽,脊柱后柱侧突及神经系统症状可以类似脊髓空洞症,尤其是位于下颈髓部位时难以鉴别。但肿瘤病例病程进展较快,根痛常见,营养障碍少见。早期脑脊液中蛋白有所增高,可以与本病相区别。CT、MRI 检查可鉴别。

(二)颈椎骨关节病

颈椎骨关节病可以造成上肢肌萎缩以及长束征象,但根痛常见,病变水平明显的节段性感觉障碍少见。颈椎摄片,必要时做脊髓造影,颈椎 CT 或 MRI 助于证实诊断。

(三)颈肋

颈肋可以造成手部小肌肉局限性萎缩以及感觉障碍,伴有或不伴有锁骨下动脉受压的证据,而且由于在脊髓空洞症中常伴有颈肋,诊断上可以发生混淆。不过,颈肋造成的感觉障碍通常局限于手及前臂的尺侧部位,触觉障碍较痛觉障碍更为严重,上臂腱反射不受影响,而且没有长束征。颈椎摄片也有助于建立诊断。

(四)尺神经麻痹

尺神经损伤可产生骨间肌及中间两个蚓状肌的局限性萎缩,但感觉障碍相对比较轻微而局限,触觉及痛觉一样受累,肘后部位的神经通常有压痛。

六、治疗

(一)外科治疗

目前手术治疗渐成脊髓空洞症的趋势,常采用以下手术方式。

1. **颅后窝减压术**　适用于合并 Chiari Ⅰ型畸形及有延髓症状者。手术目的在于解除小脑扁桃体的压迫。在部分病例中,以手术纠正先天性小脑扁桃体及延髓下疝畸形、颅底凹陷以及延髓周围粘连性蛛网膜炎,使颅腔与脊髓腔的压力达到平衡,可能使临床症状有所改善。如果未能充分纠正压力的失衡时,有可能使延髓下疝加重,致不能再手术纠正。成功的减压手术可以使直接受到扁桃体下疝压力影响的长传导束解放出来,减轻颈部及后枕部疼痛,也可能使后组脑神经从直接压迫和下疝引起的牵拉中解脱出来,减轻延髓症状。据报道术后好转者可达 50%。

2. **空洞切开术**　在做枕大孔区减压时,如发现脊髓有空洞,表面只剩一薄层脊髓,可采用这一术式,但与放置引流管相比,效果是有限的。问题在于切口保持开放较困难;局部切开对液体无吸引作用;按脑脊液脊髓实质渗透学说,空洞切开使脑脊液更容易灌注,易损伤脊髓,加重神经系统症状。

3. **引流术**　适用于病情恶化,无或有轻度小脑扁桃体下疝者。包括脑室和空洞引流术。部分脊髓空洞症患者伴有脑积水,可代偿性地使中央管扩大,进行脑室引流。常用的空洞引流术包括空洞-蛛网膜下腔引流术、空洞-腹腔引流术、中央管末端开口术。

(二)放射治疗

用深部 X 线照射或放射性同位素碘-131 治疗。方法有两种。一种是口服法,即先用复方碘溶液封闭甲状腺,然后空腹口服钠碘-131 溶液 50~200μCi,每周服 2 次,总量 500μCi 为一疗程,2~3 个月后重复疗程。另一种是椎管注射法,腰椎穿刺后,取头低 15°穿刺针头倾向头部,注射钠碘-131 溶液 0.1~0.4μCi/ml,每 15 天 1 次,共 3~4 次。

(三)药物治疗

多使用 B 族维生素、三磷酸腺苷、辅酶 A、肌苷及镇痛药等。

(韩利章　江玉泉)

第五节　脊　柱　裂

脊柱裂(spina bifida)是一种神经管发育不全的出生缺陷。根据 1986—1987 年我国出生监测资料,总出生缺陷发生率为 103.07/万,其中神经管畸形率最高,为 0.274%。按全国每年 2 300 万出生数推算,其中 32 万~35 万婴儿患出生缺陷,而神经管畸形儿则高达 8 万~10 万例。因此,脊柱裂是一种常见,多发的且可致严重预后不良的先天缺陷性疾病。本病在性别上以女性居多。

一、病因及病理

神经管畸形是遗传因素和环境因素共同作用的

结果,环境因素包括妊娠早期遭受如放射线、毒物、激素类药物、缺氧酸中毒等不良刺激。怀孕早期体内叶酸缺乏是神经管畸形发生的主要原因。遗传因素也是神经管畸形发生的原因,约 8%~20% 的病儿父母罹患隐性脊柱裂。脊髓脊膜膨出 Chiari Ⅱ 畸形发生率高,伴发脑积水,脊髓积水发生率达 40%~90%,脑脊液压力增高也可能与显性脊膜膨出有潜在相关关系。

中枢神经系统在胚胎的第一个月开始发育,在胚胎第二周背侧形成神经板。神经板两侧凸起,中间凹陷,两侧的凸起部分逐渐在顶部连接闭合,而在胚胎第 3~4 周时,形成神经管。如果神经管的闭合在此阶段被阻断,则造成覆盖中枢神经系统的骨质或皮肤的缺损。神经管的最前端大约在胚胎第 24 天闭合,然后经过反复分化和分裂最终形成脑。神经管尾端后神经孔的闭合发生于胚胎的第 27 天,分化发育成脊椎的腰骶部。神经管及其覆盖物在闭合过程中出现的异常称为神经管闭合不全。神经管闭合不全最多发生在神经管的两端,但也可能发生在神经管两端之间的任何部位。若发生在前端,则头颅裂开,脑组织被破坏,形成无脑畸形。若发生在尾端,则脊柱出现裂口,脊髓可以完全暴露在外,也可能膨出在一个囊内,称为脊柱裂和脊膜膨出。

二、分类

先天性脊柱裂分为两大类,即有椎管内容物膨出的显性脊柱裂和无椎管内容物膨出的隐性脊柱裂,显性脊柱裂又分为单纯脊膜膨出、脊髓脊膜膨出和脊髓裂等几个亚型。

(一) 脊膜膨出

脊膜膨出是脊膜自脊椎骨裂处向体表或体腔内膨出,脊膜囊内仅含有脑脊液,无脊髓及脊神经组织。通常脊膜囊基底部有蒂与椎管内相通。若蒂部已闭锁甚至退化消失,仅残留椎管外囊性肿块,可称为脊膜囊肿。据脊膜膨出的解剖部位和病理特征,大致又可分为如下几类。

1. **单纯脊膜膨出** 脊膜囊性膨出于颈、背、腰、骶后中线体表外,膜外有皮肤覆盖是临床常见类型之一,以腰骶部更为多见。

2. **椎前脊膜膨出** 若椎体发育畸形,如裂椎、侧半椎体畸形等,可伴发椎体前方脊膜膨出。若骶椎前缺损,脊膜囊可形成于骶椎前,若颈椎为裂椎畸形,膨出的囊腔可占据颈椎前及咽后壁间隙,均可发生相应的压迫症状。

3. **椎旁脊膜膨出** 脊膜通过骨性脊神经孔向椎旁膨出,形成椎旁膨出囊腔。此种类型多发生于胸段脊椎,可单发亦可多发,有时合并神经纤维瘤。

4. **骶尾部脊膜膨出** 此型在骶尾部形成囊肿,内为脑脊液,蒂部多已闭锁,亦可划归脊膜囊肿一类。易误诊为骶尾部囊性畸胎瘤。

(二) 脊髓脊膜膨出

脊髓脊膜膨出是指脊膜腔通过较大的椎骨缺损向背侧膨出,囊腔内含膨出程度不等、数量不同的脊髓、脊神经组织,还可有畸形神经分支及纤维组织。膨出的囊腔内无脊髓,但含有神经组织的,又可称为脊神经脊膜膨出。脊髓脊膜膨出,囊腔内含有的脊髓组织,多为部分性。部分病例合并有脊髓纵裂,脊髓沿中央导水管分为两半,一半可膨出于囊腔内,另一半存留于椎管内,膨出的基底部,与脊膜粘连可产生脊髓拴系。此型若仅有一半脊髓或可两半脊髓膨出于囊腔内,均可称为半脊髓脊膜膨出。

(三) 脊髓外翻

又称脊髓外露、脊髓膨出、脊髓裂,是一种严重的神经管发育不全畸形,表现为椎管、脊膜及脊髓中央导水管完全裂开、外露。新生儿多难以成活。多发生于腰骶部,神经损害严重,常伴发颅脑发育畸形如无脑、脑积水,而出现神经定位病变、下肢畸形以及大小便功能失控。

三、临床表现

脊柱裂因病因的不同,可有显性和隐性之分。

隐性脊柱裂病变较轻,多在缺损部位表面皮肤上有毛发增生、色素沉着、皮下脂肪隆起或皮肤隐窝等,隐性脊柱裂患儿常到了学龄期仍有遗尿现象。通过 X 线脊柱正位平片可以确定诊断。

显性脊柱裂最常见的形式是棘突及椎板缺如,椎管向背侧开放,好发于腰骶部。显性脊柱裂的局部表现可发生在脊柱正中自颈椎至骶椎的任何部位,可见到突出的囊性肿物(图 17-5-1,彩图见书末),随年龄增长而增大,体积小者呈圆形,较大者可不规则,有的基底宽阔,有的基底为一细颈样蒂。肿物表面的皮肤可以正常,也可有稀疏或浓密的长毛及异常色素沉着,有的合并毛细血管瘤,或有深浅不一的皮肤凹陷,肿物被膜很薄时,在周边向正常皮肤移行,移行部的皮肤增厚,有毛发增多。啼哭或按压前囟时,囊肿的张力可能增高,有冲击感,即所谓传导性搏动;若囊壁较薄,囊腔较大,透光试验可阳性。因肿物被膜溃破,有脑脊液外漏时,肿物的张力变小,被膜皱缩而变平。发生在颈胸段的显性脊柱裂以脊膜膨出多见;而发生

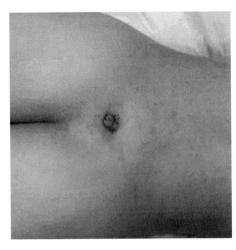

图 17-5-1 脊柱裂的囊性肿物

在腰骶部的显性脊柱裂则以脊髓脊膜膨出和脊髓膨出多见。因此发生在颈胸段的显性脊柱裂,很少出现脊髓和神经受损的表现;而腰骶部的显性脊柱裂大多出现脊髓和神经受损的表现,如脂肪脊髓脊膜膨出型,多见于腰骶、腰部或胸腰段,外观为背部半球形肿块,皮肤正常,皮下为脂肪组织或呈脂肪瘤样。可表现程度不等的单侧或双侧下肢迟缓性瘫痪、足下垂、足内翻畸形以及支配排尿、排便功能的脊髓和神经有程度不等的损害,而出现遗尿、排尿不畅、尿失禁和因肛门括约肌松弛而造成的排便不畅、直肠肛门脱垂、大便失禁等临床表现。巨大脊膜膨出和脊髓脊膜膨出的患儿,由于脑脊液循环功能的障碍,可以出现脑积水的临床表现。有极少的脊膜膨出或脊髓脊膜膨出向前方突出,而出现胸部、腹部和骨盆腔内肿物的症状,如吞咽及呼吸困难、大便困难和尿潴留症状等,但这样的病例只占 1% 以下。本病以女性居多。

四、诊断

脊柱裂的诊断相对来讲是比较容易的,对于隐性脊柱裂的病例,通过拍摄正位的 X 线脊柱平片,就可确定诊断。而显性脊柱裂从外观上就可以做出诊断。问题是如何确定显性脊柱裂的类型,这就需借助影像学的手段来确定诊断。

现在使用的"脊柱裂"的诊断用语,具有各种各样的意义。狭义的"脊柱裂"分为"囊肿性脊柱裂"(spina bifida cystica)和"隐性脊柱裂"(spina bifida occulta),前者一般指的是在腰背部有明显囊性肿物的脊髓脊膜膨出等疾病;而后者指的是一个以上的椎弓骨愈合缺损,但并不包括所有的病变。胚胎初期由于神经管的发育不全,而造成的脊椎、脊髓的畸形性病变,称为"脊髓闭锁障碍"(spinal dysrhaphism SD)。在"脊髓闭锁障碍"的病例中,对于出生后就有皮肤缺损,伴有神经组织外露的病例,从外观上就可做出诊断,并且为了防止感染,在生后即施行紧急手术,所以在术前很少进行影像学诊断。与此相反,在隐性脊髓闭锁障碍时,外表的皮肤面覆盖的是正常或基本正常的皮肤,但脊柱管内或其周围组织存在异常,成为出生后或生长到一定的阶段后出现各种各样的神经症状的原因,因此有必要早期诊断以及早期治疗。影像学诊断对于这种特征和轻重程度的了解是非常有用的,作为术前检查是不可缺少的。

(一)单纯 X 线摄影

腰骶椎单纯 X 线摄影的目的在于观察腰骶椎骨骼。在小儿期,尤其是在新生儿期由于椎弓还未骨化,所以不能诊断有无椎弓愈合不全。小儿有 20% 以上 X 线检查可检出隐性脊柱裂。成人大多数在腰椎 X 线检查时偶被发现,其检出率可达 4%~10%。隐性脊柱裂在 X 线片上,主要的征象是椎弓中央有程度不同的裂隙,棘突缺如或伴有棘突畸形。位于上方的棘突常过度发育,或与发育不全的棘突融合,其一端呈杵状。过长的棘突位于脊柱裂的中央,形似"铡刀",又称"铡刀"棘突征。有时棘突在裂隙内呈游离状,又称游离棘突。隐性脊柱裂可发生在一个椎弓或数个椎弓,以腰骶椎多见。显性脊柱裂的 X 线表现,除有椎弓骨裂外,正位还可见有圆形,侧位可见有半圆形软组织肿块阴影。多发生在 2 个椎体以上,甚至全颈椎裂、全骶椎裂及腰骶裂。全腰椎裂较少见。即使单纯拍片是正常的,也不能排除脊椎管内有病变。因此,对于怀疑有隐性脊髓闭锁障碍的病例,必须应用超声检查或 MRI 检查。

(二)超声检查

因新生儿的椎弓未骨化,且因从背部的皮肤表面到脊髓也只不过 1~2cm,能够通过椎弓用超声进行观察,一般出生后 3 个月内的患儿,都可接受检查。与其他的检查方法相比,超声检查有以下特征:①分辨率高;②能够观察脊髓的功能;③简单易行;④是无创伤性检查;⑤容易对患儿进行监护。当怀疑新生儿或婴幼儿有"脊髓闭锁障碍"时,应首选超声检查。

(三)CT

由于 MRI 的迅速普及,CT 的适应证就显得有限了。但是,CT 对于脂肪的分辨程度并不比 MRI 差,因此螺旋 CT 的高速性,对于难以镇静的患儿的脊髓脂肪瘤的检索或许有帮助。并且三维 CT 对脊髓纵裂的骨性中隔的形态观察等,及对骨骼变化从立体的角度进行分析是非常有用的,有可能形成新的检查手段。

（四）MRI

在脊椎疾病的影像学诊断方面最有价值的是MRI,对于"脊髓闭合障碍"的诊断也是极有价值的。高速摄像法的发展和画面质量的提高使得 MRI 的应用性不断地得以提高。在疾病形态诊断各个方面发挥着作用,特别是 T_1 像能够敏锐地获取以脂肪瘤为主的脂肪组织的异常,T_2 像能够敏锐地获取髓液腔范围的异常。MRI 的不足是对于新生儿的监护有其困难之处,所以对新生儿进行 MRI 检查时要特别注意。

（五）各种病变的影像学所见

1. 脊髓拴系综合征　所谓拴系就是指脊髓直接或间接固定于脊柱的状态。由于在胚胎后期和幼儿期脊髓的退行分化与骨骼的发育,伴有相对的脊髓圆锥的上升,因此被固定的部分产生对脊髓的牵引,在牵引部引起神经细胞的损害,出现临床症状。其原因是各种各样的,无论何种原因,低位圆锥是其影像所见,在狭义的脊髓拴系综合征时,没有明显的原因,而仅见到低位圆锥。脊髓圆锥位于第 3 腰椎以下的高度时,即使没有见到其他的异常也应怀疑是异常的。并且,由于脊髓被牵引,其正常的搏动消失。用超声检查时观察脊髓以及马尾神经的搏动程度,判断有无拴系,是非常有价值的。

2. 脊髓脂肪瘤　间叶组织进入原本已经闭锁的神经管的背侧,分化成脂肪,而形成脊髓脂肪瘤,成为产生脊髓牵引的原因。有脊柱管内外相连的和不相连的,也有脂肪包绕终丝的一部分等各种各样的类型。MRI 的目的在于详细地观察脂肪存在的范围和与脊髓的关系,以便制订手术计划。

3. 先天性皮肤窦　是从背部皮肤到皮下连续的索状物,内面由上皮覆盖,终端止于椎骨、脊膜、脊髓的任一部位,与脊髓结合时成为脊髓拴系的原因。在影像学上见到皮下结缔组织中的索状物,认真观察索状物是否与脊髓连接。用 CT、MRI 检查难以清楚地显示髓液腔内的皮肤窦,而用超声检查就能明显地观察到。

4. 终丝紧张症（肥厚症）　由于肥厚且短的终丝引起的脊髓拴系称为终丝紧张症（肥厚症）。但是仅依靠影像学难以明确分辨脊髓或终丝。

5. 脊膜膨出、脊髓脊膜膨出、脂肪脊髓脊膜膨出　脊膜膨出是脊膜从闭锁不全的椎弓向后方突出,其内容物仅有脑脊液,而不引起神经症状。一般突出向背侧,但也有突向侧方和腹侧的。脊髓脊膜膨出是膨出内有神经组织进入,与覆盖在膨出内面的神经原基相连接。脂肪脊髓脊膜膨出是脂肪组织、神经组织、脊膜成为一体向后方突出,在这些疾病中常常合并 Chiari Ⅱ型畸形,必须施行头部的 MRI 检查。

6. 脊髓膨出、脂肪脊髓膨出、半脊髓膨出　由于脊膜组织的缺损,仅有内容物的突出,神经组织呈平板型从缺损的皮肤部突出,暴露在外界。常需急症手术,并且外科医师通过直视就可观察到,所以几乎不须行影像学检查即可确定诊断。若需行影像学检查,也只是应用超声检查了解有无腹部内脏和心脏的畸形,或者对有无脑积水及其严重程度进行判定。半脊髓膨出是脊髓纵裂中脊髓膨出的一种。

7. 脊髓纵裂　由于在脊椎管内存在着骨棘和纤维性隔膜等,而将脊髓分为两支的状态称为脊髓纵裂。分割可以持续到脊髓终端,也可以是分割的脊髓在其远端再次合为一支。MRI 可以观察脊髓本身,而对于是否存在应该切除的骨棘,应配合应用单纯拍片和 CT 进行检查。

8. 其他　脊髓空洞症可合并各种各样的畸形。尾部退化综合征及骶部发育不全是以骶骨为中心,下部脊椎、脊髓、后腹膜脏器、臀部、下肢骨骼、肌肉等缺损或发育不全的状态。需与脊髓闭锁障碍相鉴别的腰骶部肿物性疾病有畸胎瘤、皮样或表皮样囊肿、错构瘤等。脊髓脊膜膨出的病例多伴有脑积水。

五、鉴别诊断

（一）骶尾部畸胎瘤

骶尾部畸胎瘤位置较低,大小不等,形状不规则,硬度不均匀,为囊实性混合的肿物,位置多偏向一侧。肿物内常有实质性组织,如骨骼、牙齿、软骨等。肿物界限清楚,囊性畸胎瘤透光试验阳性。因与椎管不相通,所以压迫肿物时囟门无冲击感。直肠指诊时可触到骶前肿物。血甲胎蛋白测定 $>20\mu g/L$ 时有恶变的可能。B 超检查肿物为囊实性,X 线摄片显示无腰骶椎骨质缺损,可见到肿物内的牙齿、骨骼等影像。

（二）脂肪瘤

脂肪瘤柔软,表面皮肤虽高起,但正常,界限清楚,常呈分叶状,透光试验阴性,与椎管不相通,穿刺抽不出脑脊液。但脊柱裂常合并该部位的皮下脂肪瘤,更应注意的是与脂肪脊髓脊膜膨出型的鉴别。

（三）皮样囊肿

囊肿由结缔组织构成,内含皮脂腺、汗腺、毛发等。囊内尚有脱落的上皮与皮脂,覆盖的皮肤正常。囊肿较小,与皮肤紧密相连,可以移动,为实质感。透光试验阴性。与椎管不相通,压迫时囟门没有冲动感。

六、治疗

对于脊柱裂的治疗要考虑以下原则：①对于膨出的脑脊膜局部有溃疡、有脑脊液外漏的病例，一旦引起感染，则预后不良，所以要将切除膨出的肿物置于第一位，尽可能早地实行手术；对于入院时已经有局部感染的病例，应先进行局部疗法，控制感染后再施行切除手术。②膨出的脑脊膜没有溃疡，而被皮肤完全覆盖时，可以严密观察其发展过程，一旦出现神经症状时，立即手术。③存在明显的脑积水时，在切除脊髓脊膜膨出之前或在切除手术的同时进行脑室引流或转流术；但是，对于合并脊髓脊膜膨出的脑积水病例已有脑脊髓膜炎，不能行分流手术，应行脑室外引流术。④对没有明显脑积水的病例，在切除脊髓脊膜膨出时或术后行气体脑室造影，测定侧脑室的大小，并测定头围，观察前囟门的张力，一旦出现脑积水，就应施行转流术。

手术的禁忌证：①巨大的胸腰部脊髓脊膜膨出有严重的大小便功能障碍及下肢瘫痪者；②合并严重脑积水有明显智力发育不全等的患者；③有其他严重畸形者，如脊柱侧弯、后突等；④出生时有严重大脑损伤、颅内出血、小头畸形、脑发育不全者。

七、术后并发症及其防治

脊膜膨出术后的主要并发症是脑脊液漏、脑脊膜炎及术后继发性拴系等。为了防止脑脊液漏，除硬脊膜的缝合要严密以外，用腰背筋膜加强腰背部的缺损，可使脑脊液漏这一并发症的发生率明显降低。术后应用能通过血脑屏障的抗生素药物，以降低脑脊膜炎的发生。对于术后有颅内压增高的病例，应用甘露醇、山梨醇等脱水药物。术后应保持患者于侧卧位或俯卧位，有脑脊液漏者应保持头低位，预防大量脑脊液外流而诱发脑疝。预防手术感染导致脑脊膜化脓症是十分重要的。对局部置引流管及有脑脊液外漏的患者，切忌局部使用各种药物，尤其是有神经毒性的药物，以防止发生意外。

（韩利章　江玉泉）

第六节　脊柱侧弯与后凸畸形

脊柱侧弯和/或后凸畸形是指脊柱的一个或者多节椎体向一侧弯曲且形状发生改变，出现前凸和/或后凸的现象。这是一类常见及多发的疾病，可发生于任何年龄段，但伴有神经症状的少见。

一、病因

正常的脊柱形态和功能的保持有赖于其内在的精细的动态平衡机制、局部良好的功能状态和精确动力学平衡，关键的动力学结构包括骨性结构、韧带和肌肉等。总的平衡被打破或某些细小的平衡机制被破坏都会引起脊柱侧弯或后凸畸形。

根据病因学将脊柱侧弯与后凸畸形分为原发性（又称特发性）和继发性两种类型。原发性脊柱畸形的发病原因尚不明确。继发性脊柱畸形的病因常见有先天性畸形、脊柱退行性变、脊柱的外伤、脊柱炎、脊柱结核等。

二、临床表现

脊柱侧弯后凸畸形一般表现为直立体位的改变，常不伴有神经症状。脊柱后突畸形的体征常表现为典型的伛偻状，不能直立，由于颈椎受累不能抬头和后仰。患者容易跌倒，且多身材矮小，时有关节肿胀。症状方面，患者可有呼吸急促、心慌、胸闷等症状，且可能出现胸部疼痛、胸部挤压感等。严重的脊柱侧弯后凸畸形，可并发痉挛性截瘫，截瘫的原因可能有椎管畸形、脊髓与硬脊膜紧张，椎管成角使脊髓在骨隆突处受压或神经根牵拉。

三、诊断

脊柱侧弯和/或后凸畸形的诊断主要依靠临床表现、病史及辅助检查。诊断依据有：①随年龄的增长，驼背逐渐加重；②脊柱有明显的侧弯或后凸畸形，有时伴有胸廓显著畸形，双下肢痉挛性瘫痪，相应平面以下的深浅感觉障碍，括约肌的功能障碍可有可无；③X线检查显示胸椎侧弯后凸，畸形的尖端多在 $T_{3\sim6}$ 范围内；④CT 或 MRI 检查有利于排除是否有继发脊髓损害或合并脊髓病变。

四、治疗

没有神经症状者无需治疗。出现症状的患者，可考虑采取手术治疗。手术原则包括：①如果侧弯不严重，脑脊液无梗阻，则神经症状的出现可能为神经根受牵拉而致，对此类患者行椎板切除，于硬脊膜外结扎切断紧张的神经根，或者再切除凹侧的个别椎弓根即可。②如侧弯严重，脑脊液完全或接近完全梗阻，则骨隆突压迫脊髓的可能性大。对此类患者手术范围应包括：切除椎板、切除脊柱凹侧 3~5 个肋骨头，相应的横突、椎弓根、关节突及部分椎体，并需切断凸侧

3~4支神经根,即可使脊髓移位,以解除脊髓受压(受牵拉),从而取得较为满意的治疗效果。③是否切除硬脊膜应具体分析,如果经上述操作硬脊膜仍无搏动,硬脊膜粗细无变化,或者可疑硬脊膜内尚有其他异常时则是切开硬脊膜的指征。术中的麻醉选择,一般用局部麻醉即可。如果考虑到术中有撕破胸膜的可能性,则选择乙醚气管内闭式麻醉为宜。

(宋涛 肖以磊)

第七节 椎管狭窄症

椎管狭窄症是指先天发育性狭窄和后天退行性病变导致的各种形式的椎管腔不规则狭窄,椎间孔和侧隐窝缩小,造成脊髓和神经根的压迫,使其发生退行性变,并出现相应的神经功能障碍。腰椎管狭窄症最常见,其次为下颈椎,胸椎管狭窄症较少见。

一、病因

此病的病因和病理机制尚不清楚,多数学者认为椎管在先天发育狭小的基础上,发生椎间盘突出、椎体后缘的增生、骨赘形成、黄韧带肥厚内突、椎弓根缩短、椎弓及关节突增厚等病理改变时,使原有狭小的椎管、椎间孔、侧隐窝更加狭小,挤压脊髓或神经根,使其遭受压迫和发生缺血性改变,而产生神经功能障碍。有关颈椎椎管狭窄的诊断和治疗参阅颈椎病章节,此处重点介绍一下腰椎椎管狭窄症。

二、分类

腰椎椎管狭窄症又称马尾性间歇性跛行、间歇性神经性跛行、马尾神经综合征、腰椎骨肥大性马尾病变,是指腰椎椎管及神经根管或椎间孔狭窄导致神经根和马尾神经受压,进而产生一系列症状与体征的临床综合征。

(一)退化性狭窄

棘突的长度及宽度大,棘突的基底可突向椎管,椎板可有不规则隆起,比正常者增厚,其致密性及硬度均超过正常,很少柔软呈海绵状的骨松质。有的学者指出椎板厚度超过5mm即为不正常。黄韧带的增厚也常见,有学者认为中线部位黄韧带厚度为4mm,侧方为2mm,当椎管狭窄时黄韧带可增厚至7~8mm。此病的后关节突可能膨大而在肌肉下向后方突出,比正常者靠近中线,后关节突也可从后外侧突入椎管,是造成马尾受压的主要原因。有时后关节突向腹侧突出造成侧方隐窝狭窄。由于后关节的退行性变,可

以导致上椎体或下椎体向前滑脱,而加重马尾神经的压迫。

(二)脊椎滑脱性狭窄

椎板下缘嵴部和黄韧带的肥厚,继发的退行性改变可以压迫马尾神经,这些都可由于脊椎滑脱而加剧。第5腰椎在骶骨上向前滑行,有时伴随着第5腰椎马尾的移位,第5腰椎椎弓根向尾部移位造成第5腰椎及骶椎间隙变窄,而使第5腰神经根受到挤压。

(三)术后椎管狭窄

椎板切除术后、脊椎融合术后、髓核化学溶解后可能发生椎体和有关附件、黄韧带等的增生而导致椎管狭窄。

(四)外伤后狭窄

脊髓伤合并有椎体炸裂损伤的患者,退化性改变经过长时间发展造成椎管狭窄,椎管内挤压加重。

(五)其他原因所致的椎管狭窄

软骨发育不良症和慢性氟中毒亦可造成椎管狭窄。总之,椎管狭窄症是一种多病因的疾病,以往对此病的认识较差,近20年来受到越来越多的重视和研究,在认识和处理方面也取得了不少进展,但在理论和认识上仍存在着争论,还有许多问题有待阐明和解决。

三、临床症状和体征

腰椎椎管狭窄症的早期临床症状是模糊而不恒定的。"活动-疼痛-休息-减轻"是此病的特点。病程多隐袭,发展缓慢,早期可有背部、一侧或双侧的腰、臀及大腿后侧疼痛或上述部位均有疼痛。可以是持续性或间歇性。多在活动、伸腰、直立时加重,休息和更换体位可使症状缓解。随着时间的推移,症状可逐渐发展为间歇性跛行,如果患者于行走及站立时引起跛行称为"姿势性马尾性间歇跛行"。这是由于腰椎伸直,脊柱前突的姿势使神经根受压加重而出现症状。当下肢运动时因灌注神经根的小动脉受压发生供血不足而引起的跛行称为"缺血性马尾性间歇跛行"。缺血性跛行少见,在临床工作中两种跛行不易鉴别,有的患者可能就是两种病理都有的混合型。有时可伴麻木及感觉异常,但很少像坐骨神经痛者,咳嗽、打喷嚏多不加重疼痛,与负重关系亦不大。晚期患者可出现大小便障碍以及持续运动和感觉障碍。

腰椎椎管狭窄症的患者症状和体征多不一致,患者常有脊柱侧弯,病变处有压痛,椎旁肌肉可有痉挛,腰后伸受限,腰部过伸试验阳性是本病的重要体征。腰骶过伸位时,狭窄所在平面有明显疼痛,患侧拇指

背伸力减弱、膝反射、跟腱反射减弱或消失，也有的亢进，受压神经在其所支配的区域皮肤感觉减退或消失。有的患者下肢肌萎缩、无力，鞍区麻木，肛门括约肌松弛，直腿抬高试验无明显的放射性疼痛。

四、诊断

腰椎椎管的矢状径<15mm 时即可诊断此病。X线平片检查有椎弓、弓根、椎体前后缘、关节突的增生肥厚，前纵韧带和后纵韧带的骨化，特别是当后者突向椎管时，则是有力的佐证。

诊断上最可靠的检查是脊髓造影。造影剂优先选用碘苯脂或水溶性造影剂 Dirmer-X、Amipaque。其典型改变可见以 $L_{4\sim5}$，$L_{3\sim4}$ 为中心有 1~2 节段的阻塞现象，并有直立时阻塞、前屈时解除的现象，这种"变化的脊髓造影"对此病的诊断十分重要。

脊椎 CT 扫描可清楚地显示椎管的横断面的骨性结构，对侧隐窝狭窄、黄韧带肥厚、椎间小关节病变及神经孔周围极外型椎间盘突出的显示有独特的临床价值，并可测量管径大小，也是诊断此病的有效方法。脊柱 MRI 检查可全面观察椎间盘病变，了解髓核突出程度和位置及脊髓、马尾神经和神经根受压状态，并有利于鉴别诊断。此外，腰穿动力学检查显示椎管有阻塞现象、脑脊液蛋白增高等也对诊断有所帮助。

五、鉴别诊断

（一）腰椎间盘突出

腰椎间盘突出起病较急，有损伤病史，多数只影响单个神经根，有椎间隙的狭窄而不伴有椎管的狭小，有脊柱侧弯，脊髓碘油造影提示椎体后缘椎间隙处可见碘油的充盈缺损或压迹，是椎间盘突出的诊断要点。

（二）脊髓性间歇性跛行

脊髓性间歇性跛行在发作期多出现深反射增强，下肢出现病理反射，而马尾间歇性跛行发作时深反射减弱或者消失，并以双下肢疼痛和感觉异常多见，脊髓性间歇性跛行可能系梅毒性脊髓脉管炎所引起（Dejerine 描述），也可由脊髓血管畸形引起。

（三）周围性间歇性跛行

下肢动脉（特别是髂总动脉）或腹主动脉闭塞性病变时也可引起周围性间歇性跛行，其特征是腓肠肌痛性痉挛，血管闭塞处有杂音，下肢动脉搏动减弱，下肢软组织营养障碍，皮肤苍白发冷，改变体位无症状缓解，X 线检查不具备椎管狭窄的特点。

（四）其他疾病

还需要与腰肌纤维炎、腰骶神经根炎、椎管内占位性病变和粘连性蛛网膜炎等疾病相鉴别。

六、治疗

（一）保守治疗

如症状不严重时可采用保守治疗，如物理疗法、对症药物治疗等。

（二）手术治疗

当保守治疗无效，而神经症状逐渐加重时则需手术治疗，手术的主要目的是解除马尾和神经根的压迫，改善其供血状况。由于椎管狭窄的患者其附件的增厚、粗大和骨质异常坚硬，给手术切除带来较大的困难，当椎管非常狭窄时手术尤其困难，手术时必须小心细致，要有极大的耐心和轻柔的操作，任何粗暴的动作都可能加重脊髓或神经根的损害，最好先切除下一平面未受损害的椎弓，暴露压迫平面下的硬脊膜，再逐一切除上方的椎板。如果需要再加椎间孔上盖切除术，应根据病变范围、损害平面和脊髓造影的表现决定切除椎板的长度和宽度。一般来说，应切除 2~3 节椎板，椎板切除的宽度至少 20mm。若发现后关节突从后外侧突向椎管，则需要切除直到硬脊膜压力完全解除为止。假如侧隐窝前后直径变小，则需从后方解除神经根的压迫。总之，手术要达到充分减压的目的。

（宋涛　肖以磊）

第八节　脊髓拴系综合征

脊髓拴系综合征（tethered cord syndrome）是指脊髓末端部（圆锥部）因附着在脊柱管末端的硬脊膜管盲端部而受到牵拉，停留在本应正常解剖位置的下方，受到力学的伸张、扭曲和缺血等不良影响的病理状态。各型先天性脊柱裂，当脊髓受到不正常的牵拉，局部神经组织缺血缺氧，导致神经功能障碍而引起一系列临床症状，也称为脊髓拴系综合征。在胎儿初期圆锥位于脊椎管的末梢，在新生儿期，脊髓圆锥位于第 2~3 腰椎间位置的占 98%，1%~2% 是位于第 3 腰椎的高度。到生后 3 个月时，脊髓圆锥几乎达到成人水平，即脊髓圆锥位于第 1~2 腰椎间的水平。这种脊髓末端部的相对上升是由于构成脊椎管的骨的发育生长比神经管的增大要快的缘故。一般认为伴随着骨骼的生长，脊髓末端部拴系的影响逐渐增强，然而实际上常常在生长突发期急速出现步行和排尿障碍等,且呈进行性发展。

一、病因

(一) 先天性脊柱发育异常

先天性脊柱发育异常,如脊膜膨出、脊髓裂、脊髓脊膜膨出等,由神经管末端的闭锁不全所引起。大部分的病例在出生后短时间内施行修复术,手术目的是将异常走行的神经组织尽可能地修复到正常状态,并防止脑脊液漏。但是,脊髓硬脊膜管重建后的愈合过程中产生的粘连可引起脊髓末端的拴系。

(二) 脊髓脂肪瘤及硬脊膜内外脂肪瘤

由神经外胚叶与表皮外胚叶的过早分离所引起,中胚叶的脂肪细胞进入还没有闭锁的神经外胚叶中。脂肪组织可以进入到脊髓的中心部,也可通过分离的椎弓与皮下脂肪组织相连接,将脊髓圆锥固定。幼儿期以后发生的脊髓拴系与存在于蛛网膜下腔的脂肪发生炎症,造成神经根周围的纤维化、粘连瘢痕化有关。

(三) 藏毛窦

神经外胚叶与表皮外胚叶未能很好地分化,在局部形成的索条样组织通过皮下、脊椎,造成对脊髓圆锥的拴系。藏毛窦壁的组织扩大增殖而产生皮样囊肿、表皮样囊肿及畸胎瘤,它们可包绕或牵拉脊髓神经而导致拴系。

(四) 终丝紧张

发育不成熟的脊髓末端部退行变性形成终丝的过程发生障碍,使得终丝比正常的终丝粗,残存的部分引起脊髓拴系。

(五) 神经肠源性囊肿

脊索导管未闭而使得肠管的肠系膜缘与脊柱前方的组织形成交通的状态,即是所谓的神经肠源性囊肿。根据脊索导管未闭和相通的程度,可有伴有脊椎前方骨质缺损(又称脊肠瘘,dorsal enteric fistula)和脊柱管内外的肠囊肿(enteric cyst)等表现形式。

(六) 术后并发症

10%~20%的腰骶部脊膜膨出手术患者,术后发生粘连,可引起脊髓拴系。

二、分型

脊髓拴系综合征分为五型:①终丝粗大型,终丝常超过2mm,圆锥低于 L₃ 水平;②脂肪瘤型,包括脊髓脂肪膨出;③术后粘连型,术后粘连所致;④肿瘤型,各种肿瘤继发引起;⑤混合型,上述两种以上类型共同导致的拴系。

三、临床表现

(一) 皮肤症状

腰骶部脂肪瘤、藏毛窦、终丝紧张、脊髓纵裂等伴有隐性脊柱裂的脊髓拴系综合征患者,皮肤症状有凹陷、过多的皮肤附着、血管瘤样母斑、多毛等。脊髓纵裂时见到的细长的毛发覆盖的母斑是其特有的表现。见到这些皮肤症状时必须进行隐性脊柱裂的筛选,脊柱平片和 MRI 是必要的检查。

(二) 神经、肌肉、骨骼症状

隐性脊柱裂最多见的症状是行走异常及下肢的肌力下降、变形和疼痛,下肢的变形及足部畸形,如高弓足、外翻足和内翻足等,还有习惯性髋关节脱位和在回旋位时的异常等。并且作为特征性的体位可见到膝关节的屈曲,腰椎的前突增强,双足间隔过宽,步行不稳等。还多合并脊柱的侧弯。

(三) 感觉障碍与疼痛

感觉功能的降低并不一定与皮肤神经分节相一致,可以不规则地分布在下肢、腰背部和会阴部。疼痛主要分布在下肢和腰部,有时也见到腰骶神经支配区域的疼痛。由于脊髓拴系的关系,疼痛常随着颈椎和身体的前屈而加重。相反,采取腰椎前弯和膝关节的屈曲的姿势可使疼痛减轻。通过手术可以明显改善疼痛的程度,在隐性脊柱裂的症状当中,解除拴系后最好的效果是消除疼痛。

(四) 大小便功能障碍

对婴幼儿大小便功能障碍的评价非常困难,常被忽略。成人、儿童多因夜尿症、膀胱炎、张力性尿失禁等排尿习惯的改变才引起注意。超声和 MRI 等检查见到膀胱扩张时即可确定。排便功能障碍主要表现为马鞍区感觉减退、肛门括约肌松弛、肛门反射减退和无自主排便等。

四、诊断

脊髓拴系综合征的诊断需要根据病史、体征及临床表现,结合特有的影像学检查,方能作出诊断。对于表现为显性脊柱裂的脊髓脊膜膨出和脂肪脊髓脊膜膨出等所造成的脊髓拴系和表现为隐性脊柱裂的藏毛窦、椎管内脂肪瘤、椎管内皮样囊肿、椎管内表皮样囊肿、脊髓纵裂、终丝紧张和神经肠源性囊肿等造成的脊髓拴系,可通过拍摄正位 X 线脊柱平片,确定有无脊柱裂。显性脊柱裂从外观上就可以确定诊断。对于有不同程度脊髓和神经受损的患儿,应仔细地检查双下肢的感觉和运动功能,注意有无高弓足、足内翻、足外翻畸形以及髋关节的运动障碍,检查马鞍区感觉功能、肛门括约肌功能是否正常,有无排便困难、尿失禁等。有条件的医疗机构,应对患儿进行尿流动力学检查和肌电生理学检查,作为脊髓和神经受损程度判定的客观指标。

(一) X 线脊柱平片

可以表现为脊柱的棘突消失、脊柱的椎板部分或大部缺如,并可见到软组织的阴影。

(二) 脊柱 CT 检查

可以表现为棘突缺如,椎板部分或大部缺如,椎弓变宽,椎管内脊髓受压移位或变形等改变。

(三) 脊柱 MRI 检查

MRI 是诊断脊髓拴系的重要方法,除可见到脊椎骨质的部分或大部缺如之外,更重要的是可以清晰地反映椎管内脊髓和神经的位置,有无脊髓空洞、椎管内脂肪瘤、脊髓拴系等影像学的表现(图 17-8-1)。

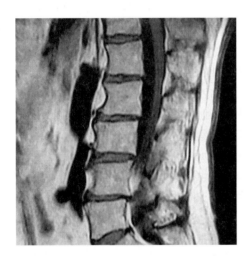

图 17-8-1 脊髓拴系综合征的 MRI 表现

五、鉴别诊断

脊髓拴系综合征多因显性及隐性脊柱裂造成,其鉴别诊断见脊柱裂章节。

六、治疗

脊髓拴系综合征多在生长发育较快的婴幼儿时期或青春期发病,致残率高。脊髓拴系治疗的唯一有效手段就是手术松解。手术的目的是清除骨赘、纤维间隔、硬脊膜袖和松解纤维神经血管束及其粘连,解除对脊髓的拴系,纠正局部的扭曲和压迫,恢复受损部位的微循环,促使神经功能最大限度的恢复。

手术将拴系松解后,脊髓局部的血运明显改善。除了有严重的脑积水和其他严重合并症的患儿以外,

诊断一经确定,就应及时采用手术治疗,且越早手术越好。对于无症状的脊髓拴系综合征,可以严密追踪观察,不宜贸然手术。

脊髓拴系综合征的手术方式主要包括以下两种。

(一) 切除病灶、松解脊髓拴系的手术

术中可见到增粗的终丝与脂肪组织粘成一团,紧密地固定在骶尾部,用神经刺激器进行刺激,观察下肢及会阴部有无反应,若无反应,即可确认为终丝,连同脂肪组织一起从骶尾部切断或切除。单纯由变形终丝造成的拴系,可直接切断或切除,即可松解对脊髓的牵拉。此时受到牵拉的神经,解除了拴系后,可向上移动 1~2 个椎体。术中应用电生理监测辅助分辨神经组织和粘连的软组织可以降低损伤脊髓和神经的风险。仔细止血后,用 Dexon 线严密缝合硬脊膜,也可用腰背筋膜缝合以加强后部的缺损。松解术后对硬膜囊进行修复,恢复蛛网膜下腔的解剖结构,可以防止神经脱髓鞘的发生,也可以降低再拴系的发生率,有助于神经功能的恢复。因肌肉和皮下剥离较广,为了防止术后积液,可在皮下放置硅胶多孔引流管。穿过硬脊膜或与硬脊膜相连的占位性病变,在手术过程中应给予相应切除。对于存在粘连的患者在终丝切断后应对拴系的脊髓和神经进行适当的松解,可以提高预后,并减少神经功能的进一步损害。

(二) 对于脊髓纵裂的手术

通过切除骨性、软骨性或纤维性中隔以及附着于中隔的硬脊膜袖来解除对脊髓的拴系。由于Ⅰ型、Ⅱ型脊髓裂的中隔与脊髓之间的关系截然不同,故两者的手术方法也不同。Ⅰ型脊髓纵裂的中隔总是位于硬脊膜外,并成为两个互不相通的硬脊膜管,中隔常与侧神经弓融合。显露棘突和椎板后并不能立即见到中隔,但可以定位椎管扩大处。小心行椎板切除,直至只有小块骨岛与中隔后侧相连,最后分离中隔与硬脊膜的粘连并完整切除骨性中隔。然后打开两侧硬脊膜,切断脊髓与中隔侧硬脊膜袖的纤维束带,再切除硬脊膜袖。由于硬脊膜腹侧与后纵韧带紧密粘连,能防止脑脊液漏,故不必缝合前方硬脊膜,否则会增加再拴系的可能。而Ⅱ型脊髓纵裂,其中隔为纤维性,位于同一硬脊膜腔内,手术只需自中线切开硬脊膜,分离中隔与脊髓粘连,切除中隔。因骨嵴局部多有变异血管,且骨质血运丰富,在切除导致脊髓纵裂的骨嵴时要特别注意采用多种方法止血。严格止血对于预防术后并发症(尤其是粘连)是非常重要的。

(宋涛 肖以磊)

第九节　脊髓血管性疾病

　　1943 年 Wyburn-Mason 首先对脊髓血管性疾病做了详细报道，认为这是一类比较少见的脊髓疾病。随着影像学诊断技术的提高，特别是磁共振成像的应用，脊髓血管性疾病(spinal vascular disease)的发现较前明显增多。

一、病因、病理与分类

　　脊髓血管性疾病既有先天性病变，也有后天性原因。例如，硬脊膜动静脉瘘多与感染、脊髓空洞症、脊髓损伤和脊柱脊髓手术等后天因素有关。在磁共振及选择性脊髓血管造影的基础上，结合大体病理所见，目前将脊髓血管性疾病分为四类(表 17-9-1)。

表 17-9-1　脊髓血管性疾病的分类

类型	血管情况	部位
Ⅰa	脊髓硬脊膜动静脉瘘(单一滋养血管)	硬膜
Ⅰb	脊髓硬脊膜动静脉瘘(多条滋养血管)	硬膜
Ⅱ	脊髓动静脉畸形	髓内
Ⅲ	幼稚型动静脉畸形	髓内(也可涉及硬膜和硬膜内结构)
Ⅳa	髓周动静脉瘘(单滋养动脉，低血流量)	硬膜内脊髓周围
Ⅳb	髓周动静脉瘘(多滋养动脉，高血流量)	硬膜内脊髓周围
Ⅳc	髓周动静脉瘘(多滋养动脉，高血流量，巨大扩张的静脉曲张)	硬膜内脊髓周围
	海绵状血管畸形脊髓血管性肿瘤(血管瘤、血管网织细胞瘤、转移癌、瘤样骨囊肿、成骨细胞瘤、血管癌、血管外皮细胞瘤、血管纤维瘤、血管脂肪瘤、血管内皮细胞瘤)	髓内

(一) Ⅰ型

　　Ⅰ型为硬脊膜动静脉瘘，形成交通位于硬脊膜，通常累及神经根袖或胸腰段椎管后外侧硬膜，位于神经孔内。硬脊膜动静脉瘘的动脉供应来源于脊柱的节段动脉的硬膜分支，供应神经根和硬膜。在硬膜内的血流量较低，经病变处回流至硬膜内，再回流到脊髓的冠状静脉。此组静脉位于脊髓背外侧，无静脉瓣，从而脊柱的节段动脉与脊髓回流静脉之间形成动静脉瘘交通。此瘘亦与脊髓后侧和后外侧的冠状静脉瘘交通。冠状静脉丛的血流向上回流至枕骨大孔。15% 动脉静脉瘘平面的节段动脉供应脊髓前动脉或脊髓后动脉。病变处通常只有 1 根滋养动脉，但亦可有 2 根以上的多根滋养动脉。Anson 和 Spetler 根据滋养动脉的数量，将Ⅰ型进一步分为亚型，Ⅰa 为单一滋养动脉，Ⅰb 为多根滋养动脉，此通常在 1 个或相互毗邻的两个节段处。硬脊膜动静脉瘘平均静脉压约为全身动脉压的 74%。血流动力学证据显示：Ⅰ型硬脊膜动静脉瘘神经功能障碍的病理生理，主要是由静脉压的升高所致，表现为冠状静脉充血、扩张，继之压迫脊髓。但此种脊髓神经功能障碍为可逆性损害。

(二) Ⅱ型

　　Ⅱ型为脊髓髓内动静脉畸形，在髓内有一动静脉畸形的血管团，位于颈髓的约为 30%，胸腰段的占 70%，与脊髓各节段体积占比相对应。可分为松散型及紧密型，常有多支供血动脉来自脊髓前动脉和脊髓后动脉。其特点在血管造影中显示为高血流量和稀疏的静脉回流血管，并常有静脉瘤和静脉曲张。

(三) Ⅲ型

　　Ⅲ型是幼稚型动静脉畸形，最初称之为"未成熟畸形"，是一种复杂的动静脉畸形，以高血流量和广泛而复杂的动、静脉解剖为特点。病变可占据整个脊髓，侵及硬膜，甚至延及椎体和椎旁组织、肌肉等。极为少见，可见于 Cobb 综合征的一部分。

(四) Ⅳ型

　　Ⅳ型属于髓周动静脉瘘，位于硬膜内髓周脊髓软膜表面，动静脉瘘及其回流静脉位于脊髓外，病变不在脊髓内。包括位于脊髓一支或多支动脉与冠状静脉丛之间的瘘；脊髓前动脉的一根分支为滋养动脉，然后经瘘回流到大小不等的髓外静脉。Anson 和 Spetler 将Ⅳ型进一步分为亚型。Ⅳa 型相对较小，髓外动静脉瘘由单一滋养动脉供应，通常位于腹侧一直延及圆锥。Ⅳb 型有一条以上滋养动脉，通常来自脊髓前动脉和多根滋养动脉，经过这些病变的血流较通过Ⅳa 型瘘的血流量大。Ⅳc 型的特点是由多条供应动脉与瘘相连，病变的静脉血回流量常常很大，胸腰椎管的腹侧和腹外侧常有扩张的静脉曲张。

　　海绵状血管畸形可以单一病变存在或为颅脊髓海绵状血管瘤的一部分的形式发生在脊髓内。这些低血流量的病变由脊髓实质内分层状的血管或多节段的血管通道组成,在脊髓血管造影中可能不显影,但在 MRI 上通常有特征性表现——"黑环征",且常与静脉瘤相关。这些病变由一些非薄的没有明显弹性蛋白或平滑肌的血管壁层的血管组成。这些薄壁管道衬以内皮细胞,在血管壁之间看不到散在分布的正常脊髓实质,常常有陈旧出血的表现,可以发生根管内出血或者压迫症状。

二、临床表现

脊髓血管性病变位于硬膜外和硬膜内的部位不同,其临床表现也不同。硬脊膜动静脉瘘属于 I 型,硬膜内血管病变分为髓内和髓外,分类属于 Ⅱ、Ⅲ、Ⅳ型,包括海绵状血管畸形。

(一) I 型

男性多于女性,男女比例为 4:1。平均年龄 40~50 岁,病变多发于胸腰段。没有明显的家族发病倾向。硬脊膜动静脉瘘可能为获得性疾病,可与创伤性因素有关。疼痛是硬脊膜动静脉瘘患者最常见的症状。胸腰段背部或臀部的疼痛可能为其主要症状,有时患者可出现神经根性痛。硬脊膜动静脉瘘中 1/3 的患者有运动功能障碍的表现。这些患者通常有上运动神经元和与腰骶部脊髓有关的下运动神经元的混合功能障碍体征。臀肌和腓肠肌的萎缩常合并下肢的反射亢进。体力劳动、长时间站立和各种俯身、弯腰、伸展或屈曲等姿势加重了静脉的充血可使症状加重。脊髓硬脊膜动静脉瘘患者蛛网膜下腔出血少见。急性坏死性脊髓病可能导致突然的瘫痪(Foix-Ala-jionine's 综合征),这可能是由突然发生回流静脉血栓形成引起的。硬脊膜动静脉瘘患者典型的病史之一,是进行性发展的有上运动神经元和下运动神经元表现的混合性瘫痪,并且合并有疼痛、感觉障碍、臀肌萎缩和中老年男性的括约肌功能障碍。尽管动静脉瘘可能位于腰骶部水平以上或以下,症状往往与腰骶部脊髓有关。80% 的患者可以为缓慢进展的脊髓病,不到 10%~15% 的患者呈严重的脊髓功能障碍而急性发病。脊髓硬脊膜动静脉瘘的诊断往往被延误,只有 1/3 的患者在 1 年内作出诊断,约 2/3 的患者在症状出现 3 年后才作出诊断。

(二) Ⅱ、Ⅲ 型

发生于硬膜内的脊髓血管性病变包括 Ⅱ、Ⅲ、Ⅳ型。其中 Ⅱ 型(髓内动静脉畸形)和 Ⅲ 型(幼稚型动静脉畸形)位于脊髓内。髓内病变占所有脊髓血管性病变的 10%~15%。与硬脊膜动静脉瘘相比,髓内病变在性别分布上近似。髓内病变也可发生于年轻患者。

75% 的患者年龄低于 40 岁。46% 的病变发生于颈段脊髓,44% 发生于胸腰段脊髓。髓内动静脉畸形患者的临床表现与硬脊膜动静脉瘘明显不同。髓内动静脉畸形的患者常发生髓内和蛛网膜下腔出血,可同时伴有或没有急性神经功能障碍。76% 的患者在某一时期曾经有出血,24% 的患者因出血出现神经功能障碍。髓内出血似乎在颈髓动静脉畸形中更常见。一些患者表现为进行性无力,感觉障碍,括约肌功能异常和阳痿,常并有髓内出血。约 20% 的髓内动静脉畸形患者可发生髓内动脉瘤。这些脊髓动脉瘤常常位于供给髓内动静脉畸形的主要滋养血管。病变位于中胸段的患者比病变位于其他部位的患者预后要差,这可能与该区段侧支血管少有关。病变位于颈段的患者预后较好。

(三) Ⅳ 型

Ⅳ 型病变很少见,占脊髓血管性病变中的 13%~17%。Ⅳ 型病变的患者通常比 I 型病变患者年轻。常在 40 岁以前出现症状。在 Barrow 组的研究报告中,动静脉血管畸形一半为 Ⅳa 型病变。然而 Mourier 注意到 63% 的患者为 Ⅳc 型畸形。大多数患者表现为进行性发展的脊髓病,并有疼痛、无力、感觉异常和括约肌功能障碍,或者蛛网膜下腔出血。其分布在男女之间没有差别。这些患者的脊髓功能障碍与 I 型病变相似。血管充血是由硬膜内静脉压升高所致,Ⅳc 型病变的压迫作用显著地影响脊髓和神经根的功能。Barrow 推测这些病变中的一部分患者可能是后天发生的。曾有几例报告在症状出现以前曾经历椎管内手术和/或颅脊柱创伤,提示某些患者发病为后天所致,其他患者为先天性病变。

(四) 脊髓海绵状血管畸形

占全部脊髓血管性病变的 5%~12%,占中枢神经系统血管性疾病的 0.2%~0.4%。McCormick 估计 3%~5% 的脑脊髓海绵状血管畸形发生于椎管内。脊髓海绵状血管畸形患者的平均年龄为 35 岁。患者可以表现为急性神经功能障碍,这常常与出血有关。由于血管的急性扩张,常并发出血。其他患者可以表现为进行性的、逐步发展的神经功能障碍,并有一种在较严重功能障碍发作以后出现神经功能改善的趋势。也可能发生反复出血,出血后神经功能的恶化可持续数小时或数天。

三、诊断

脊髓血管性病变的诊断,除病史、体征外,主要依据影像学诊断。

（一）Ⅰ型诊断

MRI 是硬脊膜动静脉瘘的重要筛查手段,在 MRI 上可以看到异常的血管,冠状静脉丛呈虫蚀样的特征性改变,大多数位于胸腰段脊髓平面,其中 $T_{7~9}$ 是最常见的病变节段。在腰骶段脊髓,异常的 T_2 加权信号往往是唯一的异常发现。在 T_2 加权像和钆强化的 T_1 加权像上,最常表现为脊髓高信号,脊髓水肿可见于 74% 的病例中。脊髓血管造影是诊断硬脊膜动静脉瘘的"金标准"(图 17-9-1)。在血管造影的过程中,通常可以确认脊髓前动脉,与硬脊膜动静脉瘘相关的动脉分支血供也可确定。应将病变的所有滋养动脉进行造影明确,以防止术后动静脉瘘交通支复发。有时,靠近头颅的硬膜动静脉瘘可能有脊髓静脉交通并向下方引流,从而引起脊髓静脉高压和脊髓病变。为确诊这类不常见的疾病,有必要进行选择性的脑血管造影,将颈动脉、椎动脉、甲状颈干和肋颈干分别进行超声造影检查。

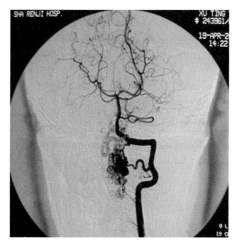

图 17-9-1　颈髓 AVM 的数字减影血管造影（DSA）表现

（二）Ⅱ、Ⅲ型诊断

髓内动静脉畸形病灶可通过 T_1 加权像上的流空征象加以识别。在 T_2 加权像上常有脊髓内异常信号出现,脊髓周围的流空征象提示脊髓病变周围的部分。脊髓动脉造影在确定髓内病变上是必要的,但对区分Ⅱ型和Ⅲ型病变并不总是有帮助。通过选择性主动脉插管以及椎动脉、颈动脉和髂腰血管的插管造影,来确定髓内病变供应的滋养动脉,明确是否有背侧和腹侧的根血管经脊髓前动脉和脊髓后动脉分支供应动静脉畸形,并明确有无脊髓动脉瘤和静脉曲张。需要注意的是,脊髓前动脉可能终止于髓内动静脉畸形或仍可能作为一段血管。

（三）Ⅳ型诊断

MRI 有时显示大的脊髓周围的流空征象,主要表现为扩张明显的硬膜内静脉回流,这些畸形常常出现在胸腰连接处,圆锥附近和马尾近端。选择性血管造影可显示脊髓前动脉到动静脉瘘的分布和回流静脉(图 17-9-2)。

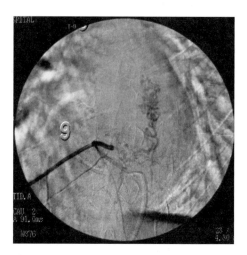

图 17-9-2　硬脊膜动静脉瘘的 DSA 表现

（四）海绵状血管畸形诊断

海绵状血管畸形的放射影像学图像具有特征性。在 T_1 加权、T_2 加权和质子密度成像上可以看到一个混合信号强度的中心。在 T_1 加权上可以看到此中心被一个低密度的含铁血黄素环包绕。这些病变通常没有显著增强。对具有波动性症状的患者进行连续磁共振扫描,病变的体积可能有所变化。脊髓血管造影很少能发现异常,通常不能作出海绵状血管畸形的诊断。有时有必要行脊髓血管造影,将海绵状血管畸形与其他类型的血管畸形进行区别。

四、治疗

（一）Ⅰ型治疗

1. 显微外科手术　硬脊膜动静脉瘘的显微外科治疗,包括硬膜内回流静脉的电凝和切断,或硬膜内神经根袖动静脉瘘的切断切除,同时行回流静脉的电凝和切断。手术时患者取俯卧位,术前定位和术中确定病变水平至关重要。在包括硬脊膜动静脉瘘病灶上下一定范围行椎板切除术。检查硬膜和近侧的神经根袖,对于节段动脉不同时供应脊髓前动脉和硬脊膜动静脉瘘,可行硬膜和硬脊膜动静脉瘘切除,然后修复硬膜。打开硬膜时,辨认伴行神经根的硬膜内静脉并将其电凝。对节段性动脉共同供应脊髓前动脉和动静脉瘘的患者,应当切开硬膜,在蛛网膜下腔、脊髓的后外侧,将硬膜内静脉电凝切断。在切断根静脉或切除动静脉瘘后,脊髓表面胀满的鲜红色迂曲扩张的静脉丛,张力逐渐降低,颜色也会逐渐变回蓝色。而如果在硬膜外亦有静脉引流,需切除整个瘘以避免复发。

2. 血管内栓塞　只有病变的解剖条件允许闭塞血管巢时方可进行栓塞。因为10%~15%的硬脊膜动静脉瘘由那些也供应脊髓前动脉的动脉滋养。如果节段性脊髓动脉难以选择性插管,或如果脊髓前动脉直接的或有侧支的血供通过节段性脊髓动脉供养硬膜的动静脉瘘,那么血管内治疗应该是禁忌证,此时应进行外科手术。为硬脊膜动静脉瘘的患者进行血管内治疗,主要将液体栓塞剂注入滋养动脉根部进行栓塞,用栓塞或闭塞的方法中断远端的滋养动脉、动静脉交通处和硬膜内静脉回流的近侧部分。需注意的是,不能永久性的闭塞病变的后果就是动静脉瘘复发,会给后续治疗增加麻烦,所以应当避免部分栓塞瘘口及使用颗粒栓塞剂(如聚乙烯乙醇)。

(二)Ⅱ、Ⅲ型治疗

髓内动静脉畸形的治疗常常结合血管内治疗和显微外科手术的方法。由于脊髓动静脉畸形(AVM)的解剖变异很大,脊髓手术的潜在的并发症风险较高,所以治疗方案必须是高度个体化的。当脊髓后动脉的分支有很多动脉供应时,血管内治疗是最有效的方法。脊髓前动脉的注射造影可能损害正常的脊髓血流而变得复杂,特别是在脊髓前动脉不终止于AVM的情况下更是如此。暂时性球囊阻塞,异戊巴比妥试验和体感诱发电位(somatosensory evoked potential,SEP)有助于选择进行血管内治疗的病例。髓内动静脉畸形的显微外科治疗更适于致密型病变,对某些多个血管球型病变亦适用。未成熟型病变在脊髓内趋向更广泛,涉及的范围较弥散。把这些病变从有功能的脊髓组织上分离区别开往往是比较困难的。体感诱发电位和暂时性滋养动脉的夹闭的应用,有助于这些病变的显微外科手术操作。一般情况下,位于背侧或中线部位的病变最适于外科手术。病变由头向尾方向延伸超过两个椎体节段,以及病变与脊髓前动脉密切相连,则不适于外科手术。

(三)Ⅳ型治疗

将血管内治疗和显微外科手术两法相结合。由于Ⅳa型病变通常为较小的滋养动脉,血流量较低,通常不适于血管内治疗。外科处理有时包括术中使用血管造影以确定动静脉瘘道是否完全阻塞,对Ⅳa、Ⅳb型病变是有效的治疗方法,尤适于胸腰椎管侧方的病变。对Ⅳc型病变,使用漂浮球囊,有时用弹簧圈或液体栓塞剂进行血管内栓塞。

(四)海绵状血管畸形治疗

发生于脊髓的无症状性海绵状血管畸形不需要特殊治疗。颅内海绵状血管畸形每人每年发生出血的危险性据估计为0.25%~0.8%。尽管无症状性病变的患者有发生神经功能恶化的危险,但危险性似乎并不高。有症状的患者,特别是因出血而出现反复发作的神经功能恶化的患者,进行外科手术效果较好。

(苏万东　邓林)

第十节　颈椎病

颈椎病(cervical spondylosis)又称颈椎综合征,是颈椎骨关节炎、增生性颈椎炎、颈神经根综合征、颈椎间盘脱出症的总称,是一种以退行性病理改变为基础的疾患。主要由于颈椎长期劳损、骨质增生、椎间盘脱出或韧带增厚,致使颈椎脊髓、神经根或椎动脉受压,出现一系列功能障碍的临床综合征。表现为颈椎关节失稳、松动,髓核突出或脱出,骨质增生导致骨刺形成,韧带肥厚和继发的椎管狭窄等,刺激或压迫了邻近的神经根、脊髓、椎动脉及颈部交感神经等组织,引起一系列症状和体征。颈椎病是先天性椎管狭窄,椎间盘和小关节的退行性改变,椎板、硬脊膜、小关节、韧带增厚,颈椎关节半脱位,椎体高度减少而造成的脊柱缩短,椎板重叠覆盖,正常脊柱前曲曲度的改变,脊柱前凸增大等一种或多种病理改变的联合表现。

颈椎病的患病率在10%左右。发生率与人种和种族无明显的相关性。颈椎病的发病在20~80岁范围的人群中均有发生,但40~60岁人群多见,并且现在有年轻化的趋势。男女患者的发病率各家的报道不一,但无明显统计学差异。颈椎病发病的易感因素有外伤史、职业因素(如长期伏案工作)、解剖变异(先天性椎管狭窄、颅底凹陷症、颈椎椎体融合如C_{2-3}分节不全、颈椎隐裂、颈肋、C_7横突肥大等)、生活习惯(如习惯于高枕睡眠、习惯于头顶重物的民族)等。

一、病理学

随着年龄的增长,颈椎椎间盘中央髓核的蛋白在质和量上都有下降,此外椎间盘的水含量在72岁时可以从幼年的88%下降至70%。椎间盘的高度开始丢失,纤维环出现膨出,各层纤维之间出现紊乱。这种退变性改变会增加脊髓节段的活动性并可能在远期损害椎间盘。此外,增加的应力作用于钩椎关节和小关节面导致这些关节的关节囊增厚和骨赘形成。纤维环可以变薄并破裂,从而导致急性椎间盘突出。

随着椎间空间的减小和纤维环膨出,椎管的横截面积也在减小。黄韧带的皱褶、增厚和钙化以及关节面的增生进一步减小了椎管的横截面积。同时,后纵韧带骨化也参与形成了椎管狭窄。

而颈椎节段的过度活动加速了退变过程,促进了颈椎病症状的出现和发展。这种现象可见于先天性、退变性或是医源性融合节段的相邻节段。对于患有使颈椎活动增加的疾病或是颈椎韧带松弛疾病的患者,就更容易患颈椎病。而骨赘的形成是为了使椎体的承重能力增加,同时限制颈椎的过度活动,从而产生颈椎的再稳定。

二、诊断

颈椎病诊断的三个必要条件:①颈椎间关节退行性改变;②退变的某些变化累及神经管、脊髓、血管等周围组织;③产生相应的临床表现。

(一) X线平片

通常患者首先进行的影像学检查是X线平片,包括正侧位、动力位(侧位的过伸、中立和过屈位)和双斜位的X线平片。张口位正位片对于评价寰枢椎的位置有帮助。颈椎正位片能看到椎体、椎间隙、双侧钩突、棘突等结构,异常的改变主要包括钩椎关节变尖,椎体融合、半椎体畸形,颈肋,棘突不居中等。侧位片可用来评估椎间盘退变情况、椎间盘高度、骨赘情况、椎管大小、序列和颈椎的曲度,判断颈椎是否有前后凸畸形及椎体滑脱等。颈椎的前屈、后伸位用来评估颈椎的稳定性。双斜位片可以用来评估双侧椎间孔是否有狭窄及狭窄的程度。

在一个标准的侧位颈椎像上椎管正常的前后直径<12mm,可以称为先天性颈椎管狭窄。因为,X线影像通常会有放大作用,所以当椎管矢状位直径与椎体前后径比值<0.8时可以诊断为颈椎管狭窄。

(二) CT和CT血管成像(CTA)

CT通过横断面影像可以提供更准确的椎管大小和形状的信息。CT的优势是对于骨性结构的诊断有极大的帮助,但它对脊髓、神经根和其他软组织异常的显示能力不足。在MRI应用以前,腰大池造影后CT(CTM)曾经是诊断颈椎病的"金标准"。现在对于部分无法行MRI检查的患者,CTM仍是一项准确的诊断方法。CT矢状位重建可以形象显示整个颈椎管的前后径,易于判断先天性颈椎管狭窄;对于后纵韧带骨化的显示也更直观。CT三维重建可以形象显示增生的骨赘,结合CTA可以判断钩椎关节骨赘对椎动脉

的压迫从而导致颈型眩晕的症状,有助于椎动脉型颈椎病的诊断。

(三) 数字减影血管造影(DSA)

对于椎动脉型颈椎病进行DSA检查可提供更准确直观的信息,患者颈部旋转位行DSA脑血管造影,可准确显示椎动脉狭窄或闭塞。

(四) MRI

MRI可以用来检查颈椎、椎间盘和颈髓病变,目前已经成为脊髓型颈椎病或神经根型颈椎病患者的首选检查。颈髓MRI的T_2矢状位及轴位,可通过脑脊液信号判断硬脊膜及脊髓受压情况,神经根受压情况等。颈髓MRI还可以看到脊髓内是否有缺血、水肿、空洞及变性信号,并能判断脊髓病变是否对应相应的椎间盘压迫。颈髓MRI还可以鉴别炎症、肿瘤、脊髓血管病及脱髓鞘病变。MRI不仅能够提供脊髓、神经根、硬膜下腔及软组织异常的详细情况,如椎间盘突出。还可以反映脊髓髓内以及硬膜内或硬膜外肿瘤的情况。部分患者影像学与症状不完全吻合时,应该知道动力位颈椎MRI(中立位、过伸及过屈位MRI)的重要性。

三、临床表现

国外最常见的颈椎病分型是Bernhardt分型:单纯型、神经根型、脊髓型。国内常见的颈椎病分型:颈型、神经根型、脊髓型、椎动脉型、交感型、混合型、其他(如食管型)。各型的临床表现有所差别。

(一) 颈型

颈椎退变本身产生的颈部酸痛、僵硬不适,称为单纯性颈椎病。颈椎退行性疾病引起的颈部疼痛主要集中在颈后椎旁肌肉部位。患者可有枕部疼痛和肩胛间疼痛,颈部活动可以使这种疼痛加重。疼痛的原因是小关节或椎间盘病变、韧带的牵拉、椎体节段间不稳定或是多种因素共同作用。纤维环后部、硬膜和后纵韧带受脊神经脊膜支配,这些结构中的任何组成部分受到刺激都会引起颈部疼痛。部分患者可有颈部晨僵、静息后痛,活动后有所缓解,颈部劳累后疼痛加重。可有颈肌痉挛,颈椎各方向活动受限,后仰尤为困难,颈椎旁有压痛点。X线显示颈椎曲度欠佳,变直或反曲,椎体边缘不同程度的增生。CT或MRI显示无脊髓及神经根受压表现。

(二) 神经根型

颈椎椎间盘突出或骨质增生引起的椎间孔狭窄可以导致出现颈部放射性疼痛。神经根型颈椎病的主要临床表现是受压神经根支配范围的头、颈、肩、上

肢、上胸背部的神经根型疼痛、麻木感或/和运动障碍。少部分患者因外伤导致颈椎间盘急性突出，可出现急性疼痛的临床症状。多数颈椎病患者的神经根性症状表现为慢性和阵发性的，可缓慢进展和加重。

痛觉和触觉的缺失，患者表现为神经支配区域皮肤的麻木感。相应节段的腱反射可表现为减弱和消失。症状进一步加重，运动障碍可以与感觉障碍同时发生或是单独出现，严重的可出现肌萎缩。

颈椎 $C_{5～6}$ 和 $C_{6～7}$ 椎间隙是最常见发生椎间盘突出和椎间孔狭窄的节段。

$C_{5～6}$ 椎间盘突出通常会压迫 C_6 神经根，引起相应的根性症状。典型的 C_6 受压症状为：沿颈后部、肱二头肌、前臂桡侧、手背桡侧、拇指和示指的放射性疼痛。多出现手背桡侧及拇指和示指的麻木感及感觉减退。压头试验可出现颈部疼痛并向患侧上肢及手部放射（Spurling 征阳性）。可有屈肘和伸腕无力。肱二头肌腱反射可出现减弱或消失。

$C_{6～7}$ 椎间盘突出通常会压迫 C_7 神经根，引起相应的根性症状。典型的 C_7 神经根症状表现为：沿颈肩部后侧、肱三头肌、前臂后外侧至中指的放射痛。手中部和中指麻木感及感觉减退。伸肘、屈腕以及掌指关节抬指（弹钢琴）力量减弱。肱三头肌腱反射减弱或消失。

$C_7～T_1$ 椎间盘突出通常会压迫 C_8 神经根，引起相应的根性症状。典型的 C_8 神经根症状表现为：沿前臂至环指和小指的放射痛。前臂内侧、手掌尺侧、无名指和小指的麻木和感觉减退。手部肌肉力量减弱（握力减弱及夹纸无力）。

$C_{4～5}$ 椎间盘突出导致 C_5 神经根受压的症状表现为患侧颈部至肩部的放射疼痛。肩部三角肌周围麻木或感觉减退。三角肌力量减弱。

C_4 神经根症状为颈后部及肩胛骨间疼痛或麻木。可有上提肩胛力量减弱。

C_3 神经根症状为患侧乳突区疼痛或麻木。可有颈后、耳后及下颌部感觉障碍。

查体可有头后仰压颈试验（Jackson 压头试验）阳性及椎间孔压缩试验（Spurling 试验）阳性。部分患者臂丛牵拉试验（Eaton 试验）阳性，头后仰时在病变相应阶段的项韧带可触及囊性变。X 线：可有斜位相上椎间孔狭窄。CT 及 MRI 可见相应神经根受压。

（三）脊髓型

脊髓型颈椎病是指由颈椎间盘突出和颈椎管狭窄等颈椎退行性病变所导致的脊髓受压，引起的一系列临床症状。颈椎椎间盘突出和颈椎管狭窄可伴有多种脊髓压迫综合征。完全的脊髓损伤导致的功能横切节段以下全部的运动及感觉缺失，并不常见。非完全性脊髓损伤及相关的脊髓损伤综合征较为多见。非完全性脊髓损伤综合征包括脊髓中央综合征、脊髓半切综合征（Brown-Sequard 综合征）和脊髓前部损伤综合征。

脊髓中央综合征表现为上肢比下肢丧失更多的运动功能，并伴有不同程度的感觉障碍。通常是由脊髓中央区受损引起的，使皮质脊髓束内侧的负责上肢活动的神经纤维束受损。

脊髓半切综合征表现为同侧轻偏瘫，丧失同侧本体感觉，以及丧失对侧肢体的痛、温、触觉。

脊髓前部损伤综合征可发生于脊髓的任何节段，大多是由于椎间盘后突、压缩性椎体骨折的骨折片挤入椎管和脊椎骨折脱位等压迫脊髓所致。临床主要表现为损伤后立即出现病损节段以下的完全性瘫痪，伴有痛、温、触觉减退，但深感觉、位置觉、振动觉等保留完好。引起本综合征的主要原因是脊髓前部的直接受压，损伤两侧侧索内的脊髓皮质束，或由于脊髓前动脉受压，引起脊髓灰质前角及其邻近白质的损害。脊髓的齿状韧带限制了脊髓的向后移动，也具有致病作用。这几种非完全性脊髓损伤综合征可能还会出现差异或同时发生。

脊髓型颈椎病的临床表现为轻度的步态障碍和手的不灵活。与肌肉无力相比，下肢痉挛对步态的影响更大。步态障碍通常是不知不觉发生并缓慢发展的。随着痉挛和力量减弱的加重，步态障碍变得更为明显。最后发展为痉挛步态直至无法行走。感觉障碍和力量减弱使手部运动丧失，日常活动如系扣子或写字都会受到影响。上肢和手部力量减弱，近端下肢的力量减弱，反射亢进和部分感觉缺失。Babinski 征阳性和 Hoffman 征拇指和手指屈曲反射阳性，表明患者上运动神经元受损。部分患者可有屈颈低头试验（Lhermitte 征）阳性。严重的脊髓型颈椎病可引起膀胱、肠和性功能的障碍。

（四）椎动脉型

椎动脉型颈椎病是由于颈椎不稳、退变，骨刺直接刺激、压迫椎动脉，或者由于刺激了颈椎关节囊韧带和椎动脉壁周围的交感神经引起反射性椎动脉痉挛而导致椎动脉供血不足的一种疾病，或因各种机械性与动力性因素致使椎动脉遭受刺激或压迫，造成血管狭窄、迂曲而造成以椎基底动脉供血不足为主要症状的综合征。椎动脉型颈椎病多见于中年之后，动脉硬化血管弹性回缩力减弱也是一个原因。椎动脉型颈椎病的发病率为 17.3%，占颈椎病的 10%～15%，其发病率仅次于神经根型颈椎病。椎动脉型颈椎病较脊髓型颈椎病略多见，发病年龄多见于中老年。

眩晕是椎动脉型颈椎病的一个主要和最常见的临床表现，也是很多患者的就诊主诉。当患者改变头颈部体位，如颈部做伸展或旋转动作时，即当颈项转动至某一方位时突然出现或加重眩晕症状，改变该方位则明显好转，考虑为缺血引起的前庭症状。颈椎屈伸时对椎动脉张力影响不大，一般不会引起供血障碍，但向一侧旋转或侧屈时，可导致供给大脑的血流量减少。正常人当一侧椎动脉受压时，可由另外一侧椎动脉保证大脑、脊髓、脊神经根等正常的血液供应。而椎动脉病患者，早期由于椎节失稳后钩椎关节松动、变位，刺激或压迫椎动脉引起血管痉挛、狭窄、扭曲或曲折等改变；中晚期由于钩椎骨质增生、髓核脱出等直接压迫椎动脉而产生眩晕症状。典型患者的症状是患者卧床休息、颈部不动时无眩晕症状，但当翻身时（颈部扭动）可诱发眩晕症状。当患者由平卧到做起或站立时，也可诱发眩晕症状。行走时，当颈项转动至某一方位时突然出现或加重眩晕症状，甚至突发晕厥。

猝倒发作和意识障碍，发病前往往无任何预兆，常在走路或站立时，回头、颈部转动，下肢肌张力突然消失而跌倒。发病时患者意识清晰，在短时间内患者能自己起来行走。另外，患者也可同时合并头痛、颈痛、视觉障碍、耳鸣、耳聋、发音障碍、记忆力减退、精神症状及自主神经和内脏功能紊乱等症状。

四、治疗

（一）非手术治疗

颈椎病的自然史显示脊髓型以外的颈椎病均有一定的自限性，即使不采用特殊治疗手段，有时患者的症状也可逐渐减轻甚至缓解。颈椎病的病程漫长，可经历失稳、再稳定、再次失稳的过程，有时可以逆转。

非手术治疗对于只有颈部疼痛和上肢疼痛的患者仍然有效。绝大多数的颈部疼痛和/或上肢疼痛的患者，可以通过非手术方法进行有效治疗。颈部及上肢放射性疼痛的保守治疗方法包括休息、颈部支具（围领和颈托等）、非甾体抗炎药物口服治疗、药物局部注射封闭治疗、物理治疗（推拿按摩、针灸、牵引）等。而脊髓型颈椎病即使保守治疗仍然会进展。

（二）手术治疗

1. 手术指征 颈椎病手术治疗的指征有：①脊髓型颈椎病，脊髓型颈椎病自然史显示81.8%的患者在未来10年内症状会加重，脊髓型颈椎病一旦确诊应积极手术，6个月内效果佳；②神经根型颈椎病，3个月以上正规保守治疗无效或保守治疗有效但病情反复发作且临床症状、体征及影像学表现相符的患者，临床症状明显并严重影响生活和工作的患者，出现了严重的神经根损害表现的患者；③颈椎失稳（水平移位≥3mm或成角≥11°）引起症状的建议手术；④一般认为由钩椎关节导致椎动脉受压的椎动脉型颈椎病建议手术；⑤交感性颈椎病的手术指征有争议，需谨慎；⑥颈型颈椎病建议保守治疗；⑦对于无症状型颈椎病（MRI显示脊髓压迫严重，患者表现较轻症状甚至无症状患者）是否手术及何时手术尚无统一意见。

2. 手术目的 解除压迫、重建脊柱的稳定性。

3. 手术方式

（1）前路手术

1）颈椎前路椎间盘摘除+植骨融合术：手术适应证如下。①椎间盘突出、后缘骨赘等压迫神经根或脊髓导致的脊髓型或神经根型颈椎病，三个节段以内；②椎间盘退变造成的节段性不稳定导致的交感性颈椎病和椎动脉型颈椎病；③椎间盘退变造成的颈椎退行性后突畸形，导致脊髓腹侧受压的脊髓型颈椎病。

2）颈椎前路椎体次全切+植骨融合术：手术适应证如下。①孤立性后纵韧带骨化；②严重的后缘骨赘；③严重的节段性退行性病变椎管狭窄合并退变性后凸畸形，需要矫形的。

3）前路神经根孔减压（钩椎关节切除）：手术适应证为神经根型颈椎病，椎间盘侧方突出，患者相对年轻；椎动脉型颈椎病。

4）颈椎前路人工椎间盘置换术：人工椎间盘置管术的优势是在脊髓减压的同时，保留了颈椎手术节段的运动，避免了融合。人工颈椎间盘置换适应证，①脊髓型颈椎病、神经根型颈椎病患者，主要以软性压迫为主的；②颈椎间盘突出需行前路减压手术者；③不存在明显椎间隙狭窄及颈椎节段性不稳者；④年龄在55岁以下，且后方小关节无明显退变，活动良好者。人工颈椎间盘置换禁忌证，①严重骨质疏松者；②严重颈椎不稳定者；③创伤、感染、肿瘤患者；④强直性脊柱炎、类风湿性关节炎患者；⑤弥漫性特发性骨质增生及后纵韧带骨化症（ossification of posterior longitudinal ligament，OPLL）患者。

（2）后路手术

1）后路椎板间椎间孔减压术：该技术可用于治疗因为椎间盘突出或骨赘压迫引起的神经根型颈椎病患者。后路正中或者旁正中肌肉分离切口可以暴露颈椎关节面的内侧。高速磨钻于上、下椎板与关节突交界处磨开,上位椎板、下位椎板和外侧关节突关节各磨除约 5mm。切除的关节面不应该超过50%。锐性分离并切除黄韧带,于神经根腋区磨除挤压神经根的骨赘或切除压迫神经根的椎间盘髓核组织。

2)后路椎板成形术(包括单开门减压术或双开门减压术):该术式适应证如下。①脊髓型颈椎病或伴发育性颈椎管狭窄;②多节段退变(3 个节段以上间盘突出)导致脊髓受压;③连续性或混合性颈椎后纵韧带钙化等。

3)后路椎板切除椎管减压+内固定融合术:适用于具有椎板成形术适应证同时伴有以下情况。①严重的神经根损害的症状和体征;②椎管狭窄严重,特别是神经根管入口也明显狭窄,为防止开门术后 C_5 神经根症状。

(姜政 江玉泉)

参考文献

[1] H. Richard Winn, Michel Kliot, Henry Brem. 尤曼斯神经外科学:脊髓、周围神经疾病,创伤与神经放射学[M]. 王任直,译. 5 版. 北京:人民卫生出版社,2009:105-117.

[2] 中华医学会. 临床诊疗指南:神经外科学分册[M]. 北京:人民卫生出版社,2006:16-30.

[3] 胡有谷,陈伯华. 腰椎间盘突出症经典手术时行腰椎融合的指征[J]. 中国脊柱脊髓杂志,2006,16(4):247-248.

[4] 张西峰,张琳. 脊柱内镜技术的历史、现状与发展[J]. 中国疼痛医学杂志,2015,21(2):81-85.

[5] YEUNG AT. Minimally invasive disc surgery with the yeung endoscopic spine system(YESS)[J]. Surg Technol Int,1999,8:267-277.

[6] HOOGLAND T, SCHUBERT M, MIKLITZ B, et al. Transforaminal posterolateral endoscopic discectomy with or without the combination of a low-dose chymopapain:a prospective randomized study in 280 consecutive cases[J]. Spine,2006,31(24):E890-E897.

[7] HOOGLAND T, VAN DEN BREKEL-DIJKSTRA K, SCHUBERT M, et al. Endoscopic transforaminal discectomy for recurrent lumbar disc herniation:a prospective, cohort evaluation of 262 consecutive cases[J]. Spine,2008,33(9):973-978.

[8] SEKIDO, N., IGAWA, Y., KAKIZAKI, H., et al. Clinical guidelines for the diagnosis and treatment of lower urinary tract dysfunction in patients with spinal cord injury[J]. Int J Urol,2020,27(4):276-288.

[9] BARALIAKOS X,GENSLER LS,D'ANGELO S,et al. Biologic therapy and spinal radiographic progression in patients with axial spondyloarthritis:A structured literature review[J]. Ther Adv Musculoskelet Dis,2020,12:p. 1759720X20906040.

[10] STERNBERG,ML,Gunter ML. Syringomyelia. J Emerg Med,2017,53(2):e31-e32.

第十八章　脑组织及神经细胞移植

脑内移植是指选择供体神经组织或细胞群置入宿主的脑内，以代替受损或变性的神经元，使其重建神经环路或分泌神经递质，以达到调控神经功能和改善症状的目的。动物实验证明：未成熟的神经细胞移植到宿主脑内不仅可以存活，还可以保持其原有神经功能的特性。因此，神经病学家和临床医师越来越重视从自体、异体或流产的胎儿中获取移植物，置入脑内进行某些疑难疾病的治疗和探索。由于未成熟的神经元在宿主脑内具有很强的再生能力和可塑性，脑内移植后应用适当使用免疫抑制剂（环孢素或糖皮质激素等），有助于脑内移植物存活并与宿主脑整合形成突触，较长期地改善和纠正中枢神经系统及神经内分泌功能缺陷。

第一节　概　　述

自 1890 年 Thompson 开创脑移植实验的先例以来，大量的实验研究先后证实，未成熟神经细胞及组织移植到受体中枢神经系统，不仅可以成活，而且能够在新的环境中分化成熟并保持其神经功能，发挥相应的生理效应。1979 年 Perlow 脑移植实验研究成果的发表，更激励了越来越多的神经科学工作者进一步探索利用胎脑组织作为移植物，替代病损神经元的新构想，从而为脑内移植奠定了基础，开拓了应用研究的广阔前景。细胞与组织移植将成为治疗中枢神经系统变性疾病的一种行之有效的治疗手段。

一、脑内移植的研究简史

早期的脑组织移植实验研究是由 Ranso（1903）和 Saltykow（1905）所进行，他们分别观察了成年哺乳类动物同种异体脑组织移植的组织细胞学变化，发现置入的脑组织细胞发生变性改变；后来 Clark（1904）、Altobell（1914）和 Dunn（1917）则相继证明使用胚胎鼠脑组织作为移植物植入新生或成年鼠脑组织内，其移植物不但能存活，而且在某种程度上还可以分化和生长；Wenzel（1969）进行了小脑皮质移植的观察；Das（1974）研究了脑组织移植物同受体脑组织之间的界面结构；Hallas（1979）将胚胎鼠大脑皮质成功地移植到新生鼠的骨髓；Bjorklund（1979）移植蓝斑（locus coeruleus）组织恢复海马功能；Perlow（1979）等报道，脑内移植可以减少由于黑质-纹状体多巴胺系统破坏而引起的异常运动。1980 年 Mam 报道将正常鼠胚胎中的加压素神经元移植到 Brattleboro 鼠的第三脑室，可使宿主鼠的烦渴和多尿明显改善。ObLinger（1980）报道了脑组织移植物与受体脑组织之间的传入、传出纤维联系，John（1984）移植肾上腺髓质组织至脑中黑质部位，产生多巴胺而取代黑质。瑞典 Bucklund（1985）等首创用自体肾上腺髓质移植到脑内纹状体区治疗帕金森病，2 例晚期患者的症状均好转。墨西哥 Madrazo（1987）报道胎儿黑质组织移植治疗 2 例帕金森病取得疗效。美国丹佛市 Freed（1988）首次为 1 名 52 岁病程 20 年的帕金森病患者进行胎儿黑质组织移植，以重建多巴胺系统，以缓解帕金森病症状和体征。1990 年 9 月世界医学会第 41 届大会批准了胎儿组织移植的报告。1991 年 Lindvall 报道用 PET 证实移植物在宿主脑内存活，^{18}F-荧光多巴胺含量增多。1996 年美国 FDA 批准 24 例异种神经细胞移植治疗神经系统变性疾病，其中 12 例帕金森病，12 例亨廷顿病。1998 年 10 月美国匹兹堡大学采用脑细胞移植治疗脑卒中。

我国脑组织移植的动物实验和临床应用研究开展的较晚,但临床应用研究后来者居上,自1985年以来,北京、上海、山东、昆明、黑龙江、武汉、兰州、福建、河南、广西等地开展了脑组织移植研究。1986年6月国内北京宣武医院丁育基、张瓦城等首先开展了自体肾上腺髓质脑内移植治疗重症帕金森病,以后又施行了异体胎儿肾上腺髓质脑内移植治疗帕金森病并获得了近期疗效。1987年1月黑龙江哈尔滨医科大学赵彬等完成了1例胎儿肾上腺髓质脑内移植,术后脑脊液中的儿茶酚胺含量增高。1987年2月成都军区总医院洪执中和柏秀松为1例左大脑中动脉栓塞偏瘫失语患者进行了脑移植手术,取得了一定疗效。1987年3月山东医科大学张庆林等采用立体定向术和脑组织移植治疗1例扭转痉挛患者。1987年上海江宁等报道人体胎脑黑质治疗震颤性麻痹,术后患者症状好转,Webster计分从26分降到18分。1987年12月山东医科大学吴承远等报道,采用胚胎小脑内组织移植治疗6例小脑萎缩共济失调患者,取得明显的近期疗效。1988年2月武汉同济医院薛德麟为1例大脑发育不全癫痫患者进行胎儿脑组织移植。1988年8月山东医科大学鲍修风采用胎儿脑组织移植治疗1例神经性尿崩症患者。1989年7月河南医科大学彭琳和杜学俭应用胎儿大脑皮质细胞移植治疗1例脑外伤后植物状态,出现一定疗效。1989年10月河南医科大学神经病学研究所苏芳忠采用切除病灶及胎脑移植治疗顽固性癫痫,脑电图明显好转。1989年12月,西安医科大学第一附属医院报道采用胎儿小脑组织移植治疗12例小脑共济失调患者取得了较好的效果。1990年北京天坛医院罗世琪报道,采用开颅直视下胎儿肾上腺髓质移植治疗帕金森病,近期症状缓解。1990年7月苏州医学院任本等报道采用胎儿肾上腺髓质组织培养后行脑内移植,治疗17例重症帕金森病患者,结果显示移植组织可以存活,并且分泌神经递质,改善了神经功能。1990年黄山等报道采用胎儿黑质组织尾状核内移植治疗3例帕金森病。1994年吴承远报道5例黑质细胞移植治疗帕金森病。近年来,应用转基因细胞、干细胞进行脑内移植的研究也在我国开展并取得了一定疗效。

综上所述,脑内移植逐渐发展成一项新的领域和治疗方法。

二、脑内移植的类型及移植物的种类

(一) 根据移植物的来源和性质分类

1. 自体移植(autograft)　这是指将自体脑组织移植到其他部位,或将自体其他器官组织移植到脑内。

2. 同种移植(homograft)　这是同种个体中具有不同遗传基因的不同个体之间的移植。同种异体移植可使供体的传染病传播给宿主机体。由于脑部比身体其他部位更难控制感染,故脑组织移植时需要特别注意这方面问题。

3. 异种移植(xenograft)　这是不同种属间的移植,其遗传基因型完全不同。例如将大白鼠的脑组织移植到家兔的脑内。动物实验表明各种类型的脑组织移植均可获得成功,相互之间无明显差异。

4. 同源移植(synograft)　这是指同卵双胚胎之间的器官或组织的移植。由于遗传基因完全相同,所以一般不发生免疫排斥反应。

(二) 脑内组织移植物

主要取自胚胎、新生或成年动物,按其移植后是否具有功能分为以下几种。

1. 功能性移植物　移植物与受体脑组织发生突触联系,影响受体的生理和行为。如移植肾上腺髓质和黑质。

2. 非功能性移植物　移植物与受体脑组织发生突触联系,但不起功能作用,或功能很小,不影响受体动物的生理、行为。如将胚胎脑组织移植到动物小脑皮质,观察其神经元的传入与传出突触联系。

3. 其他移植物　这是指移植物存活,但未与受体组织发生突触联系,一般用于基础理论研究。如将脑组织移植到眼前房;平滑肌、虹膜组织或皮肤移植入脑组织内。

(三) 脑内组织移植的部位

研究表明脑组织移植最佳部位取决于移植物的细胞组织类型及宿主是否能为植入物提供足够营养。如果需要神经内分泌支配的话,移植物应该尽可能地靠近靶点。例如,需要提供多巴胺时,靠近纹状体的侧脑室就是一个理想的植入位置。如果需要某种神经激素,作为激素作用靶点的脑组织是移植物的最佳部位。移植物的营养可能也是一个值得考虑的问题。假如移植物植入脑室或蛛网膜下腔,它不经脉管化直接吸取营养,脑脊液对移植物似乎可以提供比较良好的营养条件,至少能够维持移植物存活一定的时间。然而,较大的移植物,浸泡于培养基样的脑脊液中,移植物的中心部分往往不能得到充分的营养。如果需要植入脑实质,移植物必须是小块的组织,至于多大的移植物植入脑实质内最易存活,这一问题还未完全解决。根据脑组织移植的部位可分为以下2种。

1. 相同部位组织移植　如大脑皮质组织移植、小脑皮质组织移植、海马组织移植、黑质组织移植、垂体及下丘脑组织移植。

2. 不同部位组织移植　①大脑皮质组织移植到小脑皮质，大脑皮质组织移植到脊髓，大脑皮质组织移植到顶盖区；②脊髓组织移植到小脑；③大脑组织、小脑组织及肾上腺髓质组织移植到眼前房；④中枢和周围单胺神经元，如肾上腺髓质移植到海马和黑质；⑤顶盖区组织移植到中脑其他部位；⑥黑质组织移植到纹状体；⑦蓝斑组织移植到海马；⑧周围神经移植到颅神经；⑨其他组织和中枢神经系统移植到脑。根据脑组织移植部位深浅，又可分为表浅组织移植和深部组织移植。

目前，已在动物实验中进行过许多形式的脑内移植术。有学者提出最好分两次手术，即首先打开颅骨，在脑内制作一个腔隙，几周后使腔隙内逐步脉管化成为血管床，然后第二次打开颅骨，将移植物植入具有血管床的腔隙内。但是，这样两次手术也会带来许多问题，其中包括两次手术开颅以及两次创伤所致的脑功能的损害等。也有学者主张通过一根直径很小的针，将 $0.5\sim1mm^3$ 的移植物徐徐注入脑内或蛛网膜下腔及脑室内。还有主张利用一根细管注入分离或体外培养的细胞，此法的优点是对脑组织损伤较小，能将脑移植物植入多个部位，且容易存活。

三、脑内组织移植的理论依据

（一）脑组织移植的免疫学特点

移植的组织器官能否存活，关键在于移植物与受体之间的免疫排异性，或者说是决定于供体组织器官与受体机体组织相容性抗原（histocompatibility antigen）是否一致或相近。受体通过对移植物中的组织相容性抗原产生细胞免疫反应和体液免疫反应，使移植物被排斥，一般排斥反应中，以细胞免疫为主。脑与其他器官在免疫学方面有所不同，是一个免疫豁免部位（immunological privileged site），易于获得组织移植成功。过去认为是基于以下原因：①脑组织解剖学的特点是缺乏淋巴引流，这曾被普遍认为是构成移植物在受体组织内长期存活的基础；②正常的脑屏障将脑组织与免疫系统分隔开来，使血清中的抗体和免疫活性细胞不能与脑组织抗原接触，从而不发生免疫排斥反应；③脑组织如同眼前房和角膜一样，并未由血液直接供应，所以阻断了与排斥反应有关的免疫反应；④脑组织中缺乏组织相容性抗原。

研究发现：①脑组织内可能存在淋巴管样的淋巴结构；②脑组织移植物可诱发受体产生系统性免疫反应，并且系统性起源的免疫效应细胞可以进入脑组织

内；③血清中抗体和免疫活性细胞以不同的选择性和通透性通过血脑屏障；④脑组织中存在一些具有很高强度源性的隐蔽抗原；⑤将供体胚胎脑组织移植到新生受体脑组织较移植到成年受体脑组织更易成活，是因为受体免疫学上排斥能力不足。因而目前倾向认为脑是一个部分免疫豁免部位（partial immunological privileged site），组织排异性较弱。至于脑为什么具有特殊的免疫功能，至今尚不十分清楚。血脑屏障对于阻止排斥反应可能起了重大的作用。血脑屏障有可能阻断血流中潜在的对移植物过敏的物质。此外，脑的淋巴系统不完善，肯定也会对脑移植物起着保护作用。有的学者认为脑移植的临床免疫情况等于或优越于目前的肾移植。例如：解剖完整的功能正常的小鼠，鼠内的黑质移植已生存 3 个月而没有出现排斥反应。牛嗜铬细胞移植给鼠也没有出现排斥。Freed 和 Olson 等已经把成人的肾上腺嗜铬组织成功地植入小鼠受损的黑质内。

移植物存活与移植物能否摄取宿主脑中的营养物有关，如氧、葡萄糖和神经营养因子等。动物实验表明：小的移植物不经微血管化就可以得到要利用的营养，其存活情况优于大体积的移植物。位于较大体积移植物中间的细胞，因距离营养系统太远而容易变性死亡。研究也认为，较大移植物植入事先形成的血管床或者脑室系统内，其存活情况要比植入脑实质内好。宿主的内分泌功能和免疫力也极为重要，但这方面的知识至今还很有限。譬如，肾上腺髓质嗜铬细胞失去肾上腺皮质的作用便不能旺盛生长，但是在脑内并非如此。目前还无法确定宿主的免疫抑制是否会使供体与宿主间的组织不相容性变得相容。但已发现，脑组织只有在不受外来因素干扰的情况下，宿主才能比较容易地接收移植物。体外和体内实验均证实神经营养因子有助于移植物的存活。Nieto Sampedro 等证实宿主脑受伤后隔几天再进行移植，移植物的存活情况比即刻移植者要好，原因在于宿主的脑组织在受伤后可产生一种物质（推测可能为神经营养因子），能促使移植物的生长和存活，也可促进在组织培养基上的神经元的生长。脑部损伤后 8 天内，宿主中枢神经系统内部该类物质浓度可达高峰。目前已在动物实验中进行过许多形式的脑移植技术。有的提出最好分两次手术，即首先打开颅骨，在脑内制作一个腔隙，几周后使腔隙内逐步脉管化形成血管床，然后第二次打开颅骨，将移植物植入带有血管床的腔隙内。但是，这样两次手术也会带来许多问题，其中包括两次手术开颅以及两次创伤所造成脑的功能损害

等。也有人主张通过一根直径很细的小针,将 0.5~1mm³ 的移植物徐徐注入脑内或蛛网膜下腔及脑室内。还有人主张利用一根细针注入分离或体外培养的细胞,此法的优点是对脑组织损伤小,能将脑移植入多个部位,且容易存活。

（二）脑内组织移植的细胞生物特性

一般认为高度分化的神经细胞不能繁殖再生,它的数目在胚胎发育期就已基本决定,在出生后如发生胞体损伤变性,则不能再生。Hopkins Dunn 曾将出生后 10 天的幼鼠脑皮质组织植入同胎的另一幼鼠的脑室内,发现植入脑室的移植物由于与脉络丛接触并形成血管网而存活。从而证实了脑内植入的未成熟的神经元,可以在宿主脑内存活。

近年来一些研究人员在创伤和其他条件下,观察到脑、脊神经和自主神经节中的神经细胞可进行有丝分裂或无丝分裂,神经细胞具有生长、成熟和建立新的突触联系的能力。关于神经细胞分裂的条件、分裂后神经细胞能否形成完整的形态,并行使正常的功能,以及这些神经细胞间的突轴联系尚不清楚。

基于上述问题,引起人们使用相似神经组织取代损伤神经组织,以建立解剖和功能整合的研究。过去 20 年中广泛用于研究伤后神经组织的再生和形成功能再联系的实验结果,已用于临床研究。目前研究认为移植神经组织在受体脑组织内能够生存、生长、分化,并与周围神经组织形成突触联系,在解剖学上同受体脑组织成为一体,而受体动物并没有表现出任何明显可察觉到的不正常行为或脑组织病理学改变。只要受体动物存活,移植物就能得以生存,从而提示移植物已成为受体动物脑组织的一部分。移植物同受体脑组织神经细胞的突触联系具有电生理功能和分泌功能。

移植物的生长大小与供体年龄、受体年龄及移植部位有关。胚胎组织易于生长和分化,早期胚胎组织似乎比晚期胚胎组织更容易生长且发出更多纤维。

近年来,由于细胞生物学、分子生物学和神经生物学等基础学科的快速发展,学者们设计了各种独特的实验方法,为中枢神经系统的组织移植,提供了良好的实验基础。免疫组织化学、组织培养技术和动物遗传特性的细胞工程学都发挥了重要的作用,在众多的脑移植实验中,脑内移植技术治疗帕金森病取得了较好的效果。

综上所述,胚胎脑组织和细胞移植的生物学特性如下:①移植后胚胎脑组织和脑可以存活,具有继续生长和增殖特性;②移植后的细胞继续分化并保持原有组织神经的特性;③移植后的胚胎有重生长因子及

神经内分泌功能;④胚胎组织具有抗原性低的特点;⑤胚胎组织的移植具有一定可塑性。

第二节　脑组织及神经细胞移植生物学基础和方法

神经组织及神经细胞移植的目的主要是治疗中枢神经系统的疑难疾病,其作用途径包括以下三个方面:①"神经搭桥",以往通过外科手术可以将损伤的面神经远端与副神经吻合起来,使部分面神经功能恢复;在脊髓横断伤的患者,将其横断部位以上的肋间神经植入到横断部位以下的脊髓断端,可以恢复部分神经功能。动物实验也证明肋间神经与植入部位组织可发生神经联系;从脑干处切除面神经,再移植一段周围神经连接脑干与面部肌肉,动物瘫痪的面肌功能得以恢复,组织学检查提示移植神经与脑干及面部肌肉发生神经-肌肉联系;这类将神经移植于缺损的神经之间的移植称之为"神经搭桥"。②垂体、下丘脑移植,将正常下丘脑血管加压素神经元移植到一种先天性缺乏血管升压素神经元的大白鼠,可以使动物摄水量减少,增加尿液渗透压;对照组动物进行类似手术操作,不移植组织,结果术后早期动物亦摄水量减少,尿液渗透压增加,但很快恢复病态;给予注射血管升压素后,其摄水量也减少,尿液渗透压增加,所以可认为移植物下丘脑血管升压素神经元具有功能;移植新生雄性大白鼠下丘脑视前核组织到雌性大白鼠的相应部位,可使雌鼠雄性化。③黑质、纹状体移植,动物实验证实破坏动物黑质复制旋转模型,植入自体或异体的中枢及外周多巴胺能神经元,动物旋转即刻停止,组织化学检查提示移植物存活,发出的神经纤维与周围组织形成联系。

为达到上述神经组织移植治疗的目的,在移植方法方面还需要考虑如下问题:免疫排斥反应,脑组织或神经细胞低温保存,神经细胞的培养和纯化以及促使移植物存活的神经营养因子的获取。生物化学工程的转基因细胞或克隆细胞的移植已成为目前研究的热点。

一、脑组织及神经细胞移植的免疫学基础

脑组织移植与其他器官移植一样也存在着免疫排斥问题,但脑组织却又有特殊性,主要表现在:①脑内淋巴细胞数量很少,缺乏典型的淋巴管,脑脊液中所含的细胞多为单核细胞,淋巴细胞仅占少数,血管周围间隙发挥淋巴管引流作用,淋巴细胞存在于血管

内壁和血管周围间隙中,淋巴细胞经此间隙进入蛛网膜下腔脑脊液中,然后回流入血。正常情况下,这种淋巴循环极其微弱。②由于血脑屏障的存在,脑组织不直接与血液接触,从而使血液到脑脊液及细胞外液的物质,必须经过血脑屏障而选择性通过;一般情况下免疫球蛋白及细胞不能通过血脑屏障,所以脑脊液中免疫球蛋白 IgG 和 IgA 的浓度仅为血浆浓度的 1/250,由于以上两个因素的存在,使得脑的免疫排斥反应极弱;这并不是说脑不存在免疫排斥反应,它也具有免疫排斥反应的基础,如在中枢神经系统内也存在活跃的吞噬细胞。小胶质细胞形成脑内的主要吞噬细胞系统;脑内的吞噬细胞亦可来自血液中的单核细胞吞噬系统,从血管周围间隙侵入脑内,然后转化成小胶质细胞。

脑内树突状细胞是骨髓起源的外吞噬细胞,能呈递抗原给 T 淋巴细胞和 B 淋巴细胞。这些细胞表面带有丰富的表面分子,包括高水平表达的主要组织相容性复合物(major histocompatibility complex, MHC)MHC-I 和 MHC-II 抗原,协同刺激抗原 B7.1 和 B7.2 以及细胞间黏附分子 ICAM-1、ICAM-2。在移植免疫中,树突状细胞是主要组织相容性复合物(MHC)不相容的激发细胞。人脑白质中小胶质细胞属于脑固有的巨噬细胞,被激活后能产生白细胞介素-1(IL-1),也是脑内表达白细胞介素-2(IL-2)类抗原的主要细胞。有学者提出,星形胶质细胞主要分布在脑血管与脑组织的界面上。而免疫应答反应也集中在血管周围,因此认为星形细胞可能是功能性抗原呈递细胞,同时大血管的内皮细胞在某种情况下亦可发挥抗原呈递细胞的作用。

由于脑内存在上述细胞,血液中的免疫效应细胞及血液中的抗体物质可选择性地通过血脑屏障进入脑实质内,加上脑内某些隐蔽的抗原,所以脑内移植依然可能发生免疫排斥反应。

脑内移植的免疫排斥反应主要是 T 淋巴细胞的浸润,并且在移植后 3~4 周达高峰。局部血脑屏障破坏,小血管破裂或组织损伤,使得脑固有的小胶质细胞、星形细胞以及来自血液的巨噬细胞和单核细胞发挥巨吞噬和清除功能,免疫活性细胞释放的调节物质、白细胞介素及血小板衍生生长因子,使移植组织的 MHC 表达提高到高水平。移植物激活的淋巴细胞到达移植区,淋巴因子可提高受体及移植物 MHC 抗原的表达。T 杀伤细胞可溶解移植区细胞。由淋巴细胞和巨噬细胞释放的淋巴毒素,杀伤淋巴毒素受体细胞,使移植组织崩解,并被巨噬细胞所吞噬,使移植物被排斥。

在进行脑组织移植时,为了提高移植物的存活率,应注意以下几个问题:①尽量减少宿主脑的创伤,将血脑屏障的破坏减小到最低程度;②尽量去除移植物中具有抗原呈递功能的细胞组织,包括蛛网膜,软脑膜及脑血管组织;③正确地进行组织配型,供体和受体组织相容性交叉试验,白细胞抗原分型,以寻求免疫遗传学相近的移植物;④用早期的、抗原性弱的胚胎组织作为移植物;⑤适当应用免疫抑制剂,如环孢素 A、硫唑嘌呤等。

二、脑组织及神经细胞的低温保存

低温冷冻技术可以延长离体组织或器官的存活期,这已是公认的事实。进行脑组织移植时亦有必要采用这一技术,为临床和科研工作提供方便。

近年研究结果表明,低温冷冻技术不仅可以延长供体脑组织的存活时间,而且能减低供体脑组织的抗原性,并且还可以减弱移植物中 T 细胞的活性,使移植组织的生存率和存活时间得以提高和延长。

脑组织的低温冷冻与其他器官的低温冷冻技术一样,需要冷冻装置、制冷源、冷冻保护剂、冷冻储存剂等,其中冷冻保护剂常用二甲基亚砜(DMSO)和甘油,它们具有延缓冰晶速度和缓冲细胞内外渗透压的作用,以减轻溶液损伤和冰晶损伤;常用的冷冻保护液有以下几种:①乳酸林格液;②磷酸缓冲液(PBS);③羊水;④Eagle's MEM;⑤RPMI1640;⑥解剖液;⑦中枢神经系统培养液等。

对供体脑组织进行冷冻处理前,要对脑组织标本进行处理,首先在无菌条件下取出胎脑,在玻璃平皿中去除脑膜,分离欲取的脑组织如大脑、小脑、黑质-纹状体等,置解剖池或 PBS 中,如组织块直径 2mm,则用虹膜剪剪成 1~2mm 小块,亦可进一步采用研磨过滤,以分离成单个细胞悬液。

当脑组织制备好后,可采取下列步骤进行冷冻保存:①将保存液预冷(4℃)30 分钟;配成 5%~10% DMSO 保存液。②脑组织碎液或细胞悬液[(1~5)×10^7/ml],加 5%~10% 保存液,分装于冷冻塑料袋或管中。③在程控冻存器中降至-100℃;将标本移入-196℃液氮中长期保存。当应用该标本时,将标本从液氮中取出,于 37~40℃ 水浴中速升至 4℃,复温过程 30~50 秒,然后分次加入 4℃ PBS 或组织培养液;按下列数量加入 DMSO 的 Hanks 平衡液 0.2ml、0.4ml、0.8ml、1.5ml,在 5 分钟内使标本呈增加 1 倍为止。

解冻复温后脑组织的存活率可用下列方法检测。

（一）台酚蓝染色法

用双蒸馏水配成浓度 0.2% 的台酚蓝染色液，以 1 500r/min 离心 10 分钟，上清液即为染色液。取细胞悬液 2 滴加染液 1 滴混匀，滴入血细胞计数板中，镜检细胞中活细胞数的百分率。活细胞不着色，死细胞呈蓝色。

（二）中性红染色法

用双蒸馏水配成 1% 浓度中性红染色液。应用前用 Hanks 液稀释 10 倍，1 500r/min 离心 10 分钟，上清液即为染液。取细胞悬液 4 滴加中性红染液 1 滴，混匀，静置 10~15 分钟，在血细胞计数板内计数活细胞百分率。活细胞染成红色，死细胞不着色。

（三）伊红染色法

0.2ml 细胞悬液与 0.48ml 的 1∶2 000 伊红染液（Eosin）混匀，2 分钟后，在血细胞计数器中计数染色的细胞。

（四）神经细胞培养法

将 1×10^5/ml 活细胞接种于培养瓶内，置 5% CO_2 孵箱（37℃）2~3 天后，在倒置显微镜下镜检，瓶底可见生长的神经细胞。

（五）动物脑移植检测法

采用同种或异种动物进行移植，将脑组织匀浆或悬液植入受体脑组织相应部位，14~30 天后杀死动物，取脑作组织学检查。如细胞存活，则可见神经元及其突起分化良好，外形正常，无瘢痕形成。有时植入物与宿主脑组织联成一体，由此证明标本的神经细胞冷冻保存良好。

（六）临床观察

冷冻胎脑组织植入患者脑内，可观察到症状减轻，神经功能的恢复情况，作为脑细胞存活并分化的标志。

总之，脑组织冷冻低温保存是一门新兴学科。建立脑组织和神经细胞库将会在许多国家成为现实，利用先进的现代医学更换人类许多病态器官并实现跨种系器官移植或组织移植。由于免疫学抗免疫排斥反应研究的发展，移植后的脑细胞和组织可以与受体生长在一起发挥生理功能，特别是冷冻保存能降低移植物的抗原性，因此脑组织的冻存研究将会显示出更大的作用。

三、神经细胞培养

在行脑组织移植时，除了前面讲述的有关细节

外，为了进一步提高移植组织的成活率，现在许多学者采用先将供体神经细胞进行培养，然后再进行移植的方法。

神经组织的体外培养除了与一般的细胞培养具有相同的实验设备以外，对培养基、气体、pH、温度、渗透压等要求格外严格，并且还要有特殊的营养条件和生长表面。否则培养很难成功。

（一）神经细胞的培养条件

1. 温度条件　神经细胞培养的温度条件与多数哺乳动物的体温近似，培养细胞的最适温度为 37℃±0.5℃。偏离此温度，细胞的正常生长及代谢将会受到影响。一般来说，细胞对低温的耐受性比对高温的耐受性强。

2. 水的条件　水对维持培养细胞的生命活动是十分重要的。在培养用液中任何对细胞有害的杂质都会直接影响培养细胞的生存。一般神经细胞培养用液需要用无离子水或纯蒸馏水配制。

3. 渗透压条件　培养液的渗透压对于维持神经细胞的形态和生理功能起着重要作用。培养用液的渗透压以 320~330mmol/L 为宜。一般来说，渗透压的维持主要与氯化钠及其他盐类物质（主要是小分子物质）有关。因此，配制一些平衡盐溶液时，各种试剂用量要准确计算、称量和配制。

4. pH　在细胞培养过程中，保持培养液 pH 的稳定是十分重要的。神经细胞对偏酸性环境易耐受，而胶质细胞在偏碱性环境中耐受性较强，在偏酸性环境中生长分化受到抑制。故在整个培养过程中，pH 稳定在 7.0~7.2 范围内为宜。为保持 pH 的稳定，一般使用二氧化碳培养箱，湿度饱和，在 CO_2 为 5%~7% 的环境中培养。

5. 气体条件　在神经细胞培养中 O_2 和 CO_2 是细胞生存所需要的重要条件。一般情况下，培养液和容器空间中的 O_2 和 CO_2 足以保证细胞的代谢活动正常进行。在神经细胞原代培养过程中，可定期每周换液 2 次，保持稳定的环境。

6. 无菌条件　神经细胞整个培养过程中，必须保证在无菌条件下生活，才能培养成功。因此，所有细胞培养用品必须在实验前经过高压灭菌消毒或 γ 射线照射处理后才能使用。培养用液都要经过除菌处理后保存在 4℃冰箱内备用。所有实验步骤均要在严格无菌条件下进行。

7. 营养条件　体外培养的神经细胞所需营养必须从培养液中获取。目前已广泛应用合成培养基，同时还需添加 10%~20% 的血清，高浓度的葡萄糖、碳酸

氢钠以及适量的谷氨酰胺和胰岛素等。

8. 培养基质   神经细胞与一般细胞不同,在培养过程中,不易贴壁生长。因此,需事先在培养瓶或培养皿底面涂上一层基质,有利于神经细胞的贴壁,同时对神经细胞也有支持和营养作用。目前常用的基质有:鼠尾胶、小牛皮胶和多聚赖氨酸等。

(二) 神经细胞的培养用液

培养液是维持细胞生存和生长所需要的基本溶液。除培养液外,还必须有适应细胞体外培养的各种溶液。

培养用液主要分为三类:平衡盐溶液、天然培养基及合成培养基。

1. 平衡盐溶液(BSS)   主要由无机盐和葡萄糖组成,具有维持渗透压、控制酸碱平衡的作用,同时供给细胞生存所需要的能量和无机离子成分。可用于配制各种培养用液的基础溶液,也可供洗涤、解剖与分离组织块使用。

2. 天然培养基   包括体液、组织提取液、各类血清、水解乳蛋白和胶原等。在神经细胞培养中常用的是血清类制品,如马血清、小牛血清和胎牛血清。血清中含有丰富的营养物质,包括大分子的蛋白质、核酸及促进细胞生长的激素等,对细胞的附着、生长、发育和增殖有明显的作用。一般认为,马血清除具有其他动物血清所含丰富的营养物质外,还有促进原代培养的神经细胞分化,避免成纤维细胞和胶质细胞的过度增殖作用。故在神经细胞培养中多采用马血清。通常在培养液中添加浓度为 10%~20%。

3. 合成培养基   是根据天然培养基的成分,用化学物质模拟合成的一种较理想的培养基。但对动物细胞和神经细胞来说,它只能维持细胞的生存,要想使细胞生长、发育和分化(增殖),还需添加神经细胞生长和分化所需要的特殊成分,如高浓度的葡萄糖、碳酸氢钠、谷氨酰胺、胰岛素等。

合成培养基的种类很多,现已有数十种,主要是为培养不同类型的细胞而设计的。最常用的有 199 培养基、Eagle's MEM、RPMI1640、McCoy'5A、Ham F10与 F12 等培养基。目前,神经细胞培养多选用 Eagle's MEM。

4. 神经细胞培养液的成分   目前神经细胞培养液的成分还没有统一的配方。这里介绍当前常用神经细胞培养液的组成成分。

Dobaccos's MEM	80%~90%
小牛血清	10%~20%
葡萄糖	6g/L

L-谷氨酰胺	100μg/ml
青霉素	100U/ml
链霉素	100μg/ml
Hepes 缓冲液	10mmol

所有溶液均用三蒸水或双蒸水配制。用 7.4%碳酸氢钠调节 pH 至 7.0~7.2。有些实验室还在上述培养液的基础上添加一些促细胞生长因子,如胰岛素、黄体酮、亚硝酸钠、转铁蛋白、三碘甲状腺原氨酸及生长因子等。这些成分在维持神经细胞的生长和分化中起着重要的作用。

(三) 培养基质的制备与处理

为了利于神经细胞的贴壁生长,通常在培养器皿生长面上涂上一层基质。目前常用的基质有鼠尾胶、小牛胶和多聚赖氨酸等,如上所述。

(四) 神经细胞的培养方法

1. 选材   在神经细胞培养过程中,选择合适胚龄的供体动物,是培养成功与否的一个重要环节。大量实验证明,选择胚胎动物发育过程中的脑组织在体外进行培养,神经细胞成活率较高,并能像在体内一样继续生长、发育和分化。不同的动物有各自在体外培养的最佳胚龄,过早或过迟均不理想。可以根据实验目的选择活的新生鼠胚胎神经组织。常用 6~8 天的鸡胚;12~14 天的鼠胚或新生鼠;3~4 月胎龄的人胚(人工水囊引产)神经组织进行培养。

2. 取材   根据实验目的的不同,可以选择神经系统不同部位的细胞和组织进行培养。

(1) 中枢神经系统:①脑组织。在无菌条件下切开胚胎或新生动物的头皮,剪开颅骨,细心剥离出全脑组织。在解剖镜下分离出脑膜及血管,并用平衡盐溶液洗涤干净。根据实验需要取全脑或分离出大脑皮质、小脑皮质、下丘脑、海马和神经核团,用小剪刀剪碎,以便下一步细胞分离。②脊髓组织。在解剖镜下,从胚胎背侧切开皮肤和软骨,轻轻分离出脊髓及附带的背根神经节,剥离脑膜和背根神经节后,用小刀将脊髓分成背腹两侧,分别进行培养。

(2) 神经节:①背根神经节。背根神经节连在脊髓根上,取出脊髓时能清楚地看到两侧的圆形神经节。可用小尖镊一个个小心取下,剥除神经节被膜后备用。②交感神经节。上颈交感神经节位于颈总动脉分叉处。交感神经链在腹腔脊柱两侧,为乳白色米粒样神经组织,较易辨认。

(3) 细胞的分离与观察

1) 细胞的分离:细胞的分离是指从体内取出神

经组织,经过初步切割后,再进一步采用机械分离或酶消化的方法将神经组织分散成单个细胞悬液。①机械分离法。脑组织细胞之间连接比较疏松,可以采用机械分离的方法分离细胞;将取出的脑组织进行初步切割后,放置 200 目的(孔径 45μm)无菌尼龙网内在含有培养液的培养皿中用小弯镊轻轻挤压,使脑组织通过尼龙网以取得细胞悬液。②消化酶法。是在组织剪切成较小体积的基础上,应用生化和化学手段进一步将组织分散成细胞悬液的方法;将取出的脑组织进行初步切割后,用浓度为 0.125%~0.25% 的胰蛋白酶溶液,在 37℃ 恒温箱中孵育 20~30 分钟,吸去消化液,用培养液漂洗 3 次,加入适量的培养液,用细口吸管反复吹打,使细胞充分分散,待其沉淀后吸出上层细胞悬液备用。也可用 200 目尼龙网过滤制成细胞悬液。

将制备好的细胞悬液进行细胞计数,调整好细胞密度后接种于涂有鼠尾胶的培养瓶中。细胞的接种密度为 $4×10^5~1×10^6$/ml 培养液。如果是用来做电生理的细胞,可适当降低接种密度。接种后的细胞置于 36~37℃ 恒温箱中密闭培养。如果用 CO_2 培养箱开放培养,可适当旋松螺旋瓶盖,以有利于气体调节。

2) 神经细胞的培养与观察:原代单层培养是神经细胞与非神经细胞的混合培养。神经细胞与其他类型的细胞不同,在培养过程中只能生长分化而不能增殖。而胶质细胞等则可以在体外继续增殖。因此,神经细胞有它独特的培养方法。

A. 控制非神经细胞的增殖:在神经细胞原代单层培养中,适量的胶质细胞存在是神经细胞长期培养的必要条件。但如果神经胶质细胞过度增殖,神经细胞的生长分化便受到一定影响,常使神经细胞提早开始退化。这可能是由于神经胶质细胞在频繁的分裂过程中,夺取了神经细胞生长所需要的某种营养成分。为保证神经细胞生长所需的营养,要在非神经细胞增殖的高峰即所谓"合流"时,将一定量的抗 DNA 药物加入培养液中,以抑制其过度增殖。实验证明,在培养 5 天左右使用抗 DNA 药物,可加快神经细胞的分化,延长培养时间。常用的抑制剂有阿糖胞苷(3~5μg/ml 培养液),5-氟尿嘧啶(10~20μg/ml 培养液)和脲苷(35μg/ml 培养液)。通常加入抑制剂后作用 24~48 小时即更换新培养液。以后每周换液 2 次,每次只换半液,保留一半原液。这样既保证了神经细胞的营养供应,又保持了培养环境相对稳定,同时对控制胶质细胞的过度增殖也有一定作用。

B. 培养细胞的观察:在现代技术条件下,培养的

原代神经细胞可在体外维持生命几个星期,甚至几个月。因此,能在较长时间内直接观察到神经细胞的生长分化情况。

初接种的神经细胞呈圆形,无突起。培养 4~12 小时开始贴壁,较多细胞聚集成细胞团,少数散在。少数贴壁细胞可伸出 1~2 个数微米长的短突起。培养 24 小时以后,大部分细胞已经贴壁,伸出突起的细胞增多,突起增长,有的可达几十微米。培养 2~3 天后,细胞明显增大,突起数目增多,伸长。

随细胞种类不同突起数亦不同,一般神经细胞突起数较少,多数为双极神经元;而脊髓细胞、海马神经元、脊髓背根神经节细胞胞体多角,突起较多,它们相互形成网络。培养 5~7 天以后,神经细胞突起的主干和分支明显延长并增粗,形成较致密的网络。神经元细胞胞体明显增大,结构清晰,胞体呈梭形、椭圆形、三角形或多边形。此时神经胶质细胞明显增殖,连接成片。胶质细胞扁平多角,胞质丰富,胞核清楚。通常培养两周以后,神经细胞生长最为丰满,四周晕光明显,神经突起多而粗大,形成致密的网络。神经胶质细胞进一步增殖,铺满瓶底大部,神经细胞贴附在胶质细胞层上,神经突起轻轻附在其表面,可随瓶摆动。培养 1 个月左右部分神经细胞开始退化,神经胞数目及其突起逐渐减少,但仍有部分神经细胞可维持 2 个月以上。神经胶质细胞可维持很长时间,一部分可进一步分化成多突起星形细胞。培养 4 个月以后,神经细胞开始变性萎缩,衰老死亡。

(五) 培养细胞的生物学检测

细胞接种以后,每天都要对细胞做常规性检查以及观察污染与否、pH 的变化、细胞贴壁和生长情况等。同时,根据实验的要求开始准备做一系列培养细胞的生物学检测。虽然神经细胞在体外培养可以维持数目恒定,但一般认为,对神经细胞生长、分化和衰老过程的结构和功能的研究,以选用培养 1 个月内的细胞比较适宜。

神经细胞生物学检测的指标很多,大体可分为形态学观察、生化分析和细胞化学检测等。

1. 形态学观察　原代单层培养的神经细胞最大的优点就是可以看到单个神经元,而且各突起可以辨认到纤细的顶端。它不受神经胶质细胞的遮盖,分布在由胶质细胞铺成的厚厚的一层"地毯"上。神经细胞各部分形态清晰可见。胞体呈梭形、椭圆形、三角形和不规则的多边形。表面光滑呈立体隆起,折光性很强。因此,在相差显微镜下胞体周围可见明显的晕光,胞核和核仁清楚。突起多而粗大,分支互成网络。

胶质细胞胞体呈扁平、多角。核位于中央或偏于一侧,通过增殖可连成片。折光性较差,没有神经细胞那样明显的晕光,在光学显微镜下很容易与神经细胞区别。

在神经细胞生长发育过程中,可根据胞体直径大小,突起的数目、粗细和长短,以及胞体周围光晕的特点来判断生长、发育和分化情况,并可摄像留作资料。还可定时制备透射电镜、扫描电镜标本,进行超微结构观察。扫描电镜标本的制备,是将培养不同时间贴附在培养瓶中小盖片上的神经细胞按常规方法,经固定、染色、脱水、临界点干燥及离子溅射镀膜等步骤,在扫描电镜下观察。透射电镜标本的制备,是将培养的神经细胞从培养瓶壁上轻轻刮下,离心使细胞聚集成团,按常规方法经戊二醛固定、1%锇酸固定、Epon 812 包埋、复染及切片等步骤制备标本,于透射电镜下观察。

2. 生化代谢检测　实验证明,在原代单层培养中,神经细胞所特有的一些酶的变化,与正常体内的情况类似。如胆碱乙酰转移酶、谷氨酸脱羧酶、GABA 转氨酶的活性,自体外培养第四日起开始增高,全部培养过程中可增加 10~20 倍。某些神经元与神经胶质细胞共同具有的酶,如单胺氧化酶、乳酸脱氢酶、ATP 酶、镁离子、Na^+-K^+-ATP 酶的活性,氧摄取速度,儿茶酚胺促使 cAMP 增高的程度,以及甘油磷酸脱氢酶、长连神经节苷脂和髓鞘的主要成分脑苷脂等,均随体外培养天数增加而产生与体内情况类似的升高。因此,可利用生化检测技术来了解培养细胞的发育分化情况。

3. 组织化学与细胞化学检测　在神经细胞培养中,还可根据培养细胞的代谢、合成、分解、摄取和释放不同物质的特点,以及细胞表面和内部各种受体的存在,选用组织化学和细胞化学、免疫细胞化学,以及放射显影技术等进一步判定细胞的种类、生长和发育情况。

4. 组织化学和细胞化学法　其基本原理是利用某些化学物质和某种细胞成分发生生化结合而显示出一定颜色,用以观察和分析神经细胞的生长发育情况。

通常可以事先在培养瓶内放 1~2 片涂有鼠尾胶的盖玻片,培养过程中可定时取出染色观察。也可直接在培养瓶皿内染色。

（1）尼氏体(Nissl body)染色:尼氏体是神经细胞质内的一种正常结构,是由粗面内质网组成,可被碱性染料染成深色的颗粒和斑块,故又名虎斑。由于它是细胞内的一种合成装置,所以可以作为观察神经细胞功能状态的灵敏指标。在神经细胞生长分化过程中,其胞质内的尼氏体颗粒将随着细胞的发育而逐渐增多;随着神经细胞的衰老退化而逐渐减少。当神经细胞受到损害时,尼氏体消失。

（2）神经纤维镀银染色:这种方法主要用来显示神经元纤维。镀银染色的方法很多,但基本上都是把神经组织或细胞浸染于硝酸银溶液中,再用还原剂处理,使神经元纤维染成黑色或棕黑色。染色后的神经细胞的神经纤维、神经纤维束及其分支可充分显示神经元的形态分化及结构特征。

（3）苏木精-伊红(hematoxylin-eosin)染色:这种方法可将神经细胞显示出完好的形态。染色后细胞核呈蓝紫色,胞质及纤维突起均染成浅红色。

（4）乙酰胆碱酯酶染色:胆碱乙酰转移酶是胆碱能神经元的标志酶,存在胆碱乙酰转移酶之处均有乙酰胆碱酯酶。两者活性平行增高。因此,乙酰胆碱酯酶显示法,可显示体外培养的神经细胞中的胆碱能神经元。常用胆碱酯酶显示法将胆碱酯酶颗粒染成棕褐色。随着体外培养时间的延长,神经细胞胞质内的胆碱酯酶颗粒逐渐增多,表明神经细胞逐渐成熟。直到神经细胞退化时才逐渐减少。

5. 免疫细胞化学法　这一技术是利用抗体可同特定抗原发生反应而相互结合的原理来辨别各种神经细胞的。用这种方法可以显示大部分神经元特异性标志。这种神经元的特异性标志可以是细胞表面的成分,也可以是细胞质内的成分。例如,破伤风毒素或霍乱毒素标志神经元表面的神经节苷脂;Thy-1 显示神经元发育时的细胞表面抗原;谷氨酸脱羧酶、5-羟色胺、多巴胺、肽类及糖蛋白,如神经元特异性烯醇化酶(NSE),都是神经元的特异标志;S-100 蛋白、胶质纤维酸性蛋白(GFAP)标志星形细胞;髓磷脂碱基蛋白(MBP)标志少突胶质细胞。这些特异的标志,在神经生物学和临床脑移植研究中都有很大的潜能,可用来辨别各种神经细胞,研究细胞特性和细胞间的作用。

四、神经生长因子

前面讲述了为了提高脑组织移植成活率而采取的一系列措施,如注意受体和供体组织相容性抗原的搭配、手术技巧的改进、供体脑组织的细胞培养和低温冷冻保存等。尽管如此,移植于宿主脑内的组织能否存活并分裂繁殖,发挥其生物学效应,还受许多因素的影响。其中较为明显的便是宿主脑内神经营养因子。

现已发现的神经营养因子种类很多,其中最常见的是神经生长因子(nerve growth factor, NGF)。NGF是 Levi-Mentalcini 和 Hamberger 于 1948 年发现并分离、纯化的。它是一类能促进 DNA 合成和细胞分裂的多肽类物质,它们通过与细胞膜上的特异性受体结合而起作用。NGF 是从小鼠颌下腺提取的活性物质。该物质为三个亚单位,多肽类组成的复合物,成为 7S NGF。其中 NGF 的生物活性单位,分子量为 26 000。它是由两个完全相同的、由 118 个氨基酸组成的二聚体构成,等电点为 9.3 的碱性蛋白质。它的生物学效应可以概括为以下几个方面。①促使神经发育:NGF 促进发育中的交感神经元和感觉神经元的分化和成熟,维持成年交感神经元的正常功能。②促进培养的神经元生长:NGF 促进离体培养的交感神经元和感觉神经元突起的长出,诱导突起定向生长,决定神经纤维的生长方向,具有趋化性。③预防应答神经元的死亡:NGF 无论对机械性的、化学性的还是免疫性的损伤,都具有预防作用。④影响某些疾患:某些神经疾患,如遗传性自主神经病、遗传性感觉神经疾病、嗜铬细胞瘤、神经母细胞瘤等均与体内的 NGF 水平异常有关。一些神经元退行性疾病,如阿尔茨海默病(Alzheimer's disease)和遗传性进行性亨廷顿病(Huntington disease)的发生和发展均可能与缺乏 NGF 的营养作用有关。⑤对肿瘤的影响:NGF 可抑制某些肿瘤的有丝分裂,促使其向良性分化,这在嗜铬细胞瘤 PC12 细胞株上表现明显;在神经母细胞瘤与胶质瘤体外培养的细胞中,也发现 NGF 有促分化的作用,对长有肿瘤的动物投给 NGF 后,可延长其生存期。⑥对创伤的作用:NGF 可促进创口修复中的组织细胞反应,促进创口愈合,有类似创伤局部炎症趋化因子的作用。⑦对免疫的影响:NGF 可保持神经元的免疫静息,而防止自身免疫的发生。⑧对神经毒的对抗作用:神经毒 6-羟基多巴胺(6-OHDA)能破坏交感神经末梢,引起几乎所有交感神经节细胞变性。若在给予 6-OHDA 的同时,加用 NGF,则可完全预防这些细胞变性。⑨对受损神经的再生作用:周围神经受损或离断后,NGF 能加速受损神经纤维的再生。

基于上述作用,在脑移植时,移植局部加用 NGF,可促进移植物成活与分裂繁殖,这已成为学者们的共识。

除神经生长因子以外,目前还发现许多其他神经营养因子,如脑衍生神经营养因子、神经营养因子-3、睫状神经元营养因子、表皮生长因子、成纤维细胞生长因子、胰岛素生长因子、白细胞介素、神经白细胞素(NLK)等均不同地具有 NGF 的某些作用。在神经细胞再生和修复过程中起一定的作用。

五、脑组织及神经细胞移植技术

脑组织及神经细胞移植一般采用组织块和细胞悬液两种方式进行。Schmidt、Bjorklund 和 Stenevi(1981)首创将细胞悬液定位注射到脑实质内并获得成功,学者们一致认为细胞悬液优于组织块移植。而将胎脑细胞悬液向脑组织内做多靶点或多处微量注射移植,将比组织块移植更能提供大量细胞,更方便有效。

目前常用的移植方法有三种:①外科手术制造脑腔隙以容纳移植物,第二阶段行延迟移植;②植入脑室系统中;③植入脑实质内。移植预置脑腔是 Stenevi(1976 年)首先提出的。Cotman 进一步证实了制造脑腔后延迟移植对移植物存活十分有利,且证明其最佳移植时间在制造脑腔 5~10 天后。移植成功的第二个部位是脑室。

我们应用脑立体定向方法,向尾状核头部进行多靶点胚胎黑质细胞悬液移植治疗帕金森病,同时也采用开颅直视下胎脑黑质及肾上腺髓质组织块移植治疗晚期帕金森病。首批 6 例患者,移植后均有明显疗效,其中 2 例患者经脑 CT 和 MRI 随访,发现尾状核内的移植物存活而且体积增大。

第三节 脑组织及神经细胞移植的临床应用

一、脑组织移植治疗帕金森病

帕金森病(Parkinson's disease, PD)的发病基础是黑质变性,黑质受损后,对脊髓前角 γ 运动神经元的抑制作用减弱或消失,引起肌张力增高而出现强直。也有学者认为是苍白球投射纤维易化了丘脑腹外侧核,通过纤维束直接对脊髓前角运动神经元发放冲动增多,从而引起肌张力增高和震颤。黑质-纹状体系统的多巴胺、去甲肾上腺素及 5-羟色胺等抑制性递质的作用相对降低和缺乏,而兴奋性递质如乙酰胆碱和组织胺的作用相对增强,导致不自主运动,即震颤麻痹。

脑组织移植治疗帕金森病的历史可以追溯到1979 年。Perlow 应用"旋转鼠"模型证实:将鼠胚胎的黑质植入同种鼠受损的纹状体内,植入的黑质不仅存活增殖,还可使药物诱发的"旋转鼠"旋转动作减少或消失。取出植入的黑质,该鼠药物诱发的旋转动作又恢复到原有的水平。

受这一结果的启发,瑞典 Backlund 于 1982 年成功地为 1 例晚期帕金森病患者进行了自体肾上腺髓质尾状核头部移植。在以后的两年中,他又为 2 例患者进行了类似的移植手术,但 1 例靶点改为壳核,其运动缓慢-僵直的症状获得了不同程度的改善,术后服药剂量减少。

此后,世界各地的学者做了大量的研究工作。对手术方式和移植物做了许多改进。并且以脑内移植为目的的基础研究也迅速开展起来。

(一)脑内移植治疗帕金森病的原理

脑内移植物包括自体肾上腺髓质、胚胎黑质、交感神经节,以及培养的嗜铬细胞,具有明显的神经内分泌功能,可释放单胺类物质或多巴胺神经递质。同时激活受体纹状体内的多巴胺受体,从而达到治疗帕金森病的目的。

脑内移植物在受体脑内存活、再生和建立突触后,可以从以下 5 个方面发挥治疗作用。①移植物起到一个微小的药物泵的作用,并缓慢弥漫地释放神经递质;②通过移植物的细胞再生作用,可修复受体病损的中枢神经组织;③移植物与受体脑组织的神经元点对点整合和连接,而建立新的神经传导环路;④移植物可以释放对受体脑内神经元起促进和激活作用的神经营养因子;⑤移植物可发挥桥梁和支架作用,而使所受体神经元的轴突沿着这一通道延长并选择性地到达靶点部位。

(二)脑内移植的适应证

①经确诊的原发性帕金森病;②年龄 65 岁以下,头颅 CT、MRI 正常;③服用美多巴或左旋多巴等药物有效,但疗效不断下降,或出现严重副作用;④无其他系统严重疾病,自愿接受手术,并得到家属支持者。

(三)移植物的种类及制备方法

1. 肾上腺髓质移植物 可选用自体或胎儿肾上腺髓质,制成 1mm³ 的组织块备用。胎儿肾上腺髓质组织取出后即刻移植或培养后移植。若需培养,先将异体肾上腺组织用 Hanks 液冲洗 2 次,按 50mg 湿重取肾上腺髓质组织分置一培养皿中,放入加有 10% 小牛血清的 RPMI1640(pH 7.2)培养液中,在 37℃ 恒温、5% 二氧化碳和 95% 空气湿化的二氧化碳培养箱中培养。每隔 48 小时更新培养液,培养时间为 14 天,取少量组织检查。

2. 胎儿黑质移植物 将胎儿黑质(包括其他中脑组织)制成 1~1.5mm³ 的组织块,植入容量为 400μl 的

刻度试管中,加入 200~300μl 含有胰蛋白酶的孵育液,于 37℃ 孵育 20 分钟。取 300~350μl 碱性液,用注射器抽取,共分 4 次注入试管中,将试管内原有的孵育液逐步置换出去,以洗去其中的胰蛋白酶。用 Pasteur 吸管(烧灼管口消毒后)插入试管中,做反复的吸-注动作 20~25 次,勿太用力。将组织块搅碎,制成单细胞悬液备用,切勿将气泡混入悬液。

3. 自体颈上交感神经节移植物 患者取左侧卧位。先于右颌下,上起乳突下缘,下至第四颈椎横突平面,做 L 状切口,逐层切开,直至右颈动脉鞘。然后沿该鞘内侧分离,找到第四颈椎,向上分离至 2~3 颈椎平面,然后找到颈上交感神经节。该神经节为纺锤样,长约 2cm,中心直径 0.5cm,其上下有黄白色纤维相连的物体,无明显包膜,质软(须与淋巴组织鉴别)。切下神经节后,结扎残端。将神经节切成 2mm×2mm×4mm 组织块。

除上述的神经组织移植以外,尚可采用两种或两种以上的组织复合移植。如采用:①黑质、下丘脑及中脑导水管旁组织的复合移植;②黑质、肾上腺髓质复合移植;③施万细胞与胎儿肾上腺髓质复合移植等。

(四)术前准备

除常规术前临床查体和化验外,还应常规查 EEG、EMG、CT,有条件者查脑脊液中多巴胺含量、淋巴细胞转化率及淋巴细胞抗体试验等。

(五)移植方式

目前,公认有效的植入靶点是尾状头部或壳核。移植方法有开颅直视下移植法及立体定向移植法。

1. 开颅直视下尾状核头部移植法 右额小骨瓣开颅,额中回脑室穿刺。确定侧脑室额角后,行皮质造瘘。在手术显微镜下辨认出尾状核头部,用吸引器在尾状核头部制成一个 5mm×5mm×5mm 的腔隙,将制备好的移植物多靶点植入该腔隙内。取明胶海绵用细针头多处穿刺成筛状后,覆盖在移植腔隙的开口之上,并压入腔隙的室管膜下,使移植物能与脑脊液接触而摄取其中的营养物。

2. 立体定向尾状核头部移植法 用脑立体定向仪,选择右侧(左利手者取左侧)尾状核头部 1~2 个靶点。行脑室造影,靶点定位在侧位片上为前后联合连线中点前方 15mm,向上 15mm 处;正位片上为第三脑室中上 1/3 的水平线中点旁开 10mm 处。定位后,插入直径 2mm、带有侧孔的硅胶管,将移植物分次注入靶点,每次 2~3ml,一般植入 2~3 次。

(六)术后处理

1. 应用免疫抑制剂 环孢素 A,用量为 13mg/

（kg·d），2 周后改为 11mg/（kg·d）。

2. 应用抗生素预防感染。

3. 抗震颤药物。

二、脑内移植治疗小脑萎缩

小脑萎缩及小脑变性是一组以共济失调为主要表现的中枢神经系统疾病。到目前为止，其发病原因尚不明，亦无有效的治疗措施。1987 年山东医科大学吴承远等为重度小脑萎缩的患者施行了脑内移植，为这类疾病的患者开拓了一条新的治疗途径。

胚胎小脑组织移植的历史可以追溯到 1975 年，法国巴黎国家医学研究中心 Sotelo 等对胚胎小脑组织移植作了一系列探讨性工作，他提出了胚胎小脑移植的神经元突触重建问题。以后通过一系列移植实验证实移植的胚胎小脑组织不仅可以存活，而且可以进一步生长、分化。这一结论后来为许多学者所证实。1990 年吴承远与 Mullen 合作首次采用单克隆抗体标记小鼠胚胎小脑组织并移植到成年小鼠脑内，证实了移植物的存活并获得组织学证据。

（一）手术适应证

1. 单纯性小脑萎缩。

2. 晚发性小脑皮质萎缩。

（二）手术禁忌证

1. 遗传性痉挛性共济失调。

2. 橄榄体脑桥小脑变性。

3. 弗里德赖希氏共济失调。

4. 遗传性痉挛性截瘫。

（三）移植方法

1. **胚胎小脑移植物的制备**　选择水囊引产或自动流产的 4 月左右胎龄的胎儿作为供体。胎儿娩出后热缺血时间不宜超过 45 分钟。

常规消毒胎儿头皮及全身皮肤。铺无菌巾，严格无菌操作下，行胎儿开颅术，沿矢状缝和人字缝剪开头皮，分离颅骨，剪除两侧顶枕部颅骨。剪开硬脑膜，暴露双侧小脑半球，将小脑完整取出。剥离和清除胎脑上的蛛网膜和血管组织并冲净血液。将胚胎小脑组织植入受体患者的脑脊液和林格液中，液体量 4～5ml。

取 10ml 的无菌注射器，吸取经上述处理后的胎脑组织和液体共计 4～5ml，然后经 12 号粗针头推注到无菌容器内。随之再将脆松的胎脑及液体吸进空针内，换 9 号及 12 号针头再推出，经反复数次后，将胚胎小脑组织制成乳白色细胞悬液备用。亦可将胚胎脑组织用 20 目钢网过筛，然后经离心处理，选取细胞悬液备用。

上述操作须仔细轻柔。由于胚胎小脑组织十分娇嫩，容易损害，必须避免挤压或研磨。

在上述移植物制备的同时，受体患者要同时进行颅后窝钻颅或开颅手术。

2. **脑内移植手术**　患者一般取左侧卧位，取颅后窝旁正中切口，长 5～6cm。常规用碘酊、乙醇消毒，铺无菌单。用 0.5% 普鲁卡因局部麻醉。依次切开皮肤、皮下组织，分离肌肉，电灼止血，用乳突牵开器撑开伤口。暴露颅骨，钻孔一个，咬除少量颅骨，扩大骨窗约 2cm×3cm，用骨蜡止血。十字切开硬脑膜，可见小脑皮质沟回变深，脑脊液量增多，小脑表面蛛网膜下腔明显变宽，小脑实质萎缩。于小脑半球无血管区作为穿刺点，向小脑上、下蚓部及半球皮质内，用脑移植针将 6～10 块胎儿小脑组织多靶点植入，或用注射器加脑穿刺针将胚胎小脑匀浆或悬液 5ml，分 4～6 个靶点植入。移植靶点包括上、下蚓部，小脑皮质下，小脑绒球小结叶附近部位。为了防止匀浆从脑穿刺部位溢出，可用小片明胶海绵覆盖。移植完成后缝合硬脑膜，或电灼硬脊膜不予缝合，充分止血后，逐层缝合肌肉，皮下组织及皮肤。

有的学者改进了上述手术方法，于颅后窝开颅，暴露小脑半球后，分别向受体小脑皮质下及齿状核部位插入 4 根硅橡胶管，多靶点移植，然后将导管从伤口引出，关闭伤口，缝合皮肤。24～48 小时得到胎儿组织后，再通过导管向小脑内移植胎脑组织或细胞悬液。

（四）术后处理

术后注意观察，防治颅内感染、出血等并发症。可在术中或手术当日应用地塞米松、环孢素 A 等免疫抑制剂。成人用地塞米松每日 20～40mg，静脉滴注。环孢素 A 0.8ml，每日 2 次。后期逐渐减量为 0.5ml，每日 1 次。连续应用 3 个月至半年。并同时注意肝肾功能和防治继发感染。口服联苯双酯或环磷酰胺可代替免疫抑制剂。

（五）脑移植术后的观察

1. **免疫学观察**　术后应行 E 花环形成试验、淋巴细胞转化试验和补体水平测定，以了解受体是否发生免疫排斥反应。

2. **症状与体征观察**　观察术后患者的症状与体征是否改善，了解移植物是否存活并发挥作用。

3. **影像学观察**　术前术后对比 CT 或 MRI，观察移植物是否增大，了解移植物是否存活。若有条件可行 PET 对比检查。

三、胰岛细胞脑内移植治疗糖尿病

胰岛细胞脑内移植的实验最早在 1983 年始于加拿大。学者将纯化后的同种胰腺内分泌细胞（PEC）移植到糖尿病模型大鼠的脑内，获得了成功。1984 年，他们将近交系 Lewis 大鼠的远交系的 Wister 大鼠的胰岛内分泌细胞和整个胰岛，分别移植于链脲酶性糖尿病 ACI 大鼠的脑内，结果在不应用免疫抑制剂的情况下，移植物跨越了主要组织相容性不同的障碍而存活。实验证明，动物体内移植的 PEC 经过 200 天以后，仍具有胰岛素分泌功能。全胰岛移植的大鼠，不到半数可维持较长时间的功能。

骨窗开颅，将 6~8 个人胚（3~4 月胎龄）胰岛组织的细胞悬液植入颞叶脑内，为防止悬液外溢，采用明胶海绵覆盖伤口。有的学者将 PEC 植入尾状核外侧部，结果满意。亦有学者将细胞悬液多点植入皮质下、软膜下及蛛网膜下腔，疗效亦较明显。

国内 851 例已行移植手术的 1 型糖尿病患者的结果显示，该手术疗效确实，见效快（平均为 15.8 天）。它不仅能降低或部分地终止胰岛素的依赖性，并能使即将发生或已经出现的各种糖尿病性合并症推迟，终止或逆转其进程。对 2 型糖尿病亦有效。

四、下丘脑前区移植治疗中枢性尿崩症

（一）供体的来源及移植物的制备

一般选用 3~4.5 月胎龄的水囊引产胎儿。当胎儿娩出后，立即装入消毒塑料袋中，用橡皮筋封口，然后植入 4℃ 的水溶液中，送手术室备用。脑组织匀浆的制备方法是：用 75% 乙醇纱布消毒，胎儿头部铺巾，十字切开头皮并剥离，显露颅骨。剪开颅骨及硬脑膜，显露两侧大脑、间脑（包括垂体）并取出。置于盛有 4℃ 的细胞保存液中，将大脑底面的蛛网膜及软脑膜剥离，在视束间将下丘脑前区切下，置于 10ml 保存液中，用注射器将脑制成直径 0.05mm 的细胞团块，可供一个患者使用。

（二）手术方法

采用翼点入路开颅，暴露侧裂池，切开侧裂池蛛网膜，放出部分脑脊液，将注射器内的脑组织匀浆经 9 号针头注入侧裂池内约 3ml，注射时应尽量接近侧裂池基底部。然后经额叶将剩余的胎脑匀浆多点注入侧脑室额角室管膜下、脑内及蛛网膜下腔，侧脑室内注入 2ml。然后常规关颅。

移植部位的选择，即下丘脑组织移植的部位必须有充足的脑脊液供应，为移植物短期内的营养液；移植物要与宿主建立血管及神经联系；该部位的手术不应引起脑的严重创伤。基于此，移植部位以侧脑室及其室管膜下为宜。

一般从供体娩出到植入受体的全过程应限制在 30~60 分钟，最长不得超过 2 小时，否则供体神经细胞的存活率将受到影响。

（三）疗效观察与评价

下丘脑组织移植术后，应停用一切治疗尿崩症的药物，连续观察患者饮水量，尿量及血、尿渗透压的变化。定期测定血液及脑脊液 ADH 的含量，复查 CT 或 MRI 观察移植物的形态学变化。

五、垂体移植治疗垂体性侏儒和垂体机能减退症

垂体移植最早始于 Cushing（1909）。Gardner（1934）将垂体移植到小鼠睾丸内获得成功。Harris 和 Jacobsen（1952）首次将垂体移植到正中隆起下方，获得成功。Halasz（1962）将垂体移植到下丘脑促垂体区，证实其存活并可实现内分泌功能重建。1977 年有报道，将垂体移植到肾包囊内，可不同程度地恢复生长激素（GH）、黄体生成素（LH）和促甲状腺激素（TSH）的分泌功能。Weiss（1978）等将垂体移植到侧脑室内，可使长骨生长加速。

在以上实验的基础上，垂体移植作为一种新的技术已开始应用于临床，并取得了一定的效果。

（一）供体与受体的选择

由于垂体在不同发育阶段其分泌功能不同，因此，最好根据不同病种选用不同发育阶段的垂体。如治疗垂体性侏儒症患者，可选用胎儿垂体；而治疗席汉氏病，则可选用成人垂体。作为受体来讲，病程越短越好，因病程长者靶腺已明显萎缩，垂体移植后，靶腺的功能完全恢复也很困难。

（二）移植物的制备

取水囊引产胎儿（3~4 月胎龄）的垂体组织。一般在胎儿娩出 2 小时以内，在严格无菌操作条件下取出垂体，去掉外膜，经 Hanks 液漂洗两次后，剪碎成 1mm³ 的组织块，立即进行移植或进行组织培养。培养时加 RPMI1640 培养液（含 10% 小牛血清，庆大霉素 40U/ml，pH 7.4）中，置于 95% 空气和 5%CO_2 培养箱中，37℃ 培养。每隔 48 小时更换培养液 1/3。换出的培养液在 -50℃ 下冷冻保存，以备测定各种垂体激素含量用。

新近的研究发现，4~6 月龄的新鲜胎脑垂体在 4℃ 下保存 6 小时后，电镜检查时显示细胞结构完整，

内质网无破裂,分泌颗粒较多。台酚蓝染色细胞存活率达85%以上;冷藏12小时仅1/3左右的细胞有空泡变性,大部分细胞仍存活,分泌颗粒仍完整。将保存12小时的垂体制成细胞悬液,培养3天后上清液中GH和催乳素(PRL)水平仍较高,台酚蓝染色细胞存活率保持在60%以上。培养5~6天后,上清液中激素水平显著下降,细胞存活率只有30%。基于这种原因,细胞培养时间亦不宜超过3天。否则,移植后垂体存活率将明显降低。

(三)移植过程及方法

1. 患者心理准备　术前应细心做好患者的思想工作,以消除或减轻其疑虑与恐惧心理,并将某些有关移植的情况和术后可能发生的反应等向患者介绍,使其保持良好的心理状态。

2. 骨骼 X 线检查　侏儒症患者一般检查膝关节胫骨上端,确定骨骺尚未愈合者,方可列为手术对象。

3. 做好移植前各项检查　除术前常规检查外,还应做内分泌学检查,如 TSH、GH、PRL、T_3、T_4、尿 17-羟、尿 17-酮等检查。必要时可做各种垂体兴奋试验,以便进行移植前后对照,评价疗效。

4. 术前用药　患者术前一天口服环孢素 A 500mg,当晚肌内注射地西泮 10mg,次日晨起做青霉素过敏试验,并预防性应用青霉素。

(四)移植方法及注意事项

冷藏或培养后的胎儿垂体组织或细胞在细胞移植前需经电镜或组织学鉴定和培养液中垂体激素测定,证实细胞存活,功能良好,并经离心收集,再以 Hanks 液漂洗两次后备用。目前的垂体移植方法有以下几种。

1. 经口-鼻-蝶窦入路法　术时患者取半坐位,在全麻下经口-鼻-蝶窦入路,将鞍结节处凿开,显露蝶鞍环窦上的硬脑膜,切开硬脑膜和蛛网膜,在显微镜下找到垂体柄。将准备好的胎儿脑垂体 1~4 个制成 $1mm^3$ 的小块,置于移植导管中,将导管插入蛛网膜破口内,然后用管芯将垂体移植物推入垂体柄周围的正中隆起下方。抽出导管,立即用事先取出的脂肪块堵住硬脑膜破口,再用骨片修补骨窗。需要注意的是,这种移植方法只能用组织块,不能用细胞悬液。因为细胞悬液注入蛛网膜下腔后,容易流散而不易长期固定于垂体柄(下丘脑促垂体区)周围。

本法可借助显微镜准确地将胎脑组织块移植到下丘脑促垂体区附近,且由于蛛网膜下腔有纤维小梁可将移植物限制在此区而不致流散,并使之与下丘脑密切接触,而利于移植物受下丘脑的调控。但这种手术方法也有一定危险性,操作时应十分谨慎。

2. 肌内(或皮下)注射法　移植部位多选择左侧胸大肌(或其他肌肉,甚至皮下亦可),因此处血运丰富,淋巴组织少,可减少免疫排斥反应,而且一般是左侧肢体较右侧活动少。操作时,术者以 0.1% 新洁尔灭(苯扎溴铵)清洗双手,取备用的胎儿脑垂体制成悬液,装入 10ml 或 20ml 注射器中,连接 16 号针头。助手亦双手消毒后,用手捏起患者消毒部位胸大肌,与此同时,术者即取装有胎脑组织的注射器于此部位行多点浸润法注射,将移植物注入胸大肌内。注射时针头与皮肤呈 45°快速进针,以防刺破胸膜引气胸。术后局部以无菌敷料包扎。

3. 经额下入路法　即采用经额下入路垂体瘤切除术的入路方法进行移植。近期效果尚可,远期效果有待进一步观察。

(五)术后观察及护理

1. 严密观察生命体征　移植手术当天每 2 小时测定体温、脉搏、呼吸、血压 1 次,待病情平稳后,改每日测量 2 次并做好详细记录。

2. 观察局部反应　皮下或肌肉内移植者应注意有无红、肿、热、痛及过敏反应。如发生感染,应给予抗生素静脉滴注;如出现皮疹、血管神经性水肿,则应给予抗组胺药物治疗。

3. 观察垂体功能　注意观察有无垂体危象、下丘脑损伤及视神经损伤的表现,如有上述情况,应及时采取措施。

4. 注射部位护理　肌肉或皮下移植患者应尽量减少移植部位的活动,避免挤压,保持注射部位清洁和干燥。

5. 免疫抑制剂的应用　为减轻或消除机体排斥反应,术后需常规应用免疫抑制剂。可给环孢素 A 每日口服 400~500mg,共服用 10~20 天或 1 个月左右。

(六)观察疗效

术后每周测身高、体重各 1 次,同时检查血 T_3、T_4、TSH、GH、PRL、皮质醇、尿 17-羟、尿 17-酮等,进行动态观察,并与术前相应指标具体比较,进行垂体移植的疗效评价。

(七)出院后随访

嘱患者出院后积极参加适当的体育活动,并定期到医院复查,与医护人员保持联系,以便进行远期的疗效观察。

(八)垂体移植的疗效观察

催乳素和甲状腺激素可视为垂体移植后,垂体是否存活的一个重要观察指标,这是由于除 PRL 外,所有垂体激素的分泌均与来自下丘脑的特异性释放激素有关,而 PRL 的释放受下丘脑抑制。因此,若没有下丘脑的直接调节作用,垂体组织将分泌大量的 PRL,并受负反馈控制,存活的垂体组织功能不足的情况下,PRL 水平低于正常,故测定 PRL 是一项反映移植后垂体组织是否存活的主要指标。

下丘脑合成的促甲状腺激素释放激素经神经末梢释放到垂体门脉系统,运抵垂体,从而促进 TSH 的分泌。血液循环中的甲状腺激素主要是游离的甲状腺激素,对 TSH 的分泌起抑制作用,即负反馈作用。甲状腺、垂体或下丘脑损害均可造成甲状腺激素水平下降。但正常情况下垂体移植本身不会损害甲状腺或下丘脑,所以甲状腺激素变化亦可作为垂体移植后疗效判断的一项指标。

若 PRL 分泌正常,表明有足够量的垂体移植物存活;若血清 T₄ 也正常,表明移植垂体受下丘脑激素的调控;T₄ 水平低下而 PRL 正常或异常增高,表明移植垂体存活,但不受下丘脑激素的调控;T₄ 与 PRL 水平均低下,则表明移植垂体极少存活或不存活。

六、低能儿的脑内移植治疗

低能儿的病因多种多样,但其病理改变基本相似。在光学显微镜下可以发现胶质细胞增生、神经细胞排列紊乱、皮质错构、瘢痕、毛细血管增生等。电镜下,神经细胞和微管排列不规则,部分轴索周围间隙扩大,髓鞘松解、分离,以及突触小泡数量减少,这就是本病治疗难以奏效的病理学基础。

由于未成熟神经元移植到宿主脑内可以存活、生长分化并分泌神经递质,故可给低能儿行脑内移植。这种未成熟神经元可以长出轴突和树突并与宿主建立联系,改变宿主的病理结构便成为可能。

(一) 供体来源和移植物制备

选用 3~4 月胎龄水囊引产胎儿。当胎儿娩出母体后,在 2 小时内制成脑组织匀浆并完成受体的脑内移植。

匀浆的制备方法是:用酒精纱布消毒,铺巾;十字切开头皮并剥离,显露颅骨,显露两侧大脑半球;取出两侧大脑半球,放入盛有 4℃ 的细胞保存液容器中,将大脑半球表面含有血管的软脑膜剥离去除,否则影响匀浆的制作。将容器中的保存液吸除,仅留下 30ml 左右,用 50ml 注射器(不带针头)将脑组织及保存液一并抽入注射器内,再安置 9 号针头,将脑组织从注射器内推出,这时推出来的胎脑已变成直径小于 0.05mm

的细胞团块,总量约 50ml,可供两个患者使用,可分装两个注射器内备用,也可将胎脑用剪刀剪成小碎块,每块 1~3mm³。两者的细胞生存率均为 60% 左右,说明在制作匀浆的过程中,机械损害对细胞仍有一定的影响和损伤。

(二) 移植方法

采用双侧翼点入路开颅,可先做一侧皮骨瓣,然后再做另一侧;也可做一冠状头皮瓣,然后再分别做翼点骨瓣,骨窗应尽量靠近颅底,以便显露颞极。剪开硬脑膜后,由于患儿脑发育不良,可见宽大的蛛网膜下腔、侧裂池和脑沟。将注射器内的脑组织匀浆经 9 号针头注入额叶的蛛网膜下腔及侧裂池内,每处约 3ml;以侧脑室穿刺注入 2ml。显露颞极,将颞叶前 1/3 切除,彻底止血,向脑内多点注入脑组织匀浆,每处 2~3ml,每侧注入匀浆总量 10~12ml。置引流管于硬脑膜外,关闭颅腔。开颅行双颞极切除的同时,将供体脑组织匀浆注入受体脑的上述部位。或于上述部位埋入细小导管并引出颅外,关闭颅腔,患者暂回病房,待得到供体脑组织后,再将患者送至手术室,经导管注入脑组织匀浆,然后拔除导管。

七、胚胎脑-脊髓移植治疗外伤性截瘫

外伤性截瘫行脊髓移植的实验研究始于 1940 年。同年 Surgar 和 Gerand 首次在成年鼠的横断脊髓断端之间植入坐骨神经,获功能恢复。此后 Szeifert 在兔脊髓半切损伤后,将胎兔脊髓进行移植,发现同种异体脊髓移植可以存活并有轴突生长。

近年来,由于交通、建筑及其他工业的发展,交通事故和工矿企业工伤事故有上升趋势,外伤性截瘫也逐日增多。近十年来,脑组织移植的基础研究和临床应用成果为胚胎脑-脊髓移植治疗外伤性截瘫提供了可能,国内外的学者也十分谨慎地开展了胚胎脑-脊髓移植手术以治疗外伤性截瘫,并取得了某些进展。

(一) 病例选择

一般认为进行胚胎脑-脊髓移植的患者应符合下列条件:明确的脊髓外伤史,脊髓非完全断裂;脊髓损伤节段较局限;脊椎骨折,错位已复位或基本复位,脊髓压迫已解除,仅遗留脊髓实质性损伤;椎管内无明显梗阻,脑脊液循环基本通畅;脊髓损伤的远端无明显萎缩和严重变性;躯体诱发电位提示脊髓尚有部分传导功能;经 CT 或 MRI 检查,显示脊髓解剖结构未完全断裂;损伤时间不到 1 年。

(二) 移植物制备

有关移植物的制备,学者们报道的方法各有差

别。一般认为,用培养第 7 天的胚胎神经组织作为移植物最合适。因为超过 10 天培养的神经组织移植后均发生退化解体。有报道将发育 14 天的胚胎中脑和脑桥中缝核神经元作为供体,制成 $(2.5 \sim 3) \times 10^4/\mu l$ 的细胞悬液,供移植术时用,每次注射 $2 \sim 5\mu l$。临床应用的移植物,一般选用胎龄为 12 周的人工流产健康胎儿的大脑皮质组织或脊髓组织,无菌条件下,制成 $1mm^3$ 大小的大脑皮质或脊髓组织块,或制成细胞悬液(细胞数为 $6 \times 10^7/\mu l$)备用。移植物制备过程中必须保证神经细胞纯化。如细胞悬液中含有其他细胞成分,移植后则难以发挥其神经功能。

(三) 术前准备

除做常规术前准备外,还应做 EMG、CT 或 MRI 和脑脊液等各项指标检查,以便术前术后对比观察。

(四) 移植方法

胚胎脑-脊髓组织移植方法通常采用以下三种:①将移植物直接植入受体脊髓损伤区的实质中;②将脊髓断端坏死部分先行切除,然后再将破碎组织清除干净,使用显微手术,将移植物通过健康的脊髓部位注射到断端区,以使移植物得到充分的固定;③将移植物注射到脊髓断端的空隙中,然后用蛛网膜或硬脑膜包绕或覆盖。上述三种方法的成功率取决于移植物的再生潜力、受体的健康状况及接受能力。

在移植物的选择方面,一般采用细胞悬液较好。因其存活率优于组织块移植。细胞悬液移植的方法是:首先暴露手术野,显露脊髓损伤区,将移植的细胞悬液多点注射植入,深度为 $2 \sim 3mm$,植入组织的量为 $3.75 \times 10^6/2ml$。然后常规缝合硬脊膜肌肉、皮下组织及皮肤。术后常规应用抗生素、免疫抑制剂和激素类药物,以防治感染和排斥反应。

(五) 术后处理

除应用抗生素、促进神经恢复的药物及其他术后常规处理以外,还需应用环孢素 A 和地塞米松及脊髓外伤截瘫护理等。

(六) 疗效评价

术后观察移植节段以下肢体的运动、感觉、自主神经等功能障碍恢复情况。若有一项或多项改善者则为有效。国内 56 例该类病例报道显示总有效率为 33.93%。

脑内移植属于神经外科及医学生物学的边缘性课题。近年来在基础理论研究和临床应用方面取得了长足进展,如采用微包囊技术以对抗免疫排斥;采用基因转移以期达到更符合人体自然生理状况的目的。但仍有许多问题需要进一步研究探索。即使取

得明显近期疗效的患者也需进一步观察远期疗效。毋庸置疑,脑内神经移植作为功能重建的重要手段,必将随着基础理论和生物医学工程的进一步发展而发挥越来越大的作用,并为治疗中枢神经系统疑难变性疾病,如阿尔茨海默病、帕金森病及小脑萎缩等作出贡献。

第四节　干细胞移植

一、神经干细胞移植

(一) 神经干细胞的特点

干细胞是存在于动物体内一生的具有多方向分化潜能和自我更新能力的细胞。它具有无限的增殖分裂能力,既可以在较长时间内处于静止状态,也可连续地进行分裂。干细胞的分裂方式有两种:一种是对称性分裂,形成两个相同的子细胞。另一种是不对称分裂,一个子细胞分化为祖细胞,具有一定的分化方向,根据时间和空间因素可进一步分化,最终分化为神经组织的各种细胞;另一个子细胞保持亲代的特征,也具有多潜能性,仍然是干细胞。1992 年,Reynolds 等首先报道了表皮生长因子(EGF)和碱性成纤维生长因子(bFGF)依赖的神经干细胞(neural stem cell, NSC)的存在。神经干细胞具有干细胞的共有特征,能够自我更新,具有分化为中枢神经系统各种细胞包括神经元细胞、星形胶质细胞、少突胶质细胞的能力。现已证实,神经干细胞不仅存在于发育中的哺乳动物神经系统,也存在于包括人在内的所有成年的哺乳动物神经系统中。神经干细胞在脑内终身存在,不断分裂并沿固定的通路进行脑内迁移,对特定区域内的细胞进行补充。在胚胎期的纹状体、海马、脑皮质、视网膜、脊髓、嗅球、侧脑室的脑室区、室下区存在神经干细胞。在成年个体中,神经干细胞存在于嗅球、海马齿状回、皮质、侧脑室及脊髓的室管膜和部分室管膜下区等部位。

成年哺乳动物中枢神经针对各种损伤反应或病变产生新的细胞的能力非常有限,这可能与成年动物机体的内源性神经干细胞数量较少,虽然能够启动自发修复反应,但能力有限有关。移植后的神经干细胞可以在受体脑内增殖、迁移和分化,与宿主的神经细胞形成新的神经环路,分泌特殊的递质和营养因子,在结构上和功能上替代受损的神经元。

神经干细胞可直接来源于胚胎或成年哺乳动物的脑组织。在补充适量的促有丝分裂剂如 EGF、bFGF

或白血病抑制因子（LIF）后，神经干细胞可在无血清的或含有血清的培养液中生长，但是当前并不清楚这些和其他促有丝分裂剂是如何影响神经干细胞分化的。另一个提高增殖和延长培养时间的方法是在神经元祖细胞中转染增殖调节基因或永生化基因。V-myc 基因可转染神经干细胞，建立永生化的神经干细胞系。

（二）神经干细胞培养方法

表皮生长因子和碱性成纤维细胞生长因子为应用较广的影响干细胞分裂的生长因子。两者可以维持干细胞的存活，在一定程度上影响其分裂和分化。EGF 是一种有丝分裂的促进因子，对神经干细胞的分裂有促进作用，有诱导神经干细胞向星形细胞分化的作用，而 bFGF 可以维持由 EGF 激发的神经干细胞的存活及增殖，它有诱导神经干细胞向神经元分化的作用。

1. **细胞的分离、培养** 解剖显微镜下取出所要培养的部位（一般认为，以海马齿状回和侧脑室的室管膜下层神经干细胞含量较高），制备单细胞悬液。接种密度为 $(3\sim5)\times10^5/ml$，培养 24 小时后去除表面漂浮的死细胞，并换新鲜胚胎神经干细胞培养基。

2. **单细胞克隆及连续传代** 采用有限稀释法。机械分离为单细胞悬液，将一个克隆的所有细胞接种到 35mm 的培养皿中培养，待次代克隆长成后连续传代，最后得到一定数量来自单个细胞的亚克隆。

3. **神经干细胞的鉴定** 神经干细胞的鉴定多用 Nestin 和 Musashi-1。其中，Nestin 是一种应用普遍的神经干细胞的特异性标志物，它是近年来发现的一种中枢神经系统所特有的基因蛋白，被确定为第四型中间丝蛋白。该蛋白主要在未分化的神经干细胞中表达，而在干细胞分化后不表达。Musashi-1 是一种神经的 RNA 结合蛋白，也可作为神经干细胞的标志物。

4. **神经干细胞的诱导细胞分化** 神经干细胞在含有血清的培养基中培养，可以分化。改变培养条件，可使神经干细胞定向分化。可用组织化学方法进行鉴定。

（三）神经干细胞的分化及脑内移植后的特性

1. **影响神经干细胞分化的因素** 首先，移植的神经干细胞的分化受其内在性质的影响。其次，神经干细胞所处的局部微环境因素对神经干细胞的分裂和分化也具有一定作用。移植干细胞的分化与所处环境的神经类型和神经发育阶段有关。

2. **神经干细胞移植后的生物学特性** 神经干细胞在移植后能够继续分裂、迁移，形成神经元和胶质细胞，免疫组化显示它能够表达特异性的神经递质和神经肽。移植细胞的浓度从注射区向周围逐渐减少。干细胞中可见有丝分裂细胞，表明在新的微环境下干细胞仍有增殖潜能。移植的干细胞清楚地分为 2 个亚群。第一种细胞较小，成双极样，卫星状分布于宿主的神经元或血管周围，具有较强的迁移能力。第二种细胞较大，迁移能力差，集中分布于移植区的中心。

将神经干细胞移植入大鼠海马，观察到由神经干细胞分化来的神经元与宿主的神经元形成功能性突触联系。所以，神经干细胞有望从解剖和功能上对受到损伤或变性的脑组织进行修复。移植的神经干细胞在大鼠脑内为表现多巴胺能神经元的特性。

利用神经干细胞作为基因治疗的载体是一种新兴的方法。在体外将外源基因导入神经干细胞，再经过培养、扩增，导入脑内，可以广泛用于中枢神经系统变性疾病及肿瘤的治疗。神经干细胞移植于脑内后的增殖、迁移和可控性分化调控的机制是细胞脑内移植研究的重点之一，也是神经干细胞用于中枢神经系统移植和替代治疗的关键所在。但是，目前掌握的控制干细胞增殖、迁移和分化的技术在体内并不像我们想象的那样行之有效。在用于临床之前，仍需要大量的研究。

二、胚胎干细胞培养

（一）胚胎干细胞的特点及来源

胚胎干细胞（embryonic stem cell，ESC）是一种高度未分化的细胞，它是机体最原始的干细胞，位于个体发育的最顶端，具有发育的全能性，可以分化成为人体所有的细胞类型，进而形成机体的各种组织或器官。作为全能的干细胞，胚胎干细胞既可以在体外无限制地增殖分裂，保持未分化的状态，又能在一定条件下向神经细胞分化。胚胎干细胞首先在 20 世纪 80 年代早期由小鼠囊胚（怀孕 3~5 天）的内细胞群分离获得。囊胚大约含有 140 个细胞，内细胞群位于囊胚的一端，它在形成内、中、外三个胚层时开始分化。这三个胚层将分别形成机体的各种组织和器官，神经系统来源于外胚层。后来，人们发现，从着床后胚胎组织生殖嵴的原始生殖细胞也可得到胚胎干细胞。尽管各实验室使用的细胞来源不同，但应用这两种途径来源的胚胎干细胞发育成熟后非常相似。

通过患者体细胞核移植技术产生的胚胎干细胞可用于治疗人类中枢神经系统疾病。作为一种治疗方法，它也有其优缺点。这种细胞与患者具有组织相容性，可以分化为机体的任何一种细胞类型。有多种体细胞可用于核移植。核移植技术改变了以往人们只能通过流产或人工授精获取人类胚胎进而获取干细胞进行研究的历史，为人类胚胎干细胞研究提供了一个全新的途径。

（二）胚胎干细胞的培养方法与应用

胚胎干细胞的分离包括普通分离方法和免疫外科方法，前者较为简单，但后者获得的内细胞团细胞较为纯净。

1. 胚胎干细胞的鉴定

（1）碱性磷酸酶染色：未分化的胚胎干细胞具有典型的克隆形态，表面标记碱性磷酸酶呈强阳性反应，而胚胎干细胞分化后，碱性磷酸酶则呈阴性反应。

（2）胚胎干细胞染色体数目和核型分析：胚胎干细胞具有与人类一样的正常二倍体核型。

（3）胚胎干细胞体外分化能力的鉴定：如果在不含饲养细胞层和分化抑制因子的培养液中进行培养，胚胎干细胞会形成类胚体（embryoid body），并分化为各种细胞。据此可以鉴定胚胎干细胞分化的全能性，也可以鉴定胚胎干细胞是否处于未分化状态。

（4）胚胎干细胞体内分化能力的鉴定：将胚胎干细胞接种于免疫缺陷的小鼠体内，胚胎干细胞可以形成含有三种胚层的畸胎瘤。可以进行组织学检查以了解胚胎干细胞分化的全能性。在切片上为畸胎瘤结构，可见三个胚层的组织，如外胚层（复层鳞状上皮、神经纤维等）、中胚层（肌肉组织、软骨等）和内胚层（腺体、支气管和肺泡样组织）以及干细胞巢等，与小鼠胚胎异位移植后的结果一致。体外培养可见多种细胞生长，如上皮细胞、骨骼肌细胞、神经细胞、成纤维细胞、心肌细胞以及干细胞集落等。

2. 胚胎干细胞向神经细胞诱导分化

人胚胎干细胞具有巨大的发育潜能和复制能力，可以为移植提供所需的几乎所有的细胞类型。胚胎干细胞的多潜能分化为医学基础研究和人类疾病的细胞移植治疗开辟了一个广阔的新领域，在一定条件下，胚胎干细胞可以向多方向或单方向诱导分化。胚胎干细胞向神经干细胞方向诱导分化为中枢神经系统损伤和退行性变的细胞移植治疗奠定了基础，在神经科学研究的各个领域都具有广阔的应用前景。

在体外，培养的胚胎干细胞的分化与所用的细胞培养体系有关。细胞所处的微环境中含有的生长因子对胚胎干细胞的分化有调控作用。人们可以改变培养条件，诱导胚胎干细胞向特定方向分化。

3. 胚胎干细胞在神经科学领域中的应用

胚胎干细胞可用于功能退行性疾病的治疗。胚胎干细胞由于其几乎无限的扩增能力及可以分化为多巴胺能神经元的特性使其成为帕金森病细胞移植治疗的另一来源。当胚胎干细胞移植入帕金森病大鼠模型脑内后，可以发育成有功能的多巴胺能神经元。Nishimura F 等通过移植来自胚胎干细胞的多巴胺能神经元治疗小鼠帕金森病模型，并通过行为学和免疫组织化学方法检查来源于小鼠胚胎干细胞的酪氨酸羟化酶阳性的细胞移植的有效性，结果发现移植的经体外分化的胚胎干细胞可以改变帕金森病小鼠的旋转行为。

将人胚胎干细胞诱导分化为神经干细胞，植入侧索硬化症大鼠模型的脊髓周围的脑脊液中，可以改善模型大鼠的症状，活检证实移植的干细胞沿脑脊液播散并分化为运动神经元。将胚胎干细胞移植入受损伤的大鼠脊髓，胚胎干细胞可以在脊髓内分化为星形细胞、少突胶质细胞和神经元，可沿着损伤边缘迁移达 8mm，并有功能恢复。

（三）骨髓基质细胞培养

1. 骨髓基质细胞的特点

骨髓中含有两种干细胞，一种是造血干细胞，另一种是非造血干细胞。非造血组织的前体被称为骨髓基质细胞或间充质干细胞。骨髓基质细胞（bone marrow stromal cell，BMSC）是骨髓内的多能干细胞，具有多向分化及自我更新的能力，参与组织细胞的替代及修复。有学者认为骨髓基质细胞与骨髓内的间充质干细胞（mesenchymal stem cell）属于同一群体，有学者则持相反意见。它是骨、软骨和脂肪的组织来源，在一定的条件下可诱导分化为成骨细胞、软骨细胞、脂肪细胞、肌母细胞。骨髓基质细胞在体外和体内可向神经细胞分化，对中枢神经系统疾病的治疗有潜在的应用价值。与其他干细胞相比，骨髓基质细胞有其他细胞不可比拟的优越性。①骨髓基质细胞容易获得，来源丰富，直接通过穿刺即可在体外大量获得；②骨髓基质细胞在体外增殖速度快，培养要求条件不高，短期内即可获得大量的足够多的细胞用于移植；③骨髓基质细胞能够进行自体移植，这避免了移植后的免疫排斥反应和争论不休的伦理问题；④骨髓基质细胞可通过立体定向方式移植，也可采用静脉途径移植；⑤骨髓基质细胞能有效地表达外源性基因。因此，骨髓基质细胞是一种很有价值的自体神经移植的细胞来源。

2. 骨髓基质细胞的培养方法

临床上取自患者自体的骨髓，或对于大的动物如猴等，可通过骨髓穿刺获取骨髓源细胞。

对于小动物如大鼠或小鼠，可用 D-Hank 液或磷酸盐缓冲液反复冲洗骨髓腔,冲洗液培养获取骨髓基质细胞。

3. 骨髓基质细胞向神经细胞的诱导分化　在体内或体外,骨髓基质细胞在诱导分化剂的作用下,可以分化为神经元样细胞,形态上呈现出类似神经元的突起,也表达多种神经元和神经胶质的特异性标志物。

4. 骨髓基质细胞在神经科学中的应用　骨髓基质细胞脑内移植用于中枢神经系统疾病的治疗与以下因素有关:①在体内,BMSC 可以穿越血脑屏障,易于与局部的组织整合发挥作用。②骨髓基质细胞可分泌一些细胞因子,促成损伤的脑组织功能恢复;③骨髓基质细胞在脑内迁移分化,细胞迁移到脑组织中的不同位置分化为不同类型的神经细胞。可用于帕金森病、脑卒中、脑外伤等治疗。

(四) 干细胞的免疫调节效应

神经炎症对内源性和移植干细胞发挥着重要影响,而应用干细胞移植治疗疾病的最初目标就是通过细胞替代治疗,促进受损组织结构和功能修复。然而,研究显示移植干细胞表现出免疫调节功能并促进神经保护。目前大多数这样的研究关注于多发性硬化这种伴有轴突和髓鞘缺失的慢性炎性神经退行性变疾病的治疗。实验性自身免疫性脑脊髓炎是多发性硬化的一种动物模型。研究报道,经体循环注射的神经前体细胞选择性进入中枢神经系统(CNS)炎性部位,存活于 CNS 血管周围区域,并发挥类似免疫功能的效应。通过诱导血液来源的浸润至 CNS 的促炎 TH1 细胞的程序性死亡而促进持久的神经保护。其他研究表明脑室内和静脉内神经前体细胞移植可缓解急、慢性实验性自身免疫性脑脊髓炎的脑部炎症,降低疾病临床表现的严重程度,减少病理性髓鞘和轴突缺失。需特别指出,静脉内移植神经前体细胞可进入淋巴结和脾而非 CNS,抑制 T 细胞活化和增殖,显著减少其致脑炎性,提示神经前体细胞通过外周免疫抑制发挥免疫调节作用。另外,皮下注射神经前体细胞也可在引流淋巴结而非 CNS 中积聚存活超过 2 个月,在血管周围淋巴结区形成一个特许的、异位的生殖样微环境。在此环境下,存活的神经前体细胞通过释放主要发展干细胞调节因子,包括骨形态发生蛋白质(BMP)-4、细胞外基质蛋白黏蛋白 C 和 BMP 拮抗剂 Noggin,阻止骨髓树突细胞的激活。通过 BMP-4 依赖性机制阻碍树突细胞成熟途径是免疫调节性神经前体细胞所特有的,之后会使抗原特异性(致脑炎的)T 细胞持续抑制。此外,基因修饰神经干细胞(NSC)过表达 IL-10(即 IL-10-NSC),显著提高了这些细胞抑制周围和 CNS 中炎症部位的自身免疫反应的能力,也提高了移植 NSC 分化为更多神经元和少突细胞而非星形胶质细胞的能力。从而进一步减少了髓鞘损伤,并促进了外源性髓鞘再生和星形胶质细胞减少。通过缓解局部炎症和增加碎屑清除,IL-10-NSC 将有害环境变为有利环境,促进了内生性髓鞘再生和神经元、少突细胞的再生。

为研究 NSC 对脑出血后急性脑内和外周炎症的影响,在用胶原酶致大鼠脑出血 2~24 小时后行 NSC 静脉注射或脑内注射,仅 NSC 静脉注射 2 小时组产生更少的初始神经状况恶化和血肿周围区域形成较少的脑水肿、炎性浸润和凋亡。实验还发现 NSC 通过调节脾脏炎症路径而减轻脑部炎症。另外。在体外 NSC 通过细胞直接接触的方式来抑制脂多糖(lipopolysaccharide,LPS)刺激后巨噬细胞的活化。因此,经静脉移植的 NSC 通过与外周炎症体系相互作用．在脑卒中超急性期调节固有脑内炎症反应,通过旁观者机制而非任何直接细胞替代来行使脑保护作用。

间充质干细胞(mesenchymal stem cell,MSC)经证实具有很多独特的免疫特性,研究表明 MSC 介导的免疫抑制效应可实施于所有免疫细胞。除了通过诱导细胞分裂停止而抑制 T 细胞、B 细胞和树突细胞增殖外,MSC 还能抑制自然杀伤细胞(NK 细胞)增殖和减弱树突细胞成熟,减弱抗原呈递能力。MSC 在细胞移植中表现出的免疫调节特性作为一种保护性途径被成功应用于体外许多疾病模型,包括自身免疫性脑脊髓炎、帕金森病、肾缺血再灌注损伤、毒性肝衰竭、糖尿病、风湿性关节炎和移植物抗宿主病(GVHD)。Gerdoni 等通过静脉注射 MSC 治疗实验性自身免疫性脑脊髓炎,发现病情显著缓解,复发率降低,炎症浸润减少,脱髓鞘和轴突缺失减少。此外,在用 MSC 治疗的大鼠中,淋巴结和脾内 T 细胞增殖受到明显削弱,抗原特异性 IgG 总表达量和每种 IgG 子类表达量都受到显著抑制,提示 MSC 通过抑制病理性 T 细胞和 B 细胞对免疫抗原反应而有效改善复发性实验性自身免疫性脑脊髓炎。MSC 进入 CNS 而不会横向分化为神经细胞。

MSC 也能抑制小胶质细胞的激活,并通过抗炎机制对多巴胺能系统起到保护作用。用 Transwell 培养系统同时培养 LPS 激活的小胶质细胞和 MSC,将两者分开以避免细胞直接接触,MSC 处理显著降低了 LPS 诱导的小胶质细胞的激活,TNF-α、iNOS mRNA 的表达,以及 NO、TNF-α 的产生,同时显著提高了抗炎细胞因子(IL-6、IL-10 和 TGF-β)的表达。在动物研究中,经尾静脉向大鼠注射 MSC,由 LPS 刺激引起的酪氨酸羟化酶免疫阳性(TH-ip)神经元缺失在黑质中明显减少.同时伴有激活的小胶质细胞的减少和 TNF-α、iNOS mRNA 的表达减少。另外,静脉注射 MSC 入 PD 模型也可修复血脑屏障,减少黑质致密部(SNc)中甘露糖结合凝集素(MBL)渗透,减少肝脏中 MBL 表达,抑制小胶质细胞活化,还可防止多巴胺能神经元死亡。虽然 MSC 迁移入 SNc 并释放 TNF-β,但没有发现 MSC 分化为多巴胺能神经元。这些研究的一个普遍特点是,MSC 的治疗效果似乎并不是因为其分化为神经细胞,而主要是其抗炎活性和对周围神经组织保护性作用的结果,提示 MSC 通过对小胶质细胞活化的调节产生抗炎作用,起到神经保护作用。

总之,几种干细胞已经表现出免疫调节特性,包括 NSC、骨髓基质细胞、造血干细胞和胚胎干细胞。尽管不同干细胞是否拥有相同免疫特性和其发挥免疫抑制功能的机制是否相同还不清楚,但细胞直接接触和可溶性因子有可能都与干细胞抗炎活动有关。因此,干细胞的神经保护作用可能不仅仅是通过其分化为神经元和分泌营养因子.还可能通过免疫抑制作用来促进功能恢复。

第五节　脑内移植的发展与未来

自 1982 年 Backlund 率先应用自体肾上腺髓质移植治疗帕金森病以来,胚胎脑组织脑内移植的临床尝试在世界各国相继开展起来,而且治疗的范围也从帕金森病扩展到扭转痉挛、小脑萎缩、脑外伤后遗症、老年性痴呆等多种中枢神经系统变性疾病。国内外关于胎脑移植的临床研究报道日益增多,质量也有了飞跃。事实证明,脑组织移植的研究将成为国际医学领域中颇具前途的领域。

脑组织移植给神经系统疑难病症的治疗带来了新的前景,但并非所有疾病都适合于此。据国外统计,目前胎脑移植的适应证已扩展到帕金森病、严重先天性免疫缺陷综合征、Greucher 病、扭转痉挛、癫痫、阿尔茨海默病、亨廷顿病、脑外伤后遗症、垂体功能低下、脑发育不全等。但是大多数疾病的脑移植治疗目前尚无统一的认识,很多问题尚需进一步探讨,其临床应用效果尚不肯定,因此需严格控制其指征。

目前认为帕金森病的适应证为:①严重的震颤和肌强直影响生活,且药物治疗无效或副作用严重而无法接受者;②因多巴胺诱发肢体运动障碍、姿势性肌张力障碍,而限制其剂量者;③年轻或单侧震颤者。

脑细胞与组织移植的研究虽只有一个世纪的历史,相关的基础与临床研究已经取得了不少突破,然而在基础研究和临床应用中仍有如下多方面问题需要探索。

一、供体的来源

脑内细胞与组织移植是一项复杂的技术,因此,对供体组织的要求也十分严格。一般认为,比较适宜的组织来源应具备以下条件:①同种组织(或相近组织),能够在适当的成熟组织中增殖;②可以耐受组织分离和立体定向技术操作;③无肿瘤样增生的不可控制性生长;④适当的移植操作中能够提供足够的细胞和组织数量;⑤能够表达一系列中枢神经递质物质;⑥植入宿主体内后能够用客观指标监测,证明移植有效;⑦移植前能够检测有无传染性疾病及胚胎学异常;⑧与宿主间具有最小排斥反应。

转基因工程细胞和干细胞是另一重要的组织来源。分子生物学和基因工程技术的发展为脑内组织与细胞移植开拓了广阔的前景。转基因细胞移植是基因治疗的一部分,根据其疾病类型与发病机制,选取特定的具有治疗作用的目的基因(其中包括特异性蛋白表达基因和非特异性细胞因子、营养因子基因)和选择受体细胞,通过基因转染技术将基因转入,与其自身 DNA 结合而顺利表达,从而产生特效工程细胞。再将其植入脑内的特定部位发挥治疗作用。

二、免疫排斥问题

由于脑组织是部分免疫豁免部位,较少的淋巴回流及血脑屏障的存在,使脑内移植物相对容易成活。但移植后的排斥反应无论在动物实验中抑或临床研究中屡见报道。目前认为脑移植的免疫排斥反应主要表现为 T 淋巴细胞浸润,且于移植后 4 周达到高峰。由于移植局部损伤而致的炎性反应、血脑屏障的破坏,使脑内固有的小胶质细胞、来自血液的巨噬细胞、激活的单核细胞及其释放的调节因子共同作用,产生免疫排斥。在高等动物实验中,免疫抑制剂的使用可部分缓解排斥反应,提高移植物成活率。移植后使用环孢素、类固醇、硫唑嘌呤等药物可减轻排斥反应,但并不能完全避免免疫排斥的发生,且其价格昂贵及复杂的全身影响限制了进一步应用。因此临床上寻找一种适用于脑移植的药物并确定其应用剂量、给药途径已势在必行。另外,尽可能使用抗原性低的神经元,可能比使用抗排斥药更有效。

另一方面,移植后长期给药本身就使部分脑组织移植失去价值。因此,近年来免疫隔离,特别是微包囊技术在细胞移植方面的研究取得了可喜的成果。20世纪60年代加拿大的 Cheng 首先提出人工细胞。其隔离材料的探索历经中空纤维、羊膜等成分,20世纪80年代 Sun 首次制造出微包囊并成功移植。由于其良好的生物相容性和半透性,使其内的细胞得以生存和发挥功能而不受干扰,因此避免了异种移植的免疫排斥和纤维化包裹的发生。

脑内移植免疫耐受的研究是针对免疫排斥的另一研究热点。胚胎期自身免疫耐受的关键是针对自身抗原的免疫活性细胞因受相应自身抗原的刺激而被封闭或抑制成禁株。Medawar 的免疫排除学说认为,胚胎期动物在外来抗原(耐受原)的作用下,其特异性免疫活性细胞遭受到破坏而消失,从而对此特定供体产生免疫耐受,而使移植无排斥反应。

转基因工程细胞移植曾一度被认为是避免免疫排斥的最有效手段之一。但由于其用作受体细胞的细胞系多为异种细胞,虽经人工处理,但在众多基础研究和动物实验中仍难免产生排斥。原代神经元和原代非神经元细胞的采用成为工程细胞研究中的亮点,但操作难度大、周期长及稳定表达和成瘤性生长等问题仍然有待于探索。

三、胶质细胞的生长

在脑损伤刺激后,胶质细胞的生长是机体的一种保护机制。脑组织移植时,植入的细胞悬液或组织块中,胶质细胞远多于神经细胞;另一方面局部移植对脑的腔道损伤及胶质细胞自身的增殖优势,使移植局部常有胶质细胞过度增生。尽管胶质细胞可分泌胶质源性生长因子,但是在灵长类动物的移植中发现,移植后一段时间移植物常被胶质细胞代替。因此,胶质细胞在移植中的作用就显得十分复杂,既要令其分泌神经生长因子,但又不至于过度增殖,这是一个有待解决的重要问题。

四、基因工程细胞移植

基因工程技术的发展为脑组织移植提供了广阔的前景,也使脑内移植成为基因治疗的又一个重要领域。脑内移植基因治疗的关键是选取外源目的基因,并导入受体组织或细胞使其顺利表达目的产物。理想的基因转移方法应具有安全性、高效性、特异性、稳定性、简便性、可控性的特点。目前,应用于基因治疗中基因转移的方法有很多种,如磷酸钙共沉淀技术、病毒载体技术、脂质体/DNA 复合物、细胞受体介导的基因转移技术、基因直接注射、呼吸道气溶胶基因转移技术、粒子轰击基因转移技术、电穿孔技术等。但由于其实际应用中各有优劣,且由于神经系统血脑屏障的存在及神经元属分裂后期细胞的特殊属性,目前,在脑内移植的基因治疗中只有逆转录病毒、腺病毒、腺相关病毒和单纯疱疹病毒载体得到了应用。基因治疗主要分为:①离体途径(ex vivo),通过移植携带靶基因的工程细胞完成;②直接途径(in vivo),包括病毒载体和直接 DNA 转移途径,即用复制缺陷的重组病毒载体把目的基因带入人体或直接把裸 DNA 导入体内。其中脑内移植的离体途径由于使用的工程细胞遗传背景清楚,加之有适合的启动子控制,将工程细胞的制备和细胞移植结合起来,可以克服移植供体不足和免疫排斥反应,也可避免病毒法行基因治疗的一些缺陷,如病毒癌基因的产生以及病毒蛋白表达对机体产生的损害,因而已成为脑内移植应用中最有前途的策略。

(吴承远　李峰　刘斌　孟凡刚)

参考文献

[1] 吴承远. 脑移植研究的进展及问题[J]. 中华器官移植杂志,1994,15(3):97.

[2] 吴承远. 脑内移植[M]. 济南:山东科技出版社,1993.

[3] 易声禹,吴承远. 脑组织移植[M]. 北京:人民卫生出版社,1993.

[4] 吴承远,王建刚,杨扬,等. TH 基因修饰细胞脑内移植治疗猴帕金森病的实验研究[J]. 中华神经外科杂志,2002,18(1):26-29.

[5] 吴承远,刘玉光,王建刚,等. 神经细胞及转基因细胞脑内移植的基础与临床研究[J]. 中华医学杂志,2002,82(7):440-444.

[6] 孟凡刚,吴承远,刘猛. 神经干细胞的生物学特性及应用潜能研究进展[J]. 中华实验外科杂志,2003,20(8):767-768.

[7] BACKLUND EO, GRANBERG PO, HAMBERGER B, et al. Transplantation of adrenal medullary tissue to striatum in parkinsonism. First clinical trials[J]. J Neurosurg,1985,62(2):169-173.

[8] WU CY, ZHOU MD, BAO XF, et al. The combined method of transplantation of foetal substantia nigra and stereotactic thalamotomy for Parkinson's disease[J]. Br J Neurosurg,1994,8(6):709-716.

[9] GERDONI E, GALLO B, CASAZZA S, et al. Mesenchymal stem cells effectively modulate pathogenic immune response in experimental autoimmune encephalomyelitis[J]. Ann Neurol,2007,61(3):219-227.

[10] KIM YJ,PARK HJ,LEE G,et al. Neuroprotective effects of human mesenchymal stem cells on dopaminergic neurons through anti-inflammatory action[J]. Glia,2009,57(1):13-23.

[11] YASUHARA T,KAWAUCHI S,KIN K,et al. Cell therapy for central nervous system disorders:Current obstacles to progress[J]. CNS Neurosci Ther,2020,26(6):595-602.

[12] HAYES MW,FUNG VS,KIMBER TE,et al. Updates and advances in the treatment of Parkinson disease[J]. Med J Aust,2019,211(6):277-283.

[13] SCHEPICI G,SILVESTRO S,BRAMANTI P,et al. Traumatic Brain Injury and Stem Cells:An Overview of Clinical Trials,the Current Treatments and Future Therapeutic Approaches[J]. Medicina(Kaunas),2020,56(3):137.

第十九章　神经放射治疗学

第一节　伽马刀放射外科

一、概述

（一）伽马刀发展史

立体定向放射外科（stereotactic radiosurgery，SRS）是集多模态影像学、放射治疗学、医学工程学等多学科前沿技术融合而成的新型学科。其治疗团队包括神经外科、放射肿瘤科、影像科、放射物理等多学科专业人员。根据立体定向原理确定治疗靶点，通过特殊的设备，使用大剂量窄束电离射线精确地聚焦于靶点，以达到治疗目的，因其可产生类似手术刀切割般的效果，故名 SRS。主要设备包括伽马刀、X 刀、粒子束射线和射波刀。

伽马刀放射外科属于微侵袭神经外科范畴。基于颅内结构，受呼吸及心跳影响小，易达到靶点精确定位及精准治疗，故为精准放疗。伽马刀使用多个钴-60 针状棒作为电离辐射源，利用复杂的机械装置让伽玛射线精确地聚焦于颅内靶点，使之产生局灶性破坏而达到治疗颅内疾病的目的。由于巧妙利用了伽玛射线剂量梯度差，病灶周围的正常脑组织几乎不受射线的损害。与传统的全脑放射治疗（radiotherapy）利用肿瘤组织对射线的敏感性治疗疾病有着根本的区别；亦因无须开颅治疗、创伤小及无须全身麻醉等优点，也有别于传统的神经外科手术。SRS 的治疗要点可概括为：①靶区精确的三维立体定位；②治疗作用源于放射生物效应；③靶区窄束电离射线大剂量聚焦照射。

SRS 最早由瑞典神经外科医师 Las Leksell 教授于 1951 年提出，1968 年 Lars Leksell 教授和同事研制出世界上第一台伽马刀设备，安装在瑞典斯德哥尔摩 Sophiahemmet 医院并投入临床应用。

从此立体定向放射外科进入了新的发展阶段。1992 年，Steiner 仍沿用"radiosurgery"一词，将这一学术概念定义为在实验生物学或临床治疗方法中，应用各种类型的电离辐射，对准确选定的颅内靶点施行一次性大剂量照射，损毁靶点。其治疗范围很广泛，已不仅限于治疗功能性疾患，而且几乎囊括了神经外科所有的形态学疾病的治疗。现代的放射神经外科学已与 CT、MR、DSA、PET、ECT、MAG、超级电脑技术及立体定向技术等相结合，逐渐形成一门独立的、日趋成熟的、少痛苦、低风险的手术学科，它也已经成为一个跨世纪的新学科，称为立体定向放射外科学。

2018 年是 Leksell 伽马刀诞生的 50 周年。早期应用的 Leksell 伽马刀主要有 A/U 型、B 型、C 型/4C 型等，由五个部分组成，即放射装置、头盔、治疗床、控制台、治疗计划系统。

据 Leksell 伽马刀协会统计资料表明，至 2017 年底全球共治疗 112 万例患者，颅内肿瘤占 81%（其中良性肿瘤 37%，恶性肿瘤 44.4%），脑血管畸形占 11.1%。在脑肿瘤的治疗中，一般给予 30~60Gy 的中心放射剂量，照射之后，所照组织从辐射中心开始发生液化、坏死，逐渐扩展到边缘，主要是破坏肿瘤毛细血管与肿瘤细胞之间的体液交换，使毛细血管内皮变性、坏死，根据这种变化将它们分成三个时段。

1. **坏死期**　靶点中心照射剂量为 200Gy 时，照射后第 3~4 周出现急性溃疡坏死样改变。

2. **吸收期**　坏死期后至照射后 1 年，坏死灶大量的细胞碎片被吸收，胶原细胞形成，周围有星形胶质细胞增生,呈慢性炎症反应、血管充血、新生毛细血管生成、血管内皮细胞增厚,此期可持续1年或更长时间。

3. **后期**　胶质瘢痕形成,损害趋于稳定。

根据国内外大量的临床资料,伽马刀对边缘清晰、体积较小的良恶性肿瘤、动静脉畸形(AVM)等有显著疗效。治疗微创、安全、低风险、低并发症、效果肯定。尤其是对于那些位于脑深部、脑干或功能区的病变,以及脑多发病变,伽马刀更显示出它的优越性。

(二) 伽马刀治疗过程

用伽马刀进行立体定向放射外科治疗主要有如下步骤:靶区定位、治疗计划设计及实施治疗。

1. **靶区定位**　用Leksell-G型立体定向框架,该框架配合影像技术,如MR、CT及DSA等,确保患者头部处于准直器头盔内的确切位置,以便将靶区精确定位在射线束的焦点处。手术时,对患者头皮四点施行局部浸润麻醉,然后用四个螺丝钉将头架固定在患者的颅骨上,尽量使靶点位于框架的中心。新型伽马刀Leksell-Icon采用无框架面罩式固定方式也可达到与框架式定位同样的精度,无论是单次治疗,还是分次治疗,均能轻松胜任,进一步拓展了临床适应证。

2. **治疗计划设计**　靶区所接受的照射剂量主要根据三个因素来选择,即靶灶的病理学特征,靶体积和靶区附近的重要器官结构,吸收剂量通常是靶区范围内的处方剂量,也即周边剂量,但有时使用的是最大剂量,特别是对于神经功能性疾病更是如此。

3. **实施治疗**　治疗方案设计完毕后,即通过激光打印机打印出来,治疗计划资料中包括所有选择的治疗模式所必需的参数。按照治疗计划中的伽玛角度将患者安置在伽马刀治疗床上,调好患者和操作者的麦克风,以便进行双向对话,及时掌握治疗中患者的情况,若有异常应及时暂停治疗,待异常情况解除后继续治疗。新型伽马刀可实时高清运动管理,在面罩式定位治疗期间,高清运动管理系统以0.15mm的精度连续实时监测患者,该精度相当高,是工业标准的6倍。如果患者的移动超出预设的阈值,系统的门控功能会立刻启动,停止照射。

治疗完毕后,若采用Leksell-G型立体定向框架定位需在头架室拆卸头架,四个螺钉创眼消毒后无菌包扎。做完伽马刀的患者一般需留院观察数小时,整个治疗过程(包括定位、设计和治疗)需1~3小时。

(三) 颅内伽马刀治疗的适应证与禁忌证

1. **适应证**　颅内平均直径在3cm以下的病灶(肿瘤或血管畸形),无明显颅高压症状、早期复发或术后病灶残留以及神经功能性疾病的特定靶区。血管性疾病有动静脉畸形、海绵状血管瘤;肿瘤性疾病有脑膜瘤、垂体瘤、神经鞘瘤、转移瘤、颅咽管瘤、血管网状细胞瘤、部分胶质瘤等;功能性疾病包括原发性三叉神经痛、癫痫、原发性震颤及帕金森病等。

2. **禁忌证**　存在严重的占位效应不能被药物治疗控制的严重颅内高压症状;已出现脑疝或脑疝前期;病灶直径>3cm;精神行为异常无法配合、合并躯干畸形不能平卧或颅骨大面积缺损无法固定头架。另外,对于合并严重其他系统疾病的患者亦酌情评估后慎重行伽马刀治疗。

(四) 伽马刀治疗后随访

根据伽马刀治疗后的放射生物学效应,良性病变(肿瘤及血管畸形)常规术后6个月复查,恶性肿瘤术后3个月复查,病情变化则动态复查。

1. 肿瘤性疾病术后影像学复查一般1个月后可见坏死样改变,磁共振影像变化为肿瘤体积缩小,强化减弱,呈现"花环状"坏死样改变,周围可伴水肿效应;部分肿瘤短期内仍有增大趋势,动态随访观察可见肿瘤增长缓慢,1~2年停止生长。恶性肿瘤随访可见肿瘤体积短时间内缩小或不变,长期随访原位或邻近部位出现病变,或肿瘤继续增大,均属于肿瘤复发。

临床常用相关指标评级肿瘤预后(WHO的实体瘤疗效评价标准),以MRI为评定标准:完全缓解(CR),见病变完全消失,超过1个月;部分缓解(PR),肿瘤缩小50%以上,多个病灶两个最大垂直直径乘积之和减少50%以上;疾病稳定(SD),肿瘤缩小不及50%或增大未超过25%;疾病进展(PD),1个或多个病变增大25%以上或出现新病灶。CR+PR为肿瘤局部控制率。

2. 血管畸形治疗后3~6个月可见畸形血管巢缩小,2年平均闭塞率80%以上,在血管巢未完全闭塞时仍有再出血风险。相关血管影像学检查可见体积缩小,供血动脉及引流静脉变细,可合并血管炎性水肿。临床治愈标准为:血管造影显示血液循环时间正常,病理性畸形血管消失,引流静脉消失或恢复正常。

二、常见颅脑疾病的伽马刀治疗

(一) 脑动静脉畸形

动静脉畸形(arteriovenous malformation, AVM)是由于缺乏正常的毛细血管床,动、静脉间直接形成血管瘘的一种血管异常,是脑血管发育异常所致畸形中最常见的一种。

目前,已被广泛接受的伽马刀放射外科治疗AVM的适应证为:①畸形血管团容积≤10cm³,畸形血管团直径≤3cm,脑血管造影未见瘤样扩张改变者;②位于脑深部和功能区、手术有高度危险的病变,手术致残率高、并发症多的病变;③手术切除术后或血管内栓塞治疗后畸形病灶残余者;④一般情况差,不能耐受手术或拒绝手术者;⑤无高出血风险者(如未合并动脉瘤或引流静脉堵塞等)。

1970 年 Steiner 在瑞典首次采用伽马刀治疗直径2cm 以下的 AVM,取得了意想不到的良好疗效,从此开始了伽马刀放射外科治疗 AVM 的临床研究与应用。随着计算机技术、神经影像技术的飞速发展和放射外科技术的普及,全球范围内应用伽马刀治疗的 AVM 病例呈逐年递增趋势,截至 2017 年,全球伽马刀治疗 AVM 总数已达 11 万余人(图 19-1-1、图 19-1-2)。

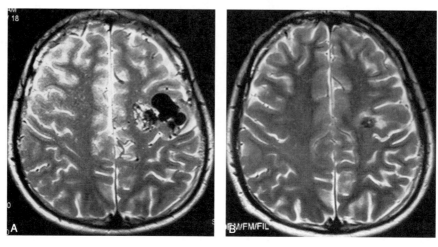

图 19-1-1 左额叶 AVM 伽马刀治疗
A.伽马刀术前;B.伽马刀术后。

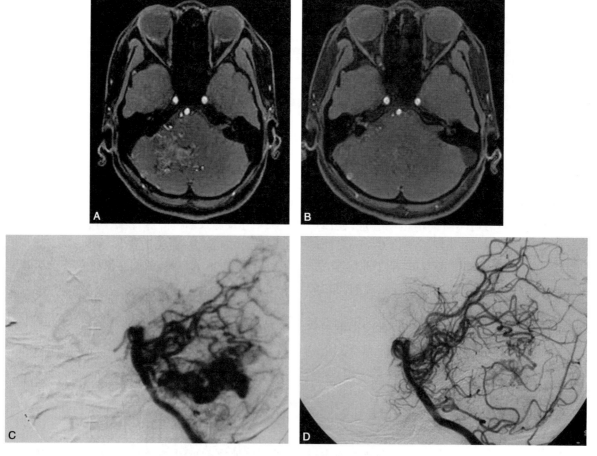

图 19-1-2 右小脑 AVM 伽马刀治疗
A.伽马刀术前;B.伽马刀术后;C.伽马刀术前;D.伽马刀术后。

（二）颅脑海绵状血管瘤

海绵状血管瘤（cavernous hemangioma，CH），也称海绵状血管畸形（cavernous malformation，CM），属于隐匿性血管畸形的一种，是局限性、分叶状、血管造影不显影的血管畸形，是一种并不少见的脑血管疾病。伽马刀治疗颅内海绵状血管瘤得目的是减少病灶再出血及控制癫痫，其适应证：①位于功能区及脑深部的，手术难以切除的 CH 患者；②多发性 CH 患者；③无法手术全部切除的患者；④一般情况较差，年老体弱合并重要器官功能不全，不能耐受全身麻醉或不具备手术条件者（图 19-1-3、图 19-1-4）。

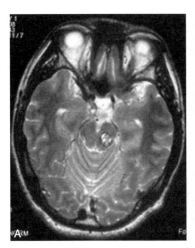
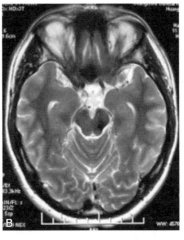

图 19-1-3　脑干 CH 伽马刀治疗
A. 伽马刀术前；B. 伽马刀术后。

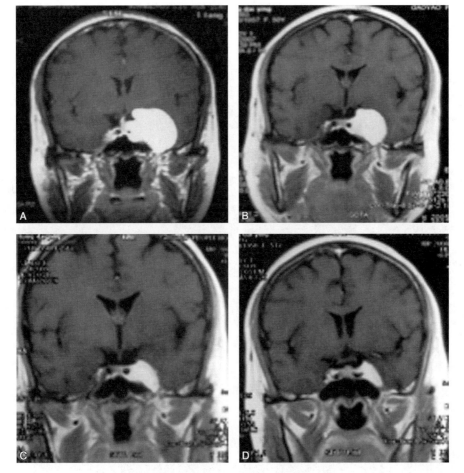

图 19-1-4　左侧 CSHA 伽马刀治疗
A. 伽马刀术前；B. 术后 6 个月；C. 术后 12 个月；D. 术后 18 个月。

海绵窦海绵状血管瘤(cavernous sinus cavernous hemangioma,CSHA)是一种少见的海绵窦区血管性肿瘤,占颅内血管畸形的 0.4%~2%,占海绵窦病变的 2%~3%。CSHA 不是真性肿瘤,在分类中属于血管畸形范畴,并具有确定的组织病理学特征。开颅手术一直是海绵窦海绵状血管瘤的主要治疗手段,但近几年研究发现伽马刀治疗效果十分理想。甚至有学者提出:放射外科治疗可作为 CSHA 的首选疗法。Yamamoto 等总结了日本 7 个伽马刀治疗研究中心的 30 例 CSHA 成功治疗经验,周边剂量 10~17Gy,平均13.8Gy。22 例治疗前有神经功能症状的病例中,有 2 例完全恢复,13 例改善,7 例无变化,1 例发生面部感觉障碍;影像学明显缩小 18 例,缩小 11 例,1 例无改变。中国人民解放军南部战区总医院(原广州军区总医院)伽马刀治疗研究中心梁军潮团队长期随访的 16 例伽马刀治疗海绵窦海绵状血管瘤的临床资料中,6 例为术后残留,2 例仅做术中活检,8 例根据典型的影像学表现及后期随访诊断。肿瘤最大径为 15.0~55.0mm,治疗周边剂量为 8.0~15.0Gy,中心剂量16.0~32.5Gy,随访时间平均 40.5 个月。伽马刀治疗后所有患者均未出现新的永久性脑神经受损症状,其中 2 例在术后 3~6 个月出现短暂的轻度动眼神经麻痹症状,4 例肿瘤几乎完全消失,10 例明显缩小,2 例变化不明显,无增大病例。CSHA 对伽玛射线敏感,伽马刀治疗可明显控制其发展,多数明显缩小甚至消失。因此,伽马刀治疗 CSHA 安全可靠,疗效满意,是治疗海绵窦海绵状血管瘤的有效方法,国内外多位学者提出伽马刀可作为首选治疗手段。

(三) 听神经鞘瘤

由于听神经鞘瘤所处的特定的解剖位置关系,开颅手术并发症发生率仍然较高,汇总不同学者的 2 124 例报道,全切率 97%,面神经损伤率 23%,其他并发症如脑脊液漏、感染等为 14%,死亡率较低,平均 1.7%。在那些试图保存听力的治疗中心,只有不到 20% 的病例达到了目的。伽马刀治疗听神经瘤的最大优点是安全、痛苦少,无手术创伤、感染、出血及脑脊液漏等并发症。

听神经瘤放射治疗的首例报道是在 1974 年,随访资料不确切,直至 1992 年 Maire 等报道了 16 例听神经瘤的常规放疗结果,总剂量为 54Gy,随访 7~37 个月,显示 15 例患者病情得到明显控制,表明放疗对听神经瘤的疗效是肯定的。随后更多的报道证实伽马刀治疗听神经瘤风险极低,并发症少,面听神经的保存,以及对肿瘤有良好的生长控制作用,使伽马刀在治疗中、小型听神经瘤方面有跃升为首选的趋势(图 19-1-5~图 19-1-8)。

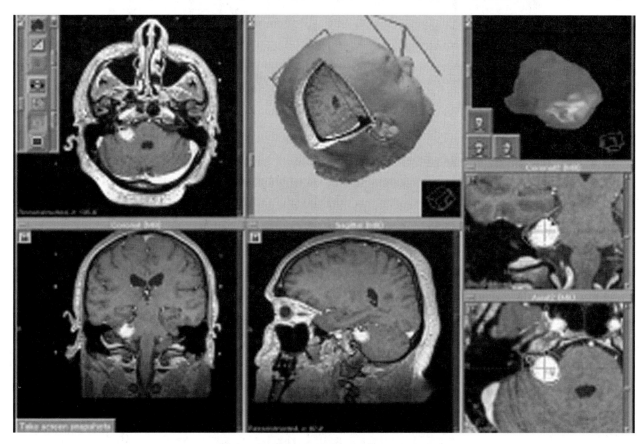

图 19-1-5　右侧听神经瘤伽马刀剂量规划图

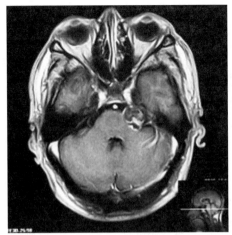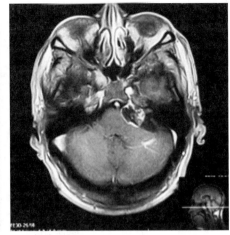

图 19-1-6 左侧听神经瘤伽马刀术前

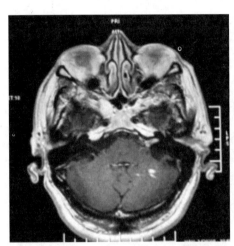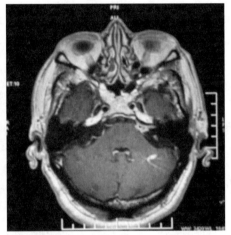

图 19-1-7 伽马刀术后

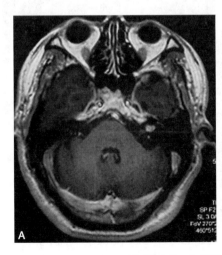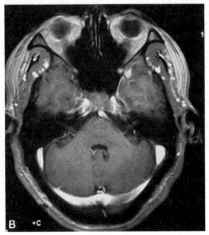

图 19-1-8 左侧听神经瘤伽马刀治疗

A. 伽马刀术前;B. 伽马刀术后。

（四）垂体腺瘤

伽马刀治疗垂体腺瘤（pituitary adenoma）始于 20 世纪 70 年代初，至 2017 年底，治疗垂体腺瘤已突破 20 000 余例，占全世界应用伽马刀治疗颅内疾病的 9.7%。伽马刀治疗垂体腺瘤有 3 个目的：①控制内分泌功能紊乱，改善临床症状；②消灭或控制肿瘤生长；③尽可能保留正常的垂体组织。

需要重申的是，要根据患者的表现选择治疗，经蝶显微手术是使相当一部分患者视神经管减压、获取病理诊断、减小肿瘤和迅速消除激素水平异常的有效方法。还有许多被证实有肿瘤残留、有或无内分泌异常，特别是靠近海绵窦的病例，病变的局限性使放射外科治疗成为分次放疗最佳的替代者，特别是肿瘤距视器 3~5mm 或肿瘤向外扩延到海绵窦者。

伽马刀治疗垂体腺瘤的适应证为：腺瘤与视交叉间距>2mm；对于微腺瘤，由于手术困难，易损伤正常垂体，且不能有效地防止复发，而伽马刀以精确的定位，有效地控制和杀灭肿瘤，最大限度地保护垂体组织，越来越多的学者认为伽马刀可作为垂体微腺瘤的首选治疗方法；对于开颅或经蝶手术残留者、术后复发者、老年人、身体状况不宜行外科手术者都是一个安全、有效的治疗手段（图 19-1-9、图 19-1-10）。

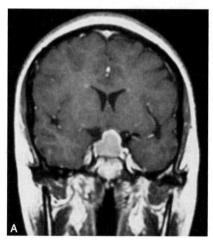
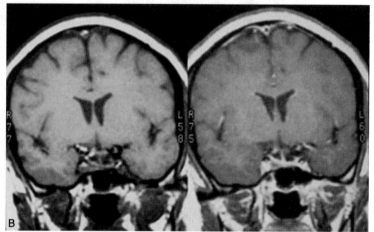

图 19-1-9   垂体腺瘤伽马刀治疗
A. 伽马刀术前；B. 伽马刀术后。

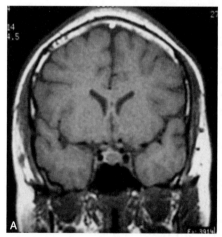
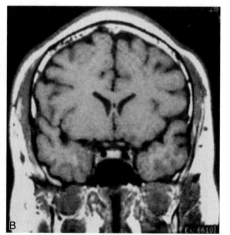

图 19-1-10   垂体腺瘤伽马刀治疗
A. 伽马刀术前；B. 伽马刀术后。

（五）脑膜瘤

脑膜瘤（meningioma）为颅内常见肿瘤，发病率 15%~20%，其中以良性居多，来源于蛛网膜细胞，开颅手术为首选治疗方式；凸面脑膜瘤手术全切率为 90%，而蝶骨嵴脑膜瘤全切率仅为 34%。对于直径<3cm 的脑膜瘤可选择伽马刀治疗，特别是位于颅底的脑膜瘤，治疗后颅神经保护率较手术高，5 年肿瘤控制率为 93%。脑膜瘤放射外科

治疗成功的最终结果是在随访中显示肿瘤生长停止或体积缩小。伽马刀治疗的 258 例中,效果满意者平均占 90%,复发率为 0～11%(平均 4%),

未有死亡者,残残疾率为 0～6%(平均 2%)。所报道的残废常是暂时的或可逆的。目前尚无死亡报道(图 19-1-11、图 19-1-12)。

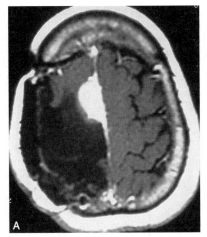
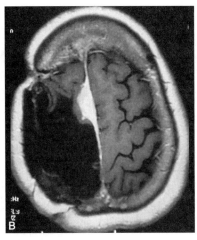

图 19-1-11 镰旁脑膜瘤伽马刀治疗
A.伽马刀术前;B.伽马刀术后。

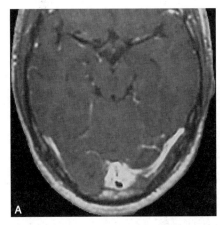
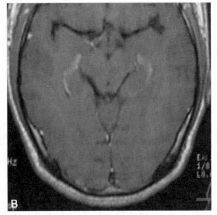

图 19-1-12 后矢状窦脑膜瘤伽马刀治疗
A.伽马刀术前;B.伽马刀术后。

(六) 脑转移瘤

脑转移瘤(brain metastasis)是指原发于其他部位的肿瘤转移至颅内。它是成人最常见的颅内肿瘤,与颅内原发性脑肿瘤的比例约为 10:1。许多回顾性研究表明,应用立体定向放射外科治疗,脑转移瘤局部控制率可达 80%～85%,或者更高,而伴随的副作用往往是可以接受的。前瞻性研究表明,应用放射外科治疗 1 年的肿瘤控制率为 73% 左右,而辅助全脑放疗后,可以增加至 82%～89%。

新诊断的多发或者单发脑转移瘤,影像学检查没有明显的占位效应;全脑放射治疗单发或者多发脑转移瘤后的加强治疗;全脑放疗后复发的脑转移瘤;术后残余肿瘤等,均考虑行放射神经外科治疗。放射外

科的适应证为:①一般状况良好,颅内转移瘤病灶,颅外病灶控制良好的患者;②年老体弱或一般情况较好的患者,即 KPS 评分≥50;③预计生存期>2 个月;④没有严重颅内高压或颅内高压危象;⑤手术或放疗后复发的肿瘤;⑥不能耐受手术或拒绝手术者;⑦未出现肿瘤卒中。制订具体治疗措施时,需考虑众多因素,主要包括以下几点:患者年龄、临床症状、全身性疾病的状况、患者目前的神经功能状况、一般内科情况、是否合并有其他器官转移、是否曾接受全脑放疗、是否曾接受过其他颅内治疗、患者关心的问题以及对于神经认知功能影响的耐受程度、患者的期望值等。一般来讲,放射外科适用于肿瘤的最大径不超过 4cm 的病灶。但是,肿瘤的体积和部位、剂量的选择是更

重要的因素。选择治疗措施时,患者的意愿也将是重要的考虑内容之一。临床应用应遵循以下几个主要原则:①综合治疗与一般治疗相结合;②根据病情及患者情况确定先治疗脑转移瘤还是原发肿瘤;③根据患者具体情况选择个体化治疗方案,充分考虑使治疗最优化(图 19-1-13)。

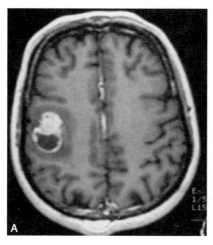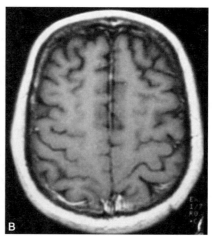

图 19-1-13　右额转移瘤伽马刀治疗(91 岁患者)
A. 伽马刀术前;B. 伽马刀术后。

(七) 胶质瘤

有史以来,胶质瘤(glioma)一直是严重困扰神经外科医师的难题之一。近年来,随着医学的迅猛发展,影像诊断、显微手术、放射疗法、化学疗法、免疫疗法及基因治疗等技术取得了长足进步,虽能明显延长胶质瘤患者的缓解期,减少并发症,但仍难改变其最终复发的结局。多年前就有人将放射疗法用于治疗胶质瘤,但疗效并不理想。一般认为胶质瘤是一种对射线欠敏感的肿瘤类型。常规治疗是先手术开颅作大部分切除,甚至肉眼全切,然后联合放疗、化疗等。由于肿瘤边界模糊,在脑内呈浸润性生长,故效果均不满意。有文献报告,尸检发现在肉眼可见的肿瘤边界以外 1cm 处仍可检出瘤组织,甚至扩展到对侧大脑半球。而伽马刀的治疗原理是利用多个钴源聚集照射,使焦点处瘤灶得到高剂量射线照射,达到治疗目的,而焦点周边剂量迅速下降,因此胶质瘤不是伽马刀治疗的理想适应证。国外于 80 年代后期才选择性用伽马刀进行了一些胶质瘤的治疗,如体积较小,界限相对清楚,或位于脑深部、脑干及重要功能区的病灶。

Tomasz 报道了伽马刀治疗 116 例(156 次治疗)Ⅳ级胶质瘤病例(图 19-1-14),平均存活 17 个月,疗效甚佳,而存活期与治疗次数有关。有研究表明,分次放疗对恶性浸润性肿瘤效果更好。Hiroshi 等认为单次

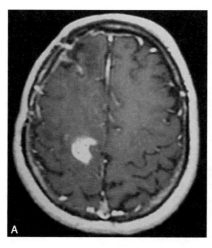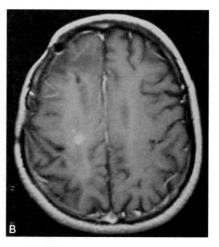

图 19-1-14　额顶胶质瘤右术后伽马刀治疗
A. 伽马刀术前;B. 伽马刀术后。

高剂量照射恶性胶质瘤可损伤周围结构,增加放射性脑坏死的危险,为此他专门做了分次伽马刀治疗的动物实验和临床试用。猫脑 PET 显示,单次高剂量照射(>55Gy)会在 2 月内引起急性放射性损伤,中剂量(21~36Gy)不会引起脑损伤,单次低剂量(14Gy)既无早期,亦无后期(>6 个月)放射性损伤。他主张对高度胶质瘤采用分次低剂量伽马刀治疗,即 5 天内连续 3 次低剂量(8~10Gy)治疗,PET 追查显示,患者反应良好,未见周围放射性损害。

近来,国内外有些伽马刀中心对脑胶质瘤的照射范围扩大到造影增强区周围 1~2cm,中国人民解放军南部战区总医院梁军潮团队治疗了百余例术后残留或复发的较小胶质瘤,疗效也是确切的。总之,由于胶质瘤浸润性生长的生物学行为特点,手术、放射外科治疗都不能彻底清除,因此,必须辅以化疗、免疫疗法或基因治疗等多种治疗手段,以延缓或控制复发,提高患者的生存质量。

(梁军潮 张聿浩 杜汉强 王嘉嘉 刘祈成)

第二节 机器人放射外科手术系统及临床应用

一、概述

机器人放射外科手术系统(cyberknife robotic radiosurgery system),又称射波刀(cyberknife,图 19-2-1)是先进的立体定向放疗设备。它通过计算机控制机械臂上的加速器,根据持续实时的影像引导技术追踪治疗靶区,实施非等中心治疗,实现了定位、跟踪和治疗一体自动化,且无须使用固定头架。1987 年由美国斯坦福大学神经外科医师 John R. Adler Jr 提出影像引导无框架立体定向放射外科的概念后,有公司开始研发射波刀。1992 年 Adler 教授与公司合作研发出第一代射波刀,1994 年 6 月治疗了第一例脑转移瘤患者。在 1999 年 FDA 准许其用于治疗头部及颅底肿瘤。2001 年,FDA 准许其适应证扩大至体部肿瘤(第三代射波刀);2004 年呼吸追踪技术被研发出,在体部肿瘤治疗中起到了重要作用。2005 年研发出脊柱追踪技术,在治疗过程中自动追踪、校正脊柱部位的肿瘤位置。2006 年下半年,生产出第四代射波刀(G4,图 19-2-1)治疗系统。G4 射波刀增加了准直仪更换器(Xchange)。治疗过程中,计算机操控机械臂上的准直仪更换器自动更换准直器,无须治疗人员进入治疗室进行人工更换。第六代 M6 型射波刀于 2015 年在

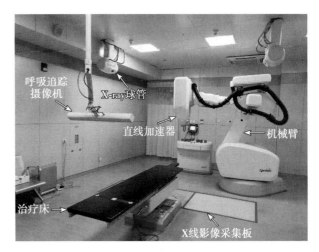

图 19-2-1 第四代射波刀(G4)

美国上市使用于临床,它采用超微动态多叶光栅技术,将使剂量分布的适形度和均匀度得到进一步的提升,剂量率也提升到 1 000MU/min,真正实现剂量雕刻分布,对肿瘤内的乏氧区、肿瘤内的高增殖区等采用更高剂量的照射,开创了生物靶区引导的放射外科治疗技术。

二、临床应用适应证、禁忌证

射波刀独有的灵活、准确的治疗特点和无等中心等特性,使之能够治疗使用常规系统难以接近的病变,如脑深部、功能区、颅底等各种良恶性病变。尤其是它能够对全身大部分器官组织的肿瘤进行治疗,是真正意义上的全身放射外科治疗设备。目前,射波刀在头颈部脊椎脊髓病变方面成效显著,它的临床应用总结如下。

(一)适应证

1. 颅内肿瘤

(1)脑膜瘤:对于不能手术或者拒绝手术的特殊部位的脑膜瘤,如海绵窦区、视觉通路周围等,射波刀更具有优势。对于视觉通路周围的脑膜瘤,一项 167 例患者接受 25Gy/5F 射波刀照射的研究显示,中位随访时间为 51 个月(范围 36~129 个月)。3 年、5 年和 8 年无进展生存率分别为 98%、94% 和 90%,视力恶化率为 3.7%。治疗前有视力下降的患者中有 42% 的患者视力有改善。

(2)听神经瘤:小型或中等大小的听神经瘤是放射外科治疗的良好适应证。射波刀通过实施低分割照射,在保存有效听力方面可能更有优势。Hossein Mahboubi 等总结了 1998—2012 年射波刀治疗的 800 例患者,平均肿瘤体积为 0.02~19.8cm³,边缘剂量 14~25Gy,随访时间为 6~120 个月,平均肿瘤控制率

为96.3%。另外在427例可测量听力患者中,集体听力保留率为79.1%。与KOSI至Ⅲ级肿瘤相比,Ⅳ级肿瘤对射波刀反应的可能性显著降低,在可能的情况下应强烈考虑手术切除。

(3)垂体瘤:立体定向放射外科是垂体腺瘤放射治疗一个选择,一般仅限于距视觉通路足够距离(即>3mm)的病变。来自文献的数据报道在立体定向放射外科治疗后5年肿瘤控制率高达97%,超过50%的患者激素高分泌正常化。射波刀可分次治疗,处方剂量分割成3~5次给予,既可达到有效控制肿瘤的目的,又能同时减轻颅内不良反应。因此射波刀分次治疗对于视觉通路周围的垂体瘤更有优势,报道的肿瘤局部控率90%~100%,视力保护91%~100%。当然,激素控制和长期并发症还需要更长期随访研究来评估。

(4)颅咽管瘤:颅咽管瘤占儿童颅内肿瘤的5.6%~13%。Iwata等应用射波刀治疗43例术后残留颅咽管瘤,3年总生存率和局部控制率分别为100%和85%。无框架放射外科保留了基于框架技术的剂量分布和精确度,同时具有多期治疗的显著优势,这种治疗更好地被敏感的瘤周结构(如视觉通路和下丘脑)所耐受。这一点,加上无框架技术的舒适性,候选的无框架图像引导放射外科成为儿童和青年颅咽管瘤术后辅助治疗的首选,尤其是在不能完全切除的情况下。

(5)动眼神经鞘瘤:为罕见肿瘤,目前射波刀治疗动眼神经鞘瘤仅有少数病例报道。从目前有限的数据来看,射波刀分次放射治疗是颅内动眼神经鞘瘤的一种有效且耐受性良好的治疗选择,具有优异的肿瘤控制率,同时保留了关键的周围结构。

(6)面神经鞘瘤:面神经鞘瘤是一种罕见的颅内肿瘤。有个案报道低分割的射波刀放射外科手术可以使肿瘤扩大或使有症状的患者受益,并使面神经功能恢复正常。

(7)脊索瘤:脊索瘤是起源于原始脊索残余的罕见肿瘤,占所有原发性颅内肿瘤的0.1%~0.2%。使用射波刀的分次治疗颅底脊索瘤是一种可行的治疗方式。斯坦福大学介绍了13例斜坡脊索瘤病例,平均肿瘤体积16.1cm³,射波刀治疗中位剂量32.5Gy(18~50Gy),在34个月的中位随访时间中,46%的颅内脊索瘤患者获得了总体肿瘤控制,5年肿瘤控制率为55%。

(8)海绵窦血管瘤:海绵窦血管瘤是一种罕见的血管性肿瘤,据报道占所有海绵窦病变的1%~3%。对于体积较大的海绵窦血管瘤(>20cm³)采用射波刀分次照射,已被证明是有效的,且有良好的功能保留。一项14例大型海绵窦血管瘤经射波刀分次治疗在平均随访15个月(范围为6~36个月)后,磁共振图像显示肿瘤体积平均减少77%(范围44%~99%)。

(9)颈静脉孔区肿瘤:当肿瘤较大、位置较深时,射波刀的低分割放疗能完整地照射这些部位的肿瘤,治疗后肿瘤缩小或保持稳定,不良反应较轻。

(10)脑转移瘤:脑转移瘤是最常见的颅内恶性肿瘤,仍然是癌症患者发病率和死亡率的重要来源。射波刀的出现,使脑转移瘤的治疗效果有了很大的改观,已成为有限脑转移患者有效且广泛可用的治疗选择。单独立体定向放射外科或手术和术后瘤腔照射已被确定为有限脑转移患者的首选治疗选择。而对于单次照射可治疗的肿瘤数量和体积还没有很好的界定。对于体积较大的肿瘤,临近功能区等特殊情况,可采取分次射波刀放射治疗,以减轻立体放疗后的副反应。

(11)胶质瘤:目前对于复发性胶质瘤患者,仅使用射波刀进行补救再放疗,且具有可接受的毒性特征。少数研究尝试应用射波刀治疗影像学诊断的脑干胶质瘤,部分患者获益。

2. 神经系统疾病

(1)三叉神经痛:射波刀治疗三叉神经痛靶点一般选择三叉神经感觉根出脑桥进入半月节这一部分。Pantaleo Romanelli等报道单中心138例射波刀治疗三叉神经痛6、12、24、36个月的有效率分别为93.5%、85.8%、79.7%和76%。射波刀治疗三叉神经痛具有不开颅、无创伤、定位精确、有效率满意、复发率低和舒适度高等优点,可以作为非手术治疗的首选。

(2)脑血管畸形(AVM):包括血管内栓塞、手术切除和立体定向放射外科在内的跨学科治疗方案正被越来越多地用于颅内动静脉畸形的治疗。这些多模式治疗模式的主要目标是确保AVM病灶的闭塞,同时将AVM破裂的发生率降至最低。病变的破裂与显著的患者发病率和死亡率相关,可发生于17.6%的患者。在一项研究中,102例颅内动静脉畸形患者接受了射波刀治疗,并随访磁共振(MR)血管造影或数字减影(DS)血管造影,观察到71.5%的闭塞率。对于大型AVM可以分阶段进行治疗。

3. 头颈部肿瘤 鼻咽部纤维血管瘤,眼眶内及眼眶周围肿瘤,上颌窦腺样囊腺癌术后复发等。

4. 脊髓病变

（1）脊髓内肿瘤：一篇系统综述的作者收集了52名患者70个脊髓内肿瘤的放射外科治疗数据，这些数据对1998—2012年发表的10篇文章进行了分析报道。其中，首选的治疗方式是射波刀（87%）。原发肿瘤组有效率为94%，转移瘤组平均生存期17.33个月。尽管手术仍是有症状的髓内病变的首选治疗方法，但射波刀治疗可能是一种安全有效的选择。虽然这项综述表明SRS在管理髓内肿瘤方面的总体安全性和有效性，但未来的研究需要随机化、均质的患者群体，并在更长的时间内进行随访，以提供更有力的证据。

（2）脊髓血管畸形：主要引起出血、盗血、脊髓压迫和静脉压增高症状。目前的主要治疗方法有介入治疗、显微外科治疗和介入联合显微手术治疗。射波刀的出现为脊髓血管畸形提供了另一种治疗选择。一项64例脊髓血管畸形研究回顾中，92.2%的患者报道了良好的结果，在平均46.8个月的随访时间内没有出现治疗后出血的情况。血管造影随访显示病灶消失的患者占16%，缩小占44.6%，无变化占39.3%。立体定向放射外科有望成为治疗脊髓动静脉畸形这些罕见但复杂病变的一种安全和有效的选择。

5. 脊柱病变 椎管内小的多发神经纤维瘤、多发小的脊膜瘤、血管母细胞瘤，椎管周围的神经纤维瘤，椎体上的血管瘤、椎体转移瘤。

6. 其他 以下几类情况亦适用射波刀治疗。

（1）手术治疗后肿瘤复发的患者。

（2）高龄或其他风险不能耐受手术的患者；身体太虚弱而不宜进行手术治疗的肿瘤患者，有其他疾患不能手术治疗的患者。

（3）由于病灶位置，手术切除不全的患者。

（4）肿瘤位于功能区，状态较差的患者，有运动障碍的患者，射波刀可作为减症治疗。

（5）拒绝手术的患者。

（6）经过其他放疗手段治疗，治疗后复发的患者。

（7）经过常规照射后需要通过放射外科补量的患者。

（二）禁忌证

当患者出现以下情况时，不适合行放射外科治疗。

1. 健康状况不佳，呈现恶病质的患者。

2. 血象过低，白细胞 $< 3.0 \times 10^9/L$，血小板 $< 50 \times 10^9/L$，血红蛋白 $< 90g/L$ 者。

3. 重要器官（如心、肺、肝、肾等）功能不全者。

4. 合并各种传染病，如活动性肝炎，活动性肺结核者。

5. 经足量放疗后近期内复发者。

6. 已有严重放射性损伤原位复发者。

三、治疗步骤

1. 治疗前诊断 所有患者在治疗前都需要明确诊断，行 ECT、CT、PET/CT 或 MRI 检查，评估肿瘤的大小、数目、身体功能。

2. 体位固定 根据病灶部位不同、拟用追踪方式不同，分别利用面膜、头颈肩模、真空负压袋等对患者体位进行固定。

3. 治疗定位 对于颅内及脊髓肿瘤，需要 MRI 图像与 CT 定位图像进行融合以便更准确地确定靶体积。MRI 扫描佩戴固定装置与 CT 定位扫描一致；一般选取横断位图像，并且扫描范围在前后左右方向上要包含患者及固定装置，在头足方向上肿瘤上下缘外放 2~3cm，也可采用矢状位图像，特别是对于脊髓肿瘤，扫描范围需要大一些以便融合；1~3mm 层厚，连续性扫描；一般选择 T_1WI、T_2WI 增强扫描。

4. 靶区勾画 肿瘤区（GTV）为所示肿瘤影像检查范围，因为放射外科治疗的精确性，计划靶区（PTV）无须像常规放疗一样外放，只需外放 2~3mm。当肿瘤挤压脊髓、食管、肠道等危及器官时，不在外放 PTV 范围。危及器官的勾画为病变上下界各加 6cm。

5. 制订放疗计划 根据患者的一般情况、体能状态评分、肿瘤大小、组织病理、危及器官耐受量以及肿瘤位置制订处方剂量。靶区边缘剂量 70%~80% 等剂量线包绕。剂量分布和肿瘤边缘适型一致，减少临近危及器官不必要的照射剂量。每个治疗计划都基于容积剂量分析，剂量评估时分析靶区和正常组织结构的剂量容积直方图、靶区剂量适型度、线束数、治疗时间等。

6. 放疗计划执行 将患者按定位时的体位摆好并固定。通过影像追踪系统将实时影像与定位影像相匹配。通过移动或旋转治疗床保证治疗靶区的位置与计划靶区位置相一致，然后开始治疗。在治疗过程中，因放射外科治疗单次治疗时间较长，技术人员需要通过监视器实时观察患者状态，若发现患者有不适应及时中断治疗。

四、主要并发症及术后处理

主要为放射性脑水肿的预防及处理。影响并发症发生可能性的主要因素包括接受治疗的正常脑组织体积、放射总剂量及分割方案。年幼患者(即 5 岁以下)、老龄患者以及接受同步或序贯化疗的患者,发生颅脑毒性的可能性也会增加。射线导致的脑水肿最常见的是血管源性脑水肿,主要发病机制可能包括:①毛细血管通透性增高,其主要特点是白质的细胞间隙有大量液体积聚,且富含蛋白质,灰质无此变化。灰质主要出现血管和神经元周围胶质成分的肿胀(胶质细胞水肿)。②放疗后神经组织的脱髓鞘改变和神经轴突肿胀。③一次大剂量照射,破坏了靶区的病理循环,血管闭塞及回流障碍。④坏死组织的吸收及炎症反应。⑤治疗体积偏大,相应增加了临近正常组织的辐射机会。⑥靶组织体积增大,压迫周围血管,造成回流障碍。⑦其他一些不明原因,如脑的放射性损害,包括电磁的损伤作用,如微波、红外线、X线、快中子等。脑肿瘤放疗或接受其他射线过程,可以引起轻度或较重的脑水肿,常见于对射线敏感的患者,或因放疗剂量过大,发生放射性脑水肿,严重者形成放射性脑病。

如治疗前已有明显的脑水肿者,应先脱水、激素治疗,待病情好转后再行射波刀治疗;如治疗后仍有脑疝前期表现且药物治疗效果不佳者,应该果断行去骨瓣减压或病灶切除;合并脑积水者,应先行第三脑室底造瘘或脑室-腹腔分流术(V-P 分流)。

放射性脑水肿的治疗原则主要是解除病因及采取综合性的治疗:甘露醇,甘油果糖溶液,利尿药(呋塞米),白蛋白,高渗盐水,非渗透性药物(七叶皂苷钠),糖皮质激素(常用地塞米松、泼尼松龙或甲泼尼龙),钙通道阻滞剂,高压氧治疗,其他保守治疗,开颅减压治疗。

五、评价

机器人放射外科手术系统(射波刀)是无须定位框架的立体定向放射外科技术,采用先进的交互式机器人技术,精确操控 X 线以共面和非共面、聚焦和非聚焦、等中心和非等中心的照射方式治疗肿瘤。相对于神经外科显微手术而言,射波刀的无创特点更加符合人性化、微侵袭的现代生物医学理念。与其他治疗系统(伽马刀、X 刀)相比,机械手的灵活性使射波刀系统理论上可以治疗身体任何部位的肿瘤;治疗时无须安装头架,减轻了患者的痛苦,并可做多次分割治疗;射波刀提供了分次大剂量放疗的可能性,如何选择最佳的分割方式及单次剂量、总剂量,如何评价有效生物剂量等成为研究中亟待解决的问题。随着技

术的不断发展和临床应用的日臻成熟,射波刀必将造福越来越多的肿瘤患者。

(潘隆盛 黄立超)

第三节 磁共振引导超声聚焦治疗颅内疾病

磁共振引导超声聚焦治疗(magnetic resonance-guided focused ultrasound,MRgFUS)又称磁波刀,是近年发展起来的一项新技术,对众多神经系统疾病具有良好治疗潜力。超声聚焦治疗技术结合磁共振图像引导,使超声能够精准聚焦于颅内治疗靶点。高能量密度超声,作为治疗的一个关键参数,能够有效穿透颅骨,并在脑内靶点产生热效应而进行组织消融,具有较好的临床应用前景。MRgFUS 作为一项非侵入、非切除和产生即时治疗效果的手段,2016 年美国食品药品监督管理局(FDA)批准 MRgFUS"单侧丘脑毁损术"用于治疗药物难治性特发性震颤,2018 年批准治疗以震颤为主的帕金森病,我国国家市场监督管理总局对这项治疗也已正式进入审批程序。

目前 MRgFUS 在更多疾病,如普通帕金森病、精神疾病、病理性疼痛、癫痫以及其他功能性疾病的治疗应用正在进行广泛研究。此外 MRgFUS 利用低频、低能量密度开放血脑屏障(blood-brain barrier,BBB)是另一个治疗原理。通过开放血脑屏障,实现药物、免疫制剂、基因载体等大分子向脑内治疗靶区的有效传递,成为脑肿瘤、阿尔茨海默病(Alzheimer's disease,AD)的潜在治疗手段。

一、超声聚焦治疗的生物效应

超声聚焦治疗根据每平方厘米的能量密度(W/cm^2)分为高能超声(high intensity focused ultrasound,HIFU)和低能超声(low intensity focused ultrasound,LIFU)两种。不同的能量密度有不同的组织生物学效应。

(一)组织消融

HIFU 超过 1 000W/cm^2 时以产生组织局部热凝消融效应为主。连续高能超声诱导靶组织产生组织机械震荡、摩擦而产热,进而导致蛋白变性、DNA 破碎、凝固凋亡和细胞死亡。同时路径上组织:头皮、颅骨、脑脊液和表浅脑组织吸收的能量低于组织热消融的能量阈值,不会产生热损伤。

另一种消融形式为非热消融。HIFU 可以导致靶组织内压力快速变化,即稀疏压力峰值变化(peak rarefaction pressure amplitude，PRPA）。超过组织 PRPA 阈值的压力变化就会产生组织超声空化效应。超声空化现象产生气泡的非线性振动以及它们破灭时产生爆破压力，对周围组织产生剪切压力，导致组织撕裂、破坏。空泡快速膨胀和崩解也会直接破坏细胞膜产生组织摧毁效应（histotripsy）。

此外还可以利用低能量超声激动微泡剂产生非热消融效应。当微泡流经声场后吸收超声能量产生震荡和崩解，对周围血管产生机械性破坏，最终破坏组织血管床导致组织缺血梗死和坏死。因为这个效应所需的能量低于热消融能量，而且可以对接近颅骨表面的脑组织进行治疗，因此也成为另外一个受到关注的生物效应，用于脑肿瘤治疗。

（二）神经调控

当高能超声的能量在 $300W/cm^2$ 左右时，可以破坏突触连接而产生神经活动抑制作用。但是这种 HIFU 最终仍可产生破坏组织，因此不是一个良好的神经调控工具。而 LIFU 可以将能量限定 FDA 规定安全范围：时间平均能量 $94mW/cm^2$ 以下，单次脉冲能量在 $190W/cm^2$ 以下。通过调节不同的参数如脉冲频率、任务刺激周期等，脉冲 LIFU 可以抑制或激活神经元活动。

超声产生神经调控的可能机制是声辐射压力可机械拉伸神经元的脂质双分子层，直接机械开放电压门控离子通道，包括 Na^+、Ca^{2+} 和 K^+ 通道，导致去极化和神经元兴奋。还有一种理论认为是超声直接改变细胞膜通透性，导致细胞内外离子浓度改变而诱发电压门控离子通道的开放。

LIFU 的神经调控特性使其可以成为一种无创的神经调控工具。现有的无创神经调控手段，如重复性经颅磁刺激（repetitive transcranial magnetic stimulation，rTMS）和经颅直流电刺激（transcranial direct current stimulation，tDCS）存在空间分辨率不高、脑深部定位刺激能力不足的缺点。而超声神经调控的空间精度高，直径在毫米级别，并且能够对脑深部组织进行刺激，并且具有和 MRI 进行同步融合的能力，进一步提高了刺激空间的精度。

（三）开放血脑屏障

LIFU 的一个重要特点是可以使血管中的微泡（microbubble）产生稳定的震荡，机械性分开血管内皮细胞的紧密连接，从而可逆地开放周围的血脑屏障。这个特性可以促进大分子药物、抗体、纳米颗粒、生长因子、核酸、病毒载体等大分子甚或免疫细胞、干细胞等向脑组织内传递。

Hynynen 等在 2001 年报道利用 LIFU 联合静脉注射微泡剂，实现了血脑屏障开放。当微泡随血液流入超声场内，微泡吸收超声能量产生同频的压缩-舒张震荡，并将这个机械能传递给脑血管壁，使得血脑屏障产生短暂、安全、可逆地开放。给予 LIFU 能量，可以观察到血脑屏障的稳定开放。

二、ExAblate 经颅治疗平台

目前最为成熟、在临床广泛应用经颅超声治疗系统是由 InSightec 公司研发的 ExAblate 治疗平台（ExAblate Neuro，InSightec Ltd.），在我国大陆俗称"磁波刀"，台湾地区称为"医萨刀"。"磁波刀"包括体部和头部两个治疗系统，头部系统包括高频（650kHz）和低频（220kHz）两套设备。本文所介绍的是经颅头部治疗系统。

（一）系统构成

"磁波刀"主要由与磁共振设备接驳的治疗床、包含 1 024 个阵源发射器的超声换能器（头盔）、操作系统及后台的冷却水循环系统和机柜组成（图 19-3-1，图 19-3-2）。

（二）治疗流程

"磁波刀"系统治疗前，患者首先进行头颅 MRI 和 CT 扫描，将扫描数据导入治疗系统计算总颅骨密度值（skull density ratio，SDR），并判断患者是否适合进行"磁波刀"治疗。然后根据标准立体定向脑图谱和靶点坐标，进行术前治疗计划制订。治疗当天患者需要剃头，安装专用的立体定向头架，佩戴硅胶膜，完成治疗前准备（图 19-3-3）。

患者进入治疗室，仰卧于治疗床，连接换能器头盔。转入治疗过程。经过定位扫描、靶点设定、术前

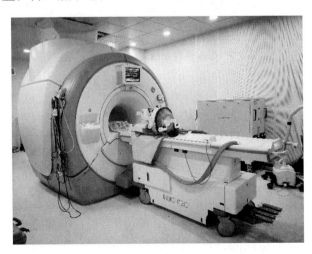

图 19-3-1 与磁共振设备衔接的治疗床及超声换能器头盔

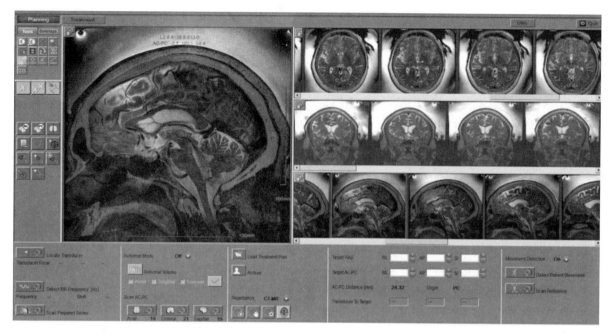

图 19-3-2 电脑系统操作界面

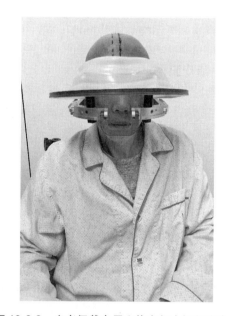

图 19-3-3 患者佩戴专用立体定向头架和硅胶膜

计划融合、温度校正、热消融等几个步骤完成治疗。治疗能量以多次短暂(每次 10~30 秒)的超声消融(sonication)形式进行,在靶点逐次递增累积热消融剂量。整个治疗过程中,通过换能器头盔几何空间校正、初步升温电子校正、验证升温临床查体和治疗间影像扫描等多重手段,尤其是在每次超声消融在传递超声能量时,同步进行 MRI 温度序列扫描,实时反馈靶点的温度,监测靶点的精准度、治疗的有效性与安全性,保证治疗效果(图 19-3-4)。

治疗过程中患者完全清醒,可以随时与医师沟通治疗感受,医师可以随时进行查体,确认治疗效果(19-3-5)。

(三) 技术特点

此系统热消融精度高,早期研究表明,其实际消融点精度在 0.4~0.7mm。后期报道的实际精度在 0.29~0.44mm。在设备的实际操作过程中,可按照 0.2mm 的精度进行靶点移动和消融。同时该系统具有陡峭的热剂量曲线,靶点外温度扩散范围可控。

相对于现有的脑深部电极植入手术、射频消融术和放射外科治疗,该系统具有无创、无须颅脑穿刺、无电离辐射、实时 MRI 导航、实时热反馈、治疗过程中有生理反馈、精准定位靶点、无须植入硬件、即时见效、感染出血风险低、无须全身麻醉、患者恢复时间短等优点,尤其适合不愿开颅手术、不愿体内植入硬件、高龄老人等人群。

三、MRgFUS 在神经外科领域的应用

利用"磁波刀"立体定向毁损治疗运动障碍疾病是目前最成熟的治疗适应证。不同于传统的射频消融,"磁波刀"不需要向颅内植入电极,不需要颅骨钻孔。尤其是需要治疗多个靶点时,"磁波刀"可以避免多次钻孔、多次穿刺,能避免由此导致的脑出血、颅内感染等严重并发症。而且"磁波刀"治疗时患者保持清醒。治疗时,首先给予 45℃左右的可逆性升温,此时温度还不足以造成永久性毁损,但是已经可以进行 MRI 扫描观察到热消融的毁损灶,也可以观察到患者临床症状的改善或是否出现不良反应,得到患者影像

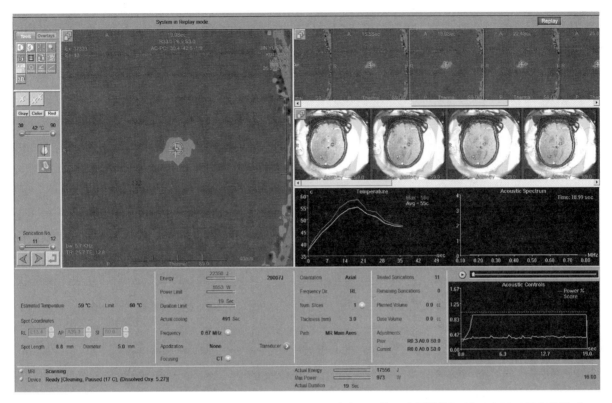

图 19-3-4　MRI 温度序列进行靶点温度监测,左半部分显示脑内积累的温度剂量热图,右下角显示超声消融时的实时温度曲线

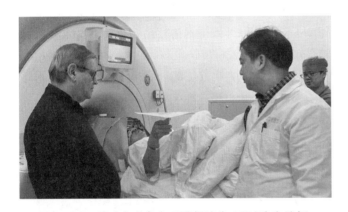

图 19-3-5　治疗中患者右手震颤消失,可以稳定端杯,甚至杯子上放置纸张也能平稳端住

学和症状学的即时反馈。以此来评价治疗靶点的准确性。当确认靶点后,升高超声能量,达到 54~60℃升温获得确定性治疗效果。

目前"磁波刀"已经开始或研究用于对帕金森病、特发性震颤、强迫症、神经痛、脑积水、癫痫、脑肿瘤、脑卒中、阿尔茨海默病等神经系统疾病的治疗。对运动障碍疾病,在以色列、加拿大、欧盟、韩国、俄罗斯、日本、中国台湾等国家和地区已经得到当局许可。2016 年美国 FDA 批准"磁波刀"治疗特发性震颤,2018 年批准治疗以震颤为主的帕金森病(图 19-3-6)。

(一) 特发性震颤

在"磁波刀"的众多应用中,治疗特发性震颤(essential tremor,ET)最为成熟。特发性震颤是最常见的运动障碍疾病,典型表现为常累及上肢的频率为 8~12Hz 的姿势性和意向性震颤。其发病率超过帕金森病 20 倍,全球范围内患病率为 4.1‰~39.2‰。而且随着年龄的增长,患病率明显增加,60 岁以上人群患病率为13.0‰~50.5‰,80 岁以上人群患病率可达到 20~39 岁人群的 20 倍以上,严重地影响老年人群的生活质量。特发性震颤可以选择扑米酮、普萘洛尔、阿罗洛尔等药物治疗,但约 50% 的患者最终因无效或者难以耐受药物副反应而放弃药物治疗。手术治疗包括立体定向丘脑腹外侧核(ventral lateral nucleus,VLN)毁损术、脑深部电刺激(DBS)手术等,但是许多患者因不愿接受侵入性手术,而拒绝外科治疗。"磁波刀"技术的出现,为特发性震颤患者带来了新的治疗手段。

Elias 等在 2013 年发表了一项先导研究的结果:对15 例药物难治性特发性震颤患者,用 MRgFUS 系统进行单侧丘脑腹外侧核毁损治疗。治疗后临床震颤评分(Clinical Rating Scale for Tremor,CRST;震颤越严重分数越高)显示手部震颤评分从基线的平均 20.4,降到了12 个月后的 5.2($P = 0.001$),总震颤评分从 54.9 改善到 24.3($P = 0.001$),生活质量评分从 37% 提高到 11%

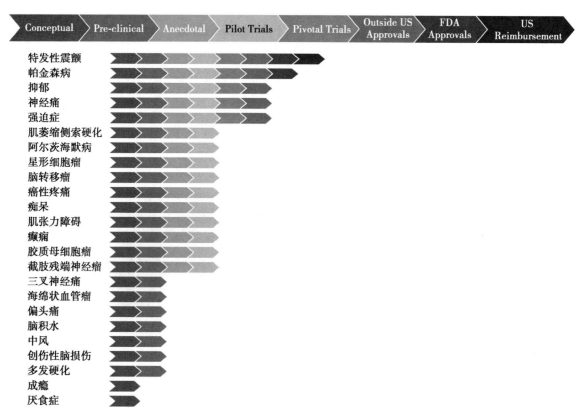

图 19-3-6　截至 2019 年"磁波刀"临床适应证研究与批准情况

（$P=0.001$）。Lipsman 等在几乎同期的另一项先导研究中,收集了 4 例难治性特发性震颤病例,同样对 VLN 进行毁损。3 个月后 CRST 评分降低 81.3%。Chang 等对 11 例特发性震颤患者进行 MRgFUS 治疗,3 例因为治疗温度不够,未产生治疗效果,其余 8 例术后 6 个月 CRST 评分,A 部分从 5.1 改善到 1.4,B 部分从 13 改善到 2.6,C 部分从 13.5 改善到 2.8。以上先导研究验证了 MRgFUS 系统 VLN 毁损术治疗药物难治性特发性震颤的有效性和安全性(图 19-3-7)。

2016 年 Elias 等主持的一项随机、多中心临床试验结果公布在新英格兰医学杂志。纳入 76 例患者,按照 3:1 分配到治疗组和假治疗组,3 个月后假治疗组

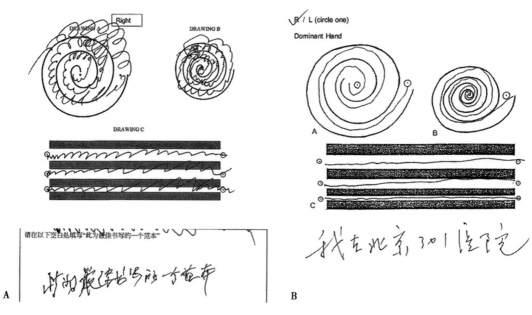

图 19-3-7　磁波刀治疗前后书写明显改善

A. 治疗前;B. 治疗后第 1 天。

交换到实际治疗。采用 CRST 和特发性震颤日常生活问卷表(QUEST)评价,选择中重度病例。术后 3 个月时,治疗组 CRST 评分改善 47%(单侧),QUEST 改善 42%(单侧)。术后 12 个月治疗组症状持续改善。不良事件包括 36% 步态异常,38% 肢体麻木,12 个月后 9% 和 14% 的患者仍有上述症状。2 年随访(67 例),手部震颤评分改善 56%(单侧)。截至 2017 年底,全球利用 MRgFUS 治疗特发性震颤患者超过 833 例。

中国人民解放军总医院于 2018 年 8 月引进"磁波刀"头部治疗系统(ExAblate TcMRgFUS),系国内首台经颅"磁波刀"系统。2019 年 1 月完成大陆地区首次药物难治性特发性震颤的 MRgFUS 试验治疗(图 19-3-8)。2019 年 4 月完成全部 10 例受试者的治疗,治疗效果满意。

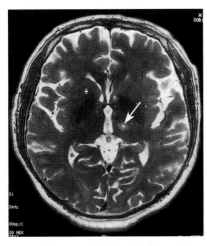

图 19-3-8　特发性震颤丘脑腹外侧核毁损术后直径约 4mm 的消融灶

(二) 帕金森病

帕金森病(Parkinson disease,PD)是一种常见的运动障碍疾病,估计我国 65 岁以上人群发病率为 1.7%。主要表现为静止性震颤、运动迟缓、肌强直、平衡障碍、步态障碍等运动症状以及便秘、嗅觉障碍、睡眠障碍、认知障碍等非运动症状。

1950 年代学者们已开始尝试进行立体定向射频毁损术治疗 PD,内侧苍白球毁损术或丘脑毁损术已被证明可以有效改善 PD 患者的运动症状。MRgFUS 进入临床后使消融技术在帕金森病治疗中再度成为一个研究热点。

有报道表明,MRgFUS 对 VLN 毁损可以改善 PD 的震颤症状。以色列 Zaaroor 教授治疗 9 例以震颤为主的 PD,6 个月后统一帕金森病评定量表(Unified Parkinson's Disease Rating Scale,UPDRS)评分从基线 24.9±8.0 降低到 13.4±9.2,静止性震颤和姿势性震颤分别从术前基线 2.90±0.99 和 3.00±1.16 改善到 0.3±0.5 和 0.6±1.1。Bond 等进行的一项纳入 27 例受试者的临床研究,按照 2:1 随机分配到治疗组和假治疗组,治疗组手部震颤评分(CRST A+B 部分,药物"开"期)改善 62%,生活质量评分(CRST C 部分)从术前 12.5 分改善到 1.0 分。1 年后 65% 患者手部震颤评分至少保持改善 50% 以上。

内侧苍白球(GPi)毁损可以有效改善 PD 的震颤、运动迟缓和强直等核心运动症状,尤其是可以改善出现运动波动患者的"关"期症状。MRgFUS 进行 GPi 毁损的初步尝试,显示出这个靶点充满希望的治疗前景。Na 等于 2015 年报道了对 1 例 55 岁女性 PD 患者进行 GPi 毁损,术后 6 个月 UPDRS 第Ⅲ部分(运动评分)在药物"开"期改善 60%,"关"期改善 55%,而且不但在治疗的对侧肢体,在治疗同侧肢体也观察到了运动症状的改善。此团队 2018 年公布了其进行的Ⅰ期临床试验结果:8 例患者术后 12 个月 UPDRS 第Ⅲ部分药物"关"期平均分减少 39.1%,"开"期减少 31.8%,1 例患者出现一过性构音障碍和轻偏瘫。

在 PD 患者中,丘脑底核(subthalamic nucleus,STN)会过度激活向皮质和脑干输出的抑制性神经核团。有学者尝试对 STN 进行毁损。大宗病例总结表明,射频消融 STN 可分别在 12 个月、24 个月和 36 个月改善"关"期 50%、30% 和 18%。Martínez 等尝试对 10 例 PD 患者进行 MRgFUS 单侧 STN 毁损术,6 个月随访时治疗侧肢体平均 MDS-UPDRS Ⅲ分数改善 53%("关"期,16.6 *vs* 7.5)和 47%("开"期,11.9 *vs* 5.8)。术后 6 例患者出现步态不稳,2 例出现行为改变,但都在 1 个月内恢复。

除了对神经核团进行消融毁损,也有学者独辟蹊径尝试对白质纤维束进行消融治疗。Gpi 传出纤维通过豆状束(fasciculus lenticularis)和豆状袢(ansa lenticularis)投射至丘脑,构成所谓苍白球丘脑束(pallidothalamic tract,PTT)。Magara 等对 13 例原发性帕金森病患者用 MRgFUS 进行 PTT 毁损术,尽管前 4 例因为升温不足效果欠佳,但后 9 例患者 UPDRS 评分改善 60.9%,而且没有特殊不良反应。截至 2017 年底,全球范围内利用 MRgFUS 治疗的 PD 患者超过 187 例(占 15%)。

总之,目前对 PD 的 MRgFUS 治疗初步显示了一定治疗效果,有望成为除脑深部电刺激(DBS)治疗之外又一有效的外科治疗方法。但是目前最佳治疗靶点的选择、如何进行双侧治疗以及远期疗效如何仍需进一步的临床研究。

（三）慢性神经痛

2009 年 Martin 等最早报道用 MRgFUS 对 9 例慢性神经痛患者进行丘脑中央外侧核（central lateral thalamic nucleus，CTL）毁损术，术后 2 天内患者疼痛平均减轻 30%~100%（平均 68%），患者术中即可感受到疼痛减轻。2012 年 Jeanmonod 等对包括肢体神经根痛、肢体偏瘫后疼痛、幻肢痛、疱疹病毒感染后疼痛和面部三叉神经痛等 11 例慢性神经痛患者进行 CTL 消融治疗，5 例为单侧消融，6 例为双侧消融。术后 48 小时内疼痛缓解 71.1%（30%~100%），1 年后随访仍保持平均 56.9% 的改善率，5 例患者可完全摆脱止痛药物。

（四）强迫症和抑郁症

MRgFUS 治疗强迫症（obsessive-compulsive disorder，OCD）和重度抑郁症（major depressive disorder，MDD）也在研究中。OCD 是一种比较常见的精神疾病，一些患者可能对药物治疗无效进而出现严重的社会功能衰退。有研究表明内囊前肢（anterior limb of internal capsule，ALIC）是边缘系统皮质与丘脑之间的连接纤维，与情绪、焦虑等有关。Jung 等首先在 2013 年报道用 MRgFUS 进行双侧 ALIC 毁损治疗 4 例 OCD 患者。术后 6 个月患者 Yale-Brown 强迫评分（Y-BOCS）改善 33%，汉密尔顿抑郁量表（Hamilton Depression Scale，HAMD）评分和汉密尔顿焦虑量表（Hamilton Anxiety Scale，HAMA）评分几乎立刻获得 61.1% 和 69.4% 改善。这一治疗团队进而报告了对 11 例 OCD 患者治疗 2 年后的随访结果，Y-BOCS、HAMD、HAMA 评分分别改善 38%、60% 和 65%。同时该团队对 1 例 MDD 患者进行双侧 ALIC 治疗也显现出良好治疗结果：治疗后 12 个月，HAM-D 评分和贝克忧郁量表（Beck Depression Inventory，BDI）分别改善 73% 和 54%。目前更多的关于 ALIC 毁损治疗 MDD 和 OCD 的临床试验正在进行中，期待更多的关于 MRgFUS 治疗精神疾病的研究结果。

（五）低频系统开放血脑屏障

研究表明低频超声可以在特定的空间部位和特定的时间内，有效开放血脑屏障，促进药物在治疗靶点内的传输。通过超声开放血脑屏障，在特定的参数和能量下，可暂时、可逆地开放血脑屏障，每次治疗的开放时间接近 4~6 小时。利用"磁波刀"开放血脑屏障这一特点，目前已经研究通过开放血脑屏障促进一些化疗药物、单克隆抗体、基因治疗、免疫细胞治疗等对脑部疾病进行治疗的方法。

1. 脑肿瘤　已经有众多的临床前研究关注通过开放血脑屏障增强药物传递，提高脑肿瘤治疗效果，既包括对于原发性脑恶性肿瘤如胶质瘤的治疗，也包括针对脑转移癌的治疗。治疗制剂包括单克隆抗体（如曲妥珠单抗治疗 HER-2 阳性的乳癌脑转移癌）、基因治疗载体、免疫细胞及传统的化疗药物，如多柔比星和替莫唑胺等。通过促进药剂向脑内传递，可以有效抑制肿瘤生长，延长生存期。这些临床前研究的结果，促进了这种治疗方法向临床转化，更多的 I 期和 II 期临床试验正在进行中。

2. 神经退行性疾病　开放血脑屏障同时是一种对阿尔茨海默病（AD）、PD 和亨廷顿病（HD）等神经退行性疾病的充满希望的治疗方法。先前动物研究证明了开放血脑屏障可以有效促进 AD 模型动物大脑 β 淀粉样蛋白减少。Buigess 等每周 1 次超声聚焦开放双侧背侧海马，共治疗 3 周。结果发现单纯开放血脑屏障后，与对照组相比，治疗组大脑中淀粉样蛋白斑块减少，Y 迷宫时间减少 60%。作者推测治疗原理可能与开放血脑屏障后，内源性免疫蛋白渗透或胶质细胞激活有关。甚至在动物实验中观察到单纯进行超声开放血脑屏障，不加外界其他药物，即可减少脑中的 β 淀粉样蛋白。最近关于安全性和可行性的 I 期临床试验结果已经发表。试验纳入 5 例患者，注射微泡后，MRgFUS 对前额白质区域开放血脑屏障。所有患者没有发生不良反应，都成功开放血脑屏障。治疗后尽管 PET 检查没有统计学意义上明显的 β 淀粉样蛋白减少，但是在个别患者术后 PET 上观察到了 $[^{18}F]$-氟比他班-PET 摄取下降。

3. 对于其他 PD 或 HD 疾病，研究人员也在尝试超声辅助基因治疗方法，相关研究已经进入临床前或 I 期临床试验阶段。*Huntington（Htt）*基因突变导致异常 Htt 蛋白表达，是 HD 患者出现神经功能损害的原因。Burgess 等在成年大鼠模型上，利用 MRgFUS 促进静脉注射的胆固醇结合 siRNA 向纹状体定向导入，结果表明成功敲除 Htt。这个研究显现了超声开放血脑屏障，定向引导基因治疗神经退行性疾病的可能。

四、小结

在克服了一系列技术难题之后，MRgFUS 这项技术逐渐成熟并走向临床，显示了良好的治疗前景。它可利用热（或非热）消融、开放血脑屏障、神经调控等多种物理治疗原理，对 ET、PD、OCD 等运动障碍疾病、精神类疾病进行精准定向毁损或者神经调控治疗，也有望通过开放血脑屏障促进肿瘤药物转运，提高肿瘤治疗效果，或者对神经退行性疾病进行基因治疗。由于这是一项新兴的技术手段，对现有适应证治疗的优化、临床效果的长期观察，甚至更多适应证的扩展，都需要进行大量深入的临床研究。

（潘隆盛　宗睿）

参考文献

[1] 朱锡旭,李兵. Cyberknife 立体定向放射治疗学[M]. 南京:江苏凤凰科学技术出版社,2014:9,520-537.

[2] 胡立宏,程瑞,张倩,等. 射波刀技术现状与发展及其临床应用[J]. 医疗卫生装备,2015,36(3):110-112,115.

[3] 王恩敏,潘力,刘晓霞,等. 射波刀技术及其临床应用[J]. 中国临床神经科学,2009,17(2):185-189.

[4] 宗睿,何建风,张德康,等. 磁共振引导超声聚焦系统("磁波刀")在治疗特发性震颤中的应用[J]. 解放军医学院学报,2019,40(1):1-6.

[5] MAHBOUBI H,SAHYOUNI R,MOSHTAGHI O,et al. CyberKnife for Treatment of Vestibular Schwannoma:A Meta-analysis[J]. Otolaryngol Head Neck Surg,2017,157(1):7-15.

[6] MARCHETTI M,CONTI A,BELTRAMO G,et al. Multisession radiosurgery for perioptic meningiomas:medium-to-long term results from a CyberKnife cooperative study[J]. J Neurooncol,2019,143(3):597-604.

[7] CONTI A,PONTORIERO A,GHETTI I,et al. Benefits of image-guided stereotactic hypofractionated radiation therapy as adjuvant treatment of craniopharyngiomas[J]. A review. Childs Nerv Syst,2019,35(1):53-61.

[8] FADEL HA,EL ATY,PLITT AR,et al. Oculomotor Schwannomas:a systematic review and report of two pediatric cases treated with fractionated cyberknife stereotactic radiotherapy[J]. World Neurosurg,2019,129:487-496.

[9] ZORLU F,GULTEKIN M,CENGIZ M,et al. Fractionated stereotactic radiosurgery treatment results for skull basechordomas[J]. Technol Cancer Res Treat,2014,13(1):11-19.

[10] ROMANELLI P,CONTI A,BIANCHI L,et al. Image-guided robotic radiosurgery for trigeminal neuralgia[J]. Neurosurgery,2018,83(5):1023-1030.

[11] DING C,SOLBERG TD,HRYCUSHKO B,et al. Multi-staged robotic stereotactic radiosurgery for large cerebral arteriovenous malformations[J]. Radiother Oncol. 2013. 109(3):452-456.

[12] HERNÁNDEZ-DURÁN S,HANFT S,KOMOTAR RJ,et al. The role of stereotactic radiosurgery in the treatment of intramedullary spinal cord neoplasms:a systematic literature review[J]. Neurosurg Rev,2016,39(2):175-183.

[13] ZHAN PL,JAHROMI BS,KRUSER TJ,et al. Stereotactic radiosurgery and fractionated radiotherapy for spinal arteriovenous malformations-A systematic review of the literature[J]. J Clin Neurosci,2019,62:83-87.

[14] BURKS SR,ZIADLOO A,HANCOCK HA,et al. Investigation of cellular and molecular responses to pulsed focused ultrasound in a mouse model[J]. PLoS One,2011,6(9):e24730.

[15] MCDANNOLD N,ZHANG Y,VYKHODTSEVA N. Nonthermal ablation in the rat brain using focused ultrasound and an ultrasound contrast agent:long-term effects[J]. J Neurosurg,2016,125(6):1539-1548.

[16] LEE EJ,FOMENKO A,LOZANO AM. Magnetic resonance-guided focused ultrasound:current status and future perspectives in thermal ablation and blood-brain barrier opening[J]. J Korean Neurosurg Soc,2019,62(1):10-26.

[17] MOSER D ZE,SCHIFF G JD,. Measurement of targeting accuracy in focused ultrasound functional neurosurgery_Technical note[J]. Neurosurg Focus,2012,32(1):E2.

[18] GALLAY MN,MOSER D,JEANMONOD D. Safety and accuracy of incisionless transcranial MR-guided focused ultrasound functional neurosurgery:single-center experience with 253 targets in 180 treatments[J]. J Neurosurg,2018:1-10.

[19] ELIAS WJ,KHALED M,HILLIARD JD,et al. A magnetic resonance imaging,histological,and dose modeling comparison of focused ultrasound,radiofrequency,and Gamma Knife radiosurgery lesions in swine thalamus[J]. J Neurosurg,2013,119(2):307-317.

[20] LOUIS ED,FERREIRA JJ. How common is the most common adult movement disorder? Update on the worldwide prevalence of essential tremor[J]. Mov Disord,2010,25(5):534-541.

[21] ELIAS WJ,HUSS D,VOSS T,et al. A pilot study of focused ultrasound thalamotomy for essential tremor[J]. N Engl J Med,2013,369(7):640-648.

[22] LIPSMAN N,SCHWARTZ ML,Huang Y,et al. MR-guided focused ultrasound thalamotomy for essential tremor:a proof-of-concept study[J]. Lancet Neurol,2013,12(5):462-468.

[23] CHANG WS,JUNG HH,KWEON EJ,et al. Unilateral magnetic resonance guided focused ultrasound thalamotomy for essential tremor:practices and clinicoradiological outcomes[J]. J Neurol Neurosurg Psychiatry,2015,86(3):257-264.

[24] ELIAS WJ,LIPSMAN N,ONDO WG,et al. A randomized trial of focused ultrasound thalamotomy for essential tremor[J]. N Engl J Med,2016,375(8):730-739.

[25] CHANG JW,PARK CK,LIPSMAN N,et al. A prospective trial of magnetic resonance-guided focused ultrasound thalamotomy for essential tremor:Results at the 2-year follow-up[J]. Ann Neurol,2018,83(1):107-114.

[26] ZHANG ZX,ROMAN GC,HONG Z,et al. Parkinson's disease in China:prevalence in Beijing,Xian,and Shanghai[J]. Lancet,2005,365(9459):595-597.

［27］ ZAAROOR M,SINAI A,GOLDSHER D,et al. Magnetic resonance-guided focused ultrasound thalamotomy for tremor:a report of 30 Parkinson's disease and essential tremor cases ［J］. J Neurosurg,2018,128(1):202-210.

［28］ BOND AE,SHAH BB,HUSS DS,et al. Safety and efficacy of focused ultrasound thalamotomy for patients with medication-refractory,tremor-dominant parkinson disease:a randomized clinical trial［J］. JAMA Neurol,2017,74(12):1412-1418.

［29］ NA YC,CHANG WS,Jung HH,et al. Unilateral magnetic resonance-guided focused ultrasound pallidotomy for Parkinson disease［J］. Neurology,2015,85(6):549-551.

［30］ JUNG NY,PARK CK,KIM M,et al. The efficacy and limits of magnetic resonance-guided focused ultrasound pallidotomy for Parkinson's disease:a Phase I clinical trial［J］. J Neurosurg,2018:1-9.

［31］ MARTÍNEZ-FERNÁNDEZ R,RODRÍGUEZ-ROJAS R,DEL ÁM,et al. Focused ultrasound subthalamotomy in patients with asymmetric Parkinson's disease:a pilot study［J］. Lancet Neurol,2018,17(1):54-63.

［32］ MAGARA A,BÜHLER R,MOSER D,et al. First experience with MR-guided focused ultrasound in the treatment of Parkinson's disease［J］. J Ther Ultrasound,2014,2:11.

［33］ JEANMONOD D,WERNER B,MOREL A,et al. Transcranial magnetic resonance imaging-guided focused ultrasound: noninvasive central lateral thalamotomy for chronic neuropathic pain［J］. Neurosurg Focus,2012,32(1):E1.

［34］ KIM SJ,ROH D,JUNG HH,et al. A study of novel bilateral thermal capsulotomy with focused ultrasound for treatment-refractory obsessive-compulsive disorder:2-year follow-up ［J］. J Psychiatry Neurosci,2018,43(4):170-188.

［35］ KIM M,KIM CH,JUNG HH,et al. Treatment of major depressive disorder via magnetic resonance-guided focused ultrasound surgery［J］. Biol Psychiatry, 2018, 83(1): e17-e18.

［36］ MCDANNOLD N,ARVANITIS CD,VYKHODTSEVA N,et al. Temporary disruption of the blood-brain barrier by use of ultrasound and microbubbles:safety and efficacy evaluation in rhesus macaques［J］. Cancer Res, 2012, 72(14): 3652-3663.

［37］ CARPENTIER A,CANNEY M,VIGNOT A,et al. Clinical trial of blood-brain barrier disruption by pulsed ultrasound ［J］. Sci Transl Med,2016,8(343):343re2.

［38］ IDBAIH A,CANNEY M,BELIN L,et al. Safety and feasibility of repeated and transient blood-brain barrier disruption by pulsed ultrasound in patients with recurrent glioblastoma ［J］. Clin Cancer Res,2019,25(13):3793-3801.

［39］ BURGESS A,DUBEY S,YEUNG S,et al. Alzheimer disease in a mouse model:MR imaging-guided focused ultrasound targeted to the hippocampus opens the blood-brain barrier and improves pathologic abnormalities and behavior［J］. Radiology,2014,273(3):736-745.

［40］ LEINENGA G,GÖTZ J. Scanning ultrasound removes amyloid-β and restores memory in an Alzheimer's disease mouse model［J］. Sci Transl Med,2015,7(278):278ra33.

［41］ LIPSMAN N,MENG Y,BETHUNE AJ,et al. Blood-brain barrier opening in Alzheimer's disease using MR-guided focused ultrasound［J］. Nat Commun,2018,9(1):2336.

［42］ BURGESS A,HUANG Y,QUERBES W,et al. Focused ultrasound for targeted delivery of siRNA and efficient knockdown of Htt expression［J］. J Control Release,2012,163(2):125-129.

第二十章　神经介入

第一节　颅内动脉瘤

颅内动脉瘤破裂是自发性蛛网膜下腔出血最常见的原因,约占急性脑血管意外的 15%。虽然囊状动脉瘤的病因尚未完全明确,但先天性发育异常、基因突变、感染、血流动力学因素,包括环境(如吸烟)等多种因素可能都与动脉瘤的形成和生长有关。

一、颅内动脉瘤的自然史

(一)流行病学

流行病学调查研究显示,在没有特定风险的成年人群中颅内动脉瘤的发病率为 2.3%~7.8%。颅内动脉瘤的风险因素包括女性、年龄增长、吸烟、高血压、常染色体显性多囊肾病、过度饮酒、家族病史等。对于未破裂颅内动脉瘤患者来说,动脉瘤破裂导致的蛛网膜下腔出血是最严重的并发症,蛛网膜下腔出血是一种严重的脑卒中,病死率为 32%~86%。此外,幸存者中有 10%~20% 的人生活无法自理,并且存在患严重神经认知功能障碍的风险。

(二)未破裂颅内动脉瘤

关于颅内动脉瘤的自然史,迄今为止进行的最重要的研究是一项对未破裂颅内动脉瘤的国际性研究(ISUIA)。该项研究的结果,推动了美国心脏学会/美国卒中学会(AHA/ASA)关于未破裂颅内动脉瘤治疗推荐方案的发表。

1. 吸烟可能增加颅内动脉瘤的形成风险,因此应使颅内动脉瘤患者知晓关于戒烟的重要性。

2. 在颅内动脉瘤的生长和破裂方面,高血压可能起到了一定作用,因此,未破裂颅内动脉瘤患者应监测血压并进行高血压治疗。

3. 颅内动脉瘤的增长可能增加破裂风险,因此,应定期对接受保守治疗的未破裂颅内动脉瘤患者进行影像学检查和随访。

4. 制订未破裂颅内动脉瘤治疗方案时应考虑多种因素,包括动脉瘤大小、位置、形态学特征、通过影像学检查记录的病灶变化、年龄、是否有动脉瘤性蛛网膜下腔出血病史、家族史、多发性动脉瘤、是否并发动静脉畸形、可能导致出血风险升高的脑部或遗传性病变等。

(三)破裂颅内动脉瘤

颅内动脉瘤破裂后的自然病程演变规律已比较明确。动脉瘤一旦破裂导致蛛网膜下腔出血,表现为患者突然剧烈头痛,如"炸裂样"疼痛,频繁呕吐,大汗淋漓,出血严重时患者出现意识障碍,甚至昏迷。部分患者出血前有劳累、情绪激动等诱因,也可无明显诱因或睡眠中发病。约 1/3 的患者因动脉瘤破裂后直接或未得到及时诊治而死亡,幸存的患者多由于动脉瘤破裂后破裂点被血凝块堵塞而出血停止,病情逐渐稳定,有机会得到进一步救治。但随着动脉瘤破裂点周围血凝块溶解,动脉瘤可能再次破裂出血,其发生高峰一般在动脉瘤破裂后的第一天,15%~20% 的患者会在动脉瘤破裂的 14 天内出现再出血症状,约 50% 的患者将在动脉瘤破裂的 6 个月内出现再出血,此后,每年动脉瘤的再出血风险约为 3%。颅内动脉瘤再次破裂出血的患者死亡率非常高,在一些情况下甚至接近 80%,因此除极端情况外,如生命体征不稳定或神经系统病情严重难以恢复,颅内动脉瘤破裂的患者应该立即或尽可能早地进行手术,给予血管内介入治疗或开颅夹闭。

二、颅内动脉瘤的临床表现

（一）分类

1. 根据动脉瘤的位置分为，①颈内动脉系统动脉瘤，又称前循环动脉瘤，约占颅内动脉瘤的90%，包括颈内动脉瘤、后交通动脉瘤、前交通动脉瘤、大脑中动脉瘤等。②椎基底动脉系统动脉瘤，又称后循环动脉瘤，约占颅内动脉瘤的10%，包括椎动脉瘤、小脑后下动脉瘤、小脑前下动脉瘤、基底动脉瘤、小脑上动脉瘤、大脑后动脉瘤等。

2. 根据动脉瘤的大小分为，①小型动脉瘤，动脉瘤直径≤0.5cm；②一般型动脉瘤，动脉瘤直径0.6~1.5cm；③大型动脉瘤，动脉瘤直径1.6~2.5cm；④巨大型动脉瘤，动脉瘤直径>2.5cm。

（二）临床表现

1. 小、中型动脉瘤无颅内占位表现、未破裂出血时，临床无任何症状，称为未破裂动脉瘤。动脉瘤一旦破裂导致蛛网膜下腔出血或脑室出血、硬膜下出血，患者表现为突发剧烈头痛，"炸裂样"或"撕裂样"疼痛，伴有恶心呕吐、大汗淋漓，可出现一过性意识障碍，严重时昏迷不醒。部分患者发病前可能有过度劳累、情绪激动等诱因，大部分患者无明显诱因，甚至部分患者在睡眠中发病。

2. 动脉瘤破裂后血液进入脑脊液，红细胞被破坏后产生5-羟色胺、儿茶酚胺等多种血管活性物质，激发脑血管痉挛，自然病程一般发生在出血后3~21天，症状轻微时局部脑血管痉挛可仅在脑血管造影时显示动脉瘤周围脑血管变细，症状严重时广泛脑血管痉挛，可以进一步导致脑梗死，患者意识障碍加重或偏瘫，甚至昏迷、死亡。

3. 神经功能障碍症状，取决于未破裂动脉瘤的位置、大小及毗邻的解剖结构。颈内动脉交通段动脉瘤和大脑后动脉瘤可能压迫动眼神经，动眼神经麻痹导致患侧眼睑下垂、瞳孔散大，眼球内收、上视、下视不能，同侧直接对光反射、对侧间接对光反射消失。大型或巨大型动脉瘤压迫视觉通路，患者可出现视力视野障碍，甚至可能失明。大脑中动脉瘤出血形成血肿压迫功能区，可出现偏瘫或失语。有时未破裂动脉瘤患者突然出现局灶症状或症状加重，如头痛、眼眶痛、动眼神经麻痹，可能是蛛网膜下腔出血的前兆，需高度警惕，及时进行影像学检查观察动脉瘤的大小及形态变化。

4. **Hunt-Hess 分级**　颅内动脉瘤破裂出血后，临床判断病情轻重程度、选择DSA或手术时机、评价治疗效果或评估预后，常采用Hunt和Hess分级（表20-1-1）。

表20-1-1　Hunt 和 Hess 分级评分

评分	病情
0	未破裂动脉瘤
1	无症状，或轻度头痛，轻度颈项强直
1a	无急性脑膜/脑反应，但有固定的神经功能缺失
2	中重度头痛，颈项强直，或脑神经麻痹（如Ⅲ，Ⅳ）
3	嗜睡或意识模糊，轻度局灶性神经功能缺失
4	昏迷，中至重度偏瘫
5	深昏迷，去脑强直，濒死状态

注：合并严重全身性疾病（如高血压、糖尿病、严重动脉硬化、慢性阻塞性肺疾病）或脑血管造影发现严重血管痉挛者，加1分。

（三）诊断

1. 颅内动脉瘤的诊断主要依据影像学检查，CT血管造影术（CTA）和磁共振血管造影（MRA）可以用于颅内动脉瘤的检查或筛查。

2. 对于≥2位家庭成员患有颅内动脉瘤或蛛网膜下腔出血的成人，应进行动脉瘤CTA或MRA的筛查。在这种家庭中，预测动脉瘤发生的特别高危风险因素包括高血压病史、吸烟和女性。

3. 有常染色体显性多囊性肾病病史的患者，尤其是有颅内动脉瘤家族史，应进行CTA或MRA筛查；对合并主动脉缩窄的患者和原始侏儒症的患者进行CTA或MRA检查是合理的。

4. 颅内动脉瘤破裂后蛛网膜下腔出血急性期，第一周内CT确诊的阳性率较高，1~2周后出血逐渐吸收，CT不易诊断。腰椎穿刺可能诱发动脉瘤再次破裂出血，故一般不再作为蛛网膜下腔出血的诊断手段。

5. 全脑数字减影血管造影（DSA）是确诊颅内动脉瘤的"金标准"，对于确定颅内动脉瘤的位置、大小、形态、数目、是否合并脑血管痉挛，并制订进一步治疗方案均十分重要。

三、颅内动脉瘤的血管内治疗

随着材料科学、设备和血管内介入治疗技术的不断发展，颅内动脉瘤血管内治疗的安全性与有效性不断得到循证医学的证实，颅内动脉瘤的治疗理念和首选的治疗方式也在改变。需要指出的非常重要的一点是，血管内介入治疗与显微神经外科开颅夹闭手术对于颅内动脉瘤来说是互补性的选择，应该根据动脉瘤的位置、形态、大小、手术风险、复发可能性以及患者的具体病情综合考虑最优的治疗方式。

（一）血管内介入治疗技术

1. **弹簧圈栓塞技术**　弹簧圈栓塞技术是通过血管内介入的方法，经股动脉或桡动脉建立入路，经导引导管将微导管头端置入动脉瘤腔内，送入可解脱金属弹簧圈填塞瘤囊以闭塞动脉瘤，单纯弹簧圈栓塞技术主要用于窄颈囊状动脉瘤。自 1991 年第一个可解脱弹簧圈问世以来，弹簧圈的工艺与技术发生了显著的进步，早先使用的弹簧圈的大小范围和螺旋构筑很有限，现在弹簧圈的直径、长度、三维形态、抗解旋能力、生物涂层等均已变得多种多样，有众多不同特性的弹簧圈可供选择，目的都是达到稳定的动脉瘤闭塞，解脱方式一般包括电解、水解和机械解脱。在采取弹簧圈栓塞动脉瘤之前，术者需要充分理解病变部位的血管构筑，包括动脉瘤的大小、形态、瘤颈以及与载瘤动脉的解剖关系，甚至血流动力学原理。对于首枚弹簧圈，又称成篮圈，通常选择三维或多维形态的弹簧圈以充分适应动脉瘤的形态，弹簧圈的直径（次级螺旋）应尽可能匹配动脉瘤的直径，如果选择的弹簧圈直径过大，容易凸入载瘤动脉，如果直径过小，无法形成所需要的篮筐或者形成的篮筐径向支撑力不足，不利于后续弹簧圈的稳定填塞。通常瘤腔内弹簧圈的填塞密度达到 30% 以上，残余瘤腔则会形成血栓达到完全栓塞。

2. **球囊再塑形技术**　球囊再塑形技术是采用一套球囊导管放置于动脉瘤颈部的载瘤动脉内，通过间隙充盈球囊，为经微导管填塞弹簧圈提供一个支撑，充盈的球囊闭塞载瘤动脉及瘤颈，提供的屏障使弹簧圈在动脉瘤腔内成篮更加稳定，避免弹簧圈凸入载瘤动脉。球囊再塑形技术主要用于宽颈动脉瘤的辅助弹簧圈栓塞，提高动脉瘤腔栓塞的致密程度。

3. **支架辅助弹簧圈技术**　支架辅助弹簧圈栓塞主要用于宽颈动脉瘤、夹层或梭形动脉瘤、大型动脉瘤、血泡样动脉瘤以及部分弹簧圈凸入载瘤动脉时的补救措施。支架辅助弹簧圈技术使用支架除了可以防止弹簧圈凸入载瘤动脉，还有如下优点：①支架植入可以相对改变载瘤动脉与动脉瘤之间的血流动力学，改变流入道和流出道的血流动力，间接导致动脉瘤腔内血流淤滞，增加闭塞率；②支架植入后逐渐内皮化，修复了动脉瘤颈部载瘤动脉管腔的完整性，降低动脉瘤的复发率；③支架的植入提供了一个"颈-桥屏障"，使瘤颈部的致密栓塞成为可能，从而有利于促进瘤颈愈合，达到动脉完全栓塞。对于大型动脉瘤、夹层或梭形动脉瘤，可以采取多支架植入辅助弹

簧圈栓塞。对于宽颈分叉部动脉瘤，如基底动脉顶端宽颈动脉瘤，可以在每个分支血管内植入支架形成 Y 形支架，以保证每个分支血管通畅。

4. **多微导管技术**　多微导管技术可用于那些采用单微导管无法做到致密栓塞的颅内宽颈、大型、分叉或不规则动脉瘤的血管内介入治疗。通过使用多微导管进入动脉瘤腔内不同的分区，交替填塞弹簧圈，更有利于成篮及弹簧圈的稳定。多微导管技术还可用于将一根微导管置入动脉瘤囊紧邻的分支血管进行保护，通过其他的微导管超选进入动脉瘤腔进行弹簧圈的填塞。临床最常用的是双微导管技术，需要指出的是技术越复杂，并发症和手术风险可能越高。

5. **血流导向装置**　血流导向装置，如 Pipeline、Tubridge、Nuva 等密网支架的出现，表示颅内动脉瘤血管内介入治疗的理念发生了转变。即从单纯认为支架的植入是为了防止弹簧圈凸入载瘤动脉，向支架的植入可以改变血流导向、重塑病变内膜进而重塑血管的理念转变。血流导向装置是一种高金属表面覆盖率的支架，将其植入载瘤动脉瘤内，可以对载瘤动脉部位的血流动力学进行重建，导致动脉瘤腔内血流淤滞，诱发瘤腔内血栓形成，并通过动脉瘤颈表面的新生血管内膜使血管腔内表面重新塑形，达到治愈动脉瘤的目的，主要用于治疗颈内动脉岩段至垂体上段的宽颈或大型动脉瘤，但随着临床的广泛应用，适应证也在不断拓宽。

6. **瘤内扰流装置**　动脉瘤腔内血流干扰是一种新兴的颅内动脉瘤血管内介入治疗方法，通过在动脉瘤腔内置入镍钛合金编织而成的球形扰流装置，如 WEB，阻断或减缓血流进入瘤腔并诱导瘤腔内血栓形成，从而达到闭塞动脉瘤的效果，为分叉部宽颈动脉瘤的血管内介入治疗提供了新的器械。

（二）并发症

1. **血栓栓塞并发症**　血栓栓塞是颅内动脉瘤血管内介入治疗最常见的并发症之一。血栓栓塞的栓子可以来源于导管内形成的血栓、弹簧圈诱发的血栓、血管壁斑块脱落等，术中使用球囊辅助也可能是血栓形成的危险因素，另外，术中是否肝素化或术前是否抗血小板治疗均在一定程度上与血栓栓塞并发症相关。手术中如果发现了血栓栓塞，看到分支血管堵塞，则可以进行药物溶栓或机械取栓。但在对急性破裂的动脉瘤患者使用任何溶栓剂之前，必须对动脉瘤进行可靠的弹簧圈栓塞，以避免动脉瘤发生再破裂。

2. **术中动脉瘤破裂**　据报道，弹簧圈栓塞手术中动脉瘤的破裂率为 1%～5%。术中动脉瘤破裂常发生

在微导丝或微导管置入动脉瘤腔的过程中,或发生在弹簧圈的输送过程中。术中动脉瘤破裂的风险因素包括术前已破裂的动脉瘤、动脉瘤较小、球囊辅助、路径动脉迂曲、动脉瘤形态不规则、含子瘤等。如果术中发生动脉瘤破裂,应立即以鱼精蛋白中和肝素。处理破裂的动脉瘤根据具体手术细节决定,如果微导管已置入动脉瘤腔,可以尽快填塞弹簧圈来止血,或者快速使用球囊临时闭塞载瘤动脉。总之,尽可能地采取血管内介入技术快速闭塞动脉瘤,对于瘤颈部位甚至载瘤动脉破裂,可能需要采取其他策略,如载瘤动脉闭塞。

3. 术后再出血 如果颅内动脉瘤栓塞成功,术后很少发生动脉瘤再次破裂出血事件。有关于未破裂动脉瘤血管内治疗的安全性和有效性的研究显示,颅内动脉瘤血管内介入治疗后的再出血年发生率为0.2%。虽然颅内动脉瘤介入栓塞手术在预防动脉瘤破裂或再破裂方面效果很好,但长期的术后随访是非常必要的。

4. 术后动脉瘤复发 长期随访数据显示,颅内动脉瘤栓塞术后复发的风险为5%~15%。复发的风险因素包括栓塞不完全(未致密栓塞)、血管壁薄弱、血栓机化、大型动脉瘤、宽颈、吸烟等。支架辅助可降低动脉瘤复发的风险,生物活性弹簧圈能否降低复发率仍需进一步验证,血流导向装置治疗颅内动脉瘤的长期随访数据值得期待。

5. 其他操作相关并发症 包括股动脉假性动脉瘤、腹膜后血肿、血管夹层、弹簧圈解旋、弹簧圈逃逸、支架移位等。

血管内介入治疗对于颅内动脉瘤来说是一种安全有效的治疗方法。尤其是近些年来,神经介入设备、材料和技术得到了快速的发展,血管内介入已逐渐成为颅内动脉瘤的首选治疗方案。当然,颅内动脉瘤的治疗应该由一个包含神经介入、神经外科医师在内的多学科专家团队根据患者病情、动脉瘤特征等给每个患者制订最安全、最有效、个体化的治疗方案。

(吕明　李佑祥)

第二节　脑动静脉畸形

一、脑动静脉畸形的自然史

(一) 概念

脑动静脉畸形(brain arteriovenous malformation, BAVM)是比较少见的中枢神经系统血管性病变,由扩张的供血动脉、迂曲的引流静脉及发育异常的畸形血管团组成,动静脉之间没有正常的毛细血管网,供血动脉与引流静脉之间形成高流量、低阻力管道使血液直接分流。异常的血管构筑、血流动力学紊乱以及血管的动脉化使畸形血管容易破裂出血,进而产生一系列临床症状,如颅内出血、癫痫、头痛、神经功能缺损等。

(二) 病因

目前BAVM的病因仍然不是很清楚,长期以来,BAVM被认为是先天性的,是一种胚胎时期血管发育异常所致的先天性脑血管畸形,原因可能是在胚胎期间发育异常,动脉与静脉之间直接形成沟通,没有毛细血管网生成,出生后代替了成熟的正常血管结构,就形成了动静脉畸形。但是近年来已有很多外伤性、缺血性及其他新生BAVM的报道,另外也有BAVM合并基因异常及遗传性疾病的报道,因此BAVM是先天性的概念得到了质疑。根据基因研究和动物模型提示BAVM的形成可能也与基因突变和/或损伤后血管再生有关。目前认为大多数BAVM是由于胚胎早期毛细血管网发育异常引起的先天性疾病,极少数BAVM是出生后由于血管生成因子的刺激而形成的。

(三) 发病机制

BAVM主要通过两种机制引起神经功能损害:出血(来自血流相关性动脉瘤、动脉壁薄弱点、畸形团或引流静脉)和盗血(导致缺血性脑卒中或癫痫)。颅内出血是BAVM最常见的临床表现,包括脑实质出血、脑室出血、蛛网膜下腔出血等。其次是癫痫、头痛及局灶性神经功能缺损。文献报道BAVM的出血率为1%~4%。Aruba的前瞻性随机对照试验研究报道未破裂BAVM的出血率约为2.2%/年。Itoyama Y等报道BAVM破裂后的死亡率约为10%,致残率约为20%~30%。Hartmann等报道的BAVM致颅内出血后致残率(mRS≥2)约为16%。Pierot等报道与BAVM破裂出血相关的瘫痪、失语等神经功能缺损发生率高达50%,与颅内出血相关的死亡率为10%~15%。BAVM的临床表现与其血管构筑特征及血流动力学异常密切相关,除了BAVM破裂引起颅内出血的严重后果,未破裂BAVM的存在也会对周围脑组织产生影响,如引起畸形团周围脑组织灌注不足,并随着时间逐渐发展,导致畸形团周围的毛细血管床扩张及软脑膜代偿供血,畸形团周围形成新生的血管,并形成分隔,其不同于真正的动静脉畸形团。同样,在畸形团的表面,由于盗血组织缺氧也能够引起来源于硬脑膜动脉的血管新生。周围脑组织也可能受到静脉淤滞的影响,静脉淤滞是由高血流量或流出道减少(继发于引流静脉狭窄)引起的。这些病理异常可能伴发认知能力下降、癫痫和神经功能缺失。畸形团向软膜静脉引流距离较长表明较大的皮质区域正常的引流静脉受限,增加了发生癫痫的风险。相反,较短的引流静脉直接进入静脉窦,不太可能干扰正常的脑组织区域引流产生癫痫,但是可能产生颅内静脉高压以及脑脊液吸收障碍,导致脑积水和认知功能下降。静脉淤滞的患者在DSA上也可能表现为假性静脉炎模式,引流静脉数目增多、管径增大伴迂曲。畸形团与周围脑组织之间的相互作用不是静态不变的,而是随着血流动力学异常以及时间发生变化的。

(四)流行病学

BAVM的流行病学评估是比较困难的,一方面是因为BAVM发病率较低且病情各异,另一方面是因为多数BAVM患者确诊后大多已经接受了一些方式的治疗,因此获得无偏倚的BAVM自然史资料比较困难。在目前已经发表的一些BAVM自然史研究中,也存在着偏向于未治疗的BAVM患者大多是难以治疗或不能够治疗的选择偏倚。而且大部分对BAVM自然史的研究,没有和BAVM临床表现的类型、血管构筑形态相联系,否则得出的结果可能是不一样的,在现有的研究中,相对BAVM的长期病程来说随访期也太短。当然尽管存在这些局限性,但是通过临床研究仍然能够得出一些关于BAVM一般性的临床观察结果。BAVM在任何年龄都可以出现临床症状,平均发病年龄在40岁左右,男女比例基本相等。在一项大宗健康志愿者的影像学检查中发现,每2 000例MRI检查能够发现1例BAVM,进一步评估BAVM的患病率约为50/100 000。在人口稳定的人群中,脑动静脉畸形的发病率为1.1~1.34/(100 000·年)。随着MRI的普及应用,未破裂脑动静脉畸形的检出率逐渐增高,而破裂脑动静脉畸形的发病率似乎仍是稳定的。青年人脑动静脉畸形通常在20~49岁发现。50%~60%的患者表现为颅内出血,其他主要表现为局部或全身性癫痫(20%~25%)、头痛、局灶性神经功能缺失或没有症状(15%)。

(五)临床表现

1. **颅内出血** 脑动静脉畸形最常见的临床表现是颅内出血,畸形血管或血流动力性动脉瘤破裂可导致脑内、脑室内或蛛网膜下腔出血,患者出现突发头痛、呕吐、意识障碍等症状。出血多发生在脑实质内,约有1/3表现为脑室出血或蛛网膜下腔出血。

2. **癫痫** 额部、颞部的脑动静脉畸形多以癫痫发作为首发症状,青年患者多见。癫痫发作与畸形团周围脑组织灌注不足缺血、病灶周围进行性胶质增生,以及病灶周围反复少量出血后含铁血黄素沉积刺激皮质有关。如果长期顽固性癫痫发作,脑组织缺氧不断加重,患者可出现智力减退表现。

3. **头痛** 可表现为全头痛,也可表现为局部头痛,间断性或反复发作。头痛可能与供血动脉、引流静脉或静脉窦扩张有关,或者由于畸形团少量出血、脑积水和颅内压增高所致。

4. **神经功能缺损** 由于严重盗血、少量出血或合并脑积水,表现为进行性神经功能缺损,出现运动、感觉、语言及视野功能障碍等。

5. 随着影像学的进步与MRA等无创检查的普及,体检发现的脑动静脉畸形越来越多。

(六)诊断

全脑数字减影血管造影(DSA)是诊断脑动静脉畸形最有价值的影像学检查,CT和MRI,尤其是CTA、MRA也可以对脑动静脉畸形作出明确诊断。

1. **DSA** 脑动静脉畸形的影像学三要素是:供血动脉、畸形团和引流静脉。完整的血管造影评估包括:①用4F或5F造影导管对全脑的血液循环和动静脉畸形进行的选择性评估。②用微导管进入到供血动脉末梢对供血动脉、畸形团、引流静脉进行超选择性血管造影评估。脑动静脉畸形在脑血管造影上表现为畸形血管团以及动静脉间的分流,结果导致引流静脉早期染色显影和动静脉循环时间的缩短。动静脉间的分流是由于动脉和静脉之间直接沟通、缺乏毛细血管床的结果。动静脉之间的直接连接有两种类型:瘘型和丛状型。瘘型含有大管径的动静脉之间的直接沟通。丛型包含由一根或多根供血动脉来源的众多成簇的多重血管丛,然后汇流入一根或多根引流静脉。丛型也可以包含一个或多个直接的瘘。有时可见到供血动脉上或畸形团内血流相关性动脉瘤,有时也可见到引流静脉呈瘤样扩张或狭窄。

2. **CT** 平扫CT除显示钙化外诊断AVM的价值较小,增强扫描表现为混杂密度区,可见点状或蚯蚓状血管强化影,也可见到较粗大的引流静脉影。CTA可显示出供血动脉和引流静脉以及畸形团的大小、部位、形态。

3. **MR** AVM在MRI上表现为流空影,MRI可显示畸形团与脑组织的解剖关系,有助于开颅手术切除和立体定向治疗。MRA可显示供血动脉、畸形团和引流静脉,以及与正常脑血管的解剖关系。

4. **经颅多普勒超声(TCD)和脑电图** 在辅助诊

断 BAVM 方面有一定的价值,如经颅多普勒显示高流速、低搏动指数的多普勒频谱,大脑半球 AVM 在脑电图上可显示慢波、棘波。

二、脑动静脉畸形的血管内介入治疗

(一) 血管内介入治疗策略

目前 BAVM 的治疗方式主要包括显微神经外科、血管内栓塞治疗、立体定向放射治疗和多种方式联合或综合治疗。无论通过何种方式治疗 BAVM,最确切的治疗都需要完全切除或闭塞畸形团。BAVM 的大小、形态和部位都是多变的,每一个畸形团都不一样,而且 BAVM 的特征也会随着患者的年龄、治疗而改变。破裂与未破裂 BAVM 患者自然史的出血风险与治疗风险也是完全不一样的,因此,对于 BAVM 的治疗目前仍然存在争议,尤其是对于未破裂过的 BAVM。而破裂 BAVM 由于再出血风险明显增高,因此主张积极治疗,根据患者的病情及 BAVM 血管构筑特征综合考虑、个体化治疗。近年来随着 DSA 设备、血管内治疗材料的快速发展,尤其是 NBCA 及 Onyx 应用于临床以来,单纯血管内栓塞治愈 BAVM 成为可能。血管内栓塞治疗 BAVM 的临床价值已经得到明显提高,治疗策略包括:显微神经外科的术前栓塞、立体定向放射外科的术前栓塞、姑息性栓塞、靶向性栓塞、治愈性栓塞。

1. 显微神经外科术前栓塞　血管内栓塞可通过多个机制改善显微神经外科切除 BAVM 的手术效果。通常情况下,最有价值的作用是闭塞深部的外科手术难以到达的供血动脉。深部供血动脉的术前栓塞能够使一些原本不能手术切除的 BAVM 成功地予以切除,而且,栓塞治疗能够减少术中出血量,缩短外科手术的时间。栓塞的血管在手术中也很容易判别,这一点在手术切除畸形团及其供血动脉,而保留供应邻近功能脑组织的过路动脉时,尤其重要。另外,通过对大的、高流量的 BAVM 分次栓塞,能够减少由于血流动力学的快速改变(如正常灌注压突破)而引起术后严重出血的发生率。而对于供血动脉上和畸形团内动脉瘤的术前栓塞能够消除那些手术中容易出血的血管构筑风险因素,术前栓塞也能够闭塞远离手术野的血流动力性动脉瘤。近年来,随着复合手术室的应用,血管内栓塞结合显微神经外科个体化治疗 BAVM 得到了快速发展,显著提高了 BAVM 的手术切除率。

2. 立体定向放射外科术前栓塞　1972 年,Steiner 等首先报道应用立体定向放射外科(stereotactic radiosurgery,SRS)治疗 BAVM 并取得确切效果。随后,相关研究也报道了使用伽马刀手术(Gamma Knife Surgery,GKS)治疗 BAVM 的疗效,对于直径 ≤3cm 的 BAVM 放射治疗的闭塞率为 54% ~92%,并发症的发生率也在可以接受的范围内。但立体定向放射外科治疗主要的缺点在于放射治疗产生效果、闭塞畸形团前的潜伏期为 1~2 年,期间 BAVM 仍有破裂出血的风险,合并血流动力性动脉瘤或动静脉瘘时出血风险更高,而且对于直径>3cm 的中型或大型 BAVM,放射治疗效果较差,立体定向放射治疗的治愈率随着畸形团体积的增大而降低。而血管内栓塞治疗能够消除血流动力性动脉瘤及动静脉瘘等出血风险因素,通过栓塞减小畸形团体积。因此联合应用血管内栓塞和立体定向放射外科治疗,结合两种治疗方式的优势,能够提高立体定向放射治疗的治愈率,减低术后出血风险。最近的一项研究显示 Onyx 栓塞联合 GKS 治疗能降低破裂及未破裂 BAVM 的年出血率,改善患者临床症状,且永久性并发症发生率较低,适用于体积较大或单一治疗方案无法治愈的 BAVM。由于 BAVM 位于深部,引流静脉狭窄,VRAS 评分高,GKS 治疗剂量低是联合治疗后出血的危险因素,通过血管内靶向性栓塞动脉瘤、动静脉瘘等出血危险因素能显著减少立体定向放射治疗后出血并发症的发生。

3. 姑息性栓塞　姑息性栓塞作为保守性策略主要应用于大多数难治性 BAVM,姑息性栓塞治疗能够缓解盗血症状、静脉高压及癫痫发作,但效果通常是暂时的,因为侧支循环会很快建立进而降低栓塞疗效。而且部分栓塞 BAVM 后,畸形团内会出现一过性局部缺氧,导致血管内皮生长因子高表达进而诱导新生血管形成。因此有研究认为姑息性栓塞不能提高大多数难治性动静脉畸形的预后。但综合而言,对于某些难治性 BAVM 还是适合选择姑息性栓塞的,包括缓解由于盗血或占位效应压迫引起的症状、闭塞出血高风险的动脉瘤或动静脉瘘以及栓塞来自脑膜的血供减轻顽固性头痛等。

4. 靶向性栓塞　靶向栓塞是指针对 BAVM 的薄弱点(血流相关动脉瘤、高流量动静脉瘘和静脉池)进行的血管内栓塞治疗。Huo 等的回顾性研究显示,靶向栓塞治疗对预防 BAVM 出血或再出血安全有效,不增加并发症风险,并可使出血风险低于自然出血风险。美国卒中协会(AHA)推荐,对于破裂 BAVM,出血急性期、潜在出血点(如动脉瘤)可以被识别时,应进行有针对性的靶向栓塞,可以降低再出血风险,为二期(一般 2~6 周)治疗提供保障。对于各种治疗方式都无法治愈的 Spetzler-Martin 分级 Ⅳ~Ⅴ级的

BAVM,若造影发现血流相关动脉瘤、动静脉瘘等薄弱点或潜在出血点,则针对薄弱点或潜在出血点进行靶向栓塞,可以降低出血或再出血风险。根据 BAVM 的血管构筑,畸形团可以分为瘘型和丛型(血管团型)。丛型 BAVM 的供血动脉和引流静脉之间存在一个病理性的血管网,一般血流量相对较低。而瘘型 BAVM 供血动脉和引流静脉直接沟通,瘘型和丛型 BAVM 可以同时存在。一般情况下,瘘型 BAVM 血流量较大、血流速度快、盗血现象严重、静脉压力高,容易形成静脉池。一般会引起临床症状,如出血、癫痫、头痛和神经功能障碍,引起这些症状的可能原因包括静脉池的占位效应和静脉淤滞(由高流量或流出道受阻所致)。因此,对于有高流量瘘、静脉池形成,或是瘘型 BAVM 伴有进行性临床症状加重的患者,应给予动静脉瘘的靶向栓塞,这对降低出血风险或缓解症状至关重要。靶向栓塞后,可依据患者情况和血管构筑特点制订下一步治疗方案。

5. 治愈性栓塞　BAVM 的血管内治疗方案除了与血管构筑特征及血流动力学变化相关外,也是随着患者的年龄不同而变化的。在新生儿和婴儿伴有动静脉瘘、严重心脏症状或进展性缺血性神经功能缺损的情况下,血管内栓塞是主要治疗手段且需要尽快治疗,采用聚合胶闭塞动脉通道是最有效的治疗方式。在成人小型 BAVM 患者中,一部分患者通过血管内栓塞能够达到治愈的效果,尤其是对小型、单一直接型供血动脉和单一畸形团间隔的 BAVM 治愈率高。随着 NBCA 和 Onyx 应用于临床,血管内栓塞治疗的安全性和有效性明显提高,治愈率达到 20%～80%。对于位于深部中央区、体积较小、供血动脉不多、显微神经外科暴露困难的 BAVM,治愈性栓塞具有重要的价值。George A. C. Mendes 等报道了一组位于深部基底节、丘脑的 BAVM 血管内栓塞治疗的单中心研究结果,完全栓塞率达到了 84%。

(二) 并发症

1. 术中出血　技术性因素包括导丝或导管刺破供血动脉、夹层动脉瘤破裂、撤出导管时牵拉损伤分支血管及误栓静脉流出道等。生理性因素包括引流静脉血栓形成、受损的脑血管反应性的血流动力学改变、血管构筑薄弱点如动脉瘤处血压的升高。栓塞能显著降低动静脉畸形的血流量,导致引流静脉血流瘀滞,继而静脉流出道血栓形成,畸形团压力增高继发出血。

2. 术后出血　正常灌注压突破是大型高流量动静脉畸形血管内介入治疗术后出血的一个重要的生理性原因。大的动静脉分流的"虹吸作用"导致供血动脉和周围脑实质分支动脉低压,通过畸形团的高流量导致静脉高压,结果导致长期低脑灌注压,而长期低脑灌注压损害了脑血管的自身调节功能。如果栓塞术中突然截断了动静脉分流,动脉压突然升高,而静脉压突然降低,导致脑灌注压的突然升高,而由于脑血管的自身调节功能受损,将引起脑实质组织过度灌注,引起脑水肿或出血。这种现象常发生于大型、高流量的脑动静脉畸形血管内介入治疗术后。

3. 缺血性脑卒中　栓塞引起缺血性脑卒中的技术性因素包括导丝或导管引起的动脉夹层和血栓、栓塞了通路血管或畸形团远端供应正常脑实质组织的血管、栓塞剂不慎反流栓塞了邻近导管顶端的正常分支。缺血性脑卒中也可由于血流停滞的供血动脉中形成的血栓发展、播散进入正常脑血管的分支而引起。迟发性静脉血栓形成也可以引起静脉梗死。对超选择性血管造影的血管构筑进行认真细致的分析,制订最佳栓塞方案才能使缺血性脑卒中事件的发生率降到最低。

4. 其他并发症　包括微导管黏附、肺栓塞、肺水肿、脑脓肿、脱发等。

脑动静脉畸形是异常复杂的,由多种不同血管构筑组成,且较少见的中枢神经系统颅内血管病变。随着血管内介入栓塞技术不断进步,单纯治愈性栓塞已经成为可能。对于难治性栓塞的脑动静脉畸形通常联合显微神经外科手术或立体定向放射外科治疗,但是,必须考虑在整体治疗计划中血管内栓塞的风险。最佳脑动静脉畸形的治疗方案应该由一个多学科联合小组来个体化地制订。

(孙勇　姜鹏　李佑祥)

第三节　硬脑膜动静脉瘘

一、概述

硬脑膜动静脉瘘(dural arteriovenous fistulae,DAVF)由一个或多个真性瘘构成,是指在硬脑膜及其附属结构如大脑镰、小脑幕上存在的动静脉之间的直接沟通,动静脉之间没有毛细血管网,甚至也没有畸形团,颅内外供血动脉直接与静脉窦沟通,也称为"硬脑膜动静脉畸形",但"硬脑膜动静脉瘘"的命名显然优于"硬脑膜动静脉畸形"。DAVF 是少见的神经血管病变,成人型 DAVF 检出率约为 0.16/(10 万·年),在所有颅内动静脉分流病变中,硬脑膜病变占 10%～

15%,可发生在硬脑膜的任何部位,以海绵窦、横窦-乙状窦、小脑幕等部位多见。

(一)病因

虽然文献中列出了许多DAVF的病因,但DAVF的病理机制仍然不明确。根据小儿硬脑膜动静脉畸形合并动静脉分流、幼儿高流量的硬脑膜动静脉瘘,支持DAVF为先天性的,但也有研究描述了DAVF的发生出现在外科手术或头部外伤后,并且与静脉窦血栓形成有关。目前有两种主要的发病机制假说。第一种假说认为DAVF正常存在于硬脑膜内,位于脑膜动脉和静脉系统之间,处于"休眠状态"。组织学和放射学的研究已经证实,这些"沟通"确实存在于正常个体的硬膜内。依照这一理论,这些通路的开放是由于静脉窦血栓形成或静脉窦流出道梗阻引起的静脉高压所致。类似的,有研究表明在小的脑膜动脉周围存在薄壁的静脉小袋,这些脆弱薄壁小袋的破裂可能是硬膜内直接动静脉沟通的原因。第二种假说认为DAVF的发生是由于血管生成因子的释放,硬膜内新生血管形成发展的直接结果。这些血管生成因子,如血管内皮生长因子和碱性成纤维细胞生长因子,能够由静脉窦血栓的机化组织直接产生,或者由于管腔内静脉压力增加,通过引起组织缺氧的途径间接诱导产生。支持第二种假说的主要依据来自离体硬脑膜动静脉瘘对静脉血栓形成和血管生成因子的阳性染色,此外,在小鼠模型中联合应用静脉窦血栓形成和静脉高压被证实能够复制DAVF的发生。

早先认为DAVF存在于形成血栓的硬脑膜窦内,但是现在组织病理学研究证明DAVF位于静脉窦的脑膜壁内。DAVF位于脑膜壁内澄清了这种DAVF类型的存在,即引流直接进入外皮质静脉网,而没有静脉引流入相关的静脉窦。进一步检查发现,瘘包含直径约30μm的小静脉,这些静脉被命名为"裂隙静脉"。因为组织学染色后,这些静脉类似硬脑膜窦壁上的裂隙,更进一步对这些类似裂隙的静脉进行免疫组织化学评估,显示存在内皮层和平滑肌细胞,没有内弹力膜,从而证实了其静脉来源。

(二)分类

Tönnis最早在1936年以单个病例报道的形式对颅内DAVF进行了描述。1951年Fincher首次报道使用了"硬脑膜动静脉瘘"的概念。尽管1920年脑血管造影术已得到了临床应用,但在近40年的时间里,都没有将DAVF作为一个独立的病种,在脑血管造影术的放大倍数、减影技术和选择性动脉导管插入术得到充分发展后,才将DAVF看作一个独立的病种。

硬脑膜动静脉瘘的分类方法有多种,基于对DAVF不同特征的研究而提出。最初,瘘的解剖位置被认为是关键的分类特征,随着对DAVF解剖和临床理解的加深,逐步认识到静脉引流方式与临床症状和体征相关,皮质静脉反流(CVR)的出现与严重并发症有关。因此根据瘘口部位、病变范围和静脉引流方式,硬脑膜动静脉瘘有不同的临床分类。

1. Herber根据瘘口位置将DAVH分为四类:①颅后窝DAVF,供血动脉主要为枕动脉;②颅中窝DAVF,供血动脉主要为脑膜中动脉后支;③颅前窝DAVF,供血动脉主要为脑膜中动脉前支;④海绵窦旁DAVF,供血动脉主要为脑膜中动脉和颌内动脉分支。

2. Borden根据静脉引流方式分为三类:①静脉引流直接进入静脉窦或脑膜静脉;②静脉引流进入静脉窦,伴皮质静脉反流;③静脉引流直接进入皮质静脉(仅有皮质静脉反流)。

3. Cognard分类理论上较为优越,因为它包含了血液在硬脑膜窦内流动方向及其影响,它的分类需要对DAVF更全面的理解。Ⅰ.静脉引流入静脉窦,血流在窦内为顺流;ⅡA.静脉引流入静脉窦,血液在窦内有逆流;ⅡB.静脉引流入静脉窦,血液在窦内为顺流,伴皮质静脉反流;ⅡA+B.静脉引流入静脉窦,血液在窦内有逆流,伴皮质静脉反流;Ⅲ.静脉引流直接进入皮质静脉(仅有皮质静脉反流);Ⅳ.静脉引流直接进入皮质静脉伴皮质引流静脉扩张;Ⅴ.静脉引流入脊髓的髓周静脉。

(三)临床表现

DAVF的典型临床症状和体征与瘘口位置、静脉引流方向、流量及流速等相关,主要表现为搏动性耳鸣、慢性头痛、颅内出血、非出血性神经功能缺失(NHND)和海绵窦瘘引起的眼部症状等。

1. **搏动性耳鸣** DAVF可以出现在任何年龄段,但绝大部分患者在50岁后出现临床症状,表现为与脉搏同步的搏动性耳鸣,夜间及安静时尤为明显,给患者带来极大的烦恼,甚至长期失眠及精神忧郁。耳鸣的杂音能够非常大,临床医师通过检查也能听到,表示有高速的湍流通过静脉窦与颞骨岩部直接接触,压迫同侧颈动脉可使杂音减弱或消失。

2. **慢性头痛** 约一半的DAVF患者有慢性头痛的表现,多为钝痛或偏头痛。其原因可能为:①由于动静脉瘘的存在,静脉窦内压力增高,颅内正常静脉回流与脑脊液吸收障碍,导致颅内压升高;②迂曲扩张的供血动脉、引流静脉对硬脑膜的刺激;③反复少量出血对脑膜的刺激。

3. **颅内出血** 出血可能位于硬膜下、蛛网膜下腔或脑内,由于反流的皮质静脉可流经上述的每个部位,因此 DAVF 的部位与出血部位没有必然相关性,但是,由于局部的静脉解剖结构,一些部位有更易出血的倾向,如颅前窝底的 DAVF。

4. **非出血性神经功能缺失** NHND 是典型的皮质静脉反流引起脑局部静脉性充血而导致的相关症状。由于动静脉瘘向皮质静脉引流或静脉窦内压力增高,正常脑静脉回流受阻,局部区域缺血、水肿,出现相应的神经功能缺失症状,如偏瘫、语言障碍、视野缺损、眩晕、复视、听力下降等。

5. **眼部症状** 海绵窦瘘可引起一侧或双侧的眼球突出、结膜充血和球结膜水肿。眼部症状可能继续进展,充血能够引起眼压升高,最终导致视力下降或出现复视,甚至眼肌麻痹、眼外肌肿胀、眼眶水肿。

6. **心功能不全** 儿童高流量的 DAVF 长期得不到有效治疗,可因心脏负担逐渐加重从而出现心功能不全。

(四)诊断

DAVF 的诊断主要依据临床症状与体征,结合影像学检查,如 CT、MR、DSA 等,特别是 DSA 检查,除了明确诊断还可以为 DAVF 的分类及临床治疗决策提供参考。

1. **CT** 没有 CVR 伴脑组织充血的情况下,DAVF 在 CT 图像上几乎是不显影的。而在 CVR 伴脑组织充血的情况下,CT 可能在脑水肿或静脉缺血的区域显示出低密度表现。与脑实质组织相比,异常扩张的软膜静脉密度增加,往往能够在 CT 上显示出来。增强 CT 能够显示反流的皮质静脉网的强化,而 CTA 则能显示异常增粗的供血动脉及扩张的引流静脉和硬膜窦。四维 CTA 技术有广阔的发展前景,尤其在急诊处理出血的 DAVF 患者方面。

2. **MR** 虽然 MRI 的 DAVF 影像学分辨率较 CT 高,对不规则或狭窄的静脉窦可能会提供可疑信息,但事实上对于不伴有 CVR 的 DAVF 也是很难检测出的。MRA 的敏感性较 MRI 增加,但在瘘的显影上仍是很局限的。伴有 CVR 的 DAVF 能够在 MRI 上直接显影,表现为在扩张的软膜血管对应的皮质中出现特征性的血管流空影。脑组织的静脉性充血,使相应的白质组织显示为 T_2 高信号,尤其在深部白质组织。特征性的 T_2 高信号可见于静脉窦血栓形成(伴静脉梗死或静脉性充血)、脱髓鞘病变或者新生肿瘤。但是,脑实质组织 T_2 高信号合并软膜血管紊乱增生,则高度提示 DAVF 的存在。

3. **DSA** DSA 是诊断 DAVF 的"金标准"。DAVF 行 DSA 检查时,应做双侧颈内动脉、颈外动脉、椎动脉选择性造影,必要时可行微量造影以全面了解各支供血动脉、瘘口的具体部位、引流静脉,以及流速、窦内反流、CVR 情况和可能存在的"危险吻合"。DSA 的静脉期,脑表面可以见到迂曲扩张的侧支静脉,提示长期存在静脉高压,发生出血或 NHND 的风险更高。制订治疗方案时,仔细分析脑循环的静脉期非常关键,DAVF 行 DSA 检查最主要的目的是确定有无 CVR 的存在,另一个重要的目的是确定有无静脉窦流出道梗阻,静脉流出道梗阻能够通过包括眼静脉系统在内的侧支循环,形成颅外引流。有皮质静脉和小脑静脉反流的患者通常可以见到静脉狭窄或静脉闭塞。仔细分析血管造影的静脉期,能够区分引流瘘和引流脑组织的不同静脉引流途径。最后,在 DSA 检查中,应考虑同一个患者可能存在多发性 DAVF,已有报道发生率为 7%~8%。

二、血管内介入治疗

DAVF 的治疗首选血管内介入治疗,治疗目标是通过血管内栓塞的方法闭塞硬脑膜静脉窦壁上的瘘口。血管内治疗可以经动脉途径、经静脉途径,或联合应用经动脉和经静脉途径,经静脉途径在闭塞瘘口及消除 CVR 方面效果更好,但经静脉路径并不常用。经动脉途径使用 Onyx 或 NBCA 栓塞 DAVF,或联合静脉途径一起栓塞,可以对 DAVF 实现影像学治愈。显微神经外科手术可以与血管内介入治疗联合应用,或者应用于血管内介入治疗失败后,显微神经外科手术能够为血管内介入治疗提供入口通路,或者用来直接切除病窦或切断 CVR。对于单一供血动脉的 DAVF,血管内介入治疗完全治愈率较高。但 DAVF 的供血动脉往往非常复杂,且侧支循环非常丰富,1~2 次血管内介入治疗难以完全治愈,大多数 DAVF 需要反复多次的栓塞治疗。

(一)适应证

DAVF 的治疗需权衡自然史风险与治疗风险,有研究认为不伴有 CVR 的 DAVF 自然病程较好。因此,一般来说,无症状或症状轻微的患者可以建议增强 MRA 评估,随访观察。对有固定临床症状和体征的患者,则建议每三年进行一次 DSA 随访。如果临床症状出现任何突然的或意外的变化、恶化或者改善(甚至消失),都需行 DSA 检查,以排除出现 CVR 或伴静脉窦内反流导致的进展性血栓形成。

1. 对难以忍受的搏动性耳鸣或严重的眼部症状,

如眼球突出、结膜充血和球结膜水肿,应考虑血管内介入治疗以治愈病变或减轻症状。动脉内栓塞治疗往往能够减轻症状,但是应该认识到动脉内栓塞有时难以有效地获得血管造影上瘘的完全栓塞。

2. 伴有 CVR 的 DAVF 有可能引起严重的并发症,因此要求积极治疗。尤其是:①有出血史;②进行性神经功能缺损;③颅内压增高表现。

3. DAVF 的颈外供血动脉往往与颈内动脉系统存在"危险吻合",行动脉途径血管内介入治疗,必须注意避开"危险吻合",如不能避开"危险吻合",则相对禁忌。

(二) 血管内介入治疗注意要点

1. DAVF 的供血动脉非常复杂,有时甚至多达几十支,血流速度也快慢不一,瘘口位置、大小各异,因此应根据具体病情和解剖学构筑选用不同的介入技术与栓塞材料。

2. 动脉内颗粒栓塞能够获得早期症状改善,但是随着时间延长,症状大多复发。经动脉入路颗粒栓塞能够暂时减低流向瘘口的血流,通常用于高血流、复杂的 DAVF,与经静脉入路治愈性栓塞或外科手术联合使用。

3. 随着液体栓塞材料的发展和成熟,越来越多的 DAVF 能够用液体栓塞剂如 Onyx、NBCA 经动脉入路完全栓塞治愈 DAVF。动脉导管必须呈楔形接近瘘口位置,以利于缓慢地推压液体栓塞剂穿越瘘口进入近端静脉流出道。液体栓塞剂进入静脉流出道太浅,仍可能存在顽固的动静脉分流,并利于侧支血流的重建。液体栓塞剂进入静脉流出道太远,则可能导致静脉闭塞和静脉梗死。

4. 仅在静脉窦只引流瘘而不参与脑组织正常静脉引流的情况下,才能栓塞牺牲静脉窦。静脉窦间隔的定向栓塞也许能够有效地消除瘘,而保留静脉窦未参与瘘引流的部分。通常情况下,静脉窦是不能被栓塞的,只有在特殊的病理性静脉窦病例中可以闭塞静脉窦,并且在进行窦闭塞时处理原则是仅闭塞瘘口处的部分静脉窦,而保留其他部分的窦。大多数情况下,静脉窦闭塞可以经静脉入路进行,特殊情况下经动脉入路栓塞静脉窦,例如外伤性 DAVF 或高流量瘘,硬脑膜动脉和引流静脉之间瘘口较大,此时可以经动脉入路栓塞静脉窦,而自发性 DAVF 中,由于供血动脉太细小而迂曲,一般不能经动脉入路行静脉窦栓塞。

(三) 并发症

1. 颈外动脉与颈内动脉、椎基底动脉之间存在"危险吻合",误栓塞正常的侧支吻合可导致相应的神经功能缺损。如颈外动脉与眼动脉之间存在"危险吻合",液体栓塞剂经"危险吻合"栓塞眼动脉可导致突然失眠。

2. 经动脉入路液体栓塞剂通过动静脉瘘进入静脉流出道太远,导致静脉闭塞和静脉性梗死,可能继发出血。

3. 对于硬膜窦引流合并 CVR 的 DAVF(Borden 2 型,Cognard Ⅱb 型或Ⅱa+b 型)的治疗策略,目前支持整个瘘的完全消除,包括手术切除或病窦的填塞。但从另一方面来看,病窦永久性填塞的缺点在于可能损害了正常脑组织的静脉引流,可能发生出血性的静脉性梗死或者导致静脉高压的慢性并发症,如痴呆。

4. 经静脉途径栓塞时,如果栓塞了原来引流的静脉窦,则可能把一个低级别的 DAVF 变成了一个高级别的 DAVF。

5. 无论经动脉途径或静脉途径,均需细心操作,防止出现导丝、导管刺破供血动脉或引流静脉的并发症。

(姜鹏 李佑祥)

第四节 颈内动脉海绵窦瘘

一、概述

(一) 病因

颈内动脉海绵窦瘘(carotid-cavernous fistula,CCF)是一种颈内动脉和海绵窦之间的异常沟通,其发病机制通常是高压力的颈内动脉血液通过海绵窦段颈内动脉的一个破口进入低压力的海绵窦。CCF 主要由闭合性颅脑损伤导致的颅底骨折所造成。ICA 被硬脑膜连接固定于破裂孔和前床突之间。头外伤的剪切力,有时伴随着碎骨片的刺伤,可以导致 ICA 在硬脑膜之间的部分破裂。在大多数病例中,病变是单侧的。有时 ICA 的破裂口是多重的,也有时会发生双侧 CCF。CCF 也可以由直接的穿透伤引起,如医源性损伤(如经蝶的手术)。胶原缺乏的疾患如 Ehlers-Danlos 综合征、破裂的海绵窦段动脉瘤、夹层动脉瘤、成骨不全,以及肌纤维发育不良等也和 CCF 的发病相关。大部分 CCF 被认为是由事先已存在的海绵窦段动脉瘤破裂造成的。无论在任何年龄段,外伤都是 CCF 的最重要病因。

(二) 解剖与病理生理

1. 在解剖学上,海绵窦是将各个独立的血窦联系起来的结构,而非真正的静脉。海绵窦段颈内动脉壁的损伤,或者它的一个被窦腔包围的分支的破裂,可以产生不伴有静脉损伤的动静脉瘘,这与发生于身体其他部位的动静脉瘘是有区别的。正常情况下,眼上静脉和眼下静脉引流眶部的静脉血到海绵窦。大脑中浅静脉引流脑组织的部分静脉血经蝶顶窦到海绵窦。海绵窦则将血流通过岩上窦和岩下窦引流到颈内静脉,并通过导静脉引流至翼静脉丛。

2. 一旦 ICA 和海绵窦之间出现动静脉瘘,窦内的高压和高血流量导致向海绵窦引流的各静脉通路出现反向血流。进而,引流静脉出现扩张来适应增高的流量。正是这种异常的静脉引流导致了 CCF 特征性的症状和体征。

3. 眼上静脉和眼下静脉内逆向血流的增加导致了眶内静脉高压。动脉供血减少和静脉高压伴发的青光眼联合作用,导致患者视力下降。视网膜灌注受到影响,静脉高压导致了眶内高压。虹膜充血——长时间缺血导致的代偿性虹膜新生血管形成——也是视器坏死的一个原因。海绵窦内扩张血管的占位效应压迫脑神经导致梗阻性复视和眼肌麻痹。包括肌肉在内的眼外内容水肿,以及眼外肌血管充血和增大,也都可以导致复视。哪条静脉引流以及该静脉的扩张程度决定了患者症状和体征的轻重。例如,通过岩上窦和岩下窦的引流可以导致搏动性耳鸣而没有任何脑神经麻痹症状。颅内出血也是严重的并发症,这是由于向蝶顶窦的逆向血流导致了大脑皮质静脉的高压。

（三）分型

CCF 可以根据两个标准来分型:①根据病因学分为自发性和外伤性;②根据血流动力学分为高流量瘘和低流量瘘。根据造影将瘘分为高流量瘘和低流量瘘是非常主观的。对于高流量的瘘来讲,血流充满整个海绵窦和流出道静脉仅需数分之一秒,而 ICA 的颅内段分支则仅部分充盈或完全不显影。相反,低流量的瘘在造影上则显示出较为缓慢的静脉系统引流,而 ICA 颅内段分支显影较为充分。应注意到“高流量”和“低流量”两个名词都是相对的。对于正常情况来讲它们均属于高流量。

（四）临床表现

1. CCF 的症状和体征经常进展迅速,并通常在外伤后几天至几个月内发病。典型的发生于外伤后 1~2 个月,病理过程尚不完全清楚。不过,CCF 首发症状的出现和影像学确诊的时间报道长短不一,最长时间可达 18 个月。临床症状的严重性和紧急性并不直接和瘘的大小相关,但和静脉引流关系密切。

2. 最常见的症状和体征发生于眶部,另外还包括搏动性耳鸣和眶周搏动、眼睑下垂、结膜水肿及眼球充血等。少见症状包括颅内出血等。继发于“盗血”的脑缺血则更为罕见,但可能发生于大脑动脉环不健全的患者。眶部的症状和体征与瘘的程度以及静脉引流形式有关。CCF 的症状也可能发生于对侧,见于继发于瘘的血流通过海绵间窦引流到对侧海绵窦的情况。

3. 颅脑外伤后数天、数周或数月,患者出现眼部急性症状如严重的突眼、眼睑肿胀、结膜充血及疼痛,同时搏动性耳鸣和眶周搏动开始出现。随着眼压迅速增高,患者受累的眼睛会出现眼肌麻痹。即使症状和体征非常严重,经及时的介入干预通常也会取得明显的效果。CCF 经成功的栓塞治疗后,眶部症状的缓解或者痊愈的患者可达 80%。经治疗后症状经常在数小时或数天得到明显缓解,而如果病情能够痊愈则可能需要数周或者数月的时间。治疗前症状持续的时间也是影响预后的一个重要因素,长时间的症状可能缓解的更慢。

（五）诊断

根据病史、典型症状及体征,结合特征性影像学表现,特别是全脑数字减影血管造影（DSA）显示颈内动脉与海绵窦直接相通,同侧颈内动脉瘘口远端分支血管显影不良甚至不显影,海绵窦、蝶顶窦、岩上窦、岩下窦和眼静脉在动脉期显影并扩张增粗,可以作出明确诊断。

二、颈内动脉海绵窦瘘的血管内介入治疗

（一）适应证

CCF 极少自愈,通常都需要治疗。CCF 血管内介入治疗的适应证不是绝对的,这取决于患者全身状况、症状的严重性、瘘的解剖特点等,这些特点决定了治疗策略。进展性视力下降、难以控制的眼压增高、不能忍受的杂音或头痛,或者是海绵窦内不断增大的外伤性动脉瘤都是治疗的绝对适应证。另外,角膜暴露、严重的复视、影响美观的眼睑下垂都使这种疾患需要治疗。最后,皮质引流的存在,因其有导致颅内出血的潜在风险,也是治疗的适应证。Halbach 等提出了需要紧急治疗的高风险特征,包括进展的颅内出血、鼻出血、眼压增高、视力下降、快速发展的突眼和脑缺血症状等。

（二）影像学特点

1. 经典的脑血管造影是必要的。造影能够明确诊断,明确瘘的分型,并为制订合适的血管内介入治

疗策略提供可行性分析。为了获得最佳的造影结果，高分辨率的数字减影是必需的，旋转造影能够为 CCF 提供更多有用的信息。诊断性造影的目的是评价瘘口的大小和位置以及相关引流静脉。另外，还有相关的外伤性血管损伤，需要除外 ICA 假性动脉瘤及海绵窦扩张等。为了区分直接瘘和间接瘘，造影检查还需评价 ECA 供血，所以，CCF 的造影评价需要双侧 ICA 和 ECA 的超选择性造影。因为瘘口有极高的血流量，如果没有特殊的降低瘘口血流量的技术，在选择性造影上很难估计瘘的准确位置、大小和形态等影像学信息。这些技巧包括造影同时压迫同侧的 ICA 来减缓血流，或者在对侧 ICA 或椎动脉造影时压迫患侧颈内动脉。由于瘘口往往有极高的血流量，在没压迫患侧颈内动脉时，对侧 ICA 或椎动脉造影也不能清楚地显示 CCF。CCF 的海绵窦静脉引流向前经眼静脉、向下经翼静脉丛、向后经岩上窦和岩下窦、向上经蝶顶窦至皮质及向对侧海绵窦引流。静脉引流的方式决定了患者的主要症状和体征。通常上诉引流方式合并存在。

2. CT 和 MRI 能够确诊 CCF，但它们的主要作用是辅助评价外伤后相关的脑实质损伤，并发现可能存在的缺血灶。另外，薄层扫描 CT 及冠状位重建可以辅助评价颅底骨折的情况。CCF 的水平位影像学表现为突眼、眼外肌肿胀、眼上静脉扩张以及同侧海绵窦的扩大。

3. 眼部超声也可以发现增厚的眼外肌和扩张的眼上静脉。在结合临床的情况下，这项检查也可以辅助确诊。

4. 其他检查包括整套的眼科学检查，如视敏度、瞳孔功能、眼内压测量、眼底检查（直接和间接）和前房角镜检查。

（三）治疗方案和注意事项

1. CCF 的治疗应该早期进行，一般来说，很少作为急诊手术，但往往应该相对紧急处理。也就是说，在患者其他方面稳定的情况下，治疗应该作为亚急诊手术进行。

2. 40 多年来，CCF 的治疗不断发展，最早通过外科手术闭塞颈内动脉近端或完全闭塞颈内动脉的方式已经淘汰，因为往往不能闭塞瘘口反而有高的卒中和失明风险。现在，血管内介入治疗已经成为首选，通过血管内介入治疗闭塞瘘口同时保护载瘤动脉通畅。既往，为了保证完全闭塞瘘口，牺牲颈内动脉往往是不可避免的。然而，随着技术、设备和材料的进步，手术后保持颈内动脉通畅的能力已大大增加，但

也不可能达到 100%。

3. 治疗的目的是采取各种技术和栓塞剂闭塞瘘口，每种方法均各有利弊。CCF 的治疗需要考虑到瘘口的血流速度、供血动脉和静脉引流途径。同样重要的是在制订手术方案前必须考虑患者的全身情况，例如在多发伤合并 CCF 时，必须首先治疗患者最严重的创伤。

4. 在急性视力丧失或/和脑神经麻痹的情况下，在等待最终的诊断和治疗前使用糖皮质激素（如地塞米松）或许是有用的。同样的，患者眼压升高时，在最终闭塞瘘口手术治疗前需要先使用药物辅助治疗，如乙酰唑胺和外用 β 肾上腺素受体拮抗剂。

（四）血管内介入治疗

1. 对于大多数的单一瘘口 CCF 来讲，目前的治疗主要选择经动脉入路应用可脱性球囊或弹簧圈选择性栓塞瘘口。应用球囊时，治疗过程包括单个或多个硅胶球囊填塞海绵窦（静脉端）靠近瘘口的部位，从而将异常的动静脉沟通闭塞。手术过程中的栓塞性并发症包括对导管或者球囊的操作导致动脉内膜损伤，不适宜的球囊解脱或者球囊移位等。动脉入路球囊栓塞失败率 5%~10%。栓塞失败可能基于以下原因：瘘口过小使球囊导管不能进入，窦内小房太小以致球囊不能充盈，以及球囊充盈时遭遇碎骨片或异物被刺破等。另外，还有一些患者经历数枚球囊填塞后，由于最初放置的球囊部分地堵塞了瘘口，导致后续的球囊置入不成功。最后，瘘口的位置还可能限制微导管到位及其在瘘口内的稳定性。当瘘口位于海绵窦段颈内动脉后膝下壁时，微导管到位会非常困难，原因是瘘的入口角度很大。

2. 液体栓塞剂如 NBCA 和 Onyx 也可以和球囊或者弹簧圈配合应用。治疗最开始放置可脱性球囊或者弹簧圈可以大幅度降低血流，为应用液体栓塞剂完全栓塞瘘口的安全性提供了保证。应用液体栓塞剂进行栓塞的过程中，流量控制是最重要的，栓塞剂向颈内动脉逆流可以导致灾难性缺血性卒中。这种风险在瘘口将要闭塞、海绵窦和颈内动脉的压力梯度降低的时候容易发生。实时的数字减影造影和慎重缓慢地低剂量推注栓塞剂可以减少这一潜在并发症的发生。同样，高流量的瘘能将液体栓塞剂冲走，导致肺部并发症。

3. 对于年轻或者血管较直的患者，还可以应用覆膜支架将瘘口封闭，从而治愈 CCF 且保留 ICA。如果向直径较小、较迂曲的颅内血管内置入支架，则需要制作精巧、顺应性和弹性较好的支架，同时还需要推

送性能良好的支架输送系统。为了克服支架的输送、释放及支架内血栓形成等问题,覆膜支架的设计在不断改进。在选择患者,或者更具体地说,选择血管时,术中选择迂曲较少的血管是非常重要的。辅助措施,如解痉药物的使用也是有帮助的。覆膜支架的其他主要问题是支架成功展开后内漏的发生与发展,大多数情况下,在支架内使用较大的球囊进行再次扩张能够解决这个问题,但如果不成功,可能需要牺牲颈内动脉。对于覆膜支架而言,即使在支架成功释放展开后,支架内血栓形成仍是重要的潜在并发症。为了防止支架内血栓形成,术前术后足量的抗凝、抗血小板治疗是必不可少的,但对多发创伤的患者,抗凝或抗血小板的治疗需求可能很难令人满意。

4. 如果动脉入路治疗不成功或者静脉的解剖更适合,可以考虑静脉入路。经同侧的颈内静脉和岩下窦进入海绵窦是最常用的静脉途径。其他静脉途径也偶尔被应用,如对侧岩下窦、翼丛、眼上静脉以及皮质静脉-蝶顶窦等。这些备选的静脉入路在岩下窦不显影或者经同侧岩下窦难以进入海绵窦的情况下应用。经静脉入路应用可脱性球囊、弹簧圈或液体栓塞剂对海绵窦瘘口进行栓塞。在静脉入路的患者中,病变同侧的颈总动脉或 ICA 中也应置入造影导管,从而可以造影确认瘘口是否已经闭塞。静脉入路最常见的风险是在置管过程中刺破颅内静脉。尽管在瘘口存在时间较长的患者中,静脉出现了动脉化,但是 CCF 患者的引流静脉和硬脑膜窦壁通常仍然很薄,可以被微导管或微导丝刺破。由于这些结构中增高的血压和动脉化的血流,小的破口即可以产生致命性蛛网膜下腔出血。另一个静脉入路引起的并发症是静脉血栓,静脉血栓可能发生于静脉损伤后,或者由于栓塞剂未位于瘘口导致静脉闭塞,这种情况在静脉引流非常重要且瘘口仍开放时可能会很严重。例如,如果瘘口尚未封闭,且后部引流(岩下窦)被栓塞,就可能出现眼部症状的加重(眼上静脉)或者颅内出血(皮质静脉)。同样的,如果眼上静脉被栓塞,血流可能改道至皮质静脉,从而增加颅内出血的风险。

5. 经眶入路包括直接切开眶部,在超声引导下插管进入眼上静脉并栓塞瘘口。

CCF 发生于海绵窦段颈内动脉壁的撕裂,血管内介入栓塞瘘口是首选的治疗方法。随着导管技术、栓塞剂和支架的发展,这种复杂疾病可以得到安全有效的治疗。

(孙勇　陈希恒　吕明)

第五节　脊髓血管畸形

一、脊柱和脊髓血管解剖

随着显微神经外科和介入神经放射科的发展,脊髓髓内血管病变的治疗越来越可行。遗憾的是,众多神经专科医师包括神经外科医师和神经放射科医师对脊髓血管解剖的了解并不深入,这也是他们用侵袭性技术治疗脊髓血管病得不到满意临床效果的原因。应用磁共振成像(magnetic resonance imaging,MRI)和核磁共振血管成像(magnetic resonance angiography,MRA)检查髓内和髓周血管的技术目前已有充分进展。要赋予血管影像以正确的解剖解释,其先决条件是具备脊髓血管解剖的知识。

(一) 脊柱和脊髓动脉血供的来源

1. 椎体、椎旁肌肉、硬脊膜、神经根和脊髓的血供来源于节段性动脉。大部分胸腰椎管的供血来自肋间动脉和腰动脉。上位胸椎管几个节段的供血来自一共同的血管,即最高肋间动脉。

2. 随着胚胎血管的重组,颈椎管内的纵向动脉系统形成。颈髓供血来源于两侧的三根血管,即椎动脉、颈深动脉和颈升动脉。在骶椎和下位腰椎区域,自髂内动脉分出的骶动脉和髂腰动脉(供应 L_5 水平)构成尾侧脊柱的主要血供。

3. 一般来讲,节段性动脉供应一侧特定体节的所有组织,但脊髓除外。肋间后动脉的椎管支经椎间孔进入椎管内,一般分为三支:供应脊柱的椎管前动脉和椎管后动脉,第三支是根动脉,供应各节段的硬脊膜和神经根。

4. 一侧节段性动脉造影形成的半椎体染色有助于鉴定该动脉的节段。在胸段水平,节段性动脉的命名是根据其在第几肋骨下走行。节段性动脉在中线附近和上下节段之间均存在丰富的功能性吻合。

5. 在特定节段水平,根动脉延续为根髓动脉,伴随脊神经前根和/或后根走行到达脊髓表面动脉。这些根髓动脉的数目在胚胎转型过程中减少。随着个体发育前根髓动脉最终只保留有 2~14 根(平均 6 根)。后根髓动脉保留较多,为 11~16 根。

(二) 椎管外和椎管内血管的硬膜外吻合

1. 椎管外系统连接相邻的纵向节段性动脉,走行于椎体或横突的外侧面。该系统在颈部高度发达,此处椎动脉、颈深动脉和颈升动脉形成最显著的纵向吻合。该系统也贯穿胸腰椎水平,在相邻的椎体间形成椎管外吻合。

2. 椎管内硬膜外系统主要是横向吻合,但同时也有纵向的相互联系。椎体后动脉和椎体前动脉是供应椎骨和硬脊膜的相关动脉。这些吻合提供了充分的侧支循环,因而一根节段性动脉造影时能见到大量节段性动脉显影。

3. 当诸如主动脉硬化等病理情况引起局灶性血管闭塞时,这些椎管外和椎管内吻合能保护脊髓耐受缺血。

(三) 神经根和脊髓表面的血供

1. 脊髓动脉的命名和分类有多种,容易引起混淆和误解。Lasjaunias 和 Berenstein 等提出的分类将脊髓根动脉分为三类:根动脉,根软膜动脉和根髓动脉。第一类脊髓根动脉是存在于每个节段水平的细小分支,仅供应神经根。第二类供应神经根和软膜神经丛(如后根动脉)。第三类供应神经根、软膜神经丛和脊髓(如前根动脉)。由于这种分类强调了脊髓灰质前部血供的重要性,所以跟经典分类相比,更利于介入神经放射医师理解。但从解剖学的角度看,这个分类并不绝对正确,因为脊髓前动脉满足脊髓根动脉的分类标准,而后根动脉确实供应中央灰质,特别是后角。

2. 鉴于此,有文献对前述脊髓根动脉的分类进行了细微改动:根动脉只供应神经根和硬脊膜,而不供应脊髓。前根髓动脉的脊髓支与脊神经前根伴行参与脊髓前动脉纵干。后根髓动脉的脊髓支与脊神经后根伴行参与脊髓后外侧和/或后动脉的纵向系统;前者位于外侧,后者位于后根入口的内侧。这些纵向血管并不连续,可以相互替代。优势前根髓动脉(根髓大动脉或 Adamkiewicz 动脉)起于胸腰膨大区域。该处的数根后根髓动脉也比较发达,它们通过两个被称为"圆锥拱"的弧形吻合血管与脊髓前动脉相联系。

3. 脊髓表面血供由上述被称为脊髓前动脉和脊髓后/后外侧动脉的两套纵向血管系统所承担。两套系统均发出细小的软膜动脉呈网状覆于脊髓表面,称冠状动脉。在上位胸髓和上位颈髓区域脊髓前动脉形成的纵轴不发达或不连续。

4. 脊髓的主要动脉血供来自脊髓前动脉,其特点是节段性和区域性供血。脊髓前动脉发出在血流动力学上很重要的中央系统,供应灰质的大部分。另外,脊髓前动脉发出分支供应位于脊髓前外侧表面的软膜系统,形成冠状血管网络的腹侧 2/3。脊髓后和后外侧动脉由冠状血管网络的背侧 1/3 供血,并发出分支与中央动脉系统共同供应脊髓灰质后角和中央灰质边缘部。脊髓后/后外侧动脉不像脊髓前动脉那样具有明确的区域性供血,这意味着其功能主要是加强软膜后动脉的绳梯样网络。

(四) AVM 的解剖评估和异常增生血管

在有关脊髓 AVM 和异常增生血管的血管解剖临床应用中,有一些重要的问题需要引起重视。

1. 在对脊髓动静脉畸形进行介入治疗之前,必须明确畸形血管及供血动脉是来自硬膜内还是硬膜外,是来自脊髓前动脉还是后动脉。侧位造影或三维造影可以提供鉴别。

2. 硬脊膜动静脉瘘(spinal dural arteriovenous fistula,SDAVF)的造影表现与 AVM 相似。但位于硬脊膜水平的动静脉瘘是不会累及根髓动脉的。

3. 鉴别髓周动静脉瘘(AVM 的一种类型)和 SDAVF 可能是困难的,因为动脉化的静脉往往也呈现发夹样曲线走行,很容易被误认作前根髓动脉。这种情况在低位腰髓水平的 SDAVF 中并不少见,为避免错误,认真分析椎间孔区域的血管解剖以及观察造影晚期血管在脊髓表面的继续走行是很重要的。鉴别位于脊髓表面或脊髓内部的动静脉瘘,需要明确硬膜内的血管是否完全是静脉。

4. 脊髓供血动脉和 SDAVF 的动脉化静脉可能位于同侧脊髓的同一水平,造影侧位可资鉴别脊髓供血动脉和 SDAVF 的引流静脉。

5. 如果脊髓前动脉或脊髓后动脉对于其供应区而言过于发达,或其延伸到脊髓圆锥水平以下,则应继续向尾端追查该动脉,这是避免漏诊终丝微小 AVM 的唯一方法。

二、脊髓血管畸形的血管内介入治疗

随着选择性数字减影脊髓血管造影技术的进步,人们更深入理解了脊髓血管性疾病,并逐步对其采用血管内介入治疗。1973 年,Djindjian 等报道经动脉栓塞治疗脊髓血管畸形 50 例。DiChiro 和 Doppman 报道了在脊髓血管造影中的技术和经验。Aminoff 和 Logue 的研究对脊髓血管畸形的病理生理有了最初的了解,同时进行了脊髓血管性疾病的临床分级。Kendall 和 Logue 认识到硬脊膜动静脉瘘是一种和脊髓动静脉瘘不同的疾病。

(一) 分类

迄今,已提出多种脊髓血管畸形的分类方法。

1978 年,Hurth 等报道了 150 例脊髓血管畸形分为两类:由脊髓后动脉供血的髓外血管畸形和由脊髓前动脉供血的髓内血管畸形。这种分类方法的依据是由于病变和脊髓的相对位置不同而使采用的手术方法不同,而不是瘘的类型不同。如前所述,1977年DAVFs的病理被认为和其他脊髓血管畸形显著不同,这种分类方法却把大部分的DAVFs归在了髓外血管畸形这一类里面。

1985年,Riche等提出了新的分类方法,这一分类方法更加接近于人们当前对疾病的认识,共分为五类:①髓内或者髓内外混合性血管畸形(IM-AVM);②髓内动静脉畸形;③脊髓动脉供血的髓外动静脉瘘;④脊髓静脉引流的髓外硬脊膜动静脉瘘;⑤复杂性血管畸形(节段性和散在的)的动静脉畸形。

此后,脊髓血管畸形的诊断方法和人们对疾病的认识都有了巨大的进步,很多学者提出了修订的或新的分类方法。可是,Riche等提出的分类方法依然是脊髓血管畸形分类的基础(在当前的分类中,髓内动静脉畸形被简单地归入IM-AVM)。很多学者依据疾病的血管构筑和发病部位对疾病的病理进行分类。

依据瘘的类型,绝大多数的畸形都可以归为两类:动静脉瘘(AVF)或者动静脉畸形(AVM)。根据发病部位,疾病可归类为:①硬膜下髓内型;②硬膜下髓周型;③硬脊膜型;④硬膜外型(位于硬膜外和脊柱旁)。此外还可以综合形态学、血流动力学和由血管造影所见的局部解剖信息对疾病进行分类。有时候动静脉瘘和动静脉畸形的鉴别是困难的,疾病影像资料的解读可能带有主观性。

(二)临床表现

1. 脊髓血管畸形的临床表现主要有两种类型:一种表现为慢性进行性脊髓病变,另一种表现为继发于出血之后突然出现的神经功能缺失或者原有症状的加剧。还有一种少见的类型是没有出血而发生的急性症状恶化,这通常和病灶处引流静脉的血栓形成有关。

2. 文献报道硬膜下脊髓动静脉畸形(AVM和AVF)有较高的出血发生率,为30%~50%,出血常表现为脊髓蛛网膜下腔出血(SAH)或髓内血肿。髓内血肿会直接造成神经组织的损伤,产生比继发于SAH更严重的症状。SAH的症状由于出血量的不同而有差异,但是在有或无脊髓病变或者神经根病变的病例中急性疼痛发作和背部刺痛都是普遍存在的。当病变位于颅颈交界区时,由于症状、体征和颅内SAH相类似,易导致诊断困难。患者有SAH但血管造影阴性时应注意是否存在颈段脊髓血管畸形。与硬膜下动静脉瘘不同,DAVFs可以并不表现为典型的脊髓SAH或者脊髓血肿。而颈段的DAVFs则是例外,它更常表现为因脊髓静脉压增高和静脉引流障碍而产生症状。

3. 除了脊髓蛛网膜下腔出血和脊髓血肿外,脊髓血管畸形通常表现为非特异性的脊髓或者神经根症状。截瘫、感觉异常、括约肌障碍以及神经根性疼痛症状逐渐出现并进展,而这些症状及轻重并不与瘘的程度直接相关。慢性进行性的神经功能缺失是脊髓血管畸形的一个典型症状,这通常被归因于脊髓静脉压力慢性增高而导致最终脊髓缺血缺氧。间歇性一过性的症状恶化的诱因有运动、咳嗽和特定姿势等。少数病例显示妊娠会加剧脊髓血管畸形的症状。

4. 有学者根据与脊髓血管畸形相关的三组症状(活动步态异常,排尿异常,排便异常)对其进行临床分级。活动步态受限:①发作性下肢无力,异常步态或姿势,运动功能不受限;②运动耐力下降;③需要借助一根拐棍或者其他支撑才能行走;④要借助拐杖或者双拐棍才能行走;⑤不能站立,依赖轮椅或卧床借助轮椅才能行走或卧床。排尿异常可分为以下几类:①轻型,尿急,尿频,尿迟滞;②中型,偶发的尿失禁或者尿潴留;③重型,完全的尿失禁或者持续的尿潴留。同样排便异常也分为三个级别:①轻型,便秘;②中型,偶发的大便失禁或者严重的顽固性便秘;③重型,大便失禁。

(三)诊断

磁共振成像(MRI)已经成为筛查脊髓血管畸形和神经根病变的重要方法,但是如果脊髓血管畸形引起的脊髓病变在MRI上没有表现出流空影,那么要和感染、脊髓炎、髓内占位(肿瘤或者血肿)等疾病鉴别还是有困难的。通过MRI或者MRA可以作出脊髓血管畸形的诊断,但考虑要对疾病进行治疗时进行脊髓血管造影是必要的。脊髓血管造影依然是诊断脊髓血管畸形的"金标准",特别是对制订血管内治疗方案是不可或缺的。

(四)血管内介入治疗

1. 所有的血管内介入治疗均在全身麻醉下进行。手术前要对患者进行肝素化,手术过程中注意监测ACT。首先将指引导管置入供血动脉的起始处。当AVM内血流量较大时,可以采用血流导向漂浮微导管,在很多情况下需要使用有导丝支撑的具有编织网的微导管来通过弯曲的脊髓血管。当脊髓后面的血管,包括根软膜动脉,是主要的供血动脉时,应首先考虑对其进行栓塞,这样的操作危险性小,是相对安全的。脊髓后动脉主要以放射状分布于供应脊髓的后侧面,在它们之间有很多纵横交织的血管网相连。前面提到很多发生出血的患者都有供血动脉的动脉瘤形成,对此动脉瘤的定位与栓塞是首要的。当要进行脊髓前动脉栓塞时,需要进行超选插管,确保进入畸形团或其附近,越过和避开主干,确保正常分支免受损伤。

2. DAVF 最好进行神经内科、神经外科和介入神经放射科多学科的综合治疗。和颅内的硬脑膜动静脉瘘一样,仅仅阻断供血动脉不足以使瘘口完全消失从而容易引起复发,瘘口会汇集周围的动脉或其他的微小供血动脉,并使其生长。引流静脉曾经一度被认为是 DAVF 的病理改变,剥离和切除扩张的冠状静脉丛作为治疗方法,但切除引流静脉后会引起严重的后果。对疾病的治疗应着眼于瘘口,关键在于阻断 AVF 和引流静脉。

3. 栓塞治疗的目的是使栓塞材料通过瘘口到达引流静脉的近端。供血动脉的近端闭塞可能会通过降低瘘口的动脉血供从而暂时性地缓解症状,但不会最终治愈。栓塞时须注意供血动脉的近端是否闭塞,未做到这一步是栓塞术后复发的最常见原因,这种情况下,栓塞后造影检查也会显示 DAVF 闭塞。栓塞后供血动脉近端闭塞的病例应考虑尽快手术。如果怀疑胶是否真正停留在静脉近端,应短期内随访进行血管造影检查。

4. Onyx 和 N-丁基-2-氰基丙烯酸酯(NBCA)是在脊髓血管畸形栓塞治疗时最常用的材料。弹簧圈或颗粒(大部分是聚乙烯醇)由于其高复发率而基本不被采用。微导管准确定位在瘘口的供血动脉,离瘘口越近越好,通过微导管注入 Onyx 或者 NBCA 和碘油的混合液(通常 1:2),注入的速度和 NBCA 与碘油间的比例要由术者灵活掌握。

5. 栓塞后,应该注意以下两点:①应在栓塞部位上下几个节段进行胶的注射,以确保畸形团或 DAVF 闭塞;②脊髓的正常静脉引流是否通畅。和畸形团或瘘口的供血动脉近端闭塞相比,胶体的过度注射,越过引流静脉的近端,而造成的引流静脉闭塞的后果更严重,因为这会加剧脊髓的静脉压力增高,从而导致脊髓坏死或出血。实际上,当栓塞后患者的症状恶化时应首先考虑静脉血栓形成。在这种情况下,应该立即开始小壶注射肝素,而后保持 24~48 小时静脉滴注肝素,这种抗凝是可以中和的。侧支的开通或者栓塞血管的再通能够引起 DAVF 的复发。当使用 Onyx 或 NBCA 进行栓塞时,栓塞血管的再通是很少见的。

6. 随着设备的进步和 Onyx、NBCA 的使用,脊髓血管性疾病的介入治疗取得了更大的成功,完全栓塞率可以高达 90%,但是,即使是经验丰富的神经介入医师对患者进行了成功的栓塞,15%~20% 的患者依然会复发。

(孙勇　吕明　李佑祥)

第六节　神经血管疾病复合手术概述

神经血管疾病主要指脑或脊髓血管异常所致的疾病,以神经血管疾病为主要研究对象,诞生和发展了以手术为主要干预手段的神经血管外科和神经介入外科。然而,面对复杂的神经血管疾病,如复杂颅内动脉瘤、巨大或功能区脑动静脉畸形、颅内动脉瘤合并多节段血管狭窄等,单纯显微外科手术或单纯介入手术难以提供安全、微创和有效的诊治。随着血管神经外科与介入技术的进步及临床需求的凸显,神经血管复合手术及复合手术室应运而生,并逐渐成为神经血管疾病诊疗领域的一项重要内容。

复合手术室(hybrid operating room,HOR)是集外科手术室功能、介入导管室功能和信息集成功能于一体的新型手术操作空间。按学科可分为神经外科 HOR、胸外科 HOR、创伤外科 HOR 等。复合手术室的出现从真正意义上实现了显微外科与血管内介入手术的无缝衔接和转换,大大提高了诊疗效率。

一、复合手术室的诞生与发展

最早的复合手术可以追溯到 20 世纪 60 年代血管外科开展的"血管切开取栓"手术。不久,复合手术被心脏外科医师用于治疗动脉导管未闭,随即在心血管领域得到快速发展和应用。早期的复合手术多为分期完成,即血管内治疗操作多于外科手术之前或之后在介入导管室单独进行。20 世纪末期,随着数字减影血管造影(digital subtraction angiography,DSA)设备的不断发展,血管外科领域开始提出复合手术室的概念,即在洁净外科手术室内配备有如固定 C 臂(后期包括 CT、MRI)等先进医疗成像设备,形成一个可以同时进行血管内治疗与外科微创手术治疗的环境,不仅解决了单一手术模式的不足,还减少了患者的转运,缩短治疗时间,降低治疗费用。

早在 2000 年,美国耶鲁大学医学院 Puay-Yong NG 等就报道了在复合手术室内治疗床突旁动脉瘤的经验。2006 年,Murayama 报道了在神经外科手术室配备双平板 DSA 进行 332 例脑血管外科手术,并指出复合手术室是未来治疗神经血管疾病的重要方向。可以说,神经血管 HOR 的应用虽不及心血管领域广泛,但发展迅速,是脑血管疾病治疗领域不可或缺的关键内容。本节将重点阐述神经血管 HOR 的主要配置与要求。

二、基础设施与设备

(一) 一般性配置

无菌性、温度、通风、照明、消防安全等一般的手术室要求同样适用于神经血管复合手术室。此外,需满足诊断性血管造影导管室的条件,墙壁、门、地板、天花板的 X 线防护应达到国家标准,满足放射防护要求。高压注射器、麻醉机、监护仪、铅衣或铅屏风等一般性配置不赘述。

(二) 必备配置

1. **空间大小** 与普通手术室相比,复合手术室内设备多且活动性强,手术室所需空间应大于普通手术室,而且为了满足设备安装及临床使用需求。除了手术室外,一般还应该包括:设备间、控制室和储藏室等辅助性功能用房。

一般要求复合手术室装修完成后的使用面积大于 70m²(建议尺寸为 8m×9m)。同时,为满足血管造影系统机柜的安装要求及医技人员操作空间要求,必须设置独立的设备间和控制室。设备间面积应 > 20m²,控制室面积应该 >15m²。手术室结构高(梁下高度)宜大于 4m,以满足天花固定设备和净化风管等安装要求。

在设定神经血管外科复合手术室时,应预留一部分空间以便纳入未来更多的血管内治疗、显微外科或其他(如高频聚焦超声)治疗相关设备。因此,神经血管外科复合手术室必须配备有充足的(无菌及非无菌的)储藏室,用于储藏显微外科设备、体外循环设备和介入器材等。经屏蔽的控制室也应该包含足够的空间放置所有的手术系统和数据存储系统,便于非无菌的工作人员回顾及处理术中影像数据(图 20-6-1)。

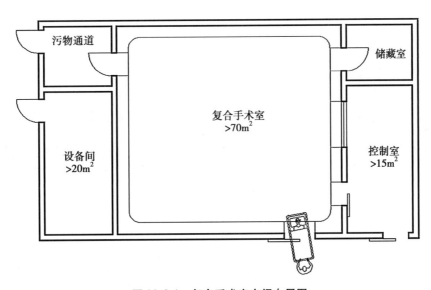

图 20-6-1 复合手术室空间布局图

复合手术室空间布局示例,除手术室外,还包括设备间、控制室和储藏室等辅助性功能用房。

2. **洁净度要求** 神经血管外科复合手术室洁净等级必为 1 级,手术区空气洁净度级别为 5 级(百级),周边区空气洁净度级别为 6 级(千级)。

3. **吊塔** 由于复合手术室洁净度要求较高且移动设备较多,地面上的管道线路等不利于洁净度控制并会给移动设备带来不便,所以要尽量多利用吊塔来提供电力、气体通路及放置小型设备等。除此之外,一体化手术室中的吊塔还具备了提供各种视音频线缆通路的功能,最大限度地对手术室线缆进行合理的管理。例如:麻醉塔和外科设备塔。

吊塔有电动和非电动、单臂和双臂的区别。电动吊塔的升降主要是通过马达升降,而非电动吊塔只能机械的移动位置而不能升降。另外双臂吊塔的活动半径比单臂吊塔的活动半径更大,且双臂吊塔可以折叠,在操作过程中更为灵活,其覆盖面包含了整个活动半径围成的圆面。

复合手术室中吊塔数量及类别的选择应根据具体临床需求并结合所选择的血管造影系统来决定,在满足临床需求的同时,还应该避免与其他手术室内的设备发生碰撞。

通常复合手术室的吊塔,在功能上与常规百级手术室类似,主要用于麻醉科、外科(包含开放类和微创类手术)、显示器悬吊等功能,因此在气体、电源、弱电接口、仪器平台、附件的选择上可根据临床实际需求进行选择。需要特别留意的是臂长的选择。由于复合手术室面积大,且影像设备对于活动空间及装修吊顶空间有较大要求,因此宜选择加长型电动双臂吊塔,推荐臂长在 2m 以上,确保操作方便、灵活并有足够的活动空间,确保吊塔能够避开影像设备的活动空间。

4. 悬吊显示屏   神经血管复合手术室需要强大的影像技术支撑,因此手术室必须配有足够的高质平面屏幕电视监视器,或通过透视、外科显微镜为所有手术人员提供术前和术中影像。另外十分重要的是,所有手术相关人员都应能看到患者的生命体征及其他术中监测参数。比如手术时往往要控制血压,实时生命体征的可视化就十分重要,突然变化的生命体征往往提醒术者可能存在潜在的并发症。

复合手术室中悬吊显示屏分为吊塔式和轨道式(图 20-6-2)。吊塔式悬吊显示器天花占用空间较小,覆盖范围可根据吊塔的臂长进行调节,布置相对灵活,在避免与其他设备部件发生碰撞的前提下,可根据临床需要放置于手术室任意位置。轨道式悬吊显示器可根据布置形式满足不同的屏幕观察视线要求,布置形式通常分为平行于手术床放置于手术床单侧或双侧,及垂直于手术床放置于床尾端,轨道式悬吊显示器覆盖范围广,但天花占用空间较大,需要避免与其他天花固定设备发生碰撞。

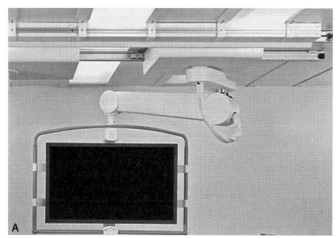
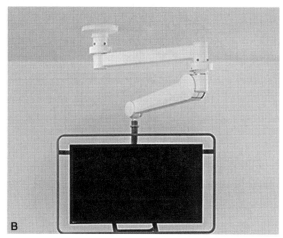

图 20-6-2   悬吊显示屏
A. 吊塔式悬吊显示器;B. 轨道式悬吊显示器。

悬吊显示屏布置于手术床左侧时,显示屏在沿手术床的方向移动范围较大,手术床右侧的医师可随时根据需要调整显示屏的位置以达到最佳观察效果。但这种布局情况下不利于手术床左侧的医师对显示屏的观察,若需满足手术床两侧医师的观察视线需求,可在手术床两侧布置悬吊显示屏。同时,这种布局由于显示屏的移动需要占用一部分空间,在手术床的单侧或双侧不利于医护人员的站位。

悬吊显示屏垂直于手术床布置于床尾端时,显示屏在垂直于手术床的方向移动范围较大,最大的优点是能同时满足手术床两侧医护人员的观察视线需求,同时不占用手术床两侧的空间位置,给医护人员及其他手术设备预留了更充足的空间。但受限于层流罩的影响,这种布局情况下,悬吊显示屏有可能距离医师手术位的距离稍远,这就对显示屏的吊臂要求较高,如可采用双节臂或延长臂长的方案来解决这一问题(图 20-6-3)。

综上所述,神经血管复合手术室对悬吊显示屏的要求很高,这就需要在选择显示屏的形式及布置方式时结合临床需求及手术室空间大小进行综合考虑。

5. 血管造影和介入系统   多轴全方位机器人式血管造影和介入系统是复合手术室内最为重要的设备。该系统由多轴机器人 C 臂及手术床构成,能在不移动手术床的情况下进行术中 2D/3D 造影及 DynaCT 成像。该系统不但能提供无框架导航及大容量横断面 CT 成像,更大大方便了血管内治疗与外科手术间的切换,几乎不影响术中麻醉的施行,这点对于复杂神经血管病变手术而言十分重要。

6. 可透线床板与头架及其附加系统   影像设备所配置的床可以分为影像设备公司提供的血管床和由专业的手术床公司提供的多功能复合手术室手术床两大类。前者比较适合于介入手术,床板虽具有透

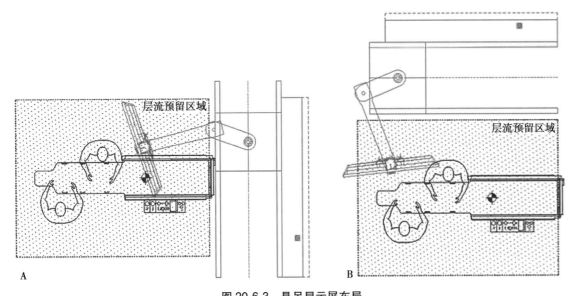

图 20-6-3 悬吊显示屏布局
A.悬吊显示屏布置于手术床左侧;B.悬吊显示屏垂直于手术床。

光性,但无法形成多种体位角度,通常用于对体位要求相对比较简单的导管室;而后者除具备透光性能,更可为神经外科提供多种不同手术和扫描所用的体位,如仰卧、俯卧、沙滩椅位、床面倾斜等,且其独特的台面更换功能,可根据不同手术类型(介入或外科),配置两种甚至多种不同功能的手术台面,物尽其用。按驱动类型分类,手术床分为电动和非电动两种。电动手术床是目前的主流配置。电动手术床主要参数如下。

(1)动力系统:全电动或电动液压式、是否具有双向手术模式、床下净空间高度、是否配置充电电池等;目前先进的全电动马达动力系统逐渐成为复合手术床的标准配置,其无液体的设计不仅可确保使用多年后没有漏油现象,同时还满足高精度手术对于体位精度的要求。

(2)手术床与影像设备的联动配合:在使用复合手术室专用手术床替代血管床时,如何确保手术床和影像设备之间的行动一致、互相联动,避免设备之间的碰撞,减少对于患者、医护人员、设备带来的风险,是首要考虑的因素。因此手术床通常采用地面固定安装的方式,预埋电源和相应的通信线路,在机房内与影像设备互联,让两台设备之间可以自由通信,不仅可以联动和避免碰撞,更可以使用影像设备的控制平台对手术床进行控制,犹如一体。

(3)操作方式:有线控制、台柱应急控制、无线控制、影像设备集成控制、数字一体化系统集成控制(如配有数字一体化系统)。

(4)材料:床面材料、床垫材料、基座材料、是否

透 X 线光等。

(5)结构:整体床面分为几段、运动机构和锁止机构采用的方式等。

(6)此外,还包括各个部件的倾斜角度、床整体承重等。

神经血管复合手术室的手术床必须满足血管神经外科医师和神经介入外科医师的力学及人体工程学需求,也要考虑到复合手术室整体的布局与流程。碳纤手术床不但能透过射线,而且有足够的强度承受患者及介入设施的重量。碳纤手术床的另一个优势在于对患者和术者的射线暴露少,且图像质量高。对于介入手术,操控台最好在手术床旁,安装在手术床侧边的标准金属边轨上,便于简单调控手术床、透视角度和选择有关的功能。对于神经外科手术,手术床最好能在各个平面移动,包括侧向倾斜、头高足低位及沙滩椅体位。理想情况下,头架应内置有可透过射线的牵开器系统,如可透线手头部固定系统及附加系统,而传统的牵开器系统不能透过射线。除了手术床旁操控台,必须有另外的可供麻醉师或巡台护士控制术中手术床位置的控制通道,以防手术床旁操控台被器械护士台阻挡。

7. 手术灯 神经血管复合手术室对于手术灯的照明要求不是很高,仅需满足常规手术室的手术照明即可。但由于复合手术室的特殊布局,对于手术灯的活动空间和安装方式有特别要求。根据选择的影像设备采用不同的安装方式,如落地式 DSA 可按照常规方式安装;悬吊式 DSA 或者滑轨 CT,宜采用子母灯分开的安装方式,分别安装于手术床的两侧,并按需配

备显示器吊臂(悬臂采用加长臂,灯头或显示器的活动半径在2.3m以上),以保证足够的活动空间,并避免与装修吊顶上的其他设备或者轨道碰撞。

8. 显微镜 神经血管复合手术室要配备高质量的显微镜,为整个手术室提供实时闭路成像。荧光造影技术可以成为有益补充但非必需。

9. 术中电生理监测系统 目前神经外科常规应用的术中电生理监测方法包括躯体感觉诱发电位(somatosensory evoked potential,SEP)、运动诱发电位(motor evoked potential,MEP)、听觉诱发电位(auditory evoked potential,BAEP)、肌电图(electromyogram,EMG)和术中皮层脑电图(electrocorticogram,ECoG)等。在脑动静脉畸形、胶质瘤等切除术中,术中电生理监测能为避免神经功能损伤提供客观指标,保证手术安全,提高手术效果。在颅内动脉瘤夹闭或血管内治疗术中,可以根据电生理监测结果分析血流情况,指导断流时间,调整手术方式及选择动脉瘤夹大小及夹闭位置,其在脊髓血管疾病中也有应用。

(三)附加配置

每一项附加配置都有其优势,合理的添加附加配置有助于提高复合手术整体水平。

1. 造影介入治疗专用床板和外科专用床板 前者头端窄,可较方便地实施3D造影及DynaCT成像,其床板较长可较方便的实施介入治疗。后者头端宽,有安装透射线头架的凹槽,通过床面平移可形成较大的扫描透视范围。

2. 移动CT 移动CT体积小,便于移动,配置于神经血管复合手术室内,可进行术中CT,快速、无干扰地提供高质量的血管、血流灌注图像,在某些病例中甚至可以替代术中/术后DSA。从医学经济学角度讲,根据术中CT结果即时进行修正手术降低了手术相关花费,减少了患者的搬动,提高了手术效率,更经济、安全。

3. 神经导航系统 它是将所有神经影像整合为一体的平台,是神经血管复合手术室的有益补充。将术前CT、CTA、MRI、MRA等信息在无框神经导航平台下输入、融合得到3D参考模型,可提供重要的神经解剖结构的定位。此外,功能磁共振成像(functional magnetic resonance imaging,fMRI)、弥散张量成像(diffusion tensor imaging,DTI)和脑核磁描记术(magnetoencephalography,MEG)等功能成像信息也能加入神经导航系统平台,帮助描述功能优势脑组织区和相关的白质束及其与血管疾病的关系。直接将神经导航平台纳入复合手术室保证了将术中所获取的图像无缝转入图像导航系统,同时其占据的地面空间也比目

前的系统少。未来神经血管导航平台可能还会整合越来越多的术中血管造影图像和横断面图像信息,便于AVM等血管病变的定位与切除。

4. 神经内镜、术中超声、超声外科吸引器 神经内镜使神经外科医师能在微创的情况下准确地完成复杂的脑部手术,但由于鱼眼镜效应,还未普遍应用于血管神经外科领域。很久以来,术中超声一直是神经外科手术中一项重要的辅助检查手段,能在血管外对脑血流速度进行直接评估。多普勒超声可帮助判断脑动静脉畸形、颅内动脉瘤、硬脑膜动静脉瘘等神经血管疾病的血流。超声血流探头可用于搭桥术中的定量测量血流量。不断进展的3D超声目前已在神经导航综合平台中展现出前景,帮助解决术中脑组织移位等难题。对于一些有附壁血栓的巨大动脉瘤,应用超声外科吸引器有助于去除血栓。

5. 信息系统工作站 包括专门的信息集成管理系统和视频采集传输系统。工作站如医院信息系统(hospital information system,HIS)、放射学信息系统(radiology information system,RIS)、影像存储与传输系统(picture archiving and communication system,PACS),后者包括影音实时转播、录制设备,可对手术过程进行直播或录制。

三、手术团队人员配置和术中工作位置

(一)手术医师团队

具有神经外科、神经介入、神经影像专业背景的临床医师团队是神经血管复合手术的主要执行者。同时具备神经外科、神经介入科、神经影像科专业背景的临床手术医师是最佳选择;若不可求,则侧重具备两项专业背景的医师;倘均不能实现,则团队成员必须包括各专业背景医师。术中工作位置:神经介入医师位于手术床右侧;外科手术主刀医师位于头侧,助手位于床头右侧或左侧。

(二)麻醉师、放射技师和护士团队

神经血管复合手术还需要熟悉复合手术流程的麻醉师、放射技师和护士团队来配合。护士团队包括神经血管外科手术护士和神经介入护士。他们各司其职、相互配合,对保障神经血管复合手术的安全性起到至关重要的作用。麻醉医师位于手术床左侧后部;手术护士位于手术床左侧前部或右侧前部;介入护士活动于手术床尾侧。

(三)手术团队领导

手术团队领导要有足够的专业知识和经验,较强的组织协调能力,较开阔的视野和较博大的胸襟,要

组织团队进行个体化复合手术设计。

复合手术室人员工作位置布局较标准神经外科手术室更为复杂,在合理放置器械护士台和手术显微镜、神经电生理监测设备、神经导航设备、超声设备等外科辅助工具的情况下,需为进行麻醉、神经生理监测及术中切换神经影像学工具的人员提供足够的空间。不同手术对手术室布局的要求略有不同,但保证患者整个手术过程安全,术者操作方便、快捷是共同的原则。(图20-6-4,彩图见书末)为复合手术室人员及设备布局示例。

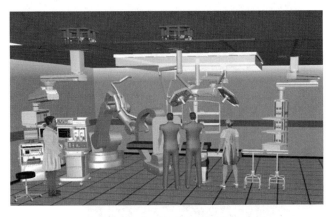

图 20-6-4　复合手术室人员及设备布局

四、神经血管疾病复合手术

(一) 围手术期要点

1. **术前讨论**　目前在神经血管疾病复合手术适应证、禁忌证和手术模式转换等方面尚缺乏统一的规范,因此术前个体化讨论制度尤为重要。重点讨论的内容包括:①在明确手术指征后,确定单纯外科手术或单纯介入手术的难点;②明确介入医师和外科医师各自希望对方提供的帮助;③确定介入和外科的手术顺序及步骤;④确定技师要提供的后处理图像;⑤确定外科体位对随后造影和介入操作不便利的影响和解决方案;⑥此外,还需要征求麻醉师、放射技师、护士和其他手术相关工作人员的意见。复合手术室高效率、高效能的实现需基于一个训练有素团队的高效配合。

2. **无菌管控**　神经血管复合手术常常涉及介入与外科手术的术式转换,故尤为强调无菌观念和无菌套的使用。C臂增强器必须使用无菌套。在术式切换时,动脉穿刺区需用无菌贴膜固定留置鞘,而头颈部手术区在造影时需遮挡无菌单。有些手术术式切换时,因需改变体位而要重新铺单。

3. **特殊药物应用**

(1) 抗生素:复合手术室内工作人员较多,术式切换较多,上述等原因造成术后感染概率上升,需格外警惕术后感染并发症,一旦明确感染,则根据原则尽早使用抗生素。

(2) 肝素:术中肝素对于介入手术而言不可或缺,故在介入手术转换头颈部外科手术时,需用适量鱼精蛋白中和此前弹丸式注射使用的肝素。当监测的全血活化凝固时间(activated clotting time of whole blood,ACT)<120秒时再进行外科手术。对于外科手术中在特定血管部位保留有球囊导管者,外科手术期间仅用500U∶500ml肝素生理盐水以每小时40U的速度持续加压灌注。

(3) 抗血小板药:行血管内支架植入术前,需要标准的双联抗血小板治疗。对于CEA等颈部外科手术,抗血小板药的使用不受限制。但在常规开颅手术前使用抗血小板药物仍有争议。一般认为,术前使用单一抗血小板药物是可以接受开颅手术的,但同时实施支架植入则血栓形成可能性较高。为防止支架内血栓形成,可采用双联抗血小板治疗,缺点是开颅手术术中出血较多,术后迟发性血肿发生率较高。这就要求在神经血管复合手术前需仔细研究手术方案及用药方案,避免抗血小板药物不足导致血栓形成,或抗血小板过量而导致出血并发症。

(4) 其他:复合手术实施过程中还有很多细节需不断通过积累实践经验进行调整,如开颅铺单时需将大单及洞巾在头端拢起、固定,以方便C臂的移动及旋转等。

(二) 临床应用

神经血管疾病复合手术模式包括一期复合手术和延迟复合手术。前者指在一次手术安排中,利用介入和外科技术完成了手术治疗。后者指在大于一次的手术安排中,利用介入和外科技术完成了手术治疗。在复合手术室的条件下,多采用一期复合手术。

目前神经血管复合手术治疗方式主要包括:脑血管外科术中进行影像评价(血管神经外科手术+术中造影,图20-6-5,彩图见书末)、血管神经外科术后介入补救(图20-6-6,彩图见书末)、神经介入手术并发症的外科补救(图20-6-7,彩图见书末)等。另外,针对复杂脑血管病(图20-6-8,彩图见书末),如症状性颈内动脉闭塞、复杂难治性硬脑膜动静脉瘘与脑动静脉畸形、脑膜瘤、头颈副神经节瘤等富血供脑瘤,复合手术室往往能最大限度地发挥外科手术与血管内治疗各自的优势,强强联合之下,设计出最优的、侵入性较小的、一站式手术方案。

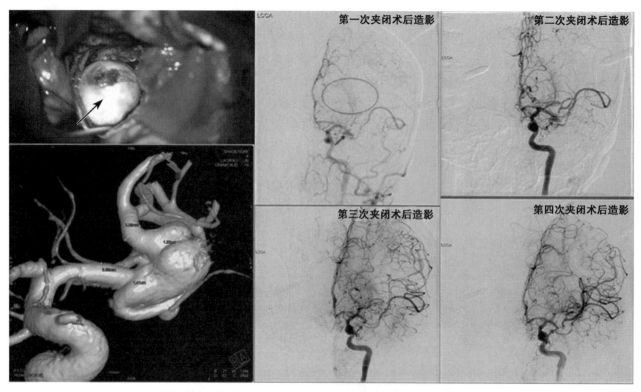

图 20-6-5 血管神经外科手术联合术中造影

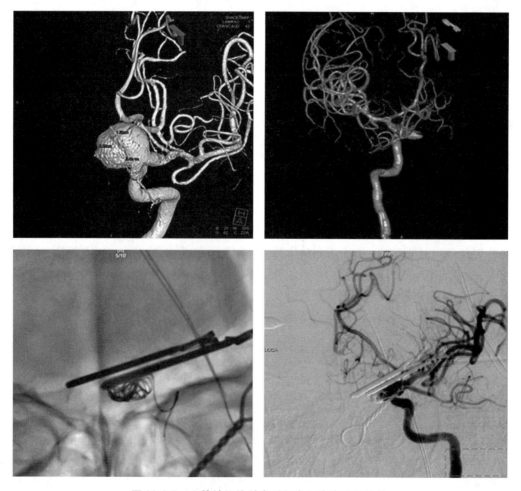

图 20-6-6 血管神经外科术后行介入治疗进行补救

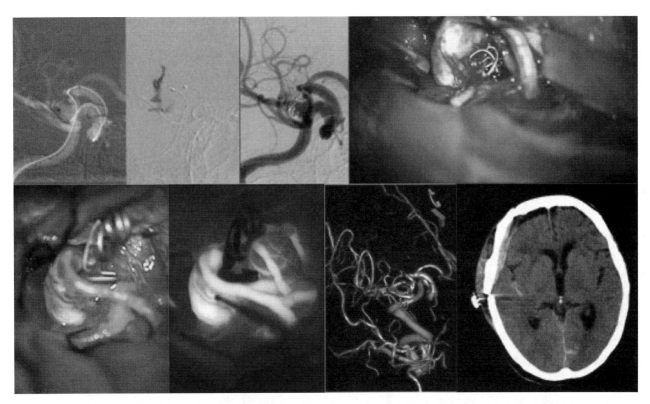

图 20-6-7　神经介入手术出现并发症后的外科补救

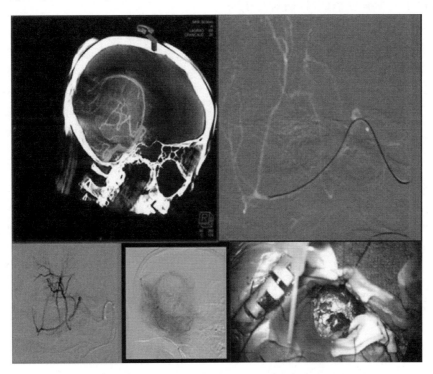

图 20-6-8　神经血管复合手术室内治疗复杂硬脑膜动静脉瘘

五、展望

复合手术室和复合手术技术是近年脑血管外科发展的最新理念和最大亮点。复合手术室的理念与实践均在国外发达国家起始，借助国外医疗公司自身手术导航、设备控制等方面的优势，欧美等发达国家复合手术室的发展水平处于领先地位。我国复合手术室的整体建设水平与国外相比有一定差距，但近年来发展迅速，也取得了显著进步。全国目前已有越来越多的综合型医院配备有专门的专科复合手术室，并在复合手术室内治疗复杂血管疾病，逐渐积累了很多相关经验。

未来，我国复合手术室的发展方向除了高端医疗装备技术方面的拓展外，还在于将各类信息技术、信息系统的采集与控制与复合手术室有机结合，建立有重要数字化信息网络支持的数字化复合手术室。这也是目前我国复合手术室与发达国家相比差距最大的地方。对医务人员而言，复合手术室和复合手术技术代表未来神经血管疾病处理的新模式，无论是神经外科医师、神经介入医师，还是神经放射医师、神经重症医师，手术室护士、麻醉医师、技师等都需要更新自身处理神经血管疾病的思维与技术模式。

神经血管外科复合手术室为用复合手术方法治疗神经血管疾病提供了一个有效平台，特别是对于复杂疑难神经血管疾病更是具有革命性意义，大大提升了此类疾病诊治的成本效益。虽然目前国内神经血管复合手术室尚处于研究探索初期，许多相关经验还需不断摸索积累，但可以预见它会在未来造福越来越多的脑血管病患者。

（仇汉诚　张轶群）

参考文献

［1］吕明,孙勇.神经介入诊断与治疗［M］.2版.合肥:安徽科学技术出版社,2018.

［2］马廉亭,杨铭.脑脊髓血管病血管内治疗学［M］.2版.北京:科学出版社,2010.

［3］陈左权,张鸿祺,高亮.神经介入技术［M］.上海:上海科学技术出版社,2017.

［4］孙勇,李佑祥,李爱民.脑动静脉畸形血管构筑的出血风险因素［J］.中华神经外科杂志,2010,25(5):375-377.

［5］杜冰滢,范存秀,孙旭,等.硬脊膜动静脉瘘影像学研究进展［J］.中华神经科杂志,2018,51(6):478-480.

［6］洪韬,张鸿祺,李桂林,等.多种造影方式在脑脊髓动静脉畸形复合手术中的应用初探［J］.中国脑血管病杂志,2017,14(8):399-404.

［7］《神经血管疾病复合手术规范专家共识》编写委员会.神经血管疾病复合手术规范专家共识［J］.中华医学杂志,2017,97(11):804-809.

［8］INAGAWA T. Risk factors for the formation and rupture of intracranial saccular aneurysms inshimane, Japan［J］. World Neurosurg,2010,73:155-164.

［9］MAHAJAN A,MANCHANDIA TC,GOULD G,et al. De novo arte-riovenous malformations:case report and review of the literature［J］. Neurosurg Rev,2010,33:115-119.

［10］LAWTON MT,RUTLEDGE WC,Kim H,et al. Brain arteriovenous malformations［J］. Nat Rev Dis Primers,2015,1:15008.

［11］SUN Y,JIN HW,LI YX,et al. Target Embolization of Associated Aneurysms in Ruptured Arteriovenous Malformations［J］. World Neurosurg,2017,101:26-32.

［12］SUN Y,TIAN RF,LI AM. Unruptured epileptogenic brain arteriovenous malformations［J］. Turk Neurosurg, 2016, 26(3):341-346.

［13］ZENTENO M,SANTOS-FRANCO J,RODRIGUEZ-PARRA V,et al. Management of direct carotid-cavernous sinus fistulas with the use of ethylene-vinyl alcohol(Onyx) only:preliminary results［J］. J Neurosurg,2010;112:595-602.

［14］THRON A. Vascular Anatomy of the Spine［M］. Oxford:Oxford University Press,2002.

［15］MURAYAMA Y,ARAKAWA H,ISHIBASHI T,et al. Combined surgical and endovascular treatment of complex cerebrovascular diseases in the hybrid operating room［J］. J Neurointerv Surg,2013,5(5):489-493.

［16］ASHOUR R,SEE AP,DASENBROCK HH,et al. Refinement of the hybridneuroendovascular operating suite:current and future applications［J］. World Neurosurg,2016,91:6-11.

［17］TSUEI YS,LIAO CH,LEE CH,et al. Intraprocedural arterial perforation during neuroendovascular therapy:Preliminary result of a dual-trained endovascular neurosurgeon in the neurosurgical hybrid operating room［J］. J Chin Med Assoc,2018,81(1):31-36.

第二十一章 神经内镜

第一节 神经内镜的历史

内镜（endoscope）是一种能够将光线导入人体腔道并进行观察和操作的工具。用于神经外科的内镜简称神经内镜（neuroendoscope）。神经内镜技术的开发与应用经历了近一个世纪的历程，但长期以来由于高精密技术限制以及光学技术和生产工艺等因素的影响，神经内镜技术的发展一直比较缓慢。近十余年来，得益于现代科学技术的迅猛发展，神经内镜技术从基础研究到临床应用，从单纯内镜手术到与包括神经导航、立体定向、超声、激光、功能定位等多种神经外科新技术的联合应用都取得了巨大的进展。其应用范围不断拓展，基本覆盖了神经外科的各个领域，现已成为许多神经外科医师的有力工具。

神经内镜技术真正的突破出现在20世纪80年代。从那时开始，照明问题、视角和工作角度问题以及可视化问题逐步得到解决，透镜系统的持续改善提高了光学系统的质量，而各种灵活内镜的采用进一步扩大了手术视角。近20年来，随着高科技的迅速发展，越来越多的高清晰度、多用途、灵活便利的神经内镜问世，使得微侵袭内镜神经外科得以迅速发展，特别是神经内镜与立体定向、导航、超声等结合应用，大大拓展了其在神经外科疾病治疗中的应用范围。

内镜设备可以根据图像传导技术的进步分为硬式内镜、光导纤维内镜、电子内镜三个主要阶段。

1. 硬式内镜阶段（1806—1957年） 1806年，Philipp Bozzini 发明了硬式内镜，由一个花瓶状光源盒和一系列镜片组成，光源盒内有蜡烛进行照明。1895年 Rosenhein 研制出硬式内镜，由三根管子组成，呈同心圆状排列，中心管为光学结构，第二层管腔内装上铂丝圈的灯泡和水冷结构，外层壁上刻有刻度，显示进镜深度。1910年，Lespinasse 使用的内镜就是普通的膀胱镜，Dandy 将其命名为"脑室镜"。1934年，Putnan 发明了柱状的硬质内镜，内置双极电凝的电极头，通过烧灼脉络丛治疗脑积水。同年，Scarff 将内镜前端的物镜弯曲一定角度，使视野变大。此后，许多人对内镜进行了一些改造，使之功能更齐全、更实用。

2. 光导纤维内镜阶段（1957年至今） 1954年，英国的 Hopkins 和 Kapany 等研究图像在一束弯曲的玻璃纤维内传送的规律，发明了光导纤维技术。1957年，Hischowitz 及其助手在美国内镜学会上展示了自制的光导纤维内镜。1967年 Machida 公司采用外部冷光源，使光亮度大增。近10年来，随着内镜的光学系统以及附属设备如手术器械、摄影系统等的不断改进和完善，纤维内镜图像日益清晰，观察视野越来越大，而内镜的直径却越来越细，操作更方便，损伤更小。

3. 电子内镜时代（1983年以后） 1983年 Welch Allyn 公司成功研制出了电子摄像式内镜，即电子内镜。电子内镜是继第一代硬式内镜和第二代光导纤维内镜之后出现的第三代内镜。

电子内镜前端装有高度敏感的微型摄像机，将记录的图像以电讯号方式传至视频处理系统，然后把信号转变为显示器的图像。电子技术的应用，使图像更加清晰、逼真，经过不断发展和完善，图像分辨力还将不断提高。利用视频技术调整红、蓝、绿三色，调整不同颜色区观察不同的组织结构，可使各种组织结构得到最佳分辨力。将图像分析技术应用于电子内镜检查，还可对病变进行定量分析，进行温度测定，还可将超声探头装在内镜前端进行超声检查。此外，还可以应用通信线路将电子内镜图像传至远方,进行临床病例的远程会诊。

电子内镜应用于临床以来,已生产出第三代产品,并应用于临床。生产电子内镜的著名公司为美国的 Welch Allyn 和日本的 Olympus。电子内镜的问世,为内镜的诊断和治疗开创了新篇章,电子内镜已在临床、教学和科研中发挥了越来越大的作用。

第二节 神经内镜的构成

神经内镜的基本组成:神经内镜主要是由光学系统、冲洗系统和操作通道三部分组成。内镜设备包括内镜镜体,镜头冲洗系统,支持臂,双极电凝,光源、高清数字摄像头,数字处理设备,数字监视器,DVD 录像系统,神经监测设备(脑电描记器、肌电图描记器、躯体感觉诱发电位、脑干听觉诱发电位、运动诱发电位、视觉诱发电位),微钻,手提式超声吸引器,特殊的内镜显微器械等(图 21-2-1,彩图见书末)。

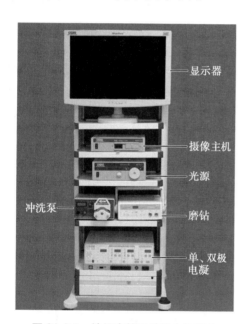

图 21-2-1 神经内镜系统的主体部分

一、神经内镜的分类

神经内镜根据其功能、所达部位及结构可分为不同种类型。按神经内镜的功能分为单功能镜及多功能镜。单功能镜主要是指没有工作通道仅有光学系统的观察镜,多功能镜除了具有观察镜的功能外,在同一镜身还具有至少一个的工作通道,具有照明、手术、冲洗及吸引等多种功能;按神经内镜所达到的部位或应用领域的不同分为:脑室脑池内镜(又包括工作镜和观察镜)、颅底内镜、脊髓脊柱内镜;根据内镜

观察角度不同分为 0°、25°、30°、70°、110°等;根据神经内镜的结构和形状分为硬性内镜和软性内镜,本书即以此分类为依据进行叙述。

二、神经内镜的构成

(一) 光学系统

1. **神经内镜镜体** 目前使用的神经内镜有硬质和软质。硬性内镜,也可简称硬镜(图 21-2-2,彩图见书末)。硬性内镜通过多个柱状透镜成像,其外径一般在 2~8mm,内可有多个通道,如照明、冲洗、吸引、工作等通道(图 21-2-3,彩图见书末),长度一般为 130~300mm,内镜的直径越大,图像就越清晰,术野的亮度也越强。

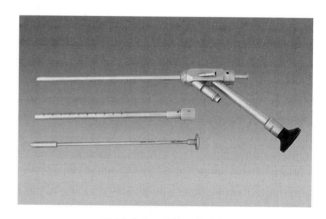

图 21-2-2 硬性工作内镜

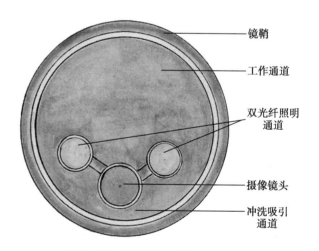

图 21-2-3 硬性神经内镜工作横断面

专业的内镜操作器械沿着内镜内、外进入术野,手术在高清显示器或液晶显示器引导下完成。物镜可有不同的视角,如 0°、30°、45°、70°、120°(图 21-2-4,彩图见书末,图 21-2-5,彩图见书末)等。0°和 30°的镜头可以用于观察和手术操作,而 70°和 120°的镜头则仅用于观察。必要时可以从不同角度导入两套内镜以便观察术区全貌,如观察第三脑室后部病变时可选用 70°和 135°

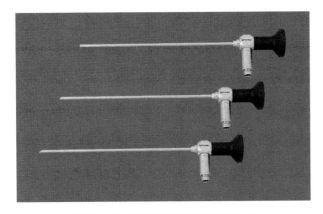

图 21-2-4　不同角度的硬性神经内镜

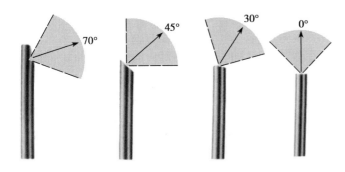

图 21-2-5　硬性神经内镜角度示意图

两种不同视角的镜头。

　　不同视角的神经内镜其用途各异。0°内镜给出一个直线视野,30°内镜给出一个侧面视野,这种内镜在颅底手术观察各个手术角落时很有用,例如在听神经瘤切除时观察内听道,在经鼻垂体瘤切除时观察海绵窦,切除颅底表皮样囊肿时观察显微镜死角残余瘤体。拥有更大角度的内镜,例如 70°和 90°内镜,很难习惯使用,所以只是偶尔使用。另外,已有直径为 4～6mm 的三维神经内镜应用于临床。优点:神经内镜焦距短,视野宽,具有良好的照明和图像质量,能够通过镜体内不同通道进行电凝止血、冲洗、活检等操作。有的内镜重量较大,为防止术中操作时发生移动,常需使用特定的固定装置(支持臂)来固定。

　　观察剥离镜是一种短小的硬式内镜,头端直径约1mm,像显微神经外科器械一样,使用灵活但视野较小。最初用于脊柱手术,后逐步用于颅内蛛网膜下腔的观察,可以与内镜配合使用(图 21-2-6,彩图见书末)。

　　软性内镜:软性内镜包括纤维内镜和电子内镜,简称"软镜",具有头端可自由弯曲、空间活动度大和管径较细的特点,不仅如此,头端还可制成成角和偏侧。软质内镜的直径多为 0.75～4mm。软性内镜一般细而长,最长可达 1.0m,外径 0.75～4.0mm,头端直径2～4mm。和硬性内镜一样,多数软性内镜亦有视道和

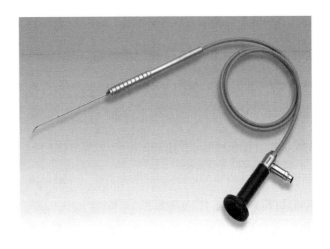

图 21-2-6　观察剥离镜

照明通道,但因其外径小,通常将工作通道、冲洗通道和吸引通道合而为一。软性内镜用途多,非常灵活,可以在脑室或脑池内移动,抵达硬性内镜无法到达的部位,进行观察和操作(图 21-2-7 和图 21-2-8,彩图见书末)。软性内镜使用时,控制方向比较困难,也需要使用固定装置进行固定。

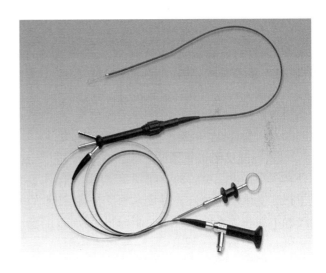

图 21-2-7　软性纤维神经内镜

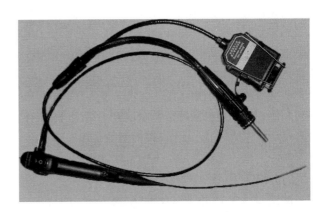

图 21-2-8　软性电子内镜

2. 光源及成像系统 神经内镜常用的光源有卤素灯和氙灯,卤素灯用的是卤化汞,氙灯应用的是氙气,它们的蓝色光谱含量高,对显像和照相记录的照明度较好(图21-2-9,彩图见书末)。卤化弧光灯泡的寿命约250小时,而氙气灯泡可维持1 000小时,而且后者较前者的光亮度更高,但价格较昂贵。光亮度直接影响着图像的质量,尤其是在脑室系统以外反射光减少时,如在蛛网膜下腔。

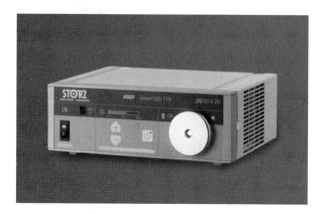

图 21-2-9 用于神经内镜的冷光源

冷光源的光束,传入光导纤维束;在光导纤维束的头端(内镜的前端)装有凹透镜,传入的光通过凹透镜,照射于手术野内,照射得到的反射光即成为成像光线。成像光线反射到观察系统,按照先后顺序经过直角屋脊棱镜、成像物镜、玻璃纤维导像束、目镜等一系列的光学元件,在目镜上显示手术野的图像。

3. 监视器及图像记录装置 神经内镜技术为神经外科医师提供了独特的空间视角,使手术操作也发生了很大变化。与显微外科技术相反,内镜技术的操作过程不能在手术部位直接控制,而是要通过电视屏幕获得。术中需要摄像头、监视屏和图像记录装置,如磁带录像机、数码相机等。

(二)冲洗系统

内镜图像的清晰度需要清晰的介质、手术野的最佳显示以及最少的衍射。内镜镜头置入手术野,其周围是血液、液体和碎片。为了避免频繁移动、清洁、重新置入内镜的危险操作,内镜有专门的冲洗通道,该通道和冲洗泵相连,使用无菌盐水冲洗镜头,而内镜无须移动。使用不同直径的冲洗鞘以适应不同型号的内镜。在需要清洁术野时,动力化脚踏控制的泵输送清洁的水流以冲洗内镜的头部。冲洗不仅可保持视野清晰,还有一定的分离作用(图21-2-10,彩图见书末)。

冲洗设备包括冲洗液及冲洗管道。生理盐水 pH 较低,若手术时间长、冲洗量大时,用生理盐水易引起

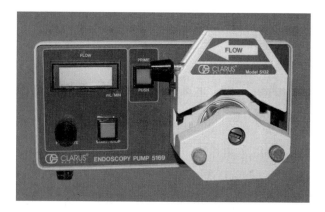

图 21-2-10 用于神经内镜的冲洗泵

脑脊液内电解质的丢失,因而冲洗液宜选用 Ringer 液。颅内冲洗一律应使用热的脑脊液人工替代品。灌洗装置:预热到37℃的塑料袋消毒包装的人工脑脊液维持灌注压在 30cmH_2O 的安全范围内。简易的方法是将袋装人工脑脊液吊高 30cm(自患者外耳道算起),接内镜的冲洗道,或用冲洗泵控制人造脑脊液流速。同时保持流出通道顺畅,避免高压灌注。理想的冲洗管道应是在冲洗液进入颅内时与体温一致,可以用输液加热器。若没有输液加热器,亦可将袋装或瓶装的冲洗液用温水或温箱加热至 36~37℃。

(三)操作系统

神经内镜操作需要安全和稳定的固定与导向系统。

1. 固定装置 进行神经内镜手术,应用固定装置是十分必要的,徒手操作既容易疲劳又易引起神经内镜的移位而损伤脑组织,以减少或避免内镜在手术中的移动,造成副损伤及影响术中的观察和手术操作;内镜和导向设备结合,可以提高操作的精确性和安全性。

内镜的固定:在内镜手术中,有时双手操作更为方便,所以支撑臂是内镜设备的必要补充。支撑臂必须结实、稳定,能够安全支撑内镜,能够根据外科医师的需要方便调节。内镜固定装置分为机械和气动两类。机械的仿自持式牵开器,灵活性好,稳定性差;气动固定架稳定性好,但灵活性差。早期的支撑臂是机械式的,将长金属杆使用可动关节连接。最新的支撑臂由球状轴承关节构成,为气动器械。这些设备既柔韧,又稳定可靠。外科医生能够轻松使用手指控制操作,在固定和活动位置之间切换。

神经内镜固定装置分为可弯曲的机械固定臂、液压臂和气动支撑臂三种。多数厂商在整套设备中配备有固定装置,主要为可多向调节并能固定镜体的支持臂系统(图21-2-11,彩图见书末)。在手术操作期

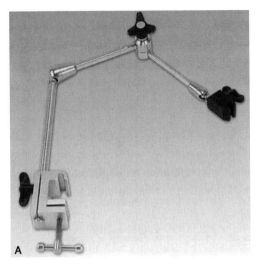
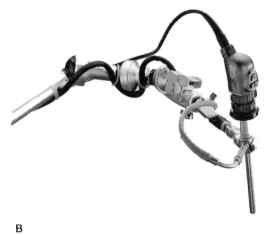

图 21-2-11　内镜固定装置
A. 机械固定臂；B. 气动支撑臂。

间,该系统为整个内镜系统提供了必要的牢靠的固定,并为助手免除枯燥、易疲劳的固定工作。另外,许多神经内镜都配有金属的外套管或导向管,这样既可引导及固定神经内镜,又可为内镜提供观察和操作的空间。常用的固定方法有两种:①用特制的配件将内镜固定在与手术头架连接的自持牵开器上;②将内镜固定在立体定向仪的导向弧上。

2. 导向设备

(1) B 型超声:神经内镜手术常用 B 型超声做术中病灶定位,一般 B 型超声仪探头为 7.5MHz 和 5MHz 的弧形探头,直径为 1.0~1.2cm。5MHz 超声探头可引导神经内镜到达靶点;20MHz 高分辨多普勒超声仪可以探及直径 0.1mm 的小血管,在多普勒超声引导下,可以比较安全地对血供丰富的肿瘤进行活检和切除,避免损伤血管。与录像系统连接,可以记录保存术中获得的情报,实现图像重现分析,也可以连接计算机对图像进行实时解析和在电视画面上观察。

(2) 立体定向仪:20 世纪 80 年代后期以来,内镜技术与立体定向技术逐渐被结合运用,通过立体定向设计最理想的轨道和切口位置,神经内镜可以通过最方便、最安全的角度进入所需部位,误差不超过 1mm,大大提高了手术的精确性,减少了对脑的损伤。

(3) 神经导航技术:目前神经导航技术与内镜技术结合应用最广泛,它摆脱了立体定向仪导向臂的影响,使手术操作更加方便;同时它使手术定位更精确、手术时间缩短,疗效进一步提高(图 21-2-12,彩图见书末)。

(4) 动态数字减影脑室内造影(dynamic digital subtraction ventriculography,DDSV):DDSV 为脑室内操作提供指导,可有效评价脑室系统手术的质量,在非

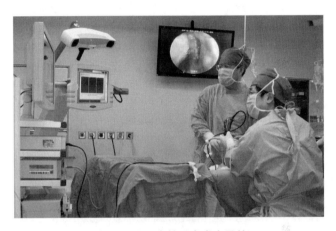

图 21-2-12　内镜手术术中导航

交通性脑积水手术中,可以用 DDSV 证实脑脊液循环通路的恢复,控制第三脑室造瘘口的开放程度。

3. 操作装置

(1) 用于活检和囊肿、脓肿壁切开的器械:内镜下能够区分正常组织、血管及病变,故内镜下活检可避免出血等并发症,提高诊断的准确率。活检使用的器械有显微钳和显微剪刀。显微剪刀有弯头和直头两种,应根据操作进行选择(图 21-2-13,彩图见书末)。

(2) 用于磨除骨质的高速磨钻:主要用于内镜经鼻和经口颅底手术磨除颅底骨质,同时用于生成锁孔骨窗和钻磨颅骨内骨性结构,例如在听神经瘤手术中磨除内听道后壁。对于内镜颅底手术,笔式、小型的、动力强的、重量轻的、高性能的微钻使得外科医师在通过锁孔开颅到达的狭窄空间内能够平稳操控。微钻手柄要求为细长,从而能够在钻头工作时提供更好的视野,能看到前方的金刚砂钻头。可选配的手柄有直的也有成角的,适用于不同的手术部位。另外,手

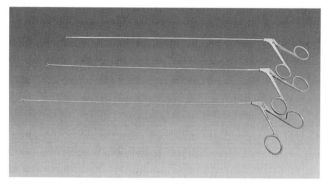

图 21-2-13 神经内镜中常用于内镜腔内操作的器械

柄的长度也有多种选择,目的是在颅底手术时到达深部并在一定的术野中完成微小和精巧的钻磨功能(图21-2-14,彩图见书末)。

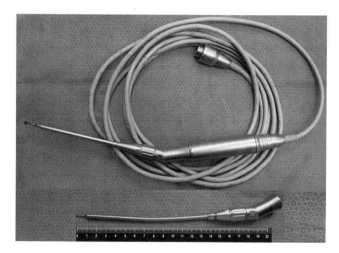

图 21-2-14 经鼻蝶入路常用磨钻头

(3)用于切取整块病变或取异物的器械:如夹钳、取瘤钳(图21-2-15,彩图见书末)和不同大小的环形刮匙等(图21-2-16,彩图见书末)。

(4)用于囊肿穿透、脑室造瘘的器械:如球囊导管。球囊导管不仅能够穿透囊壁,还能扩大切口(图21-2-17,彩图见书末)。

(5)用于止血的器械:如单、双极电凝。用于工作腔道内操作的双极电凝有点式、叉式和剪式(图21-

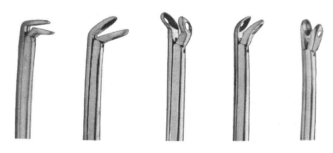

图 21-2-15 各种角度的取瘤钳

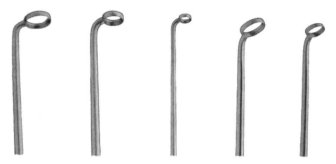

图 21-2-16 不同大小的环形刮匙

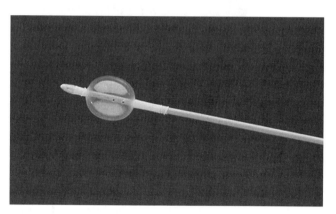

图 21-2-17 球囊导管

2-18~图21-2-20,彩图见书末)。使用时剪式双极电凝最佳,可在术中夹住出血点,止血灵活可靠(图21-2-21,彩图见书末)。

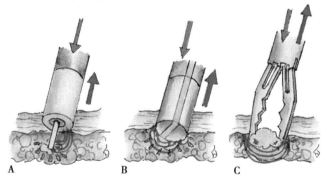

图 21-2-18 内镜中使用的各种双极电凝
A.点式双极电凝;B.叉式双极电凝;C.剪式双极电凝。

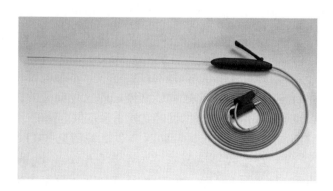

图 21-2-19 脑室内镜手术常用的双极电凝

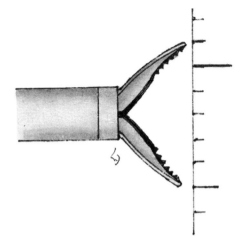

图 21-2-20　剪式双极电凝头的最大开口可达 6mm

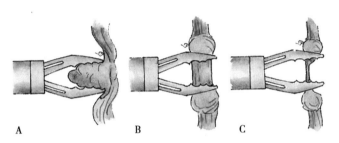

图 21-2-21　各种不同的电凝方法
A. 先钳夹后电凝；B. 先撑开后电凝；C. 直接电凝。

（6）用于组织的凝固、汽化或切割的器械：如超细的光导纤维激光。用于神经内镜的激光主要有掺钕钇铝石榴石（Nd：YAG）激光、氩激光和磷酸钛氧钾（KTP）激光三种，其光导纤维的外径为 $600\mu m$，尖端以 30℃ 分布能量，波长为 $1.06\mu m$。激光在水中不被吸收，在连续冲洗和吸引过程中或在脑室系统内激光同样可起组织切割、止血和汽化作用。激光主要通过神经内镜上的手术通道，而不通过机械性接触，因此可以减少对周围正常脑组织的损害，这是激光最主要

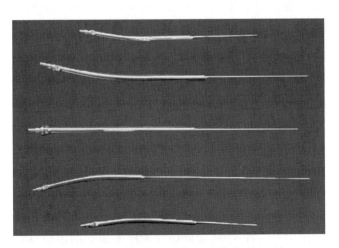

图 21-2-22　可用于神经内镜手术的 CUSA 手柄

的优点。微型手提式超声外科吸引器（微型 CUSA）利用超声将瘤腔内部的瘤体变为碎屑，并利用其吸引功能将碎屑去除。内镜微型 CUSA 较常规的 CUSA 更加小巧、轻便，更长、更细（图 21-2-22，彩图见书末），包括超精细微头，并且有成角和延长的手柄，从而在颅底内镜手术中能更好地到达术野，并且有最佳的术野显示。一般，有两种不同的波率，标准的 35kHz 或 36kHz 手柄适合关键结构周围的软组织切除，而 23Hz 和 24Hz 的手柄用于较硬的组织。

第三节　神经内镜在神经外科的应用

一、神经内镜治疗的主要应用

（一）脑积水

传统治疗脑积水的方法多采用脑室-腹腔分流术，但存在分流管堵塞、感染等较多并发症，易造成治疗失败，另外还可能导致分流管依赖以及心理障碍。目前，内镜下第三脑室底造瘘术（ETV）已经成为治疗梗阻性脑积水的首选方式。ETV 治疗脑积水操作简便，构建的脑脊液循环较脑室-腹腔分流术更符合生理状态，且无须放置分流管，消除了分流手术的诸多缺点。

既往认为 ETV 手术后出现颅内高压即提示 ETV 手术无效，应行分流手术。Cinalli 通过 CT 及 MRI 动态观察，证明术后多数患者早期的颅内压增高与蛛网膜下腔对突然增多的脑脊液吸收缓慢相关，无须再行分流术。多数学者认为 ETV 手术失败的原因是造瘘口过小或瘘口再次粘连闭合，最新资料证明 ETV 治疗脑积水失败可能更多是由于患者存在脑脊液吸收障碍，蛛网膜下腔不能完全吸收增多的脑脊液所导致。因此目前特别强调在实行 ETV 手术前动态评价脑脊液的吸收功能。对于脑脊液吸收功能正常的脑积水患者，即使影像学提示交通性脑积水，ETV 对部分患者仍然有效。对于脑脊液吸收障碍的脑积水患者，即使影像学提示为梗阻性脑积水，仍应采取分流手术。

对于交通性脑积水能否采用 ETV 治疗一直是争论的热点之一。国外有研究指出，形成交通性脑积水的原因是由于脑室顺应性降低，增高的脑搏动压使脑室扩张。ETV 术后，脑室内脑脊液经造瘘口排出，使脑内过高的收缩压下降。有报道，临床应用中，ETV 治疗交通性脑积水，术后症状改善率达 66.5%，其中步态不稳的改善率高达 75%。

其他用于治疗梗阻性脑积水的手术有中脑导水管扩张术，适用于中脑导水管狭窄、闭塞所引起的梗

阻性脑积水。导水管扩张后直径应达 3mm,有学者主张在导水管内放置支架以保证术后导水管不再闭塞。

另外,特殊造瘘技术的应用,包括透明隔穿通术、室间孔成形术、侧脑室-四叠体池穿通术也被应用于复杂脑积水的治疗,取得了良好的临床效果。对于单侧侧脑室脑积水,可行透明隔造瘘沟通左右侧脑室,再行分流手术或 ETV,内镜手术治疗脑积水可同时对病灶进行活检,并可以避免置管时的盲目性,减少分流管堵塞的概率。多房性脑积水可用单极、双极电凝,激光刀烧灼或 Forgarty 微导管扩张球囊来打通脑室分隔,将多房变为单房以利分流。

(二) 颅内囊肿、脑室内及脑室旁病变

颅内囊肿包括蛛网膜囊肿、脑室内囊肿、脑实质内囊肿及透明隔囊肿等。这些疾病大多为先天性病变,有症状者是内镜手术很好的适应证。应用神经内镜技术治疗颅内囊肿能够做到较大范围的囊壁开窗或部分囊壁切除,不强求全切囊壁,使囊肿液流入蛛网膜下腔、脑池或脑室内即可。目前所有颅内囊肿均应首选神经内镜手术治疗。

在切除脑室内病变时,神经内镜不仅能看清脑室内的形态和结构,还能使术者明确脑室内病变的位置以及多发病变的数目,从而避免盲目操作可能带来的副损伤。同时,神经内镜可观察和切除显微神经外科手术盲区、阴影区的残留肿瘤,对手术有重要的指导作用。

(三) 颅底疾病

神经内镜治疗颅底疾病是近年日益兴起的研究热点。当前内镜经鼻、经口至颅底中线区域的手术有着显著的发展。由于颅底的特殊结构,存在许多腔隙,显微镜观察常有死角,而使用内镜可直接显露从前颅底到鞍区、斜坡,甚至枕骨大孔周围的病变。

1. 垂体瘤 从早期仅能开颅手术切除垂体瘤,到近 50 年来可经蝶手术,垂体瘤的治疗质量获得了显著提高。但社会进步和科学发展促使人们不断地追求更高的生存质量。外科医师将减小手术创伤,同时尽可能地切除病变,减少复发率,降低致残率,提高生存质量作为努力的方向。神经内镜技术的发展与逐步完善,正是科学技术发展的结果。当前神经内镜在神经外科领域发挥着越来越广泛的作用,其中内镜下经鼻蝶手术切除垂体瘤的技术已经比较成熟。与传统的显微镜下经蝶垂体瘤切除术相比,应用内镜治疗垂体瘤,可以利用鼻腔生理通道,无须切开唇下或鼻内黏膜,也无须使用蝶窦牵开器,甚至术后可以不填塞油纱,从而将手术创伤降到最低,进一步减少了以往

手术入路的创伤,扩大了病灶的显露,增加了直观切除病变的机会,最大限度地保护了鼻腔的正常结构。

多角度内镜还可观察深部术野侧方的情况,进行直视下操作,便于掌握肿瘤的切除情况,可以更多地切除肿瘤,减少对垂体和周围重要结构的损伤,且止血可靠,减少了术后出血的可能性,保证了手术的安全和彻底,提高了手术质量。术中结合超声、神经导航和激素水平监测,内镜下切除垂体腺瘤可获得更加令人满意的结果。

总之,内镜经鼻蝶手术治疗垂体瘤是一种创伤小、操作简便、治疗效果好的微侵袭神经外科技术,目前已成为许多国内外医疗机构的首选方法,随着科学技术的进步,必将不断发展、完善。

2. 脊索瘤 目前神经内镜应用于颅底脊索瘤的范围包括:①经鼻蝶入路,并以此为中心向周围扩展,适合于在蝶筛窦、中上斜坡向前方生长为主的肿瘤;②经口咽入路,适用于位于下斜坡、枕骨大孔、上位颈椎前方的肿瘤;③内镜与显微镜结合使用,则主要考虑到生长范围广泛、单纯一种方法难以彻底切除的肿瘤。

内镜治疗颅底脊索瘤光源充足,术中投照的视野相对宽广,颅底肿瘤显露良好,能发现在显微手术中"死角"处的肿瘤,有利于全部清除肿瘤,降低肿瘤复发。手术中随着肿瘤的分步切除,操作腔隙可进一步扩大。故而应用神经内镜切除脊索瘤能够增加肿瘤的显露,减小非直视盲目切取肿瘤的范围,且手术创伤小,术后严重并发症少,患者恢复快,住院时间短。

3. 颅咽管瘤 随着内镜手术技术、颅底重建技术及设备的不断进步,对于完全位于硬膜内的颅咽管瘤也开始采取神经内镜手术技术切除。适合内镜经鼻切除的颅咽管瘤为鞍内型、鞍内鞍上型及部分鞍上型颅咽管瘤,不适合内镜经鼻切除的颅咽管瘤为第三脑室型。

4. 脑膜瘤 颅底脑膜瘤基底位于肿瘤腹侧,血供主要也来源于腹侧,而其相邻的重要血管和神经则位于肿瘤背侧,所以从肿瘤的腹侧切除颅底脑膜瘤更适合肿瘤的病理特点和生长方式。

但是因为解剖结构的限制,内镜经鼻手术目前主要应用于切除颅底中线区域的颅底脑膜瘤,其优势为可以首先切除肿瘤的基底,切断肿瘤的血供,而且对于肿瘤基底的切除更彻底。

5. 胆脂瘤 颅底胆脂瘤有沿蛛网膜下腔向邻近部位生长的特性,从而形成巨大的不规则的占位性病变。因病变不规则,传统开颅切除术对正常脑组织创

伤大,单纯显微手术常因镜下存在"死角"而使肿瘤难以全部切除。神经内镜能直接到达颅内深部,凭借其良好的光源和不同角度的镜头,施术者可清晰地观察到各种直线视野无法看到的死角病变以及周围的结构,有助于发现残存在显微镜"死角"处的肿瘤,提高全切率,减少肿瘤复发;同时能够有效地避免损伤深处病灶周围重要的脑神经、血管,减少手术并发症。

(四)颅内实质肿瘤

应用神经内镜技术切除颅内实质肿瘤最近才开始兴起,目前这项技术仍然处于起步阶段。Di 等于2007 年报道应用神经内镜作为单独照明工具在导航技术的辅助下切除了两例患者的颅内多发占位。他报道的内镜尖端装有探测装置,在立体影像技术的协助下,进行内镜下肿瘤切除,取得了良好的手术效果。2009 年 Kassam 等报道应用内镜神经外科技术切除了21 例患者的脑实质性肿瘤,8 例患者肿瘤全部切除而没有发生术后神经功能障碍或血管损伤。上述实例表明了内镜神经外科技术对于治疗脑实质内肿瘤的可行性,对于此项技术的应用还需要长期观察来验证。

(五)动脉瘤

颅内动脉瘤手术中最大的难度是手术空间小,容易造成神经和血管的损伤。神经内镜应用可以减小动脉瘤手术的开颅范围,缩小头皮切口,避免过多地暴露脑组织。神经内镜最适合未破裂或已破裂但蛛网膜下腔出血已吸收的动脉瘤手术,特别是深部动脉瘤。使用神经内镜不但可以多角度观察动脉瘤结构,还可以探查到瘤蒂的具体位置以及动脉瘤后壁下隐藏的穿通支血管,并可以在动脉瘤夹闭后从后方和侧方观察瘤夹的位置是否恰当,从而减少对周围脑组织、重要神经和血管的损伤,降低术后并发症的发生率,有助于患者早日康复。

(六)颅内血肿

神经内镜手术技术可用于治疗外伤性和自发性脑室内出血、脑实质内血肿、慢性硬膜下血肿等。其原则是在不损伤血肿壁或引起新的出血的前提下,尽量清除血肿,不强调彻底清除血肿,能够达到急性减压的目的即可。较传统治疗方法,手术创伤更小。

(七)肿瘤活检

内镜神经外科技术对于邻接脑室或脑池且位置深在的肿瘤活检不失为一种理想的工具,它可以尽可能地减少周围重要结构的损伤,同时能够在直视下进行活检操作。与影像学介导的立体定向活检相比,神经内镜介导的直视下操作大大减少了活检组织的误差,并可以在获得明确诊断的前提下尽量减少并发

症。神经内镜最大的优势在于脑室肿瘤经常会伴有脑积水的发生,神经内镜可以在活检的过程中同时处理这些病变。辅助神经导航等技术可以增加内镜活检手术的准确性。新出现的技术,诸如"freehand"无关节臂导航棒技术更加拓宽了内镜活检的应用范围。

(八)脑脓肿

非手术治疗对于直径较大(≥4cm)的脑脓肿疗效差,外科手术是此类脑脓肿的主要治疗手段,但传统开颅术创伤较大。神经内镜与立体定向技术相结合对脑皮质层及脓肿周围正常脑组织损伤小,既能直视脓肿腔冲洗脓液,也可避免盲视操作下穿刺引起的脑出血。内镜治疗时,对于厚壁脓肿可用显微剪刀切开脓肿壁进行脓液吸引和引流,从而彻底清理病灶;对于多房性脑脓肿,可在内镜直视下打通脓肿腔之间的间隔,以便更有效地冲洗引流,较开颅术治疗彻底且创伤小。

(九)脑脊液瘘

脑脊液鼻漏是由于硬膜和颅底支持结构破损,使蛛网膜下腔与鼻腔相通,脑脊液经鼻腔流出而形成,常见于外伤、肿瘤、鼻窦疾患和手术后。用内镜经鼻腔修补脑脊液漏有微创、直视下操作、术中瘘口判断准确、无开放式切开术的面部瘢痕、不易感染等优点,已成为治疗脑脊液鼻漏的首选治疗方法。

(十)微血管减压

使用神经内镜进行微血管减压术具有锁孔开颅、对脑组织牵拉轻微、照明清楚、寻找责任血管确切、能够多角度观察等优点。最近,Shahinian 等报道一组利用内镜下微血管减压术(EVD)治疗三叉神经痛及舌咽神经痛的病例,指出内镜可以提供更加清晰的解剖成像。他们比较了 255 例使用神经内镜进行微血管减压术(EVD)与 1 600 例应用显微镜进行微血管减压术(MVD)的手术效果,EVD 术后成功率为 95%,3 年随访成功率为 93%,而 MVD 术后成功率为 91%,3 年随访成功率为 80%,结论是 EVD 手术效果优于 MVD。

(十一)脊柱脊髓疾病

现今,随着微侵袭外科理念的深入人心,神经内镜治疗脊柱脊髓病变逐渐被人们重视。技术、方法以及设备的系统化和现代化使神经内镜能够治疗许多脊柱脊髓的病变。采用特制的椎管内镜可行椎管内脊髓探查,并能明确诊断经椎管造影、数字减影血管造影、磁共振检查不能确诊的脊髓病变。神经内镜下应用管状牵开器切除硬脊膜内外肿瘤,可使肿瘤完全切除,与传统的后正中椎板切开肿瘤切除术比较,具

有创伤小、住院时间短、失血少、麻醉药剂量少等优点。经皮内镜下椎间盘切除、椎间孔成形术已渐趋成熟。内镜下治疗寰枢椎脱位或畸形、脊髓空洞症、脊髓拴系以及内镜下脊柱内固定、椎旁脓肿引流、胸交感神经节切除术等报道也日益增多。神经内镜技术可以减少脊柱脊髓手术时间，明显减少术中出血，手术切口小，患者住院时间明显缩短，恢复期的疼痛也明显减轻。

内镜应用于脊柱外科尚有一些不足，例如所有器械都从细长的管腔通过，操作困难；手术路径缺乏明确的解剖标志，常需结合术中导航技术；术中出血难以控制等，这些缺点使脊柱内镜的应用受到限制。与传统开放手术相比，其疗效并没有大幅度的提升。因此，严格掌握其适应证，不盲目应用才能更大程度地发挥神经内镜在脊柱脊髓领域的优势。

二、展望

近20年，神经内镜技术发生了很大的变化。不断的技术创新是提高手术质量的重要条件，也是神经内镜技术可持续发展的动力源泉。手术的范围、质量已经突破了人们原有的传统思想。神经内镜的开展起始于脑室，以脑积水的治疗为主。后来发展到颅底和脊柱，这期间的每一步都伴随着技术的进步和仪器、器械的改造。技术和器械的改善是相互促进的。因此医师应善于开动脑筋，发挥创造性思维，在临床实践中不断改进我们手中的器械，使之适应神经内镜的特殊操作。在神经内镜技术创新方面仍然有许多工作可做。①颅底内镜很有前途：因为颅底的腹侧为鼻腔、口腔和副鼻窦，为多孔性结构，用显微镜观察常有一些死角，而使用内镜或辅助显微镜可直接显露从前颅底到鞍区、斜坡，甚至到枕骨大孔周围的病变，对于颅内外沟通的肿瘤，内镜能发挥更大的作用。②脑室内镜的优势越来越明显：随着技术的发展，一些脑室病变可在内镜下完全切除，如脑室内的小型肿瘤、囊肿等，而脑室内镜技术的经验积累，将进一步促进其在脑室外疾病中的发展。③脊柱和脊髓内镜前景广阔：许多脊柱和脊髓疾病，如椎间盘突出、寰枢椎脱位或畸形、椎管内部分病变都可以在内镜下获得治疗，内镜手术创伤小，疗效可靠。

（赵澎 张亚卓）

▎参考文献

[1] 张亚卓.中国神经内镜技术发展10年概况与未来发展[J].中华神经外科杂志,2009,25(7):577-578.

[2] 李储忠,张亚卓.神经内镜应用进展[J].中国神经精神疾病杂志,2009,35(2):67-68.

[3] 陈东亮,陈凤坤.神经内镜技术的新进展[J].中国医师进修杂志,2007,30(6):70-72.

[4] LI KW,NELSON C,SUK I,et al. Neuroendoscopy:past,present and future[J]. Neurosurg Focus,2005,19(6):E1.

[5] GERZENY M,COHEN AR. Advances in endoscopic neurosurgery[J]. Aorn journal,1998,67(5):957-965.

[6] HOPF,NIKOLAI J,PERNECZKY. Endoscopic neurosurgery and endoscope-assisted microneurosurgery for the treatment of intracranial cysts[J]. Neurosurgery,1998,43(6):1330-1336.

[7] ZIMMERMANN M,KRISHNAN R,RAABE A,et al. Robot-assisted navigated endoscopic ventriculostomy:implementation of a new technology and first clinical results[J]. Acta Neurochir(Wien),2004,146(7):697-704.

[8] CAPPABIANCA P,DIVITIIS E. Endoscopy and transsphenoidal surgery[J]. Neurosurgery,2004,54(5):1043-1048.

[9] ABBOTT R. History of neuroendoscopy[J]. Neurosurg Clin N Am,2004,15(1):1-7.

[10] WALKER ML. History of ventriculostomy[J]. Neurosurg Clin N Am,2001,12(1):101-110.

[11] SCHULTHEISS D,TRUSS MC,JONAS U. History of direct vision internal urethrotomy[J]. Urology,1998,52(4):729-734.

[12] DANDY WE. An operative procedure for hydrocephalus[J]. Johns Hopkins Hosp Bull,1922,33:189-190.

[13] DANDY WE. Extirpation of the choroid plexus of the lateral ventricles in communicating hydrocephalus[J]. Ann Surg,1918,68(6):569-579.

[14] FAY T,GRANT F. Ventriculostomy and intraventricular photography in internal hydrocephalus[J]. JAMA,1923,80:461-463.

[15] PUTNAM T. Treatment of hydrocephalus by endoscopic coagulation of the choroid plexus[J]. N Engl J Med,1934,210:1373-1376.

[16] SCARFF JE. Endoscopic treatment of hydrocephalus:description of a ventriculoscopes and preliminary report of cases[J]. Arch Neurol Psychiatry,1935,35:853-861.

[17] NULSEN FE,SPITZ E. Treatment of hydrocephalus by direct shunt from ventricle to jugular vein[J]. Surgical Forum,1952,2:399-403.

[18] JACOBSON JH 2ND,WALLMAN LJ,SCHUMACHER GA,et al. Microsurgery as an aid to middle cerebral artery endarterectomy[J]. J Neurosurg,1962,19:109-115.

[19] JHO HD. The expanding role of endoscopy in skull-base surgery:indications and instruments[J]. Clin Neurosurg,2001,48:287-305.

[20] PREVEDELLO DM. History of endoscopic skull base surgery：its evolution and current reality[J]. J Neurosurg,2007,107(1)：206-213.

[21] CAPPABIANCA P,Cinalli G,Gangemi M,et al. Application of neuroendoscopy to intraventricular lesions[J]. Neurosurgery,2008,62 Suppl 2：575-597.

[22] CAPPABIANCA P,DECQ P,SCHROEDER HW. Future of endoscopy in neurosurgery[J]. Surg Neurol,2007,67(5)：496-498.

[23] GRANT JA. Victor darwin lespinasse：a biographical sketch[J]. Neurosurgery,1996,39(6)：1232-1233.

[24] SCARFF JE. Evaluation of treatment of hydrocephalus：Results of third ventriculostomy and endoscopic cauterization of choroid plexuses compared with mechanical shunts[J]. Arch Neurol,1966,14(4)：382-391.

[25] JONES RF. Neuroendoscopic third ventriculostomy：a practical alternative to extracranial shunts in non-communicating hydrocephalus[J]. Acta Neurochir Suppl,1994,61：79-83.

[26] APUZZO ML. Neurosurgical endoscopy using the side-viewing telescope[J]. J Neurosurg,1977,46(3)：398-400.

[27] BUSHE KA,HALVES E. Modified technique in transsphenoidal operations of pituitary adenomas. Technical note(author's transl)[J]. Acta Neurochir(Wien),1978,41(1/2/3)：163-175.

[28] HALVES E,BUSHE KA. Transsphenoidal operation on craniopharyngiomas with extrasellar extensions：The advantage of the operating endoscope[proceedings][J]. Acta Neurochir Suppl(Wien),1979,28(2)：362.

[29] JANKOWSKI R. Endoscopic pituitary tumor surgery[J]. Laryngoscope,1992,102(2)：198-202.

[30] RODZIEWICZ GS. Transnasal endoscopic surgery of the pituitary gland：technical note[J]. Neurosurgery,1996,39(1)：189-192.

[31] SETHI DS,PILLAY PK. Endoscopic management of lesions of the sella turcica[J]. J Laryngol Otol,1995,109(10)：956-962.

[32] MARTIN J,Neal C,Moores I,et al. Use of a nitrogen arm-stabilized endoscopic microdriver in neuroendoscopic surgery[J]. Minim Invasive Neurosurg,2005,48(1)：63-65.

[33] ESKANDARI R,AMINI A,YONEMURA KS,et al. The use of the Olympus EndoArm for spinal and skull-based transsphenoidal neurosurgery[J]. Minim Invasive Neurosurg,2008,51(6)：370-372.

[34] ARYAN HE,HOEG HD,MARSHALL LF,et al. Multidirectional projectional rigid neuro-endoscopy：prototype and initial experience[J]. Minim Invasive Neurosurg,2005,48(5)：293-296.

[35] LEVY ML,NGUYEN A,ARYAN H,et al. Robotic virtual endoscopy：development of a multidirectional rigid endoscope[J]. Neurosurgery,2008,62(Suppl 2)：599-606.

第二十二章　正电子发射断层显像

正电子发射断层显像（positron emission tomography,PET）是 20 世纪 70 年代发明的,它在很大程度上归功于 Michel Ter-Pogossian 博士等在医学物理和核医学领域的开创性工作。1998 年世界上第一台正电子发射计算机体层显像仪（PET/CT）诞生,并于 2001 年开始商业应用。PET 是继计算机断层扫描（CT）、磁共振成像（MRI）之后在医学领域进行生物学研究和临床诊断的影像学技术,它从分子水平探查人体组织细胞内的病理、生理和生化改变,因此可在 CT、MRI 等解剖学影像发生改变之前提供有价值的诊断信息。PET 的诞生是核医学诊断上一次质的飞跃,是目前最前沿、临床应用最广泛的分子显像技术,如同普通 X 线片到 CT 的飞跃,它使影像医学从大体解剖学水平飞跃到分子代谢水平,从而达到疾病早期诊断的目的。PET 是目前唯一在活体分子水平完成生物显像的影像技术,它能从代谢、生化、血流灌注、神经受体及化学递质等方面对病灶进行显像,并能观察疾病的演化过程,因此对治疗方案和判断预后都有重要价值。目前,PET 已广泛应用于神经科学的临床诊断与研究。

第一节　正电子发射断层显像的原理

一、PET 的工作原理

PET 的基本工作原理是利用短半衰期的正电子放射性核素（如 ^{11}C、^{13}N、^{18}F 等）,将人体代谢产物、底物或其类似物、受体的配体等分子（如葡萄糖、蛋白质、核酸、脂肪酸、胆碱、胸腺嘧啶等）标记,作为示踪剂或显像剂,将其注入或吸入人体,参加人体内相应的生物活动,不同的示踪剂聚集的机制不同,人体各组织器官的生理代谢状态不同,因此示踪剂在体内的分布也不同;正电子放射性核素在衰变中发射正电子,其在组织内运行短距离,动能消失后,与周围物质中的负电子发生湮灭辐射,产生方向相反、能量均为 511keV 的 2 个 γ 光子（γ 射线）,该射线可以被 PET 扫描仪探测;PET 探测器通过一系列成对的互相呈 180° 排列的符合线路来探测湮灭辐射光子,以获取示踪剂的定位、定量信息,之后利用计算机通过滤波反投影法、有序子集最大期望值法等图像重建技术转化为可视化图像;PET 图像能够直观显示示踪剂在体内的分布情况,同时通过计算机进行半定量或定量分析,从分子水平显示机体及病灶组织细胞的代谢、功能、血流、细胞增殖和受体分布状况等,为临床提供生理及病理方面的诊断信息。

PET 所用显像剂是由正电子放射性核素和非放射性被标记化合物两部分组成。放射性核素由回旋加速器（^{18}F、^{11}C、^{13}N 等）、放射性核素发生器（^{82}Rb 及 ^{68}Ga 等）等生产,通过同位素交换法、化学合成法、金属络合法等技术,与化合物连接;被标记的化合物决定了示踪剂的化学性质及生物学行为,放射性核素因其可被探测而起着示踪作用。

根据显像范围、时间、方式等的不同,PET 显像可分为 2D/3D 显像、静态显像及动态显像、局部显像及全身显像、门控显像、延迟显像、负荷显像等。

脑部 PET 显像可分为代谢显像、血流灌注显像、神经递质和受体显像等。

二、脑代谢显像

脑代谢显像分为葡萄糖代谢显像、蛋白质代谢显像、核苷酸代谢显像、氧代谢显像等。

1. **葡萄糖代谢**　葡萄糖几乎是脑组织唯一的能量来源,脑内葡萄糖代谢情况能够反应神经元代谢活动,也就是脑功能活动情况。常用的显像剂为^{18}F-氟代脱氧葡萄糖(^{18}F-FDG)。

2. **蛋白质代谢显像**　蛋白质代谢主要步骤包括氨基酸摄取和蛋白质合成。正常成人大脑内的神经元几乎没有蛋白质代谢,细胞恶变后,蛋白质代谢明显增加,其中以氨基酸的转运率增加更为明显。脑蛋白质代谢显像是以放射性核素标记的氨基酸为显像剂,显示其脑内的分布,从而得到脑组织对氨基酸的转运情况,反映脑组织的蛋白质代谢情况。常用的显像剂有^{11}C-甲基-L-蛋氨酸(^{11}C-MET)、^{18}F-氟代乙基酪氨酸(^{18}F-FET)等。

3. **核苷酸代谢显像**　示踪剂不容易穿过血脑屏障,因此正常脑实质摄取量极低,有利于发现伴有血脑屏障破坏的原发性或转移性脑肿瘤。目前常用的显像剂为 3′-脱氧-3′-^{18}F-氟代胸腺嘧啶(3′-deoxy-3′-^{18}F-fluorothymidine,^{18}F-FLT)。

4. **氧代谢显像**　脑耗氧量也是反应脑功能代谢的一个重要指标。受检者吸入^{15}O$_2$后,通过 PET 进行动态显像,显示其参与体内氧代谢的过程。本方法临床常规应用较少。

三、脑血流灌注显像

将脑灌注显像剂(如^{13}NH$_3$、^{15}O-H$_2$O、^{15}O-CO$_2$ 等)注入或吸入人体后,显像剂通过血脑屏障进入脑组织后被脑细胞摄取,其在脑内摄取量与局部脑血流灌注量及脑功能状态成正相关。当脑动脉狭窄、痉挛或闭塞时,局部脑组织缺血、缺氧,脑细胞摄取及清除功能受损,脑血流灌注显像表现为相应区域放射性分布稀疏或缺损。因脑血流灌注具有一定的储备能力,一些脑血流储备能力轻度下降的患者,行常规脑血流灌注显像后,可行负荷试验或介入试验后进行第二次显像,将两次显像结果进行对比,评估脑血流灌注的储备功能,从而提高部分缺血性疾病的检出率。常用的负荷试验包括:药物介入试验、CO$_2$ 吸入试验、运动试验等。

四、脑神经递质和受体显像

神经递质和受体显像的原理是通过放射性核素标记特定的神经递质的前体或者配体,基于配体-受体结合原理,通过 PET 图像采集示踪剂体内分布的定位定量信息,从而获得中枢神经系统神经递质及受体的分布情况。主要包括多巴胺神经递质或受体显像、β淀粉样蛋白(amyloid β-protein,Aβ) 显像、tau 蛋白显像、乙酰胆碱受体显像、生长抑素受体配体显像等。

1. **多巴胺神经递质或受体显像**　示踪剂能够与多巴胺受体(D$_{1～5}$)结合,显示多巴胺受体功能活力分布。此外还有与多巴胺转运蛋白(DAT)结合的示踪剂,能够反映多巴胺系统的功能活性,比受体显像更敏感。常用的显像剂有^{11}C-CFT、^{18}F-DOPA、^{11}C-RAC、^{11}C-SCH23390、^{11}C-SCH39166 等。

2. **β淀粉样蛋白显像**　示踪剂穿过血脑屏障并与脑内 β 淀粉样蛋白相结合,从而达到对 β 淀粉样蛋白沉积标记与显像的功能。常用的显像剂有^{18}F-FDDNP、^{11}C-PIB、^{18}F-florbetapir、^{18}F-florbetaben、^{18}F-flutemetamol、^{18}F-AZD4694、^{18}F-FIBT 等。

3. **Tau 蛋白显像**　示踪剂能够与 tau 蛋白结合,对 tau 蛋白分布进行显像,早期该类示踪剂特异性较差,能够同时与淀粉样蛋白及 tau 蛋白结合,目前常用的示踪剂特异性较高。常用的显像剂有^{18}F-THK523、^{18}F-THK5105、^{18}F-THK5117、^{18}F-THK5317、^{18}F-THK5351、^{18}F-AV-1451、^{18}F-T808 等。

4. **乙酰胆碱受体显像**　胆碱进入细胞后,胆碱激酶磷酸化,随后进入磷脂代谢途径,因此,胆碱在肿瘤内的蓄积反映了肿瘤细胞对磷脂合成(包括细胞膜合成)的需求增加。常用的显像剂为^{11}C-CHO。

5. **生长抑素受体配体显像**　像大多数肽一样,这些示踪剂不会穿过完整的血脑屏障。常用的显像剂为 DOTA-[Tyr 3]-奥曲肽(^{68}Ga-DOTATOC) 和 DOTA-[Tyr 3]-octreotate(^{68}Ga-DOTATATE)。广泛应用于类癌和胰岛肿瘤等神经内分泌肿瘤的 PET 显像。

五、乏氧显像

示踪剂通过跨细胞膜的被动扩散进入肿瘤细胞,并通过还原作用陷入乏氧细胞内。示踪剂有^{18}F-FMISO 和$^{60/62/64}$Cu-ATSM。

第二节　正电子发射断层显像在中枢神经系统中的应用

一、癫痫

原发性癫痫病因不明确,抗癫痫药物疗效差,CT与MRI检查常无阳性发现。PET的问世对癫痫病灶的诊断有极其重要的价值,并为临床手术及放射治疗提供了准确可靠的依据。

脑血流灌注显像及脑葡萄糖代谢显像均可用于致痫灶的定位诊断。对于原发性癫痫患者,发作间期PET显示病灶局部为放射性摄取减低区(脑血流灌注减低及葡萄糖代谢减低),发作期为放射性摄取增高区(脑血流灌注增高及葡萄糖代谢增高),如发作期与发作间期PET联合检查,诊断的灵敏度更高,并且很容易与周围正常组织鉴别,可得到精确的定量分析结果。对于继发性癫痫,如脑外伤、脑肿瘤、血管畸形等引起的癫痫,PET除了能显示器质性病变外,还可以显示病变周围脑组织的代谢情况。

文献报道^{18}F-α-甲基酪氨酸(^{18}F-AMT)对癫痫灶的定位较葡萄糖代谢显像范围更小、更精确,且对颞叶内侧硬化更为敏感,可用于儿童癫痫灶,尤其是结节性硬化及局灶性皮质发育不良患者的诊断。

二、脑肿瘤

脑血流灌注显像对脑肿瘤的诊断价值有限,对判断肿瘤复发,鉴别活性肿瘤、瘢痕或坏死有一定价值。有文献报道部分肿瘤血供丰富,肿瘤复发时脑血流灌注显像可显示为病灶区域的灌注增高,而放射性坏死区域没有血供,则表现为灌注减低。但是大多数研究显示肿瘤区局部血流量变化范围很大,肿瘤的恶性程度与血流之间无一定相关性。

肿瘤细胞代谢活跃,葡萄糖代谢程度与肿瘤的恶性程度有关。脑葡萄糖代谢显像可用于脑肿瘤的诊断、临床分级、放射性脑坏死与肿瘤复发的鉴别诊断、预后评估等。良性或低度恶性肿瘤(如Ⅰ~Ⅱ级胶质瘤)多表现为低代谢区,而高度恶性肿瘤(Ⅲ~Ⅳ级胶质瘤)多表现为高代谢区。大部分恶性胶质瘤的FDG PET摄取高于正常脑白质。其他原发性或继发性脑肿瘤,如脑膜瘤,其FDG的摄取与脑膜瘤亚型有关。研究还显示FDG摄取的高低与患者的存活率有十分

密切的关系,对一组45例患Ⅲ~Ⅳ级胶质瘤的病例分析显示,FDG摄取高的肿瘤(肿瘤与对侧脑相应部位比率>1.4),其患者存活率平均为5个月,而FDG摄取率低的肿瘤(肿瘤与对侧脑相应部位比率≤1.4,其患者存活率平均为19个月。同样,FDG PET脑显像也可用于低级胶质瘤预后随访,如果肿瘤摄取FDG由低至中或高,提示肿瘤有恶变以及肿瘤在分级上有由低级别向高级别转变的趋势。

然而,由于正常皮质脑组织对FDG摄取本底较高,感染及炎性病变对FDG的摄取也较高,使FDG PET脑显像鉴别肿瘤与非肿瘤性病变的特异性较低,而氨基酸PET脑显像由于皮质脑组织本底摄取较低,在这方面存在一定优势。肿瘤组织对氨基酸类显像剂的摄取增高可能与血脑屏障的破坏及肿瘤细胞密度有关。目前氨基酸脑显像可用于脑肿瘤的诊断、临床分级、肿瘤边界勾画、治疗指导、预后随访等。既往研究表明对于脑肿瘤的诊断及鉴别诊断,氨基酸PET显像存在优势。高级别胶质瘤的氨基酸摄取较低级别胶质瘤增高,尤其是FDG结合^{11}C-MET或^{18}F-FET可有效鉴别胶质母细胞瘤与低级别胶质瘤。治疗效果评估中,肿瘤部位氨基酸摄取减低是治疗有效的表现。大量研究也表明氨基酸显像剂的摄取与胶质瘤的预后有关。

此外,一些其他显像剂也可用于脑肿瘤。研究表明,高级别胶质瘤^{18}F-FMISO摄取增高,而低级别胶质瘤摄取未见明显增高,代谢性肿瘤体积(metabolic tumor volume,MTV)与无进展生存期及总生存期有关,并且作为乏氧显像剂,可对靶向乏氧治疗有一定指导作用。^{18}F-FLT亦可用于脑肿瘤,可反映细胞增殖,但因其不能通过血脑屏障而只能分布于磁共振的增强区域。

三、脑血管疾病及缺血性疾病

部分短暂性脑缺血发作(transient ischemic attack,TIA)及脑梗死的发病早期,常规影像学检查往往是阴性,脑血流灌注可用于其早期定位诊断及疗效评价。

四、认知下降及相关疾病

阿尔茨海默病(Alzheimer's disease,AD)是一种最常见的认知功能下降的疾病。脑血流灌注显像的典型表现为双侧顶颞叶的大脑皮质放射性摄取减低,随病情进展可表现为全脑皮质放射性摄取减低。

脑 FDG 代谢显像与血流灌注显像类似,表现为双侧顶颞叶、后扣带回及楔前叶等的大脑皮质放射性摄取减低。AD 的主要病理改变是由细胞外 Aβ 构成的老年斑及细胞内高度磷酸化的 tau 蛋白构成的神经元纤维缠结。目前认为,AD 的病理改变发生在临床症状出现之前,靶向这两个病理改变的显像(Aβ 显像和 tau 蛋白显像)可用于 AD 的早期诊断及病情评估。

2018 年美国国家老龄化研究所-阿尔茨海默病学会(National Institute on Ageing-Alzheimer's Association,NIA-AA)发布了用于观察及干预性研究的 AD 的研究框架,提出了 AT(N)生物学标志物:A 为 Aβ 累积或相关的病理状态,包括脑脊液 Aβ42、淀粉样蛋白 PET 等;T 为 tau 蛋白累积或相关的病理状态,包括脑脊液 P-tau、tau 蛋白 PET 等;N 为神经变性,包括结构 MRI、FDG PET 及 CSF-总 Tau 等。PET 成为 AD 的诊断的重要生物学标志物的评估手段。

其他类型的认知下降的疾病的 PET 显像也各有特点。如额颞叶痴呆可表现为额颞叶的血流灌注及葡萄糖代谢减低;血管性痴呆多表现为病变血管对应区的血流灌注及葡萄糖代谢减低,基底节及小脑常常受累。

五、锥体外系疾病和共济失调疾病

帕金森病(PD)是一种中枢神经系统变性疾病,主要病因是黑质-纹状体神经元变性坏死,导致纹状体的多巴胺含量下降。脑血流灌注显像对 PD 的诊断价值有限,有学者认为 PD 患者基底节部位脑血流灌注略减低。FDG 代谢显像反应的是脑神经元及突触功能,所以有可能反映脑神经网络连接。有学者认为 PD 可表现为苍白球、丘脑、脑桥、小脑的代谢相对增高及相应的前运动皮层的相对减低。多巴胺神经递质(如¹⁸F-DOPA)、受体(如¹¹C-RAC/¹¹C-SCH23390)、转运蛋白(如¹¹C-CFT)显像可反应脑多巴胺受体系统的功能状态,用于 PD 的诊断、鉴别诊断及病情评估。此外 PET 也可用于其他锥体外系疾病,如多系统萎缩、路易体痴呆、进行性核上性麻痹等。

六、精神疾病

多种精神疾病可出现脑血流灌注及 FDG 代谢显像的异常,因此可用于精神疾病的诊断及治疗评估。

此外,5-羟色胺受体显像可用于抑郁症的显像,阿片类受体显像可用于药物成瘾等的显像。

第三节　正电子发射断层显像检查的优缺点、注意事项与展望

一、PET 检查的优点

1. 无创伤性功能检查手段。
2. 全身显像。能在 30 分钟内对全身各器官进行三维断层显像。
3. 特异性强、灵敏度高,成像速度快。能进行精确的组织衰减校正及放射校正,使定量更精确。
4. 安全性好。所用显像剂为超短半衰期核素,无毒副作用。
5. 能敏感地反映大脑等神经组织的局部功能。
6. 显示脑部生化和生理的过程。

二、PET 检查的缺点

1. 需要回旋加速器。
2. 存在一定的放射性辐射损害。
3. 比 CT、MRI 的空间分辨率低。

三、PET 检查的注意事项

不同显像方法检查前注意事项不同,以脑葡萄糖代谢显像为例。

1. 检查前需禁食 4~6 小时,血糖控制在 6.1mmol/L 以下,可饮少量白开水,禁饮茶、咖啡、酒精及其他含糖饮料。
2. 检查前一天避免剧烈运动。
3. 注射药物后应保持安静,避免声光刺激。
4. 显像过程中避免体位移动,以免影响图像质量。

四、PET 的展望

PET/CT 是将 PET 和 CT 同机融合,实现了功能显像与解剖的结合,克服了分子显像低分辨率的缺点,提供了精确的解剖定位。目前,PET/MR 的同机融合已初步应用于临床,使解剖分辨率大大提高。PET 的发展依赖于放射性药物的不断开发,特定靶点药物的研发已成为各大医学研究机构的研究重点。

(乔真　陈谦　艾林)

参考文献

[1] VALOTASSIOU V, MALAMITSI J, PAPATRIANTAFYLLOU J, et al. SPECT and PET imaging in Alzheimer's disease[J]. Ann Nucl Med, 2018, 32(9):583-593.

[2] VERGER A, LANGEN KJ. PET imaging in glioblastoma: use in clinical practice[M]. Brisbane: Codon Publications, 2017.

[3] MAITI B, PERLMUTTER JS. PET imaging in movement disorders[J]. Semin Nucl Med, 2018, 48(6):513-524.

[4] LIU ZY, LIU FT, ZUO CT. Update on molecular imaging in Parkinson's disease[J]. Neurosci Bull, 2018, 34(2):330-340.

[5] ERGUN EL, SAYGI S, YALNIZOGLU D, et al. SPECT-PET in epilepsy and clinical approach in evaluation[J]. Semin Nucl Med, 2016, 46(4):294-307.

[6] JACK CR JR, BENNETT DA, BLENNOW K, et al. NIA-AA Research Framework: Toward a biological definition of Alzheimer's disease[J]. Alzheimers Dement, 2018, 14(4):535-562.

第二十三章 神经外科导航技术

第一节 概　　述

神经导航(neuronavigation)又称无框架立体定向导航技术或影像导向外科,是把现代神经影像诊断技术、立体定向技术及显微外科通过高性能计算机结合起来的一门新技术,能准确显示神经系统解剖结构及病灶的三维空间位置与毗邻关系,具有三维空间定位和术中实时导航功能。其以强大的计算机技术和图像处理软件为核心,利用卫星定位技术的理论,通过红外线遥感技术或电磁原理获取术中患者头部和手术进程的位置信息,计算并显示手术的实时进程、病变准确位置和周围结构的关系。神经导航具有定位准确性好、对患者的创伤小及术后并发症少等优点。神经导航技术的诞生是立体定向神经外科发展的高级阶段,是立体定向神经外科及现代神经影像技术、数字信号技术共同进步的结晶。

神经导航系统能够把患者术前的影像学资料与术时患者的具体位置通过高性能计算机紧密地联接起来,准确显示患者颅内病灶的三维空间位置及其邻近重要神经血管结构,不仅有助于准确地设计手术方案,而且可实时、客观地指导手术操作,更加科学地判断病灶切除的程度。

脑立体定向神经外科经历了有框架(即立体定向外科)和无框架脑立体定向外科(即神经导航)两个阶段。

1908年Horsley和Clarke发明了世界上第一台立体定位导向仪,开创了脑立体定向技术的先河,他们采用了三维笛卡儿坐标进行了动物脑立体定向手术。

1947年,Spiegel和Wycis首次报道了脑室造影定位立体定向技术在人脑中的应用。1979年,Brown发明了用定位框架与CT扫描一起配准(registration),用于神经系统非功能性疾病的诊疗。这是经典的立体定向学有史以来第一次与现代技术相结合,不仅使古老的定向术在使用上变得简易方便,而且扩大了手术适应证。目前,有框架立体定向手术主要应用于治疗锥体外系疾病、精神病、顽固性癫痫、垂体破坏、异物摘除术、活检术等。有框架立体定向系统有其自身的不足之处,主要包括:定位和导向装置笨重,灵活性差;框架装置易引起患者不适;定位和导向非实时、非直觉;儿童或颅骨较薄者应用困难等。因而,在一定程度上限制了其在临床的应用。

1986年美国的Roberts及其同事设计制造了一种与CT图像、显微镜相结合的无框架定向手术系统,即第一代神经导航系统。该系统的出现激起了一股设计制造无框架定向手术系统的热潮。之后,日本的Watanabe和德国的Schlondorff先后研制出关节臂导航系统,并由Watanabe首次将其命名为神经导航系统。我国深圳、上海、沈阳、安徽等地已相继成功研究出国产的"神经导航系统",经临床应用,取得了满意的效果。

与有框架的立体定向神经外科相比,它具有以下特殊的优点:①实时准确地显示出手术三维位置;②显示术野周围的解剖结构及其毗邻关系;③准确地显示出手术位置与"靶点"空间关系;④术中可实时调整手术入路或穿刺方向,避免误入歧途,其准确度为1~2mm;⑤整个手术过程就像在"直视"下进行。神经导航技术的发展为神经外科提供了一种简便、快捷的定位手段,同时,也拓宽了立体定向神经外科的领域。

"神经导航系统"除广泛应用于颅内肿瘤、脑血管病、颅底手术、脑室内手术、脊髓外科外,也在功能神经外科中显示出了其独特的优势,如选择性射频热凝治疗三叉神经痛中辅助定位。

临床上常用的神经导航系统主要有 VectorVision、StealthStation、OTS 以及国产 ASA 导航系统等,它们主要采用主动或被动红外线定位系统进行注册和跟踪手术器械。

神经导航系统应用 20 多年以来,已达到较完美的阶段,在各个方面均得到了进一步的改进和完善,随着各种影像技术如功能磁共振成像、核磁共振弥散张量成像、核磁共振弥散加权成像、核磁共振波谱分析、核磁共振灌注成像、磁源成像、脑磁图、正电子发射断层成像、术中超声、术中 CT/MRI 的成熟,以及电生理监护技术的发展而迅速发展。影像学资料越来越精细、准确,从过去单纯的解剖学影像资料发展为功能性影像资料;导航定位装置也越来越准确、方便,由关节臂定位系统发展为主动或被动红外线定位装置及电磁导航;手术显微镜导航由单纯定位发展为动态定位和导航。神经导航由原来单纯解剖定位发展为解剖与功能定位。

目前神经导航系统在国内得到了极大推广,全国各地许多医院已应用于临床,取得了优良的效果。

第二节　神经导航系统的工作原理

目前神经导航系统分为机械臂导航系统、红外线导航系统、电磁导航系统、超声导航系统等。其原理是将患者术前影像学资料输入神经导航工作站,通过导航工作站及定位装置获得器械的实时位姿信息,结合导航软件分析处理,在虚拟的数字化影像与实际的神经系统解剖结构之间建立动态联系,实时显示被标记物体的位置,从而为外科手术提供精确引导,进行术中导航定位。

神经导航系统的应用由下列三部分组成:患者影像学资料的获得与输入,手术计划的制订,术中实时定位。其核心部分包括计算机图像处理系统、信号主动或被动发射接收系统。计算机系统接收带有定位信息的平面影像,完成颅内重要结构以及病变的三维重建,建立坐标系,确定病变区域和手术路径的相对坐标,完成虚拟计划。通过定位工具和三维数字转换器,提供连续、实时的定位信息,建立起实际解剖坐标系与虚拟影像坐标系之间的对应关系,神经导航系统可采用多种定位体系来完成匹配注册。

一、光学定位

使用红外光成像系统实现空间定位,定位精度较高,应用灵活方便,但易受术中物体的遮挡、周围光线及金属物体镜面反射的影响。光学导航系统是目前手术导航系统中的主流方法,分为主动式和被动式两种。Vector Vision 导航系统采用被动红外线信号建立图像处理系统和红外线发射接收系统之间的联系,以固定的头架适配器为坐标参照系,通过红外线信号的发射与接收,注册头皮标记(marker),或应用体表标志进行注册,指导导航手术的实施(图 23-2-1,彩图见书末)。VectorVision 的红外线发射装置与接收器安装在导航工作站的机械臂上,定位工具安装 2 个可反射红外线的小球形的导航棒,定位工具移动时,其反射红外线信号由接收器测得,经工作站处理而在监视屏上显示出定位工具的空间位置。由于此反射小球小而轻,可安装在任何外科器械上,而且其不需连接电线,因此较主动红外线定位装置在使用上更灵活、方便。缺点:①红外线照相机与反射球之间不能有障碍物,红外线照相机发出的红外线信号需有一定角度才能覆盖反射球,因此要求外科医师手持的注册器械,必须要限定在一定的角度内使用。②如果反射球部分被阻挡或失灵,仅有 1~2 个被红外线照相机探查到,定位系统将不能测得定位工具的所有方位。③导航棒及注册器械术中使用较为灵活,但其红外线反射球较易受环境光中的红外线成分干扰,照相机有时不能稳定接收其反射的红外线信号。

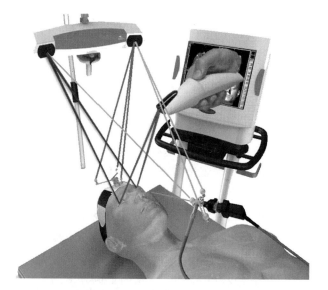

图 23-2-1　被动红外线技术导航棒引导的导航手术工作原理示意图

二、关节臂定位

为神经导航系统应用伊始就应用的一种比较传统的定位体系，具有 6~7 个有位置觉的关节，使探头的位置和角度可做 6 种自由活动，并能确定其空间位置（图 23-2-2，Elekta 导航系统）。这里通过应用三角学原理经计算机算出每个关节的角度位置，从而算出探头尖的位置和角度。理想的关节臂定位装置应平衡好、轻巧、在任何方位活动自如，能稳固地固定在头架上且不影响手术操作。虽然关节臂定位装置较其他装置较少出现故障，准确性最高，但它仍较笨重，不能安装在标准的外科手术器械（如双极镊、吸引器）上，另外它也不能直接对解剖结构进行跟踪。

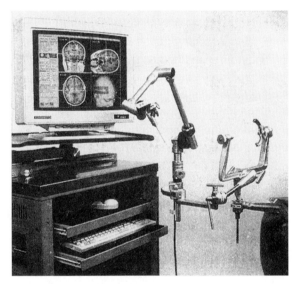

图 23-2-2　采用关节臂定位装置的导航系统，监视屏可三维显示脑立体图像

三、超声定位

采用超声波探测和定位。这类系统一般由超声波发射器、接收器、手术器械和计算机组成。发射器安装在标架上，接收器安装在手术器械上，以固定声速计算发射器和接收器之间的相对距离，然后以发射器为中心，相对距离为半径作球面，球面的交点就是接收器的空间位置。优点同红外线装置，且价廉，超声波定位的缺点为更易受各种因素干扰，如空气温度、气流、墙壁和地板的回音、障碍物等。

四、手术显微镜定位

将上述定位装置如发光二极管（LED）、超声装置

和关节臂感觉器安装在手术显微镜上，加上激光测量镜片焦点的长度来确定手术显微镜的位置，这样手术显微镜的焦点中心即似手持定位装置的探头尖，可在计算机的监视屏上显示出方位和动态跟踪。

如果显微镜上配备 LED，与导航系统结合在一起，显微镜便能在手术现场中被跟踪。导航系统会自动控制显微镜与手术现场的关系，使显微镜精确地直接定焦在术前图像上，可控制显微镜的转动、平移和升降。计算机还可以驱动显微镜到达一个指定位置，通过系统鼠标选择任一点。

监视屏显示手术现场 CT 或 MRI 图像，像中十字交叉线游标代表显微镜对焦点。手术医师手中的器械也能在外围图像监视屏中反馈给医师，监视屏可以对图像作层面显示，包括有注解的轴向位、冠向位、矢向位以及沿手术轨迹自上而下的重建剖面和二维示意图。

Zeiss 的多坐标操纵的手术显微镜具有内置自动对焦镜头和数据显示系统。显微镜架设有六个马达驱动轴，由电脑辅助操作。外科医师用一支六向操纵杆移动显微镜，可以移至一个既定的对焦点，以保证影像准确对焦，或者将视野扩大到对焦点以外范围以体现立体效果，即通过一个较小的骨窗可以看到脑内较大的面积。该系统所用的计算机工作站是采用迪吉多的 DEC 3000，可经过网络与 CT 或 MRI 系统相连，所取得的图像可以规划进入脑内目标结构的多个途径，帮助外科医师进行手术。

五、电磁定位

一般包含磁场发生器和磁场探测器，由各发生器间的相对位置和接收到的信号就可以确定探测器的空间位置，从而实现对目标的定位。这种定位方法方便、灵活，探测器与发生器之间没有光路遮挡问题。红外线导航由于术中显微镜或者手术医师对光线的阻挡，手术操作常常被导航定位中断。电磁影像导航则无视觉阻挡问题，不需移动显微镜和其他设备，对手术操作的连续性没有影响。缺点是它对金属物体很敏感，手术室中监护仪、麻醉机、高频电刀等设备的频繁使用，使得空间中存在大量多频谱电磁波干扰，影响电磁导航的准确性和可靠性。电磁导航对术中电生理监测设备尤其是术中皮质脑电系统有一定的影响，需根据需要随时关闭或打开，从而避免系统间的影响。

第三节　神经导航系统的组成

神经导航系统自问世以来,一直向着小型化、智能化的方向发展,现以 Vector Vision 神经导航系统为例介绍导航系统的主要构成。

Vector Vision 神经导航主要由三大部分组成:①图像传输与手术计划工作站(BrainLAB transfer & Planning station);②导航工作站(Vector Vision navigation station);③神经导航器械及附件。图像传输与手术计划工作站(图 23-3-1,彩图见书末)主要由数据识别软件和电脑工作站组成,应用软件解读 MR、CT、DSA 或 X-ray 等影像数据信息,进行 marker 识别、标记病变和颅内重要结构的范围,设计手术切口、入路;导航工作站(图 23-3-2,彩图见书末)由可移动的工作站主机、触摸式监视屏和红外线照相机三部分组成,通过将影像学资料和导航计划信息传入主机,利用红外线照相系统,注册手术器械,实时跟踪器械到达的位置,了解肿瘤切除的程度;神经导航器械(图 23-3-3)主要包括 Mayfield 固定头架、导航头架、头架适配器、注册工具、导航棒、器械适配器等,用于辅助导航手术开展,注册工具分为导航棒注册和 Z-tounch 红外线注册仪两种,前者应用反射红外线的标志球作为 marker。

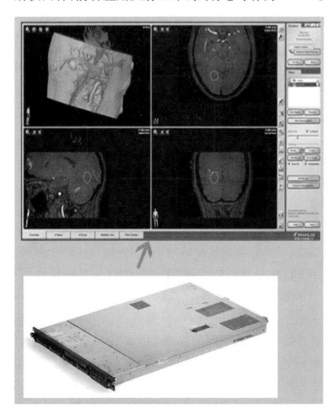

图 23-3-1　图像传输与手术计划工作站

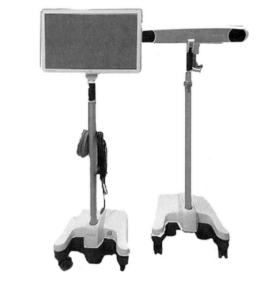

图 23-3-2　移动式导航工作站

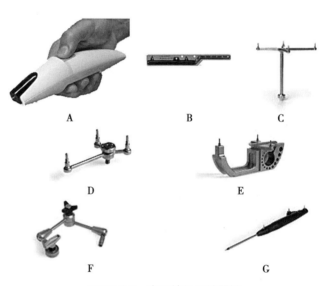

图 23-3-3　常用神经导航器械
A. Z-tounch 红外线注册仪;B. 导航棒;C. 头架适配器;D. 器械适配器;E. 器械校准基质;F. Mayfield 固定头架变向臂;G. 温度感应注册器。

第四节　神经导航系统的一般工作流程

各种神经导航系统的工作流程基本相似,主要包括术前准备、手术计划制订和导航手术实施三部分。

一、术前准备

(一)粘贴 marker

术前一天术区备皮后,粘贴 marker,原则上不少于 6 个,marker 尽量靠近病变区域,不要位于同一侧及同一水平面,同时注意 marker 应置于头皮活动度较小的地方如额部、顶结节等处,避免 marker 脱落(图23-4-1)。随着导航系统技术的进步,现在利用 Z-touch 通过体表标志注册,已可达到较为满意的定位效果,已基本可以替代 marker 粘贴方法,术前已无须粘贴marker。

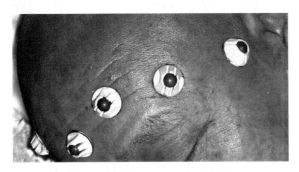

图 23-4-1 神经导航术前头部 marker 标记

(二)定位扫描

根据需要尽量选用薄层 CT 或 MR 扫描,无间隙连续轴位无角度扫描,层厚<1mm 更佳,可有效减少定位误差和漂移。扫描范围应能包括病变区及所有头部marker;如术中应用 Z-touch 注册,扫描范围除包括病变区外,还应包括眉弓、颧突、鼻根等头面部凹陷明显的结构。

二、制订导航手术计划

影像资料通过网络传输至手术计划工作站,然后标记病变与脑内重要结构,根据轴位以及重建的矢状位、冠状位和三维图像显示肿瘤的形状、方位及与周围组织结构的关系,设定病变切除范围,模拟术中手术入路,选择术中对重要组织结构损伤最小的方案,计算开颅点与病变靶点的距离,获得最佳手术入路。

三、实施导航手术

麻醉成功后,Mayfield 头架固定头位,将头架适配器固定于头架上,启动神经导航工作站,根据监视屏提示,通过网络将术前计划传入移动工作站。常用的导航手术方式主要有以下两种。

(一)导航棒引导下的导航手术

通过导航棒对头皮 marker 进行注册,或利用 Z-touch 通过体表标志注册,注册成功后根据术前计划标记出头皮切口,消毒术野,铺无菌巾单,更换消毒的头架适配器,应用器械校准基质对装有适配器的双极电凝、吸引器以及神经内镜等主要手术器械进行注册,使器械具有导航棒的功能,动态显示器械所到达的位置、病变切除的程度,指导手术顺利实施。开颅后利用注册的双极电凝电灼皮质切口,对于浅表的病变尽可能从肿瘤周边分离,整块切除,尽量减少脑脊液的流失,避免过早引发脑组织移位,影响导航精度;较大的肿瘤可采用“导管定位法”实施肿瘤的切除(图23-4-2~图23-4-4,彩图23-4-3 和彩图23-4-4 见书末)。

(二)显微镜下导航术

显微导航手术在神经外科是一个新概念,该系统借助一些计算机软件把术前 CT 和 MR 图像与手术实时相结合,图像资料传入导航工作站,将工作站与导航显微镜相连后可实时获取显微镜的焦距数值,导航显微镜的聚焦点就成为虚拟的导航棒棒尖点,帮助医师避开“险境”,引导医师将手术器械安全地送抵预定的靶点,达到指导颅内病变显微手术的目的。Zeiss、Elekta、Brainlab、Sofamor Danek、Radionics 等产品均具备显微导航功能,而且近年来都致力于发展光学导航系统,各具一定的特色,下面介绍它们的共同特征和手术方法。

显微镜导航将术前计划的重要结构显示为混合了可见解剖结构的半透明体,从而在整个手术过程中提供更好的空间定位。其最大优点为可以在术中的监视屏幕上实时反馈病变在术野中的位置,连续不断地显示手术通路上的解剖结构,让医师选择最佳入路、识别重要结构,了解局部操作和整体的关系。这种技术又称为图像导引手术,让手术医师看着患者本人的脑“图谱”进行手术,这些功能主要有赖于术前影像的空间坐标,术中患者头部和手术工具(显微镜等)坐标之间的相互关系。

手术中可持续在显微镜下专注于手术操作,此时导航系统自动将显微镜聚焦点定义为导航探针尖端,移动工作站通过显微镜镜片焦点的长度来计算确定手术显微镜的位置,进而实现手术显微镜定位导航。术中不用频繁更换导航探针来进行标识定位,实现跟随术者眼睛的焦点来进行实时导航,从而大大缓解了手术操作中导航应用的烦琐性,实现了导航的简便性(图23-4-5)。

头皮切口和骨窗大小可依据脑内肿瘤或 AVM 的轮廓作为参考,骨窗形成后,即开始显微导航手术。目镜内的大十字交叉点代表显微镜聚焦点,小十字线交叉点代表靶结构中心,当两个十字线精确重叠时表示显微镜已聚焦在靶点上,可以开始手术(图23-4-6),虚线代表入路轨迹。对深层肿瘤的入路路线可按具体情况决定,直接或迂回的,应避开重要功能区(语言、运动、感觉、视觉或记忆中枢)。

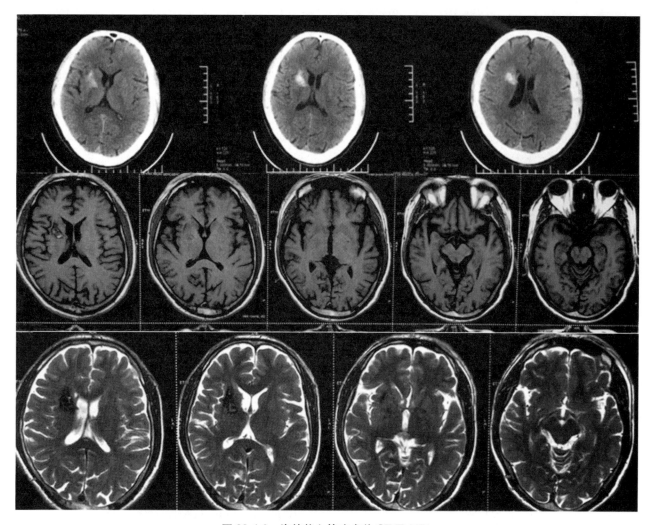

图 23-4-2 海绵状血管瘤术前 CT 及 MRI

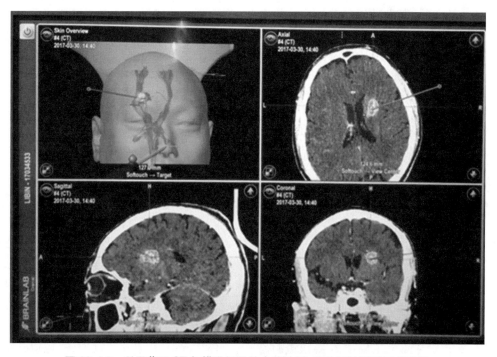

图 23-4-3 利用薄层 CT 扫描进行导航术前计划,导航探针指引手术路径

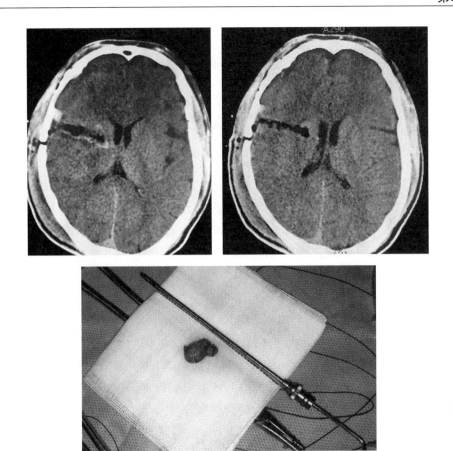

图 23-4-4 切除肿瘤及导航手术后复查 CT 示切除区残腔

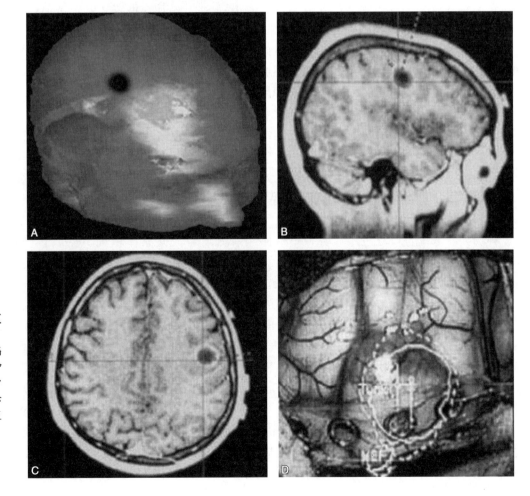

图 23-4-5 顶叶运动区病变显微导航手术治疗
A. 导航计划三维显示病变部位；B、C. MRI 示肿瘤位于中央区；D. 术中皮质电极监测，虚线示导航显微镜描述的病变范围。

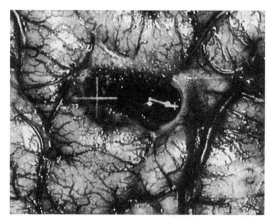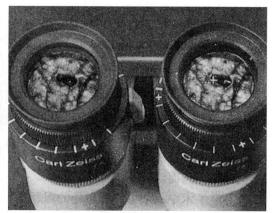

图 23-4-6　显微镜下导航

大"十"字代表显微镜焦平面,小"十"字代表靶点。

在整个手术过程中,显微镜不断向医师输送导航信息,让医师专心致志于操作,无须分心去抬头观看监视屏上的图像,这似乎与现代化军用战斗机架驶员的头盔显示屏有异曲同工之妙。而且操作时没有累赘物挡住视线,不致发生误伤正常脑组织的情况,术野内的手术器械也能重叠在各种图像剖面上。显微镜导航可将各种术前图像重叠到显微镜目镜内,并可将术前计划中标识的病变轮廓、比邻的重要血管神经或中枢结构及脑白质纤维束显示在显微镜下的术野中,便于术者随时掌握病变位置与手术操作的关系。

显微镜导航其优点如下:术中可根据显微镜角度和焦点的变化随时观察病灶切除程度,实现更大程度上的实时定位;导航焦点始终位于操作视野内,更加便于术中实施等体积切除,操作更为方便;术中配合多模态融合技术,可减少对重要结构及白质纤维束的损伤;缩短手术时间,减少手术并发症。

第五节　神经导航系统的临床应用

神经导航系统可广泛应用于各种中枢神经系统病变的手术治疗。导航系统精确度高且定位准确,可在术前进行切口和骨瓣的设计,以便选择最佳的手术入路。结合多图像融合、术中 MRI 技术等可实时动态、准确地指出手术部位与病灶的三维空间结构关系,显示术野周围结构,及时调整手术方向与范围,提高病灶切除率及回避主要神经功能结构,从而降低了患者的病死率和致残率。但是,因其价格昂贵,国内只有少数大型医疗单位从国外引进。

目前,神经导航系统主要用于颅内肿瘤、脑血管病、颅底手术、脑室内手术、脊髓外科、功能神经外科、病理组织活检、异物取出等。临床上尤为适合用于颅

内深部、体积较小肿瘤以及与正常组织肉眼无法分辨的肿瘤手术。神经导航系统也可用于颅内表浅的小病变(如转移瘤、凸面脑膜瘤、脑脓肿、炎性肉芽肿等),可用其进行精确定位和选择小切口。术中可为肿瘤定位、定向,既能引导术者迅速找到肿瘤,又能避开脑的重要结构和功能区。

一、癫痫的导航手术

用无框架导航系统治疗癫痫的常用手术方法有前额叶切除、胼胝体切开、脑皮质痫灶切除及深电极埋藏等。

在额叶切除术中,导航系统可帮助医师确定额叶外侧皮质和海马的安全切除范围。在胼胝体切开术中,传统技术很难估计切断的长度,用导航系统后这变得十分容易,并可在三维图像上实时显示手术部位。脑皮质局部发育不良,用肉眼很难肯定它的确切位置,而导航系统可以将病变部位投影在头皮表面上,头皮切口和骨瓣都有可能做得很小,使手术高度微侵袭化。

观察棒精确、可靠,操作简便,导航精度为 2~5mm,这与头部扫描工具有关。用 CT 层厚 5mm 则误差大些,用 MRI 层厚 2mm 则精度可达 2~3mm。

用观察棒作导航手术偶尔也会出现误差,其原因有如下几方面:①粘在头皮上的基准标志比固定在颅骨外板的差,基准点数字越多,精度越高,反之则越差。②在手术操作过程中,患者头部移动,或导航系统移位,或两者的位置都有变动,头上的基准点和术前影像片上的基准点相互偏离,必会出现误差。③术中脑脊液流失,或大块病灶切除后造成脑的移位,导致术中脑的解剖和术前 CT 或 MRI 图像配准失去重合性,观察棒的定位自然会发生偏差;这一类误差是所

有导航系统常见的，可以通过实时反馈系统进行预防。

用观察棒作脑内深电极埋藏有一定困难，其精度不及有框架定向术，解决的办法可采用一个支撑托架来固定探针的位置。

Hashizume 认为导航系统可广泛用于很多神经外科手术，其中以癫痫和颅底外科最为适宜，因为术中脑发生移位的可能极小，导航手术是一种精确、侵袭性小的手术，能提高癫痫治疗的效果。

二、颞骨导航手术

经颞骨颅底入路由 House、Ugo 等创建，适用的病种日益增多，尤其是在肿瘤切除方面，如前庭神经鞘瘤、脊索瘤、脑膜瘤、颈静脉血管球瘤，经颞入路也被耳科医师用来治疗梅尼埃病、耳硬化症、颞骨骨折、颞骨胆脂瘤等。鉴于颞骨的解剖结构错综复杂，常常需要神经外科和耳科两科医师一起上台手术。

例如在经迷路和经耳蜗入路中常会遇上面神经解剖异常，或因肿瘤遮掩了正常解剖标志，使面神经遭到损伤。在前乙状迷路后入路中，进入后半规管，会招致耳聋。经枕下入路切开内听道顶盖，前庭或半规管极易受到侵犯。此外，鼓窦可能发育不全，颈静脉球位置可偏高，或岩骨段颈动脉可异常的穿越中耳。经颅中窝入路内听道探查，弓形突起是最重要的解剖标志，但有 50% 正常成人不明显，15% 缺如。由于手术中解剖变异，错误钻孔有可能损伤耳蜗导致失听。

颅表面解剖基准点的选择包括：鼓膜突、锤骨柄（鼓膜）、星点、导血管孔、二腹肌后沟、乳突尖、耳道棘以及鼓室乳突、鼓室鳞部、顶鳞部和枕乳突缝。这些作为基准点的部位都是手术中易于显露的，而且在影像中可确定其界限，当然，在干燥标本中，鼓膜突、锤骨柄不能进行配准。

用发光二极管（LED）装备的参考坐标系，固定在外耳道上方，不会妨碍解剖操作。在 CT 图像中找出与颞骨标本上相同的基准点，用观察棒的探针尖点触进行配准。由于参考坐标系和颅骨固定在一起，头的移动不影响配准。计算机工作站计算配准误差，测定图像空间和手术空间之间的吻合程度，为提高配准的精度，对个别不确切的基准点可重新配准或予以删除。

平均配准误差为 0.6~0.7mm，标本骨和尸体骨的配准误差为 0.5~0.4mm，用颞骨（干燥标本骨）表面结构作为靶结构的定位依据，其平均误差为 0.91~2.44mm。其中以茎突误差较小（0.91mm），斜坡咽结节为 2.44mm。一般来说，选用点状结构作为基准，误差小，如茎突等。相反，用面较宽的结构则误差大，如

棘孔、卵圆孔和破裂孔等。

用颞骨（尸体）表面结构作为深层结构，如面神经、半规管及听小骨的定位依据，其平均误差为 0.71~1.52mm，其中以面神经乳突段最小（0.71mm），前庭窗居中（0.86mm），后半规管壶腹（壶 1.21mm）最大。

Vrionis 的结论认为采用颅骨表面解剖基准点与影像配准作颞骨内图像引导无框架导航术是有可能的。经迷路、迷路后乙状窦前及枕下入路，这种方法可以帮助神经外科医师和耳科医师识别颞骨内重要解剖结构的精确位置，以便在手术中作出保护措施，尤其在前庭神经鞘瘤、脑膜瘤切除过程中，以及其他涉及颞骨的神经外科手术。

三、脊椎的导航手术

脊柱作螺钉内固定手术，常因局部解剖比较隐蔽，深部结构的操作不能在直视下进行，或因内固定的位置欠精确造成神经损伤时有发生。

Weinstein 分析椎弓崩裂行传统的椎弓螺钉内固定术后摄片复查结果，螺钉穿破骨皮质占 21%，其中多数（92%）钉尖穿向内侧。Hellen 等对 22 具尸体作双侧 C_7 侧块螺钉内固定，并发神经损伤占 7.3%，用另一种技术则损伤率达 22.5%，神经损伤的原因是手术的参考依据是二维图像，不是三维。

脊柱是骨骼，十分适合用三维图像进行导航手术，尽管图像取得的时间和手术时间的间隙期内会有一些位置改变，但椎体与棘突、横突及椎弓等结构仍保持着整体连接关系。因此各个脊椎的位置移动不是一个问题，不会影响脊椎的配准，而传统的二维影像技术不能用于脊柱导航手术，因为它缺乏立体观。

椎弓崩裂作螺钉内固定是一个很好的手术方法，但要冒固定位置偏差损伤神经的风险，1996 年 Nolte 等介绍了一种用计算机辅助的图像引导技术，在术前作出精确的手术计划，术中可作图像实时定位，使螺钉固定在一个十分理想的位置，Nolte 对腰椎椎弓板做先导性钻孔实验，共 20 次，而后做横截面组织学检查 77 次。结果 70 次的钻孔位置理想，没有损伤椎弓板的骨皮质。Nolte 将此技术用于临床，得到了精确、安全的效果。

导航在脊柱外科中主要应用于关节固定，尤其是螺钉植入、椎体固定等。神经导航能精准定位，椎弓根螺钉植入能实现计算机实时控制，确保手术的安全性。由于植钉的各个环节需要在 C 臂下反复定位确认，能够减少 C 臂的使用次数，降低术中放射线辐射，缩短手术时间，对医护人员及患者都有很好的保护作

用。应用 CT 引导下的导航辅助手术，能有效地改善椎弓根螺钉在脊柱外伤固定术中的准确性。经皮椎弓根钉固定位是最常见的受益于导航的手术，其他领域的脊柱外科同样可以受益于神经导航的进步，影像导航在微创脊柱外科的发展是可预期的。

脊柱导航同脑部导航手术一样，包括基准定标系统，手术参考系统，配准用探头，光电摄像机列阵，发光二极管(LED)，计算机工作站，监视器，光学数字化仪(跟踪手术野中的 LED，计算每一个 LED 的 x、y、z 坐标，转送到工作站)。

用于脊柱导航用的器械：骨夹(附有 LED)固定在棘突上，脊椎的移动信息都会实时地被数字化仪探测到，通过计算使配准的精度得到保证，骨夹实际上起到"动态"参考作用要求骨钻上附有 LED，可以非常精确地测定骨钻的钻入深度和方向，要求配准用的软件能一次多达 10 个不同脊椎。

颈、胸、腰椎的内固定手术前对脊柱病变节段作 CT 扫描，轴向，颈椎层厚为 1.5mm，胸椎为 3.0mm，最好为 1mm，片野要小(10~14cm)，可提高分辨率。资料通过区域网络传送至工作站进行图像三维重建(轴向、矢向及冠向)，也可通过光盘等传送至计算机工作站，在图像上选择配准基准点，通常是棘突尖端和侧块中点，在三种剖面图像的连接线上完成这一步骤。

患者进入手术室后，选择手术空间范围内的解剖基准点，即与图像相对应的基准点，当然也是棘突尖端。用观察棒的探针分别点触一次，至少是 4 个，这便完成了手术空间和图像空间的配准步骤。计算机工作站计算配准的平均误差应小于 1.9mm，为了提高配准的精度，手术医师可以重复上述的配准步骤。配准结束后，便可开始图像引导的脊椎导航手术。

实时图像引导的脊椎导航手术是一种精确、安全的手术方法。目前临床实际应用结果证明，其具有良好的应用前景。

四、功能区病变导航手术

1997 年 Ganslandt 用脑磁图记录大脑皮质体感诱发区，通过单等极偶极子与 MRI 图像重叠，借助轮廓自动符合装置使两者吻合一致，再转给无框架立体定向系统，系统能迅速作出大脑运动区的定位，使医师能安全地切除运动区附近的病灶。

功能区手术仅凭单一技术难以准确定位，近年多模态神经导航联合神经电生理、术中唤醒等技术，对于脑功能保护取得了较好效果。血氧水平依赖功能磁共振(blood oxygen level dependent functional magnet-ic resonance imaging，BOLD-fMRI)、弥散张量成像(diffusion tensor imaging，DTI)及其他影像资料融合三维重建后，可追踪显示病灶与周围白质纤维束、皮质功能区等结构的三维毗邻关系。结合术中 MRI 或术中超声等能够纠正神经导航脑移位问题，然而，术中 MRI 基于影像学资料，与实际脑功能可能存在偏差，术中电生理监测能够精确识别确认皮质功能定位，与导航技术达到"虚拟"和"现实"互补。对功能区病灶，融合 BOLD-fMRI、DTI 的神经导航，结合神经电生理技术可更好地指导手术设计，预测术后神经功能障碍的发生，在安全范围内最大程度切除病灶。由于 BOLD-fMRI 检查存在假阴性，术中唤醒状态下皮质及皮质下直接电刺激技术是目前大脑功能区定位的"金标准"。脑功能区手术在 BOLD-fMRI 结合神经导航，联合术中唤醒状态下皮质电刺激技术的情况下，保留术后神经功能的效果较好。

位于大脑功能区的低度恶性的星形细胞瘤是导航的适应证。实体性的 I 级星形细胞瘤在显微镜下很难与正常脑实质相鉴别，皮质表面也无明显异常，术中根据导航提供的肿瘤位置及范围可以全切肿瘤，且不过多损伤正常组织。

位于皮质下较深部位的转移癌也是导航的适应证。

多数脑膜瘤都是导航的适应证。对于窦旁及凸面的脑膜瘤，导航可极大的帮助手术医师确定手术切口的位置及范围，确定受压移位的矢状窦，最大限度的利用皮瓣及骨窗，避免开颅误伤引起大出血。对于包绕、邻近重要血管或神经结构的脑膜瘤，如蝶骨脊内侧或 CPA 脑膜瘤等，开启导航的前瞻窗口，可时刻提醒手术医师距离血管、神经、脑干的距离，有效避免损伤。

海绵状血管瘤多位于脑实质深部，甚至在脑干、丘脑等致命部位。导航系统可精确的引导手术进程，结合"锁孔"开颅及脑沟入路能最大限度减少正常脑组织及神经功能的损伤。

位置较深、体积较小，位于运动区、语言区、丘脑及脑干的脑血管畸形，神经导航的辅助就显得十分重要。其他位置较深的病变如淋巴瘤、生殖细胞瘤、肉芽肿等，均可使用导航系统辅助完成手术。

五、鞍区肿瘤神经导航手术

垂体腺瘤手术治疗的发展经历了由开颅到经鼻蝶，由显微镜到神经内镜的过程。显微镜下手术存在景深小，蝶窦内解剖标志暴露不充分，对肿瘤细节显示欠清晰等不足。内镜下手术更符合微创外科的理念,具有良好的发展前景。随着神经影像、神经内镜、神经导航和术中超声等现代医疗技术的发展,神经内镜联合导航辅助下经鼻腔蝶窦入路被越来越多的术者采纳,并显示出较好的疗效。鞍底的精准定位对手术的顺利实施至关重要,术前将影像学资料输入神经导航系统,将颈内动脉、视神经、海绵窦、正常垂体、脑干和下丘脑等重要结构及肿瘤标记后行三维重建。术中根据解剖标志定位,找准蝶窦开口。当解剖标志不清时就需要借助导航设备,在导航辅助下可准确找到蝶窦开口,精确打开蝶窦前壁,以便下一步准确打开鞍底。对于多纵隔、鞍前型、甚至甲介型蝶窦,辨识和区分鞍底结构困难,一旦偏离,误伤颈内动脉,将造成灾难性后果。可在神经导航辅助下较精确地磨开鞍底,切开颅底硬脑膜,避免入路的偏移。肿瘤切除过程中,在实时导航引导下也可定位并确定肿瘤的切除范围,实时反映手术进度,对入路的方向、深度、肿瘤范围及其与邻近的重要神经血管结构关系等信息有即时的把握,有助于术者精确定位,增添手术信心,减少手术时间,提高全切率,对手术的有效性具有较大的促进作用。对于垂体腺瘤经蝶手术后复发患者,二次经蝶手术,由于骨性鼻中隔被前次手术破坏,无中线可循,骨性标志已被咬除,导致中线等结构紊乱,解剖结构辨认困难,手术入路不清,手术创伤大,并发症增多,也可利用神经导航系统辅助手术治疗。

六、颅内病变活检及颅内异物取出的导航手术

经典的神经外科活检是利用有框架立体定向仪进行,但患者术前需安装金属框架,无论在身体上还是在精神上都存在一定痛苦。现代导航系统平均精确度在 2mm 以内,无须安装头颅框架,且系统可提供手术入路的多角度动态图像,使得穿刺过程更安全、更精确。因此,神经导航系统一定程度上能够取代有框架立体定向仪,成为穿刺活检和异物取出手术的首选设备。

七、颅脑损伤、颅内感染的导航手术

多数传统脑立体定向仪的操作步骤既烦琐又费时,只能用于颅内肿瘤切除和功能性疾病的治疗。然而现今的无框架系统采用配准技术,使整个手术变得简单易行,因此,定向术的指征日益扩大,新的指征不断涌现,Bucholz 等(1996)报道用无框架定向技术治疗颅脑损伤和中枢神经系统感染等疾病,取得了良好效果。

八、功能性疾病的导航手术

无框架定向系统也用于中枢神经功能性疾病,诸如苍白球、丘脑核团的热凝毁损,深电极埋藏,恶痛,运动区皮质电刺激,癫痫,三叉神经半月节热凝固术(图 23-5-1,彩图见书末)等。

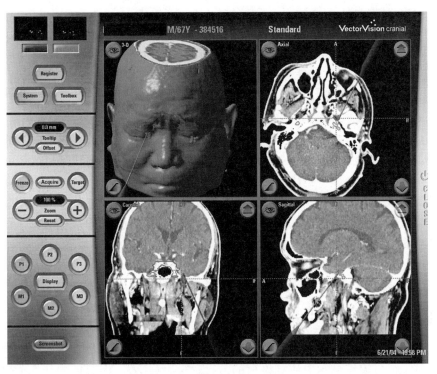

图 23-5-1　导航下卵圆孔穿刺三叉神经半月节射频热凝固术

第六节　多模态融合在神经导航中的应用

神经导航成像原理依托于各种医学影像设备获取的不同图像,结合相应的定位标志,经计算机计算实时成像。不同技术的图像各有所长,而且提供了更多有益的信息。

CT 和 MRI 都能清晰有效地显示脑肿瘤的形态结构和正常颅脑组织的解剖特性,但特点各有不同。MRI 对软组织分辨率高,解剖结构逼真,不易受骨质或钙化的伪影干扰。CT 则对钙化或骨质病变显示较好。临床上肿瘤定位主要靠 CT 或 MRI。但实际临床工作中,由于设备特性的不同,颅脑 CT 检查往往扫描层数明显高于 MRI,使 MRI 分辨率高的优点受到相应的限制,不易体现导航的精确性。而颅脑 CT 对脑实质内病变的显示效果较局限。复杂病变的边界和大小常常不易观察。

传统神经导航术前利用 CT 或 MRI 等影像学资料制订术前计划,能够从解剖学上定位重要血管、神经、功能区和病变。但由于病灶压迫和浸润等,往往造成病灶周围脑功能区被推压移位或变形,此时基于基础的 MRI 和 CT 数据定位病灶和脑功能区仅是解剖定位,不能定位功能区,有可能发生误差和偏移。而且不能定位皮质下纤维束走行。单一应用一种影像学资料作为导航依据,不能根据具体病例特点,选择合适、多项影像资料融入神经导航。

在神经外科临床工作中,重要功能区或脑深部的肿瘤,因为涉及重要的皮质中枢或传导纤维,术中易造成中枢或纤维束损伤而导致较严重的手术并发症。临床上一般利用术中唤醒或皮质电极定位来标记。但上述方法手术进行中才能使用、判断;仍有边切除、边判断的局限性。医学图像的融合技术,则解决了此类难题。它可以把不同信息混合在一起作为一个整体来表达。应用不同模态的影像相融合,可以提供互相补充的信息。术前通过不同图像的融合,可以进一步地提高术前导航方案制订的精确性和有效性。结合不同影像技术,可较大程度地弥补原有的缺陷,进一步降低术后重要脑功能障碍的发生率。

一、神经导航融合 BOLD-fMRI 和 DTI

BOLD-fMRI 是一种术前有效、无创的对皮质功能区进行定位的方法,DTI 则可追踪显示白质纤维束的走行。利用上述两种技术可以完善术中对术中功能区和纤维束的保护及预测术后并发症的发生可能,可有效降低重要功能受损的风险,提高患者术后的生存质量。而神经电生理监测可在术中实时确定中央沟、中央前回、中央后回,以及皮质下的传导束,一定程度上弥补了神经导航脑漂移产生的误差。融合神经导航 BOLD-fMRI 是通过各种指令活动或感官刺激,激发相应脑皮质功能区域,引起局部氧合血红蛋白浓度变化,导致磁化敏感效应改变,最后输出于 BOLD-fMRI 图像,受激发的脑皮质功能区表现为局部高信号激活区。将术前 BOLD-fMRI 资料融合于神经导航,可在术前精确定位颅内病灶与相邻脑功能区,有利于术前手术方案的制订及术中评估。岳志健报道收治的 20 例病变位于大脑运动区附近的右利手患者,术前行 DTI 和 BOLD-fMRI 检查,获得白质纤维束原始资料和 BOLD 资料,经神经导航多模态融合 DTI、BOLD 和解剖像,并行三维重建,术中在导航辅助下行显微外科手术,术中的神经电生理监测结果与术前 DTI 和 BOLD 所重建的结果均相吻合。术后 24 小时复查 DTI 均未见神经传导束明显受损,随访 2 周~3 个月后患者能够生活自理。但 BOLD-fMRI 自身也存在局限性,部分患者行 BOLD-fMRI 检查时,由于病灶处于相对缺氧状态,影响正常状态下血氧反应,减弱 BOLD-fMRI 信号,结果会出现假阴性。

二、脑磁图联合神经导航

脑磁图(magnetoencephalography, MEG)是一种无创检查方法,结合神经导航将病灶与功能区定位应用于肿瘤神经外科,能够有针对性地选择手术入路,并在术中更精确地保护功能区,从而使功能区损伤的机会大为减少。作为一种无创性脑功能成像技术,可以精确定位大脑重要功能区,并判断与病变的关系。对于那些位于功能区及其附近的脑肿瘤,术前可以应用 MEG 来定位大脑皮质的感觉、运动和语言功能区,从而避免在手术中损伤这些重要的功能区。通过在 MSI 图像上标记脑皮质主要功能区,将脑磁图与对应 CT 或 MRI 解剖影像融合在一起,即可得到脑内信号源的精确位置和强度,形成脑的功能解剖图,在神经导航指引下可以精确反映脑功能实时变化。张建等运用脑磁图联合神经导航技术,对 31 例病灶位于功能区的肿瘤患者进行手术,效果满意。郭韬报道脑磁图联合神经导航手术治疗局灶性皮质发育不良所致癫痫 44 例,术后恢复良好,无语言及肢体功能损伤,手术治疗取得满意疗效。但目前由于脑磁图检查设备价格昂贵,维护成本高,限制了临床应用的推广。

三、荧光引导切除术联合神经导航

神经外科手术中脑脊液丢失和病变的切除,皆会造成脑组织和病变的移位,导致神经导航定位的漂移。术中 CT 及 MRI 的出现,虽可有效纠正脑漂移的问题,但这些设备价格昂贵,而且术中操作烦琐,时间长,不易普及。荧光引导切除术(fluorescence-guided resection,FGR)能够有效减小脑移位对导航手术的影响。通过荧光染色手术中实时提供肿瘤表面轮廓的信息,结合导航术前肿瘤标准三维空间解剖信息,整合两个技术得到的信息来实现最大的手术保障。对于胶质瘤,特别是高级别胶质瘤,肿瘤荧光边界与侵袭性基本一致,有利于术中实时判断肿瘤边界,增加安全切除范围提供病理学依据。对于恶性胶质瘤,术中荧光所显示的肿瘤边界,常比术前 MR 增强影像显示的范围大。因此,在不影响患者术后神经功能的同时,尽可能做到荧光下肿瘤全切除,可以有效地提高肿瘤的切除率。

手术中应根据肿瘤染色程度在神经导航下切除肿瘤。对显色患者切除黄染(包括黄绿和淡黄)的肿瘤组织,对肿瘤侵犯重要功能区或脑白质纤维束者,为避免严重神经功能障碍可行肿瘤次全切除。对未显色者,切除过程中,应利用神经导航实时了解病灶切除情况,避免损伤周围重要的血管神经和皮质中枢。

四、术中影像联合神经导航

神经导航主要依据术前影像资料,手术过程中脑脊液和脑组织在形态和结构上的动态变化会造成重要结构和病灶的移位,导致导航手术的持续精度和安全性降低。术中影像的实时采集与更新则是纠正脑移位误差最有效的方法。术中影像技术主要有术中 B 超、移动式 CT 和术中磁共振成像。术中影像能够有效弥补术中脑移位造成的定位缺陷。术中 B 超价格低廉,操作简便,易于普及。但超声影像对颅脑解剖结构的分辨率不高是其致命弱点。近年术中超声不断发展,超声探头变得更小,图像更清晰,使其与神经导航整合更密切。术中 CT 对病灶及血管神经等结构分辨能力较差,且由于存在 X 线辐射,不宜术中反复进行多次扫描。术中低场强 MRI 是目前解决神经导航术中脑移位最精确可靠的办法。术中 MRI 结合导航手术,可以实现手术进程的实时引导和手术切除效果的实时客观评价,从而增强了神经外科手术的精确

性和安全性,提高了肿瘤的切除率,降低了重要结构损伤的概率和术后神经功能障碍的发生率。

五、基于代谢影像的神经导航

代谢影像导航在功能神经外科与脑肿瘤手术中,特别是胶质瘤手术,是一种重要导航辅助手段。目前代谢影像融合导航在临床主要应用于穿刺活检术,但传统立体定向穿刺活检以普通 CT 和 MRI 图像为导航参照,缺少磁共振波谱(MRS)、PET 等手段提供的代谢和功能信息。代谢影像可以反映病变的生化和代谢情况,鉴别肿瘤和周边水肿,确定肿瘤边界,提示肿瘤增殖活跃区域,显示增强灶以外受浸润的肿瘤病灶。目前可用于神经导航的代谢影像有 MRS、单光子发射计算机断层成像(SPECT)、正电子发射断层显像(PET),以及 PET/MRI 融合影像、PET/CT 融合影像等。

目前,多模态融合神经导航及术中辅助技术,有效提高了病变的切除率,并降低了神经功能损伤的可能性,提高患者术后生活质量。多模态融合在神经导航应用中将得到了更广泛的应用。

第七节 神经导航精度的影响因素及预防

神经导航辅助下的手术中,脑组织结构的移位往往造成导航系统影像与真实位置的较大误差,即影像漂移,亦有人称之为脑漂移(brain shift),它是导航系统的最大缺陷,在一定程度上影响导航的准确性。目前的导航系统采用的是一种虚拟实时影像跟踪技术,主要依靠光学数字化感应技术(optical digitizing technology)、联合注册技术(co-registration)及动态定位技术(dynamic referencing)得以实现,其虚拟实时影像并非术中真实影像,因此尽管有相对固定的连接方法及高速精确的计算机运算,但是仍不可避免出现导航影像与真实结构的偏差。

国外学者利用术中开放式核磁共振技术测量 StealthStation 导航系统在显微神经外科手术中的影像漂移,发现其发生率为 66%,漂移程度 3~24mm 不等。Hill 等将术前影像扫描的图像与手术时硬脑膜和脑表面的移位情况进行测量比较后,发现开颅后脑体积在分别减少 6.22ml 和 29ml 时,硬脑膜和脑表面的平均位移达到了 1.2~4.4mm 和 5.6mm,其中 1/3~1/2 的

患者脑表面位移最大达到了 10mm。究其原因,可能与脑移位和术中脑组织下沉有关。虽采取了许多的办法来避免脑组织的漂移,但并不能从根本上加以解决。手术导航系统的最大意义在于:确定病变位置及边界,从而最大限度减小医源性创伤。因此,十分微小的影像漂移或是发现病灶后的影像漂移对手术的影响有限,可以依靠手术医师的丰富临床经验加以克服。对术中影像资料的采集和脑移位的监测纠正成为近年神经导航的研究重点。

神经导航中影像漂移分为系统性和结构性影像漂移两大类。

(一) 系统性影像漂移

即由于头架适配器、头架的松动移位,或定位标记移位所造成的影像漂移。

对于系统性影像漂移,其主要原因在于导航及手术设备稳定性降低,可尝试通过以下方面避免或纠正:①严格按照神经导航操作规范进行每一步操作。②钻骨孔时切勿用力过大,否则会发生头架与患者头部的移位,甚至头架松脱;应用高速气钻钻孔后,以铣刀打开骨瓣,可避免因钻孔而引起系统性影像漂移。③如以 marker 为标记点进行的导航注册,在安装头架时,骨钉不要过于靠近定位标记物,二者相距应在 2cm 以上,否则骨钉旋入时会牵动头皮及标记物移位,造成影像漂移;如以激光皮肤表面定位进行导航注册,则头钉应远离面部及前额等注册标记区;在建立三维模型时应尽可能地使头皮模型平滑清晰。

(二) 结构性影像漂移

主要是手术进行中,由于脑脊液或病变囊液释放、病变或脑组织切除导致颅内结构移位所引起的影像漂移。其他影响因素还包括如肿瘤性质、体积、部位、瘤周水肿、骨窗范围、麻醉剂和脱水剂的使用等。结构性影像漂移主要在于预防,临床上可从以下几个方面着手:①避免术前腰穿或术中脑室穿刺引流脑脊液,术中病变实时导航前尽量减少脑池中脑脊液的释放,不足 50ml 的脑脊液释放即可造成明显的影像漂移;②对于有囊性变的肿瘤,如胶质瘤、转移癌、血管网状细胞瘤等,在明确肿瘤位置前应避免穿刺释放囊液,尽量在导航下寻找或切除肿瘤实性部分;③对于位置较深的肿瘤,如胶质瘤、海绵状血管瘤等,尽量不要切除正常脑组织;在皮质造瘘时尽量选择脑组织的天然脑沟作为造瘘点,以减少组织切除的体积,从而最大限度减小影像漂移;④导航术中如发生结构性影

像漂移,大部分导航系统不具备纠正能力。

结构性影像漂移只能依靠实时影像扫描做影像补偿才能纠正,其主要方法有三种:①3D 超声神经导航系统,解决了术中脑组织移位问题,解决了普通超声的方向性问题;但超声影像空间性、对比性差的缺点是客观存在的,超声提供的是不标准的切面影像,与正常解剖有一定差别;②术中 CT 扫描,可以为导航系统提供较为满意的影像补偿信息,但对于软组织和神经血管等影像不能提供精确的数据,并且因为放射线的原因,手术医师及护士须穿戴防护衣,不利于操作;③术中开放式核磁共振,由于具有良好的图像质量,可提供十分精确的实时影像补偿,并且可以避免辐射损害,目前认为术中 MRI 是神经影像导航的首选,是解决影像漂移较为理想的方法。

(刘玉光　王宏伟)

参考文献

[1] 周良辅. 术中 MRI 导航外科及其进展[J]. 中国微侵袭神经外科杂志,2007,12(3):97-100.

[2] 吴承远,刘玉光,徐淑军,等. 神经导航卵圆孔精确定位射频热凝治疗顽固性三叉神经痛[J]. 中国疼痛医学杂志,2006,12(1):9-10.

[3] 牛朝诗,李冬雪. 神经导航在现代神经外科手术中的应用现状及展望[J]. 中华神经医学杂志,2017,16(12):1189-1194.

[4] 李飞. 神经导航在微创神经外科手术中的应用进展[J]. 立体定向和功能性神经外科杂志,2015,28(3):188-192.

[5] 李发. 神经导航在脑功能区手术的应用进展[J]. 中国微侵袭神经外科杂志,2017,22(5):237-240.

[6] 余龙洋,陈玉坤,汪建,等. 神经导航多模态融合在大脑运动区肿瘤手术中的应用[J]. 中华神经外科杂志,2016,32(5):443-447.

[7] 郭韬,刘倩薇,武江,等. 脑磁图联合神经导航手术治疗局灶性皮层发育不良所致额颞癫痫[J]. 实用医学杂志,2018,34(9):1416-1419.

[8] BAMETT GH,KORMOS DW,STEINER CP,et al. Intraoperative localization using an armless,frameless stereotactic wand [J]. J Neurosurg,1993,78(3):510-514.

[9] OLIVIER A,ALONSO-VANEGAS M,COMEAU R,et al. Image guided surgery of epilepsy[J]. Neurosurg Clin N Am,1996,7(2):229-243.

[10] GANSLANDT O,STEINMEIER R,KOBER H,et al. Magnetic source imaging combined with image-guided frameless stereotaxy,A new method in surgery around the motor strip[J]. Neurosurg,1997,41(3):621-628.

[11] KAWAMATA T,ISEKI H,SHIBASAKI T,et al. Endoscopic augmented reality navigationsystem for endonasal transsphenoidal surgery to treat pituitary tumors:technical note[J]. Neurosurgery,2002,50(6):1393-1397.

[12] TRANTAKIS C,TITTGEMEYER M,SCHNEIDER JP,et al. Investigation of time-dependency of intracranial brain shift and its relation to the extent of tumor removal using intra-operative MRI[J]. Neurological Research,2003,25(1):9-12.

[13] LINDSETH F,KASPERSEN JH,OMMEDAL S,et al. Multimodal image fusion in ultrasound-based neuronavigation,improving overview and interpretation by integrating preoperative MRI with intraoperative 3-D ultrasound[J]. Comput Aided Surg,2003,8(2):49-69.

[14] CAROLIN T,DETLEV D,GERD S,et al. CT-based navigation systems for intraoperative radiotherapy using the afterloading-flap technique[J]. Dig Surg,2001,18(6):470-474.

第二十四章　微意识状态

随着急救和重症医疗技术的发展,颅脑疾病患者的存活率大大提高。越来越多的患者从重度昏迷转归为意识障碍(disorder of consciousness,DOC)。意识障碍分为持续性植物状态(persistent vegetative state,PVS)和微意识状态(minimally conscious state,MCS)两个层次。致病因素分为外伤和非外伤两大类,外伤是导致 DOC 的首位病因,非外伤包括缺氧性脑病和卒中。DOC 患者存活时间一般为 2~5 年,非外伤性的死亡率高于外伤性患者,PVS 死亡率高于 MCS。MCS 预后明显好于 PVS,若根据行为学进行评估有 40% 的误诊率,有部分患者会长期停滞于此状态。MCS 具有间断但明确的意识行为,如痛觉定位、视物追踪或凝视目标等。由于有较好的意识恢复潜能,目前认为 MCS 应该给予更积极的促醒治疗。

第一节　概　　述

一、微意识状态概念的历史沿革

1886 年,英国一位哲学家和神经外科医师 Horsley 首次提出意识水平和大脑皮质的功能有关,也证明了人与其他动物的意识有所区别。19 世纪末,Ramón 首次描述了大脑皮质的外观。那个时期意识被认为是完全依赖于大脑皮质的,严重的脑损伤会造成意识丧失。1940 年,德国神经学家和心理学家 Kretschmer 发现大脑皮质对于睡眠觉醒周期是没有必要的,若脑干功能保留,觉醒状态则存在,即使大脑皮质或皮质下的功能缺失,也不会产生影响。1958 年,法国研究者提出了"延长昏迷"或"延长无意识状态"的说法,来描述严重脑损伤后,一些患者的无反应状态。1972 年,

Lancet 发表了《脑损伤后持续性植物状态:为这种综合征寻求命名》,提出"这也许是该时期最重要的临床问题之一"。1994 年,多学科联合工作组对持续性植物状态提出了具体的诊断标准,取代了之前的"去皮质综合征""新皮质死亡""皮质脑死亡"和"睁眼昏迷"等不统一的说法。

之后一段时间,诸多著名科学机构都陆续发现了持续性植物状态患者具有一些意识活动的证据。美国物理医学与康复研究院对这种状态提出建议称之为"微反应状态",但伦敦医学院国际工作组认为"低意识状态"是一个更好的选择。之后,美国肠外与肠内营养协会的一个工作组建议称之为"微意识状态",成为学术界最普遍接受的术语。直到 2002 年,美国神经病学学会委托一个工作组在 Giacino 的带领下,发表了微意识状态的定义和诊断标准。该工作组采用 MEDLINE 数据库,使用关键词"昏迷,植物状态,微反应状态、木僵、格拉斯哥昏迷量表,后期康复和严重残疾"等进行检索。包含 ≥1 个的这类关键词的文献有 260 篇,其中只有 5 篇描述了持续性植物状态和微意识状态患者之间明显的行为学差异。经过严谨的分析和系统的科学讨论,最后达成"微意识状态"定义的共识。

二、微意识状态的定义和鉴别诊断

1. **定义**　微意识状态是一种神经系统疾病,特点是患者的意识出现一系列重大改变,但表现出明确的和可重复的意识迹象,可感知自己或其所处的环境。微意识状态的诊断标准包括:①简单的遵嘱运动。②进行是或否的应答(手势或口头)。③发出可以理解的语言表达。④对环境刺激有目的的反应(不是反

射性的），如适当的微笑或哭泣以回应情感上有意义的听觉或视觉刺激；发声或手势直接回答问题；够物体，表达出对象的位置和运动方向之间的明确关系；摸索或握持物体；视物追踪或凝视物体对其运动做出直接反应。

2. 鉴别诊断　区别于微意识状态的其他意识改变主要包括持续性植物状态、昏迷、脑死亡、闭锁综合征、无动性缄默等，需要经过评估才能作出鉴别诊断。持续性植物状态是指完全不能感知自己和其所处的环境，但有明确的睡眠-觉醒周期，下丘脑和脑干自主神经功能部分或全部的保留。持续性植物状态常与微意识状态混淆，两者不同之处在于持续性植物状态患者无法遵循简单命令，不能有可理解的语言表达，不能视物追踪。有文献报道，采用国际通行的昏迷恢复修订量表（coma recovery scale-revised，CRS-R）进行临床评估，两种状态的误诊率为43%。昏迷患者无觉醒、自发睁眼和睡眠-觉醒周期，无法感知自己或周围环境，对语言没有反应或理解，他们的意识可以恢复或转归为脑死亡、持续性植物状态或微意识状态。脑死亡是全脑功能的不可逆性损伤，是真正意义的死亡。脑死亡患者对外界无任何反应，不存在脑干反射和呼吸。闭锁综合征是一种选择性核上性传入运动纤维损伤，引起四肢和下组脑神经麻痹，并无意识丧失。闭锁综合征患者四肢无法运动，但可进行眼球的垂直运动，通过眼球运动进行沟通。无动性缄默是意识障碍的一种特殊类型，为脑干上部的网状激活系统及前额叶-边缘系统损害所致，指患者无法运动或说话，但表现出警觉。无动性缄默症患者类似微意识状态患者，有睡眠-觉醒周期，但他们缺乏自发活动。

第二节　微意识状态的检测方法

目前，持续性植物状态和微意识状态的患者在定义上可较好区别。但诸多研究表明，仅基于患者的行为学评估结果很难诊断和区分意识障碍患者。因此，为克服通过行为学评估结果判断残余意识的局限性，采用辅助技术检测脑功能意义重大。

（一）神经影像学技术

1. 正电子发射断层显像（PET）　通过检测患者的脑代谢水平，可灵敏、有效地区分患者处于持续性植物状态、微意识状态或健康状态。微意识状态患者在语言理解相关的脑区仍保留有代谢活动，而植物状态则很少保留；进一步通过被动听觉和疼痛刺激的任务发现，微意识状态患者初级感觉皮质与脑额顶网络之间的连接受损，使有意识的感知活动受损，但其保留一部分脑额顶网络的代谢活动，存在潜在的疼痛感知能力。在脱离微意识状态的患者中，其执行控制网络和默认网络均有部分代谢活动，提示两个网络代谢水平的恢复也许是意识得到恢复的重要特征（图24-2-1，彩图见书末）。

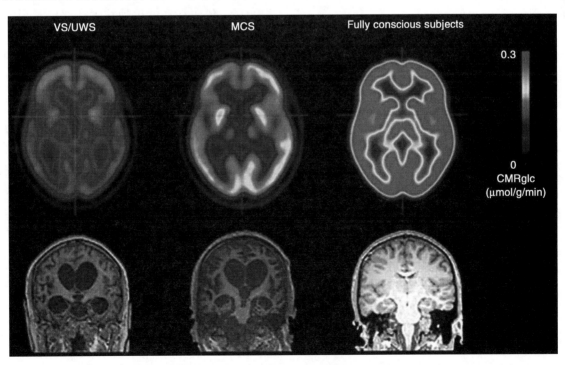

图24-2-1　VS、MCS和健康志愿者中观察到的PET平均代谢率

2. 功能磁共振成像 (fMRI)   静息态 fMRI 研究发现,意识障碍患者默认网络内部的功能连接受损,且受损程度与意识受损程度具有相关性,受损的功能连接主要涉及默认网络的主要节点——楔前叶。研究发现楔前叶是意识的关键枢纽。还有研究发现在意识障碍患者中,除默认网络外,双侧执行控制网络和听觉网络也显著受损,这三个脑网络的空间和时间属性都明显与健康对照组不一致,提示脑网络和功能连接的下降与不同意识受损具有相关性。此外,使用机器学习的方法可用于辨别静息态脑功能网络是否与神经活动相关,以及区分微意识状态患者与持续性植物状态患者,正确率可以达到85%。另外还有基于国内多中心功能影像数据的意识障碍患者预测模型,预测的准确率可达88%。

3. 弥散张量成像 (DTI)   研究发现 DTI 可区分持续性植物状态和微意识状态的患者,两者主要表现为皮质下白质(包括放射冠的前部和后部、皮质脊髓束、扣带纤维束、外囊以及胼胝体等)和丘脑等脑区的弥散系数有显著差异,而与脑干则无显著差异。还有报道发现,DTI 还可通过预测意识障碍患者的格拉斯哥昏迷量表评分(GCS)进而区分持续性植物状态和微意识状态,精确度可达95%。结合 DTI 和磁共振波谱技术可以对微意识状态患者进行预后评估,预测1年后患者不能恢复的灵敏度为86%,特异度为97%。

(二)神经电生理技术

1. 短时诱发电位   脑干听觉诱发电位在意识障碍患者中通常是正常或有延时的,但根据其无法区别持续性植物状态和微意识状态的患者,因此也无法进行实际预测。在缺氧性脑病造成的持续性植物状态患者中,双侧皮质的体感诱发电位成分缺失经常出现,而在外伤患者中则存在个体性差异。Ragazzoni 等发现体感诱发电位与临床诊断之间并无严格的相关性。视觉诱发电位延迟部分可能评估意识障碍患者的长期预后。

2. 事件相关诱发电位   有关意识障碍预测的研究结果表明,对意识恢复的预测方法最有意义的是失匹配负波(mismatch negativity,MMN),其在功能输出层面提供了较为准确的预测信息。代表认知注意程度的 P3b 几乎对结果没有可靠的预测,而与语言认知功能相关的 N400 的出现与长期良好的神经功能恢复相关。

3. 认知节律脑电   通过观察静息态脑电区分患者处于持续性植物状态还是微意识状态仍存在一定难度。但在进行任务范式脑电研究时发现,处于微意识状态的患者想象游泳画面时较想象休息时具有显著增强的后脑 alpha 节律,随访4个月后该例患者从微意识状态脱离。Horki 等也发现处于微意识状态的患者在想象一项运动时,可产生脑电节律的调控。

4. 睡眠脑电   睡眠纺锤波是非快速眼动睡眠的特征,可反应丘脑和大脑皮质间的交互性。意识障碍患者睡眠纺锤的丢失与其丘脑皮质损伤的功能数据相匹配。Landsness 等通过观察微意识状态和持续性植物状态患者的脑电变化发现,6例微意识状态的患者存在睡眠和觉醒交替、睡眠纺锤波和快速眼动睡眠;而5例持续性植物状态的患者并无任何脑电变化。De Biase 等发现与无睡眠标记的患者相比,具有快速眼动睡眠和睡眠纺锤波等睡眠标记的患者行为学评分更高。说明神经电生理技术在评价意识障碍患者睡眠中所体现的诊断价值。

5. 经颅磁刺激脑电   Casali 等对意识障碍患者行经颅磁刺激诱发脑电反应,采用"干预复杂度"衡量大脑对干预的反应下的信息集成和区分能力,结果发现意识障碍患者在睡眠和镇静状态下较清醒时干预复杂度显著降低;同时发现持续性植物状态患者在睡眠和麻醉状态下的干预复杂度显著不同,而微意识状态患者的干预复杂度则介于觉醒和睡眠、镇静之间。因此,说明"干预复杂度"对意识障碍患者具有潜在的诊断价值(图 24-2-2,彩图见书末)。

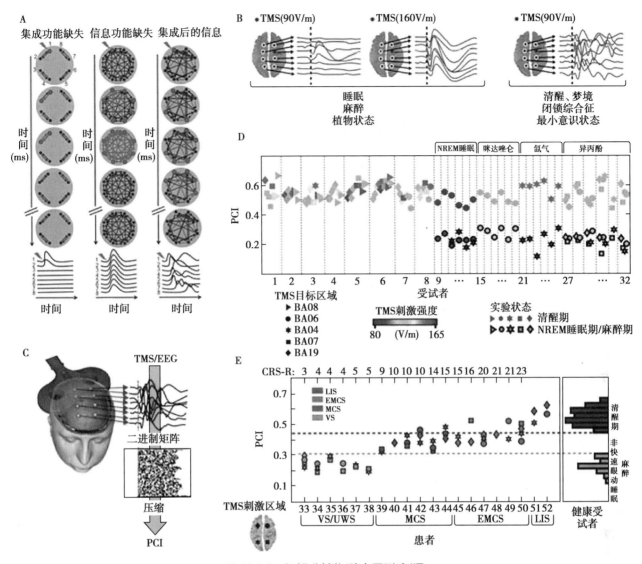

图 24-2-2　经颅磁刺激/脑电图测试 IIT
PCI 能够量化扰动引发的确定性激活时空模式的大脑的反应。

第三节　微意识状态的治疗

一、手术神经调控治疗

1. 脑深部电刺激(deep brain stimulation,DBS)是通过在中央丘脑内植入电极,通过电刺激恢复大脑关键网络之间的通信和连接。1968 年 McLardy 对 1 名 19 岁脑外伤后 8 个月的植物状态患者实施 DBS 治疗,刺激能产生行为反应提高和脑电图(EEG)去同步活动。80 年代一项欧美的多中心研究,对病程超过 3 个月的 25 名植物状态患者实施 DBS 治疗,13 例出现显著的意识水平改善。提示神经电刺激能够明显改善患者的意识状态。Yamamoto 等报道采用 DBS 治疗 21 例持续性植物状态患者和 5 例微意识患者,刺激靶点分别为中脑网状结构和丘脑中央中核-束旁核复合体,结果发现 21 例持续性植物状态患者中,8 例脱离植物状态并能完成简单的遵嘱活动;5 例微意识状态患者中,4 例恢复功能性交流能力并可正常生活。2007 年 *Nature* 发表 Schiff 等采用中央丘脑 DBS 治疗的个案报道,证明手术后症状明显改善,即使在 DBS 刺激关闭期行为提高仍得以保持。DBS 靶点经过短暂的摸索后,逐渐集中在以中央中核-束旁核复合体(CM-pf)为靶点的中央丘脑区。DBS 可能的促醒机制为:通过在意识的关键整合中枢中央丘脑的持续低频刺激,激活和增强意识相关的脑网络活动,增强醒觉和认知功能,直至恢复意识。因此,丘脑 DBS 对丘脑-皮质神经网络保存相对完整的患者疗效更好,这可能也是对微意识状态患者采用 DBS 治疗较持续性植物状态患者疗效更好的原因所在。

2. 脊髓电刺激（spinal cord electrical stimulation,SCS） 是将刺激电极放置于颈髓 $C_{2\sim4}$ 水平的硬膜外正中部,电刺激通过上行性网状结构激活系统及丘脑下部激活系统传达到大脑皮质。SCS 可调节局部脑血流量,从而引发作为意识相关神经环路的功能变化。20 世纪 80 年代初 Komai 首次报道 SCS 治疗 PVS,之后 Kanno 和 Momose 等证实 SCS 刺激后脑局部葡萄糖代谢率及脑血流均明显增加,他们发现 130 例 PVS 中,56 例(占 43%)意识恢复。2012 年 Yamamoto 对 10 例 MCS 患者施行 SCS 手术,7 例意识明显提高。目前认为 SCS 有效率在 20%～40%,而对于脑外伤后的 PVS 促醒率和有效率更高。可能的促醒机制为:脊髓电刺激在颈髓 $C_{2\sim4}$ 水平硬膜外放置刺激电极,电刺激经上行性网状结构激活系统传至大脑皮质,增强了意识冲动的活动、增加脑电活动、增强脑血流(cerebral blood flow,CBF)及兴奋性递质释放。通过统计 1988—2013 年的 10 篇文献,共 308 例微意识状态患者采用 SCS 进行治疗,结果 51.6% 的患者(159/308)症状均有所改善。

二、无创神经调控方式

1. 经颅磁刺激（transcranial magnetic stimulation,TMS） TMS 可无衰减地透过颅骨刺激大脑神经,作用原理是通过时变磁场诱发出感应电场,引起邻近神经组织产生继发电流,通过感应电流激活大脑皮质,从而改变大脑内的生理过程,实现皮质的功能定位;同时通过改变大脑局部皮质的兴奋性,改变其代谢和脑血流,进而影响脑内神经递质的分泌和传递,增加损伤细胞的可复性,从而促进脑功能的恢复。目前国内外临床研究仍处于早期探索阶段。

2. 经颅直流电刺激（transcranial direct current stimulation,tDCS） tDCS 是一种非侵入性的,利用恒定、低强度直流电(1～2mA)调节大脑皮质神经元活动的技术。tDCS 对皮质兴奋性调节的基本机制是依据刺激的极性不同引起静息膜电位超极化或者去极化的改变。处于微意识状态和持续性植物状态的患者对 tDCS 在时间和空间上存在不同的反应性,提示 tDCS 对这两类患者的疗效具有差异。

3. 正中神经电刺激（median nerve electrical stimulation,MNS） 是将电极置于腕关节掌面腕横纹上方 2cm 正中神经处的一种电刺激疗法,一般选用右侧正中神经进行电刺激。美国弗吉尼亚州大学 Ed-win Cooper 教授于 20 世纪 80 年代开始尝试使用 MNS 治疗颅脑创伤后昏迷患者,发现接受电刺激的昏迷患者意识状况和远端肢体功能都得到了明显改善。来自日本的 Tanaka 教授在 1997 年发表的研究中对 16 例创伤后植物状态的患者行 MNS 治疗,4 例恢复至中度残疾,4 例恢复至重度残疾,8 例可执行简单遵嘱动作。Yoshifumi 等用 MNS 治疗颅脑损伤后昏迷患者的过程中,对 1 例患者进行了脑血流量检测,发现刺激后患者脑血流量增多,尤以病灶局部脑血流量增多明显。

三、其他治疗方式

1. 药物治疗 药物包括神经系统抑制剂和兴奋剂两类。神经系统抑制剂如唑吡坦、咪唑吡啶等苯二氮䓬类的催眠药,通过选择性地刺激 GABA(A)受体(BZ-1 或 ω_1 亚型)出现较好的治疗效果,它的优点之一是可用于合并呼吸系统疾病或慢性阻塞性肺疾病的患者,且不会出现呼吸系统的不良反应。神经系统兴奋剂主要指儿茶酚胺能药物,包括多巴胺能及去甲肾上腺素能药物,前者又分为多巴胺摄取拮抗剂(金刚烷胺、哌甲酯等)及多巴胺受体激动剂(左旋多巴、溴隐亭、阿扑吗啡等);后者应用较少,包括屈昔多巴等。

2. 康复治疗 多感官刺激和感官调节通过刺激所有的感官并控制频率,来增强突触再生和加速神经功能的恢复,并且阻止感觉剥夺,促进感觉在身体的不同部位之间的连接。个体化的物理和作业疗法多用于康复中心,以防止并发症的出现,在治疗过程中还要关注一般支持治疗,包括水电解质平衡、营养支持、空气流通、卫生以及肺部感染和褥疮的早期预防。对微意识状态的患者进行良好的治疗需要多学科团队合作,包括主治医师、护理人员、物理治疗师和心理医师。这些专业人士与家庭密切合作,将极大有利于患者的改善。个性化的综合治疗方案,需具体到每例患者的具体需求。

3. 高压氧治疗 2018 年中华医学会发布的高压氧治疗指南里将脑外伤列为高压氧Ⅰ类适应证,缺氧性脑损害为Ⅱ类适应证,但是并没有明确的关于意识障碍治疗的循证医学证据。国内的一项 meta 分析对 19 篇临床疗效研究的文献进行合并分析显示,治疗组和对照组的有效率分别为 67.51% 和 34.45%。对不同治疗时间窗研究的 17 篇文献进行合并分析显示,<60 天组和 ≥60 天组的有效率分别为 63.29% 和

22.73%。间接证明了高压氧对早期治疗意识障碍是有效的。

微意识状态是一种特殊的意识状态，表现为患者对自己和环境的波动性意识迹象。目前，诸多神经检测技术增加了对微意识状态的理解。尽管如此，微意识状态仍有诸多未解决的科学问题，包括其发病率、患病率、自然转归过程、神经影像学、神经电生理学和病理生理学机制等，因此仍需要进行深入研究来帮助微意识状态患者找到更好的治疗方案，最终实现微意识患者诊断和治疗的标准化与系统化，帮助微意识状态患者更好的恢复。

（何江弘　杨艺）

参考文献

［1］ GIACINO JT,KALMAR K. The vegetative and minimally conscious state. A comparison of clinical features and functional outcome［J］. J Head Trauma Rehab,1997,12(4):70-78.

［2］ GIACINO JT,ASHWAL S,CHILDS N,et al. The minimally conscious state:Definition and diagnostic criteria［J］. Neurology,2002,58(3):349-353.

［3］ ADAMS ZM,FINS JJ. The historical origins of the vegetative state:Received wisdom and the utility of the text［J］. J Hist Neurosci,2017,26(2):140-153.

［4］ MONTI MM,VANHAUDENHUYSE A,COLEMAN MR,et al. Willful modulation of brain activity in disorders of consciousness［J］. N Engl J Med,2010,362(7):579-589.

［5］ PHILLIPS CL,BRUNO MA,MAQUET P,et al. "Relevance vector machine" consciousness classifier applied to cerebral metabolism of vegetative and locked-in patients［J］. Neuroimage,2011,56(2):797-808.

［6］ BRUNO MA,MAJERUS S,BOLY M,et al. Functional neuroanatomy underlying the clinical subcategorization of minimally conscious state patients［J］. J Neurol,2012,259(6):1087-1098.

［7］ STENDER J,GOSSERIES O,BRUNO MA,et al. Diagnostic precision of PET imaging and functional MRI in disorders of consciousness:a clinical validation study［J］. Lancet,2014,384(9942):514-522.

［8］ WU F,TANG Y,XU K,et al. Whiter matter abnormalities in medication-naive subjects with a single short-duration episode of major depressive disorder［J］. Psychiatry Res,2011,191(1):80-83.

［9］ LAUREYS S,OWEN AM,SCHIFF ND. Brain function in coma,vegetative state,and related disorders［J］. Lancet Neurol,2004,3(9):537-546.

［10］ GREICIUS MD,KIVINIEMI V,TERVONEN O,et al. Persistent default-mode network connectivity during light sedation［J］. Hum Brain Mapp,2008,29(7):839-847.

［11］ SONG M,YANG Y,HE J,et al. Prognostication of chronic disorders of consciousness using brain functional networks and clinical characteristics［J］. Elife,2018,7:e36173.

［12］ NEWCOMBE V,CHATFI ELD D,OUTTRIM J,et al. Mapping traumatic axonal injury using diffusion tensor imaging:correlations with functional outcome［J］. PLoS One,2011,6(5):e19214.

［13］ RAGAZZONI A,PIRULLI C,VENIERO D,et al. Vegetative versus minimally conscious states:a study using TMS-EEG,sensory and event-related potentials［J］. PLoS One,2013,8(2):e57069.

［14］ WIJNEN VJ,EILANDER HJ,DE GELDER B,et al. Repeated measurements of the auditory oddball paradigm is related to recovery from the vegetative state［J］. J Clin Neurophysiol,2014,31(1):65-80.

［15］ HORKI P,BAUERNFEIND G,KLOBASSA DS,et al. Detection of mental imagery and attempted movements in patients with disorders of consciousness using EEG［J］. Front Hum Neurosci,2014,8:1009.

［16］ JIANG-HONG HE,YI YANG,YI ZHANG,et al. Hyperactive external awareness against hypoactive internal awareness in disorders of consciousness using resting state fMRI:highlighting the involvement of visuo-motor modulation［J］. NMR Biomed,2014,27(8):880-886.

［17］ TUCKER C,SANDHU K. The effectiveness of zolpidem for the treatment of disorders of consciousness［J］. Neurocrit Care,2015,24(3):488-493.

［18］ MACHADO C,ESTÉVEZ M,RODRÍGUEZ R,et al. Zolpidem arousing effect in persistent vegetative state patients:autonomic,EEG and behavioral assessment［J］. Curr Pharm Des,2014,20(26):4185-4202.

［19］ SCHIFF ND,GIACINO JT,KALMAR K,et al. Behavioural improvements with thalamic stimulation after severe traumatic brain injury［J］. Nature,2007,448(7153):600-603.

［20］ YAMPOLSKY C,HEM S,BENDERSKY D. Dorsal column stimulator applications［J］. Surg Neurol Int,2012,3(Suppl 4):S275-S289.

［21］ FITZGERALD PB,FOUNTAIN S,DASKALAKIS ZJ. A comprehensive review of the effects of rTMS on motor cortical excitability and inhibition［J］. Clin Neurophysiol,2006,117(12):2584-2596.

［22］ YANG B,XIA X,KANG J,et al. TDCS modulates cortical excitability in patients with disorders of consciousness［J］. Neuroimage Clin,2017,15:702-709.

［23］ XIA X,LIU Y,BAI Y,et al. Long-lasting repetitive transcranial magnetic stimulation modulates electroencephalography oscillation in patients with disorders of consciousness［J］. Neuroreport,2017,28(15):1022-1029.

［24］ BENDER A,JOX RJ,GRILL E,et al. Persistent vegetative state and minimally conscious state:a systematic review and meta-analysis of diagnostic procedures［J］. Dtsch Arztebl Int,2015,3112(14):235-242.

［25］ YU-TIAN YU,YI YANG,LU-BIN WANG,et al. Transcutaneous auricular vagus nerve stimulation in disorders of consciousness monitored by fMRI:the first case report［J］. Brain Stimul,2017,10(2):328-330.

第二十五章　术中神经电生理监测技术

术中神经电生理监测在神经外科手术中的运用变得越来越广泛,由于其具有不影响手术操作,受麻醉影响较小,能指导术者识别手术野的靶神经或神经功能区,能连续监测手术过程、监护神经通路的完整性,避免医源性损伤,降低患者术后神经功能障碍或缺失的发生率,并能为评估手术预后效果提供一个准确而客观的指标等多项优点,现已逐渐成为现代临床医学中的一个重要组成部分。在神经外科手术中,术中监测应用的电生理技术主要包括躯体感觉诱发电位(somatosensory evoked potential,SEP)、运动诱发电位(motor evoked potential,MEP)、脑干听觉诱发电位(brain stem auditory evoked potential,BAEP)、肌电图(electromyography,EMG)、脑电图(electroencephalography,EEG)等技术。

第一节　诱发电位监测

诱发电位(evoked potential,EP)是对神经系统某一特定部位给予相宜的刺激,在该系统和脑的相应部位产生可以检出的、与刺激有相对固定时间间隔和特定位相的生物电反应。

一、诱发电位的特点及分类

EP 是神经系统对特异性外界刺激的反应,具有如下特点:EP 的出现与给予刺激之间具有一定的时间关系;某一种刺激引起的 EP 在中枢神经系统中有一定的空间分布形式;不同形式刺激引起的 EP 具有不同的反应形式。

根据不同标准可将 EP 分为不同类型。例如感觉刺激引起感觉 EP,皮质运动区或运动神经刺激引起运动 EP,以及与认知有关的事件引起的相关电位等。

(一) 根据刺激模式

根据感觉刺激模式的不同,可将 EP 分为:

1. 躯体感觉诱发电位(somatosensory evoked potential),简称 SEP。

2. 视觉诱发电位(visual evoked potential),简称 VEP。

3. 脑干听觉诱发电位(brian stem auditory evoked potential),简称 BAEP。

4. 听觉诱发电位(auditory evoked potential),简称 AEP。

5. 运动诱发电位(motor evoked potential),简称 MEP。

(二) 按潜伏期

根据潜伏期的不同,可将 EP 分为:

1. 短潜伏期 EP　AEP,<10 毫秒。SEP,上肢刺激腕正中神经,<25 毫秒;下肢刺激胫后神经,<45 毫秒。

2. 中潜伏期 EP　AEP,10~50 毫秒;SEP,25~120 毫秒。

3. 长潜伏期 EP　AEP,>50 毫秒;SEP,120~150 毫秒。

(三) 按记录电极距神经发生源远近

1. 近场电位　例如从头皮记录的 VEP、脊髓电位、周围神经动作电位等。

2. 远场电位　例如 BAEP 及短潜伏期 SEP 的某些成分。

短潜伏期 EP 因其重复性好,受麻醉和觉醒水平或主观意志的影响少,是目前临床监测中应用最多的一种方法。中潜伏期 EP 发生于脑皮质,与皮质特异性感觉区的相关性较好,易受麻醉药或过度换气等生理因素改变的影响,可用于麻醉深度的研究。长潜伏期 EP 与注意力、期望、失落等情绪状态密切相关,还未应用于临床术中监测。

　　每一种 EP 形式在反映相应神经传导通路功能完整性方面都具有其独特的作用。临床术中监测主要应用感觉诱发电位的短潜伏期成分、MEP 和感觉神经的动作电位。感觉 EP 的短潜伏期成分有 BAEP 和短潜伏期 SEP(SLSEP)。BAEP、SLSEP、MEP 等之所以被广泛应用于术中监测,主要原因是其神经发生源和传导路径相对明确,不受意识水平的影响,易于引出,重复性好,而且受麻醉药物和麻醉深度影响较小。相反,长潜伏期成分由于神经发生源不够明确,加之易受麻醉和患者意识水平的影响,在术中监测中的应用受到限制。由于 EP 能够敏感而客观地反映神经传导通路的功能状况,同时在头皮和皮肤表面就能采集到这种电位,这就为手术医师及时了解神经系统功能状况提供了一种简便、快速而且完全无创的监测手段,术中 EP 监测的优点在于:①不影响手术操作;②受麻醉影响较小;③可连续监测手术过程,为手术医师提供有关神经损伤程度的信息,为手术医师及时调整手术节奏和方案,权衡进一步手术的利与弊,提供有价值的参考,从而使手术操作由经验解剖阶段进入功能解剖阶段;④EP 监测术前和术后的比较研究,为评估手术效果提供了一个准确而客观的指标。目前,世界上许多外科中心将术中 EP 监测作为神经外科手术的常规监测项目。术中 EP 监测的主要目的是及时发现并提醒手术医师减少对神经组织的损伤,有助于降低手术致残率和致死率,提高患者的术后生存质量。

二、有关的技术参数

(一) 刺激频率

　　在选择刺激频率时存在着矛盾的二重性:较快的刺激频率易引起 EP 波幅衰减和波形改变;慢频率刺激是诱发高质量电位的最好方法。但是,在手术监测的过程中,一方面,不允许用很多时间去采集一个电位;另一方面,也没有必要过分追求一个"高质量"的电位。较好的办法是在尽可能短的时间内获取可识性电位,而不致引起过分的波幅衰减和波形改变。对于 BAEP,刺激频率可达 30Hz;上肢 SEP,刺激频率为 10Hz 以下;下肢 SEP,刺激频率不宜超过 5Hz。在临床实践中,为了减少 50Hz 电源的影响,选择刺激频率时常避免使用 5 和 5 的倍数。

(二) 滤波器

　　滤波器的设置应满足获取最大程度清晰而稳定的 EP,同时减少背景噪声这一基本要求。滤波带通常限制在一个相对窄的范围。在手术室中,噪声信号既有低频成分,也有高频成分。通过选择不同类型的滤波器,滤除不同的噪声成分。同样,EP 也有低频和高频成分,通过不同的滤波器选择性地放大或衰减不同的成分。常用的滤波器有:①高频滤波器;②低频滤波器;③陷波滤波器;④数字滤波器。

　　1. 高频滤波器　使低频率成分通过,衰减并滤除高频成分,也称之为低通滤波器。当高频截止频率增加时,EP 快成分的波幅逐渐增大,并有相位提前;高频截止频率降低,可引起某些波形衰减,甚至消失,并有相位延迟。

　　2. 低频滤波器　使高频成分通过,滤除低频成分,也称为高通滤波器。滤波器不仅可改变信号的波幅,还可改变信号的相位,当低频截点增加时,诱发信号(此为低频成分)波幅衰减,相位(潜伏期)提前。这种相位效果对于手术中监测十分重要。监测人员必须十分清楚,手术中 EP 潜伏期的改变是由真正的神经损伤引起,还是由改变滤波范围造成的。

　　3. 陷波滤波器　50Hz 或 60Hz 陷波滤波器是用来滤除来自电源的干扰。这种滤波方式对 BAEP 有效,但对 SEP 可产生人为假象,所以,在 SEP 监测中应小心或者不予使用。对于 60Hz 陷波滤波器,环状伪迹多发生在 16.6 毫秒和 33.3 毫秒;对于 50Hz 陷波滤波器,环状伪迹多发生在 20 毫秒和 40 毫秒。这些伪迹易与上肢 SEP 中 16~20 毫秒的 EP 成分和下肢 SEP 中 30~40 毫秒的 EP 成分相混淆。应该注意的是,如果不适当地使用这种滤波器,环状伪迹会在整个过程中持续而稳定地存在,即使神经传导通路已出现损伤。此外,陷波滤波器还可将频率为 50~60Hz 的有用 EP 成分滤掉。

　　4. 数字滤波器　上面提到的高频、低频和陷波滤波器均是模拟式滤波器,诱发电位仪中数字滤波最常用的就是其平滑功能。这种平滑功能可减少像肌电这样高频瞬态信号引起的不连续性。在某种程度上,平滑功能就像一个高频滤波器,滤除信号中的高频成分。数字滤波器在导致信号衰减和相位移动方面比模拟滤波器小得多,无论是数字滤波器还是模拟波器,去噪的最好方法是消除干扰源,而不是过分依赖滤波器。

(三) 滤波带通选择

　　带通是指通过滤波器的频率范围。带通选择的最基本目的,就是将处于不同频率范围的 EP 信号和噪声信号分开,并对噪声信号进行衰减,从而获得一个清晰而突出的 EP 波形。

(四) 减少噪声的步骤

平均和滤波可减少噪声干扰,提高信噪比,使记录信号更加清楚。有些噪声可通过改进方法和技术加以消除,具体步骤如下:去除皮肤上的皮脂和角质层;电极与皮肤之间用导电糊耦合;电极阻抗保持在 2kΩ 左右;记录导线尽可能短,将记录导线拢成一束;将刺激导线和记录导线分开,避免传输电缆互相编织,不要摇晃导线;拔除不用设备的插头,避免使用没有接地的两相插头;当放大器"饱和"时停止平均;调节灵敏度、排除干扰;设置记录延迟。

三、诱发电位监测的适用范围

广义上讲,任何与神经系统(包括中枢神经系统和周围神经系统)有关的手术均可受益于神经生理监测。具体地讲,在神经外科,脑肿瘤、血管畸形或癫痫病灶切除的手术中,可根据神经电生理测定的大脑皮质运动区和感觉区,决定手术皮质入路及切除范围。为位于中央区附近的肿瘤和脑血管病的手术,提供了一个客观的依据,有效降低了手术对功能皮质的损伤。在桥小脑角手术及颅底脑干手术中,通过监测脑干功能以及脑神经的情况,决定手术入路及切除范围。

在选择性神经根切除、脊髓粘连和腰骶脊髓肿瘤分离手术中,可根据刺激神经根引发的肌电图,即神经-肌肉激发电位的结果,决定分离、切除和保留的范围,为保护尿道括约肌、肛门括约肌功能提供了极大的帮助。

在脊柱侧弯矫形手术中,手术医师可根据即时的感觉、运动传导束功能测定的结果,决定侧弯矫正的程序;在骨科或神经外科腰骶椎脊柱器械固定手术中,可根据神经-肌肉激发电位的结果,了解置入体内的器械(例如椎弓螺丝钉等)是否破入椎管或离脊髓神经根太近;在颈动脉内膜切除手术中,可根据经颅脑血管超声波的结果,即刻了解大脑通过基底动脉环对侧辅助供血的情况,综合脑电图、SEP 和脑血氧饱和度测定的结果,提供给手术医师详细、明确的大脑功能状态,以决定手术中是否需要使用分流管,以降低手术中因放置分流管而造成的脑血管栓塞等情况的发生。

一般来讲,在各科各类手术中,凡是可能影响到脑、脊髓、神经根和周围神经功能的手术,均可在手术中通过不同方式的神经监测技术,直接了解神经功能

的完整性,降低神经损伤的风险,提高手术质量及患者的预后。

第二节　躯体感觉诱发电位监测

一、概述

术中 SEP 监测,是通过电刺激周围神经(上肢腕部正中神经和下肢踝部胫后神经)的本体感觉成分,刺激产生的信号经脊髓后索向上传递,在感觉神经传导通路上不同部位记录到明确的电活动,再将这些信号通过信号放大器放大,放大后的波形即为 SEP。通过分析 SEP 波幅和潜伏期的改变,来判断神经传导功能是否正常,从而给手术医师提供可靠的信息,以防止手术操作对神经功能造成的不必要损伤。应用于术中监测的 SEP 主要是其短潜伏期成分,上肢 SLSEP 为 25 毫秒以内的电位成分,下肢 SLSEP 为 45 毫秒以内的电位成分。中枢传导时间(central conduction time,CCT),即 N_{20} 与 N_{13} 潜伏期差值,是反映感觉神经传导通路中枢传导的重要参数。

SEP 具有受肌松药影响小、容易操作、不干扰手术操作、刺激电压低和能够连续监测的优点。缺点是波幅低,只有微伏级,容易受外界干扰,需要平均叠加不能实时反映,只能间接反映运动神经系统的功能状态。

SEP 的波形成分中,向上的称为负向波(negative waveform,N 波),向下的称为正向波(positive waveform,P 波)。反映人类复杂感觉系统功能的皮质 SEP 有多个波形组成,在不同记录导联中有不同的分布、波幅和潜伏期。术中监测 SEP 短潜伏期电位,上肢主要观察的波有 P_{15}、N_{20}、P_{25},下肢主要观察的波有 N_{32}、P_{40}、N_{55}。

二、躯体感觉诱发电位监测方法学

(一) 参数选择

SEP 常用单个脉冲电刺激,刺激频率 2.4~4.8Hz;刺激时程 200 微秒;刺激强度上肢 15~25mA,下肢 35~45mA;灵敏度 1~5μV。

带通滤波范围 30(高通)~500Hz(低通),陷波滤波器(notch filter)关闭,信号平均次数 200~500 次,信号分析时间 50~100 毫秒。

(二) 刺激电极的选择

刺激电极采用表面片电极,也可采用金属条型电极,安置在皮肤表面,上肢刺激部位为腕部正中神经,下肢刺激部位为踝部胫后神经。

（三）记录部位

SEP 头皮记录电极安装位置按照脑电国际 10~20 系统，采用皮下针电极。上肢感觉神经 EP 的记录部位常包括：锁骨上窝处的 Erb 点，记录从刺激点到锁骨上窝周围神经产生的神经电位反应；C_{6-7} 椎体水平放置颈部电极，记录颈髓电位；头皮电极记录点为 C_3' 和 C_4'，记录中央区感觉皮质产生的皮质电位。下肢感觉神经 SEP 的记录部位包括：腘窝电极，记录来自胫后神经刺激产生的腘窝电位；T_{12} 或 L_1 椎体水平放置电极，记录腰髓电位；头皮电极记录点为 Cz，记录中央区旁中央小叶感觉皮质产生的皮质电位。

（四）指标和分析

1. SEP 的分析　主要是根据波形分化、潜伏期和波幅进行分析。

（1）峰潜伏期（peak latency，PL）：自刺激开始到各波波峰的传导时间。因参量近正态分布，所以较为恒定，均值>2.5 倍标准差为异常。

（2）峰间潜伏期（interpeak latency，IPL）：为两峰间距，亦反映中枢传导时间，较为稳定。

（3）波幅（amplitude，AMP）：由波峰到基线，或前一波谷到后一波峰的垂直高度，由于参量属非正态分布，所以变异较大和客观性较差，但有时可预示病变早期的变化。

（4）左右侧差：包括左右潜伏期及波幅差，正常情况下双侧应基本对称。

2. SEP 的组成成分及其可能的神经发生源

（1）上肢：N_9 为臂丛电位，N_{11} 为颈髓后索的电位，N_{13} 为颈髓后角的突触后电位，P_{14} 为内侧丘系的电位，N_{20} 为顶叶中央后回躯体感觉区的电位。

（2）下肢：腘窝电位（PF）为胫后神经电位，马尾电位（CE）的第一个 N 波为传入神经，第二个 N 波为传出神经，腰髓电位（LP）为腰髓后角突触后电位。P_{40} 为中央后回躯体感觉区的电位。

三、诱发电位影响因素和预警标准

（一）麻醉对躯体感觉神经诱发电位的影响

由于全身麻醉对神经传递有抑制作用，特别是对大脑皮质神经元间的传递有明显的抑制作用，所以对 SEP 也有明显的抑制。全身麻醉中使用的所有吸入麻醉药对 SEP 的影响均与其使用剂量（浓度）有关。吸入麻醉药达到一定浓度时，可造成 SEP 的潜伏期延长、中枢传导时间（CCT）延长和波幅降低。

在使用吸入麻醉药时，必须明确一个非常重要的概念，即肺泡最低有效浓度（minimum alveolar concen-tration，MAC），即在一个大气压下，使 50% 的患者在切皮刺激时，不发生体动反应的最低肺泡浓度，此时肺泡内麻醉药物的浓度即为 1 个 MAC。静吸复合麻醉时异氟烷、七氟烷达到 0.5~1.0MAC 时，SEP 较为理想；1.0~1.5MAC 时，SEP 波幅降低和潜伏期延长；>1.5MAC 时，SEP 波幅降低和潜伏期延长明显，趋于消失。所以，推荐应用对 SEP 影响较小的麻醉药物进行静脉复合麻醉。麻醉引起的皮质 SEP 衰减，在儿童和青少年尤为明显，对下肢 SEP 的影响较上肢 SEP 影响大，对皮质下 SEP 成分影响最小。在条件允许的情况下，可使用静脉麻醉药丙泊酚，剂量 1.5~2.5mg/（kg·min），可完全不影响 SEP 的波幅，但潜伏期可延长 8%~20%。

手术中人体的生理状态亦可对 SEP 的潜伏期和波幅造成较大的影响：①体温，肢体温度升降可使周围神经传导速度相应增减。②血压，低血压可使 SEP 的波幅降低和潜伏期延长。

（二）预警标准

为减少外界因素干扰造成的误报，应在麻醉诱导后设定自身基线。根据经典"50/10"法则将手术中监测到的结果与基线进行自身对照，即波幅降低 50% 或潜伏期延长 10% 以上予以报警。

四、躯体感觉诱发电位监测在手术中的应用

（一）适应证

脊髓、脑干、幕上的不同节段，在感觉神经传导通路中，传入神经元的突触改变均可对 SEP 产生影响。因此，SEP 不仅可监测特殊的感觉神经传导通路，而且对远端神经结构的改变也非常敏感。所以，术中 SEP 监测适用于：幕上中央沟附近和纵裂入路手术；中线及脑干附近手术；血管畸形和动脉瘤手术；颈动脉内膜剥脱术；脊髓手术和神经介入手术等。

（二）术中 SEP 监测的作用

术中 SEP 监测的主要作用在于：①确定神经传导通路上与手术有关的急性损伤及部位；②确定由于急性全身改变（例如低血压或低氧血症等）所致的神经功能障碍；③确定肿瘤周围或肿瘤内的神经组织，并尽可能减少对正常神经组织的伤害。

（三）在手术中的应用

1. 脑干及毗邻部位的手术　脑干病变、损伤累及内侧丘系者，可表现出相应的 SEP 改变，主要表现为 N_{13}~N_{20} 峰间潜伏期延长和 N_{20} 缺失；反之，N_{13}~N_{20} 峰间潜伏期延长改善或 N_{20} 恢复，也与临床病情好转

相一致。Witzmann 等对 97 例患者实施术中 SEP 监测发现,在术后出现神经功能损伤的 18 例患者中,中枢传导时间(CCT)明显延长的有 13 例,N_{20} 消失 5 例。Witimann 认为,N_{20} 成分缺失是神经功能损伤的敏感指标,持续的 CCT 延长($N_{13} \sim N_{20}$ 峰间潜伏期)或/和两侧间 CCT 之差>2 毫秒,常常提示患者术后有出现偏瘫的风险,特别是同时伴有波幅降低时,术后偏瘫的风险率更高。本研究小组对 41 例脑干肿瘤患者的术中 SEP 连续监测发现,术中 SEP 变化最敏感的是 N_{20} 及 $N_{13} \sim N_{20}$ 的 CCT。N_{20} 持续性缺失的患者术后多出现偏瘫的症状,术中 N_{20} 的一过性消失,多为牵拉所致,并不影响患者术后的肢体运动;同时 $N_{13} \sim N_{20}$ 的 CCT 变化与预后症状好坏具有明显相关性,CCT 的延长多提示患者预后不佳。

2. **动脉瘤手术和颈内动脉内膜剥脱手术**　在颅内动脉瘤夹闭和颈内动脉内膜剥脱手术中,常常需要暂时夹闭供血动脉近端,以减少病变动脉壁张力,防止破裂出血。对夹闭血供区的大脑功能状态进行监测,可及时发现脑的缺血性损伤,纠正手术操作,避免出现术后神经功能障碍。动物实验研究表明,局部脑血流量>16ml/(100g·min)时 SEP 可维持正常,但低于 12ml/(100g·min)时会导致 SEP 消失,局部脑血流在 14~16ml/(100g·min)时 SEP 的波幅会出现明显下降。SEP 波幅下降 50% 和局部脑血流量 16ml/(100g·min)相对应。因此,SEP 的变化与局部脑血供的变化具有明显相关性。目前认为,SEP 波幅降低 50% 以上或中枢传导时间延长 1 毫秒时,有临床意义。中枢传导时间(CCT)反映 SEP 在中枢通路的传导状况。颈内动脉闭塞时,由于大脑半球和皮质下结构供血不足,皮质 SEP 会明显衰减,CCT 延长。临床实践表明,CCT 在提示中枢通路传导功能方面是一个较为敏感、可靠的指标。例如,大脑中动脉、颈动脉末端、基底动脉、大脑后动脉的暂时闭塞,都可引起 CCT 显著延长,甚至是皮质 SEP 成分的消失。因此,SEP 监测在动脉瘤手术中能够提供有价值的信息。

3. **脊髓和脊柱手术**　在脊柱矫形手术中,脊髓极易受到损伤,术中 SEP 监测有助于及时发现脊髓的损伤,以此改善患者神经功能的预后。此类手术中,应用 SEP 监测主要有两个目的:①防止手术中损伤神经结构;②指导手术医师确定安全校正的限度。Forbes 等在 1 000 例脊柱侧凸手术中进行了 SEP 监测,他们发现 SEP 监测及时、可靠和实用,并且明显较唤醒试验灵敏,值得取代和推广。Kearse 等在脊髓内手术中应用 SEP 监测发现,术中 SEP 监测可预测患者术后的

运动功能。如果术前已不能记录到 SEP,则术中 SEP 的记录将更加非常困难,所以此类患者不应选作术中监测。此类手术神经电生理监测的难点在于,神经损伤可在短时间内发生,这时必须要有良好的信噪比,才能迅速获得理想的 SEP 记录。

(四) 术中 SEP 监测的局限性

当 SEP 监测的路径不包含手术所累及的血管、血流改变未超过 SEP 发生变化的血流阈值或损害仅影响了运动神经传导通路而未影响感觉神经传导通路时,就会出现假阴性结果。关于影响 SEP 监测的因素,Weinstein 等认为,其容易受术中环境改变的影响,包括血压、室内温度和麻醉深度等。Ashkenaze 等研究发现,平均动脉压低于 12kPa 时,可严重影响手术中 SEP 监测的质量,温度降低 1~2℃,SEP 监测的质量亦降低。

第三节　运动诱发电位监测

一、概述

MEP 系用电或磁刺激脑运动区或其传出通路,在刺激点下方的传出路径或效应器、肌肉记录到的电反应。此电反应为一复合肌肉动作电位(compound muscle action potential, CMAP),其第一个波命名为"D"(direct)波,即直接波;随后的一个波称为"I"(indirect)波,即间接波。D 波的潜伏期很短,I 波的波间时间间隔均在 1 毫秒左右,第一个 I 波是一个单突触兴奋性突触后电位(EPSP),连续几个 I 波的波间期可能反映了各个突触放电的延迟。这种肌肉反应具有毫伏级或近毫伏级的高波幅,一般不需要信号平均技术,极易记录。

根据所用刺激器及记录部位的不同,可分为:经头颅电刺激运动皮质产生肌肉动作电位的方法,称为经颅电刺激运动神经诱发电位(TES-MEP);经头颅磁性刺激运动皮质产生肌肉动作电位的方法,称为经颅磁刺激运动神经诱发电位(TMS-MEP);经硬膜外或硬膜下直接刺激脊髓,并在手术野下段脊髓记录 EP,称为脊髓诱发电位(spinal evoked potential);经椎板、椎间盘、棘间韧带间接刺激脊髓,在周围神经干记录神经诱发电位反应的方法,称下行神经源性诱发电位(descending neurogenic evoked potential, DNEP)。

二、运动诱发电位的监测方法学

1980 年 Merton 和 Morton 开创了在正常清醒状态

下经颅电刺激技术,1984 年 Levy 等在动物及临床研究的基础上,记录到术中 MEP。

（一）经颅电刺激

1. 参数选择　MEP 一般采用短串电刺激,每个串刺激由 4~8 个单刺激组成,刺激强度 100~400V,刺激间期 1~2 毫秒,灵敏度 50~500μV,带通滤波范围 30（高通）~3 000Hz（低通）,50 或 60Hz 陷波滤波器（notch filter）关闭,信号平均次数 1 次,信号分析时间 100 毫秒。

2. 刺激电极的选择　刺激电极一般采用螺旋电极或针电极,电极放置根据脑电国际 10/20 系统,阳极置于中央前回手部和足部的投射区,即在 10/20 系统中 C_3、C_4 和 Cz 点的前方 1~2cm 处,左右互为参考,其中阳极是有效电极,即刺激电极。

3. 记录部位　一般采用针电极放置于刺激皮质对侧相应的肢体肌腹中,并且每个肢体应在两组或两组以上不同的肌群安装记录针电极,记录可互相参照,在一组电极脱落或接触不良等情况下,仍可确保记录的稳定。上肢记录肌群通常采用伸指总肌、鱼际肌等,下肢记录肌群通常采用胫前肌、拇短展肌等。

（二）直接皮质电刺激

术中对功能区定位的方法,主要是直接皮质电刺激（direct electrocortical stimulation,DES）。

对语言功能区的定位,要求患者在唤醒状态下进行,因此对麻醉的要求十分严格。通常采用静脉麻醉术中唤醒技术,经鼻气管插管或插入喉罩通气道保证有效通气,并且需要保证患者术中的清醒度,避免发生危险。患者可于手术前进行语言功能评估,皮质电刺激采用大脑皮质功能定位系统,应用双极刺激器进行皮质功能区定位,两电极的间距为 5mm,采用双相脉冲方波进行刺激,脉冲宽度 200 微秒,刺激频率 50Hz,刺激时程 4 秒。电刺激电流初始量为 1mA,每次增加 1mA,最大量为 15mA。术中进行电刺激时,患者出现语言障碍,则提示刺激部位的皮质为语言功能区。

单纯应用 SEP 波形翻转定位中央沟,不能提供完整准确的运动功能信息。在累及运动皮质及其附近的外科手术中,患者处于全麻状态下,推荐采用直接皮质电刺激定位和监测运动神经传导功能的方法,协助手术医师选择安全可靠的手术入路及鉴别重要的功能区。

术中直接皮质电刺激的刺激参数选择:刺激频率 60Hz;刺激时程 100~200 微秒;刺激强度 3~20mA（由低到高递加）;灵敏度 50~100μV;带通 30~3 000Hz。

三、运动诱发电位影响因素和预警标准

（一）运动诱发电位影响因素

肌肉松弛药和吸入麻醉药对 MEP 监测的影响较大,其影响到皮质运动神经元、皮质脊髓束、锥体纤维与脊髓神经元间的突触联系、前角运动神经元及神经肌肉接头等运动传导通路的各个部分,从而引起 MEP 波幅的降低。此外为保证监测顺利进行,必须在术中保持麻醉药物的稳定,避免静推等单次大剂量给药等直接影响神经电生理监测的操作。因此进行 MEP 监测时,应避免使用肌肉松弛药;如果必须使用,尽量采用超短效肌肉松弛药,平稳给药,避免单次大剂量给药。应禁用吸入麻醉药七氟烷等。

此外,MEP 能否成功引出,还与刺激电极的位置、病变部位、手术切口、患者年龄及术前的运动功能评价等密切相关。

（二）运动诱发电位预警标准

由于 CMAP 波幅存在很大差异,肌源性 MEP 术中监测的预警标准很难统一。主流观点认为当 CMAP 波幅下降 20%~30% 应密切关注,查找原因;当波幅下降>50%,或潜伏期延长>10% 应立即报警。部分学者仅采用肌源性电位的"有"或"无"作为神经损伤的指标。

四、运动诱发电位在手术中的应用

在使用适当的刺激方法、设置合适的刺激参数及保证一定的麻醉条件的情况下,MEP 监测可应用于术中监测,例如脊髓脊柱外科手术、累及功能区及其附近的肿瘤、脑血管病手术时的皮质和皮质下缺血、桥小脑角手术、颅底脑干手术及其他一些神经外科手术等,可达到最大程度切除肿瘤,并在患者的脑脊髓功能出现不可逆性损害前发出警报,保证运动神经传导通路及其功能的完整性,并辅助预测患者术后的运动功能,从而降低病残率、有效提高患者术后的生存质量。

第四节　脑干听觉诱发电位监测

一、概述

当一定强度的声音刺激听觉感受器时,听觉系统就会发生一系列的电活动,称为脑干听觉诱发电位（BAEP）。BAEP 有 Ⅰ~Ⅶ 七个主波成分,如表 25-4-1 所示:Ⅰ 波神经发生源位于听神经颅外段,Ⅱ 波神经

发生源位于听神经颅内段和耳蜗核,Ⅲ波神经发生源位于上橄榄体,Ⅳ波神经发生源位于外侧丘系,Ⅴ波神经发生源位于下丘,有时与Ⅳ波形合并为一,Ⅵ波神经发生源位于内侧膝状体,Ⅶ波神经发生源位于丘脑听放射。在没有相应神经损伤的前提下,手术中BAEP能100%地被检测出。BAEP常用来快速地监测听觉和脑干功能。当手术中由于牵拉、暴露等原因造成脑干受压时,均会引起BAEP波幅、潜伏期的改变。

表 25-4-1　BAEP 各波的神经发生源

成分	神经发生源
Ⅰ	听神经颅外段
Ⅱ	听神经颅内段和耳蜗核
Ⅲ	上橄榄体
Ⅳ	外侧丘系
Ⅴ	下丘
Ⅵ	内侧膝状体
Ⅶ	丘脑听放射

二、脑干听觉诱发电位监测方法学

术中BAEP监测所用的刺激和记录参数与实验室所用基本相同,不同的是,刺激耳机改用耳道插入式耳机和刺激的声速更快。

(一)电极的选择及记录部位

监测BAEP时,采用耳道插入式耳机给予宽带咔嗒音刺激,记录电极采用皮下针电极放在乳突或耳垂,参考电极放在头顶 C_z。记录的是从耳蜗到脑干之间的电位活动。

还有一种是直接记录第八对脑神经的复合性动作电位(compound action potential,CAP),又称"CAP动作电位"。记录电极采用棉芯电极放置在听神经脑干端,即肿瘤与脑干之间。参考电极放在头顶 C_z。可以直接记录来自听神经的动作电位。这种方法记录的动作电位,波幅高,信号平均(signal average)时间短,只需十几次信号平均即可获得很好的波形,特别适用于三叉神经痛、面肌痉挛、吞咽神经痛等各种后颅窝微血管减压术。此法的缺点是:手术中暴露、牵拉、切除肿瘤等操作,均可造成电极位置移动而远离第Ⅷ对脑神经,从而导致反应信号减弱或消失。

(二)参数设置(表 25-4-2)

(三)脑干听觉诱发电位的解释

BAEP最主要的波形是Ⅰ、Ⅲ、Ⅴ,应重点监测这

表 25-4-2　BAEP 监测的刺激和记录参数

刺激参数
　耳机:耳道插入式耳机
　类型:Click
　脉宽:0.1毫秒
　强度:80~90dBHL
　极性:交替波或疏波
　速率:11.1~51.1Hz
　掩蔽:对侧耳用低于给声强度20~40dB的白噪声掩蔽

记录参数
　导联方式: A_1-C_z,A_2-C_z
　低频截止点:100~150Hz
　高频截止点:3 000Hz
　陷波滤波:关闭
　扫描次数:1 000~2 000次
　分析时间:10毫秒

三个波形峰电位的反应潜伏期。峰间潜伏期(IPL)的测量主要是Ⅰ~Ⅲ、Ⅲ~Ⅴ和Ⅰ~Ⅴ,波幅的测量主要是Ⅲ和Ⅴ。

术中BAEP监测结果的解释:

(1)要综合考虑麻醉因素(静脉麻醉药物、吸入麻醉药物、镇痛药物)、生理因素(体温、血压、氧含量、血液稀释等)、技术因素(来自电、声音等)和手术因素(直接的手术操作造成神经结构的损伤或是继发于手术操作造成的神经结构缺血)等的影响。

(2)每个患者应以本人麻醉后测量数据为对照基准,手术中的改变与此相对比。

(3)任何不同于基线的改变,特别是在手术的关键步骤,都应及时报告手术医师,如果改变持续存在或加重,则有可能造成脑干神经结构损伤。持续的BAEP消失通常伴持久性神经功能损害。

三、脑干听觉诱发电位的影响因素和预警标准

(一)影响因素

BAEP对麻醉药物和镇静药物的作用保持相对稳定,常规剂量不会引起明显的改变。体温降低可引起BAEP波潜伏期和波间期的明显改变,并呈线形相关。手术室内电干扰的因素对记录的影响很大,如使用单极、双极电凝或超声雾化吸引器等。

(二)预警标准

(1)波形消失。单侧改变多与手术操作有关,双侧改变则应考虑麻醉、技术、体位和体温等因素的影响。

（2）如果手术医师正在第Ⅷ对脑神经近脑干侧操作，同侧反应潜伏期突然延长在 0.5~1.5 毫秒，应该立即报告手术医师。

（3）任何大于基线 1.5ms 的潜伏期延长或波幅改变大于 50% 都应查找原因，特别是突发的改变。进行性潜伏期延长和/或波幅降低均应视为有重要意义的改变。

四、脑干听觉诱发电位监测在手术中的应用

BAEP 可监测整个听觉通路的功能状态，包括听神经颅外段、听神经颅内段、耳蜗核、上橄榄体、外侧丘系、下丘脑等，是脑干功能障碍的灵敏指标。主要应用于：①听神经瘤、斜坡肿瘤等涉及脑干功能的手术，通过监测 BAEP 的改变，可间接了解脑干受压或受牵拉的功能状态。即使手术同侧的听神经在手术前已被损害或在手术中损伤，仍可根据对侧 BAEP 的变化来了解脑干的功能状态。②三叉神经痛、面肌痉挛、吞咽神经痛等各种后颅窝微血管减压术。③后循环动脉瘤、动静脉畸形等手术中经常联合 BAEP 和 SEP 监测。④昏迷患者的评估。

第五节　肌电图监测

一、概述

1979 年，Delgado 首先报道了手术中利用面部肌肉表面电极监测面肌肌电活动，术中神经电生理监测记录到的肌肉电活动，间接反映了支配它的神经的功能状态。肌电图（electromyogram，EMG）监测中可分为自由描记肌电图（free-run EMG）和诱发 EMG，自由描记肌电图记录的自发性肌电反应，即时了解神经受刺激的情况。这些刺激包括机械性刺激，例如牵拉、肿瘤分离、冷热冲洗液冲洗、单双极电凝器、激光、超声雾化吸引等。诱发 EMG 是通过使用微量电流刺激器直接刺激神经，在该神经支配的肌肉上就能记录到肌肉电活动。只有直接与刺激探针接触的神经组织才能被刺激兴奋，刺激强度过大还可能灼伤神经组织。如果在手术过程中神经已经损伤，应从远端开始刺激，逐渐向近端移动，如果神经已经严重损伤，将不可能在近端节段引出诱发肌电反应，但远端部分受到刺激后仍可出现活跃的肌电反应。

二、肌电图监测在手术中的应用

（一）肌电图监测

术中 EMG 监测主要适用于：

1. **面神经功能监测**　神经外科的颅后窝肿瘤（例如听神经瘤）等，凡涉及面神经保留的手术，均可在手术中进行面神经功能监测，利用诱发肌电图寻找和辨认难以与肿瘤组织区别的面神经，尽最大努力避免损伤它，同时又可全部切除肿瘤，可明显降低面瘫的发生率。

2. **辨认神经和对可疑组织进行区分和定性**　手术中出现位置和结构上均发生变异的重要神经结构时，在不影响手术效果的同时还应避免损伤。手术中可采用微量电刺激神经，由插入此神经支配肌肉的电极记录电活动，说明刺激的是该神经，如果无反应则有可能不是神经组织或已损伤。

EMG 监测报警是实时和连续的。手术中 EMG 反应可能是对神经的机械牵拉所致，也可能是神经断裂伤。一般来讲，神经断裂伤在短暂爆发性电活动后伴有持续性电活动，可达数分钟。

（二）自由描记肌电图

对于即时检测自发性肌电反应和机械性刺激引发的肌肉爆发电位，自由描记肌电图是最简单、实用的监测方法。神经外科手术中肌电图常常出现单个爆发的肌电反应（burst EMG activity）或出现连续爆发的肌电反应（train EMG activity）。

1. **单个或几个爆发性肌电反应**　是指单个运动单位出现的短暂、相对同时爆发的电位。这种肌电反应大多与直接神经损伤、冲洗、将浸有生理盐水的纱布放置在面神经上或电灼等因素有关。可能是神经轴突机械感受器的一种特性，与神经直接受压有关。

2. **连续爆发性肌电反应**　是指一组运动单位在不同时间内连续出现不同步的放电活动，爆发性肌电反应可持续几秒钟甚至几分钟。这种情况大多数出现在神经受到明显牵拉，通常是由外向内侧牵拉，也可出现在电灼后，很可能与神经本身缺血或较长时间机械性牵拉、挤压有关，与术后神经功能减退相关。

3. **自发性肌电活动**　有时在刺激源消失后，肌肉放电活动仍可持续较长时间，表现为规则性、有节律、放电频率较慢的电位活动。

（三）诱发肌电图

手术中电刺激脑神经有两个目的，即鉴别该神经与其他脑神经、组织或肿瘤的关系和确定神经功能的完整性。正常情况下，如果肿瘤比较小，与神经的关

系比较容易辨认;如果肿瘤比较大,则有可能将神经挤压成扁片或细丝状,有时很难与蛛网膜等组织相区分,在这种情况下,电刺激是鉴别脑神经走行的唯一可靠、有效的方法。

确定面神经与邻近脑神经的关系时,可通过刺激面神经所产生肌肉反应的潜伏期来判断。桥小脑角肿瘤较大时,由于占位的原因,改变了脑神经正常的解剖关系,特别是面神经和三叉神经,彼此相互靠近,有时会产生交叉反应现象,即在肌电图反应中,三叉神经刺激诱发的肌肉反应也可同时出现在面神经支配肌肉的导联上,而面神经刺激诱发的反应又可出现在三叉神经导联上。鉴别的方法主要根据刺激神经后出现肌肉收缩反应的潜伏期。面神经反应的潜伏期大约为 7 毫秒,而三叉神经反应的潜伏期一般小于 5 毫秒。

应该指出的是:在肿瘤切除后,只要解剖结构上保留了面神经,虽然面神经对电刺激无反应,并且术后也出现了面瘫,但是当面神经纤维再生后,仍有极大可能恢复面神经功能。

近年来,电生理监测技术在微血管减压术中的应用价值日益凸显:侧方扩散反应(lateral spread response,LSR),也称异常肌反应(abnormal muscle response,AMR),可以通过刺激患侧面神经的一个分支而从另一分支记录到异常肌电图,是面肌痉挛特征性电生理学反应。术中 LSR 消失与否与责任血管压迫解除与否密切相关,若术前 LSR 存在而分离面神经压迫血管后消失则预后较好,术中实施 LSR 检测有助于精准识别责任血管、减少并发症及预测治疗效果。

三、肌电图监测的影响因素

在临床麻醉中,肌肉松弛药主要是用于麻醉诱导时方便气管插管和全身麻醉时减少肌张力提供良好的手术条件,其可选择性作用于神经肌肉接头烟碱型受体(N 受体),暂时阻断正常神经肌肉接头兴奋的传递,使肌肉松弛,会影响脑神经监测。因此,脑神经监测中应尽量避免应用肌肉松弛药。

四、不同脑神经及脊神经监测的方法

神经外科手术中,脑神经监测的内容包括动眼神经(Ⅲ)、滑车神经(Ⅳ)、三叉神经(Ⅴ)、展神经(Ⅵ)、面神经(Ⅶ)、舌咽神经(Ⅸ)、迷走(Ⅹ)、副神经(Ⅺ)、舌下神经(Ⅻ)。脊髓脊柱外科及骨科手术中,脊神经的监测主要根据手术部位的不同,选取手术易累及神经所支配的肌肉,例如股直肌($L_{2~4}$)、胫骨前肌

($L_{4~5}$)、腓骨长肌($L_5 \sim S_1$)和腓肠肌($L_5 \sim S_2$)等进行自由描记 EMG 及诱发 EMG 的监测。

(一)面神经

面神经在脑神经监测中最常用。由于后颅窝手术中监测的是颅内段面神经主干,而且大多数情况下还要同时监测其他后组脑神经的功能,所以肌电图导联的数目受到一定的限制。因此,面神经监测的肌肉记录点只需要两组导联,即手术侧的眼轮匝肌和口轮匝肌。

(二)三叉神经

三叉神经是最大的脑神经,由感觉与运动纤维混合组成。三叉神经的运动纤维起自脑桥中部的三叉神经运动核。其运动纤维包含在三叉神经下颌支内,支配各咀嚼肌,包括咬肌、颞肌、翼外肌和翼内肌等。三叉神经监测的记录电极通常放在咀嚼肌上。

(三)后组脑神经

舌咽神经、迷走神经、副神经和舌下神经为最后四对脑神经(Ⅸ、Ⅹ、Ⅺ、Ⅻ),无论是在解剖上还是临床上,它们均有密切的关系。在临床上,较大的听神经瘤、颅底后外侧肿瘤(例如颈静脉孔区肿瘤、脑膜瘤等),在生长过程中均可直接或间接影响此四对后组脑神经的功能,造成手术后出现吞咽困难、发音障碍、肩部肌力减弱和疼痛。手术中对后组脑神经功能的监测,可减少运动损伤及手术后并发症的发生率。

舌咽神经和迷走神经均有三种不同的功能的神经纤维(感觉、运动和副交感神经)。两个神经各由数条并列的根丝组成,它们的躯体运动纤维均是从疑核发出,支配咽、扁桃体、软腭和咽上部腭弓的运动,其中迷走神经分出的喉上神经和喉返神经的运动纤维支配声带运动的环甲肌和其他声带运动肌。迷走神经监测可通过安置在气管导管上的记录电极直接记录声带肌的肌电活动。术中刺激迷走神经产生的肌肉动作电位的反应潜伏期为 4~6 毫秒。术中迷走神经受到刺激可引起心血管系统的变化,例如心动过缓,甚至心搏骤停。

舌咽神经运动纤维支配的唯一肌肉是茎突咽肌(stylopharyngeus muscle),而这一肌肉不容易直接将记录电极针插入,但是可通过插在软腭后的针电极间接接收茎突咽肌的肌电活动。

副神经和舌下神经的手术中监测比较直接,可将一对针电极插在手术同侧副神经支配的斜方肌和/或胸锁乳突肌上。舌下神经监测是将一对针电极插在手术同侧的舌肌上。

在颅后窝手术中,要根据肿瘤部位,最可能影响

到的神经结构,综合考虑、合理设计监测导联的设置。通常听神经瘤的监测项目包括 BAEP、SEP、脑神经肌电图,包括面神经监测。在颅后窝手术中,脑神经监测的导联设置通常为四个导联,即三叉神经的咀嚼肌、面神经的眼轮匝肌和口轮匝肌、副神经的斜方肌或胸锁乳突肌。有时根据肿瘤的部位,还可选择性监测动眼神经、滑车神经、展神经、舌咽神经和迷走神经。因此,导联的设置要根据情况,灵活掌握。

(乔慧　李志保)

参考文献

[1] 王忠诚. 王忠诚神经外科学[M]. 武汉:湖北科学技术出版社,2004:181-218.

[2] 周琪琪,张小锋. 神经监测技术在临床手术中的应用[M]. 北京:中国社会出版社,2005:267-274.

[3] 潘映辐. 临床诱发电位学[M]. 2版. 北京:人民卫生出版社,2000:55-56.

[4] 乔慧,张忠,江涛,等. 术中直接皮层电刺激判断大脑功能区在胶质瘤切除手术中的应用[J]. 临床神经电生理学杂志,2006,15(6):331-334.

[5] HOLDEFER RN,SKINNER SA. Commentary:The value of intraoperative neurophysiological monitoring:evidence,equipoise and outcomes[J]. J Clin Monit Comput,2017,31(4):657-664.

[6] HANSON C,LOLIS AM,BERIC A. SEP montage variability comparison during intraoperative neurophysiologic monitoring [J]. Frontiers in neurology,2016,7:105.

[7] JOO BE,PARK SK,CHO KR,et al. Real-time intraoperative monitoring of brainstem auditory evoked potentials during microvascular decompression for hemifacial spasm[J]. Neurosurg,2016,125(5):1061-1067.

[8] DELETIS V,FERNANDEZ-CONEJERO I. Intraoperative monitoring and mapping of the functional integrity of the brainstem[J]. J Clin Neurol,2016,12(3):262-273.

[9] CHANG SH,PARK YG,KIM DH,et al. Monitoring of motor and somatosensory evoked potentials during spine surgery:intraoperative changes and postoperative outcomes[J]. Ann Rehabil Med,2016,40(3):470-480.

[10] TSUTSUI S,YAMADA H. Basic principles and recent trends of transcranial motor evoked potentials in intraoperative neurophysiologic monitoring[J]. Neurol Med Chir,2016,56(8):451-456.

[11] SEGURA MJ,TALARICO ME,NOEL MA. A multiparametric alarm criterion for motor evoked potential monitoring during spine deformity surgery[J]. Clin Neurophysiol,2017,34(1):38-48.

[12] MACDONALD DB. Overview on criteria for MEP monitoring [J]. Clin Neurophysiol,2017,34(1):4-11.

[13] RATTENNI RN,CHERIYAN T,LEE A,et al. Intraoperative spinal cord and nerve root monitoring:a hospital survey and review[J]. Bull Hosp Jt Dis(2013),2015,73(1):25-36.

[14] KOTHBAUER KF. The interpretation of muscle motor evoked potentials for spinal cord monitoring[J]. Clin Neurophysiol,2017,34(1):32-37.

[15] JOURNEE HL,BERENDS HI,KRUYT MC. The percentage of amplitude decrease warning criteria for transcranial MEP monitoring[J]. Clin Neurophysiol,2017,34(1):22-31.

[16] ULKATAN S,JARAMILLO AM,TELLEZ MJ,et al. Feasibility of eliciting the H reflex in the masseter muscle in patients under general anesthesia[J]. Clin Neurophysiol,2017,128(1):123-127.

第二十六章　神经外科常用药物

第一节　脱　水　药

一、甘露醇

（一）慎用

1. 老年人应用本药较易出现肾损害,且随年龄的增长,发生肾损害的机会增多;应适当控制用量。

2. 甘露醇能透过胎盘屏障,孕妇慎用,哺乳期妇女也慎用。

3. 明显心肺功能损害者,因本药所致的突然血容量增多可引起充血性心力衰竭。

4. 高钾血症或低钠血症患者。

5. 低血容量患者,应用后可因利尿而加重病情,或使原来低血容量情况被暂时性扩容所掩盖。

6. 严重肾衰竭时,患者排泄减少使本药在体内积聚,引起血容量明显增加,加重心脏负荷,易诱发或加重心力衰竭。

7. 对甘露醇不能耐受者。

（二）禁用

1. 说明书明确指出禁用于活动性脑出血,因扩容会加重出血,但颅内手术时除外,活动性脑出血比较难判定。

2. 脑血管意外合并心力衰竭的患者不能用甘露醇脱水,输注速度快会加重心力衰竭,输注速度慢则无效果。

3. 急性肾小管坏死的无尿患者,包括试用甘露醇无反应者,因甘露醇积聚引起血容量增多,会加重心脏负担。

4. 严重失水者。

5. 急性肺水肿患者。

（三）注意事项

1. 除作肠道准备用,均应静脉内给药。

2. 甘露醇遇冷易结晶,故应用前应仔细检查,如有结晶,可置热水中或用力振荡待结晶完全溶解后再使用。使用有过滤器的输液器。

3. 根据病情选择合适的浓度,避免不必要地使用高浓度和大剂量。

4. 使用低浓度和含氯化钠溶液的甘露醇能降低过度脱水和电解质紊乱的发生概率。

5. 用于治疗水杨酸盐或巴比妥类药物中毒时,应合用碳酸氢钠以碱化尿液。

6. 给大剂量甘露醇不出现利尿反应,可使血浆渗透浓度显著升高,故应警惕高渗状态发生。

7. **随访检查**　①血压;②肾功能;③血电解质浓度,尤其是 Na^+ 和 K^+;④尿量。

二、呋塞米

（一）慎用

1. 晚期肝硬化患者。

2. 低钾血症患者。

（二）禁用

1. 对磺胺类药物过敏者。

2. 新生儿及 2 月龄以下的婴儿。

3. 肝功能不全、肝昏迷患者。

4. 严重低钾血症、超量服用洋地黄者。

（三）注意事项

1. 可能出现轻微恶心、腹泻、药疹、瘙痒、视物模糊等不良反应,有时可发生起立性眩晕(与抗组胺药物合用时耳毒性增加,易出现耳鸣、头晕、眩晕)、乏力、疲倦、肌肉痉挛、口渴,少数患者有白细胞减少,个别患者出现血小板减少、多形性红斑、直立性低血压。

2. 长期应用可致胃及十二指肠溃疡。

3. 由于能减少尿酸排出,故多次应用后能产生尿酸过多症,个别患者长期应用可产生急性痛风,故与治疗痛风的药物合用时,后者的剂量应做适当调整。

4. 糖尿病患者应用后可使血糖增高;尽管其升血糖作用远较噻嗪类利尿药弱,但与降血糖药合并应用时,仍有使血糖增高的可能。因此,可降低降血糖药的疗效。

5. 由于利尿作用迅速、强大,因而要注意掌握起始剂量,防止过度利尿,引起脱水和电解质失衡。

6. 肝炎患者服用后,因电解质(特别是钾离子)过度丢失,易产生肝昏迷。

7. 长期大量用药时,应注意检查血中电解质浓度。

8. 顽固性水肿患者特别容易出现低钾症状,在同时使用洋地黄或排钾的甾体激素时,更应注意补充钾盐。

9. 在脱水的同时,可出现可逆性血尿素氮水平升高。如果肌酐水平升高不显著和肾功能无损害时,可继续使用本品。

10. 与其他利尿药一样,当治疗进展中的肾脏疾患者有血清尿素氮增加和少尿现象发生时,应立即停止用药。

11. 能增强降压药的作用,故合并用药时,降压药的用量应适当减少。

12. 因结构上本品是与氯噻嗪结构相似的一类磺胺类化合物,能降低动脉对升压胺(如去甲肾上腺素)的反应,并能增加筒箭毒碱的肌肉松弛及麻痹作用,故手术前1周应停用。

13. 大剂量静脉注射过快时,可出现听力减退或暂时性耳聋。与氨基糖苷类抗生素配伍应用,更易引起听力减退。

14. 与肾上腺糖、盐皮质激素,促肾上腺皮质激素及雌激素合用能降低本药的利尿作用,并增加电解质紊乱尤其是低钾血症的发生机会。

15. 非甾体抗炎镇痛药能降低本药的利尿作用,肾损害机会也增加,这与前者抑制前列腺素合成、减少肾血流量有关。

16. 与拟交感神经药物及抗惊厥药物合用,利尿作用减弱。

17. 与多巴胺合用,利尿作用加强。

18. 饮酒及含乙醇制剂和服用可引起血压下降的药物能增强本药的利尿和降压作用。

19. 与巴比妥类药物、麻醉药合用,易引起直立性低血压。

20. 降低抗凝药物和抗纤溶药物的作用,主要与利尿后血容量下降,致血中凝血因子浓度升高,以及利尿使肝血液供应改善、肝脏合成凝血因子增多有关。

21. 与两性霉素、头孢菌素、氨基糖苷类等抗生素合用,肾毒性和耳毒性增加,尤其是原有肾损害时。

22. 与碳酸氢钠合用发生低氯性碱中毒的机会增加。

三、甘油果糖

(一) 慎用

1. 严重循环系统功能障碍者。

2. 尿崩症患者。

3. 糖尿病患者。

(二) 禁用

对有遗传性果糖不耐症患者禁用。

(三) 注意事项

1. 孕妇及哺乳期妇女用药尚不明确。

2. 儿童用药尚不明确。

3. 老年患者用药尚不明确。

4. 药物相互作用尚不明确。

5. 药物过量尚不明确。

四、高渗盐水

(一) 慎用

低血钾者。

(二) 禁用

1. 心力衰竭。

2. 高钠血症。

3. 高氯酸血症。

(三) 注意事项

1. 可引起肾衰竭。

2. **快速注入可引起渗透性脱髓鞘综合征(ODS)** 急性脱髓鞘病变一般多见于临床治疗慢性疾病补充钠盐的过程中。脑桥对高渗状态比较敏感,在用高渗盐水治疗时有可能会发生急性脱髓鞘综合征。但是只要每天的血钠增加不超过10mmol/L就可以避免其发生。

3. **引起全身性并发症** 用高渗盐水扩容可能会导致血液稀释及凝血障碍,高渗盐水可能会导致红细胞皱缩引起溶血。

4. **电解质及酸碱平衡紊乱** 高渗盐水的应用可

能导致高钠血症、低钾血症及高氯酸血症等。

五、白蛋白

（一）慎用

1. 对孕妇或可能妊娠的妇女用药应慎重。

2. 老人与儿童未进行相关实验且无可靠参考文献。

（二）禁用

1. 对白蛋白有严重过敏者。

2. 高血压患者、急性心脏病者、正常血容量及高血容量的心力衰竭患者。

3. 严重贫血患者。

4. 肾功能不全者。

（三）注意事项

1. 输注过程中如发现患者有不适反应，应立即停止输注。

2. 有明显脱水者应同时补液。

3. 运输及贮存过程中防止冻结。

六、复方甘油注射液

（一）慎用与禁用

严重心力衰竭者慎用。

（二）注意事项

使用本品可能出现血红蛋白尿或血尿，其发生与滴注速度过快有关，故应严格控制滴注速度（每分钟 2~3ml）。一旦发生血尿或血红蛋白尿，应及时停药，2 日内即可消失。

七、七叶皂苷钠

（一）慎用

1. 哺乳期妇女慎用。

2. 儿童慎用。

（二）禁用

1. 肾损伤、肾衰竭、肾功能不全患者禁用。

2. 孕妇禁用，包括 Rh 血型不合的妊娠患者。

3. 对本品成分过敏者禁用。

（三）注意事项

1. 大剂量（>360μg/kg）应用有可能引起急性肾衰竭，如联合应用其他具有肾脏毒性的药物也可导致急性肾衰竭。因此，本品应严格限制日用量。一旦出现肾功能受损，应立即停止用药，并做全面的肾功能检查，根据检查结果，按受损伤程度进行治疗。

2. 本品只能用于静脉注射和滴注，禁用于动脉、肌内或皮下注射。

3. 注射时宜选用较粗静脉，切勿漏出血管外，如出现红、肿，用 0.25% 普鲁卡因封闭或热敷。

4. 用药前后须检查肾功能。

第二节 激 素

一、地塞米松

（一）慎用

1. 结核病、急性细菌性或病毒性感染患者慎用，必要时须给予适当的抗感染治疗。

2. 糖尿病、骨质疏松症、肝硬化、肾功能不全、甲状腺功能减退患者慎用。

3. 孕妇及哺乳期妇女慎用，妊娠期妇女使用可增加胎盘功能不全、新生儿体重减少和死胎的发生率，动物实验有致畸作用，应权衡利弊使用。乳母接受大剂量给药，则不应哺乳，防止药物经乳汁排泄，造成婴儿生长抑制、肾上腺功能抑制等不良反应。

4. 儿童慎用，小儿如使用肾上腺皮质激素，可抑制患儿的生长和发育，如确有必要长期使用时，应使用短效或中效制剂，避免使用长效地塞米松制剂。并观察颅内压的变化。

5. 老年患者慎用，老年患者易出现高血压，尤其是更年期后的女性使用后易发生骨质疏松。

6. 重症肌无力与风湿病患者慎用。

（二）禁用

1. 对本品及肾上腺皮质激素类药物有过敏史的患者禁用。

2. 严重高血压、血栓症、胃与十二指肠溃疡、精神病、电解质代谢异常、心肌梗死、内脏手术、青光眼等患者一般不宜使用。特殊情况下权衡利弊使用，但应注意病情恶化的可能。

（三）注意事项

1. 与氯化钙、磺胺嘧啶钠、盐酸四环素、盐酸土霉素、苯海拉明、氯丙嗪、异丙嗪、酚磺乙胺、盐酸普鲁卡因、氢溴酸莨菪碱等配伍易出现混浊或沉淀使药物失效。

2. 与呋塞米、水杨酸钠类药物合用可增加其毒性。

3. 与巴比妥类、苯妥英钠、利福平同服，本品代谢促进作用减弱。

4. 可减弱抗凝血药、口服降血糖药的作用，应调整剂量。

5. 与利尿药（保钾利尿药除外）合用可引起低钾

血症,应注意用量。

6. 非甾体抗炎镇痛药可加强糖皮质激素的致溃疡作用。可增强对乙酰氨基酚的肝毒性。

7. 与两性霉素 B 或碳酸酐酶抑制剂合用时,可加重低钾血症,应注意血钾和心功能变化,长期与碳酸酐酶抑制剂合用,易发生低血钙和骨质疏松。

8. 与制酸药合用,可减少泼尼松或地塞米松的吸收。

9. 与抗胆碱药(如阿托品)长期合用,可致眼压增高。

10. 与三环类抗抑郁药合用可使糖皮质激素引起的精神症状加重。

11. 与降血糖药如胰岛素合用时,因可使糖尿病患者血糖升高,应当调整降血糖药剂量。

12. 甲状腺激素可使糖皮质激素的代谢清除率增加,故甲状腺激素或抗甲状腺药与糖皮质激素合用时,应适当调整后者的剂量。

13. 与避孕药或雌激素制剂合用,可加强糖皮质激素的治疗作用和不良反应。

14. 与强心苷合用,可增加洋地黄毒性及心律失常的发生。

15. 与排钾利尿药合用,可致严重低血钾,并由于水钠潴留而减弱利尿药的排钠利尿效应。

16. 与麻黄碱合用,可增强糖皮质激素的代谢清除。

17. 与免疫抑制剂合用,可增加感染的危险性,并可能诱发淋巴瘤或其他淋巴细胞增生性疾病。

18. 糖皮质激素,尤其是泼尼松龙可增加异烟肼在肝脏代谢和排泄,降低异烟肼的血药浓度和疗效。

19. 与水杨酸盐合用,可减少血浆水杨酸盐的浓度。

20. 与生长激素合用,可抑制后者的促生长作用。

21. 长期服药后,停药前应逐渐减量。

22. 平衡液中不加地塞米松。

二、甲泼尼龙

(一) 慎用

同地塞米松。

(二) 禁用

1. 糖尿病患者。

2. 高血压患者。

3. 有精神病史者。

4. 有明显症状的某些感染性疾病,如结核病。

5. 有明显症状的某些病毒性疾病,如波及眼部的疱疹及带状疱。

6. 已知对甲泼尼龙或者配方中的任何成分过敏的患者。

7. 鞘内注射途径给药。

8. 禁止对正在接受皮质类固醇类免疫抑制剂治疗的患者使用活疫苗或减毒活疫苗。

(三) 注意事项

以下危险人群的患者应采取严密的医疗监护并应尽可能缩短疗程。

1. **儿童**　长期每天服用、分次给予糖皮质激素会抑制儿童的生长,这种治疗方法只可用于非常危重的情况。

2. **糖尿病患者**　引发潜在的糖尿病或增加糖尿病患者对胰岛素和口服降血糖药的需求。

3. **高血压患者**　使动脉性高血压病情恶化。

4. **有精神病史者**　已有的情绪不稳和精神病倾向可能会因服用皮质类固醇而加重。

5. 因糖皮质激素治疗的并发症与用药的剂量和时间有关,对每个病例均需就剂量、疗程及每日给药还是隔日给药来权衡利弊。

6. 采用皮质类固醇治疗异常紧急状况的患者,在紧急状况发生前、发生时和发生后须加大速效皮质类固醇的剂量。

三、胰岛素

(一) 慎用

1. 饮食控制不好者。

2. 体重严重超标的 2 型糖尿病患者。

3. 极容易发生低血糖的患者(如肝病或严重胃肠疾病)。

4. 用口服降血糖药可以控制达理想血糖的患者。

5. 无口服降血糖药服药禁忌的患者。

(二) 禁用

1. 对胰岛素过敏者禁用。

2. 低血糖患者。

(三) 注意事项

1. 升血糖药物,如某些钙通道阻滞药、可乐定、达那唑、生长激素、肝素、H_2 受体拮抗药、吗啡、尼古丁、磺吡酮等可改变糖代谢,使血糖升高,因此胰岛素同上述药物合用时应适当加量。

2. 血管紧张素酶抑制剂、溴隐亭、氯贝丁酯、酮康唑、锂剂、甲苯咪唑、维生素 B_6、茶碱等可通过不同方式直接或间接致血糖降低,胰岛素与上述药物合用时应适当减量。

3. 奥曲肽可抑制生长激素、胰高血糖素及胰岛素的分泌，并使胃排空延迟及胃肠道蠕动减缓、引起食物吸收延迟，从而降低餐后高血糖，在开始用奥曲肽时，胰岛素应适当减量，以后再根据血糖调整。

4. 吸烟会通过释放儿茶酚胺而拮抗胰岛素的降血糖作用，吸烟还能减少皮肤对胰岛素的吸收，所以正在使用胰岛素治疗的吸烟患者突然戒烟时，应观察血糖变化，考虑是否需适当减少胰岛素用量。

5. 胰岛素不可与维生素 C 合用。

四、垂体后叶素

（一）慎用

无催产指征的孕妇慎用。

（二）禁用

1. 对本药过敏。
2. 妊娠高血压综合征。
3. 高血压。
4. 冠状动脉疾病。
5. 心力衰竭。
6. 肺源性心脏病。

（三）注意事项

有出汗、心悸、胸闷、腹痛、便意、高血压、过敏性休克等反应，应立即停药。

五、长效垂体后叶粉

（一）禁用

冠状动脉疾病、动脉硬化、心力衰竭患者及孕妇禁用。

（二）注意事项

1. 注射前需将本品摇匀后再肌内注射。

2. 剂量多少视病情而定，耐受量低的患者不可多用，以免产生反应；耐受量高者，可注射 1ml。

长期过量应用可能引起脑小动脉硬化，致脑梗死。

六、去氨加压素

（一）慎用

1. 年幼及孕妇、哺乳期患者。
2. 体液或电解质失衡患者。
3. 具有颅内压升高危险的患者。
4. 65 岁以上老年患者。

（二）禁用

1. 习惯性或精神性烦渴症患者。
2. 心功能不全或因其他疾患需服用利尿药者。
3. 对该药过敏或对防腐剂过敏者。

4. 不稳定型心绞痛患者。
5. 中重度肾功能不全患者。
6. 抗利尿激素分泌异常综合征患者。
7. 低钠血症患者。
8. 血管性血友病患者。

（三）注意事项

1. 急迫性尿失禁患者、器官病变导致的尿频或多尿患者（如良性前列腺增生、尿道感染、膀胱结石或膀胱癌）；烦渴和糖尿病患者不适合用本品治疗。

2. 醋酸去氨加压素片用于治疗夜尿时，应在服药前 1 小时和服药后 8 小时限制饮水。若治疗时未严格控制饮水将出现水潴留和/或低钠血症及其并发症（头疼、恶心/呕吐和体重增加，更严重者可引起抽搐），此时应终止治疗直到患者完全康复。

3. 老年人、血钠水平低和 24 小时尿量多（多于 2.8L）的患者发生低钠血症的危险性较高。

4. 与已知可导致抗利尿激素分泌异常综合征（SIADH）的药物（如氯丙嗪、卡马西平）合用时，与非甾体抗炎药（NSAID）合用时，应严格控制饮水并监测患者血钠水平。

5. 治疗期间，出现体液和/或电解质失衡急性并发症（如全身感染、发热和肠胃炎）时，应立即停止治疗。

七、甲状腺激素

（一）慎用

1. 动脉硬化、心功能不全、糖尿病、高血压患者慎用。

2. 可引起胎儿及婴儿甲状腺功能紊乱，孕妇及哺乳期妇女应慎用。

3. 老年患者对甲状腺激素较敏感，超过 60 岁者甲状腺激素替代需要量比年轻人约低 25%，而且老年患者心血管功能较差，应慎用。

（二）禁用

心绞痛、冠心病和快速型心律失常者禁用。

（三）注意事项

1. 对病程长、病情重的甲状腺功能减退症或黏液性水肿患者使用本类药应谨慎小心，开始用小剂量，以后缓慢增加直至生理替代剂量。

2. 伴有垂体前叶功能减退症或肾上腺皮质功能不全的患者应先服用糖皮质激素，待肾上腺皮质功能恢复正常后再用本类药。

3. 使用过量引起心动过速、心悸、心绞痛、心律失常、头痛、神经质、兴奋、不安、失眠、骨骼肌痉挛、肌无力、震颤、出汗、潮红、怕热、腹泻、呕吐、体重减轻等类似甲状腺功能亢进症的症状,应减量或停药。

第三节　抗　生　素

一、青霉素类抗生素

（一）慎用

1. 有哮喘、湿疹、花粉症、荨麻疹等过敏性疾病患者应慎用。

2. 过敏体质者。

3. 肝功能严重受损患者。

4. 孕妇、哺乳期妇女慎用或用药期间停哺乳。

5. 传染性单核细胞增多症、巨细胞病毒感染、淋巴细胞白血病、淋巴瘤患者应用本品时易发生皮疹,应慎用。

6. 溃疡性结肠炎、局限性肠炎或抗生素相关肠炎者皆应慎用。

7. 癫痫患者慎用青霉素。

（二）禁用

青霉素类药物过敏史或青霉素皮肤试验阳性患者禁用。

（三）注意事项

1. 使用大剂量青霉素可干扰凝血机制而造成出血,偶然因大量青霉素进入中枢神经而引起中毒,可产生抽搐、神经根炎、大小便失禁,甚至瘫痪等"青霉素脑病"。

2. 避免过分饥饿时注射青霉素,因此时容易引起过敏反应。

3. 大量或长期应用钠盐剂型,应定期检查血清电解质水平,钾盐静脉注射过快,可导致心搏骤停。

4. 不可与大环内脂类抗生素如红霉素、麦迪霉素、螺旋霉素等合用,因为红霉素等是快效抑菌剂,当服用红霉素等药物后,细菌生长受到抑制,使青霉素无法发挥杀菌作用,从而降低药效。

5. 不可与碱性药物合用,如在含青霉素的溶液中加入氨茶碱、碳酸氢钠或磺胺嘧啶钠等,可使混合液的 pH>8,青霉素可因此失去活性。

6. 青霉素与酚妥拉明、去甲肾上腺素、阿托品、氯苯那敏、辅酶 A、细胞色素 C、维生素 B_6、催产素、利血平、苯妥英钠、氯丙嗪、异丙嗪等药混合后,可发生沉淀、混浊或变色,应禁忌混合静滴。

7. 鉴于该类抗生素种类较多,建议对不熟悉的品种,在应用前详细阅读说明书。

二、头孢类抗生素

（一）慎用

1. 参考青霉素类抗生素。

2. 有青霉素过敏史者。

（二）禁用

1. 过敏者。

2. 酒后。

3. 头孢曲松不得用于高胆红素血症（黄疸）的新生儿和早产儿的治疗。

（三）注意事项

1. 应用头孢类抗生素需暂时忌酒,以免出现双硫仑样反应。

2. 使用时可能出现尿糖试验假阳性。

3. 可延缓苯妥英钠在肾小管的排泄。

4. 头孢菌素类静脉输液中加入红霉素、四环素、两性霉素 B、血管活性药（间羟胺、去甲肾上腺素等）、苯妥英钠、氯丙嗪、异丙醇、维生素 B 族、维生素 C 等时将出现混浊,由于本品的配伍禁忌药物甚多,所以应单独给药。

5. 由于头孢菌素类抗生素毒性低,所以慢性肝病患者应用本品时不需调整剂量。

三、碳青霉烯类抗生素

（一）慎用

1. 对青霉素类、头孢菌素类及其他 β-内酰胺类药物过敏者。

2. 孕妇及哺乳期妇女。

（二）禁用

对该类抗生素过敏者。

（三）注意事项

1. 本类药物不宜用于治疗轻症感染,更不可作为预防用药。

2. 本类药物所致的严重中枢神经系统反应多发生在原有癫痫史等中枢神经系统疾病及肾功能减退而未减量用药的患者,因此原有癫痫等中枢神经系统疾病的患者避免应用本类药物。

3. 中枢神经系统感染的患者有指征应用美罗培南时,仍需严密观察抽搐等严重不良反应。

4. 一般不推荐亚胺培南西司他丁钠与丙戊酸钠同时给药,会导致丙戊酸浓度降低。

5. 一般不推荐亚胺培南西司他丁钠用于脑膜炎治疗,可以用美罗培南替代。

四、大环内酯类抗生素

（一）慎用

1. 肝病患者。

2. 小儿、孕妇与妊娠期患者慎用。

（二）禁用

禁用于对红霉素及其他大环内酯类过敏的患者。

（三）注意事项

1. 红霉素及克拉霉素禁止与特非那定合用，以免引起心脏不良反应。

2. 与茶碱合用，可使茶碱浓度升高甚至中毒。

五、喹诺酮类抗生素

（一）慎用

1. 中枢神经系统疾病，尤其是癫痫患者，此类药物可抑制 γ-氨基丁酸（GABA）的作用，有可能引起癫性发作。

2. 孕妇、哺乳期妇女、未成年儿童应慎用，本类药物可影响软骨发育。

3. 糖尿病患者不宜应用，可致低血糖或高血糖，因此使用过程中需严密监测血糖。

4. 贫血、血小板减少、再生障碍性贫血等血细胞减少者。

（二）禁用

1. 过敏者。

2. 严重肝损害致肝坏死或肝衰竭的患者。

3. 精神病患者。

（三）注意事项

1. 应用喹诺酮类药（氧氟沙星）应注意过敏和精神症状的出现。

2. 碱性药物、抗胆碱药、H_2 受体拮抗药均可降低胃液酸度而使本类药物的吸收减少，应避免同服。

3. 利福平（RNA 合成抑制药）、氯霉素（蛋白质合成抑制药）均可使本类药物的作用降低，使萘啶酸和诺氟沙星的作用完全消失，使诺氟沙星和环丙沙星的作用部分抵消。

4. 氟喹诺酮类抑制茶碱的代谢，与茶碱联合应用时，使茶碱的血药浓度升高，可出现茶碱的毒性反应，应予注意。

5. 肌腱炎及肌腱断裂的不良反应在喹诺酮类药物中明显多见，尤其是在大于 60 岁，使用糖皮质激素和接受心、肺、肾移植的人群中风险增大。

6. 与万古霉素合用，增加肾毒性。

7. 可导致剥脱性皮炎。

8. 不能用盐水稀释，或与其他含氯离子的液体合用。

六、糖肽类抗生素

（一）慎用

1. 严重肾功能不全者。

2. 听力减退或有耳聋病史者。

3. 孕妇（药物对妊娠有影响，本药可透过胎盘，导致胎儿第Ⅷ对脑神经损害）、哺乳期妇女（本药可分泌入乳汁）。

4. 老年人。

（二）禁用

1. 过敏者。

2. 严重肝肾功能障碍患者。

（三）注意事项

1. 耳毒性、肾损害严重，与剂量大小有关。大剂量应用、肾功能不全和老年人易发生、应进行血药浓度监测。用药前后及用药时应当检查或监测：①长期用药时应定期检查听力；②长期用药时应定期监测肾功能及尿液中蛋白、管型、细胞数和尿比重；③用药中应注意监测血药浓度，尤其是对需延长疗程或有肾功能减退、听力减退、耳聋病史的患者。血药峰浓度不应超过 25mg/L，谷浓度不应超过 5mg/L。血药峰浓度 >50mg/L，谷浓度 >10mg/L 为中毒范围。

2. 快速大剂量静脉给药时，少数患者可出现"红颈综合征"，表现为寒战或发热、昏厥、瘙痒、恶心或呕吐、心动过速、皮疹或面部潮红；颈根、上身、背、臂等处发红或麻刺感（释放组胺），偶有低血压和休克样症状；发生率高于去甲万古霉素。

3. 与两性霉素 B、多黏菌素、阿司匹林或其他水杨酸盐、呋塞米等利尿药合用或先后应用，可增加耳毒性和/或肾毒性。

4. 本品过量或快速给药可发生低血压甚至休克反应，故不应静脉推注给药；通常不宜作为一线用药，疗程不宜超过 10 天。

第四节　镇　静　药

一、地西泮

（一）慎用

1. 青光眼（因本品的抗胆碱能效应而使病情加重）、重症肌无力（因肌肉松弛作用，可使病情加重）及肝肾功能不全者。

2. 严重慢性阻塞性肺病患者。安定可加重呼吸衰竭；地西泮具有抑制呼吸中枢的作用，可促使呼吸变浅、次数减少，从而加重缺氧和二氧化碳潴留。

3. 婴儿慎用。

4. 严重的急性乙醇中毒慎用，可加重中枢神经系统抑制作用。

5. 低蛋白血症患者，可导致嗜睡、难醒。

6. 呼吸衰竭的癫痫患者。

（二）禁用

1. 6 月龄以下的小儿，包括新生儿。

2. 孕妇（妊娠初期服用地西泮，可能引起胎儿先天性畸形）及哺乳期妇女（产妇临分娩时服用地西泮，会影响新生儿的体温调节，延长其生理黄疸期，甚至可引起高胆红素血）。

3. 对本品过敏者。

（三）注意事项

1. 对苯二氮䓬类药物过敏者，可能对本药过敏。

2. 肝肾功能损害者能延长本药的清除半衰期。

3. 癫痫患者突然停药可引起癫痫持续状态。

4. 严重的精神抑郁可使病情加重，甚至产生自杀倾向，应采取预防措施。

5. 避免长期大量使用而成瘾，如长期使用应逐渐减量，不宜骤停。

6. 对本类药耐受量小的患者初用量宜小。

7. 与抗高血压药和利尿降压药合用，可使降压作用增强。与西咪替丁合用，本药清除减慢，血浆半衰期延长。与左旋多巴合用时，可降低后者的疗效。与利福平合用，增加本品的消除，血药浓度降低。异烟肼抑制本品的消除，致血药浓度增高。与地高辛合用，可增加地高辛血药浓度而致中毒。

8. 本品含苯甲醇，会导致臀肌挛缩，禁止用于儿童肌内注射。

二、苯巴比妥

（一）慎用

对严重肺功能不全（如肺气肿）、支气管哮喘及颅脑损伤呼吸中枢受抑制者慎用。

（二）禁用

1. 肝肾功能严重障碍者。

2. 严重支气管哮喘者。

3. 有过敏史者。

（三）注意事项

1. 少数患者可出现皮疹、药热、剥脱性皮炎等过敏反应。

2. 长期用于治疗癫痫时不可突然停药，以免引起癫痫发作，甚至出现癫痫持续状态。

3. 与氢化可的松、地塞米松、氯丙嗪、地高辛合用时，这些药物代谢加快，疗效降低，因苯巴比妥为肝酶诱导剂，可加速以上药物的代谢和排泄，故合用时，应及时调整剂量。

4. 一般常用量的苯巴比妥与苯妥英钠合用，可使苯妥英钠的代谢加快，效应降低。这是由于苯巴比妥诱导肝微粒体酶的结果，但肝功能有损害时，二者合用，则可与上述相反，苯妥英钠的代谢比正常慢，相应的血药浓度可高于正常，因此，二者合用，需定期测定血药浓度并调整用量。与卡马西平合用时，可使其清除半衰期缩短而血药浓度降低。

三、复方冬眠灵

（一）慎用

1. 肝功失代偿者。

2. 2 岁以下儿童慎用，有导致呼吸衰竭的报道。

（二）禁用

1. 肝衰竭者。

2. 癫痫病史者。

3. 尿毒症患者。

4. 6 月龄以下的婴儿。

（三）注意事项

1. 大量服用可导致直立性低血压，注意纠正或避免过量。

2. 不宜与呋喃唑酮、胰岛素、阿托品、四环素、麻黄素、氨茶碱、咖啡因、酒精等合用。

3. 长期大量应用可引起震颤、运动障碍或刻板运动、静坐不能、流涎等。

四、氯丙嗪

（一）慎用

1. 老年人与 6 岁以下儿童。

2. 肝功能损伤者。

3. 严重心血管疾病（如心力衰竭、心肌梗死、传导异常、高血压及冠心病者慎用）患者。

4. 孕产妇，由于药物可通过脐血进入胎儿，孕妇接受治疗时需权衡利弊。尤其在治疗中产生黄疸或持续锥体外系症状者，更应慎重。该药可从母乳中排出，哺乳期妇女用药应权衡利弊。

5. 前列腺肥大者。

6. 尿潴留者。

7. 严重呼吸系统病症（儿童尤应慎重）及帕金森

病患者等。

8. 有过敏史者。

（二）禁用

1. 过敏者

2. 尿毒症患者。

3. 骨髓功能抑制者。

4. 青光眼患者。

5. 基底神经节病变患者。

6. 帕金森病、帕金森综合征患者。

7. 有癫痫病史者。

8. 严重肝功能减退者。

9. 昏迷患者（特别是用中枢抑制药后）。

（三）注意事项

1. 长期应用或用量大时应定时检查白细胞计数与分类，因为有些患者在用药 4~6 周可发生粒细胞减少症。

2. 化验肝功能。

3. 尿胆红素测定。

4. 眼科检查，长期大量使用容易在角膜与晶体产生沉积物。

5. 老年人普遍对本类药物的耐受降低，且易产生低血压、过度镇静以及不易消除的迟发性运动障碍等并发症。用量不能与青壮年等同，也不应仅从年龄作推算。

6. 不能与肾上腺素合用，以免引起血压急剧下降。与肾上腺素并用时，肾上腺素的 α 受体效应受阻，仅显示有 β 受体效应，可导致明显的低血压和心动过速。

7. 与乙醇或中枢神经抑制药，尤其是与吸入全麻药或巴比妥类等静脉全麻药并用时，可彼此增效，要用量减半。

8. 出现迟发性运动障碍、过敏性皮疹及恶性综合征（是抗精神病药物引起的最严重副反应，主要变现为高热、肌肉强直、肌酸激酶增高，卡马西平也可引起）应立即停药并进行相应的处理。

9. 用药后引起直立性低血压应卧床，血压过低可静脉滴注去甲肾上腺素，禁用肾上腺素。

五、唑吡坦

（一）慎用

1. 老年患者（65 岁以上）慎用，因为其具有镇静和/或肌肉松弛作用，可能导致老年人发生具有严重后果的跌倒。

2. 抑郁症患者慎用。

（二）禁用

1. 18 岁以下少年、儿童（缺乏相应的临床研究资料）。

2. 妊娠及哺乳期妇女。

3. 过敏者。

4. 严重呼吸功能不全患者

5. 睡眠呼吸暂停综合征患者。

6. 严重、急性或慢性肝功能不全患者（有肝性脑病风险）。

7. 肌无力患者。

8. 由于本品含有乳糖，因此在有先天性半乳糖血症、葡萄糖或半乳糖吸收不良综合征或乳糖酶缺乏症的情况下禁用。

（三）注意事项

1. 治疗时间应尽可能短，最短为数天，最长不超过 4 周。

2. 在具有乙醇中毒或其他物质依赖（无论是否与药物相关）病史的患者需要更特别的谨慎。

3. 本品起效快，因此服药后应立即睡觉。

4. 服药期间应禁酒（可影响精神运动的表现）。

5. 本品有中枢抑制作用，服药后应禁止从事驾驶、高空作业和机器操作等工作。

第五节　抗癫痫药

一、苯妥英钠

（一）慎用

1. 孕妇及哺乳期妇女（本品能通过胎盘，可能致畸；本品可分泌入乳汁，一般主张服用苯妥英的哺乳期妇女避免母乳喂养）。

2. 老年患者（老年人慢性低蛋白血症的发生率高，治疗上合并用药又较多，药物彼此相互作用复杂，应用本品时须慎重）。

3. 嗜酒者，使本品的血药浓度降低。

4. 贫血者，增加严重感染的危险性。

5. 心血管病患者（尤其老年人）。

6. 糖尿病患者，可能升高血糖。

7. 肝肾功能损害，改变本药的代谢和排泄。

8. 甲状腺功能异常者。

（二）禁用

1. 对乙内酰脲类药有过敏史。

2. 阿-斯综合征（心源性脑缺血综合征），二、三度房室阻滞，窦房结阻滞，窦性心动过缓等心功能损害者。

（三）注意事项

1. 新生儿或婴儿期对本品的药动学较特殊，临床对中毒症状评定有困难，一般不首先采用。

2. 静脉注射或注射速度过快，可致房室传导阻滞、心动过缓、心血管性虚脱和呼吸抑制等。

3. **口服急性中毒**　主要表现为小脑和前庭系统症状，如眩晕、震颤、视力障碍、发音及咽下困难或共济失调等；还可出现恶心、呕吐、头痛、精神错乱及昏迷等症状。并能抑制胰岛素释放，引起高血糖，甚至酮症酸中毒或高渗性非酮症昏迷。

4. **慢性中毒**　①牙龈增生（加服钙剂，可减轻牙龈增生）；②白细胞减少，并因其抗叶酸作用致巨细胞性贫血（可加服叶酸和维生素 B_{12}，单用叶酸效果不佳）；③小脑综合征，表现为共济失调、眼球震颤、手颤和复视；与其剂量和血药浓度关系密切，血浆平均浓度为 $20\mu g/ml$ 时出现震颤，$30\mu g/ml$ 出现运动失调，超过 $40\mu g/ml$ 时发生昏迷。

5. **过敏反应**　常见症状为皮疹伴高热，皮疹为麻疹型、猩红热型或荨麻疹型；严重皮肤损害如剥脱性皮炎少见。但可发生肝坏死。

6. 久服骤停者可使癫痫发作加剧，甚至进入癫痫持续状态。

7. 与降血糖药或胰岛素合用时，因本品可使血糖升高，需调整后两者用量。

8. 原则上用多巴胺的患者，不宜使用本品。

9. 本品与利多卡因或普萘洛尔合用时可能加强心脏的抑制作用。

10. 虽然本品消耗体内的叶酸，但增加叶酸反可降低本品的浓度和作用。

11. 苯巴比妥或扑米酮对本品的影响，变化很大，应经常监测血药浓度；与丙戊酸类合用有蛋白结合竞争作用，应经常监测血药浓度，调整本品用量。

12. 与卡马西平合用，后者血药浓度降低。如合并用大量抗精神病药或三环类抗抑郁药可能引起癫痫发作，需调整本品用量。

二、丙戊酸钠

（一）慎用

1. 孕妇及哺乳期妇女（本药能通过胎盘，动物实验有致畸的报道，本品亦可分泌入乳汁）。

2. 有血液病史、肝病史、肾功能损害、器质性脑病的患者慎用。

（二）禁用

1. 急、慢性肝炎患者。

2. 个人或家族有严重肝炎史，特别是药物所致肝炎。

3. 对丙戊酸钠过敏者。

4. 卟啉症患者。

（三）注意事项

1. 本品可蓄积在发育的骨骼内，应注意。

2. 用药期间避免饮酒，饮酒可加重镇静作用。

3. 与抗凝药如华法林、肝素、阿司匹林等，以及溶血栓药物合用，出血的危险性增加。

4. 与苯巴比妥类合用，后者的代谢减慢，血药浓度上升，因增加镇静作用而导致嗜睡。

5. 与苯妥英合用时，因与蛋白结合的竞争可使两者的血药浓度发生改变，由于苯妥英浓度变化较大，需经常测定。但是否需要调整剂量应视临床情况与血药浓度而定。

6. 与卡马西平合用，由于肝酶的诱导而致药物代谢加速，可使二者的血药浓度和半衰期降低，故须监测血药浓度以决定是否需要调整用量。

7. 定期复查肝功，尤其是接受多种抗癫痫药物治疗的有严重癫痫发作的 3 岁以下小儿为最高危患者。

三、卡马西平

（一）慎用

1. 孕妇，本品能通过胎盘，是否致畸尚不清楚。

2. 青光眼（升高眼压）及心血管严重疾病患者慎用。

3. 乙醇中毒、心脏损害（包括器质性心脏病和充血性心脏病、冠心病）、糖尿病、肝病、低钠血症、尿潴留（可能加剧）以及肾病患者。

（二）禁用

1. 已知对卡马西平和相关结构药物（如三环类抗抑郁药）过敏者。

2. 房室传导阻滞者。

3. 有骨髓抑制史或急性间歇性卟啉症者。

4. 哺乳期，本品能分泌入乳汁，约为血药浓度的 60%，哺乳期妇女不宜应用。

5. 血小板、血常规及血清铁严重异常者禁用。

6. 心、肝、肾功能不全者。

（三）注意事项

1. 应避免与单胺氧化酶抑制剂（抗抑郁）合用。

2. 卡马西平引起皮肤过敏虽不是很常见，但一旦出现严峻且处理起来较麻烦，持续时间较长。严重的患者会引起剥脱性皮炎,甚至死亡,所以首次应用时要叮嘱患者如有起皮疹要及时停药,使用卡马西平一定要向患者告知发生致命剥脱性皮炎风险,签知情同意书。

3. 卡马西平很轻易引起头晕、平衡障碍,但往往为一过性的,所以首次应用时可以减半使用,尤其是老年人。

4. 首次使用卡马西平的患者要交代肝功能损害和骨髓移植等副作用,并嘱咐其1个月后复查肝功能和血常规。

5. 卡马西平诱发的刺激抗利尿激素释放,可引起水潴留,导致显著的血容量扩张和稀释性低钠血症,尤其是与利尿药合用时。

6. 加重糖尿病,注意调整降血糖药物剂量。

7. 可影响含雌激素避孕药的可靠性(对肝代谢酶的正诱导),应改用仅含孕激素(黄体酮)的口服避孕药。但是,与口服避孕药合用可能出现阴道大出血。

8. 与苯巴比妥、苯妥英钠、扑米酮、茶碱、氯硝西泮、丙戊酸、丙戊酰胺合用能降低本品的血药浓度。

9. 与单胺氧化酶(MAO)抑制药(例如异烟肼,某些中药如鹿茸、山楂、何首乌中也含有MAO抑制药)合用,可引起高热或/和高血压危象、严重惊厥甚至死亡,两药应用至少要间隔14天。当卡马西平用作抗惊厥剂时,MAO抑制药可以改变癫痫发作的类型。

四、托吡酯

(一) 慎用

1. 孕妇与哺乳期妇女,用药期间应停止哺乳。

2. 妊娠期使用本品与先天畸形(例如颅面缺损,如唇裂/腭裂、尿道下裂、身体各系统的异常)可能有相关性。

(二) 禁用

已知对本品过敏者禁用。

(三) 注意事项

1. 原型托吡酯及其代谢产物的主要排泄途径为经肾脏清除,肾脏清除的能力与肾功能有关,而与年龄无关,因此要注意肾功能。

2. 苯妥英钠和卡马西平可降低托吡酯的血药浓度,可能需要调整本药的剂量。

3. 在12岁及12岁以下儿童中应用本药的经验较少。

第六节　止血与抗凝血药

一、注射用血凝酶

(一) 慎用

1. 儿童、老年人,无参考文献。

2. 哺乳期妇女,对哺乳的影响尚不明确。

3. 血栓高危人群(高龄、肥胖、高血脂、心脏病、糖尿病和肿瘤患者)。

4. 血管病介入治疗、心脏病手术者。

5. 术后需较长期制动的手术(如下肢骨、关节手术),易诱发深静脉血栓。

(二) 禁用

1. 有血栓病史者禁用,虽无促进血栓形成的报道,但为安全起见,有血栓或栓塞史者禁用。

2. 对本品或同类药品过敏者禁用。

3. 除急性大出血外,孕期妇女不宜使用(对妊娠有影响)。

4. 弥散性血管内凝血(DIC)及血液病所致的出血不宜使用本品。

(三) 注意事项

1. 应注意防止用药过量,一日总量不超过8 000U。一般用药不超过3日。否则其止血作用会降低。巴曲酶超常规剂量5倍以上使用时,可引起凝血因子I降低、血液黏滞度下降,因此对大剂量治疗尚有争议。

2. 血中缺乏血小板或某些凝血因子(如凝血酶原)时,本品没有代偿作用,宜在补充血小板、缺乏的凝血因子或输注新鲜血液的基础上应用本品。

3. 在原发性纤溶系统亢进(如内分泌腺、癌症手术等)的情况下,宜与血抗纤溶酶的药物联合应用。

4. 使用期间还应注意观察患者的出、凝血时间。

二、酚磺乙胺

(一) 慎用

尚不明确。

(二) 禁用

尚不明确。

(三) 注意事项

本品可与维生素K注射液混合使用,但不可与氨基己酸注射液混合使用。

三、氨甲环酸

（一）慎用

1. 有血栓形成倾向及有心肌梗死倾向者慎用。

2. 由于本品可致继发性肾盂肾炎和输尿管凝血块阻塞,故血友病或肾盂实质病变发生大量血尿时要慎用。

（二）禁用

对本品中任何成分过敏者禁用。

（三）注意事项

1. 与青霉素或尿激酶等溶栓剂有配伍禁忌。

2. 与口服避孕药、雌激素或凝血酶原复合物浓缩剂合用,有增加血栓形成的危险。

3. 本品一般不单独用于弥散性血管内凝血（DIC）所致的继发性纤溶性出血,以防进一步血栓形成,影响脏器功能,特别是急性肾衰竭,故应在肝素化的基础上应用本品。在 DIC 晚期,以纤溶亢进为主时也可单独应用本品。

4. 如与其他凝血因子（如因子Ⅸ）等合用,应警惕血栓形成;应在凝血因子使用后 8 小时再用本品较为妥善。

四、凝血酶

（一）慎用

1. 孕妇只在具有明显指征,病情必需时才能使用。

2. 儿童、老年人,尚不明确。

（二）禁用

对本品有过敏史者禁用。

（三）注意事项

1. 本品严禁作血管内、肌内或皮下注射,以防引起局部坏死,甚至形成血栓而危及生命。

2. 本品应新鲜配制使用。

五、阿司匹林

（一）慎用

1. 新生儿、幼儿,似对受阿司匹林影响的出血特别敏感。

2. 葡萄糖-6-磷酸脱氢酶缺陷者,阿司匹林可使葡萄糖-6-磷酸脱氢酶缺陷的溶血性贫血患者的溶血恶化。

3. 治疗剂量能使 2 岁以下儿童发生代谢性酸中毒、发热、过度换气及中枢神经系统症状。

4. 有哮喘及其他过敏性反应（对镇痛药、抗炎药、抗风湿药过敏,或存在其他过敏反应）时慎用。有部分哮喘患者可在服用阿司匹林后出现过敏反应,如荨麻疹、喉头水肿、哮喘大发作。

5. 大面积脑梗死早期及高尿酸血症的缺血性脑血管病患者慎用。

（二）禁用

1. 对乙酰水杨酸和含水杨酸的物质过敏者。

2. 胃、十二指肠溃疡患者。

3. 出血倾向增高（出血体质）或活动性出血者。

4. 严重的肝肾功能障碍者。

5. 妊娠期妇女避免使用,尤其是妊娠的最后 3 个月[服用高剂量的阿司匹林（>300mg/d）可能导致孕期延长,母体子宫的收缩受抑和胎儿的心肺毒性（例如动脉导管提前关闭）]。此外,母亲和胎儿的出血风险增加。分娩前短期服用高剂量阿司匹林可导致胎儿颅内出血,尤其是早产儿。

6. 12 岁以下儿童,可能引起瑞氏综合征[儿童在病毒感染如流感、感冒或水痘时,服用水杨酸类药物（如阿司匹林）,导致广泛的线粒体受损,引起肝肾衰竭、脑损伤等]、高尿酸血症。

7. 创伤性前房出血患者不宜用阿司匹林。

8. 血友病或血小板减少症患者。

9. 痛风患者（该品可影响其他排尿酸药的作用,小剂量时可能引起尿酸潴留）。

10. 严重心功能不全或高血压患者,大量用药时可能引起心力衰竭或肺水肿。

11. 葡萄糖-6-磷酸脱氢酶缺乏症患者,因为阿司匹林可导致溶血。

（三）注意事项

1. 饮酒者服用治疗量阿司匹林,会引起自发性前房出血。

2. 术前禁用阿司匹林。

3. 病毒性感染伴有发热的儿童不宜使用。有报道,16 岁以下的儿童、少年患流感、水痘或其他病毒性感染,再服用阿司匹林,出现严重肝功能不全合并脑病症状,虽少见,却可致死。

4. 术前应用阿司匹林者,建议至少停用 1 周才能手术。

5. 与以下药物合用时,应注意。①口服降血糖药:苯乙双胍、格列本脲及氯磺丙脲等药物不宜与阿司匹林合用,因为阿司匹林有降血糖作用,可延缓降血糖药的代谢和排泄,使降血糖作用增强,二者合用会引起低血糖昏迷。②催眠药:苯巴比妥（苯巴比妥钠）和健脑片可促使药酶活性增强,加速阿司匹林代谢,降低其治疗效果。③降血脂药:考来烯胺不宜与阿司匹林合用,否则会形成复合物妨碍药物吸收。④利尿药:利尿约与阿司匹林合用会使药物蓄积体内,加重毒性反应;乙酰唑胺与阿司匹林联用,可使血药浓度增高,引起毒性反应。⑤消炎镇痛药:吲哚美辛、苄达明与阿司匹林合用易导致胃出血;如非甾体镇痛药布洛芬和阿司匹林同用可能引起胃肠道出血。⑥抗痛风药:丙磺舒、保泰松和磺吡酮的治疗作用,可能被阿司匹林拮抗,导致痛风病发作,不宜联用。⑦维生素:阿司匹林能减少维生素 C 在肠内吸收,促其排泄,降低疗效;维生素 B_1 能促进阿司匹林分解,加重对胃黏膜的刺激。⑧激素:长期使用泼尼松、地塞米松、泼尼松龙会引起胃、十二指肠,甚至食管和大肠消化性溃疡,阿司匹林可加重这种不良反应,因此不宜同服。⑨禁与氨甲蝶呤(剂量为 15mg/周或更多)合用,增加氨甲蝶呤的血液毒性(水杨酸和氨甲蝶呤与血浆蛋白竞争结合,减少氨甲蝶呤的肾清除)。

六、肝素

(一)慎用

1. 有过敏性疾病及哮喘病史者。
2. 口腔手术等易致出血的操作。
3. 已口服足量的抗凝血药者。
4. 月经量过多者。
5. 妊娠后期及产后妇女(因妊娠最后 3 个月或产后,肝素有增加母体出血的风险)。
6. 硬膜外麻醉方式者术前 2~4 小时慎用。
7. 视网膜血管性病变者。

(二)禁用

1. 未控制的活动性出血。
2. 有出血性疾病及凝血机制障碍(包括血友病、血小板减少性或血管性紫癜)。
3. 外伤或术后渗血。
4. 先兆流产。
5. 亚急性感染性心内膜炎。
6. 胃、十二指肠溃疡。
7. 严重肝、肾功能不全。
8. 黄疸。
9. 重症高血压。
10. 活动性结核。
11. 内脏肿瘤。
12. 对肝素过敏。

(三)注意事项

1. 60 岁以上老年人(尤其是老年女性)对肝素较

为敏感,用药期间容易出血,因此应减少用量,并加强随访。

2. 临床上均按部分凝血活酶时间(APTT)调整肝素用量。凝血时间要求保持在治疗前的 2~3 倍,APTT 为治疗前的 1.5~2.5 倍,随时调整肝素用量及给药间隔时间。治疗第一天,应在每次用药前观察上述观测值,以后每天测定数次,用维持量时则每天测定 1 次;对于老年人、高血压及肝肾功能不全者,因其对肝素反应敏感,更需注意监测。

3. 肝素口服无效,可采用静脉注射、静脉滴注和深部皮下注射,一般不主张肌内注射,因可导致注射部位血肿;皮下注射应深入脂肪层(如髂嵴和腹部脂肪组织),注入部位需不断更换,注射时不要移动针头,注射处不宜搓揉,而需局部压迫。

4. 下列药物与肝素有配伍禁忌:头孢噻啶、头孢孟多、头孢哌酮、头孢噻吩钠、硫酸庆大霉素、卡那毒素、妥布霉素、乳糖酸红霉素、万古霉素、多黏菌素 B、阿霉素、柔红霉素、氢化可的松琥珀酸钠、麻醉性镇痛药、氯丙嗪、异丙嗪等。

5. 有过敏素质者,特别是对猪肉、牛肉或其他动物蛋白过敏者,可先给予肝素 6~8mg 作为测试量,如 0.5 小时后无特殊反应,才可给予全量。

6. 肝素与溶栓药物(如尿激酶等)不同,对已形成的血栓无溶解作用。

7. 肝素容易导致颅内出血,神经科手术时,不宜作为预防用药。

七、华法林

(一)慎用

1. 老年人。
2. 月经期女性应慎用。

(二)禁用

1. 肝、肾功能损害。
2. 严重高血压。
3. 凝血功能障碍伴有出血倾向。
4. 活动性溃疡。
5. 外伤。
6. 先兆流产。
7. 近期手术。
8. 妊娠期禁用,易通过胎盘并致畸胎。
9. 最近有颅内出血。

(三)注意事项

1. 治疗期间应严密观察病情,并依据凝血酶原时间-国际标准化比值(PT-INR)调整用量。

2. 治疗期间还应严密观察口腔黏膜、鼻腔、皮下出血及大便隐血、血尿等。

3. 用药期间应避免不必要的手术操作,择期手术者应停药 7 天,急诊手术者需纠正 PT-INR≤1.6,避免过度劳累和易导致损伤的活动。

4. 若发生轻度出血,或凝血酶原时间已显著延长至正常的 2.5 倍以上,应立即减量或停药。严重出血可静脉注射维生素 K_1 10～20mg,用以控制出血,必要时可输全血、血浆或凝血酶原复合物。

5. 由于本品系间接作用的抗凝药,半衰期长,给药 5~7 日后疗效才可稳定,因此,维持量足够与否务必观察 5~7 天后方能定论。

6. 增加华法林作用的神经外科用药:阿司匹林、阿奇霉素、水合氯醛、头孢甲肟、头孢美唑、头孢哌酮、头孢呋辛酯、西咪替丁、环磷酰胺、地高辛、红霉素、氟伐他汀、吲哚美辛、干扰素、氧氟沙星、奥美拉唑等。

7. 降低华法林的药物:巴比妥类、卡马西平、氯氮草、氯噻酮、邻氯青霉素、环孢菌素、异烟肼、利福平、丙戊酸钠、螺内酯、维生素 C 等。

8. 华法林钠治疗期间进食含维生素 K 的食物应尽量稳定,维生素 K 的来源多为绿色蔬菜及叶子,例如凡菜红叶(苋菜)、热带水果(鳄梨)、椰菜(卷心菜、洋白菜)、芽菜(香椿芽苗菜、荞麦芽苗菜、苜蓿芽苗菜、花椒芽苗菜、绿色黑豆芽苗菜、相思豆芽苗菜、葵花籽芽苗菜、萝卜芽苗菜、龙须豆芽苗菜、花生芽苗菜、蚕豆芽苗菜等)、包心菜(卷心菜、洋白菜)、油菜籽油、合掌瓜(佛手瓜)、黄瓜皮(脱皮黄瓜不是)、苴荬菜、芥兰叶、奇异果、莴苣叶、薄荷叶、绿芥菜、柑榄油、荷兰芹、豆、开心果、紫熏衣水草、菠菜叶、黄豆、黄豆油、大头菜等。

八、氯吡格雷

(一)慎用

1. **肾功能损害** 肾功能损害患者应用氯吡格雷的经验有限,所以,这些患者应慎用。

2. **中度肝功能损害** 对于可能有出血倾向的中度肝功能损害患者,由于经验有限,因此在这类患者中应慎用。

3. 儿童、孕产妇慎用。

(二)禁用

1. 过敏者。

2. 严重的肝损害者。

3. 活动性病理性出血,如消化性溃疡或颅内出血。

4. 氯吡格雷含有乳糖,患有罕见的遗传性疾病——半乳糖不耐受症、Lapp 乳糖酶缺乏症或葡萄糖-半乳糖吸收不良的患者不应使用此药。

(三)注意事项

与质子泵抑制剂(PPI,如奥美拉唑、艾司奥美拉唑)、环丙沙星、西咪替丁、卡马西平、奥卡西平、氯霉素合用,会减弱其抗血小板的效果。

第七节　神经保护营养药

一、胞磷胆碱

(一)慎用

1. 肝功能异常的患者。

2. 癫痫患者。

3. 小儿。

(二)禁用

1. 对本品过敏者。

2. 脑出血急性期者。

3. 活动性颅内出血者及严重颅内损伤急性期。

(三)注意事项

1. 颅内出血急性期不宜用大剂量。

2. 静脉给药应缓慢。

3. 若出现血压下降、胸闷、呼吸困难等立即停药。

4. 复方氨基酸注射液、维生素 C 注射液与胞磷胆碱钠注射液存在配伍禁忌。

二、依达拉奉

(一)慎用

1. 轻、中度肾功能损害的患者。

2. 肝功能损害患者。

3. 心脏疾病患者(有致心脏病加重的可能)。

4. 高龄患者(已有多例死亡病例的报道,多为 80 岁以上)。

(二)禁用

1. 重度肾衰竭的患者。

2. 既往对本品有过敏史的患者。

3. 孕妇及哺乳期妇女。

4. 儿童不宜使用。

(三)注意事项

1. 依达拉奉注射液不宜与葡萄糖注射液配伍,本品原则上必须用生理盐水稀释,如与各种含有糖分的输液混合,可使依达拉奉的浓度降低,将使药物的疗效降低。

2. 与头孢唑林钠、盐酸哌拉西林钠、头孢替安钠等抗生素合用时，有致肾衰竭加重的可能，因此，合并用药时需进行多次肾功能检测等观察。

3. 不可和高能量营养液、氨基酸制剂混合或由同一通道静脉滴注(混合后可致依达拉奉的浓度降低)。

4. 勿与抗癫痫药(地西泮、苯妥英钠等)混合(产生混浊)。

三、神经节苷脂-1

(一) 禁用

1. 已证实对本品过敏。

2. 遗传性糖脂代谢异常(神经节苷脂累积病，如家族性黑矇性痴呆，视网膜变性病)。

(二) 注意事项

1. 迄今未见儿童、孕产妇、老年人使用本品出现不良反应的报道。

2. 迄今未发现有本品与其他药物之间发生相互作用。

3. 迄今未见有本药过量症状的报道，临床报道日剂量1 000mg仍显示耐受良好。

四、尼莫地平

(一) 慎用

1. 低血压患者(收缩压<100mmHg)须慎用。

2. 对于孕妇(致畸)或哺乳期妇女(可进入乳汁)，儿童和高风险人群(例如患有肝部疾病或癫痫的患者)，应慎用。

3. 脑水肿、颅内压增高患者慎用，虽然未显示应用尼莫地平与颅内压升高有关，但推荐对于颅内压升高和脑水肿患者应进行密切的监测。

(二) 禁用

对本品或本品中任何成分过敏者禁用。

(三) 注意事项

1. 本品含有23.7%(v/v)乙醇，与乙醇有配伍禁忌的药物亦同本品相互作用。

2. 不宜与β受体拮抗剂、H_2受体拮抗剂(例如西咪替丁可增加尼莫地平血中浓度的50%)、其他钙通道阻滞剂合用，可能增强降压效果。同时静脉给予β受体拮抗剂可导致共同增强负性肌力作用，直至非代偿性心力衰竭。

3. 部分患者可出现假性肠梗阻症状(腹胀、肠鸣音减弱)，注意减量。

4. 长期服用抗癫痫药苯巴比妥、苯妥英钠或卡马西平能显著降低口服本品的生物利用度，应避免合用。

5. 抗癫痫药丙戊酸钠可提高本品的血药浓度。

五、脑蛋白水解产物

(一) 慎用

1. 过敏体质者。

2. 糖尿病的患者。

(二) 禁用

1. 严重肾功能不全者。

2. 妊娠、哺乳期妇女。

3. 对本品过敏者。

4. 癫痫持续状态或癫痫大发作患者，此时用药可能增加发作频率。

(三) 注意事项

1. 与抗抑郁药同时服用时，建议减量。

2. 同时服用单胺氧化酶抑制剂，药效有相加作用。

3. 服用本品过量会导致精神兴奋或紧张，停药即消失。

4. 蛋白水解物注射液不能与氨基酸注射液在同一瓶中输注。

六、吡拉西坦

(一) 慎用

肝、肾功能减退者。

(二) 禁用

1. 严重肝、肾功能不全者禁用。

2. 锥体外系疾病、亨廷顿病者禁用本品，以免加重症状。

3. 本品易通过胎盘屏障，故孕妇禁用。

4. 新生儿禁用。

(三) 注意事项

1. 哺乳期妇女用药指征尚不明确。

2. 本品与华法林联合应用时，可延长凝血酶原时间，诱导血小板聚集的抑制。所以，接受抗凝治疗的患者同时应用吡拉西坦时应特别注意凝血时间，防止出血危险，并调整抗凝治疗的药物剂量和用法。

七、纳洛酮

(一) 慎用

1. 孕产妇慎用，由于未在妊娠妇女中进行足够的和有效的研究，因此妊娠妇女只有在必要时才考虑用药;还不清楚本品是否会通过人乳分泌。因为药物可能会分泌到人乳中，因此哺乳妇女应慎用本品。

2. 本品应慎用于已知或可疑的阿片类药物躯体

依赖患者,包括其母亲为阿片类药物依赖者的新生儿。对这种病例,突然或完全逆转阿片作用可能会引起急性戒断综合征。突然逆转阿片类抑制可能会引起恶心、呕吐、出汗、心悸、血压升高、发抖、癫痫发作、室性心动过速和纤颤、肺水肿以及心脏停搏,甚至可能导致死亡。

3. 伴有肝脏疾病、肾功能不全、肾衰竭的患者使用纳洛酮的安全性和有效性尚未确立,应慎用本品。

4. 有心血管疾病史,或接受其他有严重心血管不良反应(低血压、室性心动过速、心室颤动或肺水肿)药物治疗的患者应慎重用本品。

5. 严重高血压者。

（二）禁用

对本品过敏的患者禁用。

（三）注意事项

1. 术后患者使用本品过量可能逆转痛觉缺失并引起患者激动。

2. 应用纳洛酮拮抗大剂量麻醉镇痛药后,由于痛觉恢复,可产生高度兴奋。表现为血压升高,心率增快,心律失常,甚至肺水肿和心室颤动。

3. 老年患者的剂量选择需慎重,考虑到肝、肾或心功能降低和伴随疾病或其他药物治疗的概率较大,应从小剂量开始用药。

4. 对患儿或新生儿使用本品可逆转阿片类作用。阿片类中毒患儿对本品的反应很强,因此,需要对其进行至少 24 小时的密切监护,直到本品完全代谢。

八、甲钴胺

（一）慎用

1. 严重过敏体质者。

2. 肿瘤患者慎用,会促进肿瘤的生长。

（二）禁用

1. 对甲钴胺有过敏史的患者。

2. 痛风患者,可诱发痛风。

（三）注意事项

1. 如果服用 1 个月以上无效,则无须继续服用。

2. 从事汞及其化合物相关工作的人员,不宜长期大量服用本品。

3. 虽然甲钴胺在动物实验中未见致畸作用,但其对妊娠妇女的安全性尚不明确。

4. 尚不明确甲钴胺是否通过妇女乳汁分泌,但动物实验报告甲钴胺有乳汁分泌,本品在哺乳期妇女的安全性尚不明确。

5. 儿童用药尚不明确。

九、三磷酸腺苷

（一）慎用

1. 心动过缓、癫痫及脑梗死患者。

2. 老年人。

3. 心肌梗死患者。

（二）禁用

1. 对本品过敏者。

2. 脑出血初期患者。

3. 病态窦房结综合征或窦房结功能不全者。

（三）注意事项

1. 三磷酸腺苷静脉推注可能诱发心律失常或心搏骤停。

2. 部分疗效不确切,应引起注意切勿滥用。

第八节 能量与营养药物

一、脂肪乳

（一）慎用

1. 本品慎用于脂肪代谢功能减退的患者,如肝、肾功能不全,糖尿病酮症酸中毒,胰腺炎,甲状腺功能减退(伴有高脂血症)。

2. 败血症患者慎用。

3. 对大豆蛋白过敏者慎用本品,使用前必须做过敏试验。

4. 新生儿(呼吸功能紊乱和酸中毒的新生儿、早产儿脂肪代谢能力差,应慎用)和未成熟儿伴有高胆红素血症或可疑肺动脉高压者应谨慎使用本品。

5. 凝血功能障碍者、严重细菌性败血症者慎用。

6. 在温箱中的早产儿慎用。

（二）禁用

1. 休克患者。

2. 严重脂质代谢紊乱(如高脂血症)患者。

3. 血栓患者。

4. 对本品过敏者。

5. 严重肝损害、凝血障碍、糖尿病酮症酸中毒、胆囊炎、胰腺炎患者。

（三）注意事项

1. 新生儿,特别是未成熟儿,长期使用本品必须监测血小板数目、肝功能试验和血清甘油三酯浓度。

2. 使用本品 1 周以上必须做脂肪廓清试验,即输注前采血样、离心,如果血浆呈乳状,则原定的输注计划应延期实施(此法不适用于高脂血症的患者)。当发现患者脂肪廓清能力降低时,最好再查血清甘油三酯。对于婴儿和儿童,监测脂肪廓清能力最可靠的办法是定期测定血清甘油三酯水平。患者脂肪廓清能力减退时,尽管输注速度正常仍可能导致脂肪超载综合征。脂肪超载综合征偶尔也可发生于肾功能障碍和感染患者。脂肪超载综合征表现为高脂血症、发热、脂肪浸润、脏器功能紊乱等,但一般只要停止输注,上述症状即可消退。

3. 因缺乏 30% 脂肪乳注射液用于婴儿和儿童的经验,所以暂不推荐给婴儿和儿童使用。

二、复方氨基酸注射液

(一) 慎用
严重酸中毒和充血性心力衰竭患者慎用。

(二) 禁用
尿毒症、肝昏迷和氨基酸代谢障碍者禁用。

(三) 注意事项
1. 应严格控制滴注速度。

2. 本品系盐酸盐,大量输入可能导致酸碱失衡。

3. 大量应用或并用电解质输液时,应注意电解质与酸碱平衡。

4. 静脉输注氨基酸时可能伴有微量元素尿中排出的增加,尤其是锌,对需要进行长期静脉营养的患者应注意微量元素的补充。

三、脂肪乳氨基酸(17)葡萄糖(11%)注射液

(一) 慎用
1. 对脂质代谢受损(如肾功能不全、失代偿性糖尿病、胰腺炎、肝功能损害、甲状腺功能减退伴有高脂血症以及败血症患者,应谨慎使用本品。

2. 对有电解质潴留的患者,应谨慎使用本品。

(二) 禁用
1. 对鸡蛋、大豆蛋白或处方中任一成分过敏。

2. 重度高脂血症。

3. 严重肝功能不全。

4. 严重凝血机制障碍。

5. 先天性氨基酸代谢异常。

6. 严重肾功能不全且无法进行腹透与血透。

7. 急性休克。

8. 高血糖(胰岛素治疗超过 6U/h)。

9. 其他一般禁忌(如急性肺水肿,水潴留,失代偿性心功能不全,低渗性脱水)。

10. 噬血细胞综合征。

11. 疾病状态处于非稳定期(如严重创伤后期,失代偿性糖尿病、急性心肌梗死、代谢性酸中毒、严重败血症、高渗性昏迷等)。

(三) 注意事项
1. 与脂肪乳类似。

2. 对营养不良患者开始进行营养支持时由于体液的变化,可能会诱发肺水肿、充血性心力衰竭,还可能在 24~48 小时出现血钾、血磷、血镁及血中水溶性维生素浓度的降低。因此在给予静脉营养初期应小心,密切观察并调整液体、电解质、矿物质与维生素的用量。

3. 本品为成人设计,不适宜新生儿与 2 岁以下婴幼儿使用。

四、葡萄糖注射液

(一) 慎用
1. 周期性瘫痪、低钾血症患者。

2. 应激状态或应用糖皮质激素时容易诱发高血糖。

3. 水肿,严重心、肾功能不全和肝硬化腹水者,易致水潴留,应控制输液量。

(二) 禁用
1. 糖尿病患者,相对禁忌。

2. 重度心力衰竭并发水肿时禁用。

3. 糖尿病酮症酸中毒未控制者。

4. 高血糖非酮症性高渗状态。

(三) 注意事项
1. 脑血管意外患者补液要注意控制葡萄糖注射液的用量不可过多(一般正常人体每分钟利用葡萄糖的能力为 6mg/kg),脑血管意外患者大脑处于缺氧状态,葡萄糖补进去后,脑细胞在缺氧状态下会增加糖酵解,使乳酸堆积加重脑损坏。

2. 心功能不全者尤应控制滴速。

3. 分娩时注射过多葡萄糖,可刺激胎儿胰岛素分泌,发生产后婴儿低血糖。

4. 对儿童、老年人,补液过快、过多,可致心悸、心律失常,甚至急性左心衰竭。

五、白蛋白

(一) 慎用
对孕妇或可能妊娠妇女的用药应慎重。

(二) 禁用
1. 过敏。

2. 严重贫血。

3. 正常与高容量的心力衰竭。

4. 肾功能不全。

5. 严重高血压与急性心脏病（1g 白蛋白可保留 18ml 水）。

（三）注意事项

1. 本品不宜与血管收缩药、蛋白水解酶或含乙醇溶剂的注射液混合使用。

2. 过量注射时，可造成脱水、机体循环负荷增加、充血性心力衰竭和肺水肿。

第九节　胃肠疾病药物

一、雷尼替丁

（一）慎用

1. 肝、肾功能不全的患者慎用。

2. 急性脑血管病患者慎重。

（二）禁用

1. 孕妇及哺乳期妇女禁用。

2. 8 岁以下儿童禁用。

3. 有过敏史者禁用。

（三）注意事项

1. 与华法林、利多卡因、环孢素、地西泮、普萘洛尔等合用，可增加上述药物的血浓度，延长其作用时间和强度，有可能增加这些药物的毒性，值得注意。

2. 急性脑血管病时可用奥美拉唑预防急性胃黏膜病变，因雷尼替丁可通过血脑屏障，具有一定的神经毒性，造成可逆性的神志不清、精神异常、行动异常、激动、失眠。

二、奥美拉唑

（一）慎用

1. 严重肝肾功能不全者慎用。

2. 疑有胃癌的患者，在使用奥美拉唑的时候要慎用，会掩盖症状。

3. 孕期妇女一般不用，对哺乳期妇女也应慎用。

（二）禁用

对本品过敏者禁用。

（三）注意事项

1. 具有酶抑制作用，可延缓经肝脏细胞色素 P450 系统代谢的药物（如双香豆素、地西泮、苯妥英钠、华法林、硝苯定）在体内的消除。当本药品与上述药物一起使用时，应酌情减轻后者用量。

2. 奥美拉唑注射剂只能用于静脉滴注，不能用于静脉注射（奥美拉唑冻干制剂分供静脉滴注和供静脉推注两种配方，前者为避免与大量氯化钠注射液或葡萄糖注射液稀释时发生氧化变质而加入了络合剂；而供静脉推注用的制剂因稀释剂用量小，推注时间短而不必加入络合剂，但配有含助溶剂聚乙二醇 400 和 pH 调节剂枸橼酸的专用溶剂）。

3. 奥美拉唑注射剂（静脉注射剂型）可用于静脉注射，40mg 为粉末状无菌冻干粉，其组合包装为一瓶冻干物质和一支安瓿溶媒。禁止用其他溶剂或其他药物溶解和稀释（奥美拉唑的稳定性与 pH 相关，应使用所附 10ml 专用溶媒以确保稳定性），推注时间不少于 20 分钟。

三、甲氧氯普胺

（一）慎用

1. 孕妇，有潜在致畸作用。

2. 肝衰竭时，丧失了与蛋白结合的能力。

3. 重症慢性肾衰竭，使锥体外系反应危险性增加，慎用。

（二）禁用

1. 嗜铬细胞瘤患者（可因用药出现高血压危象）。

2. 癫痫患者（癫痫发作的频率与严重性均可因用药而增加）。

3. 进行放疗或化疗的乳腺癌患者。

4. 对胃肠道活动增强可导致危险的患者，如机械性肠梗阻、胃肠出血等也禁用。

5. 对普鲁卡因或普鲁卡因胺过敏者。

（三）注意事项

1. 应向患者交代可能出现锥体外系症状。本品大剂量或长期应用，可能因阻断多巴胺受体，使胆碱能受体相对亢进而导致锥体外系症状（特别是年轻人），主要表现为帕金森综合征，可出现肌震颤、头向后倾、斜颈、阵发性双眼向上注视、发音困难、共济失调等。吩噻嗪类药物能增强本品的锥体外系不良反应，不宜合用。

2. 注射给药可能引起直立性低血压。

3. 抗胆碱药（阿托品、溴丙胺太林、颠茄等）能减弱本品的止吐效应，两药合用时应予注意。

4. 可降低西咪替丁的口服生物利用度，两药若必须合用，服药时间应至少间隔 1 小时。

5. 能增加对乙酰氨基酚、氨苄青霉素、左旋多巴、四环素等的吸收速率，而地高辛的吸收因合用本品而减少。

6. 本药具有中枢镇静作用，静脉注射本药时速度须慢,于 1~2 分钟注完,快速给药可出现躁动不安,随即进入昏睡状态。

7. 小儿不宜长期应用,老年人长期大量应用,容易出现锥体外系症状。

四、多潘立酮

（一）慎用

1. 孕妇、哺乳期妇女慎用。

2. 心脏病(心律失常)患者以及接受化疗的肿瘤患者应用时需慎重,有可能加重心律失常。

3. 过敏体质者慎用。

4. 肝功能损害的患者慎用,多潘立酮主要在肝脏代谢。

5. 1 岁以下儿童慎用,由于其血-脑脊液屏障发育不完善,故不能排除对 1 岁以下婴儿产生中枢副作用的可能性。

（二）禁用

1. 嗜铬细胞瘤、乳癌、机械性肠梗阻、胃肠出血等患者禁用。

2. 过敏者禁用。

3. 增加胃动力有可能产生危险时(如胃肠道出血、机械性梗阻、穿孔)禁用。

4. 分泌催乳素的垂体肿瘤(催乳素瘤)患者禁用。

5. 禁止与酮康唑口服制剂、红霉素合用。

（三）注意事项

1. 本品含有乳糖,可能不适用于乳糖不耐受、半乳糖血症或葡萄糖/半乳糖吸收障碍的患者。

2. 抗酸药和抑制胃酸分泌的药物可降低本品的生物利用度,不宜与本品同服。

3. 多潘立酮会减少多巴胺受体激动剂(如溴隐亭、左旋多巴)的外周副作用,如消化道症状、恶心及呕吐,但不会拮抗其中枢作用。

4. 抗胆碱药(苯羟甲胺、阿托品、山莨菪碱、颠茄片等会减弱本品的作用)可能会对抗本品的抗消化不良作用,故二者不宜合用。

第十节　降/升压药物

一、硝普钠

（一）慎用

1. 孕妇、产妇、儿童,有关本品致癌、致畸、对孕妇和乳母的影响尚缺乏人体研究。在儿童中应用的研究也未进行。

2. 脑血管病急性期要慎用硝普钠,原因是:①血压降低后引起大脑灌注不足;②颅内血管扩张加重颅内高压。

3. 冠心病(对低血压的耐受性减低)。

4. 颅内压增高,扩张脑血管可进一步增高颅内压。

5. 肝功能损害,本品可能加重肝损害。

6. 甲状腺功能减退,本品的代谢产物硫氰酸盐可抑制碘的摄取和结合,因而可能加重病情。

7. 肺功能不全,本品可能加重低氧血症。

8. 维生素 B_{12} 缺乏,使用本品可能使病情加重。

（二）禁用

1. 代偿性高血压,如动静脉分流或主动脉缩窄时禁用本品。

2. 肝肾功能减退的患者不能用此药。

（三）注意事项

1. 使用硝普钠应严格控制剂量,密切察看血压变化。

2. 药液配制后存放时间不能超过 4 小时。

3. 用于术中控制降压时,突然停药,尤其是血药浓度较高而突然停药时,可能发生反跳性血压升高。

4. 本品毒性反应来自其代谢产物氰化物和硫氰酸盐,氰化物是中间代谢物,硫氰酸盐为最终代谢产物,如氰化物不能正常转换为硫氰酸盐,则硫氰酸盐血浓度虽正常也可发生中毒(反射消失、昏迷、低血压、脉搏消失、皮肤粉红色、呼吸浅、瞳孔散大,严重时死亡)。

5. 如静脉滴注已达每分钟 $10\mu g/kg$,经 10 分钟降压仍不满意,应考虑停用本品。但是,偶尔出现耐药性,视为氰化物中毒先兆,减慢滴速即可消失。

二、利血平

（一）慎用

1. 慎用于体弱和老年患者、肾功能不全、帕金森病、癫痫、心律失常和心肌梗死。

2. 利血平引起胃肠道动力加强和分泌增多,可促使胆石症患者胆绞痛发作。

（二）禁用

1. 伴有胃及十二指肠溃疡、溃疡性结肠炎的高血压患者禁用利血平(用药后交感神经系统的功能受到遏制,副交感神经系统的功能相对占优势,会出现胃酸分泌增加、溃疡病恶变,引发消化道出血,甚至导致新的溃疡)。

2. 妊娠期不宜服用本品,否则可增加胎儿呼吸系统的合并症,特别是分娩前几天若服本品,可使胎儿心动过缓、体温过低及鼻塞。

3. 抑郁症,尤其是有自杀倾向的抑郁症患者禁用。

4. 对萝芙木制剂过敏者对本品也过敏。

（三）注意事项

1. 口服利血平不宜同时吃含酪胺的食物,如腌鱼、肉、鸡肝、蚕豆、奶酪、葡萄酒等,以免降压作用减弱。

2. 服用利血平要禁酒类,乙醇对此药有协同作用,使血管骤然扩张,血压急剧下降。

3. 与左旋多巴合用可使多巴胺耗竭,导致帕金森病。利血平也可因为耗竭多巴胺,出现帕金森病症状。

4. 绝经期妇女长期使用有可能增加乳腺癌的发生风险。

三、卡托普利

（一）慎用

1. 哺乳期妇女慎用。

2. 全身性红斑狼疮及自身免疫性结缔组织病患者慎用(易发生粒细胞缺乏症)。

3. 肾功能障碍患者,使用本品可致血钾增高,白细胞及粒细胞减少,并使本品潴留。

4. 骨髓抑制者。

5. 脑动脉或冠状动脉供血不足者,可因血压降低而加剧缺血。

6. 血钾过高者。

7. 主动脉瓣狭窄患者,此时可能使冠状动脉灌注减少。

（二）禁用

1. 对本品过敏者禁用。

2. 肾动脉狭窄者禁用,用药后可致肾衰竭。

3. 白细胞减少的患者禁用。

4. 孕妇禁用,可影响胎儿发育,甚至引起胎儿死亡。

（三）注意事项

1. 本品可升高血钾浓度,可能引起血钾过高。

2. 与类皮质激素合用,降低抗高血压作用。

3. 当发现有血管性水肿(如面部、眼、舌、喉、四肢肿胀以及吞咽或呼吸困难、声音嘶哑),应立即停药(迅速皮下注射 1:1 000 肾上腺素 0.3~0.5ml)。出现舌、声门或喉部血管神经性水肿会引起气管阻塞,导致死亡。

4. 用药期间应定期检查白细胞分类计数、尿常规、电解质等。若白细胞计数过低,暂停用本品,可以恢复。

5. 卡托普利可用于治疗偏头痛,一般在用药后疼痛可迅速缓解,故可作为偏头痛急性发作时的常规用药;也有人用本品治疗脑血管痉挛性疾病有较好效果,它是否能降低蛛网膜下腔出血或脑动脉破裂的发生率,还有待进一步证实。

四、乌拉地尔

（一）慎用

1. 大动脉或者二尖瓣狭窄、肺栓塞引起的心力衰竭或者由于心包疾病引起的心功能损害患者。

2. 孕妇、儿童(无相关研究)。

3. 肝功能障碍患者。

4. 中到重度肾功能不全患者。

5. 老年患者(老年患者须谨慎使用降压药,且初始剂量宜小,因为他们对药物的敏感性有时难以估计)。

（二）禁用

1. 过敏的患者禁用。

2. 哺乳期妇女禁用。

3. 主动脉峡部狭窄或动静脉分流的患者禁用(肾透析时的分流除外)。

（三）注意事项

1. 使用本品疗程一般不超过 7 天。

2. 同时使用西咪替丁可使本品的血药浓度上升,最高达 15%。

3. 血压骤然下降可能引起心动过缓甚至心脏停搏。

五、硝酸甘油

（一）慎用

1. 血容量不足或收缩压低的患者。

2. 心动过缓和心绞痛患者,诱发低血压时可合并反常性心动过缓和心绞痛加重。

3. 梗阻性肥厚型心肌病患者,可使梗阻性肥厚型心肌病引起的心绞痛恶化。

4. 孕妇、哺乳期妇女。

（二）禁用

1. 颅内压增高者(比如脑出血)为禁忌证,因为有可能导致颅内压进一步增高。

2. 禁用于心肌梗死早期(有严重低血压及心动过速时)、严重贫血、青光眼患者。

3. 对硝酸甘油过敏的患者。

4. 禁用于使用枸橼酸西地那非的患者,后者可增强硝酸甘油的降压作用。

（三）注意事项

中度或过度饮酒时,使用本药可致低血压。酒后用量要减少。

六、多巴胺

（一）慎用

1. 小儿、孕妇、哺乳期妇女。

2. 嗜铬细胞瘤患者。

3. 闭塞性血管病(或有既往史者),包括动脉栓塞、动脉粥样硬化、血栓闭塞性脉管炎、冻伤(如冻疮)、糖尿病性动脉内膜炎、雷诺病等慎用。

4. 对肢端循环不良的患者,须严密监测,注意坏死及坏疽的可能。

5. 频繁的室性心律失常时应用该品也须谨慎。

（二）禁用

1. 过敏者,对其他拟交感胺类药物高度敏感的患者,可能对该品也异常敏感。

2. 青光眼,包括非急性青光眼,禁忌用多巴胺。

（三）注意事项

1. 与苯妥英钠同时静脉注射可产生低血压与心动过缓,在用多巴胺时,如必需用苯妥英钠抗惊厥治疗时,则需考虑两药交替使用。

2. 加剧帕金森病病情。

3. 造就购物狂,多巴胺能让一个人痴迷于购物,做出错误的决策。

七、间羟胺

（一）慎用

1. 充血性心力衰竭。

2. 糖尿病。

3. 冠心病心绞痛。

4. 有疟疾病史。

（二）禁用

1. 甲状腺功能亢进。

2. 高血压。

3. 用氯仿、氟烷、环丙烷做全身麻醉或两周内曾用过单胺氧化酶抑制剂者禁用。

（三）注意事项

1. 血容量不足者应先纠正后再用本品。

2. 本品有蓄积作用,如用药后血压上升不明显,须观察10分钟以上再决定是否增加剂量,以免贸然增量致使血压上升过高。

3. 短期内连续应用,可出现快速耐受性,作用会逐渐减弱。

4. 孕妇及哺乳期妇女用药尚不明确。

5. 与α受体拮抗剂合用,包括吩噻嗪类药物,可阻断间羟胺的α受体作用,而保留β受体作用,使血管扩张,血压下降。

第十一节　解热镇痛药物

一、复方氨林巴比妥注射液

（一）慎用

1. 孕妇及哺乳期妇女慎用。

2. 老年、体弱者慎用。

3. 过敏性体质者慎用。

4. 呼吸系统有严重疾病及呼吸困难者慎用。

（二）禁用

1. 对氨基比林、那非西丁、苯巴比妥、吡唑酮类等过敏患者禁用。

2. 有过敏史者禁用。

3. 贫血、造血功能障碍患者禁用。

（三）注意事项

1. 复方氨林巴比妥注射液含巴比妥,有抑制呼吸中枢的作用,对能抑制呼吸的药物有加强作用,如硫酸庆大霉素等,应禁止同时应用。

2. 不得与其他药物混合注射。

3. 本品不宜连续使用,长期使用可引起粒细胞减少、再生障碍性贫血及肝肾损坏等严重中毒反应,连用1周以上应定期检查血象。

4. 该药可引起过敏性休克。

5. 复方氨林巴比妥注射液的三大危害:①药物热,个别人用药后可诱发高热,达41℃以上。有的医生不知这是药物热,抢救之中再注射一支,结果导致患者死亡;②剥脱性皮炎,个别人不但发生高热,而且皮肤出疹,被误诊为猩红热,最终形成剥脱性皮炎,全身糜烂、脱皮,死亡率很高;③坏死,常在注射的臀部引起大而深的皮肤肌肉坏死,常被当作"不洁注射"而打官司。复方氨林巴比妥注射液中所含的成分毒副作用较大,许多国家早已明令禁用。

二、吲哚美辛栓

（一）慎用

1. 帕金森病及精神病患者应慎用,本品可使病情加重。

2. 血友病及其他出血性疾病患者慎用,因本品可使出血时间延长,加重出血倾向。

3. 本品对造血系统有抑制作用,再生障碍性贫血、粒细胞减少等患者也应慎用。

4. 有高血压和/或心力衰竭(如液体潴留和水肿)病史的患者应慎用。

5. 老年人及儿童患者易发生毒性反应,应慎用。

(二) 禁用

1. 癫痫或精神障碍患者。

2. 对本品及其他解热镇痛药过敏者、有血管性水肿或支气管痉挛时禁用。

3. 禁用于冠状动脉旁路移植术(CABG)围手术期疼痛的治疗。

4. 有应用非甾体抗炎药后发生胃肠道出血或穿孔病史的患者禁用。

5. 有活动性消化性溃疡/出血,或者既往有复发性溃疡/出血的患者禁用。

6. 重度心力衰竭患者禁用。

7. 服用阿司匹林或其他非甾体抗炎药后引发哮喘、荨麻疹或过敏反应的患者禁用。

8. 本品由肝脏代谢,经肾脏排泄,对肝、肾均有一定的毒性。故肝、肾功能不全时应慎用或禁用。

9. 孕妇、哺乳期妇女禁用,本品用于妊娠的后3个月时可使胎儿动脉导管闭锁,引起持续性肺动脉高压。本品可自乳汁排出,对婴儿可引起毒副反应。

10. 本品与阿司匹林有交叉过敏性。由阿司匹林过敏引起的喘息患者,应用本品时有可能引起支气管痉挛。对其他非甾体抗炎镇痛药过敏者也可能对本品过敏。这类患者禁用。

(三) 注意事项

1. 在最短治疗时间内使用最低有效剂量。

2. 本品可能引起致命的、严重的皮肤不良反应,例如剥脱性皮炎和中毒性表皮坏死松解症(TEN)。这些严重事件可在没有征兆的情况下出现。应告知患者严重皮肤反应的症状和体征,在第一次出现皮肤皮疹或过敏反应的其他征象时,应停用本品。

3. 用药期间应定期随访检查:①血象及肝、肾功能;②长期用药者应定期进行眼科检查,本品能导致角膜沉着及视网膜改变(包括黄斑病变)。

4. 本品与肝素、口服抗凝药合用时,使抗凝作用加强。与口服降血糖药合用可加强降糖效应,须调整降血糖药物的剂量。与氨苯蝶啶合用时可致肾功能减退。与呋塞米合用,可降低呋塞米的疗效。

第十二节 其他药物

一、氨溴索

(一) 慎用

1. 孕妇及哺乳期妇女慎用。

2. 过敏体质者慎用。

3. 肝、肾功能不全者慎用。

4. 胃溃疡患者慎用。

5. 恶性纤毛综合征患者慎用(支气管纤毛运动功能受阻及呼吸道大量分泌物)。

6. 青光眼患者慎用。

(二) 禁用

1. 已知对盐酸氨溴索或其他成分过敏者不宜使用。

2. 妊娠前3个月内妇女禁用。

(三) 注意事项

1. 本品与抗生素(阿莫西林、头孢呋辛、红霉素、多西环素)同时服用,可导致抗生素在肺组织浓度升高。

2. 本品可用于1岁以上儿童,但应减量使用。

二、溴隐亭

(一) 慎用

1. 癫痫患者。

2. 11岁以下儿童,本品用于儿科患者治疗的安全性和有效性尚未明确。

(二) 禁用

1. 对麦角生物碱过敏、严重心绞痛、心脏病、周围血管病(动脉阻塞性疾病、雷诺病)患者及妊娠妇女禁用

2. 肢端肥大伴有溃疡病或出血史者禁用。

3. 重度精神病病史患者禁用。

4. 肝脏病患者禁用。

5. 控制不满意的高血压、妊娠期(包括子痫、子痫前期及妊娠高血压),分娩后及产褥期高血压状态的患者禁用。

6. 有脑血管意外者禁用。

7. 尼古丁成瘾史者禁用。

8. 遗传性半乳糖不耐受、严重乳糖酶缺乏或葡萄糖-半乳糖吸收不良患者禁用。

(三) 注意事项

1. 忌与降压药物、吩噻嗪类或 H_2 受体拮抗药

合用。

2. 治疗期间可以妊娠,如需避孕,可使用不含雌激素的避孕药或其他措施。

3. 灰黄霉素可降低本品对肢端肥大症的疗效。

4. 与奥曲肽合用可提高溴隐亭的血药浓度,从而增加不良反应发生的危险性,因此,应避免与奥曲肽合用。

5. 酒精可降低溴隐亭的耐受性,避免饮酒。

6. 溴隐亭可改善帕金森病患者常患的抑郁症,这是由于溴隐亭特有的抗抑郁作用。

三、奋乃静

(一) 慎用

1. 妊娠及哺乳期妇女。

2. 严重心血管疾病(如心力衰竭、心肌梗死、传导异常)患者。

3. 前列腺增生者。

4. 尿潴留者。

5. 严重呼吸系统疾病患者。

6. 癫痫患者。

(二) 禁用

1. 基底神经节病变、帕金森病、帕金森综合征。

2. 骨髓功能抑制。

3. 青光眼。

4. 昏迷。

5. 对吩噻嗪类过敏。

(三) 注意事项

1. 副作用主要有锥体外系反应,若出现迟发性运动障碍,应停用。

2. 出现过敏性皮疹及恶性综合征应立即停药。

3. 药物过量可致心搏骤停。

四、氯普噻吨

(一) 慎用

同奋乃静。

(二) 禁用

同奋乃静。

(三) 注意事项

副作用与奋乃静类似,大剂量可诱发癫痫。

五、氟桂利嗪

(一) 慎用

老年患者慎用,老年患者容易出现锥体外系症状副作用。

(二) 禁用

1. 帕金森病或有其他锥体外系疾病症状的患者,可加重锥体外系症状。

2. 有抑郁症病史者。

(三) 注意事项

1. 临床上,氟桂利嗪与钙通道阻滞剂类降压药物不应同时使用。

2. 不可长期应用,体重增加、嗜睡、锥体外系症状是氟桂利嗪的三大副作用。

3. 当本品与乙醇、催眠药或镇静药合用时可出现过度镇静作用。

六、布洛芬

(一) 慎用

1. 对阿司匹林或其他非甾体抗炎药过敏史者。

2. 60 岁以上的老年人。

3. 患有哮喘、心功能不全、高血压、血友病及其他出血性疾病者。

4. 消化性溃疡患者。

5. 肝、肾功能不全者。

(二) 禁用

1. 对阿司匹林或其他甾体药物严重过敏者。

2. 鼻息肉综合征及血管水肿患者。

3. 孕妇及哺乳期妇女,晚期妊娠妇女可使孕期延长,引起难产及产程延长。

(三) 注意事项

1. 布洛芬是世界卫生组织、美国 FDA 唯一共同推荐的儿童退热药,是公认的儿童首选抗炎药。

2. 1% 使用布洛芬的人,会发生肾衰竭,建议布洛芬只作为一般解热镇痛药偶尔服用,不宜长期或大量使用,用于止痛不得超过 5 天,用于解热不得超过 3 天。

3. 饮酒或与其他非甾体抗炎药同用时增加胃肠道副作用,并有致溃疡的危险。

4. 长期与对乙酰氨基酚同用时可增加对肾的毒副作用。

5. 与阿司匹林或其他水杨酸类药物同用时,药效不增强,而胃肠道不良反应及出血倾向发生率增高。

七、阿托伐他汀

(一) 慎用

慎用于以下易患横纹肌溶解症的人群,应在治疗前测定肌酸激酶(CK):①肾功能异常;②甲状腺功能减退;③有个人或家族遗传性肌病史;④既往有他汀类或贝特类药物肌肉损伤史;⑤既往有肝病史和/或大量饮酒史;⑥70岁以上的老年人。

(二) 禁用

1. 活动性肝脏疾病。

2. 已知对本品中任何成分过敏。

3. 孕妇及哺乳期妇女,本品禁止孕妇或可能受孕的育龄女性使用,孕妇服用本品时可能对胎儿造成损害,他汀类药物可能对接受哺乳的新生儿具有潜在的严重不良反应。

(三) 注意事项

1. 阿托伐他汀等他汀类药物切忌与贝特类(如吉非罗齐)合用,合用会大大增加发生横纹肌溶解(定义为肌肉疼痛或肌肉无力,同时伴有肌酸激酶超过正常值上限10倍)的风险。

2. 阿托伐他汀不用于脑出血急性期的患者,因为可能影响血小板功能。

3. 心力衰竭患者应用地高辛时合用阿托伐他汀钙片会增加中毒风险。

4. 任何患者如有急性、严重情况,预示肌病或有危险因素(如严重急性感染,低血压,大的外科手术,创伤,严重代谢、内分泌和电解质紊乱,未控制的癫痫发作)易诱发继发于横纹肌溶解的肾衰竭,应暂停或中断阿托伐他汀治疗。

八、多巴丝肼(苄丝肼/左旋多巴)

(一) 慎用

1. 支气管哮喘、肺气肿。

2. 严重的心血管疾病。

3. 有惊厥病或病史。

4. 糖尿病及其他影响下丘脑或垂体功能的内分泌疾病。

5. 有闭角型青光眼倾向。

6. 肝、肾功能障碍。

7. 有或怀疑有黑色素瘤病史。

8. 有心肌梗死病史及遗留有心律失常。

9. 有精神病史或倾向。

10. 尿潴留。

(二) 禁用

1. 已知对左旋多巴或赋形剂过敏的患者。

2. 内分泌、肾、肝功能代偿失调者。

3. 精神病患者。

4. 闭角型青光眼患者。

5. 25岁以下的患者。

6. 妊娠期以及未采用有效避孕措施的有潜在妊娠可能的妇女。

7. 禁止将苄丝肼/左旋多巴与非选择性单胺氧化酶抑制剂合用。

8. 禁用于消化性溃疡。

(三) 注意事项

1. 糖尿病患者应经常复查血糖,并根据血糖水平调整降血糖药物的剂量。

2. 对有心肌梗死、冠状动脉供血不足或心律不齐的患者,应定期进行心血管系统检查。

3. 治疗期间同时进行各种抗高血压治疗是允许的,但应定期测量血压,利血平可干扰多巴胺的代谢,对抗苄丝肼/左旋多巴的作用。

九、复方对乙酰氨基酚(Ⅱ)

(一) 慎用

1. 学龄前儿童不宜服用。

2. 肝肾功能不全。

3. 酒后。

(二) 禁用

1. 严重肝肾功能不全。

2. 溶血性贫血。

3. 对本品某一成分过敏。

4. 孕妇及哺乳期妇女不宜使用。

(三) 注意事项

1. 服药期间应禁酒。

2. 用于止痛不得超过5天,用于退热不得超过3天。

3. 不能同时服用其他含有解热镇痛药成分的药品。

4. 应用巴比妥类(如苯比妥)或解痉药(如颠茄)的患者,长期使用本品时可导致肝脏损害,故不应同服。

5. 与氯霉素同时使用可增强氯霉素的毒性,故不应同服。

十、左旋多巴

(一) 慎用

1. 心血管病或肺病。

2. 支气管哮喘。

3. 肝肾疾病。

4. 内分泌系统疾病,例如糖尿病。

5. 有胃溃疡病史或惊厥史。

6. 不推荐用于18岁以下患者。

7. 溶血性贫血。

8. 有心肌梗死史。

9. 癫痫。

10. 精神异常。

11. 痛风。

（二）禁用

1. 对本品过敏。

2. 严重高血压、心律失常等心血管病。

3. 器质性脑病或癫痫。

4. 消化性溃疡。

5. 严重神经衰弱。

6. 妊娠早期孕妇、乳母、产妇及 12 岁以下儿童。

7. 精神病。

8. 疑有皮肤癌或黑色素瘤病史。

9. 闭角型青光眼。

10. 严重内分泌失调。

11. 严重糖尿病。

12. 2 周内使用过单胺氧化酶抑制剂。

（三）注意事项

1. 不宜与利血平和拟肾上腺素类药同用,利血平可降低本品的作用,拟肾上腺素类药可加重心血管的不良反应。

2. 全麻药与本品合用,易发生心血管意外,应于全身麻醉前至少 1 天停用本品。

3. 维生素 B_6 为多巴胺脱羧酶辅基,可增加外周组织脱羧酶活性,大剂量应用可降低本品作用。本品不宜与维生素 B_6、苯妥英钠、氯丙嗪或罂粟碱合用,可降低本品作用。

4. 普萘洛尔可加强本品疗效,也可增强本品诱导生长激素分泌的作用。

十一、低分子右旋糖酐

（一）慎用

1. 心、肝、肾功能不全。

2. 活动性结核。

（二）禁用

1. 糖尿病患者(右旋糖酐 40 葡萄糖注射液禁用,低分子右旋糖酐氯化钠注射剂可以用)。

2. 充血性心力衰竭患者。

3. 出血性疾病患者(血小板减少、凝血功能障碍)。

4. 少尿、无尿者。

（三）注意事项

1. 应用低分子右旋糖酐时应做药敏试验。

2. 低分子右旋糖酐不宜与维生素 C、维生素 K、维生素 B_{12} 在同一溶液中混合使用。

3. 含盐右旋糖酐不能与促肾上腺皮质激素(ACTH)、氢化可的松、琥珀酸钠等药物混合使用。

4. 首次使用低分子右旋糖酐时,其滴注速度宜慢,并且应严密观察 5~10 分钟,滴注过程中应注意调节电解质平衡,如发现有休克反应,必须立即停药。

5. 与卡那霉素、庆大霉素和巴龙霉素合用,可增加后者的肾毒性。

6. 低分子右旋糖酐每天用量不应超过 1 500ml,否则易引起出血倾向和低蛋白血症。

（刘玉光）

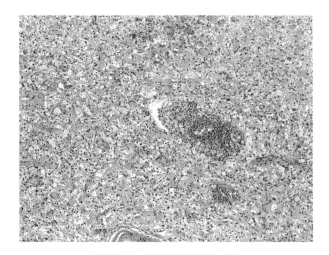

图 5-3-1　炎性假瘤（HE×10）

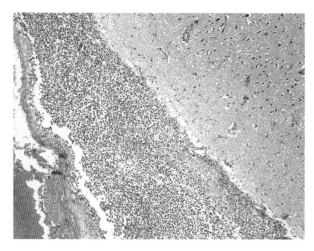

图 5-4-1　化脓性脑膜炎（HE×10）

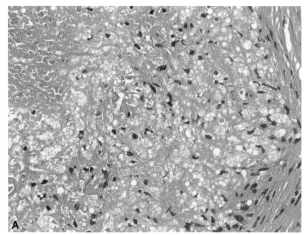

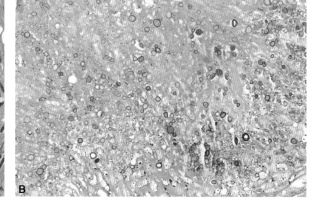

图 5-4-2　隐球菌
A. HE×40；B. PAS×40。

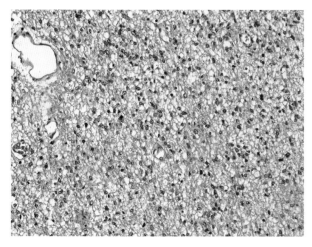

图 5-6-1　弥漫性星形细胞瘤（HE×20）

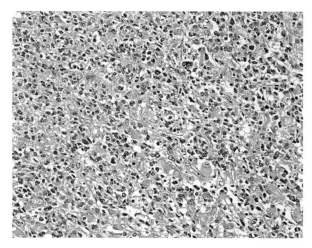

图 5-6-2　间变性星形细胞瘤（HE×20）

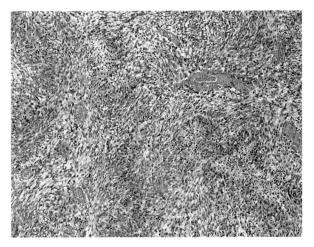

图 5-6-3 胶质母细胞瘤(HE×10)

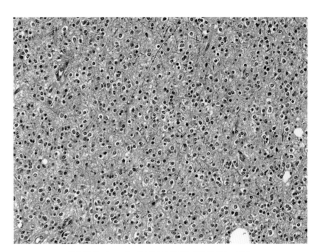

图 5-6-4 少突胶质细胞瘤(HE×20)

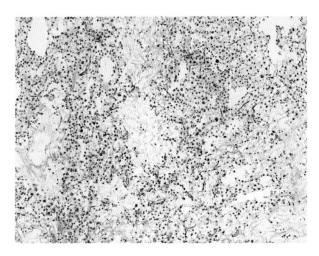

图 5-6-5 胚胎发育不良性神经上皮肿瘤(HE×10)

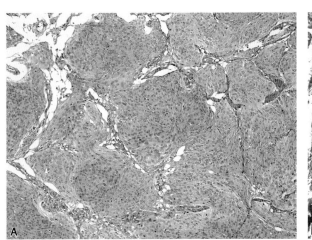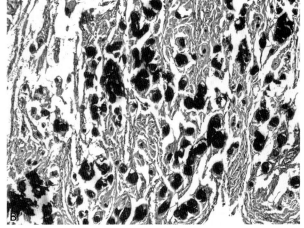

图 5-6-6 脑膜瘤
A.脑膜上皮亚型(HE×10);B.沙砾体型(HE×10)。

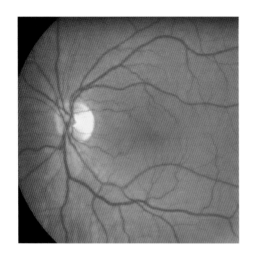

图 6-7-1　正常眼底表现

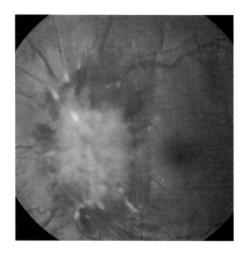

图 6-7-2　视盘水肿表现为视盘充血伴片状出血,视盘边缘模糊不清,中央凹陷消失,静脉怒张,动脉曲张扭曲

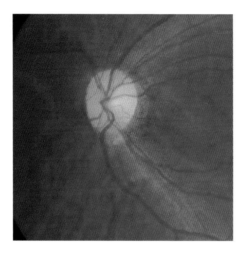

图 6-7-3　继发性视神经萎缩表现为视盘颜色苍白,边界清楚

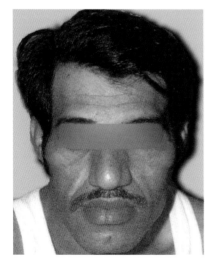

图 7-4-1　生长激素腺瘤患者的特征性外貌

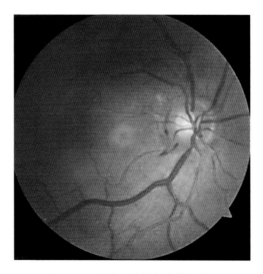

图 7-4-2　眼底原发性视盘萎缩表现

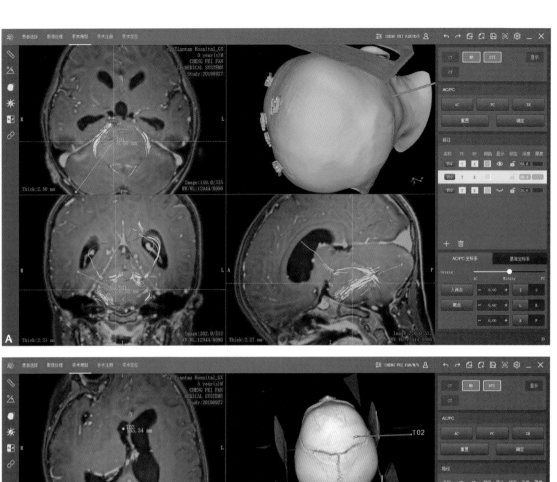

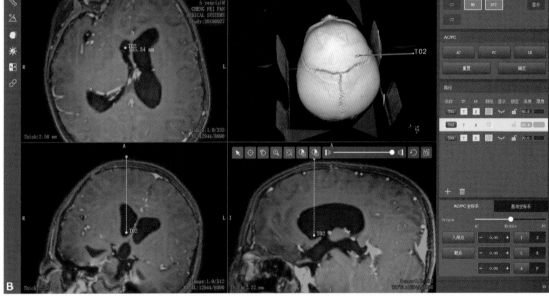

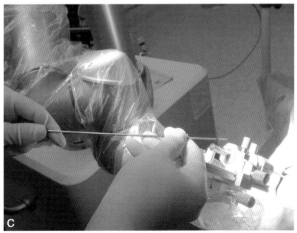

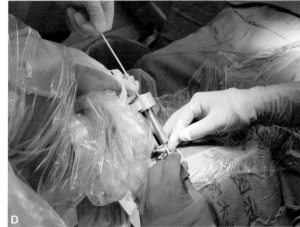

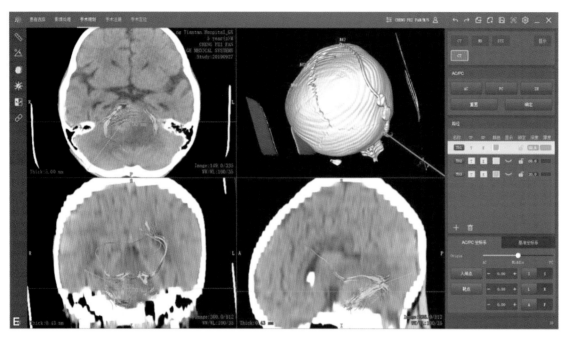

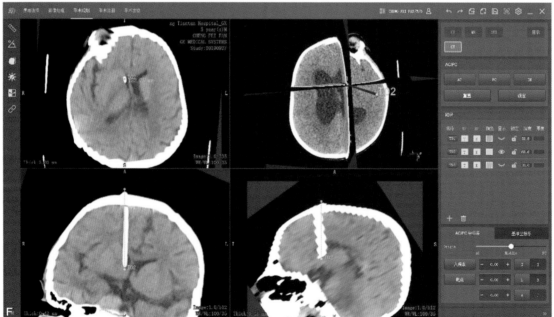

图 7-23-1 脑干占位无框架立体定向活检+脑室-腹腔分流术

A. 根据术前 3D-T₁ MRI 及 DTI 影像设定穿刺靶点及穿刺路径；B. 根据脑室情况，制订脑室额角穿刺路径及置入深度；C. 术中穿刺取病理；D. 术中置入脑室端；E. 术后 CT 融合，活检靶区情况；F. 术后 CT 融合，脑室端置入情况。

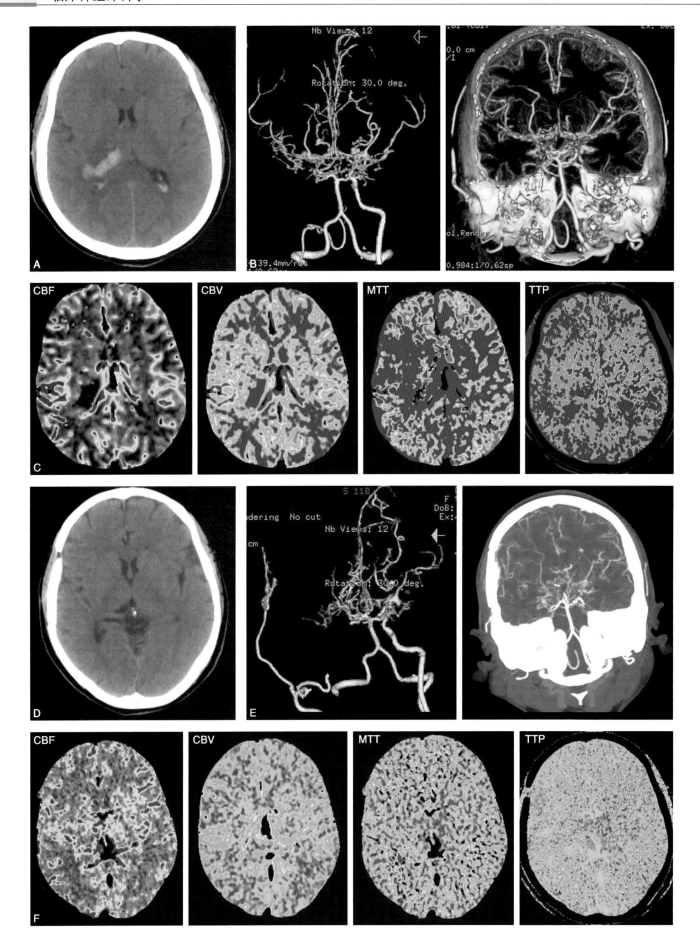

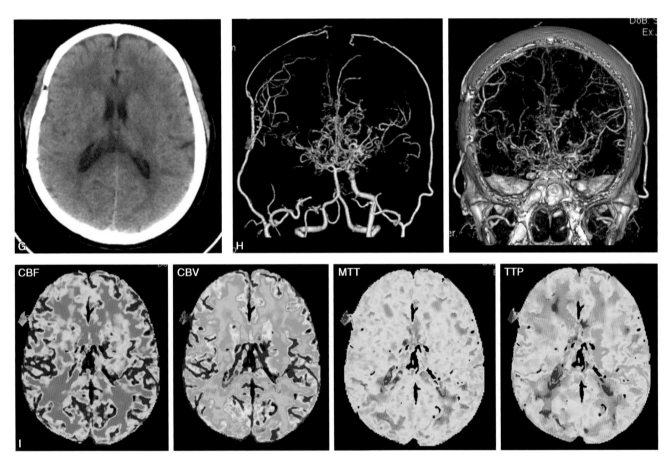

图 8-7-1　53 岁中年女性患者,既往高血压病史 8 年,血压服药控制佳,主因"突发剧烈头痛、呕吐 3 天"入院。入院查体未见明显异常,辅助检查:头部 CT 平扫(A)示右侧丘脑出血破入脑室;CTA 检查(B)诊断为"烟雾病";脑灌注 CT(C)示:右侧丘脑片状无灌注区。患者完善检查后,行"右侧颞浅动脉贴敷术"。术后复查头颅 CT(D)未见新发出血及梗死,CTA(E)示右侧颞浅动脉自开颅处入颅,脑灌注 CT(F)可见双额、枕叶 MTT/TTP 大面积延迟。患者术后病程无特殊,10 日后出院。6 个月后,患者无症状至我院门诊复查,头颅 CT 平扫(G)及脑灌注 CT(I)均未见明显异常,CTA 检查(H)示右侧颈外动脉进入颅内生长,与颅内血管形成吻合

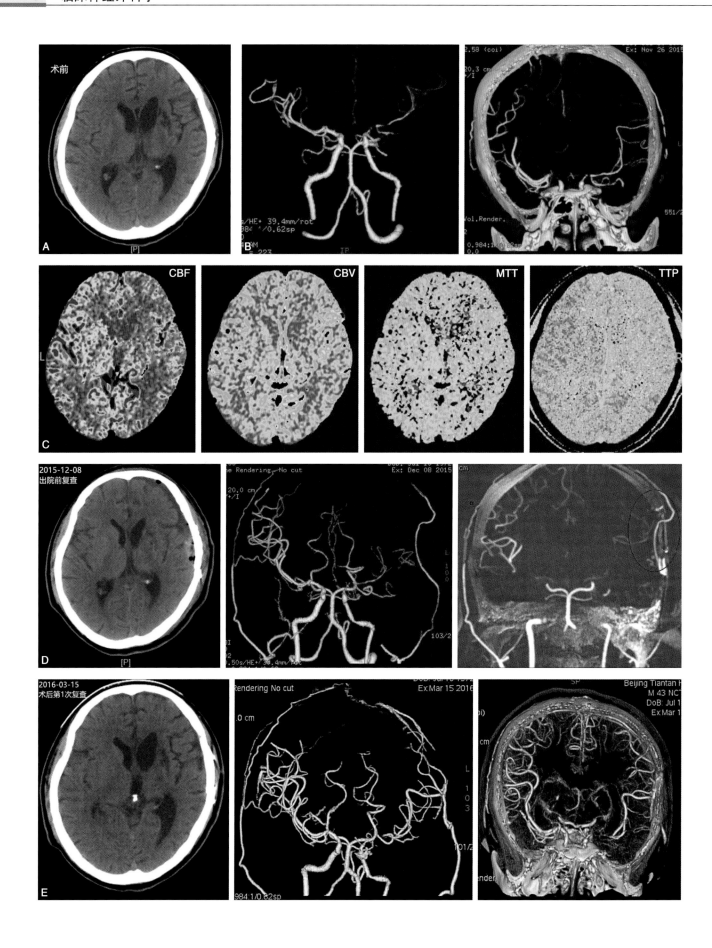

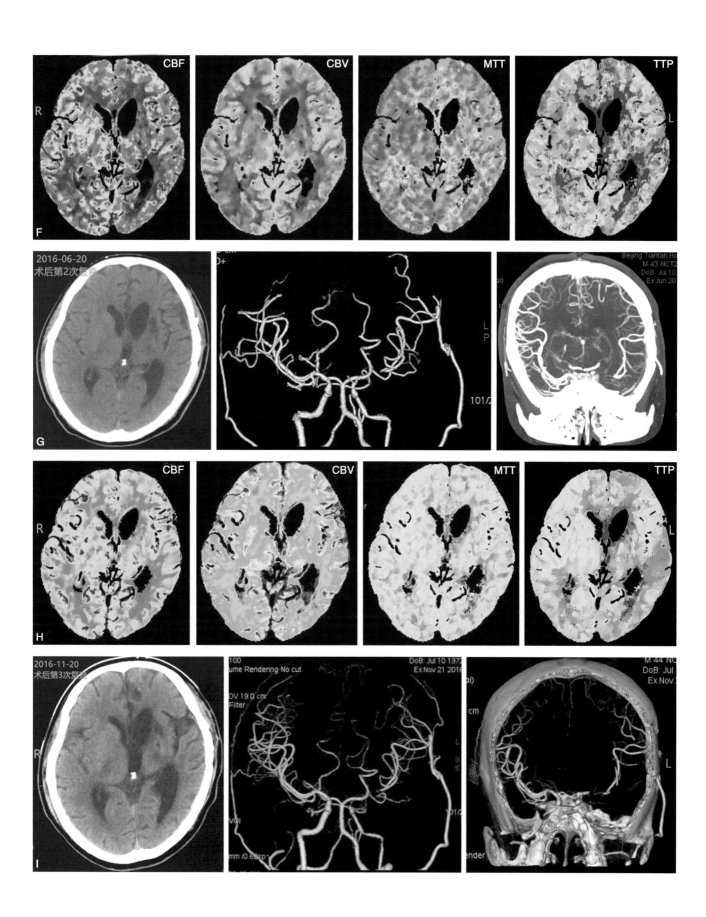

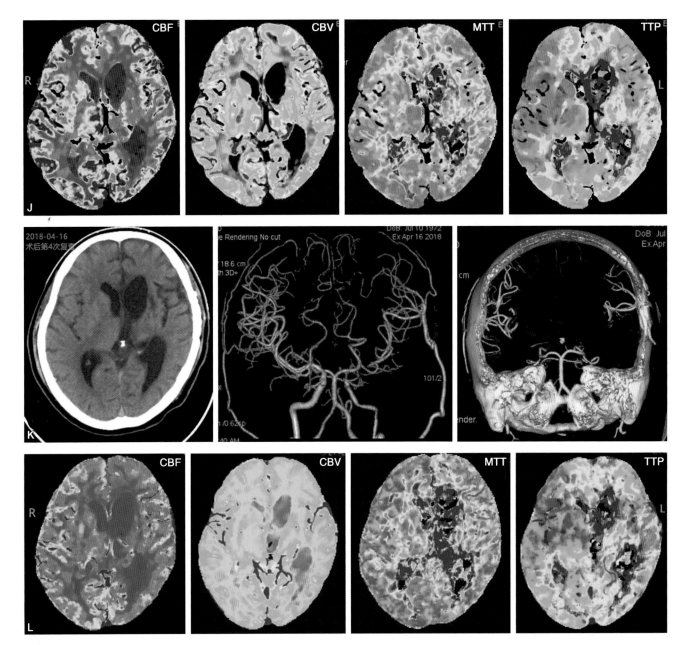

图 8-7-2 43 岁中年男性患者,主因"复发性脑内出血 1 年余"入院,既往无高血压、糖尿病病史,"双侧侧脑室钻孔引流病史",查体示:神清,精神可,右上肢肌力 Ⅰ 级,右下肢肌力 Ⅱ 级。入院后行 CT 平扫(A)可见左额叶及基底核多发梗死灶;CTA(B)示:左侧颈内-大脑中动脉、双侧大脑前动脉狭窄,确诊为"烟雾病(MMD)";灌注 CT 检查(C)示:左额颞及底节区灌注异常,具备手术指征。患者行"左侧颞浅动脉(前支)-大脑中动脉旁路移植术+左侧颞浅动脉(后支)贴敷术",术后出院前复查 CT 平扫、CTA(D)示:脑内无新发出血及梗死、右侧旁路移植血管通畅,患者术后病程无异常,1 周后出院。3 个月后(2016-03-15),患者至我院门诊复诊,行 CTA(E)发现左侧颞浅动脉增粗,搭桥血管通畅,颅内左侧显影血管较术前增多,灌注 CT(F)示左额颞叶及基底核区灌注较术前改善。患者于 2016-06-20、2016-11-20、2018-04-16 分别至我院门诊复查,无新发出血、梗死及 TIA 症状,右上肢肌力 Ⅲ 级,右下肢肌力 Ⅳ 级,CT 平扫(G、I、K)未见新发出血及梗死,CTA 示(G、I、K):左侧颈内-大脑中动脉闭塞,烟雾血管减少、消失,左侧颞浅动脉逐渐增粗,搭桥血管通畅,左侧颅内血管显影逐渐增多。灌注 CT(H、J、L)可见左侧额颞叶、基底核区血液灌注逐渐改善

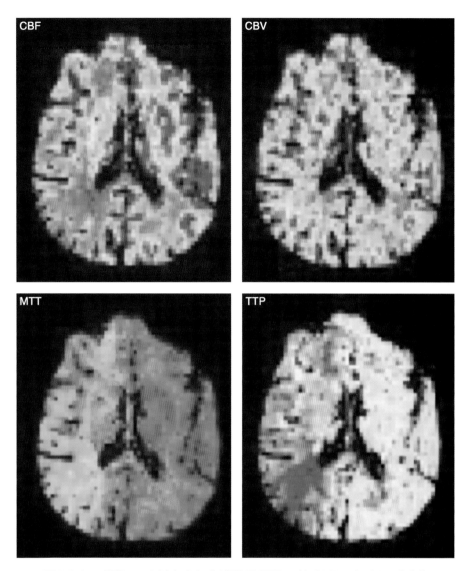

图 8-9-10 CTP 示:右侧大脑半球 MTT 及 TTP 延长,CBF 下降,CBV 稍升高

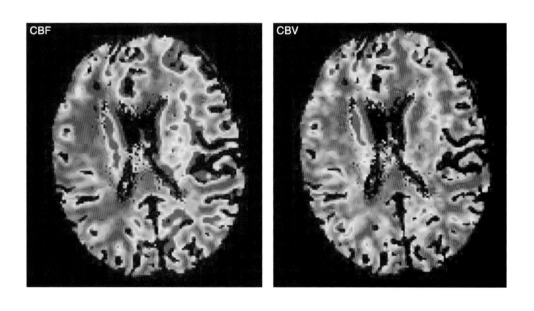

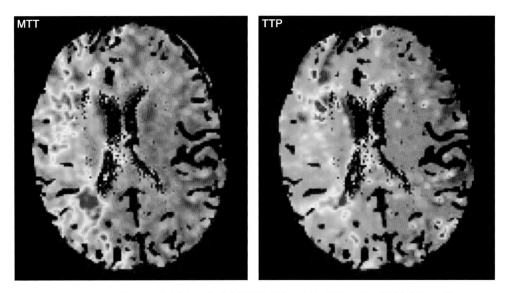

图 8-9-14　CTA 示:右侧大脑半球 MTT 及 TTP 延长,CBF 下降,CBV 大致正常

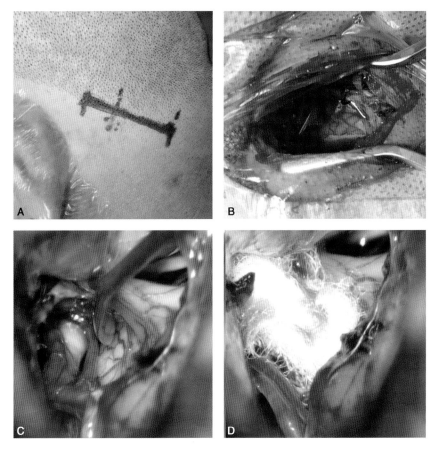

图 11-1-5　三叉神经微血管减压术

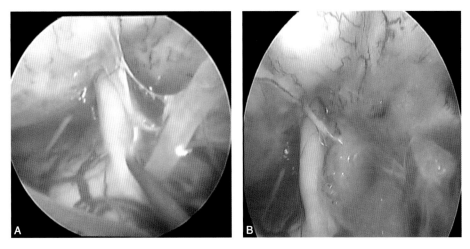

图 11-1-6　神经内镜血管减压术
A. 内镜下发现责任血管；B. 内镜下减压。

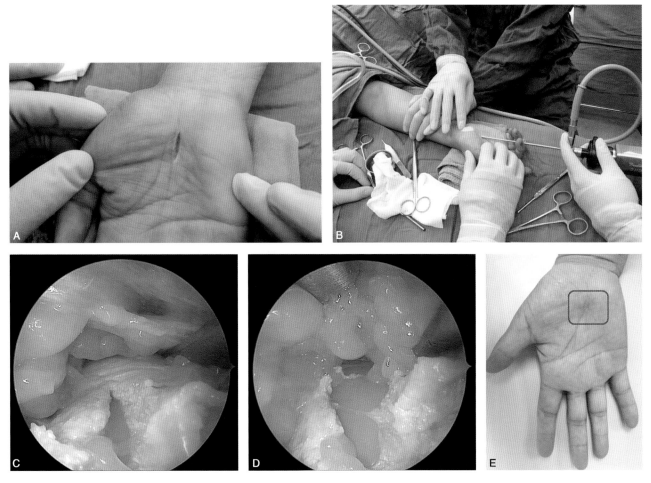

图 11-9-1　Hoffmann 法正中神经松解术
A. Hoffmann 法腕管松解术手术切口。掌部纵向切口长约 1cm；B. 术中内镜下进行解压；C. 内镜下切开远端部分腕横韧带，显露其下方的正中神经；D. 腕横韧带完全切开，正中神经充分松解；E. 半年后切口愈合情况。

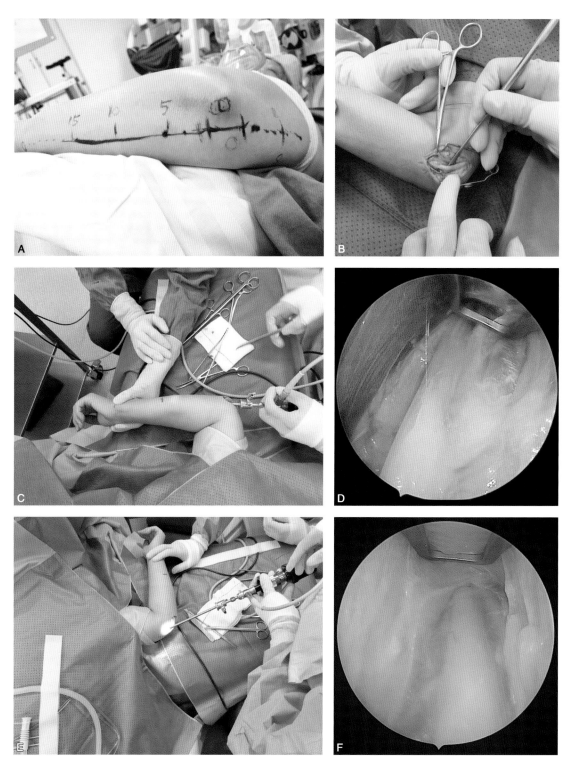

图 11-9-2 内镜尺神经松解术

A. 手术切口位于肱骨内上髁和尺骨鹰嘴之间的尺神经沟,然后向远端和近端标记尺神经大致走行,远端至 12~15cm,近端至 8~10cm;B. 直视下松解尺神经沟内尺神经;C. 尺神经远端内镜下松解;D. 镜下观,尺神经近端松解完全,其上方为撑开的尺侧腕屈肌;E. 内镜下松解尺神经近端;F. 镜下观,尺神经完全松解。

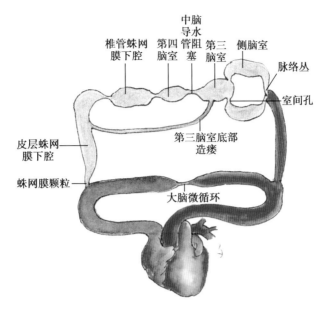

图 13-3-1　第三脑室造瘘术后的脑脊液循环模式

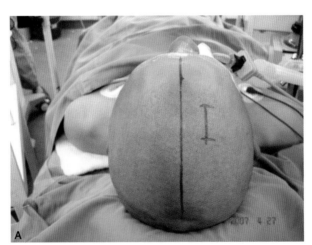

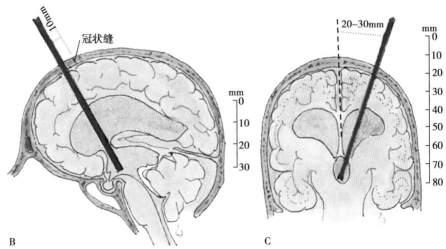

图 13-3-2　手术切口及经额角-室间孔-第三脑室底路径

A. 手术切口；B. 矢状位示手术路径；C. 冠状位示手术路径。

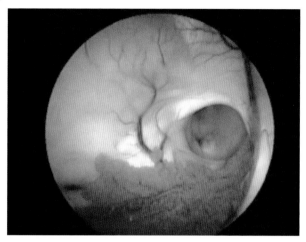

图 13-3-3　室间孔周围结构(内镜下所见)

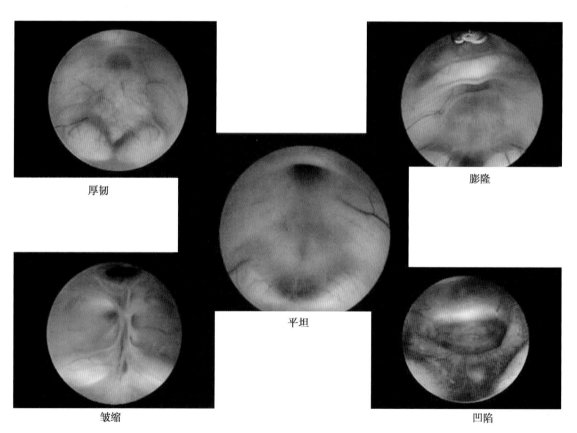

图 13-3-4　不同形态的第三脑室底

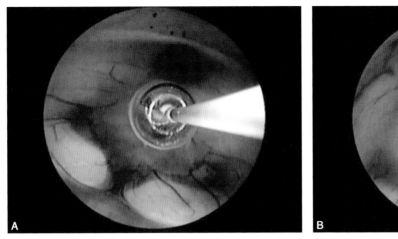
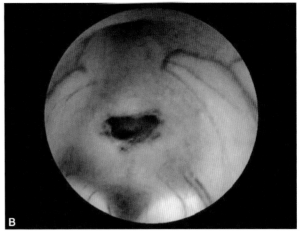

图 13-3-5　球囊导管扩张瘘口

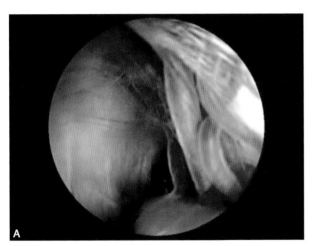
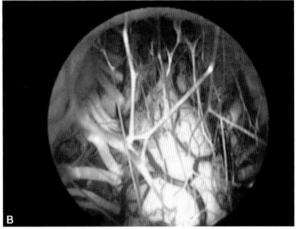

图 13-3-6　软性内镜下探查基底池直至枕大孔前缘

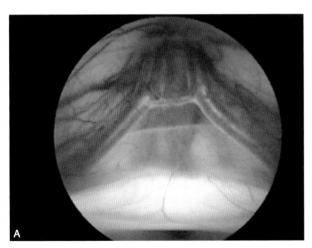
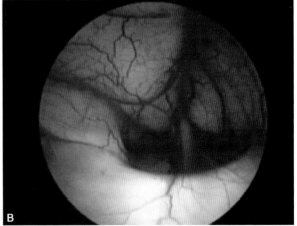

图 13-3-7　软性内镜下探查终板进行终板造瘘

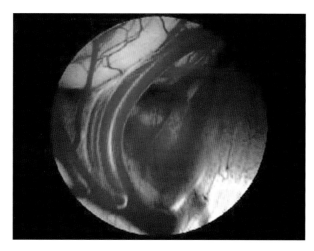

图 13-3-8　软性内镜下行第三脑室-小脑上池造瘘

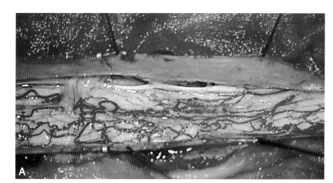
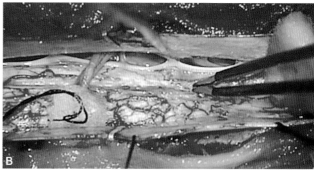
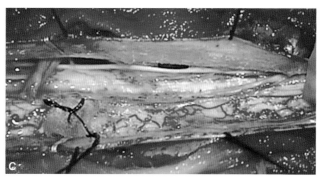

图 15-5-1　DREZ 的连续毁损切开

A. DREZ 切开术治疗臂丛神经根撕脱后疼痛，术中见患侧颈髓明显萎缩变细、脊神经后根和前根撕脱、有个别后根残留；B. 用显微双极电凝镊子行 DREZ 毁损切开；C. 术后形成的 DREZ 的连续切开。

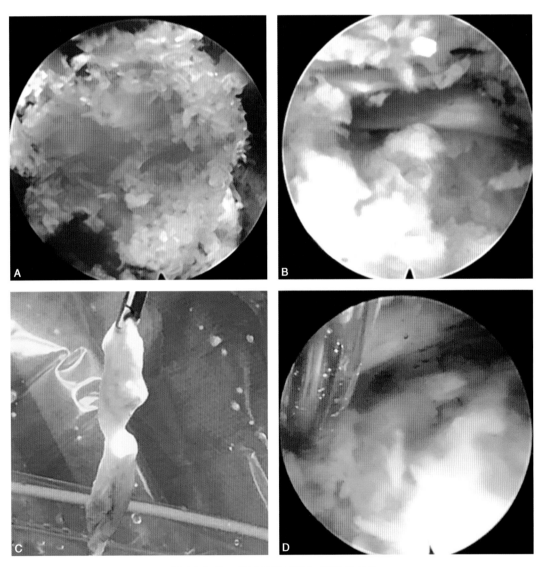

图 17-3-12　镜下髓核摘除和纤维环成形

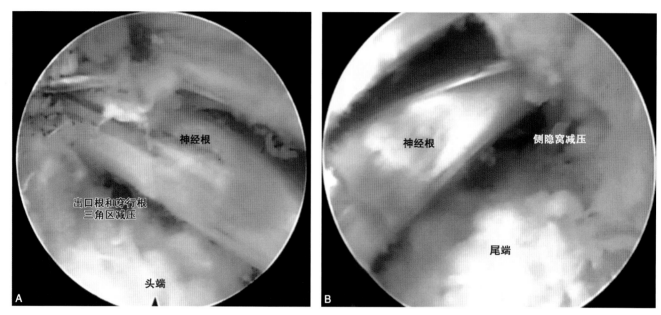

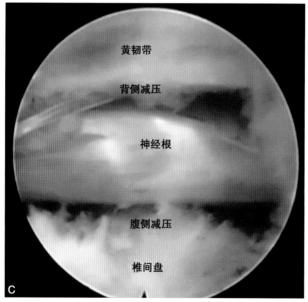

图 17-3-13　神经根自头至尾端的彻底松解减压

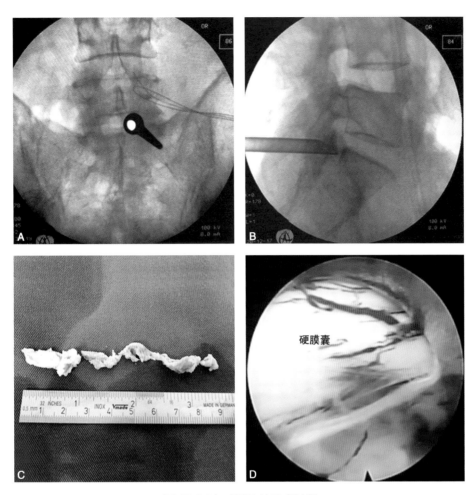

图 17-3-14　PEID 的手术过程

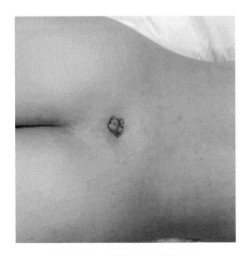

图 17-5-1　脊柱裂的囊性肿物

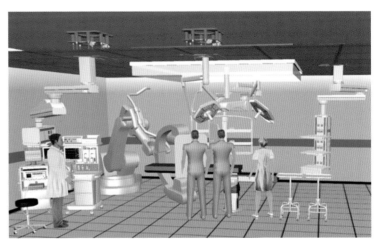

图 20-6-4　复合手术室人员及设备布局

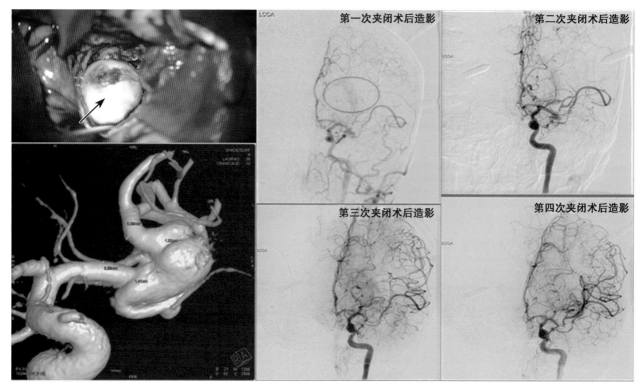

图 20-6-5　血管神经外科手术联合术中造影

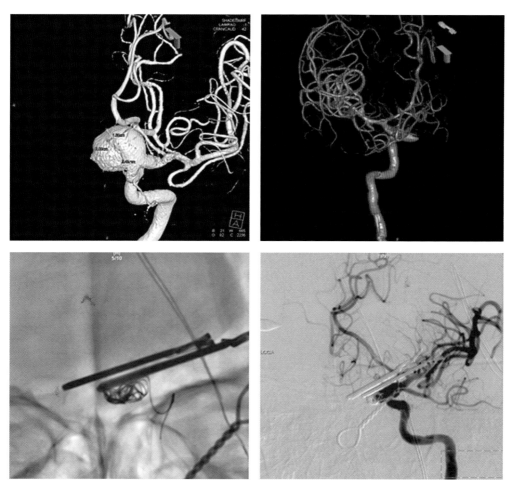

图 20-6-6　血管神经外科术后行介入治疗进行补救

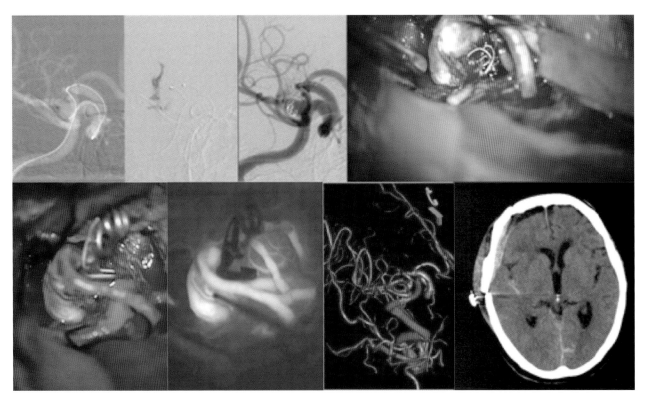

图 20-6-7　神经介入手术出现并发症后的外科补救

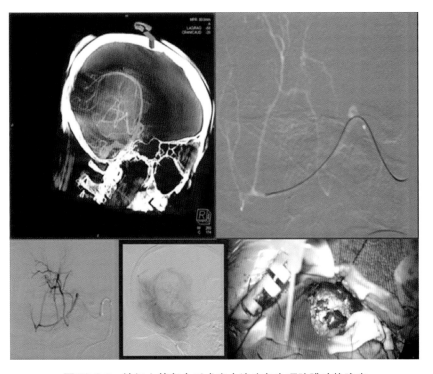

图 20-6-8　神经血管复合手术室内治疗复杂硬脑膜动静脉瘘

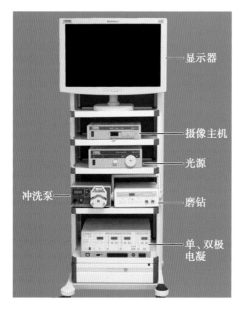

图 21-2-1　神经内镜系统的主体部分

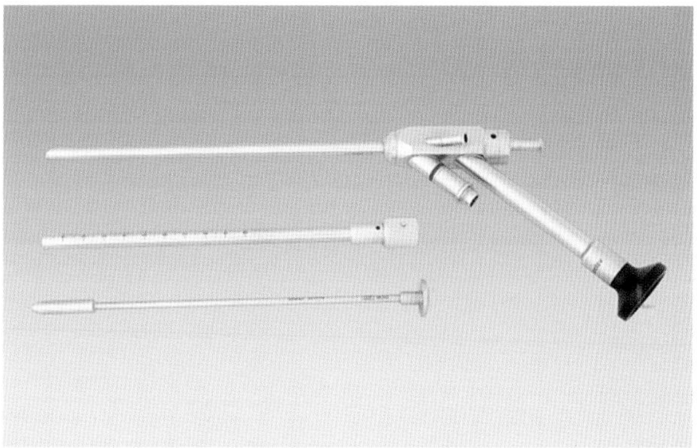

显示器

摄像主机

光源

冲洗泵

磨钻

单、双极
电凝

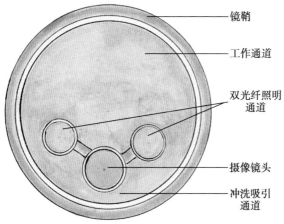

图 21-2-2　硬性工作内镜

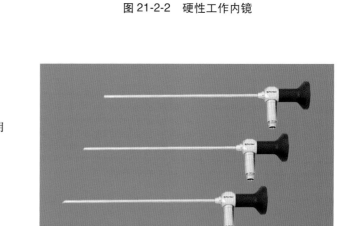

镜鞘

工作通道

双光纤照明
通道

摄像镜头

冲洗吸引
通道

图 21-2-3　硬性神经内镜工作横断面

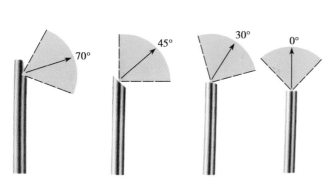

图 21-2-4　不同角度的硬性神经内镜

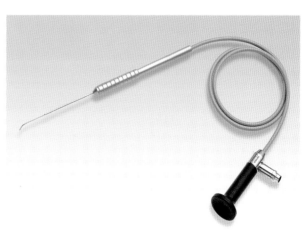

图 21-2-5　硬性神经内镜角度示意图

图 21-2-6　观察剥离镜

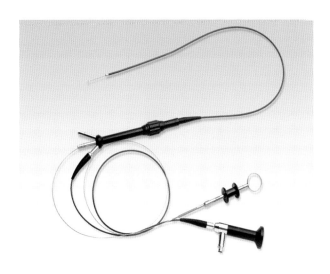

图 21-2-7 软性纤维神经内镜

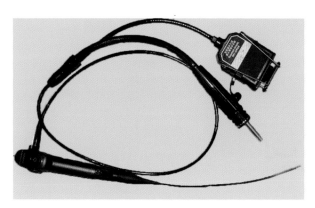

图 21-2-8 软性电子内镜

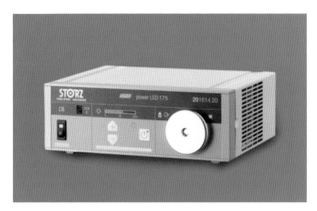

图 21-2-9 用于神经内镜的冷光源

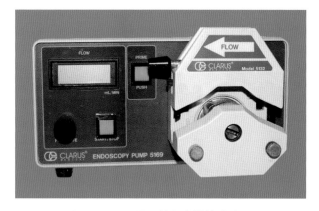

图 21-2-10 用于神经内镜的冲洗泵

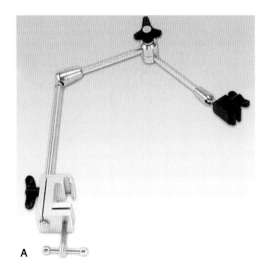

A

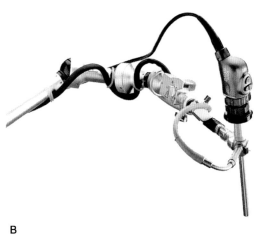

B

图 21-2-11 内镜固定装置
A.机械固定臂;B.气动支撑臂。

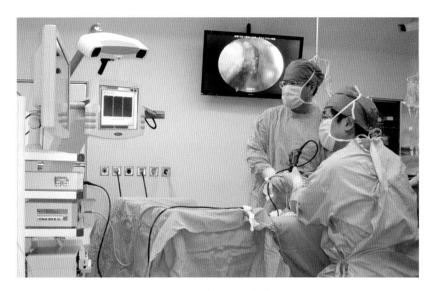

图 21-2-12   内镜手术术中导航

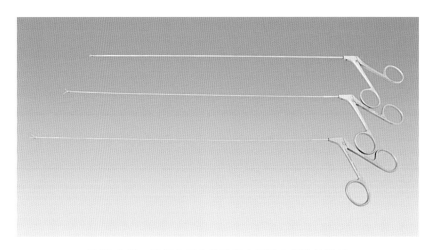

图 21-2-13   神经内镜中常用于内镜腔内操作的器械

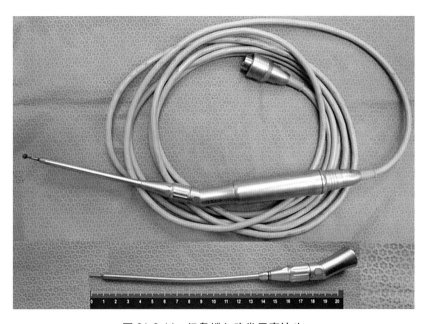

图 21-2-14   经鼻蝶入路常用磨钻头

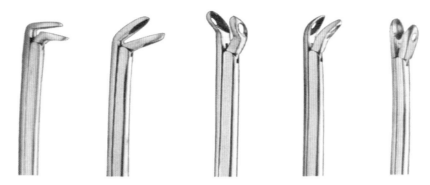

图 21-2-15　各种角度的取瘤钳

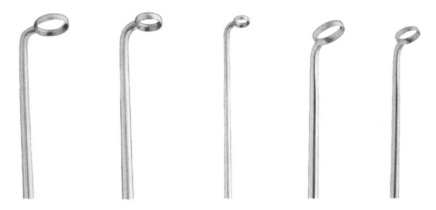

图 21-2-16　不同大小的环形刮匙

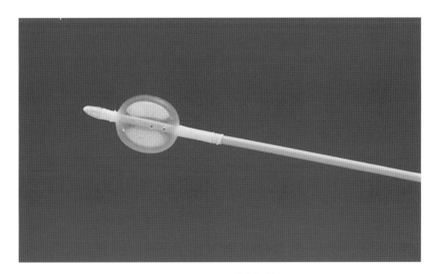

图 21-2-17　球囊导管

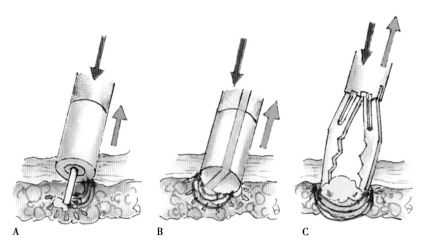

图 21-2-18　内镜中使用的各种双极电凝
A.点式双极电凝;B.叉式双极电凝;C.剪式双极电凝。

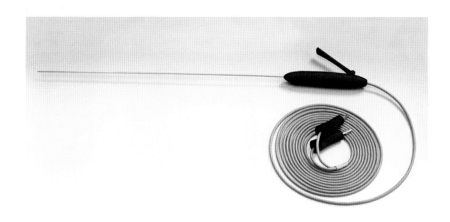

图 21-2-19　脑室内镜手术常用的双极电凝

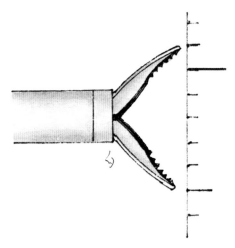

图 21-2-20　剪式双极电凝头的最大开口可达 6mm

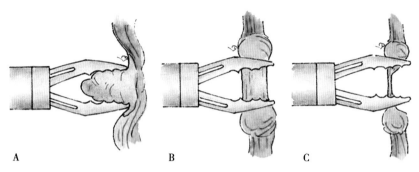

图 21-2-21　各种不同的电凝方法
A.先钳夹后电凝;B.先撑开后电凝;C.直接电凝。

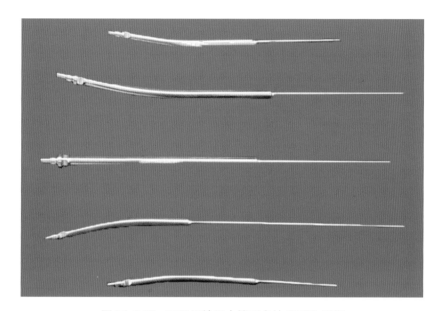

图 21-2-22　可用于神经内镜手术的 CUSA 手柄

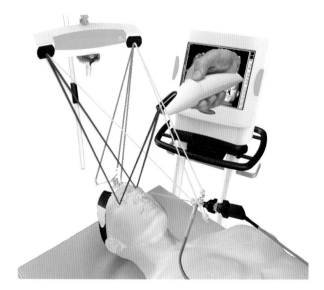

图 23-2-1　被动红外线技术导航棒引导的导航手术工
作原理示意图

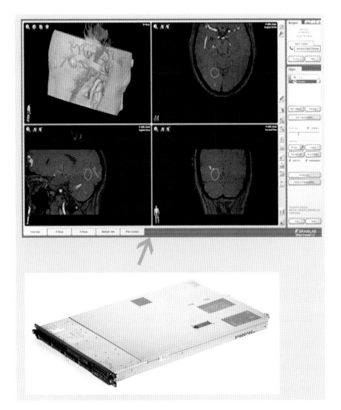

图 23-3-1　图像传输与手术计划工作站

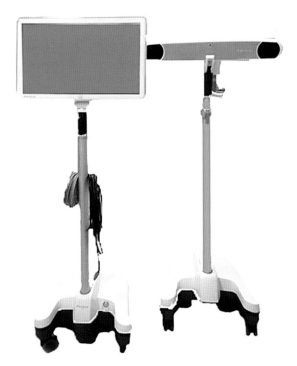

图 23-3-2　移动式导航工作站

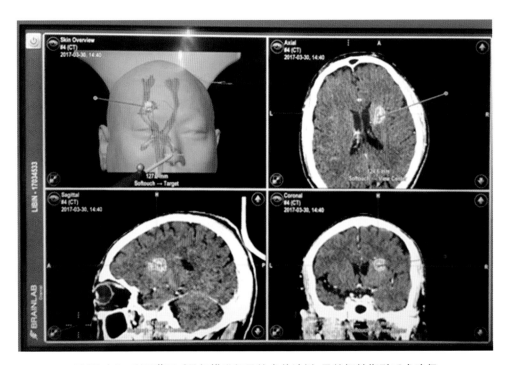

图 23-4-3　利用薄层 CT 扫描进行导航术前计划,导航探针指引手术路径

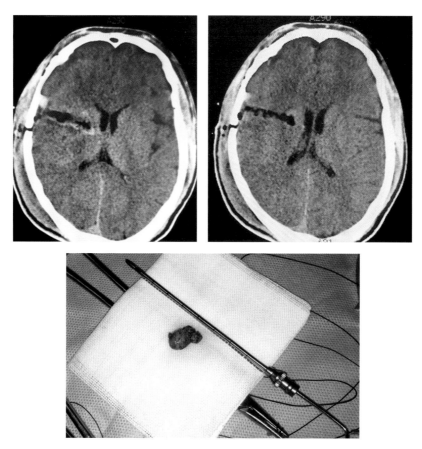

图 23-4-4　切除肿瘤及导航手术后复查 CT 示切除区残腔

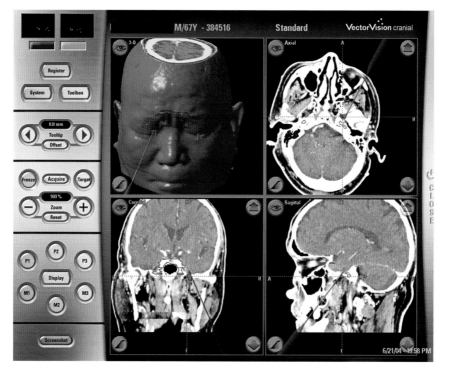

图 23-5-1　导航下卵圆孔穿刺三叉神经半月节射频热凝固术

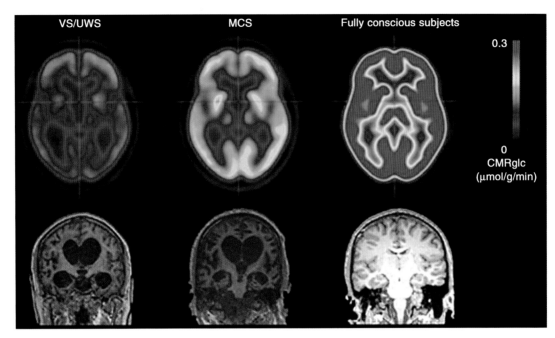

图 24-2-1　VS、MCS 和健康志愿者中观察到的 PET 平均代谢率

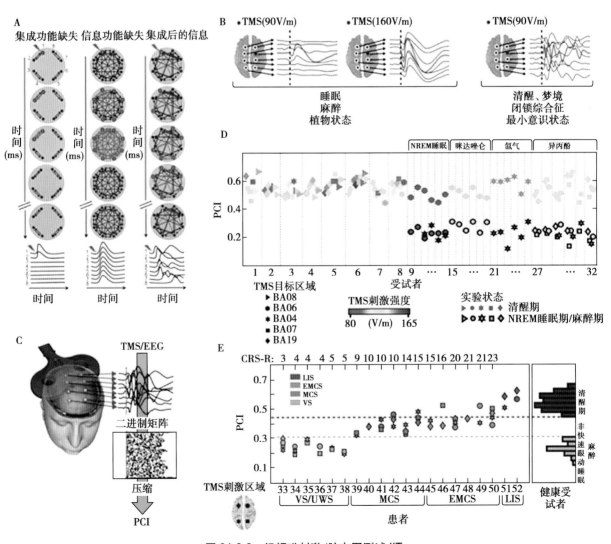

图 24-2-2　经颅磁刺激/脑电图测试 IIT
PCI 能够量化扰动引发的确定性激活时空模式的大脑的反应。